シュロスバーグ
結核と非結核性抗酸菌症

Tuberculosis and Nontuberculous Mycobacterial Infections

Sixth Edition

David Schlossberg, MD, FACP
Professor of Medicine
Temple University School of Medicine
and
Medical Director
Tuberculosis Control Program
Philadelphia Department of Public Health
Philadelphia, Pennsylvania

監訳
北薗英隆
Hospitalist/ Infectious Diseases
Springfield Regional Medical Center, OH, USA

ASM PRESS

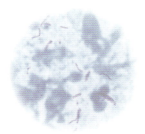
メディカル・サイエンス・インターナショナル

This book is dedicated to the memory of John Weil Uhlmann, who fought valiantly against an implacable foe. His wife, children, grandchildren, and loyal friends miss him profoundly. We hope he is finally at peace.

Authorized translation of the original English edition,
"Tuberculosis and Nontuberculous Mycobacterial Infections", Sixth Edition
edited by David Schlossberg

Copyright © 2011 by American Society for Microbiology
All rights reserved. Translated and published by arrangement with ASM Press, a division of American Society for Microbiology, Washington, DC, USA.

©First Japanese Edition 2016 by Medical Sciences International, Ltd., Tokyo

Printed and Bound in Japan

注意

本書に記載した情報に関しては，正確を期し，一般臨床で広く受け入れられている方法を記載するよう注意を払った。しかしながら，著者(監訳者，訳者)ならびに出版社は，本書の情報を用いた結果生じたいかなる不都合に対しても責任を負うものではない。本書の内容の特定な状況への適用に関しての責任は，医師各自のうちにある。

　著者(監訳者，訳者)ならびに出版社は，本書に記載した薬物の選択，用量については，出版時の最新の推奨，および臨床状況に基づいていることを確認するよう努力を払っている。しかし，医学は日進月歩で進んでおり，政府の規制は変わり，薬物療法や薬物反応に関する情報は常に変化している。読者は，薬物の使用に当たっては個々の薬物の添付文書を参照し，適応，用量，付加された注意・警告に関する変化を常に確認することを怠ってはならない。これは，推奨された薬物が新しいものであったり，汎用されるものではない場合に，特に重要である。

"The Captain of all these men of death that came against him to take him away, was the consumption; for it was that that brought him down to the grave."

John Bunyan
The Life and Death of Mr. Badman

－でも、かれを拉し去ろうとして立ちむかって来たこれらの死の人々の頭株は結核でした。かれを墓に下らしめたのは結核だったのですから。
(高村新一訳．悪太郎の一生, p.150, 1955, 新教出版社．より) －

The weariness, the fever, and the fret
   Here, where men sit and hear each other groan;
Where palsy shakes a few, sad, last gray hairs,
   Where youth grows pale, and spectre-thin, and dies;
Where but to think is to be full of sorrow
   And leaden-eyed despairs,
Where beauty cannot keep her lustrous eyes,
   Or new love pine at them beyond tomorrow.

John Keats
Ode to a Nightingale

－人びとが坐り、たがいの苦悩のうめきを聞きあう
疲労と　熱の病いと　いらだちとを。
また中風患者は　残り少ない　哀れな白髪をふり乱し、
若ものは蒼ざめ、亡霊のようにほそり、死んでゆく。
また　ただ物思うことは　悲しみと
物憂い目の絶望で　いっぱいになってしまう。
美は　そのつややかな目を養えず、あるいは　新しい愛は
明日を越して　その目に焦がれることができないのだ。
(出口保夫訳．キーツ全詩集　第二巻　詩篇　小夜啼鳥に寄せるうた 3, p.135, 1974, 白凰社．より) －

There is a dread disease which so prepares its victim, as it were, for death... a dread disease, in which the struggle between soul and body is so gradual, quiet, and solemn, and the results so sure, that day by day, and grain by grain, the mortal part wastes and withers away, so that the spirit grows light... a disease in which death and life are so strangely blended that death takes the glow and hue of life, and life the gaunt and grisly form of death―a disease which medicine never cured, wealth warded off, or poverty could boast exemption from―which sometimes moves in giant strides, or sometimes at a tardy sluggish pace, but, slow or quick, is ever sure and certain.

Charles Dickens
Nicholas Nickleby

－今に恐ろしき病がある。患う者を言わば、死に向けてさに覚悟させ、その粗野な様相をさに殺ぎ落とし、常の面差しの周りに来たるべき変化のこの世ならざる徴候をさに纏わす病が。魂と肉体との闘いがさに徐で、静かで、厳かにして、その結果がさに揺るぎないがため、日に日に、微々、死すべき部分は痩せ細り、よって魂は荷を下ろすにつれて軽く晴れやかになり、不死が間近に迫っていると感ずれば、それをただ死すべき命の新たな寿命と見なす病が。死と生がさに奇しく綯い交ぜになっているがため、死が生の火照りと色合いを帯び、生が死のやつれ凄まじき姿を帯びる病が。医が未だ癒したためしのなく、富が未だ躱したためしのなく、貧とて逸れ得たためしのない病が。時に大股で、時にのろまな遅々たる足取りで迫るも、緩やかにせよ速やかにせよ、常に手堅く確実な病が。
(田辺洋子訳．ニコラス・ニクルビー　下　第四十九章　は、ニクルビー家のその後の手続き、並びに短パン老人の冒険譚の結末を綴る, p.255-256, 2001, こびあん書房．より) －

監訳者序文

このたび，Dr. David Schlossberg の"Tuberculosis and Nontuberculous Mycobacterial Infections"の監訳をさせていただき，非常に名誉に思う．Dr. Schlossberg は親日家であり，10年ほど前から日本の病院に教育のためにほぼ毎年訪れている．私が Dr. Schlossberg と初めて会ったのは4年前で，それを機会にこの本を知ることになった．日本は依然結核の蔓延国でもあり，多くの臨床家の頭を悩ませているにもかかわらず，これほど網羅的な教科書を私自身はそれまでみたことがなかった．原本は，肺外結核や非結核性抗酸菌(NTM)症など非常に広い範囲のエビデンスを簡潔に明快にまとめており，初学者にとっても，結核診療にすでに携わっている者にとっても非常に参考となるものであろう．疫学(特に，HIV 関連結核の頻度)や医療・社会システム，推奨薬剤など，いくらか日本と米国での違いがあることにも読者は気づくだろう．一方で，薬剤耐性化，結核患者における外国人の割合の増加など共通の問題も多い．薬剤の使用については，いくらか日本のガイドラインとも異なるところがあるが，日本の結核診療に慣れた者にとっても，違う考え方に触れて見識を広め，レジメンのオプションを増やすことにつながるのではないだろうか．この本の邦訳が，日本の結核・NTM 診療に従事する者，ひいては患者の一助になることを願う．

　診療で忙しいなか，各章の訳者となることを快く引き受けてくれた友人・同僚に心から感謝する．また，この本の訳の出版に協力いただいたメディカル・サイエンス・インターナショナル，そしてその編集スタッフにはその助言と支援に感謝したい．

北薗　英隆

◎ **監訳者紹介** ◎

<ruby>北薗<rt>きたぞの</rt></ruby><ruby>英隆<rt>ひでたか</rt></ruby>。九州大学医学部卒。日本内科学会認定医，日本感染症学会専門医，米国内科専門医，米国感染症専門医。2016 年 4 月より，オハイオ州の Springfield Regional Medical Center にてホスピタリスト / 感染症科医として勤務。

原著序文

"Tuberculosis and Nontuberculous Mycobacterial Infections"の第6版が出来上がったことをうれしく思う。

結核はいまだ世界のほとんどの地域において流行病であり，毎年，何百万という人々を死に至らしめている。結核による死亡はほとんど途上国で生じているが，先進国も，薬剤耐性菌，移民，免疫抑制といった新たな問題に取り込みながら結核と闘い続けており，非結核性抗酸菌症に対する認識も高まっている。

旧版の目次構成の大枠はそのままである。Section I では，疫学や病態生理学，診断，内科的治療・外科的治療，薬剤耐性結核，ワクチン，閉鎖環境における結核，保健局の役割の基本概念を扱っている。Section II では，結核感染の臨床症状を記述した。古典的なものも最近のものも記述し，内分泌学的，血液学的な結核の合併症を含め，ほとんどすべての臓器の結核を扱っている。妊娠，乳児と小児，HIV感染，免疫再構築炎症症候群は独立した章にし，それぞれ説明している。Section III では，非結核性抗酸菌症について記述し，これら病原体によってもたらされる臨床症候群を概説した。それぞれの章では，MAC（*Mycobacterium avium*-intracellulare）症や *M. fortuitum*，その他の迅速発育抗酸菌，*M. kansasii*，*M. marinum*，*M. scrofulaceum*，その他のまれな病原性マイコバクテリアなどを個別に取り扱っている。

新たに3つの章が追加されている。Chapter 1 の「結核の歴史：結核は私たちの生き方を変えたのか？」では，結核が私たちの文明や文化に及ぼした歴史的な影響を考察している。Chapter 33 の「結核と臓器移植」では，拡大する移植領域での結核感染の問題を説明している。Chapter 41 の「*Mycobacterium bovis* と他のまれな結核菌群に属する菌」では，これら抗酸菌の臨床上の重要性についての新しい情報を掲載している。

これらの新しい章に加え，すべての章の内容を全面的にアップデートした。新しい臨床データを加えたことで，インターフェロンγ遊離試験やHIVと結核の相互作用，免疫再構築炎症症候群，多剤耐性結核についての私たちの理解も新たになった。肺結核や肺外結核のさまざまな問題が臨床家を悩まし続け，新興の非結核性抗酸菌も次から次にみつかっている。飛行機関連の感染や途上国での大流行，結核対策におけるWHOや公衆衛生局の重要な役割といった疫学的な問題も扱っている。

この教科書が，結核の診断や治療に携わるすべての人 —— 臨床家や科学者，疫学者 —— にとって使いやすく，すべてを網羅したものに仕上がっていることを願う。

ASM Press の編集スタッフの助言と支援に感謝したい。特に，Jeff Holtmeier や Ken April，Greg Payne，John Bell にはとてもお世話になった。

David Schlossberg, MD, FACP

◎ 編者紹介 ◎

David Schlossberg, MD, FACP はテンプル大学医学部(Temple University School of Medicine)の内科学教授で，ペンシルベニア大学医学部(University of Pennsylvania School of Medicine)の内科学非常勤教授である。エール大学(Yale University)を卒業後，タフツ大学医学部(Tufts University School of Medicine)で医学士(MD)を取得し，ニューヨークのマウントサイナイ病院(Mount Sinai Hospital)で内科レジデンシー，その後，アトランタのエモリー大学(Emory University)で感染症フェローシップを修了した。現在，フィラデルフィア公衆衛生局(Philadelphia Department of Public Health)の結核対策プログラムのメディカルディレクターでもある。Dr. Schlossberg は，教員として数多くの賞を受賞しており，100以上の論文，編集，章の執筆に携わり，内科および感染症に関する 24 の本の執筆や編集を行ってきた。

訳者一覧（翻訳順）

北薗 英隆	Hospitalist/ Infectious Diseases, Springfield Regional Medical Center, OH, USA	
	1, 3, 10, 13, 14, 16, 22, 25, 29, 30, 33, 34, 35, 37, 38, 39, 41, 42 章	
舩越 拓	東京ベイ・浦安市川医療センター救急科医長	2 章
遠藤 慶太	東京ベイ・浦安市川医療センター総合内科	4, 5 章
田 陽（でん）	東和クリニック浦東院	6 章
枦 秀樹（はし）	東京ベイ・浦安市川医療センター薬剤室/感染対策室	7 章
宇野 俊介	慶應義塾大学病院感染制御センター	8 章
鈴木 大介	亀田総合病院感染症科	9 章
鈴木 啓之	亀田総合病院感染症科	11 章
吉野 かえで	東京ベイ・浦安市川医療センター総合内科	12 章
三河 貴裕	山梨県立中央病院総合診療科・感染症科副部長	15, 17 章
中山 由梨	東京ベイ・浦安市川医療センター総合内科	18, 19 章
曽木 美佐	東北大学病院総合感染症科	20, 26 章
三反田 拓志	東京ベイ・浦安市川医療センター救急科	21 章
磯本 晃佑	東京ベイ・浦安市川医療センター総合内科	23, 24 章
堀内 正夫	東京ベイ・浦安市川医療センター総合内科	27 章
宮内 隆政	聖路加国際病院腎臓内科	28 章
村中 清春	帝京大学ちば総合医療センター血液・リウマチ内科	31, 40 章
田邉 菜摘	明石医療センター総合内科	32 章
鈴木 哲也	練馬光が丘病院総合診療科	36 章
小坂 鎮太郎	練馬光が丘病院総合診療科	36 章

執筆者一覧

Ritesh Agarwal
Department of Pulmonary Medicine
Postgraduate Institute of Medical Education & Research
Sector-12, Chandigarh 160012, India

José M. Aguado
Unit of Infectious Diseases
University Hospital 12 de Octubre
Madrid, Spain

Daniel M. Albert
Department of Ophthalmology and Visual Sciences
University of Wisconsin School of Medicine and Public Health
Madison, WI 53792-3284

Noelia Alonso-Rodríguez
Department of Clinical Microbiology,
IIS-Fundación Jiménez Díaz
28040 Madrid, Spain

Stephen C. Aronoff
Department of Pediatrics
Temple University School of Medicine
Philadelphia, PA 19140

Alexandra Aubry
Centre National de Référence pour la résistance des Mycobactéries aux antituberculeux
Université Pierre et Marie Curie
AP-HP Hôpital Pitié-Salpêtrière, Paris, France

Marvin J. Bittner
Department of Medicine
Creighton University School of Medicine
Omaha, NE 68131

Emily A. Blumberg
Division of Infectious Diseases
University of Pennsylvania School of Medicine
Philadelphia, PA 19104

Henry M. Blumberg
Division of Infectious Diseases
Emory University School of Medicine
Atlanta, GA 30303

Barbara A. Brown-Elliott
Department of Microbiology
University of Texas Health Science Center
Tyler, TX 75708

Emmanuelle Cambau
Centre National de Référence pour la résistance des Mycobactéries aux antituberculeux (laboratoire associé)
Laboratoire de Bactériologie, Université Paris Diderot,
AP-HP Hôpital Saint Louis, Paris, France

Eric H. Choi
Division of Gastroenterology and Hepatology
Scripps Clinic Torrey Pines
10666 N. Torrey Pines Road, N203
La Jolla, CA 92037

Preston Church
Ralph H. Johnson VAMC
Charleston, SC 29425

Paul J. Converse
Department of Medicine, School of Medicine
The Johns Hopkins University
Baltimore, MD 21205

Walter J. Coyle
Division of Gastroenterology and Hepatology
Scripps Clinic Torrey Pines
10666 N. Torrey Pines Road, N203
La Jolla, CA 92037

John A. Crocco
Department of Medicine
UMDNJ—Robert Wood Johnson Medical School
New Brunswick, NJ 08854

Thomas M. Daniel
Department of Medicine
Case Western Reserve University
Cleveland, OH 44106

Arthur M. Dannenberg, Jr.
Bloomberg School of Public Health
The Johns Hopkins University
Baltimore, MD 21205

執筆者一覧

Thomas E. Dobbs
Mississippi State Department of Health
University of Mississippi Medical Center
Jackson, MI 39215

Asim K. Dutt
Chief, Medical Service (retired)
Alvin C. York Veterans Administration Medical Center, Murfreesboro, Tennessee
Professor and Vice Chairman (retired)
Department of Medicine
Meharry Medical College, Nashville, Tennessee
4117 SW 30th Court
Ocala, FL 34474

Kevin Elwood
Division of Tuberculosis Control
British Columbia Centre for Disease Control
655 West 12th Avenue
Vancouver, BC V5Z 4R4, Canada

Marcos A. Espinal
Health Surveillance, Disease Control & Prevention
Pan American Health Organization
525 23rd St., NW
Washington, DC 20037

Jaime Esteban
Department of Clinical Microbiology
Fundación Jiménez Díaz
Av. Reyes Católicos 2
28040 Madrid, Spain

André A. Figueiredo
Núcleo Interdisciplinar de Pesquisa em Urologia and Department of Morphology, Federal University of Juiz de Fora, Minas Gerais—Brazil
Rua Irineu Marinho 365, apto 801—bloco 3
Bom Pastor—Juiz de Fora, MG 36021-580, Brazil

David M. Fleece
Department of Pediatrics
Temple University School of Medicine
Philadelphia, PA 19140

Connie A. Haley
Division of Infectious Diseases
Vanderbilt University Medical Center
Nashville, TN 37203

Carol D. Hamilton
Family Health International
Duke University Medical Center
Durham, NC 27710

Michael K. Hill
56 Starbrush Circle
Covington, LA 70433

Edward A. Horowitz
Department of Medicine
Creighton University School of Medicine
Omaha, NE 68131

W. Garrett Hunt
Section of Infectious Diseases
Nationwide Children's Hospital
Columbus, OH 43205

Dalia Ibrahim
Department of Internal Medicine
Georgetown University Hospital
Washington, DC 20007

Kashef Ijaz
Division of Tuberculosis Elimination
Centers for Disease Control and Prevention
Mail Stop E-10, 1600 Clifton Road
Atlanta, GA 30333

Surinder K. Jindal
Department of Pulmonary Medicine
Postgraduate Institute of Medical Education
& Research, Sector-12
Chandigarh 160012, India

James C. Johnston
Division of Tuberculosis Control
British Columbia Centre for Disease Control
655 West 12th Avenue
Vancouver, BC V5Z 4R4, Canada

Marc A. Judson
Division of Pulmonary and Critical Care Medicine
Medical University of South Carolina
Charleston, SC 29425

Gregory C. Kane
Department of Pulmonary and Critical Care Medicine
Thomas Jefferson University
Philadelphia, PA 19107

Midori Kato-Maeda
Division of Pulmonary and Critical Care Medicine
San Francisco General Hospital
University of California, San Francisco
1001 Potrero Avenue
San Francisco, CA 94110

Mary E. Kreider
Pulmonary and Critical Care Section
Hospital of the University of Pennsylvania
Philadelphia, PA 19104-4283

Timothy Lahey
Section of Infectious Diseases and International Health
Department of Medicine
Dartmouth Medical School
Lebanon, NH 03756

Alfred A. Lardizabal
New Jersey Medical School Global Tuberculosis Institute
University of Medicine and Dentistry of New Jersey
Newark, NJ 07103

John M. Leonard
Department of Medicine—Infectious Disease
Vanderbilt University Medical Center
1161 21st Avenue South—A 2200 MCN
Nashville, TN 37232-2582

Michael K. Leonard, Jr.
Division of Infectious Diseases
Emory University School of Medicine
Atlanta, GA 30303

James H. Lewis
Division of Hepatology
Department of Medicine
Georgetown University Hospital
Washington, DC 20007

Philip LoBue
Division of Tuberculosis Elimination
Centers for Disease Control and Prevention
Mail Stop E-10, 1600 Clifton Road
Atlanta, GA 30333

Robert N. Longfield
Heartland National TB Center
University of Texas Health Science Center
2303 Southeast Military Drive
San Antonio, TX 78223

Antônio M. Lucon
Division of Urology
University of São Paulo Medical School
Av Dr. Enéas de Carvalho Aguiar, 255
7 Andar, sala 710 F.
São Paulo, SP 05403-000, Brazil

Annie Luetkemeyer
HIV/AIDS Division
San Francisco General Hospital
University of California, San Francisco
995 Potrero Avenue
San Francisco, CA 94110

Beverly Metchock
Division of Tuberculosis Elimination
Centers for Disease Control and Prevention
Mail Stop F-08, 1600 Clifton Road
Atlanta, GA 30333

Alladi Mohan
Department of Medicine
Sri Venkateswara Institute of Medical Sciences
Tirupati 517 507, India

Randall A. Oyer
Oncology Program
Lancaster General Hospital
Lancaster, PA 17604-3555

George A. Pankey
Infectious Diseases Research
Ochsner Clinic Foundation
1514 Jefferson Highway
New Orleans, LA 70121

Robert J. Peralta
Department of Ophthalmology and Visual Sciences
University of Wisconsin School of Medicine and Public Health
Madison, WI 53792-3284

Laurel C. Preheim
Department of Medicine
Creighton University School of Medicine
Omaha, NE 68131

Gary W. Procop
Clinical Pathology/L40
Cleveland Clinic
9500 Euclid Avenue
Cleveland, OH 44195

Mario C. Raviglione
Stop TB Department
World Health Organization
Geneva 1211, Switzerland

Lee B. Reichman
New Jersey Medical School Global Tuberculosis Institute
University of Medicine and Dentistry of New Jersey
Newark, NJ 07103

Glenn D. Roberts
Laboratory Medicine and Pathology
Mayo Clinic College of Medicine
200 First Street Southwest
Rochester, MN 55905

Milton D. Rossman
Pulmonary and Critical Care Section
Hospital of the University of Pennsylvania
Philadelphia, PA 19104-4283

Charles V. Sanders
Department of Medicine
Louisiana State University School of Medicine
1542 Tulane Avenue, Suite 421, Box T4M-2
New Orleans, LA 70112

David Schlossberg
Department of Medicine
Temple University School of Medicine
Philadelphia Department of Public Health
Philadelphia, PA 19140

Barbara J. Seaworth
Heartland National TB Center
University of Texas Health Science Center
2303 Southeast Military Drive
San Antonio, TX 78223

Sorana Segal-Maurer
Division of Infectious Diseases
New York Hospital Queens
Flushing, NY 11355

Surendra K. Sharma
Department of Medicine
All India Institute of Medical Sciences
New Delhi 110 029, India

Alan D. L. Sihoe
Department of Cardiothoracic Surgery
Queen Mary Hospital
University of Hong Kong
Hong Kong, China

Nina Singh
University of Pittsburgh Medical Center
2A 137 Infectious Diseases Section
VA Pittsburgh Healthcare System and University of Pittsburgh
University Drive C
Pittsburgh, PA 15240

Peter M. Small
Institute for Systems Biology
1441 N. 34th Street
Seattle, WA 98103-8904

Miguel Srougi
Division of Urology
University of São Paulo Medical School
Av Dr. Enéas de Carvalho Aguiar, 255
7 Andar, sala 710 F.
São Paulo, SP 05403-000, Brazil

Jeffrey R. Starke
Department of Pediatrics
Baylor College of Medicine
Houston, TX 77030

Jason E. Stout
Division of Infectious Diseases and International Health
Duke University Medical Center
Durham, NC 27710

Thomas H. Taylor
Division of Gastroenterology
Georgetown University Hospital
Washington, DC 20007

Melisa Thombley
Division of Tuberculosis Elimination
Centers for Disease Control and Prevention
Mail Stop E-10, 1600 Clifton Road
Atlanta, GA 30333

Matthew J. Thompson
Tower Clock Eye Center
1087 West Mason Street
Green Bay, WI 54303

Urvashi Vaid
Department of Pulmonary and Critical Care Medicine
Thomas Jefferson University
Philadelphia, PA 19107

Christopher Vinnard
Division of Infectious Diseases
University of Pennsylvania School of Medicine
Philadelphia, PA 19104

C. Fordham von Reyn
Section of Infectious Diseases and International Health
Department of Medicine
Dartmouth Medical School
Lebanon, NH 03756

Richard J. Wallace, Jr.
Department of Microbiology
University of Texas Health Science Center
Tyler, TX 75708

Risa M. Webb
Department of Infectious Diseases
G. V. "Sonny" Montgomery VA Medical Center
University of Mississippi Medical Center
Mississippi State Department of Health
Jackson, MS 39216

Henry Yeager
Department of Medicine
Georgetown University Medical Center
Washington, DC 20007

Wing Wai Yew
Tuberculosis and Chest Unit
Grantham Hospital
Hong Kong, China

目次

I 概論 ··· 1

- Chapter 1 結核の歴史：結核は私たちの生き方を変えたのか？ *3*
- Chapter 2 疫学と宿主の要因 *11*
- Chapter 3 病態生理学と免疫学 *27*
- Chapter 4 検査による診断と感受性検査 *61*
- Chapter 5 潜在性結核感染の診断 *69*
- Chapter 6 潜在性結核感染の治療 *77*
- Chapter 7 抗結核薬治療 *99*
- Chapter 8 多剤耐性結核の治療 *111*
- Chapter 9 結核の診断および治療における外科手術の役割 *131*
- Chapter 10 *Mycobacterium bovis* BCG と新しい結核ワクチン *149*
- Chapter 11 結核 ── 世界保健機関(WHO)の展望 *167*
- Chapter 12 閉鎖環境における結核 *187*
- Chapter 13 保健局の役割 ── 法的および公衆衛生的考察 *205*

II 臨床症候群 ··· 221

- Chapter 14 肺結核 *223*
- Chapter 15 上気道結核 *233*
- Chapter 16 結核性耳乳様突起炎 *241*
- Chapter 17 眼結核 *245*
- Chapter 18 中枢神経結核 *257*
- Chapter 19 結核性リンパ節炎と耳下腺炎 *267*
- Chapter 20 泌尿生殖器結核 *275*
- Chapter 21 筋骨格系結核 *289*
- Chapter 22 心血管系結核 *307*
- Chapter 23 胃腸結核 *321*
- Chapter 24 結核性腹膜炎 *337*
- Chapter 25 肝臓，胆道，膵臓の結核 *343*
- Chapter 26 皮膚結核 *375*
- Chapter 27 粟粒結核 *381*
- Chapter 28 結核と内分泌・代謝との関連 *399*
- Chapter 29 結核の血液学的合併症 *411*
- Chapter 30 乳児と小児における結核 *419*
- Chapter 31 妊娠と結核：母体，胎児，新生児に関連する結核 *437*
- Chapter 32 HIV 関連結核 *441*
- Chapter 33 結核と臓器移植 *457*
- Chapter 34 奇異性反応と免疫再構築炎症症候群 *467*

III 非結核性抗酸菌 ··· 479

- Chapter 35 非結核性抗酸菌 ── イントロダクション *481*
- Chapter 36 MAC 症 *487*
- Chapter 37 迅速発育抗酸菌 *521*
- Chapter 38 *Mycobacterium kansasii* *533*
- Chapter 39 *Mycobacterium marinum* *541*
- Chapter 40 *Mycobacterium scrofulaceum* *555*
- Chapter 41 *Mycobacterium bovis* と他のまれな結核菌群に属する菌 *561*
- Chapter 42 他の非結核性抗酸菌 *571*

索引 ··· *579*

I 概論

I General Considerations

Chapter 1

結核の歴史：結核は私たちの生き方を変えたのか？
Tuberculosis in History : Did It Change the Way We Live?

- 著：Thomas M. Daniel
- 訳：北薗 英隆

イントロダクション

結核は，人類で最も古い疫病である[10]。原因菌であるマイコバクテリウム属は何百万年も前から存在するかもしれない。結核菌（*Mycobacterium tuberculosis*）は，おそらく東アフリカで2万〜1万5千年前に生まれた病原菌とされている。地球上で人口が増えるにつれて，人類が地球上のさまざまな場所に住むようになり，人類の病気も広まっていった。結核もその1つである。結核菌のDNAと典型的な抗酸菌を含んだ結核病変は，エジプトやペルーのミイラからも発見されている。古代の結核の広がりに関するさらに詳しい記録は古代文献に書かれており，また古代遺跡にも記録されている。

ヨーロッパが中世を脱し，ヨーロッパと北米に産業革命が広がるにつれて，それらの地域の住民の生活はドラマチックに変化した。我々の時代をコンピュータチップや自動車や携帯電話が席巻したように，機械や都市生活が18，19世紀を支配した。古代ギリシャやローマの医師たちの記録から，彼らが結核を認識していたことは明らかだ。中世については，結核も含めてほとんどの疾患の情報がないが，結核性リンパ節炎（scrofula）に対するロイヤルタッチ（royal touching）[訳注1]は西暦496年のClovisに始まる。また古代遺跡では，疾患に罹っていたことを示す骨が発見された。17〜18世紀にかけて，結核の有病率は爆発的に上昇した。1680年にジョン・バンヤン（John Bunyan）が結核を"Captain among these men of death（死人のなかの主(あるじ)）"と表現した[6]。以後200年の間，結核はヨーロッパや北米では主要な死因であり，この別名は続くこととなった。それから結核はすべての疾患の流行のように，減少していったが，その理由は今でも明らかではない。

結核の概念は最初に19世紀初期のLaënnecの業績により生まれた。これ以降，この病気が我々の生き方に与えてきた影響を知ることができる。この影響は多くの個人の人生の逸話に書かれている。しばしば話題にのぼるものもあれば，あまり語られることのないものもある。この章では，結核にまつわるいくつかの逸話を紹介する。

医療への影響

長年，結核の治療はほぼすべての医師の診療の多くを占めていた。初期の治療法は悪い体液を取り除くことを目指しており，瀉血，ヒル治療，吸角法，発疱薬などであった。ビクトリア女王（Queen Victoria）や死にゆくジョン・キーツ（John Keats：英国の詩人）の主治医であったジェームズ・クラーク（James Clark）卿は，19世紀初期のヨーロッパおよび北米の全死亡の5分の1が肺結核によると推定した。Clarkは控えめであり，彼の治療は大半が緩和的であった。彼は瀉血を避け，健康によい気候の地への移動を勧めた。「景色の変化と常に新しいものを取り入れることは，直接的で最も有益な影響を及ぼす」と彼は述べている[8]。後の同じ世紀にウィリアム・オスラー（William Osler）卿は栄養の最適化と症状の緩和を推奨した[26]。彼はまた，結核患者を好ましい環境へ移動させることを主張した。その根拠として，Edward Livingston Trudeauのアディロンダック山地での経験を挙げている。彼は自然のなかで静養し，健康を取り戻した後，ニューヨーク州のサラナク・レイクにかの有名なAdirondack Cottage Sanatoriumを開設した。しかしTrudeauは，最終的には結核で死亡した。

20世紀の前半に，結核サナトリウム（sanatorium）は医療の重要な位置を占めていた。実際，1950年代半ばまでは米国のほぼあらゆる所にサナトリウムがあった。その数は839にのぼり，13万床のベッドが結核患者のためのものであった[11]。しかし化学療法の進歩により，これらの施設は急速に衰退していく。世界で最初のボランティアの健康機関であるNational Association for the Study and Prevention of Tuberculosis，現在のAmerican Lung Associationは1904年にサナトリウムの患者のための援助団体として設立された。

近代科学としての疫学の誕生は，Wade Hampton Frostの業績によるところが多い。Frostは1918年に結核に罹患し，当時非常に治療に好ましい場所とされていたノースカロライナ州のアシュビルで回復した。テネシー州のウィリアムソン郡での優れた結核研究のなかで，Frostは曝露源（index case）の概念を打ち立て，それは現在ではすべての疫学者や公衆衛生の研究者に知られている[29]。大規模なX線検査による調査は，1940年代半ばから20年間，米国とカナダの公衆衛生活動の重要な部分を占めていたが，疾患の発生率の急速な低下により衰退した。

現代的な診療はランダム化比較試験のデータに基づき，その診

訳注1　国王が病人の患部に触れて疾患を治す奇跡的療法のこと。

療の標準が決まる。英国医学研究審議会（British Medical Research Council）による結核治療プロトコールの研究がこの分野では先駆者としてしばしば引用される[17,22]。実は医学の歴史のなかで最初の二重盲検ランダム化比較試験は，1926年と1927年にミシガン州，デトロイトのWilliam H. Maybury Sanatoriumで，J. Burns AmbersonとB. T. McMahon，そしてMax Pinnerにより行われた。それは結核の治療でのsanocrysin，金塩の効果を検証するものだった[1]。24人の結核患者にsanocrysinまたはプラセボの生理食塩水（生食）が注射された。どちらを注射するかはコインの表裏でランダムに決められた。注射をする看護師1人だけが，いずれの患者がどちらの群に属するかを知っていた。結果を分析したところ，sanocrysinには治療的効果は全くなく，むしろ著しい毒性があることがわかった。

結核の先駆者である多くの医師たちの人生の逸話は，結核が非常に流行していた時代を理解することを助けてくれる。彼らの一部はその当時およびその後の医療行為に大きな影響を与えた。これらの医学における非凡な人々のなか，先頭となったのはRené Théophile Hyacinthe Laënnecであった[9,12]。Laënnecは1781年2月17日に，フランスのブルターニュ地方沿岸のカンペールで生まれた。彼の母親は結核で具合が悪いため彼を育てられず，彼は叔父に預けられた。その叔父が結核のために亡くなった後，Laënnecはナントにいた医師である叔父のもとに送られた。彼はそこで1795年に医学の勉強を始め，1801年にパリへ移り，École de Médecine at the Hôpital Charitéで，当時解剖学の先駆者であったJean Nicolas Corvisartの指導を受けた。医学の勉強も終わり近くになって，学生ではあったが，1804年に1つの論文を発表した。そのなかで，彼は従来の概念を否定し，結節を引き起こす病気は体のどの部位に起こるかにかかわらず，1つの病気であり結核と呼ばれるべきであると主張した。

1816年にLaënnecは聴診器を発明し，広く賞賛された。彼はその道具を使い，肺疾患の身体所見のほとんどを表現したが，そのうちの"ronchus（ronchiの単数系）（蓄痰音）"や"egophony（ヤギ声）"などは，現在でも医学生に教えられている。Laënnecは彼の業績を1819年に*De l'Auscultation Médiate*の題名で出版し，1821年にJohn Forbesにより英訳され，大々的な改訂がなされた[16]。この出版，特に英訳版の出版は臨床専門科の1つとしての呼吸器学の始まりとなった。

Laënnecは結核に罹患していた。彼は疑いなく子どものときに感染していた。また，ナントにいた際，彼は結核で亡くなった患者の剖検を行っているときに誤って手の傷から感染し，「剖検者のいぼ」と呼ばれる皮膚結核に罹った。パリにいた際に彼は呼吸器疾患に強く悩まされた。生まれ故郷のブルターニュに1918年に戻ってから，いくらか状態が改善した。後に彼はブルターニュの空気の入った瓶を彼のパリのアパートに届けてもらっている。彼はその当時有名で，その臨床能力は引っ張りだこであり，French Academy of Medicineに選出され，1824年にはChevalier（勲爵士）のレジオン・ドヌール勲章を授与された。彼の結核は進行し，1826年4月に，彼は愛するブルターニュに最後の帰郷をした。そして，1826年8月13日に45歳で結核により死亡した。結核は，当時世界で最も偉大な医師であり，無類の臨床能力をもつ者をこの世から奪いとったのである。もし結核で死ななければ，彼は医学により貢献できたことであろう。

世界の政治に与えた影響

世界中の歴史上の多くの著名な政治家やリーダーたちの人生に結核が与えた影響はさほど大きなものではない。それはフランスのルイ13世（Louis XIII）の命を奪った。同じく英国のチャールズ9世（Charles IX）の命も奪った。さらに，現代で有名なところでは，南アフリカのネルソン・マンデラ（Nelson Mandela）は囚人である間に結核に罹ったが，薬物治療で回復した。しかし，いずれの事例でも，それにより世界の歴史が変わったとは思われない。

英国の王は結核の回復を求めてアフリカに行った冒険家たちにより恩恵を受けたようである。スコットランド人のJames Bruceは1770年に青ナイル川のエチオピアの水源を発見した。Mungo Parkは1795年に西アフリカを探検した。彼らが冒険旅行を始めたきっかけは，どちらも結核から回復するためであった。旅行は当時，肺病に対する一般的な治療であった。

Cecil Rhodesは南アフリカを制圧し，英国の植民地にした。彼はサハラ以南のアフリカのその後の未来に長く残る影響を及ぼした。17歳のRhodesが南アフリカに1870年に着いた際，その地域は2つのボーア人（アフリカ南部へのオランダ系を中心とした白人系移民の子孫）の共和国と2つの英国の植民国家，そのほかの2つの独立国家と，数多くの英国が支配する土着の部落が存在していた。その3年前にはダイヤモンドが発見され，その地域は探鉱者で景気づいていた。Rhodesの兄のHerbertは彼より1年先に南アフリカに入り開拓者となっていた。ダイヤモンドの狂乱のなか，Herbertは膨大な数の高価な宝石を生み出す権利を得ていた。

Cecil Rhodesは1853年7月5日に，英国のハートフォードシャーで生まれた[21]。彼は16歳で結核を発症し，彼の兄のいる南アフリカに行った。理由は海の船旅と気候の変化が健康上よいとされていたからである。実際，彼は健康を取り戻し，2年で兄のダイヤモンド鉱山を管理するようになった。Herbert Rhodesは彼の鉱山の権利を1873年に売却した。Cecil Rhodesは富裕な若者となり，英国に戻りオックスフォードで勉強を始めた。彼の結核は6か月後に再発し，同年中に彼は南アフリカに戻ることとなり，再度健康を取り戻した。

Rhodesの経営に関する洞察は非常に優れていた。35歳の誕生日までに彼は南アフリカのダイヤモンドの生産の90％をコントロールし，金鉱産業の支配的地位を占めていた。複数の同業者とともに，彼は英国南アフリカ会社を設立した。時に力づくで，時に交渉で，彼は土着の部族の長から土地使用権を得ていった。1889年10月にビクトリア女王は会社に勅許を与えた。投資家は

こぞってその株式に投資しようとした。Rhodes は彼の，そして英国の領土を北へ広げようと画策したが，ボーア人の移民がこれに強く反対して戦った。いくつかの土着の部族も反抗した。Rhodes の多くの時間と労力が会社の利権を確固かつ安全なものにするのに費やされた。彼は交渉のために英国と南アフリカを行き来して，帝国の建設の労力を進んで引き受けた。

1902 年に 49 歳の Rhodes は体調を崩した。病気の原因は明らかではないが，心臓が悪かった，と当時考えられていた。一般的に，Rhodes は結核に罹ったと信じられているが，複数の伝記作家はこの説に反論し，彼は先天性心疾患をもっていた，と主張している[31]。ただこの推論は，彼が非常に活動的な生活を送っていた時期もあったことをうまく説明できない。Rhodes は彼の愛した地，南アフリカで 1902 年 3 月 26 日に亡くなった。

もっと近年に眼を向けると，Manuel Quezon と彼のフィリピンでのリーダーシップの逸話は彼の結核との戦いを反映している。彼は若くして結核に罹ったが，それをはねつけ，リーダーとして活発に活動し，その功績によりフィリピン共和国の最初の大統領に 1935 年に選出された。彼の自伝は末期の病気のなかで完成され，死後の 1946 年に出版されたが，そのなかで Quezon は彼の病気について，ほんの少ししか言及してない[30]。彼は 1927 年に米国でフィリピンの知事に任命されるためにロビー活動をしていた際に結核と診断された。Quezon はカリフォルニア州のモンロビアにある Pottenger Sanatorium に入院したが，彼はそこでの自分への治療に不満をもち，短期間で退院している。第二次世界大戦での日本のフィリピンへの侵攻の後，彼は自国を離れ，最初はオーストラリアで，その後は米国で亡命政府を主導した。彼の結核は再度活性化し，彼は政治活動をサラナク・レイクの別荘で行った。そこで彼は 1944 年 7 月に大量喀血の後に亡くなった[34]。

ダンサー，歌手，喜劇女優であるアフリカ系米国人の Josephine Baker は，米国のエンターテイメント業界での人種差別のために自らフランスに亡命した。並外れた女性であり，時に Folies-Bergère で一房のバナナのみを着けてダンスをしたことで記憶されている[2]。第二次世界大戦中にナチスがフランスを占領した際，彼女はマルセイユで公演をしていた。フランスの地下組織は彼女に近づき，秘密のメッセージの伝達人として働くことを依頼した。彼女が自由に旅行できることを利用して，持ち歩いている楽譜に透明なインクを使って情報を書き込んだ。咳があったため，彼女は契約から解放されてモロッコに行くために医師の診断書をもらいに行った。医師は胸部 X 線写真を撮影し，両肺に結核をみつけた。医師は彼女にモロッコに行って休むように伝えた。彼女はマルセイユを離れたが，休むことはしなかった。彼女はスパイ活動を始め，ドイツによるフランス占領期間を通じてフランスのレジスタンス活動をサポートした。彼女の献身的な努力は戦後フランス政府に認められ，勲爵士のレジオン・ドヌール勲章を授与された。彼女の結核はその後再発することはなかった。

Rhodes は帝国を築くことに優れていた。彼がもっと長く生きていれば，英国植民地はアフリカのほとんどの地域に広がり，さらにその先まで広がっていたかもしれない。Quezon と Baker は日本とドイツの戦時支配に対する抵抗運動を支えるうえで重要な役割を果たした。

市民生活における影響

すべての歴史が政治にかかわっているわけではない。普通の市民の生活はしばしば普通ではない個人の行動によって影響される。結核がこれらの行動やその影響に役割を果たした事例は多く存在する。牢獄から衰弱して出てきたアッシジのフランチェスコは，明らかに結核の患者であった[23]。彼はその後の 10 年間，清貧の生活を送り，貧しい人たちのために牧師として過ごし，フランシスコ会を創設した。彼は 1226 年に亡くなった。Saint Thérèse of Lisieux は結核のために 1897 年に 24 歳で亡くなった。John Harvard は 1638 年に 400 冊の本と半分の土地を寄贈し，米国で最も一流の大学の 1 つに自分の名前を残したが，結核で亡くなった。ほかにも，結核は 1852 年に 43 歳の Louis Braille の命を奪った。彼は点字を発明した。電話の開発者であるアレクサンダー・グラハム・ベル（Alexander Graham Bell）は，スコットランドのエディンバラから両親とともに健康によい環境と思われるカナダのノバスコシア州に引っ越した。彼の兄 2 人が結核で亡くなった後の 1870 年のことであった。その 6 年後に彼は世界で最初の電話をつくった。Desmond Tutu は 10 代で結核を発症し，2 年間を南アフリカの Rietfontein Chest Hospital で過ごした。そこで彼は気胸治療を受けた。George Balanchine は 1935 年に結核を発症した。Eleanor Roosevelt は若い頃に，結核のためフランスで入院していた。米国に戻ったら治療を受けるようにとの忠告を無視したが，1962 年に 75 歳で播種性結核により亡くなるまで，発病することなく素晴らしい人道的生涯を送った。

John Batterson Stetson は 1830 年にニュージャージー州のオレンジで，帽子屋の Stephen Stetson の 12 人の子どもの 7 番目として生まれた[14,18,27]。若くして家の仕事の見習いをしていた 21 歳頃に結核を発症した。当時の標準的な治療は米国西部に旅に行くことであった。こうして Stetson は西へ向かい，まず，ミズーリ州のセントジョセフで仕事を始め，後にレンガ工場のオーナーになった。経営は好調であったが，彼の健康状態は思わしくなく，2 年後に，さらに西のコロラドへと移った。そこで，彼は帽子をつくり始めた。彼はフェルトの美しさを理解していた。彼は猟師の友人が捨てていた生皮からとった毛皮に彼の技術を応用した。間もなく，彼はつば広のフェルト帽をつくり上げ，1 個を金貨 5 米ドル分で売っていた。こうしてステットソン帽（カウボーイハット）が生まれた。今日では，西部劇映画はステットソン帽をかぶったカウボーイと牛泥棒なしには成立しない。ヒーローには白い帽子，悪役には黒い帽子が使われる。

Stetson はペンシルベニア州のフィラデルフィアに移住し，

I 概論

John B. Stetson Company を設立し，その工場を建てた。1906年には彼は1年間に200万個の帽子をつくっていた。彼はフロリダ州のディーランドで冬を過ごし，1887年に DeLand College の理事となった。2年後には評議員会の議長に任命された。彼は大学に惜しみなく寄付し，1889年に DeLand College は，Stetson University に改名された[18]。

スポーツで功績を残したスポーツ選手たちもまた結核に罹った。Christopher "Christy"（またの名を "Matty"）Mathewson はスポーツの歴史のなかでおそらく最も偉大なピッチャーであろう[32]。ニューヨーク・ジャイアンツに所属していた1905年に，Mathewson は39回の先発で31回の勝利を挙げた。彼のその年の防御率は1.27だった。彼は339イニングを投げ，206個の三振をとり，四球はたったの64個だった。その年のフィラデルフィアとのワールドシリーズでは彼は27イニングを投げ，3回の完封勝利を挙げ，防御率は0.00だった。しかし，Mathewson は翌年スランプに陥った。彼の体調は悪く，咳に悩まされていた。1909年には彼は復調し，37試合に勝利した。37試合のうち12試合は完封勝利で，負けはたったの11試合だった。彼のその年の防御率は1.43であった。

Mathewson はペンシルベニア州のファクトリービルで1880年に生まれた。高校でも草野球でも，彼は機会さえあれば常に野球をやっていた。Bucknell University で彼はフットボールと野球の両方でチームのスターであり，かつ学業でも目立っていた。1900年に彼はニューヨーク・ジャイアンツに入団し，ここからメジャーリーグ野球での彼の記録ずくめのキャリアが始まった。Mathewson は活躍に次ぐ活躍で，球場ですぐにスターになった。

しかし，1915年に Mathewson は再びスランプに陥り，今回は元に戻らないと思われた。悪い年が連続した。彼は常に倦怠感があり，咳をしていて，具合が悪かった。彼はレギュラーから外れてコーチとなった。1920年に彼は結核と診断され，7月に健康の回復を願ってサラナク・レイクに行った。1923年には，ボストン・ブレーブスの理事をできるかと思われるほど健康を回復したが，翌年にはサラナク・レイクに再度戻ることとなった。彼は残りの生涯をそこで過ごし，1925年10月7日に結核で亡くなった。結核は野球での最も偉大な伝説の1人の命を奪った。4シーズンで30試合以上の勝利を挙げ，最初の米国野球殿堂入りを果たした野球界で最も偉大な伝説の1人の命を奪ったのである。

Alice Marble はテニスの歴史で最も優れた女子プレイヤーの1人だ。彼女の人生もまた結核に影響された[20]。カリフォルニア州のサンフランシスコで育ち，スポーツが大好きなおてんば娘であった。最初に野球，後にテニスを始めた。高校生のときにラケットを手にし，すぐに西海岸で一番の女性プレイヤーになった。18歳でニューヨークのフォレスト・ヒルズでデビューを飾り，シングルスでは無惨な負け方をしたが，女子ダブルスではペアで同じカリフォルニア出身の Bonnie Miller と組んで優勝した。翌年からコーチであり生涯の友人であった Eleanor "Teach" Tennant とのトレーニングを始めた。彼女の荒削りの才能が形として磨き上げられ，当時，女性で最強のテニスプレイヤーとなった。

1934年5月に Marble は，フランスでのトーナメント中に倒れた。彼女はコートからヌイイの米国病院に運ばれ，結核との診断を受けた。彼女は二度とテニスをすることはできないだろうと医師に宣告された。彼女は生まれ故郷のカリフォルニアに戻り，モンロビアの Pottenger's Sanatorium に入った。当初6週間だった入院予定は8か月へ延びた。Marble は体重が増え，彼女の競技能力を支えていた身体のフィットネスが失われ，非常に落胆した。そんなある日，彼女は "Teach" Tennant が同じくコーチを担当した Carol Lombard から，一通の手紙を受け取った。Lombard は Tennant から Marble の病気について聞かされていたのである。グラマーな映画スターだった Lombard は，交通事故で顔に負った醜い傷で苦しんでいたが，数多くの手術により映画のスターの座を取り戻した。「私は自分の夢を実現した。戦う気があるのなら，あなたもできる。私にできるのなら，あなたにもできるはず」と Lombard は書いていた[20]。それから間もなく，Marble はサナトリウムから退院した。1936年に彼女は，フォレスト・ヒルズでの U.S. women's championship で優勝した。彼女の病気はその後，再発することはなかった。

文学や芸術の創作への影響

芸術，音楽，ダンス，そして文学といった創造的な活動はすべてその作者の人生を表現する。つまり，結核は彼らの人生に影響を与え，彼らの作品にも影響を及ぼしたのである。病気により非常に苦しんだ者もいれば，あまり苦しまなかったもしくは治療されて，順調だった者もいた。そのため，作品のなかには結核との闘いを反映したものもあれば，わずかしか創作に影響を受けていないものもある。George Balanchine は，1933年にニューヨークに着いて間もなく結核を発症したが，彼の人生と創作に影響はほとんどなかった。Igor Stravinsky は結核の再発を繰り返したが，その後に新しく開発された薬で治癒し，88歳まで生きた。Sarah Bernhardt は15歳で結核の診断を受けたが，回復して舞台のスターとなり，78歳まで生きた。Andrew Wyeth は子どもの頃に病気になり，医師から結核といわれた。しかし彼は91歳まで，結核が再発することなく生きた。

Stephen Crane は28歳にして結核で亡くなったが，その4年前に力作である "The Red Badge of Courage" を発表していた。Amadeo Modigliani は1920年に35歳にして結核性髄膜炎で亡くなった。Max Bruch のお気に入りの生徒といわれていたフィンランド人の作曲家の Ernst Mielck は，21歳で結核で亡くなった。「最初のスイングのキング」といわれた，バンドのリーダーの Chick Webb は34歳にして結核で亡くなった。これらの才能ある人々が，もし，結核により命を落としていなければ，どれほどの作品をつくり出していたことだろうか？

Frédéric Chopin（フレデリック・ショパン）はパリで若い亡命

者である際に結核を発病した。彼は病気に苦しみ，常に具合が悪く，"Captain of Death(死の主)"に徐々に押されていきながらも，常に創作意欲を失わなかった。スペインのマヨルカ島で愛人のGeorges Sandと回復を願いながら，彼は出版社に次のような絶望的な手紙を書いている。

> まだ完成していないので，楽譜の原稿は送れません。私はこの2週間，とても具合が悪いのです。18℃の気温で，バラ，オレンジ，ヤシ，イチジクがあり，3人の島で著名な医師がいるにもかかわらず，風邪をひきました。1人目は私が吐き出した痰を嗅ぎ，2人目は痰が吐き出された部位を叩き，3人目はあちこちつつき回し，どのように痰を吐き出したかを聞いてきます。1人目は私がもう死んでしまったといい，2人目は私はもうすぐ死ぬだろうといい，3人目は私はいずれ死ぬだろうといいました[25]

それにもかかわらず，ショパンはマヨルカ島で作曲を行った。彼は徐々に体が弱っていくなかで，何とかがんばって曲を書き，ピアノを演奏し続けたが，39歳で結核により肺が破壊され，呼吸不全で亡くなった。

ノルウェー人の画家エドヴァルド・ムンク(Edvard Munch)は1863年に生まれた[28]。13歳の誕生日の2週間後に結核は彼の人生にやって来た。最初の症状はゾッとするような喀血であった。彼は後に以下のように書いている。

> この病気は私の子ども時代，青年期の間もずっと，私の後を追って来たのだ ── 病原菌が白いハンカチを血で赤く染め，勝ち誇っている[28]

実は彼はその後回復し，数年間は比較的調子がよかった。しかし，36歳のときに結核が再発した。片方の肺はひどく傷害されているが，もう片方はそれほどでもないと医師は彼に告げた。彼は30代半ばで繰り返し結核のサナトリウムに入院した。しばしば具合が悪くなりながらも，彼は80歳まで生きた。

ムンクの作品における結核の影響は，彼の繰り返すうつ病(おそらく躁うつの双極性疾患)も間違いなく作品に影響を及ぼしていることから，複雑である。これらの2つの病気，特に結核のほうが，作品に著しく大きな影響を与えているのは間違いない。彼は以下のようにいっている。

> 私は身体の弱さを維持しなければならない。それは私の不可欠な一部である。私は病気がなくなってほしくないし，どんなに無情でも，それを私は自分の作品に表現するだろう……私の苦しみは私自身と私の作品の一部である[28]

ムンクはしばしば死を描いている。1885～1886年の"The Sick Child(病気の子ども)"は，彼が青年期の結核との戦いから回復して，次の再発が起こる前に描かれているが，同情と静穏を想起させる。青白い顔の赤毛の子どもが嘆く母親にほほ笑んでおり，少女の顔には静穏が見てとれる。"Death in the Sickroom(病室での死)"(1893)，"Deathbed(死の床)"(1895)，"Dead Mother and Child(死んだ母と子)"(1899)はそれぞれ全く違った死のイメージを描写している。それらは陰うつな，灰色と黒の色調で，嘆きと絶望を思い起こす。それらの雰囲気は絶え間ない悲しみの1つである。これらの絵が描かれた頃，ムンクは病気で，結核サナトリウムに入退院を繰り返していた。

文学では結核がさまざまな形で描写されており，しばしば筆者の人生を反映している。キーツや，アントン・チェーホフ(Anton Chekhov)，サマセット・モーム(W. Somerset Maugham)は結核に罹り，それは彼らの作品に反映されている。その一方で，キャサリン・マンスフィールド(Katherine Mansfield)は，大量喀血で亡くなるまで，繰り返し病気になったが，彼女は自分の多くの短編のいずれでも結核のことは触れなかった。

文学での衝撃的な結核の例はブロンテ(Brontë)姉妹の小説に書かれている。父のパトリック・ブロンテ(Patrick Brontë)牧師は84年の彼の生涯の間ずっと咳に悩まされていた。彼はほぼ間違いなく慢性の結核をもっていた[13,19]。彼はおそらく妻と6人の子どもたちに結核をうつし，全員がそれにより死亡した。彼の5人の娘たちのうち3人は大人になるまで生き延び，散文や詩を書いた。彼女たちの小説はビクトリア時代の文学の象徴である。

エミリー・ブロンテ(Emily Brontë)は1848年12月に亡くなった。彼女の死亡証明書によると，彼女の病気の期間は2か月とのことだが，彼女の姉のシャーロット(Charlotte)の手紙には，彼女の病気はずっと前からあったと書かれている[33]。エミリー・ブロンテの小説『嵐が丘』は1847年に出版された。彼女は執筆中も病気であったかもしれない。彼女は母と2人の姉，マリア(Maria)とエリザベス(Elizabeth)が亡くなったのを子どものときに見ていたので，もちろん彼女は結核をよく知っていた。嵐が丘は素晴らしい文学作品である。善が悪を乗り越えるために奮闘する複雑な話だが，その作品には結核がいき渡っている。本のはじめの部分で，邪悪なヒースクリフはキャサリン・アーンショーの結核による死を嘆く。

> 医師は彼女はいかなくてはならないという。彼は，彼女はこの何か月も肺病を患っていたと……ある夜……咳き込みが，彼女の命を奪った ── ほんの少しのものではあったが……彼女の顔色は変わり，彼女は死んだ[5]

結核による死はシャーロット・ブロンテの『ジェーン・エア』のCowan Bridge Schoolでの一節にも書かれている。

> ジェーン，私はとても幸せです。そして私が死んだということを聞いても，気を確かにもって，嘆いたりしないでください。何も悲しいことなどないのだから。私たちはいつか死ななければならないし，私の命を奪う病気は痛くありません。それは優しく，ゆっくりとしたものです。私の心は平穏です[4]

この『ジェーン・エア』の一節は，多くの学者により自伝的であると考えられている。死にゆくヘレンは，シャーロット・ブロンテの姉のマリアの様子を描写したものである。

ユージン・オニール(Eugene O'Neill)は米国の最も偉大な劇作家である。彼の演劇は4つのピューリッツァー賞を獲得し，ノー

ベル賞も獲得した。批評家たちは一様に彼を賞賛する。彼は結核に罹っていた。そして結核は，彼の2つの演劇に明らかに書かれている。"Straw(藁)"は彼がサナトリウムの患者であるときに書かれ，ほぼ彼の実体験に基づいているが，彼の作品のなかではあまり高く評価されていない。"Long Day's Journey into Night(夜への長い航路)"は明らかに自伝的であり，ユージンが結核サナトリウムに行かなければならないといわれた頃を扱っている。それは一般的に彼の最高傑作といわれている。

ユージンは1888年10月16日に生まれた。人気俳優であるジェームズ・オニール(James O'Neill)とエレン・オニール(Ellen O'Neill)の間に生まれ，生き残った息子2人の弟のほうである。オニール一家はカトリック教義を強く信仰するアイルランド系の移民であったが，彼らの家族生活はジェームズ・オニールの演劇会社の公演ツアーにより妨げられていた。米国で多くのアイルランド系の一家が当時そうであったように，アルコールの消費が頻繁で大量であった。エレン・オニールはオピオイド系薬物に依存していた[3]。

ユージンの一生はさまざまな浮き沈みがあった。彼は最初に寄宿制の学校で教育を受け，1906年にプリンストン大学に入学した。彼は軽い付き合いのつもりだったガールフレンドを妊娠させてしまい，結婚した(これが彼の3回の結婚の最初だった)が，その後，彼女を捨てプリンストンを去り，1年以上船員として過ごし，南米を探検した。彼は帰って妻と離婚し，それから間もなく結核を発症した。サナトリウムで彼は脚本を書き始めた[7]。

ユージンの力強い自伝的な演劇の"Long Day's Journey into Night"は1912年に設定されているが，それはユージンがコネティカット州のニューロンドンにある海に面した実家で結核を発症した年である[24]。その脚本は1940年に書かれた。当初，彼は死後25年経つまで作品を発表しないようにと指示していたが，その後，その差し止めの指示を緩め，作品は彼の死んだ3年後の1956年に発表された。この演劇は，晴れた正午に始まり，曇った午後から暗い深夜に至るまでの1日に起こったエピソードである。実際のオニール一家の歴史に忠実に，劇中のタイロン(Tyrone)一家は，家族のさまざまな問題に全く対処できない俳優である父のジェームズ，日夜問わずオピオイド系薬物を追加で飲んで現実逃避をする母のメアリー，酔っぱらいの長男ジェームズJr.，そして結核の診断を受けたばかりでサナトリウムへ行くようにいわれた末弟エドモンドから構成される。この機能していない家族において力強く示された複数の変遷は脇におき，エドモンドの結核を中心としてタイロン一家の昼夜続く張りつめたやりとりが順を追って語られる[24]。彼の窮状を示すと，エドモンドはよりよい治療を受けられる民営のサナトリウムを望んだが，けちな父親はそこに1日7米ドルの費用を払うのを避けるため，彼を国営農場に送りたがった。「金を無駄にしたくない？　だから俺を国営農場に送ろうとしているんだな」とエドモンドは父親に反抗する。彼の母親は診断を受け入れることを拒否する。「夏の風邪では誰でも怒りっぽくなるんだよ……きっとただの風邪よ！

誰でもわかるじゃない！」

実際にユージンは，当初コネティカット州にある結核患者のための国営農場であるLaurel Heightsに2日間入院したが，1912年のクリスマスイブにすぐ，評判の高かったGaylord Farm Sanatoriumに転院となった。ユージンの病気はその2か月前に始まっていた。彼の結核は胸水を伴う結核性胸膜炎で，比較的予後のよい病型であった。そして，ユージンは順調に経過し，6か月後に「停止状態」(当時は再発が多かったので，治癒はしないものと思われていた)となり退院した。その後，ユージンの結核は再発しなかった。しかし彼は，彼の騒々しい一生で一度もそれを忘れることはなく，30年後に診断の際のドラマチックなエピソードを脚本に書いた。苦しいながらも非常に実り多い人生を送った後に，ユージンは1953年11月に亡くなった。当時は死因はパーキンソン病といわれたが，現代の観点でみると，アルツハイマー病だったようだ。

結語

結核の歴史を振り返ってみて，改めて尋ねてみよう。結核は私たちの生き方を変えたのか？　変えたといわざるをえない，さまざまな時代にさまざまな形で，時にわかりにくいほど微妙に。19世紀に"Captain of Death(死の主)"は多くの人生に現れた。家族のなかで，もしくは親戚で誰も結核に罹らなかったという家庭はほとんどなかった。ブロンテ家の6人の子どもたちと母の結核死は驚くべき(おそらくは一家は先天性免疫が弱い遺伝的多型をもっていたのだろう)だが，当時の結核の疫学からすると十分ありうることではあった。ショパンは病気で苦しみながらも作曲と演奏を続けた。20世紀，21世紀と時代が進むにつれて，結核の発生率は減少した。劇的な病気の事例は少なくなっていった。それでも1925年には，野球界から最も偉大な選手の命を結核は奪った。

医療はそれぞれの時代における結核の有病率を反映してきた。サナトリウムの時代は，すべての医療機関が一様に肺病の診療に力を注いだ。結核は政治の世界にも介入したが，その影響は少なかった。フィリピンの亡命政府をサラナク・レイクのベッドの上から指揮したQuezonだが，太平洋戦争の経過を変えることはなかった。Josephine Bakerのスパイ行為の努力は賞賛されるが，連合国はそれなしでも勝っただろう。一般市民の生活ではより明らかな事例があった。ステットソン帽をかぶっていないJohn Wayneを想像できるだろうか？

創造的な芸術の世界では，結核の影響はより明らかで，より劇的であった。ブロンテ姉妹の小説はそれを顕著に示したが，一方でそれを特別なものではなく，19世紀の普通の終末期のイベントとして表現した。ムンクの死の描写は明らかに彼の結核による長く続く苦しみを反映していた。結核で早く人生を終えたことでよく知られているのはキーツである。喀血があり自ら結核の診断をつけた3か月後に，彼は以下のように書いた。

暗闇のなかで私は聞く，そして何度も
私は安らかな死に憧れた
私は死を詩的な言葉で呼び
安らかに息を引きとりたい[15]

◎ 文献 ◎

1. **Amberson, J. B., B. T. McMahon, and M. Pinner.** 1931. A clinical trial of sanocrysin in pulmonary tuberculosis. *Am. Rev. Tuberc.* **24:**401–434.
2. **Baker, J.-C., and C. Chase.** 1993. *Josephine. The Hungry Heart.* Random House, New York, NY.
3. **Bowen, C.** 1959. *The Curse of the Misbegotten. A Tale of the House of O'Neill.* McGraw-Hill Book Company, Inc., New York, NY.
4. **Brontë, C.** 2003. *Jane Eyre.* Barnes & Noble Classics, New York, NY.
5. **Brontë, E.** 1946. *Wuthering Heights.* Random House, New York, NY.
6. **Bunyan, J.** 1900. *The Life and Death of Mr. Badman.* R. H. Russell, New York, NY.
7. **Carpenter, F. I.** 1979. *Eugene O'Neill.* Twayne Publishers, Boston, MA.
8. **Clark, J.** 1835. *A Treatise on Pulmonary Consumption; Comprehending an Inquiry into the Causes, Nature, Prevention, and Treatment of Tuberculous and Scrofulous Diseases in General.* Carey, Lea, and Blanchard, Philadelphia, PA.
9. **Daniel, T. M.** 2004. René Theophile Hyacinthe Laennec and the founding of pulmonary medicine. *Int. J. Tuberc. Lung Dis.* **8:**517–518.
10. **Daniel, T. M.** 2006. The history of tuberculosis. *Respir. Med.* **100:**1862–1870.
11. **Davis, A. L.** 1996. History of the sanatorium movement, p. 40–54. *In* W. N. Rom and S. M. Garay (ed.), *Tuberculosis.* Little, Brown and Company, New York, NY.
12. **Duffin, J.** 1998. *To See with a Better Eye. A Life of R. T. H. Laennec.* Princeton University Press, Princeton, NJ.
13. **Gaskin, E. C.** 1857. *The Life of Charlotte Brontë.* D. Appleton and Company, New York, NY.
14. **Hubbard, E.** 1911. *A Little Journey to the Home of John B. Stetson.* The Roycrofters, East Aurora, NY.
15. **Keats, J.** 1935. *Ode to a Nightingale* (orig. pub. 1812), p. 841–842. *In* H. F. Lowry and W. Thorp (ed.), *An Oxford Anthology of English Poetry.* Oxford University Press, New York, NY.
16. **Laennec, R. T. H.** 1962. *A Treatise on the Disease of the Chest with Plates Translated from the French of R. T. H. Laennec with a Preface and Notes by John Forbes.* Hafner Publishing Company, New York, NY.
17. **Lilienfeld, A. M.** 1982. *Ceteris paribus:* the evolution of the clinical trial. *Bull. Hist. Med.* **56:**1–18.
18. **Lycan, G. L.** 1983. *Stetson University: the First 100 Years.* Stetson University Press, DeLand, FL.
19. **Macnalty, A. S.** 1934. The Brontës: a study in the epidemiology of tuberculosis. *Br. J. Tuberc.* **28:**4–7.
20. **Marble, A., with D. Leatherman.** 1991. *Courting Danger: My Adventures in World-Class Tennis, Golden Age Hollywood, and High Stakes Spying.* St. Martin's Press, New York, NY.
21. **Maurois, A.** 1953. *Cecil Rhodes. Translated from the French by Rohan Wadham.* Collins, London, United Kingdom.
22. **Medical Research Council.** 1948. Streptomycin treatment of pulmonary tuberculosis. *Br. Med. J.* **2:**769–782.
23. **Moorman, L. J.** 1940. *Tuberculosis and Genius.* The University of Chicago Press, Chicago, IL.
24. **O'Neill, E.** 1956. *Long Day's Journey into Night.* Yale University Press, New Haven, CT.
25. **Opienski, H.** 1931. *Chopin's Letters. Translated from the Original Polish and French.* Alfred A. Knopf, New York, NY.
26. **Osler, W.** 1892. *The Principles and Practice of Medicine.* D. Appleton and Company, New York, NY.
27. **Parker, V.** August 1976. John B. Stetson. *SANTA News*, p. 6.
28. **Prideaux, S.** 2005. *Edvard Munch. Behind the Scream.* Yale University Press, New Haven, CT.
29. **Puffer, R. R., J. A. Doull, R. S. Glass, W. J. Murphy, and W. C. Williams.** 1942. Use of the index case in the study of tuberculosis in Williamson County. *Am. J. Public Health* **32:**601–605.
30. **Quezon, M. L.** 1946. *The Good Fight.* D. Appleton-Century Company, New York, NY.
31. **Roberts, B.** 1987. *Cecil Rhodes. Flawed Colossus.* W. W. Norton & Company, New York, NY.
32. **Robinson, R.** 1993. *Matty. An American Hero. Christy Mathewson of the New York Giants.* Oxford University Press, New York, NY.
33. **Spake, M. (ed.).** 1954. *The Letters of the Brontës. A Selection.* University of Oklahoma Press, Norman, OK.
34. **Taylor, R.** 1986. *Saranac. America's Magic Mountain.* Houghton Mifflin Company, Boston, MA.

Chapter 2

疫学と宿主の要因
Epidemiology and Host Factors

- 著：Asim K. Dutt
- 訳：舩越　拓

結核は古代史にも記録が残り，長らく人類を苦しめてきた古くからある感染症である。今日もなお，世界で罹患率と死亡率の最も高い感染症が結核であることは，先進国に住んでいる者にとって驚くべきことである。これは，人口密度の高い途上国において流行していることに起因している。しかし，結核の発生状況は，それらの国々において著しく過少報告されている。世界保健機関（World Health Organization：WHO）の推定によると，2008年に，およそ930万人は活動性のある結核で，そのうち300万〜400万人は喀痰塗抹陽性で感染性を有している[115]。結核による死者は，世界中で毎年180万人にのぼるとされている[115]。この予測では地球上で1分に1人結核で亡くなっている計算になる。このように，結核はいまだ疾患による死亡の主要な原因である。そして，貧困や人口過剰，多剤耐性（multidrug-resistant：MDR）の問題が地球全体の大きな問題となっている限り，結核の根絶は非常に困難である。対照的にヒト免疫不全ウイルス（human immunodeficiency virus：HIV）は，すでに途上国で予防可能な死因の1位と認識されている[83]。

結核菌は，1882年に発見されて以来ずっと研究が行われているが，生物学的にも病原体としても遺伝子学的にも，宿主への感染に関しても，いまだ研究途上の面が多く残されている。

歴史

結核の歴史はそのまま人類の歴史といっても過言ではない。ドイツでみつかった紀元前8000年頃の有史以前のヒトの白骨化遺体に，結核のはっきりした証拠が残されていた。さらに，紀元前2500年から紀元前1000年までさかのぼると，古代エジプトの骨格に脊柱の脊椎カリエスの所見が残っているし，古代のヒンズー文明や中国の書物には結核の存在が記録されている。しかし，これらの記述では，結核に類似した疾患と区別することは不可能である。おそらく，結核が最も確かに証明されたのはおよそ西暦700年頃に生きていたインカ族の8歳の男の子のミイラである。腰椎X線写真が脊椎カリエスの所見を呈しており，その塗抹で，Mycobacterium bovisが最も疑われる抗酸菌（acid-fast bacilli：AFB）が陽性になったのである。

結核菌は健康なヒトの組織の中に，さまざまな形で長年留まることができる。そのため，疾患を惹起するときは慢性の経過をたどり，免疫のない他者に感染させる時間が十分にある。ヒトに感染してから疾患を発症するまで数十年の潜伏期間を要することもあるため，多くの住民が感染している地域では，風土病となることもある。さらに，以前の感染によりすでに免疫を獲得している人数が少ない地域では，大流行を来すこともある。最近150年間はヨーロッパや北米において，結核の歴史はよく知られているが，世界の他地域における結核の疫学に関する歴史的な情報は不足している[14]。

結核の「流行の波」

新しい感染症が地域に起こったときに，その罹患率や死亡率は頂点まで急峻な立ち上がりをみせてなだらかに下がっていく波形となり，ある程度予測可能な流行の波の形式となる[57]。多くの感染症では，その流行期間は数週間から数か月だが，結核は数十年から数世紀に及ぶこともある。不確かな情報ではあるが，疫学的には，初期の罹患や発生の波は2〜3世紀に及ぶこともあるようだ。

結核流行の波形は，まず感染しやすい人の自然選択から起こり，その周期は300年間ほど続く。Grigg[57]は，仮説をもとに，死亡率（感染しやすい人は亡くなる），罹患率（軽度に耐性をもつ患者層に発症する），不顕性感染率（高い耐性をもつ層は感染しても発症しない）の3本のグラフを描いた（図2-1）。それらの曲線の頂点はおよそ50〜100年程度ずれて生じる。流行の収束とともに死亡率がまず低下し，罹患率，不顕性感染率と続く。

16世紀に流行が始まった英国では，1780年頃にピークを迎えた。それは産業革命に伴う都市の拡大によって，ヒトからヒトへの伝播が促進されたためである。その流行はすみやかに英国から西ヨーロッパの主要都市に広がり，1800年代初期にピークを迎えた。そして東ヨーロッパ諸国は1870年と1888年頃に，アメリカ大陸では1900年にピークを迎えた。アジアやアフリカの途上国ではまだピークは来ていない。つまり，世界規模の視点からは流行が収束している地域もあれば，流行が始まったばかり，またはピークに達しかけている地域もあるといった現状である。

結核の流行という視点からは，近代化と都市部への人口集中により感染しやすい人が集積され，M. tuberculosisの新しい宿主への伝播が促進される環境をつくった。それに加えて，都市の精神的ストレスが個人の免疫力を低下させた可能性もある。Grigg[57]は，郊外と都市部という2つの理論上対照的な状況における結核流行の波を表すグラフを示した（図2-2）。これらの地域社会はそれぞれ隔離され，一定スピードで都市化している，と想定される。このグラフからは感染しやすい人が根絶された後は生

I 概論

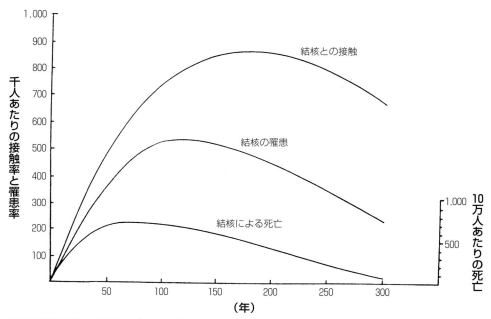

図2-1 地域社会における結核発生の理論モデル 結核が0から起きると仮定すると，死亡・罹患・接触が集団にどのように発生するかを示す。いずれも急峻に上昇し，ゆっくりと低下する曲線を描く。
米国胸部学会（ATS）の許可を得て文献57から転載。

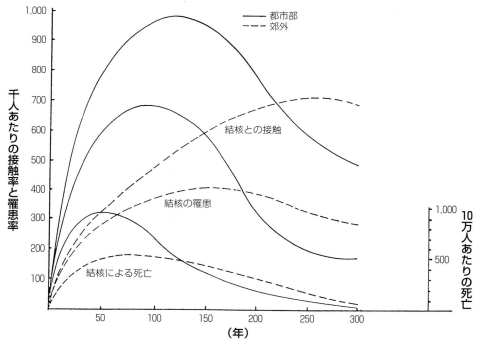

図2-2 結核の死亡率，罹患率，接触率に関する都市部と郊外での理論モデル比較 周囲から隔離されているものと仮定した仮想的なコミュニティーでは，時間的・空間的に死亡率の差が説明できる。
ATSの許可を得て文献57から転載。

存者は比較的抵抗力を有しているため，感染拡大は収束していく，と考えられる。戦争や飢餓，洪水などがない限り，収束のスピードは速い。死亡率や罹患率は持続的に低下するが，先進国では，移民のせいか，いくらか定常状態となっている。しかし，先進国における結核が減少した原因を考えたとき，遺伝的もしくは人種的な要素と，社会経済や文化的な改善の影響を分けることは難しい[78]。

米国では，17世紀に結核は増加していた。確認可能な最初の結

Chapter 2 疫学と宿主の要因

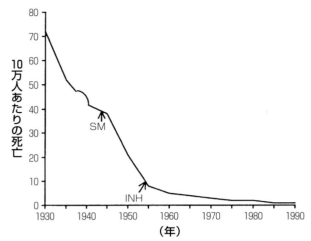

図2-3 米国における10万人あたりの結核の死亡率
INH＝イソニアジド，SM＝ストレプトマイシン
ATSの許可を得て文献93から転載。

結核の死亡率は1876年のマサチューセッツ州の報告までさかのぼり，そこには10万人あたり300人程度であった，とされている。ニューイングランド地方の死亡率のピークは1800年代で，10万人あたり1,600人まで増加した。産業革命とともに，数年後に感染の流行は中西部に及んだ。流行のピークはルイジアナ州ニューオーリンズでは1840年に，西海岸では1880年にピークを迎えた。南北戦争前は黒人のほうが白人よりも発生率が低かったが，その後，黒人の間で大流行し，奴隷解放制度と都市化が手伝って，1890年には10万人あたり650人のピークに達した。米国原住民における結核の状況は，彼らが保留地に集められるまではっきりとしていない。彼らのコミュニティーでは，都市化と人口の密集に伴い感染の伝播が容易になった結果，1910年頃にピークを迎えた。

このように，北米における流行は北東部において最初のピークを迎え，中西部，南西部，そして西部に広がっていき，米国原住民とアラスカ人が最後に感染対象となった。結核患者は初期の流行期からの記録をみると，1920年には10万人あたり113人の死亡率であったものの，100年以上にわたって，明らかに安定して低下し続けている。当時は米国での死因の第2位であった。結核菌の発見，BCG (bacillus Calmette-Guérin) の接種，ツベルクリン反応（ツ反），抗結核薬治療などの結核の死亡率低下における影響がしばしば過大評価されているが，それらの出現以前から安定して低下傾向にあった（図2-3）。イソニアジド (INH) の発見が罹患率と死亡率両者の低下に大いに拍車をかけ，集団内での結核の有病率の低下につながったのは確かであるようだ[83]。

結核の伝播

結核はすべての臓器を侵すが，常に肺が事実上の侵入門戸である。最も一般的には，結核菌は活動性肺結核患者の咳やくしゃみ，話したり歌ったりすることで生じる気管分泌物の噴霧飛沫（エアロゾル）により大気中に放出される。噴霧飛沫はすぐに乾燥し，小さい飛沫核となるが，それにもいくつかの結核菌が内包されている[111]。大きい飛沫は床に落ちるが，およそ1〜10μmの飛沫核は吸入される。そのなかで大きい物は上気道でトラップされたり，下気道の線毛活動によって喉頭に排出されたりして無害な形で嚥下，消化される。より小さい飛沫核は肺胞に到達し，感染を成立させることがある。活動性の肺結核の患者において結核菌を含む飛沫核は，気道分泌物の水分量と排出する菌の数に応じて産生される。すなわち，湿性咳と塗抹陽性の人で最も菌量が多い[77]。いくつかの過去の論文があり，Rileyら[87]は，塗抹陽性の結核患者からの飛沫核により，同じ空間のモルモットが感染しうることを示した。噴霧飛沫に含まれる結核菌の数は咳の強さや肺空洞病変の存在にもよる[77,87,111]（図2-4）。

他の伝播経路はまれである。過去には，*M. bovis*が，感染したウシのミルク（牛乳）を介して伝播することはよくみられたが，現在は病気になった畜牛の排除と牛乳および乳製品の低温殺菌法によって，先進国ではコントロールされるようになった。一方，途上国では，低温殺菌をされていない牛乳や火の十分通っていない肉の摂取，感染した動物との濃厚接触などから，伝播がまだ続いている[8]。最近の遺伝子判別検査により，*M. bovis*が院内のHIV感染患者の間でヒト-ヒト感染することがわかっている。また，先進国においても，*M. bovis*はまれではあるが結核の原因菌であることもわかってきた。カリフォルニア州サンディエゴでは，約7％の結核が*M. bovis*によるものだとされている[73]。また，

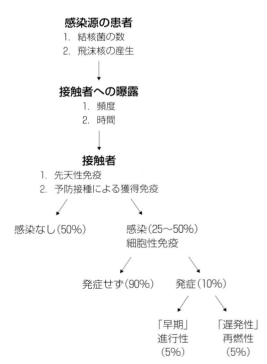

図2-4 感染者から接触者への感染における主な決定因子と，感染した接触者の自然史

National TB Genotyping Service は，1995〜2003 年までの 11,860 例の接触歴のある結核患者のうち 1.4%で，M. bovis を検出した．ほとんどの場合は若年で米国内出生のヒスパニック系における肺外結核であり，食物由来の伝播の可能性が示唆された[61]．一方で，感染経路に関係なく，ツ反による接触者調査では，M. tuberculosis と同様の空気感染があることを示した[74]．

結核病変の処置中に生じる菌飛沫により，医療者が新しく感染することは指摘されている[52,108]が，汚染された媒介物からの感染はそれほど問題ではない．しかし，細菌が皮膚内または経皮的に注入されれば感染は起こりうる．この経路による感染は，感染組織や結核培養検体を扱わなければならない病理学者や検査技師などにおける労働災害である．本や衣服，寝具，食器などは感染拡大には関与しないので，特別な注意を払う必要はない．

ほとんどの患者において，結核は明らかに飛沫核による空気感染で起こる病気である[88]．塗抹陽性の患者に濃厚に接することは感染のリスクが最も高い．しかし，いくつかのウイルス感染ほど感染力が高いわけではない．新たな接触者に感染を成立させる能力は，接触者個人の先天的な細菌感染に対する免疫力に依存する．研究によれば，濃厚接触者間の感染率は，異常に密集した状況下でさえ 25〜50%とされている[104,105]．ある研究では，塗抹陰性で培養が陽性の患者との濃厚接触時の感染率は 8.9%とされ，一般的な社会と同等である[58]．しかしながら，接触が長いとリスクは増す．疫学的なデータによると，病気を起こすのに十分な感染が成立するためには，一般的に接触が濃厚で継続したものであること，飛沫核が多く存在する環境であること，接触を受ける宿主が先天性免疫や過去に活性化された免疫機構またはその両者で防御されていないこと，などが必要条件であるようだ（図 2-4）．

免疫で考慮すべき事項

結核菌の感染後 2〜8 週間で細胞性免疫（cell-mediated immunity：CMI）が惹起される．活性化 T リンパ球およびマクロファージは，肉芽を形成する．肉芽形成により病原体の複製と播種は阻害される[89]．病原体は休眠病巣として肉芽内に隔絶され，そのままの状態で維持され，ほとんどの感染者において活動性疾患は起こらないだろう．結核菌に対する細胞性免疫はツ反を陽転化する．結核菌に感染した肺胞マクロファージは，いくつかの重要なサイトカインを介して，T リンパ球と相互作用を起こす．マクロファージはインターロイキンを放出し，そのインターロイキンはインターフェロンγ[16,89,94]を放出する T リンパ球（ほとんどの CD4 陽性リンパ球）を刺激する．インターフェロンγは，マクロファージ[50,51]による結核菌の貪食を促進する．結核菌はサイトカインの転写反応を阻害することもあり，インターフェロンγがマクロファージ内の結核菌を直接殺すわけではない[109,113]．ただ，インターフェロンγは，結核菌感染の制御に必要不可欠である[49]．主要組織適合遺伝子複合体は，抗原特異的な T 細胞の応答に影響を与える[49,89]．初期の宿主免疫応答は，結核菌感染を封じ込める．

適切な細胞性免疫が働くかによるが，結核菌は潜伏感染巣に押し込められ，感染者のおよそ 9 割は臨床症状を呈さない．そのような人は感染しているが，発症していない状況である．免疫応答がうまくいかなかった場合，残り 10%の人に活動性疾患が生じることになる．5%は曝露から 5 年以内に早期進行性の疾患を呈することがある．病院職員に濃厚な曝露があった場合，結核のリスクは INH の予防投与がなければ，1 年以内に 15%であることが知られている[95]．早期に進行性の症状を呈さなかった残りの 5%は，感染の数十年後に再燃する（図 2-4）[48]．再活性化による活動性結核を後に発症するかどうかは，宿主の免疫応答に影響を与えるいくつかの要素によって決まる．HIV 感染による免疫抑制は最も大きな単一のリスク因子である．他の免疫系に影響を及ぼす要素としては，コントロール不良な糖尿病，慢性腎不全，ビタミン D 欠乏などがあり，疾患の進行を来す可能性がある[5,68,112]．免疫系の研究により，感性と発症に影響を与える欠陥が明らかになった．著者らは，インターフェロンγや腫瘍壊死因子（tumor necrosis factor：TNF）[60,94]の産生不全[2,103]，インターフェロンγ受容体[66]およびインターロイキン 12 受容体 B1[4]の機能不全を同定した．これらの発見の臨床的意義は大きいだろう．

結核のリスク因子

さまざまな要因が，個体または集団における結核発症のリスクに影響を及ぼす．年齢や性別といった因子は，その集団における流行の時期に影響される（図 2-5）．たとえば，途上国の結核で最も有病率が高いのは若年成人であるが，それはこの年齢層における初期感染が多いことを示唆している．

米国における結核の罹患は，1984 年まで減少していたが，高齢者において罹患率は明らかに上昇傾向にあった（流行の波の終わり）．アーカンソー州におけるここ 20 年間の結核患者の年齢分布は，初期はほとんどが 10 歳までだったのに対し，近年，その年齢層の患者は皆無となり，半数以上が 65 歳以上となっている[96]．これらの症例の大多数は，過去の感染の再燃によるものである[97]．1985〜1992 年の間では，25〜44 歳の人が，患者の増加分の 80%以上を占めていた[23]．エビデンスにより，HIV／後天性免疫不全症候群（acquired immunodeficiency syndrome：AIDS）と結核の関連が明らかとなっている[54,107]．HIV 感染者において不顕性結核は年間 10%の割合で活動性結核に移行する．それに加えて HIV 感染者は，結核への曝露の機会が多い[29]．

1993〜2008 年の間は，米国において結核の有病率は全年齢層において低下した．2008 年には，有病率は年齢とともに若干増加する傾向にあり，小児では 10 万人あたり 2 人程度であるのに対し，65 歳以上の男性で 10 万人あたり 9 人となっている．男性の割合は，45 歳以上で同年代の女性の約 2 倍であった[35]（図 2-6）．

近代化と都市化によって，人口密集に伴う衛生状態と住宅環境の悪化が生じ，結核の伝播に最適な状況をつくり出している．流行のすべての段階において，都市部は郊外よりも高い有病率を示

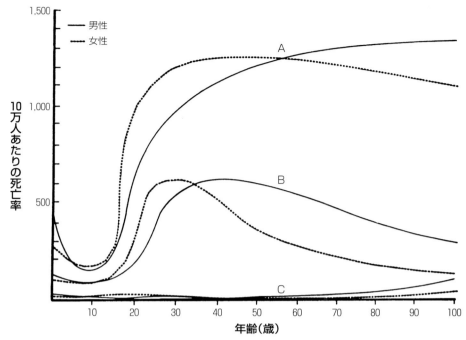

図 2-5　理論上の年齢と性別の結核の死亡の特徴　A：流行期間，B：通常の状態，C：流行終息期。
ATS の許可を得て文献 57 から転載。

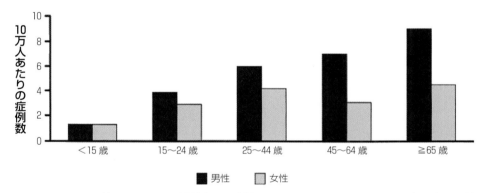

図 2-6　米国における 2008 年の年齢・性別にみた結核有病の割合　高齢になるほど増加し，45 歳以上の男性は同年代の女性の 2 倍である。
米国疾病対策センター(CDC)の許可を得て文献 35 から転載。

し，ピークに達するのも早い。貧しく，栄養失調状態の人々が密集する大都市の貧困地区は感染の伝播がより容易であるため，比較的高い有病率を維持し続ける。米国では，1985〜1992 年の間に 20%の上昇がみられた。結核の増加の大部分は人口 50 万人以上の都市で発生した[21]。都市部の貧困層のなかでも，ホームレスは別のリスク群として同定されている[21,40]。

人種差，人口密集，医療へのアクセスなどさまざまな要素が影響しているものの，社会経済的な状態と結核の罹患は逆相関の関係がある。平均収入が最も低い群の結核有病率は最も高い群の約 8 倍である[20]。刑務所での発生率が増加している事実は，これらのいくつかの要素を反映したものだといえる。また，新しい入所者は同年齢の一般集団に比べて結核の陽性率が高い。というの

も，入所者はどちらかといえば，社会経済的に下層に位置するためである。通常の生活よりも密接した生活であることも，新しい宿主への伝播を容易にする。また，入所者は社会経済的地位と密集した環境から，結核と HIV 感染の双方において大きなリスクにさらされている。これらの複合した状況により，結核の再燃とヒト-ヒト間の伝播の両方が促進される[20]。実際は，INH の予防投与を広範囲に導入したことにより流行が沈静化されるまでの数年間，単一の刑務所において新規入所者の 12%が毎年結核に感染していた[98]。慢性期精神科病院や介護施設の患者は，一般集団と比べて 10 倍以上，結核の発生率が高い[99]。デンマークにおける生まれながらツ反陽性の労働者では，罹患率は年間 10 万人あたり 29 人程度であったが，胸部 X 線写真で異常陰影を指摘された

者は罹患率が30倍であったことがわかっている[62]。一方で，一次感染の痕跡である石灰化病変を有さない者の有病率は，有する者の2倍程度であった。

薬物乱用は，米国における結核患者の間でよくある行動学的なリスク因子である[84]。注射薬物乱用者は薬物使用者のなかでも結核有病率が高い[43,90]。

アルコール依存症は，都市部の一般的な層よりも結核を発症するリスクが10倍であることがわかっている[46]。活動性結核のリスクは1日あたり40g以上のアルコールを摂取する群で明らかに上昇する[75]。

喫煙により，結核の発症が1.5～2.0の相対リスクをもって上昇する[15]。喫煙は，結核の再燃および罹患の双方に関連することがわかっている[63]。

結核を発症するリスクの増加に関連する他の要因は，HIV感染，糖尿病，リンパ腫，慢性消耗性疾患，胃切除術後，がん，珪肺，および免疫抑制療法，である。なかでもHIV感染は，最も強いリスク因子である[28,42,45]。

遺伝的要因

患者は，結核に対する遺伝的素因を有することがある。一卵性双生児と二卵性双生児での研究[38]や家族歴に関する結核の観察研究[100]から，遺伝的感受性の検討の必要性が生じてきた。また，感染のリスクとして人種も関与しているようだ，とされている。曝露環境が同じでも，黒人は白人の2倍感染しやすいことが介護施設と刑務所における研究から明らかとなっている[101]。実験的な(in vitro)レベルでは，黒人の単球はマイコバクテリウムの増殖に寛容であることがその理由と考えられている[41,44]。組織適合性アレルと結核の発症との関連もいくつか確認されている[1]。結核といくつかのHLAアレルとの関連がみられ，ほかにも自然抵抗性関連マクロファージ蛋白質(natural resistance-associated macrophage protein：NRAMPI)，ビタミンD受容体，およびインターロイキン1の遺伝子多型が影響しているとされている[17,55,112]。また，役割は明らかでないが，NRAMPI多型は，インターロイキン10の調節によって，結核の感受性に影響を与えている可能性がある[7]。しかし，これも人種間の差があるかもしれない。これらの研究が結核の全世界的な流行にどの程度関与しているかは明らかでないが，遺伝的素因を生活環境などの影響から切り離すのは困難であり，これは今後の研究で明らかにすべき分野であろう。

死亡率および罹患率

世界的な疫学

結核の世界的な疫学はChapter 10で詳しく述べる。

米国での疫学

図2-3，図2-7に示すように，米国では，結核の死亡率および罹患率は，着実に低下している。死亡率は1945年の抗結核薬治療の導入以来，急峻な低下を示している。結核の患者数は年間10万人あたり9.3人，5%の割合で低下し，1953年に84,304人だった患者数は1984年には22,255人まで減少した。しかし，1986年に3%，1989年に5%，1990年に6%上昇し，1992年には患者数は26,673人となっている。罹患率は10万人あたり10.5人で前年から9.4%上昇した。その結果，1985～1992年の間に52,100人を超える新規患者が発生したと考えられている[23]。

1985～1992年に結核が再興したのにはいくつかの要素が考えられており，医師の知識，社会的要素(貧困，ホームレス，薬物乱用，および収監)，薬物耐性の症例，結核の好発地域からの移民の増加，政治的・経済的な優先順位，すなわち，結核対策に投入される資源の許容量，などが挙げられる[19]。米国で結核が減少していたが1992年を境に再興してきたのにはいくつかの要因がある。結核対策のための連邦政府からの補助金による公衆衛生プログラムが減ったことも，その要因の1つである。新規の公衆衛生プロ

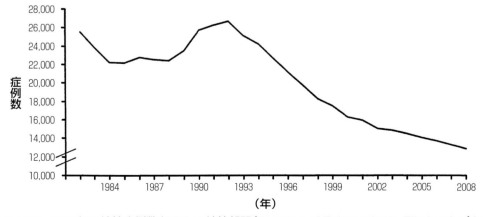

図2-7 米国における1982～2008年の結核症例数〔CDCの結核部門(Division of Tuberculosis Elimination)により提供されたNational Tuberculosis Surveillance Systemのデータ[35]〕 結核は1980年代中盤より再興し，1992年にピークを迎えた後，1993～2008年まで減少を続け，1992年の約半数(12,904例)になっている。

グラムにより結核対策プログラムから資金が流出し，多くの州や都市で抗結核薬の適正使用や結核の感染制御の質が下がった。結核症例の再増加は，権威者や医師または国民に衝撃を与えた。しかし，それ以上の結核の再興は HIV 感染によるものであった。HIV 感染は，結核に対する最も重要なリスク因子となった[6,23]。ツ反陽性者では，よくある日和見感染症として発生するずっと前に初期感染が成立していたことを示す。HIV 感染者が健常人に伝播する感染症はほとんどないが，結核は数少ないその疾患の1つであることは覚えておかなければならない。制限断片長多型（restriction fragment length polymorphism：RFLP）分析という最新の分子疫学の活用により，40％が初期感染ではなく既感染の再燃であることがわかった[64]。さらに，その後の RFLP 分析では，米国の多くの地域で初期感染が占める割合が 19〜32％程度まで低下していることがわかっている[53]。

その他の重要な因子はコミュニティーの人数と社会組織構成である。罹患率は小都市や農村部に比べて大都市で2倍であった。この8年間で非都市部における結核の罹患率は3％減っている（10万人あたり6.5例）のに対し，都市部では28.6％増加した（10万人あたり22例）[30]。

米国において，結核は徐々に，高齢者，米国外出生者，およびマイノリティーの疾患になってきていた[25]。少数民族なかでの症例の割合は，1953年に24％であったものが，1987年には49％まで上昇した。発症率の比は着実に上昇し，1953年の2.9倍から1987年には5.3倍となった[25]。結核症例の年齢分布は，人種や民族間で大きく異なることがわかった。65歳以下の集団では，結核は少数民族が多数を占めるのに対し，65歳を超える集団では非ヒスパニック系白人が多数を占めていた[31]。1985〜1992年の間に，症例の62％は黒人とヒスパニック系で発生した。黒人の結核の割合は37.8％（10万人あたり31.7人）に上昇している[30]。米国疾病対策センター（Centers for Disease Control and Prevention：CDC）によると，25〜44歳の年齢層で米国内出生者の47％が，HIV が血清学的陽性であった[29]。

結核患者が最も増加している層は 25〜44 歳の黒人やヒスパニック系であった。その群は AIDS のケースも同様に多発する年齢層であるが，米国外出生者での増加も報告されている。つまり，HIV 感染以外の要因も罹患率の増加の一因である。1986〜1993年の間での，結核症例は，米国内出生の住民では10万人あたり8.1人であるのに比べ，対象となった米国外出生者では10万人あたり30.1人に増加した[22,30]。

幸いなことに，米国における結核の罹患率は再び徐々に低下し始め，1992年の10万人あたり10.5人を再興から7年間後のピークとして，2008年には10万人あたり4.2人まで減少した（図2-7）[35]。おそらく，この減少は結核コントロールプログラムへの連邦資金の再注入や健康増進への公衆の取り組み，医師と患者の教育に加えて，直接監視下治療の実施が大きな役割を果たした。しかし，2008年に報告された患者の59％は，他の国もしくは米国の領土で生まれており，彼らの半数は米国に到着してから5年以内に結核を発症し，年齢は35歳未満であった[35]。結核患者が黒人，ヒスパニック系や米国外出生などのマイノリティーの若年者から生じる傾向は疫学的には好ましいものではない。1992〜2008年まで，結核有病率は年々低下した。この低下は，適切な4剤併用治療の実施（1993年は72％だったのが2008年には87％まで上昇）と直接監視下治療（1993年で36％だった採用率が2008年には88％まで上昇）によって達成されたといわれている。1年以内に治療を完遂する率も，1993年には64％だったものが2008年には84％まで上昇した[35]。この間，新たな症例の報告も減少した[35]。HIV 検査実施率も大きく改善していた（25〜44歳では46％から72％に改善し，全年齢層では30％から62％まで改善した）。結核と HIV の共感染は，25〜44歳では29％から10％に低下し，全年齢では15％から6％に低下した（図2-8）。また，薬剤耐性の症例も 1993〜2008 年の間に低下した。MDR（INH とリファンピシン耐性）も1993年の402例から2008年の86例に減少した。初期感染が MDR であるケースも，1993年の2.3％から2007〜2008年の約1.1％に低下した。2003〜2008年まで超多剤耐性結核（extensively drug-resistant TB：XDR-TB）の数には明らかな変化はない。1993年に10例報告があったのに対し，2008年は4例に留まった。2008年には，全年齢層，人種，民族において，男女ともに結核の患者報告は減少した。しかし，直接監視下治療や治療の

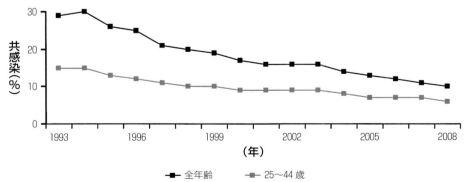

図 2-8　1993〜2008 年に，結核を合併していると報告された HIV 感染者の推定　全年齢で 15％から 6％，25〜44 歳で 29％から 10％に低下している。
CDC の許可を得て文献 35 から転載．

I 概論

適時な完遂率，MDR 結核の割合の改善にかかわらず，人種間の格差は残存している（図2-9）。

2008年には，結核症例数が 12,904 例に低下し，有病率は 10 万人あたり 4.2 人になった。これは前年比 3.8％の低下である。また，有病率は 35 の州で 10 万人あたり 3.5 人に減少した。2003～2009 年の統計を発表している 11 の州のうち，カリフォルニア，ニューヨーク，テキサスで症例の 49％を占めた。このデータは，結核発生が米国内出生者では減少し，米国外出生者で増加していることを裏づけるものとなった[35]。2008 年に，米国以外の国で生まれた人における結核の有病率は 59％に達した（図2-10）。この図は，全国で報告された症例の 47％を占めている。

結核の死亡率は，20 世紀半ば以降，米国で低下し続けている。抗結核薬治療の出現以前，死亡率は 1900 年に 10 万人あたり 194.4 人だったものが，1930 年には 10 万人あたり 70 人となり，1943 年には 10 万人あたり 40 人となった。抗菌薬なしでも自然に減少した背景は，社会経済的状況の改善や公衆衛生的な介入に加え，疫学の波や感染症の自然経過によるものかもしれない。上述したように，死亡率は 1945 年の抗結核薬治療の導入により，急激な低下を来した[27]。1954～1965 年までに，死亡率は 1 桁にまで低下し（図2-7），現在まで低値で推移している。

米国では，肺外結核の発生率は，過去数年間で低下しておらず，1969～1979 年まで常に 10 万人あたり約 2 例で安定している[47]。肺外結核の割合は，1963 年の 7％から 1987 年の 18％に上昇し，最近数年間で 20％までゆっくりと上昇している[23,86,91]。肺外結核の半数以上が胸膜とリンパ系の感染で，次いで，骨・関節疾患，泌尿生殖器の病変，粟粒性疾患，髄膜炎，および腹膜炎が多い（図2-11）。この増加は HIV 感染によるもので，AIDS と結核を同時発症した患者の半数以上で肺外結核がみられる[81,92]。また，少数民族や米国外出生の結核患者での肺外結核の割合が高い[22,91]。

結核感染および発病（結核症）の検出

以前は X 線写真の集団検査が有病率の高い集団における罹患者を識別する際に有効であると考えられていたが，米国では現在，ほとんど使われていない。刑務所や介護施設では，まずツ反を施行し，陽性者に対して活動性感染なのかを X 線検査を施行することではっきりさせる方法が一般的に行われている。その後，新規の感染は，曝露時に精製ツベルクリン蛋白（purified protein derivative：PPD）に対する反応が陽転化することによって同定できる。PPD によるツ反（Mantoux 法）はいまだに新規感染を認識し同定するための最も費用対効果に優れた方法である[10,39]。その集

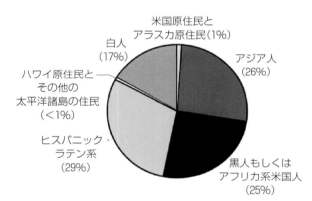

図2-9　米国における 2008 年の人種／民族別の結核患者　83％が少数派の人種であり，非ヒスパニック系白人は 17％に留まった。ヒスパニックが最大のグループである。
CDC の許可を得て文献 35 から転載。

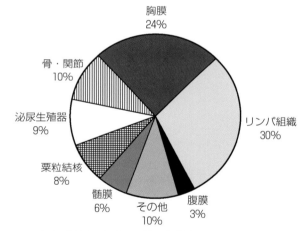

図2-11　解剖学的部位別の結核の報告数
Mc-Graw-Hill の許可を得て文献 92a から転載。

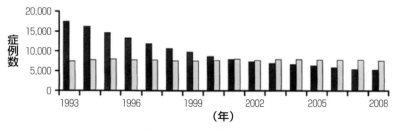

図2-10　米国における 1993～2008 年の国内出生と国外出生の結核患者　1993 年の 29％から 2008 年の 59％に上昇した。米国外出生の患者は実質年々 7,000～8,000 人増加している一方，米国内出生の患者は 1993 年に 17,000 人だったのが 2008 年には 5,300 人に減少している。
CDC の許可を得て文献 35 から転載。

団においてツ反を後に再検査することは，新規感染や感染後の発症の証拠となる。皮膚試験の詳細は，Chapter 5で述べる。

しかし，ツ反による潜在性結核の同定には2回受診をしなければならなかったり，検体の接種と解釈に熟練したスタッフを必要としたり，といった制限がある。またツ反は，他の環境に常在するマイコバクテリアや以前の*M. bovis*による予防接種（BCG）での免疫を，信頼性をもって区別することが難しい[4,79]。免疫学および遺伝子学の発展により，T細胞由来の結核菌抗原によって刺激されたT細胞が放出するインターフェロンの*in vitro*での分析法が，結核感染を同定するために開発されてきた。2つのインターフェロンγの放出を検出するためのキットが市販されている。クォンティフェロン®-TB (QuantiFERON®-TB) Gold test (Cellestis Ltd.)とT-SPOT®.TB (Oxford Immunotec)，である。

インターフェロンγの検出は，ツ反よりBCG接種との交差反応に乏しく，結核菌に対して高い特異度がある。ただ，この検査はHIV／AIDS患者を含む免疫抑制患者や肺外結核患者，小児，発生率の極端に高い国の患者に対しては信頼性が低い。潜在性結核に対してCDCは，PPDでのツ反またはインターフェロンγ遊離の検出を用いることを勧めている。後者は一度の受診で済むという点で利点がある[5]が，費用対効果はさらなる評価が必要である。

結核の有病率は地域によって異なり，社会経済的要因によって2〜8％程度である。罹患率は都市部でより高く（4.1％），大都市の貧困層や恵まれない住民で最も高くなっている。しかし，発生頻度の減少に伴い，感染率も低下している。ツ反は，新たに結核と診断された患者への濃厚接触者のなかから感染者を同定するのに最も効果的である。このような状況だと，感染しているのは15〜20％とされており，他の多くの感染性疾患よりも感染性は低いといわれている。濃厚な接触が長時間続いた場合は，まれに感染率は80〜90％と高くなるかもしれない。曝露源の感染性は，適切な抗結核薬治療の開始によりすみやかに低下する。この事実はチェンナイ（旧マドラス），インド[67]での家vs.病院における抗結核薬治療の比較試験で実証されている。自宅で治療された患者への濃厚接触者においても感染率は高くなかった。感染者への接触による感染拡大の多くは，病気の発見や抗結核薬治療の開始前に生じているのである。

1999〜2000年には，結核の有病率は1歳以上の米国人の人口の4.2％であった。25〜74歳の対象者のうち，結核感染の有病率は1971〜1972年には14.4％であったが，1999〜2000年には5.6％となっている。この減少は，米国内で出生した群（12.6％から2.5％）のほうが，米国外で出生した群よりも顕著であった（35.6％から21.3％）。米国外で出生した群では，結核の感染率は米国内で出生した群の8倍以上であった[70]。結核の有病率が高いとされている群は，米国外出生者（18.7％），非ヒスパニック系黒人／アフリカ系米国人（7.0％），メキシコ系米国人（9.4％），および貧困層での生活者（6.1％），である[18]。潜在性結核感染（latent tuberculosis infection：LTBI）の症例の63％は米国外出生者でみつかっている。有病率の高い集団に属する人の治療や評価には結核の予防と対策が重要であろう[5]。

感染後に結核症を発症するリスクは，海軍の新兵，介護施設，刑務所で高い。最初の年に5％が発症するが，それからすぐに低下し，その後のどこかで，さらに5％の発症が認められる[48]。潜在性結核からでなく直近の感染から発症する割合は，地域によって異なる。結核の有病率は，すべての人種や民族において低下してきてはいるものの，格差は依然として残っている。貧困と栄養失調は結核の重要なリスク因子である[37]。栄養失調は結核に対する免疫機能の主役である細胞性免疫に大きな影響を及ぼす。栄養失調患者では，初期または潜在性結核が活動性結核に移行することがある[71]。逆に潜在性結核では，栄養失調状態は結核の再燃と発症の重要な要素である[13,24,71]。これは，結核の発生率が途上国からの移民の間で高くなっている理由の1つである。

HIV感染者は高率に結核に感染し，さらに，近年まれにみるほど高い確率で感染から臨床的な結核を発症する[59]。また，HIV感染者における結核診断にはしばしば懸案事項がある。なぜなら，CD4 Tリンパ球の存在による免疫不応答性（アネルギー）状態であることが多いからである[27]。しかし，1993年からHIV検査の受診率が徐々に改善され，結核とHIVの共感染も減少を続けている（図2-8）。表2-1および表2-2に結核感染から発症するリスクの高い群を示す。

表2-1 ツ反陽性で活動性結核を有する患者のリスク因子別有病率[a]	
リスク因子	1,000人あたりの結核症例数（人年）
最近の結核感染	
1年未満の感染	12.9
1〜7年以内の感染	1.6
HIV感染	35.0〜162
注射薬物使用	
HIV陽性	76.0
HIV陰性もしくは不明	10.0
珪肺	68
胸部X線で陳旧性結核の所見	2.0〜13.6
体重変化	
15％以上の痩せ	2.6
10〜14％の痩せ	2.0
5〜9％の痩せ	2.2
正常から5％以内の体重	1.1
5％以上の過体重	0.7

[a] ATSの官報である*American Journal of Respiratory and Critical Care Medicine*から転載。

I 概論

表 2-2　活動性結核を発症する疾患別の相対リスク[a]

珪肺	30
糖尿病	2.0〜4.1
慢性腎不全/透析	10.1〜25.3
胃切除	2〜5
十二指腸-小腸バイパス	27〜63
実質臓器移植	
腎疾患	37
心疾患	20〜74
頭頸部がん	16

[a] コントロール群と比較. ツ反の状態とは無関係.
文献 37a から転載.

特別な高リスク群

米国外出生者の結核

1986 年から米国外で生まれた集団における結核の事例が年々増加している. その割合は 1993 年に 29% だったものが 2008 年には 58% まで上昇した. 主にメキシコ(23%), フィリピン(11%), ベトナム(8%), インド(8%), 中国(5%)の 5 か国がかかわっている. しかし, その割合は地域によって異なる(図 2-12). 米国外出生者における結核の有病率は 10 万人あたり 25.3 人で, これは米国内出生者に比べて 5.3 倍である(10 万人あたり 4.8 人)[80]. 常に米国外出生者のほうが米国内出生者よりも結核が多く, 1993〜2008 年にかけて米国内出生者では 10 万人あたり 7.4 人から 2.0 人に減少したのに対し, 米国外出生者では 10 万人あたり 5.4 人から 20.3 人に増加した(図 2-13). 1998〜2008 年に結核が最も多く報告されたカリフォルニア, ニューヨーク, テキサスにおいて, 米国内出生者における結核の減少(57%)は, 米国外出生者における減少(25.3%)よりもずっと顕著であった[22, 31].

移民の大多数はおおよそ 10 万人あたり 100〜250 人程度の罹患率がある結核の流行地から来ている. ほとんどは移民が来た元の国で感染しており, 2008 年には移民の結核罹患率は米国滞在が 1〜4 年の集団で 27.7%, 1 年以内で 16%, 5 年以上で 52% であった[35].

結核は大部分で米国到着後 5 年以内に発症しており, 小児が多いことなどから, 米国外出生者における結核は再燃もしくは, もともとの国で感染したものが進行したものである, と考えられる. RFLP 分析では, 症例のほとんどは潜在性結核の再燃で, コミュニティー内での伝播である可能性は低い. 一般的に, 米国外出生の移民において, HIV 感染は結核症の発症に関与していない, とされた. もう 1 つの問題は途上国において米国よりも薬剤耐性菌の割合が高いことである. ハイチやラテンアメリカ, 東南アジアで耐性率が高い, とする報告もある[12, 39].

最もよくみられる耐性は, INH とストレプトマイシンに対するものである. 一次耐性の率は米国内出生者に比べて約 2 倍高い. 米国外出生者の耐性率は 1993〜2008 年にかけて 12.9% から 10.3% に低下しているが, 米国内出生者では同時期に 6.8% から 4.9% に低下している. リファンピシンに対する耐性は一般的には少ない. 2003 年に, 結核の病歴がない初発患者で *M. tuberculosis* が耐性菌であることは, 米国内出生者よりも米国外出生者でよくみられた. MDR(INH とリファンピシンに対する耐性)の比率は米国外出生者で 1.4% であった(米国内出生者では 0.6%).

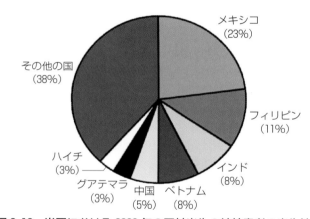

図 2-12　米国における 2008 年の国外出生の結核患者の出生地
CDC の許可を得て文献 35 から転載.

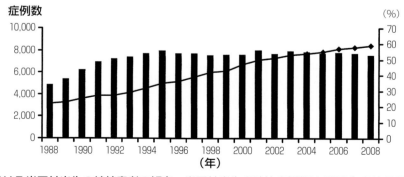

図 2-13　1988〜2008 年における米国外出生の結核患者の傾向　米国外出生の結核症例数は 1998 年の約 5,000 人から, 1991 年以降は毎年 7,000〜8,000 人に増加している. 米国外出生の結核患者の割合は 1988 年は全体の 22% だったのが, 2008 年には 59% に上昇している.
CDC の許可を得て文献 35 から転載.

この事実から，最低でも4剤の殺菌性薬剤で開始すべきである。MDR結核菌の治療はコストが高い。結核の感染や発病を確認するための入国時の移民のスクリーニングが不適切であったり，胸部異常陰影があっても喀痰塗抹陰性であった患者に対するフォローアップが不適切だと，米国外出生者における結核の増加を引き起こす可能性がある。この事実からスクリーニングの重要性を説き，米国内外における米国外出生者のスクリーニング体制を改善すべきである[117]。また，疑い症例のすみやかな報告を公衆衛生部門(public health programs)に行い，早期に診断し治療を開始する必要がある。既感染の患者に対する予防投薬は，BCG接種していても，結核の発症を減少させる。

医療者における結核

結核の患者数の急激な減少に伴って，医療者における結核のリスクも減少してきた。しかしながら，多剤耐性結核菌が何度かアウトブレイクし，薬剤感受性の株においても患者から医療者への院内感染が起きている[42,45,82]。病院職員の間で結核のアウトブレイクが発生すると，多数の感染者が出る(PPDは0〜15 mm以上に陽転化する)。そのような状況下では，2〜4か月間に，およそ20％が培養陽性結核を発症するかもしれず，それは大規模な拡散を意味する[95]。医療者は業務を行ううえで結核と接触するリスクが高いので注意が必要である(表2-3)。病院において結核への曝露と感染のリスクを上げる要素はいくつか指摘されている。病院における結核の感染対策が適切に行われていなかった(飛沫核感染対策がおろそかであったり，換気や陰圧室管理が効果的でなかったり，行われていなかったりする)。

結核の減少とともに(2008年は10万人あたり4.2人)，診断と治療開始の遅れにより伝播がより拡大しやすい。米国では，1993〜2006年には，空洞性病変や喀痰の抗酸菌塗抹陽性の進行した肺結核の症例数が増加しており，診断の遅れを反映しているのかもしれない[110](図2-14)。さらに，そういった患者は強い感染力を有している。医師は結核を十分に疑えなかったり，微生物学的に確定診断を得られるまで治療開始を躊躇したりすることがしばしばあり，それが，スタッフへの曝露期間を長くすることにつながっている[110]。活動性結核を有する患者は，25〜50％で抗酸菌塗抹陰性で，それが診断の遅れにつながっている。1992年の調査では，27％の病院で隔離室がなく，米国の推奨基準を満たしていなかった[34]。結核治療をしている病院のうち16％では，抗酸菌の各種検査をするための設備が使用できなかった。CDCは，米国にある2,862の細菌検査室のうち，培養と薬剤感受性検査が施行できるのはたった14％であると報告している[33]。こうした理由から，結核の診断は大幅に遅れ，他の患者や医療者を長期に曝露させることとなった。さらに，一部の患者におけるHIV感染の合併は感染のリスクを増加させ，さらに急速な疾患の進行と高い死亡率につながった。

CDCの結核疑い患者の隔離と治療のためのガイドラインでは，検査室での早期診断，陰圧室や紫外線設備のある隔離室[102]，医療者による微粒子用マスク(N95)使用[27]を推奨している。これらを適切に行うことによって，1993以降は医療者における結核のアウトブレイクを最小限にすることができるようになった[102]。結核疑い患者を早期に発見し素早く治療につなげるためには，病院職員の高い関心と日常的な警戒が必要である。病院における感染制御のプロトコールを作成し，管理者としてそれを実行する必要がある。従業員にはまず，入職時にツ反を実施し，その結果を記録し，陰性者は定期的に反復して施行する必要がある。陽転化率は，施設が適切な結核の制御を行えているかの指標となる。保健局の地域における結核対策プログラム(tuberculosis control programs)は，コミュニティー内の接触者健診を支援も可能である。

結核と空の旅

飛行機での旅行で結核が伝播することは確認されている。1993〜1995年の間にCDCは，感染性のある結核患者と民間航空機に乗り合わせた旅行者や航空機のスタッフが感染した例を7例確認している。6人の旅行者と1人の乗務員は症状を呈し，喀痰抗酸菌塗抹陽性の空洞性肺結核だった。1例は喉頭結核だった。2人から検出された結核菌はINHとリファンピシンに耐性であった(MDR結核菌)[36]。

フライト中の結核の伝播に関する研究は3つ報告がある。感染した患者のほとんどは近くに乗り合わせた乗客であった。研究によると，飛行機内の結核の感染リスクは低く，8時間を超える長時間の曝露が必要であるとされている。リスクはおそらく，他の閉鎖空間と同じ程度であろう。これより短いフライトであれば感

表2-3 カナダの病院におけるツ反陽転化のリスク因子

リスク因子	調整オッズ比	95%信頼区間
呼吸療法士	6.1	3.1〜12.0
看護師	4.3	2.7〜6.9
清掃員	4.2	2.3〜7.6
1時間に2回未満の換気(隔離室ではなく)	3.4	2.1〜5.8
理学療法士	3.3	1.5〜7.2
不適切な換気(隔離室で)	1.0	0.8〜1.3

データは文献82aおよび83aによる。

I 概論

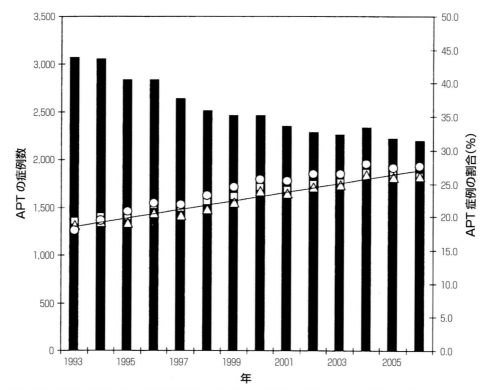

図 2-14　1993～2006 年における進行した肺結核（APT）の推移（リスク因子で調整）
棒グラフ＝APT, □＝年齢調整, △＝米国外出生で調整, ○＝HIV 感染で調整, 線＝調整なし
許可を得て文献 110 から転載。

染リスクはかなり低く，臨床的にも微生物学的にも確認されていない。結核感染の予防や管理において，WHO は患者や航空会社，行政が踏襲すべきガイドラインを発行している[116]。

結核と医原性の免疫抑制

◎ 糖質コルチコイド ◎

長時間のステロイド治療により，結核感染のリスクが増加する可能性はある。プレドニゾロン換算で 15 mg 以上を 1 か月以上投与された場合は結核のリスクとなる[5]。この投与量ではツ反が陰転化する[5]。糖質コルチコイドは結核の抑制に必要な細胞性免疫を抑制する。あるケースコントロール研究によると，結核患者において糖質コルチコイドの投与が結核でない患者よりも 4.9 倍なされていた[65]。

◎ TNF 阻害薬 ◎

TNF-α 阻害薬は，関節リウマチ，強直性脊椎炎，Crohn 病，乾癬性関節炎など免疫誘導性の炎症性疾患に有効である。しかし，TNF は結核菌に対する宿主の，応答防御的な役割をもったサイトカインである。加えて，他のサイトカインと関連して，顆粒球が結核菌の位置を把握するために機能を発現したり維持したりするために非常に重要である。元来，関節リウマチの患者では結核の発生率が高いが，抗 TNF 薬であるインフリキシマブの投与による TNF の抑制は，潜在性結核の患者における再燃を 4～5 倍に

することがある[56,59,114]。インフリキシマブの導入から結核発症まではすみやかであり，中央期間は 12 週で，6 か月以内に 98％が発症する。命にかかわるような肺外結核や粟粒結核が生じる率が高い[69]。ほかにも，同様の報告が TNF 受容体阻害薬のエタネルセプトやヒト型抗ヒト TNF-α モノクローナル抗体であるアダリムマブからなされている。インフリキシマブの導入の前に，潜在性，活動性双方の結核がないかを確認すべきである。適切な予防投与は活動性結核の発症を減少させる。ツ反はしばしば偽陰性になるため，その際にはツ反と QuantiFERON®-TB Gold を組み合わせて潜在性結核の検索を行うのが有用かもしれない。

◎ 抗がん剤 ◎

抗がん剤は免疫抑制性の効果があり，リンパ球，単球，顆粒球を減少させる。CD4 陽性リンパ球と CD8 陽性リンパ球の比が変化し，結核菌のような細胞内寄生菌に感染しやすくなる。しかし，顆粒球減少で最も起こりやすい合併症は細菌感染である。

他の結核のリスクが高い集団に関しては Chapter 12 と Chapter 32 で述べる。

◎ 文献 ◎

1. Al-Arif, L. I., R. A. Goldstein, L. F. Attronti, et al. 1979. HLA-BW and tuberculosis in North America black population. *Am. Rev. Respir. Dis.* **120**:1275–1278.
2. Algood, H. M., P. L. Lin, and J. L. Flynn. 2005. Tumour necrosis factor and chemokine interaction in the formation and maintenance of granuloma in tuberculosis. *Clin. Infect. Dis.* **41**(Suppl. 3):S189–S193.
3. Alland, D., G. E. Kalkut, A. R. Moss, R. A. McAdam, J. A. Hahn, W. Bosworth, E. Drucker, and B. R. Bloom. 1994. Transmission of tuberculosis in New York City—an analysis by DNA fingerprinting and conventional epidemiologic methods. *N. Engl. J. Med.* **330**:1710–1716.
4. Altare, F., A. Ensser, and A. Brieman. 2001. Interleukin-12 receptor beta 1 deficiency in a patient with abdominal tuberculosis. *J. Infect. Dis.* **184**:231–236.
5. American Thoracic Society and Centers for Disease Control and Prevention. 2000. Targeted tuberculin testing and treatment of latent tuberculosis infection. *Am. J. Respir. Crit. Care Med.* **161**:221–247.
6. Antonucci, G., E. Girardi, M. C. Raviglione, and G. Ippolito for the Gruppo Italiano di Studio Tuberculosi e AIDS (GISTA). 1995. Risk factors for tuberculosis in HIV-infected persons. A prospective cohort study. *JAMA* **274**:143–148.
7. Awomoyi, A., A. Merchant, and J. M. M. Howson. 2002. Interleukin-10 polymorphism in SLC11A1 (formerly NRAMPI), and susceptibility to tuberculosis. *J. Infect. Dis.* **186**:1808–1814.
8. Ayele, W. Y., S. D. Neill, and J. Zingstag. 2004. Bovine tuberculosis: an old disease but a new threat to Africa. *Int. J. Tuberc. Lung Dis.* **8**:924–937.
9. Baker, S. H., and K. Sorensen. 1968. The epidemiology of tuberculosis infection in a closed environment. *Arch. Environ. Health* **16**:26–32.
10. Barnes, P. F. 2004. Diagnosing latent tuberculosis infection: turning glitter to gold. *Am. J. Respir. Crit. Care Med.* **170**:5–6.
11. Barnes, P. F., Z. Yang, and P. M. Pogoda. 1999. Foci of tuberculosis transmission in central Los Angeles. *Am. J. Respir. Crit. Care Med.* **159**:1081.
12. Barnes, P. F. 1987. The influence of epidemiologic factors on drug resistance rates in tuberculosis. *Am. Rev. Respir. Dis.* **136**:325–328.
13. Barr, R. G., A. V. Diez-Roux, and C. A. Knirsch. 2001. Neighborhood poverty and resurgence of tuberculosis in New York City, 1989–1992. *Am. J. Public Health* **91**:1487–1493.
14. Bates, J. H., and W. W. Stead. 1993. The history of tuberculosis as a global epidemic. *Med. Clin. N. Am.* **77**:1205–1217.
15. Bates, M. N., A. Khakdina, M. Pai, L. Chang, F. Lessa, and K. R. Smith. 2007. Risk of tuberculosis from exposure to tobacco smoke: a systemic review and meta analysis. *Arch. Intern. Med.* **107**:335–342.
16. Bean, A. G., D. R. Roach, and H. Briscoe. 1991. Structural deficiencies in granuloma formation in TNF gene targeted mice underlie the heightened susceptibility to aerosol *Mycobacterium tuberculosis* infection, which is not compensated for by lymphotoxin. *J. Immunol.* **162**:3504–3561.
17. Bellamy, R., C. Ruwende, and T. Corrah. 1998. Variations in the NRAMPI gene and susceptibility to tuberculosis in West Africans. *N. Engl. J. Med.* **338**:640–644.
18. Bennett, D. E., J. M. Courval, I. Onorato, T. Agerton, J. P. Gibson, L. Lambert, G. M. McQuillan, B. Lewis, T. R. Navin, and K. G. Castro. 2008. Prevalence of tuberculosis infection in the United States population; the national health and nutrition examination survey, 1999–2000. *Am. J. Respir. Crit. Care Med.* **177**:348–355.
19. Bloom, B. R., and C. J. Murray. 1992. Tuberculosis: commentary on a re-emergent killer. *Science* **257**:1055–1064.
20. Braun, M. M., B. I. Truman, and B. Maguire. 1980. Increasing incidence of tuberculosis in a prison inmate population associated with HIV infection. *JAMA* **261**:393–397.
21. Brudney, R., and J. Dobkin. 1991. Resurgent tuberculosis in New York City. *Am. Rev. Respir. Dis.* **144**:745–749.
22. Cain, K. P., C. A. Haley, L. R. Armstrong, et al. 2007. Tuberculosis among foreign-born persons in the United States: achieving tuberculosis elimination. *Am. J. Respir. Crit. Care Med.* **175**:75–79.
23. Cantwell, M. F., D. E. Snider, and G. M. Cauthen. 1994. Epidemiology of tuberculosis in the United States, 1985 through 1992. *JAMA* **272**:535–539.
24. Cegielski, J. P., and D. N. McMurray. 2004. The relationship between malnutrition and tuberculosis: evidence from studies in humans and experimental animals. *Int. J. Tuberc. Lung Dis.* **8**:286–298.
25. Centers for Disease Control. 1987. Tuberculosis in minorities—United States. *MMWR Morb. Mortal. Wkly. Rep.* **36**:77–80.
26. Centers for Disease Control. 1981. Drug resistance among Indochinese refugees with tuberculosis. *MMWR Morb. Mortal. Wkly. Rep.* **30**(22):273–275.
27. Centers for Disease Control. 1991. Purified protein derivative (PPD)-tuberculin anergy testing and management of anergic persons at risk for tuberculosis. *MMWR Morb. Mortal. Wkly. Rep.* **40**(RR-5):27–32.
28. Centers for Disease Control. 1989. Tuberculosis and human immunodeficiency virus infection: recommendations of the Advisory Committee for the Elimination of Tuberculosis (ACET). *MMWR Morb. Mortal. Wkly. Rep.* **38**:236–238, 243–250.
29. Centers for Disease Control and Prevention. 1993. Tuberculosis mortality—United States. *MMWR Morb. Mortal. Wkly. Rep.* **42**:696–704.
30. Centers for Disease Control and Prevention. 1995. Tuberculosis morbidity—United States, 1995. *MMWR Morb. Mortal. Wkly. Rep.* **45**:365–369.
31. Centers for Disease Control and Prevention. 2009. Trends in tuberculosis—United States, 2008. *MMWR Morb. Mortal. Wkly. Rep.* **58**:249.
32. Centers for Disease Control and Prevention. 2003. Trends in tuberculosis—United States, 1998–2003. *MMWR Morb. Mortal. Wkly. Rep.* **53**:209–214.
33. Centers for Disease Control and Prevention. 1995. Laboratory practices for diagnosis of tuberculosis—United States, 1994. *MMWR Morb. Mortal. Wkly. Rep.* **44**:587–590.
34. Centers for Disease Control and Prevention. 1994. Guidelines of preventing transmission of *Mycobacterium tuberculosis* in health care facilities. *MMWR Morb. Mortal. Wkly. Rep.* **43**(RR-13):1–132.
35. Centers for Disease Control and Prevention. 2009. Tuberculosis in the United States: Natural Tuberculosis Surveillance System highlights from 2008. http://www.cdc.gov/tb/statistics/

surv/surv2008/default.htm.
36. Centers for Disease Control and Prevention. 1995. Exposure of passengers and flight crew to *Mycobacterium tuberculosis* in commercial aircraft, 1992–1995. *MMWR Morb. Mortal. Wkly. Rep.* **44:**137–140.
37. Chandran, R. K. 1991. Nutrition and immunity. Lesson for the past and new insights into the future. *Am. J. Clin. Nutr.* **53:**1087–1107.
37a.Cohn, D. L. 2003. Treatment of latent tuberculosis infection. *Semin. Respir. Infect.* **189:**249–259.
38. Comstock, G. W. 1978. Tuberculosis in twins: a reanalysis of Prophit survey. *Am. Rev. Respir. Dis.* **117:**621–629.
39. Comstock, G. W., and S. F. Woolport. 1978. Tuberculin conversions: true or false? *Am. Rev. Respir. Dis.* **118:**215–217.
40. Concato, J., and W. N. Rom. 1994. Endemic tuberculosis among homeless men in New York City. *Arch. Intern. Med.* **154:**2069–2107.
41. Crowle, A. J., and N. Elkins. 1990. Relative permissiveness of macrophages from black and white people for virulent tubercle bacilli. *Infect. Immun.* **58:**632–638.
42. Daley, C. L., P. M. Small, and G. F. Schecter. 1992. An outbreak of tuberculosis with accelerated progression among persons infected with HIV. *N. Engl. J. Med.* **326:**231–235.
43. Deiss, R. G., T. C. Rodwell, and R. S. Garfein. 2009. Tuberculosis and illicit drug use: review and update. *Clin. Infect. Dis.* **48:**72–82.
44. Delgado, J. C., A. Beena, and S. Thim. 2002. Ethnic-specific genetic associations with pulmonary tuberculosis. *J. Infect. Dis.* **186:**1463–1468.
45. Dooley, S. W., M. E. Villarino, and M. Lawrence. 1992. Nosocomial transmission of tuberculosis in a hospital unit for HIV infected patients. *JAMA* **267:**2632–2635.
46. Ellner, J. J. 1997. Review: the human response in human tuberculosis—implications for tuberculosis control. *J. Infect. Dis.* **176:**1351–1359.
47. Farer, L. S., A. M. Lowell, and M. P. Meador. 1979. Extrapulmonary tuberculosis in the United States. *Am. J. Epidemiol.* **109:**205–209.
48. Ferebee, S. H. 1970. Controlled chemoprophylaxis trials in tuberculosis: a general review. *Adv. Tuberc. Res.* **17:**28–106.
49. Flynn, J. L., J. Chan, K. J. Triebold, D. K. Dalton, T. A. Stewart, and B. R. Bloom. 1993. An essential role for interferon γ in resistance to *Mycobacterium tuberculosis* infection. *J. Exp. Med.* **178:**2249–2254.
50. Flynn, J. L., and J. D. Ernst. 2000. Immune response in tuberculosis. *Curr. Opin. Immunol.* **12:**432–436.
51. Flynn, J. L., M. M. Goldstein, and J. Chan. 1995. Tumor necrosis factor-α is required on the protective immune response against *Mycobacterium tuberculosis* in mice. *Immunity* **2:**561–572.
52. Frampton, M. W. 1992. An outbreak of tuberculosis among hospital personnel caring for a patient with skin ulcer. *Ann. Intern. Med.* **117:**312–313.
53. Geng, E., B. Kreisworth, C. Driver, J. Li, J. Burzynski, P. Della-Latta, A. LaPaz, and N. W. Schluger. 2002. Changes in the transmission of tuberculosis in New York City from 1990 to 1999. *N. Engl. J. Med.* **340:**1453–1458.
54. Glynn, J. R. 1998. Resurgence of tuberculosis and the impact of HIV infection. *Br. Med. Bull.* **54:**579–593.
55. Goldfeld, A. E., J. C. Delgado, and S. Thim. 1998. Association of an HLA-DQ allele with clinical tuberculosis *JAMA* **279:**226–228.
56. Gomez-Reino, J. J., L. Carmona, V. R. Valverde, E. M. Mola, and M. D. Montero. 2003. Treatment of rheumatoid arthritis with tumor necrosis factor inhibitors may predispose to significant increase in tuberculosis risk: a multicenter active surveillance report. *Arthritis Rheum.* **48:**2122–2127.
57. Grigg, E. R. N. 1958. Arcana of tuberculosis. *Am. Rev. Respir. Dis.* **78:**151–172.
58. Gryzbowski, L., G. D. Barnett, and K. Styblo. 1975. Contacts of cases of active tuberculosis. *Bull. Int. Union Tuberc. Lung Dis.* **50:**80–106.
59. Guelar, A., J. M. Gatell, J. Verdejo, D. Podzamczer, L. Lozano, E. Aznar, J. M. Miró, J. Mallolas, L. Zamora, J. González, et al. 1993. A prospective study of the risk of tuberculosis among HIV-infected patients. *AIDS* **7:**1345–1349.
60. Hirsch, C. S., Z. Toosi, and C. Othieno. 1999. Depressed T-cell interferon-gamma response in pulmonary tuberculosis: analysis of underlying mechanism and modulation with therapy. *J. Infect. Dis.* **180:**2069–2073.
61. Hlvasa, M. C., P. K. Moonan, L. S. Cowan, T. R. Navin, J. S. Kammerer, G. P. Merlock, J. T. Crawford, and P. A. Lobue. 2008. Human tuberculosis due to *Mycobacterium bovis* in the United States, 1995–2005. *Clin. Infect. Dis.* **47:**1608–1609.
62. Horwitz, O. 1970. The risk of tuberculosis in different groups of the general population. *Scand. J. Respir. Dis.* **72**(Suppl.)**:**55–60.
63. Hsien-Ho, L., M. Ezzati, H. Y. Chang, and M. Murray. 2009. Association between tobacco smoking and active tuberculosis in Taiwan: prospective cohort study. *Am. J. Respir. Crit. Care Med.* **180:**475–480.
64. Jasmer, R. M., J. A. Hahn, P. M. Small, C. L. Daley, M. A. Behr, A. R. Moss, J. M. Creasman, G. F. Schechter, E. A. Paz, and P. C. Hopewell. 1999. A molecular epidemiologic analysis of tuberculosis trends in San Francisco, 1991–1997. *Ann. Intern. Med.* **130:**971–978.
65. Jick, S. S., E. S. Liberman, E. I. J. Rahman, and H. Choi. 2006. Glucocorticoid use, other associated factors and the risk of tuberculosis. *Arthritis Rheum.* **55:**19.
66. Jouanguy, E., S. Lamhamedi-Cherradi, F. Altare, M. C. Fondanèche, D. Tuerlinckx, S. Blanche, J. F. Emile, J. L. Gaillard, R. Schreiber, M. Levin, A. Fischer, C. Hivroz, and J. L. Casanova. 1997. Partial interferon-gamma receptor 1 deficiency in a child with tuberculoid bacillus Calmette-Guérin infection and a sibling with clinical tuberculosis. *J. Clin. Investig.* **100:**2658–2664.
67. Kamat, S. R., S. J. Y. Dawson, and S. Devadatta. 1966. A controlled study of the influence of segregation of tuberculosis patients for one year on the attack rate of tuberculosis in close family contacts in south India. *Bull. W. H. O.* **34:**577–632.
68. Karyadi, E., C. E. West, and W. Schultink. 2002. A double blind, placebo controlled study of vitamin A and zinc supplementation in persons with tuberculosis in Indonesia: effects on clinical response and nutritional status. *Am. J. Clin. Nutr.* **75:**720–727.
69. Keane, J., S. Gershon, R. P. Wise, E. Mirabile-Levens, J. Kasznica, and W. D. Schwietermann. 2001. Tuberculosis associated with infliximab, a tumor necrosis factor alpha-neutralizing agent. *N. Engl. J. Med.* **345:**1098–1104.
70. Khan, K., J. Wang, W. Hu, A. Bierman, Y. Li, and M. Gardam. 2008. Tuberculosis infection in the United States: national trend over three decades. *Am. J. Respir. Crit. Care Med.* **177:**

455–460.
71. Kvale, G. 2001. Tackling the disease of poverty. *Lancet* **358**: 845–846.
72. Lademarco, M. F., and K. G. Castro. 2003. Epidemiology of tuberculosis. *Semin. Respir. Infect.* **18**:225–240.
73. LoBue, P. A., W. Betancourt, and C. Peter. 2003. Epidemiology of *Mycobacterium bovis* disease in San Diego County, 1994–2000. *Int. J. Tuberc. Lung Dis.* **7**:180–185.
74. LoBue, P. A., J. J. LeClair, and K. S. Moser. 2004. Contact investigation for cases of pulmonary *Mycobacterium bovis*. *Int. J. Tuberc. Lung Dis.* **8**:868–872.
75. Lonnroth, K., B. G. William, S. Stadlin, E. Jaramillo, and C. Dye. 2008. Alcohol use as a risk factor to tuberculosis—a systematic review. *BMC Public Health* **8**:289.
76. Lopez De Fede, A., J. E. Stewart, M. J. Harris, and K. Mayfield-Smith. 2008. Tuberculosis in socio-economically deprived neighborhoods. *Int. J. Tuberc. Lung Dis.* **12**:1425–1436.
77. Louden, R. G., and R. M. Roberts. 1966. Droplet expulsion from the respiratory tract. *Am. Rev. Respir. Dis.* **95**:435–442.
78. Marais, B. J., R. P. Gie, and H. S. Schaaf. 2004. The clinical epidemiology of childhood pulmonary tuberculosis: a critical review of literature from the pre-chemotherapy era. *Int. J. Tuberc. Lung Dis.* **8**:278–285.
79. Mazurek, G. H., P. A. LoBue, and C. L. Daley. 2001. Comparison of whole blood interferon γ assay with tuberculin skin testing for detecting latent mycobacterial tuberculosis infection. *JAMA* **286**:1740–1747.
80. McKenna, M. J., E. McCray, and I. Onorato. 1995. The epidemiology of tuberculosis among foreign-born persons in the United States, 1986–1993. *N. Engl. J. Med.* **232**:1071–1076.
81. Mehta, J. B., A. K. Dutt, and L. Harvill. 1991. Epidemiology of extrapulmonary tuberculosis: a comparative analysis with pre-AIDS era. *Chest* **99**:1134–1138.
82. Menzies, D., A. Fanning, and G. Juan. 1995. Tuberculosis among health care workers. *N. Engl. J. Med.* **332**:92–98.
82a. Menzies, D., A. Fanning, L. Yuan, and J. M. FitzGerald for the Canadian Collaborative Group in Nosocomial Transmission of TB. 2000. Hospital ventilation and risk for tuberculous infection in Canadian health care workers. *Ann. Intern. Med.* **133**:779–789.
83. Murray, C. J. L., K. Styblo, and A. Rouillion. 1990. Tuberculosis in developing countries: burden, intervention and cost. *Bull. Int. Union Tuberc. Lung Dis.* **65**:6–24.
83a. Nardell, E. A. 2003. Environmental infection control of tuberculosis. *Semin. Respir. Infect.* **18**:307–319.
84. Oeltmann, J. E., J. S. Kammerez, and E. S. Pavzner. 2009. Tuberculosis and substance abuse in the United States, 1997–2006. *Arch. Intern. Med.* **169**:189.
85. Pitchenik, A. E., B. W. Russell, and T. Cleary. 1982. The prevalence of tuberculosis and drug resistance among Haitians. *N. Engl. J. Med.* **307**:162–165.
86. Reider, H. L., D. E. Snider, and G. M. Cauthen. 1990. Extrapulmonary tuberculosis in the United States. *Am. Rev. Respir. Dis.* **141**:347–351.
87. Riley, R. L. 1957. The J. Burns Amberson Lecture: aerial dissemination of pulmonary tuberculosis. *Am. Rev. Tuberc.* **76**:931–941.
88. Rouillion, A., S. Predrizet, and R. Parrot. 1976. Transmission of tubercle bacilli: the effects of chemotherapy. *Tubercle* **57**:275–299.
89. Schluger, N. W., and W. N. Rom. 1998. The host immune response to tuberculosis. *Am. J. Respir. Crit. Care Med.* **157**:679–691.
90. Selwyn, P. A., D. Hartel, V. A. Lewis, E. A. Schoenbaum, S. H. Vermund, R. S. Klein, A. T. Walker, and J. H. Friedland. 1989. A prospective study of the risk of tuberculosis among intravenous drug users with human immunodeficiency virus infection. *N. Engl. J. Med.* **320**:545–550.
91. Shafer, R. W., D. S. Kim, J. P. Weiss, and J. M. Quale. 1991. Extrapulmonary tuberculosis in patients with human immunodeficiency virus infection. *Medicine* (Baltimore) **70**:384–397.
92. Small, P. M., P. C. Hopewell, S. P. Singh, A. Paz, J. Parsonnet, D. C. Ruston, G. F. Schecter, C. L. Daley, and G. K. Schoolnik. 1994. The epidemiology of tuberculosis in San Francisco: a population-based study using conventional and molecular methods. *N. Engl. J. Med.* **330**:1703–1709.
92a. Snider, D. E., and M. Onorato. 1995. Epidemiology, p. 3–17. *In* M. D. Rossman and R. R. MacGregor (ed.), *Tuberculosis: Clinical Management and New Challenges*. McGraw Hill, New York, NY.
93. Snider, G. L. 1997. Tuberculosis then and now: a personal perspective on the last 50 years. *Ann. Intern. Med.* **126**:237–243.
94. Sodhi, A., J. Gong, and C. Silva. 1997. Clinical correlates of interferon-gamma production in patients with tuberculosis. *Clin. Infect. Dis.* **25**:617–620.
95. Stead, W. W. 1995. Management of health care workers after inadvertent exposure to tuberculosis: a guide for the use of preventive therapy. *Ann. Intern. Med.* **122**:906–912.
96. Stead, W. W., and J. P. Lofgren. 1983. Does the risk of tuberculosis increase in old age? *J. Infect. Dis.* **147**:951–955.
97. Stead, W. W., J. P. Lofgren, and E. Warren. 1985. Tuberculosis as an epidemic and nosocomial infection among the elderly in nursing homes. *N. Engl. J. Med.* **312**:1483–1487.
98. Stead, W. W. 1978. Undetected tuberculosis in prison: source of infection of community at large. *JAMA* **240**:2544–2547.
99. Stead, W. W. 1981. Tuberculosis among elderly persons: an outbreak in a nursing home. *Ann. Intern. Med.* **94**:606–610.
100. Stead, W. W. 1992. Genetics and resistance to tuberculosis. *Ann. Intern. Med.* **116**:937–941.
101. Stead, W. W., J. W. Senner, and W. J. Reddick. 1990. Racial differences in susceptibility to infection by *Mycobacterium tuberculosis*. *N. Engl. J. Med.* **322**:422–427.
102. Stead, W. W., C. Young, and C. Hartnett. 1996. Probable role of ultraviolet irradiation in preventing transmission of tuberculosis: a case study. *Infect. Control Hosp. Epidemiol.* **17**:11–13.
103. Sterling, T. R., S. E. Dorman, and R. E. Chaisson. 2001. HIV-seronegative adults with extrapulmonary tuberculosis have abnormal innate immune responses. *Clin. Infect. Dis.* **25**:976–982.
104. Styblo, K. 1984. *Epidemiology of Tuberculosis*, p. 82–100. VEB Gustav Fischer Verlag Jena, Hague, Germany.
105. Sutherland, I. 1976. Recent studies in the epidemiology of tuberculosis based on the risk of being infected with tubercle bacilli. *Adv. Tuberc. Res.* **19**:1–63.
106. Taiwo, B. O., and R. L. Murphy. 2008. Corticosteroids, cytotoxic agent and infection: 2008. *In* D. Schlossberg (ed.), *Clinical Infectious Disease*. Cambridge, United Kingdom.
107. Telzak, E. E. 1997. Tuberculosis and HIV infection. *Med. Clin. N. Am.* **81**:345–360.

108. **Templeton, G. L., L. N. Illing, and L. Young.** 1995. The risk of transmission of *Mycobacterium tuberculosis* at the bedside and during autopsy. *Ann. Intern. Med.* **122**:922–925.
109. **Ting, L. M., A. C. Kim, and A. Cattamanchi.** 1999. *Mycobacterium tuberculosis* inhibits IFN-gamma transcriptional responses without inhibiting activation of STAT1. *J. Immunol.* **163**:3898–3906.
110. **Wallace, R. M., J. S. Kammerer, M. F. Lademarco, S. P. Athomsons, C. A. Winston, and T. R. Navin.** 2009. Increasing proportions of advanced pulmonary tuberculosis reported in the United States. Are delays in diagnosis on the rise? *Am. J. Respir. Crit. Care Med.* **180**:1016–1022.
111. **Wells, W. F.** 1934. On airborne infection: study 11, droplets & droplet nuclei. *Am. J. Hyg.* **20**:611–618.
112. **Wilkinson, R. J., M. Llewelyn, and Z. Toossi.** 2000. Influence of vitamin D deficiency and vitamin D receptor polymorphisms on tuberculosis among Gujarati Asians in West London: a case control study. *Lancet* **355**:618–621.
113. **Wilkinson, R. J., P. Petal, and M. Llewelyn.** 1999. Influence of polymorphism in the genes for the interleukin (IL)-1 receptor antagonist and IL-1 beta on tuberculosis. *J. Exp. Med.* **189**:1863–1874.
114. **Wolfe, F., K. Michaud, J. Anderson, and K. Urbansky.** 2004. Tuberculosis infection in patients with rheumatoid arthritis and the effect of infliximab therapy. *Arthritis Rheum.* **50**:372–379.
115. **World Health Organization.** 2009. *Global Tuberculosis Control: Epidemiology, Strategy, Financing*. WHO publication WHO/HTM/TB/2009.411. World Health Organization, Geneva, Switzerland.
116. **World Health Organization.** 2006. *Tuberculosis and Air Travel: Guidelines for Prevention and Control*, 2nd ed. WHO publication WHO/HTM/TB/2006.363. World Health Organization, Geneva, Switzerland.
117. **Yecai Liu, M. S., M. S. Weinberg, L. S. Ortega, J. A. Painter, and M. D. Maloney.** 2009. Overseas screening for tuberculosis in U.S. bound immigrants and refugees. *N. Engl. J. Med.* **360**:2406–2415.

Chapter 3

病態生理学と免疫学
Pathophysiology and Immunology

- 著：Arthur M. Dannenberg, Jr. ・ Paul J. Converse
- 訳：北薗 英隆

第Ⅰ部：結核の病理発生

宿主-寄生体の相互作用

ヒトの肺結核の病理発生は，宿主と結核菌の間の一連の闘いと捉えることができる。この闘いの参加者はそれぞれ，他者に対して固有の武器をもつ。加えて，宿主と結核菌は両者とも，敵に優勢を許す脆弱な部分がある。

宿主の武器は，(1)活性化したマクロファージ ── 貪食した結核菌を殺す(または，阻害する)のに十分強力な食細胞 ── と，(2)非活性化マクロファージの細胞内菌増殖を，それらのマクロファージを殺すことによって止める能力(それにより菌発育に適した細胞内環境を，固体の乾酪組織の抑制性環境に変える)，である(細菌増殖は細菌複製，すなわち，菌の数の増加，を意味する。菌1つひとつの大きさは一定のままである)。

結核菌の武器は，(1)非活性化マクロファージ(すなわち，感染の部位で血流から組織に移行する単球)の内部で対数的に増える能力，そして，(2)細胞外では液化した乾酪物質，特に，肺の空洞の内面の液化した乾酪の中で増える(しばしば相当な数に達する)能力，である。

宿主の脆弱性は，(1)非活性化マクロファージ(結核菌の細胞内増殖に適した環境を提供する)であり，そして，(2)液化した乾酪物質(結核菌の細胞外での増殖を助ける宿主内で唯一の溶媒)，である。

結核菌の脆弱性は，(1)完全に活性化したマクロファージ内では生き延びることができないことと，(2)固体乾酪組織で増えることができないこと，である。

感染を防ぐ方法

以下の手段により，臨床的結核の新規症例の発生は減少するであろう[42a,60,82,87]。(1)すべての患者に，咳やくしゃみをする際には，他の人から顔を背け，自分の口や鼻を，手，またはより好ましくは布やティッシュなどで覆うよう説明すること，(2)同伴する人にはしっかりとフィットした効果的なマスクを着けさせること，(3)結核菌に曝露する恐れのある人に対して，ツベルクリン反応(ツ反)が陰性であれば，効果的な BCG (bacillus Calmette-Guérin)で予防接種を行うこと，(4)結核患者のいる室内での換気回数を増やすこと ── 換気扇や，HEPA (high-efficiency particulate：高性能)フィルターでの空気清浄化や，UV (ultraviolet：紫外線)照射(人の眼を保護するために天井に向けて，覆いをつける)のいずれか，またはより好ましくは複数の方法を組み合わせる。予防に特に，薬剤耐性結核に接触するかもしれない人において重要である。

呼吸器経路を介した結核感染[62,78,146]

◎ 感染性粒子のサイズ ◎

微小な粒子または「飛沫核」(1～3個の結核菌を含む)だけが，吸い込むと感染を成立させることができる。これらは空気中に長期間浮遊し，肺胞内に侵入するからである[146,200]。より重い飛沫核はより多くの結核菌を含むが〔および(または)乾酪物質の破片なども〕，鼻咽頭腔や気管支の粘膜表面に引っかかる。引っかかった菌粒子は繊毛によって気管支上方に運ばれ，最終的には嚥下される。呼吸器や消化器系の粘膜表面は結核菌に簡単に感染はしない。そのような感染を起こすには非常に多い菌量が必要である。

◎ 結核菌株の病原性 ◎

結核菌は遺伝子的にも表現型的にも毒性が異なることもある。遺伝子的には，BCG，ヒト型結核菌(例：H37Rv)，ウシ型結核菌(例：Ravenel S)はその順でウサギに対する毒性はより強くなる[146,148]。結核菌の単球またはマクロファージへの侵入，そしてその中での生存については，文献188, 210, 213で述べられている。

特定の血清型の結核菌の病原性を決定するのは，その遺伝子型，宿主の反応，研究室での培養法などである。一般的な毒性の測定法は，ある特定の臓器の中での菌数，産生した病態，そして宿主の死までの時間，である。

結核菌のすべての遺伝子(現在ではすべて解析されている)は長年にわたり，割とほとんど変わっていないが，言い換えれば，同義と非同義の塩基置換の発生率が低い[95,223]。しかし，いくらかの欠失や挿入により，結核菌群のさまざまな種の毒性に進化的変化が起こった[35]。たとえば，*M. microti* は遺伝子的には99％ヒト型結核菌と同一であるにもかかわらず，いくつかの遺伝子欠失のためにヒトに対して自然に弱毒化した[33,158]。BCG (毒性の *M. bovis* から派生した)は雄ウシの胆汁を含む培地を連続して通過することで弱毒化する[22-24]。同様に，H37Rv は時に繰り返し分離培養することで毒性が減少する[54a,84a,146]。乾燥や日光への曝露でも同様のことが起こる。

Mycobacterium tuberculosis の臨床株の毒性はまた，さまざまであることもわかっている。インド，南アジア，香港で活動性

I 概論

結核の患者から分離されたいくつかの株は，モルモットに対しては毒性が弱かった[50,83,167]。

種々のマイコバクテリア株のウサギやマウスに対する毒性の度合いも異なる。おそらく，これらの株は微妙に異なる抗原を含む，または産生することによるのだろう[157,159,160]。たとえば，HN878株の結核菌は，テキサス州のヒューストンでヒトに流行したが，ウサギに対して非常に毒性が強かった[160]。マウスにおいては，宿主のTh1リンパ球反応の遅延がみられた。おそらくはこの能力が強毒性に関係していたのだろう[160]。

吸入される結核菌の数と肺胞マクロファージの殺菌力

1～3個の結核菌を含む飛沫核が多数吸い込まれると，そのなかに抵抗力の強い表現型の結核菌が含まれている可能性が高い。それに加えて，肺胞マクロファージ（alveolar macrophage：AM）もその殺菌力に明らかにばらつきがある[146,148]。いくつかのAMは酵素[72]やmicrobicidins（殺菌力のある蛋白）が豊富であるが，両者とも乏しいものもある。AMの「豊富」なものと「乏しい」ものの比率は個々の生来の遺伝的な抵抗力により決まるが，表現型の因子もある。ヒトにおいての肺の感染は強い能力をもつ結核菌が，弱い能力をもつAMに貪食されることでのみ始まる。ヒトの初期肺結核を起こすのに必要な，結核菌飛沫核の平均吸入数は不明である。その範囲は，病原性のヒト型結核菌が5～200の間ではないかと推定される（文献223aを参照）。一般的な実験動物においては，ニュージーランド白ウサギでは600～1,200の範囲であり，マウス・モルモット・ヒト以外の霊長類では3～15の間である[71]。

肺結核の5つの病期の概略[64,65,76,146]

第I期においては，結核菌が成長していない段階であるが，結核菌は貪食する成熟した宿主のAMにより破壊または抑制されるのが通常である（図3-1A）。しかし，仮に菌が破壊または抑制されなければ，菌は増殖し，増殖を許したAMはいずれ死ぬ。

第II病期は，共生の時期であり，菌は対数的に増殖する（図3-2）。それは病変の部位（この時点では結節と呼ばれる）の未熟な（非活性化）マクロファージ内で起こる（図3-1B）。これらの非活性化マクロファージは血行性に（それまでは単球と呼ばれる）結節に侵入したものである。この病期が共生期と呼ばれる[146]のは，(1) この初期病変では，宿主をあまり障害することなく菌は増殖する，(2) 数多くの非活性化マクロファージがそこに集中する，からである。

第III期は，乾酪壊死が最初に起こる時期で，活動性の菌の数は定常状態となる（図3-2）。これは菌から放出されるツベルクリン様抗原への免疫応答で菌増殖が抑制されるからだ[64]。この病期では，免疫応答は主に，組織障害性の遅延型過敏反応（delayed-type hypersensitivity：DTH）である。それにより，共生期の菌を運ぶマクロファージは死ぬ（以下の「第II部：結核の免疫学」を参照）。その病変の中心部は固形の乾酪壊死を含む。その内部（細胞外環境となった）では，菌は増殖しない。この中心の周囲には，非

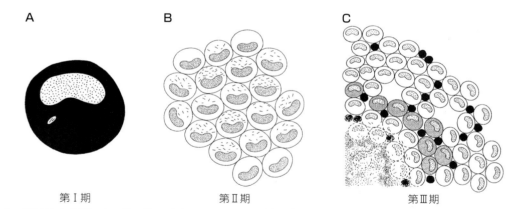

第I期　　　　第II期　　　　第III期

図3-1　肺結核の病期　A：第I期：肺胞マクロファージ（AM）が2つの結核菌を貪食して貪食空胞内で破壊している。このマクロファージの細胞質が濃く塗られているのは，AM活動性が高度である，すなわち，高濃度のライソゾームと酸素化酵素が存在する，ことを表している[72]。B：第II期：初期の一次結節で，その内部では，マクロファージ内で対数的に増殖している。マクロファージは血流から形成中の病変に移動したものである。これらの新しく到達した貪食細胞は活性化していない。これらのマクロファージの細胞質は，活動性がないことを表すために濃く塗られていない。実際，毒性のある結核菌はこれらの非活性化マクロファージの貪食空胞内でよく育つ。第II期は共生期と呼ばれる[64,65,146]が，それは菌が増殖しマクロファージが集積しながら，どちらも破壊されていないためだ。C：第III期：3週目の結節で，乾酪壊死中心とその周囲の部分活性化されたマクロファージ（薄く塗られている）とリンパ球（小さい黒い細胞）がある。乾酪の最初の段階では，組織障害性のDTH（菌のツベルクリン様産物に対する）は非活性化マクロファージ ── これが内部で結核菌の対数的な増殖を許していた ── を破壊する。死んだ，または死にそうなマクロファージは細胞膜が破線で表現されている。マクロファージ内部および乾酪内部には，生きた分裂した桿菌が存在する。

Tuberculosis : Pathogenesis, Protection, and Control[76]の許可を得て転載（文献69の23～29ページも参照）。

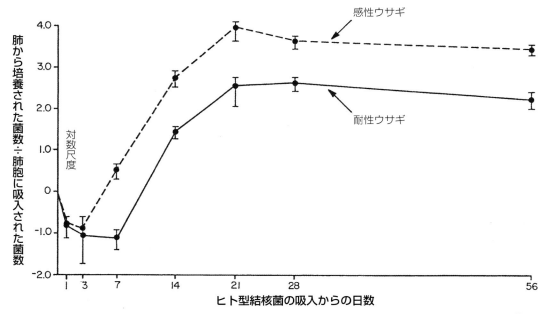

図3-2 生来耐性であるウサギと生来感性のウサギに対して病原性ヒト型結核菌を定量的に吸入させた後に，さまざまな間隔で肺中の菌数の変化をみた[150]。感染後7日目までには，耐性のウサギでは感性のウサギに比べて菌の増殖が20〜30倍，より効率的に抑制された。しかし，その後は二者の曲線は平行になった。4〜5週間後には，感性のウサギは耐性のウサギに比べて初期肺結節の数が約13倍みられた。平均値と標準誤差は図に示されている。耐性群での肺の菌数は図示した期間に減少することはなかった。これは，耐性のウサギでは細胞外での菌増殖を伴う病変の液化が生じたが，感性のウサギにはそのような現象がごくたまにしか起こらなかったからである[146,150]。耐性ウサギのマクロファージは明らかに高濃度の加水分解酵素を産生した[70]。
American Review of Tuberculosis and Pulmonary Diseases[150] の許可を得て転載（文献69の23ページも参照）。

活性化マクロファージ（細胞内での菌増殖を許す）と，部分活性化されたマクロファージ〔幼若な類上皮細胞。細胞性免疫（cell-mediated immunity：CMI）により産生される〕両者が存在する（図3-1C）。

第IV期は通常，臨床的に発症が明らかになるかを決定する段階であり，CMIが重要な役割を果たす（以下の「第II部：結核の免疫学」を参照）。もし，発動するCMIが弱ければ，乾酪壊死の境界から抜け出てきた菌は，周囲の非活性化（および部分活性化）マクロファージの内部で，再度増殖し始める。そして，再び，細胞毒性のDTHの免疫応答がこれらのマクロファージを殺して，乾酪中心の拡大をもたらし，病気を進行させる（図3-3A）。もし，強いCMIが発動されたら，高度に活性化したマクロファージの層が乾酪壊死を覆う（図3-3B）。これらのマクロファージは抜け出そうとする菌を貪食して破壊（または抑制）する。そして，しばしば症状が出現しないうちに病変形成を休止させる。

第V期の液化の段階では，菌が宿主免疫を逃れる。乾酪中心の液化が起こるとき，菌は初めて細胞外で増殖できるようになるが，しばしば膨大な数に膨れ上がる（図3-4）。しっかりとCMIが発動していても，それほどの多い数の菌を制御するのは無理であることが多い。これらの結核菌から放出されるツベルクリン様産物は非常に高い局所濃度となって，組織障害性のDTHを起こす。それにより気管壁が破壊され，空洞を形成する。それから，菌は気管支に侵入し，肺の他の部分に広がり，そして体外の環境にも——多くは咳込みを介して——広がっていく。この病期で病気が休止するかどうかは，抗原の量（菌とそれらの産生物の両者）が宿主にとってコントロール可能な量であるかに依存する。

肺結核の第I期：その成立期

1〜3個の菌の核が肺胞に吸入された後に，結核の第I期が始まる[64,65,76,78,146]。AMが吸入された菌核を貪食し，通常は破壊する。この破壊はAM生来の殺菌能力と，貪食された菌の遺伝的および表現型の病原性によって決まる（上述）。ほとんどのAMは活性化細胞である（図3-1A）。それらは多くの刺激因子により非特異的に活性化されたものである。その因子に含まれるのは，種々の吸入された粒子の貪食・消化や，そして，時に血管外漏出した赤血球，などである。

ヒト型結核菌が吸入されて7日後には，感染に弱い（感性である）Lurieの近交系ウサギの肺は，耐性のウサギの肺に比べて，20〜30倍多くの生菌を含んでいた[146,150]（図3-2）。したがって，耐性の宿主のAMは感染に弱い宿主のAMに比べて，より多くの吸入菌を破壊し，より効率的に菌増殖を抑制をしたのだろう。別のいい方をすると，マクロファージを活性化させる能力は——非特異的なものも，免疫学的特異的なものも——結核に対する宿主の耐性に影響する遺伝的因子の1つである。

I 概論

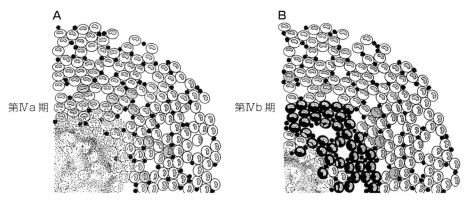

図3-3 A：第Ⅳa期：感性である（感染に弱い）Lurieのウサギでの，4～5週間で形成された結節を示す。それは成長する乾酪中心をもつ。菌はこの中心部の周辺から逃れて，非活性化（能力の低い）マクロファージに貪食される。そのようなマクロファージにおいて，菌は再度増殖に適した細胞内環境をみつける。それらは組織障害性免疫応答がこれらの新しい菌を含んだマクロファージを殺して，乾酪壊死の範囲が拡大するまで続く。このプロセスは何回も繰り返されることもある。生きた組織は破壊され，そして菌はリンパ流や血流によって他の部位に広がり，そこで組織の破壊は続く。いくつかの部分的活性化マクロファージ（薄く塗られている）が含まれているが，これらの感性のウサギは弱いCMIしか発動しないことを示している。この結核のパターンは末期でないヒト免疫不全ウイルス（HIV）／後天性免疫不全症候群（AIDS）の患者など免疫抑制者でみられる。B：第Ⅳb期：耐性のLurieのウサギでみられた，4～5週間で形成された結節を示す。乾酪中心は小さいままであるが，これは乾酪の端から抜け出す菌が，乾酪周囲を囲んだ高度活性化した（能力の高い）マクロファージ（濃い黒）に貪食されるためである。このような活性化マクロファージでは，菌は増殖することができず，最終的には破壊される。そのような効果的なマクロファージはT細胞とそのサイトカインによる活性化の結果である。もし，乾酪中心が固形のまま液化しなければ，疾患はこのCMIの過程で，さらなる組織破壊が起こることなく止められる。このシナリオは健康な免疫正常者で起こる。彼らはツベルクリン反応（ツ反）が陽性であっても，結核の臨床症状も，そして通常X線写真上の異常もみられない。
Tuberculosis : Pathogenesis, Protection, and Control[76] の許可を得て転載（文献69の27ページも参照）。

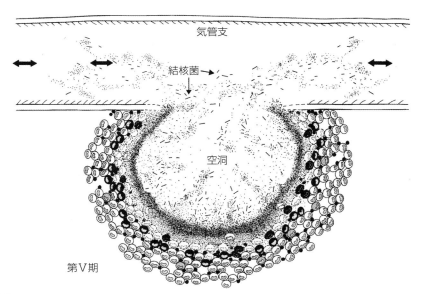

図3-4 第Ⅴ病期：最近形成された小空洞で，液化した乾酪物質を気管に分泌している。この液化物質では，結核菌は細胞外で莫大に増殖する。そのような多量の菌数では，抗菌薬の耐性化につながる突然変異の可能性も増える。加えて，液化した乾酪中の多量の菌とその抗原は，効果的な通常のCMIでもコントロールしきれないほどであり，それらに対するDTHは近傍の組織を破壊する。それには近くの気管壁も含まれる（図示されている）。菌はそれから気道に分泌され，肺の他の部位や環境に播種する。
Tuberculosis : Pathogenesis, Protection, and Control[76] の許可を得て転載（文献69の29ページも参照）。

肺結核の第Ⅱ期：共生

もし，もともと存在するAMが1～3個の菌の吸入核を破壊または抑制することができなければ，菌はマクロファージ（またはその分化した細胞）が破裂するまで増殖する。その菌はそれから，他のAMや非活性化の血流由来単球/マクロファージにより貪食される。マクロファージのどちらのタイプも，菌から放出される化学遊走物質〔例：fMet-Leu-Phe (formylmethionyl-leucyl-phenylalanine)〕や，宿主から放出される化学遊走物質〔例：補体の一部のC5aとサイトカイン単球化学遊走蛋白（cytokine monocyte chemoattractant protein-1：MCP-1）〕により近くに引き付けられる[138]。やがて，血流由来の非活性化マクロファージにより，早期病変を形成していくことになる。そのような病変においては，AMはめったに参加しない。というのも，菌はより中心性に通常存在するが，AMはそれから離れた辺縁に留まっているからである（図3-5）。

血流から侵入してくる未熟なマクロファージは，AMから放出される菌をすみやかに貪食する。それから，共生関係が形成される[4,64-67,76,146,150]。そこでは，宿主のマクロファージも菌も互いに攻撃しない。新しいマクロファージはまだ活性化されてないので，菌を抑制したり破壊したりできない。また，菌もマクロファージを攻撃できない（図3-6）が，それは，宿主がまだ組織障害性DTHを発動していないためだ。時間が経つと，より多くのマクロファージ，より多くの菌が病変に集積する。

この共生期は感染から7～21日後に起こるが，Lurieの耐性と感性のウサギと同じ割合で，菌は対数的に増殖する（図3-2）。明らかに，細胞内の結核菌は未熟なマクロファージの殺菌機構を抑制するが，これは耐性の宿主も感性の宿主も同程度である（後述の「マクロファージによる結核菌の貪食」と「マクロファージによる結核菌の殺菌」を参照）。SmithとHarding[220]によると，モルモットにおけるBCGワクチン群とコントロール群では増殖の平行性が観察された。菌は（in vitro）マクロファージの活性化を阻害するスルファチド（sulfatides）を含む[37,187]。結核菌がマクロファージの殺菌能力を抑制する他のメカニズムは文献38と120でリストアップされている。

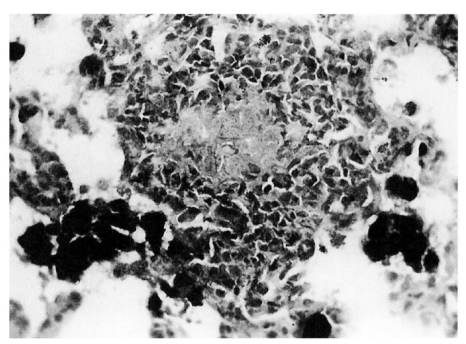

図3-5　ウサギの10日目の肺BCG病変の組織切片　乾酪中心には，崩壊した β-ガラクトシダーゼ陰性の上皮様細胞があり，かすかに染まった結核菌が10個以上みられる（β-ガラクトシダーゼ活性は殺菌性のある活性化マクロファージの組織化学的マーカーである[9,59,74]）。乾酪中心の周囲には，生存能力はあるが活性の乏しい β-ガラクトシダーゼ陰性の血流由来の単核球〔樹状細胞（DC），マクロファージ，リンパ球〕があり，それらがその後の病変部位の運命を左右する。高度に活性化されたAMは β-ガラクトシダーゼに3＋～4＋を示すが，中心の菌からむしろ離れた肺胞スペースの周囲に集積する。この病変は結核菌を静注することでつくられたものではあるが，吸入されて感染した菌も同様に振る舞うはずである。具体的には，活性の弱いAMが初期の菌増殖をコントロールできなければ，菌が放出される。これらの菌と宿主のサイトカインは新しい非活性化マクロファージを血中から遊走させるが，これらは細胞質内で菌の増殖を（抗原特異的T細胞により活性化されるまで）コントロールできない。この写真は以下のことをはっきりと示している。AMは肺結節の運命のコントロールにマイナーな役割しか果たさない。しかし，これらAMは内因性と体外由来の肺胞に侵入する結核菌を殺すのに重要な役割を果たす。倍率×400。
American Journal of Pathology の許可を得て転載[219a]（文献69のページ25を参照）。

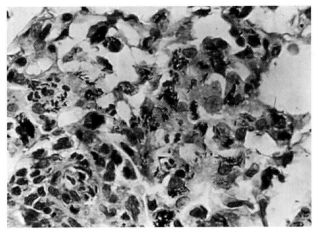

図3-6　Lurieの感性ウサギの結核病変の組織切片　病原性ヒト型結核菌の吸入から2週間後。血流から入った非活性化マクロファージは多数の桿状の抗酸菌を含む。2週間目は第Ⅱ期，共生期の終わりに近い。第Ⅱ期では，菌はこれらの非活性化マクロファージの内部で，細胞を障害することなく対数的に増殖してきた。倍率×855。
American Review of Tuberculosis and Pulmonary Diseases[150] の許可を得て転載（文献69の25ページも参照）。

耐性と感性のウサギで結核菌の増殖を抑制する能力に差がみられるのは，活性化されたマクロファージのみである。AMは結核菌を吸入する前に非特異的に活性化されている。血液由来の単球／マクロファージは主に（T細胞）リンパ球のサイトカインが絡んだ特異的CMIによって活性化される。

組織学的に，感性宿主の病変にいるマクロファージは肺胞内にいることが多く，内部に菌が実際に目視できる（図3-6）[146]。耐性の宿主の病変にいるマクロファージは通常，間質に（例として肺胞壁内部など）存在し，内部に目視される菌がいることは少ない[150]。しかし共生期には，これらの違いが菌成長のスピードに及ぼす影響は少ない（図3-2）。耐性と感性両方のウサギにおいて，新しく血流から入ってきたマクロファージは，その細胞内での菌増殖を同程度にサポートする。耐性ウサギの間質の炎症部位には，より多くの数のリンパ球が含まれる。それらは化学遊走物質，特にケモカイン（後述の「サイトカイン」を参照）により引き寄せられたものである。それらのリンパ球はCMIや第Ⅱ期（共生期）を終了させる組織障害性DTHにおいて重要な役割をもつ。

肺結核の第Ⅲ期：乾酪壊死初期

ウサギにおいて，第Ⅲ期は感染後2〜3週で起こる。それは早期の特異的免疫応答が起こる時期である[65,76]。組織障害性DTH（この病期での主要な反応）が，細胞内での対数的な結核菌増殖を許していたマクロファージを殺し，ヒトやウサギやモルモットで乾酪壊死を産生する。菌増殖に適した細胞内環境は絶滅し，代わりに，固形の乾酪の細胞外環境となる。そこでは菌増殖は抑制される。肺結節での対数的菌増殖は停止する（図3-2）。その代わりに，乾酪中心では菌の休眠状態となり，周囲の生きた組織においては，菌成長と菌破壊の均衡状態となる。

第Ⅱ期（共生期）およびその終わりには，Lurieの感性ウサギの肺は，耐性ウサギの肺に比べて20〜30倍の数の菌を含んでいた（図3-2）。これらの菌のほとんどは，おそらく形成中の結節に存在していた。予想に反して，感性宿主は耐性宿主と同じくらい効果的に菌増殖を抑制した（図3-2）。それはCMIによるものではない。なぜなら，感性宿主は弱いCMIしか産生しない。そして，この病期においては，耐性宿主においても強いCMIはまだ十分に出来ていない。両群のウサギの菌増殖の著しい抑制は，したがって，他の機序によるはずである。それが肺結核の第Ⅲ期で起こる組織障害性DTHである。

前述したように，そのようなDTHは内部で菌を増殖させる非活性化マクロファージを殺す。それにより，菌増殖に適した細胞内環境を除去する。この概念はいくつかの研究グループにより支持されており[30,38,117,119,120,144,186]，何年も前からずっと予測されてきた[39,191]。実は，ロベルト・コッホ（Robert Koch：結核菌の発見者）は，DTHやCMIなどの単語が生まれる前からその現象を論じていた[127]。

しかし，なぜ感性のウサギは，弱いCMI反応しか起こさず，活性の弱いマクロファージしかつくらないのに[146]，耐性のウサギと同様に菌増殖を防ぐことができたのだろうか？　この答えは2つの免疫機序（CMIと組織障害性DTH）が結核菌増殖をコントロールすることにある。Lurieの感性ウサギは弱いCMIを産生するが，強いツ反を起こす。特に，多くの結核菌が体内に存在するとき，菌数が多いほど，より強い抗原刺激を産生する。菌増殖カーブが平行になったとき（図3-2），しばしば感性ウサギは耐性ウサギと同等のツ反を起こす[146]。病変の乾酪中心は，感性ウサギのほうが耐性ウサギよりも大きかった。それは明らかに，より多くの内部に菌を含むマクロファージが存在して殺されたからだ[150]。

結核菌は固形の乾酪物質の内部でも生存できるが，増殖はできない。それは無酸素環境，低いpH，そして，抑制的脂肪酸の存在などによる[107,191]。実は，いくらかの菌は固形の乾酪組織内で何年も生存し続けることもある。この休眠期において，菌は代謝しておらず，したがって，抗菌薬治療にむしろ耐性となる[206]。

端的にいうと，宿主は非活性化マクロファージ内での菌増殖をコントロールするために自分自身の組織を局所的に破壊する。そうしなければ宿主の命にかかわるからだ[39,191]。そのようなコントロールが完成して初めて，CMI（乾酪部位の周囲に高度に活性化されたマクロファージを産生する）は病気の進行を防ぐことができる（図3-7）。

結核での乾酪壊死は，T細胞（細胞毒性T細胞も含む）によるDTHである[30,38,117,119,120,130,144,185,186,202]（表3-1）。この壊死に関係するものには，ほかにも，凝固因子（無酸素症），サイトカイン〔例：腫瘍壊死因子（tumor necrosis factor：TNF）〕[92,114,205-207]，（マクロファージや他の細胞からの）反応性の酸素・窒素中間体[103,126,136,169,226]，そしておそらく，抗原抗体複合体，補体，死菌から放出される毒性物質，などがある。

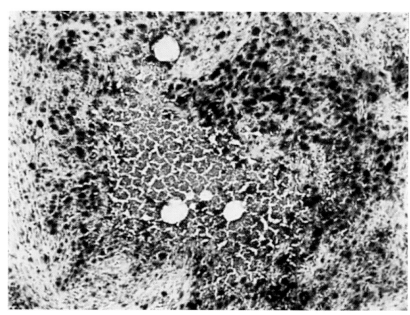

図3-7　ウサギの12日目のBCG皮膚病変の組織切片　高度に活性化したマクロファージ（β-ガラクトシダーゼにより濃く染まっている）が乾酪中心を囲んでいる。菌は死んだ，または死にかけているマクロファージから放出され，細胞内増殖を抑制できるマクロファージにより貪食される。倍率×120。
American Journal of Pathologyの許可を得て転載[219a]（文献69の101ページも参照）。

表3-1　組織障害と乾酪壊死の原因[a]

細胞毒性T細胞とNK細胞
アポトーシスと他の機序に関係

凝血
血栓化による ── マクロファージは凝固因子を産生

毒性の細胞の産物
反応性酸素・窒素中間体；TNFなどの一部のサイトカイン；加水分解性酵素；補体

毒性の菌の産物
正常の結核菌に毒性はないが，破壊されると，毒性産物，たとえば「コードファクター」（トレハロースジミコール酸）などが放出されうる

概観
乾酪壊死は組織障害DTH（局所の高濃度のツベルクリン様産物に対する）により開始される。Th1型リンパ球が，この反応の特異性に関係している

[a] 許可を得て文献78から転載。
NK＝ナチュラルキラー，Th1＝ヘルパーT1型，TNF＝腫瘍壊死因子

ツベルクリン様産物は，乾酪物質の中で重要な役割を果たすようだ。これらの物質[143]，そして他の抗原[3,8,121]は生きた（そしておそらく死んだ）細胞内の菌から放出されるようである。T細胞のツベルクリン様産物に対する感性（DTH）はおそらく，T細胞の菌の他の抗原に対する感性よりも前に起こる。なぜなら，他の抗原の放出は菌を殺し，溶解させることが必要になるかもしれないからだ。したがって，ツベルクリン様蛋白は（そして他の早期に放出される菌産物も），おそらく共生期の対数的菌増殖を止めるのに大きな役割を果たすのだろう。一方で病気の後期には，これらの蛋白が産生する壊死による害のほうが，利益よりも大きくなる（後述の「結核のためのよりよいワクチンの開発」参照）。

もし，細胞毒性DTHが菌を内在するマクロファージの表面にある，菌のツベルクリン様産物に対して向けられるとすると，なぜ周辺の組織にそれだけ大きい障害が起こるのか？　この質問に対する答えは，我々の研究室からの論文に示されている[1b]。すべての炎症反応において，毛細管後小静脈の内皮はサイトカインによって活性化されるが，それはICAM-1，ELAM-1，VCAM-1，そして他の接着因子[1b,118,131,218,227,236]，加えて，主要組織適合遺伝子複合体（major histocompatibility complex：MHC）classⅠとclassⅡ因子[1b,190]の産生を上方調整する。そのような活性化した内皮細胞はしたがって，細胞毒性T細胞に対してツベルクリン様抗原を提示し，その返しに，T細胞は内皮を攻撃し，凝固カスケードを開始させる。TNFの毒性効果に対する強い感性が，他の因子に加えて[142]関係している[91]。局所の血栓化は内皮細胞障害に引き続いて起こる[155]。そして，血栓化は近傍の組織の虚血と壊死を起こす。抗凝固薬を使用することで乾酪壊死の量を減らせるかについてはいまだ研究されていない。

肺結核の第Ⅳ期：CMIと組織障害性DTH

第Ⅳ期において，結核乾酪病変は臨床上，明らかになってくる（少なくとも画像的に）こともあれば，ツ反陽性以外は目に見える感染の証拠はほとんどないこともある。その病変の運命は主にCMIにより左右される。もし，CMIが弱ければ，（Lurieの感性ウサギにみられるように），菌は乾酪中心の端から抜け出して，周

I 概論

囲の活性の乏しいマクロファージに貪食され，細胞内で再度増殖し始める。再度，そのような感染したマクロファージは組織障害性DTHにより殺され，そして乾酪中心は広がって行く（図3-3A）。

もし，病変が退化する場合，Lurieの耐性ウサギでみられたように，乾酪壊死から逃れた菌は周囲に集まった高度活性化したマクロファージにより貪食され破壊，または抑制されている（図3-3Bと図3-7）。これらマクロファージは耐性宿主で発動する強いCMIにより，以前に活性化されたものである[173]。

いずれの場合でも，生きた菌の数は増減することなく安定している（図3-2）。その理由は，(1)菌が休眠化し，結節の乾酪物質内では菌の死はゆっくりであること，(2)あるマクロファージ内での菌増殖とほかのマクロファージでの菌破壊は均衡状態にあること，による。加えて，結核菌は一部のマクロファージ内で休止状態となり，増殖も破壊もされない。

組織学的には，結核病変は耐性と感性のウサギの間では全く異なる。耐性ウサギの病変では壊死が少なく，多くの強活性化マクロファージ（成熟した類上皮細胞）がいる。感性ウサギの病変では，壊死が多く，弱活性化のマクロファージ（未熟な類上皮細胞）が多い。成熟した類上皮細胞，すなわち，強活性化マクロファージ（図3-7）が多いことにより，耐性宿主は病気をコントロールできる[146,148]（50年前には，Lurieは結核菌を破壊できる活性化マクロファージを判別するための組織化学検査を行えなかったが，彼は組織診にてそれらを成熟した類上皮細胞として判別した）。我々は，そのような細胞にβ-ガラクトシダーゼ[9,59,74]や他の生化学的に標識できる酵素[74]が高濃度に含まれることをみつけた。

耐性ウサギや免疫正常な成人のほとんどは，いわゆる成人型結核として発症する。病変の乾酪中心は多くのそのような殺菌性マクロファージ（T細胞サイトカインにより活性化された）で囲まれる（図3-7）。それにより，乾酪中心から逃れた菌は貪食・破壊される。やがて結節は隔絶され，乾酪中心は濃縮され，病気は休止状態となる（通常は一生）。一部の少数の菌はリンパ流や血流に入るが，漂着した場所で加速された結節形成，すなわち，すみやかなCMI反応が起こって，比較的少量の乾酪壊死により局所に多くの活性化マクロファージが産生されて（図3-7）[47,59,62,152,178]，すみやかに破壊される。

感性ウサギ，ヒトの乳児，免疫抑制者は，いわゆる小児型結核として発症する。乾酪中心を囲むのは多くの弱活性化マクロファージであり，細胞内での菌増殖を許す[78,146,148]。これらのマクロファージは通常，組織障害性DTHにより死滅し，乾酪中心は広がる。そのようにして，感性ウサギではこの疾患の第IV期の間に，DTHが結核菌の弱活性化マクロファージ内での細胞内増殖を抑止し，そしてこの過程は乾酪壊死のさらなる拡大へつながる。

病原性ウシ型結核菌に感染した感性ウサギでは，気管気管支リンパ節（そしてしばしば他の部位も）に流れ込んで付着した菌は破壊されない。同じことは，弱いCMIしか発動しないヒトが，病原性ヒト型結核菌に感染した際にもいえる。両方の場合において，複数の進行する（血行性由来の）乾酪結節が体の至る所に出来る。特に肺が多く，宿主は最終的に死に至る[78,146,148]。

そのような弱いCMIの宿主では，ほとんどの肺の二次病変は乾酪した気管気管支リンパ節内の菌から発生している。これらのリンパ節のリンパ流は菌を大血管に運び，右心系に流れ，そこから菌は肺に直接散布される。一次肺病変から血流に入る菌は左心系の肺静脈を通じて全身に散布されるが，直接肺に行くことはない。

一般的に，成人型結核において肺門部リンパ節は小さいままであり，その中の病変も進行せずに止まったままであるが，小児型結核において肺門部リンパ節は腫脹して乾酪化し，時に血流に乗って撒布され，粟粒結核を発症することもある。

肺結核の第V期：液化と空洞形成

◎ 概観 ◎

不幸にも，耐性宿主（免疫正常な成人も含め）でCMIが発達していても，疾患が進行することはある。そのような進行は液化と空洞形成によって起こる。それにより，この病気は人類に長く続いている[39,78,146,148,199]。

液化物質はしばしば（常にではないが）[53]，結核菌にとって増殖に非常に適した培地となる[39,70,77,118a,146]。液化した乾酪において，菌はしばしば細胞外で増殖する（それまでには結核菌は細胞外で増えることはなかった）。それにより，結核菌は時にとてつもなく多い数に増える（図3-8）。DTHの発現のために，ツベルクリン様抗原（大量の菌により産生された）は細胞毒性であり，近傍の気管壁に壊死を起こすこともある。もし，壊死した気管壁が破裂したら，空洞が形成される。それから，菌と液化した乾酪物質は気道に分泌され，肺の他の部位や，そして外界へと広がる。この成人型結核は，空洞内の非常に大量の菌が，宿主に通常存在する強い免疫を圧倒して起こる。

液化した乾酪物質はツベルクリン様抗原が豊富であるため，この物質が肺胞腔に吸い込まれたら，滲出液が出る。したがって，この吸引が多量であれば，乾酪気管支肺炎が起こる（図3-9）。菌は滲出液の中で増殖する必要はない。なぜなら，液化した乾酪内の高濃度のツベルクリン様抗原は，この病型を起こすのに通常十分であるからだ。

抗菌薬に耐性の変異株の菌は，空洞壁内の液化乾酪に大量の菌の中にいることもある。この理由で，結核は通常は同時に複数の抗菌薬で治療を行われる。液化乾酪と空洞は，Lurieの感性ウサギでは起こらない[146,148]が，同様に乳児や重度免疫抑制者では，結核菌に感染してもこれらがみられることは少ない[15,78]。

マクロファージは固形乾酪物質内では生存できない。液化しても，その内部でマクロファージは十分に機能しない[146]。それらは（危険なほど）高濃度のツベルクリンや他の抗原に対して受動的に感性となっている可能性がある。また，入ってくるマクロファージは宿主細胞や菌，または両者からの毒性のある脂肪酸により死んでいる可能性がある[107,191]。したがって，成熟したCMIによ

り産生された活性化マクロファージでさえ，空洞内での細胞外菌増殖に対しては全く無力でコントロールできない。

液化の原因の多くは不明である。そのことに関するレビューとしては，文献70, 77, 245, 247を参照。ウサギの空洞形成の最近の実験に関しては，文献53, 54, 176, 247を参照。加水分解性酵素[77]と菌のツベルクリン様産物に対するDTH[245, 246]が関係している（表3-2）。現時点では，液化を防ぐ治療薬はないが，もし開発されたら，それは生きている菌量を減らし病気をコントロールするうえで，抗菌薬治療の大きな助けになるだろう[70]。

◎ 液化と空洞形成の予防 ◎

液化と空洞形成を防ぐ薬の開発は，これらの病態を再現できる便利な動物モデルがないことにより難渋している。マウスやモルモットは結核を研究するのに最もよく用いられているが，いずれも簡単には肺空洞を形成しない。ウサギはそれができるが，ウサギは購入と飼育がより高価であり，マウスやモルモットを感染させるのに使われる噴霧チェンバーに入りきらない。

液化と空洞形成の研究をスピードアップさせる非常に簡単な方法が最近提唱された[70]。それはウサギの皮膚の液化と潰瘍形成を，肺の液化と空洞形成の代用モデルとして使用するものである（図3-10）。皮膚につくられた病変は乾酪化し，液化して，潰瘍化し，液化した乾酪を分泌する。これら皮膚病変の宿主細胞は，肺空洞性病変の細胞と同じタイプ，すなわち，マクロファージ，リンパ球，樹上細胞（dendritic cell：DC），その他などである。

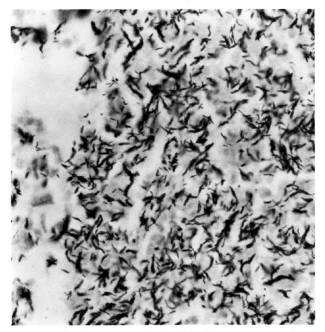

図 3-8 多量に増殖した結核菌が，ウサギの早期の肺空洞壁の液化した乾酪内にみられる。そのような菌増殖は，固形乾酪での休止状態から液化乾酪での細胞外増殖へと菌の代謝が変化する際に起こる。菌増殖が起こるためには，液化乾酪の成分が適したものでなくてはならない[54]。同様の菌増殖は多くのヒトの結核空洞でもみられる。倍率×600。
Clinical and Diagnostic Laboratory Immunology[54] の許可を得て転載（文献69の45ページも参照）。

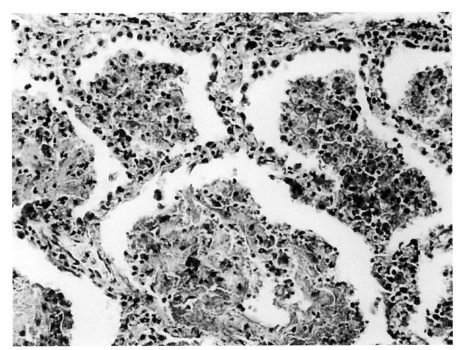

図 3-9　47歳男性の肺の結核性肺炎の組織切片　肺胞腔の細胞浸潤の大多数は乾酪壊死化している。また，細胞浸潤は肺胞隔壁を肥厚化させている。倍率×266。
ジョンズ・ホプキンス大学医学部の病理部門（Department of Pathology, School of Medicine, The Johns Hopkins University）の故 A. R. Rich と W. G. MacCallum の所蔵品より（文献69の41ページも参照）。

I 概論

表3-2 液化の原因と結果[a]

原因
ツベルクリン様産物に対するDTH
加水分解酵素：プロテアーゼ，DNA分解酵素，RNA分解酵素，おそらくリパーゼ

結果
細胞外菌増殖（時に驚くべき数に），そして抗菌薬耐性株変異につながる
気管壁の破壊，そして気道を通じて菌が肺の他部位や他者に拡散する

[a] 許可を得て文献78から転載。

もし，効果的な皮膚の液化阻止物質がみつかったら，もちろん，肺の液化と空洞形成にも効果があるかを評価すべきである。2つの臓器がこの過程に及ぼす影響に違いがあるかどうか，判断する必要がある。

代用モデルでは，生きた（または死んだ）BCG，死んだ（または生きた）病原性の *M. tuberculosis*，または死んだ（または生きた）病原性 *M. bovis* を投与量を調整しながらウサギの皮膚に注入していき，液化と潰瘍形成を起こすのに必要な閾値をみつける。おそらく $10^3 \sim 10^8$ の菌が最適な初回の投与域であろう。しかし，その域は結核菌数の閾値が決定した後には減らされるだろう。菌数の閾値は液化と潰瘍化を皮膚に起こすのに最小の菌数である。効果的な液化阻害因子はその閾値を上昇させ，それにより，液化と潰瘍化は菌量が比較的高い場合のみに起こることとなる。

この方法は，生きた，または死んだ結核菌（またはBCG）が皮膚に液化や潰瘍化を起こすのに必要な閾値を上げる薬剤〔おそらく，プロテイナーゼ・DNA分解酵素・RNA分解酵素および（または）リパーゼの阻害薬〕を探すのに役立つ。もし，死菌か弱毒化した結核菌を使用すると，バイオセーフティlevel 3の施設基準さえも必要とされない。ツベルクリンにすでに感性のウサギは，病変がよりすみやかに潰瘍化する。文献70, 176, 246を参照。

いったん効果的な液化阻害薬がみつかったら，肺での液化と潰瘍形成を防ぐことができるか，ウサギのモデルで検証することができる[53,70,146,176,246]。

成人型結核の肺尖部局在の理由

成人型結核は通常，肺尖部直下に起こる。一方で，小児型結核は通常，中肺野または下肺野に出来る。成人は1日のほとんどを直立位で過ごす。乳児は1日のほとんどを水平位で横になって過ごす。よく実験に使われる動物もまた水平でいるので，少数の結核菌を吸い込んだら，結核病変は背部に出来やすい。

体位が結核病変の部位に影響を及ぼすことは長年，議論の的となってきた。文献172には明快な考察がある。また，文献69にも，さらにいくつか記されている。

以下がその簡単な概略である。

1. 直立位のヒトにおいては，肺尖部には，その下の部位よりも吸い込まれる空気は少ない（下肺への気管は上肺への気管に比べて，よりまっすぐで径が大きい）。したがって，通常の呼吸で肺尖部に到達する埃や菌粒子の数は，肺のほかの部位よりも少ない。よって，肺尖部のAMはより活性化されておらず，そこに到達した少数の結核菌を破壊する能力がより少ない（AMは貪食するほとんどの粒子により，非特異的に活性化される）。

2. 肺尖部においては，血圧がより低い（重力のため）ことにより，血流がより少ない。その結果，初期結核病変の進行を止めるために入ってくるマクロファージや抗原特異的リンパ球の数が少ない。

3. 加えて，血流が少ないので肺尖部の肺胞内の酸素濃度は高く，血液中の二酸化炭素は除かれにくい。酸素と二酸化炭素はともに結核菌の成長を促す。

4. 結核菌と乾酪組織の欠片（それは菌の多くを取り囲んでいる）は脂肪を含んでいて浮きやすい。したがって，直立位の成人においては，血行由来の結核菌は肺動脈を通って肺の上部に行きやすい。内在性の血行由来の結核菌は，幼少期の結核菌初感染の時期に，乾酪性の肺門部リンパ節から肺尖部に到達し，その後，何年も肺尖部で休眠状態となる。または内在性の血行由来の結核菌は，肺門部リンパ節結核の活性化の後に，リ

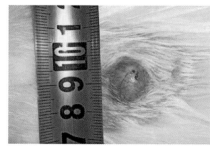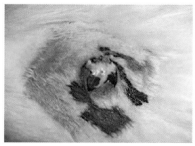

図3-10 BCG皮内注射で形成されたウサギの皮膚の液化と潰瘍化の例　右の写真では，メスで切開され内容物が露出している。
Tuberculosis(Edinburgh)の許可を得て転載[70]。

ンパ流に乗って，右心系への大血管，ひいては肺へドレナージされることで肺尖部に到達することができる(前述の「肺結核の第Ⅳ期」を参照)。

臨床的結核

肺結核はいったんヒトで発症すると，しばしば混在した病像をみせる[39,78,191,199]。結核は局所の病気で，局所の抗原の濃度，局所のマクロファージ活性化の程度，そして局所の結核菌の抗原への受容体をもつリンパ球の数に影響される。それぞれの病変において，あたかも他の病変は存在していないかのように宿主は反応する。したがって，肺のある部位の病変は液化して進行する一方で，同じ肺の他の部位の病変は安定していることもあれば，消退することもある。最後に結核は全体として，増悪と寛解の時期を行ったり来たりする(表3-3)。

小児と成人のタイプの結核は前述されている(肺結核の「第Ⅳ期」と「第Ⅴ期」の項を参照)。

一般的な実験動物における結核

ウサギは，大半の成人でみられる典型的慢性空洞病変の病型に類似した結核を起こす，唯一の一般的な実験動物である[61,70,71,73,100,146]。マウスは弱いツベルクリン感性しか起こさず，結核病変で起こる壊死はヒトやウサギに比べてずっと少ない。マウスの結核は根本的に進行性肉芽腫性疾患である。液化と空洞形成はマウスでは決して起こらない(表3-4)[61,71,100]。

モルモットは比較的強いツベルクリン感性を引き起こし，その群のなかでは最も感染に弱い[61,73,100,146]。それは通常は，乳児や免疫抑制患者に似た，進行性の血行性播種性結核を起こす。空洞形成はモルモットではあまりみられないが，起こりうる[220]。

Lurieは近交系の耐性および感性株のウサギに病原性結核菌を吸入させて感染させた[146]。これらの研究は，初期肺結核の発生，形成，進行(または治癒)の組織病理学的な研究のなかでも，歴史的に主要なものである。それらはヒトの結核においても起こる宿主-寄生物相関についての(他の方法では得られなかった)洞察を生み出した。

感染から5か月，12か月の時点で調べると，ヒト型結核菌の吸入によって出来た肺病変は，耐性，感性両方のウサギにおいて退行していた。感性ウサギでは際立った初期病変があり，しばしば血行性播種性病変を伴っていたが，耐性ウサギにおいては小さい，ほとんど治癒したような初期病変か，より大きな(初期)空洞病変かのいずれかであった。これらの耐性動物においては，肉眼で見えるような播種性病変は，気管を通じて散布を起こしていたはずの空洞病変においてでさえもみられなかった[146]。

両方の株のウサギにおいて，病原性のウシ型結核菌の吸入によって出来た肺病変では治癒することなく，進行性であった[67,146]。感性ウサギは血行性播種性病変により死亡し，耐性ウサギは肺空洞病変からの菌の経気管的散布により死亡した[4,146,1-8]。Lurieの感性ウサギは空洞病変を形成しなかった[146]。

また，動物研究によって結核の感性の遺伝的素因についても明らかになった。耐性株であるC57BL/6とBALB/cのマウスは，感性株のC3H，CBA，DBA/2のマウスより，ずっと長い期間生存した[165]。マウスの遺伝的相関の研究では，1番染色体上に感性を起こす可能性がある部位の存在が示された[128,129]。

多数の遺伝的な違いが，Lurieの耐性と感性ウサギの間では存

表3-3 肺結核の基本タイプ[a]

病変のタイプ
被包化された乾酪性，液化，または石灰化した結節
増殖型の肺病変
浸潤型の肺病変
空洞

病気の種類
小さい明瞭な結節で血行性由来。局所に留まっているか，両肺全体に均等に散らばっているか(粟粒結核)
液化乾酪病変で，空洞形成を伴い経気管的広がりをもつ
進行性，局所破壊性病変

[a] 文献199を改変。

表3-4 さまざまな動物種における結核[a]

種	反応			
	感性	ツベルクリン感性	乾酪壊死	空洞形成
マウス[b]	++	+	+	0
モルモット	+++++	+++	+++++	+
ウサギ[c]	++	++	+++++	++++
ヒト	++	+++++	+++++	++++

[a] *Tuberculosis in Animals and Man*[100]から転載。文献60, 61にも掲載されている。
[b] しかし，C3HeB/FeJマウスは乾酪結核病変をつくるようである[79a,187a]。
[c] ウサギは病原性ヒト型結核菌に対して通常耐性ではあるが，病原性ウシ型結核菌の感染には弱い。他の菌種については両者のタイプでも同様な感性を示す。

在する[146,151]。残念ながら，これらの株は現在は絶滅している。しかし，ある近交系ウサギの株（故 Jeanette Thorbecke により近年開発された）は，市販されている非近交系のニュージーランドシロウサギ〔非近交系ウサギは Lurie の近交系の耐性株と同じくらい耐性である[53]〕よりも結核に対してより感性であることがわかった[85]。Thorbecke のウサギにおいては，市販のウサギと比べて，より大きい結核病変を認め，結核菌量がより多く，成熟した上皮様細胞の数がより少なく，より広範に乾酪壊死が認められた。しかし，ツ反は Thorbecke のウサギにより小さかった。残念ながら，火事のせいで Thorbecke のウサギはもはや入手できない。

新しい結核ワクチンは必ず，ウサギ，マウス，モルモットでまず実験されてからでないと，臨床的治験で使用することはできない。なぜなら，それぞれの種は M. tuberculosis に感染した際に異なる量の DTH と CMI を産生するからだ[71]（後述の「結核のためのよりよいワクチンの開発」を参照）。マウスは弱い DTH を，モルモットは弱い CMI を，そしてウサギは（そしてヒトも）通常，適正な DTH と CMI を産生する。

DTH は弱活性化マクロファージをその内部の生きた結核菌ごと殺傷するが，その菌量は CMI が制御できるよりも多く，また，その結果生じた固形乾酪壊死内では，結核菌は成長しない。したがって，DTH と CMI は両方とも，M. tuberculosis に感染した宿主が生存するのに必要である。すべての結核病変には菌を含んだ弱活性化マクロファージがいくらか存在し[68]，十分な DTH なしには，宿主は最終的には感染症のため死亡する[71]。

簡潔にいうと，マウスは最終的には DTH が弱いために M. tuberculosis の感染症で死亡する。モルモットは CMI が弱いために感染症で結局は死亡する。そして，ウサギとほとんどのヒトは通常，適切な DTH と CMI を産生するので，M. tuberculosis の感染症を食い止める。

アカゲザル（*Macaca mulatta*）とカニクイザル（*Macaca fascicularis*）は M. tuberculosis に対してとても感性である。それは，M. tuberculosis に過去に曝露したことがない隔絶されたヒトの集団のようである[71]。カニクイザル[140a]はアカゲザルよりもいくらか耐性ではあるが，現代のヒト（そしてウサギ）には全く及ばない[71]。

結核へのヒトの感性

ヒトのツ反が陽転化するのに，平均いくつの感染飛沫核（1〜3個の結核菌を含む）を吸入する必要があるのかはわかっていない。推定では，5〜200 とばらつきがある。しかし，ツ反が陽転化しても，活動性結核を生涯に発症するのはたったの10人に1人だけである。別のいい方をすると，ほとんどの人は完全に感染を制御する。

感染の制御は完全に機能している細胞性免疫応答によって起こる。ヒト免疫不全ウイルス（human immunodeficiency virus：HIV）の感染者や他の原因による免疫抑制者は，外から吸入した結核菌により結核を発症しやすいが，加えて何年も前に吸入して内在していた（潜在性の）結核菌により発症しやすい。ツ反陽性の HIV 患者の5〜10％が，次の1年間で再活性化し発症する。対照的に，ツ反陽性の非 HIV 患者の5〜10％が一生涯のどこかで，再活性化し発症する。

免疫抑制が存在しなかったとしても，ヒトが結核に対して明らかに感性の場合がある。一卵性双生児は二卵性双生児と比べて，同様に発症する確率が高い[146]。結核への感性に関する集団観察研究から，結核の高リスクに関連している可能性のある複数の遺伝子的多型性がみつかった。それらには，NRAMP-1（natural-resistance-associated macrophage protein 1），ビタミン D 受容体，MHC に対する遺伝子が含まれる[26,27,42,156,214,215,244]。

ヒトの異なる集団での遺伝的多様性に関する概論は，文献 42, 99a, 223a で述べられている。

第Ⅱ部：結核の免疫学

コメント

この項では，結核感染において役割を果たす，先天性免疫と獲得（適応）免疫の因子について簡単に概略を述べる。より詳細については，免疫学の成書を参照してほしい。本書の第4版，第5版では，この章にさらに引用文献が追加された。結核の免疫学については，文献 46, 71, 96, 123, 179, 210c でまとめられている。

結核の免疫学に関する近年の文献では，免疫応答が始まる機序や，免疫応答が過剰に，もっといえば有害にならないようにする機序についての解析がほとんどである。細胞表面受容体と細胞表面から細胞質，そして核へと輸送する機序も関連している。非常に多くの要素がかかわっている。チェック機構とバランス機序に加えて，促進や退行させる機序があり，相互のシステムにはクモの巣状のつながり（外から中心へ，そしてすべての階層で環状に）がある[155]。もし，ある機序が破綻しても，網全体が違う構造になって再調整する。この比喩は，なぜ1つの受容体やサイトカインや伝搬因子を遺伝的にノックアウトすることが宿主全体の機能に広く影響するかを，うまく説明する。別のいい方をすると，感染を制御するには，**それぞれの受容体，サイトカイン，伝播因子は重要であり，適切に機能しなくてはならない**。

結核の免疫学の概要

CMI と DTH は結核の病原性に重要な役割を果たす[64,65,71,76]。結核菌は宿主でこれらの免疫応答が発現するまでは宿主に明らかな害を及ぼさない。

DTH と CMI は両者ともに Th1 リンパ球によって起こる。ツベルクリン様抗原に対する DTH は，内部に多数増殖した結核菌を含む非活性化マクロファージを殺傷するが，その理由はツベルクリン様抗原の局所濃度が毒性のレベルまですぐに上昇するためである[65,69]。CMI はそのような結核菌の増殖を，マクロファージを活性化させることによって妨害する[65,69]。結核菌を貪食する前に CMI によって活性化されたマクロファージは，結核菌を貪食

した後に活性化されたマクロファージよりも，おそらくより効果的である。

DTHを引き起こす*M. tuberculosis*の抗原は，非常に少ない濃度で活性があるが，一方で，CMIを起こす抗原はより高い濃度でなければ活性がない。ヒトのツ反のためには，精製ツベルクリン蛋白(purified protein derivative：PPD)の1ツベルクリン単位(1 TU)(1番目の強さ)か5 TU(中間の強さ)がしばしば使用される。1 TUは0.00002 mgのPPDが0.1 mLの皮下注量に含まれる。もし，2番目の強さのPPD(250 TU，すなわち0.005 mg)をすでにツ反強陽性とわかっているヒトに皮下注射した場合，注射部位に乾酪壊死を起こすだろう。他のいい方をすると，菌を含んだマクロファージを殺して細胞内菌増殖を止めることができる頃でも，ツベルクリンの濃度はまだ非常に低い。

CMIを引き起こす抗原はまだ十分に判明しておらず，また，その量もわかっていない[71]。一般的に，ツベルクリン液に含まれる結核蛋白やペプチド，炭水化物はDTHをより好むが，炭水化物や脂質で修飾された他の蛋白はCMIを好む(文献69の345ページにレビューあり)。

現在に至るまで，既知の結核抗原について，それぞれの抗原がどれくらいの量のDTHやCMIを起こすのか調べられていない。DTHについては，そのような研究を行うとすると，それぞれの抗原について，ウサギやモルモットにおいて，ツ反陽性(抗原特異的な)を起こす最小濃度や，*in vitro*で生きた結核菌を含むマクロファージを殺す抗原の最小濃度を調べることになるだろう。CMIの場合，そのような研究を行うとすると，それぞれの抗原が病原性結核菌の細胞内増殖を十分抑制できるくらいにマクロファージを活性化する濃度を決定することになるだろう。残念ながら，*in vitro*で発見された濃度は，*in vivo*の局所で発見された濃度と一致するかどうかはわからない。

注目すべきは，肺病変の乾酪壊死の量自体が，CMIで抑制できないほど多数の結核菌を含むマクロファージを殺すDTHの能力を反映していることである。したがって，マウスやモルモットやウサギにおける乾酪壊死の量はこれらの宿主がDTHを産生することができる物差しとなると考えられる。研究動物は動物の種によって皮膚の組成も厚さも異なるため，ツ反は乾酪壊死の量ほどにはDTH機能を反映しない。

細胞性免疫

CMIは抗原特異的Tリンパ球〔Th1(ヘルパーT1型細胞)〕の数が増加することが特徴である。それは，その抗原の存在下では，局所的にサイトカインを産生する。これらサイトカインは，リンパ球や単球/マクロファージ，DCを血流から病変部に呼び寄せて，活性化させる。インターフェロンγ(interferon gamma：IFN-γ)とTNF-αは，主要なマクロファージを活性化させるサイトカインである。IFN-γはまた，単球/マクロファージにおけるインターロイキン(interleukin-2：IL)-2受容体を誘導する[111,231,241]。それによって，(Tリンパ球が特異抗原に曝露して放出する)IL-2は，これらの貪食細胞をより活性化させるサイトカインとなる。活性化されたマクロファージは，活性酸素と活性窒素中間体[103,126,169,226]，リソゾーム酵素，その他の結核菌を殺し，消化する因子を産生する。

獲得性細胞耐性は局所に活性化(殺菌性)マクロファージが存在している(それは，CMI，すなわち抗原刺激されたリンパ球のサイトカインによる)ことが特徴である[16]。単球/マクロファージは，免疫のない活性化していない状態でも結核病変に侵入する。それらは結核菌を簡単に貪食し，結核菌が増殖するのに適した細胞内環境を与えてしまう。これらマクロファージは菌の抗原が存在する場所でのみ活性化して，殺菌能力を発揮するようになる(図3-11と図3-12)。局所に高度活性化マクロファージが多く集中するほど，宿主の結核菌を破壊する能力は高くなる(図3-7)。

この章では，我々はCMIの定義に「獲得性細胞耐性」を含む。とはいっても，獲得性細胞耐性(すなわち，活性化マクロファージ)が結核病変内部で局所的に出来る前から，抗原が存在せずとも全身性に働くCMI(すなわち，広域特異的T細胞の一群)は存在しうる。

遅延型過敏反応(DTH)

DTHは免疫学的にCMIと同じプロセスである。Th1型T細胞とそのサイトカインが関係する。前述したように，DTHとCMIの主要な違いは，それらが発動する抗原の濃度である。DTH抗原は非常に低い局所濃度で菌を含んだマクロファージを殺傷するが，一方で，CMI抗原がマクロファージを活性化して細胞内菌増殖を食い止めるのには明らかにより高い濃度が必要である。非常に高濃度のCMI抗原は壊死を引き起こすが，実はツベルクリン様DTH抗原は，非常に少ない濃度では壊死を起こすことなくマクロファージを活性化させる[10]。ツベルクリン様抗原はDTHを発動する主要なものである。

この章では，我々は組織障害性DTHという単語を，壊死を引き起こす免疫応答の意味で使う。ツ反陽性者において，菌から放出されてツベルクリン様抗原が高濃度に存在して非常に強いDTH反応を起こす場所ではどこでも，そのような壊死が生じる。多くの結核菌(またはその産物)が存在する結核病変においては，そのような高濃度は常に存在する。

CMIとDTHの相乗作用

通性細胞内微生物の制御において，CMIとDTHの役割は20世紀の間ほぼずっと，議論されてきた。菌成長曲線(図3-2)と結核病変の組織像[4,64,65,146,150]を見ると，CMIとDTHの両者が結核菌の増殖をよく抑制することは明らかである。しかし，CMIはマクロファージを活性化することで，それが貪食する菌を殺し，組織障害性DTHは菌を含む(非活性化)マクロファージを周囲組織とともに破壊することで，菌成長に適した細胞内環境を根絶する。

したがって，ツ反陽性者では，強いCMIでも弱いCMIでも，菌成長を食い止めることはできるが，弱いCMIの宿主は自己の

I 概論

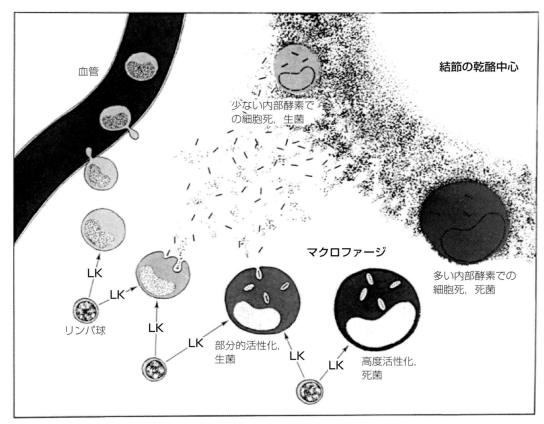

図 3-11 結核病変における CMI により活性化されるマクロファージ 単核貪食細胞は血流から病変に入り，同様に病変に入ってきた抗原特異的 T リンパ球からのサイトカインによって活性化される（"LK" は lympho-kines を意味する．これはリンパ球サイトカインの以前の名称である）．抗原特異的リンパ球は菌とその産物に刺激されたときに，これらサイトカインを産生する．活性化されたマクロファージのみ結核菌を殺すことができるようだ．
Mycobacterial Infections of Zoo Animals[60] の許可を得て転載（文献 69 の 100 ページもまた参照）．

組織により大きい障害を起こしてしまう．十分な CMI をもつヒトは（そしてウサギも）通常，回復していくが，弱い CMI をもつ宿主は通常，過剰な組織破壊のために死亡する．興味深いことに，マウスは DTH は弱いが CMI が強く，モルモットは DTH は強いが CMI が弱い．そして，両者ともに病原性の *M. tuberculosis* に感染すると，通常死亡する[71]．

組織障害性 DTH は局所壊死を起こして，非活性化マクロファージ内での初期の菌増殖を止める（図 3-1C と図 3-2）．しかし，そのような細胞毒性 DTH は病気の進行を止めるには不十分である．これは，生きた結核菌が壊死部位の端から抜け出し，周辺に存在するマクロファージに再度貪食されるからである．周辺のマクロファージが CMI により十分に活性化して初めて，貪食した結核菌を破壊して病気の進行を食い止めることができる．

しかし前述したように，血流からの非活性化マクロファージは結核病変に常に新しく入ってきて[68]，そのいくつかは局所にいる結核菌を貪食する．これらのマクロファージは CMI により活性化していないため，菌は再度細胞内で増殖し始め，組織障害性 DTH がそのような増殖を止める必要がある．このように，結核

のすべての時期を通じて（初期のみならず），DTH は CMI と共同して働く．

たったの数個の結核菌しか含んでいない非活性化マクロファージが，CMI によって活性化されて細胞内増殖を防ぐことができるのかはわかっていない．CMI の主要な働きは直接侵されていない近傍のマクロファージの活性化であるようだ（図 3-7）[59,64,65,76]．これらの活性化された周囲のマクロファージは，乾酪中心から抜け出してきた菌に加えて，DTH により死んだマクロファージから放出される菌をもまた貪食し破壊する（図 3-13）．

マクロファージによる結核菌の貪食

微生物を認識するためには，貪食細胞はまず，菌表面のパターンを認識しなければならない[171a]．パターン認識するマクロファージと DC の受容体には，マンノース受容体，補体受容体，フィブロネクチン受容体，トール様受容体（Toll-like receptor：TLR）などがあり，すべて宿主の内在性免疫応答に含まれる[90a]．

TLR に関しては詳しく研究されてきた[90a,96,164,179]．この受容体の系統には 10 種類含まれており，そのうちいくつかは，リポ蛋白

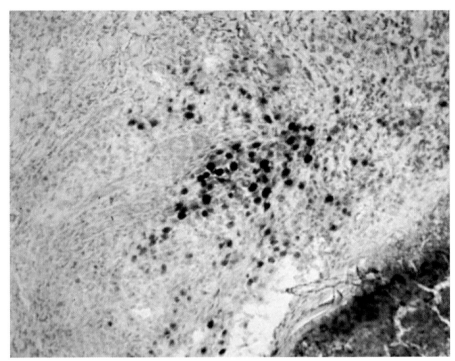

図 3-12　21 日目のウサギの皮膚 BCG 病変の組織切片　リソゾーム酵素の β-ガラクトシダーゼで濃く染まる活性化されたマクロファージ（類上皮細胞）の集団を示している（図 3-5 の説明で述べたように，β-ガラクトシダーゼ活性は，結核菌を殺傷できる活性化マクロファージの組織化学的マーカーである[9,59,74]）。結核の肉芽組織の周囲には何百というマクロファージがいるが，結核菌を殺す力のある活性化されているものは，結核菌（とその産物）が存在している場所にいるマクロファージのみである。別のいい方をすると，獲得性細胞耐性（CMI により産生された）は局所的現象である。マクロファージが β-ガラクトシダーゼにより濃く染まるほど，Lurie が結核菌を破壊すると認識した成熟した類上皮細胞に近づく[9,146]。倍率×160。
Bacteriological Reviews[59] の許可を得て転載（文献 69 の 103 ページも参照）。

や糖脂質（リポアラビノマンナンなど）などのさまざまなマイコバクテリウムの細胞壁の成分を認識する。ヒトのマクロファージの TLR にマイコバクテリウムの 19-kDa リポ蛋白が結合すると，NF-κB を活性化し，IL-12 分泌を誘導し，一酸化窒素合成酵素（nitric oxide synthase：NOS）の発現を増加[31]させる。それらはすべて結核菌の殺傷または抑制にかかわっている。TLR をノックアウトしたマウスの実験は，研究により相反する結果が出ている[2,198,219]。おそらく，感染させる菌量の違い，またはマウスとヒトの種の違いによると思われる。

獲得（適応）免疫が形成された後には，マクロファージは Fc 受容体と補体受容体により抗体-オプソニン化した微生物もまた認識する[90a,155]。

マクロファージによる結核菌の殺菌

前述の受容体のために，*M. tuberculosis* はマクロファージに簡単に結合し，ファゴゾームの中に吸収される。通常は，そのようなファゴゾームはリソゾームと合体して酸化環境となり，多量のリソゾーム酵素が受け渡される。しかし *M. tuberculosis* は，ファゴゾーム-リソゾーム合体とその後のファゴゾームの酸性，殺菌性，加水分解性の区画への成熟を転覆させる[210a]。また，*M. tuberculosis* はリソゾーム酵素による分解に抵抗する。結核菌は多くの殺菌性因子のファゴゾームへの侵入は抑制するが[11]，栄養（トランスフェリンによって運ばれる鉄など）の侵入は許す。文献 188, 210, 210a のレビューを参照のこと。

病原性結核菌の細胞内増殖については，現在活発に研究が行われている分野である。最近の興味深い発見は，マイコバクテリウムが真核生物様のセリン / スレオニンプロテインキナーゼ G（protein kinase G：PknG）を産生することである。それは宿主細胞の細胞小器官の輸送にかかわるシグナル形質変換経路を調整[242]して，それにより，リソゾーム-ファゴゾーム合体を抑制する。テトラヒドロベンザチオフェン（tetrahydrobenzothiophene）は PknG を特異的に抑制するが，結核に対する新しい系統の抗菌薬開発の期待される候補である[242]。

マウスにおいて，イソシトレート・リアーゼ（isocitrate lyase：ICL）は活性化マクロファージの中の抑制されたマイコバクテリウムにより産生されるが，ICL は非活性化マクロファージ中の増殖しているマイコバクテリウムからは産生されない[163,210]。このリアーゼは結核菌が脂質から遊離した脂肪酸の中で生存するのを可能にし，それにより，活性化マクロファージのマイクロビシジンによる死滅を逃れる（文献 163 と 210 にレビューあり）。ICL は

I 概論

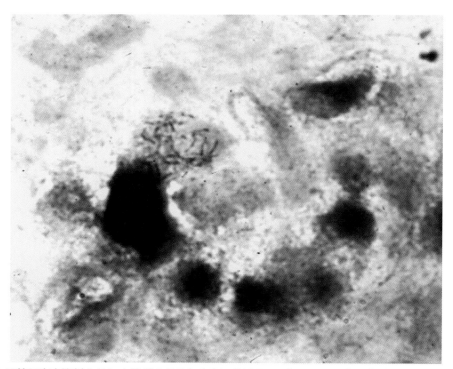

図3-13 21日前に皮内注射されたウサギのBCG病変におけるβ-ガラクトシダーゼ活性と抗酸菌で染色されたマクロファージ 中心付近のマクロファージは，無視できるほどのβ-ガラクトシダーゼ活性を示している。膨大な数の菌を擁しており，破裂している。もう1つのマクロファージ（その近傍にある）は，高度のβ-ガラクトシダーゼ活性を示している。菌は内部に含まれていないが，明らかに，破裂した細胞から放出された菌を貪食している。これら2つの細胞はCMIがどのように働くかを示している。すなわち，CMIは局所的に多くの活性化マクロファージを産生して，不十分なマクロファージから放出される菌を貪食（および破壊）する[9]。他のいくつかの活性化マクロファージもまた写真に示されている。倍率×1,600。
文献59から転載（文献69の102ページも参照）。

マイコバクテリウムには存在するが，哺乳類には存在しないので，新しい抗菌薬の標的となりうる。

マクロファージの防御には，*M. tuberculosis*が非常に感性である反応性窒素中間体（reactive nitrogen intermediate：RNI）と反応性酸素中間体を形成することが含まれる[43a,143a]。マウスにおいて，NOSの化学的抑制またはNOS遺伝子の消去は結核を増悪させる[153,153a,211,212]。結核菌のプロテアソームは，それの宿主RNIに対する耐性に関係している。それはRNI耐性産物を産生する菌遺伝子の転写因子を活性化させることによると思われる[79,189]。

先天性免疫と獲得（適応）免疫との関係

先天性免疫では，病原菌には存在するが自分には存在しない物質を宿主は認識する[171a]。そのような外来の物質の認識（無脊椎動物にも存在する）は，高次動物が抗原提示細胞（antigen-presenting cell：APC）の共刺激因子を上方に調整するのに使われる。これらの共刺激因子は脊椎動物においてTリンパ球の抗原特異的免疫応答が起こるように，上方調整される必要がある。

ほとんどの自己抗原はAPCの共刺激因子を上方調整しない。したがって，自己免疫応答はまれである。共刺激表面因子だけでなく，特異的免疫応答を制御，制限する共抑制表面因子も存在する。いくつかの自己免疫疾患では，自己抗原の共抑制に欠陥があるようだ。APC，T細胞，B細胞が相互に反応する複雑な関係はMatzingerにより明快に説明されている[161]。

獲得免疫において，APCは内在性の受容体を介して，リポポリサッカライドと他の特異的細菌産物を最初に認識する[171a]。それからAPCは，そのB7共刺激因子とMHC class IとclassⅡの表面因子を上方調整する。B7とMHCの両方がAPCがT細胞に抗原提示を行うのに必要である。T細胞上のCD28はB7と結合し，そして，抗原特異α/βT細胞受容体は抗原-MCH複合体と結合する。これらのT細胞はそれから活性化し，同様なクローンを拡大し，脊椎動物に特有の抗原特異的免疫を産生する。活性化したT細胞はまた，さまざまなサイトカイン（以下参照）を分泌し，他の表面分子（CD40のためのリガンド，主要な共刺激因子，Fasのためのリガンド，主要な細胞表面死受容体など）を発現する。

宿主耐性の内在性免疫経路を活性化させる主要なサイトカインはIL-12である。これはマクロファージやDCにより産生されるが，それらは微生物に含まれる物質で刺激される。IL-12はナチュラルキラー（natural killer：NK）細胞とTh1リンパ球の両方を活性化させる。それに続いて，IL-12はリンパ球と貪食細胞に

おける IL-10 産生を誘導し，IL-10 は逆に，IL-12 産生を抑制または制御する[232]。IL-10 はまた，Th2 リンパ球を活性化させる。HIV 患者はしばしば IL-12 を産生する能力に乏しく，この欠陥がそれらの患者が結核に対して感性であることに重要な役割を果たしているようだ[232]。

APC と MHC

T 細胞のための主要な APC はリンパ節の周囲に存在する DC である（表 3-5）[12,14,165a,171a,224]。それらは骨髄で産生され，さまざまな組織に棲みつき，2 段階のプロセスで成熟する。最初は抗原の処理の際，そして次は T 細胞を刺激する際，である。B 細胞のための主要な APC はリンパ濾胞の中にある DC である。マクロファージ，B 細胞，そして他の細胞[222]もまた，抗原を提示することはできるが，DC よりもその効率は悪い。

表 3-5 結核菌に対する特異的および非特異的宿主防御反応にかかわる主要な細胞のタイプ[a]

マクロファージ
マクロファージは単核食細胞系でのエフェクター細胞である。それらは骨髄で産生され，単球として血中を循環し，血中から組織に入るとマクロファージと呼ばれる。非活性化単球／マクロファージは結核菌の内部での増殖を許す。高度活性化マクロファージは結核菌を殺傷または抑制する

リンパ球（T 細胞と B 細胞）
T 細胞（胸腺由来）と B 細胞（哺乳類では骨髄由来，鳥類ではファブリキウス嚢由来）は，宿主の結核菌に対する防御に免疫学的特異性を与える。結核病変において，抗原-活性 T 細胞はサイトカイン産生によりマクロファージを活性化する
T 細胞はさまざまに分類されている。その基準となるのは，(1) 表面マーカー（CD4 と CD8 T 細胞），(2) 受容体（α/β，γ/δ，CD1），(3) 産生するサイトカイン（Th1，Th2，Th17 細胞），(4) その機能（ヘルパー，調整，炎症，細胞毒性 T 細胞）
抗原-活性 B 細胞は抗体を産生する（特に，形質細胞に分化した際に）。結核病変において，抗原-抗体反応は局所に DC，マクロファージ，抗原特異的 T 細胞を集合させる。すなわち，抗体は局所の細胞性免疫応答を促進する

抗原提示細胞（APC）
DC は主要な APC である。DC は感染部位からリンパ節にリンパ流に乗って移動し，そこでリンパ節に再還流してきたリンパ球に対して抗原を提示することにより免疫応答を開始する。DC，マクロファージ，B 細胞はまた，結核病変内のリンパ球にも抗原を提示することができる

ナチュラルキラー（NK）細胞
NK 細胞は，局所にも循環中にも存在し，細胞内微生物（ウイルス，細菌，真菌，寄生虫）に対する初期防御として重要な役割を果たす。結核において，NK 細胞は菌内在マクロファージを殺し，IFN-γ（マクロファージを活性化し，Th1 サイトカイン免疫応答を刺激する）を産生することができる

[a] 文献 78 から転載。

一部の DC は獲得（適応）免疫応答の型と範囲を決定する。未熟な DC から特別な型へ分化していくのは，感染性物質が棲みつく臓器により影響を受ける[161]。

DC は血液中を循環し，結核病変のような炎症の部位に誘導される[36]。DC は炎症反応を開始し発展させるだけではなく，免疫応答を停止または抑制する「免疫寛容原性」DC も存在する[225]。

APC はほとんどの T 細胞に特異的ペプチドの抗原を提示する。MHC のからみでいえば，ある T 細胞はその抗原ペプチドの破片が自身の MHC 分子に結合したときだけ，抗原を認識する，ということである。一般的に，MHC class I 因子は APC 細胞質内で産生されたペプチドを細胞毒性の CD8 T 細胞に提示し，MHC class II 因子は APC エンドソームの中で分解された蛋白をヘルパー CD4 T 細胞に提示する（CD は分化抗原群，すなわち clusters of differentiation の略であり，モノクローナル抗体により認識される細胞表面分子に番号づけをしたものである）。MHC class I 分子は T 細胞の刺激性と抑制性の両方の受容体に働くことができる。このように免疫応答は注意深く制御されている。

MHC は人により異なる。したがって，さまざまな抗原に対する反応も人により異なるが，一部はその人の抗原ペプチドを認識する MHC 分子の結合性による。よって，結核菌の抗原に強い免疫応答を起こす人もいれば，弱い反応しか起こさない人もいる。

ミコール酸とリポアラビノマンナンは結核菌の細胞壁を構成する材料である。それらの脂質と糖脂質の抗原は，MHC class I II ではなく，CD1 表面分子を介して T 細胞に提示されることがわかった[19,116,192,194]。CD1 で制御される T 細胞は，多くの微生物感染の制御に重要な役割を果たすようである。特に，結核菌において重要である[20,116,165a,170,193,194]。そのような CD1 で制御される T 細胞は，病原性 *M. tuberculosis* に感染したマクロファージを融解する[116]。また，これら CD1 T 細胞は高濃度の IFN-γ（マクロファージを活性化させる主要な Th1 サイトカイン）を産生することで[116]，結核菌を破壊またはその増殖を抑制しうる[81,173]。

M. tuberculosis に感染したヒトにおいて，循環する CD8 T 細胞は（MHC class Ia），古典的経路で制御されるもの[139,238]と，非古典的に制御〔group 1 CD1[209]と HLA-E（HLA Ib）[106]〕されるものが同定されている。

リンパ球：T 細胞，B 細胞，CD4 細胞，CD8 細胞，γ/δ T 細胞

◎ 概要 ◎

リンパ球は結核菌に対する宿主 CMI と DTH 反応のための免疫特異性を与える。リンパ球の「記憶」は，すなわち，特異的リンパ球の数が増大していることと同義であり，（それらは多数であるので）内因性または外来性の結核菌が感染した部位においてすみやかな局所 CMI と DTH の再生が可能になる。この項では，主要な型のリンパ球（表 3-5 に列挙する）についてより詳しく記載する。

I 概論

リンパ球は骨髄で発生し，2つの分化の経路をたどる[171a]。Tリンパ球（通常，T細胞と呼ばれる）は胸腺に入り，そこで抗原特異的受容体を産生する（DNA再配列や消去による）。対照的に，Bリンパ球（通常，B細胞と呼ばれる）は骨髄内で抗原特異的受容体を形成する。適した受容体をもつ抗原にさらされたとき，これらのTおよびB細胞は反応してクローン増殖し，莫大な数に増える。

◎ T細胞 ◎

結核において，T細胞は2つの役割があるようである。それらは，(1)活性が低く内部で結核菌が増殖しているマクロファージを殺す作用と，(2)サイトカインを産生してマクロファージを活性化させて結核菌を殺す，または貪食した菌の増殖を抑制できるようにする作用，である。

T細胞は2つのサブセットTh1とTh2に分けられる。産生するサイトカインによって決まるが，混合性の（不均質な）サイトカインのパターンを示すT細胞も時にある[1]（Th1とTh2はそれぞれ，1型と2型とも呼ばれる）。Th1細胞はTh2細胞を抑制し，Th2細胞はTh1細胞を抑制する。

Th1サブセットはIL-2（T細胞増殖を起こす）に加えて，IFN-γとTNF-β（両者ともマクロファージを活性化させる）を産生する。IFN-γはTh2の反応を下方調整する。Th2サブセットはB細胞の抗体産生を誘導するIL-4，IL-5，IL-6，IL-9，IL-10，IL-13を産生する。IL-4，IL-10，IL-13はTh1反応を下方調整する。

マクロファージはTh1細胞の主要な活性化因子であるIL-12を産生し，後にTh1の主要な抑制因子であるIL-10を産生する。Th2細胞はまた，Th1反応が過剰に起こるのを防ぐ役割をもつ。

◎ B細胞 ◎

B細胞は抗体を産生するが，特に，形質細胞に分化した後に産生する。形質細胞はしばしば結核病変に認められる。B細胞は（活性化したら）また，NK細胞（次の項を参照）によるIFN-γの産生を増加させる。NK細胞は，抗体で表面を覆われ結核菌を内在するマクロファージを，抗体依存細胞介在性細胞毒性により破壊できる。

◎ CD4細胞 ◎

MHC class II で制御されるCD4リンパ球は，結核に対する免疫応答におけるキープレイヤーである。なぜなら，それはIFN-γと他の活性化サイトカインを産生するからだ。CD4細胞の数が少ないHIV患者は結核に感染しやすく，より重症化しやすい[43]。マウスでは，CD4細胞の重要性は（CD4特異的抗体による）除去[171]，養子免疫細胞移入[181,182]，ノックアウト手技[40]により証明されている。

◎ CD8細胞 ◎

CD8リンパ球の基本的な役割は細胞介在性細胞毒性であるが，（マクロファージを活性化させる）IFN-γの産生も行う[96,123,179]。CD8細胞[221]かMHC class I 制御細胞[204]のいずれかを欠損させたマウスは，M. tuberculosis の感染をコントロールしづらい。CD8細胞はパーフォリン（細胞溶解素），グランザイム，Fasリガンドを産生することで感染細胞を殺すことができる。パーフォリンは細胞膜に穴を開け，グランザイムとFasリガンドはアポトーシス（プログラム細胞死）を引き起こす[55,109]。細胞毒性CD8リンパ球はまた，Th1とTh2のサブセットに分かれるが，それは産生するサイトカインによって決まる。

CD8T細胞の結核における役割についての詳細は，文献21, 45, 96, 98, 216に記載されている。CD1制御CD8細胞に関する情報は前述の「APCとMHC」の項を参照。

◎ γ/δT細胞 ◎

γδT細胞は，通常のαβ鎖ではなく，γδ鎖で構成される受容体をもっている（文献105を参照）。γδT細胞は以前に考えられていたよりも，微生物に対する宿主反応に幅広い影響を与えるようである。なぜなら，それらはNK細胞，B細胞，他のT細胞の機能に影響を及ぼすが，その機序の1つはIFN-γや他のサイトカインを産生することによる[29,105]。

γδT細胞はαβT細胞よりも早期に活性化され，結核に対する宿主反応の早期に役割を果たすと考えられてきた[88,133]。少なくともγδT細胞の一部は，DCによる通常の処理と提示のプロセスなしに，傷害されていない抗原に直接結合する。γδT細胞は粘膜上皮に多い割合で存在し，抗原に対する気管の感受性に重要な役割を果たす[1,134]。それらはCD1に結合した脂質抗原を認識する（前述）。

Vγ2Vδ2T細胞受容体を発現しているγδT細胞が，ヒトと他の霊長類における循環するγδT細胞の大半を占める[217]が，マウスには存在しない[96,123]。M. tuberculosis の活動性感染をもつ人，または結核患者に最近曝露した医療者においては，血中のγδT細胞が増加している[13,41,44,101,113,140,239]。

NK細胞

NK細胞（表3-5を参照）は末梢血リンパ球分画の5〜10％を占める。それらはマクロファージまたはT細胞に由来するサイトカインの両者に反応して増殖する。NK細胞は大きな顆粒をもつリンパ球の形態をもち，細胞毒性細胞と定義され，表在CD3または多くの他のT細胞受容体を発現していないが，CD56を発現している。

NK細胞はMHC class I と MHCを必要としない受容体の両者をもつが，細胞毒性T（CD8）細胞は，MHC class I 分子に関連した特異的抗原ペプチドしか認識しない。実際には，NK細胞表面受容体と宿主MHC class I 分子の結合は通常，NK細胞の融解作用を停止させる。ウイルスや他の細胞内微生物に感染した細胞はMHC class I 発現が低下（または欠如）しており，NK細胞により融解される。一方で，（通常のレベルのMHC-I を発現している）

健康な細胞は融解されることはない。NK 細胞は過去の感作なしに感染した宿主細胞を殺すことができるので，それらは先天性免疫機構の一部とみなされる[195]。結核において，NK 細胞は早期のIFN-γ の発生源であり，それによりマクロファージを活性化させ，Th1 免疫を増強する。

NK T 細胞（本来は NK1.1 T 細胞）は CD4 陰性で CD8 陰性の細胞で，αβ T 細胞受容体と CD1 T 細胞受容体の両者をもつ[171a]。それらはもっぱら脂質と糖脂質抗原に反応するので，おそらく結核菌に対する早期の宿主反応に役割を果たしている。

NK 細胞と抗酸菌について行われた研究は少ない。ヒトの末梢血単核細胞（peripheral blood mononuclear cells：PBMC）は，NK 細胞と一緒に培養すると，より多くの細胞内 *M. tuberculosis* を殺す[248]。また，ヒトの NK 細胞は（*in vitro* において IL-12で刺激されると），マクロファージを活性化させ，*M. avium* の細胞内増殖を抑制する[28]。マウスにおいては，NK 細胞の除去は*M. avium* の増殖を促進させる[104]。

結核における抗体の働き

結核の病原性において，抗体は今まで重要な働きをするとは全く考えられていなかった。なぜなら，感染していない動物に受動的に抗体を与えても，その後の結核菌感染に全く影響しなかったためである[146,197]。

しかし，我々の研究室での研究[218]では，抗体にそれまで考えられていなかった働きがあることが示唆された。すなわち，強い細胞性免疫をもつ宿主において，抗原-抗体反応はよりすみやかなDTH と CMI を産生する細胞の浸潤を結核菌感染の部位に起こす。別のいい方をすると，抗体は局所の細胞介在性宿主応答を促進させる[218]。

結核菌のさまざまな抗原に対する血中抗体は，すべてのツ反陽性患者に存在する[57,58,132,141]。BCG ワクチンを受けた者，はっきりした結核病変をもたない健常人も含まれる。そのような抗体はすみやかに外来性に（または内在性に）再感染した結核菌と結合する。その結果出来た抗原-抗体反応は，ケモタキシン（たとえば，補体 C5a 成分とおそらくケモカイン）を産生する。これらケモタキシンはすみやかに，血中の DC，マクロファージ，増殖した抗原特異的メモリー T 細胞を菌の存在する部位に誘導する。

DTH と CMI がすみやかに局所産生されることで，顕微鏡的な結節が臨床的に明らかな大きさに成長することを防ぐことができる。端的にいうと，抗体は結核において，増殖した抗原特異的 T 細胞群が存在する場合に有用である。

サイトカイン

サイトカイン[94,175,210c,240]は細胞により産生される蛋白で，組織内の近隣にある別の細胞の行動に影響を与える[171a]。それらは局所のホルモンといってもよく，ケモカイン，IL，IFN，TNF などが含まれる。IL-1 と TNF-α はしばしば最初のサイトカインと考えられている[130a,131]。なぜなら，それらは他のサイトカイン産生を上方調整する傾向があるからだ。サイトカインは相互に作用し合う。ある濃度のサイトカインは刺激することもあるが，より高濃度の同じサイトカインでは抑制することもある[69,175]。

一度細胞から分泌されると，サイトカインは細胞外基質のグリコサミノグリカンに結合し，通常，近くに存在し続ける[155]。しかし，TNF-α は，局所の肥満細胞から分泌されるヘパリン基質の粒子に結合して，リンパ節に運ばれる。サイトカインは結核のマウスモデルで最も研究されているが，モルモット[151a]やウサギ[218,227]では，少数のサイトカインの研究しか行われていない。

Kaplan と同僚ら[25,234,235]はウサギとマウスの両者の結核の制御におけるさまざまなサイトカインのバランスの重要性を過小評価する一連の論文を発表した。彼らはヒトの結核性髄膜炎に類似させて，抗酸菌性髄膜炎のウサギモデルをつくった。TNF の髄液濃度は疾患の重症度と相関していた。それはおそらく，より多くの顆粒球とマクロファージが存在するからだった。

これらのいくつかのサイトカインに関する詳細は後述する。これらの，そして多数の他のサイトカインについてのより完全な論述は，文献 1，171a，210c に記述されている。

(1) ケモカインは化学走化性のサイトカインである。MCP-1 は結核病変の形成に主要な役割を果たすケモカインである[210c,218,227]。MCP-1 はマクロファージやリンパ球を結核菌のいる場所に誘導する[69]。

(2) IL-12 は主に貪食細胞，特に DC によって産生されるサイトカインであり[165a,210c]，微生物を貪食する反応で産生される[43a,165a,233]。IL-12 は NK 細胞と Th1 リンパ球の両者を活性化させ，IFN-γ と TNF-β を産生させる。したがって，IL-12 は結核菌に対する細胞性免疫応答において鍵になるサイトカインである。IL-12 は 35-kDa と 40-kDa ペプチド（p35 と p40）による共有結合二量体である。p40 欠乏マウスは p35 欠乏マウスよりも，より *M. tuberculosis* に弱い[56]。IL-12 をマウスに投与すると，この疾患の生存率が増加する[99,177]。IL-12 の補充は *M. abcessus* の 1 人の患者と薬剤耐性 *M. tuberculosis* の 1 人の患者に対して有効であった[103a,110a]。

(3) 近年，IL-17（Th17 細胞により産生される）は感染早期に重要な役割を果たすことがわかった[171a]。それは局所の線維芽細胞と上皮細胞にサイトカインを産生させて，顆粒球や時にマクロファージもその部位に呼び込む。IL-17 の他の役割は文献 250に簡潔にまとめてある。

(4) TNF-α は通常，単球や組織マクロファージにより分泌される。それは炎症反応を強力に引き起こすので，結核の宿主耐性に欠かせない役割を果たす[168,201,210c]。TNF-α ノックアウトマウス，TNF 受容体ノックアウトマウス，抗 TNF 抗体を投与されているマウスはすべて，より重症化しやすい[18,97,125]。そして，TNF治療は BCG を接種したマウスで有用である[201a]。また，抗TNF-α モノクローナル抗体で治療されている関節リウマチやCrohn 病の患者は結核の再活性化の頻度が高く，全身播種も

しやすい[124,154]。進行した人の結核における悪液質の原因は，部分的には全身性のTNF-αによる[18]。

(5) IFN-γはCD4とCD8 T細胞に加えて，NK細胞からも分泌される[135,184,210c,243]。IFN-γノックアウトマウスはマクロファージの活性化に障害があり，NOSの濃度が低い。これらのマウスでは菌の増殖は抑制されず，すみやかな死が起こった。IFN-γはマウスでの感染を減少させたが，感染を治癒させなかった。IFN-γ受容体欠損の人は非結核性抗酸菌症の発症率が高い[42,86]。IFN-γは宿主耐性において欠かせない役割をもつため，多剤耐性結核の患者にIFN-γをエアロゾルで補充する治療も試みられており，いくらか効果があったとされる[52,86]。

全身性免疫

病原性または非病原性の結核菌に感染した患者の血液やリンパ組織には，感染したことのない患者の血液や組織よりも，結核菌の抗原への特異的受容体をもつTリンパ球がより多くみられる。これらの抗原特異的T細胞のクローン増殖が，免疫産生過程の基礎である。これらの「免疫のある」人が体外または体内からの結核菌に接したとき，多数の特異的（非特異的のものも）T細胞が菌のいる場所に集合する。多数の局所のT細胞は高濃度のサイトカインを産生して，局所のマクロファージの集合，そして活性化を加速させる。それにより，菌は感知できるほど増殖する前に破壊される。形成されていた病変は通常，小さいままに留まり，急速に治癒する。小さい内在性の結節（血行性，リンパ行性，気管源性の）が通常は免疫正常な成人では進行しないのは，そのような加速的な結節形成が理由となっている。

端的にいうと，ツ反陽性で病気をもたない人は抗原特異的T細胞を多くもっており，また，抗原特異的血中抗体ももっている[132]。これらの人において，マクロファージは外来性または内在性の結核菌が存在する場所において，局所的に加速的に活性化される。これらの細胞性免疫の全身性の発現は，局所での獲得（適応）耐性がより速いスピードで起こるのを可能にするために存在する[227]。それが起こるまでは，全身性免疫が病気に及ぼす影響はほとんどまたは全くない。

M. tuberculosis 病原性因子

現代は分子微生物学の時代であり，微生物のゲノムがその病原性を解明するヒントとなり，また，新しい抗菌薬の開発につながる。*M. tuberculosis* のゲノム配列は今は判明しており[32a]，この配列により，*M. tuberculosis* が産生するすべての物質を同定することができる。*M. tuberculosis* のゲノムには次の2つの産生カテゴリーが転写されている。(1)菌の生存を存続させて，存在する場所がどこであろうと増殖できるようにするもの，(2)宿主の先天性または獲得（適応）防御に耐えられるようにするもの。以下に，後者のカテゴリーの例をいくつか示す。(1)フチオセロールジミコセロセート(phthiocerol dimycocerosate)は，抗酸菌の細胞壁をマクロファージによる破壊に抵抗できるようにする[172a]；(2) early-secreted antigenic target 6-kDa protein(ESAT-6)は，RD1遺伝子領域[35,100a,103b]により産生され，（複数の働きの1つとして）細胞内増殖が容易である非活性化マクロファージを引きつける[240a]〔ESAT-6産物の欠損が，BCG（広く使われる結核ワクチン）と，H37Ra（一般的な無毒性研究使用種）の無毒性に関与している〕；(3)細胞表面脂質は *M. tuberculosis* のファゴゾーム内での生存を可能にし，その酸性化と成熟化を防ぐ[210a]；(4)複数の因子は結核のモルモットモデルで結核菌が固形の乾酪壊死内で生存するのを可能にする[1a,54a,115]。

M. tuberculosis の生存と増殖をどこでも可能にしている物質を抑制するような抗菌薬には，多くの他の病原菌にも効果があるかもしれない。しかし，*M. tuberculosis* が宿主の先天性と獲得（適応）防御に耐えられないようにする抗菌薬は通常，*M. tuberculosis* により特異的である。

ゲノムの領域はまだ始まったばかりであり，宿主-寄生体相互作用についてのより多くの因子が，この先数年でみつかるだろう。

結核病変でのマクロファージの代謝回転

マクロファージとリンパ球は乾酪性結核病変の中で常に代謝回転されている。莫大な数のリンパ球がこれらの病変に入り，莫大な数のリンパ球がそこで死ぬ（またはリンパ流に乗って出て行く）[68]。

BCGの静脈注射の後に，獲得（適応）細胞耐性は時間とともに減少する。けれども，そのような耐性は，BCGの再注射によりすみやかに元のレベルまで再上昇する。最初の曝露から，宿主はこれらの抗原に特異的受容体をもつ（クローン増殖した）T細胞を数多くキープしている。BCG抗原に再度曝露すると，これらのT細胞はすみやかにサイトカインを産生し，局所のマクロファージ（とリンパ球）が集合して活性化される。

他のタイプの偏性細胞内寄生菌〔例：リステリア(*Listeria*)やサルモネラ(*Salmonella*)〕を注射しても，BCGに対する免疫はすみやかには再上昇しない[152]。しかし，いったんマクロファージがBCG（特異抗原）により局所で活性化されると，これらのマクロファージは非特異的に（同じ局所にいる）さまざまな偏性細胞内菌を攻撃する。CMIの特異性はTリンパ球にしか存在せず，マクロファージにはない。マクロファージが偏性細胞内寄生菌を殺すのは非特異的にのみである。

Mackanessのグループ[152]は，免疫の（そして追加の）BCGを静注で投与した。この場合に，ほとんどの菌は肝臓や脾臓に集積したが，活性化マクロファージを含む多くの局所病変が形成された。そのようなマクロファージは，さらに追加で注射されて肝臓や脾臓に集まってくる他の偏性細胞内寄生菌をも容易に破壊することができた。

血液中と組織中の特異的T細胞の数は時間とともに減っていく。陽性のツ反も陰転化してしまうこともある。この現象は結核菌とその抗原が宿主から完全に消えてしまった場合に起こることがある。それでも，抗原特異的T細胞は宿主には依然多数おり，

再感染した際に，抗原特異的CMIとDTH(すなわち，ツベルクリン感受性)がすみやかに呼び起こされる．

ツベルクリン反応(ツ反)の予後予測

ツ反の大きさは予後予測にほとんど(または全く)関係しない．それは活動性結核でも結核が休止した後も同様である．活動性結核のとき，大きい反応を示すのは宿主の生来の免疫が高いことや結核への耐性を獲得したことの印かもしれない．なぜなら，それらの宿主は多くのリンパ球とマクロファージを，結核病変やツベルクリン注射部位で集めることができるからである．大きいツ反はまた，生来耐性と獲得耐性が低い印にもなりうる．なぜなら，そのような感染に弱い宿主の病変は多数の菌を含むので，感作のための抗原が高濃度になるからだ．

最初の病気が治癒した後に何年間もツ反が大きいままである場合，おそらく少数の休眠性の菌が不顕性の乾酪部位に存在することを意味する．そのような菌は時が経つにつれて放出されるようだが，それから急速に破壊される．それにより全身の免疫系がブースター効果を受けるが，ツベルクリン感性の程度もその一部である．

反復性ツ反のブースター効果

最近結核菌に感染した個体は，時間が経つと治療の有無にかかわらずツ反陰性になりうる．これら個体の多くにおいて，ツ反で注射されたばかりのツベルクリン(PPD)中の抗原により，ツベルクリン感性が呼び起こされる．そして，その個体が中等度濃度のPPDで再検されたら，3週間前に陰性であったのが，ツ反陽性になることがある．それはツベルクリンそのものによるブースター効果の結果である[51,229]．最初のPPDの注射はツベルクリン感性T細胞の数(すなわち，メモリーT細胞)を次のツ反が行われるとツ反陽性となる十分なレベルまで増大させる．このツベルクリンのブースター効果についての詳細は文献166にまとめられている．

ツ反の陽転化は，最近，M. tuberculosis に感染したためだと早合点しないように，臨床家はブースター効果について知っておかなければならない．

活動性結核の患者における陰性のツ反

臨床的な活動性結核患者において，ツ反が陰性になることもある．しかし，回復してきている場合，患者は再度ツ反陽性を示すようになる．(T細胞の)局在化が皮膚試験が無反応であることの原因かもしれない．肺結核病変には，ほとんどの抗原特異的血中T細胞がそこに集められるために，ツ反が陽性となるには(局所のT細胞が)少なすぎるかもしれない．この概念には以下の根拠がある．病気の組織からの気管肺胞洗浄液や胸水から得られたリンパ球は，末梢血のTリンパ球と比べて，より多くのサイトカインを分泌し，また(特異抗原の存在下で)より増殖しやすい[16,17,203,237]．

ツ反陰性の活動性肺結核患者はまた，末梢血中の抑制性単核球とリンパ球の数がより多い[89,102,108,110,162,203,230,237]．しかし，この事実は結核病変の中のT細胞が抑制されている証拠にはならない．そのような病変では，細胞数の構成は末梢血中のものとは異なる．これは，結核性胸膜炎患者の血液と胸水の細胞の研究(上述したばかりのもの)で示されている．

そのような患者の末梢血では，単核細胞はトランスフォーミング増殖因子β(transforming growth factor beta：TGF-β)とIL-10を産生し，ツベルクリン感性における免疫抑制効果の(少なくとも部分的な)原因となる．

まとめると，活動性結核患者の多くはPPD皮膚試験陰性となる．この免疫抑制は，末梢血中リンパ球を試験管内でPPDとともに培養した際に，クローン増殖とIFN-γとIL-2を産生する能力が減少していることに関係している[90,237]．抑制効果は部分的には，血中の単核球が産生するTGF-βとIL-10の産生による．

このような末梢血中単核球に関する研究が将来の疾患の行方を決定するかは不明である．少なくとも，効果的な抗菌薬治療の最中に，PPD皮膚試験が再度陽転化すること，PPDにより血中リンパ球幼若化現象とIFN-γ産生が再度増殖することは，よい予後の徴候である[90]．

活動性結核の診断的検査の改善

ツ反は，(1)進行性結核病変によるDTHと，(2)環境の抗酸菌またはBCGワクチンまたは非進行性の休眠病変によるDTHを区別できない．ESAT-6は病原性ヒト型結核菌により産生され，BCGや他の多くの環境中の抗酸菌からは産生されないので，ヒトのPBMCに対する in vitro での診断的検査が開発され，エチオピアで試された[80,196]．この検査は，末梢血単核球が5日間の培養とESAT-6の刺激を受けて産生するIFN-γの量を測定する．

この検査の開発初期には，ツ反陽性の活動性(塗抹陽性の)結核同居接触者において，PBMCによるIFN-γ産生量が決められた[84]．2年後に，これらの接触者が臨床的結核をもつかが調べられた．2年後に臨床的活動性結核を発症した同居接触者は，PBMCのIFN-γ産生量が高値であった．一方で，PBMCによるIFN-γが低い値だった者は健康なままであった．in vitro の抗原としてツベルクリン(PPD)を使った平行試験では，2群の間で差はみられなかった．明らかに，早期進行性結核をもつ接触者は，ESAT-6に反応できる血中リンパ球の数の増加により判定することができた．

これは，検査でツ反陽性患者における進行性初期結核病変(抗菌薬で治療すべき)の者と，非進行性病変(抗菌薬治療を必要としない)の者を区別できる最初の検査であった．今後の追試で同様の結果が確認されれば，in vitro のESAT-6検査はこの疾患のコントロールに重要な一歩となるだろう．

クォンティフェロン®(QuantiFERON®)と類似の結核検査についてはChapter 5に詳細を記述する．

I 概論

肺結核病変形成におけるワクチンの影響

予防接種は結核菌の感染成立を防ぐことはできない[228]。それは，顕微鏡的結節が形成された後に疾患の進行を防ぐことができるだけである。ワクチンを受けた（通常はツ反陽性の）患者においては，吸入された病原性結核菌は活性化マクロファージにより貪食される。これらの高度活性細胞は通常，予防接種の有無にかかわらず，吸入結核菌が増殖する前にそれらを破壊する。BCG 予防接種から1〜2年後には，ごく少数を残してすべてのBCGはなくなってしまう。その時点では，予防接種の有無によるAMの数や殺菌能力に差はないことが予想される。したがって，予防接種した宿主もしていない者も，最初に破壊する吸入した病原菌の数は同じである。または増殖を許す菌の数は同じである。

最初に吸入されたばかりのときは，1〜3個の菌の単位（それが肺胞に到達できるほど長い時間，空気中に浮遊していられる唯一の量である）は免疫系を刺激するには不十分な量の抗原しか含んでいない。しかし，いったんこの菌単位が増殖し始めると，十分に増えた抗原がリンパ球により認識される。この時点から，ワクチンを受けた患者と受けていない患者の反応の違いがみられるようになる。ワクチンを受けた宿主においては，結節形成が加速化する。すなわち，局所のリンパ球とマクロファージの集合と，それらの活性化がすみやかに起こる。この加速的な免疫応答がしばしば早期の感染巣を休止化させ，結果的に臨床的結核に進展するのを予防する[66,71]。ワクチンを受けていない宿主においては，リンパ球とマクロファージの活性化はより緩やかなペースで起こるため，臨床的結核がより高頻度でみられる。

小さい休止した結核病変はヒトとウサギでは違った様相を示す。ヒトは菌のツベルクリン様産物に非常に感性があるため，顕微鏡的結核病変でもすぐに乾酪化する。実際，すべてのツ反陽性の人において，（臨床的に明らかな病気なしに）石灰化した休止乾酪化病変（通常，0.5〜1 mm）が長い年月が経過した剖検においてみつかる[228]。

ウサギのツベルクリン感性はヒトのツベルクリン感性よりもずっと低い。よって，ウサギにおいては，病原性ヒト型結核菌を吸入した後に，多くの顕微鏡的結核病変は乾酪化（または石灰化）することなく，後には検出されなくなる。けれども，ヒトにおいて[228]もウサギにおいても[63,66,71,146,149]，BCGワクチンはいったん免疫がついたら，結核病変の進行を減らす。

結核のためのよりよいワクチンの開発 (Chapter 10 参照)

結核のワクチン開発に取り組んでいる研究者にとっての課題は，(1) BCGよりもより**強力に**マクロファージを活性化するT細胞を産生して，菌を破壊する（CMI）抗原で，かつ(2) BCGより乾酪壊死と液化を起こす[70] T細胞産生（「病理学的に」組織障害性DTHと定義する）がより**弱い**抗原，を探すことである。別のいい方をすると，現在利用可能なBCGよりも，より高い「CMI／組織障害性DTH比」を産生するワクチンが必要とされている。

CMIとDTHはいずれも，結核菌のさまざまな抗原に対する特異的受容体をもつTリンパ球によりつくられる免疫学的プロセスである。これらの特異的T細胞はマクロファージや他のリンパ球を抗原の存在する場所に引き寄せる。そこでは，マクロファージとTリンパ球は互いに活性化し合うと同時に，自分と同じ細胞型の他の細胞をも活性化させる。

ウサギ，モルモット，ヒトにおいて，いくらかの組織壊死（DTH）は，非活性化マクロファージ内部での結核菌の対数的増殖を止めるためには明らかに必要なことである。したがって，ツベルクリン感性を減らしたワクチンでは，他のワクチンと比べて同じくらいの効果が得られるかが問題となる。その答えはYesであるようだ。

英国医学研究審議会（British Medical Research Council）の治験においては，あるロットのハタネズミ桿菌（*M. microti*）のワクチンではツ反陽性を起こした頻度が高かったが，別のロットはそうでなかった。それにもかかわらず，2つのロットは同様に，結核に対して高い防御能力を示した[49]。これと，BCGの別の株を用いた他の研究[93]は，ヒトを守るために強いツ反陽性を示す抗原は必要ないことを明らかに示している。

結核の病原性と照らし合わせると，これらの発見が示しているのは，非活性化マクロファージ（内部で菌が対数的に細胞内増殖している）を殺すのは，ツベルクリン様抗原だけではない，ということだ。明らかに他の菌抗原も，適当な濃度に達したら，それに対するDTH反応によって起こることもある。実は，マウスモデルでは，防御免疫を伝達するリンパ球はツベルクリン感性を伝達するものと異なることがある[182]。

現在の種のBCGよりも優れたワクチンは，強いCMIを引き起こし，ツベルクリンに対する感性はほとんどまたは全くないものであろう。好ましい抗原性の結核菌の一部は（おそらく，一種の蛋白にある炭水化物や脂質を組み合わせたものであろう）CMIを刺激するが，組織障害性DTHは最小限であろう。一方で，有害な抗原（おそらくツ反を引き起こす結核蛋白）は，より多くの組織障害性DTH（乾酪化と液化）を起こし，CMIは少ない。

これまでに，ツ反を起こす結核蛋白が防御的であると証明されたことはない[56a,146,197a]。実は結核蛋白は，ツ反陽性者において，安全とされる濃度を超えると重度の壊死を引き起こすことがある[199]。他の抗原はツベルクリン感性を産生することなく効果的な免疫を起こすかもしれない。けれども，この原理はまだしっかりと定まってはいない。これらの菌の炭水化物部分，そして生きた結核菌から分泌される蛋白の役割については，さらなる研究が必要である[213a]。

結核のワクチンの補助において，近年追加の洞察があった[227]。皮膚BCG病変において，サイトカイン（特にケモカイン）mRNAと蛋白を含む単核細胞の割合は，最初の3日間が最も高かった。この発見は，最も効果的な結核ワクチンが，最も適切な抗酸菌の抗原だけでなく，多数のマクロファージやリンパ球，DCを抗原の存在する局所に呼び込む抗酸菌免疫補助剤をもまた含むことを示唆する。

Chapter 3 病態生理学と免疫学

遺伝子組み換え BCG ワクチンは，従来の BCG ワクチンよりもよりよい可能性がある[5, 32, 48, 71, 112, 112a, 180]。そのようなワクチンを産生するには，追加抗原の DNA を BCG ゲノムに追加する。これらの抗原は BCG の病原性を増すかもしれないので，ヒトでの治験が行われる前に，動物モデルでの慎重な検討が行われるべきであろう。

DNA ワクチンは 1 個以上の抗酸菌抗原の DNA がプラスミドに含まれていて，通常は筋肉注射される。そのような DNA ワクチンは，マウスやモルモットの病原性結核菌に対する免疫を高めるものの，BCG には勝っておらず，免疫の持続時間も短い（文献 5 と 32 にレビュー）。

最後に，BCG と 1 つ以上の抗酸菌抗原（DNA ワクチンにより産生されたもの[145]も含む）によるブースター予防接種から成るコンビネーションワクチンはおそらく，活動性結核に対して最も効果的な予防効果をもつだろう[5, 6, 32, 34, 48, 71, 112a]。そのようなブースターに含まれる抗原は，あたかもこの抗原が生ワクチンそのものに含まれているかのように，適切な T リンパ球の集団を増殖させるだろう。しかし，それらはおそらく，1 回以上の再接種を必要とするだろう。

BCG は宿主に長い年月残存する傾向があるため，さまざまなウイルスや，細菌，寄生虫などの微生物からの特異抗原を含む遺伝子組み換え BCG ワクチンが研究されている[179a]。

文献 5, 6, 32, 48, 122, 183, 208, 249 と Chapter 10 は，いくつかの新しく開発された結核ワクチンについてレビューしている。

すべての新しい結核ワクチンはまず，すべての一般的な実験動物で検証されなければならない。なぜなら，それぞれの種はそれぞれの抗原に対して独自の特異的な反応を示すからである[71]。マウスはワクチンの DTH を起こす M. tuberculosis 抗原に反応が悪いが，CMI を起こす M. tuberculosis 抗原にはよく反応し，最終的には病気で死ぬ。モルモットは DTH を起こすワクチンの M. tuberculosis 抗原にはよく反応するが，CMI を起こす M. tuberculosis 抗原には反応が悪く，最終的には病気で死ぬ。しかし，ウサギとヒトは DTH と CMI の抗原両者によく反応し，通常，M. tuberculosis の感染をコントロールする。これらの動物でのさまざまな M. tuberculosis 抗原に対する反応の違いがあることから，たった 1 種類の実験動物での新しいワクチンは，ヒトに免疫をつけるために重要ないくつかの抗原を欠いている可能性がある。したがって，3 つすべての動物モデル（おそらくサルも）が，結核ワクチンの候補の前臨床試験段階で使われなければならない[71]。

ツベルクリン様抗原をほとんどまたは全く含んでいないワクチンの利点

BCG からツベルクリン様抗原をなくすことには多くの利点がある（表 3-6）[63]。

(1) ワクチンを受けた者はツ反陽性にならないので，ツ反はワクチンを受けた後もなお，病原性結核菌感染の診断に有効な手段となる。

ESAT-6 と culture filtrate protein 10 (CFP-10) 抗原は BCG には含まれていない[6, 7]。末梢血白血球の in vitro での ESAT-6 と CFP-10 での刺激による IFN-γ 産生により，BCG によるツ反陽性者と病原性結核菌によるツ反陽性者を区別することができる。結核の免疫を高めるためのこれらの抗原の使用は現在研究中である[6, 7]。

(2) そのようなワクチンはツ反陽性者にも害を及ぼすことなく投与することができ，おそらく利点がある。それは，結核菌の防御的抗原に反応して T 細胞の集団を拡大させるが，ツベルクリンの抗原に反応するしばしば有害な T 細胞集団は増やさない。したがって，既存の結核の潜在性（もしくは活動性さえも）病変は，有用な T 細胞とマクロファージが豊富な集団に取り囲まれるので進行しづらくなる。

(3) ツベルクリン様抗原を含まないワクチンは DTH をほとんどまたは全く産生しないので，1 回以上投与することができ，高いレベルの免疫を獲得できる（特に高リスク群において）。

(4) もし利用可能となったら，そのようなワクチンは最近ツ反陽転化した人の予防治療において，イソニアジド（INH）に取って代わる可能性がある。INH をそのようなワクチンに置き換えることで，INH の肝毒性と INH の菌耐性化のリスクをなくすことができる。

結核ワクチンとクリティカル抗原への免疫

クリティカル抗原とは，M. tuberculosis が宿主で生存可能にする重要な因子となる抗原である[71]。残念ながら，クリティカル抗原を予防的免疫と免疫治療の両方に使用することはまだ開発段階である（文献 6, 7, 83a, 112a, 208, 208a でレビュー）。

予防的には，クリティカル抗原を含むワクチンは関係する Th1 リンパ球集団を拡大させ，その後に病原性 M. tuberculosis に曝露した際，この Th1 集団はさらに増大する。たとえ，感染した病原株が少量のクリティカル抗原しか含まなかったとしても。したがって，クリティカル抗原の予防的ワクチンは，ワクチン非接種者が活動性結核感染を起こしたとき以上に，宿主耐性を高める。すでに活動性結核を発症した患者においてクリティカル抗原を使った免疫治療は，同様な好ましい効果をもつだろう。これらの

表 3-6　強い CMI と弱い組織障害性 DTH を産生する結核ワクチンの利点（特にツベルクリン感性をほとんどまたは全く産生しない場合）[a]

臨床的結核を予防するため（予防投与）
臨床的結核を治療するため（免疫治療）
PPD 陽性者に対して（おそらく）無害なワクチンを投与するため
繰り返しワクチンを接種して免疫をさらに高めるため（現在の BCG ワクチンでは推奨されない）

[a] Elsevier の許可を得て文献 63 から転載。

I 概論

抗原は宿主内での *M. tuberculosis* の生存にそれほど必要なものであるからだ。

生きた弱毒化結核菌（通常 BCG）による第1のワクチンを打ち，数か月か数年後に，クリティカル抗原によるブースターワクチンを接種することの効果は現在研究中である（Chapter 10 を参照）。この2段階ワクチンレジメンは最も有望である。なぜなら，それは傷害されていない生きた結核菌からの複数の抗原に，宿主耐性により大きな効果をもつとされるクリティカル抗原を組み合わせてあるからだ。

免疫優勢の分泌抗原 85A（MVA85A）を発現する修飾ワクシニアウイルスアンカラは，BCG または自然獲得による（休止または潜在性）結核感染によるツ反陽性者におけるブースターワクチンとして，すでに臨床的治験の段階である[83a, 163a, 163b, 210b]。MVA85A ブースターワクチンを受けた者が，BCG ワクチンを受けたがブースターを受けなかった者に比べて臨床的結核を発現する頻度が少ないかどうかを判定するには，まだ時期早尚である。

ESAT-6，CFP-10，遺伝的組み換え融合蛋白 Mtb72F と，文献 6, 7, 103c にリストされたその他のものは，宿主の免疫応答をブーストするのに有望なクリティカル抗原である可能性がある[208a]。しかしこれまでのところ，ESAT-6 と CFP-10 は主にヒトの PBMC とともに，次の目的で使われている。(1) 潜在性および活動性結核を診断するため；(2) 結核ワクチンの新規免疫応答を確認するため[83a, 163a, 163b, 210b]。

M. tuberculosis のゲノムが今は判明しているため，多くのクリティカル抗原が近い将来に検査として利用可能になるはずだ（文献 180a に論述）。これら *M. tuberculosis* の抗原のいくつかは，他のものよりも結核菌の増殖をコントロールするのにより効果が高い（またはクリティカルである）可能性がある。最良の結核ワクチンは，それらクリティカル抗原の効果を最も増幅させるものであろう。ウサギにおいての肺結節数のカウントを，現在の結核ワクチンのための抗原選択方法に加えることで，その選択をより正確なものにすることができるはずである[71]。

第III部：結論

1. ヒトでは，ほとんどの肺の AM は非特異的活性が高い状態である。そのような活性化マクロファージは吸入した結核菌をすぐに貪食して殺してしまい，宿主への感染を防ぐ。これが最もよく起こる状況であり，ツ反は陰性のままである。

2. しかし，もし，吸入した結核菌が活性が弱い AM に貪食された場合，菌は増殖し，遂にはマクロファージを殺してしまう。それから，ほとんどの放出された菌は（血行由来の）非活性化マクロファージにより貪食され，その中で菌は対数的に増殖する。この場合，小結節が形成され，ツ反は陽性となる。

3. 組織障害性 DTH（菌の抗原に対する）は，宿主が非活性化マクロファージ内での菌増殖を止める主な機序である。DTH はこれらのマクロファージとその周囲組織を殺すことでそれを達成する。結核菌は残された（固形の）乾酪壊死組織内では，有効に分裂することができない。

4. もし，結核菌が頻繁に乾酪部位の端から抜け出すとしたら，非活性化マクロファージがそれらを貪食し，そして細胞内での増殖を許す。それから DTH は，これらのマクロファージと近傍組織を殺す。放出された菌は血流に入って，体中に進行性病変を形成する可能性がある。これが小児型播種性結核であり，しばしば宿主は死に至る。

5. しかし，DTH と同時に CMI が産生される。CMI は乾酪中心の周囲を取り囲むマクロファージを活性化させる。これらの活性化マクロファージは結核菌を貪食して殺すことができるので，病気の進行を食い止める（CMI はマクロファージ活性化サイトカインを産生する抗原特異的 T リンパにより起こる）。したがって，宿主組織が破壊され続けることはもはやない。なぜなら，菌はその頃には，高度活性化マクロファージの中に寄生しているので，菌増殖は食い止められ，病気は休止するからである。

6. 最後に，もし固形乾酪組織が液化すると，結核菌は細胞外でも増殖することができ（病気の経過のなかで初めて），時に膨大な数になる。そのような多数の菌は，たとえ免疫が強い宿主においても，殺すことも抑制することもできない。組織障害性 DTH のため，菌および（または）ツベルクリン様産物は，気管壁を破壊し，空洞を形成する。菌はそれから，気管を通じて肺の他の部位や外界へと拡散する。また，莫大な数の活発に増幅する菌の中では，抗菌薬耐性変異株が発生することもある。

7. もし，遺伝子組み換え BCG 株が，高度の CMI を産生するがツベルクリン感性はほとんどか全くないものであれば，現在使用されている BCG 株よりもさらに効率的であるかもしれない。そのような BCG ワクチンは CMI を産生する T 細胞集団を拡大させ，DTH（乾酪壊死）を産生する T 細胞集団はそれほど拡大しない。そのようなワクチンを打った宿主においての病原性菌による病変には，マクロファージの活性化を起こす（CMI）T 細胞（記憶集団由来）がより多く含まれ，組織壊死（と液化）を起こす（CMI はほとんど起こさない）ツベルクリン反応性 T 細胞は比較的少ない。同じ結果は抗原によるブースターワクチン（時に最初に BCG 接種の後に）を投与したときにもみられる。そのなかには，ESAT-6 や CFP-10 があり，CMI は起こすが，ツベルクリン感性は起こさない。

8. 液化の量を減らす治療薬は，結核治療や，他者への病気の拡散予防に大いに役立つであろう。けれども，我々の知る限り，そのような薬を現在開発している研究はほとんどまたは全くない。我々は最近，抗液化薬の効果を確認する単純な方法を提案した。それはウサギの皮膚において，生きた，または死んだ結核菌により産生される液化や潰瘍化の減少を測定することである[70]。

9. 菌増殖にかかわる結核の病原性（第I部）については，表 3-7

表3-7　結核菌の増殖と宿主反応
菌の増殖なし：病気なし，CMIなし，DTHなし
菌は乾酪部位で休止状態：休止病変，CMIは強い，DTHは強い～弱い～ほとんどない
菌の細胞内増殖：乾酪病変，血行性拡大，CMIは弱い，DTHはしばしば強い
菌の細胞外増殖：空洞形成，経気管的拡大，乾酪性気管支肺炎，CMIは強い（時に多量の菌に負けることもあり），DTHは通常強い

にまとめた。

10. 結核の病原性に直接影響のある免疫学における主要な研究の進歩については，第Ⅱ部に記述した。それらには，先天性免疫と獲得免疫の間の相互作用，サイトカイン間の相互作用，炎症と免疫応答の両者の上方調整と下方調整などが含まれる。

謝辞：これら結核の病原性の原理の多くは，Max B. Lurie により確立された。彼と（筆者の）A. M. D. は，ペンシルベニア大学（University of Pennsylvania）で12年間，ともに過ごした。Dr. Lurieのこの病気の機序に関する考察は鋭く，また包括的である。

我々と同じWelch Libraryに所属するLori RosmanとIvy L. Garnerに心から感謝する。彼らは原稿の体裁を整えるのを手伝ってくれた。図3-1，図3-3，図3-4はRoberta R. ProctorとLester J. Dyerにより描かれた。図3-11はJoseph M. Dieter, Jrにより描かれた。図3-10はLanzhou University (Lanzhou, China) のBingdong Zhuと，ジョンズ・ホプキンス大学（Johns Hopkins Uniersity）(Baltimore, MD) のYing Zhangにより提供された。

◎ 文献 ◎

1. **Abbas, A. K., and A. H. Lichtman.** 2008. *Basic Immunology: Functions and Disorders of the Immune System*, 3rd ed. Saunders/Elsevier, Philadelphia, PA.
1a. **Abdul-Majid, K.-B., L. H. Ly, P. J. Converse, D. E. Geiman, D. N. McMurray, and W. R. Bishai.** 2008. Altered cellular infiltration and cytokine levels during early *Mycobacterium tuberculosis sigC* mutant infection are associated with late-stage disease attenuation and milder immunopathology in mice. *BMC Microbiology* **8:**151.
1b. **Abe, Y., K. Sugisaki, and A. M. Dannenberg, Jr.** 1996. Rabbit vascular endothelial adhesion molecules: ELAM-1 is most elevated in acute inflammation, whereas VCAM-1 and ICAM-1 predominate in chronic inflammation. *J. Leukoc. Biol.* **60:**692–703.
2. **Abel, B., N. Thieblemont, V. J. Quesniaux, N. Brown, J. Mpagi, K. Miyake, F. Bihl, and B. Ryffel.** 2002. Toll-like receptor 4 expression is required to control chronic *Mycobacterium tuberculosis* infection in mice. *J. Immunol.* **169:**3155–3162.
3. **Abou-Zeid, C., I. Smith, J. M. Grange, T. L. Ratliff, J. Steele, and G. A. Rook.** 1988. The secreted antigens of *Mycobacterium tuberculosis* and their relationship to those recognized by the available antibodies. *J. Gen. Microbiol.* **134:**531–538.
4. **Allison, M. J., P. Zappasodi, and M. P. Lurie.** 1962. Host-parasite relationships in natively resistant and susceptible rabbits on quantitative inhalation of tubercle bacilli. Their significance for the nature of genetic resistance. *Am. Rev. Respir. Dis.* **85:**553–569.
5. **Andersen, P.** 2001. TB vaccines: progress and problems. *Trends Immunol.* **22:**160–168.
6. **Andersen, P.** 2007. Tuberculosis vaccines—an update. *Nat. Rev. Microbiol.* **5:**484–487.
7. **Andersen, P.** 2007. Vaccine strategies against latent tuberculosis infection. *Trends Microbiol.* **15:**7–13.
8. **Andersen, P., D. Askgaard, L. Ljungqvist, J. Bennedsen, and I. Heron.** 1991. Proteins released from *Mycobacterium tuberculosis* during growth. *Infect. Immun.* **59:**1905–1910.
9. **Ando, M., A. M. Dannenberg, Jr., M. Sugimoto, and B. S. Tepper.** 1977. Histochemical studies relating the activation of macrophages to the intracellular destruction of tubercle bacilli. *Am. J. Pathol.* **86:**623–634.
10. **Ando, M.** 1973. Macrophage activation in tuberculin reactions of rabbits with primary BCG infection and reinfection. *J. Reticuloendothel. Soc.* **14:**132–145.
11. **Armstrong, J. A., and P. D. Hart.** 1971. Response of cultured macrophages to *Mycobacterium tuberculosis*, with observations on fusion of lysosomes with phagosomes. *J. Exp. Med.* **134:**713–740.
12. **Austyn, J. M.** 1996. New insights into the mobilization and phagocytic activity of dendritic cells. *J. Exp. Med.* **183:**1287–1292.
13. **Balbi, B., M. T. Valle, S. Oddera, D. Giunti, F. Manca, G. A. Rossi, and L. Allegra.** 1993. T-lymphocytes with gamma delta+ V delta 2+ antigen receptors are present in increased proportions in a fraction of patients with tuberculosis or with sarcoidosis. *Am. Rev. Respir. Dis.* **148:**1685–1690.
14. **Banchereau, J., and R. M. Steinman.** 1998. Dendritic cells and the control of immunity. *Nature* **392:**245–252.
15. **Barnes, P. F., A. B. Bloch, P. T. Davidson, and D. E. Snider, Jr.** 1991. Tuberculosis in patients with human immunodeficiency virus infection. *N. Engl. J. Med.* **324:**1644–1650.
16. **Barnes, P. F., S. J. Fong, P. J. Brennan, P. E. Twomey, A. Mazumder, and R. L. Modlin.** 1990. Local production of tumor necrosis factor and IFN-gamma in tuberculous pleuritis. *J. Immunol.* **145:**149–154.
17. **Barnes, P. F., S. D. Mistry, C. L. Cooper, C. Pirmez, T. H. Rea, and R. L. Modlin.** 1989. Compartmentalization of a CD4+ T lymphocyte subpopulation in tuberculous pleuritis. *J. Immunol.* **142:**1114–1119.
18. **Bean, A. G., D. R. Roach, H. Briscoe, M. P. France, H. Korner, J. D. Sedgwick, and W. J. Britton.** 1999. Structural deficiencies in granuloma formation in TNF gene-targeted mice underlie the heightened susceptibility to aerosol *Mycobacterium tuberculosis* infection, which is not compensated for by lymphotoxin. *J. Immunol.* **162:**3504–3511.
19. **Beckman, E. M., and M. B. Brenner.** 1995. MHC class I-like, class II-like and CD1 molecules: distinct roles in immunity. *Immunol. Today* **16:**349–352.
20. **Beckman, E. M., A. Melian, S. M. Behar, P. A. Sieling, D. Chatterjee, S. T. Furlong, R. Matsumoto, J. P. Rosat, R. L. Modlin, and S. A. Porcelli.** 1996. CD1c restricts responses of mycobacteria-specific T cells. Evidence for antigen presentation by a second member of the human CD1 family. *J. Immu-*

nol. **157:**2795–2803.

21. Behar, S. M., C. C. Dascher, M. J. Grusby, C. R. Wang, and M. B. Brenner. 1999. Susceptibility of mice deficient in CD1D or TAP1 to infection with *Mycobacterium tuberculosis*. *J. Exp. Med.* **189:**1973–1980.

22. Behr, M. A., and P. M. Small. 1997. Has BCG attenuated to impotence? *Nature* **389:**133–134.

23. Behr, M. A., and P. M. Small. 1999. A historical and molecular phylogeny of BCG strains. *Vaccine* **17:**915–922.

24. Behr, M. A., M. A. Wilson, W. P. Gill, H. Salamon, G. K. Schoolnik, S. Rane, and P. M. Small. 1999. Comparative genomics of BCG vaccines by whole-genome DNA microarray. *Science* **284:**1520–1523.

25. Bekker, L. G., A. L. Moreira, A. Bergtold, S. Freeman, B. Ryffel, and G. Kaplan. 2000. Immunopathologic effects of tumor necrosis factor alpha in murine mycobacterial infection are dose dependent. *Infect. Immun.* **68:**6954–6961.

26. Bellamy, R., C. Ruwende, T. Corrah, K. P. McAdam, M. Thursz, H. C. Whittle, and A. V. Hill. 1999. Tuberculosis and chronic hepatitis B virus infection in Africans and variation in the vitamin D receptor gene. *J. Infect. Dis.* **179:**721–724.

27. Bellamy, R., C. Ruwende, T. Corrah, K. P. McAdam, H. C. Whittle, and A. V. Hill. 1998. Variations in the NRAMP1 gene and susceptibility to tuberculosis in West Africans. *N. Engl. J. Med.* **338:**640–644.

28. Bermudez, L. E., M. Wu, and L. S. Young. 1995. Interleukin-12-stimulated natural killer cells can activate human macrophages to inhibit growth of *Mycobacterium avium*. *Infect. Immun.* **63:**4099–4104.

29. Boismenu, R., and W. L. Havran. 1997. An innate view of gamma delta T cells. *Curr. Opin. Immunol.* **9:**57–63.

30. Boom, W. H., R. S. Wallis, and K. A. Chervenak. 1991. Human *Mycobacterium tuberculosis*-reactive CD4+ T-cell clones: heterogeneity in antigen recognition, cytokine production, and cytotoxicity for mononuclear phagocytes. *Infect. Immun.* **59:**2737–2743.

31. Brightbill, H. D., D. H. Libraty, S. R. Krutzik, R. B. Yang, J. T. Belisle, J. R. Bleharski, M. Maitland, M. V. Norgard, S. E. Plevy, S. T. Smale, P. J. Brennan, B. R. Bloom, P. J. Godowski, and R. L. Modlin. 1999. Host defense mechanisms triggered by microbial lipoproteins through Toll-like receptors. *Science* **285:**732–736.

32. Britton, W. J., and U. Palendira. 2003. Improving vaccines against tuberculosis. *Immunol. Cell Biol.* **81:**34–45.

32a. Brodin, P., C. Demangel, and S. T. Cole. 2005. Introduction to functional genomics of the *Mycobacterium tuberculosis* complex, p. 143–153. *In* S. T. Cole, K. D. Eisenach, D. N. McMurray, and W. R. Jacobs, Jr. (ed.), *Tuberculosis and the Tubercle Bacillus*. ASM Press, Washington, DC.

33. Brodin, P., K. Eiglmeier, M. Marmiesse, A. Billault, T. Garnier, S. Niemann, S. T. Cole, and R. Brosch. 2002. Bacterial artificial chromosome-based comparative genomic analysis identifies *Mycobacterium microti* as a natural ESAT-6 deletion mutant. *Infect. Immun.* **70:**5568–5578.

34. Brooks, J. V., A. A. Frank, M. A. Keen, J. T. Bellisle, and I. M. Orme. 2001. Boosting vaccine for tuberculosis. *Infect. Immun.* **69:**2714–2717.

35. Brosch, R., S. V. Gordon, M. Marmiesse, P. Brodin, C. Buchrieser, K. Eiglmeier, T. Garnier, C. Gutierrez, G. Hewinson, K. Kremer, L. M. Parsons, A. S. Pym, S. Samper, D. van Soolingen, and S. T. Cole. 2002. A new evolutionary scenario for the *Mycobacterium tuberculosis* complex. *Proc. Natl. Acad. Sci. USA* **99:**3684–3689.

36. Brown, K. A., P. Bedford, M. Macey, D. A. McCarthy, F. Leroy, A. J. Vora, A. J. Stagg, D. C. Dumonde, and S. C. Knight. 1997. Human blood dendritic cells: binding to vascular endothelium and expression of adhesion molecules. *Clin. Exp. Immunol.* **107:**601–607.

37. Brozna, J. P., M. Horan, J. M. Rademacher, K. M. Pabst, and M. J. Pabst. 1991. Monocyte responses to sulfatide from *Mycobacterium tuberculosis*: inhibition of priming for enhanced release of superoxide, associated with increased secretion of interleukin-1 and tumor necrosis factor alpha, and altered protein phosphorylation. *Infect. Immun.* **59:**2542–2548.

38. Bryk, R., C. D. Lima, H. Erdjument-Bromage, P. Tempst, and C. Nathan. 2002. Metabolic enzymes of mycobacteria linked to antioxidant defense by a thioredoxin-like protein. *Science* **295:**1073–1077.

39. Canetti, G. 1955. *The Tubercle Bacillus in the Pulmonary Lesion of Man: Histobacteriology and Its Bearing on the Therapy of Pulmonary Tuberculosis*. Springer Publishing Co., New York, NY.

40. Caruso, A. M., N. Serbina, E. Klein, K. Triebold, B. R. Bloom, and J. L. Flynn. 1999. Mice deficient in CD4 T cells have only transiently diminished levels of IFN-gamma, yet succumb to tuberculosis. *J. Immunol.* **162:**5407–5416.

41. Carvalho, A. C., A. Matteelli, P. Airo, S. Tedoldi, C. Casalini, L. Imberti, G. P. Cadeo, A. Beltrame, and G. Carosi. 2002. γδ T lymphocytes in the peripheral blood of patients with tuberculosis with and without HIV co-infection. *Thorax* **57:**357–360.

42. Casanova, J. L., and L. Abel. 2002. Genetic dissection of immunity to mycobacteria: the human model. *Annu. Rev. Immunol.* **20:**581–620.

42a. Centers for Disease Control and Prevention. 2005. Guidelines for preventing the transmission of *Mycobacterium tuberculosis* in health-care settings. *MMWR Morb. Mortal. Wkly. Rep.* **54(RR-17):**1–147.

43. Chaisson, R. E., and G. Slutkin. 1989. Tuberculosis and human immunodeficiency virus infection. *J. Infect. Dis.* **159:**96–100.

43a. Chan, J., R. F. Silver, B. Kampmann, and R. S. Wallis. 2005. Guidelines for preventing the transmission of *Mycobacterium tuberculosis* infection, p. 437–449. *In* S. T. Cole, K. D. Eisenach, D. N. McMurray, and W. R. Jacobs, Jr. (ed.), *Tuberculosis and the Tubercle Bacillus*. ASM Press, Washington, DC.

44. Chen, Z. W., and N. L. Letvin. 2003. Vγ2-Vδ2+ T cells and anti-microbial immune responses. *Microbes Infect.* **5:**491–498.

45. Cho, S., V. Mehra, S. Thoma-Uszynski, S. Stenger, N. Serbina, R. J. Mazzaccaro, J. L. Flynn, P. F. Barnes, S. Southwood, E. Celis, B. R. Bloom, R. L. Modlin, and A. Sette. 2000. Antimicrobial activity of MHC class I-restricted CD8+ T cells in human tuberculosis. *Proc. Natl. Acad. Sci. USA* **97:**12210–12215.

46. Cole, S. T., K. D. Eisenach, D. N. McMurray, and W. R. Jacobs, Jr. (ed.). 2005. *Tuberculosis and the Tubercle Bacillus*. ASM Press, Washington, DC.

47. Collins, F. M., and S. G. Campbell. 1982. Immunity to intracellular bacteria. *Vet. Immunol. Immunopathol.* **3:**5–66.

48. Collins, H. L., and S. H. Kaufmann. 2001. Prospects for better tuberculosis vaccines. *Lancet Infect. Dis.* **1:**21–28.

49. Comstock, G. W. 1988. Identification of an effective vaccine against tuberculosis. *Am. Rev. Respir. Dis.* **138:**479–480.

50. Comstock, G. W., and R. J. O'Brien. 1991. Tuberculosis,

p. 745–771. *In* A. S. Evans and P. S. Brachman (ed.), *Bacterial Infections of Humans: Epidemiology and Control*, 2nd ed. Plenum Medical Book Co., New York, NY.

51. **Comstock, G. W., and S. F. Woolpert.** 1978. Tuberculin conversions: true or false? *Am. Rev. Respir. Dis.* **118:**215–217.
52. **Condos, R., W. N. Rom, and N. W. Schluger.** 1997. Treatment of multidrug-resistant pulmonary tuberculosis with interferon-gamma via aerosol. *Lancet* **349:**1513–1515.
53. **Converse, P. J., A. M. Dannenberg, Jr., J. E. Estep, K. Sugisaki, Y. Abe, B. H. Schofield, and M. L. Pitt.** 1996. Cavitary tuberculosis produced in rabbits by aerosolized virulent tubercle bacilli. *Infect. Immun.* **64:**4776–4787.
54. **Converse, P. J., A. M. Dannenberg, Jr., T. Shigenaga, D. N. McMurray, S. W. Phalen, J. L. Stanford, G. A. Rook, T. Koru-Sengul, H. Abbey, J. E. Estep, and M. L. Pitt.** 1998. Pulmonary bovine-type tuberculosis in rabbits: bacillary virulence, inhaled dose effects, tuberculin sensitivity, and *Mycobacterium vaccae* immunotherapy. *Clin. Diagn. Lab. Immunol.* **5:**871–881.
54a. **Converse, P. J., K. D. Eisenach, S. A. Theus, E. L. Nuermberger, S. Tyagi, L. H. Ly, D. E. Geiman, H. Guo, S. T. Nolan, N. C. Akar, L. G. Klinkenberg, R. Gupta, S. Lun, P. C. Karakousis, G. Lamichhane, D. N. McMurray, J. H. Grosset, and W. R. Bishai.** 21 April 2010. The impact of mouse passaging of *Mycobacterium tuberculosis* strains prior to virulence testing in the mouse and guinea pig models. *PLoS One* **5(4):**e10289. doi:10.1371/journal.pone.0010289.
54b. **Converse, P. J., P. C. Karakousis, L. G. Klinkenberg, A. K. Kesavan, L. H. Ly, S. S. Allen, J. H. Grosset, S. K. Jain, G. Lamichhane, Y. C. Manabe, D. N. McMurray, E. L. Nuermberger, and W. R. Bishai.** 2009. Role of the *dosR-dosS* two-component regulatory system in *Mycobacterium tuberculosis* virulence in three animal models. *Infect. Immun.* **77:**1230–1237.
55. **Cooper, A. M., C. D'Souza, A. A. Frank, and I. M. Orme.** 1997. The course of *Mycobacterium tuberculosis* infection in the lungs of mice lacking expression of either perforin- or granzyme-mediated cytolytic mechanisms. *Infect. Immun.* **65:**1317–1320.
56. **Cooper, A. M., A. Kipnis, J. Turner, J. Magram, J. Ferrante, and I. M. Orme.** 2002. Mice lacking bioactive IL-12 can generate protective, antigen-specific cellular responses to mycobacterial infection only if the IL-12 p40 subunit is present. *J. Immunol.* **168:**1322–1327.
56a. **Crowle, A. J.** 1988. Imunization against tuberculosis: what kind of vaccine? *Infect. Immun.* **56:**2769–2773.
57. **Daniel, T. M.** 1988. Antibody and antigen detection for the immunodiagnosis of tuberculosis: why not? What more is needed? Where do we stand today? *J. Infect. Dis.* **158:**678–680.
58. **Daniel, T. M.** 1989. Rapid diagnosis of tuberculosis: laboratory techniques applicable in developing countries. *Rev. Infect. Dis.* **11(Suppl. 2):**S471–S478.
59. **Dannenberg, A. M., Jr.** 1968. Cellular hypersensitivity and cellular immunity in the pathogenesis of tuberculosis: specificity, systemic and local nature, and associated macrophage enzymes. *Bacteriol. Rev.* **32:**85–102.
60. **Dannenberg, A. M., Jr.** 1978. Pathogenesis of pulmonary tuberculosis in man and animals: protection of personnel against tuberculosis, p. 65–75. *In* R. Montali (ed.), *Mycobacterial Infections of Zoo Animals*. Smithsonian Institution Press, Washington, DC.
61. **Dannenberg, A. M., Jr.** 1984. Pathogenesis of tuberculosis: native and acquired resistance in animals and humans, p. 344–354. *In Microbiology—1984*. American Society for Microbiology, Washington, DC.
62. **Dannenberg, A. M., Jr.** 1989. Immune mechanisms in the pathogenesis of pulmonary tuberculosis. *Rev. Infect. Dis.* **11(Suppl. 2):**S369–S378.
63. **Dannenberg, A. M., Jr.** 1990. Controlling tuberculosis: the pathologist's point of view. *Res. Microbiol.* **141:**192–196; discussion, 262–263.
64. **Dannenberg, A. M., Jr.** 1991. Delayed-type hypersensitivity and cell-mediated immunity in the pathogenesis of tuberculosis. *Immunol. Today* **12:**228–233.
65. **Dannenberg, A. M., Jr.** 1993. Immunopathogenesis of pulmonary tuberculosis. *Hosp. Pract.* (Off. Ed.) **28:**51–58.
66. **Dannenberg, A. M., Jr.** 1998. Lurie's tubercle-count method to test TB vaccine efficacy in rabbits. *Front. Biosci.* **3:**27–33.
67. **Dannenberg, A. M., Jr.** 2001. Pathogenesis of pulmonary *Mycobacterium bovis* infection: basic principles established by the rabbit model. *Tuberculosis* (Edinburgh) **81:**87–96.
68. **Dannenberg, A. M., Jr.** 2003. Macrophage turnover, division and activation within developing, peak and "healed" tuberculous lesions produced in rabbits by BCG. *Tuberculosis* (Edinburgh) **83:**251–260.
69. **Dannenberg, A. M., Jr.** 2006. *Pathogenesis of Human Tuberculosis: Insights from the Rabbit Model*. ASM Press, Washington, DC.
70. **Dannenberg, A. M., Jr.** 2009. Liquefaction and cavity formation in pulmonary TB: a simple method in rabbit skin to test inhibitors. *Tuberculosis* (Edinburgh) **89:**243–247.
71. **Dannenberg, A. M., Jr.** 2010. Perspectives on clinical and preclinical testing of new tuberculosis vaccines. *Clin. Microbiol. Rev.* **23:**781–794.
72. **Dannenberg, A. M., Jr., M. S. Burstone, P. C. Walter, and J. W. Kinsley.** 1963. A histochemical study of phagocytic and enzymatic functions of rabbit mononuclear and polymorphonuclear exudate cells and alveolar macrophages. I. Survey and quantitation of enzymes, and states of cellular activation. *J. Cell Biol.* **17:**465–486.
73. **Dannenberg, A. M., Jr., and F. M. Collins.** 2001. Progressive pulmonary tuberculosis is not due to increasing numbers of viable bacilli in rabbits, mice and guinea pigs, but is due to a continuous host response to mycobacterial products. *Tuberculosis* (Edinburgh) **81:**229–242.
74. **Dannenberg, A. M., Jr., O. T. Meyer, J. R. Esterly, and T. Kambara.** 1968. The local nature of immunity in tuberculosis, illustrated histochemically in dermal BCG lesions. *J. Immunol.* **100:**931–941.
75. Reference deleted.
76. **Dannenberg, A. M., Jr., and G. A. Rook.** 1994. Pathogenesis of pulmonary tuberculosis: an interplay of tissue-damaging and macrophage-activating immune responses—dual mechanisms that control bacillary multiplication, p. 459–483. *In* B. R. Bloom (ed.), *Tuberculosis: Pathogenesis, Protection, and Control*. ASM Press, Washington, DC.
77. **Dannenberg, A. M., Jr., and M. Sugimoto.** 1976. Liquefaction of caseous foci in tuberculosis. *Am. Rev. Respir. Dis.* **113:**257–259.
78. **Dannenberg, A. M., Jr., and J. Tomashefski.** 1998. Pathogenesis of pulmonary tuberculosis, p. 2447–2471. *In* A. P. Fishman and J. A. Elias (ed.), *Fishman's Pulmonary Diseases and Disorders*, 3rd ed. McGraw-Hill, Health Professions Division, New York, NY.

I 概論

79. **Darwin, K. H., S. Ehrt, J. C. Gutierrez-Ramos, N. Weich, and C. F. Nathan.** 2003. The proteasome of *Mycobacterium tuberculosis* is required for resistance to nitric oxide. *Science* **302:** 1963–1966.

79a. **Davis, S. L., E. L. Nuermberger, P. K. Um, C. Vidal, B. Jedynak, M. G. Pomper, W. R. Bishai, and S. K. Jaim.** 2009. Noninvasive pulmonary [18F]-2-fluoro-deoxy-D-glucose positron emission tomography correlates with bactericidal activity of tuberculosis drug treatment. *Antimicrob. Agents Chemother.* **53:** 4879–4884.

80. **Demissie, A., P. Ravn, J. Olobo, T. M. Doherty, T. Eguale, M. Geletu, W. Hailu, P. Andersen, and S. Britton.** 1999. T-cell recognition of *Mycobacterium tuberculosis* culture filtrate fractions in tuberculosis patients and their household contacts. *Infect. Immun.* **67:** 5967–5971.

81. **Denis, M.** 1991. Interferon-gamma-treated murine macrophages inhibit growth of tubercle bacilli via the generation of reactive nitrogen intermediates. *Cell. Immunol.* **132:** 150–157.

82. **Department of Health and Mental Hygiene.** 1991. *Guidelines for Preventing the Transmission of Tuberculosis in Health-Care Settings.* State of Maryland Communicable Diseases Bulletin.

83. **Dickinson, J. M., M. J. Lefford, J. Lloyd, and D. A. Mitchison.** 1963. The virulence in the guinea-pig of tubercle bacilli from patients with pulmonary tuberculosis in Hong Kong. *Tubercle* **44:** 446–451.

83a. **Dockrell, H. M., and Y. Zhang.** 2009. A courageous step down the road toward a new tuberculosis vaccine. *Am. J. Respir. Clin. Care Med.* **179:** 628–629.

84. **Doherty, T. M., A. Demissie, J. Olobo, D. Wolday, S. Britton, T. Eguale, P. Ravn, and P. Andersen.** 2002. Immune responses to the *Mycobacterium tuberculosis*-specific antigen ESAT-6 signal subclinical infection among contacts of tuberculosis patients. *J. Clin. Microbiol.* **40:** 704–706.

84a. **Domenech, P., and M. B. Reed.** 2009. Rapid and spontaneous loss of phthiocerol dimycocerosate (PDIM) from *Mycobacterium tuberculosis* grown in vitro: implications for virulence studies. *Microbiology* **155:** 3532–3543.

85. **Dorman, S. E., C. L. Hatem, S. Tyagi, K. Aird, J. Lopez-Molina, M. L. Pitt, B. C. Zook, A. M. Dannenberg, Jr., W. R. Bishai, and Y. C. Manabe.** 2004. Susceptibility to tuberculosis: clues from studies with inbred and outbred New Zealand White rabbits. *Infect. Immun.* **72:** 1700–1705.

86. **Dorman, S. E., and S. M. Holland.** 1998. Mutation in the signal-transducing chain of the interferon-gamma receptor and susceptibility to mycobacterial infection. *J. Clin. Investig.* **101:** 2364–2369.

87. **Dowdle, W. R., for the Centers for Disease Control.** 1989. A strategic plan for the elimination of tuberculosis in the United States. *MMWR Morb. Mortal. Wkly. Rep.* **38**(Suppl. 3): 1–25.

88. **D'Souza, C. D., A. M. Cooper, A. A. Frank, R. J. Mazzaccaro, B. R. Bloom, and I. M. Orme.** 1997. An anti-inflammatory role for gamma delta T lymphocytes in acquired immunity to *Mycobacterium tuberculosis*. *J. Immunol.* **158:** 1217–1221.

89. **Ellner, J. J.** 1996. Immunosuppression in tuberculosis. *Infect. Agents Dis.* **5:** 62–72.

90. **Ellner, J. J.** 1997. Regulation of the human immune response during tuberculosis. *J. Lab. Clin. Med.* **130:** 469–475.

90a. **Fenton, M. J., L. W. Riley, and L. S. Schlesinger.** 2005. Receptor-mediated recognition of *Mycobacterium tuberculosis* by host cells, p. 405–426. *In* S. T. Cole, K. D. Eisenach, D. N. McMurray, and W. R. Jacobs, Jr. (ed.), *Tuberculosis and the Tubercle Bacillus*. ASM Press, Washington, DC.

91. **Filley, E. A., H. A. Bull, P. M. Dowd, and G. A. Rook.** 1992. The effect of *Mycobacterium tuberculosis* on the susceptibility of human cells to the stimulatory and toxic effects of tumour necrosis factor. *Immunology* **77:** 505–509.

92. **Filley, E. A., and G. A. Rook.** 1991. Effect of mycobacteria on sensitivity to the cytotoxic effects of tumor necrosis factor. *Infect. Immun.* **59:** 2567–2572.

93. **Fine, P. E.** 1989. The BCG story: lessons from the past and implications for the future. *Rev. Infect. Dis.* **11**(Suppl. 2): S353–S359.

94. **Fitzgerald, K. A., L. O'Neill, and A. Gearing.** 2001. *The Cytokine Factsbook.* Elsevier Academic Press, San Diego, CA.

95. **Fleischmann, R. D., D. Alland, J. A. Eisen, L. Carpenter, O. White, J. Peterson, R. DeBoy, R. Dodson, M. Gwinn, D. Haft, E. Hickey, J. F. Kolonay, W. C. Nelson, L. A. Umayam, M. Ermolaeva, S. L. Salzberg, A. Delcher, T. Utterback, J. Weidman, H. Khouri, J. Gill, A. Mikula, W. Bishai, W. R. Jacobs, Jr., J. C. Venter, and C. M. Fraser.** 2002. Whole-genome comparison of *Mycobacterium tuberculosis* clinical and laboratory strains. *J. Bacteriol.* **184:** 5479–5490.

96. **Flynn, J. L., and J. Chan.** 2001. Immunology of tuberculosis. *Annu. Rev. Immunol.* **19:** 93–129.

97. **Flynn, J. L., M. M. Goldstein, J. Chan, K. J. Triebold, K. Pfeffer, C. J. Lowenstein, R. Schreiber, T. W. Mak, and B. R. Bloom.** 1995. Tumor necrosis factor-alpha is required in the protective immune response against *Mycobacterium tuberculosis* in mice. *Immunity* **2:** 561–572.

98. **Flynn, J. L., M. M. Goldstein, K. J. Triebold, B. Koller, and B. R. Bloom.** 1992. Major histocompatibility complex class I-restricted T cells are required for resistance to *Mycobacterium tuberculosis* infection. *Proc. Natl. Acad. Sci. USA* **89:** 12013–12017.

99. **Flynn, J. L., M. M. Goldstein, K. J. Triebold, J. Sypek, S. Wolf, and B. R. Bloom.** 1995. IL-12 increases resistance of BALB/c mice to *Mycobacterium tuberculosis* infection. *J. Immunol.* **155:** 2515–2524.

99a. **Fortin, A., L. Abel, J. L. Casanova, and P. Gros.** 2007. Host genetics of mycobacterial diseases in mice and men: forward genetic studies of BCG-osis and tuberculosis. *Annu. Rev. Genomics Hum. Genet.* **8:** 163–192.

100. **Francis, J.** 1958. *Tuberculosis in Animals and Man: a Study in Comparative Pathology*, p. 293–318. Cassell, London, United Kingdom.

100a. **Frigui, W., D. Bottai, L. Majlessi, M. Monot, E. Josselin, P. Brodin, T. Garnier, B. Gicquel, C. Martin, C. Leclerc, S. T. Cole, and R. Brosch.** 2008. Control of *M. tuberculosis* ESAT-6 secretion and specific T cell recognition by PhoP. *PLoS Pathog.* **4:** e33.

101. **Gioia, C., C. Agrati, R. Casetti, C. Cairo, G. Borsellino, L. Battistini, G. Mancino, D. Goletti, V. Colizzi, L. P. Pucillo, and F. Poccia.** 2002. Lack of CD27-CD45RA-Vγ 9V-δ2+ T cell effectors in immunocompromised hosts and during active pulmonary tuberculosis. *J. Immunol.* **168:** 1484–1489.

102. **Gong, J. H., M. Zhang, R. L. Modlin, P. S. Linsley, D. Iyer, Y. Lin, and P. F. Barnes.** 1996. Interleukin-10 downregulates *Mycobacterium tuberculosis*-induced Th1 responses and CTLA-4 expression. *Infect. Immun.* **64:** 913–918.

103. Green, S. J., C. A. Nacy, and M. S. Meltzer. 1991. Cytokine-induced synthesis of nitrogen oxides in macrophages: a protective host response to *Leishmania* and other intracellular pathogens. *J. Leukoc. Biol.* **50:**93–103.

103a. Greinert, U., M. Ernst, M. Schlaak, and P. Entzian. 2001. Interleukin-12 as successful adjuvant in tuberculosis treatment. *Eur. Respir. J.* **17:**1049–1051.

103b. Guinn, K. M., M. J. Hickey, S. K. Mathur, K. L. Zakel, J. E. Grotzke, D. M. Lewinsohn, S. Smith, and D. R. Sherman. 2004. Individual RD1-region genes are required for export of ESAT-6/CFP-10 and for virulence of *Mycobacterium tuberculosis*. *Mol. Microbiol.* **51:**359–370.

103c. Gupta, U. D., V. M. Katoch, and D. N. McMurray. 2007. Current status of TB vaccines. *Vaccine* **25:**3742–3751.

104. Harshan, K. V., and P. R. Gangadharam. 1991. In vivo depletion of natural killer cell activity leads to enhanced multiplication of *Mycobacterium avium* complex in mice. *Infect. Immun.* **59:**2818–2821.

105. Hayday, A. C. 2000. Gamma-delta cells: a right time and a right place for a conserved third way of protection. *Annu. Rev. Immunol.* **18:**975–1026.

106. Heinzel, A. S., J. E. Grotzke, R. A. Lines, D. A. Lewinsohn, A. L. McNabb, D. N. Streblow, V. M. Braud, H. J. Grieser, J. T. Belisle, and D. M. Lewinsohn. 2002. HLA-E-dependent presentation of Mtb-derived antigen to human CD8+ T cells. *J. Exp. Med.* **196:**1473–1481.

107. Hemsworth, G. R., and I. Kochan. 1978. Secretion of antimycobacterial fatty acids by normal and activated macrophages. *Infect. Immun.* **19:**170–177.

108. Hirsch, C. S., R. Hussain, Z. Toossi, G. Dawood, F. Shahid, and J. J. Ellner. 1996. Cross-modulation by transforming growth factor beta in human tuberculosis: suppression of antigen-driven blastogenesis and interferon gamma production. *Proc. Natl. Acad. Sci. USA* **93:**3193–3198.

109. Hirsch, C. S., Z. Toossi, J. L. Johnson, H. Luzze, L. Ntambi, P. Peters, M. McHugh, A. Okwera, M. Joloba, P. Mugyenyi, R. D. Mugerwa, P. Terebuh, and J. J. Ellner. 2001. Augmentation of apoptosis and interferon-gamma production at sites of active *Mycobacterium tuberculosis* infection in human tuberculosis. *J. Infect. Dis.* **183:**779–788.

110. Hirsch, C. S., Z. Toossi, C. Othieno, J. L. Johnson, S. K. Schwander, S. Robertson, R. S. Wallis, K. Edmonds, A. Okwera, R. Mugerwa, P. Peters, and J. J. Ellner. 1999. Depressed T-cell interferon-gamma responses in pulmonary tuberculosis: analysis of underlying mechanisms and modulation with therapy. *J. Infect. Dis.* **180:**2069–2073.

110a. Holland, S. M. 2000. Cytokine therapy of mycobacterial infections. *Adv. Intern. Med.* **45:**431–452.

111. Holter, W., C. K. Goldman, L. Casabo, D. L. Nelson, W. C. Greene, and T. A. Waldmann. 1987. Expression of functional IL 2 receptors by lipopolysaccharide and interferon-gamma stimulated human monocytes. *J. Immunol.* **138:**2917–2922.

112. Horwitz, M. A., G. Harth, B. J. Dillon, and S. Maslesa-Galic. 2000. Recombinant bacillus Calmette-Guerin (BCG) vaccines expressing the *Mycobacterium tuberculosis* 30-kDa major secretory protein induce greater protective immunity against tuberculosis than conventional BCG vaccines in a highly susceptible animal model. *Proc. Natl. Acad. Sci. USA* **97:**13853–13858.

112a. Horwitz, M. A., G. Harth, B. J. Dillon, and S. Maslesa-Galic. 2005. Enhancing the protective efficacy of *Mycobacterium bovis* BCG vaccination against tuberculosis by boosting with *Mycobacterium tuberculosis* major secretory protein. *Infect. Immun.* **73:**4676–4683.

113. Ito, M., N. Kojiro, T. Ikeda, T. Ito, J. Funada, and T. Kokubu. 1992. Increased proportions of peripheral blood gamma delta T cells in patients with pulmonary tuberculosis. *Chest* **102:**195–197.

114. Jaattela, M. 1991. Biologic activities and mechanisms of action of tumor necrosis factor-alpha/cachectin. *Lab. Investig.* **64:**724–742.

115. Jain, S. K., S. M. Hernandez-Abanto, Q.-J. Cheng, P. Singh, L. H. Ly, L. G. Klinkenberg, N. E. Morrison, P. J. Converse, E. Nuermberger, J. Grosset, D. N. McMurray, P. C. Karakousis, G. Lamichhane, and W. R. Bishai. 2007. Accelerated detection of *Mycobacterium tuberculosis* genes essential for bacterial survival in guinea pigs, compared with mice. *J. Infect. Dis.* **195:**1634–1642.

116. Jullien, D., S. Stenger, W. A. Ernst, and R. L. Modlin. 1997. CD1 presentation of microbial nonpeptide antigens to T cells. *J. Clin. Investig.* **99:**2071–2074.

117. Kaleab, B., T. Ottenoff, P. Converse, E. Halapi, G. Tadesse, M. Rottenberg, and R. Kiessling. 1990. Mycobacterial-induced cytotoxic T cells as well as nonspecific killer cells derived from healthy individuals and leprosy patients. *Eur. J. Immunol.* **20:**2651–2659.

118. Kansas, G. S. 1996. Selectins and their ligands: current concepts and controversies. *Blood* **88:**3259–3287.

118a. Kaplan, G., F. A. Post, A. L. Moreira, H. Wainwright, B. N. Kreiswirth, M. Tanverdi, B. Mathema, S. V. Ramaswamy, G. Walther, L. M. Steyn, C. E. Barry III, and L. G. Bakker. 2003. *Mycobacterium tuberculosis* growth at the cavity surface: a microenvironment with failed immunity. *Infect. Immun.* **71:**7099–7108.

119. Kaufmann, S. H. 1988. CD8+ T lymphocytes in intracellular microbial infections. *Immunol. Today* **9:**168–174.

120. Kaufmann, S. H. 1989. In vitro analysis of the cellular mechanisms involved in immunity to tuberculosis. *Rev. Infect. Dis.* **11**(Suppl.)2:S448–S454.

121. Kaufmann, S. H. 1989. Leprosy and tuberculosis vaccine design. *Trop. Med. Parasitol.* **40:**251–257.

122. Kaufmann, S. H. 2001. How can immunology contribute to the control of tuberculosis? *Nat. Rev. Immunol.* **1:**20–30.

123. Kaufmann, S. H. 2003. Immunity to intracellular bacteria, p.1229–1261. *In* W. E. Paul (ed.), *Fundamental Immunology*, 5th ed. Lippincott Williams & Wilkins, Philadelphia, PA.

124. Keane, J., S. Gershon, R. P. Wise, E. Mirabile-Levens, J. Kasznica, W. D. Schwieterman, J. N. Siegel, and M. M. Braun. 2001. Tuberculosis associated with infliximab, a tumor necrosis factor alpha-neutralizing agent. *N. Engl. J. Med.* **345:**1098–1104.

125. Kindler, V., A. P. Sappino, G. E. Grau, P. F. Piguet, and P. Vassalli. 1989. The inducing role of tumor necrosis factor in the development of bactericidal granulomas during BCG infection. *Cell* **56:**731–740.

126. Klebanoff, S. 1988. Phagocytic cells: products of oxygen metabolism, p. 391–444. *In* R. Snyderman, J. I. Gallin, and I. M. Goldstein (ed.), *Inflammation: Basic Principles and Clinical Correlates*. Raven Press, New York, NY.

127. Koch, R. 1891. Fortsetzung der Mitteilungen über ein Heilmittel gegen Tuberkulose. *Dtsch. Med. Wochenschr.* Jan. 15: 101–102.

128. **Kramnik, I., P. Demant, and B. R. Bloom.** 1998. Susceptibility to tuberculosis as a complex genetic trait: analysis using recombinant congenic strains of mice. *Novartis Found. Symp.* **217:**120–131; discussion, 132–137.
129. **Kramnik, I., W. F. Dietrich, P. Demant, and B. R. Bloom.** 2000. Genetic control of resistance to experimental infection with virulent *Mycobacterium tuberculosis*. *Proc. Natl. Acad. Sci. USA* **97:**8560–8565.
130. **Kumararatne, D. S., A. S. Pithie, P. Drysdale, J. S. Gaston, R. Kiessling, P. B. Iles, C. J. Ellis, J. Innes, and R. Wise.** 1990. Specific lysis of mycobacterial antigen-bearing macrophages by class II MHC-restricted polyclonal T cell lines in healthy donors or patients with tuberculosis. *Clin. Exp. Immunol.* **80:**314–323.
130a.**Kupper, T. S.** 1990. Immune and inflammatory processes in cutaneous tissues: mechanisms and speculations. *J. Clin. Investig.* **86:**1783–1789.
131. **Kupper, T. S., and R. W. Groves.** 1995. The interleukin-1 axis and cutaneous inflammation. *J. Investig. Dermatol.* **105:**62S–66S.
132. **Laal, S., and Y. Skeiky.** 2005. Immune-based methods, p. 71–83. *In* S. T. Cole, K. Eisenach, D. N. McMurray, and W. R. Jacobs, Jr. (ed.), *Tuberculosis and the Tubercle Bacillus*. ASM Press, Washington, DC.
133. **Ladel, C. H., C. Blum, A. Dreher, K. Reifenberg, and S. H. Kaufmann.** 1995. Protective role of gamma/delta T cells and alpha/beta T cells in tuberculosis. *Eur. J. Immunol.* **25:**2877–2881.
134. **Lahn, M., A. Kanehiro, K. Takeda, J. Terry, Y. S. Hahn, M. K. Aydintug, A. Konowal, K. Ikuta, R. L. O'Brien, E. W. Gelfand, and W. K. Born.** 2002. MHC class I-dependent Vγ4+ pulmonary T cells regulate αβ T cell-independent airway responsiveness. *Proc. Natl. Acad. Sci. USA* **99:**8850–8855.
135. **Lalvani, A., R. Brookes, R. J. Wilkinson, A. S. Malin, A. A. Pathan, P. Andersen, H. Dockrell, G. Pasvol, and A. V. Hill.** 1998. Human cytolytic and interferon gamma-secreting CD8+ T lymphocytes specific for *Mycobacterium tuberculosis*. *Proc. Natl. Acad. Sci. USA* **95:**270–275.
136. **Laskin, D. L., and K. J. Pendino.** 1995. Macrophages and inflammatory mediators in tissue injury. *Annu. Rev. Pharmacol. Toxicol.* **35:**655–677.
137. Reference deleted.
138. **Leonard, E. J., and T. Yoshimura.** 1990. Human monocyte chemoattractant protein-1 (MCP-1). *Immunol. Today* **11:**97–101.
139. **Lewinsohn, D. M., L. Zhu, V. J. Madison, D. C. Dillon, S. P. Fling, S. G. Reed, K. H. Grabstein, and M. R. Alderson.** 2001. Classically restricted human CD8+ T lymphocytes derived from *Mycobacterium tuberculosis*-infected cells: definition of antigenic specificity. *J. Immunol.* **166:**439–446.
140. **Li, B., M. D. Rossman, T. Imir, A. F. Oner-Eyuboglu, C. W. Lee, R. Biancaniello, and S. R. Carding.** 1996. Disease-specific changes in gamma-delta T cell repertoire and function in patients with pulmonary tuberculosis. *J. Immunol.* **157:**4222–4229.
140a.**Lin, P. L., A. Myers, L. Smith, C. Bigbee, M. Bigbee, C. Fuhrman, H. Grieser, I. Chiosea, N. N. Voitenek, S. V. Capuano, E. Klein, and J. L. Flynn.** 2010. Tumor necrosis factor neutralization results in disseminated disease in acute and latent *Mycobacterium tuberculosis* infection with normal granuloma structure in a cynomolgus macaque model. *Arthritis Rheum.* **62:**340–350.
141. **Lind, A., and M. Ridell.** 1984. Immunologically based diagnostic tests: humoral antibody methods, p. 221–248. *In* G. P. Kubica and L. G. Wayne (ed.), *The Mycobacteria: a Sourcebook*. Dekker, New York, NY.
142. **Lindner, H., E. Holler, B. Ertl, G. Multhoff, M. Schreglmann, I. Klauke, S. Schultz-Hector, and G. Eissner.** 1997. Peripheral blood mononuclear cells induce programmed cell death in human endothelial cells and may prevent repair: role of cytokines. *Blood* **89:**1931–1938.
143. **Long, E. R.** 1958. *The Chemistry and Chemotherapy of Tuberculosis*, 3rd ed., p. 106–108 and 122–124. Lippincott Williams & Wilkins, Baltimore, MD.
143a.**Long, R., B. Light, and J. A. Talbot.** 1999. Mycobacteriocidal action of exogenous nitric oxide. *Antimicrob. Agents Chemother.* **43:**403–405.
144. **Lowrie, D. B.** 1990. Is macrophage death on the field of battle essential to victory, or a tactical weakness in immunity against tuberculosis? *Clin. Exp. Immunol.* **80:**301–303.
145. **Lowrie, D. B.** 2003. DNA vaccination: an update. *Methods Mol. Med.* **87:**377–390.
146. **Lurie, M. B.** 1964. *Resistance to Tuberculosis: Experimental Studies in Native and Acquired Defensive Mechanisms*. Published for the Commonwealth Fund by Harvard University Press, Cambridge, MA.
147. Reference deleted.
148. **Lurie, M. B., and A. M. Dannenberg, Jr.** 1965. Macrophage function in infectious disease with inbred rabbits. *Bacteriol. Rev.* **29:**466–476.
149. **Lurie, M. B., P. Zappasodi, E. Cardona-Lynch, and A. M. Dannenberg, Jr.** 1952. The response to the intracutaneous inoculation of BCG as an index of native resistance to tuberculosis. *J. Immunol.* **68:**369–387.
150. **Lurie, M. B., P. Zappasodi, and C. Tickner.** 1955. On the nature of genetic resistance to tuberculosis in the light of the host-parasite relationships in natively resistant and susceptible rabbits. *Am. Rev. Tuberc. Pulmon. Dis.* **72:**297–329.
151. **Lurie, M. B., P. Zappasodi, A. M. Dannenberg, Jr., and G. H. Weiss.** 1952. On the mechanism of genetic resistance to tuberculosis and its mode of inheritance. *Am. J. Hum. Genet.* **4:**302–314.
151a.**Ly, H. L., M. I. Russell, and D. N. McMurray.** 2008. Cytokine profiles in primary and secondary pulmonary granulomas of guinea pigs with tuberculosis. *Am. J. Respir. Cell. Mol. Biol.* **38:**455–462.
152. **Mackaness, G. B.** 1968. The immunology of antituberculous immunity. *Am. Rev. Respir. Dis.* **97:**337–344.
153. **MacMicking, J., Q. W. Xie, and C. Nathan.** 1997. Nitric oxide and macrophage function. *Annu. Rev. Immunol.* **15:**323–350.
153a.**MacMicking, J. D., R. J. North, R. LaCourse, J. S. Mudgett, S. K. Shah, and C. F. Nathan.** 1997. Identification of nitric oxide synthase as a protective locus against tuberculosis. *Proc. Natl. Acad. Sci. USA* **94:**5243–5248.
154. **Maini, R., E. W. St. Clair, F. Breedveld, D. Furst, J. Kalden, M. Weisman, J. Smolen, P. Emery, G. Harriman, M. Feldmann, and P. Lipsky for the ATTRACT Study Group.** 1999. Infliximab (chimeric anti-tumour necrosis factor alpha monoclonal antibody) versus placebo in rheumatoid arthritis patients receiving concomitant methotrexate: a randomised phase III

trial. *Lancet* **354:**1932–1939.
155. Majno, G., and I. Joris. 2004. *Cells, Tissues, and Disease: Principles of General Pathology*, 2nd ed. Oxford University Press, New York, NY.
156. Malik, S., and E. Schurr. 2002. Genetic susceptibility to tuberculosis. *Clin. Chem. Lab. Med.* **40:**863–868.
157. Manabe, Y. C., A. M. Dannenberg, Jr., S. K. Tyagi, C. L. Hatem, M. Yoder, S. C. Woolwine, B. C. Zook, M. L. Pitt, and W. R. Bishai. 2003. Different strains of *Mycobacterium tuberculosis* cause various spectrums of disease in the rabbit model of tuberculosis. *Infect. Immun.* **71:**6004–6011.
158. Manabe, Y. C., C. P. Scott, and W. R. Bishai. 2002. Naturally attenuated, orally administered *Mycobacterium microti* as a tuberculosis vaccine is better than subcutaneous *Mycobacterium bovis* BCG. *Infect. Immun.* **70:**1566–1570.
159. Manca, C., L. Tsenova, C. E. Barry III, A. Bergtold, S. Freeman, P. A. Haslett, J. M. Musser, V. H. Freedman, and G. Kaplan. 1999. *Mycobacterium tuberculosis* CDC1551 induces a more vigorous host response in vivo and in vitro, but is not more virulent than other clinical isolates. *J. Immunol.* **162:**6740–6746.
160. Manca, C., L. Tsenova, A. Bergtold, S. Freeman, M. Tovey, J. M. Musser, C. E. Barry III, V. H. Freedman, and G. Kaplan. 2001. Virulence of a *Mycobacterium tuberculosis* clinical isolate in mice is determined by failure to induce Th1 type immunity and is associated with induction of IFN-alpha/beta. *Proc. Natl. Acad. Sci. USA* **98:**5752–5757.
161. Matzinger, P. 2002. The danger model: a renewed sense of self. *Science* **296:**301–305.
162. Maw, W. W., T. Shimizu, K. Sato, and H. Tomioka. 1997. Further study on the roles of the effector molecules of immunosuppressive macrophages induced by mycobacterial infection in expression of their suppressor function against mitogen-stimulated T cell proliferation. *Clin. Exp. Immunol.* **108:**26–33.
163. McKinney, J. D., K. Honer zu Bentrup, E. J. Munoz-Elias, A. Miczak, B. Chen, W. T. Chan, D. Swenson, J. C. Sacchettini, W. R. Jacobs, Jr., and D. G. Russell. 2000. Persistence of *Mycobacterium tuberculosis* in macrophages and mice requires the glyoxylate shunt enzyme isocitrate lyase. *Nature* **406:**735–738.
163a.McShane, H., A. A. Pathan, C. R. Sander, N. P. Goonetilleke, H. A. Fletcher, and A. V. S. Hill. 2005. Boosting BCG with MVA85A: the first candidate subunit vaccine for tuberculosis in clinical trials. *Tuberculosis* **85:**47–52.
163b.McShane, H., A. A. Pathan, C. R. Sander, S. M. Keating, S. C. Gilbert, K. Huygen, H. A. Fletcher, and A. V. S. Hill. 2004. Recombinant modified vaccinia virus Ankara expressing antigen 85A boosts BCG-primed *and* naturally acquired antimycobacterial immunity in humans. *Nat. Med.* **10:**1240–1244.
164. Means, T. K., S. Wang, E. Lien, A. Yoshimura, D. T. Golenbock, and M. J. Fenton. 1999. Human Toll-like receptors mediate cellular activation by *Mycobacterium tuberculosis*. *J. Immunol.* **163:**3920–3927.
165. Medina, E., and R. J. North. 1998. Resistance ranking of some common inbred mouse strains to *Mycobacterium tuberculosis* and relationship to major histocompatibility complex haplotype and Nramp1 genotype. *Immunology* **93:**270–274.
165a.Mendelson, M., W. Hanekom, and G. Kaplan. 2005. Dendritic cells in host immunity to *Mycobacterium tuberculosis*, p. 451–461. *In* S. T. Cole, K. D. Eisenach, D. N. McMurray, and W. R. Jacobs, Jr. (ed.), *Tuberculosis and the Tubercle Bacillus*. ASM Press, Washington, DC.
166. Menzies, D. 1999. Interpretation of repeated tuberculin tests. Boosting, conversion, and reversion. *Am. J. Respir. Crit. Care Med.* **159:**15–21.
167. Mitchison, D. A., A. L. Bhatia, S. Radakrishna, J. B. Selkon, T. V. Subbaiah, and J. Wallace. 1961. The virulence in the guinea-pig of tubercle bacilli isolated before treatment from South Indian patients with pulmonary tuberculosis. I. Homogeneity of the investigation and a critique of the virulence test. *Bull. W. H. O.* **25:**285–312.
168. Mohan, V. P., C. A. Scanga, K. Yu, H. M. Scott, K. E. Tanaka, E. Tsang, M. M. Tsai, J. L. Flynn, and J. Chan. 2001. Effects of tumor necrosis factor alpha on host immune response in chronic persistent tuberculosis: possible role for limiting pathology. *Infect. Immun.* **69:**1847–1855.
169. Moncada, S., R. M. Palmer, and E. A. Higgs. 1991. Nitric oxide: physiology, pathophysiology, and pharmacology. *Pharmacol. Rev.* **43:**109–142.
170. Moody, D. B., T. Ulrichs, W. Muhlecker, D. C. Young, S. S. Gurcha, E. Grant, J. P. Rosat, M. B. Brenner, C. E. Costello, G. S. Besra, and S. A. Porcelli. 2000. CD1c-mediated T-cell recognition of isoprenoid glycolipids in *Mycobacterium tuberculosis* infection. *Nature* **404:**884–888.
171. Müller, I., S. P. Cobbold, H. Waldmann, and S. H. Kaufmann. 1987. Impaired resistance to *Mycobacterium tuberculosis* infection after selective in vivo depletion of L3T4$^+$ and Lyt-2$^+$ T cells. *Infect. Immun.* **55:**2037–2041.
171a.Murphy, K., P. Travers, and M. Walport. 2008. *Janeway's Immunobiology*, 7th ed. Garland Science, Taylor & Francis Group, New York, NY.
172. Murray, J. F. 2003. Bill Dock and the location of pulmonary tuberculosis: how bed rest might have helped consumption. *Am. J. Respir. Crit. Care Med.* **168:**1029–1033.
172a.Murry, J. P., A. K. Pandey, C. M. Sassetti, and E. J. Rubin. 2009. Phthiocerol dimycocerosate transport is required for resisting interferon-γ-independent immunity. *J. Infect. Dis.* **200:**774–782.
173. Nathan, C. 1991. Mechanisms and modulation of macrophage activation. *Behring Inst. Mitt.* **88:**200–207.
174. Reference deleted.
175. Nathan, C. 2002. Points of control in inflammation. *Nature* **420:**846–852.
176. Nedeltchev, G., T. R. Raghunand, M. S. Jassal, S. Lun, Q. J. Cheng, and W. R. Bishai. 2009. Extrapulmonary dissemination of *Mycobacterium bovis*, but not *Mycobacterium tuberculosis*, in a bronchoscopic rabbit model of cavitary tuberculosis. *Infect. Immun.* **77:**598–603.
177. Nolt, D., and J. L. Flynn. 2004. Interleukin-12 therapy reduces the number of immune cells and pathology in lungs of mice infected with *Mycobacterium tuberculosis*. *Infect. Immun.* **72:**2976–2988.
178. North, R. J. 1974. Cell-mediated immunity of antituberculous immunity in the pathogenesis of tuberculosis: specificity and local nature, and associated macrophage enzymes, p. 418. *In* R. T. McCluskey and S. Cohen (ed.), *Mechanisms of Cell-Mediated Immunity*. Wiley, New York, NY.
179. North, R. J., and Y. J. Jung. 2004. Immunity to tuberculosis. *Annu. Rev. Immunol.* **22:**599–623.
179a.O'Donnell, M. A. 1997. The genetic reconstitution of BCG as a new immunotherapeutic tool. *Trends Biotechnol.* **15:**

512–517.
180. **Ohara, N., and T. Yamada.** 2001. Recombinant BCG vaccines. *Vaccine* **19:**4089–4098.
180a. **Olsen, A. W., and P. Andersen.** 2003. A novel TB vaccine; strategies to combat a complex pathogen. *Immunol. Lett.* **85:**207–211.
181. **Orme, I. M., and F. M. Collins.** 1983. Protection against *Mycobacterium tuberculosis* infection by adoptive immunotherapy. Requirement for T cell-deficient recipients. *J. Exp. Med.* **158:**74–83.
182. **Orme, I. M., and F. M. Collins.** 1984. Adoptive protection of the *Mycobacterium tuberculosis*-infected lung. Dissociation between cells that passively transfer protective immunity and those that transfer delayed-type hypersensitivity to tuberculin. *Cell. Immunol.* **84:**113–120.
183. **Orme, I. M., D. N. McMurray, and J. T. Belisle.** 2001. Tuberculosis vaccine development: recent progress. *Trends Microbiol.* **9:**115–118.
184. **Orme, I. M., A. D. Roberts, J. P. Griffin, and J. S. Abrams.** 1993. Cytokine secretion by CD4 T lymphocytes acquired in response to *Mycobacterium tuberculosis* infection. *J. Immunol.* **151:**518–525.
185. **Ottenhoff, T. H., B. K. Ab, J. D. Van Embden, J. E. Thole, and R. Kiessling.** 1988. The recombinant 65-kD heat shock protein of *Mycobacterium bovis* bacillus Calmette-Guerin/*M. tuberculosis* is a target molecule for CD4+ cytotoxic T lymphocytes that lyse human monocytes. *J. Exp. Med.* **168:**1947–1952.
186. **Ottenhoff, T. H., and R. R. de Vries.** 1990. Antigen reactivity and autoreactivity: two sides of the cellular immune response induced by mycobacteria. *Curr. Top. Microbiol. Immunol.* **155:**111–121.
187. **Pabst, M. J., J. M. Gross, J. P. Brozna, and M. B. Goren.** 1988. Inhibition of macrophage priming by sulfatide from *Mycobacterium tuberculosis*. *J. Immunol.* **140:**634–640.
187a. **Pan, Y., B. S. Yan, M. Rojas, Y. V. Shebzukhov, H. Zhou, L. Kobzik, D. E. Higgins, M. J. Daly, B. R. Bloom, and I. Kramnik.** 2005. Ipr1 gene mediates innate immunity to tuberculosis. *Nature* **434:**767–772.
188. **Pieters, J.** 2001. Entry and survival of pathogenic mycobacteria in macrophages. *Microbes Infect.* **3:**249–255.
189. **Pieters, J., and H. Ploegh.** 2003. Microbiology. Chemical warfare and mycobacterial defense. *Science* **302:**1900–1902.
190. **Pober, J. S., and R. S. Cotran.** 1990. The role of endothelial cells in inflammation. *Transplantation* **50:**537–544.
191. **Poole, J., and H. Florey.** 1970. Chronic inflammation and tuberculosis, p. 1183–1224. *In* H. Florey (ed.), *General Pathology*, 4th ed. Saunders, Philadelphia, PA.
192. **Porcelli, S. A.** 1995. The CD1 family: a third lineage of antigen-presenting molecules. *Adv. Immunol.* **59:**1–98.
193. **Porcelli, S. A., and R. L. Modlin.** 1999. The CD1 system: antigen-presenting molecules for T cell recognition of lipids and glycolipids. *Annu. Rev. Immunol.* **17:**297–329.
194. **Porcelli, S. A., C. T. Morita, and R. L. Modlin.** 1996. T-cell recognition of non-peptide antigens. *Curr. Opin. Immunol.* **8:**510–516.
195. **Raulet, D. H.** 2003. Natural killer cells, p. 365–391. *In* W. E. Paul (ed.), *Fundamental Immunology*, 5th ed. Lippincott Williams & Wilkins, Philadelphia, PA.
196. **Ravn, P., A. Demissie, T. Eguale, H. Wondwosson, D. Lein, H. A. Amoudy, A. S. Mustafa, A. K. Jensen, A. Holm, I. Rosenkrands, F. Oftung, J. Olobo, F. von Reyn, and P. Andersen.** 1999. Human T cell responses to the ESAT-6 antigen from *Mycobacterium tuberculosis*. *J. Infect. Dis.* **179:**637–645.
197. **Reggiardo, Z., and G. Middlebrook.** 1974. Failure of passive serum transfer of immunity against aerogenic tuberculosis in rabbits. *Proc. Soc. Exp. Biol. Med.* **145:**173–175.
197a. **Reggiardo, Z., and G. Middlebrook.** 1974. Delayed-type hypersensitivity and immunity against aerogenic tuberculosis in guinea pigs. *Infect. Immun.* **9:**815–820.
198. **Reiling, N., C. Holscher, A. Fehrenbach, S. Kroger, C. J. Kirschning, S. Goyert, and S. Ehlers.** 2002. Cutting edge: Toll-like receptor (TLR)2- and TLR4-mediated pathogen recognition in resistance to airborne infection with *Mycobacterium tuberculosis*. *J. Immunol.* **169:**3480–3484.
199. **Rich, A. R.** 1951. *The Pathogenesis of Tuberculosis*, 2nd ed. Charles C Thomas, Springfield, IL.
200. **Riley, R. L., C. C. Mills, F. O'Grady, L. U. Sultan, F. Wittstadt, and D. N. Shivpuri.** 1962. Infectiousness of air from a tuberculosis ward. Ultraviolet irradiation of infected air: comparative infectiousness of different patients. *Am. Rev. Respir. Dis.* **85:**511–525.
201. **Roach, D. R., A. G. Bean, C. Demangel, M. P. France, H. Briscoe, and W. J. Britton.** 2002. TNF regulates chemokine induction essential for cell recruitment, granuloma formation, and clearance of mycobacterial infection. *J. Immunol.* **168:**4620–4627.
201a. **Roach, D. R., H. Briscoe, K. Baumgart, D. A. Rathjen, and W. J. Britton.** 1999. Tumor necrosis factor (TNF) and a TNF-mimetic peptide modulate the granulomatous response to *Mycobacterium bovis* BCG infection in vivo. *Infect. Immun.* **67:**5473–5476.
202. **Rock, K. L.** 1996. A new foreign policy: MHC class I molecules monitor the outside world. *Immunol. Today* **17:**131–137.
203. **Rohrbach, M. S., and D. E. Williams.** 1986. T-lymphocytes and pleural tuberculosis. *Chest* **89:**473–474.
204. **Rolph, M. S., B. Raupach, H. H. Kobernick, H. L. Collins, B. Perarnau, F. A. Lemonnier, and S. H. Kaufmann.** 2001. MHC class Ia-restricted T cells partially account for β2-microglobulin-dependent resistance to *Mycobacterium tuberculosis*. *Eur. J. Immunol.* **31:**1944–1949.
205. **Rook, G. A.** 1988. Role of activated macrophages in the immunopathology of tuberculosis. *Br. Med. Bull.* **44:**611–623.
206. **Rook, G. A.** 1990. Mycobacteria, cytokines and antibiotics. *Pathol. Biol. (Paris)* **38:**276–280.
207. **Rook, G. A., and R. al Attiyah.** 1991. Cytokines and the Koch phenomenon. *Tubercle* **72:**13–20.
208. **Rook, G. A., G. Seah, and A. Ustianowski.** 2001. *M. tuberculosis*: immunology and vaccination. *Eur. Respir. J.* **17:**537–557.
208a. **Rook, G. A.W., K. Dheda, and A. Zumla.** 2005. Immune response to tuberculosis in developing countries: implications for new vaccines. *Nat. Rev. Immunol.* **5:**661–667.
209. **Rosat, J. P., E. P. Grant, E. M. Beckman, C. C. Dascher, P. A. Sieling, D. Frederique, R. L. Modlin, S. A. Porcelli, S. T. Furlong, and M. B. Brenner.** 1999. CD1-restricted microbial lipid antigen-specific recognition found in the CD8+ alpha beta T cell pool. *J. Immunol.* **162:**366–371.
210. **Russell, D. G.** 2001. *Mycobacterium tuberculosis*: here today, and here tomorrow. *Nat. Rev. Mol. Cell Biol.* **2:**569–577.
210a. **Russell, D. G.** 2005. *Mycobacterium tuberculosis*: the indi-

gestible microbe, p. 427–435. *In* S. T. Cole, K. D. Eisenach, D. N. McMurray, and W. R. Jacobs, Jr. (ed.), *Tuberculosis and the Tubercle Bacillus*. ASM Press, Washington, DC.

210b. Sander, C. R., A. A. Pathan, N. E. R. Beveridge, I. Poulton, A. Minassian, N. Alder, J. Van Wijgerden, A. V. S. Hill, F. V. Gleeson, R. J. O. Davies, G. Pasvol, and H. McShane. 2009. Safety and immunogenicity of a new tuberculosis vaccine, MVA85A, in *Mycobacterium tuberculosis*-infected individuals. *Am. J. Respir. Crit. Care Med.* **179:**724–733.

210c. Sasindran, S. J., and J. B. Torrelles. 2011. *Mycobacterium tuberculosis* infection and inflammation: what is beneficial for the host and for the bacterium? *Front. Microbiol.* **2:**2. doi:10.3389/fmicb.2011.00002.

211. Scanga, C. A., V. P. Mohan, H. Joseph, K. Yu, J. Chan, and J. L. Flynn. 1999. Reactivation of latent tuberculosis: variations on the Cornell murine model. *Infect. Immun.* **67:**4531–4538.

212. Scanga, C. A., V. P. Mohan, K. Tanaka, D. Alland, J. L. Flynn, and J. Chan. 2001. The inducible nitric oxide synthase locus confers protection against aerogenic challenge of both clinical and laboratory strains of *Mycobacterium tuberculosis* in mice. *Infect. Immun.* **69:**7711–7717.

213. Schlesinger, L. S. 1996. Role of mononuclear phagocytes in *M. tuberculosis* pathogenesis. *J. Investig. Med.* **44:**312–323.

213a. Seibert, F. B. 1960. A theory of immunity in tuberculosis. *Perspect. Biol. Med.* **3:**264–281.

214. Selvaraj, P., P. R. Narayanan, and A. M. Reetha. 1999. Association of functional mutant homozygotes of the mannose binding protein gene with susceptibility to pulmonary tuberculosis in India. *Tuberc. Lung Dis.* **79:**221–227.

215. Selvaraj, P., P. R. Narayanan, and A. M. Reetha. 2000. Association of vitamin D receptor genotypes with the susceptibility to pulmonary tuberculosis in female patients & resistance in female contacts. *Indian J. Med. Res.* **111:**172–179.

216. Serbina, N. V., C. C. Liu, C. A. Scanga, and J. L. Flynn. 2000. CD8+ CTL from lungs of *Mycobacterium tuberculosis*-infected mice express perforin in vivo and lyse infected macrophages. *J. Immunol.* **165:**353–363.

217. Shen, Y., D. Zhou, L. Qiu, X. Lai, M. Simon, L. Shen, Z. Kou, Q. Wang, L. Jiang, J. Estep, R. Hunt, M. Clagett, P. K. Sehgal, Y. Li, X. Zeng, C. T. Morita, M. B. Brenner, N. L. Letvin, and Z. W. Chen. 2002. Adaptive immune response of Vγ2-Vδ2+ T cells during mycobacterial infections. *Science* **295:**2255–2258.

218. Shigenaga, T., A. M. Dannenberg, Jr., D. B. Lowrie, W. Said, M. J. Urist, H. Abbey, B. H. Schofield, P. Mounts, and K. Sugisaki. 2001. Immune responses in tuberculosis: antibodies and CD4-CD8 lymphocytes with vascular adhesion molecules and cytokines (chemokines) cause a rapid antigen-specific cell infiltration at sites of bacillus Calmette-Guerin reinfection. *Immunology* **102:**466–479.

219. Shim, T. S., O. C. Turner, and I. M. Orme. 2003. Toll-like receptor 4 plays no role in susceptibility of mice to *Mycobacterium tuberculosis* infection. *Tuberculosis* (Edinburgh) **83:**367–371.

219a. Shima, K., A. M. Dannenberg, Jr., M. Ando, S. Chandrasekhar, J. A. Seluzicki, and J. I. Fabrikant. 1972. Macrophage accumulation, division, maturation, and digestive and microbicidal capacities in tuberculous lesions. I. Studies involving their incorporation of tritiated thymidine and their content of lysosomal enzymes and bacilli. *Am. J. Pathol.* **67:**159–180.

220. Smith, D. W., and G. E. Harding. 1977. Animal model of human disease. Pulmonary tuberculosis. Animal model: experimental airborne tuberculosis in the guinea pig. *Am. J. Pathol.* **89:**273–276.

221. Sousa, A. O., R. J. Mazzaccaro, R. G. Russell, F. K. Lee, O. C. Turner, S. Hong, L. Van Kaer, and B. R. Bloom. 2000. Relative contributions of distinct MHC class I-dependent cell populations in protection to tuberculosis infection in mice. *Proc. Natl. Acad. Sci. USA* **97:**4204–4208.

222. Sprent, J. 1995. Antigen-presenting cells. Professionals and amateurs. *Curr. Biol.* **5:**1095–1097.

223. Sreevatsan, S., X. Pan, K. E. Stockbauer, N. D. Connell, B. N. Kreiswirth, T. S. Whittam, and J. M. Musser. 1997. Restricted structural gene polymorphism in the *Mycobacterium tuberculosis* complex indicates evolutionarily recent global dissemination. *Proc. Natl. Acad. Sci. USA* **94:**9869–9874.

223a. Stead, W. W. 2001. Variation in vulnerability to tuberculosis in America today: random or legacies of different ancestral epidemics? *Int. J. Tuberc. Lung Dis.* **5:**807–814.

224. Steinman, R. M. 1991. The dendritic cell system and its role in immunogenicity. *Annu. Rev. Immunol.* **9:**271–296.

225. Steinman, R. M., D. Hawiger, and M. C. Nussenzweig. 2003. Tolerogenic dendritic cells. *Annu. Rev. Immunol.* **21:**685–711.

226. Stuehr, D. J., and M. A. Marletta. 1987. Induction of nitrite/nitrate synthesis in murine macrophages by BCG infection, lymphokines, or interferon-gamma. *J. Immunol.* **139:**518–525.

227. Sugisaki, K., A. M. Dannenberg, Jr., Y. Abe, J. Tsuruta, W. J. Su, W. Said, L. Feng, T. Yoshimura, P. J. Converse, and P. Mounts. 1998. Nonspecific and immune-specific up-regulation of cytokines in rabbit dermal tuberculous (BCG) lesions. *J. Leukoc. Biol.* **63:**440–450.

228. Sutherland, I., and I. Lindgren. 1979. The protective effect of BCG vaccination as indicated by autopsy studies. *Tubercle* **60:**225–231.

229. Thompson, N. J., J. L. Glassroth, D. E. Snider, Jr., and L. S. Farer. 1979. The booster phenomenon in serial tuberculin testing. *Am. Rev. Respir. Dis.* **119:**587–597.

230. Toossi, Z., P. Gogate, H. Shiratsuchi, T. Young, and J. J. Ellner. 1995. Enhanced production of TGF-beta by blood monocytes from patients with active tuberculosis and presence of TGF-beta in tuberculous granulomatous lung lesions. *J. Immunol.* **154:**465–473.

231. Toossi, Z., J. R. Sedor, J. P. Lapurga, R. J. Ondash, and J. J. Ellner. 1990. Expression of functional interleukin 2 receptors by peripheral blood monocytes from patients with active pulmonary tuberculosis. *J. Clin. Investig.* **85:**1777–1784.

232. Trinchieri, G. 1997. Cytokines acting on or secreted by macrophages during intracellular infection (IL-10, IL-12, IFN-gamma). *Curr. Opin. Immunol.* **9:**17–23.

233. Trinchieri, G. 2003. Interleukin-12 and the regulation of innate resistance and adaptive immunity. *Nat. Rev. Immunol.* **3:**133–146.

234. Tsenova, L., A. Bergtold, V. H. Freedman, R. A. Young, and G. Kaplan. 1999. Tumor necrosis factor alpha is a determinant of pathogenesis and disease progression in mycobacterial infection in the central nervous system. *Proc. Natl. Acad. Sci. USA* **96:**5657–5662.

235. Tsenova, L., K. Sokol, V. H. Freedman, and G. Kaplan. 1998. A combination of thalidomide plus antibiotics protects rab-

236. Tsuruta, J., K. Sugisaki, A. M. Dannenberg, Jr., T. Yoshimura, Y. Abe, and P. Mounts. 1996. The cytokines NAP-1 (IL-8), MCP-1, IL-1 beta, and GRO in rabbit inflammatory skin lesions produced by the chemical irritant sulfur mustard. *Inflammation* 20:293–318.
237. Tsuyuguchi, I. 1996. Regulation of the human immune response in tuberculosis. *Infect. Agents Dis.* 5:82–97.
238. Turner, J., and H. M. Dockrell. 1996. Stimulation of human peripheral blood mononuclear cells with live *Mycobacterium bovis* BCG activates cytolytic CD8+ T cells in vitro. *Immunology* 87:339–342.
239. Ueta, C., I. Tsuyuguchi, H. Kawasumi, T. Takashima, H. Toba, and S. Kishimoto. 1994. Increase of gamma/delta T cells in hospital workers who are in close contact with tuberculosis patients. *Infect. Immun.* 62:5434–5441.
240. Vaddi, K., R. C. Newton, and M. Keller. 1997. *The Chemokine Factsbook*. Academic Press, San Diego, CA.
240a. Volkman, H. E., T. C. Pozos, J. Zheng, J. M. Davis, J. F. Rawls, and L. Ramakrishnan. 2010. Tuberculosis granuloma induction via interaction of a bacterial secreted protein with host epithelium. *Science* 327:466–469.
241. Wahl, S. M., N. McCartney-Francis, D. A. Hunt, P. D. Smith, L. M. Wahl, and I. M. Katona. 1987. Monocyte interleukin 2 receptor gene expression and interleukin 2 augmentation of microbicidal activity. *J. Immunol.* 139:1342–1347.
242. Walburger, A., A. Koul, G. Ferrari, L. Nguyen, C. Prescianotto-Baschong, K. Huygen, B. Klebl, C. Thompson, G. Bacher, and J. Pieters. 2004. Protein kinase G from pathogenic mycobacteria promotes survival within macrophages. *Science* 304:1800–1804.
243. Wang, J., J. Wakeham, R. Harkness, and Z. Xing. 1999. Macrophages are a significant source of type 1 cytokines during mycobacterial infection. *J. Clin. Investig.* 103:1023–1029.
244. Wilkinson, R. J., P. Patel, M. Llewelyn, C. S. Hirsch, G. Pasvol, G. Snounou, R. N. Davidson, and Z. Toossi. 1999. Influence of polymorphism in the genes for the interleukin (IL)-1 receptor antagonist and IL-1β on tuberculosis. *J. Exp. Med.* 189:1863–1874.
245. Yamamura, Y. 1958. The pathogenesis of tuberculous cavities. *Bibl. Tuberc.* 9:13–37.
246. Yamamura, Y., Y. Ogawa, H. Maeda, and Y. Yamamura. 1974. Prevention of tuberculous cavity formation by desensitization with tuberculin-active peptide. *Am. Rev. Respir. Dis.* 109:594–601.
247. Yoder, M., G. Lamichhane, and W. Bishai. 2004. Cavitary tuberculosis: the "Holey Grail" of disease transmission. *Curr. Sci.* 86:74–81.
248. Yoneda, T., and J. J. Ellner. 1998. CD4$^+$ T cell and natural killer cell-dependent killing of *Mycobacterium tuberculosis* by human monocytes. *Am. J. Respir. Crit. Care Med.* 158:395–403.
249. Young, D. B., and G. R. Stewart. 2002. Tuberculosis vaccines. *Br. Med. Bull.* 62:73–86.
250. Zenaro, E., M. Donini, and S. Dusi. 2009. Induction of Th1/Th17 immune response by *Mycobacterium tuberculosis*: role of dectin-1, mannose receptor, and DC-SIGN. *J. Leukoc. Biol.* 86:1393–1401.

Chapter 4

検査による診断と感受性検査
Laboratory Diagnosis and Susceptibility Testing

- 著：Gary W. Procop・Glenn D. Roberts
- 訳：遠藤 慶太

イントロダクション

近年，正確かつ迅速に結核の診断を得るために多くの微生物学的検査が行われるようになった。分子学的検査は今や診断アルゴリズムの一部となり，診断に要する時間は劇的に短縮した。しかし，あらゆる検査の感度は適切な検体を選択して集められるかどうかにかかっている。臨床医にとって重要なことは，結核菌(Mycobacterium tuberculosis)を含んでいる可能性が最も高い検体を採取し，**患者が活動性結核に罹患していると疑われる場合に限り検体を採取する**，ということである。こうすることで，結核菌を検出し同定するための検査，特に，分子学的検査の感度と陽性的中率を向上させることができる。結核を制御するには多くの因子が大切である。そのなかでも，可能な限り早急に確定診断をつけるうえで検査は重要な役割を果たしており，その確定診断が得られることで，結核感染拡大を防ぐための感染制御が行われるのである。

検体採取

抗酸菌(mycobacteria)培養のために提出する検体には，さまざまな部位の組織や体液が含まれる。肺結核が疑われる場合に最もよく提出される培養検体は喀痰である。喀痰は早朝に採取するのが望ましく，患者には鼻汁や唾液が混じらないよう，奥から痰を喀出するよう指導すべきである。理想的には，喀痰は3日連続で採取すべきであり，検体量としては5〜10 mLが適切である。検体量がそれより少ない場合は，「検体量は適正量に満たなかった」と注意書きすべきである。なお，スワブによる検体採取は推奨されない。検体量が少なく，培養陰性となって誤診される可能性があるためである（このような検体では陰性的中率が低い）。喀痰排出困難な場合は，高張食塩水(5〜15％)を患者に吸入させて促す。それでも困難な場合，または迅速に診断する必要がある場合は，気管支肺胞洗浄が第2選択となる。この検査で追加検体(洗浄液，擦過液，生検検体)を得ることができ，迅速に確定診断を得られる可能性があるためである。ただし，ためられた気道検体は，細菌が繁殖している場合が多く，コンタミネーションの原因となるため避けるべきである。

子どもや一部の成人で喀痰排出が困難な場合は，胃洗浄液が検体の代替手段となるが，培養結果は誘発喀痰ほど優れていない[43]。

胃液は，胃酸により抗酸菌が傷害される可能性があるため，4時間以内に処理すべきである。迅速処理が困難な場合は，炭酸ナトリウムやそのほかの緩衝液によってpH 7に中和しなければならない。

腎結核の診断には，3〜5回の早朝の中間尿が必要である。蓄尿検体はコンタミネーションを増やし，抗酸菌の検出率を低下させるため，不適切である。

便の抗酸菌培養は，腸結核の診断において有用な可能性はあるが，役立つことはまれである。以前は後天性免疫不全症候群(acquired immunodeficiency syndrome：AIDS)の患者において，M. aviumやM. intracellulareを検出するために便を採取していたが，便にこれらの検体が検出されるということは播種感染が想定されるので，このような状況では血液培養を行うべきである。

肺外結核が疑われる場合には，さまざまな検体が培養検体となりうる。血液，髄液，胸水，心囊液，腹水，吸引液，関節液，そして生検組織として，滑液，胸膜，リンパ節，肝臓，骨髄，などである。

一般に，すべての検体は清潔操作で無菌容器に採取し，迅速に検査室に送るべきである。迅速に検体処理ができない場合，抗酸菌以外の菌の繁殖を防ぐために検体を冷蔵保存しなければならない。また，検体採取は抗結核薬投与前に行うべきである。わずか数日の治療でも抗酸菌が死滅して診断に至らなくなる可能性があるためである。

除染と検体処理

抗酸菌のなかには発育の遅いものがあり，世代時間(generation time)[訳注1]が一般的な細菌叢(40〜60分)に比べて長い(20〜22時間)。そのため，無菌でない検体を採取した場合，他の細菌や真菌が過剰に発育してしまう可能性がある。抗酸菌は脂質に富んだ細胞壁を有しており，他の細菌に比べて酸やアルカリに強い。この特徴を活かして，抗酸菌だけ生かしてその他の細菌を除染する方法が開発された。除染が必要な検体は，喀痰・尿・気管支または胃の吸引液などである。

現在，検体から細菌を除染するために多くのアルカリ性の除染溶液(digestion-decontamination solution)が用いられている。塩化ベンザルコニウム(Zephiran®)リン酸三ナトリウムまたは

訳注1 菌量が2倍になるのに要する時間。

4%水酸化ナトリウムがコンタミネーションを減らすのに有効である。検体が採取から早急に提出されているなら，N-アセチル-L-システインや2%水酸化ナトリウムも代替となる。また，検体に粘液が多いと遠心分離・濃縮処理の妨げとなることがある。その際は粘液溶解液として，ジチオスレイトール(Sputolysin®；Calbiochem, La Jolla, CA)やN-アセチル-L-システインを加えるべきである。抗酸菌は細胞壁が脂質に富んでいるため，脂質の浮力を抑えて沈殿させて適切な抗酸菌濃度を得るためには，冷却遠心機を用いて少なくとも3,000×g以上のスピードで遠心分離する必要がある[45]。検体が液体の場合は培養する前に必ず遠心分離すべきである。検体が無菌状態でない可能性がある場合は，検体の一部をあらかじめ細菌用培地を用いて培養すべきである。

抗酸菌培養

固体培地

抗酸菌の発育に必要な人工培地の組成は，カリウム，マグネシウム，リン，硫黄などの単純化合物である。アンモニウム塩や卵は窒素源となり，ブドウ糖やグリセロールは炭素源となる。培地の発育至適pHは6.5〜7.0である。抗酸菌は偏性好気性菌だが，固体培地での発育には5〜10%のCO_2濃度が必要である。検体を皮膚から採取している場合でなければ，培地は高湿度で35〜37℃に保つべきである。

今までに用いられている抗酸菌培養の培地には，卵培地，寒天培地，液体培地，選択培地，がある。卵培地の例として，Löwenstein-Jensen (L-J) 培地，Petragnani 培地，American Thoracic Society 培地，がある。Petragnani 培地はマラカイトグリーン(抗菌成分)を多く含むため，最もコンタミネーションが少ない。これらはすべて，全卵，ジャガイモ粉，塩，グリセロール，マラカイトグリーンを含む混合培地である。このなかで，L-J 培地が卵培地のなかでは最も初代培養として用いられている。しかし，7H11寒天培地(81%)に比べてL-J培地(40%)のほうが検出率が低いという報告を受けて，初代培養としては用いないという意見もある[57]。Middlebrook 7H10培地，7H11培地は，寒天，有機物，塩，グリセロール，アルブミンを含んだ寒天培地である。7H11培地は検出率とイソニアジド耐性の抗酸菌の発育率を上げるために，0.1%カゼイン加水分解物(casein hydrolysate)を含んでいる。選択培地は，除染処理で処理されない細菌のコンタミネーションを防ぐために土台となる培地に抗菌薬を添加したものである。L-J Gruft培地は，ペニシリン，ナリジクス酸，マラカイトグリーンを含んでいる。Middlebrook selective 7H11 (S7H11)培地はカルベニシリン，ポリミキシンB，乳酸トリメトプリム，アムホテリシンB，マラカイトグリーンを含んでいる。

除染処理の後，0.25 mLの検体を試験管に入れた固体培地に植菌し，0.5 mLを培養皿の培地に(または試験管培地にも)植菌する。試験管培地のキャップは少し緩めて空気が入るようにする。培養皿はCO_2透過性のあるポリエチレンプラスチックバッグに入れて高温高圧でシールする。培地はすべて35℃で最大8週間培養する。最初の3〜4週間はCO_2が5〜10%となるようにする。

塗抹では抗酸菌陽性だが，8週間の培養では抗酸菌陰性の場合は，固形培地を追加して8週間培養すべきである。幼若培養(0〜4週目)は週に2回，肉眼的に発育がないか確認すべきであり，以降の培養(4〜8週目)は少なくとも週に1回は確認すべきである。抗酸菌様のコロニーがみつかったら抗酸菌塗抹と二次培養を行い，菌種の同定と感受性検査を行うべきである。コロニーを認めたら，可能な限り早急に核酸プローブテストやそのほかの分子学的検査を行い，結核菌群(Mycobacterium tuberculosis complex：*M. tuberculosis* / *M. bovis* / *M. bovis*1 BCG / *M. africanum* / *M. microti* / "*M. canetti*")に矛盾しない所見ならば確定診断となる。

液体培地

MGIT(Mycobacteria Growth Indicator Tube)法(Becton Dickinson, Sparks, MD)は，7H9培地に発育促進剤，抗菌薬，酸素がなくなると反応して発光する蛍光化合物を装置の試験管の底に入れたものを利用する検査である。抗酸菌が発育して酸素を使用するにつれ，蛍光化合物が反応して紫外線で発光する。MGIT法は，放射性物質である^{14}Cを用いている従来のBACTEC 460 TBの代替となるようつくられた。MGIT法は検体の発育がないかを持続的に自動でモニターでき，現在では，BACTEC 460 TBの代替となりうるものである。しかし，結核菌の検出率と，検出に要した時間に関する報告結果はまちまちである。検出率については，MGIT法が91.5%[48]，88%[15]，88%[54]であるのに対し，BACTEC 460 TBでは95.7%[48]，90%[15]，90.5%[54]であった。この2つの方法では，培養の結果を確認する回数が異なっており，BACTEC MGIT 960[訳注2]のほうがより頻回に結果確認をされていた。検出に要した時間は，BACTEC MGIT 960で抗酸菌塗抹陽性・陰性の検体に対してそれぞれ12.2日，13.4日という報告と[48]，12.5日，19.6日だったという報告がある[54]。BACTEC MGIT 960は，BACTEC 460 TBに比べてコンタミネーションの割合が高いために(≧10%)検出率が減っていた可能性がある。BACTEC MGIT 960の1つの利点は，この装置の液体培地からDNAプローブによる菌の同定と感受性検査が行える点である。

最近は，BACTEC MGIT 960のほかにも商業化された装置が入手可能となっている。これらは抗酸菌の検出力・抗菌薬感受性や耐性プロファイルがすでに評価されており，すべてBACTEC 460 TBの代替といえるだろう。BACTEC 460 TBは「ゴールドスタンダード」だったが，現在は生産されなくなっている。

抗酸菌の検出と感受性検査において，ESP Myco (Trek Diagnostic Systems, Cleveland, OH)の最新版がVersaTREK Mycoであり，自動測定機能に加え，改良したMiddlebrook 7H9

訳注2　MGIT法を用いた装置。

培地にオレイン酸・アルブミン・デクストロース・カタラーゼといった発育促進剤の入ったボトルからなる。この装置のボトルには，培地とセルローススポンジが付いており，肺のように菌の発育場の表面積を増やしている。おのおののボトルには抗菌薬を混合したものが加えられ，細菌のコンタミネーションを防いでいる。また，発育とともに酸素消費が増えていくその変化を自動で測定できる。

VersaTREK Myco と BACTEC MGIT 960 を比較しているのは，わずかな後ろ向き研究しかない。基本的にこの2つの装置は，固体培地とともに用いた場合，結核菌の検出率は同等で，そのほかの違いもわずかであった。結核菌検出までにかかる時間はVersaTREK が17.5日だったのに対して，BACTEC MGIT 960 は13.3日であった（K. Chapin と L. Binns，2008年6月1～5日にかけてボストンで行われた第108回米国微生物学会総会にて）。しかし，研究対象となった検体が比較的少ないため，将来的にはほかの研究結果が待たれる。

BacT / Alert MP®（bioMérieux, Durham, NC）では，改良したMiddlebrook 7H9 培地に，成長因子を加えたボトルを使用している。数多くの研究で，この装置の抗酸菌検出率は満足できるものだが，ほかのすべての自動測定できる装置と同様，固体培地と一緒に用いるべきであるという結果が出ている。結核菌の検出率は3つの研究において，それぞれ，98.7%[34]，96.7%[33]，91.3%[42]であった。比較となった BACTEC 460 TB での検出率はそれぞれ，89.8%，96.7%，90.0%であった。BacT / Alert MP® 抗酸菌染色陽性・陰性の場合の検体からの平均検出時間はそれぞれ，11.6日と17.8日であった。

染色処理・生化学的同定

染色して鏡検するのは，検体の直接鏡検でも培地で発育した菌の鏡検でも同様である。もし，菌体が十分存在すれば，鏡検が抗酸菌検出の最速の方法である。しかし，少なくとも喀痰に 10^5/mL の菌体がいないと，塗抹では検出できないと推測されており，感度は感染のタイプ（進行した空洞性病変かどうか），遠心分離の際の相対遠心力の強さなどの要因と関連する。概して，抗酸菌塗抹だけでは，抗酸菌感染を除外できない（つまり，塗抹陰性でも培養陽性の検体は存在する）。そのうえ，抗酸菌は当然すべて抗酸性なので，塗抹だけでは菌種や生菌であるかどうかまでは評価できない。

抗酸菌染色には主に2つの手順がある。まず，チール・ニールセン染色や Kinyoun 染色といった石炭酸フクシン法，そして，オーラミンO またはオーラミン・ローダミンを用いた蛍光法である。

チール・ニールセン染色と Kinyoun 染色は染色方法が異なる。前者は石炭酸フクシンを加温して抗酸菌の細胞壁に浸透させる。後者は溶質として多くのフェノールを用いることで細胞壁の透過性を亢進させる，いわば"cold"な染色法である。両者とも抗酸菌の細胞壁を赤く染め，それ以外の部分をメチレンブルーで対比染色する。染色した検体は100倍の油浸対物レンズを用いて観察しなければならない。

オーラミンO で抗酸菌染色した場合，背景が暗いなかで鮮やかな黄色に染色されるため，25倍でも容易に観察できる。オーラミンO を用いた方法を修正したものが，ローダミンという細胞を黄金色に染める染料を用いたものである。オーラミン・ローダミン法は検体が組織切片などの際に用いる。

蛍光染色は石炭酸フクシン法より感度が優れている。蛍光染色の場合，25倍程度でも検出可能だが，石炭酸フクシン法では油浸対物レンズが必要である。これらすべての染色の欠点は，死菌も生菌も染色されてしまうことである。そのため，抗菌薬で死んだ抗酸菌まで検出されてしまう。また，オーラミン染色で，喀痰検体に血液が混じって偽陽性となったという報告がある。また，*M. fortuitum* や，おそらくそのほかの迅速発育抗酸菌は，さまざまな染まり方をしてしまう。容易に視認できることから，抗酸菌の検出には蛍光染色を用いることが推奨され，蛍光染色で確証が得られない場合は，可能なら，石炭酸フクシン法で確認するのがよいかもしれない。もちろん，培養は必須である。抗酸菌感染は塗抹陰性というだけで除外できないことは留意すべきである。また，非定型抗酸菌も染色されてしまうため，抗酸菌染色だけでは，陽性でも結核の確定診断とはならないことも留意すべきである。そして，*Rhodococcus*，ノカルジア（*Nocardia*），*Legionella micdadei*，クリプトスポリジウム（*Cryptosporidium*）囊胞，*Cystoisospora*（*Isospora*），*Cyclospora* などは抗酸菌ではないが，うっすらと染色されて，抗酸菌染色陽性となりうることにも注意が必要である。

今まで結核菌群は，抗酸性，ナイアシン産生性，硝酸塩還元性，68℃下でカタラーゼによって不活化することから同定されてきた。一般に，結核菌群の検出に要する時間はさまざまである。固体培地の場合はコロニーが見えるようになるまでに，早くて12日ということもあれば4～6週間かかることもあり，平均は約3～4週間である。コロニーは粗く「カリフラワー様」で無色である。ほとんどの抗酸菌種と違って，結核菌群は，ナイアシンをナノアシンリボヌクレオチドに変換する酵素をもたないため，培地にナイアシンが蓄積してナイアシンテスト陽性となる。また，結核菌群はニトロ還元酵素を有しているため，硝酸塩還元試験も陽性となる。抗酸菌のなかで，68℃下でのカタラーゼの産生量と菌安定性は種によって異なる。結核菌群は L-J 培地で定量カタラーゼ産生テストを行うと，50 mm 以下の泡の柱（column）訳注3 をつくる。また結核菌群は熱に不安定なカタラーゼもつくり，それらは68℃下に20分おくと不活化される[32]。

訳注3　その他の抗酸菌は 50 mm 以上の泡の柱（column）を生成する。

I 概論

結核菌群の同定に用いる分子学的方法

核酸プローブによる同定

1990年代初頭から,核酸プローブを用いた抗酸菌同定方法が行われるようになった。現在,商業化されたプローブ(AccuProbe™;Gen-Probe, Inc., San Diego, CA)は結核菌群だけでなく,*Mycobacterium kansasii*, *M. avium*, *M. intracellulare*, *M. gordonae*を同定できる。その方法は以下のとおり:まず細胞壁を融解させた後,アクリジニウムエステルを標識した1重鎖DNAプローブを,標的となる菌体のrRNAに分子交雑(hybridize)させて,安定したDNA-rRNAハイブリッドをつくる。交雑されなかったDNA-アクリジニウムエステルプローブを化学的に変性させて(検出されないようにした後),DNA-rRNAハイブリッドに含まれるアクリジニウムエステルの化学発光を,照度計を用いて測定することで検出する。

結核菌群の非同位体プローブは,同位体プローブと比べて感度・特異度ともに100%であることが示された[24]。この処理は迅速で,1時間以内に行える。もともとこのプローブテストは固体培地の菌体の同定のために設計されたが,現在は,BACTEC 12B培地やMGIT法のような液体培地でも用いることができている[2,18,35]。液体培地の中で発育した抗酸菌を,遠心分離・溶解して濃縮した後,上述のように核酸プローブで検出する。核酸プローブとBACTEC 12Bシステムを併用することで,結核菌群の同定にかかる時間が15.5日[50],または10〜16.4日[17]と報告により違いはあるものの短縮した。唯一欠点として報告されたのが,*M. terrae* complexと*M. celatum*に対して偽陽性となりうるということである[9,19]。しかし,この問題は8〜10分に選択時間を延長することで解決可能である。現在では,核酸プローブのみを用いているところもあれば,核酸シークエンシング[25,56],訳注4などほかの同定方法と併用しているところもある[7,27]。

核酸増幅,増幅後分析とタイピング

結核菌群は発育が遅いため,迅速に検出して同定することが微生物学的検査の課題であった。現在,多くの研究で,分子学的診断がそのよい解決策となることが示されている[12,29]。

この方法としては,広域の抗酸菌増幅をまず行い,次にDNAシークエンシングやマイクロアレイハイブリダイゼーションなどの増幅後分析を行う方法もあるが,結核菌群に特異的な核酸増幅法もある。これらの方法では,rRNAやRNAポリメラーゼをコードする遺伝子が,標的として主に用いられている。多くの研究所でつくられたテストが,将来的に実用化できそうだという報告があるが,商業化しているテストもよい成績を残している。新しく出たrapid-cycleポリメラーゼ連鎖反応(polymerase chain reaction:PCR)システムが,コンタミネーションを起こしにくく,定量化しやすく,特異度が高く,なかには自動測定可能なものもある[47,49]。

米国食品医薬品局(Food and Drug Administration:FDA)に認可されているのは,Gen-Probe社訳注5によるAmplified *Mycobacterium tuberculosis* Direct(AMTD)法とRoche Diagnostic Systems社(Branchburg, NJ)のAmplicor *M. Tuberculosis*法,である。AMTD法は抗酸菌染色陽性・陰性両者の呼吸器検体に,Amplicor法は抗酸菌塗抹陽性の呼吸器検体のみに対して認可されている。

AMTD法は遺伝子転写依存増幅(transcription-mediated amplification)法を利用している。これは,増幅過程の間,等温環境で行うもので,標的は16S RNAである。抗酸菌の細胞から超音波処理をして核酸を放出させた後に検体を加熱して,rRNAの二次形成を中断させる。そこで42℃に温度を保つと反応が起こり,抗酸菌のRNAのコピーが多数生成される。その後,結核菌群に特異的な遺伝子配列をGen-Probe社の化学発光標識したDNAを検出するプローブで検出して,照度計で結果を測定する。この検査では,rRNAという,理論上は菌体のDNAの数千倍の濃度で存在するものを検出するため感度が高く,検査自体は単温環境でかつ1つの試験管でできることから行うのが容易で,コンタミネーションも起こりにくいといった利点がある。検査のための検体は未治療の患者から採取すべきである。治療経過中に培養陰性になった後もこの検査で陽性となりうることが示されている[36]。呼吸器以外の検体におけるこの検査の有用性はほかの研究者から報告されている。検体としては,尿・便・組織・胸膜滲出液・髄液・腹水・骨髄が報告されており,一般に,特異度は高いが(97.7〜100%),感度は83.9%,あるいはそれよりやや高い程度[17,20,39]であった。AMTD検査を行うに当たり,まれではあるが,*M. celatum*感染では偽陽性が多いことは留意すべきである[13,51]。PiersimoniとScarparoによるAMTD検査の優れたレビューがある[41]。

Roche社のAmplicor *M. tuberculosis*法はPCRを用いた検査である。rRNAを検出する代わりに,DNAの中のrRNA遺伝子を検出する。まず,ビオチン化オリゴヌクレオチドプライマーを用いて増幅し,それをマイクロウェルプレートに結合する特異的なプローブと交雑する。次に,顕色剤としてavidin(アビジン)とhorseradish peroxidase(西洋ワサビペルオキシダーゼ)複合体とその基質を加える。このキットは抗酸菌塗抹陽性の呼吸器検体に適応がある。BergmannとWoodsは,502人の患者から956の気道検体を採取し,培養結果・カルテの結果を比較して,この検査法を評価した[6]。それによると,特異度は非常に高いが(99.5〜100%),感度は抗酸菌塗抹陽性・陰性で,それぞれ97.6%と40%であった。1996年のBennedsenらによる報告も同様で,抗酸菌染色陽性と陰性で感度はそれぞれ,91.4%と60.9%であった[5]。また,培養陽性だが塗抹陰性の検体に対して感度46%という報告

訳注4 核酸の配列決定。

訳注5 2012年にGen-Probe社はHologic社に併合された。

もある[10]。しかし，現時点では塗抹陽性の検体がこの検査には最適であり，非呼吸器検体には用いるべきではない[28]。以上のことから，AMTD法とAmplicor M. tuberculosis法は増幅法も開発した会社も異なっているが，両者ともに迅速で特異的だといえる。AMTD法のほうが感度の点ではほぼ同等かやや優れている[40]。また，Amplicor M. tuberculosis法を，BACTEC 12BとESP II液体培地から検出・同定する際に用いたという報告も多数ある。PiersimoniとScarparoが，この検査についての包括的レビューを出している[41]。

核酸増幅法では迅速な結果を得ることができるが，培養も必要であることは強調しておく。まれながら存在する混合感染の可能性を除外するためにも培養は必須である。また，ほとんどの増幅検査は，たとえば，「結核菌群」というところまでしか同定できないため，より詳細な特徴や，何よりも重要なことに感受性をみることができないのである。また，核酸増幅法による結核菌群の検出の信頼性を評価した研究によると，18か国にある30の研究施設にて，異なる(商業用あるいは施設の研究用)検査法を用いたところ，5つの研究施設でしか20の検体すべての抗酸菌群の核酸の有無を正確に評価できなかった[38]。これらの結果からいえることは，施設間による検査方法と結果にばらつきがあり，適正試験実施基準が必要であるということである。リアルタイムPCR法など，研究段階の検査法も数多く報告されているが[16,31]，そのほとんどでは比較試験が行われていない。

一般に，増幅法は「単一で行う」検査ではない。従来どおり培養と組み合わせて用いる必要がある。検体量が少ない場合は培養のほうが優先される。現時点では，パラフィンブロックの中の結核菌の検出には増幅法は一般的ではないが，検体に十分な菌があれば可能である。しかし，この検査を行う際には，医療資源が限られた現状において，高価であることは留意すべきである。米国胸部学会(American Thoracic Society：ATS)が1997年に，この検査の特異的使用法についての声明を出しているが，その考えは今なお当てはまっている[11]。とはいえ，適切に選んだ患者から適切な検体を採取した場合，これらのFDAに認可された結核菌の核酸増幅法は非常に有用な診断ツールであり，患者のケアや結核のコントロールにおいて非常に重要であるといえる。

米国疾病対策センター(Centers for Disease Control and Prevention：CDC)が，結核診断における核酸増幅法の使用について最新のガイドラインを出している[12]。このガイドラインでは，核酸増幅法は**結核が疑わしいがまだ診断がついていない患者**で，肺結核の症状や徴候がある場合に少なくとも1つの呼吸器検体に対して用いるべきだと述べている。また，この検査は，**検査結果が患者マネジメントや接触者調査などの感染制御活動に影響を与える場合**に行うべきである，とも述べている。これは，適切に検査を行って不要な検査やコストを減らすことを呼びかけた素晴らしいものである。興味のある方は，この文献のレビューを参照されたい[12]。

広域PCR測定法は，特異的PCR測定法と比べて広範な菌体群の核酸を増幅させる点で異なっている。この測定法は，抗酸菌に属する全種のDNAを増幅させ，プローブハイブリダイゼーション法，逆ハイブリダイゼーション法，従来のシークエンシング法，パイロシークエンシング法，マイクロアレイ分析法などのさまざまな増幅後分析法で具体的な菌種の同定を行う[44,49,55]。これらの方法は具体的な菌体の同定に用いるだけでなく，薬剤耐性をコードする遺伝子多型の検出にも有用かもしれない[1]。

増幅後分析法はタイピング法の1つとしても用いられうる。一般に，タイピング法は同系統の異なった菌株同士の特定の遺伝子の有無や違いを評価できる。比較してみて，菌株が区別可能(互いに異なっている)，または区別不能(遺伝子検査レベルでの違いが証明されない)と示される。区別不能というのが必ずしも同じ親株から生まれたものとはいい切れないが，傍証とはなる。結核菌群のなかの菌種の同定にはさまざまな方法が用いられているが，そのほとんどはSpoligotyping法である。この方法は，結核菌遺伝子の反復配列多型をPCRで増幅する手法である[22,23]。増幅したものは大きさや内容が異なるので，ゲル電気泳動やプローブ/マイクロアレイ分析によって分別する。ゲル電気泳動が一般的だが，液体マイクロアレイ法が，簡便に行うことができ，より迅速に結果が出る可能性があり，代替となりうる[14]。Spoligotyping法が開発される前は，制限断片長多型(Restriction Fragment Length Polymorphism：RFLP)分析という，IS6110[訳注6]をプローブとした方法が結核菌の同定には最も用いられていた[22,23]。

結核菌群の感受性検査(Chapter 8参照)

結核菌群の再発が問題となり薬剤耐性菌も増加していることから，抗菌薬感受性検査がより重要となっている[26]。感受性検査を行うべきなのは，以前未治療で結核菌群が検出されたすべての患者と，治療開始して2か月後も抗酸菌染色陽性または培養陽性の患者である。薬剤耐性菌のリスクは，結核の治療失敗歴，耐性結核菌を保有する患者との接触歴，米国以外で耐性菌の有病率が高い地域の住人である。

従来行われてきた感受性検査は1％比率法(agar proportion method)である。耐性とは，対象となる抗菌薬濃度が十分ななかで1％以上抗酸菌が存在することと定義されている。1％というのは，今までの臨床試験から，in vitroで1％耐性があることと，in vivoでの治療失敗が相関していたということからきている。菌体を7H10と7H11培地にさまざまな抗菌薬濃度下で発育させて調べ，結果はおおよそ14〜21日で明らかとなる。

その後，より迅速に結果が出るため，BACTEC 460 TBが用いられるようになった。この方法では，抗菌薬を含有させたBACTEC 12Bのボトルの中で菌体を発育させ，抗菌薬存在下で菌体が(死滅して)$^{14}CO_2$を産生できないことで感受性を検査する。

訳注6 結核菌に存在する遺伝子の挿入配列。

I 概論

この方法は1%比率法とよく相関するだけでなく(90〜100%相関)、感受性結果が出るまでの期間を有意に短縮することができる(1%比率法が14〜21日かかるのに対して、4〜7日で結果が判明する)[46]。感受性検査が行えるのは、一次抗結核薬であるストレプトマイシン、イソニアジド、リファンピシン、エタンブトール、ピラジナミドのほか、二次抗結核薬であるcapreomycin、エチオナミド、アミカシン、レボフロキサシン、オフロキサシン、パラアミノサリチル酸(p-aminosalicylic acid：PAS)、ストレプトマイシン、である。

液体培地で感受性検査を自動測定できる装置も3つ商用化されている[3,4,30,53]。臨床・検査標準協会(Clinical and Laboratory Standards Institute：CLSI)は、*Susceptibility Testing of Mycobacteria, Nocardiae, and Other Aerobic Actinomycetes* (approved standard M-24A 第2版)のなかで、BACTEC MGIT 960・BacT/AlertMP・VersaTREKが感受性検査としてFDAに承認されたと記載している[58]。すべての自動測定機が、今では結核菌群の感受性検査としてはほとんど用いられなくなったBACTEC 460 TBの代わりになると思われる。

重要な抗菌薬に対する多くの薬剤耐性の分子学的メカニズムが解明されてきている[8,21,37]。薬剤耐性の鍵となる部位をいち早く検出することができれば、耐性菌の判明までに要する期間は週単位から日単位へ短縮し、測定も自動化できるようになるかもしれない。リファンピシンの耐性としてよく研究されているものの1つが、*rpoB*というRNAポリメラーゼのβサブユニットをコードする遺伝子である。イソニアジドの耐性については*katG*、*inhA*、*imabA*、*ahpC*遺伝子が関連している。リアルタイムPCRを用いることで、耐性と関連した*inhA*と*rpoB*の変異を検出できるようになってきた[52]。現時点では、ほとんどの薬剤耐性に重要な遺伝子は、従来からあるサンガー法(Sanger sequencing)により判明している。しかし、今後は薬剤耐性に重要な遺伝子の発見にパイロシークエンシング法やマイクロアレイ法などが用いられるかもしれない。そのほかの薬に関しても、薬剤耐性に関連した遺伝子として、ストレプトマイシン(*rpsL*、*rrs*)、エタンブトール(*embCAB*)、フルオロキノロン(*gyrA*)などが研究されている。遺伝子検査が感受性検査として非常に有用であることは明白であるが、従来の方法にすぐに完全に取って代わるとは考えにくい。遺伝子検査がルーチンで行われるようになる前に、遺伝子検査と治療成績との関連が臨床的に明らかとなる必要がある。現時点では、薬剤耐性の検出に用いる分子学的検査でFDAが認可したものはない。

◎ 文献 ◎

1. Abdelaal, A., H. A. El-Ghaffar, M. H. Zaghloul, N. El Mashad, E. Badran, and A. Fathy. 2009. Genotypic detection of rifampicin and isoniazid resistant *Mycobacterium tuberculosis* strains by DNA sequencing: a randomized trial. *Ann. Clin. Microbiol. Antimicrob.* 8:4.
2. Alcaide, F., M. A. Benitez, J. M. Escriba, and R. Martin. 2000. Evaluation of the BACTEC MGIT 960 and the MB/BacT systems for recovery of mycobacteria from clinical specimens and for species identification by DNA AccuProbe. *J. Clin. Microbiol.* 38:398–401.
3. Angeby, K. A., J. Werngren, J. C. Toro, G. Hedstrom, B. Petrini, and S. E. Hoffner. 2003. Evaluation of the BacT/ALERT 3D system for recovery and drug susceptibility testing of *Mycobacterium tuberculosis*. *Clin. Microbiol. Infect.* 9:1148–1152.
4. Bemer, P., T. Bodmer, J. Munzinger, M. Perrin, V. Vincent, and H. Drugeon. 2004. Multicenter evaluation of the MB/BACT system for susceptibility testing of *Mycobacterium tuberculosis*. *J. Clin. Microbiol.* 42:1030–1034.
5. Bennedsen, J., V. O. Thomsen, G. E. Pfyffer, G. Funke, K. Feldmann, A. Beneke, P. A. Jenkins, M. Hegginbothom, A. Fahr, M. Hengstler, G. Cleator, P. Klapper, and E. G. Wilkins. 1996. Utility of PCR in diagnosing pulmonary tuberculosis. *J. Clin. Microbiol.* 34:1407–1411.
6. Bergmann, J. S., and G. L. Woods. 1996. Clinical evaluation of the Roche AMPLICOR PCR *Mycobacterium tuberculosis* test for detection of *M. tuberculosis* in respiratory specimens. *J. Clin. Microbiol.* 34:1083–1085.
7. Bird, B. R., M. M. Denniston, R. E. Huebner, and R. C. Good. 1996. Changing practices in mycobacteriology: a follow-up survey of state and territorial public health laboratories. *J. Clin. Microbiol.* 34:554–559.
8. Blanchard, J. S. 1996. Molecular mechanisms of drug resistance in *Mycobacterium tuberculosis*. *Annu. Rev. Biochem.* 65:215–239.
9. Butler, W. R., S. P. O'Connor, M. A. Yakrus, and W. M. Gross. 1994. Cross-reactivity of genetic probe for detection of *Mycobacterium tuberculosis* with newly described species *Mycobacterium celatum*. *J. Clin. Microbiol.* 32:536–538.
10. Cartuyvels, R., C. De Ridder, S. Jonckheere, L. Verbist, and J. Van Eldere. 1996. Prospective clinical evaluation of Amplicor *Mycobacterium tuberculosis* PCR test as a screening method in a low-prevalence population. *J. Clin. Microbiol.* 34:2001–2003.
11. Catanzaro, A., B. Davidson, P. Fujiwara, M. Goldberger, F. Gordin, M. Salfinger, J. Sbarbaro, N. Schluger, M. Sierra, and G. Woods. 1997. Rapid diagnostic tests for tuberculosis. *Am. J. Respir. Crit. Care Med.* 155:1804–1814.
12. Centers for Disease Control and Prevention. 2009. Updated guidelines for the use of nucleic acid amplification tests in the diagnosis of tuberculosis. *MMWR Morb. Mortal. Wkly. Rep.* 58:7–10.
13. Christiansen, D. C., G. D. Roberts, and R. Patel. 2004. *Mycobacterium celatum*, an emerging pathogen and cause of false positive amplified *Mycobacterium tuberculosis* direct test. *Diagn. Microbiol. Infect. Dis.* 49:19–24.
14. Cowan, L. S., L. Diem, M. C. Brake, and J. T. Crawford. 2004. Transfer of a *Mycobacterium tuberculosis* genotyping method, Spoligotyping, from a reverse line-blot hybridization, membrane-based assay to the Luminex multianalyte profiling system. *J. Clin. Microbiol.* 42:474–477.
15. Cruciani, M., C. Scarparo, M. Malena, O. Bosco, G. Serpelloni, and C. Mengoli. 2004. Meta-analysis of BACTEC MGIT 960 and BACTEC 460 TB, with or without solid media, for detection of mycobacteria. *J. Clin. Microbiol.* 42:2321–2325.
16. Drosten, C., M. Panning, and S. Kramme. 2003. Detection of *Mycobacterium tuberculosis* by real-time PCR using pan-mycobacterial primers and a pair of fluorescence resonance

energy transfer probes specific for the *M. tuberculosis* complex. *Clin. Chem.* **49**:1659–1661.
17. Ellner, P. D., T. E. Kiehn, R. Cammarata, and M. Hosmer. 1988. Rapid detection and identification of pathogenic mycobacteria by combining radiometric and nucleic acid probe methods. *J. Clin. Microbiol.* **26**:1349–1352.
18. Evans, K. D., A. S. Nakasone, P. A. Sutherland, L. M. de la Maza, and E. M. Peterson. 1992. Identification of *Mycobacterium tuberculosis* and *Mycobacterium avium-M. intracellulare* directly from primary BACTEC cultures by using acridinium-ester-labeled DNA probes. *J. Clin. Microbiol.* **30**:2427–2431.
19. Ford, E. G., S. J. Snead, J. Todd, and N. G. Warren. 1993. Strains of *Mycobacterium terrae* complex which react with DNA probes for *M. tuberculosis* complex. *J. Clin. Microbiol.* **31**:2805–2806.
20. Gamboa, F., J. M. Manterola, B. Vinado, L. Matas, M. Gimenez, J. Lonca, J. R. Manzano, C. Rodrigo, P. J. Cardona, E. Padilla, J. Dominguez, and V. Ausina. 1997. Direct detection of *Mycobacterium tuberculosis* complex in nonrespiratory specimens by Gen-Probe Amplified Mycobacterium Tuberculosis Direct Test. *J. Clin. Microbiol.* **35**:307–310.
21. Garcia de Viedma, D. 2003. Rapid detection of resistance in *Mycobacterium tuberculosis*: a review discussing molecular approaches. *Clin. Microbiol. Infect.* **9**:349–359.
22. Gori, A., A. Bandera, G. Marchetti, A. Degli Esposti, L. Catozzi, G. P. Nardi, L. Gazzola, G. Ferrario, J. D. van Embden, D. van Soolingen, M. Moroni, and F. Franzetti. 2005. Spoligotyping and *Mycobacterium tuberculosis*. *Emerg. Infect. Dis.* **11**:1242–1248.
23. Gori, A., A. D. Esposti, A. Bandera, M. Mezzetti, C. Sola, G. Marchetti, G. Ferrario, F. Salerno, M. Goyal, R. Diaz, L. Gazzola, L. Codecasa, V. Penati, N. Rastogi, M. Moroni, and F. Franzetti. 2005. Comparison between spoligotyping and IS*6110* restriction fragment length polymorphisms in molecular genotyping analysis of *Mycobacterium tuberculosis* strains. *Mol. Cell. Probes* **19**:236–244.
24. Goto, M., S. Oka, K. Okuzumi, S. Kimura, and K. Shimada. 1991. Evaluation of acridinium-ester-labeled DNA probes for identification of *Mycobacterium tuberculosis* and *Mycobacterium avium-Mycobacterium intracellulare* complex in culture. *J. Clin. Microbiol.* **29**:2473–2476.
25. Hall, L., K. A. Doerr, S. L. Wohlfiel, and G. D. Roberts. 2003. Evaluation of the MicroSeq system for identification of mycobacteria by 16S ribosomal DNA sequencing and its integration into a routine clinical mycobacteriology laboratory. *J. Clin. Microbiol.* **41**:1447–1453.
26. Heifets, L. B. 1996. Clinical mycobacteriology. Drug susceptibility testing. *Clin. Lab. Med.* **16**:641–656.
27. Herold, C. D., R. L. Fitzgerald, and D. A. Herold. 1996. Current techniques in mycobacterial detection and speciation. *Crit. Rev. Clin. Lab. Sci.* **33**:83–138.
28. Huang, T. S., Y. C. Liu, H. H. Lin, W. K. Huang, and D. L. Cheng. 1996. Comparison of the Roche AMPLICOR MYCOBACTERIUM assay and Digene SHARP Signal System with in-house PCR and culture for detection of *Mycobacterium tuberculosis* in respiratory specimens. *J. Clin. Microbiol.* **34**:3092–3096.
29. Jonas, V., and M. Longiaru. 1997. Detection of *Mycobacterium tuberculosis* by molecular methods. *Clin. Lab. Med.* **17**:119–128.
30. Kontos, F., M. Maniati, C. Costopoulos, Z. Gitti, S. Nicolaou, E. Petinaki, S. Anagnostou, I. Tselentis, and A. N. Maniatis. 2004. Evaluation of the fully automated Bactec MGIT 960 system for the susceptibility testing of *Mycobacterium tuberculosis* to first-line drugs: a multicenter study. *J. Microbiol. Methods* **56**:291–294.
31. Kraus, G., T. Cleary, N. Miller, R. Seivright, A. K. Young, G. Spruill, and H. J. Hnatyszyn. 2001. Rapid and specific detection of the *Mycobacterium tuberculosis* complex using fluorogenic probes and real-time PCR. *Mol. Cell. Probes* **15**:375–383.
32. Kubica, G. P., and G. L. Pool. 1960. Studies on the catalase activity of acid-fast bacilli. I. An attempt to subgroup these organisms on the basis of their catalase activities at different temperatures and pH. *Am. Rev. Respir. Dis.* **81**:387–391.
33. Laverdiere, M., L. Poirier, K. Weiss, C. Beliveau, L. Bedard, and D. Desnoyers. 2000. Comparative evaluation of the MB/BacT and BACTEC 460 TB systems for the detection of mycobacteria from clinical specimens: clinical relevance of higher recovery rates from broth-based detection systems. *Diagn. Microbiol. Infect. Dis.* **36**:1–5.
34. Manterola, J. M., F. Gamboa, E. Padilla, J. Lonca, L. Matas, A. Hernandez, M. Gimenez, P. J. Cardona, B. Vinado, and V. Ausina. 1998. Comparison of a nonradiometric system with Bactec 12B and culture on egg-based media for recovery of mycobacteria from clinical specimens. *Eur. J. Clin. Microbiol. Infect. Dis.* **17**:773–777.
35. Metchock, B., and L. Diem. 1995. Algorithm for use of nucleic acid probes for identifying *Mycobacterium tuberculosis* from BACTEC 12B bottles. *J. Clin. Microbiol.* **33**:1934–1937.
36. Moore, D. F., J. I. Curry, C. A. Knott, and V. Jonas. 1996. Amplification of rRNA for assessment of treatment response of pulmonary tuberculosis patients during antimicrobial therapy. *J. Clin. Microbiol.* **34**:1745–1749.
37. Musser, J. M. 1995. Antimicrobial agent resistance in mycobacteria: molecular genetic insights. *Clin. Microbiol. Rev.* **8**:496–514.
38. Noordhoek, G. T., J. D. van Embden, and A. H. Kolk. 1996. Reliability of nucleic acid amplification for detection of *Mycobacterium tuberculosis*: an international collaborative quality control study among 30 laboratories. *J. Clin. Microbiol.* **34**:2522–2525.
39. Pfyffer, G. E., P. Kissling, E. M. Jahn, H. M. Welscher, M. Salfinger, and R. Weber. 1996. Diagnostic performance of amplified *Mycobacterium tuberculosis* direct test with cerebrospinal fluid, other nonrespiratory, and respiratory specimens. *J. Clin. Microbiol.* **34**:834–841.
40. Piersimoni, C., A. Callegaro, D. Nista, S. Bornigia, F. De Conti, G. Santini, and G. De Sio. 1997. Comparative evaluation of two commercial amplification assays for direct detection of *Mycobacterium tuberculosis* complex in respiratory specimens. *J. Clin. Microbiol.* **35**:193–196.
41. Piersimoni, C., and C. Scarparo. 2003. Relevance of commercial amplification methods for direct detection of *Mycobacterium tuberculosis* complex in clinical samples. *J. Clin. Microbiol.* **41**:5355–5365.
42. Piersimoni, C., C. Scarparo, A. Callegaro, C. P. Tosi, D. Nista, S. Bornigia, M. Scagnelli, A. Rigon, G. Ruggiero, and A. Goglio. 2001. Comparison of MB/BacT ALERT 3D system with radiometric BACTEC system and Löwenstein-Jensen medium for recovery and identification of mycobacteria from

clinical specimens: a multicenter study. *J. Clin. Microbiol.* **39**: 651–657.

43. Pomputius, W. F., III, J. Rost, P. H. Dennehy, and E. J. Carter. 1997. Standardization of gastric aspirate technique improves yield in the diagnosis of tuberculosis in children. *Pediatr. Infect. Dis. J.* **16**:222–226.
44. Procop, G. W. 2007. Molecular diagnostics for the detection and characterization of microbial pathogens. *Clin. Infect. Dis.* **45**(Suppl. 2):S99–S111.
45. Rickman, T. W., and N. P. Moyer. 1980. Increased sensitivity of acid-fast smears. *J. Clin. Microbiol.* **11**:618–620.
46. Roberts, G. D., N. L. Goodman, L. Heifets, H. W. Larsh, T. H. Lindner, J. K. McClatchy, M. R. McGinnis, S. H. Siddiqi, and P. Wright. 1983. Evaluation of the BACTEC radiometric method for recovery of mycobacteria and drug susceptibility testing of *Mycobacterium tuberculosis* from acid-fast smear-positive specimens. *J. Clin. Microbiol.* **18**:689–696.
47. Sandin, R. L. 1996. Polymerase chain reaction and other amplification techniques in mycobacteriology. *Clin. Lab. Med.* **16**:617–639.
48. Scarparo, C., P. Piccoli, A. Rigon, G. Ruggiero, P. Ricordi, and C. Piersimoni. 2002. Evaluation of the BACTEC MGIT 960 in comparison with BACTEC 460 TB for detection and recovery of mycobacteria from clinical specimens. *Diagn. Microbiol. Infect. Dis.* **44**:157–161.
49. Shrestha, N. K., M. J. Tuohy, G. S. Hall, U. Reischl, S. M. Gordon, and G. W. Procop. 2003. Detection and differentiation of *Mycobacterium tuberculosis* and nontuberculous mycobacterial isolates by real-time PCR. *J. Clin. Microbiol.* **41**: 5121–5126.
50. Telenti, M., J. F. de Quiros, M. Alvarez, M. J. Santos Rionda, and M. C. Mendoza. 1994. The diagnostic usefulness of a DNA probe for *Mycobacterium tuberculosis* complex (Gen-Probe) in Bactec cultures versus other diagnostic methods. *Infection* **22**:18–23.
51. Tjhie, J. H., A. F. van Belle, M. Dessens-Kroon, and D. van Soolingen. 2001. Misidentification and diagnostic delay caused by a false-positive amplified *Mycobacterium tuberculosis* direct test in an immunocompetent patient with a *Mycobacterium celatum* infection. *J. Clin. Microbiol.* **39**:2311–2312.
52. Torres, M. J., A. Criado, M. Ruiz, A. C. Llanos, J. C. Palomares, and J. Aznar. 2003. Improved real-time PCR for rapid detection of rifampin and isoniazid resistance in *Mycobacterium tuberculosis* clinical isolates. *Diagn. Microbiol. Infect. Dis.* **45**:207–212.
53. Tortoli, E., M. Benedetti, A. Fontanelli, and M. T. Simonetti. 2002. Evaluation of automated BACTEC MGIT 960 system for testing susceptibility of *Mycobacterium tuberculosis* to four major antituberculous drugs: comparison with the radiometric BACTEC 460TB method and the agar plate method of proportion. *J. Clin. Microbiol.* **40**:607–610.
54. Tortoli, E., P. Cichero, C. Piersimoni, M. T. Simonetti, G. Gesu, and D. Nista. 1999. Use of BACTEC MGIT 960 for recovery of mycobacteria from clinical specimens: multicenter study. *J. Clin. Microbiol.* **37**:3578–3582.
55. Tuohy, M. J., G. S. Hall, M. Sholtis, and G. W. Procop. 2005. Pyrosequencing as a tool for the identification of common isolates of *Mycobacterium* sp. *Diagn. Microbiol. Infect. Dis.* **51**: 245–250.
56. Turenne, C. Y., L. Tschetter, J. Wolfe, and A. Kabani. 2001. Necessity of quality-controlled 16S rRNA gene sequence databases: identifying nontuberculous *Mycobacterium* species. *J. Clin. Microbiol.* **39**:3637–3648.
57. Wilson, M. L., B. L. Stone, M. V. Hildred, and R. R. Reves. 1995. Comparison of recovery rates for mycobacteria from BACTEC 12B vials, Middlebrook 7H11-selective 7H11 biplates, and Lowenstein-Jensen slants in a public health mycobacteriology laboratory. *J. Clin. Microbiol.* **33**:2516–2518.
58. Woods, G., B. Brown-Elliot, E. Desmond, G. Hall, L. Heifets, G. Pfyffer, J. Ridderhof, R. J. Wallace, N. Warren, and F. Witebsky. 2010. *Susceptibility Testing of Mycobacteria, Nocardiae, and Other Aerobic Actinomycetes.* Approved standard M-24A, 2nd ed. Clinical and Laboratory Standards Institute, Wayne, PA.

Chapter 5

潜在性結核感染の診断
Diagnosis of Latent Tuberculosis Infection

- 著：Alfred A. Lardizabal・Lee B. Reichman
- 訳：遠藤 慶太

概要

2009年は，米国では11,540例の結核（tuberculosis：TB）感染が報告され（10万人あたり3.8例），1年あたりの割合低下が最も大きい年であった。結核は世界的にみて減少しつつあるが，移民や人種的民族的マイノリティーにおいてはまだ人口の割に多い[9]。これは米国やその他多くの結核の発生率の低い先進国でみられる傾向である。これらの国々におけるほとんどの新規活動性結核は，過去に感染して，いったんは封じ込められたが，後に発病した例である[27]。最近10年間では結核患者の割合は有意に減少傾向にあるが，結核を撲滅できるかどうかは，潜在性結核感染（latent TB infection：LTBI）をいかに診断して治療し，活動性結核になるのを予防できるかにかかっている。この章では，ツベルクリン反応（ツ反）とLTBIの検出に用いる新規の血液検査についてレビューする。

ツベルクリン反応（ツ反）

ツ反は結核診断において現在もなお最も世界的に用いられている検査である。ヒト型結核菌（*Mycobacterium tuberculosis*）[訳注1] に感染すると，活性化したマクロファージに惹起され，T細胞による免疫応答カスケードが起こる。そして，2種の異なった細胞性免疫による防御機構が働く。1つがTh1サイトカイン〔インターロイキン（interleukin：IL）-2, IL-12, インターフェロンγ（interferon gamma：IFN-γ）〕であり，もう1つがケモカインによる遅延型過敏反応である[19]。ヒト型結核菌の感染が起こると，その抗原に対する遅延型過敏反応が起こり，その反応をみているのがツ反である。ツ反を適切に使うには，用いられる抗原についての知識・抗原に対する免疫応答の基礎医学・適切な投与法と結果の判定・その結果に対する疫学と臨床経験に基づく解釈が必要である。

抗原活性物質を皮下投与することで，結核感染患者には遅延型過敏反応が起こる。感染による初回の感作が起きて，感作されたTリンパ球が所属リンパ節から発達して全身に循環するまでには6～8週間かかる。ツ反を行ってこれらのリンパ球が再度刺激を受けると，皮膚の硬結反応が起こり，ツ反陽性となる。この硬結は感作されたリンパ球による細胞浸潤の結果である。この反応は48～72時間で最大となり，その後，徐々に消失するが，多くは96時間以上持続する。ツ反に用いる抗原には，旧ツベルクリン（old tuberculin：OT）と精製ツベルクリン蛋白（purified protein derivative：PPD）がある。

ツベルクリンの歴史

ツベルクリン[訳注2] はロベルト・コッホ（Robert Koch）が結核菌[訳注3] を発見し，それを純培養する方法を発見した1882年から10年後に開発された。Kochはヒト型結核菌を液体培地で培養後に加熱滅菌し，結核蛋白を濾過濃縮して得たものを原液とした。当初は治療効果が謳われて用いられ，その意味では残念な結果に終わったが，結果的にはツベルクリンの診断的価値の発見につながった。この最初につくられたもの，いわゆるOTは精製されておらず，無関係な物質も含まれており，陽性となっても結核診断としての特異度[訳注4] は低かったため，現在ではOTは管針法（multiple-puncture test）として用いられるのみである。

精製ツベルクリン蛋白（PPD）

PPDは1939年に，フィラデルフィアのPhipps Institute社のFlorence Siebertにより開発された，OTを硫化アンモニウムまたはトリクロロ酢酸で濾過した沈殿物である。現在のツベルクリンの標準品はPPD-S（Siebert's lot 49608）である。

1972年に米国食品医薬品局（Food and Drug Administration：FDA）の生物学局（Bureau of Biologics）が，Tween® [訳注5] を含んだPPDのヒトに対する標準使用量はPPD-Sで5ツベルクリン単位（tuberculin unit：TU）相当である，とした[12]。結核感染の定義は

訳注1　原文では以降，ウシ型なども含めた結核菌群を *Tubercle bacillus*, 狭義の結核菌を *M. tuberculosis* と表記しているため，この章でも区別するために，*Tubercle bacillus* は「結核菌群」，*M. tuberculosis* は結核菌の旧称である「ヒト型結核菌」と便宜上表記する。

訳注2　ツ反を起こす抗原物質。

訳注3　原文は *Tubercle bacillus*, つまり結核菌群となっているが，実際発見したのはヒト型結核菌である。

訳注4　原著では sensitivity（感度）となっているが，文の内容から specificity（特異度）と思われるので変更した。

訳注5　界面活性剤の商品名。

I 概論

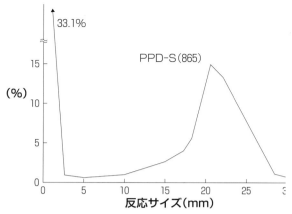

図 5-1 1962 年に施行されたアラスカ人に対する PPD 5 TU 投与の反応分布
Archives of Environmental Health の許可を得て転載[13]。

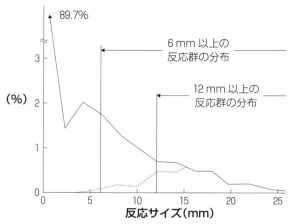

図 5-2 ジョージア州の海軍新兵に PPD を 5 TU 投与した反応分布と，ヒト型結核菌感染の推定線
The Tuberculin Test : Supplement to Diagnostic Standards and Classification of Tuberculosis and Other Mycobacterial Diseases の許可を得て転載[1]。

PPD 5 TU で陽性反応が得られることとしている[2]。PPD 溶液に添加された Tween® 80[訳注6] は，抗原物質がガラス・プラスチック容器やシリンジに吸収されて活性が低下するのを防いでいる。PPD 抗原の投与は管針法または Mantoux 法が用いられている。管針法（Tine 法と Heaf 法）や PPD の力価が 1 TU と 250 TU のものは不正確であり用いるべきではない。

Mantoux 法

Mantoux 法は前腕屈側に 0.1 mL の PPD（5 TU）を皮下注射して行う。26〜27 ゲージ針を用いて，針先を上（傾斜部を上）にして 1 回投与する。見た目にもわかる 6〜10 mm の腫れが出来るはずである。適正な量があることが重要であり，量が多ければ反応も大きくなり，量が少なければ反応も少なくなる。結果は 48〜72 時間後に硬結の有無で判定する。硬結の有無は触れるかどうかで決める。横径を測定し，その際，発赤部は含めない。硬結が何ミリか，抗原の強さとロット番号，接種日，判定日を記録する。

PPD の副作用はまれだが，時には局所的に潰瘍・壊死・水疱形成を起こすことがあり，発熱やリンパ節腫脹も起こりうる。局所にワセリンを塗る以外にこういった反応に対する治療は基本的に不要である。

反応の意義

5 TU という投与量が用いられるのは，その特異度のためである。しかし，ツベルクリンは生物製剤であり，ヒト型結核菌はほかの非結核性抗酸菌と共有する抗原もあるため，5 TU の投与が完全に結核に特異的なわけではない。また，たとえば 250 TU など，より多く投与した場合は非特異的反応が増加してしまう。

図 5-1[13] は，アラスカのエスキモーに対して PPD を 5 TU 投与した場合の 2 峰性の反応分布を示している。この民族では 5 mm を境に反応群と非反応群が明瞭に分かれている。アラスカでは，5 mm 以上の反応はこの民族における各個人の結核感染の有無とよく相関した。アラスカにおいてはほかに交差反応を起こす抗酸菌がいないため，この民族では 10 mm ではなく 5 mm 以上で陽性といえるだろう。

図 5-2[1] は，ジョージア州の海軍新兵に PPD を 5 TU 投与した反応分布を示している。図 5-1 の場合と異なり，明確に分割できるポイントがない。この図では，どこで分割すべきかを明確にするために 15 mm を平均とし，その右側と対称的な線を左側に引いている（図 5-2 の破線）。また，ヒト型結核菌が培養陽性の患者に PPD を 5 TU 投与した場合，16〜17 mm を平均とし，対称的な分布であったことが判明している[21]。これらの結果から，実際の結核感染は 15 mm の硬結を平均とした分布曲線となることが示唆された[3]。ジョージア州では非結核性抗酸菌が土壌におり，PPD によるツ反で交差反応を起こしてしまう[訳注7]。分布曲線をつくることで，図 5-2 における実線と破線の間の部分が非結核性抗酸菌による交差反応だと推定できる。また，15 mm を超えた硬結を示す実線部分は，真の感染であって交差反応は含んでいないと推定できる。図 5-2 に示されるように，6 mm の硬結を陽性とすると，真の感染をほとんど見逃すことはないが，おそらく多くの非結核性抗酸菌による反応を含んでしまうだろう。また，もし 12 mm をカットオフ値とすると，非結核性抗酸菌による反応の数は減るだろうが，真の結核感染もそれなりに見逃してしまう。

訳注6 界面活性剤の一種で，培地の表面張力を低下させて菌を培地内で均一に発育させる（分散発育）ことを目的として使用する。

訳注7 非結核性抗酸菌が土壌にいると，感染しやすくなる。非結核性抗酸菌はツ反の陽転化を起こすことがあるため，交差反応が起こる。

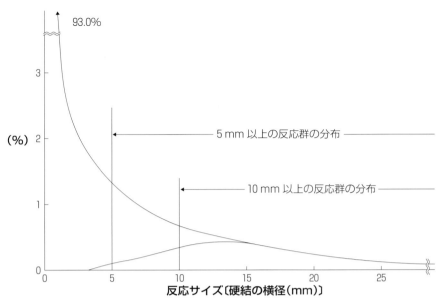

図5-3 ニューヨークのメトロポリタンにおけるPPD 5 TU投与の反応分布

そのため，地域ごとにその地域での人口の特徴，結核感染のリスク，そして図5-2で示されるような環境中の抗酸菌の有病率などを指標として，それぞれのカットオフ値を決めるべきである。図5-3は，非結核性抗酸菌の有病率が有意に低いニューヨークのメトロポリタンにおける反応分布である。

そのほかにも重要な要因がある。結核陽性の患者との濃厚接触がある人や結核に矛盾しない胸部X線写真の所見を認める人は，交差反応よりも真の感染である可能性が高く，よりツ反陽性となる可能性が高い。都心部での1つの研究によると，人種・社会経済的地位・年齢・性別がツ反陽性となる割合に影響しており，非白人・社会経済的地位が低い地域・男性・高齢者に陽性反応が起こりやすかった[23]。

現在米国では，Mantoux法でPPD 5 TUを投与して48時間後に判定している。5 mm以上の反応で陽性としているのはヒト免疫不全ウイルス（human immunodeficiency virus：HIV）感染者・胸部X線写真の所見が陳旧性結核に矛盾しない患者・最近の濃厚接触歴のある患者・臓器移植後の患者・その他の免疫抑制患者である。

10 mm以上で陽性としているのは下記のとおりである。最近（5年以内）結核の有病率の高い国から移住した人・注射薬物使用者・刑務所や拘置所・介護施設・病院・ホームレスシェルターなど有病率の高い集団にいる住人や職員・結核検査室職員・結核のリスクが高い病態〔珪肺症・糖尿病・慢性腎不全（chronic renal failure）・血液あるいはそのほかの悪性腫瘍・理想体重から10%

表5-1 リスクに応じたツ反陽性の基準[a]

硬結≧5 mm	硬結≧10 mm	硬結≧15 mm
・HIV陽性者 ・最近，結核患者への接触歴のある人[訳注] ・陳旧性結核に一致した胸部X線写真上の線維性変化 ・臓器移植後またはそのほかの免疫抑制患者（プレドニゾロン換算で15 mg/日以上を1か月以上内服）[b]	・有病率の高い国から5年以内の移民 ・注射薬物使用者 ・以下の高リスクの集団にいる住人または職員[c]：刑務所や拘置所・介護施設や長期療養型施設・病院などの医療施設・AIDS患者用住宅施設 ・結核検査室職員 ・以下の理由で高リスクとなる人：珪肺症・糖尿病・慢性腎不全・血液疾患（白血病やリンパ腫）やその他特定の悪性腫瘍（頭頸部がんなど） ・1〜4歳の幼児 ・高リスクの成人と接触歴のある乳児，小児や青少年	結核リスクのない人

a *Morbidity and Mortality Weekly Report*[5a]を改変。
b 副腎皮質ステロイド治療中の患者の結核リスクは，高用量で長期になるほど高い。
c そのほかのリスクがなく，職場の採用時に検査した場合は，15 mm以上で陽性とする。
訳注：原文によると，1年以内を特に高リスクとしている。

以上の体重減少・胃切除歴・空腸回腸バイパス術歴〕・1〜4歳の幼児・高リスクの成人と接触歴のある乳児や小児，青少年である。

それ以外の結核のリスクがない人は15 mm以上で陽性としている（表5-1）[7]。

偽陽性反応

BCG（bacillus Calmette-Guérin）接種はツ反偽陽性の原因となりうる。BCGはウシ型結核菌（M. bovis）の弱毒化生ワクチンである。いくつかのBCGワクチンが入手可能で，それぞれの原種は同じだが免疫原性と反応が異なっている。BCGワクチンによるツ反は結核感染による反応と区別できない。BCGの反応は時間とともに減弱するため，過去にBCGワクチン接種を受けた患者も，**BCG接種歴を特別に考慮することなく，扱うべきである**。BCGを接種した年齢は重要である。乳児期に接種していてツ反10 mm以上の場合はBCGによるものと考えるべきではない。乳児期以後に接種した場合，ツ反が陽性を示すのは，結核感染またはBCGによる可能性がある[18]。BCG接種後の結核感染に対する免疫についても，いまだに疑問視されている[25]。さまざまな非結核性抗酸菌感染や，または環境中の抗酸菌感染によりツ反は偽陽性となりうる。正常免疫のLTBI患者では，ツ反は感度100％に達する。これらの偽陽性はLTBIの可能性が低い患者で特異度の低下と陽性的中率の低下をもたらす。結核感染の有病率が低いと偽陽性も多くなるので，陽性と陰性の境界を上げることで，特異度は改善することができる。

偽陰性反応

ツ反陰性だからといって結核感染が除外できるわけではない。反応陰性ということは本当に陰性，つまりその個人が結核感染していないからかもしれない。しかし，多くの技術的な要因によってツ反は偽陰性となりうるのである。まず，ツベルクリンの製剤は適切に保管する必要がある。希釈可能製剤は現在もう用いられていない。Tween® 80を使っていても，熱・光・細菌によって製剤が変性して活性を失うこともある。

投与法が悪くても（投与する抗原量が少ない，あるいは穿刺が深すぎる），偽陰性の原因となりうる。結果の判読や記録の間違いがあっても，当然ながら誤った解釈につながってしまう。

さまざまな状況で遅発型過敏反応が起きにくくなる免疫不応答性（アネルギー）となって，偽陰性となりうる。免疫不応答性の原因となるものには，HIV感染，ウイルス感染（麻疹や水痘帯状疱疹ウイルス），生ワクチン接種，免疫抑制剤使用，サルコイドーシス，細菌感染（劇症型結核など），悪性腫瘍（特にリンパ腫），栄養失調，がある[25]。

HIV感染は特に皮膚の免疫不応答性の原因として重要である。HIV患者の3分の1と後天性免疫不全症候群（acquired immunodeficiency syndrome：AIDS）患者の60％以上は，結核に感染していてもツ反は5 mm以下となる[18]。5 mmあるいは10 mmのいずれを陽性の基準としても，約50％のHIV患者では活動性結核があってもツ反陰性となる[6]。ツ反陰性のHIV患者で，LTBIの治療を行ったほうがよい人を選び出すために免疫不応答性の検査を行うことの是非についてはまだ検討されていない。

ツ反は，結核菌による感染を示唆している。潜在性結核の診断には，病歴以上にツ反は必須である。病歴は非常に不正確（56％）であり，患者が新しく医療施設に入る場合はベースラインのツ反を行う必要があることが示されている[22]。

ブースター効果

皮膚の過敏性というのはたいてい持続性であり，生涯にわたり残るものではあるが，年齢とともに効果が減弱してツ反陰性となってしまうのはよくあることである。こういった場合に，ツ反を繰り返すことで反応を増強させることが可能である（ブースター効果）。

ブースター効果は，ツ反を連続で行う場合のみに問題となる。ツ反を連続で行うと硬結のサイズが大きくなることがある。この変化はどの年齢層でも起こりうるが，加齢とともに起こりやすい。反応が減弱した患者において，ブースター効果の影響でツ反陰性から陽性になることもある[28]。定期的にツ反を受ける予定の成人の場合（年1回受ける医療者など），1回目にまずは2段階法を行うべきである。1回目でツ反陰性の場合，1〜3週間後に2回目のツ反を行い，2回目の結果でブースター効果が起こっているかが判明する[4]。もし2回目が陽性だった場合，結核に感染しているといえるだろう[訳注9]。2回目が陰性だった場合は感染していないといえるだろう。はじめに（2段階法で）ブースター効果が起こっていない場合で，それ以降の検査で陽性になった場合には感染によって真の陽性になったといえる。

ブースター効果については，以下の3つの状況を考えるとわかりやすい（図5-4）。Aの場合は，1週間後のツ反再検査を行っていないので，4 mmの硬結が1年後に14 mmに変化したのは真の陽転化か，1年前の接種によるブースター効果なのか判断できない。Bは真の陽転化（結核感染）の場合であり，Cはブースター

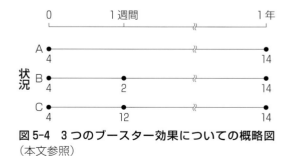

図5-4　3つのブースター効果についての概略図
（本文参照）

訳注9　1回目陰性だったのはすでに感染していたが免疫応答が減弱していただけだったということである。

効果であって，真の陽転化は否定される。

ツ反の適応
——対象を選んでツ反を行うことの重要性

LTBIの検査のために対象を選んでツ反を行う（targeted tuberculin testing）ことで，結核の可能性が高く，LTBIの治療の恩恵を受ける患者をうまく選び出すことができる。結核の可能性が高い患者というのは，最近ヒト型結核菌に感染した場合か，LTBIから活動性結核へ進行するリスクが高い状態にある場合である。リスクの低い患者にツ反でスクリーニングを行うことや，ただ管理上の目的で検査することは避け，代わりに対象を選んで検査すべきである。対象をしっかりと選んでツ反を行うことで，ツ反の結果がそのまま治療を行うかどうかに直結する。表5-1は現在の米国疾病対策センター（Centers for Disease Control and Prevention：CDC）の推奨で，さまざまなリスク群の概要がわかる。

ヒト型結核菌感染の血液検査

ヒト型結核菌感染を検出する新規の血液検査は，以前抗原に反応した抗原特異的なメモリーT細胞が放出するIFN-γの反応をみるものである。IFN-γ遊離試験（IFN-γ release assay：IGRA）は，ヒト型結核菌の特異抗原に対する細胞性免疫を測定する。特異抗原としては，early-secreted antigenic target 6-kDa protein（ESAT-6）とculture filtrate protein 10（CFP-10）というヒト型結核菌遺伝子のthe region of difference（RD1）にコードされる抗原がある。この2つの蛋白は*M. bovis* BCGや大多数の非結核性抗酸菌症（例外は*M. kansasii*, *M. szulgai*, *M. marinum*）になく，ヒト型結核菌の分離株のみにみられる蛋白である。これに対しツ反では，混合した非特異的なPPD，つまり200以上の抗原を含んでいる結核菌の培養濾過物を利用しているため特異度は低い。

RD1にコードされた抗原（つまり，ESAT-6とCFP-10）を利用した2つのIGRAが，結核の検出用に現在商業化されている。クォンティフェロン®TB-2G（QuantiFERON®-TB Gold：QFT-2G）とクォンティフェロン®TB-3G〔QuantiFERON®-TB Gold In Tube（QFT-GIT）：抗原で試験管を満たしたもの〕訳注10である（Collestis, Victoria, Australia）。この検査は全血検体（つまり，どの程度白血球が含まれているかは不明）を使用し，抗原により活性化されたTリンパ球から放出されるIFN-γを測定している。そのほかに，Tスポット®TB（T-SPOT®.*TB*：以下，T Spot）（Oxford Immunotec, Oxford, England）というenzyme-linked immunospot（ELISPOT）法を利用した検査がある。これは，末梢血の単核細胞の数を定量化しておいたうえで，ヒト型結核菌特異抗原による刺激でIFN-γを分泌しているT細胞（"spots"）の数を測定するものである。この2つの検査は異なるものをみている。QFT-GとQFT-GITは酵素免疫測定法（enzyme-linked immunosorbent assay：ELISA）で，抗体の刺激を受けた全血検体の上澄みのIFN-γを測定しており，T Spotでは，一定の単核細胞の中で抗原刺激を受けたIFN-γを産生するT細胞の数を測定している。

これらの新しい血液検査では，陽性コントロール（T細胞によるIFN-γ産生を非特異的に引き起こす刺激抗原により刺激をするサンプルウェル）があり，ウェルに生きた，機能している細胞を添加できていないといった技術的なエラーを検出することができる。陽性コントロールが陰性になった場合，そもそも患者が免疫抑制状態にあり，検査時のT細胞への抗原刺激が不十分といった可能性があり，検査結果は判定不可となる。

検査成績

ゴールドスタンダード（gold standard）がない現状では，どの検査のLTBIの診断精度を測ることも困難である。その代替案として，結核の疫学に基づいた合理的アプローチが用いられてきた。結核の飛沫核感染が，感染者との距離や近くにいた時間に影響されることは判明していたことから，これらのテストがLTBIの指標となるならば，曝露の程度と相関するはずだと考えられた。いくつかの研究では，QFTとツ反を結核患者との接触調査として用いた場合に，ある程度接触の程度とテスト結果が相関していた[5,17,26]。さまざまな結核感染のリスクのある患者群に対して，IGRAはツ反と比較して，LTBIの検出についてはツ反と同等であり，全体の一致率は83％だったとMazurekらは報告している[17]。IGRAはツ反と比べて，BCGワクチンの影響を受けない点，非結核性抗酸菌症の影響を受けない点，ツ反検査自体の検査や読影結果にかかる多様性や主観性を排除しているという点で違いがある。またIGRAは，デンマークの高校で結核のアウトブレイクが起こった際に接触者における直近の感染を検出するために用いられた。そのときの接触者の多くはBCGワクチンを受けていなかったため，ツ反とQFTの直接比較が行われたが，それによると，この2つのテストは非常に一致率が高く（94％，κ値＝0.866），IGRAはワクチンを受けたかどうかに影響を受けなかった[5]。EwerらはELISPOT検査とHeaf法訳注11を用いて，1例の結核患者からの学校でのアウトブレイクについて調査した[14]。この2つの検査の一致率は89％で，ELISPOT法はBCG接種歴の有無と有意な相関はなかった。それに対してHeaf法では，BCG接種歴のある子どものほうがHeaf gradeが高くなる傾向にあった。ELISPOTのみ陽性になった場合は曝露に相関しており，ツ反のみ陽性となる場合は曝露と相関しなかった。いくつかの研究で，ヒト型結核菌の曝露との関連という観点で，ツ反とIGRAを比較したものがある[5,14-16,24]が，RD1を利用した検査（つまり

訳注10　日本ではQFT-Gを第2世代としてQFT-2G，QFT-GITを第3世代としてQFT-3Gと呼称している。

訳注11　管針法によるツ反。

I 概論

IGRA）は，ツ反よりも曝露の程度と強く正の相関があった。

IGRA の感度は，培養で確定診断を得た活動性結核患者で，その多くは HIV 感染患者を除外した研究から推定されている。IGRA の特異度の推定には，結核有病率の低い国で，BCG ワクチン接種者を対象とした研究と，ワクチン非接種者を対象にした研究がある。Pai らによる最近のメタ解析では，QFT の感度は 76% で，T Spot の感度は 90% であった[20]。また，QFT の特異度は 98%（BCG 非接種者で 99%，BCG 接種者で 96%）で，T Spot の特異度は 93%（ほとんどが BCG 接種者を含んだ研究）であった。ツ反は感度が 77% で，特異度は BCG 非接種者では 97% だが，接種者では低いものから高いものまであり，ばらつきが大きかった。この文献からいえることは，IGRA，特に QFT-G と QFT-GIT は BCG 接種の影響を受けずに素晴らしい特異度があり，ツ反は BCG 非接種者に対しては特異度が高いということであろう。また，IGRA とツ反の感度は対象によって一定していないが，T Spot は QFT やツ反よりは感度が高いように思われる。Diel らによるメタ解析の結果もほぼ同様であり，ツ反，QFT-GIT，T Spot の感度はそれぞれ 70%，81%，88% で，特異度は QFT-GIT が 99%，T Spot が 86% であった[11]。免疫不全患者や幼児などの高リスク群に対する報告は限られており，はっきりと結論づけられない結果が多くなる傾向にある。また，最近のある研究によると，濃厚接触者に対して IGRA（QFT-GIT）とツ反を行ったところ，IGRA のほうがより LTBI の存在を正確に示唆していた。また，その報告では，QFT-GIT 陽性群では 14.6% が活動性結核に進行しているのに対し，ツ反陽性群では 2.3% しか進行していないことから，活動性結核に進行する的中率についてもある程度示唆的であった[10]。こういった，LTBI 患者のなかで活動性結核に進行する高リスク群を正確に判定するに当たり，これらの検査がどの程度有効か，またこれらの検査が陽転化あるいは陰転化することの意義については，まだ研究が必要である。

2005 年 5 月に FDA から QFT-G が認可されたことを受けて，CDC は，「QFT-G は現在ツ反を行っているほぼすべての状況，すなわち，接触者調査，最近の移民あるいはその後の調査において行える」と，注意と制限を設けつつも推奨している[8]。2010 年には，IGRA について CDC から最新のガイドラインが発行され，結核感染の診断の補助として，ツ反もしくは IGRA（QFT-G，QFT-GIT，T Spot）のどちらを用いてもよいだろうとしている。IGRA は（ワクチンあるいはがん治療としての）BCG 接種者に対して，またはツ反の結果判定のための再診率の低い患者に対しては好ましい。ツ反は 5 歳未満の小児に対して好ましい。IGRA とツ反は，肺結核の濃厚接触者でフォローアップが考慮される場合のテストとして，また結核との職業曝露がある患者で陽転化・陰転化が懸念される場合の定期スクリーニングとしてはどちらを使用してもよい。

現在，IGRA の陽転化は，結核への応答の変化の程度とは全く無関係に，2 年以内に陰性から陽性になることと定義されている（ツ反では 10 mm 以上の変化という，より厳密な基準が設けられている）。IGRA の陽転化についてのより厳密な定義というのはまだ決まっておらず，今後の課題である。IGRA の有用性についての報告は増えてきてはいるが，医療ケアと結核制御における IGRA の価値と限界については，まだ今後の研究が必要である。

◎ 文献 ◎

1. **American Lung Association.** 1974. *The Tuberculin Skin Test: Supplement to Diagnostic Standards and Classification of Tuberculosis and Other Mycobacterial Diseases.* American Lung Association, Washington, DC.
2. **American Thoracic Society.** 1981. Diagnostic standards and classification of tuberculosis and other mycobacterial diseases. *Am. Rev. Respir. Dis.* 123:343–358.
3. **American Thoracic Society.** 1981. The tuberculin skin test. *Am. Rev. Respir. Dis.* 124:356–363.
4. **American Thoracic Society.** 1992. Control of tuberculosis in the United States. *Am. Rev. Respir. Dis.* 146:1623–1633.
5. **Brock, I., K. Weldingh, T. Lillebaek, F. Follmann, and P. Andersen.** 2004. Comparison of a new specific blood test and the skin test in tuberculosis contacts. *Am. J. Respir. Crit. Care Med.* 170:65–69.
5a. **Centers for Disease Control and Prevention.** 1995. Screening for tuberculosis and tuberculosis infection in high-risk populations: recommendations of the Advisory Council for the Elimination of Tuberculosis. *MMWR Morb. Mortal. Wkly. Rep.* 44(RR-11):19–34.
6. **Centers for Disease Control and Prevention.** 2000. *Core Curriculum on Tuberculosis*, 4th ed. U.S. Government Printing Office, Washington, DC.
7. **Centers for Disease Control and Prevention.** 2000. Targeted tuberculin testing and treatment of latent tuberculosis infection. *MMWR Morb. Mortal. Wkly. Rep.* 49(RR-6):1–51.
8. **Centers for Disease Control and Prevention.** 2003. Guidelines for using the QuantiFERON-TB test for diagnosing latent *Mycobacterium tuberculosis* infection. *MMWR Morb. Mortal. Wkly. Rep.* 52(RR02):15–18.
9. **Centers for Disease Control and Prevention.** 2010. Decrease in reported tuberculosis cases—United States, 2009. *MMWR Morb. Mortal. Wkly. Rep.* 59:289–294.
10. **Diel, R., R. Loddenkemper, K. Meywald-Walter, S. Niemann, and A. Nienhaus.** 2008. Predictive value of a whole blood IFN-γ assay for the development of active tuberculosis disease after recent infection with *Mycobacterium tuberculosis*. *Am. J. Respir. Crit. Care Med.* 177:1164–1170.
11. **Diel, R., R. Loddenkemper, and A. Nienhaus.** 2010. Evidence-based comparison of commercial interferon-γ release assays for detecting active TB. *Chest* doi:10.1378/chest.09-2350.
12. **Edwards, P. Q.** 1972. Tuberculin negative? *N. Engl. J. Med.* 286:373–374. (Editorial.)
13. **Edwards, P. Q., G. W. Comstock, and C. E. Palmer.** 1968. Contributions of northern population to the understanding of tuberculin sensitivity. *Arch. Environ. Health* 17:507.
14. **Ewer, K., J. Deeks, L. Alvarez, G. Bryant, S. Waller, P. Andersen, P. Monk, and A. Lalvani.** 2003. Comparison of T-cell based assay with tuberculin skin testing for the diagnosis of *Mycobacterium tuberculosis* infection in a school outbreak. *Lancet* 361:1168–1173.
15. **Hill, P. C., R. H. Brooks, A. Fox, K. Fielding, D. J. Jeffries, D.

Jackson-Sillah, M. D. Lugos, P. K. Owiafe, S. A. Donkor, A. S. Hammond, J. K. Out, T. Corrah, R. A. Adegbola, and K. P. McAdam. 2004. Large scale evaluation of enzyme-linked immunospot assay and skin test for diagnosis of *Mycobacterium tuberculosis* infection against a gradient of exposure in The Gambia. *Clin. Infect. Dis.* **38**:966–973.

16. **Lalvani, A., A. A. Pathan, H. Durkan, K. A. Wilkinson, A. Whelan, J. J. Deeks, W. H. H. Reece, M. Latif, G. Pasvol, and A. V. Hill.** 2001. Enhanced contact tracing and spatial tracking of *Mycobacterium tuberculosis* infection by enumeration of antigen specific T-cells. *Lancet* **357**:2017–2021.

17. **Mazurek, G. H., P. A. LoBue, C. L. Daley, J. Bernardo, A. A. Lardizabal, W. R. Bishai, M. F. Iademarco, and J. S. Rothel.** 2001. Comparison of a whole-blood interferon γ assay with tuberculin skin testing for detecting latent *Mycobacterium tuberculosis* infection. *JAMA* **286**:1740–1747.

18. **Menzies, R., and B. Vissandjee.** 1992. Effect of Bacille Calmette-Guerin vaccination on tuberculin reactivity. *Am. Rev. Respir. Dis.* **145**:621–625.

19. **Orme, I. M., and A. M. Cooper.** 1999. Cytokine/chemokine cascades in immunity to tuberculosis. *Immunol. Today* **20**:307–312.

20. **Pai, M., A. Zwerling, and D. Menzies.** 2008. Systematic review: T-cell-based assays for the diagnosis of latent tuberculosis infection: an update. *Ann. Intern. Med.* **149**:1–8.

21. **Palmer, C. E., L. B. Edwards, and L. Hopwood.** 1959. Experimental and epidemiologic basis for the interpretation of tuberculin sensitivity. *J. Pediatr.* **55**:413–429.

22. **Reichman, L. B., and R. O'Day.** 1977. The influence of a history of a previous test on the prevalence and size of reaction to tuberculin. *Am. Rev. Respir. Dis.* **115**:737–741.

23. **Reichman, L. B., and R. O'Day.** 1978. Tuberculous infection in a large urban population. *Am. Rev. Respir. Dis.* **117**:705–712.

24. **Richeldi, L., K. Ewer, M. Losi, B. M. Bergamini, P. Roversi, J. Deeks, L. M. Fabbri, and A. Lalvani.** 2004. T-cell based tracking of multidrug resistant tuberculosis infection after brief exposure. *Am. J. Respir. Crit. Care Med.* **170**:288–295.

25. **Snider, D. E.** 1985. Bacille Calmette-Guerin vaccinations and tuberculin skin tests. *JAMA* **253**:3438–3439.

26. **Streeton, J. A., N. Desem, and S. L. Jones.** 1998. Sensitivity and specificity of a gamma interferon blood test tuberculosis infection. *Int. J. Tuberc. Lung Dis.* **2**:443–450.

27. **Styblo, K.** 1980. Recent advances in epidemiological research in tuberculosis. *Adv. Tuberc. Res.* **20**:1–63.

28. **Thompson, N. J., J. L. Glasroth, D. E. Snider, and L. S. Farer.** 1979. The booster phenomenon in serial tuberculin testing. *Am. Rev. Respir. Dis.* **119**:587–597.

Chapter 6

潜在性結核感染の治療
Treatment of Latent Tuberculosis Infection

- 著：Connie A. Haley
- 訳：田 陽

世界保健機関(World Health Organization：WHO)の予測では，世界人口の3分の1に当たる20億人以上が潜在的に結核菌(Mycobacterium tuberculosis)に感染しており，無治療のままだと活動性結核に移行するリスクがある[35,151]。結核症のほとんどが潜在性結核感染(latent tuberculosis infection：LTBI)を有する人から発症するため，結核撲滅という究極の目標を達成するためには，このような人々を治療することが必要になる[4,17,59,137,152]。しかし結核の罹患率が高い途上国では，感染性のある人を同定して治療することが，結核の伝播を制御する主な手段となっている。資源が制限されているため，LTBIのリスクが高いほかの患者に対し，積極的な接触者の追跡およびスクリーニング検査を行うことはほとんど実施されていない[2,102,150,151]。このような地域では，幼い子どもの結核罹患・死亡を減らすためにBCG (bacillus Calmette-Guérin)ワクチンが使用されているが，結核菌の一次感染または潜在性感染から活動性感染への再活性化を予防するのには効果的でない[45,104,137]。米国のような結核罹患率が低くて資源が豊富な国では，LTBIを有する大量の人々を同定して治療するほうが，結核の制御と排除において重要な要素となってきている[59,78,137]。この章の焦点は，LTBIを有する人を治療し，将来的な結核疾患の発症を予防することにある。潜在性結核・活動性結核の疫学，BCGワクチン，LTBIの診断，LTBIに罹患した子どもとヒト免疫不全ウイルス(human immunodeficiency virus：HIV)患者の治療は他の章でより詳細に触れている。

LTBI

LTBIは結核菌に感染しているが，活動性を示す所見がないことを特徴とする。それには臨床症状や徴候がなく，胸部X線写真が正常であることが含まれる。感染が成立した後，LTBIの患者は抗酸菌(mycobacteria)の蛋白質に免疫感受性をつくるようになり，皮内ツベルクリン反応(ツ反)またはインターフェロンγ遊離試験(interferon gamma release assay：IGRA)が陽性となる[8,42](Chapter 5参照)。結核菌はその後すみやかに増殖し，一次感染に進展する可能性がある。しかし大部分の人では，宿主の免疫応答が活発に増幅し，菌は何年もの間眠ったままとなる。臨床的に潜伏状態となり，疾患の活動性は認められない。潜在性結核から活動性結核へ進展するリスクは感染が成立した最初の2年が最も高く，以降低下して，生涯の発症リスクは約10%となる[4,27,40,55,135]。結核の再活性化が起こるかどうかは，年齢・基礎疾患などの患者特性によって変動する。幼い子ども(特に4歳未満)，1~2年以内に曝露歴のある人，珪肺・HIV感染・他の免疫抑制因子〔例：臓器移植，腫瘍壊死因子(tumor necrosis factor：TNF)-α阻害薬の治療など〕を有する人は最もリスクが高い[4,13,32,45,55,84,125,132]。結核の再活性化リスクは，LTBIを予防的に治療して無症候性感染を根絶することで大幅に抑制される[4]。

LTBIのリスク

LTBIの人を同定して治療することは，結核を撲滅するために不可欠な要素であり，以下の2つの根本的な機序による[4,71,137]。1つ目は，活動性結核による罹患と死亡を予防することで得られる個人レベルの臨床的な恩恵である。2つ目は，地域内で結核菌感染が広がることを防ぎ，医療費を抑制することで得られる集団レベルの恩恵である。米国医学研究所(Institute of Medicine)は，米国内における結核の減少を促すため，LTBIの治療で恩恵を受ける高リスク群に対してツ反を集中的に行うという戦略を推奨している。2000年に米国胸部学会(American Thoracic Society：ATS)と米国疾病対策センター(Centers for Disease Control and Prevention：CDC)は特別な指針を発表し，検査を受けるべきリスク群，LTBIの治療レジメン，治療中のモニタリング・アドヒアランス対策に関してエビデンスに基づいた推奨を提供した[4]。低リスク群をスクリーニングすることと管理上の理由で検査を行うことは勧められていない一方，LTBIと診断された高リスク患者には，臨床的に禁忌がなければ年齢にかかわらず治療を行うことが推奨されている。ほかの先進国でも高リスク患者に対するLTBIのスクリーニングと治療適応について類似した診療を行っているが，英国とカナダはLTBIの治療を考慮する際に，依然として年齢を考慮すべき重要なポイントとして含めている[97,115]。集団レベルでLTBIを治療することで得られうる展望と影響を評価するため，結核疫学研究コンソーシアム(Tuberculosis Epidemiologic Studies Consortium：TBESC)は，10人以上のLTBI患者に治療を開始した米国とカナダのクリニック(それぞれ19か所と2か所)に対して2002年に調査を行った。研究データを米国の全人口に当てはめ，治療効果が20~60%，治療なしの場合に5%が一生の間に活動性結核へ移行すると見積もると，LTBIに対する的を絞ったスクリーニングと治療を行うことにより，米国で4,000~11,000症例の活動性結核を予防し，結果として結核の国家負担を軽減するのに有効であった[133]。

I 概論

表6-1 結核菌を免疫学的に制御する妨げになる基礎疾患および結核再活性化の相対リスク[a]

基礎疾患	研究	相対リスク（95% CI）
進行したHIV感染	Pablos-Mendezら[105]	9.9（8.7～11.3）[b]
	Mossら[93]	9.4（3.5～25.1）
陳旧性の治癒した結核	Ferebee[40]，Ferebeeら[41]	5.2（3.4～8.0）
慢性腎不全	Pablos-Mendezら[105]	2.4（2.1～2.8）[b]
インフリキシマブ治療	Keaneら[67]	2.0（0.7～5.5）[b]
コントロール不良の糖尿病	Pablos-Mendezら[105]	1.7（1.5～2.2）[b]
珪肺	Cowie[31]	1.7（1.3～2.1）[b]
	Corbettら[30]	1.3（1.1～1.7）[b]
	Kleinschmidt・Churchyard[68]	1.2（1.0～1.5）[b]
低体重（正常の10%以下）	Palmerら[107]，Edwardsら[36]	1.6（1.1～2.2）
	Thornら[138]	1.4（1.1～1.9）[b]
胃切除	Steigerら[131]	1.3（1.2～1.4）[b]

[a] *New England Journal of Medicine* の許可を得て転載[55]。
[b] 相対リスクは推測値であり，本文に記載されているとおり[55]。
CI＝信頼区間

　米国では，結核菌に曝露したリスクが高い群と，基礎疾患を有するために感染が成立した場合に活動性結核へ移行するリスクが高い群に分ける[4]。直近に曝露したリスクが高い群はLTBIの有病率が高いため，潜在性・活動性結核のスクリーニングを個人レベルで行うだけではなく，集団レベルのスクリーニングプログラムを効果的に実施する対象としてうってつけである。有病率が高い国から米国へ移住して5年以内の人，感染性結核の人に最近接触した人，結核菌に曝露しうる医療者，違法薬物を注射している人，結核が局所的に伝播しやすい高リスク集団環境〔例：刑務所，長期療養型施設，後天性免疫不全症候群（acquired immunodeficiency syndrome：AIDS）患者用の居住施設，ホームレスシェルター〕の居住者・職員が該当する[4]。潜在性結核から活動性結核へ移行するリスクが高い基礎疾患を有する人も，結核とLTBIの評価を受けるべきであり，感染成立が判明した場合は優先的に治療を受ける対象となる。結核再活性化の原因となる基礎疾患で最もリスクが高いものとして，HIV感染，糖尿病，珪肺もしくは珪石粉塵への曝露，低体重，慢性腎不全もしくは血液透析，胃切除，空腸回腸バイパス，肝硬変，臓器移植，抗がん剤使用，他の免疫抑制治療（例：TNF-α阻害薬），頭頸部がん，肺がん・リンパ腫・白血病など他の悪性腫瘍，陳旧性結核に矛盾しない胸部X線写真の線維性変化，が挙げられる[4,137]。こうした疾患の一部を有する人における結核再活性化の相対リスクを表6-1に記載している。潜在性結核から活動性結核へ移行するのにかかわる結核曝露のリスク因子と基礎疾患は，それぞれのツ反陽性のカットオフ値別にChapter 5の表5-1に記載されている。カナダと英国の結核ガイドラインは，どちらも高リスク群に対する的を絞ったスクリーニングについて同様の推奨を行っているが，どちらかの国にしかない些細な違いもいくつかある[97,115]。利用可能な資源が多くの国で限定されているため，WHOはHIV感染者および感染性結核患者と同居接触した小児をLTBIの主要なスクリーニング・治療対象とし，LTBIの人には治療を提供すること，治療開始前に活動性結核をしっかりと除外しておくことを推奨している[79,102,152,154]。HIV陽性患者で*M. tuberculosis*に感染している者を同定して治療を行うことは，すべての国で最優先すべき事柄である。なぜなら，HIV感染は，結核の罹患が疾病発症へすみやかに移行する最も強力なリスク因子であり，高率の結核発生率，および播種性・肺外結核の割合が高いことと関連しているからである[4,17,33,55,84,137]。

　現在のATS／CDCガイドラインによれば，「検査を決断することは治療を決断すること」である[4]。それゆえ，低リスクの人をスクリーニングすることは推奨されていない。リスクと利益を考慮した場合，ツ反またはIGRAの結果が偽陰性になりうる人々を治療しないほうがいいかもしれないからだ。ただ，病院・長期療養型施設・刑務所などの高リスク環境に就労するときは，既感染と将来起こりうる感染を区別するため，低リスクの人々に対してもルーチンで管理上のスクリーニングを行うことが必要になる[4,64]。こうした環境では，前記のリスク群に含まれていなくても，LTBIが証明された場合は治療を考慮すべきである。これにより，高リスク環境で結核が再活性化しうるリスクが最小限になる[4,64]。結核の発生率，LTBIの有病率，介入により集団レベルで利益が得られるかを検討して高リスクと判断された他の群に対

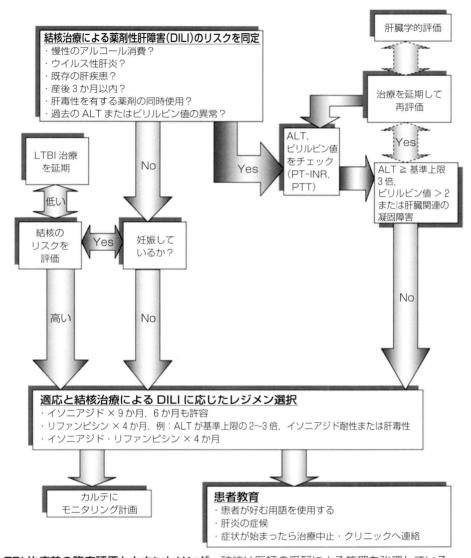

図 6-1　LTBI 治療前の臨床評価とカウンセリング　破線は医師の采配による管理を強調している。
ALT＝アラニンアミノトランスフェラーゼ，LTBI＝潜在性結核感染，PT-INR＝プロトロンビン時間国際標準化比，PTT＝部分トロンボプラスチン時間
米国胸部学会（American Thoracic Society）の許可を得て転載[122]。

し，地元の公衆衛生プログラムでも的を絞った検査を行い，LTBI の治療を推奨してもよいかもしれない。この群には，米国生まれのヒスパニック系やアフリカ系米国人などの医療に恵まれない低所得群が含まれるだろう。彼らは，結核のリスク因子を古くから有している人々が多く住む地域で生活もしくは労働している[4,137]。たとえば，テネシー州の田舎にある家禽処理場で，6人の無関係な結核症例（お互いに接触歴なし）が 2 年の間に発生した。その地域では，LTBI の有病率が高く，労働者のほとんどが米国生まれもしくは海外生まれのヒスパニック系だった（未発表データ）。テネシー州保険局（Tennessee Department of Health）は施設の従業員に対してツ反と治療プログラムをうまく実行した。結果として何千人もの従業員がスクリーニングを受け，新たに 3 人が活動性結核と診断され，844 人が LTBI と診断されて治療を受けた（うち 79％が治療を完遂）。

LTBI の治療

治療を開始するに当たり，LTBI が判明しているすべての人に対し，肺結核・肺外結核疾患を有しているかどうかを評価すべきであり，その評価には，結核症状の徹底的な見直し・身体診察・胸部 X 線写真，が含まれる[4]。もし，胸部 X 線写真に異常があるもしくは呼吸器症状がある場合，喀痰検体の塗抹と抗酸菌培養を提出すべきである[3]。結核疾患が完全に除外されたら，LTBI の適切な治療をまだ受けていないすべての感染者に対して治療を行うべきである[4]。LTBI の患者は，治療中の副作用発現を増やしうる既存疾患の評価を受けるべきである。とりわけ，ウイルス・アルコー

I 概論

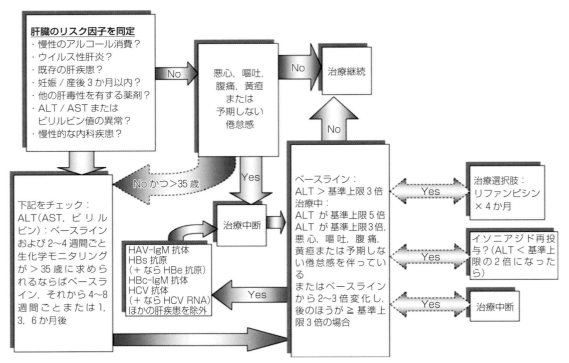

図 6-2 LTBI 治療中の肝毒性モニタリング 破線は医師の采配による管理を強調している。
AST＝アスパラギン酸アミノトランスフェラーゼ，HAV＝A 型肝炎ウイルス，HCV＝C 型肝炎ウイルス，HBs 抗原＝B 型肝炎ウイルス表面抗原
米国胸部学会の許可を得て転載[122]。

ルに関連した肝毒性と薬剤性肝障害（drug-induced liver injury：DILI）のリスク，妊娠（産褥期を含む），アルコール・肝毒性を来しうるほかの薬剤の定期的な使用，イソニアジド使用による過去の軽微な副作用がないかを確認する（図 6-1）。治療中に深刻な副作用が起こるリスク（特にイソニアジド）は，高齢になるほど高くなることが示されているが[4,43,86,98,155]，前述のとおり，米国では年齢にかかわらず LTBI の治療が推奨されている。治療によるリスクと利益のバランスをすべての人で考慮する必要があり，この章で後ほど記載するが，併存疾患に応じて追加の臨床・検査モニタリングを考慮してもいいかもしれない（図 6-2）[4,79]。治療前に LTBI のレジメンと相互作用を起こしうる他の薬剤併用も評価すべきである。また，治療で起こりうる副作用を伝え，推奨された期間は治療を遵守する重要性を助言すべきである[4]。

活動性結核を予防するために抗結核薬を単剤で使用するという概念は 1950 年代に始まった。Edith Lincoln は，当時ニューヨーク市のベルビュー病院に入院していた子どもたちがイソニアジドで治療を開始したところ，一次性結核に伴う合併症を経験しなくなったことに気づいた。彼女の提案に従い，米国公衆衛生局（U.S. Public Health Service）訳注1 は複数のクリニックに及ぶ比較試験を構築し，無症状の一次性結核または最近ツ反が陽転化した子ども 2,750 人が対象となった[40]。イソニアジドによる予防治療は非常に効果的であることが示され，LTBI 治療を行った 1 年間の結核発症は 94％低下し，9 年間の追跡でも 70％低下した[40]。プラセボをコントロール群とした試験がその後に行われ，結核患者と接触して感染が成立した人，他の高リスク者（例：放射線画像で過去の未治療結核が示された者，精神保健施設の入居者，アラスカ原住民）に対するイソニアジドの治療が評価された[40,79]。これらの早期に行われた研究の結果によれば，LTBI 治療にイソニアジドを使用することは，1965 年に ATS が初めて推奨した[121]。米国が結核疾患の予防に LTBI の治療を主要戦略として初めて導入してから 40 年以上経過しているが，イソニアジドの単剤治療は最も広く使用されている，大規模なランダム化比較試験で評価された唯一の LTBI のレジメンである[7,79]。表 6-2 は，LTBI の治療に対するイソニアジドの効果を評価した研究の一覧を示している。

イソニアジドに結核発症を抑止する潜在的な効果，つまり，きちんと内服すればプラセボと比較して 90％の抑止効果が予測されるにもかかわらず，6〜9 か月のイソニアジド治療を完遂する割合は低く，それゆえ，この治療による実質的な利益が大幅に減じてしまう[4,52,55,60,79]。治療を完遂する際の障害としては，無症状の LTBI に対する治療の重要性が認識されていない，LTBI から結核に移行するリスクが低いと認識されている，薬剤によって起こりうる副作用への不安，治療が長期間に及ぶこと，などがある[24,52,127]。加えて，適応があるのに医療者が LTBI に対して処方を行わない，活動性結核の再活性化リスクが低いか副作用発現の見込みが高いと感じて患者が治療を拒否することがありうるため，LTBI の治療開始率は適切な水準にはないようだ[55,56,79]。

Chapter 6 潜在性結核感染の治療

表6-2 LTBI治療に対するイソニアジド(INH)の効果を扱ったプラセボ比較試験[a]

研究	年	場所	対象人口	INHの期間(か月)	結核の減少率
Ferebee[40], Mount・Ferebee[94]	1956〜1957	米国,その他多数	世帯内接触	12	最初の15か月で68%減少。10年後に60%減少[b]
Ferebee[40], Mount・Ferebee[94]	1957〜1960	同上	同上	12	最初の15か月で76%減少。10年後に60%減少[b]
Ferebee[40], Ferebeeら[41]	1957〜1960	同上	精神保健施設居住者	12	最初の15か月で88%減少。10年後に62%減少
Comstockら[28]	1957〜1964	アラスカ	アラスカ原住民	12	43〜76か月で59%減少
国際対結核連合予防委員会[60]	1969開始	東ヨーロッパ	線維性の肺病変を有する人(非活動性結核)	3, 6, 12	全員ランダム化して5年間追跡 3か月のINHで21%減少 6か月のINHで65%減少 12か月のINHで75%減少 治療を完遂/継続できた人の5年間追跡 3か月のINHで30%減少 6か月のINHで69%減少 12か月のINHで93%減少
Papeら[109]	1983〜1989	ハイチ	HIV感染者	12	60か月後に71%減少
Whalenら[147]	1993〜1995	ウガンダ	HIV感染者	6	ツ反が陽性な人:15か月後に67%減少 免疫不応答性(アネルギー)の人:減少なし

[a] *Respirology*の許可を得て転載[79]。
[b] 10年間追跡での減少率60%は,文献4,39,115の報告によると,この表の上2つの研究の結果を合算して得られたものである。
INH=イソニアジド

薬剤内服を遵守しているかどうかがLTBIの治療に重大な影響を与えるため[4,17,38,40],治療期間がより短いリファンピシンを使用したレジメンにより,イソニアジドを6〜9か月使用するがゆえに治療完遂率が低くて副作用に敏感となってしまう問題が解決されるかどうかが評価されている[4]。リファマイシン系の抗結核薬は,潜在性感染の特徴である休眠・半休眠状態の結核菌に対してより強力に作用する[65,91]。リファンピシンを使用した複数のLTBI短期治療の研究で,より長期間のイソニアジド治療と同等かそれ以上の効果が示された[49,51,54,96]。2000年にATS/CDCガイドライン〔米国感染症学会(Infectious Diseases Society of America:IDSA)と米国小児科学会(American Academy of Pediatrics:AAP)も支持〕は,2つのLTBI短期間レジメンの使用についてエビデンスに基づいた推奨を提供した。それらは4か月のリファンピシン単剤治療と2か月のリファンピシン・ピラジナミド併用治療である[4]。カナダと英国の結核コントロールガイドラインでは,3か月のイソニアジド・リファンピシン併用治療も追加で推奨されている[97,115]。HIV陽性患者を対象とした早期の研究で,2か月のリファンピシン・ピラジナミド併用治療が安全で有効であることが示されたが,このレジメンが一般集団でも臨床的に広く導入されて以降,重度で致命的な肝障害の症例が報告されるようになった[5,49,51,62,63,96,114,134]。2003年にCDCとATSはLTBI治療のガイドラインを改訂し,HIVが陽性であっても陰性であっても,リファンピシン・ピラジナミド併用治療を推奨しないこととした[5]。今のところ,4か月のリファンピシン治療は,安全性・忍容性・遵守率が良好と考えられているため,イソニアジド耐性の結核菌株に感染していることが判明している人やイソニアジドの治療に耐えられない人にとって,引き続きLTBI治療の推奨レジメンである。活動性結核への移行リスクが高いと評価されたものの,期間がより長い(6〜9か月)イソニアジドの治療を完遂できなさそうな人に対し,多くの医療者は4か月のリファンピシンレジメンを使用している。より長時間作用するリファマイシン系のrifapentineをイソニアジドと併用し,週1回投与で3か月だけ直接監視下治療(directly observed treatment, short-course:DOTS)[訳注]を行う方法を評価する臨床試験が現在進行中であり,予備研究の結果は期待がもてそうである(clinicaltrials.

訳注 原著ではDOTだが,日本ではDOTSという名前で呼ばれているので,以後,DOTSと略す。

I 概論

表 6-3 LTBI の治療レジメン[a]

レジメン	期間	投与	有効性	中止を要する有害事象	現状
イソニアジド	9 か月	連日自己投与または週 2 回 DOTS	未研究 6 か月：65% 12 か月：75%	未研究 6〜12 か月レジメン HIV 陰性 2.2〜31.3% HIV 陽性 0〜9.2%	成人・小児に対して ATS, CDC, IDSA, AAP が推奨
リファンピシン	4 か月	連日自己投与	未研究 3 か月レジメン HIV 陰性 46〜50% HIV 陽性 未研究	HIV 陰性 1.9〜3.1% HIV 陽性 未研究	薬剤耐性・忍容性でイソニアジドが内服不可の場合に代替として推奨
イソニアジド＋リファンピシン	3 か月	連日自己投与	HIV 陰性 41% HIV 陽性 60%	HIV 陰性 0〜5.1% HIV 陽性 2.3%	忍容性・有効性で一定のデータあり。英国で使用されているが，ATS／CDC の推奨にはない
イソニアジド＋rifapentine	3 か月	週 1 回 DOTS	HIV 陰性，小規模研究が 1 つ。リファンピシン＋ピラジナミドと同様 HIV 陽性 未研究	HIV 陰性 0.5% HIV 陽性 未研究	評価中：TBTC 研究 26，南アフリカ（JHU）
リファンピシン＋ピラジナミド	2 か月	連日自己投与 週 2 回 DOTS	HIV 陰性 未研究 HIV 陽性 イソニアジドと同様	HIV 陰性 2.0〜17.6% HIV 陽性 0〜9.5% 肝炎関連死亡率 1,000 人に 1 人	推奨されていない

[a] *Seminars in Respiratory and Critical Care Medicine* の許可を得て転載[132]。
AAP＝米国小児科学会，ATS＝米国胸部学会，CDC＝米国疾病対策センター，DOTS＝直接監視下治療，IDSA＝米国感染症学会，JHU＝ジョンズ・ホプキンス大学，レジメンの有効性と有害事象は本文に記載された文献参照。

gov/ct2/show/NCT00023452）。具体的な LTBI 治療のレジメンを以下で述べる。有効性と忍容性のレベルに応じて表 6-3 にまとめた。

イソニアジド

20 を超えるプラセボランダム化比較試験がイソニアジドによる LTBI 治療で行われ，10 万人以上が参加した（表 6-2）[40,71,79,132]。これらの研究を統合して報告された結核の平均減少率は，観察期間中が 60% であり，治療を行った年ではもう少し高かった。これらの結果は治療を受けた全研究人口に基づいており，薬をどのくらい規則正しく飲んだかは考慮されていない。効果が 50% 未満だったと報告している試験が 5 つあり，このうち，イソニアジドの投与量が少なかったものが 1 つ，アドヒアランス不良だったものが 1 つ，追加治療の利益がないと今では知られているイソニアジド治療歴のある患者を含むものが 1 つあった[40]。治療年のほとんどの期間で薬を内服していた参加者に限定すると，効果はおよそ 90% に近づく[60]。保護作用も長く続くようであり，治療開始後 20 年近くになると実証されている[27]。

イソニアジド治療の最適期間は，未治療の非活動性結核を対象として東ヨーロッパ 6 か国で実施された大規模な国際対結核連合予防委員会の試験で明らかにされた[60]。イソニアジドの連日内服を 3，6，12 か月行うレジメンが同期間のプラセボと比較された。全人口を対象として 5 年間観察した結果，結核発症率は 12 か月の治療で 75%，6 か月の治療では 65%，3 か月の治療では 21% 低下した。処方された薬を少なくとも 80% 内服した人だけを解析すると，12 か月群では治療効果は 93% 上昇したが，6 か月群と 3 か月群では治療効果の上昇はわずかに留まった。世帯内接触とアラスカ原住民を対象とした米国公衆衛生局の試験では，最適な治療期間は 9〜10 か月になるようだ[27,40,79,132]（図 6-3）。世帯内接触を観察した試験では，不規則な治療であっても，12 か月量の 80%（つまり 9〜10 か月）を適切な期間中に内服すれば依然として有効であった。イソニアジド 9 か月の有効性は 6 か月または 12 か月レジメンと直接比較されたことはないが，LTBI を有する HIV 陰性患者では，イソニアジドを 9 か月投与することが好ましい選択

コメント
9か月のレジメンは未評価。事後解析で9〜10か月の治療が有効性において最適と示唆された
HIV陽性患者は結核疾患の診断が困難であり要注意。活動性結核であれば，リファンピシン耐性になりうる
おそらくよい代替案
見込みはあるが，臨床試験外で使用するにはさらにデータが必要
重症肝毒性のリスクが高い

TBTC＝結核治療連合

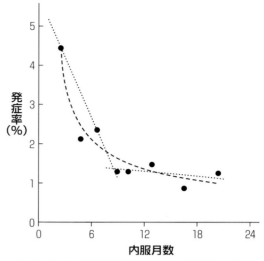

図6-3　ベセルイソニアジド研究の集団における，イソニアジド内服月数と対応した各プログラム合算の結核発症率　点は観察された値を示す；破線は算定された曲線（$y=a+b/x$）；点線ははじめの4つと終わりの5つの観察に基づいて算定された値（$y=a+bx$）。
*International Union Against Tuberculosis and Lung Disease*の許可を得て転載[27]。

肢として米国とカナダで現在推奨されている[4,79,115]。治療完遂率が高くなるのであれば，有効性は下がるが，イソニアジドを6か月だけ内服することも米国とカナダでは許容されている[4,29,79,115]。イソニアジドで6か月治療を行うことは，英国の結核ガイドラインとWHOでは好まれている[2,79,97,152]。

LTBIに対するイソニアジド単剤治療を評価した上記研究のほとんどは，1960年代以前に行われたため，HIV陽性の患者が含まれていなかった。しかし，1985〜1997年にかけてメキシコ・ハイチ・米国・ザンビア・ウガンダ・ケニアから出された7つのランダム化比較試験をまとめたメタ解析では，ツ反陽性のHIV感染患者で活動性結核を予防するのにイソニアジドがプラセボよりも有効であり，結核の発生率を60〜80%低下させることが確認された[13]。これらの試験の全部ではないものの一部で，HIV感染者のLTBI治療にイソニアジドを使用することと生存率の改善に関連性があることがわかった。この集団でイソニアジドの予防治療を1コース行うことによって得られる保護期間は状況に応じて変わってきた。先進国と途上国の一部におけるHIV感染者で行われた臨床試験では効果が長かったが，ザンビアとウガンダの臨床研究では，18〜48か月で効果が失われた[49,51,66,96,116]。WHOはLTBIの有病率が30%を超える国では，結核疾患のないHIV感染患者において，ツ反の結果にかかわらずイソニアジドを使用して結核を予防することを推奨している。なぜなら，有病率の高い地域においては，このやり方で結核発症のリスクが，最大48か月で33〜67%低下することがいくつかの研究で示されてきたからだ[152,153]。加えて，最近の知見により，結核の有病率が高い国に住んでいるHIV感染者に対し，イソニアジド予防治療と抗レトロウイルス治療を組み合わせることで結核の発症が大幅に減少することが示された[2,150-153]。しかし，この戦略は議論を呼んでおり，資源の制約およびイソニアジド開始前に結核を除外することが困難という理由により，国家レベルで大規模には行われていない[2]。結核の有病率が低い国では，活動性結核へ曝露した証拠がなく，LTBI（ツ反かIGRA陽性）が示されていないHIV感染者に対し，結核の予防治療をルーチンで行うことは推奨されていない[4,97,115,137]。LTBIを有するHIV感染者での最適なイソニアジドの治療期間を特異的に評価したランダム化比較試験はないが，米国とカナダでは9か月が好まれ，英国とWHOでは6か月が受け入れられている[2,97,115]。

HIV感染の有無によらず，成人に対するイソニアジドの推奨1日投与量は5 mg/kg，最大300 mgである。小児での投与量は10〜20 mg/kg，最大300 mgである。週2回での投与も可能であり，成人15 mg/kg，小児20〜40 mg/kg，いずれも最大900 m₃である。週2回レジメンは直接予防服薬確認療法（directly observed preventive therapy：DOPT）として投与しなければなら

I 概論

ない。総合的にみると，イソニアジドは抗結核薬のなかで最も副作用が少ない薬の1つであり，用量依存性の神経毒性・中枢神経系の影響（例：興奮性，不快，けいれん，集中力低下など）・過敏反応・ループス様症状・ちょっとした消化器症状を含めてほとんどが軽度で一時的である（表6-4）[4]。神経障害は，妊娠・授乳やHIV感染・糖尿病・腎不全・栄養不良・アルコール依存性などの素因をすでに有する人により多くみられる。こうした人でイソニアジドを使用して治療している期間はピリドキシン（25 mg/日）の補足が推奨されている[5]。トランスアミナーゼが基準上限（upper limit of normal：ULN）の5倍まで上昇することは，イソニアジド単剤治療を受けている人の10～20%に起こり，薬剤を継続してもたいていは正常に戻る[122]。主な懸念となる副作用はDILIである。LTBIの治療にイソニアジドを使用した早期の研究で肝炎はほとんど報告されなかったが，無症候性のトランスアミナーゼ上昇と死亡を含めた臨床的に重大な肝炎をともに起こしうることが1960年代後半～1970年代に認識されるようになった[49,69,90,122]。その後，1970年代～1990年代に行われた研究では，イソニアジド関連の入院率と死亡率はずっと低いと報告されており，注意深い患者選択・教育および治療中の積極的な副作用モニタリングに起因している[5,46,69,122]。より最近の大規模なレビューでは，重大なトランスアミナーゼ上昇の割合が0.1～0.56%である，と報告された[43,80,99,122]。1989～1995年にワシントン州シアトルの結核公衆衛生クリニックでイソニアジド予防治療を開始した11,000人を超える研究では，年齢によってリスクは増加するものの（$P=0.02$），肝毒性（トランスアミナーゼの上昇がULNの5倍を超える）の割合はとても低い（0.1%），と報告された[99]。ただ注目すべきは，トランスアミナーゼ上昇の割合が過小評価されていた可能性があることだ。なぜなら，無症状の患者ではルーチンの検査が行われておらず，臨床的に重大な肝毒性の割合は，実際に内服をしている人ではなく，治療を開始したすべての人を対象に計算しているからだ。カリフォルニア州サンディエゴで行われた後の研究で，イソニアジドによりLTBI治療を行った3,788人の0.3%にトランスアミナーゼの上昇（有症状の人でULNの3倍以上，無症状の人でULNの5倍以上と定義）が報告された[80]。1996～2003年にテネシー州メンフィスで行われた別の観察研究では，LTBI治療にイソニアジド単剤を内服していた3,377人中の19人に重大なトランスアミナーゼの上昇を認め，うち1人だけが有症状だった，としている[43]。

ガイドラインを背景として患者選択と治療中のモニタリングが改善しても（図6-1，図6-2），重大な肝毒性やイソニアジドのDILIによる死亡は報告されており，とりわけ，肝炎の症状が出た後も薬を継続していた患者で認められる。LTBI治療のイソニアジドに関連した重篤な副作用の頻度を定量化し，副作用が出た患者の臨床的な特徴を明らかにするため，2004年1月にCDCは全国的な受動的監視システムを開始した[18]。2004～2008年の間に，イソニアジド治療を受けた成人15人と小児2人（11歳と14歳）が重篤で特異的なDILIを経験した。5人（小児1人を含む）が肝移植を要し，成人5人が死亡した。こうした報告はめったにないが，イソニアジドの治療中に重篤な副作用が出現しうることが浮き彫りとなり，LTBI治療の期間中はATS/CDCの推奨に沿って臨床的なモニタリングを継続する重要性が強調されている（図6-2）[4,18,122]。イソニアジド治療中にDILIを発症する予測因子として，高齢・既存の肝疾患（特にC型肝炎ウイルス由来）・肝毒性を有する薬剤の同時使用・イソニアジド関連の肝毒性の既往・アルコール常飲などがある[71,122]。感染した人が予防治療を受けなかった場合に結核を発症するリスクと治療中にDILIを発症しうるリスクを必ず天秤にかける必要があり，現在のガイドラインに従って適切なモニタリングを行わなければならない[4,71]。ツ反が陽性で他のリスク因子を有さない人では，小児と若年者は予防治療を受けるのが最も好ましい，と感度解析により提案されている[120]。他のリスク因子を有する人では，全年代でリスク対効果比が増加する。

感染者が活動性結核になるのを予防するイソニアジドの治療効果は，この薬剤に関連した実際的な感知されている副作用のリスクに加え，服薬アドヒアランスの割合が悪いために大きな制約を受けている。6～9か月のイソニアジド治療を完遂する割合は一般的に50%前後と報告されているが，都心部居住者・刑務所収容者・ホームレス・注射薬物使用者などの特定高リスク群ではさらに低くなりうる[76,98,118,140,141,148,149]。DOPTとして週2回レジメンを使用して薬剤投与がなされている一部の環境では，服薬アドヒアランスの割合が改善してきた。ただ，イソニアジドの連日治療と比べた間欠的治療の有効性に関連したデータは弱い[52,79]。

リファンピシン単剤

リファマイシンの結核菌に対する強力な殺菌作用とリファンピシン単独もしくは併用が，少なくともイソニアジド単剤治療と同等に有効であるとする動物モデル研究の結果により，リファンピシンを中心としたレジメンがLTBI治療の短縮に有望であると初めて考えられた[34,65,74,118]。今やリファンピシン＋ピラジナミドの使用は一般的に推奨されておらず，リファンピシン単剤の連日自己投与は，イソニアジド耐性の結核菌株に感染した人やイソニアジド治療を忍容できない人にとって，代替のLTBI治療レジメンとして広く受け入れられている[4,79,132]。

活動性結核への移行を抑制するイソニアジドの効果が幅広く評価されてきたのとは対照的に，LTBI患者に対するリファンピシン単剤治療を評価したランダム化比較試験は1つしかない[54]。珪肺とLTBIを有する中国人高齢男性を対象とした1981～1987年のコホート研究であり，プラセボ・リファンピシン3か月・イソニアジド6か月・イソニアジド＋リファンピシン3か月にランダムに割り付けられた。5年間のフォローアップ期間で，すべての治療群においてプラセボ群より活動性結核の累積発生率が低下したが，リファンピシン単剤治療はイソニアジド・リファンピシン群およびイソニアジド単剤レジメンよりも活動性結核を抑制するのに効果的であった（図6-4）。プラセボと比較したリファンピシ

表6-4 LTBI治療薬の副作用[a]

薬剤	副作用のタイプ	頻度(%)	コメント
イソニアジド	無症候性の肝酵素上昇	10〜20	症状のない患者でビリルビン値が正常ならば，肝酵素が基準上限の5倍まで上昇することは許容できる．治療を継続しても，肝酵素はたいてい正常化する
	胃腸不耐性	1〜2.8	
	皮疹	0〜2.1	
	末梢神経障害	<0.2	糖尿病，慢性腎不全，HIV，アルコール依存性，連日飲酒の患者で頻度が高い．ビタミンB_6がこのような患者と妊婦・授乳婦で推奨されている
	肝炎	0.1〜0.15	
	その他	2.5	副作用が原因で薬剤を中断するのは11.3%とよくみられる
リファンピシン	皮膚反応	3〜6	瘙痒が最も多い(皮疹の有無にかかわらず)，自然軽快することがほとんどであり，それ自体では過敏反応と考えられない．治療継続は可能かもしれない
	肝炎	0.6	イソニアジドと併用するとより起こりやすい
	胃腸不耐性	2〜3	悪心，食欲不振，腹痛
	その他	2.8	体液が橙色に変色する．ソフトコンタクトレンズに付いた色がずっととれない可能性がある
	薬物相互作用	約100	ある種の薬剤代謝を促進する．メサドン，ワルファリン，経口避妊薬，フェニトインの血中濃度を下げる．HIV感染で使用されるプロテアーゼ阻害薬とNNRTIのほとんどと相互作用する．代わりにリファブチンを使用する
ピラジナミド	肝炎	2〜6	リファンピシンとの併用でより頻度が高まる
	尿酸値上昇	約100	痛風は一般的ではない
	関節痛		しばしば起こるが，高尿酸血症とは関係ない

[a] *International Journal of Tuberculosis and Lung Disease*の許可を得て転載[71,89]．
NNRTI＝非核酸逆転写酵素阻害薬

ン3か月の効果を計算すると，5年の研究を完遂した人で50%，治療を開始した人すべてで46%であった[54,132]．このコホート研究では，患者の結核の割合が比較的高かった．おそらく珪肺を有していたためであり，LTBIが活動性結核に移行する強力な促進要因となった．したがって，リファンピシンを4か月使用したほうが3か月よりも堅実だっただろう，と専門家は結論づけている[4]．いくつかの小規模な非ランダム化比較試験でも，リファンピシン4か月はイソニアジド6か月より優れているとまではいかないが，少なくとも同等だとしている[112,145]．イソニアジド耐性の結核が流行している最中にホームレスのツ反が陽転化したある研究では，治療を受けなかった人の8.6%が結核疾患を発症したのに対し，平均6か月のリファンピシン単剤治療を受けていた人は誰も発症しなかった[112]．2つ目の観察研究では，結核菌曝露後にツ反の陽転化を認めたイソニアジド耐性者と接触した157人の若者が，6か月のリファンピシン治療を完遂した後の2年間で誰も活動性結核を発症しなかった[145]．4か月のリファンピシン単剤治療が有効かどうかを検証する大規模な国際試験が現在進行している[79]．

4か月のリファンピシン自己投与の治療完遂率は一貫して高く，60〜91%と報告されている[29,50,72,88,89,106]．また，リファンピシンは忍容性がよいようであり，DILIを伴う割合が低い[50,54,88,106,112,122,145]．カナダ・ブラジル・サウジアラビアの大学を拠点とした結核クリニックで行われた2つの非盲検ランダム化比較試験は，リファンピシン4か月をイソニアジド9か月と対比し，副作用と治療完遂の両方の割合を直接比較した[88,89]．双方の研究ともリファンピシンを使用してLTBI治療を行ったほうが，イソニアジドより服薬アドヒアランスが良好で深刻な副作用が少なかった．いくつかの観察研究でも，イソニアジド9か月と比べてリファンピシン4か月のほうが優れた治療完遂率・良好な忍容性を有し，肝毒性の発症が少ないことが示された[72,106,112,155]．

リファンピシンで最もよく遭遇する副作用は，軽微な皮膚反応と悪心・食欲不振・腹痛などの消化器症状である(表6-4)[6]．深刻な過敏反応や血小板減少・溶血性貧血・急性腎不全・血小板減少性紫斑などのより重篤な免疫応答も起こるがまれである．リファンピシンは，ワルファリン・プレドニゾロン・ジゴキシン・キニジン・ケトコナゾール・イトラコナゾール・プロプラノロール・クロフィブラート・スルホニル尿素・フェニトイン・HIVプロテアーゼ阻害薬・HIV非核酸逆転写酵素阻害薬などさまざまな薬剤と相互作用を起こす[6,122]．それゆえリファンピシン治療中はこれらの薬剤の血中濃度を定期的に測定すべきである．とりわけ，リファンピシンの影響で体液(痰・尿・汗・涙)は例外なく橙色になり，ソフトコンタクトレンズと衣類は永続的に染まる．

リファンピシンの推奨量は成人で10 mg/kg，最大600 mgを4か月間である．小児での投与量は10〜20 mg/kg，最大600 mgを6か月間である[4,11]．イソニアジドと同様に，リファンピシン単剤治療を開始する前に活動性結核を除外することが重要であり，特

I 概論

にHIV感染者に当てはまる[71,132]。不用意にリファンピシン単剤治療を活動性結核に行うと、リファンピシンに対する耐性を起こしうると懸念されている。ただ、結核菌の染色体が自然変異してリファンピシン耐性になる割合はイソニアジドより2〜3桁少なく、イソニアジドが予防治療で単独使用された際に耐性の誘導は認められなかった[40,79,118]。それでもHIV感染者は活動性結核の除外が困難なことが多く、菌量が多いゆえにリファンピシン耐性の結核疾患を発症するリスクが高いため、とりわけ注意を払うべきである[72,111,126,132]。しかも、リファンピシンは感染症合併の際に用いられるほかの抗菌薬とだけではなく、多くの抗レトロウイルス薬と相互作用を起こすため、HIV感染者では薬物相互作用が重大な懸念となる[16,20,72]。よって、HIV感染のあるLTBI患者では、たいていの場合イソニアジドでの治療が好まれる[118,132]。HIV陽性で抗レトロウイルス薬も内服中の患者に対し、LTBI治療でリファマイシンを使わなければならないとき、支持するデータはないが、リファブチンを代用とすることができる[4]。

イソニアジド＋リファンピシン

米国におけるLTBI治療として、ATS／CDCのガイドラインには含まれていないが、英国とカナダでは3か月のイソニアジド＋リファンピシンのレジメンが推奨されている[97,115]。香港・スペイン・ウガンダの成人1,926人から成る5つのランダム化試験をもとにしたメタ解析が2005年に行われ、結核発症・深刻な副作用・死亡の観点からイソニアジド＋リファンピシン3か月とイソニアジド6〜12か月が同等かどうかを判断した[37]。観察期間は13〜37か月と幅があったが、活動性結核の発症率は2つのレジメンで同等であり、イソニアジド＋リファンピシン群で41人（4.2%）、イソニアジドのみの群は39人（4.1%）だった（統合したリスク差は0%、95%信頼区間は−1〜2%）。薬剤中止を要する深刻な副作用は2つのレジメンとも同頻度で報告され（リファンピシン＋イソニアジド4.9%でイソニアジド4.8%）、質の高い試験に絞ってサブ解析すると2つのレジメンは同等に安全であることが示唆された。死亡データを算出した3つの試験でも2つのレジメンで死亡率は同等であった。注目すべきことに、これらの研究におけるイソニアジド患者の83%は6か月しか治療を受けておらず、9か月治療を受けた患者は11%未満だった。珪肺のある中国人男性に対するLTBI治療を評価した香港の研究において、イソニアジド＋リファンピシン3か月が活動性結核を抑止する効果がプラセボと比較して41%であり、リファンピシン単剤治療3か月（51%）より若干効果が低かった[54]。

イソニアジド＋リファンピシン3か月とリファンピシン単剤3か月を比べると、利点は明らかではない。いくつかの小規模な試験でイソニアジドとリファンピシンの組み合わせが有効であることが実証されてきたが、これらの試験のほとんどでは比較対象がたった6か月のイソニアジドだった[37,79]。対照的に、リファンピシン単剤治療の有効性は1つのランダム化比較試験でしか評価されていないが、イソニアジドと少なくとも同等だと広く認識されており、これは治療完遂率がより高いために有効性が増すという点が特に考慮されているからだろう[54,72,118]。起こりうる副作用に関してだが、LTBI治療におけるリファンピシン単剤治療を評価した研究では、グレード3か4の肝毒性の発症率がイソニアジド単剤治療の場合よりも少なかったと報告されている。イソニアジド＋リファンピシンの組み合わせも、今まで実施された数少ない研究では忍容性が良好であり、併用治療とイソニアジド単剤治療で薬剤の副作用により治療が中止された割合は似通っていると報告されてきた[54,79,103,129,132]。ただ注目すべきことに、リファンピシンはほかの抗結核薬の肝毒性を強めることが示されている。イソニアジド＋リファンピシンの組み合わせを評価したメタ解析では、結核疾患の患者も含まれていたが、有症状の肝炎が2.55%と推測されており、イソニアジド単剤の治療を受けた患者では1.6%

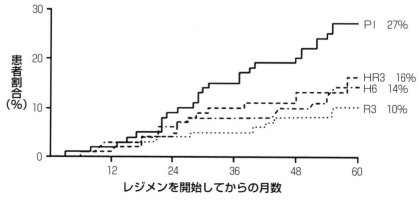

図6-4 珪肺を有する中国人高齢男性でのLTBI治療に対する3つのレジメンの有効性 明らかな中断なくレジメンを継続した1年時点の503人、2年時点の474人、3年時点の418人、4年時点の367人、5年時点の304人の患者データをもとにしている。x軸はLTBI治療レジメンを開始してからの月数、y軸は結核疾患を発症した患者の割合を示している。
HR3＝イソニアジド＋リファンピシン3か月、H6＝イソニアジド6か月、Pl＝プラセボ、R3＝リファンピシン3か月[79]
米国胸部学会（American Thoracic Society）の許可を得て転載[54]。

だった[54,122,130]）。こうしたデータにより，イソニアジド＋リファンピシンの組み合わせでは，リファンピシン単剤治療を超える有意な利益が得られないかもしれず，抗結核薬を2剤使用すると単剤よりも費用がかかり，かつ肝毒性のリスクが付加されうることが示された[79,122]）。

もし，併用治療を行うのであれば，イソニアジドとリファンピシンの1日量は単剤治療のときとそれぞれ同じである。カナダの結核標準療法では，DOTSのもとでイソニアジド＋リファンピシンを週2回・6か月継続する方法が推奨されている。投与量はイソニアジドが成人15 mg/kg，小児20～30 mg/kg，いずれも最大900 mgで，リファンピシンが成人10 mg/kg，小児10～20 mg/kg（最大600 mg）である[115]）。単剤治療と同様，LTBI治療の間欠的な併用治療もDOPTとして投与されるべきである。

イソニアジド＋rifapentine

リファマイシン由来で作用時間のより長いrifapentineをベースにした新しいレジメンが，LTBI患者にとって有効かつ短期間で済む可能性を秘めているとして現在評価されている。rifapentineのもつ薬物動態により，HIV陰性患者における結核治療の継続段階で，イソニアジドとの併用において週1回の投与が可能となった[11,146]）。活動性結核を有するHIV陽性の患者で週1回のイソニアジド＋rifapentine療法を行うと，リファマイシン耐性の結核菌再発が許容できない割合で生じるため，これらの患者では推奨されない[10,136,143]）。LTBIのマウスをモデルとした研究では，週1回のイソニアジド＋rifapentineは結核の再活性化を予防する効果もあるようだ[23,92]）。さらに，LTBIの世帯内接触を扱った1つの小規模な研究で，週1回のDOTSでイソニアジド（900 mg）＋rifapentine（900 mg）を3か月完遂した後に活動性結核を発症する割合は，治療を受けていない世帯内接触者（7～9%と公表）より大幅に低い（1.46%）ことがわかった[124]）。結核治験連合（Tuberculosis Trials Consortium：TBTC）は，LTBIを有する高リスク者の活動性結核予防に週1回のイソニアジド＋rifapentine（900 mg／900 mg）DOTSが有効かどうか判断するため，大規模な多施設試験を現在実施している（U.S. Public Health Service Study 26; clinicaltrials.gov/ct2/show/NCT 00023452）。

rifapentine治療中に起こりうる副作用はリファンピシンと類似している[122]）。潜在的に肝毒性がある2剤を使用することでDILIのリスクは上がりうるが[122]），イソニアジド＋rifapentineは世帯内接触者の治療に使われた研究で忍容性がよく，206人中の2人だけがグレード3か4の肝毒性を発症した[122]）。今のところ，TBTCの研究26で得られた週1回のイソニアジド＋rifapentineを評価した安全性と忍容性のデータは見込みがあるようだ[132]）。このレジメンが有効で忍容性がよいと判明すれば，リファンピシンをベースにしたシンプルで高い完遂率の見込めるLTBI治療の選択肢がもたらされる。

リファンピシン＋ピラジナミド

LTBIを有するHIV感染者においてリファンピシン＋ピラジナミド2か月のレジメンを評価した早期の研究では，このレジメンがイソニアジドと同等の有効性を有し，忍容性もよくて副作用の発生が少ないと示されていた[4,79]）。これらのデータに基づき，このレジメンは，的を絞ったツ反およびATSとCDCが出した治療ガイドラインで推奨された[4]）。その後，リファンピシン＋ピラジナミドが一般集団で広く使用されるようになると，重度で致命的な肝毒性が許容できない割合で認められるようになり，このレジメンをLTBI治療に用いる推奨が撤回された[5]）。治療中止を要するくらい重度な有害事象が起こる割合は，HIV陰性患者で2.0～17.6%，HIV陽性患者で0～9.5%だった[79,132]）。CDCが実施した米国の州と市における結核プログラム調査で，治療を開始した8,087人のうち，1,000人あたり18.7人の割合で有症状の肝炎が認められたと判明した[85]）。この調査によると，リファンピシン＋ピラジナミドを内服した人が肝炎に関連して死亡するリスクは，歴史的にイソニアジドで判明している死亡リスクの10倍以上であった。リファンピシン＋ピラジナミド2か月のレジメンを内服した患者で，その後，12例の死亡を含む重度な肝毒性がさらに50例報告された[57]）。慎重に選んだ患者および2か月の治療期間が3～4か月のリファンピシン治療よりずっと好まれるまれな状況では，注意すればこのレジメンを依然として使用できるとする医師も一部いるが[79]），大部分の状況でリファンピシン＋ピラジナミドのリスクが利益よりずっと問題になる[5,57,85,132]）。

LTBI治療中のモニタリング

DILIは現在推奨されているLTBI治療のすべてのレジメンで起こりうる[4,5,122]）。イソニアジド・リファンピシン単剤治療および併用レジメンによるDILIのほとんどが特異的な代謝反応に起因するようだ[122]）。このため，イソニアジドやほかのLTBIレジメンで治療を行っている間，すべての患者でルーチンの臨床的なモニタリング（身体所見を含む）が必要になる。ベースの検査を行い（図6-1），治療中は毎月のペース（図6-2）で継続すべきである[4,122]）。診察のたびに1か月分の薬剤しか出さないことで，毎月のモニタリングが促進される。また，治療期間中にわたり，治療が重要であることの強調，服薬アドヒアランスの評価・強化，薬剤副作用の見直しを提供する機会が得られる。薬剤同士で起こりうる相互作用をみつけるために患者の薬剤リストを定期的に見直し，問題が起きたときには内服を中止して処方者に連絡をとるよう指導することも重要である。ベースの検体検査はHIV感染患者・妊婦・出産3か月以内の人・慢性肝疾患の患者・アルコール常飲者もしくは慢性肝疾患のリスクが高い人以外では推奨されていない。ベースの検査で異常がある人や肝疾患のリスクがある人に対し，治療中は毎月の臨床評価に加えて検体検査を行うことが推奨されている（図6-2）が，成人全員に対してルーチンで検査でのモニタリングを行うよう提案する人もいる[4,18,122]）。

I 概論

　LTBI治療の利益が最大で得られるよう担保するため，全患者が治療を遵守しているかを推奨された毎月の診療の場で密に監視すべきである[4]。LTBI治療のアドヒアランスは歴史的に治療期間のみに基づいており，毎月の診療に来ることが代理マーカーとして使用されていたが，現在好まれている治療完遂の評価は，あらかじめ決められた期間に各患者が内服した回数で行うことである[4,24]。たとえば，イソニアジド9か月を完遂することは，12か月以内に毎日1回の内服を最低270回，もしくは週2回の内服を76回すること，と定義されている。イソニアジド6か月レジメンが処方された場合，9か月以内に毎日1回の内服を180回，もしくは週2回の内服を52回すべきである。リファンピシン単剤治療では，6か月以内に120日投与量を内服する必要がある。各レジメンの期間が延びていることで，治療中のちょっとした中断が許容される。

LTBI治療のアドヒアランス

　治療アドヒアランスは結核再活性化の予防効果，疾患・治療の双方に伴う合併症，潜在的な薬剤耐性の出現を含め，LTBI治療の結果にかなり影響する[24,52,106]。地域レベルでLTBI治療を受けている患者の完遂率が低いと，結核再活性化の予防が失敗し，菌が伝播して医療費全体を押し上げるリスクの持続につながる[17,21,52,59,137]。結核排除を目標としたCDC's Healthy People 2010は，感染者がLTBI治療全体を完遂する割合を，高リスク接触者で85%・他の高リスク者で75%まで増やすという目標を含めている[142]。しかし，公表された治療完遂率がこれらの基準を大きく下回る状態が続いており，特に，イソニアジドを6～9か月使用する研究で目立つ[4,52,55,79,132]。そのうえ，LTBIを有する多くの人は主治医から治療を行われていないか推奨治療を拒否する[25,56,79,132]。CDCが出資するTBESCは2002年に米国とカナダでLTBI治療を行ったクリニックについて，ランダム化後ろ向き試験を行った[56]。この多施設研究でLTBI治療を勧められた人の約17%が治療を拒否し，治療を開始した人のわずか47%だけが全治療を完遂した。つまり，LTBI治療が望ましい人のうち，将来的な結核予防のための治療を完遂する利益にきちんとあずかった人は少数派(39%)である。

　リファンピシンをベースにした短期間治療のほうが完遂率はずっと高いことが一貫して報告されており[4,79,132,155]，治療期間がより短いことはアドヒアランスの重要で独立した予測因子になることが複数の研究で示されてきた[50,56,75,106]。リファンピシンを内服しているLTBIの患者は忍容性が良好で深刻な副作用の発症が少ないということも，アドヒアランスが向上する要因になっていると示されている[50,114,128,155]。リファンピシンをベースにした治療が，アドヒアランス・忍容性・安全性の点で有利にもかかわらず，イソニアジドがほかの短期間レジメンよりも臨床的にずっと高頻度で使用されていることが研究で示されてきた[55,56,75,133]。米国・カナダの68のクリニックにおける，LTBI治療の受け入れとアドヒアランスを扱ったTBESCの研究では，治療を開始した1,994人の84%がイソニアジド9か月を処方され，9.1%がイソニアジド6か月を処方された。より少数の人がリファンピシン単剤(4.6%)もしくはリファンピシン・ピラジナミド2か月(0.7%)で治療された[56]。ちなみに米国・カナダ・英国の国家機関が承認しているにもかかわらず，リファンピシン摂取が少ないのは，このレジメンを使用したときの有効性を示したデータが十分確立されておらず，治療前評価で活動性結核がうっかり見逃された場合にリファンピシンの薬剤耐性ができてしまうことが懸念されているためであるようだ[79,118,132]。短期間のリファンピシン単独・イソニアジド＋リファンピシンのレジメンが長期的に有効であると示す決定的なデータがあって初めて，臨床でよりいっそう広く使われるようになるだろう。イソニアジド＋rifapentineの好ましい内服スケジュール(つまり週1回を12週間)も，効果的で安全で完遂率が高いとわかれば，医療者・患者の双方にかなり受け入れられるだろう。

　アドヒアランスは同時に多くの要因から影響を受けるため，LTBI治療を開始したどの患者が推奨されたメニューを完遂するのに手助けが必要かを予測することは困難になりうる。レジメンの特徴(例：期間と忍容性)に加え，患者個人の性格，社会経済的要因，提供される医療サービスの構造と性質，患者-医療者のコミュニケーションの質，患者が受ける社会サポートの性質すべてがLTBI治療を受容して完遂するのに寄与する[24]。LTBI治療のアドヒアランスに起因するさまざまな予測因子を検証した研究で，アドヒアランスと年齢・性別・教育または職業などの社会人口学的特性に関して相反した結果(表6-5)が報告されてきたのはこのためだろう[52,79]。LTBI治療の完遂率が低いことは，都心部居住者・薬物乱用者・釈放された刑務所収容者・ホームレス・精神障害者など，ある種の高リスク群でより持続的に報告されている[12,24,52,76,98,140,141,148,149]。営業時間・立地・費用・異文化理解のあるサービスを利用できるかどうかなどクリニックベースの因子も，アドヒアランスに影響する[25,58,118]。治療をうまく完遂させるに当たりもう1つの障害となるのは，疾患を発症しないかもしれない無症状の状態を治療するために，副作用をはらんだ薬剤を長期間内服することの重要性を理解するのが心理的に難しいことである[52,79]。実際，結核が潜在性から活動性に移行するリスクをあまり感じないことは，治療完遂が失敗に終わる顕著な因子になることが示されてきた[25,52,127]。ほかの知識・態度・信念も，LTBI治療を開始あるいは完遂しようとする患者の意志と関連している。とりわけ，BCGワクチンは成人の結核予防になると結核流行地に生まれた人は誤解していることがある[25]。米国において国外出生者がLTBI治療を受けている患者の大部分を占めるため，こうした人々の治療アドヒアランスに影響を与えうる上記要素やほかの文化的・行動的因子に対処することは，新規の結核疾患を予防するのにかなりの影響を与える[25,110,137]。

　LTBI治療のアドヒアランスを向上させるためにさまざまな方法がとられてきたが，継続的に有効性を示してきた介入はどれ1

Chapter 6 潜在性結核感染の治療

表 6-5 LTBI 薬剤へのアドヒアランスを予測する因子[a]

予測因子	アドヒアランスと正相関があると示した研究	アドヒアランスと負相関があると示した研究
統計学的特徴		
年齢（歳）		
＞65	Bock ら[12]	
＜35	LoBue, Moser[81]	
加齢	Priest ら[114], Nyamathi ら[101]	
性		
女性	Lavigne ら[73], LoBue と Moser[81]	
男性	Lobato ら[76], Tulsky ら[139]	
人種／民族		
白人，ヒスパニック系	LoBue と Moser[81]	
出生地		
海外生まれ	Bock ら[12], LoBue と Moser[81]	
最近の移民（＜5 年）		White ら[149]
ハイチかドミニカ共和国		Parsyan ら[110]
患者関連の因子		
最近の結核曝露	Reichler ら[117]	
高学歴	White ら[149], Nyamathi ら[101]	
薬物乱用		
注射薬物使用		Lobato ら[76]
アルコール多飲		LoBue と Moser[81]
日常的なアルコール／薬物使用		Nyamathi ら[101]
男性のアルコール使用		Gilroy ら[47]
生活環境		
ホームレス	Nyamathi ら[101]	LoBue と Moser[81]
安定した住居	Tulsky ら[139], Tulsksy ら[140], White ら[148]	
精神状態		Nyamathi ら[101]
健康保険	Nyamathi ら[101]	
失業		Lardizabal ら[72], Lobato ら[76]
BCG 接種歴		Shukla ら[128]
最近の入院		Nyamathi ら[101]
治療完遂の重要性	Nyamathi ら[101]	
遵守の意志	Nyamathi ら[101]	
活動性疾患の自覚が低い		Shieh ら[127]
社会的サポート	Nyamathi ら[101]	
治療の特徴		
薬物毒性・副作用への不安		LoBue と Moser[81], Ailinger と Dear[1]
臨床症状の発現		Shukla ら[128], Priest ら[114]
静脈穿刺への恐怖		Shieh ら[127]
メサドンの同時治療	Batki ら[9]	Mangura ら[83]
女性による他の薬剤併用		Gilroy ら[47]

[a] *International Journal of Tuberculosis and Lung Disease* の許可を得て転載[52]。

つとしてない[52,79]（表 6-5）。DOPT の使用は多くの場面（すべてではない）で LTBI 治療のアドヒアランス改善につながっており，アドヒアランス不良のリスクが高く，子ども・接触者・HIV 感染者などの活動性結核を発症するリスクが高いある種の集団と同様に，すべての間欠的レジメンで推奨されている[19,22,52,75,77,130]。DOPT はたいてい公衆衛生局が提供あるいは調整を行っており，

I 概論

クリニック・学校・職場・デイケアプログラムあるいは自宅で与えられたときに最も実行できる。結核疾患のある人にDOTSと同様に，とりわけ同じ時間に同じ場所に届けられるのがよい[19,52,75,118]。DOPTで薬剤摂取が保証され，治療中の患者モニタリングが進むという利益を得られるが，実践には追加のスタッフと財源といった費用がかさむため，広くは普及していない[53,77,113]。アドヒアランスを改善させるのにうまく行われてきたほかの戦略として，集中的な症例管理・教育プログラム・患者間支援・動機づけの提供（例：現金・ギフトカード・クーポン・子どもにはステッカーやほかの褒美など）・実現要因（例：公共交通機関パス・食料・夕方のクリニック開業・迅速なスケジュールなど）がある。民族中心的な信条・患者の不安・他の障害に対して調和を図るケースマネージャーがいることで，LTBI治療の受容・遵守が向上できると複数の研究で示されてきた[24-26,48,61]。さらに，1日の同時間に内服をする，薬剤継続を忘れないように追跡の電話を行う，診療上での待ち時間を最小にする，予約前に確認の電話を行う，予約どおりに来たかを追跡して，来なかった場合に迅速な予約変更を行うことが，治療の受容・完遂を促すために導入されてきた[52,75,87]。LTBI患者の治療アドヒアランスにおける課題の一部と可能な解決法が表6-6に記載されている[58]。

大部分のアドヒアランス戦略，特にDOPTは時間・費用ともかかるため，治療を受けるすべての患者で実行できない[52,87]。アドヒアランスが低下するリスク因子を治療前・治療中にスクリーニングすることで，必要時に的を絞った手段を講じることができる[24,52,70,75,87]。実際，マサチューセッツ州ボストンにある大学病院の結核クリニックで治療を受けたLTBI患者のある研究で，アドヒアランスの悪さを示唆する患者の考えが初回来院時にはっきりわかることが多いことがわかった[127]。そしてLTBI治療の1か月目のアドヒアランスが悪いと，その後追跡を脱落し，治療を完遂する見込みが下がる結果に至る可能性が高まることが複数の研究で示されてきた[75,87,110,127]。それゆえ，アドヒアランスが低下するリスク因子を治療前・治療開始月の間にスクリーニングすることで，必要時にアドヒアランスを向上させるための的を絞った手段を講じることができる[24,52,70,75,87]。ホームレス・薬物乱用者・精神障害者など明らかなリスク因子を有する患者で，より短期間のLTBI治療レジメンを使用することでもアドヒアランスが向上しうる。

LTBIの治療レジメンの費用対効果

最も適切なLTBI治療レジメンを決める際，費用対効果は公衆衛生プログラムにとって重要な考慮事項であり，的を絞った検査やLTBI治療の働きかけ活動に用いられる。イソニアジドは未治療と比較して経費削減につながる戦略とみなされ続けており，特に若者や感染が成立したら活動性結核に移行するリスクが高い人に当てはまる[79,120]。最近になり，標準的な9か月のイソニアジドレジメンをより短期間である4か月のリファンピシンレジメンと比べるため，過去に発表された研究のメタ解析が行われた[155]。4か月のリファンピシンレジメンのほうが経費削減につながり，治療患者1人あたり213米ドルの節約になることが判明した（医師の診察料を除けば1人あたり90米ドル）。イソニアジドの薬価はリファンピシンよりずっと安いが，治療期間が長期化して副作用のリスクが高くなるのに伴い，追加のモニタリングや検査を行うことで治療にかかる総費用は増える[88,155]。コンピュータ化したMarkovモデルを使って，治療の総費用，得られる質調整生存年，4つのLTBI治療レジメンにより活動性結核を予防した症例を予測・比較した別の研究では，リファンピシンがイソニアジドの自己投与・DOTSのいずれと比べても費用が少なく，幅広いアドヒアランス・有効性の推測値において効果的であるとわかった。イソニアジド＋rifapentineを3か月DOTSとして投与する方法は，HIV感染といった最もリスクが高い患者でのみ費用対効果がよいとされるようになった[53]。

薬剤耐性の結核菌に曝露した人に対するLTBI治療（Chapter 8も参照）

イソニアジドにのみ耐性のある結核菌に感染した可能性が高い場合，リファンピシンで4か月治療を行うことが推奨される[4,115]。リファンピシンは活動性結核の治療においてキモになる。それゆえ多剤耐性結核（multidrug-resistant TB：MDR-TB）（つまり，イソニアジド・リファンピシンのいずれにも耐性）に進展するのを避けるため，イソニアジド耐性を有する患者でリファンピシン単剤治療を始める前に活動性疾患を除外することが特に重要となる[2,79]。イソニアジド・リファンピシンのいずれにも耐性のある結核菌に曝露する症例がますます脅威になってきており，特に社会的弱者の間で目立つ[2]。先進国ではMDR-TBのほとんどが海外生まれの人の間で起こる[18]。今のところ，MDR-TBを有する人に曝露した接触者に対する治療で最も効果的なレジメンを評価したランダム化比較試験はなく，観察研究もほとんどない。したがって，MDR-TBに曝露した人への対処は，症例の感染性・接触時の距離，曝露の強さ・接触期間を考慮した臨床的・疫学的判断に大きく基づかなければならない[14,115,144]。世帯内でMDR-TBの保有者と接触した南アフリカの子どもを対象にしたある前向きコホート研究によれば，保有者の薬剤感受性に応じてLTBI治療を個別化したほうが，無治療と比較して有効であると示された[123]。MDR-TBに曝露したことがわかっている人は，少なくとも2つの抗結核薬から成るLTBI治療を受けるべきだ，と1992年にCDCは推奨している。抗結核薬はたいてい，ピラジナミド＋フルオロキノロンまたはエタンブトールであり，疑わしい保有者から得られた菌の耐性パターンや患者の薬剤に対する忍容能力に基づいて決まる[14,19]。さらに最近，Francis J. Curry National Tuberculosis Center（サンフランシスコ，カリフォルニア）から出された推奨で，レボフロキサシンまたはオフロキサシンの単剤治療が提唱された[44,79]。表6-7はCDCとFrancis J. Curry

表 6-6 LTBI 患者の治療アドヒアランスにおける課題と可能な解決法[a]

課題	例	解決法
治療へのアクセス	クリニックの営業時間が不便，待ち時間が長い，プライバシーがない，医師-患者のコミュニケーション不良，アドヒアランス不良で怒られる不安	営業時間を延ばして待ち時間を短縮（例：1 日の終わりもしくは朝一） ラポール[訳注]を築くことで医師-患者関係を支持的にする
健康であることの解釈	なぜ薬を飲んでいるか，適切な内服期間，副作用が理解できていない 症状について不安に思う	疾患のリスクと治療の利益を患者に教育する 起こりうる副作用について言及し，その解決法または，どんな場合にクリニックに連絡すべきかを教える
財政的な負担	働く時間の喪失 治療での受診に伴う医療費（例：検体検査，モニタリング）	無料の薬剤を提供する以外で追加費用を避けるための方法について州・地元の保険局と協同する
治療への態度・知識・信条	治療の目的・有効性がわからない とりわけ文化的な信条により古くからの薬剤を信じない	患者の主要言語で議論を行うべき（通訳をつけてもいい）である。それにより誤解を回避して，文化的・宗教的に生じうる障害を同定するのに役立つ
法律と移民状態	診断によって移民状態に影響が出るという心配	診断によって移民ステータスが変わらないと患者が認識していることを確認
患者の特徴	精神健康問題，高リスクな態度，宗教的信条，「困難」というレッテルを貼られる不安	根底にある精神的・医学的背景（例：うつ），宗教的信条，薬剤アドヒアランスを妨げうる患者の不安を考慮
家族・地域・世帯の影響	家族内で病気を不名誉なものとする 地域・世帯が病名の公表を制限し社会的・経済的サポートを減じる	患者，家族，雇用者に教育的な素材を提供し，不要な差別あるいは不安を減らす

[a] American Family Physician の許可を得て転載[58]。情報は文献 95 より。
訳注：お互いが信頼し合い，感じ方が一致しているという関係。

National Tuberculosis Center の推奨に基づいた MDR LTBI を有する患者に対する治療オプションである[79]。MDR LTBI 治療における臨床経験は乏しいが，フルオロキノロン＋ピラジナミドで治療された患者を対象とした複数の研究で高率に有害事象を認め，治療を受けた人の多くが終了時期より前に中止する結果となった[82,108,119]。同様に，ピラジナミド＋エタンブトールも忍容性が低く，この MDR LTBI レジメンを受けたほとんどの人が完遂前に中止することとなった。MDR-TB に曝露した接触者における最も効果的な治療期間はわからないが，通常量では 6〜12 か月が推奨されており，曝露後 2 年間はモニターすべきである[19]。MDR-TB を感染源とする LTBI で治療適応が生じた場合，結核専門家へのコンサルトや紹介が強く勧められる。

ツ反・IGRA が陰性である人に対する LTBI の治療

米国やカナダなどの先進国では，LTBI の根拠（すなわち，ツ反または IGRA の結果が陽性）がない人を治療することは，ごく限られた状況でしか推奨されない[19,97,115]。5 歳未満の子どもは，結核菌へ曝露した後により感染が成立しやすく，侵襲的・致死的な結核疾患により脆弱なため，最終曝露からの間隔が 8 週間未満であれば，たとえ最初のツ反もしくは IGRA 結果が陰性であっても，結核症を除外した後に推定される結核菌感染への治療（すなわちウィンドウ期の予防治療）が推奨される。もし，曝露 8〜10 週間後における 2 回目の LTBI 試験が陰性であれば，治療を中止すべきである。しかし，2 回目の結果が陽性であれば，潜在性結核菌感染に対する全治療を完遂すべきである[4,19]。

同様に，HIV 感染者・臓器移植に対して免疫抑制剤を内服している人・TNF-α 拮抗薬を内服している人は，いったん感染が成立するとすみやかに活動性の結核疾患を発症するリスクが高い。それゆえ，こうした人は結核菌曝露が判明したら，フォローのツ反または IGRA の結果にかかわらず，活動性結核の除外後できるだけすみやかに LTBI の全治療を完遂すべきであり，たとえ曝露から 8 週間以上経っていても同じである。慢性的にプレドニゾロン 15 mg/日と同価以上の薬剤を内服している患者では，結核のリスクがそこまではっきりせず，症例ごとに LTBI の治療を考慮すべきである。接触した可能性のある人に対してウィンドウ期あるいは予防的な治療を始めるかどうかを決める際，曝露源となった患者の疾患がどの程度か，両者が接触していた時間・距離がどれくらいか，その場の空気の循環がどうなっていたかを含めた因子がどれくらい寄与しているかを考慮しなければならない[19]。公衆衛生局は，臨床的に有意な曝露である可能性や LTBI 治療の適応

I 概論

表6-7 MDR LTBI に対する治療[a]

感染源から分離された菌の薬剤耐性パターン	推奨されるレジメン[b]
INH，RFP	FQN[c] 単剤または PZA＋EB または FQN＋PZA または FQN＋EB
INH，RFP，EB	FQN 単剤または FQN＋PZA
INH，RFP，PZA	FQN 単剤または FQN＋EB
INH，RFP，EB，PZA	FQN 単剤または FQN＋エチオナミド
INH，RFP，EB，PZA，エチオナミド	FQN 単剤または FQN＋サイクロセリン
INH，RFP，PZA，EMB，FQN	サイクロセリン＋PAS，PAS＋エチオナミドまたはエチオナミド＋サイクロセリン

[a] *Respirology* の許可を得て転載[79]。
[b] 推奨はエビデンスに基づいていない。これらのレジメンを MDR-TB 患者の接触者に対して使用した。臨床試験はない。推奨は CDC と Francis J. Curry National Tuberculosis Center の専門家の意見に基づいている[14, 44]。
[c] *in vitro* での結核菌に対する FQN の活性度。モキシフロキサシン＝ガチフロキサシン＞レボフロキサシン＞＞オフロキサシン＞シプロキサシン。FQN の選択はこの活性度を考慮すべき（より活性的なものが好ましい）。
EB＝エタンブトール，FQN＝フルオロキノロン，INH＝イソニアジド，PAS＝パラアミノサリチル酸，PZA＝ピラジナミド，RFP＝リファンピシン

かどうかに関して相談に応じることができる。特筆すべきことに，結核の有病率が低い地域では，活動性結核に接触したことが明らかでないツ反陰性の HIV 感染者に対して，イソニアジドが結核の予防に効果的であることは示されておらず，推奨されていない[4, 132]。

結語

WHO の結核撲滅世界戦略（Global Plan to Stop TB）では，結核撲滅という長期目標を掲げ，2050 年までに全世界の結核罹患を 100 万人未満にするとしている[150]。この目標を達成するため，世界中の LTBI を有する 20 億人を同定して治療する介入を，活動性結核を有する人を同定して治療することを優先している現在の努力と組み合わせて行わなければならない[3, 102, 137, 150, 151]。LTBI 治療は将来的な結核疾患発症を抑制するのに効果的であると明確に示されてきたが，治療の副作用（特に肝毒性）に対する不安[122]，医療者の LTBI 治療受入れ不良[56, 133]，長期にわたる治療過程に対するアドヒアランスの低下[52]により，この公衆衛生手法の有効性が制限されてきた。医療者と公衆衛生労働者は，すべての患者あるいは状況に効果的な万能な対処法はないことを認識すべきである。したがって，治療は個別化されるべきである。最も適切な LTBI レジメン・起こりうる有害事象の臨床的モニタリングを選択し，アドヒアランス促進戦略を利用して治療の完遂を保証することは，LTBI の治療を成功させてさらなる結核疾患を予防するうえで重要な要素である。

◎ 文献 ◎

1. Ailinger, R. L., and M. R. Dear. 1998. Adherence to tuberculosis preventive therapy among Latino immigrants. *Public Health Nurs.* 15:19–24.
2. Ait-Khaled, N., E. Alarcon, K. Bissell, F. Boillot, J. A. Caminero, C. Y. Chiang, P. Clevenbergh, R. Dlodlo, D. A. Enarson, P. Enarson, O. Ferroussier, P. I. Fujiwara, A. D. Harries, E. Heldal, S. G. Hinderaker, S. J. Kim, C. Lienhardt, H. L. Rieder, I. D. Rusen, A. Trebucq, A. Van Deun, and N. Wilson. 2009. Isoniazid preventive therapy for people living with HIV: public health challenges and implementation issues. *Int. J. Tuberc. Lung Dis.* 13:927–935.
3. **American Thoracic Society and Centers for Disease Control and Prevention.** 2000. Diagnostic standards and classification of tuberculosis in adults and children. This official statement of the American Thoracic Society and the Centers for Disease Control and Prevention was adopted by the ATS Board of Directors, July 1999. This statement was endorsed by the Council of the Infectious Disease Society of America, September 1999. *Am. J. Respir. Crit. Care Med.* 161:1376–1395.
4. **American Thoracic Society and Centers for Disease Control and Prevention.** 2000. Targeted tuberculin testing and treatment of latent tuberculosis infection. *Am. J. Respir. Crit. Care Med.* 161:S221–S247.
5. **American Thoracic Society and Centers for Disease Control and Prevention.** 2003. Update: adverse event data and revised American Thoracic Society/CDC recommendations against the use of rifampin and pyrazinamide for treatment of latent tuberculosis infection—United States, 2003. *MMWR Morb. Mortal. Wkly. Rep.* 52:735–739.
6. **American Thoracic Society, Centers for Disease Control and Prevention, and Infectious Diseases Society of America.** 2003. Treatment of tuberculosis. *MMWR Recommend. Rep.* 52:1–77.
7. Ashkin, D., J. Julien, M. Lauzardo, and E. Hollender. 2006. Consider rifampin BUT be cautious. *Chest* 130:1638–1640.
8. Barry, C. E., III, H. I. Boshoff, V. Dartois, T. Dick, S. Ehrt, J. Flynn, D. Schnappinger, R. J. Wilkinson, and D. Young. 2009. The spectrum of latent tuberculosis: rethinking the biology and intervention strategies. *Nat. Rev. Microbiol.* 7:845–855.
9. Batki, S. L., V. A. Gruber, J. M. Bradley, M. Bradley, and K. Delucchi. 2002. A controlled trial of methadone treatment combined with directly observed isoniazid for tuberculosis prevention in injection drug users. *Drug Alcohol Depend.* 66:283–293.
10. Benator, D., M. Bhattacharya, L. Bozeman, W. Burman, A. Cantazaro, R. Chaisson, F. Gordin, C. R. Horsburgh, J. Horton, A. Khan, C. Lahart, B. Metchock, C. Pachucki, L. Stanton, A. Vernon, M. E. Villarino, Y. C. Wang, M. Weiner, and S. Weis. 2002. Rifapentine and isoniazid once a week versus rifampicin and isoniazid twice a week for treatment of drug-susceptible pulmonary tuberculosis in HIV-negative patients: a

randomised clinical trial. *Lancet* **360:**528–534.
11. **Blumberg, H. M., W. J. Burman, R. E. Chaisson, C. L. Daley, S. C. Etkind, L. N. Friedman, P. Fujiwara, M. Grzemska, P. C. Hopewell, M. D. Iseman, R. M. Jasmer, V. Koppaka, R. I. Menzies, R. J. O'Brien, R. R. Reves, L. B. Reichman, P. M. Simone, J. R. Starke, and A. A. Vernon.** 2003. American Thoracic Society/Centers for Disease Control and Prevention/Infectious Diseases Society of America: treatment of tuberculosis. *Am. J. Respir. Crit. Care Med.* **167:**603–662.
12. **Bock, N. N., B. S. Metzger, J. R. Tapia, and H. M. Blumberg.** 1999. A tuberculin screening and isoniazid preventive therapy program in an inner-city population. *Am. J. Respir. Crit. Care Med.* **159:**295–300.
13. **Bucher, H. C., L. E. Griffith, G. H. Guyatt, P. Sudre, M. Naef, P. Sendi, and M. Battegay.** 1999. Isoniazid prophylaxis for tuberculosis in HIV infection: a meta-analysis of randomized controlled trials. *AIDS* **13:**501–507.
14. **Centers for Disease Control and Prevention.** 1992. Management of persons exposed to multidrug-resistant tuberculosis. *MMWR Recommend. Rep.* **41:**61–71.
15. **Centers for Disease Control and Prevention.** 1995. Screening for tuberculosis and tuberculosis infection in high-risk populations. Recommendations of the Advisory Council for the Elimination of Tuberculosis. *MMWR Recommend. Rep.* **44:**19–34.
16. **Centers for Disease Control and Prevention.** 2007. *Managing Drug Interactions in the Treatment of HIV-Related Tuberculosis.* Centers for Disease Control and Prevention, Atlanta, GA. http://www.cdc.gov/tb/publications/guidelines/TB_HIV_Drugs/default.htm.
17. **Centers for Disease Control and Prevention.** 1999. Tuberculosis elimination revisited: obstacles, opportunities, and a renewed commitment. Advisory Council for the Elimination of Tuberculosis (ACET). *MMWR Recommend. Rep.* **48:**1–13.
18. **Centers for Disease Control and Prevention.** 2010. Decrease in reported tuberculosis cases—United States, 2009. *MMWR Morb. Mortal. Wkly. Rep.* **59:**289–294.
19. **Centers for Disease Control and Prevention.** 2005. Guidelines for the investigation of contacts of persons with infectious tuberculosis. Recommendations from the National Tuberculosis Controllers Association and CDC. *MMWR Recommend. Rep.* **54:**1–47.
20. **Centers for Disease Control and Prevention.** 2008. Notice to readers: updated guidelines on managing drug interactions in the treatment of HIV-related tuberculosis. *MMWR Morb. Mortal. Wkly. Rep.* **57:**98.
21. **Centers for Disease Control and Prevention.** 2003. Transmission of *Mycobacterium tuberculosis* associated with failed completion of treatment for latent tuberculosis infection—Chickasaw County, Mississippi, June 1999–March 2002. *MMWR Morb. Mortal. Wkly. Rep.* **52:**222–224.
22. **Chaisson, R. E., G. L. Barnes, J. Hackman, L. Watkinson, L. Kimbrough, S. Metha, S. Cavalcante, and R. D. Moore.** 2001. A randomized, controlled trial of interventions to improve adherence to isoniazid therapy to prevent tuberculosis in injection drug users. *Am. J. Med.* **110:**610–615.
23. **Chapuis, L., B. Ji, C. Truffot-Pernot, R. J. O'Brien, M. C. Raviglione, and J. H. Grosset.** 1994. Preventive therapy of tuberculosis with rifapentine in immunocompetent and nude mice. *Am. J. Respir. Crit. Care Med.* **150:**1355–1362.
24. **Charles P. Felton National Tuberculosis Center.** 2005. *Adherence to Treatment for Latent Tuberculosis Infection: a Manual for Health Care Providers.* Charles P. Felton National Tuberculosis Center, New York, NY.
25. **Colson, P. W., J. Franks, R. Sondengam, Y. Hirsch-Moverman, and W. El-Sadr.** 2010. Tuberculosis knowledge, attitudes, and beliefs in foreign-born and US-born patients with latent tuberculosis infection. *J. Immigr. Minor. Health* **12:**859–866.
26. **Coly, A., and D. Morisky.** 2004. Predicting completion of treatment among foreign-born adolescents treated for latent tuberculosis infection in Los Angeles. *Int. J. Tuberc. Lung Dis.* **8:**703–710.
27. **Comstock, G. W.** 1999. How much isoniazid is needed for prevention of tuberculosis among immunocompetent adults? *Int. J. Tuberc. Lung Dis.* **3:**847–850.
28. **Comstock, G. W., S. H. Ferebee, and L. M. Hammes.** 1967. A controlled trial of community-wide isoniazid prophylaxis in Alaska. *Am. Rev. Respir. Dis.* **95:**935–943.
29. **Cook, P. P., R. A. Maldonado, C. T. Yarnell, and D. Holbert.** 2006. Safety and completion rate of short-course therapy for treatment of latent tuberculosis infection. *Clin. Infect. Dis.* **43:**271–275.
30. **Corbett, E. L., G. J. Churchyard, T. C. Clayton, B. G. Williams, D. Mulder, R. J. Hayes, and K. M. De Cock.** 2000. HIV infection and silicosis: the impact of two potent risk factors on the incidence of mycobacterial disease in South African miners. *AIDS* **14:**2759–2768.
31. **Cowie, R. L.** 1994. The epidemiology of tuberculosis in gold miners with silicosis. *Am. J. Respir. Crit. Care Med.* **150:**1460–1462.
32. **Cruz, A. T., and J. R. Starke.** 2010. Pediatric tuberculosis. *Pediatr. Rev.* **31:**13–25; quiz, 25–26.
33. **Daley, C. L., P. M. Small, G. F. Schecter, G. K. Schoolnik, R. A. McAdam, W. R. Jacobs, Jr., and P. C. Hopewell.** 1992. An outbreak of tuberculosis with accelerated progression among persons infected with the human immunodeficiency virus. An analysis using restriction-fragment-length polymorphisms. *N. Engl. J. Med.* **326:**231–235.
34. **Dhillon, J., J. M. Dickinson, K. Sole, and D. A. Mitchison.** 1996. Preventive chemotherapy of tuberculosis in Cornell model mice with combinations of rifampin, isoniazid, and pyrazinamide. *Antimicrob. Agents Chemother.* **40:**552–555.
35. **Dye, C., S. Scheele, P. Dolin, V. Pathania, and M. C. Raviglione.** 1999. Consensus statement. Global burden of tuberculosis: estimated incidence, prevalence, and mortality by country. WHO Global Surveillance and Monitoring Project. *JAMA* **282:**677–686.
36. **Edwards, L. B., V. T. Livesay, F. A. Acquaviva, and C. E. Palmer.** 1971. Height, weight, tuberculous infection, and tuberculous disease. *Arch. Environ. Health* **22:**106–112.
37. **Ena, J., and V. Valls.** 2005. Short-course therapy with rifampin plus isoniazid, compared with standard therapy with isoniazid, for latent tuberculosis infection: a meta-analysis. *Clin. Infect. Dis.* **40:**670–676.
38. **Falk, A., and G. F. Fuchs.** 1978. Prophylaxis with isoniazid in inactive tuberculosis. A Veterans Administration Cooperative Study XII. *Chest* **73:**44–48.
39. **Ferebee, S., F. W. Mount, and A. Anastasiades.** 1957. Prophylactic effects of isoniazid on primary tuberculosis in children; a preliminary report. *Am. Rev. Tuberc.* **76:**942–963.
40. **Ferebee, S. H.** 1970. Controlled chemoprophylaxis trials in tuberculosis. A general review. *Bibl. Tuberc.* **26:**28–106.

41. Ferebee, S. H., F. W. Mount, F. J. Murray, and V. T. Livesay. 1963. A controlled trial of isoniazid prophylaxis in mental institutions. *Am. Rev. Respir. Dis.* **88:**161–175.
42. Ferrara, G., M. Losi, L. M. Fabbri, G. B. Migliori, L. Richeldi, and L. Casali. 2009. Exploring the immune response against *Mycobacterium tuberculosis* for a better diagnosis of the infection. *Arch. Immunol. Ther. Exp.* (Warsaw) **57:**425–433.
43. Fountain, F. F., E. Tolley, C. R. Chrisman, and T. H. Self. 2005. Isoniazid hepatotoxicity associated with treatment of latent tuberculosis infection: a 7-year evaluation from a public health tuberculosis clinic. *Chest* **128:**116–123.
44. Francis J. Curry National Tuberculosis Center and California Department of Public Health. 2008. *Drug-Resistant Tuberculosis: a Survival Guide for Clinicians.* Francis J. Curry National Tuberculosis Center, San Francisco, CA. http://www.nationaltbcenter.ucsf.edu/drtb.
45. Frothingham, R., J. E. Stout, and C. D. Hamilton. 2005. Current issues in global tuberculosis control. *Int. J. Infect. Dis.* **9:**297–311.
46. Garibaldi, R. A., R. E. Drusin, S. H. Ferebee, and M. B. Gregg. 1972. Isoniazid-associated hepatitis. Report of an outbreak. *Am. Rev. Respir. Dis.* **106:**357–365.
47. Gilroy, S. A., M. A. Rogers, and D. C. Blair. 2000. Treatment of latent tuberculosis infection in patients aged > or = 35 years. *Clin. Infect. Dis.* **31:**826–829.
48. Goldberg, S. V., J. Wallace, J. C. Jackson, C. P. Chaulk, and C. M. Nolan. 2004. Cultural case management of latent tuberculosis infection. *Int. J. Tuberc. Lung Dis.* **8:**76–82.
49. Gordin, F., R. E. Chaisson, J. P. Matts, C. Miller, M. de Lourdes Garcia, R. Hafner, J. L. Valdespino, J. Coberly, M. Schechter, A. J. Klukowicz, M. A. Barry, and R. J. O'Brien for the Terry Beirn Community Programs for Clinical Research on AIDS, the Adult AIDS Clinical Trials Group, the Pan American Health Organization, and the Centers for Disease Control and Prevention Study Group. 2000. Rifampin and pyrazinamide vs isoniazid for prevention of tuberculosis in HIV-infected persons: an international randomized trial. *JAMA* **283:**1445–1450.
50. Haley, C. A., S. Stephan, L. F. Vossel, E. A. Sherfy, K. F. Laserson, and M. A. Kainer. 2008. Successful use of rifampicin for Hispanic foreign-born patients with latent tuberculosis infection. *Int. J. Tuberc. Lung Dis.* **12:**160–167.
51. Halsey, N. A., J. S. Coberly, J. Desormeaux, P. Losikoff, J. Atkinson, L. H. Moulton, M. Contave, M. Johnson, H. Davis, L. Geiter, E. Johnson, R. Huebner, R. Boulos, and R. E. Chaisson. 1998. Randomised trial of isoniazid versus rifampicin and pyrazinamide for prevention of tuberculosis in HIV-1 infection. *Lancet* **351:**786–792.
52. Hirsch-Moverman, Y., A. Daftary, J. Franks, and P. W. Colson. 2008. Adherence to treatment for latent tuberculosis infection: systematic review of studies in the US and Canada. *Int. J. Tuberc. Lung Dis.* **12:**1235–1254.
53. Holland, D. P., G. D. Sanders, C. D. Hamilton, and J. E. Stout. 2009. Costs and cost-effectiveness of four treatment regimens for latent tuberculosis infection. *Am. J. Respir. Crit. Care Med.* **179:**1055–1060.
54. Hong Kong Chest Service, Tuberculosis Research Centre, and Madras/British Medical Research Council. 1992. A double-blind placebo-controlled clinical trial of three antituberculosis chemoprophylaxis regimens in patients with silicosis in Hong Kong. *Am. Rev. Respir. Dis.* **145:**36–41.
55. Horsburgh, C. R., Jr. 2004. Priorities for the treatment of latent tuberculosis infection in the United States. *N. Engl. J. Med.* **350:**2060–2067.
56. Horsburgh, C. R., Jr., S. Goldberg, J. Bethel, S. Chen, P. W. Colson, Y. Hirsch-Moverman, S. Hughes, R. Shrestha-Kuwahara, T. R. Sterling, K. Wall, and P. Weinfurter. 2009. Latent TB infection treatment acceptance and completion in the United States and Canada. *Chest* **137:**401–409.
57. Ijaz, K., J. A. Jereb, L. A. Lambert, W. A. Bower, P. R. Spradling, P. D. McElroy, M. F. Iademarco, T. R. Navin, and K. G. Castro. 2006. Severe or fatal liver injury in 50 patients in the United States taking rifampin and pyrazinamide for latent tuberculosis infection. *Clin. Infect. Dis.* **42:**346–355.
58. Inge, L. D., and J. W. Wilson. 2008. Update on the treatment of tuberculosis. *Am. Fam. Physician* **78:**457–465.
59. **Institute of Medicine Committee on the Elimination of Tuberculosis in the United States.** 2000. *Ending Neglect: the Elimination of Tuberculosis in the United States.* National Academy Press, Washington, DC.
60. **International Union Against Tuberculosis Committee on Prophylaxis.** 1982. Efficacy of various durations of isoniazid preventive therapy for tuberculosis: five years of follow-up in the IUAT trial. *Bull. W. H. O.* **60:**555–564.
61. Jackson, J. C., and C. P. Chaulk. 2004. Assessing culture, context, power differences, and psychological development when delivering health care to foreign-born adolescents. *Int. J. Tuberc. Lung Dis.* **8:**687–688.
62. Jasmer, R. M., and C. L. Daley. 2003. Rifampin and pyrazinamide for treatment of latent tuberculosis infection: is it safe? *Am. J. Respir. Crit. Care Med.* **167:**809–810.
63. Jasmer, R. M., J. J. Saukkonen, H. M. Blumberg, C. L. Daley, J. Bernardo, E. Vittinghoff, M. D. King, L. M. Kawamura, and P. C. Hopewell. 2002. Short-course rifampin and pyrazinamide compared with isoniazid for latent tuberculosis infection: a multicenter clinical trial. *Ann. Intern. Med.* **137:**640–647.
64. Jensen, P. A., L. A. Lambert, M. F. Iademarco, and R. Ridzon. 2005. Guidelines for preventing the transmission of *Mycobacterium tuberculosis* in health-care settings, 2005. *MMWR Recommend. Rep.* **54:**1–141.
65. Ji, B., C. Truffot-Pernot, C. Lacroix, M. C. Raviglione, R. J. O'Brien, P. Olliaro, G. Roscigno, and J. Grosset. 1993. Effectiveness of rifampin, rifabutin, and rifapentine for preventive therapy of tuberculosis in mice. *Am. Rev. Respir. Dis.* **148:**1541–1546.
66. Johnson, J. L., A. Okwera, D. L. Hom, H. Mayanja, C. Mutuluuza Kityo, P. Nsubuga, J. G. Nakibali, A. M. Loughlin, H. Yun, P. N. Mugyenyi, A. Vernon, R. D. Mugerwa, J. J. Ellner, and C. C. Whalen. 2001. Duration of efficacy of treatment of latent tuberculosis infection in HIV-infected adults. *AIDS* **15:**2137–2147.
67. Keane, J., S. Gershon, R. P. Wise, E. Mirabile-Levens, J. Kasznica, W. D. Schwieterman, J. N. Siegel, and M. M. Braun. 2001. Tuberculosis associated with infliximab, a tumor necrosis factor alpha-neutralizing agent. *N. Engl. J. Med.* **345:**1098–1104.
68. Kleinschmidt, I., and G. Churchyard. 1997. Variation in incidences of tuberculosis in subgroups of South African gold miners. *Occup. Environ. Med.* **54:**636–641.
69. Kopanoff, D. E., D. E. Snider, Jr., and G. J. Caras. 1978. Isoniazid-related hepatitis: a U.S. Public Health Service cooperative surveillance study. *Am. Rev. Respir. Dis.* **117:**

991–1001.
70. Kwara, A., J. S. Herold, J. T. Machan, and E. J. Carter. 2008. Factors associated with failure to complete isoniazid treatment for latent tuberculosis infection in Rhode Island. *Chest* **133:** 862–868.
71. Landry, J., and D. Menzies. 2008. Preventive chemotherapy. Where has it got us? Where to go next? *Int. J. Tuberc. Lung Dis.* **12:**1352–1364.
72. Lardizabal, A., M. Passannante, F. Kojakali, C. Hayden, and L. B. Reichman. 2006. Enhancement of treatment completion for latent tuberculosis infection with 4 months of rifampin. *Chest* **130:**1712–1717.
73. Lavigne, M., I. Rocher, C. Steensma, and P. Brassard. 2006. The impact of smoking on adherence to treatment for latent tuberculosis infection. *BMC Public Health* **6:**66.
74. Lecoeur, H. F., C. Truffot-Pernot, and J. H. Grosset. 1989. Experimental short-course preventive therapy of tuberculosis with rifampin and pyrazinamide. *Am. Rev. Respir. Dis.* **140:** 1189–1193.
75. Li, J., S. S. Munsiff, T. Tarantino, and M. Dorsinville. 2010. Adherence to treatment of latent tuberculosis infection in a clinical population in New York City. *Int. J. Infect. Dis.* **14:** e292–e297.
76. Lobato, M. N., R. R. Reves, R. M. Jasmer, J. C. Grabau, N. N. Bock, and N. Shang. 2005. Adverse events and treatment completion for latent tuberculosis in jail inmates and homeless persons. *Chest* **127:**1296–1303.
77. Lobato, M. N., S. J. Sun, P. K. Moonan, S. E. Weis, L. Saiman, A. A. Reichard, and K. Feja. 2008. Underuse of effective measures to prevent and manage pediatric tuberculosis in the United States. *Arch. Pediatr. Adolesc. Med.* **162:**426–431.
78. Lobato, M. N., Y. C. Wang, J. E. Becerra, P. M. Simone, and K. G. Castro. 2006. Improved program activities are associated with decreasing tuberculosis incidence in the United States. *Public Health Rep.* **121:**108–115.
79. Lobue, P., and D. Menzies. 2010. Treatment of latent tuberculosis infection: an update. *Respirology* **15:**603–622.
80. LoBue, P. A., and K. S. Moser. 2005. Isoniazid- and rifampin-resistant tuberculosis in San Diego County, California, United States, 1993–2002. *Int. J. Tuberc. Lung Dis.* **9:**501–506.
81. LoBue, P. A., and K. S. Moser. 2003. Use of isoniazid for latent tuberculosis infection in a public health clinic. *Am. J. Respir. Crit. Care Med.* **168:**443–447.
82. Lou, H. X., M. A. Shullo, and T. P. McKaveney. 2002. Limited tolerability of levofloxacin and pyrazinamide for multidrug-resistant tuberculosis prophylaxis in a solid organ transplant population. *Pharmacotherapy* **22:**701–704.
83. Mangura, B. T., M. R. Passannante, and L. B. Reichman. 1997. An incentive in tuberculosis preventive therapy for an inner city population. *Int. J. Tuberc. Lung Dis.* **1:**576–578.
84. Markowitz, N., N. I. Hansen, P. C. Hopewell, J. Glassroth, P. A. Kvale, B. T. Mangura, T. C. Wilcosky, J. M. Wallace, M. J. Rosen, L. B. Reichman, and The Pulmonary Complications of HIV Infection Study Group. 1997. Incidence of tuberculosis in the United States among HIV-infected persons. *Ann. Intern. Med.* **126:**123–132.
85. McElroy, P. D., K. Ijaz, L. A. Lambert, J. A. Jereb, M. F. Iademarco, K. G. Castro, and T. R. Navin. 2005. National survey to measure rates of liver injury, hospitalization, and death associated with rifampin and pyrazinamide for latent tuberculosis infection. *Clin. Infect. Dis.* **41:**1125–1133.
86. McNeill, L., M. Allen, C. Estrada, and P. Cook. 2003. Pyrazinamide and rifampin vs isoniazid for the treatment of latent tuberculosis: improved completion rates but more hepatotoxicity. *Chest* **123:**102–106.
87. Menzies, D., M. J. Dion, D. Francis, I. Parisien, I. Rocher, S. Mannix, and K. Schwartzman. 2005. In closely monitored patients, adherence in the first month predicts completion of therapy for latent tuberculosis infection. *Int. J. Tuberc. Lung Dis.* **9:**1343–1348.
88. Menzies, D., M. J. Dion, B. Rabinovitch, S. Mannix, P. Brassard, and K. Schwartzman. 2004. Treatment completion and costs of a randomized trial of rifampin for 4 months versus isoniazid for 9 months. *Am. J. Respir. Crit. Care Med.* **170:** 445–449.
89. Menzies, D., R. Long, A. Trajman, M. J. Dion, J. Yang, H. Al Jahdali, Z. Memish, K. Khan, M. Gardam, V. Hoeppner, A. Benedetti, and K. Schwartzman. 2008. Adverse events with 4 months of rifampin therapy or 9 months of isoniazid therapy for latent tuberculosis infection: a randomized trial. *Ann. Intern. Med.* **149:**689–697.
90. Mitchell, J. R., H. J. Zimmerman, K. G. Ishak, U. P. Thorgeirsson, J. A. Timbrell, W. R. Snodgrass, and S. D. Nelson. 1976. Isoniazid liver injury: clinical spectrum, pathology, and probable pathogenesis. *Ann. Intern. Med.* **84:**181–192.
91. Mitchison, D. A. 1985. The action of antituberculosis drugs in short-course chemotherapy. *Tubercle* **66:**219–225.
92. Miyazaki, E., R. E. Chaisson, and W. R. Bishai. 1999. Analysis of rifapentine for preventive therapy in the Cornell mouse model of latent tuberculosis. *Antimicrob. Agents Chemother.* **43:**2126–2130.
93. Moss, A. R., J. A. Hahn, J. P. Tulsky, C. L. Daley, P. M. Small, and P. C. Hopewell. 2000. Tuberculosis in the homeless. A prospective study. *Am. J. Respir. Crit. Care Med.* **162:**460–464.
94. Mount, F. W., and S. H. Ferebee. 1962. The effect of isoniazid prophylaxis on tuberculosis morbidity among household contacts of previously known cases of tuberculosis. *Am. Rev. Respir. Dis.* **85:**821–827.
95. Munro, S. A., S. A. Lewin, H. J. Smith, M. E. Engel, A. Fretheim, and J. Volmink. 2007. Patient adherence to tuberculosis treatment: a systematic review of qualitative research. *PLoS Med.* **4:**e238.
96. Mwinga, A., M. Hosp, P. Godfrey-Faussett, M. Quigley, P. Mwaba, B. N. Mugala, O. Nyirenda, N. Luo, J. Pobee, A. M. Elliott, K. P. McAdam, and J. D. Porter. 1998. Twice weekly tuberculosis preventive therapy in HIV infection in Zambia. *AIDS* **12:**2447–2457.
97. National Collaborating Centre for Chronic Conditions. 2006. *Tuberculosis: Clinical Diagnosis and Management of Tuberculosis, and Measures for Its Prevention and Control.* Royal College of Physicians, London, United Kingdom.
98. Nolan, C. M. 1999. Community-wide implementation of targeted testing for and treatment of latent tuberculosis infection. *Clin. Infect. Dis.* **29:**880–887.
99. Nolan, C. M., S. V. Goldberg, and S. E. Buskin. 1999. Hepatotoxicity associated with isoniazid preventive therapy: a 7-year survey from a public health tuberculosis clinic. *JAMA* **281:**1014–1018.
100. Nolan, C. M., L. Roll, S. V. Goldberg, and A. M. Elarth. 1997. Directly observed isoniazid preventive therapy for released jail inmates. *Am. J. Respir. Crit. Care Med.* **155:**583–586.
101. Nyamathi, A. M., A. Christiani, P. Nahid, P. Gregerson, and

B. Leake. 2006. A randomized controlled trial of two treatment programs for homeless adults with latent tuberculosis infection. *Int. J. Tuberc. Lung Dis.* **10**:775–782.
102. Onozaki, I., and M. Raviglione. Stopping tuberculosis in the 21st century: goals and strategies. *Respirology* **15**:32–43.
103. Ormerod, L. P. 1998. Rifampicin and isoniazid prophylactic chemotherapy for tuberculosis. *Arch. Dis. Child.* **78**:169–171.
104. Ottenhoff, T. H. 2009. Overcoming the global crisis: "yes, we can", but also for TB . . . ? *Eur. J. Immunol.* **39**:2014–2020.
105. Pablos-Mendez, A., J. Blustein, and C. A. Knirsch. 1997. The role of diabetes mellitus in the higher prevalence of tuberculosis among Hispanics. *Am. J. Public Health* **87**:574–579.
106. Page, K. R., F. Sifakis, R. Montes de Oca, W. A. Cronin, M. C. Doherty, L. Federline, S. Bur, T. Walsh, W. Karney, J. Milman, N. Baruch, A. Adelakun, and S. E. Dorman. 2006. Improved adherence and less toxicity with rifampin vs isoniazid for treatment of latent tuberculosis: a retrospective study. *Arch. Intern. Med.* **166**:1863–1870.
107. Palmer, C. E., S. Jablon, and P. Q. Edwards. 1957. Tuberculosis morbidity of young men in relation to tuberculin sensitivity and body build. *Am. Rev. Tuberc.* **76**:517–539.
108. Papastavros, T., L. R. Dolovich, A. Holbrook, L. Whitehead, and M. Loeb. 2002. Adverse events associated with pyrazinamide and levofloxacin in the treatment of latent multidrug-resistant tuberculosis. *CMAJ* **167**:131–136.
109. Pape, J. W., S. S. Jean, J. L. Ho, A. Hafner, and W. D. Johnson, Jr. 1993. Effect of isoniazid prophylaxis on incidence of active tuberculosis and progression of HIV infection. *Lancet* **342**:268–272.
110. Parsyan, A. E., J. Saukkonen, M. A. Barry, S. Sharnprapai, and C. R. Horsburgh, Jr. 2007. Predictors of failure to complete treatment for latent tuberculosis infection. *J. Infect.* **54**:262–266.
111. Pepper, T., P. Joseph, C. Mwenya, G. S. McKee, A. Haushalter, A. Carter, J. Warkentin, D. W. Haas, and T. R. Sterling. 2008. Normal chest radiography in pulmonary tuberculosis: implications for obtaining respiratory specimen cultures. *Int. J. Tuberc. Lung Dis.* **12**:397–403.
112. Polesky, A., H. W. Farber, D. J. Gottlieb, H. Park, S. Levinson, J. J. O'Connell, B. McInnis, R. L. Nieves, and J. Bernardo. 1996. Rifampin preventive therapy for tuberculosis in Boston's homeless. *Am. J. Respir. Crit. Care Med.* **154**:1473–1477.
113. Powell, D. A. 2008. Latent tuberculosis needs attention. *Arch. Pediatr. Adolesc. Med.* **162**:489–490.
114. Priest, D. H., L. F. Vossel, Jr., E. A. Sherfy, D. P. Hoy, and C. A. Haley. 2004. Use of intermittent rifampin and pyrazinamide therapy for latent tuberculosis infection in a targeted tuberculin testing program. *Clin. Infect. Dis.* **39**:1764–1771.
115. Public Health Agency of Canada and Canadian Lung Association. 2007. *Canadian Tuberculosis Standards*, 6th ed. Public Health Agency of Canada and Canadian Lung Association, Ottawa, Canada.
116. Quigley, M. A., A. Mwinga, M. Hosp, I. Lisse, D. Fuchs, J. D. H. Porter, and P. Godfrey-Faussett. 2001. Long-term effect of preventive therapy for tuberculosis in a cohort of HIV-infected Zambian adults. *AIDS* **15**:215–222.
117. Reichler, M. R., R. Reves, S. Bur, J. Ford, V. Thompson, B. Mangura, I. M. Onorato, and S. E. Valway. 2002. Treatment of latent tuberculosis infection in contacts of new tuberculosis cases in the United States. *South. Med. J.* **95**:414–420.
118. Reichman, L. B., A. Lardizabal, and C. H. Hayden. 2004. Considering the role of four months of rifampin in the treatment of latent tuberculosis infection. *Am. J. Respir. Crit. Care Med.* **170**:832–835.
119. Ridzon, R., J. Meador, R. Maxwell, K. Higgins, P. Weismuller, and I. M. Onorato. 1997. Asymptomatic hepatitis in persons who received alternative preventive therapy with pyrazinamide and ofloxacin. *Clin. Infect. Dis.* **24**:1264–1265.
120. Rose, D. N., C. B. Schechter, and A. L. Silver. 1986. The age threshold for isoniazid chemoprophylaxis. A decision analysis for low-risk tuberculin reactors. *JAMA* **256**:2709–2713.
121. Runyon, E. H. 1965. Preventive treatment in tuberculosis: a statement by the Committee on Therapy, American Thoracic Society. *Am. Rev. Respir. Dis.* **91**:297–298.
122. Saukkonen, J. J., D. L. Cohn, R. M. Jasmer, S. Schenker, J. A. Jereb, C. M. Nolan, C. A. Peloquin, F. M. Gordin, D. Nunes, D. B. Strader, J. Bernardo, R. Venkataramanan, and T. R. Sterling. 2006. An official ATS statement: hepatotoxicity of antituberculosis therapy. *Am. J. Respir. Crit. Care Med.* **174**:935–952.
123. Schaaf, H. S., H. A. Vermeulen, R. P. Gie, N. Beyers, and P. R. Donald. 1999. Evaluation of young children in household contact with adult multidrug-resistant pulmonary tuberculosis cases. *Pediatr. Infect. Dis. J.* **18**:494–500.
124. Schechter, M., R. Zajdenverg, G. Falco, G. L. Barnes, J. C. Faulhaber, J. S. Coberly, R. D. Moore, and R. E. Chaisson. 2006. Weekly rifapentine/isoniazid or daily rifampin/pyrazinamide for latent tuberculosis in household contacts. *Am. J. Respir. Crit. Care Med.* **173**:922–926.
125. Selwyn, P. A., D. Hartel, V. A. Lewis, E. E. Schoenbaum, S. H. Vermund, R. S. Klein, A. T. Walker, and G. H. Friedland. 1989. A prospective study of the risk of tuberculosis among intravenous drug users with human immunodeficiency virus infection. *N. Engl. J. Med.* **320**:545–550.
126. Shafer, R. W., and B. R. Edlin. 1996. Tuberculosis in patients infected with human immunodeficiency virus: perspective on the past decade. *Clin. Infect. Dis.* **22**:683–704.
127. Shieh, F. K., G. Snyder, C. R. Horsburgh, J. Bernardo, C. Murphy, and J. J. Saukkonen. 2006. Predicting non-completion of treatment for latent tuberculous infection: a prospective survey. *Am. J. Respir. Crit. Care Med.* **174**:717–721.
128. Shukla, S. J., D. K. Warren, K. F. Woeltje, C. A. Gruber, and V. J. Fraser. 2002. Factors associated with the treatment of latent tuberculosis infection among health-care workers at a midwestern teaching hospital. *Chest* **122**:1609–1614.
129. Spyridis, N. P., P. G. Spyridis, A. Gelesme, V. Sypsa, M. Valianatou, F. Metsou, D. Gourgiotis, and M. N. Tsolia. 2007. The effectiveness of a 9-month regimen of isoniazid alone versus 3- and 4-month regimens of isoniazid plus rifampin for treatment of latent tuberculosis infection in children: results of an 11-year randomized study. *Clin. Infect. Dis.* **45**:715–722.
130. Steele, M. A., R. F. Burk, and R. M. DesPrez. 1991. Toxic hepatitis with isoniazid and rifampin. A meta-analysis. *Chest* **99**:465–471.
131. Steiger, Z., W. O. Nickel, G. J. Shannon, E. G. Nedwicki, and R. F. Higgins. 1976. Pulmonary tuberculosis after gastric resection. *Am. J. Surg.* **131**:668–671.
132. Sterling, T. R. 2008. New approaches to the treatment of latent tuberculosis. *Semin. Respir. Crit. Care Med.* **29**:532–541.

133. Sterling, T. R., J. Bethel, S. Goldberg, P. Weinfurter, L. Yun, and C. R. Horsburgh. 2006. The scope and impact of treatment of latent tuberculosis infection in the United States and Canada. *Am. J. Respir. Crit. Care Med.* **173:**927–931.

134. Stout, J. E., J. J. Engemann, A. C. Cheng, E. R. Fortenberry, and C. D. Hamilton. 2003. Safety of 2 months of rifampin and pyrazinamide for treatment of latent tuberculosis. *Am. J. Respir. Crit. Care Med.* **167:**824–827.

135. Sutherland, I. 1976. Recent studies in the epidemiology of tuberculosis, based on the risk of being infected with tubercle bacilli. *Adv. Tuberc. Res.* **19:**1–63.

136. Tam, C. M., S. L. Chan, K. M. Kam, E. Sim, D. Staples, K. M. Sole, H. Al-Ghusein, and D. A. Mitchison. 2000. Rifapentine and isoniazid in the continuation phase of a 6-month regimen. Interim report: no activity of isoniazid in the continuation phase. *Int. J. Tuberc. Lung Dis.* **4:**262–267.

137. Taylor, Z., C. M. Nolan, and H. M. Blumberg. 2005. Controlling tuberculosis in the United States. Recommendations from the American Thoracic Society, CDC, and the Infectious Diseases Society of America. *MMWR Recommend. Rep.* **54:**1–81.

138. Thorn, P. A., V. S. Brookes, and J. A. Waterhouse. 1956. Peptic ulcer, partial gastrectomy, and pulmonary tuberculosis. *Br. Med. J.* **1:**603–608.

139. Tulsky, J. P., J. A. Hahn, H. L. Long, D. B. Chambers, M. J. Robertson, M. A. Chesney, and A. R. Moss. 2004. Can the poor adhere? Incentives for adherence to TB prevention in homeless adults. *Int. J. Tuberc. Lung Dis.* **8:**83–91.

140. Tulsky, J. P., L. Pilote, J. A. Hahn, A. J. Zolopa, M. Burke, M. Chesney, and A. R. Moss. 2000. Adherence to isoniazid prophylaxis in the homeless: a randomized controlled trial. *Arch. Intern. Med.* **160:**697–702.

141. Tulsky, J. P., M. C. White, C. Dawson, T. M. Hoynes, J. Goldenson, and G. Schecter. 1998. Screening for tuberculosis in jail and clinic follow-up after release. *Am. J. Public Health* **88:**223–226.

142. U.S. Department of Health and Human Services. 2000. *Healthy People 2010*, 2nd ed., vol. 2. U.S. Department of Health and Human Services, Washington, DC.

143. Vernon, A., W. Burman, D. Benator, A. Khan, L. Bozeman, and Tuberculosis Trials Consortium. 1999. Acquired rifamycin monoresistance in patients with HIV-related tuberculosis treated with once-weekly rifapentine and isoniazid. *Lancet* **353:**1843–1847.

144. Villarino, M., S. W. Dooley, L. Geiter, K. G. Castro, and D. E. Snider, Jr. 1992. Management of persons exposed to multidrug-resistant tuberculosis. *MMWR Recommend. Rep.* **44:**59–71.

145. Villarino, M. E., R. Ridzon, P. C. Weismuller, M. Elcock, R. M. Maxwell, J. Meador, P. J. Smith, M. L. Carson, and L. J. Geiter. 1997. Rifampin preventive therapy for tuberculosis infection: experience with 157 adolescents. *Am. J. Respir. Crit. Care Med.* **155:**1735–1738.

146. Weiner, M., N. Bock, C. A. Peloquin, W. J. Burman, A. Khan, A. Vernon, Z. Zhao, S. Weis, T. R. Sterling, K. Hayden, and S. Goldberg. 2004. Pharmacokinetics of rifapentine at 600, 900, and 1,200 mg during once-weekly tuberculosis therapy. *Am. J. Respir. Crit. Care Med.* **169:**1191–1197.

147. Whalen, C. C., J. L. Johnson, A. Okwera, D. L. Hom, R. Huebner, P. Mugyenyi, R. D. Mugerwa, and J. J. Ellner for the Uganda-Case Western Reserve University Research Collaboration. 1997. A trial of three regimens to prevent tuberculosis in Ugandan adults infected with the human immunodeficiency virus. *N. Engl. J. Med.* **337:**801–808.

148. White, M. C., J. P. Tulsky, J. Goldenson, C. J. Portillo, M. Kawamura, and E. Menendez. 2002. Randomized controlled trial of interventions to improve follow-up for latent tuberculosis infection after release from jail. *Arch. Intern. Med.* **162:**1044–1050.

149. White, M. C., J. P. Tulsky, E. Menendez, J. Goldenson, and L. M. Kawamura. 2005. Incidence of TB in inmates with latent TB infection: 5-year follow-up. *Am. J. Prev. Med.* **29:**295–301.

150. World Health Organization. 2006. The Global Plan to Stop TB, 2006–2015. Actions for life: towards a world free of tuberculosis. *Int. J. Tuberc. Lung Dis.* **10:**240–241.

151. World Health Organization. 2009. *Global Tuberculosis Control 2009: Epidemiology, Strategy, Financing.* World Health Organization, Geneva, Switzerland.

152. World Health Organization. 2004. *Interim Policy on Collaborative TB/HIV Activities. Stop TB Department and Department of HIV/AIDS.* World Health Organization, Geneva, Switzerland.

153. World Health Organization. 2008. *Three I's Meeting. Intensified Case Finding (ICF), Isoniazid Preventive Therapy (IPT) and TB Infection Control (IC) for People Living with HIV. Report of a Joint World Health Organization HIV/AIDS and TB Department Meeting, 2–4 April, 2008,* p. 1–12. World Health Organization, Geneva, Switzerland.

154. World Health Organization and Centers for Disease Control and Prevention. 2008. *TB/HIV Clinical Manual.* World Health Organization, Geneva, Switzerland.

155. Ziakas, P. D., and E. Mylonakis. 2009. 4 months of rifampin compared with 9 months of isoniazid for the management of latent tuberculosis infection: a meta-analysis and cost-effectiveness study that focuses on compliance and liver toxicity. *Clin. Infect. Dis.* **49:**1883–1889.

Chapter 7

抗結核薬治療
Chemotherapy of Tuberculosis

- 著：Thomas E. Dobbs・Risa M. Webb
- 訳：枦　秀樹

イントロダクション

この章では，抗結核薬治療，医学的管理，近年の推奨治療法の背景となっている原理をレビューする。

結核の生物学的特徴

結核は結核菌群（*Mycobacterium tuberculosis* complex）に属するいずれかのメンバーである菌によって起こるが，なかでも結核菌（*M. tuberculosis*）によって大半の疾患が起こる。この集団に含まれる菌の発育は遅く，発育時間は15〜20時間で，固体培地でコロニーが目に見えるようになるまでに3〜8週間かかる。この低い複製速度，休眠する能力，そして現在の利用可能な治療オプションには，感染の完全な根絶を保証するために長期の抗結核薬治療が必要となる。

抗結核薬治療の原則

結核菌はあらゆる臓器に影響を及ぼすが，活動性結核の大多数は肺病変である。肺空洞病変をもつ患者において，結核菌はその局在部位と成長のパターンによって，3つの群に分けられるようである[13]。1つ目の群は，細胞外環境に存在し，肺空洞の液化乾酪屑内で活発に増殖している。典型的な肺空洞内には約 10^8 の菌が存在している[4]。結核菌の抗結核薬に対する耐性獲得は，耐性遺伝子の受け渡しによるものではなく，ランダムな遺伝子の突然変異によるものであるため，この菌の大集団が，薬剤耐性抗酸菌の自然選別のための主要な場所である。2つ目の群は，マクロファージの中でゆっくりと成長していく菌である。この区画には菌は少数しかいないが，酸性環境では複製が活発でないので，多くの抗結核薬の効果が制限される。3つ目の群は，固体乾酪物質の中でゆっくりと成長する菌から成る。この区域への薬剤の浸透は，血流がないため，制限されるだろう。

活動性結核を効果的に治療するために，薬物治療レジメンは，さまざまな区画に到達することのできる，効果的な薬剤が含まれていなければならない。加えて，存在する菌すべてを確実に根絶するのに十分な時間，治療を続けなければならない。抗結核薬治療の初期には，非常に効果的な薬剤であるストレプトマイシン（SM）が単剤療法として用いられていた。はじめのうちは改善するけれども，薬剤耐性獲得のために，再燃することが多くみられた[7,52]。個々の第1選択薬に対する結核菌の耐性化は，薬の種類によって異なるが，およそ 10^6〜10^7 に1つの菌の頻度で自然に生じる[26]。肺空洞病変には多数の結核菌が存在するため，どんな薬でも単剤治療では薬剤耐性が生じ，やがて患者の中で播種する。特定の薬剤の耐性化の変異はそれぞれ独立して起こるので，複数の薬剤を使用することで確率的に耐性形成を防ぐことができる。

現在の第1選択レジメンは3剤，もしくは4剤を一斉に使うことで薬剤の耐性化を防ぎ，すべての区画の菌を根絶することができる。リファンピシン（RFP）は3群すべてに対して殺菌的である。イソニアジド（INH）は細胞外と細胞内の菌に対して殺菌的に働く。ピラジナミド（PZA）は細胞内の菌に殺菌的に働き，酸性pH下で活発に働く。SMとアミノグリコシド系薬剤は細胞外の菌に殺菌的に働く。エタンブトール（EB）は殺菌的でなく，しばしば第1選択レジメンのなかで，他の薬剤に対する感受性が確認されるまで使用される[25]。

標準的な治療レジメンは通常，2つの相に分かれている。初期治療は最初の8週間，維持期治療は治療反応に応じて4〜7か月間追加で行われる。初期治療では，ほとんどの患者において喀痰の生菌を消すために，滅菌効果の高いRFP，PZA，INHを使用する。維持期治療でINHとRFPを併用することで，残った菌を根絶し，再発を最小限に抑える。

治療アドヒアランス

耐性化傾向と長期治療の必要性を考慮すると，治療アドヒアランスは非常に重要である。これを達成するために，米国胸部学会（American Thoracic Society），米国疾病対策センター（Centers for Disease Control and Prevention：CDC），米国感染症学会（Infectious Diseases Society of America）は投薬方法として，直接監視下治療（directly observed, treatment, short-course：DOTS）[訳注1]を推奨している[1]。DOTSには保健師や適切な被指名人の監督のもとで直接薬剤を投与することが含まれる。薬剤投与に当たっては，錠剤がしっかり飲み込まれていることや吐き出していないことを厳しく監視すべきである。週2回投与や，週3回投与の効果的な間欠投与レジメンを選択することで，限られた人

訳注1　原著ではDOTだが，日本ではDOTSという名前で呼ばれているので，以後，DOTSと略す。

I 概論

員でDOTSを行うことができる。アドヒアランスをさらに改善するには，障害の克服を支援するインフラや，アドヒアランスにインセンティブを与えること，患者を追跡し居場所を同定すること，などが必要である。感染性患者からコミュニティー（地域社会）への伝播を防ぐための法的枠組みもまた重要な要素である。

薬剤

INH，RFP，PZA，EB，そしてSMの5剤が，標準的な第1選択薬である。結核菌に対して強力な殺菌作用をもつフルオロキノロン系は現在は，薬剤耐性菌や，第1選択薬が副作用で使えない場合に使用される。追加の薬剤特異的情報は，表7-1，表7-2，表7-3を参照。

イソニアジド（INH）

INHは結核菌の細胞壁成分であるミコール酸[48]の生成を抑制することで活発に分裂している菌[16]に対して，強い殺菌作用をもつ。INHは体内組織，中枢神経系への移行性がよい。肝臓で代謝され，半減期は個々のアセチル化能に依存するが1～3時間である。投与間隔は連日，週2回，週3回である（表7-2）。内服と注射の製剤が使用可能である。INHとの薬物相互作用の報告はほとんどないが，フェニトイン，カルバマゼピンの血中濃度を上げるため，INHをどちらかの薬剤と使用するときは血中濃度をモニターする必要がある。

◎ 毒性 ◎

トランスアミナーゼ上昇，臨床的肝炎，末梢神経障害が，INHで最も多くみられる副作用である。INH単独投与患者では，10～20％で血清アスパラギン酸アミノトランスフェラーゼ（aspartate

表7-1 薬剤特性

薬剤	剤形	副作用	中枢神経系移行
イソニアジド	経口薬：50 mg・100 mg・300 mg錠，経口懸濁液：50 mg/5 mL，静注薬，筋注薬[訳注1]	肝炎，皮疹，末梢神経障害，中枢神経系障害	血中濃度の20～100％
リファンピシン	経口薬：150 mg・300 mg錠・カプセル，静注薬[訳注2]	肝炎，皮疹，インフルエンザ様症状，血小板減少症	血中濃度の10～20％（髄膜炎時改善）
ピラジナミド	経口薬：500 mg錠（割線あり，なし）[訳注3]	肝毒性，皮疹，高尿酸血症，光線過敏症，悪心	血中濃度の75～100％
エタンブトール	経口薬：100 mg・400 mg錠[訳注4]	球後視神経炎，皮疹（まれ）	不良（髄膜炎のみ）
ストレプトマイシン	静注薬，筋注薬[訳注5]	腎毒性，耳毒性，前庭機能障害，低カリウム血症，低マグネシウム血症	不良（髄膜炎時改善）
オフロキサシン	経口薬：200 mg・300 mg・400 mg錠[訳注6]	腱断裂，関節痛，悪心，中枢神経系障害，QTc時間延長	データが限られており不明
レボフロキサシン	経口薬：250 mg・500 mg・750 mg錠，経口懸濁液：25 mg/mL，静注薬[訳注7]	腱断裂，関節痛，悪心，中枢神経系障害，QTc時間延長	血中濃度の16～20％
モキシフロキサシン	経口薬：400 mg 静注薬[訳注8]	腱断裂，関節痛，悪心，中枢神経系障害，QTc時間延長	良好（データは限られている[18]）
リファブチン	経口薬：150 mgカプセル	白血球減少症，血小板減少症，ぶどう膜炎，皮疹，肝炎，関節痛	髄膜炎時移行

[a] 妊娠中は肝毒性増加。栄養必要量を満たすために，ビタミンB$_6$の投与必要。
訳注1　日本では50 mg・100 mg錠，原末，静注薬。
訳注2　日本には150 mgカプセルのみ。
訳注3　日本には原末のみ。
訳注4　日本では125 mg・250 mg錠。
訳注5　日本では筋注薬。
訳注6　日本では100 mg錠。
訳注7　日本では100 mg・250 mg・500 mg錠，10％細粒，静注薬。
訳注8　日本には静注薬はない。
CCr＝クレアチニンクリアランス，WHO＝世界保健機関

aminotransferase：AST）・アラニンアミノトランスフェラーゼ（alanine aminotransferase：ALT）が基準値上限の5倍まで上昇する[24]。通常は，薬剤中止後に正常に戻る。臨床的肝炎はINH使用患者の1％未満で起こる，まれだが深刻な副作用である。INH関連肝炎は加齢[19]，アルコール摂取，慢性肝炎[44]と相関しており，また，RFP併用患者でより頻度が高い[41]。致死的肝炎はまれで，10万分の7未満であり[38]，臨床的肝炎がありながらINHを継続使用することと相関している[29]。末梢神経障害は用量依存性の副作用であり，患者の0.2％未満で起こる（後述の「副作用」の項参照）。末梢神経障害は栄養不良，糖尿病，ヒト免疫不全ウイルス（human immunodeficiency virus：HIV）感染，腎不全，アルコール多飲，妊娠，授乳と関連している。ピリドキシン（ビタミンB6）の10〜50 mg連日投与が[40]，特に上述の素因がある患者に推奨される[1]。INH間欠投与患者には，ピリドキシン50 mg週2回投与のオプションもある。その他，まれな副作用として，けいれん，皮疹，血液異常，ループス様症候群，が挙げられる。

リファンピシン（RFP）

RFPは分裂期の，そして半休眠状態の結核菌に対して殺菌的に働く[27]。RFPは結核菌のDNA依存性RNAポリメラーゼを阻害する。効果的な滅菌薬として，RFPはいずれの短期治療レジメンにも必要な成分である。RFPの半減期は1.5〜5時間で，ほとんどの組織への移行は良好，中枢神経系移行はバラツキがある。経口投与と静脈内注射（静注）が利用可能である。RFPは連日，週2回，週3回の投与が可能である（表7-2）。肝臓で代謝され，チトクロムP-450オキシダーゼ系を上方調整することで多くの薬剤の血中濃度を下げる。多くの抗レトロウイルス薬と薬物相互作用を起こすため，RFPとの併用は難しく，代わりにリファブチン（RBT）をしばしば使用する（Chapter 32を参照）。経口避妊薬を使用している患者は，薬物相互作用のため，リファマイシン系を

腎不全投与量	肝不全投与量	妊婦安全性
減量必要なし	減量必要なし，ただし，肝毒性に注意しながら使用	安全な傾向[a] カテゴリーC
減量必要なし	減量必要なし，注意しながら使用	安全な傾向 カテゴリーC
重度な腎不全で減量（表7-5参照）	減量必要なし，注意しながら使用	WHOにより推奨
重度な腎不全で減量（表7-5参照）	減量必要なし，肝疾患患者にも安全に使用できる	安全な傾向 カテゴリーC
投与量減量と投与間隔減少（表7-5参照）。慎重に使用	減量必要なし	禁忌
CCr＜50 mL/分で投与量調整	安全に使用できる	避ける
CCr＜50 mL/分で投与量調整	安全に使用できる	避ける
不変	安全に使用できる，注意しながら使用。まれに肝炎が起こる	避ける
減量必要なし	減量必要なし 注意しながら使用	データが限られている。慎重に使用

I 概論

表7-2 結核第1選択薬の投与量[a]

薬剤	連日投与		週2回投与		週3回投与
	小児	成人	小児	成人	成人
イソニアジド	10〜15 mg/kg, 最大300 mg	5 mg/kg, 最大300 mg	20〜30 mg/kg, 最大900 mg	15 mg/kg, 最大900 mg	15 mg/kg, 最大900 mg
リファンピシン	10〜20 mg/kg, 最大600 mg	10 mg/kg, 最大600 mg	10〜20 mg/kg, 最大600 mg	10 mg/kg, 最大600 mg	10 mg/kg, 最大600 mg
ピラジナミド	15〜30 mg/kg, 最大2 g	表7-3参照	50 mg/kg, 最大2 g	表7-3参照	表7-3参照
エタンブトール[b]	15〜20 mg/kg, 最大1 g	表7-3参照	50 mg/kg, 最大2.5 g	表7-3参照	表7-3参照
ストレプトマイシン	20〜40 mg/kg, 最大1 g	15 mg/kg[c], 最大1 g	20 mg/kg, 最大1.5 g	15 mg/kg[c], 最大1 g	15 mg/kg[c], 最大1 g
オフロキサシン	—[d]	600〜800 mg 連日	—		
レボフロキサシン	—	500〜1,000 mg 連日			
モキシフロキサシン	—	400 mg 連日	—		
リファブチン		5 mg/kg, 最大300 mg		5 mg/kg, 最大300 mg	5 mg/kg, 最大300 mg

[a] 最大,最少投与量は文献1を参照。
[b] エタンブトールは,視覚検査が難しい幼すぎる小児には推奨されない(8歳未満)。
[c] 59歳を超える患者は,10 mg/kg(最大 750 mg)。
[d] フルオロキノロン系は,小児と妊婦には推奨されない。

内服する場合はほかの避妊方法を検討したほうがよい。ワルファリン内服中の患者では,RFP開始後に凝固検査の追加モニタリングが必要になる。RFP開始前には薬物相互作用の可能性がないか,すべての併用薬剤の詳細なレビューを行わなくてはならない。

表7-3 ピラジナミドとエタンブトールの体重あたりの投与量

一覧	体重(kg)[a]あたりの投与量(mg)		
	40〜55	56〜75	76〜90
ピラジナミド			
連日	1,000	1,500	2,000[b]
週2回	2,000	3,000	4,000[b]
週3回	1,500	2,500	3,000[b]
エタンブトール			
連日	800	1,200	1,600[b]
週2回	2,000	2,800	4,000[b]
週3回	1,200	2,000	2,400[b]

[a] 推定除脂肪体重。
[b] 体重にかかわらず,最大投与量。

◎ 毒性 ◎

RFPによる肝毒性はINHよりずっと低頻度で,ビリルビン上昇,アルカリホスファターゼ(alkaline phosphatase：ALP)上昇を伴う,胆汁うっ滞型の頻度がより多い[35,41]。皮疹・瘙痒感は投与患者の6%で起こることがあるが,ほとんどは一過性である[47]。真の過敏性反応が起こることはまれである。別に点状出血性皮疹は血小板減少症と発生することがある(下記参照)。インフルエンザ様症状もRFP内服患者の1%未満で起こり,典型的には週2〜3回の間欠投与をする患者にみられる[1]。血液学的反応はまれで,RFP依存自己免疫性血小板減少症は,抗血小板抗体を介して起こるが[23],投与中止で改善する。RFP投与の結果,尿,涙などの体液がオレンジ色に着色する。これは一般的に特に害はないが,コンタクトレンズが染まることがあり,このことを前もって知らなければ患者は不安になるだろう(後述の「副作用」の項参照)。

ピラジナミド(PZA)

PZAは酸性の環境にいる細胞内結核菌に対して殺菌性である[22]。PZAは,膜活性と輸送機能の破壊を通してその作用を発揮する[53]。持続的な結核菌を根絶するのに独特な効果があり,最初の2か月間使用することで総治療期間を短縮できる。抗結核レジメンでPZAを使用しない症例では,最低でも9か月の治療延長が

表7-4 イソニアジド，リファンピシン，ピラジナミドに不耐の患者や耐性菌の出た患者の代替治療レジメン

使用不可薬剤	イソニアジド(INH)	ピラジナミド(PZA)	リファンピシン(RFP)
治療オプション	・RFP, PZA, エタンブトール(EB)を6か月 ・RFP, EB12か月(PZAを最初の2か月併用するのが好ましい)	INH, RFP, EBを8週[a]，その後INHとRFP31週[b]	INH, EB, フルオロキノロン系を12〜18か月(最低限PZAを最初の2か月[c])

[a] 連日または週5日投与。
[b] 連日または週5日投与もしくは間欠投与が好ましい。CD4値<100/mm³のHIV共感染患者は連日，週3回治療を受けるべき。
[c] 重度な病変や治療を12か月に縮める場合には，アミノグリコシド系薬剤を最初の2，3か月併用するのがよいだろう。

表7-5 腎機能障害時の投与[a]

薬剤	投与量変更	推奨投与量と投与間隔[b]
イソニアジド	しない	300 mg 連日もしくは900 mg 週3回
リファンピシン	しない	600 mg 連日もしくは600 mg 週3回
ピラジナミド	する	25〜35 mg/kg 週3回(連日投与はしない)
エタンブトール	する	15〜25 mg/kg 週3回(連日投与はしない)
レボフロキサシン	する	750〜1,000 mg 週3回(連日投与はしない)[c]
ストレプトマイシン	する	12〜15 mg/kg 週2〜3回(連日投与はしない)

[a] 文献1参照。
[b] CCr<30 mL/分や血液透析患者。
[c] 抗菌作用に関するデータに基づく。

必要になる。PZAは経口薬のみ使用可能である。連日，週2回，週3回の投与が可能である(表7-3)。PZAの半減期は9〜10時間であり，腎排泄される。

◎ 毒性 ◎

肝毒性はPZAの副作用のなかで最も重要であり，投与患者の約1%で起こる[9]。肝毒性はINH・RFPを併用しても目立って増加しない[39]。尿酸値の上昇はよく起こる現象なので，通常，薬剤投与中止の必要はなく，痛風の既往がなければ，痛風症状と一般的には関連しない[8]。ほかに報告された副作用は，悪心，嘔吐，光線過敏性皮膚炎，軽度の皮疹(後述の「副作用」の項参照)，痛風でない関節痛などである。標準的な多剤併用抗結核レジメンにおいて，INH, RFPより肝炎，皮疹の原因になりやすい[51]。

エタンブトール(EB)

静菌的であるが，特定の抗結核レジメンにおいて有効性が証明されている。第1選択レジメンにおけるEBの主要な役割は，結核菌の薬剤感受性が判明するまでの間，薬剤耐性獲得の防止のために使用される。INHを投与できない場合やINHに耐性がある場合に，RFPやPZAとの併用で使用される(表7-4)。EBの半減期は約4時間であり，連日，週2回，週3回の投与が可能である(表7-3)。腎臓を介して排泄され，腎不全の場合は投与量の調節が必要になる(表7-5)。経口薬のみ使用可能である。

◎ 毒性 ◎

視神経炎はEB関連の主要な毒性である。用量依存性の現象であり，15 mg/kg/日を超えなければまれである[21]。赤・緑の色素判別不能が初期の徴候であることがある。EBを投与する前の視覚検査によるベースラインの把握と，その後は毎月の検査が推奨される。1日投与量が15 mg/kgを超える場合や，2か月以上の長期使用例では特に重要である[1]。小児への使用は視覚異常を十分評価することができないため，慎重に投与する。腎不全があると視神経炎のリスクは上がる。EB投与下の視力低下を発見した場合は，投与を中止する必要がある。中止後は視力は通常，回復する。急速な改善がない場合は眼科で診察すべきである。末梢神経障害や皮疹(後述の「副作用」の項参照)はまれに報告されている。

ストレプトマイシン(SM)

SMは結核菌の蛋白合成阻害をすることで効果を示すアミノグリコシド系薬剤である。細胞外で活発に増殖している結核菌に対して殺菌作用を示す。SMは腎排泄されるため，腎不全のある患者には注意を要する。注射として使用でき，連日，週2回，週3回の投与が可能である(表7-2)。SM耐性は高蔓延国ではしばしばみられるため，耐性化傾向のある地域においてはSMの使用は限られる。

◎ 毒性 ◎

SM使用患者の副作用は一般的で，約10%の患者に出現する[11]。前庭障害と難聴などの耳毒性が主要な副作用である。耳毒性は高齢なほど，またループ利尿薬の併用や蓄積投与量が100 gを超えるとリスクが上がる。明らかな腎毒性は2%の患者で起こる[17]。口腔周囲の感覚障害は投与初期に起こるが，通常は良性で問題は

I 概論

ない。低カリウム血症や低マグネシウム血症はまれに遭遇する。

第1選択薬のレジメンで使用される代替薬

リファブチン（RBT）

RBTはRFPの構造と類似しており，同一の作用機序をもち，結核菌に対する抗菌活性も同等である。RBTは脂溶性であり，約45時間の長い半減期をもつ。RBTはチトクロムP-450オキシダーゼ系に影響が少なく，RFPに禁忌の薬剤に対しても安全に使用することができる。また，多くの抗レトロウイルスレジメンにも安全に使用することができる（Chapter 32参照）。RBTを使用する前に薬物相互作用の可能性を確認すべきである。

肝炎はRFPと同様の頻度で起こる。白血球減少症は2%の患者に起こる可能性があり[1]，間欠投与よりも連日投与のほうでより頻繁に起こる[12]。ぶどう膜炎，関節痛，インフルエンザ様症状，発疹などの他の副作用はまれである。RFPと同様，体液がオレンジ色に着色する。

rifapentine

rifapentineはRFPと同じ，リファマイシン系誘導体である。15時間のより長い半減期をもち，結核の維持期治療にINHとの併用で週1回投与の研究が行われたことがある。結核治療においてrifapentineの出番は限られており，維持期治療に使用を考慮してもよいのは，すべて感受性があり，空洞を伴わない肺結核患者で，最初の8週間治療で塗抹陰性化した場合のみである[1,2]。rifapentineは，HIV感染患者に対してはRFP耐性化発現の可能性があり，禁忌である[46]。rifapentineの副作用はRFPに類似している。rifapentineもまた，チトクロムP-450オキシダーゼ系を強力に誘導する。

SM以外のアミノグリコシド系薬剤

カナマイシン，アミカシン，capreomycinは，必要に応じてSMの代替として使用可能である。SMに耐性の結核菌でも，カナマイシンやアミカシンに感受性を示すことがあるが，それぞれの薬剤に対する感受性は耐性検査で確認しなければならない。カナマイシンに耐性の株はアミカシンにも交差耐性を示す。これらの薬剤は注射としてのみ使用でき，副作用はSMと類似している。

フルオロキノロン系

フルオロキノロン系は結核菌に対して強力な殺菌力をもつ[28]。これらの薬剤は（感受性があれば）多剤耐性結核菌治療レジメンの重要な要素となる。フルオロキノロン系は，第1選択薬が耐性菌や不耐性で使用できない場合に使用することができる。第1選択治療におけるフルオロキノロン系の正確な役割は現在研究中である。RFP単剤耐性菌やRFPに不耐性の場合，フルオロキノロン系は12〜18か月投与レジメンの1つとして，INH, EB, 最低2か月のPZAとともに推奨される[1]。このクラスのなかで，モキシフロキサシン，レボフロキサシン，オフロキサシンが抗結核薬治療に最も頻繁に用いられる。モキシフロキサシンは動物実験において，最も活性のある薬剤であった[31,34]。フルオロキノロン系は注射と経口で使用可能である[訳注2]。これらの薬剤において，週2回，週3回の間欠投与を支持するデータはない[1]。

フルオロキノロン系の副作用として，神経精神異常，腱断裂，悪心，QT延長がある。フルオロキノロン系は，小児や妊婦への使用は骨や軟骨形成への悪影響の心配があり，使用は避けるべきである。

第2選択薬

サイクロセリン，エチオナミド，パラアミノサリチル酸が結核菌の治療に利用できる。しかし薬剤感受性結核における役割はほとんどない（Chapter 8参照）。これらの薬剤は第1選択薬よりも結核菌に対する活性が低く，また好ましくない副作用もある。

結核治療

治療レジメン

結核治療歴のない，新規に診断された患者は，標準の6か月（26週）短期レジメンが望ましい。治療はすべて，DOTSで行われる

表7-6 推奨第1選択薬レジメン[a]

初期治療		継続治療	
薬剤	期間	薬剤	期間
INH	8週間[c]	INH[d]	18週間（培養陰性化が遅れれば31週間（図7-1参照）
RFP		RFP	
PZA			
EB[b]		INH[d] rifapentene[e]	18週間（週1回投与）

[a] 文献1参照。
[b] EBは，INH, RFP, PZAに感受性があれば終了検討。
[c] 最初の14日間は，連日または週5日投与が推奨される。その後，週2回，週3回投与が可能。HIV共感染の患者でCD4値<100/mm³の場合は連日投与もしくは週3回投与を行う。
[d] 連日，週5日投与，間欠投与が可能。HIV共感染の患者でCD4値<100/mm³の場合は連日投与もしくは週3回投与を行う。
[e] rifapenteneは，非空洞病変で，初期治療で培養陰性になったHIV陰性患者のみに使用できる。
EB＝エタンブトール，INH＝イソニアジド，PZA＝ピラジナミド，RFP＝リファンピシン

訳注2　日本には，モキシフロキサシン，オフロキサシンの静注薬はない。

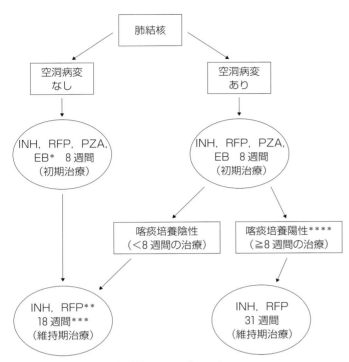

図 7-1　薬剤感受性肺結核のマネジメント
* EB は他の第 1 選択薬が感受性良好であれば，中止を考慮．
** rifapentene は非空洞病変で初期治療の間に喀痰塗抹陰性になった HIV 陰性患者の代替薬として適切．
*** 臨床的改善や X 線改善の遅れによって追加治療を考慮．
**** 培養陰性が遅れる場合，耐性菌の出現，アドヒアランス不良，吸収不良を考慮すべき．
EB＝エタンブトール，INH＝イソニアジド，PZA＝ピラジナミド，RFP＝リファンピシン

べきである．このレジメンは 2 か月（8 週）の INH，RFP，PZA，EB と SM のどちらかで構成されている．INH と RFP の薬剤感受性がわかるまで，EB か SM は初期治療で使用すべきである．EB の経口忍容性は良好である．初期治療の後には INH と RFP を 4 か月（18 週）継続する．初期治療で培養陰性化しない空洞肺病変のある患者の維持期治療は，7 か月に延長する必要がある（図 7-1）．維持期治療では，患者が HIV 陰性で，初期治療完了時に空洞病変がなく，抗酸菌塗抹検査陰性であれば，INH と rifapentine の週 1 回治療レジメンを使用可能である[1,2]．結核患者のすべての治療はその地方の保健局と連携して行うべきである．

初期治療の最初の 2 週間は連日の投与が推奨される．その後，週 2 回，週 3 回の間欠投与も有効なオプションである（表 7-6）．HIV 共感染の患者は，CD4 値によっては，間欠的投与は不適切である（Chapter 32 参照）．

INH 耐性菌の患者や INH に忍容性のない患者は他の第 1 選択薬で治療可能である．RFP，PZA，そして EB の 6 か月投与が有効な方法である．PZA を最初の 2 か月間加えた，RFP，EB の 12 か月投与も代替レジメンとして使用可能である．PZA の耐性保有患者や忍容性のない患者は INH，RFP，EB を 2 か月投与し，その後，INH，RFP の 7 か月投与も可能である．RFP を欠くレジメンの場合，代替レジメンの種類や治療反応によって異なるが，12～18 か月の長期投与が必要になる[1]（表 7-4）．多剤耐性結核菌のように INH と RFP の両方が使えないような場合は，長期かつ複雑なレジメンが必要になる（Chapter 8 参照）．

臨床的診断や放射線検査で肺結核と診断され，喀痰が抗酸菌塗抹で，培養陰性の患者は，再発率が低いというデータに基づいて，4 か月の治療期間も検討される[10]．初期治療は INH，RFP，PZA と EB もしくは SM を使用し，維持期治療を INH と RFP で 2 か月行う[1]．少なくとも 3 回の十分な喀痰検査を行うべきであり，場合によっては，気管支鏡などのより精密な検査も検討すべきである．2 か月時点での臨床的データや画像データは，結核治療により改善を示しているはずである．

結核治療の患者のモニタリング

抗結核薬治療を開始するときは，胸部 X 線検査とベースライン検査データとともに，病歴や身体所見データをとるべきである．HIV 検査は，適切な治療計画と背景の免疫不全の治療を決定するうえで必要である（Chapter 32 参照）．AST，ALT，ビリルビン，ALP の肝機能検査は，基礎疾患である肝障害をスクリーニングし，副作用発見のためのベースラインを把握するために行う必要がある．腎機能の評価（血清クレアチニン）は適切な薬物投与量を決定するうえで必要である．血液の副作用の評価のため，ベースラインの血小板値の測定も同様に行うべきである．EB を使用する前は，視力検査と色彩弁別検査を行うべきである[1]．SM を使用する際は，聴覚と前庭機能のベースライン評価を行うべきである．

治療中のルーチンでの肝機能検査，腎機能検査，血小板検査は，ベースラインの異常がなければ必要ない．現在の米国胸部学会ガイドラインは，アルコール多飲者，肝疾患既往者，ベースライン ALT が増加している患者，肝毒性をもつ薬剤の使用患者，HIV 陽性患者，以前 INH 使用に問題があった患者，妊娠中の患者，出産後 3 か月未満の患者にルーチンの ALT 検査を行うべきだ，としている．また，35 歳以上の患者のルーチンの肝機能検査も同様に必要である[36]．定期的な血液検査は，さまざまな医療施設で，すべての患者に副作用早期発見のため行われている．副作用の症状評価は定期的に行うべきである．2 か月を超える EB 使用患者や 15～20 mg/kg/日以上の EB 投与患者の場合，毎月の視力検査を行うべきである．SM 使用患者では，聴覚と前庭症状の評価を毎月行うべきである．

肺疾患患者では，胸部 X 線写真を治療 2 か月と治療終了時にとることで，治療反応やその後のベースラインの画像の情報として用いることができる．培養陰性結核の場合，胸部 X 線検査が治療反応と臨床的治癒の確認に必要不可欠である．

微生物学的に診断した肺結核の場合，その後の抗酸菌塗抹，培養は治癒と治療反応を確認するうえで必要である．2 回連続で培養陰性が確認できるまで，最低でも毎月は喀痰検査を行うべきで

I 概論

ある[1]。培養陰性化までの毎週，もしくは隔週の頻回な喀痰の評価は，治療反応をより密接に評価するために有用であり，適切な維持期治療期間を決めるのにも有用である。4か月の維持期レジメンでは，2か月以内での喀痰培養陰性化の確認が必要であるからだ。肺外結核の患者は，高い確率で(21%の患者で)喀痰培養陽性になるので，最初に喀痰検査を行うべきである[32]。胸部X線検査は，培養陽性の予測因子にはならない。

治療失敗

約95%の患者で，適切な第1選択治療3か月後に培養陰性になる。この期間内の陰性化に失敗した場合は，アドヒアランス不良，薬剤耐性，吸収不良(後述の「治療薬物濃度モニタリング」の項参照)，検査上のエラー(コンタミネーション)，といった治療反応遅延の考えられる原因を評価すべきである。薬剤感受性検査を再検する際は，至近の培養陽性検体で行うべきである。専門施設では，感度の高い分子アッセイ (sensitive molecular assays)[20] によるINHやRFPの迅速耐性診断も可能である。治療失敗は，4か月の適正な治療にかかわらず培養陽性，と定義される。もし，治療失敗が耐性獲得によるものと疑われるのであれば，専門家に相談することを推奨する(Chapter 8 を参照)。これ以上耐性獲得を防ぐためには，失敗したレジメンに1剤のみ追加することは決して行ってはならない。必要であれば，標準化されていないが，経験的に，フルオロキノロン系と注射薬(SM，アミカシン，カナマイシン，capreomycin)とさらなる経口薬(パラアミノサリチル酸，エチオナミド，サイクロセリン)の追加が適切だろう[1]。

再発

再発は，過去に培養で治療確認をされた患者において再度起こる結核を意味する。再発は残存した結核菌の殺菌不足によって起こり，重度の進行病変で培養陰性化が(治療2か月を超えて)遅れた患者において，最も起こりやすい[5,14]。再発は，ほとんど治療完了後6〜12か月の間に起こる。RFPを基準としたDOTSレジメンで治療していた場合，再発結核菌の感受性は初期分離株と同じであり[15,26]，標準的第1選択レジメンを使用可能である。第1選択薬の効果が維持されていることを確認するために感受性検査は繰り返し行うべきである。また，再発は発生率が高い状況でよく報告されている[45] 外因性再感染と区別すべきであり，これは分子型のタイピング分析を行うことで判別することができる。薬剤の誤った投与，不十分なDOTS，そのほかの問題により薬剤耐性菌をもつ可能性のある患者では，感受性が残っているであろう3つの新しい薬剤を含むレジメンで治療すべきである[1]。

治療中断

結核以外の内科的疾患罹患時や副作用発現時，またアドヒアランス不良時に治療中断されやすい(後述の「副作用」の項参照)。病勢が強い治療初期の中断はより影響が大きい。一般的に，中断前のアドヒアランスがよければ，再開時に同レジメンで開始して問

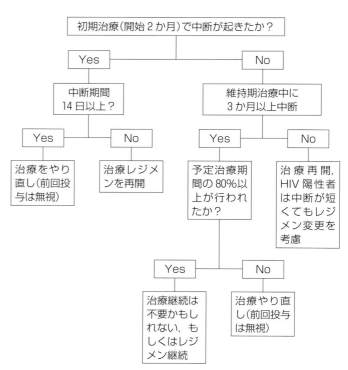

図7-2 抗結核薬中断もしくは不完全な場合のアルゴリズム
©2008 by The City of New York, Department of Health and Mental Hygiene. All rights reserved. (*Tuberculosis Clinical Policies and Protocols*, 4th ed. Bureau of Tuberculosis Control, New York City Department of Health and Mental Hygiene, New York, NY, 2008 から転載)[3]。

題ない。薬剤投与が不適切であった恐れがある場合，分離菌に感受性のある2つの新しい抗結核薬を追加する。患者が9か月間で6か月レジメンに必要な投与回数を完了できなければ，治療の変更またはやり直しを検討すべきである[1]。New York City Bureau of Tuberculosis Control policies[3] に一般的に受け入れられている対処法が記載してある(図7-2)。治療中断の後，患者の培養が陽性であれば，感受性検査の再検を行うべきである。

治療薬濃度モニタリング

抗結核薬の第1選択レジメンは，一貫した薬物動態をもつため，いずれも血清薬物血中濃度をルーチンに測定する必要はない。しかも一般の患者では，INHやRFPの濃度低下は，結核の再発に関連していないという報告がある[30]。治療薬濃度モニタリングは以下のような例で考慮する。

1. 効果的薬剤でのDOT実施にかかわらず，臨床反応が乏しい，または培養陰性化しない場合
2. 吸収不良症候群が疑われる場合
3. 適切な治療レジメン下で再発した場合
4. サイクロセリンやアミノグリコシド系薬剤などの治療域が狭く，重大な毒性をもつ第2選択薬を投与するとき

5. 多剤耐性結核菌治療時などのオプションが限られた状況での治療最適化のため
6. （EB による）腎不全や関連毒性が疑われる場合

通常，INH，RFP，EB，PZA の血中濃度は内服してから 2 時間後に測る。吸収不良や半減期の値を明らかにするために内服 6 時間後にも測ることを推奨する専門家もいる。薬物血中濃度に基づいた増量レジメンは一般的でないので，増量を行った場合は，血中濃度を再検し，濃度を確認すべきである。治療薬濃度モニタリングの限界は，測定にかかるコストとごく少数の特定の施設でしか測定できないことである。このトピックに関する情報は文献を参照[33]。

副作用

消化器症状

抗結核薬を内服している患者の訴えのなかで最も多いのが，消化器症状である。初期の肝炎が起きていないことを確認するために，肝機能検査を行う。肝炎が除外されれば，投与時間の他時間帯への変更や，不快感軽減のために食事と同時内服を検討する[1]。

肝毒性

抗結核薬治療中のトランスアミナーゼ上昇は，抗結核薬によるもの，肝臓の順応によるもの，ウイルス性肝炎などの抗結核薬治療に関係のないもの，のいずれかである。薬物性肝障害は第 1 選択薬投与中の患者の 2～28％で起こる[43]。薬剤性肝障害は，AST が基準値上限の 5 倍以上，もしくは AST が 3 倍以上で肝炎症状を伴う場合と定義される。おそらく INH，RFP，PZA が原因の可能性がある。肝毒性が疑われたら，治療は中断すべきである。薬物性肝障害のリスク因子は，高齢，女性，栄養失調状態，HIV の共感染，背景の肝疾患，である[43]。ビリルビン値の基準値上限の 2 倍を超える上昇はより重篤な状態を示唆する[49]。黄疸を伴うと 10％以上の死亡率と関連する[54]。

肝臓の順応は，薬剤に対する生理学的な適応の結果，トランスアミナーゼが上昇したもので，肝障害とは関連していない[6]。無症候性の AST の上昇は，標準的第 1 選択薬投与患者の約 20％で発生する[41]。肝障害のリスクを上げるため，抗結核薬使用中のアルコール摂取や肝毒性のあるほかの薬を（可能であれば）併用すべきでない。

薬物性肝障害が疑われる状況下では，INH，RFP，PZA は AST が基準値上限の 2 倍未満，もしくは慢性肝疾患がある場合はベースラインになるまで投与を控える（図7-3）。重度な病変，髄膜炎，HIV 患者は肝温存レジメンを使用し，肝機能正常化を待つ（後述の「肝機能障害」の項を参照）。すべての薬剤の再同時投与は 14～24％の症例で肝毒性を再発する[37,42]。そのため，抗結核薬の段階的な再投与を推奨する。RFP は肝毒性の原因となる頻度が低く，最初に投与すべきである。RFP 開始後，AST を 1 週間後に

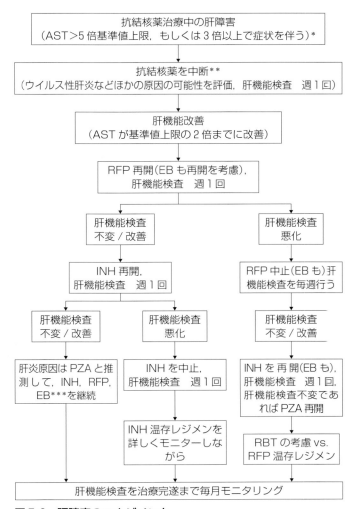

図 7-3 肝障害のマネジメント

* 胆汁うっ滞型が存在する場合，RFP がおそらく病因であり，RBT は，肝機能検査の正常化後の適切な代替薬としてもよい。
** 重度な病変，髄膜炎，HIV の共感染，もしくは第 1 選択薬の長期の中止を必要とする患者であれば，EB，SM，フルオロキノロン系などの肝毒性のないレジメンの迅速な開始を検討すべきである。
*** 肝炎が重篤でなければ，PZA の再投与を検討。
AST＝アスパラギン酸アミノトランスフェラーゼ，EB＝エタンブトール，INH＝イソニアジド，PZA＝ピラジナミド，RBT＝リファブチン，RFP＝リファンピシン，SM＝ストレプトマイシン

再検査し，安定していれば INH を加える。さらにその 1 週間後に AST を再検査して安定していれば，PZA を加える。肝炎が重篤だった場合，この時点では PZA が被疑薬であり，治療薬から外すべきである。もし，再投与期間で RFP か INH が被疑薬と考えられるなら，その薬剤はレジメンから外されるべきである。もし，胆汁うっ滞型の肝障害（ビリルビンと ALP が上昇）であれば，RFP が被疑薬であり，RBT が代替薬として考慮される。治療総期間は最終レジメンに基づくべきである。

I 概論

皮疹
結核第1選択薬のいずれも皮疹を起こす可能性がある。皮疹が軽度であれば、抗結核薬治療を継続しながらジフェンヒドラミン投与や、対症療法を行う。特に発熱、粘膜障害併発、点状出血を伴う重度な皮疹では、すべての抗結核薬を中止する必要がある。皮疹が治まった後、3日間隔でRFP, INH, PZAかEBを順次開始していく。皮疹が再発した場合は、最後に開始した薬剤を中止する。3剤を開始して皮疹が再発しない場合、残りの薬剤が被疑薬となる。結核が重症である場合や第1選択薬の再開まで時間がかかる場合は、アミノグリコシド系薬剤と2つの経口薬を含む新しい3薬剤でレジメンを開始させる。血小板減少は点状出血を起こすことがあり、通常RFPによる。そのような場合、RFPを永遠に中止し、血小板数が正常化するまでモニターすべきである[1]。

末梢神経障害
INHによる末梢神経障害はまれであり、通常投与量では患者の1％未満にしか起こらない。栄養失調状態、HIV感染症、糖尿病、腎不全、妊娠、授乳期、アルコール乱用者ではINH関連末梢神経障害のリスクが上がる。ピリドキシン投与は神経障害の発症を予防するかもしれないので、高リスク患者には1日10～50 mgを投与すべきである[1]。ピリドキシンは末梢神経障害症状が出現した患者に投与すべきだが、症状改善がない場合はINH中止を検討する。

特殊環境下での治療

肺外結核
肺結核の標準的治療がすべての肺外結核治療に推奨され、肺外結核のほとんどは6か月の治療が適切と考えられる。治療期間に関する最近の試験の報告はないが、治療反応が遅い病態は通常の6か月よりさらに延長してもよい。結核性髄膜炎の治療期間は9～12か月に延長すべきである。INHとPZAの髄液移行性は血中と同等である。RFPも使用すべきであるが、髄液移行は血中濃度より低い。心膜・髄膜の結核には副腎皮質ステロイドが推奨される[1]。

小児の結核
小児の結核治療はEBを減量して用いること以外、成人と同様である。上葉の病変および空洞などの成人において典型的な病像がない限り、（4剤でなく）INH, RFP, PZAの3剤を初期治療として使用する。また投与量は体重に基づいて設定する。小児結核治療に対する臨床試験データは限られているが、菌量は通常、成人よりずっと少ないので、標準的2か月の初期治療と、4か月の維持期治療が推奨される。薬剤は確実に内服させるため、粉砕し、食べ物や液体と合わせる必要があるだろう。最良の治療を行うための用法・投与量または薬剤の粉砕の影響を十分に評価した研究はない。

妊婦の結核
先天性結核治療は、活動性結核をもつ妊婦の治療（による胎児への影響）より、はるかに大きなリスクがあると考えられている。SMは初期治療薬のなかで唯一催奇形性があるとされており、EBの代わりとして推奨されていない。INH, RFP, EBで治療開始すべきである。PZAの催奇形性データは十分でないが、世界保健機関（World Health Organization：WHO）の妊婦のレジメンでは推奨されている。米国では、妊婦に対するPZAの使用は推奨していない。もしPZAを使用しない場合は、治療期間を9か月まで延長する。

INH, RFP, EB投与中も授乳は可能である。母乳中の薬剤濃度は十分でないため、乳児の結核治療はできない。しかし、母乳中のINH濃度でもビタミンの利用を阻害しうるため、乳児はピリドキシンを追加で摂取する必要がある。

腎機能障害
腎機能障害のある患者には、PZA, EBの投与を調節すべきである。また、投与量ではなく、投与間隔で調節する（表7-5）。血液透析を行っている患者では、透析後に投与すべきである。INHとRFPでは、投与量、投与間隔の調節は不要である。連日投与の薬剤は、常に同じ時間に投与すべきである。フルオロキノロンの製造元の腎機能補正の推奨は、抗酸菌ではなく他の細菌の感受性に基づいている。十分な治療が行われているか疑問がある場合は、確認のために薬物血中濃度を測定すべきである。

肝機能障害
肝機能障害既往のある患者は治療が難しい。INH, RFP, PZAは肝毒性があり、患者が背景に肝疾患をもつ場合、悪化させうる。進行した肝疾患をもつ患者では、検査データをモニターしても、抗結核薬の副作用の重症度はわからないかもしれない。高度な肝機能障害をもつ患者や初期レジメンによる肝炎が出現した感染性のある患者には、肝毒性のない治療レジメンが推奨される。その期間は、急性肝炎の改善がみられるまでか、肝障害が重篤な場合はそのままで治療完遂する。EB, モキシフロキサシン, SM筋肉内注射（もしくは他の静注のアミノグリコシド系薬剤）は肝炎の改善が確認されるまで使用できる。肝炎または肝機能が改善した患者には、このレジメンに初期治療薬を1つずつ加える。追加薬を投与してから7～10日間モニターし、忍容性を見極め、さらに（順次）追加する（前述の「副作用」を参照）。いったん薬剤感受性が判明し、その患者が標準レジメンに耐えられれば、最も肝毒性の少ないレジメンを確定できる。

吸収不全疾患
吸収不全状態がある場合、薬物血中濃度検査により注意して観察する必要がある。糖尿病やその他の疾患に伴う吸収不全の患者においては、薬物血中濃度測定が有用だろう。このような患者では経口投与による吸収が確実になるまで、筋注や静注治療レジメン

が必要かもしれない。

低所得国，結核高蔓延国

低所得国の結核治療は，資源不足と発展途上の社会基盤の問題があり，困難である。このような国では，結核の診断は多くの場合，培養をせず，塗抹顕微鏡検査に基づいており，薬剤感受性検査はルーチンには行えない。現在のWHO[50]の推奨では，INH, RFP, PZA, EB投与を最初の2か月，続いてINHとRFPを4か月，となっている。INH耐性率が高い地域では，維持期治療で，INH, RFP, EBの4か月投与が推奨される。連日の投与が最も望ましいが，週3回のDOTSであれば許容範囲内である。固定用量の抗結核薬の合剤が不適切レジメンや抗結核薬の単独治療防止のため，推奨される。結核治療の追加情報はWHOガイドライン第4版を参照[50]。

結核とHIVの共感染

HIV感染者の結核治療はHIV非感染者と基本的に同じで，6か月治療レジメンが有効である。RFPと抗レトロウイルス薬の薬物相互作用が特に問題になり，RFPの代替薬としてしばしばRBTが用いられる。CD4値100/mm³未満の患者へのRFP週2回投与は，RFP耐性菌出現のため禁忌である。また，rifapentineはHIV陽性患者では禁忌になっている[1]（Chapter 32を参照）。

謝辞：我々は，旧版のこの章の執筆者であるA. Edward KhanとMichael E. Kimerlingに感謝する。この章は，彼らが執筆した旧版の内容を参考にした。

◎ 文献 ◎

1. **American Thoracic Society, Centers for Disease Control and Prevention, and Infectious Diseases Society of America.** 2003. Treatment of tuberculosis. *MMWR Morb. Mortal. Wkly. Rep.* **52(RR11):**1–77.
2. **Benator, D., M. Bhattacharya, L. Bozeman, W. Burman, A. Cantazaro, R. Chaisson, F. Gordin, C. R. Horsburgh, J. Horton, A. Khan, C. Lahart, B. Metchock, C. Pachucki, C. Stanton, A. Vernon, M. E. Villarino, Y. C. Wang, M. Weiner, and S. Weis.** 2002. Rifapentine and isoniazid once a week versus rifampicin and isoniazid twice a week for treatment of drug-susceptible pulmonary tuberculosis in HIV-negative patients: a randomised clinical trial. *Lancet* **360:**528–534.
3. **Bureau of Tuberculosis Control.** 2008. *Clinical Policies and Protocols,* 4th ed., p. 66. Bureau of Tuberculosis Control, New York City Department of Health, New York, NY.
4. **Canetti, G.** 1965. Present aspects of bacterial resistance in tuberculosis. *Am. Rev. Respir. Dis.* **92:**687–703.
5. **Catanzaro, A., and R. Horsburgh.** 2000. TBTC Study 22: risk factors for relapse with once-weekly isoniazid/rifapentine (HP) in HIV-negative TB patients. *Am. J. Respir. Crit. Care Med.* **161:**A252.
6. **Chitturi, S., and G. Farrell.** 2007. Drug induced liver disease, p. 935–936. *In* E. Schiff, M. Sorrell, and W. Maddrey (ed.), *Schiff's Diseases of the Liver,* 10th ed., vol. I. Lippincott Williams and Wilkins, Philadelphia, PA.
7. **Crofton, J., and D. A. Mitchison.** 1948. Streptomycin resistance in pulmonary tuberculosis. *Br. Med. J.* **2:**1009–1015.
8. **Cullen, J. H., L. J. Early, and J. M. Fiore.** 1956. The occurrence of hyperuricemia during pyrazinamide-isoniazid therapy. *Am. Rev. Tuberc.* **74:**289–292.
9. **Døssing, M., J. T. R. Wilcke, D. S. Askgaard, and B. Nybo.** 1996. Liver injury during antituberculosis treatment: an 11-year study. *Tuberc. Lung Dis.* **77:**335–340.
10. **Dutt, A. K., D. Moers, and W. W. Stead.** 1989. Smear- and culture-negative pulmonary tuberculosis: four-month short-course chemotherapy. *Am. Rev. Respir. Dis.* **139:**867–870.
11. **Feldman, W. H.** 1954. Streptomycin: some historical aspects of its development as a chemotherapeutic agent in tuberculosis. *Am. Rev. Tuberc.* **89:**859–868.
12. **Griffith, D. E., B. A. Brown, and R. J. Wallace.** 1996. Varying dosages of rifabutin affect white blood cell and platelet counts in human immunodeficiency virus-negative patients who are receiving multidrug regimens for pulmonary *Mycobacterium avium* complex disease. *Clin. Infect. Dis.* **23:**1321–1322.
13. **Grosset, J.** 1980. Bacteriologic basis of short-course chemotherapy for tuberculosis. *Clin. Chest Med.* **1:**231–241.
14. **Hong Kong Chest Service/British Medical Research Council.** 1987. Five-year follow-up of a controlled trial of five 6-month regimens of chemotherapy for tuberculosis. *Am. Rev. Respir. Dis.* **136:**1339–1342.
15. **Hong Kong Chest Service/British Medical Research Council.** 1991. Controlled trial of 2, 4, and 6 months of pyrazinamide in 6-month, three-times weekly regimens for smear-positive pulmonary tuberculosis, including an assessment of a combined preparation of isoniazid, rifampin, and pyrazinamide: results at 30 months. *Am. Rev. Respir. Dis.* **143:**700–706.
16. **Jindani, A., V. R. Aber, E. A. Edwards, and D. A. Mitchison.** 1980. The early bactericidal activity of drugs in patients with pulmonary tuberculosis. *Am. Rev. Respir. Dis.* **121:**939–949.
17. **Joint Committee on the Study of Streptomycin.** 1947. The effects of streptomycin on tuberculosis in man. *JAMA* **135:**634–641.
18. **Kanellakopoulou, K., A. Pagoulatou, K. Stroumpoulis, M. Vafiadou, H. Kranidioti, H. Giamarellou, and E. J. Giamarellos-Bourboulis.** 2008. Pharmacokinetics of moxifloxacin in non-inflamed cerebrospinal fluid of humans: implication for a bactericidal effect. *J. Antimicrob. Chemother.* **61:**1328–1331.
19. **Kopanoff, D. E., D. E. Snider, and G. J. Caras.** 1979. Isoniazid-related hepatitis: a US Public Health Service cooperative surveillance study. *Am. Rev. Respir. Dis.* **117:**991–1001.
20. **Lacoma, A., N. Garcia-Sierra, C. Prat, J. Ruiz-Manzano, L. Haba, S. Rosés, J. Maldonado, and J. Domínguez.** 2008. GenoType MTBDRplus assay for molecular detection of rifampin and isoniazid resistance in *Mycobacterium tuberculosis* strains and clinical samples. *J. Clin. Microbiol.* **46:**3660–3667.
21. **Leibold, J. E.** 1966. The ocular toxicity of ethambutol and its relation to dose. *Ann. N. Y. Acad. Sci.* **135:**904–909.
22. **McDermott, W., and R. Tompsett.** 1954. Activation of pyrazinamide and nicotinamide in acid environment in vitro. *Am. Rev. Tuberc.* **70:**748.
23. **Mehta, Y. S., F. F. Jijina, S. S. Badakere, A. V. Pathare, and D. Mohanty.** 1996. Rifampicin-induced immune thrombocytopenia. *Tuberc. Lung Dis.* **77:**558–562.

24. Mitchell, J. R., H. J. Zimmerman, K. G. Ishak, U. P. Thorgeirsson, J. A. Timbrell, W. R. Snodgrass, and S. D. Nelson. 1976. Isoniazid liver injury: clinical spectrum, pathology and probable pathogenesis. *Ann. Intern. Med.* **84:**181–192.
25. Mitchison, D. 1979. Basic mechanisms of chemotherapy. *Chest* **76:**S771–S781.
26. Mitchison, D. A. 1984. Drug resistance in mycobacteria. *Br. Med. Bull.* **40:**84–90.
27. Mitchison, D. A. 2000. Role of individual drugs in the chemotherapy of tuberculosis. *Int. J. Tuberc. Lung Dis.* **4:**796–806.
28. Moadebi, S., C. K. Harder, M. J. Fitzgerald, K. R. Elwood, and F. Marra. 2007. Fluoroquinolones for the treatment of pulmonary tuberculosis. *Drugs* **67:**2077–2099.
29. Moulding, T. S., A. G. Redeker, and G. C. Kanel. 1989. Twenty isoniazid-associated deaths in one state. *Am. Rev. Respir. Dis.* **140:**700–705.
30. Narita, M., M. Hisada, B. Thimmappa, J. Stambaugh, E. Ibrahim, E. Hollender, and D. Ashkin. 2001. Tuberculosis recurrence: multivariate analysis of serum levels of tuberculosis drugs, human immunodeficiency virus status, and other risk factors. *Clin. Infect. Dis.* **32:**515–517.
31. Nuermberger, E. L., T. Yoshimatsu, S. Tyagi, R. J. O'Brien, A. N. Vernon, R. E. Chaisson, W. R. Bishai, and J. H. Grosset. 2004. Moxifloxacin-containing regimen greatly reduces time to culture conversion in murine tuberculosis. *Am. J. Respir. Crit. Care Med.* **169:**421–426.
32. Parimon, T., C. E. Spitters, N. Muangman, J. Euathrongchit, E. Oren, and M. Narita. 2008. Unexpected pulmonary involvement in extrapulmonary tuberculosis patients. *Chest* **134:**589–594.
33. Peloquin, C. A. 2002. Therapeutic drug monitoring in the treatment of tuberculosis. *Drugs* **62:**2169–2183.
34. Pletz, M. W., A. De Roux, A. Roth, K. H. Neumann, H. Mauch, and H. Lode. 2004. Early bactericidal activity of moxifloxacin in treatment of pulmonary tuberculosis: a prospective, randomized study. *Antimicrob. Agents Chemother.* **48:**780–782.
35. Sanders, W. E. J. 1976. Rifampin. *Ann. Intern. Med.* **85:**82–86.
36. Saukkonen, J. J., D. L. Cohn, R. M. Jasmer, S. Schenker, J. A. Jereb, C. M. Nolan, C. A. Peloquin, F. M. Gordin, D. Nunes, D. B. Strader, J. Bernardo, R. Venkataramanan, and T. R. Sterling. 2006. An official ATS statement: hepatotoxicity of antituberculosis therapy. *Am. J. Respir. Crit. Care Med.* **174:**935–952.
37. Sharma, S. K., R. Singla, P. Sarda, A. Mohan, G. Makharia, A. Jayaswal, V. Sreenivas, and S. Singh. 2010. Safety of 3 different reintroduction regimens of antituberculosis drugs after development of antituberculosis treatment-induced hepatotoxicity. *Clin. Infect. Dis.* **50:**833–839.
38. Snider, D. E., and G. J. Caras. 1992. Isoniazid-associated hepatitis deaths: a review of available information. *Am. Rev. Respir. Dis.* **145:**494–497.
39. Snider, D. E., J. Graczyk, E. Bek, and J. Rogowski. 1984. Supervised six-months treatment of newly diagnosed pulmonary tuberculosis using isoniazid, rifampin, and pyrazinamide with and without streptomycin. *Am. Rev. Respir. Dis.* **130:**1091–1094.
40. Snider, D. E., Jr. 1980. Pyridoxine supplementation during isoniazid therapy. *Tubercle* **61:**191–196.
41. Steele, M. A., R. F. Burk, and R. M. DesPrez. 1991. Toxic hepatitis with isoniazid and rifampin: a meta-analysis. *Chest* **99:**465–471.
42. Tahaoğlu, K., G. Ataç, T. Sevim, T. Tärün, O. Yazicioğlu, G. Horzum, I. Gemci, A. Ongel, N. Kapakli, and E. Aksoy. 2001. The management of anti-tuberculosis drug induced hepatotoxicity. *Int. J. Tuberc. Lung Dis.* **5:**65–69.
43. Tostmann, A., M. J. Boeree, R. E. Aarnoutse, W. C. M. de Lange, A. J. van der Ven, and R. Dekhuijzen. 2008. Antituberculosis drug-induced hepatotoxicity: concise up-to-date review. *J. Gastroenterol. Hepatol.* **23:**192–202.
44. Türktaş, H., M. Unsal, N. Tülek, and O. Orüç. 1994. Hepatotoxicity of antituberculosis therapy (rifampicin, isoniazid and pyrazinamide) or viral hepatitis. *Tuberc. Lung Dis.* **75:**58–60.
45. van Rie, A., R. Warren, M. Richardson, T. C. Victor, R. P. Gie, D. A. Enarson, N. Beyers, and P. D. van Helden. 1999. Exogenous reinfection as a cause of recurrent tuberculosis after curative treatment. *N. Engl. J. Med.* **341:**1174–1179.
46. Vernon, A., W. Burman, D. Benator, A. Khan, L. Bozeman, and Tuberculosis Trials Consortium. 1999. Acquired rifamycin monoresistance in patients with HIV-related tuberculosis treated with once-weekly rifapentine and isoniazid. *Lancet* **353:**1843–1847.
47. Villarino, M. E., R. Ridzon, P. C. Weismuller, M. Elcock, R. M. Maxwell, J. Meador, P. J. Smith, M. L. Carson, and L. J. Geiter. 1997. Rifampin preventive therapy for tuberculosis infection: experience with 157 adolescents. *Am. J. Respir. Crit. Care Med.* **155:**1735–1738.
48. Wang, L., and K. Takayama. 1972. Relationship between the uptake of isoniazid and its action on in vivo mycolic acid synthesis in *Mycobacterium tuberculosis*. *Antimicrob. Agents Chemother.* **2:**438–441.
49. Watkins, P., J. Bloom, and C. Hunt. 2009. Biomarkers of acute idiosyncratic hepatocellular injury (AIHI) within clinical trials, p. 42–48. *In* S. Olson, S. Robinson, and R. Giffin (ed.), *Accelerating the Development of Biomarkers for Drug Safety: Workshop Summary. Forum on Drug Discovery, Development, and Translation; Institute of Medicine*. National Academies Press, Washington, DC.
50. World Health Organization. 2010. *Treatment of Tuberculosis: Guidelines*, 4th ed. WHO Press, Geneva, Switzerland.
51. Yee, D., C. Valiquette, M. Pelletier, I. Parisien, I. Rocher, and D. Menzies. 2003. Incidence of serious side effects from first-line antituberculosis drugs among patients treated for active tuberculosis. *Am. J. Respir. Crit. Care Med.* **167:**1472–1477.
52. Youman, G. P., E. H. Williston, W. H. Feldman, and C. H. Hinshaw. 1946. Increase in resistance of tubercle bacilli to streptomycin. A preliminary report. *Proc. Mayo Clin.* **21:**216.
53. Zhang, Y., M. M. Wade, A. Scorpio, H. Zhang, and Z. Sun. 2003. Mode of action of pyrazinamide: disruption of *Mycobacterium tuberculosis* membrane transport and energetics by pyrazinoic acid. *J. Antimicrob. Chemother.* **52:**790–795.
54. Zimmerman, H. J. 1968. The spectrum of hepatotoxicity. *Perspect. Biol. Med.* **12:**135–161.

Chapter 8

多剤耐性結核の治療
Therapy of Multidrug-Resistant and Extensively Drug-Resistant Tuberculosis

- 著：Barbara J. Seaworth・Robert N. Longfield
- 訳：宇野 俊介

概要

多剤耐性結核（multidrug-resistant tuberculosis：MDR-TB），つまり，少なくともイソニアジドとリファンピシンに耐性の結核[75]を治療するのは難しい。また，治療薬は高価で副作用が多く，イソニアジドやリファンピシンに比べて効果が劣っている。2006年の3月に米国疾病対策センター（Centers for Disease Control and Prevention：CDC）が発行するMMWR（*Morbidity and Mortality Weekly Report*）[23]で，超多剤耐性結核（extensively drug-resistant tuberculosis：XDR-TB）が最初に定義された。その年の10月に定義が見直され[24]，イソニアジド，リファンピシン，第2選択の注射薬（カナマイシン，アミカシン，capreomycin），およびフルオロキノロンに耐性である結核と定義された。この新しい定義によって，より予後の悪い患者群や死亡率の高い患者群を識別できるようになった[124]。MDR-TBおよびXDR-TBは，結核の治療が成功するために最も重要とされる抗結核薬に耐性である。1990年代のニューヨーク市でのMDR-TBのアウトブレイクは世界の注目を浴びたが，さらに最近では南アフリカ共和国のクワズール・ナタール州でのXDR-TBのアウトブレイクが報告されている[50,51]。

疫学

結核の有病率は全世界的には減ってきており，薬剤耐性結核の症例数も減ってきていると推測される。世界保健機関（World Health Organization：WHO）は2009年にMDR-TB患者は44万人，XDR-TB患者は5万人おり，MDR-TBによる死者は15万人との見積もりを発表した[169]。この見積もりは以前より減少してきているようだ。しかし，検査機関の能力の問題で，特に，第2選択薬の感受性検査を行うことに限界があるため，多くの高蔓延国，低所得国から中所得国では，MDR-TBやXDR-TBの診断を行うことができていない。現時点で，58の国で少なくとも1例のXDR-TBの報告がある。国の結核プログラムで適切な治療を受けられた症例はわずかに7％（<50,000）である[165]。米国ではMDR-TBの報告例はわずかに少なくなった。いちばん新しいデータでは，2008年に107例のMDR-TBが報告されていた。2009年にはXDR-TBの報告はない[22]。米国では，薬剤耐性菌は他国で生まれた患者に多く報告されている。

2007年には50万例と見積もられたMDR-TBは，85％以上の症例が27か国から報告された（そのうち15か国はヨーロッパの国々である）。インドがいちばん多く（131,000），中国（112,000），ロシア（43,000），南アフリカ共和国（16,000），バングラデシュ（15,000）が続く[169]。症例数の見積もりはそれぞれの国からの報告と，WHOの結核の耐性に関する4回目の報告に基づいている[170]。ここでは，2002～2007年までの，81か国および中国の2つの管理領域（香港，マカオ）から集めた93施設，91,577患者の感受性試験の結果が報告されていた。10の高蔓延国からの新しい情報と，47か国からのトレンドデータ（3つ以上のデータポイント）が新たに付け加えられた。情報は，第1選択薬に対する品質保証プログラムに加入している国の検査機関もしくは，国際標準リファレンス検査室（参考検査室）（supranational reference laboratories）からのみ集められた。しかし，世界の発生率はまだまだ見積もりにすぎない。南アフリカ共和国などの地域では，検査機関の能力に限度があり，完全に情報が報告されているわけではない[170]。これは特に，第1選択薬，第2選択薬の薬剤感受性検査が診断に必要となるXDR-TBのときに問題となる。

すでにMDR-TBの広がっている地域にヒト免疫不全ウイルス（human immunodeficiency virus：HIV）感染症が入り込むことで，MDR-TBは大幅に増加するだろうと考えられている[133]。実際，国または地域でMDR-TBの存在が最初に明らかになるのはHIV患者においてであり，彼らが歩哨のような役割を果たしているのかもしれない[19]。HIVに関連したMDR-TBのアウトブレイクは1990年代にニューヨーク市[50]とフロリダ州[21]の病院や他の施設で報告された。この報告は世界の結核の制御努力に大きな衝撃を与えた[15]。最近では，南アフリカ共和国のクワズール・ナタール州の地方の病院でのXDR-TBのアウトブレイクの報告で，HIVと結核に重要な関係があることが注目された。アフリカでHIVと結核の2つの疾患が流行することで，結核プログラムは大きな難題に直面している。2005年に，すべての結核患者の15％がHIVとの共感染であると報告されたが，2008年に，アフリカのいくつかの国で結核患者の60～80％以上がHIVとの共感染であったことが報告された[168]。

HIVに関連したMDR-TBとXDR-TBのアウトブレイクは，アドヒアランスの悪さや，治療の間違いといった通常の薬剤耐性獲得の機序によってもたらされただけでなく，薬剤感受性検査が行われずに標準的な治療レジメンで治療が行われたり，薬剤が適切に入手できなかったりすることで，さらに耐性化が進行していた[130]。南アフリカ共和国でのアウトブレイクは市中での伝播と

I 概論

同様, 施設でも伝播が起こっていることと関係していた[18]。

薬剤耐性化のメカニズム

抗結核薬への耐性は, 自然発生した薬剤耐性の抗酸菌(mycobacteria)が選択的に増殖することで出現する。この耐性をもった変異株は, 必要な薬剤の数が少なかったり, 血中濃度が足りなかったりして不十分な治療が行われた場合に, 野生株に取って代わって増殖してしまう。MDR-TB の株は個々の薬物に対する耐性変異が順次蓄積していくことで発生することが分子疫学的研究でわかっている[122]。抗結核薬同士の耐性機序には関連はない。治療中もしくは治療後に耐性化した場合を「耐性を獲得した」と以前はいっていたが, 現在は「治療歴のある患者における耐性」とするよう WHO はいっている。同様に, 治療歴がない場合の耐性を「一次耐性(primary drug resistance)」と呼んでいたが, 現在は「新しい患者における耐性」と呼称を改めている。正確な治療歴を把握するのは難しいことが多いが, 「新しい患者」とは今まで抗結核薬を投与されたことがないか, 治療歴があったとしても1か月未満の患者のことをいう。「治療歴のある患者」とは少なくとも1か月の治療を行ったことがある患者のことをいう[40]。

治療歴のある患者における耐性化のいちばんの原因は, 感受性のよい結核感染症に対する治療の間違いがあり, 結果として不適切な治療を行うことである。Mahmoudi と Iseman は 1989～1990年の MDR-TB 患者 35 例のうち 28 例(80％)に治療の間違いがあったと報告した[95]。1患者につき平均 3.93 の治療の間違いがあった。最も多い間違いは, 最初に選んだ治療レジメンが不適切だったこと；治療失敗したレジメンに対して単剤を追加したこと；耐性と気づけなかったこと；アドヒアランスを評価し確実にすることができなかったこと；活動性結核に対してイソニアジドの単剤治療を行ったこと；などである。治療の間違いは呼吸器科医も含めた開業医に通院している患者で多かった[17,83]。州や市の結核コントロールプログラムではないところで治療されている患者の半数近くが, たとえば, イソニアジドの耐性率が4％を超える地域であるのに初期治療薬が4剤に満たなかったなど, CDC や米国胸部学会(American Thoracic Society：ATS)のガイドラインの推奨から外れたレジメンで治療されていた。

治療

第2選択薬

◎ 注射薬：ストレプトマイシン(SM), カナマイシン(KM), アミカシン(AMK), capreomycin(CPRM) ◎

SM は結核に対して最初に有効性が認められた薬剤である。SM 単剤で治療をされた初期の頃の患者は, 必ず最終的に治療は失敗していた。結果として起こる単剤治療のリスクは残念ながら, 過去の何世代もの医師が繰り返し学ばなくてはならない重要な教訓であり続けた。SM は最新の CDC や ATS, 米国感染症学会(Infectious Diseases Society of America：IDSA)のガイドラインでは第2選択薬に再分類された。というのも, 特に米国外出生患者において耐性率が高いためだ[4]。SM, AMK, KM といったアミノグリコシドとそれにとてもよく似たポリペプチドである CPRM は, 30S リボソームに働き蛋白合成を阻害する。これらは in vitro で結核菌に対して活性をもち, 細胞外で速く増殖する菌に殺菌的に作用し, 特に, 空洞病変で増殖する菌に対して効果が高い[64]。乾酪壊死病巣や膿瘍内といった, 組織の pH が落ちていて, 嫌気的環境でゆっくり増殖する菌に対して, これらの薬剤は活性をもたない[41,103,134]。副作用には, 耳毒性, 腎毒性, まれな神経筋遮断作用などがある。アミノグリコシド系抗菌薬と CPRM の使用により, カルシウム, マグネシウム, カリウムの血中濃度が低下することがある[86,143]。もともと SM に対して耐性の結核は, 米国外出生者において有意に多い。SM と AMK の交差耐性は報告されていないため, もし患者が以前に KM や AMK で治療を受けていなければ, 一般に AMK には感受性が残っている[1]。KM に耐性の株は通常 AMK に耐性であるが, KM 耐性で AMK 感受性株の存在が東ヨーロッパの国々からの報告で明らかになったことがある[84]。アミノグリコシドを吸入すると局所濃度を上げられる可能性があり, 吸入することによる毒性はほとんどない。喀痰の塗抹と培養で陽性が続いていた MDR-TB の患者 12 人のうち7人で, アミノグリコシドの吸入を追加して治療することで塗抹が陰性化した。以前に失敗したレジメンに SM の吸入を加えることで治療に成功したという報告や, ほかにもアミノグリコシドを吸入することで治療に成功した3例の報告がある[117]。長期的な有効性は不明であり, この方法では乾酪壊死病巣の菌には効果がないだろう。副作用は気道刺激性に限られている[132]。

フルオロキノロン：シプロフロキサシン(CPFX), オフロキサシン(OFLX), レボフロキサシン(LVFX), モキシフロキサシン(MFLX)

フルオロキノロンには長期的な効果や安全性があることが多くの経験からわかっている[10,76,92]。これらの薬剤は細胞外で急速に増殖する菌と, 細胞内で増殖が止まっている菌のどちらにも殺菌的に働く[55]。フルオロキノロンは, 染色体の複製時に DNA の超らせん構造を調整するのに必要な DNA ギラーゼを阻害する[56]。フルオロキノロンは組織(肺胞のマクロファージ)や気道分泌物, 体液によく浸透し, 血中と同程度かそれより高い濃度を保つことができる。中枢神経系移行もよく, 結核性髄膜炎にも用いられる[2,55,91,93]。半減期が長く(LVFX で5～8時間, MFLX で9～15時間), 抗菌薬持続効果(postantibiotic effect)があるので, 1日1回投与が可能である[93]。比較的古い世代のフルオロキノロンである CPFX と OFLX のどちらも, 感受性のある結核[2,82], 耐性結核[96,97,114,142]に対して治療結果がよいことが示されている。しかし WHO は, より新しい世代のフルオロキノロンに比べて若干効

果が劣るため，CPFX を MDR-TB に使用することを推奨していない[166]。MFLX と LVFX の MIC_{90}（それぞれ $0.25\ \mu g/mL$，$0.5\sim1\ \mu g/mL$）は，CPFX や OFLX の MIC_{90}（それぞれ $4\ \mu g/mL$，$2\ \mu g/mL$）より低い[54,55,123,129,131,155]。さらに，MFLX はリファンピシンを内服して2日目やイソニアジドを内服して5日目と同程度の，喀痰中での早期の殺菌効果をもつことが示されている[120]。MDR-TB に対してフルオロキノロンを使用した前向き研究はないが，多くの経験から LVFX と MFLX は治療成績を改善するうえで重要な薬と考えられている[27,80,88]。

最適なフルオロキノロンと投与量はまだよくわかっておらず，LVFX の高用量（$750\sim1,000\ mg/$日）が MFLX の $400\ mg/$日以上と比べて治療効果がよいかどうかはまだ評価されていない。これらの殺菌性薬剤は時間依存性に，また，同様に濃度依存性に活性があるため[141,158]，より投与量を増やすと効果は大きいだろうと思われる。初期の研究では，LVFX は $500\ mg/$日で使用されていたが，経験的には $750\ mg/$日が現在の標準的な投与量とされており，$1,000\ mg/$日に増量しても忍容性がよく血中濃度もとてもよい値となる[118]。MFLX は $400\ mg/$日で使ったとき殺菌効果が高い[148,155]。多くの研究では，現在使用できるフルオロキノロンのなかで MFLX が最も長い半減期をもつといわれるが，最近，MFLX $400\ mg/$日の半減期4～10時間に対して，LVFX $1,000\ mg/$日を用いた場合の半減期は4～16時間であることが示された[118]。この数字は今まで報告されていた MFLX の半減期の数字よりいくぶん小さい。もし，MFLX を $400\ mg/$日より多くすれば，特に，古いフルオロキノロンに対して耐性をもつ XDR-TB の治療において，より効果を高められる可能性がある。効果を高めたうえで毒性が出現しない最適な量を決めるための研究が今後必要である。

フルオロキノロンに対する耐性は2つのステップで出現するが，より血中濃度を高めれば変異株が選択されることを防げる[38,65,100,118]。フルオロキノロンに対する耐性は単剤で使用された場合に急速に出現する[35,135]。フルオロキノロン同士の交差耐性は当初は存在すると考えられていた。しかし最近我々は，OFLX に対して耐性だが，より新しいフルオロキノロンには感受性という症例を経験し，ほかにも同様の報告がある[108,171]。一方で，結核菌40株に対して OFLX，MFLX，ガチフロキサシンの3剤は同じように耐性を示したという研究もある[148]。gyrB の N533T 変異をもつ株は OFLX に感受性で，MFLX およびガチフロキサシンに耐性であった[162]。カナダから，市中肺炎に対するフルオロキノロンの単回処方は耐性結核菌の出現とは関連はなかったが，複数回処方された場合には関連があったと報告された[94]。フルオロキノロンは，特に結核の可能性や疑いがある患者においては，ほかの有効な薬剤と組み合わせて処方するようにして，単独では使用しないようにしなければならない[2]。

フルオロキノロンの副作用は悪心や腹部膨満感などの消化器症状が最もよく報告される。筋肉痛も比較的よく起きるが，まれに腱断裂も報告される[13]。MFLX を内服している患者では，QT 延長もあるといわれているが，我々の経験や知る限りにおいて，MDR-TB に対して使用した場合にはいまだ報告されていない。2008年に Bayer 社が医師向けに，MFLX による副作用としてまれに重篤な肝障害や皮疹が出現することがあると注意勧告を出している。多くの場合，フルオロキノロンは副作用が少なく，内服することによる利益がリスクを上回っている[158]。

リファブチン（RBT）

MDR-TB であっても20～30%以上は RBT に感受性があると数多く報告されている[61,87,135]。RBT は殺菌性薬剤で，最小発育阻止濃度（minimal inhibitory concentration：MIC）が $2\ \mu g/mL$ 以下で感受性と判断される。血中濃度のピークは $1\ \mu g/mL$ に満たないが，好中球やリンパ球，マクロファージへの移行が非常によく，活性が高くなる。組織内濃度も血中濃度よりはるかに高くなり，肺では血中の5～10倍の濃度になる[85,110]。RBT は HIV 患者で，HIV プロテアーゼ阻害薬との薬物相互作用を避けるためにリファンピシンの代わりに用いられる。この場合，リファンピシンで治療された場合と予後は変わらない。MDR-TB の治療において RBT の効果はよくわかっていない。というのも，イソニアジドとリファンピシンに耐性で RBT 感受性の患者での比較試験がまだ行われていないからだ。多くの研究では患者選択が不適切で，信頼性のある結果比較ができない，また，なかにはそもそも RBT の治療開始時の感受性と耐性が区別されていない研究もある〔M. Felton による1988年の米国呼吸器学会（American Lung Association：ALA）/ 米国胸部学会（American Thoracic Society：ATS）の年次会合での発表（Las Vegas, NV）や，L. Madsen, M. Goble, M.D. Iseman による1986年の ALA / ATS の年次会合での発表（Kansas City, MO）〕。MDR-TB 患者11人を RBT や他の薬剤を用いて治療した研究によれば，「研究開始時点で2人の患者は RBT に感受性であり，治療反応性はその2人が一時的にはいちばんよかったが，RBT の耐性の出現と関連していたことから，彼らの治療反応は RBT によるものではないか」と報告されている[70]。RBT に感受性があれば，$450\ mg/$日で治療に含め，治療閾値のなかでも高めの血中濃度を目標にする。HIV 患者では，血液毒性やぶどう膜炎が出現することがあり，RBT を減量しなければいけないこともあるが，HIV のない患者ではそのような副作用は通常は経験されない。よくある副作用は筋肉痛で，そのような場合には鎮痛薬や非ステロイド性抗炎症薬（nonsteroidal anti-inflammatry drug：NSAID）でしばしばコントロールできる。

エチオナミド（ETH）

ETH はイソニアジドに構造が似ており，ミコール酸の細胞壁合成を阻害すると考えられている。ETH は殺菌的で，経口でよく吸収され，分布容積も広い。MDR-TB のマウスモデルでは MFLX の作用を増強することが認められるが，この作用はヒトでは認められない[44]。最も多い副作用は消化器症状で，悪心，心窩部痛，味覚変化（金属味）などがある。4.3% で有意な肝障害を認め

I 概論

るが，一過性に肝酵素が上昇することはより頻繁に経験される。また，甲状腺機能低下症が起きる場合もあり，その場合，甲状腺ホルモンの補充が必要になるが，通常は ETH の内服をやめれば甲状腺ホルモン薬は中止できる[146]。健常人では，有効血中濃度を得るためには，1日量 500 mg が必要である[175]。感受性があれば，多剤併用治療の1剤として使用する。副作用で内服できなくなる可能性を少なくするために少量から開始し（250 mg/日），7～10日かけて目標の量まで増量する。治療は，通常 500～1,000 mg/日を分割して投与する。

サイクロセリン（CS）

CS は抗酸菌の細胞壁合成を阻害し，静菌的に働く薬剤である。内服するとすみやかに吸収され，体内に広く分布する。中枢神経系に最もよく起こる副作用は，けいれん，精神病，躁うつやその他の気分障害，眠気である。神経障害は用量依存性と考えられ，血中濃度が 30 μg/mL 未満ではほとんどみられない。神経・精神疾患の既往があれば，中枢神経系の副作用が起こりやすくなる。CS に感受性があれば，多剤併用治療の1剤として使用する。成人での投与量は 750 mg/日で，これを2～3回に分けて投与する。通常，1回 250 mg を1日2回で開始する。我々は CS を増量する前に血中濃度を測定することを推奨する。腎機能障害がある患者では，投与量や投与間隔の調整が必要である。

パラアミノサリチル酸（PAS）

パラアミノサリチル酸（para-aminosalicylic acid：PAS）は，結核菌がパラアミノベンジル酸を葉酸に変換するのを競合的に阻害し，DNA 合成を抑制することで，静菌的に働く。PAS は内服後すぐに吸収され，蛋白結合率が非常に高く（60～70%），中心壊死した結核病巣へも容易に浸透するが，髄膜炎がない場合には髄液への移行は乏しい。肝臓ですぐに代謝され，腎臓から排泄されるため，PAS は高用量を分割して内服しなければいけない（8～12 g/日）。現在の腸溶性顆粒剤になっても，食欲不振，悪心，嘔吐，下痢はよくある副作用である。下痢は服薬を開始するときに特によく起きるが，内服し続けても1週間ほどで改善する場合が多い。多くの専門家は 4 g/日で開始して，7～10日程度かけて目標とする投与量まで漸増することを推奨している。12 g/日を超えると，ほとんどの患者は内服が難しくなる。PAS は，特に ETH と一緒に内服した場合に，甲状腺機能低下症を起こすことがある。原因薬剤を中止するまで，甲状腺ホルモンの補充が必要となる。ナトリウム負荷により患者によっては体液貯留が生じる可能性がある。腎機能障害がある患者では，投与量や投与間隔の調整が必要である。

クロファジミン

クロファジミンはリミノフェナジン染料の化合物で，*M. leprae* の治療に使用し，結核に対しても活性がある[39]。作用機序は知られていないが，DNA の結合と関連しているかもしれない。マクロファージ内の濃度が高まり，ネズミの結核モデルでは有効性が証明されている。時として消化器症状が出現することがある場合を除いて，一般的に忍容性は悪くないが，皮膚に薬物が沈着するため，可逆性ではあるが皮膚の色が黒くなることを訴える患者が多い。現在，米国で MDR-TB の治療にクロファジミンを使用する場合，個々の患者の治験薬として製造元（Novartis Pharmaceuticals Corporation）からのみ入手できる。

リネゾリド（LZD）

LZD はオキサゾリジノン系の抗菌薬で，リボソームでの蛋白合成を阻害する。細菌の 50S リボソームサブユニットに結合し，蛋白合成のための開始複合体の形成を阻害する[14]。LZD は耐性グラム陽性菌による重症感染症の治療に用いられる。結核菌に対しても in vitro では活性がよく，早期の殺菌作用がそこそこあり，2～7日後の長期間の殺菌活性がごくわずかに認められる[37]。

耐性の進んだ MDR-TB や XDR-TB に対しては使用できる薬剤が限られているため，LZD には予後や毒性を評価した前向き研究がないにもかかわらず，治療に使用されてきた。現在，これについて研究が行われている。多剤併用治療における LZD の効果は，さまざまな観察研究での報告がなされている。Migliori らは LZD を使用した群としなかった群で治療結果は変わらなかったが，LZD を使用した患者は第1選択薬，第2選択薬に耐性の傾向が高く，今までの治療歴が 4.5 回であったのに対して，LZD を使用しなかった患者では治療歴が 2.3 回だったと報告している[101]。彼らは，LZD は治療が非常に難しい症例において効果的かもしれないと結論づけている。ほかにも，MDR-TB や XDR-TB のなかでも耐性の進んだ患者において予後を改善したとする報告がいくつかあり[5,29,48,79,161]，長期間治療に失敗してきたレジメンにサルベージ療法として加えたときでさえ有効であったとする報告もある[29]。LZD は一般細菌感染症の場合には，600 mg を1日2回で使用するが，結核の治療の場合には，毒性とコストを抑えるために 600 mg を1日1回で使用される場合がほとんどである。この投与量でも血中濃度は十分 MIC を超える[37,101,113]。

600 mg/日の投与量で有意に毒性が軽減されたかどうかは証明されていない[101]。近年，小さなケースシリーズではあるが，300 mg/日で治療できたとする報告もある[81,172]。LZD で治療した場合，多くの患者で重篤な副作用が起きており，内服を中止することになったとする報告が多い。これらの副作用は骨髄抑制や，末梢神経障害・視神経障害，乳酸アシドーシス[8,52,99,101,125,136] も含めて，ミトコンドリアで蛋白合成が阻害されることによって引き起こされる[52,99]。末梢神経障害は内服を中止しても続く可能性があり特に問題視されている[8,11,47,109,161]。しかし，カリフォルニアでの研究では，毒性はかなり限られており，内服を中止した後はほとんどは可逆性であったと報告されている[125,136]。毒性は治療期間と関連している。血液毒性は最初の週から数か月に及んで出現することがあり，神経毒性は通常3～4か月後から出現する。乳酸アシドーシスは使用を始めて最初の週に出現する[5,8,109]。LZD

は選択的セロトニン再取り込み阻害薬(selective serotonin reuptake inhibitor：SSRI)や中枢神経系におけるセロトニン濃度を上昇させる薬剤を内服している患者の最大25%でセロトニン症候群を引き起こす[9,33,109,152]。また，患者にはチラミンを多く含んだ食べ物や飲み物，サプリメントは避けるよう指示しなければいけない。

LZDはXDR-TBの治療薬の有力な候補であるが，多くの研究で毒性が多いことも報告されており，最適な量，長期的な効果，LZDと関連薬の忍容性などが依然として確立されていないままである。

イミペネム(IPM)

IPMが結核に有効であるとするいくつか限られた報告はあるが，WHOでは第3選択薬に位置づけられている。治療の有効性はマウスとヒトで報告されている。IPMは殺菌的ではあるが，イソニアジドほどの殺菌力はないとされている。ある研究では，10人のMDR-TBの治療に失敗した患者を，IPMで治療できたと報告している。IPMはアミノグリコシド系抗菌薬やフルオロキノロンと併用されたので，IPMに臨床的な効果がどのくらいあったのかの判断は難しい。症例を選べばIPMが有効な場合もあるようだ[25]。

メロペネム／クラブラン酸

メロペネムはIPMに構造がよく似たカルバペネム系薬剤である。βラクタマーゼ阻害薬であるクラブラン酸と組み合わせることで，MDR-TBも含めた結核菌に活性をもつことが，*in vitro* の研究のみで示されている。感受性のある菌株のMICは1 μg/mL以下で，MDR-TBのなかにもこのMICを示すものがある。メロペネムとクラブラン酸を組み合わせて好気培養を行ったところ，14日間発育が抑制され，また嫌気培養でも発育を抑制した。XDR-TBの13株も感受性のある株では，同じ濃度で発育が抑制された。クラブラン酸は静注薬が販売されていないが，この組み合わせは静注で投与しなければならないので，この治療選択は耐性が強くほとんど治療選択肢が残されていない場合に限られるだろう[73]。

インターフェロン(IFN)γ

インターフェロンγ(interferon gamma：IFN)は肺胞マクロファージを活性化し，また，反応性窒素種の産生を高めることで抗酸菌の増殖を抑えると考えられている[68]。今までに薬剤耐性結核に対して，IFNγやIFNαを噴霧吸入，皮下注射(皮下注)，筋肉注射(筋注)で投与した5つの研究が報告されているが，効果はほとんどないか，わずかで持続しないことが示されている[28]。進行したMDR-TBの患者8例の研究では，IFNγの皮下注は臨床的にも，画像的にも，微生物学的にも，また，免疫学的にも改善がなかった[115]。ほかの免疫調整薬や，可能性として治療的ワクチンのほうが，臨床的には有意義かもしれない。

治療レジメンに耐性の薬剤を含める場合

治療の選択肢が限られているMDR-TBの場合には，イソニアジドの高用量投与(1,200～1,500 mgを週3回もしくは1,000～1,500 mgを毎日)も推奨されうる選択肢である[4]。過去の研究によると，体重の有意な改善がみられ，喀痰塗抹所見の改善の傾向があり，毒性は許容範囲だった[119,121]。Mouldingは，イソニアジドの低濃度耐性の場合やイソニアジド感受性菌との混合感染の場合には高用量のイソニアジドは有用かもしれない，と結論づけている。さらに，途上国においてはイソニアジドは安価であることも利点となる[107]。イソニアジドの高濃度耐性であったり，イソニアジドを含むレジメンで何度も治療失敗している患者においては，たとえ高用量を用いても効果はないだろう[32]。

検査機関や薬剤師のサポートの乏しい途上国では，MDR-TBの治療において，耐性とわかっていてもピラジナミドを加える医師がいる。しかし，ピラジナミドは重篤な副作用をもたらす可能性があるので，我々はMDR-TBの治療においては感受性があることがわかっているときだけ使用するほうがよいと考えている。これは，ペルーでの経験に基づいたMitnickの推奨するアプローチでもある[104]。

開発中の新規薬剤

1966年にリファンピシンが結核の治療に承認されて以降，結核に特異的な新しい治療薬剤はない。*in vitro* の結果と動物モデルでの研究から結核に対する活性が期待され，現在phase II試験に進んでいる薬剤が3つある[訳注1]。R207910というジアリルキノリンの化合物(TMC207とも呼ばれる)と，PA-824，OPC-67683という2つのニトロイミダゾールの化合物である[7]。TMC207をMDR-TBの最適な治療薬に加えると，プラセボと比較して喀痰培養の陰性化までの期間が短くなることが報告されている[36]。ほかの2つのphase II試験の結果はまだ出ていない。そのほかに2つの化合物が現在phase I試験を行っている。ピローンのLL3858と，ジアミンのSQ109である。新しく開発中の多くの薬剤が感性・耐性のいずれの結核菌に対しても活性が高いことを示している[36,147]。安全性と有効性が証明されれば，新規薬剤は待望のXDR-TBの治療のオプションとなり，また感受性結核の治療期間を短縮できるかもしれない。

耐性結核の治療(表8-1)

患者マネジメント

我々はTiruviluamalaとReichman[153]およびNaritaら[108]の方

訳注1　phase II試験の結果はそれぞれ，TMC207(bedaquiline)は *N Engl J Med* 2014；371：723に，PA-824(pretomanid)は，*Lancet* 2015；385：1738に，OPC67683(delamanid)は *N Engl J Med* 2012；366：2151で報告されている。翻訳の時点では，phase III試験が進行中である。

I 概論

表8-1 MDR-TBの耐性薬剤と疾患の広がりに応じた治療レジメン[a]

耐性薬剤	推奨レジメン(少なくとも5剤)	疾患の広がり／治療期間
INH RFP* *リファブチンには感受性の場合	RBT 450 mg/日 EB 15 mg/kg/日 PZA 20～25 mg/kg/日 LVFX 750～1,000 mg/日[b] AMK もしくは CPRM[c] 15 m/kg　5回/週	初回または限局病変 ・AMK もしくは CPRM 5回/週で培養陰性まで，その後は3回/週で6か月間 ・経口薬は18か月間 拡大病変 ・AMK もしくは CPRM 5回/週で6か月間，その後は3回/週で6～12か月間 ・経口薬は18～24か月間
INH RFP RBT	AMK もしくは CPRM[c] 15 mg/kg　5回/週 LVFX 750～1,000 mg/日[b] PZA 20～25 mg/kg/日 EB 15 mg/kg/日 ETH 500～750 mg/日[d] ビタミン B₆ 100 mg/日	初回または限局 ・AMK もしくは CPRM 5回/週で4～6か月間，その後は3回/週で6～12か月間 ・経口薬は18～24か月間 拡大病変 ・AMK もしくは CPRM 5回/週で4～6か月間，その後は3回/週で培養陰性から12か月間 ・経口薬は24か月間 ・PAS もしくは CS を加えてもよい
INH RFP RBT EB もしくは PZA	AMK もしくは CPRM[c] 15 mg/kg　5回/週 LVFX 750～1,000 mg/日[b] PZA 20～25 mg/kg/日もしくは EB 15 mg/kg/日 ETH 500～750 mg/日[d] CS 500～750 mg/日[d]および(または)PAS 8～12 g/日[e] 1日4回に分割 ビタミン B₆ 100 mg/日	初回または限局 ・AMK もしくは CPRM 5回/週で4～6か月間，その後は3回/週で6～12か月 ・PAS もしくは CS を加えるべき ・経口薬は18～24か月間 拡大病変 ・AMK もしくは CPRM 5回/週で6か月間，その後は3回/週で培養陰性から12か月間 ・経口薬は5剤をすべて24か月間
INH RFP RBT PZA EB	AMK もしくは CPRM[c] 15 mg/kg　5回/週 LVFX 750～1,000 mg/日[b] ETH 500～750 mg/日[d] PAS 8～12 g/日 1日4回に分割 CS 500～750 mg/日[d] LZD 600 mg/日[f] ビタミン B₆ 100 mg/日	初回または限局 ・AMK もしくは CPRM 5回/週で6か月間，その後は3回/週で培養陰性から12か月間 ・経口薬は18～24か月間 拡大病変 ・AMK もしくは CPRM 5回/週で6か月間，その後は3回/週で培養陰性から12か月間 ・LZD を加えることを検討 ・経口薬は24か月間
INH RFP RBT PZA EB ETH	AMK もしくは CPRM[c] 15 mg/kg　5回/週 LVFX 750～1,000 mg/日[b] CS 500～750 mg/日[d] PAS 6～8 g/日[e] LZD 600 mg/日[f]	初回または限局 ・AMK もしくは CPRM 5回/週で6か月間，その後は3回/週で培養陰性から12か月間 ・経口薬は24か月間，LZD は最初の4～6か月間は考慮すべき 拡大病変 ・AMK もしくは CPRM 5回/週で6か月間，その後は3回/週で培養陰性から12か月間 ・LZD 600 mg/日は必須，経口薬は少なくとも24か月間は続ける

針に同意する。彼らは，MDR-TB もしくは XDR-TB を治療するための最も適切なアプローチは，きちんとした結核センターにおいて，多職種の医療者で構成されるチームによって患者マネジメントを行うことだと主張した。入院中や，退院後に地域の保健センターの認定看護師と提携するときに，多職種での集約的な患者マネジメントが必要である。患者マネジメントがうまくいくためには，患者の社会的，経済的，また結核のほかに必要な医学的需要にも対処することが重要である[104]。外来でのマネジメントは

表 8-1 （続き）

耐性薬剤	推奨レジメン（少なくとも 5 剤）	疾患の広がり / 治療期間
PRE-XDR TB 　INH 　RFP 　RBT 　AMK 　CPRM/KM 　±その他	LVFX 750〜1,000 mg/日[b] 第 1 選択薬で使用できる薬剤 PAS 6〜8 g/日[e] CS 500〜750 mg/日[d] ETH 500〜750 mg/日[d] LZD 600 mg/日[f] ビタミン B₆ 100 mg/日	初回または限局 ・経口薬は 5 剤か 6 剤で 18〜24 か月間（経口薬の効果の強さによって治療期間は変わる） ・LZD は最低 4〜6 か月間 拡大病変 ・LZD 600 mg/日と経口薬 5 剤もしくは 6 剤，使用可能で忍容性がよいものほかの第 3 選択薬も考慮（本文参照） ・最低 24 か月間は治療を継続
INH RFP RBT OFLX ±その他	フルオロキノロンに感受性があれば使用 AMK もしくは CPRM[c] 15 mg/kg　5 回/週 第 1 選択薬で使用できる薬剤 LZD 600 mg/日[f] PAS 6〜8 g/日[e] CS 500〜750 mg/日[d] 必要であればほかの薬剤[g]	初回または限局 ・AMK もしくは CPRM 5 回/週で 6 か月間，その後は 3 回/週で培養陰性から 12 か月間 ・経口薬は少なくとも 4 剤で少なくとも 18 か月間，24 か月間が望ましい 拡大病変 ・AMK もしくは CPRM 5 回/週で 6 か月間，その後は 3〜5 回/週で培養陰性から 12 か月間 ・経口薬は培養陰性から 24 か月間
XDR-TB 　INH 　RFP 　RBT 　KM および 　（または） 　AMK および 　（または） 　CPRM 　OFLX 　±その他	フルオロキノロンに感受性があれば使用 感受性のある注射薬があれば使用 第 1 選択薬で使用できる薬剤 LZD 600 mg/日 ETH が使用できれば使用 PAS 6〜8 g/日[e] CS 500〜750 mg/日[d] 少なくとも 5 剤治療を行うために必要であれば第 3 選択薬のなかから選択[g]	初回または限局 ・使用可能なら AMK（CPRM か KM）5 回/週で 6 か月間，その後は 3 回/週で培養陰性から 12 か月間 ・LZD を 24 か月間加える ・経口薬は最低 4〜5 剤を 24 か月間 拡大病変 ・使用可能なら AMK（CPRM か KM）5 回/週で 6 か月間，その後は 3 回/週で培養陰性から 12 か月間 ・LZD を 24 か月間加える ・経口薬は最低 4〜5 剤を 24 か月間

[a] 治療は必ず，MDR-TB もしくは XDR-TB 治療の専門家に相談して行うこと．拡大病変とは浸潤影や空洞，肺構造の破壊が広がっているもの．LVFX を含むすべてのフルオロキノロンをカルシウムやマグネシウムを含む制酸薬，ミルクを含んだ食べ物やサプリメント，スクラルファート，マルチビタミン，鉄剤を内服する前後 2 時間以内に内服しないこと．慢性腎障害がある患者では注射薬，EB，PZA，CS，PAS の投与量を調整する．
[b] 我々は MFLX より LVFX を最低 750 mg/日の投与量でよく用いる．しかし，腎不全があるか，LVFX に耐性である可能性がある場合には，MFLX を用いるべきである（本文参照）．
[c] AMK と CPRM は静注でも筋注でもよい．CPRM と SM は感受性があればどちらを用いてもよい．
[d] ETH と CS は 1 日 1 回で投与しても 2 回に分けて投与してもよい．
[e] PAS は通常 1 日 2 回に分けて投与する．体重が 70 kg 未満の体格の小さい患者では，8 g/日よりも 6 g/日のほうがよい．
[f] もし，毒性が出現するようであれば LZD を 300 mg に減量するか，さもなければ中止する．
[g] 少なくとも 5〜6 剤使用すること．
AMK=アミカシン，CPRM=capreomycin，CS=サイクロセリン，EB=エタンブトール，ETH=エチオナミド，INH=イソニアジド，KM=カナマイシン，LVFX=レボフロキサシン，LZD=リネゾリド，MFLX=モキシフロキサシン，OFLX=オフロキサシン，PAS=パラアミノサリチル酸，PZA=ピラジナミド，RBT=リファブチン，RFP=リファンピシン．MDR-TB=多剤耐性結核，XDR-TB=超多剤耐性結核

我々の経験でもうまくいくことがわかっているし，ペルーのような資源の限られた地域でもうまくいくことが報告されている[104]．外来での MDR-TB の治療成功の報告はあるが，市中での感染の伝播が制限できること，治療導入がうまくいくこと，副作用が少なくなること，などの理由で治療初期に入院させることもメリットがある．MDR-TB や XDR-TB の治療薬に頻繁に使われる薬剤では，副作用がよく起こる．最近のラトビアからの論文では，患者 1,027 人のうち 807 人（79％）が最低 1 つ，1 症例あたり中央値で 3 つの副作用を経験した，と報告された．悪心（58％），嘔吐（39％），腹痛（24％）が最もよく報告された．より重篤な副作用では，精神病（13％），肝炎（9％），腎不全（4％）が比較的頻度が高かった．患者の 20％が副作用のために治療薬の投与量変更を必要とし，661 人（64％）は少なくとも 1 つの薬剤を，一時的または恒久的に中止された[12]．

I 概論

MDR-TB の治療

現在のところ薬剤感受性結核の治療において，イソニアジドやリファンピシン，ピラジナミドの早期の殺菌作用の強さに匹敵する第2選択薬はない[163]。このため MDR-TB の治療では，より多くの薬剤を使用し，より長い治療期間が必要である（18～24か月以上）。米国などの抗結核薬へのアクセスがよい低蔓延国では，それぞれの治療は薬剤感受性に基づいて決められる。薬剤感受性が得られるまでは，通常は治療歴と患者の臨床経過に鑑みて経験的治療が行われる。感受性の分子学的検査がすぐにできると，より適切な治療を行うことができる。もし，患者が治療中に耐性であることが判明した場合，現在の治療中にさらなる耐性化が起こったかどうか，最後に検出された株の感受性をもう一度検査しなければいけない。もし耐性化が起きていた場合に，治療レジメンを適切に変更することができるように。

治療は6剤で始めるのが望ましいが，最低でも感受性のある新しい4剤で，そのうち2つは殺菌性の薬剤を使用すべきである[13,27,88,139,166]。標準的なアプローチは，(1) 第1選択薬のなかで感受性が残っているものがあれば，以前に失敗したレジメンに含まれていたとしてもそれを使用する，(2) 注射薬を加える，(3) フルオロキノロン（レボフロキサシンもしくはモキシフロキサシン）を加える，(4) もし感受性結果がまだわからなければ，残った薬剤のなかから治療薬が少なくとも5剤，望ましくは6剤になるように加える。残った薬剤のうちでは，効果の弱い第2選択薬の経口薬，たとえば，エチオナミド，サイクロセリン，パラアミノサリチル酸から選択する。もし，ほかにも耐性が広がっていたり，第1選択薬，第2選択薬のなかに使用できない薬剤があったりするようであれば，第3選択薬から選ぶ必要があるだろう。これには，リネゾリド（いくつかの観察研究で XDR-TB にも使用できる可能性が示された），アモキシシリン・クラブラン酸，イミペネム，クラリスロマイシン，クロファジミン（多くの国では，M. leprae のためにとってある）がある。

アミノグリコシドもしくは capreomycin（注射薬）は，最初の4～6か月は 15 mg/kg で週5回投与することが推奨されている。我々は，その後，培養が陰性化してから 6～12 か月経つまで，週2～3回の投与で続ける[58,150]。血清のピーク濃度はアミカシン静注後は1時間，筋注後は2時間で 25 μg/mL になるように調整する。経口薬は喀痰が培養陰性化した後，最低 18～24 か月間継続する。最初の数週間は血中濃度を測定し，適切な血中濃度が得られるように調整する。

フルオロキノロンは重要な経口薬で，治療期間中はずっと継続する[49,53,76,150]。フルオロキノロンの感受性はすべての患者で必ず調べる必要がある。フルオロキノロンに対する耐性はめったにないが，治療を開始して1か月間で耐性化が報告されている[149]。最も治療経験が豊富なのはレボフロキサシンである。成人の場合には通常，750～1,000 mg/日で使用される[13,56]。より新しいフルオロキノロンであるモキシフロキサシンは，400 mg/日でレボフロキサシンと同等かそれ以上の活性をもっている[54,60,129,131,154]。それよりさらに増量した経験は限られており，400 mg/日で高用量のレボフロキサシンを超える効果はなさそうである。

レボフロキサシン，エタンブトール，ピラジナミドの組み合わせは 12 の MDR-TB の株で中程度の早期の殺菌効果があったことが示されている[163]。ピラジナミドに感受性があれば，ピラジナミドを治療に加えるべきである。リファンピシン耐性の場合でも 20％以上でリファブチンに感受性があることがある[49,61]。リファブチンは感受性株においては，リファンピシンと同様の効果をもつと考えられる[59,98]が，MDR-TB に使用したというデータは限られている。我々はリファブチンに感受性があれば，必ず 450 mg/日で加えている。HIV 感染のない患者では，通常この投与量は忍容性がよい。エチオナミドは弱いが殺菌作用があり，一般にサイクロセリンやパラアミノサリチル酸より好まれる。エチオナミド，サイクロセリン，パラアミノサリチル酸はすべて低用量から開始して 7～10 日間かけて増量する。これらの薬剤は漸増していったほうが，また，1日2回に分けて投与したほうが忍容性がよいだろう。

効果が最大限に出るように，レジメンを考える場合には患者の背景疾患とその薬剤の忍容性も考慮しなければいけない。たとえば，躁うつやけいれんの既往がある患者では，サイクロセリンは耐えられないだろうから，そのような場合，可能であればほかの薬剤から選択すべきである。ペルーでの経験では治療開始時にうつになることはよくあり，抗うつ薬を用いることで調整できると報告されている[160]。しかし我々の経験では，サイクロセリンでの治療中にうつになった場合に制御するのは難しく，サイクロセリンは中止する必要がある。サイクロセリンによるうつ病になってしまった患者は自殺する場合があることに注意が必要だ。腎障害や肝障害がある患者での薬剤は細心の注意を払って選ばなければならず，投与量や投与間隔は腎機能や肝機能に応じて調整しなければいけない。MDR-TB に対する間欠的投与は認められておらず，内服は毎日行う必要がある。

治療期間中に，患者は臨床的に改善したり，一過性に喀痰培養は陰性化したりするかもしれない。もし，その後耐性の抗酸菌が再び増殖したら，症状は再燃し培養は再び陽性になるだろう。この現象は以前から認識されており，結核の「下降と上昇（fall and rise）」と呼ばれていた[166]。効果の高いレジメンで治療できなければ，最初に臨床経過がよかったとしても，それは必ずしも予後がよいことを保証しないし，効果が弱い治療レジメンを続けることは正当化されない。フルオロキノロン[76,150]とアミノグリコシドを含んだ少なくとも 5～6 剤で治療を行うことと，十分な期間を続けることで治療成功の可能性が高まるはずである[49,116]。MDR-TB の治療が成功するかどうかは，特に資源の少ない状況や患者が医学的に複雑だったり社会的サポートがない場合，入院治療を長くできるかどうかと関連する[111]。ペルーの Partners in Health は，キノロンとアミノグリコシドの感受性があった場合にそれらの薬剤をレジメンの基本として含めることと，感受性検査の結果によって個人のレジメンを調整することでよい結果が得

られる，と報告している[43,104]。

　治療期間は，(1)空洞病変や肺構造の破壊も含めた病変の広がり，(2)治療レジメンのなかに効果が高く忍容性のよい殺菌性薬剤がいくつ入っているか，(3)患者の免疫および栄養状態，(4)患者の臨床的，画像的，微生物学的な治療反応性によって決まる。感受性のある結核の治療において治療終了時に空洞病変(open cavitary lesion)があることは再発のリスクがとても大きいことと関連しており，MDR-TBやXDR-TBにおいても同様だと考えられる。Holtzらは，喀痰培養が陰性化するペースは予後がよいかどうかを予測するうえで重要な要素であることを報告した[69]。多くの患者では中央値60日で陰性化している。それより時間がかかった患者においては予後はよくない[69]。効果的なレジメンで，治療反応がよく，病変が限局しており，さらに以前に治療歴がない患者の場合，18か月の治療で終了できる可能性がある。このような患者では，注射薬は培養陰性化後から6か月の治療で十分かもしれない。しかし，肺容量減少と破壊が明らかで両側に空洞が広がっている患者の場合には，たとえば，培養陰性化から注射薬を最低12か月，経口薬を最低24か月といったより長期の治療を行うことが，再発を防ぐために必要かもしれない[69,88,104,108]。エチオナミドとすべての第1選択薬に耐性がある場合には，フルオロキノロンと注射薬に感受性があったとしても，治療2年目に入ったときにフルオロキノロンとともに使用する経口薬の数が足りなくなってしまうために，治療は難しくなるだろう。このような患者は，再発した場合に再治療の選択肢が限られるために，最初からより長期の治療を行ったほうがよい。この状況はフルオロキノロンや注射薬に耐性であった場合にも当てはまり，このような場合をBanerjeeらは「pre-XDR-TB」と呼んだ[6]。患者の治療反応性も治療期間を決定するうえでは重要である。治療は個々の患者に応じて調整を必要とする場合が多く，MDR-TBの専門家と一緒に治療を行うのが最もよいだろう。

　多くの第2選択薬は妊娠中の安全性についてのデータが乏しく，催奇形性があることがわかっている薬剤も多い。とはいえ，MDR-TBの治療を行っても，母親と胎児の予後がよかったという小規模な症例報告もあり，我々も経験する。しかし妊娠が可能な女性には，MDR-TBの治療中は妊娠しないよう，よく相談し支援すべきである[144]。

XDR-TBの治療

　MDR-TBの治療のほとんどが専門家の意見や観察研究に基づいていたように，XDR-TBの治療についても同様である。治療はより難しく，治療を行うに当たって参考にできる情報もさらに少ない。第1選択薬および，注射薬，エチオナミド，新しい世代のフルオロキノロンもすべて含めた第2選択薬についての感受性検査を行うことは必須で，治療レジメンの効果を最大化することができる。治療は直接監視下治療(directly observed therapy short-course：DOTS)訳注2を必ず行うようにして，MDR-TBやXDR-TBの治療の専門家に相談して行う。

　XDR-TBの治療はMDR-TBの治療の原則と基本的に同じで，治療レジメンも同じように組み立てられる。感受性が残っている第1選択薬を含めることは特に重要である。第2選択薬の感受性検査で感受性があれば，注射薬も必ず使用する。カナマイシン，アミカシン，capreomycinの3剤はすべてに耐性となっていない場合もある[84]。必ず，それぞれの薬剤に対して感受性検査を行い，感受性が残っている注射薬を加えることで予後を改善することができる。レボフロキサシンもしくはモキシフロキサシンのどちらかに感受性があれば，これらのうちの1つを加えるべきである。感受性結果がすぐに得られなければ通常はモキシフロキサシンを使用する。治療レジメンを最低6剤にするために，そのほかに，第2選択薬，第3選択薬の薬剤をさらに加える。確立された治療ガイドラインはないものの，注射薬と経口薬での治療はより長く侵襲的になる[151]。

　MitnickらはXDR-TBの患者48例のうち29例(60.4%)が治癒した，と報告した[105]。患者は注射薬，フルオロキノロン，サイクロセリンに，クラリスロマイシン，アモキシシリン・クラブラン酸，クロファジミン，リファブチンのうち少なくとも2剤を追加され，計5剤以上で毎日管理されて治療を受けていた。この研究では，リネゾリドを内服した患者はいなかった。治療は注射薬の中央値が15.4か月に及び，経口薬の中央値は24.9か月に及んだ。培養陰性になるまでの中央値は90日だった。ロシアのトムスクで行われたXDR-TBの研究では，最低5剤，注射薬を少なくとも6〜9か月投与し，経口薬を培養陰性から18か月内服したところ，治癒または治療完遂率は48.3%だった。この患者群ではリネゾリドは使用できなかった。

　リネゾリドはXDR-TBに対する重要な抗結核薬で，すべての注射薬とフルオロキノロンに耐性だった場合に唯一の殺菌性薬剤となる。リネゾリドを使用することで予後が改善したことが示されている[29,79]。毒性も顕著で，内服によるリスクと得られる利益について何度も見直し，患者と相談しながら注意深くみていかなければいけない。患者の25%がリネゾリドの毒性によって中止せざるをえないのは珍しいことではないものの，リネゾリドをできるだけ長く投与することが長期的な予後の改善が得られるかどうかの鍵となる。

　XDR-TBの患者を治療するための新しい抗結核薬が切望されている。しかし，まだ新しい薬剤を利用することはできない。新しい薬剤が市場に出てきたら，それを賢く使用することは重要となるだろう。新薬をずっと治療失敗している患者に使用できることは，とても魅力的な話であろう。しかし，新しい薬剤が耐性化しないように，結核を治療するときに昔からいわれているルールをここでもう一度思い出さなければいけない，すなわち，「治療失敗しているレジメンに絶対に単剤を加えるな」である。

訳注2　原著ではDOTだが，日本ではDOTSという名前で呼ばれているので，以後，DOTSと略す。

I 概論

表8-2 MDR-TBに対する第2選択薬の特徴[a]

薬剤	殺菌性	MIC（μg/mL）	薬物血中濃度（μg/mL）	投与量
ストレプトマイシン（SM）	あり	0.25〜2.0	25〜35	15 mg/kg/日　週5〜7日 20〜25 mg/kg　週2〜3日
アミカシン（AMK）	あり	0.5〜1.0	25〜35	15 mg/kg/日　週5〜7日 20〜25 mg/kg　週2〜3日
capreomycin（CPRM）	あり	1.25〜2.5	25〜35	15 mg/kg/日　週5〜7日 20〜25 mg/kg　週2〜3日
レボフロキサシン（LVFX）	あり	0.5〜1.0	8〜12	500〜1,000 mg/日（通常750 mg）
モキシフロキサシン（MFLX）	あり	0.25	4〜6	400 mg/日
リファブチン（RBT）	あり	0.25〜0.5	0.3〜0.9	450 mg/日
エチオナミド（ETH）	弱い	0.3〜1.2	1〜5	1回250 mgを2〜3回/日もしくは午前250 mg，午後500 mg
パラアミノサリチル酸（PAS）	なし	8.0	20〜60（投与6時間後）	1回4 gを2〜3回/日
クロファジミン	弱い	0.12	0.5〜2.0	300 mg/日を2か月間，その後100 mg/日
サイクロセリン（CS）	なし	N/A[c]	20〜35	1回250 mgを2回/日もしくは午前250 mg，午後500 mg
イソニアジド（高用量）	あり	<5.0	N/A	1,200 mg　週3回
リネゾリド（LZD）	あり	0.5〜1.0	12〜24	600 mg/日，4〜6か月内服後はおそらく300 mg/日に減量できる

[a] 文献 3, 10, 30-32, 57-59, 63, 66, 72, 90, 92, 93, 106, 128, 146, 156 をもとに作成。
[b] Physicians Desk Reference（PDR），64版（2010年）（リファブチンとの相互作用はそれぞれの患者のレジメンを参照）。
[c] N/A，データなし。
[d] ANA＝抗核抗体

特記事項	副作用
アミノグリコシドを使用する場合は， ・前庭機能のスクリーニングを行う ・治療開始前にオーディオグラムを行う ・クレアチニンをモニターする ・腎機能に応じて投与量および（または）投与間隔を調整する	耳毒性（不可逆性），腎障害，めまい，口周囲のしびれ，過敏性反応，注射部位の疼痛[57,58]
	耳毒性（不可逆性），腎障害，注射部位の疼痛
	耳毒性（不可逆性），腎障害，低K血症，低Ca血症，低Mg血症，注射部位の疼痛 好酸球増加症[57,58]
・L異性体であり，すべてが活性体である	・キノロンによる副作用：消化器症状，めまい，過敏性反応，光線過敏症，頭痛，腱炎，腱断裂，不眠，精神病，興奮，抑うつ，妄想，けいれん，鵞口瘡，肝炎 ・スクラルファートやAl, Mg, CaSO$_4$, FeSO$_4$が含まれた制酸薬，経口サプリメントは吸収を阻害する[3,10,72,90,92,93,128,156]
・中枢神経系への移行がよい ・腎機能に応じた投与量調整がいらない ・肝酵素が上昇することがある	
・チトクロムP-450を誘導し非常に多くの薬物と相互作用を起こす（リファンピシンよりは少ない）：プロテアーゼ阻害薬，メサドン，経口避妊薬，経口糖尿病薬，フルコナゾールなどの血中薬物濃度が低くなる。詳細はPDRを参照[b] ・マクロファージ中で濃縮される	白血球減少，血小板減少，関節痛，腎障害，色素沈着，ぶどう膜炎，体液色の変化，ほてり，頭部・体幹の紅斑，消化器症状，肝炎，味覚消失[59,63,66,106]
・肝機能・甲状腺機能をモニターしながら徐々に増量する ・サイクロセリンの効果を増強する	末梢神経障害，悪心，嘔吐，腹痛，肝炎，甲状腺機能低下症，流涎，金属味，めまい，頭痛，過敏性反応，脱毛，女性化乳房，低血圧，勃起障害，精神障害，月経不順，低血糖，光線過敏症[3,57,58,146]
・下痢は内服を継続することで次第に改善する。最初の7〜10日で徐々に増量し，酸性のジュースやアップルソースと混ぜて内服する。ジフェンヒドラミンの併用を避ける	消化器症状，下痢（自然軽快する），甲状腺機能低下症，低K血症，肝炎，血小板減少，腎不全患者でのアシドーシスの悪化[57,58,146]
・皮膚への副作用は日焼け止めを塗布したり日光を避けたりすることで軽減できる	色素沈着，消化器症状，にきび，網膜症，魚鱗癬，日焼け[3,30,31]
・けいれんや精神疾患，エタノールの乱用がある患者では避ける。500 mg/日に増量する前に血中濃度をチェックする ・ピリドキシンと一緒に内服する	興奮，精神病，抑うつ，けいれん，めまい，頭痛，構音障害，不眠[57,58]
・ピリドキシン100 mg/日と併用する。フェニトインとの相互作用がある。MIC＜5.0 μg/mLのときだけ効果がある	視神経炎，ANA[d]陽性化を伴う皮疹，発熱，黄疸，肝炎，末梢神経障害，貧血，無顆粒球症，血小板減少，血管炎[32]
・ピリドキシン100 mg/日を併用すると血液毒性が軽減される。セロトニンを増加させる薬剤や食べ物を避ける	骨髄抑制，末梢神経障害，視神経障害，乳酸アシドーシス，セロトニン症候群，消化器症状

I 概論

MDR-TB もしくは XDR-TB に感染した HIV 患者

すべての HIV 患者もしくは免疫抑制のある患者では，MDR-TB もしくは XDR-TB が疑われた段階で素早く認識され，最も可能性の高い感受性パターンの評価がなされ，なるべく多くの薬剤を使用した併用療法で経験的治療が開始されるべきである。HIV 患者での MDR-TB は，適切な治療が遅れた場合に死亡率が非常に高い[50,51,151]。

XDR-TB と HIV との重複感染は容易に起こり，死亡率の高さとも関連している。2005年1月〜2006年3月までに，南アフリカ共和国のクワズール・ナタール州で，53人の HIV 患者のうち52人が XDR-TB で亡くなり，診断から死亡までの中央値は16日だったと報告された[51]。これは1990年代のニューヨーク市での HIV 患者における MDR-TB のアウトブレイクを連想させる。MDR-TB は早期に診断され，個々の患者に合わせた最適な治療を受ければ，治療反応もよく生存期間も延長できる[29,49,114,133,140]。しかし，多くの HIV 患者での XDR-TB の予後は悪い[16]。

我々は感受性が判明する前に積極的に経験的治療を行うことを推奨する。通常，感受性が確かでなければ6剤か7剤を使用することになる。これは感受性が残っているであろう薬剤のうち，すべてではないかもしれないがほとんどを処方することを意味する。薬剤耐性の可能性について早急に確定し，最終的な薬剤感受性検査の結果が出るまでの間の経験的治療をより適切なものにするために，迅速分子学的診断を使用すべきである。これらの患者では，優先して分子学的診断を用いて，早急に感受性を判断することがとても重要である。HIV 患者における MDR-TB の治療では，薬剤関連の副作用が HIV のない患者に比べてはるかに多い。頻回に診察と検査を行って注意深くみる必要がある。治療レジメンは事あるごとに調整しなければならない。HIV と MDR-TB の双方の治療の専門家に相談することは重要だ。それは治療薬の毒性と薬物相互作用を最小限にし，同時に治療失敗，ひいては，さらなる耐性の拡大に通じないように治療を確実に行うためである。通常，治療はより長く，より侵襲的になるが，確立されたガイドラインはない。治療失敗の詳細についてたくさんの報告があり，治療失敗し再発するくらいなら，少しの期間だけでもより長くより侵襲度の高いレジメンで確実に治療を行うほうがよい，と思っている専門家が多い。

治療に関連した毒性のモニタリングと管理

MDR-TB の治療に使用する薬剤のなかには毒性が強いものがある（表8-2）[137]。患者には予想される副作用について説明するが，いったん治療が終了すれば普通の生活を送ってもよいことも説明し，治療を完遂してもらうよう説明しなければいけない。我々の経験では，ほとんどの場合，治療が進んでいくにつれて，副作用は程度が軽くなり患者もより耐えられるようである。例外は，注射薬による聴覚障害と前庭神経障害で，これは全投与量に関連しており，通常治療が進むにつれてひどくなり，不可逆性である。投与間隔を空けることで聴力が低下する速度を遅くすることができ，治療を続けることができる。しかし，前庭神経障害が出現したら，通常はすぐにアミノグリコシドもしくは capreomycin を中止する必要がある。症状が出ていないか定期的に質問し，治療開始前の聴力スクリーニングを行い，ベッドサイドで前庭機能の簡単なスクリーニングを行うことは耳毒性をモニターするのに役立つ。

薬剤性肝炎，精神病やうつ病を含む行動の変化（サイクロセリン），腱炎（フルオロキノロン）や視野障害の始まりに気づくためにも，症状のスクリーニングは有用である。抗結核薬は通常代替薬がないので，治療薬は可能なうちは継続しなければならず，1つの薬剤でも中止してしまうとレジメンの有効性にも影響してしまう。対症療法を行ったり，投与量やスケジュールの調整を行うことで悪心や食欲不振は軽減することができるかもしれず，薬剤を中止する前に検討すべきである[58]。肝酵素の著明な上昇，前庭神経障害，急性腎不全[58]，失明やぶどう膜炎，急性腱炎，もしくは明らかな腱断裂，けいれん，精神病，重症のうつ病などが出現したら，通常は，抗結核薬を中止する必要がある。グレード2を超えて末梢神経障害が進行した場合には，通常，リネゾリドは中止する必要がある。

毒性のモニタリングのために，少なくとも1か月に1回は血清クレアチニンを測定し，MDRD 式で糸球体濾過量の推定値（glomerular filtration rate：eGFR）をみるべきである[89]。もし，重篤な変化が認められたら，蓄尿でクレアチニンクリアランスを測定する。肝酵素と血算も月1回測定する。エチオナミドもしくはパラアミノサリチル酸を内服している場合，数か月治療した後に甲状腺機能低下症を発症する患者が少なくないので，少なくとも2〜3か月に1回は甲状腺刺激ホルモン（thyroid stimulating hormone：TSH）を測定する。もし必要があれば，甲状腺ホルモンの補充を行うが[146]，抗結核治療が終了した後は補充も中止できることが多い[57]。エタンブトール，リネゾリド，リファブチン（ぶどう膜炎）を内服している患者では，視野検査と視覚症状のスクリーニングが重要である[57,66]。クロファジミンでもまれに視野障害が起きる[30,31]。

画像検査

胸部コンピュータ断層撮影（computed tomography：CT）は，MDR-TB の患者において治療開始時および経過中に定期的に評価を行うのに非常に有益なツールである。大きさを測定できる病変は，治療効果をみるのに重要なマーカーとなる。胸部 X 線写真は少なくとも治療中は年2回，また，治療変更の前にも撮影するべきである。治療反応を評価するためと，さらに，今後経過観察していくうえで基準とするために，治療終了時にも胸部 X 線写真を撮影する。

薬剤感受性検査（Chapter 4 も参照）

米国で結核と診断されたすべての患者では，イソニアジド，リファンピシン，エタンブトール，ピラジナミドの第1選択薬の4剤すべての薬剤感受性検査を行うことが推奨されている[13]。WHO も現在，すべての結核患者で薬剤感受性検査を行うよう推奨している[166,167]。しかし，検査機関の限界もあり，多くの地域では，この推奨どおりに感受性検査ができるようになるまでに時間がかかっている。WHO は結核の有病率の高い地域において，MDR-TB のマーカーとしてラインプローブアッセイ（耐性遺伝子を検出して迅速に診断する方法）を利用してリファンピシンの耐性を迅速に確定することを推奨している。顕微鏡観察による薬剤感受性検査は液体培養を利用した低コストの方法で，資源の少ない国で開発された直接感受性をみる方法である。商業ベースでは行っていない検査法で，洗浄した患者検体を液体培養に接種して，倒立顕微鏡を用いて検鏡し早期の結核菌の増殖をみる。この方法では，抗酸菌の増殖と薬剤感受性を同時に確認することができる。資源の限られた高蔓延国で行われてきたが，広く普及できるかは疑問が残る[102,126]。薬剤耐性の迅速分子学的検査ができることが CDC の目標である。CDC の検査機関は今や迅速にイソニアジドとリファンピシンの感受性を検出するために結核菌の培養を受け入れており，じきにエタンブトール，ピラジナミド，フルオロキノロン，注射薬の検査も可能となるように対象を広げるつもりである。耐性結核のリスクがある患者ではこのサービスを無料で受けることができるが，州の結核プログラムと連携していなければいけない。いくつかの州の公衆衛生研究所で迅速分子学的検査を行っているところもある。

薬物血中濃度測定

すべての MDR-TB 患者では，血中濃度測定をルーチンに行うことが考慮されるべきである[15,108]。第2選択薬の治療指標濃度は狭い。血中濃度測定を行うことによって，治療効果を最大にしながら毒性が出にくい濃度で治療を継続することができる。MIC を参考にして血清のピーク濃度が最適になるよう投与量を調整する必要がある。フルオロキノロンの血中濃度を測定しながら調整することで，治療がうまくいき，耐性化を防げたという報告がある[96,97,173]。注射薬には腎毒性と耳毒性があり，血中濃度が高かった場合に投与量や投与間隔を調整することで回避することができるだろう。サイクロセリンの血中濃度測定は中枢神経系の副作用を最小限に抑えるために有用である。血中濃度測定を行うと，吸収や，患者のアドヒアランス，薬物相互作用などの予期しない問題点に気づけることもある。HIV 患者や吸収不良のリスクがある患者は特に血中濃度測定を行うべきである。

外科的治療

壊死した肺組織の中は血流が悪く，抗結核薬の移行が悪くなるために，そこに生きた結核菌が残っていると治療失敗や再発につながる。また，壊された肺組織や古い空洞病変があると再発性の細菌感染症や真菌感染症につながる[157]。Iseman らは，1984～1993年までに治療された MDR-TB の患者の予後が改善した少なくとも1つの要因は，外科的治療があることを示した[74,76]。彼らは，肺葉や肺全体が壊れてしまった患者や，大きな空洞があったり，空洞が残存していたりするような拡大病変の患者には外科的治療を考慮すべきだと推奨した。ほかの外科的治療の適応は，命にかかわる場合や，出血を止めるための気管支動脈塞栓などを行っても喀血がコントロールできない場合である。待機的手術の最適なタイミングは，3～4か月治療して喀痰培養が陰性になった後である。しかし，3～4か月しっかりとした治療を行った後も喀痰培養が陰性化しないという患者においても，手術をしたほうがよいかもしれない[74,76,159]。手術を行う場合，周術期のリスクや，術後に残肺機能がどのくらい残りそうかという見積もり，術後のひどい胸膜気管支瘻が形成されるリスクを評価する。手術の後も抗結核治療は少なくとも18～24か月は続けるべきである[76,157]。肺切除術の経験がある施設はほとんどないが，合併症や死亡の頻度は高くないことが報告されている[157]。しかし，手術の有用性についての報告には患者の選択バイアスがある可能性がある[62]。感受性のある結核よりも MDR-TB の場合には，肺にダメージが残ることもよくあり，広範囲でもある。過去に手術で切除したとしても，もし再発した場合には，早めにみつけて治療ができるように，慎重に経過をみていくことは必須である[34]。

感染制御

MDR-TB の患者もほかの結核患者と同様に感染源となる[145]。MDR-TB による潜在性結核 (latent tuberculosis infection：LTBI) は治療の有効性が示されていないことと，副作用が高率に出現することから[72]，MDR-TB の伝播の予防にはあらゆる努力が払われるべきである。施設での感染コントロールの方法を改善することで，都市部の HIV 患者における MDR-TB 感染者の割合が減ったことが示されている[49,164]。3週間 MDR-TB の有効な治療を行うことで，培養陽性の咳エアロゾルがすみやかに減ったことを示す研究が1つある。培養陽性のエアロゾルは以前の週に治療を中止したかどうかと関連があった（$P=0.007$）[46]。MDR-TB 患者は陰圧の個室に隔離すべきである。CDC は培養が陰性になっても，入院している間はずっと，空気感染予防を行うことを推奨している[78]。我々は，最適な治療に反応して少なくとも3回別々に採取した喀痰が培養陰性となるまで空気感染予防策を行っている。培養が陰性となったら，1か月に1回喀痰培養をチェックする。培養が陰性となっても数か月後に再度陽性となることがある[58]。いつになったら子どもや免疫不全患者と接触してもよいかという決定にはさまざまな意見があり，公衆衛生の専門家と個別に相談する必要があろう。しばしば問題となることは，患者が退院してもよいかどうかではなく，退院した後どこで治療を行うのがよいかということである[138]。

資源が限られている場合は，入院期間を短くし，自然換気を改

I 概論

善し，患者を5人以下のグループでコホートし，耐性症例の迅速診断を可能にし，スタッフが微粒子の保護マスクを使用することで院内の結核の伝播を最も減らすことができる。病棟やクリニックの換気システムを改善するといった比較的低コストで低技術なことがらでもメリットは大きい[77]。

予防

WHOは感受性結核の治療において，お金がかからず，MDR-TBの出現を抑える効果的な方法として，DOTSを推奨している。「耐性結核は生み出すのは簡単だが，治すのは難しい」という原則に基づき，DOTSは行われている[42,71]。DOTSのストラテジーは「自家栽培」のMDR-TBを防ぐには効果的だが，「輸入例」のMDR-TBを防ぐことはできない[62]。さらに，DOTSはMDR-TBの有病率の高い国においては，死の宣告のように扱われる[67]。ペルーでのMDR-TBに対する外来治療レジメンの成功から，WHOは「DOTS Plus」MDR-TB治療レジメンを推奨しているが，しっかり機能する結核プログラムをもつ国に限定している[3,43,63,90,106,128,156]。

MDR-TBによる潜在性結核の治療
(Chapter 6も参照)

MDR-TBと接触のあった人はすべてリスクがあり，LTBIもしくは活動性結核になっていないかどうかすみやかに評価が行われるべきである。(MDR-TBの)LTBIの適切なマネジメントは議論の余地があるが，どの薬剤も有効性は示されておらず，マネジメントを決定づけることのできる研究は皆無である。とはいえ，MDR-TBによるLTBIと思われる患者はすべて，曝露から2年間モニタリングを行うことは重要である。HIVやそのほかの免疫抑制を伴う疾患がある患者の場合には，3か月ごとに診察と胸部X線写真を繰り返し，その他の患者の場合には6か月ごとに繰り返し行う[20]。

ツベルクリン反応(tuberculin skin test：ツ反)が陽性で，MDR-TBの患者と濃厚接触があり，以前にツ反の陽性歴がなければ，LTBIとしての治療を考慮してもよい。患者と医師は治療に伴うリスクと利点を相談してから，LTBIの治療を行うことを決めるのがよい。ツ反陰性で発症リスクが高い接触者，特に，乳児やHIV患者についてはどのように判断すべきか決まっていない。専門家のなかには活動性結核が除外できれば，経験的治療を行うことを勧める者もいる[20]。MDR-TBの曝露が明らかで，免疫抑制があり，ツ反が陽性の患者にLTBIの治療を行うべきだというのが大方の意見である。もし，感受性のある結核への曝露である可能性が高ければ，イソニアジドでの治療が望ましいと思われる。

MDR-TBのLTBIの治療では，曝露源の結核菌の感受性結果によって薬剤を選択する。ピラジナミド(25～30 mg/kg/日)とエタンブトール(15～25 mg/kg/日)の併用というのは1つの選択肢である。もし，フルオロキノロンへの感受性がよければ，オフロキサシン(800 mg/日)もしくはレボフロキサシン(750 mg/日)，モキシフロキサシン(400 mg/日)とピラジナミドを組み合わせて使用することもできる。ピラジナミドとフルオロキノロンの組み合わせはマクロファージ内での活性が高くなることが報告されている[26]。ピラジナミドをもとにしたレジメンは重篤な肝障害と関連する[112,174]。フルオロキノロンはエタンブトールと組み合わせることもできる。キノロンの単剤治療を勧める専門家もいるが，キノロン単剤では耐性化の出現が懸念される。LTBIは通常は6～12か月の治療を行う。

結論

MDR-TBはまだまだ公衆衛生上の大きな問題である。ニューヨーク市でのMDR-TBの流行はコントロールされたが，MDR-TBは各州で報告されている。世界各地でもMDR-TBに直面してきているが，すぐに解決することは難しい。治療の慣習と公衆衛生に問題があるためにこの問題は今後も続くだろう。Reichmanは今までにあまり存在しなかった，新しい治療薬の開発が必要である指摘している。新しい抗結核薬の開発や発見に世界の関心が高まり続けている。しかし，MDR-TBに対する治療薬がたとえ存在して手軽に手に入ったとしても，「ほとんどすべての薬剤耐性化のそもそもの背景因子である，患者や医師の推奨レジメンに対するアドヒアランスの悪さの解決にはならない」[153]。彼は，抗結核薬が将来にわたって有効であるために，医療者は等しく古い治療薬も新しい治療薬も適切に使えるように，知識やスキルを改善する義務を負うべきだと主張する[127]。

毎年，米国には世界中から新しくリスクをもった移民が入ってくる。彼らは母国から，その国の結核の問題と一緒に渡ってくる。海外で生まれた人々は，この先10年間，さらにその先まで，結核コントロールの努力に大きな影響を与え続ける。米国では医療者の教育を強化し，MDR-TBを発見し治療できるように改善していくための結核排除プログラムが必要になる。途上国においても，同じように感受性結核と耐性結核の双方を有効に治療する能力を開発するための支援が必要である。飛行機で米国に渡る人の数は毎週100万人と見込まれている。米国外出生者の間にある耐性結核をざっと概観するだけでも，世界の結核プログラムが我々の緊急の真剣なサポートを必要としていることには，懐疑論者でさえ納得するはずだ。

謝辞：我々は原稿の準備，表の作成を手伝ってくれたTexas Department of State Health ServicesのAlysia GibbonsとMDR-TB患者に献身的に治療を行っているTexas Center for Infectious Disease，そして全米各地の看護師や医師に感謝します。

◎ 文献 ◎

1. Alangaden, G. J., B. N. Kreiswirth, A. Aouad, M. Khetarpal, F. R. Igno, S. L. Moghazeh, E. K. Manavathu, and S. A. Lerner. 1998. Mechanism of resistance to amikacin and kanamycin in *Mycobacterium tuberculosis*. *Antimicrob. Agents Chemother.* 42:1295–1297.
2. Alangaden, G. J., and S. A. Lerner. 1997. The clinical use of fluoroquinolones for the treatment of mycobacterial diseases. *Clin. Infect. Dis.* 25:1213–1221.
3. Allen, J. E., T. S. Potter, and K. Hashimoto. 1995. Drugs that cause photosensitivity. *Med. Lett. Drugs Ther.* 37:35–36.
4. American Thoracic Society, Centers for Disease Control and Prevention, and Infectious Diseases Society of America. 2003. Treatment of tuberculosis. *MMWR Recommend. Rep.* 59:1–27.
5. Anger, H. A., F. Dworkin, S. Sharma, S. S. Munsiff, D. M. Nilsen, and S. D. Ahuja. 2010. Linezolid use for treatment of multidrug-resistant and extensively drug-resistant tuberculosis, New York City, 2000–06. *J. Antimicrob. Chemother.* 65:775–783.
6. Banerjee, R., J. Allen, J. Westenhouse, P. Oh, W. Elms, E. Desmond, A. Nitta, S. Royce, and J. Flood. 2008. Extensively drug-resistant tuberculosis in California, 1993–2006. *Clin. Infect. Dis.* 47:450–457.
7. Barry, C. E., III, and M. S. Cheung. 2009. New tactics against tuberculosis. *Sci. Am.* 300:62–69.
8. Beekmann, S. E., D. N. Gilbert, and P. M. Polgreen. 2008. Toxicity of extended courses of linezolid: results of an Infectious Diseases Society of America Emerging Infections Network survey. *Diagn. Microbiol. Infect. Dis.* 62:407–410.
9. Bernard, L., R. Stern, D. Lew, and P. Hoffmeyer. 2003. Serotonin syndrome after concomitant treatment with linezolid and citalopram. *Clin. Infect. Dis.* 36:1197.
10. Berning, S. E., L. Madsen, M. D. Iseman, and C. A. Peloquin. 1995. Long-term safety of ofloxacin and ciprofloxacin in the treatment of mycobacterial infections. *Am. J. Respir. Crit. Care Med.* 151:2006–2009.
11. Bishop, E., S. Melvani, B. P. Howden, P. G. Charles, and M. L. Grayson. 2006. Good clinical outcomes but high rates of adverse reactions during linezolid therapy for serious infections: a proposed protocol for monitoring therapy in complex patients. *Antimicrob. Agents Chemother.* 50:1599–1602.
12. Bloss, E., L. Kuksa, T. H. Holtz, V. Riekstina, V. Skripconoka, S. Kammerer, and V. Leimane. 2010. Adverse events related to multidrug-resistant tuberculosis treatment, Latvia, 2000–2004. *Int. J. Tuberc. Lung Dis.* 14:275–281.
13. Blumberg, H. M., W. J. Burman, R. E. Chaisson, C. L. Daley, S. C. Etkind, L. N. Friedman, P. Fujiwara, M. Grzemska, P. C. Hopewell, M. D. Iseman, R. M. Jasmer, V. Koppaka, R. I. Menzies, R. J. O'Brien, R. R. Reves, L. B. Reichman, P. M. Simone, J. R. Starke, and A. A. Vernon. 2003. American Thoracic Society/Centers for Disease Control and Prevention/Infectious Diseases Society of America: treatment of tuberculosis. *Am. J. Respir. Crit. Care Med.* 167:603–662.
14. Bozdogan, B., and P. C. Appelbaum. 2004. Oxazolidinones: activity, mode of action, and mechanism of resistance. *Int. J. Antimicrob. Agents* 23:113–119.
15. Braden, C. 1997. Commentary: multidrug-resistant tuberculosis. *Infect. Dis. Clin. Pract.* 6:437–440.
16. Burgos, M., L. C. Gonzalez, E. A. Paz, E. Gournis, L. M. Kawamura, G. Schecter, P. C. Hopewell, and C. L. Daley. 2005. Treatment of multidrug-resistant tuberculosis in San Francisco: an outpatient-based approach. *Clin. Infect. Dis.* 40:968–975.
17. Byrd, R. B., B. R. Horn, D. A. Solomon, G. A. Griggs, and N. J. Wilder. 1977. Treatment of tuberculosis by the nonpulmonary physician. *Ann. Intern. Med.* 86:799–802.
18. Calver, A. D., A. A. Falmer, M. Murray, O. J. Strauss, E. M. Streicher, M. Hanekom, T. Liversage, M. Masibi, P. D. van Helden, R. M. Warren, and T. C. Victor. 2010. Emergence of increased resistance and extensively drug-resistant tuberculosis despite treatment adherence, South Africa. *Emerg. Infect. Dis.* 16:264–271.
19. Campos, P. E., P. G. Suarez, J. Sanchez, D. Zavala, J. Arevalo, E. Ticona, C. M. Nolan, T. M. Hooton, and K. K. Holmes. 2003. Multidrug-resistant *Mycobacterium tuberculosis* in HIV-infected persons, Peru. *Emerg. Infect. Dis.* 9:1571–1578.
20. Centers for Disease Control. 1992. Management of persons exposed to multidrug-resistant tuberculosis. *MMWR Recommend. Rep.* 41:61–71.
21. Centers for Disease Control. 1990. Nosocomial transmission of multidrug-resistant tuberculosis to health-care workers and HIV-infected patients in an urban hospital—Florida. *MMWR Morb. Mortal. Wkly. Rep.* 39:718–722.
22. Centers for Disease Control and Prevention. 2010. Decrease in reported tuberculosis cases—United States, 2009. *MMWR Morb. Mortal. Wkly. Rep.* 59:289–294.
23. Centers for Disease Control and Prevention. 2006. Emergence of *Mycobacterium tuberculosis* with extensive resistance to second-line drugs—worldwide, 2000–2004. *MMWR Morb. Mortal. Wkly. Rep.* 55:301–305.
24. Centers for Disease Control and Prevention. 2006. Notice to readers: revised definition of extensively drug-resistant tuberculosis. *MMWR Morb. Mortal. Wkly. Rep.* 55:1176.
25. Chambers, H. F., J. Turner, G. F. Schecter, M. Kawamura, and P. C. Hopewell. 2005. Imipenem for treatment of tuberculosis in mice and humans. *Antimicrob. Agents Chemother.* 49:2816–2821.
26. Chan, E. D., and M. D. Iseman. 2002. Current medical treatment for tuberculosis. *BMJ* 325:1282–1286.
27. Chan, E. D., V. Laurel, M. J. Strand, J. F. Chan, M. L. Huynh, M. Goble, and M. D. Iseman. 2004. Treatment and outcome analysis of 205 patients with multidrug-resistant tuberculosis. *Am. J. Respir. Crit. Care Med.* 169:1103–1109.
28. Churchyard, G. J., G. Kaplan, D. Fallows, R. S. Wallis, P. Onyebujoh, and G. A. Rook. 2009. Advances in immunotherapy for tuberculosis treatment. *Clin. Chest Med.* 30:769–782, ix.
29. Condos, R., N. Hadgiangelis, E. Leibert, G. Jacquette, T. Harkin, and W. N. Rom. 2008. Case series report of a linezolid-containing regimen for extensively drug-resistant tuberculosis. *Chest* 134:187–192.
30. Craythorn, J. M., M. Swartz, and D. J. Creel. 1986. Clofazimine-induced bull's-eye retinopathy. *Retina* 6:50–52.
31. Cunningham, C. A., D. N. Friedberg, and R. E. Carr. 1990. Clofazimine-induced generalized retinal degeneration. *Retina* 10:131–134.
32. Cynamon, M. H., Y. Zhang, T. Harpster, S. Cheng, and M. S. DeStefano. 1999. High-dose isoniazid therapy for isoniazid-resistant murine *Mycobacterium tuberculosis* infection. *Antimicrob. Agents Chemother.* 43:2922–2924.

33. Das, P. K., D. I. Warkentin, R. Hewko, and D. L. Forrest. 2008. Serotonin syndrome after concomitant treatment with linezolid and meperidine. *Clin. Infect. Dis.* **46:**264–265.
34. de Valliere, S., and R. D. Barker. 2004. Residual lung damage after completion of treatment for multidrug-resistant tuberculosis. *Int. J. Tuberc. Lung Dis.* **8:**767–771.
35. Devasia, R. A., A. Blackman, T. Gebretsadik, M. Griffin, A. Shintani, C. May, T. Smith, N. Hooper, F. Maruri, J. Warkentin, E. Mitchel, and T. R. Sterling. 2009. Fluoroquinolone resistance in *Mycobacterium tuberculosis*: the effect of duration and timing of fluoroquinolone exposure. *Am. J. Respir. Crit. Care Med.* **180:**365–370.
36. Diacon, A. H., A. Pym, M. Grobusch, R. Patientia, R. Rustomjee, L. Page-Shipp, C. Pistorius, R. Krause, M. Bogoshi, G. Churchyard, A. Venter, J. Allen, J. C. Palomino, T. De Marez, R. P. van Heeswijk, N. Lounis, P. Meyvisch, J. Verbeeck, W. Parys, K. de Beule, K. Andries, and D. F. McNeeley. 2009. The diarylquinoline TMC207 for multidrug-resistant tuberculosis. *N. Engl. J. Med.* **360:**2397–2405.
37. Dietze, R., D. J. Hadad, B. McGee, L. P. Molino, E. L. Maciel, C. A. Peloquin, D. F. Johnson, S. M. Debanne, K. Eisenach, W. H. Boom, M. Palaci, and J. L. Johnson. 2008. Early and extended early bactericidal activity of linezolid in pulmonary tuberculosis. *Am. J. Respir. Crit. Care Med.* **178:**1180–1185.
38. Dong, Y., C. Xu, X. Zhao, J. Domagala, and K. Drlica. 1998. Fluoroquinolone action against mycobacteria: effects of C-8 substituents on growth, survival, and resistance. *Antimicrob. Agents Chemother.* **42:**2978–2984.
39. du Toit, L. C., V. Pillay, and M. P. Danckwerts. 2006. Tuberculosis chemotherapy: current drug delivery approaches. *Respir. Res.* **7:**118.
40. Dye, C., S. Scheele, P. Dolin, V. Pathania, and M. C. Raviglione. 1999. Consensus statement. Global burden of tuberculosis: estimated incidence, prevalence, and mortality by country. WHO Global Surveillance and Monitoring Project. *JAMA* **282:**677–686.
41. Edson, R. S., and C. L. Terrell. 1999. The aminoglycosides. *Mayo Clin. Proc.* **74:**519–528.
42. Enarson, D. A. 2000. Resistance to antituberculosis medications: hard lessons to learn. *Arch. Intern. Med.* **160:**581–582.
43. Farmer, P., and J. Y. Kim. 1998. Community based approaches to the control of multidrug resistant tuberculosis: introducing "DOTS-plus." *BMJ* **317:**671–674.
44. Fattorini, L., D. Tan, E. Iona, M. Mattei, F. Giannoni, L. Brunori, S. Recchia, and G. Orefici. 2003. Activities of moxifloxacin alone and in combination with other antimicrobial agents against multidrug-resistant *Mycobacterium tuberculosis* infection in BALB/c mice. *Antimicrob. Agents Chemother.* **47:**360–362.
45. Reference deleted.
46. Fennelly, K. P., J. W. Martyny, K. E. Fulton, I. M. Orme, D. M. Cave, and L. B. Heifets. 2004. Cough-generated aerosols of *Mycobacterium tuberculosis*: a new method to study infectiousness. *Am. J. Respir. Crit. Care Med.* **169:**604–609.
47. Ferry, T., B. Ponceau, M. Simon, B. Issartel, P. Petiot, A. Boibieux, F. Biron, C. Chidiac, and D. Peyramond. 2005. Possibly linezolid-induced peripheral and central neurotoxicity: report of four cases. *Infection* **33:**151–154.
48. Fortun, J., P. Martin-Davila, E. Navas, M. J. Perez-Elias, J. Cobo, M. Tato, E. G. De la Pedrosa, E. Gomez-Mampaso, and S. Moreno. 2005. Linezolid for the treatment of multidrug-resistant tuberculosis. *J. Antimicrob. Chemother.* **56:**180–185.
49. Frieden, T. R., L. F. Sherman, K. L. Maw, P. I. Fujiwara, J. T. Crawford, B. Nivin, V. Sharp, D. Hewlett, Jr., K. Brudney, D. Alland, and B. N. Kreisworth. 1996. A multi-institutional outbreak of highly drug-resistant tuberculosis: epidemiology and clinical outcomes. *JAMA* **276:**1229–1235.
50. Frieden, T. R., T. Sterling, A. Pablos-Mendez, J. O. Kilburn, G. M. Cauthen, and S. W. Dooley. 1993. The emergence of drug-resistant tuberculosis in New York City. *N. Engl. J. Med.* **328:**521–526.
51. Gandhi, N. R., A. Moll, A. W. Sturm, R. Pawinski, T. Govender, U. Lalloo, K. Zeller, J. Andrews, and G. Friedland. 2006. Extensively drug-resistant tuberculosis as a cause of death in patients co-infected with tuberculosis and HIV in a rural area of South Africa. *Lancet* **368:**1575–1580.
52. Garrabou, G., A. Soriano, S. Lopez, J. P. Guallar, M. Giralt, F. Villarroya, J. A. Martinez, J. Casademont, F. Cardellach, J. Mensa, and O. Miro. 2007. Reversible inhibition of mitochondrial protein synthesis during linezolid-related hyperlactatemia. *Antimicrob. Agents Chemother.* **51:**962–967.
53. Geerligs, W. A., R. Van Altena, W. C. M. De Lange, D. Van Soolingen, and T. S. Van Der Werf. 2000. Multidrug-resistant tuberculosis: long-term treatment outcome in the Netherlands. *Int. J. Tuberc. Lung Dis.* **4:**758–764.
54. Gillespie, S. H., and O. Billington. 1999. Activity of moxifloxacin against mycobacteria. *J. Antimicrob. Chemother.* **44:**393–395.
55. Gillespie, S. H., and N. Kennedy. 1998. Fluoroquinolones: a new treatment for tuberculosis? *Int. J. Tuberc. Lung Dis.* **2:**265–271.
56. Ginsburg, A. S., J. H. Grosset, and W. R. Bishai. 2003. Fluoroquinolones, tuberculosis, and resistance. *Lancet Infect. Dis.* **3:**432–442.
57. Girling, D. J. 1982. Adverse effects of antituberculosis drugs. *Drugs* **23:**56–74.
58. Goble, M., M. D. Iseman, L. A. Madsen, D. Waite, L. Ackerson, and C. R. Horsburgh, Jr. 1993. Treatment of 171 patients with pulmonary tuberculosis resistant to isoniazid and rifampin. *N. Engl. J. Med.* **328:**527–532.
59. Gonzalez-Montaner, L. J., S. Natal, P. Yongchaiyud, and P. Olliaro. 1994. Rifabutin for the treatment of newly-diagnosed pulmonary tuberculosis: a multinational, randomized, comparative study versus rifampicin. Rifabutin Study Group. *Tuberc. Lung Dis.* **75:**341–347.
60. Gosling, R. D., L. O. Uiso, N. E. Sam, E. Bongard, E. G. Kanduma, M. Nyindo, R. W. Morris, and S. H. Gillespie. 2003. The bactericidal activity of moxifloxacin in patients with pulmonary tuberculosis. *Am. J. Respir. Crit. Care Med.* **168:**1342–1345.
61. Grassi, C., and V. Peona. 1996. Use of rifabutin in the treatment of pulmonary tuberculosis. *Clin. Infect. Dis.* **22**(Suppl. 1):S50–S54.
62. Griffith, D. E. 2004. Treatment of multidrug-resistant tuberculosis: should you try this at home? *Am. J. Respir. Crit. Care Med.* **169:**1082–1083.
63. Griffith, D. E., B. A. Brown, and R. J. Wallace, Jr. 1996. Varying dosages of rifabutin affect white blood cell and platelet counts in human immunodeficiency virus-negative patients who are receiving multidrug regimens for pulmonary *Mycobacterium avium* complex disease. *Clin. Infect. Dis.* **23:**1321–1322.

64. Grosset, J. 1980. Bacteriologic basis of short-course chemotherapy for tuberculosis. *Clin. Chest Med.* **1**:231–241.
65. Gumbo, T., A. Louie, M. R. Deziel, L. M. Parsons, M. Salfinger, and G. L. Drusano. 2004. Selection of a moxifloxacin dose that suppresses drug resistance in *Mycobacterium tuberculosis*, by use of an in vitro pharmacodynamic infection model and mathematical modeling. *J. Infect. Dis.* **190**:1642–1651.
66. Havlir, D., F. Torriani, and M. Dube. 1994. Uveitis associated with rifabutin prophylaxis. *Ann. Intern. Med.* **121**:510–512.
67. Heldal, E., T. Arnadottir, J. R. Cruz, A. Tardencilla, and L. Chacon. 2001. Low failure rate in standardised retreatment of tuberculosis in Nicaragua: patient category, drug resistance and survival of 'chronic' patients. *Int. J. Tuberc. Lung Dis.* **5**:129–136.
68. Holland, S. M., E. M. Eisenstein, D. B. Kuhns, M. L. Turner, T. A. Fleisher, W. Strober, and J. I. Gallin. 1994. Treatment of refractory disseminated nontuberculous mycobacterial infection with interferon gamma. A preliminary report. *N. Engl. J. Med.* **330**:1348–1355.
69. Holtz, T. H., M. Sternberg, S. Kammerer, K. F. Laserson, V. Riekstina, E. Zarovska, V. Skripconoka, C. D. Wells, and V. Leimane. 2006. Time to sputum culture conversion in multidrug-resistant tuberculosis: predictors and relationship to treatment outcome. *Ann. Intern. Med.* **144**:650–659.
70. Hong Kong Chest Service/British Medical Research Council. 1992. A controlled study of rifabutin and an uncontrolled study of ofloxacin in the retreatment of patients with pulmonary tuberculosis resistant to isoniazid, streptomycin and rifampicin. *Tuberc. Lung Dis.* **73**:59–67.
71. Hopewell, P. C. 1999. Global tuberculosis control: an optimist's perspective. *Int. J. Tuberc. Lung Dis.* **3**:270–272.
72. Horn, D. L., D. Hewlett, Jr., C. Alfalla, S. Peterson, and S. M. Opal. 1994. Limited tolerance of ofloxacin and pyrazinamide prophylaxis against tuberculosis. *N. Engl. J. Med.* **330**:1241.
73. Hugonnet, J. E., L. W. Tremblay, H. I. Boshoff, C. E. Barry III, and J. S. Blanchard. 2009. Meropenem-clavulanate is effective against extensively drug-resistant *Mycobacterium tuberculosis*. *Science* **323**:1215–1218.
74. Iseman, M. D. 1999. Treatment and implications of multidrug-resistant tuberculosis for the 21st century. *Chemotherapy* **45**(Suppl. 2):34–40.
75. Iseman, M. D. 1993. Treatment of multidrug-resistant tuberculosis. *N. Engl. J. Med.* **329**:784–791.
76. Iseman, M. D., L. Madsen, M. Goble, and M. Pomerantz. 1990. Surgical intervention in the treatment of pulmonary disease caused by drug-resistant *Mycobacterium tuberculosis*. *Am. Rev. Respir. Dis.* **141**:623–635.
77. Jassal, M., and W. R. Bishai. 2009. Extensively drug-resistant tuberculosis. *Lancet Infect. Dis.* **9**:19–30.
78. Jensen, P. A., L. A. Lambert, M. F. Iademarco, and R. Ridzon. 2005. Guidelines for preventing the transmission of *Mycobacterium tuberculosis* in health-care settings, 2005. *MMWR Recommend. Rep.* **54**:1–141.
79. Jeon, D. S., D. H. Kim, H. S. Kang, S. H. Hwang, J. H. Min, J. H. Kim, N. M. Sung, M. W. Carroll, and S. K. Park. 2009. Survival and predictors of outcomes in non-HIV-infected patients with extensively drug-resistant tuberculosis. *Int. J. Tuberc. Lung Dis.* **13**:594–600.
80. Kliiman, K., and A. Altraja. 2009. Predictors of poor treatment outcome in multi- and extensively drug-resistant pulmonary TB. *Eur. Respir. J.* **33**:1085–1094.
81. Koh, W.-J., and T. S. Shim. 2009. Daily 300 mg dose of linezolid for the treatment of intractable multidrug-resistant and extensively drug-resistant tuberculosis—authors' response. *J. Antimicrob. Chemother.* **64**:1119–1120.
82. Kohno, S., H. Koga, M. Kaku, S. Maesaki, and K. Hara. 1992. Prospective comparative study of ofloxacin or ethambutol for the treatment of pulmonary tuberculosis. *Chest* **102**:1815–1818.
83. Kopanoff, D. E., D. E. Snider, Jr., and M. Johnson. 1988. Recurrent tuberculosis: why do patients develop disease again? A United States Public Health Service cooperative survey. *Am. J. Public Health* **78**:30–33.
84. Kruuner, A., P. Jureen, K. Levina, S. Ghebremichael, and S. Hoffner. 2003. Discordant resistance to kanamycin and amikacin in drug-resistant *Mycobacterium tuberculosis*. *Antimicrob. Agents Chemother.* **47**:2971–2973.
85. Kunin, C. M. 1996. Antimicrobial activity of rifabutin. *Clin. Infect. Dis.* **22**(Suppl. 1):S3–S13; discussion, S13–S14.
86. Law, K. F., and M. Weiden. 1996. *Streptomycin, Other Aminoglycosides, and Capreomycin in Tuberculosis*. Little, Brown and Company, New York, NY.
87. Lee, C. N., T. P. Lin, M. F. Chang, M. V. Jimenez, L. Delfi, and P. Olliaro. 1996. Rifabutin as salvage therapy for cases of chronic multidrug-resistant pulmonary tuberculosis in Taiwan. *J. Chemother.* **8**:137–143.
88. Leimane, V., V. Riekstina, T. H. Holtz, E. Zarovska, V. Skripconoka, L. E. Thorpe, K. F. Laserson, and C. D. Wells. 2005. Clinical outcome of individualised treatment of multidrug-resistant tuberculosis in Latvia: a retrospective cohort study. *Lancet* **365**:318–326.
89. Levey, A. S., J. P. Bosch, J. B. Lewis, T. Greene, N. Rogers, and D. Roth for the Modification of Diet in Renal Disease Study Group. 1999. A more accurate method to estimate glomerular filtration rate from serum creatinine: a new prediction equation. *Ann. Intern. Med.* **130**:461–470.
90. Lewis, J. R., J. G. Gums, and D. L. Dickensheets. 1999. Levofloxacin-induced bilateral Achilles tendonitis. *Ann. Pharmacother.* **33**:792–795.
91. Leysen, D. C., A. Haemers, and S. R. Pattyn. 1989. Mycobacteria and the new quinolones. *Antimicrob. Agents Chemother.* **33**:1–5.
92. Lipsky, B. A., and C. A. Baker. 1999. Fluoroquinolone toxicity profiles: a review focusing on newer agents. *Clin. Infect. Dis.* **28**:352–364.
93. Lode, H., K. Borner, and P. Koeppe. 1998. Pharmacodynamics of fluoroquinolones. *Clin. Infect. Dis.* **27**:33–39.
94. Long, R., H. Chong, V. Hoeppner, H. Shanmuganathan, K. Kowalewska-Grochowska, C. Shandro, J. Manfreda, A. Senthilselvan, A. Elzainy, and T. Marrie. 2009. Empirical treatment of community-acquired pneumonia and the development of fluoroquinolone-resistant tuberculosis. *Clin. Infect. Dis.* **48**:1354–1360.
95. Mahmoudi, A., and M. D. Iseman. 1993. Pitfalls in the care of patients with tuberculosis. Common errors and their association with the acquisition of drug resistance. *JAMA* **270**(1):65–68.
96. Mangunnegoro, H., and A. Hudoyo. 1999. Efficacy of low-dose ofloxacin in the treatment of multidrug-resistant tuberculosis in Indonesia. *Chemotherapy* **45**(Suppl. 2):19–25.
97. Maranetra, K. N. 1999. Quinolones and multidrug-resistant tuberculosis. *Chemotherapy* **45**(Suppl. 2):12–18.

98. McGregor, M. M., P. Olliaro, L. Wolmarans, B. Mabuza, M. Bredell, M. K. Felten, and P. B. Fourie. 1996. Efficacy and safety of rifabutin in the treatment of patients with newly diagnosed pulmonary tuberculosis. *Am. J. Respir. Crit. Care Med.* **154:**1462–1467.
99. McKee, E. E., M. Ferguson, A. T. Bentley, and T. A. Marks. 2006. Inhibition of mammalian mitochondrial protein synthesis by oxazolidinones. *Antimicrob. Agents Chemother.* **50:**2042–2049.
100. Mdluli, K., and Z. Ma. 2007. *Mycobacterium tuberculosis* DNA gyrase as a target for drug discovery. *Infect. Disord. Drug Targets* **7:**159–168.
101. Migliori, G. B., B. Eker, M. D. Richardson, G. Sotgiu, J. P. Zellweger, A. Skrahina, J. Ortmann, E. Girardi, H. Hoffmann, G. Besozzi, N. Bevilacqua, D. Kirsten, R. Centis, and C. Lange. 2009. A retrospective TBNET assessment of linezolid safety, tolerability and efficacy in multidrug-resistant tuberculosis. *Eur. Respir. J.* **34:**387–393.
102. Minion, J., and M. Pai. 2010. Expanding the role of the microscopic observation drug susceptibility assay in tuberculosis and HIV management. *Clin. Infect. Dis.* **50:**997–999.
103. Mitchison, D. A., and J. B. Selkon. 1956. The bactericidal activities of antituberculous drugs. *Am. Rev. Tuberc.* **74:**109–116; discussion, 116–123.
104. Mitnick, C., J. Bayona, E. Palacios, S. Shin, J. Furin, F. Alcantara, E. Sanchez, M. Sarria, M. Becerra, M. C. Fawzi, S. Kapiga, D. Neuberg, J. H. Maguire, J. Y. Kim, and P. Farmer. 2003. Community-based therapy for multidrug-resistant tuberculosis in Lima, Peru. *N. Engl. J. Med.* **348:**119–128.
105. Mitnick, C. D., S. S. Shin, K. J. Seung, M. L. Rich, S. S. Atwood, J. J. Furin, G. M. Fitzmaurice, F. A. Alcantara Viru, S. C. Appleton, J. N. Bayona, C. A. Bonilla, K. Chalco, S. Choi, M. F. Franke, H. S. Fraser, D. Guerra, R. M. Hurtado, D. Jazayeri, K. Joseph, K. Llaro, L. Mestanza, J. S. Mukherjee, M. Munoz, E. Palacios, E. Sanchez, A. Sloutsky, and M. C. Becerra. 2008. Comprehensive treatment of extensively drug-resistant tuberculosis. *N. Engl. J. Med.* **359:**563–574.
106. Morris, J. T., and J. W. Kelly. 1993. Rifabutin-induced ageusia. *Ann. Intern. Med.* **119:**171–172.
107. Moulding, T. S. 1981. Should isoniazid be used in retreatment of tuberculosis despite acquired isoniazid resistance? *Am. Rev. Respir. Dis.* **123:**262–264.
108. Narita, M., P. Alonso, M. Lauzardo, E. S. Hollender, A. E. Pitchenik, and D. Ashkin. 2001. Treatment experience of multidrug-resistant tuberculosis in Florida, 1994–1997. *Chest* **120:**343–348.
109. Narita, M., B. T. Tsuji, and V. L. Yu. 2007. Linezolid-associated peripheral and optic neuropathy, lactic acidosis, and serotonin syndrome. *Pharmacotherapy* **27:**1189–1197.
110. O'Brien, R. J., M. A. Lyle, and D. E. Snider, Jr. 1987. Rifabutin (ansamycin LM 427): a new rifamycin-S derivative for the treatment of mycobacterial diseases. *Rev. Infect. Dis.* **9:**519–530.
111. Palmero, D. J., M. Ambroggi, A. Brea, M. De Lucas, A. Fulgenzi, D. Martinez, C. Mosca, R. Musella, M. Natiello, C. Gonzalez, and E. Abbate. 2004. Treatment and follow-up of HIV-negative multidrug-resistant tuberculosis patients in an infectious diseases reference hospital, Buenos Aires, Argentina. *Int. J. Tuberc. Lung Dis.* **8:**778–784.
112. Papastavros, T., L. R. Dolovich, A. Holbrook, L. Whitehead, and M. Loeb. 2002. Adverse events associated with pyrazinamide and levofloxacin in the treatment of latent multidrug-resistant tuberculosis. *CMAJ* **167:**131–136.
113. Park, I. N., S. B. Hong, Y. M. Oh, M. N. Kim, C. M. Lim, S. D. Lee, Y. Koh, W. S. Kim, D. S. Kim, W. D. Kim, and T. S. Shim. 2006. Efficacy and tolerability of daily-half dose linezolid in patients with intractable multidrug-resistant tuberculosis. *J. Antimicrob. Chemother.* **58:**701–704.
114. Park, M. M., A. L. Davis, N. W. Schluger, H. Cohen, and W. N. Rom. 1996. Outcome of MDR-TB patients, 1983–1993. Prolonged survival with appropriate therapy. *Am. J. Respir. Crit. Care Med.* **153:**317–324.
115. Park, S. K., S. Cho, I. H. Lee, D. S. Jeon, S. H. Hong, R. A. Smego, Jr., and S. N. Cho. 2007. Subcutaneously administered interferon-gamma for the treatment of multidrug-resistant pulmonary tuberculosis. *Int. J. Infect. Dis.* **11:**434–440.
116. Park, S. K., C. T. Kim, and S. D. Song. 1998. Outcome of chemotherapy in 107 patients with pulmonary tuberculosis resistant to isoniazid and rifampin. *Int. J. Tuberc. Lung Dis.* **2:**877–884.
117. Parola, P., and P. Brouqui. 2001. Clinical and microbiological efficacy of adjunctive salvage therapy with inhaled aminoglycosides in a patient with refractory cavitary pulmonary tuberculosis. *Clin. Infect. Dis.* **33:**1439.
118. Peloquin, C. A., D. J. Hadad, L. P. Molino, M. Palaci, W. H. Boom, R. Dietze, and J. L. Johnson. 2008. Population pharmacokinetics of levofloxacin, gatifloxacin, and moxifloxacin in adults with pulmonary tuberculosis. *Antimicrob. Agents Chemother.* **52:**852–857.
119. Petty, T. L., and R. S. Mitchell. 1962. Successful treatment of advanced isoniazid- and streptomycin-resistant pulmonary tuberculosis with ethionamide, pyrazinamide, and isoniazid. *Am. Rev. Respir. Dis.* **86:**503–512.
120. Pletz, M. W., A. De Roux, A. Roth, K. H. Neumann, H. Mauch, and H. Lode. 2004. Early bactericidal activity of moxifloxacin in treatment of pulmonary tuberculosis: a prospective, randomized study. *Antimicrob. Agents Chemother.* **48:**780–782.
121. Ramasamy, R., A. Reginald, and E. Ganesan. 2000. The use of high-dose isomazid in intermittent regime TB treatment—some preliminary findings. *Trop. Doct.* **30:**56.
122. Ramaswamy, S., and J. M. Musser. 1998. Molecular genetic basis of antimicrobial agent resistance in *Mycobacterium tuberculosis*: 1998 update. *Tuberc. Lung Dis.* **79:**3–29.
123. Rastogi, N., K. S. Goh, A. Bryskier, and A. Devallois. 1996. In vitro activities of levofloxacin used alone and in combination with first- and second-line antituberculous drugs against *Mycobacterium tuberculosis*. *Antimicrob. Agents Chemother.* **40:**1610–1616.
124. Raviglione, M. C., and I. M. Smith. 2007. XDR tuberculosis—implications for global public health. *N. Engl. J. Med.* **356:**656–659.
125. Razonable, R. R., D. R. Osmon, and J. M. Steckelberg. 2004. Linezolid therapy for orthopedic infections. *Mayo Clin. Proc.* **79:**1137–1144.
126. Reddy, K. P., M. F. Brady, R. H. Gilman, J. Coronel, M. Navincopa, E. Ticona, G. Chavez, E. Sanchez, C. Rojas, L. Solari, J. Valencia, Y. Pinedo, C. Benites, J. S. Friedland, and D. A. Moore. 2010. Microscopic observation drug susceptibility assay for tuberculosis screening before isoniazid preventive therapy in HIV-infected persons. *Clin. Infect. Dis.* **50:**988–996.

127. Reichman, L. B., and A. Fanning. 2001. Drug development for tuberculosis: the missing ingredient. *Lancet* **357**:236.
128. Ridzon, R., J. Meador, R. Maxwell, K. Higgins, P. Weismuller, and I. M. Onorato. 1997. Asymptomatic hepatitis in persons who received alternative preventive therapy with pyrazinamide and ofloxacin. *Clin. Infect. Dis.* **24**:1264–1265.
129. Rodriguez, J. C., M. Ruiz, A. Climent, and G. Royo. 2001. In vitro activity of four fluoroquinolones against *Mycobacterium tuberculosis*. *Int. J. Antimicrob. Agents* **17**:229–231.
130. Rusen, I. D., A. D. Harries, E. Heldal, and C. Mace. 2010. Drug supply shortages in 2010: the inexcusable failure of global tuberculosis control. *Int. J. Tuberc. Lung Dis.* **14**:253–254.
131. Rustomjee, R., C. Lienhardt, T. Kanyok, G. R. Davies, J. Levin, T. Mthiyane, C. Reddy, A. W. Sturm, F. A. Sirgel, J. Allen, D. J. Coleman, B. Fourie, and D. A. Mitchison. 2008. A phase II study of the sterilising activities of ofloxacin, gatifloxacin and moxifloxacin in pulmonary tuberculosis. *Int. J. Tuberc. Lung Dis.* **12**:128–138.
132. Sacks, L. V., S. Pendle, D. Orlovic, M. Andre, M. Popara, G. Moore, L. Thonell, and S. Hurwitz. 2001. Adjunctive salvage therapy with inhaled aminoglycosides for patients with persistent smear-positive pulmonary tuberculosis. *Clin. Infect. Dis.* **32**:44–49.
133. Salomon, N., and D. C. Perlman. 1999. Editorial response: multidrug-resistant tuberculosis—globally with us for the long haul. *Clin. Infect. Dis.* **29**:93–95.
134. Sanders, W. E., Jr., C. Hartwig, N. Schneider, R. Cacciatore, and H. Valdez. 1982. Activity of amikacin against mycobacteria in vitro and in murine tuberculosis. *Tubercle* **63**:201–208.
135. Saribas, Z., T. Kocagoz, A. Alp, and A. Gunalp. 2003. Rapid detection of rifampin resistance in *Mycobacterium tuberculosis* isolates by heteroduplex analysis and determination of rifamycin cross-resistance in rifampin-resistant isolates. *J. Clin. Microbiol.* **41**:816–818.
136. Schecter, G. F., C. Scott, L. True, A. Raftery, J. Flood, and S. Mase. 2010. Linezolid in the treatment of multidrug-resistant tuberculosis. *Clin. Infect. Dis.* **50**:49–55.
137. Seaworth, B. J. 2004. *Drug-Resistant Tuberculosis: a Survival Guide for Clinicians*. Francis J. Curry National Tuberculosis Center and California Department of Health Services, San Francisco, CA.
138. Sepkowitz, K. A. 2001. Tuberculosis control in the 21st century. *Emerg. Infect. Dis.* **7**:259–262.
139. Seung, K. J., K. Joseph, R. Hurtado, M. Rich, S. Shin, J. Furin, F. Leandre, J. Mukherjee, and P. Farmer. 2004. Number of drugs to treat multidrug-resistant tuberculosis. *Am. J. Respir. Crit. Care Med.* **169**:1336–1337. (Author's reply, **169**:1337.)
140. Seung, K. J., D. B. Omatayo, S. Keshavjee, J. J. Furin, P. E. Farmer, and H. Satti. 2009. Early outcomes of MDR-TB treatment in a high HIV-prevalence setting in Southern Africa. *PLoS One* **4**:e7186.
141. Shandil, R. K., R. Jayaram, P. Kaur, S. Gaonkar, B. L. Suresh, B. N. Mahesh, R. Jayashree, V. Nandi, S. Bharath, and V. Balasubramanian. 2007. Moxifloxacin, ofloxacin, sparfloxacin, and ciprofloxacin against *Mycobacterium tuberculosis*: evaluation of in vitro and pharmacodynamic indices that best predict in vivo efficacy. *Antimicrob. Agents Chemother.* **51**:576–582.
142. Sharma, S. K., R. Guleria, D. Jain, T. C. Chawla, P. Saha, A. Mohan, and N. K. Jain. 1996. Effect of additional oral ofloxacin administration in the treatment of multidrug-resistant tuberculosis. *Indian J. Chest Dis. Allied Sci.* **38**:73–79.
143. Shin, S., J. Furin, F. Alcantara, A. Hyson, K. Joseph, E. Sanchez, and M. Rich. 2004. Hypokalemia among patients receiving treatment for multidrug-resistant tuberculosis. *Chest* **125**:974–980.
144. Shin, S., D. Guerra, M. Rich, K. J. Seung, J. Mukherjee, K. Joseph, R. Hurtado, F. Alcantara, J. Bayona, C. Bonilla, P. Farmer, and J. Furin. 2003. Treatment of multidrug-resistant tuberculosis during pregnancy: a report of 7 cases. *Clin. Infect. Dis.* **36**:996–1003.
145. Snider, D. E., Jr., G. D. Kelly, G. M. Cauthen, N. J. Thompson, and J. O. Kilburn. 1985. Infection and disease among contacts of tuberculosis cases with drug-resistant and drug-susceptible bacilli. *Am. Rev. Respir. Dis.* **132**:125–132.
146. Soumakis, S. A., D. Berg, and H. W. Harris. 1998. Hypothyroidism in a patient receiving treatment for multidrug-resistant tuberculosis. *Clin. Infect. Dis.* **27**:910–911.
147. Spigelman, M. K. 2007. New tuberculosis therapeutics: a growing pipeline. *J. Infect. Dis.* **196**(Suppl. 1):S28–S34.
148. Stein, G. 2000. The methoxyfluoroquinolones: gatifloxacin and moxifloxacin. *Infect. Med.* **17**:564–570.
149. Sullivan, E. A., B. N. Kreiswirth, L. Palumbo, V. Kapur, J. M. Musser, A. Ebrahimzadeh, and T. R. Frieden. 1995. Emergence of fluoroquinolone-resistant tuberculosis in New York City. *Lancet* **345**:1148–1150.
150. Tahaoglu, K., T. Torun, T. Sevim, G. Atac, A. Kir, L. Karasulu, I. Ozmen, and N. Kapakli. 2001. The treatment of multidrug-resistant tuberculosis in Turkey. *N. Engl. J. Med.* **345**:170–174.
151. Tam, C. M., W. W. Yew, and K. Y. Yuen. 2009. Treatment of multidrug-resistant and extensively drug-resistant tuberculosis: current status and future prospects. *Expert Rev. Clin. Pharmacol.* **2**:405–421.
152. Taylor, J. J., J. W. Wilson, and L. L. Estes. 2006. Linezolid and serotonergic drug interactions: a retrospective survey. *Clin. Infect. Dis.* **43**:180–187.
153. Tiruviluamala, P., and L. B. Reichman. 2002. Tuberculosis. *Annu. Rev. Public Health* **23**:403–426.
154. Tomioka, H. 2000. Prospects for development of new antimycobacterial drugs. *J. Infect. Chemother.* **6**:8–20.
155. Tomioka, H., K. Sato, T. Akaki, H. Kajitani, S. Kawahara, and M. Sakatani. 1999. Comparative in vitro antimicrobial activities of the newly synthesized quinolone HSR-903, sitafloxacin (DU-6859a), gatifloxacin (AM-1155), and levofloxacin against *Mycobacterium tuberculosis* and *Mycobacterium avium* complex. *Antimicrob. Agents Chemother.* **43**:3001–3004.
156. Traeger, S. M., M. F. Bonfiglio, J. A. Wilson, B. R. Martin, and N. A. Nackes. 1995. Seizures associated with ofloxacin therapy. *Clin. Infect. Dis.* **21**:1504–1506.
157. Treasure, R. L., and B. J. Seaworth. 1995. Current role of surgery in *Mycobacterium tuberculosis*. *Ann. Thorac. Surg.* **59**:1405–1407; discussion, 1408–1409.
158. van den Boogaard, J., G. S. Kibiki, E. R. Kisanga, M. J. Boeree, and R. E. Aarnoutse. 2009. New drugs against tuberculosis: problems, progress, and evaluation of agents in clinical development. *Antimicrob. Agents Chemother.* **53**:849–862.
159. van Leuven, M., M. De Groot, K. P. Shean, U. O. von Oppell, and P. A. Willcox. 1997. Pulmonary resection as an adjunct

in the treatment of multiple drug-resistant tuberculosis. *Ann. Thorac. Surg.* **63:**1368–1372; discussion, 1372–1373.
160. **Vega, P., A. Sweetland, J. Acha, H. Castillo, D. Guerra, M. C. Smith Fawzi, and S. Shin.** 2004. Psychiatric issues in the management of patients with multidrug-resistant tuberculosis. *Int. J. Tuberc. Lung Dis.* **8:**749–759.
161. **von der Lippe, B., P. Sandven, and O. Brubakk.** 2006. Efficacy and safety of linezolid in multidrug resistant tuberculosis (MDR-TB)—a report of ten cases. *J. Infect.* **52:**92–96.
162. **Von Groll, A., A. Martin, P. Jureen, S. Hoffner, P. Vandamme, F. Portaels, J. C. Palomino, and P. A. da Silva.** 2009. Fluoroquinolone resistance in *Mycobacterium tuberculosis* and mutations in *gyrA* and *gyrB*. *Antimicrob. Agents Chemother.* **53:**4498–4500.
163. **Wallis, R. S., M. Palaci, S. Vinhas, A. G. Hise, F. C. Ribeiro, K. Landen, S. H. Cheon, H. Y. Song, M. Phillips, R. Dietze, and J. J. Ellner.** 2001. A whole blood bactericidal assay for tuberculosis. *J. Infect. Dis.* **183:**1300–1303.
164. **Wenger, P. N., J. Otten, A. Breeden, D. Orfas, C. M. Beck-Sague, and W. R. Jarvis.** 1995. Control of nosocomial transmission of multidrug-resistant *Mycobacterium tuberculosis* among healthcare workers and HIV-infected patients. *Lancet* **345:**235–240.
165. **World Health Organization.** 2009, posting date. *Global Tuberculosis Control: Epidemiology, Planning, Financing.* World Health Organization, Geneva, Switzerland.
166. **World Health Organization.** 2008. *Guidelines for the Programmatic Management of Drug-Resistant Tuberculosis. Emergency Update 2008.* World Health Organization, Geneva, Switzerland.
167. **World Health Organization.** 2008, posting date. *Policy Statement: Molecular Line Probe Assays for Rapid Screening of Patients at Risk of Multi-Drug Resistant Tuberculosis (MDR-TB).* World Health Organization, Geneva, Switzerland.
168. **World Health Organization.** 2009. *The STOP TB Department Newsletter*, November 2009. World Health Organization, Geneva, Switzerland.
169. Reference deleted.
170. **World Health Organization and International Union Against Tuberculosis and Lung Disease.** 2008, posting date. *Anti-Tuberculosis Drug Resistance in the World. Fourth Global Report.* World Health Organization, Geneva, Switzerland.
171. **Yew, W. W., C. K. Chan, C. C. Leung, C. H. Chau, C. M. Tam, P. C. Wong, and J. Lee.** 2003. Comparative roles of levofloxacin and ofloxacin in the treatment of multidrug-resistant tuberculosis: preliminary results of a retrospective study from Hong Kong. *Chest* **124:**1476–1481.
172. **Yew, W. W., K. C. Chang, and C. H. Chau.** 2009. What is the optimal dosage of linezolid in treatment of complicated multidrug-resistant tuberculosis? *Eur. Respir. J.* **34:**1492–1494.
173. **Yew, W. W., S. Y. Kwan, W. K. Ma, M. A. Khin, and P. Y. Chau.** 1990. In-vitro activity of ofloxacin against *Mycobacterium tuberculosis* and its clinical efficacy in multiply resistant pulmonary tuberculosis. *J. Antimicrob. Chemother.* **26:**227–236.
174. **Younossian, A. B., T. Rochat, J. P. Ketterer, J. Wacker, and J. P. Janssens.** 2005. High hepatotoxicity of pyrazinamide and ethambutol for treatment of latent tuberculosis. *Eur. Respir. J.* **26:**462–464.
175. **Zhu, M., R. Namdar, J. J. Stambaugh, J. R. Starke, A. E. Bulpitt, S. E. Berning, and C. A. Peloquin.** 2002. Population pharmacokinetics of ethionamide in patients with tuberculosis. *Tuberculosis* (Edinburgh) **82:**91–96.

Chapter 9

結核の診断および治療における外科手術の役割
Role of Surgery in the Diagnosis and Management of Tuberculosis

- 著：Alan D. L. Sihoe・Wing Wai Yew
- 訳：鈴木 大介

結核と胸部手術

専門科としての胸部外科の歴史は，結核治療の発展と切っても切れない関係にある。多くの外科医は，いちばん最初の胸部外科手術は古代ギリシャで行われたものだというだろう。ヒポクラテス（Hippocrates）が結核による膿胸に対する胸腔開放ドレナージの技法を記述している[17]。今日の臨床医が考えるような近代的な胸部手術は1880年代にKochが結核菌（Mycobacterium tuberculosis）を発見したすぐ後に生まれた。「癆痎」の原因菌が偏性好気性菌とわかって以来，19世紀の終わりから20世紀のはじめにかけて，酸素を欠乏させることで結核菌を殺すさまざまな虚脱療法が生み出された。これには，胸郭成形術，人工気胸術，合成樹脂球充填術，人工気腹術，横隔神経遮断術がある[61]。大事なのは，どこででも行われている開胸術を含めて，今日の胸部手術でも用いられる基本的な技術や術式が，この時期に生み出されたということである。低侵襲開胸術でさえその起源は，Jacobaeusが結核患者に対して胸腔鏡下の胸膜生検や胸膜癒着剝離術を取り入れたこの時代にまでさかのぼることができる[28]。

20世紀中頃には，結核の治療が，胸部手術の適応の大部分を占めるようになった。その後のきわめて効果的な抗結核薬治療の出現は現代医学の大きな功績であり，すぐに結核の初回治療の柱は外科的治療から内科的治療に取って代わられた。結核治療におけるこのパラダイムシフトはきわめて広範囲にわたったため，専門科としての胸部外科はまさに存続の危機にさらされた。胸部外科を急激な衰退から「救った」のは，20世紀後半に急増した肺癌患者に対する治療のニーズだった。今日では，一般的な胸部手術は診断から治療まで非常に広い範囲で行われている。しかし，胸部外科医が治療する疾患の長いリストから，結核が完全に外されたことは一度もない。

ここ数年，結核治療のための胸部手術への関心が再び高まってきている。これは主に3つのトレンドの結果である。第1に，結核は最新の薬物治療によって撲滅されたわけでは決してなく，実際に地球規模では結核の発生が増えている。これは部分的にはヒト免疫不全ウイルス（human immunodeficiency virus：HIV）の流行，免疫抑制患者の生存率の向上，結核流行地の人々の移動の増加が原因だろう。2007年に全世界で発生した新規結核患者は930万人で，結核による死者は180万人と推定されている[86]。世界の人口の最大で3分の1が結核菌に感染していることが示唆されている。ほとんどは途上国のケースだが，先進国でも発生数の増加傾向が目立つ。第2に，薬物治療の進歩は結核による死亡率を劇的に低下させたが，これは新規患者発生率の低下をはるかに上回っている。このことは，より多くの患者が急性期を生き延びて，胸部手術でしか有効な治療や症状緩和が期待できないことが多い，慢性的な後遺症の状態に進む可能性を意味する。第3に，世界は1980年代中頃から多剤耐性菌（multidrug-resistant TB：MDR-TB）の台頭を目の当たりにしている[83]。大もとになっている菌が薬物治療への抵抗性を増している一方で，その菌が起こす病気の治療補助として手術の有効性を示すエビデンスが集まってきている。

現代の胸部外科は，痛みや合併症を減らしつつ効果的な結核治療を提供するという難題を克服してきた。特に，新しい低侵襲胸部手術を導入して手術による外傷を減らしたことで，手術への敷居が下がり，より多くの結核患者が手術を受けられるようになった。この章では，結核とその後遺症の患者に対する診断と治療のなかで現代の胸部手術が果たす役割について概説する。

結核患者の胸部手術：基本的な注意点

結核患者の手術でも，基本的な原則や注意点は他の胸部手術と同じである。結核に限定して手術について細かく議論する前に，これらの共通概念について検討する価値はある。

麻酔における注意点

あらゆる胸部手術においてまず議論すべきは，患者が全身麻酔に適しているかどうか，である。特に，患者が片肺換気に耐えうるか見極めなければならない。ほとんどの胸部手術では，術中に胸腔内を十分に検索できるように患側（手術する側）の肺を虚脱させる必要がある[71,94]。この適合性をみるために，ほとんどの場合は呼吸機能検査（スパイロメトリー）とCO_2貯留の除外が行われる。目安として，肺切除術であれば，術後に予測される1分間の努力肺活量が年齢・性別・身長・体重から予測される値の40％以上なければならない。また，術前にCO_2貯留があってはならない。多くの結核患者では，肺実質内に病変がかなり不均一に分布している。もし，これが呼吸機能がぎりぎりの患者であれば，切除予定部分がどのような割合で呼吸全体に寄与しているか検討する価値はある。たとえば，肺換気血流スキャンで対象部分がすでにほぼ機能していないことがわかれば，たとえ呼吸機能検査でぎ

I 概論

りぎりだったとしても，手術可能と判断できる。すべての患者は術前に胸部手術専門の麻酔科医の評価を受ける必要がある。

肺生検や楔状切除のような小規模な手術では，そこまで厳しくは求められない。長時間の片肺換気には耐えられそうにない(そして単純な手術が予定されている)患者では，全身麻酔導入後に間欠的にやってくる無呼吸状態のタイミングに，素早く手術を行うこともできる。これは，たとえば，小範囲の楔状切除や癒着のない胸膜生検のときなら可能だろう。全身麻酔に耐えられない患者では，局所麻酔下で小切開を通じて少しだけ生検するのも選択肢の1つである。

開胸術

あらゆる胸部手術で伝統的な術式は開胸術である。患者は患側を上にして完全な側臥位になる。それから，手術台は患側の肋間が広がるように「屈曲」する。伝統的な後側方開胸術では，前または中腋窩線から始まって，第4または第5肋間間隙に沿って開いていき，肩甲骨の先端のちょうど下まで切開する。広背筋と，時に前鋸筋が分断される。肋骨は開創器を用いて広げられ，一部の外科医は良好な視界を得るために肋骨を切除したり分断することもある。開胸術は，片側の胸腔全体を非常によく露出させることができ，これにより胸の中を目で直接見たり，両手で触診することができるようになる。

しかし胸部手術では，場合によっては数時間にわたって肋骨を強制的に開いておくため，開胸術はすべての外科手術のなかで最も痛みの伴う手術の1つである[62]。2か月以上にわたる持続的な術後痛が，おおよそ50〜70％の患者で起こると見積もられている[23,62]。そのうち5％の患者は痛みを「ひどい」，「どうしようもできない」と表現する。40％以上の患者で術後1年でも痛みが残っている。術後合併症が起こりうるため，執刀医は，生活の質(quality of life：QOL)に与える影響が，開胸術の利益に勝っていないか検討することが，常に重要である。

単純な肺生検や胸膜癒着が少ない症例など，それほど複雑でない手術では，縮小手術(前方開胸術あるいは筋温存側方開胸術)が可能なことが多い。伝統的な後側方開胸術に比べると創は小さく，またいくつかの報告によれば痛みも少ないとされている。しかし，今でも一定の合併症が起こりうる開創器が用いられている。

ビデオ胸腔鏡手術

開胸術ではある程度の合併症が起こるため，多くの胸部手術においてビデオ胸腔鏡手術(video-assisted thoracic surgery：VATS)が採用される世界的な流れは止めることができない[94]。これは胸部の低侵襲手術ないしは「鍵穴」手術である。胸腔の内側を可視化するビデオ胸腔鏡を用いることで，VATSは，開胸術の有害な肋間拡張を全く行わず，それによって創部外傷を最小限に留める。開胸術と比較して証明されているVATSの利点には，痛みと合併症の減少，早期回復，入院期間の短縮，術後の呼吸機能・免疫機能低下の減少がある[32,40,42,43,58,59]。重要なのは，ビデオ胸腔鏡を使うと片側の胸腔内を360度にわたって完全に検索することができることで，これは縮小手術より優れている可能性がある。

標準的なVATSでは，3つの直径5〜15 mmのポートを用い，そこからビデオ胸腔鏡と2つの手術器具を挿入することができる。患者は患側を上にした側臥位になり，ポートは側胸部に置かれる。ポートの位置に関しては，これまでに多くの方法が記述されてきた[71,94]。一般的には，肺病変の楔状切除や胸膜・縦隔生検では，野球の内野(ダイヤモンド)に見立ててポートを置く3ポート方式が用いられる(図9-1)。術者と助手はビデオ胸腔鏡を持ちながら，手術台の病変と相対する側に立ち，まずいちばん近い「本塁」の位置にカメラポートを設置する。目標とする病変を2塁の位置に見えるようにして，2つの手術器具を1塁と3塁の位置に設置する。これによって，手術器具同士が「フェンシング」のようにぶつかるのを最小限に抑えつつ，病変と2つの手術器具が有効な三角形を形成するようになる。ポートの位置は部位によって絶対的に決まっているわけではない，という重要な原則がある。そうではなくて，それぞれの患者，目標となる病変，手術の特質に合わせて，ポートの位置を決めるのがよい。

VATS中の肺の操作には，肺組織を優しく扱うことができ，丸まった形状のためポートからスムーズに挿入することができる，Rampleyのスポンジ鉗子のようなリング鉗子が理想的である。術者は，切除または生検する目標病変をみつけ出す際に，視診と触診の両方に頼っている。肺実質内の多くの病変は，肺の表面か

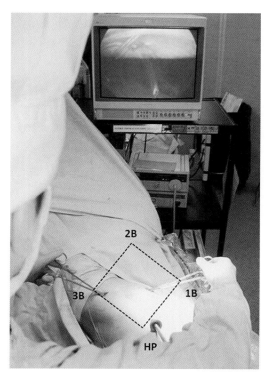

図9-1 典型的なVATS ポートを野球の内野の形に配した標準的な3ポート方式が用いられている。カメラポートが本塁(**HP**)，目標病変が2塁(**2B**)，右と左の器具用ポートがそれぞれ1塁(**1B**)と3塁(**3B**)。

ら見ても違いがわからないので、触って確認する必要がある。もし、胸膜に剥離を要するそれなりの癒着があったとしたら（多くの結核患者でよくみられる）、肺の表面は剥離後に傷が残るため、視診だけではさらにわかりにくくなる。そのため、注意深く指で触診することの必要性はいくら強調してもしすぎることはない。小さなVATSのポートからでも手術器具による肺の操作と指での触診を組み合わせることで、経験豊富な外科医は開胸術の場合と全く同じようにほとんどの症例で肺全体を触診することができる。触知するのが難しい深部の病変に対しては、一方の器具用ポートを広げて指が2本入るようにして指診を行い、2本指の間で転がすようにすれば、たいていの病変はみつけることができる。

さらに最近では、2〜3か所のポートとわずか2〜3 mm幅の器具を用いた「細径内視鏡」VATSも報告されている[68,95]。創の大きさと、肋間にてこの原理でかかる力の両方を小さくできるので、この術式なら「従来の」VATSに比べて痛みと術後合併症がより少なくて済む可能性がある。細径内視鏡VATSは肺・胸膜生検や肺楔状切除でも可能な選択肢である（図9-2）。創部外傷が減り、創も目立たないため、患者にとっては手術を受けやすくなるだろう。

VATSの絶対禁忌は現在では少ししかない。かつては（結核患者に多い）胸壁と肺の間の炎症性の胸膜癒着があった場合には、VATSから開胸術への変更が検討されていた。しかし、経験豊富な術者にとっては、胸膜癒着の剥離だけでなく胸膜外剥離でさえ技術的に可能である。そのためこのような症例ではVATSは絶対禁忌ではなく相対禁忌となった。現在では熟練した外科医であれば、開胸術への切り替えはめったにない。また以前はVATSは

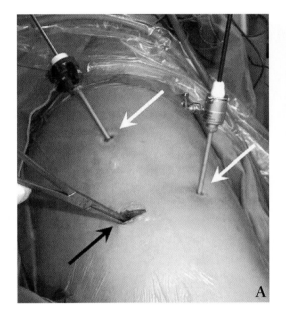
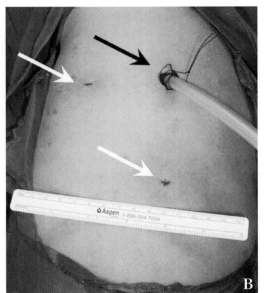
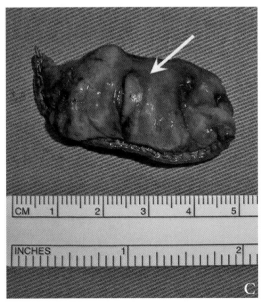

図9-2 細径内視鏡VATSは楊枝よりわずかに太い3 mmの器具を用いて行われる。**A**：ここでは、3 mmポート2か所（白矢印）と切除した検体を取り出すための10 mmポート1か所（黒矢印）を用いて肺楔状切除生検が行われている。**B**：美容上の成績も満足のいくもので、3 mmポートは創が治ればほとんど見えなくなる。**C**：この患者から切除された楔状の組織は小さな創の割にかなりの大きさである。組織を切り開くと、生検の対象となった限局性結節性病変（矢印）は切除されているように見える。

I 概論

主に肺の末梢側3分の1にある病変に適しているといわれていた。しかし、経験を積んだ術者は（癒着や肺間膜を剝離するなどして）簡単に短時間で肺全体を自由に動くようにし、肺葉の内側部も含めて、肺のどの部位であっても手が届くようにしてしまう。

術後管理

術後は、開胸術であれVATSであれ、通常1本の胸腔ドレーンが留置される。膿胸剝皮術後に肺の再膨張を促す場合を除けば、多くの外科医は今ではもう胸腔ドレーンに吸引をかけない[5,13]。一般的に24時間が経過してエアリークがなく、排液が200 mL未満（一部の外科医はそれ以上でも許容する）であれば、胸腔ドレーンは抜去される。

今では外科医と麻酔科医は術後痛に備えて術中からさまざまな技術を用いる[69]が、ある程度の不快感は避けられない。術後は、患者は鎮痛薬を定期的に内服する。一般論として、定期的な鎮痛薬は「適宜」痛いときだけの鎮痛薬に比べて疼痛をうまくコントロールできる[57]。またオピオイド[訳注1]は、胸部手術を受けたばかりの患者に呼吸抑制を起こしたり、食欲不振や離床の遅れといった副作用を起こしうる[84]ため、オピオイドに頼る機会は減ってきている。周術期の局所麻酔、定期的な非オピオイド鎮痛薬の内服、早期の胸部ドレーン抜去により、非経口オピオイドの投与を最小限に留めることができる。

鎮痛薬の目的は、早期に離床を図ることにある。現在では、早期離床が順調な術後回復と多くの術後合併症の予防につながることが認められている[30]。VATSの術後は、患者はその日のうちにベッドを出ていすに座ることができ、翌朝までには自由に歩くことができる。胸部理学療法や呼吸訓練器（incentive spirometer）を用いた呼吸訓練は（もし、術後に結核を伝播する懸念がある場合には、しかるべき感染予防策をとったうえで）必ず行われる。

結核の診断のための手術

結核を示唆する臨床症状や画像所見がある患者で、より侵襲の少ない検査で診断に至らなかった場合、外科的生検が役立つことがある。

手術で結核の診断を依頼されたとき、最初に考慮すべきなのは生検する場所を明らかにすることである。原則として、手術創が最小となる病変を選ぶ。たとえば、触知可能な頸部リンパ節があれば、局所麻酔で簡単に生検できる。もし、そういった簡単に生検できる病変がなく、胸腔内に結核病変が疑われる場合は、やはり胸部コンピュータ断層撮影（computed tomography：CT）が最も有効な検査である。CTで同定されることが多い生検部位は、肺実質、縦隔の腫脹リンパ節、胸膜である。それぞれの組織での

訳注1　原文では天然のオピオイドを意味するopiatesだが、今日ではオキシコドンのような半合成オピオイドも含まれるため、訳語は総称としてのオピオイドとした。

生検については後述する。CTでわかる病変の大きさや到達しやすさから、陽性所見が得られる可能性を見積もって、生検部位を選択する。

次に考慮すべきは、患者が手術に適しているかどうかである。診断目的の手術で求められる呼吸機能は通常、治療目的の手術ほど厳しくないが、片肺換気および長時間の麻酔またはその一方に耐えられるのが理想的である。ある術式で障害になりそうな事柄についても検討しておいたほうがよい。たとえば、気管切開は縦隔鏡検査の障害になるし、感染症や以前の胸部手術によるひどい癒着が予想されれば、手術が難しくなるだろう。そのため、呼吸器内科医、胸部外科医、放射線科医、麻酔科医といった複数科にまたがるチームでの取り組みが勧められる。チームは、適切な目標病変を決め、術前にリスクを評価しなければならない。手術が危険を及ぼす恐れがある患者では、他の検査方法や、場合によっては臨床判断による抗結核薬治療も検討すべきである。

肺実質

いまだに放射線画像だけでは、肺実質を侵す結核の確定診断はできない。最新式のCTやポジトロン断層撮影法（positron emission tomography：PET）でさえ、非特異的すぎて結核の確定診断には不十分であることが証明されている。手術以外のさまざまな肺の検体採取法でも、診断に不十分なことがある。肺病変に対する画像検査ガイド下の経皮的生検の陽性率は非常にばらつきがある。ケースシリーズで述べられている結核の陽性率は、20～80％程度まで幅がある[15,18,38,89,96]。塗抹陰性結核の患者に対して、気管支ファイバーで気管支肺胞洗浄および経気管支肺生検またはその一方を行った場合、陽性率は30～58％にすぎない[10,39,72]。そのため外科的肺生検は、結核が疑われる患者の一部で診断を確定するために、相変わらず必要とされている。

前述のとおり、まずは生検する病変を明確にする。肺実質生検における理想的な目標病変は、CT上の限局性腫瘤または限局的に透過性が低下している領域で、肺葉の先端か葉間裂あるいはそれらの近くに位置したものである。そのような位置であれば、小さく単純にV字形に切り取ればよく、肺の小片（一般的に数 cm^3 程の組織）を取り去るだけなので、患者の呼吸機能にもほとんど影響が出ない。もし画像上の変化がより広範囲にわたっていて、限局した病変がない場合には、やはり肺葉の先端か葉間裂またはそれらの近くにある、最も変化が大きい領域を楔状切除する。しかし、このようなびまん性の病変では、ステープルまたは縫合の位置が炎症や感染がある肺実質にくる可能性があるため、ステープルまたは縫合部のエアリークや創傷治癒遅延のおそれが出てくる。

病変が両側にある場合、他の条件がすべて同じであれば、一部の外科医は右肺からの生検を好む。右肺のほうが葉間裂や肺葉の先端の数が多い分、肺葉の先端から簡単に生検できる可能性が高いからである。左肺の小舌と右中葉は、組織診断に影響しうる炎症・瘢痕・うっ血が起こりやすいため、生検には不適切であると

かつて報告された[19]。しかし別の報告で，事実と異なることが判明した[2]ため，最近ではほとんどの外科医は同部位からの生検をあえて避けることはない。

一般的に，肺葉の辺縁や葉間裂から離れた深部病変の場合，外科的生検は技術的に非常に難しくなる。もし病変が肺実質の非常に深い部分にあるとすると，その末梢側の肺の換気や血流を止めずに，深部病変を切除することは通常不可能である。そのような病変を切除するには，非常に大きな楔状切除（通常，半肺葉切除という）または解剖学的な構造に沿った肺葉切除術が必要になる。別の選択肢としては，精密な電気焼灼により，解剖学的な構造に沿わずに病変を丸く切除する核出術がある[12]。これは一部の患者には効果的だが，可能性として，肺実質が受ける損傷は楔状切除より大きくなる。核出術では，エアリークや出血の可能性も高くなる。小さな深部病変では他の問題として，術中に探し出すのが技術的に難しいことがある。そのような病変は，肺葉の外側からは通常見えないし，触ってもわからないこともある。肺の表面から5 mmより深いところにある，直径10 mm以下の病変が，術中にみつかる可能性は低く，63％程度と見積もられている[76]。このような場合，経験豊富な放射線科医（interventional radiologist）に依頼して，術前にCTガイド下にフックワイヤを留置する方法で，術中にみつけやすくするために病変に目印を付けてもらうのがよい[55]。このような技術的な問題のため，通常は深部病変よりも可能な限り表層の病変に対する生検が好まれる。

肺生検の際の手術と麻酔の原則は以上のとおりである。全身麻酔に耐えられない患者では，小開胸下の小生検も検討できる。それ以外では全身麻酔と片肺換気で，開胸術，従来のVATSまたは細径内視鏡を用いたVATSで肺生検が行われる（図9-1，図9-2）。どの術式であっても肺全体を視診と触診で検索し，術前のCT所見と術中所見に基づいて生検すべき部位を特定する。

肺実質から検体を採取する際，最も一般的なのは，病変を組織鉗子で挟んで鋭角にV字型に切除して，切除面を縫合して修復する方法である。しかし，楔状切除は最近では普通，より速くて簡単な自動吻合器を使って行われる。一般的に，診断のための組織は約2～3 cm³あれば十分であるが，検体の質や個々の検査室の条件によってさまざまである。切除線は，ステープル・縫合後のエアリークや治癒遅延のリスクを最小限にするため，可能であれば比較的正常な部分に来るようにすべきである。もしそれが難しくても，リスクが高い症例では，胸膜片や（フィブリンのような）密閉材で切除線を覆うこともできる。呼吸器内科医と胸部外科医は，十分なしかし大きすぎないサイズの標本を得るためにはどのような方法が必要なのか，術前に連絡をとって確認しておくことが重要である。深部病変であれば，楔状切除の代替案としては前述の核出術やTru-Cut針による針生検がある。

低侵襲手術の経験がある胸部外科医の多くは，ほとんどの肺生検で，合併症の少ないVATSの術式を好む。VATS肺生検では，ほとんどの患者が手術翌日に退院し，より単純な肺生検では日帰り手術も増えてきている。肺の単一病変の診断目的で行われる場合，経験豊富な外科医によるVATSの診断精度は95～100％と高く，合併症率は3～6％であることが，多くの研究で一貫して証明されている[45,53]。最近ではVATS生検で残る手術の「足跡」は相当小さくなったので，もはや外科的肺生検を最後の手段と捉えるべきでない。それどころかVATS生検は，一部の患者では気管支ファイバー検査や経皮的針生検の現実的な代替案と考えられている。

胸水

結核が結核性胸膜炎として発症した場合，胸水の微生物学的検査だけでは診断に至らないことがある。そのような患者では，壁側胸膜の経皮的な生検が行われるが，これは基本的に盲目的な処置である。一般的に，経皮的に穿刺した部分が生検に適した部位かどうかを確認する有効な方法はない。結果的に，Abrams針を用いた胸膜生検で陽性所見が得られるのは50～75％にすぎない[22,58]。エコーガイドにより，感度が81.8％といくらか改善したという報告もある[36]。胸膜生検と胸水検査で診断に至らなかった場合，外科手術による精査が検討される。外科手術の利点の1つとして，術中にステージ2～3の膿胸に至っていることが判明した場合には，条件を満たせば（下記参照），外科的ドレナージや剥皮術を同時に行うことができることがある。

胸膜生検の適応と麻酔の注意点は，前述の肺生検と同様である。縮小手術も行われるが，今日の胸膜生検は通常，低侵襲VATSの術式で行われる。30度に屈曲させたビデオ胸腔鏡を用いると，開胸術に比べて側胸部の壁側胸膜が見やすくなるため，たいていの場合，VATSのほうが胸膜生検に適している。術式にかかわらず，最初のステップで，炎症性の滲出液によって胸腔内に形成された小胞や隔壁を破壊する。これによってすべての胸水が排出され，片側の壁側胸膜全体が観察でき，生検部位を特定できるようになる。また，結核は炎症性の滲出液と，それに続いて壁側胸膜にビデオ胸腔鏡でもすぐにわかる線維性の被膜を形成することがある。これらと他の疑わしい部分を内視鏡用生検鉗子を用いて十分に生検するのがよい。

肺生検の際に述べた標準的な3ポートVATS方式が胸膜生検でも用いられる。前述のように，30度に屈曲させたビデオ胸腔鏡が好まれる。側胸壁から検体採取する際，器具を「上向きで」目標部位に届かせるため，大きな角度をつけなければならないことがあるのが，唯一の注意点である。これにより創部に「トルク」がかかって，術後の痛みや異常感覚が増すことがある[71]。これは，生検する際に湾曲させた器具を用いたり，より緩やかな角度で接近できるように目標部位から少し離した位置にポートを作成することで，避けたり，最小限に留めることができる。別の方法として，生検鉗子をビデオ胸腔鏡と同じポートから同じ角度で挿入する単一ポートVATS方式もある（図9-3）[94]。

この20年間に世界中で得られた経験により，VATSは大部分の患者において胸膜の病理診断のための安全かつ迅速な方法であることが，明らかにされてきた[71,93]。VATSは原因不明の胸水症

I 概論

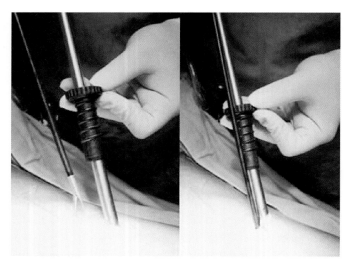

図 9-3 単一共用ポート方式は VATS による胸膜生検で用いられることがある。生検鉗子はビデオ胸腔鏡と同じ角度で挿入され，必要とする創の数を最小限に留めている。

例の 95～100% に一貫して診断をもたらしてきた。あるメタ解析では，世界中の原因不明の胸水 1,500 症例に対する VATS の診断率は 90% で，合併症率はわずか 3% だったことが確認されている[48]。

ほとんどの患者の術後経過は，肺生検の際に述べた。一般的には，患者は術後 1～2 日で無事退院することができる。

原因不明の胸水に対して，VATS に代わる方法として，局所麻酔下に行う「内科的」胸腔鏡検査が注目されている[79,90]。胸腔鏡検査は本来，1 世紀以上前に Jacobaeus が独自に始めた方法で，現代の VATS の原型とされている。2 つの処置は，今日では全く別のものを意味するくらい完全に分かれてしまい，もっぱら内科的胸腔鏡検査と VATS を区別するのに役立つくらいで，VATS はもはや胸腔鏡手術と呼ばれることすらない。胸腔鏡検査では，胸壁に 1 か所切開を入れて，まず，硬性胸腔鏡または光ファイバー胸腔鏡を胸腔内に挿入する。中空の硬性胸腔鏡または光ファイバー胸腔鏡の鉗子孔を通じて，胸水を排出したり，壁側胸膜から生検することもできる。セミリジッド胸腔鏡を用いると，結核性胸膜炎も含めて診断率が向上するという最近の報告もある[41,52]。主な利点は全身麻酔が不要な点であり，日帰り手術や，全身麻酔に適さず VATS が行えない患者に対して，胸腔鏡検査はより適切な選択肢となっている。また，胸腔鏡検査は基本的に手術より安価である。しかし，局所麻酔で片肺換気を行わないということは，片側の胸腔内全体を完全に検索しようとしても，全体的または部分的に膨張した肺に邪魔されてしまうことを意味する。（術中，ある程度の気胸が起きていることもある）患者の不安や不快感，それに加えて，覚醒している患者に対して処置を行っている術者や看護スタッフのストレスもまた，注目すべき欠点として時々引き合いに出される。今のところ，結核の診断アルゴリズムにおいて胸腔鏡検査が担う決定的な役割はまだ確立しておらず，さらなる経験の蓄積が待たれる。

縦隔リンパ節腫脹

放射線検査で同定できる生検対象が胸部では胸腔内の腫脹リンパ節だけ，という結核患者もいる。このような場合，リンパ節病変に対する生検を検討する際は，肺門リンパ節と縦隔リンパ節を区別しなければならない。肺門リンパ節は，米国対癌合同委員会 (American Joint Committee on Cancer：AJCC) と国際対癌連合 (Union Internationale Contre le Cancer：UICC) が採用している肺癌リンパ節マップの 10～14 番に対応している（図 9-4）[51]。実際は，これらのリンパ節は開胸術か VATS でのみ到達できる。CT 上，これらのリンパ節が腫脹している場合，葉間裂やリンパ節と接する肺血管との間に炎症後の癒着を認める傾向がある。結果として，技術的に難易度の高い，比較的侵襲の大きな手術になることが多い。同じ手術で生検できる別の病変が胸部にある場合を除いて，肺門リンパ節生検の前には慎重な検討を要する。

縦隔リンパ節は AJCC-UICC のリンパ節マップ（図 9-4）の 1～9

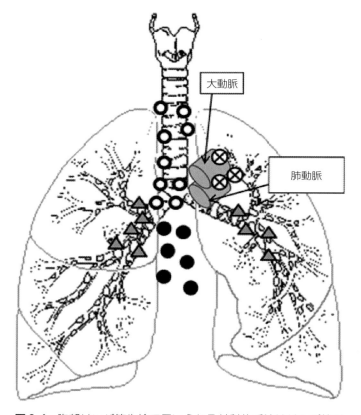

図 9-4 胸部リンパ節生検で用いられる外科的手法はリンパ節の位置によって決まる。AJCC-UICC マップの 2・4・7 番に当たる縦隔リンパ節（○）は経気管支的針生検 (TBNA)，気管支腔内超音波断層法 (EBUS) ガイド下針穿刺吸引 (FNA)，縦隔鏡検査，VATS，開胸術によって生検される。5・6 番の大動脈リンパ節（⊗）には通常，左 VATS，縦隔鏡検査，開胸術を行う。8・9 番の下部縦隔リンパ節（●）と 10・11 番の肺門部リンパ節（▲）には通常，VATS か開胸術を行う。

番に対応している。これらのリンパ節は経気管支的に，また頸部から，そして経胸腔的にアプローチできる。実際，縦隔リンパ節生検はその位置と，術式に選択肢があることから，多くの場合，肺門リンパ節（10〜14番）より容易である。

　胸の両側にある2・4・7番とほとんどの10・11番に対するリンパ節生検において，最も侵襲の少ない方法はおそらく，気管支ファイバーを用いた経気管支的針生検（transbronchial needle aspiration：TBNA）だろう。これは局所麻酔または全身麻酔下に従来の気管支ファイバースコープを用いた気管支鏡検査と同じように行われる。経験豊富な術者によれば，TBNAは安全で，診断率80％以上の効果的な処置である[3, 6]。最近では，気管支腔内超音波断層法（endobronchial ultrasonography：EBUS）が，さらに進歩した方法，あるいはTBNAの補助として注目されている[31, 74]。EBUSにより，リンパ節の詳細な描出と，カラードプラ法によるリンパ節内の血流パターンの評価が可能になった。リンパ節の形状，大きさ，血管のパターンは，リンパ節の良性・悪性を見分ける際の助けになっており，またTBNAをこれまで以上に安全かつ正確に行うための道しるべとしても使われている。それでもやはり，比較的新しい技術なので，結核の精査におけるEBUSの役割に関しては，今後の経験の蓄積による裏づけが必要である。ただし，（伝統的な，またはEBUSガイド下での）TBNAで採取される組織の総量は，これまで述べてきたどの外科的処置よりも相当少ないことには留意すべきである。TBNAで診断できなかった場合には，より侵襲的な外科的生検を考慮する。

　縦隔内の傍気管リンパ節に対する伝統的な外科的アプローチとして頸部からの縦隔鏡検査がある。全身麻酔下で，前頸部の正中線上に（2〜3cmの）小切開を入れて，両側の1・2・4番リンパ節に到達するように，気管前面に沿って硬性縦隔鏡を挿入する。多くの場合，7番リンパ節でも同様のアプローチである。それぞれの部位のすべてのリンパ節は，中空の縦隔鏡を通ってそっくりそのまま切除される。これらのリンパ節が術前に同定されている唯一の目標病変で，胸腔全体を検索する必要がない場合，縦隔鏡検査はしばしばVATSより好まれる。その理由は，縦隔鏡検査では麻酔中も片肺換気が不要なので，呼吸機能が低下した患者でもよく耐えることができるからである。しかし，頸部からの縦隔鏡検査は縦隔下部のリンパ節には届かない。縦隔鏡検査の主な禁忌は，胸骨・気管領域の放射線治療または（気管切開術を含む）手術の既往である。それらの結果として生じた瘢痕によって，気管前面が消滅している可能性があるためである。

　前縦隔開放術（しばしばChamberlain生検法と呼ばれる）は，標準的な頸部縦隔鏡検査では届かない主に左側の5・6番リンパ節に到達するためのより古い術式である。傍胸骨・肋間（典型的には第3肋間）に切開を入れ，多くの場合，その下を走行する内胸動脈を結紮・切離する。より良好な視野を確保するために1〜2本の肋軟骨や肋骨の一部を切除することもある。最近では，前縦隔開放術は，侵襲がより少ないだけでなく胸部の検索にも勝るVATSにほとんど取って代わられる。しかし，5・6番リンパ節に病変が疑われているものの，VATSの片肺換気に耐えられないような患者では，いまだに果たすべき役割がある。

　右の2・3・4・7・8・9番と左の2・4・5・6・7・8・9番リンパ節にはVATS，もしくはあまり一般的ではないが，開胸術が行われる。どちらの術式でもほとんどの場合，同側の胸腔を完全に検索し，すべての縦隔リンパ節を完全に切除することができる。VATSによるリンパ節生検では，それぞれのリンパ節を覆う縦隔壁側胸膜を電気メスまたは超音波切開装置を用いてまず開放し，優しく鋭的に，または鈍的に剥離してリンパ節を露出する。リング鉗子を用いてリンパ節を把持して持ち上げ，低出力の電気メスまたは超音波切開装置を用いて一連のリンパ節全体をそっくりそのまま切除する。VATSは名目上はTBNAや縦隔鏡検査より侵襲が大きいとはいえ，VATSによる縦隔リンパ節生検は，多くの場合，短時間で済み，安全な処置であるうえ，得られる検体量もそれらの検査より多い。VATSや開胸術の主な制約は，通常，1回の手術では片側の病変しか生検できないことである（両側VATSも可能であるがめったに行われない）。

肺結核に対する外科的肺切除

肺結核に対する補助的治療としての外科手術

今日の結核の初回治療は疑う余地なく内科的治療であり，抗結核薬は大多数の症例においてきわめて効果的である。それでも，補助的治療としての外科的肺切除術は，少ないながらも一部の結核患者にとって今なお選択肢の1つである。最も頻繁に報告されている手術適応は，多剤耐性結核，適切な薬物治療にもかかわらず，培養陽性が持続する結核，限局した「隔絶された」病態（空洞病変や破壊された肺葉など），ある種の非結核性抗酸菌症である。

　多剤耐性結核の問題は特筆するに値する。多剤耐性結核は深刻で，今なお拡大中の世界規模の健康問題として認識されている[85]。多剤耐性結核に対して不適切な抗結核薬治療が行われていた患者に対して，補助的な外科的切除術が提唱されてきた[9, 80]。そのような切除術は，病変が肺の中で比較的限局していて，患者に十分な心肺機能が保たれている場合には，効果的で見込みがあるだろう。多剤耐性結核に対する薬物単独治療と薬物・手術併用治療の効果を比較したランダム化試験はないが，最近の小規模なケースシリーズによれば，手術と術後の一次抗結核薬治療を受けた多剤耐性結核と超多剤耐性結核の患者で，統計学的に有意な改善がみられ，効果は長く続いた。また，外科的治療はおそらく独立した改善因子であることが示唆されている[60]。近年世界中で多剤耐性だけでなく，フルオロキノロンや注射可能な二次抗結核薬に対して耐性を示す超多剤耐性結核が注目されているので，結核患者に対する肺切除術の需要はますます増えるだろう[37]。

　外科的治療の目的は主立った肺病変を取り除き，それにより薬剤が浸透しづらい問題を回避し，抗酸菌の菌量を減らすことである[25, 67]。多剤耐性結核患者に対して使用可能な最良の抗結核薬と肺切除術を組み合わせることで，細菌学的な治癒または改善を得

I 概論

られたとする報告が，ここ数年でいくつも存在する[33,35,49,66,73,82]。多剤耐性結核に対する補助的治療としての外科手術について報告した最新のケースシリーズの結果を表9-1に要約する。多剤耐性結核に対する外科的切除術の予後不良予測因子として，低肺機能，術前の喀血，BMI（body mass index）低値，初回耐性，オフロキサシン耐性，完全切除できない空洞病変が示唆されている[33,73]。

結核患者に広範囲な肺切除術を行うかどうか決める際には，いくつかの原則を守るべきである。第1に，目標とする限局した結核病変が術前の放射線画像検査で特定されていなければならない。術前のCTで解剖学的に大きい，あるいはびまん性に均質に広がった病変では，手術合併症が増えると報告されている[87]。第2に，適切な抗結核薬治療なしに手術で結核が治ると考えてはならない。確実に，手術を受ける患者に安全で効果的な抗結核薬を選択し，気管支断端や創部の治癒への影響を最小限にするため術前・術後に投与できるようにしておかなければならない[25]。第3に，術前に慎重に呼吸機能検査を行わなければならない。多くの結核患者は呼吸予備能が損なわれているので，胸部手術を受ける他の患者に比べると，術後に呼吸関連の合併症が起こるリスクが高い。患者が手術に適しているかどうか，呼吸器内科医・胸部外科医・麻酔科医といった複数の科による評価が必要である。

手術が決まったら，それは緊急手術ではなく，待期手術として行うことを認識しておくことが重要である。術前には十分な時間をかけて患者の状態を十分に整えておくべきである。可能なら，抗結核薬治療を少なくとも2～3か月行い，手術までに培養を陰性化しておいたほうがよい[25,67]。これにより術後合併症や手術スタッフへの感染リスクが減るだけでなく，気管支断端や創部の治癒に悪影響を及ぼす抗酸菌の菌量も減る。多くの結核患者では栄養状態も悪いことが多いので，大手術の前には栄養士と連携して，栄養状態の改善を図ることが勧められる。栄養失調は術後合併症の原因となるだけでなく，術中に植皮用に必要になるかもしれない胸壁の筋量をも減らしてしまう。

結核の切除術では一般的に肺葉切除術が行われる。状況によっては，二葉切除術，一側肺全摘術や，区域切除術・楔状切除術などの縮小手術も検討される[49]。切除の技術的な面に関しては肺癌の場合と大差ない。しかし結核患者では，肺門部の肺血管の周りに炎症後のひどい癒着がみられることが多い。特に結核に侵され

表9-1 多剤耐性結核に対する肺切除術に関する最近のケースシリーズ（任意に選択）のまとめ

ケースシリーズ（文献）	患者数	平均年齢（歳）	手術適応	手術時の細菌学的検査陽性率(%)	一側肺全摘術の割合(%)	死亡率(%)	合併症率(%)	結核治療の転帰
Kimら（2006）[33]	79	29（中央値）	薬物治療に抵抗性 限局病変	98（培養）	22	1	23	12か月間治療終了時 培養陰性 72%
Kirら（2006）[35]	79	38（平均）	薬物治療に抵抗性 再発の高リスク	16（塗抹）	53	2.5	25	術後 喀痰陰性 97.5% フォローアップ中の再発 1.4%
Somocurcioら（2007）[73]	121	27（中央値）	薬物治療に抵抗性 症状の進行 限局病変	79（培養）	22	5	23	術後 培養陰転化 73% フォローアップ36か月（中央値）で「治癒」63%
Mohsenら（2007）[49]	23	24（平均）	薬物治療に抵抗性 再発の高リスク	35（塗抹）	48	4	35	術後 喀痰陰性 100% 12か月での再発 4%
Wangら（2008）[82]	56	39（平均）	症状の進行 限局病変	100（塗抹）	45	0	25	術後 喀痰陰性 91% 30か月で再発 4%
Shiraishiら（2009）[66]	56	46（平均）	薬物治療に抵抗性 再発の高リスク 膿胸	32（塗抹）	36	0	16	術後 喀痰陰性 100% フォローアップ39か月（中央値）で再発 9%

たリンパ節は非常に強く肺門部の血管に癒着することがある。このような肺門部の癒着があると結核患者の肺切除術は肺癌の場合に比べて，より難しくなり，時間もかかる。

伝統的には，選択される術式は完全な後側方開胸術である。しかしこのような大きな肺切除も，条件を満たす患者では，VATSで行われるようになってきている。筆者の1人（Alan D. L. Sihoe）が用いる術式を以前詳細に述べた[71]。VATSによる肺葉切除術は，典型的には3ポート方式が用いられ，そのうちの1つは切除した肺葉を抜き出せるように3～4cmの長さに切開される（図9-5）。一般的には，この抜去用の小切開は，上葉切除であれば第4肋間の，中葉・下葉切除であれば第5肋間の前または中腋窩線上に置かれる。VATS肺葉切除術と定義するなら，手術の全過程を，肋間を広げることなしに，100％モニターの視野に限ってあくまで内視鏡的な技術で行わなければならない[64,77]。肋間拡張を全く行わなければ，同じ手術をするにしても開胸術より痛みと合併症が少なくて済む。前述のように，結核患者における肺門部リンパ節の剥離は時に難しいこともあるが，経験があればそのような高い技術が求められる手術でもVATSで安全に行うことができる。しかし，血管損傷のリスクが高い場合には，外科医は開胸術への変更をためらってはならない。

現在では，VATSによって術後の疼痛や合併症の頻度が下がること，術後の呼吸機能，免疫能，生活の質（QOL），肩の可動性がよく保たれること，が明らかになっている[32,40,42,43,59,71]。これらの利点によって，過去に外科手術の適応がないと考えられた患者でも，現在なら肺切除術を受けることができるかもしれない。実際に最近の研究で，呼吸機能が比較的低下した患者や高齢者でも，安全にVATS肺葉切除術が行えることが示唆されている[20]。そのため，以前，開胸術の候補としてはぎりぎりと判定されていた患者でも，VATS手術が可能ならば，内科医，胸部外科医，麻酔科医を含む複数の科による評価が有益だろう。

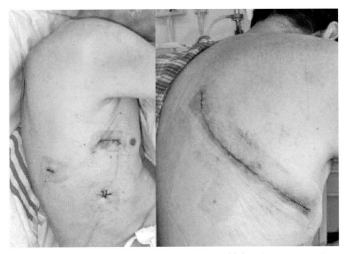

図9-5 肺切除術は最近では一般にVATS（左）で行われている。従来の後側方開胸術（右）と創部外傷の観点から比較すると違いは明らかである。いずれも術後1日目に撮影された写真である。

術式にかかわらず，一般的に結核の肺切除術後の死亡率はだいたい5％未満，術後合併症率は9～26％と見積もられている[49,54,66,67,78]。これに対して肺癌の肺葉切除術では死亡率はだいたい3％未満である[71]。結核の肺切除術のほうがリスクが高いのは，これまでに述べてきたような結核手術時の技術的な難しさを反映している。合併症に関しては，胸膜の癒着を解除したことによる術後の持続的なエアリークは断然頻度が高く，40％の症例で起こる[75]。他の合併症として遺残腔があるが，これは多くの結核患者では肺のコンプライアンスが低下しているため，残存肺が十分に拡張せず，胸腔を満たすことができないために起こる。多剤耐性結核患者では，術後の遺残腔の部分に再発することがあり，そのため，遺残腔の発生を予防することが特に重要である。外科医は，肺開放手術（pulmonary release procedure），人工的横隔神経麻痺，胸膜テント法，人工気腹などのさまざまな手法を用いて，いつも遺残腔を最小限に留めるよう努めるべきである。結核患者に対する肺切除術後の合併症にはほかに膿胸，肺炎，創の離開と瘻孔形成（知ってのとおり結核に合併する），呼吸不全，反回神経麻痺などがある。結核性肺臓炎の急性増悪も起こりうる。

しかし結核手術後の最も恐ろしい合併症は気管支胸膜瘻（bronchopleural fistula：BPF）である。胸部外科医にとっては，BPFといえば特に，術後の気管支断端の離開のことを指す。BPFは肺葉切除術よりも一側肺全摘術の後に起こりやすい。ほとんどのケースシリーズでBPFの頻度は0～16％と報告されているが，一側肺全摘術に限ると48％にまで高くなる点には留意すべきである[33,49,67,73,82]。術後のBPFが問題になるのは，死亡率の高い胸腔内感染に直結するからである。いったんBPFが起こると治療は難しく，徹底的な，体に負担のかかる胸郭成形術，筋皮弁手術，長期間の胸腔除菌が必要になる[8]。結核患者は栄養状態が低いことが多く，たいていはすでに気管支に炎症・感染が起きているため，特別にBPFが起こる可能性が高い[82]。特に気管支結核はBPFのリスク因子であることがわかっている。そのため気管支結核を除外するため（特に多剤耐性結核の症例では），術前の慎重な気管支鏡検査や，術中の気管支断端の凍結切片による迅速病理診断が必要になる。BPFのリスクを減らすため，皮弁で気管支断端を覆うことはよく行われる。皮弁は心膜脂肪，胸膜や心膜，肋間筋や広背筋による有茎筋によって形づくられる。そのため，筋皮弁が必要になるのであれば，筋を健康で生着可能な状態に保つため，術前の栄養状態を改善する必要がある点を強調したい。手術用密閉材によって気管支断端を補強することで肺葉切除術後のBPFのリスクが減るかどうかについては，今なお研究中である。

術後は，合併症が起こらなければ，2日で胸腔ドレーンが抜け，普通は7～8日（VATSなら4～5日）で自宅へ退院できる。結核患者の術後の回復には十分な栄養と早期の離床が必要不可欠である。必要なら，栄養補助食品や静脈栄養を検討してもよい。抗結核薬治療は術後も続けられ[25]，特に，多剤耐性結核・超多剤耐性結核の患者ではより長い期間続けられる。

全体として，最終的な治療成功率は75～98％と見積もられてい

I 概論

る[25,66,78]。それでもやはり，手術のメリットを正確に判断するのは難しい。なぜなら，手術が必要になるような最も病状の重い患者というのは逆説的に，大きな手術に耐えられるような健康体から最も遠いことが多いからである[9,80]。手術を受けた多くの患者が他の原因で死亡していることが多いのは，5年生存率のような長期間のフォローアップに関する情報がしばしば欠けていることを意味する。したがって，根拠に基づいたガイドラインでは，手術の役割はまだ確立していない。そのため手術が検討される個々の患者における外科的治療のリスクと利益は，常にケースバイケースで慎重に，胸部外科医だけでなく呼吸器内科医，感染症科医，麻酔科医，放射線科医，理学療法士，ソーシャルワーカー，栄養士といった経験豊富な複数の専門家集団で評価しなければならない。

気管支拡張症に対する手術

今日の非常に効果的な抗結核薬治療の必然的な結果として，多くの患者が最初の結核のエピソードを生き抜くことができるようになったが，それゆえ，かつてより多くの患者が結核の合併症をもったままの状態で生きている。結核後の気管支拡張症は今でも（中国など）アジアの多くの国々でみられる合併症である。一部の患者では，病状が進んで重度の喀血や菌腫（mycetoma）が起こりやすくなる。治療は慣例的には内科的治療で，病状の悪化や，もしあれば，合併症に対する症状のコントロールになる。しかし定義上，気管支拡張症は不可逆的であるし，その進行を確実に止める治療法はないようである。そのため，喀血や反復性の感染のような重い症状がある患者では，時に手術が行われる。

大量喀血に対する緊急手術は後で別に扱う。喀血に対する待期手術は，患者のQOLに影響が出ているとき，頻度や量が増えてきて大量喀血の前兆と考えられるときに適応となる。そのような場合，出血部位が気管支鏡や気管支動脈造影により同定できれば，切除術を検討する。CTでも気管支が最も拡張した部分を特定することはできるが，大きな後戻りができない手術が検討されている場合，そのような変化のみでは特異性が不十分なので出血源と断定することはできない。出血源が特定された場合には手術を始める前に，他の治療法として気管支動脈塞栓術（bronchial arterial embolization：BAE）も常に検討すべきである。BAEは重症の喀血に対しても有効で，かつ手術に比べて侵襲も小さいことが明らかになっている[16,29]。手術のほうが止血効果は確実だが，創が残るし不可逆的であるから，一般に待期手術はBAEが無効または不可能な患者に対してのみ行われる。

気管支拡張症の患者では再発性または治療抵抗性の感染も珍しくはない。これにより頻回の入院が必要となったり，慢性的な膿性痰によりQOLが著しく損なわれる場合，手術が検討される。改めて，どこを切除すべきか，特定することが重要である。1つの肺葉に限局した部分的な気管支拡張症，肺膿瘍，菌腫は明確で妥当な切除対象のよい例である。肺膿瘍の患者で，手術のリスクが高いと考えられる場合，より侵襲の少ないカテーテルによる経皮的ドレナージという方法もある[21]。菌腫に関しては，呼吸機能が低下していて大手術が難しい患者では（アムホテリシンBのような）抗真菌薬の空洞内注入療法も現実的な代替案である[27]。

気管支拡張症の患者に手術を検討するときには必ず，予想される手術の影響のすべてについて説明することが不可欠である。第1に，これは技術的に難しい手術であり，気管支拡張症に関連した非常に高度の胸膜癒着のため，合併症率も比較的高い。CTの気管支拡張所見は，胸膜・肺門部にかなりの癒着があることのそれなりに確かな指標である。第2に，手術で肺の他の部分の気管支拡張症の進行を防ぐことはできないので，術後に症状が再発することは全くもってありうる。第3に，手術によって肺の大部分が失われて元には戻らないため，将来同じような症状が再発したり，他の理由で手術が必要になったとしても，通常はさらに肺の手術を受けることはまずできない。多くの気管支拡張症の患者，特に先が長く，その間に病気が進行する余地がある若い患者では，手術の敷居は程よく高くしておいたほうがよい。

いったんやると決めたら，手術は前述のように結核の主治療として行われる。一般的には，肺葉切除術が行われる。しかし気管支拡張症の手術では，その長い経過と，関連して繰り返し起こった感染により，たいていの場合，胸膜と肺門部が高度に癒着しているため，より高度な技術が求められることが多い。長時間の手術，比較的多量の出血，術後の持続的なエアリークは割とよくあることである。そのうえ，残った肺もたいていは正常ではなく，コンプライアンスも低下している。硬くなった肺を再膨張させて胸腔を満たすことができなければ，遺残腔となり，その後，呼吸機能の低下や感染につながる。

大量喀血

大量喀血は活動性結核の患者でも起こるが，結核後の気管支拡張症に伴うほうが頻度が高い。ある程度の喀血は多くの結核や気管支拡張症の患者でよくみられるが，幸いなことに，真の大量喀血はめったにない。大量喀血は気管気管支樹内に出血し，心肺機能を障害したり，生命を脅かすものと定義できる[46]。大量喀血は医学的な緊急事態で，迅速に治療しなかった場合の死亡率は75%にのぼる。

急性期であれば，大量喀血の患者に対してまず蘇生処置を行って血行動態を整え，集中治療室で管理しなければならない。大量喀血で死亡した患者の死因は，ほとんどが窒息である。したがって，呼吸障害の疑いがあれば，すみやかに気管挿管しなければならない。理想的には，経験豊富な麻酔科医がダブルルーメンの気管内チューブを挿管するのがよい。これにより左右の肺が分離されるので，血液があふれて反対側の肺に流れ込むリスクが減る。

いったん患者が落ち着いたら，最も重要なのは出血源を特定することである。CT，硬性気管支鏡検査，気管支ファイバー検査を比べたとき，どれが検査の第1選択として優れているかについては議論の余地はある。どの方法を選択したとしても，左右のどちらから出血しているかを迅速に突き止めることがきわめて重要で

ある．第1に，患側を下にして患者をベッドに寝かせれば，健側肺を守ることができる．第2に，開胸術が必要な場合，外科医がどちら側を切ればよいかがわかる．第3に，緊急BAEが必要な場合，放射線科医が出血源をみつける際，どちら側に重点をおけばよいかわかり，貴重な時間を節約することができる．

止血法には硬性気管支鏡治療，BAE，緊急手術がある．全身麻酔下の硬性気管支鏡治療は胸部外科医によって行われる．この方法の目的は，気道の血液や凝血塊を除去した後，アドレナリン局所投与，手術用密閉材，気管内バルーンカテーテルによる圧迫止血（タンポナーデ）などの局所治療により止血を得ることである．硬性鏡治療の利点は，まだ気管挿管されていない活動性喀血の患者で，迅速に気道確保できる点である．しかし，硬性鏡による止血術は多くの場合，最良の選択肢とはいえない．なぜなら，硬性鏡は中枢気道までしか届かないが，出血源はより末梢の肺にあるかもしれないからである．BAEは，重症例を含めて，急性期のきわめて効果的な止血法である[16,29]．緊急手術よりも侵襲が少なく，再出血しても必要なら繰り返し行うことができる．しかし，通常は処置をするために患者を放射線治療室まで移送しなければならないし，放射線科医が気管支動脈の走行をていねいに調べて出血点を特定してから十分に塞栓するので，手順自体に時間がかかる．そのためBAEは，大量に失血して血行動態が不安定な患者には，不適切なこともある．

緊急手術は最も侵襲の大きな選択肢である．緊急の状況であれば，VATSや縮小手術に出番はない．代わりに，後側方開胸術が選択される．手術室で血行動態を落ち着かせ，気管挿管し，麻酔をかける．出血部位を再確認するため，さらに気管支ファイバー検査が行われることもある．出血源のある肺葉はすみやかに遊離・切除される．しかし，結核後によくある癒着，全身麻酔中の血行動態の乱れ，すでに相当量出血している場合の凝固異常に妨げられて，手術を迅速に進められないこともよくある．もう1つの重大な問題点は，急な喀血の患者では多くの場合，呼吸機能検査は行われていないので，命にかかわるような肺切除術に耐えられるかどうか見極めるのが難しいことである．

大量喀血に対しては，まずBAEで出血コントロールを図ることを好む外科医が最近は多い．外科医はまずBAEを行って，患者を徹底的に評価する時間を稼いだ後で，早期に待期手術が必要かどうか検討する[29]．ある最近の報告によれば，最初の48時間以内に，可能な限り緊急手術ではなくBAEを行う「まずBAE」方式をとると，大量喀血における院内死亡率が有意に低下することが示されている[65]．最終的に手術が必要になる患者であっても「まずBAE」方式をとることで術後合併症の割合が減る．

結核の胸腔合併症

膿胸と線維胸

胸腔はしばしば結核に侵される．香港では，原因不明の胸水の3分の1近くが最終的に結核による二次性胸水と判明した[92]．肺炎随伴性胸水と同様に，結核の胸膜病変も米国胸部学会（American Thoracic Society：ATS）が定義する滲出性胸水（exudative effusion），膿胸（fibrinopurulent empyema thoracis），線維胸（organized fibrothorax）の3つの病期を経て進行していく[44]．それぞれの病期によって治療が異なる．最も早い1期・滲出性胸水は，単純な胸水ドレナージをしたりしなかったりだが，背景にある感染がコントロールできれば消失する．しかしより遅い病期では，通常は外科手術が必要になる．

2期・膿胸では，貯留物への薬物の移行が悪くなるため，抗結核薬治療が不適切になることが多い[91]．膿はどろっとしていて，線維性の隔壁によって複数に仕切られているため，単純な胸腔ドレナージも効果がないことが多い．病状を改善できなければ，敗血症が続いたり，皮膚や他の臓器に瘻孔が形成される胸壁穿孔性膿胸や，拘束性の線維胸に進行することもある．したがって，合併症を防ぐため，タイミングよく外科的ドレナージ術を行うことが必要不可欠である．

ドレナージなしで2期を生き延びた患者が3期・線維胸に進む．このような症例ではドレナージすべき膿はほとんど，あるいは全く残っていない．その代わり，線維性滲出物が肺表面に炎症後の線維性被膜を形成し，それは非常に厚く粘着性が強いことが多い．被膜は肺の膨張を妨げ，拘束性障害を来しうる．このような場合，肺と胸壁の表面から被膜を除去して，肺が完全に再膨張できるように復元する，剝皮術の適応となる．しかし，被膜を剝がされた肺の表面はむき出しになっていて，エアリークが起こりやすい状態であるし，胸壁の表面からは相当量の出血も起こりうる．このため，3期・線維胸への進行を防ぐため，2期・膿胸の段階での，早期の外科的治療の必要性が強調される．進行中の膿胸患者をみつけ出して迅速に手術し，線維胸への進行を減らすためには，呼吸器内科医と胸部外科医の協力が欠かせない[91]．

最終的に外科医に紹介されるのが遅くなってしまった患者では，敗血症や緊急手術の適応となるような膿胸の合併症がない限り，逆に手術を遅らせることを勧める．受診が遅れたが安定している患者では，手術を2～3週間遅らせることで，線維性被膜と肺表面の境界が時間とともによりはっきりしてきて，いくらか剝離しやすくなる．

胸膜病変の病期にかかわらず，術前の検討項目はこれまでに述べてきたことと同様である．手術が検討されているすべての患者でCTは必須である．手術の際に切開を入れる部位を計画し，またドレナージすべき大量貯留物の位置を確認するために必要なのである．手術創に沿った胸腔皮膚瘻のような術後合併症のリスクを減らすため，効果的な抗結核薬治療を術前から開始すべきである．

2期・膿胸に対する手術は，ドレナージ術と剝皮術である．はじめにすべての隔壁を機械的に破壊して，多房性の病変を単房性にすると，1本または複数の胸腔ドレーンで完全に排膿できるようになる．次に，すべての膿胸を完全にドレナージして，抗結核薬・消毒薬で胸腔を入念に洗浄する．多くの場合，貯留物は明ら

I 概論

かな膿ではなく,「鶏脂」のような線維性滲出物と, 時には結核に特徴的なチーズのような泥状の物質から成る。最後に胸壁と, 最も重要な部分だが, 肺表面の線維性滲出物を, 剝皮術の手順で可能な限り除去する。この目的は, 肺を線維性の癒着から完全に解放し, 十分に再膨張させ, 胸腔内を満たすことである[7]。これらすべてを達成したときのみ, 手術が完了したとみなすべきである。感染の温床となりうる, 有意な空間が残っていないことが重要である。

3期・線維胸に対する手術もよく似ている。主な違いは, 線維胸では膿や軟らかい滲出物がほとんどないことである。その代わり, 前述のような肺表面の厚い線維性被膜が特徴的で, 肺を再膨張させるためには, これを十分に剝がさなければならない(図9-6)。

ドレナージ術や剝皮術を行う場合, 従来は開胸術が行われてきた。しかし近年, たとえ結核性膿胸であっても, VATSが開胸術の代わりに行われるようになった[7]。考えられるVATSの利点として, 側胸部の胸壁の被膜を剝離しやすいこと, 痛みの軽減, 高い患者満足度, 回復の早さ, そして創部の合併症の少なさがある。VATSは(晩期を含めた)膿胸の剝皮術においても, 開胸術と同等の安全性と有効性(臨床および画像上の改善で判定)で行えることが, 最近の研究によって明らかになっている[7]。経験豊富な胸部外科医によれば, 非常に厚くて高密度に線維化した被膜であっても, VATS手術で十分に剝離でき, 開胸術と同等に肺を再膨張させられることがわかっている(図9-6)。最近では個々の外科医にとって, VATSは膿胸と線維胸の両方に対する標準的な術式になった。そして, VATSから開胸術への移行はどんどん少なくなってきている。

遺残腔

胸部手術の大きな進歩にもかかわらず, 胸腔に病変を有するすべての結核患者で十分な肺の再膨張が得られるわけではない。剝皮術後, 時にかなりの空間が残存することがある。このような患者では, 背景にある結核によって胸膜間の線維化や肺の損傷が起こった結果, 肺のコンプライアンスや容量が不可逆的に減少している。表面の被膜をすべて除去した後でさえ, 肺は胸腔内を満たさないこともある。遺残腔による合併症や症状がそれ以上なく, 保存的に管理できる患者もいる。しかし他の患者では, 胸腔内で持続的または再発性の感染が起こることがあり, 手術が必要になる。

歴史的には, このような結核後の感染した遺残腔に対して行われた最初の手術は, 開放ドレナージ術であった。開胸ドレナージ術には胸腔皮膚瘻にストーマバッグを用いたものから, ひだの付いたドレーンによる開放ドレナージ術, 開窓術(Eloesser法)までさまざまなものがある[50]。これらの手術は, 20世紀中頃の結核手術の最盛期には広く行われていたが, 今日ではほとんど行われなくなった。しかし, 根治的な手術に耐えられない患者では, 今も重要な役割を担っている。

上記のようなドレナージにもかかわらず敗血症が続く場合, 感染した胸腔内の洗浄・消毒を試みる。繰り返し洗浄する方法や, それに加えて, または単独で, 消毒薬を胸腔内に注入する方法など, いくつかの治療法が示されている[47]。消毒薬は開胸術か挿入された胸腔チューブから注入される。一部の患者では, 胸腔洗浄は後に続く胸郭成形術や筋皮弁留置に向けての途中段階に当たる。それ以外の, 特にそれ以上の根治的手術を受けられない患者や洗浄後, 敗血症から脱して症状がなくなった患者では, 胸腔洗浄が最終的な治療となる。

これらの治療を行っても空間が残存し, 臨床的な問題が残る場合には, より根本的な「治癒」を目指して, 外科的に遺残腔を消滅させる方法が行われることもある。これは胸郭成形術, 充填術, あるいはその両方によって行われる[8,50]。胸郭成形術は, もし肺が胸壁に届くまで外側に拡張できないのであれば, 胸壁を肺に届くまで内側に押し込んでやればいい, という発想である。多くの

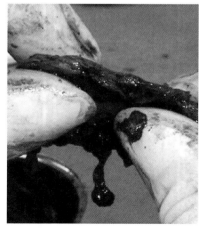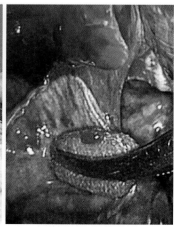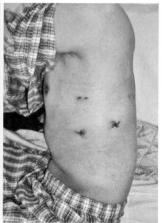

図9-6 もし, 膿胸が迅速にドレナージされなかった場合, 進行して非常に厚い炎症後の被膜(**左**)が肺を包む線維胸になることがある。肺を再膨張させるためには剝皮術が必要である。最近では, 進行した膿胸や線維胸に対する剝皮術でさえVATSで行うことができる。VATSでは, 胸腔内の視覚化に優れており(**中央**), 創部外傷も最低限で済む(**右**)。

バリエーションがあるが，最も一般的なのは，複数の肋骨を切除して，胸壁の筋肉を支える骨の「足場」をなくす方法である。これにより，胸壁が内側に押されて，肺の表面に届き，胸腔が消滅する。この方法は外観を損い，呼吸機能が低下することもあるが，遺残腔に対する効果は高い。胸郭成形術の代わりに，充填材で空間を埋め尽くす方法もある。数十年前は異物の充填が広く行われていた。今日では筋形成術で胸腔に筋皮弁（広背筋など）を充填する方法が一般的である。最近では，多くの結核性膿胸が積極的に治療され，早期の外科的ドレナージ術によって病状の進行が防がれているため，胸郭成形術はめったに行われなくなった。

気管支結核後の気道狭窄

香港では，肺結核と同時に中枢気道に病変がある患者は18％にのぼると推定されている[72]。結核の中枢気道病変は，線維化やそれに続く狭窄を起こす。すると有意な気道閉塞が起こって，呼吸機能が障害され，運動能が低下する。世界中の結核流行地では，呼吸器症状があっても，過去に結核に罹ったことに気づいていない患者もいる。臨床医は，喘鳴や呼吸困難を訴える流行地出身の患者に，喘息の標準的治療を行っても反応がみられない場合には，結核を想定して用心深く対応すべきである。

結核後の気道狭窄によってQOLが著しく損なわれたり，肺の感染を繰り返している患者には，外科的治療を検討してもよい。手術を考えている患者には気管支ファイバー検査とCT検査を行う。最新式の高解像度CTでは，気道の三次元画像を作成したり，デジタル情報から「仮想気管支鏡」画像を再構成することもできる（図9-7）。これらの高品質画像は気道評価に関してきわめて貴重な材料となるが，気管支ファイバー検査の完全な代用になると考えてはならない。画像検査の目的は，狭窄の位置や度合いをみるためだけでなく，より末梢の気道や肺を評価するためでもある。もし，末梢の気道すべてに有意な狭窄があれば，中枢の狭窄部だけ拡張しても肺のその領域の呼吸機能を改善させることは難しい。理想的な治療適応は，気管・主気管支・葉気管支の短い狭窄で，末梢側の気道が比較的保たれ，肺組織も比較的健康である症例である。（数センチ以上の）長い狭窄や，狭窄が区域気管支またはそれを越えて広がっている場合には，通常よい治療適応とはいえない。

狭窄の末梢側の肺実質が結核や気管支拡張症によってひどく損傷している場合には，狭窄を治療しても，本質的に機能していない肺に空気を送ることにしかならない。気道内治療より，肺のその部分を切除するほうが有用なときもある。そのような切除術は，損傷した肺で感染を繰り返すときに，肺実質の結核の項で述べたような方法で行われる。緊急手術の必要がない患者や，切除術に耐えられそうにない患者では，自然肺壊死（autopneumonectomy）あるいは自然肺葉壊死（autolobectomy）の状態になるのを待ってもよい。そのような症例では，ひどく損傷した肺組織

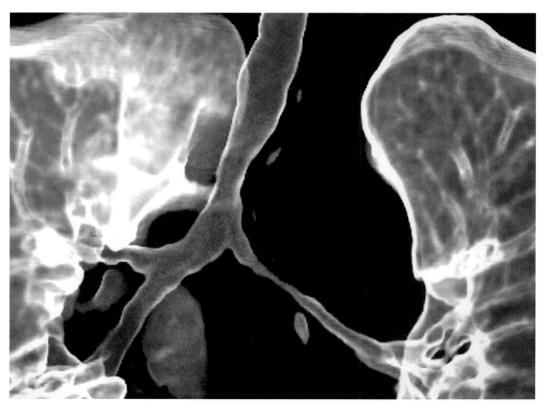

図9-7 最新式のCT（の目を見張るような気道の三次元再構成画像）によって，気道内治療を計画する際にきわめて価値のある，非常に詳細な画像が手に入る。この画像により，左主気管支の狭窄部分の位置，径，長さをはっきりと見ることができる。

への換気が気道狭窄によって阻害されて、肺の虚脱と線維化が起こる。したがって、内部で起こるはずだった感染は起こらなくなるので、大手術も不要になる。

末梢の肺を救える場合や、前述のように治療が望ましい患者では、気道内治療が行われる。中枢気道（気管・主気管支）の最も短い良性狭窄に対する「ゴールドスタンダード」はいまだに狭窄部分の外科的切除で、一次的な吻合再建術またはより複雑な気管気管支形成術を同時に行う[70]。これらの手術は効果的だが、技術が求められ、たいてい手術成績が優れているのは、気道手術の経験が豊富な専門家が多くいる施設に限られる。そのうえ、吻合部の再狭窄も報告されている。

いくつかの施設では、同等の効果でより侵襲の少ない代替治療として、ステントによる気道拡張が導入されている[26,81]。治療は全身麻酔下で硬性気管支鏡を介して行われる。外科医は硬性鏡を通してブジーとバルーン拡張を行って狭窄部を徐々に拡げていく。十分な太さまで拡張できたら、開存を維持するために気道ステントを留置する。うまく留置されたステントは、気道の開存を保つだけでなく、拡張径に合わせて気道を「かたどり」、最終的にステントを除去した場合でも、高い確率で再狭窄を防ぐ。通常は肺葉気管支より末梢側では技術的な理由で気道拡張・ステント留置は不可能である。同じく技術的に上葉気管支の拡張はもっと難しい。このためステント治療の前にCTまたは気管支鏡検査で狭窄を正確に評価する必要があることを強調したい。

気道ステントは一般に、自己拡張型金属ステント（self-expandable metallic stent：SEMS）とシリコンステントに分類される[70]。SEMSは効果的だが、留置後に位置を変えたり抜去したりが難しいため、扱いづらいと考える外科医は多い。気道に炎症を起こしたり、他の合併症が起こる可能性がある点も懸念材料である[56]。シリコンステントはSEMSと異なり、気道内腔に硬く固定されるわけではないが、咳とともに吐き出されたという報告もほとんどない。シリコンステントの利点は、留置、位置調整、そして何らかの合併症が疑われたときの抜去が容易なことである。

気管気管支拡張後のシリコンステント留置は、結核による二次性の狭窄に対して効果的で、長く保つことがすでに報告されている[63,81]。ほぼすべての患者で、ステント留置直後からはっきりと症状が改善する。改善の程度はビジュアル・アナログ・スケールで10点中7点にもなる[81]。留置後、ステントを抜去すべきかどうか、抜去するならいつがいいか、については意見が分かれている。先達は経験的に6〜12か月での抜去を提唱している。しかし、より最近の報告では、シリコンステントは5年以上の耐久性があることが示されている[63]。ステントの逸脱や合併症（局所粘膜の炎症や痰詰まりなど）が起きたときのみ抜去する外科医もいる。

硬性鏡検査、拡張、ステント留置を受けた患者はたいてい治療の翌朝には自宅へ退院できる。退院後には、外来で定期的に気管支鏡検査が行われる。これによりステントの位置異常とステント内腔の痰詰まりの両方が除外される。

結核患者におけるその他の外科的な問題

以上が結核治療において胸部外科医が携わる主な領域の概略である。しかし、結核菌は人体のあらゆる部位に感染を起こすので、胸部外科医は他の臨床症状にも注意する必要がある。時に肺結核からの二次性気胸が特発的に起こることもあるが、他の二次性気胸と同様に治療すればよい[4]。まれではあるが、乳児で、結核による縦隔リンパ節腫脹が重大な気道圧迫・障害を来したという報告もある。これはVATSまたは開胸術で除去・圧迫解除することができる[24]。胸壁の冷膿瘍（cold abscess）はまれにしか出合わないが、ほとんどの場合、簡単に切除またはデブリドマン可能である[11]。

特に結核の流行地では、結核と肺癌が同じ患者に同時に存在することもある、ということは覚えておく価値がある。流行地では、結核または結核疑いの病歴がある患者に多くの肺癌切除術が行われている。これはいくつかの点で呼吸器内科医だけでなく胸部外科医にも課せられた臨床的な課題といえる[14]。第1に、肺の腫瘤性病変の精査において、結核の診断がついても肺癌の存在が自動的に除外されるわけではない。以前の結核によりもともと存在する陰影の中に時々、肺癌が発生する（いわゆる「瘢痕癌」）、という報告もある[1]。第2に、結核は非侵襲的検査による肺癌の病期診断を撹乱することがある。CTでリンパ節腫脹や、PETで代謝の亢進した病変を認めた場合、転移ともいえるし、同じくらい簡単に結核ともいえることが、わかっている[34]。このことから、結核流行地で肺癌が疑われた場合、侵襲的な検査を行うために外科医が病期診断に加わる必要があることを強調したい。第3に、前述のとおり、過去の結核によって胸膜と肺門部にかなりの癒着がある場合、技術的に相当難しい肺切除術になることがある。結核流行国では、肺癌で肺葉切除術を受ける患者の多くに陳旧性肺結核の病歴や画像所見があるため、肺癌手術の成績が悪くなる可能性がある。結核の流行国とまれな国とで比較した場合、これがどのくらい肺癌手術の成績に影響するのかは議論されていない。

結論

肺、気管、胸膜の結核に対する治療は、ほとんどが内科で行われるが、胸部手術が診断および治療に関する特別な選択肢となる患者もいる。今日では、最新式の胸部手術によって結核とその後遺症に対して非常に効果的な治療を提供するだけでなく、以前よりも創は小さく、合併症も少なく済むようになった。侵襲を最小限に抑えた胸部手術の強みは、個々の患者の合併症を減らすことに留まらず、幅広い結核患者に効果的な外科的治療の選択肢を提供できる点にある。

◎ 文献 ◎

1. Ashizawa, K., N. Matsuyama, T. Okimoto, H. Hayashi, T. Takahashi, T. Oka, T. Nagayasu, and K. Hayashi. 2004. Co-existence of lung cancer and tuberculoma in the same lesion: demonstration by high resolution and contrast-enhanced dynamic CT. *Br. J. Radiol.* **77**:959–962.
2. Ayed, A. K. 2003. Video-assisted thoracoscopic lung biopsy in the diagnosis of diffuse interstitial lung disease: a prospective study. *J. Cardiovasc. Surg.* **44**:115–118.
3. Bilaçeroğlu, S., O. Günel, N. Eriş, U. Cağirici, and A. C. Mehta. 2004. Transbronchial needle aspiration in diagnosing intrathoracic tuberculous lymphadenitis. *Chest* **126**:259–267.
4. Blanco-Perez, J., J. Bordón, L. Pinero-Amigo, R. Roca-Serrano, R. Izquierdo, and J. Abal-Arca. 1998. Pneumothorax in active pulmonary tuberculosis: resurgence of an old complication? *Respir. Med.* **92**:1269–1273.
5. Cerfolio, R. J., C. Bass, and C. R. Katholi. 2001. Prospective randomized trial compares suction versus water seal for air leaks. *Ann. Thorac. Surg.* **71**:1613–1617.
6. Cetinkaya, E., P. Yildiz, F. Kadakal, A. Tekin, F. Soysal, S. Elibol, and V. Yilmaz. 2002. Transbronchial needle aspiration in the diagnosis of intrathoracic lymphadenopathy. *Respiration* **69**:335–338.
7. Chan, D. T. L., A. D. L. Sihoe, S. Chan, D. S. F. Tsang, B. Fang, T. W. Lee, and L. C. Cheng. 2007. Surgery for empyema thoracis: is video-assisted thoracic surgery 'better' than thoracotomy? *Ann. Thorac. Surg.* **84**:225–231.
8. Chan, E. C. K., T. W. Lee, C. S. H. Ng, I. Y. P. Wan, A. D. L. Sihoe, and A. P. C. Yim. 2002. Closure of postpneumonectomy bronchopleural fistula by means of single, perforator-based, latissimus dorsi muscle flap. *J. Thorac. Cardiovasc. Surg.* **124**:1235–1236.
9. Chan, E. D., V. Laurel, M. J. Strand, J. F. Chan, M.-L. N. Huynh, M. Goble, and M. D. Iseman. 2004. Treatment and outcome analysis of 205 patients with multidrug-resistant tuberculosis. *Am. J. Respir. Crit. Care Med.* **169**:1103–1109.
10. Charoenratanakul, S., W. Dejsomritrutai, and A. Chaiprasert. 1995. Diagnostic role of fiberoptic bronchoscopy in suspected smear negative pulmonary tuberculosis. *Respir. Med.* **89**:621–623.
11. Cho, K. D., D. G. Cho, M. S. Jo, M. I. Ahn, and C. B. Park. 2006. Current surgical therapy for patients with tuberculous abscess of the chest wall. *Ann. Thorac. Surg.* **81**:1220–1226.
12. Cooper, J. D., M. Perelman, T. R. Todd, R. J. Ginsberg, G. A. Patterson, and F. G. Pearson. 1986. Precision cautery excision of pulmonary lesions. *Ann. Thorac. Surg.* **41**:51–53.
13. Cummin, A. R., N. L. Wright, and A. E. Joseph. 1991. Suction drainage: a new approach to the treatment of empyema. *Thorax* **46**:259–260.
14. Dacosta, N. A., and S. G. Kinare. 1991. Association of lung carcinoma and tuberculosis. *J. Postgrad. Med.* **37**:185–189.
15. Das, D. K., C. S. Pant, J. N. Pant, and P. Sodhani. 1995. Transthoracic (percutaneous) fine needle aspiration cytology diagnosis of pulmonary tuberculosis. *Tuberc. Lung Dis.* **76**:84–89.
16. Endo, S., S. Otani, N. Saito, T. Hasegawa, Y. Kanai, Y. Sato, and Y. Sohara. 2003. Management of massive hemoptysis in a thoracic surgical unit. *Eur. J. Cardiothorac. Surg.* **23**:467–472.
17. Fallon, W. F., Jr. 1994. Post-traumatic empyema. *J. Am. Coll. Surg.* **179**:483–492.
18. Ferreirós, J., A. Bustos, E. Merino, E. Castro, M. Dorao, and C. Crespo. 1999. Transthoracic needle aspiration biopsy: value in the diagnosis of mycobacterial lung opacities. *J. Thorac. Imaging* **14**:194–200.
19. Gaensler, E. A., and C. B. Carrington. 1980. Open biopsy for chronic diffuse infiltrative lung disease: clinical, roentgenographic, and physiological correlations in 502 patients. *Ann. Thorac. Surg.* **30**:411–426.
20. Garzon, J. C., C. S. H. Ng, A. D. L. Sihoe, A. V. Manlulu, R. H. L. Wong, T. W. Lee, and A. P. C. Yim. 2006. Video-assisted thoracic surgery pulmonary resection for lung cancer in patients with poor lung function. *Ann. Thorac. Surg.* **81**:1996–2003.
21. Ghaye, B., and R. F. Dondelinger. 2001. Imaging guided thoracic interventions. *Eur. Respir. J.* **17**:507–528.
22. Gopi, A., S. M. Madhavan, S. K. Sharma, and S. A. Sahn. 2007. Diagnosis and treatment of tuberculous pleural effusion in 2006. *Chest* **131**:880–889.
23. Gotoda, Y., N. Kambara, T. Sakai, Y. Kishi, K. Kodama, and T. Koyama. 2001. The morbidity, time course and predictive factors for persistent post-thoracotomy pain. *Eur. J. Pain* **5**:89–96.
24. Hewitson, J. P., and U. O. Von Oppell. 1997. Role of thoracic surgery for childhood tuberculosis. *World J. Surg.* **21**:468–474.
25. Iseman, M. D., L. Madsen, M. Goble, and M. Pomerantz. 1990. Surgical intervention in the treatment of pulmonary disease caused by drug-resistant *Mycobacterium tuberculosis*. *Am. Rev. Respir. Dis.* **141**:623–625.
26. Iwamoto, Y., T. Miyazawa, N. Kurimoto, Y. Miyazu, A. Ishida, K. Matsuo, and Y. Watanabe. 2004. Interventional bronchoscopy in the management of airway stenosis due to tracheobronchial tuberculosis. *Chest* **126**:1344–1352.
27. Jackson, M., C. D. Flower, and J. M. Shneerson. 1993. Treatment of symptomatic pulmonary aspergillomas with intracavitary instillation of amphotericin B through an indwelling catheter. *Thorax* **48**:928–930.
28. Jacobaeus, H. C. 1910. Ueber die Möglichkeit die Zystoskopie bei Untersuchungseröserlöhlungenanzuwenden. *Munchen Med. Wochenschr.* **57**:2090–2092.
29. Jougon, J., M. Ballester, F. Delcambre, T. MacBride, P. Valat, F. Gomez, F. Laurent, and J. F. Velly. 2002. Massive hemoptysis: what place for medical and surgical treatment. *Eur. J. Cardiothorac. Surg.* **22**:345–351.
30. Kaneda, H., Y. Saito, M. Okamoto, T. Maniwa, K. Minami, and H. Imammura. 2007. Early postoperative mobilization with walking at 4 hours after lobectomy in lung cancer patients. *Gen. Thorac. Cardiovasc. Surg.* **55**:493–498.
31. Kanoh, K., T. Miyazawa, N. Kurimoto, Y. Iwamoto, Y. Miyazu, and N. Kohno. 2005. Endobronchial ultrasonography guidance for transbronchial needle aspiration using a double-channel bronchoscope. *Chest* **128**:388–393.
32. Kaseda, S., T. Aoki, N. Hangai, and K. Shimizu. 2000. Better pulmonary function and prognosis with video-assisted thoracic surgery than with thoracotomy. *Ann. Thorac. Surg.* **70**:1644–1646.
33. Kim, H. J., C. H. Kang, Y. T. Kim, S. W. Sung, J. H. Kim, S. M. Lee, C. G. Yoo, C. T. Lee, Y. W. Kim, S. K. Han, Y. S. Shim, and J. J. Yim. 2006. Prognostic factors for surgical resection in patients with multidrug-resistant tuberculosis. *Eur. Respir. J.* **28**:576–580.
34. Kim, Y. K., K. S. Lee, B. T. Kim, J. Y. Choi, H. Kim, O. J. Kwon, Y. M. Shim, C. A. Yi, H. Y. Kim, and M. J. Chung. 2007. Me-

diastinal nodal staging of nonsmall cell lung cancer using integrated ^{18}F-FDG PET/CT in a tuberculosis-endemic country. *Cancer* **109**:1068–1077.
35. Kir, A., I. Inci, T. Torun, A. Atasalihi, and K. Tahaoglu. 2006. Adjuvant resectional surgery improves cure rates in multidrug-resistant tuberculosis. *J. Thorac. Cardiovasc. Surg.* **131**:693–696.
36. Koegelenberg, C. F., C. T. Bolliger, J. Theron, G. Walzl, C. A. Wright, M. Louw, and A. H. Diacon. 2010. Direct comparison of the diagnostic yield of ultrasound-assisted Abrams and Tru-Cut needle biopsies for pleural tuberculosis. *Thorax* **65**:857–862. [Epub ahead of print.]
37. Kwon, Y. S., Y. H. Kim, G. Y. Suh, M. P. Chung, H. Kim, O. J. Kwon, Y. S. Choi, K. Kim, J. Kim, Y. M. Shim, and W. J. Koh. 2008. Treatment outcomes for HIV-uninfected patients with multidrug-resistant and extensively drug-resistant tuberculosis. *Clin. Infect. Dis.* **47**:496–502.
38. Lacasse, Y., E. Wong, G. H. Guyatt, and D. J. Cook. 1999. Transthoracic needle aspiration biopsy for the diagnosis of localized pulmonary lesions: a meta-analysis. *Thorax* **54**:884–893.
39. Lai, R. S., S. S. Lee, Y. M. Ting, H. C. Wang, C. C. Lin, and J. Y. Lu. 1996. Diagnostic value of transbronchial lung biopsy under fluoroscopic guidance in solitary pulmonary nodule in an endemic area of tuberculosis. *Respir. Med.* **90**:139–143.
40. Landreneau, R. J., M. J. Mack, S. R. Hazelrigg, R. D. Rowling, D. Burke, J. Gavlick, M. K. Perrino, P. S. Ritter, C. M. Bowers, and J. DeFino. 1993. Post-operative pain-related morbidity: video-assisted thoracic surgery versus thoracotomy. *Ann. Thorac. Surg.* **56**:1285–1289.
41. Lee, P., A. Hsu, C. Lo, and H. G. Colt. 2007. Prospective evaluation of flex-rigid pleuroscopy for indeterminate pleural effusion: accuracy, safety and outcome. *Respirology* **12**:881–886.
42. Li, W. W., R. L. Lee, T. W. Lee, C. S. Ng, A. D. Sihoe, I. Y. Wan, A. A. Arifi, and A. P. Yim. 2003. The impact of thoracic surgical access on early shoulder function: video-assisted thoracic surgery versus posterolateral thoracotomy. *Eur. J. Cardiothorac. Surg.* **23**:390–396.
43. Li, W. W. L., T. W. Lee, S. S. Y. Lam, C. S. H. Ng, A. D. L. Sihoe, I. Y. Wan, and A. P. Yim. 2002. Quality of life following lung cancer resection: video-assisted thoracic surgery versus thoracotomy. *Chest* **122**:584–589.
44. Light, R. W. 2006. Parapneumonic effusions and empyema. *Proc. Am. Thorac. Soc.* **3**:75–80.
45. Mack, M. J., S. R. Hazelrigg, R. J. Landreneau, and T. E. Acuff. 1993. Thoracoscopy for the diagnosis of the indeterminate solitary pulmonary nodule. *Ann. Thorac. Surg.* **56**:825–830.
46. Mal, H., I. Rullon, F. Mellot, O. Brugière, C. Sleiman, Y. Menu, and M. Fournier. 1999. Immediate and long-term results of bronchial artery embolization for life-threatening hemoptysis. *Chest* **115**:996–1001.
47. Mennander, A., J. Laurikka, P. Kuukasjarvi, and M. Tarkka. 2005. Continuous pleural lavage may decrease postoperative morbidity in patients undergoing thoracotomy for stage 2 thoracic empyema. *Eur. J. Cardiothorac. Surg.* **27**:32–34.
48. Menzies, R., and M. Charbonneau. 1991. Thoracoscopy for the diagnosis of pleural disease. *Ann. Intern. Med.* **114**:271–276.
49. Mohsen, T., A. Abou Zeid, and S. Haj-Yahia. 2007. Lobectomy or pneumonectomy for multidrug-resistant pulmonary tuberculosis can be performed with acceptable morbidity and mortality: a seven-year review of a single institution's experience. *J. Thorac. Cardiovasc. Surg.* **134**:194–198.
50. Molnar, T. F. 2007. Current surgical treatment of thoracic empyema in adults. *Eur. J. Cardiothorac. Surg.* **32**:422–430.
51. Mountain, C. F., and C. M. Dressler. 1997. Regional lymph node classification for lung cancer staging. *Chest* **111**:1718–1723.
52. Munavvar, M., M. A. Khan, J. Edwards, Z. Waqaruddin, and J. Mills. 2007. The autoclavable semirigid thoracoscope: the way forward in pleural disease? *Eur. Respir. J.* **29**:571–574.
53. Murasugi, M., T. Onuki, T. Ikeda, M. Kansaki, and S. Nitta. 2001. The role of video-assisted thoracoscopic surgery in the diagnosis of the small peripheral pulmonary nodule. *Surg. Endosc.* **15**:734–736.
54. Naidoo, R. 2007. Active pulmonary tuberculosis: experience with resection in 106 cases. *Asian Cardiovasc. Thorac. Ann.* **15**:134–138.
55. Nakashima, S., A. Watanabe, T. Obama, G. Yamada, H. Takahashi, and T. Higami. 2010. Need for preoperative computed tomography guided localization in video-assisted thoracoscopic surgery pulmonary resections of metastatic pulmonary nodules. *Ann. Thorac. Surg.* **89**:212–219.
56. Nashef, S., C. Dromer, and J. F. Velly. 1992. Expanding wire stents in benign tracheobronchial disease: indications and complications. *Ann. Thorac. Surg.* **52**:937–940.
57. Ng, A., F. Hall, A. Atkinson, K. L. Kong, and A. Hahn. 2000. Bridging the analgesic gap. *Acute Pain* **3**:1–6.
58. Ng, C. S., T. W. Lee, S. Wan, I. Y. Wan, A. D. L. Sihoe, A. A. Arifi, and A. P. C. Yim. 2005. Thoracotomy is associated with significantly more profound suppression in lymphocytes and natural killer cells than video-assisted thoracic surgery following major lung resections for cancer. *J. Investig. Surg.* **18**:81–88.
59. Nomori, H., H. Horio, T. Naruke, and K. Suemasu. 2002. Posterolateral thoracotomy is behind limited thoracotomy and thoracoscopic surgery in terms of postoperative pulmonary function and walking capacity. *Eur. J. Cardiothorac. Surg.* **21**:155–156.
60. Park, S. K., J. H. Kim, H. Kang, J. S. Cho, and R. A. Smego, Jr. 2009. Pulmonary resection combined with isoniazid- and rifampin-based drug therapy for patients with multidrug-resistant and extensively drug-resistant tuberculosis. *Int. J. Infect. Dis.* **13**:170–175.
61. Pomerantz, M., and J. D. Mitchell. 2009. Surgery for the management of *Mycobacterium tuberculosis* and nontuberculous mycobacterial (environmental) infections of the lung, p. 1149–1158. *In* T. W. Shields, J. LoCicero, C. E. Reed, and R. H. Feins (ed.), *General Thoracic Surgery*, 7th ed. Lippincott Williams & Wilkins, Philadelphia, PA.
62. Rogers, M. L., and J. P. Duffy. 2000. Surgical aspects of chronic post-thoracotomy pain. *Eur. J. Cardiothorac. Surg.* **18**:711–716.
63. Schmidt, B., H. Olze, A. C. Borges, M. John, U. Liebers, O. Kaschke, K. Haake, and C. Witt. 2001. Endotracheal balloon dilatation and stent implantation in benign stenoses. *Ann. Thorac. Surg.* **71**:1630–1634.
64. Shigemura, N., A. Akashi, S. Funaki, T. Nakagiri, M. Inoue, N. Sawabata, H. Shiono, M. Minami, Y. Takeuchi, M. Okumura, and Y. Sawa. 2006. Long-term outcomes after a variety of video-assisted thoracoscopic lobectomy approaches for clinical stage IA lung cancer: a multi-institutional study. *J. Thorac. Cardiovasc. Surg.* **132**:507–512.

65. Shigemura, N., I. Y. Wan, S. C. H. Yu, R. H. Wong, M. K. Y. Hsin, K. H. Thung, T. W. Lee, S. Wan, M. J. Underwood, and A. P. C. Yim. 2009. Multidisciplinary management of life-threatening massive hemoptysis: a 10-year experience. *Ann. Thorac. Surg.* 87:849–853.
66. Shiraishi, Y., N. Katsuragi, H. Kita, Y. Tominaga, K. Kariatsumari, and T. Onda. 2009. Aggressive surgical treatment of multidrug-resistant tuberculosis. *J. Thorac. Cardiovasc. Surg.* 138:1180–1184.
67. Shiraishi, Y., Y. Nakajima, N. Katsuragi, M. Kurai, and N. Takahashi. 2004. Resectional surgery combined with chemotherapy remains the treatment of choice for multidrug-resistant tuberculosis. *J. Thorac. Cardiovasc. Surg.* 128:523–528.
68. Sihoe, A. D. L., C. S. Cheung, H. K. Lai, T. W. Lee, K. H. Thung, and A. P. C. Yim. 2005. Incidence of chest wall paresthesia after needlescopic video-assisted thoracic surgery for palmar hyperhidrosis. *Eur. J. Cardiothorac. Surg.* 27:313–319.
69. Sihoe, A. D. L., A. V. Manlulu, T. W. Lee, K. H. Thung, and A. P. C. Yim. 2007. Pre-emptive local anesthesia for needlescopic video-assisted thoracic surgery: a randomized controlled trial. *Eur. J. Cardiothorac. Surg.* 31:103–108.
70. Sihoe, A. D. L., I. Y. P. Wan, and A. P. C. Yim. 2004. Airway stenting for unresectable esophageal cancer. *Surg. Oncol.* 13:17–25.
71. Sihoe, A. D. L., and A. P. C. Yim. 2008. Video-assisted pulmonary resections, p. 970–988. In G. A. Patterson, J. D. Cooper, J. Deslauriers, A. E. M. R. Lerut, J. D. Luketich, T. W. Rice, and F. G. Pearson (ed.), *Thoracic Surgery*, 3rd ed. Elsevier, Philadelphia, PA.
72. So, S. Y., W. K. Lam, and D. Y. Yu. 1982. Rapid diagnosis of suspected pulmonary tuberculosis by fiberoptic bronchoscopy. *Tubercle* 63:195–200.
73. Somocurcio, J. G., A. Sotomayor, S. Shin, S. Portilla, M. Valcarcel, D. Guerra, and J. Furin. 2007. Surgery for patients with drug-resistant tuberculosis: report of 121 cases receiving community-based treatment in Lima, Peru. *Thorax* 62:416–421.
74. Steinfort, D. P., M. J. Hew, and L. B. Irving. 4 December 2009, posting date. Bronchoscopic evaluation of the mediastinum using endobronchial ultrasound—a description of the first 216 cases performed at an Australian tertiary hospital. *Intern. Med. J.* doi:10.1111/j.1445-5994.2009.02142.x.
75. Stolz, A. J., J. Schutzner, R. Lischke, J. Simonek, and P. Pafko. 2005. Predictors of prolonged air leak following pulmonary lobectomy. *Eur. J. Cardiothorac. Surg.* 27:334–336.
76. Suzuki, K., K. Nagai, J. Yoshida, H. Ohmatsu, K. Takahashi, M. Nishimura, and Y. Nishiwaki. 1999. Video assisted thoracoscopic surgery for small indeterminate pulmonary nodules. *Chest* 115:563.
77. Swanson, S. J., J. E. Herndon, T. A. D'Amico, T. L. Demmy, R. J. McKenna, Jr., M. R. Green, and D. J. Sugarbaker. 2007. Video-assisted thoracic surgery (VATS) lobectomy—report of CALGB 39802: a prospective, multi-institutional feasibility study. *J. Clin. Oncol.* 25:4993–4997.
78. Takeda, S., H. Maeda, M. Hayakawa, N. Sawabata, and R. Maekura. 2005. Current surgical intervention for pulmonary tuberculosis. *Ann. Thorac. Surg.* 79:959–963.
79. Tassi, G. F., R. J. O. Davies, and M. Noppen. 2006. Advanced techniques in medical thoracoscopy. *Eur. Respir. J.* 28:1051–1059.
80. Torun, T., K. Tahaoglu, I. Ozmen, T. Sevim, G. Atac, A. Kir, G. Güngör, Y. Bölükbaşi, and E. Maden. 2007. The role of surgery and fluoroquinolone in the treatment of multidrug-resistant tuberculosis. *Int. J. Tuberc. Lung Dis.* 11:979–985.
81. Wan, I. Y. P., T. W. Lee, H. C. K. Lam, V. Abdullah, and A. P. C. Yim. 2002. Tracheobronchial stenting for tuberculous airway stenosis. *Chest* 122:370–374.
82. Wang, H., H. Lin, and G. Jiang. 2008. Pulmonary resection in the treatment of multidrug-resistant tuberculosis: a retrospective study of 56 cases. *Ann. Thorac. Surg.* 86:1640–1645.
83. Weissberg, D., and Y. Refaely. 2000. The place of surgery in the treatment of re-emerging pulmonary tuberculosis. *Ann. Ital. Chir.* 71:649–652.
84. Wheeler, M., G. M. Oderda, M. A. Ashburn, and A. G. Lipman. 2002. Adverse events associated with postoperative opioid analgesia: a systematic review. *J. Pain* 3:159–180.
85. WHO/IUATLD Global Project on Anti-Tuberculosis Drug Resistance Surveillance, 1999–2002. 2004. *Anti-Tuberculosis Drug Resistance in the World: Report No. 3.* WHO/CDS/TB/2004.343. World Health Organization, Geneva, Switzerland.
86. World Health Organization. 2009. *Global Tuberculosis Control 2009: Epidemiology, Strategy, Financing.* WHO/HTM/TB/2009.411. World Health Organization, Geneva, Switzerland.
87. Wu, M. H., J. M. Chang, T. M. Haung, L. L. Cheng, Y. L. Tseng, M. Y. Lin, and W. W. Lai. 2004. Computed tomographic assessment of the surgical risks associated with fibrocavernous pulmonary tuberculosis. *Surg. Today* 34:204–208.
88. Yew, W. W., C. Y. Chen, S. Y. Kwan, S. W. Cheung, and C. L. French. 1991. Diagnosis of tuberculous pleural effusion by the detection of tuberculostearic acid in pleural aspirates. *Chest* 100:1261–1263.
89. Yew, W. W., S. Y. Kwan, P. C. Wong, and K. H. Fu. 1991. Percutaneous transthoracic needle biopsies in the rapid diagnosis of pulmonary tuberculosis. *Lung* 169:285–289.
90. Yim, A. P. C. 1995. Is flexible fiberoptic pleuroscopy more cost-effective compared with VATS? *Chest* 108:1179–1180.
91. Yim, A. P. C. 1999. Paradigm shift in empyema management. *Chest* 115:611–612.
92. Yim, A. P. C., J. K. S. Ho, T. W. Lee, and S. S. Chung. 1995. Thoracoscopic management of pleural effusion revisited. *Aust. N. Z. J. Surg.* 65:308.
93. Yim, A. P. C., T. W. Lee, M. B. Izzat, and S. Wan. 2001. Place of video-thoracoscopy in thoracic surgical practice. *World J. Surg.* 25:157–161.
94. Yim, A. P. C., and A. D. L. Sihoe. 2009. VATS as a diagnostic tool, p. 313–323. In T. W. Shields, J. LoCicero, C. E. Reed, and R. H. Feins (ed.), *General Thoracic Surgery*, 7th ed. Lippincott Williams & Wilkins, Philadelphia, PA.
95. Yim, A. P. C., A. D. L. Sihoe, T. W. Lee, and A. A. Arifi. 2002. A simple maneuver to detect airleak on-table following 'needlescopic' VATS. *J. Thorac. Cardiovasc. Surg.* 124:1029–1030.
96. Yuan, A., P. C. Yang, D. B. Chang, C. J. Yu, L. N. Lee, H. D. Wu, S. H. Kuo, and K. T. Luh. 1993. Ultrasound guided aspiration biopsy for pulmonary tuberculosis with unusual radiographic appearances. *Thorax* 48:167–170.

Chapter 10

Mycobacterium bovis BCG と新しい結核ワクチン
Mycobacterium bovis BCG and New Vaccines against Tuberculosis

- 著：Timothy Lahey・C. Fordham von Reyn
- 訳：北薗 英隆

イントロダクション

より効果的な予防接種開発の戦略は，世界的な結核のコントロールの重要な要素である．いくつかの結核ワクチンはヒトにおける結核発症のリスクを下げ，死亡のリスクを下げる効果が示されているが，世界的な予防接種計画に使われているのはただ1つ，*Mycobacterium bovis* bacillus Calmette-Guérin（BCG）のみである．BCGは弱毒化生ワクチンであり，結核蔓延国のほとんどで，生後から小児期に投与される．BCGは世界で最も広く使われているワクチンであり，現在まで30億本投与された[43]．BCGは多くの地域で結核の被害を軽減したが，数多くの限界がある．その限界と世界的な結核流行が持続していることから，より効果的な結核ワクチンの開発は国際的な公衆衛生上の重要な優先事項とされる[5,22]．

新しい結核ワクチンの開発にはさまざまな情報が与えられている．たとえば，結核の自然経過に関する新しいデータ，*M. tuberculosis*の感染または予防接種にかかわる免疫学における新しいデータ，非結核性抗酸菌（nontuberculous mycobacteria：NTM）の結核に対する防御における役割の再解析，BCGの利益とリスクのより明確な理解，*M. tuberculosis*の免疫的主要抗原と新しい抗原輸送方法の同定につながる分子学的手法，などである．

BCGの時代における世界の結核

およそ世界の人口の3分の1が*M. tuberculosis*（MTB）に感染している．途上国では，1人が1年間で新しい結核を発症する率は1～5％である．2008年には，900万人もの新規活動性結核患者がおり，1,100万人が活動性結核に罹患していて，180万人が結核により死亡した．ほとんどの結核の合併症や死亡は途上国で起こるが，最も患者数が多いのはインド（220万人）と中国（120万人）で，最も発症率が高いのはサハラ以南のアフリカ（10万人あたり300人以上）である．サハラ以南のアフリカにおいて結核流行が続いている主要な原因は，ヒト免疫不全ウイルス（human immunodeficiency virus：HIV）の流行である．2008年には，140万人以上のHIV患者が結核を発症しており，50万人がHIV関連の結核により死亡した[175]．さらに問題を複雑にしていることに，2008年には世界中でおよそ44万人の多剤耐性結核（multidrug-resistant：MDR-TB）患者がおり，2010年はじめまでに，58か国で少なくとも1例の超多剤耐性結核（extensively drug-resistant TB：XDR-TB）が報告されている[176]．これらのような多くの理由から，結核ワクチンによる予防の改善は，重要な世界保健の優先事項である．

*M. tuberculosis*の感染と感染症の徴候：予防接種のための方法

初期感染

*M. tuberculosis*の感染は，ヒトが生きた結核菌を含む飛沫核を吸い込み，免疫のない宿主の肺胞に到達することで成立する．最初の菌血症により，菌は他の臓器や肺の他の部位に運ばれる．およそ10％の感染者が後に活動性病変を形成し，5％が感染の最初の2年間で進行する初期病変を形成し，さらに5％が再活性化病変を肺やほかの臓器において何年も経ってから後に発症する．初期病変または再活性化結核を発症する確率は，非常にバラツキがあるが，弱い人々，たとえば，小児・高齢者・免疫不全者などでは発症率はかなり高い．理想的な結核ワクチンであれば，健常人および特に結核感染に弱い人々の両方において，最初の結核感染，一次結核または再活性化結核病変のいずれをも予防することができるであろう．

小児における結核

ほとんどの新規感染，そして世界中の*M. tuberculosis*による感染症のおよそ10％は，小児に起きている[171]．新生児におけるほとんどの感染は，分娩後間もなく，活動性肺結核をもつ成人に曝露することで起こる[144]．小児での初期結核はしばしば無症状であるが，およそ40％の乳児と15％の5歳未満の幼児は，感染から1～2年以内に活動性病変を形成する．小児結核の重要な特徴である，診断が難しいこと，そして死亡率が高いことは，小児結核を防ぐのにより効果的なワクチン戦略を推進すべき理由である．

より年長の小児と成人における結核

乳児期と幼少期の後には，潜伏感染から活動性病変への進行が成人早期（15～25歳）と高齢者で最もよくみられる．5～14歳の小児での結核も起こることがあるが，この年齢群は比較的病気の進行に耐性である．15歳以降の感染は最初の2年間で5％が活動性病変に進行し，さらに5％が残りの生涯の間に発症する．35歳以降

I 概論

の感染が活動性病変に進行する確率はより低く[70]，より予後がいい。高齢者における新規感染または再感染は青少年と同様に活動性病変に進展しやすく，死亡率も高い[146]。高齢者において発症率が高いこと，死亡率が高いことは，長く続く免疫を産生するワクチン戦略の重要性を強調している。

高齢者における結核

結核の再活性化のリスクは年齢とともに増加していく。おそらく，細胞性免疫が徐々に減少していくためだろう。加えて，施設に入所する割合は高齢になればより高いが，施設入所は結核発症の追加のリスクとなる。これはおそらく，虚弱であることと施設内の結核伝播の両者による。たとえば，アーカンソーで行われた研究では，一般人での結核の発症率は10万人中20人であるが，65歳以上で自宅に住んでいる人では10万人中60人，65歳以上で介護施設に入所している人では10万人中234人であった[145]。米国では，高齢者における再活性化結核の発病率は劇的に減少したが，それは未治療の陳旧性結核がいなくなってきたからだろう[71]。

結核と HIV 感染

2008年に結核で亡くなった180万人のうち，50万人はHIV感染者であった。他の型の免疫不全状態と同様に，潜在性結核感染から活動性結核に進行するリスクはHIV感染があれば年間10%と高くなる。多くのHIV流行国において，新規結核の50%以上はHIV陽性者で発生し，この数字はサハラ以南のアフリカの一部の地域では70%にも及ぶ[56]。HIV陽性者における結核のリスクは一部は再活性化病変のリスクが高いことによるが，一方で，HIV感染患者は M. tuberculosis の再感染のリスクも著しく高い[142]。これは，HIV感染により免疫機能が失われ，健常人でみられる結核再感染への相対的防御が欠落していることを示唆している[45]。再活性化と新規感染の確率が両方とも高い結果，世界の結核流行地では，結核はHIV感染患者における死因の第1位である[56]。

イソニアジド予防治療は，HIV感染者における結核再活性化予防に，永続性とはいわないまでも，効果が認められる[50,76,180]。そして，抗レトロウイルス治療は結核のリスクを80%減少させる[9,48]。HIV感染者におけるツベルクリン反応(ツ反)の感度が低いことと，途上国で抗レトロウイルス薬を調達するのが非常に難しいことから，HIV感染者に対しては結核により効果の高い予防接種戦略が必要となる。

他の免疫不全宿主における結核

結核病変のリスクの上昇はHIV感染以外の多くの免疫不全状態で発表されている。インターフェロンγ(interferon gamma：IFN-γ)とインターロイキン12の遺伝的欠損は，抗酸菌による感染症に対して非常に弱い[78]が，腫瘍壊死因子(tumor necrosis factor：TNF)-α阻害薬や他の免疫抑制治療などによる多種類の免疫不全状態も同様である[98,113,179]。栄養失調状態は，特に途上国において結核流行と関連が強いと長年いわれてきた[26,110]が，おそらく，免疫機能に対する影響だろう。肥満はHIV感染者において結核に防御的であることが示された[55]が，糖尿病による免疫的障害は，結核のリスク因子として，より重要視されており，今後もより増加していくと思われる[74]。いずれの新しい結核ワクチンもその安全性と効果はさまざまな免疫不全状態で試される必要があるだろう。

医療者とその他の海外渡航者における結核

医療者，国際支援職員，結核流行地で働くその他の人々は，低蔓延国の一般人よりも結核に罹患するリスクがより高い[92,111]。医療者とその他の海外渡航者への結核伝播は個人の健康リスクとなるとともに，MDR-TB や XDR-TB の世界的蔓延につながる可能性がある。そのため，米国では，MDR-TB の蔓延地への高リスク渡航者に限って BCG 予防接種を行うことを，予防接種ガイドラインに再度組み込むことが検討されている。

結核に対する免疫防御の由来

過去の抗酸菌感染(通常の感染でもワクチンでも)から，結核に対しても少なくとも部分的な免疫防御は得られる(表10-1)。この観察から共通の抗酸菌抗原に対する免疫応答産生が示唆されるが，一方で，NTM への曝露が結核感染に対する免疫応答に単に非特異的な影響を与えている可能性もある。いずれにせよ，この防御の大きさは通常，測定不可であり，また絶対的なものではない。

M. tuberculosis による自然感染または発病

疫学的および実験動物研究により，過去の結核感染は再曝露による発病に対していくらか防御効果があることが示された[45,181]。そのような防御は細胞性免疫不全の状況下では無効のようだ。それは，未治療のHIV感染患者の間で新しい株の M. tuberculosis が再感染を起こした報告に示されている[142]。南アフリカからの最近のデータでは，HIV陽性者とHIV陰性者の両者で活動性結核を1回発病したら，2回目の結核に再罹患するリスクが高いことが示された[47]。これは，結核に罹患しやすくなる，いまだ解明されていない宿主側の要因がある可能性を示唆している，一部の人に再感染が起こるという事実は，ほとんどの健常人において結

表10-1 ヒトの結核に対する既知の免疫防御の由来

自然獲得の抗酸菌感染
M. tuberculosis
非結核性抗酸菌(NTM)

ワクチン由来の抗酸菌感染
BCG(bacillus Calmette-Guérin)(生)
M. microti(生)
全細胞型抗酸菌ワクチン(不活化)，M. vaccae も含む

核に罹患したら，再感染に対してある程度の免疫ができることを否定するわけではない。また，結核に対する予防接種の可能性を否定するものでもない。過去の感染の予防効果の大きさとその影響を評価するための母集団ベースの研究が，結核ワクチンの開発にとって必要である。

NTMの自然感染

ヒトにおける皮膚試験の研究で，過去のNTM感染（汚染された水や土壌への曝露によって起こる）が，結核に対する免疫を与えることが示唆された[38,44]。動物実験データでは，NTM感染は結核に対して防御的であることが示された[39,44]。NTM感染は世界のほとんどの地域でよくみられ[163]，通常は子どもの頃に感染する[41]。米国では，成人の約40%がM. avium complex（MAC）のNTMに対するツベルクリン反応（ツ反）陽性となり，これらの成人のほとんどがツ反陰性である[164]。自然獲得のNTM感染は，BCGに匹敵するレベルの結核予防効果を引き起こす。そして，より年長の児や成人においては，NTM感染が背景にある割合が高いことが，世界の一部の地域でBCGの効果がないことの説明として提唱されている[44]。また，過去の抗酸菌感染はBCGの効果を，その増殖を制御することにより，減弱するかもしれない。最近のデータでは，マウスにおける環境抗酸菌感染は，BCGの増殖とBCG由来免疫応答を抑制し，M. tuberculosisで試験した際のBCG予防効果を障害することを示した[20]。

生きたM. microtiによる予防接種

英国医学研究審議会（Medical Research Council：MRC）は，もう1つの生きた抗酸菌ワクチン，M. microti（ハタネズミ桿菌）の臨床比較試験を1950年に行った。1回のM. microtiの接種により，54,239人のツ反陰性の英国の青少年において，5年間の予防効果が84%で認められ，これはBCGと同等であった[59]。これらのデータは，M. tuberculosisやM. bovisに由来する抗原以外でも，ヒトを結核から守る効果がある可能性を示した。免疫学的手技では，抗酸菌に特異的な細胞性免疫応答を判定する術がなかったので，このワクチンのin vitroでの予防効果との関連性はまだ判明していない。

不活性化した全細胞抗酸菌ワクチンによる予防接種

不活性化した全細胞抗酸菌ワクチンはBCGが広く普及する前に試験され，ヒトの結核を防ぐ効果が示された。複数回の投与が必要であり，動物実験では接種後の増殖が起きなかったため，BCGよりも高用量の接種が必要であった[172]。Jules Freundは，1930年代の比較臨床試験では，熱殺菌したM. tuberculosisの複数回接種は，42%において結核の予防効果があったことを示した[118]。10万人以上のイタリアの小児が，不活性化全細胞抗酸菌ワクチン（M. tuberculosis, M. bovis, M. aviumを組み合わせたワクチンを含む）を接種された。そして，18,000人以上の小児で行われた研究で，未接種の小児での5%から接種した小児での0%へと，死亡率の低下が認められた[172]。

結核の免疫制御の機序

結核のマクロファージとT細胞の抑止

細胞性免疫は結核症から体を守るうえで不可欠である。最初に感染して全身播種した後，M. tuberculosisはToll様受容体2と4，そして他のマクロファージ上の受容体に働きかけ，貪食が行われる。結果として起こる局所と全身のサイトカインのカスケードは，T細胞の感染部位への遊走を促す。T細胞と近傍のマクロファージからのIFN-γと他のTh1（ヘルパーT1型細胞）サイトカインによるToll様受容体の活性化とシグナリングはM. tuberculosisの自食作用を促進し[52,57,178]，かつ成熟したファゴソーム内の活性酸素と窒素中間体によるM. tuberculosisの分解をも促進する[97,152]。

CD4陽性T細胞により分泌されるTh1サイトカインによるM. tuberculosisのマクロファージ内での細胞内融解の促進は，結核症に対する長期的免疫機構の最も重要な部分である。この観察は，主要組織適合遺伝子複合体（major histocompatibility complex：MHC）クラスIのノックアウトマウスはMHCクラスIIノックアウトマウスよりも結核症に対して耐性であるという観察に基づいている[112]。しかしこのモデルは，M. tuberculosisに対する免疫応答に参加する多くのCD4陽性T細胞サブセット（メモリーT細胞サブセットやγδT細胞，調節性とTh17T細胞など）の同定により複雑化している[36,83,86,174]。それぞれの細胞が結核症に対する免疫防御に及ぼす影響の割合などのデータは今のところない。さらに加えて，CD8陽性T細胞の結核症に対する防御の貢献度も再検討されているが，これは，結核に対するαβT細胞受容体陽性，CD4陰性，非MHCクラスI抑制T細胞反応の同定[86]と，ヒト以外の霊長類モデルで結核への感性がCD8陽性T細胞の抗体消去後に劇的に増加するというデータに照らしてである[26a]。

結核からの免疫防御における細胞性免疫応答の明らかな重要性以外に，結核特異性抗体は結核からの防御を与えたり，マウスモデルでの結核菌接種後の肺内のcfu（コロニー形成単位：colony-forming unit）の減少を起こすが，これは直接の抗体——結核菌相互反応を通じて，または抗体由来の免疫調節を通じてである[1]。これまでのところ，結核からの免疫防御における抗体の役割を支持する説得力のあるヒトのデータはない。

結核の細胞内生存

健常人において，M. tuberculosis感染に対する強力で，多面的なマクロファージとT細胞の免疫応答により，90%の人において，結核はうまく潜在性病変に封じ込められる。しかしこの免疫応答は，最終的には10%の人でM. tuberculosisを全滅させることができず，活動性病変への進行や，病変の後の再活性化につながる。宿主の免疫不全のほかに，M. tuberculosisのマクロファージ内

I 概論

での生存の機序はファゴソームの成熟やリソゾームの融合の抑制，カルシウムと鉄の定常性の変動，そして細胞脂質代謝，などである[19,58,87,109]。免疫的膠着状態，すなわち，マクロファージとT細胞の調和した反応は，M. tuberculosis の免疫的封じ込めを促進するが，完全な除菌ではなく M. tuberculosis の長期の細胞内生存につながり，後に細胞性免疫が弱くなる状況で再活性化を許す。

結核に対する防御免疫応答の抗原特異性

結核に対する防御免疫応答がいっそう複雑化しているモデルのなかで，結核に対する防御免疫応答の抗原特異性に関する理解が生まれてきた。従来のCD4陽性T細胞は，明らかに免疫優位抗原，たとえば，early secretory antigenic target 6-kDa protein (ESAT-6)と抗原85(Ag 85)を標的にしており，モルモットモデルからのデータとヒトでの観察研究は，結核の単一の抗原というよりは複数の抗原を標的にした免疫応答がより大きな防御となることを示唆した[117](T. Lahey, 未発表データ)。さらに，CD4陽性とCD8陽性T細胞により標的となる抗酸菌抗原の範囲は明らかに広い。この抗原には，DosR regulon をコードした蛋白[18]と非伝統的抑制T細胞に提示される抗原などが含まれる[77,95,96]。さらに，結核に対する免疫応答に含まれるのは，脂質抗原に反応するCD1 抑制T および NKT 細胞[159]，小さいリン酸塩を含む非蛋白抗原を標的にする $\gamma\delta$ T細胞，などである[33,151]。

結核に対する防御免疫の作業モデルがいっそう複雑化していることは，現実的な影響を及ぼしている。すなわち，候補のワクチンの免疫原性を評価する際に，どのような抗原に対して起こるか，どのような免疫応答が結核に対する防御免疫応答の誘導に最もつながるのかが曖昧である。

BCGワクチン

歴史

M. bovis BCG は，Leon Calmette と Camille Guérin ら(前者は医師で，後者は獣医)により開発された。1902 年のはじめに彼らは，結核性乳腺炎のウシから，M. bovis の株を3週間おきに合計230 回培養で抽出した。1913 年のはじめに，彼らはウシとモルモットに弱毒化した M. bovis 株を接種したが，感染を起こした証拠はなかった。その後に彼らは，予防接種を受けたウシに M. bovis の自然株，すなわち病原性株を接種してみたが，感染の証拠はなかった。それから，ブタやウサギ，ウマでも防御が証明された。1921 年，ワクチンは最初に経口で，ヒトに投与された。最初の接種者は生後3日の新生児であり，母親は生まれた数時間後に結核で死んでいた。祖母もまた進行性結核を患っており，その子どもの後見人であった。米国小児科学会(Amerian Academy of Pediatrics)による米国における BCG の使用の現在の推奨によく似ているこの状況では，新生児で播種性病変や髄膜炎を発症するリスクは，新ワクチンの知られざる副作用のリスクを上回ると考えられていた。この子どもはワクチンから副作用を起こすことなく，また，結核を発症することなく祖母により育てられた。1921～1924 年の間に，ワクチンはさらに600 人の子どもに重大な合併症なく接種された。ワクチン製造と接種の取り組みはさらに進み，1928 年までに10 万本のワクチンが接種され，Calmette 自身の孫も含まれていた[133]。1928 年には，ワクチンは国際連盟(League of Nations)からも安全であると認められた。しかし，それから間もなく，ドイツのリューベックで251 人の小児が病原性の M. tuberculosis が混ざったロットで接種される事故があった。これにより，172 人の死亡と最低108 人の活動性結核が起こった[15]。

BCG 株のバリエーション

BCG のすべての株は Calmette と Guérin により開発された親BCG 株に由来するが，この株はさまざまな研究室に配布されて保存され，後にいくつかの遺伝的に異なる株が生まれていった[14]。最初のワクチンの効果をみるランダム化比較試験は，Aronson により 1935～1938 年の間に行われた[6]。1947 年には，世界保健機関(World Health Organization: WHO)は結核対策プログラムを開始し，それにBCG の拡大使用も含まれていた。1950 年代半ばから1997 年まで多くのワクチンが接種されたが，WHO の指示のもとに設立され，デンマークのコペンハーゲンの Danish State Serum Institute により投与された。現在，ワクチン製造と品質コントロールの責任はそれぞれの製造元とその製造している国の監視機関に頼っているのが現状だ。4つの株(Glaxo, Danish, Pasteur, Tokyo)が現在投薬されるワクチンの90％以上を占めている[14]。

BCG 予防接種に対する免疫応答
◎ in vitro の反応 ◎

BCG による予防接種は軽度の全身性感染を健常人に起こす。最近予防接種して，さまざまな理由で亡くなった小児における剖検の研究では，広い範囲で肉芽腫形成がみられた[154]。不活化した抗酸菌感染は，抗酸菌抗原に対する細胞性と液性免疫応答の両者を引き起こす。BCG を接種された人は BCG と MTB により分泌される蛋白に反応してリンパ球増殖反応を起こす[102,148]。加えて，BCG ワクチンは全細胞と分泌抗原に対する IFN-γ と他の Th1 サイトカイン反応を引き起こす[82,101,116,123]。より最近の研究では，さらに BCG ワクチンは Th1 のパラダイム以外にもさまざまなサイトカイン反応を引き起こし[89]，メモリーT 細胞の異なる母集団によって，異なるサイトカイン反応を産生するために特異的に働くことも示されている[141]。BCG によって起こる液性免疫応答に関しては，免疫グロブリン G と M の反応が精製ツベルクリン蛋白(purified protein derivative: PPD)由来物と蛋白抗原に対して働く[17,67,131,158]。BCG ワクチン後のヒトにおいて，M. tuberculosis 全細胞融解に対する細胞性免疫応答は，予防接種後のツ反の結果と局所のワクチン反応性に相関する[82]ものの，BCG 接種後

の免疫応答について BCG の予防効果を判定するための臨床試験は行われていない。したがって，どの免疫応答が防御免疫の代わりに使えるのかはわかっていない[22]。たとえば，皮内の予防接種は，皮下の接種に比べてより強い免疫を誘発する[82]ものの，南アフリカのケープタウンで 11,680 人の乳児で行われたランダム化試験では，Tokyo 172 BCG での皮下と皮内への予防接種については，結核症に対する 2 年時フォローアップ時点での予防効果は同等であった[60]。HIV 感染のある乳児では，BCG に対する免疫応答は障害されることが証明されている[105]。

◎ ツベルクリン反応（ツ反）◎

ほとんどのツ反陰性の人は，BCG で予防接種を受けると，数週間後にツ反が陽転化する。この効果は時間とともに漸減するため，接種後数年経って，ツ反が >10 mm であれば，BCG の効果が持続しているというより M. tuberculosis の潜伏感染を起こしていると解釈することが推奨されている。しかし，BCG によるツ反はしばしば 10 mm を超え，ツ反を繰り返すことで増幅（ブースト）されうる。BCG によるツベルクリン感性は結核に対する防御免疫の代わりではないと一般的によくいわれるものの，この問題は BCG の効果の治験で厳密には検証されていない。さらに，米国でのボランティア研究では，BCG によるツベルクリン感性と，BCG への免疫応答の現代的 in vitro マーカーは相関があることがわかっている[68]。

結核に対する BCG の効果
◎ 概要 ◎

ほとんどの国々と国際的団体が，小児期の BCG 接種は結核の予防に効果的であると結論づけているが，この意見は米国では広く受け入れられることは今までなかった。それに関する意見の相違は，大半は BCG の効果をみる治験の結果にバラツキがあることと，これらの治験の解釈の違いなどが基礎にある。抗酸菌の免疫の近年の知見と厳密な治験デザインのよりよい理解のもとで，主要な前向き研究を再検討した結果は，小児期の予防接種は効果的であることを支持する。BCG 痕がある，またはない人における結核のリスクの後ろ向き研究は，社会経済的地位により影響を受ける可能性が高く（すなわち，小児期に BCG 予防接種を受けていない者は低所得層からの出身であることが多く，結核のより高いリスクにそもそもある），BCG の効果を評価するのに有用でにない。

M. tuberculosis または NTM に対する過去の感染は，結核に対する防御を BCG と同等に引き起こすので，小児期の予防接種プログラムの効果を十分に検証するには，抗酸菌に感染したことのない宿主（たとえば新生児）において BCG 予防接種を行う前向き研究を行う必要がある。多くの古い研究はより年長の児や成人において，すでにある抗酸菌への免疫をツ反によってスクリーニングしようと試みてきた。しかし，現代の in vitro での研究では，ツ反陰性の人の多くが，抗酸菌の細胞性および液性免疫応答を示し，したがって，抗酸菌に未曝露ではないことが示された[67,108,123,167]〔J. Vuola, B. Cole, M. Matee, L. Mtei, C. R. Horsburgh, R. D. Arbeit, K. J. Pallangyo, C. F. von Reyn, 2004 年 9/30〜10/3, 第 42 回米国感染症学会 (Infectious Diseases Society of America) 年次総会にて発表〕。同様に，BCG 痕がある人とない人において結核の発生率を比べた後ろ向き研究もバイアスの恐れがある。予防接種を受けていないことは，社会経済的地位の低さと関連していることが予想され，それは結核のリスク因子そのものであるからだ[13]。したがって，効果の治験は，抗酸菌に未曝露の新生児において行われたものと，より新世代の検査を用いて抗酸菌曝露ありと判断された年長の児と成人において行われたものとを，区別すべきだ。

抗酸菌未曝露のヒトにおける治験

4 つの前向き研究により，新生児と乳児における BCG 予防接種の結核に対する効果が検討されている（表 10-2）[6,42,94,129,130]。まとめると，これらの研究では，結核症に対する効果は 73％で，死亡に対しては 87％であった。この集団における代表的な研究は シカゴで 1930 年代に Rosenthal らによって行われたプラセボ比較ランダム化試験である[130]。参加者は生後 3 か月未満の乳児で，BCG を複数か所に接種された。それぞれの群におよそ 1,700 人が割り当てられ，12〜23 年間観察された。74％というワクチンの効果が示された。小児での治験により，BCG は播種性結核や結

表 10-2　BCG の結核に対する効果：新生児における治験

著者	年度	場所	参加者	参加者数	%効果(結核症)	%効果(死亡)	文献 No.
Aronson	1948	米国西部	新生児(米国原住民)	232	59	100	6
Ferguson と Simes	1949	モントリオール	新生児	609	80	78	42
Rosenthal ら	1960	シカゴ	新生児	451	74	100	129
Rosenthal ら	1961	シカゴ	新生児	3,381	72	84	130
総計				4,673	73	87	

核性髄膜炎などの菌血症を予防するのに86％効果があることが示された[125]。

抗酸菌曝露歴のあるヒトにおける治験

多くのBCGの研究がより年長の児と成人において行われている。これらの研究はそれぞれ，すでに（結核高蔓延地域では）*M. tuberculosis*や（世界のほとんどの地域において）NTMに感染したことがある者を含んでいることに由来するバイアスの可能性がある。上述したように，現代の *in vitro* の免疫学的手技により，ツ反を抗酸菌曝露歴のスクリーニングに使うのは，既得の抗酸菌の免疫を判定するのに十分な感度をもたないことが示された。したがって，このカテゴリーでの否定的研究は，単純に先天性免疫により免疫をもった人に予防接種を行っていただけなのかもしれない。

しかし，より年長の小児と成人における研究のいくつかは，BCG予防接種の防御的効果を示した。1つの例に，1935～1938年にAronsonによって行われた米国原住民における大規模研究がある[6]。これはプラセボ比較ランダム化試験であり，対象は0～20歳（28％は5歳未満）で，過去に抗酸菌曝露のあった人を除外するためにベースラインの単回の高力価ツベルクリンで，スクリーニングを行った。もともとの研究には3,287人の参加者が登録されていた。11年目の時点での評価では，画像的診断の結核が75％低下し，20年目の時点では82％の死亡率の低下が示された。全体的なワクチンの効果は70％であった。最近の報告では，過去のBCG研究のなかで最も長期間のフォローアップデータが提示された。2,963人中1,998人のもともとの参加者でのデータで，50～60年後には結核症に対するワクチンの予防効果は52％であった[7]。

もう1つのよく計画された前向き研究は，14～15歳の英国の生徒に対して1950年代に行われたもので，ワクチン群とコントロール群で25,000人を超える参加者がいた。ベースラインのスクリーニングで，通常または高力価のツ反陽性者を除外した。ワクチンの効果は15年後のフォローアップの時点では76％と判定された[59]。

南インドのチングレプット（Chingleput）での治験

南インドでの治験は特記に値する。それは，BCGの結核に対する予防効果を判定するための究極のランダム化比較試験として計画されたものであり[156]（S. Tripahty, International Union Against Tuberculosis, Singapore, 1986において発表），BCGの効果がないことを示す文献としてよく引用される。研究の目的は，感染の既往のある者，ない者（ベースラインのツ反で決定）において，さまざまなBCGの株と投与量でBCGの効果を比較することだった。実は，この研究は本来，年長の児と成人におけるBCGの効果を判定するものだったのだが，その多くはツ反がすでに陽性であり，全員がハンセン病の発生率が高い地域に住んでいた。研究は1968年に始められ，270,000人の患者が参加したが，生後0～1か月の新生児でワクチンかプラセボかのランダム化に参加したのは1,500人（0.6％）のみであった。結核の調査は胸部X線での陽性に基づいており，5歳以上にしか行われなかった。X線で陽性となった患者には喀痰細菌学的検査が行われた。結核のエンドポイントは，参加者が喀痰培養または塗抹で抗酸菌陽性となった場合のみ陽性とされた。また，肺外結核を発見する方法はなかった。総合的に，これらのエンドポイントの定義は小児結核をみつけるのに非常に感度が低い。さらに，この研究全体の調査は，すべての参加者グループで均一ではなく，また，結核のエンドポイントの発生率は予測の半分しかなかった。最後に，多量変数解析をNTMに対するツ反のベースラインがない40,342人の参加者に限定すると，BCG予防接種は結核リスクの32％の低下と関連していた[115]。この大規模治験の最も納得のいく解釈としては，インドの抗酸菌曝露歴のある年長の児と成人においてBCGワクチン接種は喀痰培養陽性の肺結核の減少にはつながらなかった，と考えられる。

HIV感染症における治験

HIV感染者における結核の死亡率や合併症は大きな問題であり，HIV感染症はBCGワクチンの免疫応答を阻害しうるにもかかわらず，HIV感染者におけるBCG予防接種の結核予防の効果を調べた前向き研究は存在しない。後ろ向き研究およびケースコントロール研究では，相反する結果が得られており，ある研究は播種性結核に対して予防的であることを示唆した[107]が，別の研究は予防効果がないことを示していた[170]。しかし，HIV感染の乳児におけるBCG予防接種はBCG播種性疾患のリスクがあるので，HIV感染があるとわかっている乳児には接種すべきではない[63,64,107,150,170]。

研究の解釈

2つのメタ解析はBCGの効果に関する主要な前向き研究を評価した。Feinsteinらによるレビューでは，8つのコミュニティーでの研究の方法論を，陥りやすいバイアス，サーベイランスのバイアス，診断的検査のバイアスに特に気をつけながら吟味し，発表された効果の信頼区間もまた計算された。厳密な方法論的な定義を満たしたと判断された3つの研究は，北アメリカ先住民，シカゴ，英国で行われたものであり，すべてで予防効果が示された（表10-3）[29]。この3つの研究だけは信頼区間が狭かった。残りの5つの研究は，効果が否定的であることを示そうとした研究も含めて，効果が否定的なものと肯定的なものがあり，信頼区間の幅が広かった。南インドの研究は，サーベイランスバイアスと診断的検査バイアスに対して十分な対策がなされたとはみなされなかった。

Colditzらによるレビューでは，14の前向き研究と12のケースコントロール研究が解析された。この研究には，Feinsteinの研究で不適切な方法であるとされた研究もいくつか含まれていた[31,32]。前向き研究とケースコントロール研究の両方に基づい

表10-3 結核に対するBCGの効果：厳密な方法論的クライテリアを満たす治験[a]

著者	年度	場所	参加者	参加者数	%効果(結核症)	%効果(死亡)	文献 No.
SteinとAronson	1953	米国西部	0〜20歳(米国原住民)	3,008	67	82	147
HartとSutherland	1977	英国	新生児	26,465	76	該当なし	59
Rosenthalら	1961	シカゴ	新生児	3,381	72	84	130
合計				32,854	71	82	

[a] 研究はFeinsteinらの解析に基づいて選択された[29]。

て，Colditzらは，全体としてBCGは，結核症に対して50%，結核による死亡に対して71%，結核性髄膜炎に対して64%，予防効果があると結論づけた。

ワクチン治験のエンドポイント

結核のワクチン研究において，結核症のエンドポイントは，培養確定から臨床的クライテリアに至るまで，大きく異なっている。2つの前向きのBCG研究と1つの新しい結核ワクチンの研究でdefinite(培養陽性)，probable(臨床クライテリア)の結核定義を使用した。3つの研究すべてが，definiteの結核に対してワクチンの効果があることを示したが，probableの結核ではより低い効果か，効果がないという結果だった[7,160,165]。この結果の説明として2つの可能性がある。1つはprobableの症例の分類の間違い(クライテリアは厳密であるので，否定的)や，2つの結核病型があり，どちらかがワクチンにより予防されやすい可能性がある。また，probableまたは臨床的結核の患者は，結核様ハンセン病と同様に菌が休眠した病型であり，すでに抗酸菌の免疫応答が盛んに起きていて，予防接種で改善する余地がない可能性もある。

感染の予防

ほとんどの研究はBCGの活動性結核に対する予防効果を調査している。潜伏感染がツ反による判定だけしかなかった頃には(BCGそのものがツ反陽性を時に起こすことから，有用性が限られていたため)，潜伏感染は効果のエンドポイントとして評価されてこなかった。しかし，IFN-γ遊離試験(IFN-γ release assay：IGRA)はBCGにより影響を受けないので，今は予防接種後の結核感染リスクを判定するのに使用することができる。最近の2つの研究が，BCGは高リスクの曝露後の結核感染のリスクを下げる可能性があることを示唆している。トルコの研究では，肺結核に曝露した979人の小児において，T細胞をもとにした酵素免疫測定法(enzyme-linked immunosorbent assay：ELISA)で潜在性結核感染を評価した[143]。BCGワクチンは潜在性結核感染を予防する効果がみられた(オッズ比 0.60；95%信頼区間 0.43〜0.83)。英国の研究でも，高リスクの学校での曝露後で，同様の結核感染リスク減少効果がみられている[40]。IGRAは*M. tuberculosis*特異抗原に対する免疫応答を検知するため，弱毒化または不活化した*M. tuberculosis*株やIGRAで使用される*M. tuber-*

*culosis*特異抗原を含む新しいワクチンの予防効果をみるのには使えない。

BCG効果の幅

BCGの効果に幅があることに対する他の説明としては，さまざまな株の免疫効果の違い，標的にしている集団の遺伝的または年齢の違い，違う病型に対する効果の違い，*M. tuberculosis*にもいくらか弱毒株があること，などが挙げられる[31]。これらの仮説のいずれでも，研究間での方法論的違いやもともと存在する抗酸菌免疫の違いと同様に，観察される効果の違いを説明することはできない。

BCGの再接種

数少ない国において，いまだにツ反陰性の小児にブースターのBCGを接種しているものの，再接種が結核に対して追加の防御となるエビデンスはない[35,80,93,126]。一方で，それが抗酸菌抗原へのIFN-γ反応を亢進させることはある[10]。BCGは免疫を引き起こすのに増殖しなければいけない[20]ので，BCGの初回投与で十分な免疫応答を起こしたら，その後の追加の投与の菌増殖を防いでしまうかもしれない。

他の疾患に対するBCGの効果

◎ *M. leprae* ◎

いくつかの研究が*M. leprae*に対して50〜80%の予防効果があることを示し，この効果はBCGのブースター投与により増大するかもしれない[80]。しかし，それらのデータはまだ不確かである[35]。

◎ *M. ulcerans* ◎

BCGの*M. ulcerans*によるBuruli ulcer diseaseに対する予防効果はおよそ50%である[140]。これには，*M. ulcerans*感染の主要な合併症である骨髄炎に対する予防も含まれる[120]。

◎ *M. avium* complex(MAC) ◎

BCGはまた，MACによる小児のリンパ節炎に対しても交差防御を引き起こす[81]。小児期のBCG予防接種の中止により，NTMによる小児のリンパ節炎の率は著明に上昇した[127]。

I 概論

◎ 小児の死亡率 ◎

加えて，途上国における小児の BCG 予防接種は全死因の死亡率の低下と関連がみられた[84,132]。この効果は，特に結核からの死亡率の低下によるものではなく，その機序はよくわかっていない。

BCG の投与方法

Aventis Pasteur は，米国で結核予防に BCG を販売する認可を自主的に取り下げた。それ以来，米国で許可されている結核ワクチンは再構成された Tice® vaccine (Organon) しかない。Tice® vaccine は死菌と生菌を合わせて 37,500～3,000,000 cfu/1 回量を含み[139]，製造元は 0.2～0.3 mL のワクチンを蒸留水 1.0 mL に溶解して，三角筋下部に複数か所穿刺で投与することを推奨している（1 歳未満では 0.2～0.3 mL のワクチンを 2 mL の蒸留水に溶解して使用）。詳細は製造元の説明書きを参照すること。溶解されたワクチンは冷蔵する必要があり，また，光に直接照射されないようにする。使用されなかったワクチンは 2～4 時間後には廃棄されるべきであり，感染性廃棄物として扱う。ワクチンの準備や製造に使用した器具も同様である。ツ反の陽転化は通常は予防接種後 6～12 週間で起こる。

BCG の副作用

◎ 全身症状 ◎

BCG 予防接種の副作用は，BCG 株，量，投与方法，そして接種者によって異なる[99]。新生児はより年長の小児や成人よりも副作用が出やすい。ワクチンの株や投与方法の変更と，副作用率の上昇との関連性が，小さい規模でみられたことがある。現在使用されている株のなかで，Pasteur と Danish は副作用の率が最も高い。たとえば，Pasteur 株では，Tokyo または Brazil 株と比べてリンパ節炎がより頻繁にみられる[121]。含まれる生菌の平均量(cfu)はワクチン株によって異なり，ほとんどの製品は死菌も含んでいる。皮内接種はより高い率の局所反応と関連している。複数か所穿刺の場合，より局所反応を起こす率が低いが，よりコストがかかり，正確性に欠け，より時間がかかり，より技術的に習熟が必要である[121]。BCG 予防接種の副作用は表 10-4 にまとめられている。

◎ よくみられる局所反応 ◎

最も頻度の高い BCG の副作用は接種部位の局所反応で，痛み，腫脹，発赤などが特徴である。これはワクチン接種者の 95% でみられるが，典型的には数週間続いて，通常，3 か月後には瘢痕を形成するほかは合併症もなく終息する[23]。およそ 75% のワクチン接種者はいくらか筋肉痛も経験する。70% はワクチン接種部位に滲出を伴う潰瘍が出来る。ワクチン部位の膿瘍は接種者の 2%，所属リンパ節炎は 1～2% で報告されている[85,157]。

リンパ節炎を発症する者のなかで，滲出性の潰瘍が急速に出現し，ワクチン後 2 か月以内に出る傾向がある。もし，滲出のある瘻孔が形成されたら，手術が通常必要である。抗酸菌薬の併用の役割ははっきりとまだわかっていない。進行が緩徐で晩期に出現した病変は，経過観察のみが最適な管理である[25,49]。

◎ 骨髄炎 ◎

骨髄炎は日本での 100 万接種あたり 0.01 人（複数か所接種法）から，フィンランドの 100 万接種あたり 300 人（皮内法）の率が報告されている[85]。骨髄炎の治療にはイソニアジドとリファンピシンが使われる（BCG はピラジナミドに耐性）。

◎ 播種性病変 ◎

播種性病変は致死的なものも含めて，100 万接種あたり 0.19～1.56 人の間で報告されている。HIV 流行の以前には，ほとんどの播種性 BCG は未診断の重症複合免疫不全(severe combined immunodeficiency：SCID)をもつ新生児に起こっていた。南アフリカで行われた研究では，播種性 BCG は HIV 感染をもつ新生児において 10 万人あたり 407～1,300 人の率と報告されている[62]。しかし，他の地域での異なる BCG の株を使った研究では，より低いリスク，またはリスクがないことが示された[8]。治療はイソニアジドとリファンピシンである[150]（Chapter 41 を参照）。

現在の BCG の使用

◎ 途上国 ◎

BCG は結核流行国では，新生児にルーチンに投与される[149]。ワクチンは典型的には，三角筋直上または前腕に接種される。BCG

表10-4 経皮 BCG ワクチンの副作用

反応のタイプ	頻度	コメント	文献 No.
軽症			
接種部位の腫脹，疼痛，発赤	95%	基本的にすべてのワクチン	23
接種部位の潰瘍化	70%	株により違いあり，新生児ではより起こりやすい	99, 100
局所の潰瘍化／リンパ節炎	1～2%		100, 121
重篤			
骨髄炎	0.01～300 / 100 万人	株により違いあり	85, 100
播種性感染	0.19～1.56 / 100 万人	免疫不全者に関連（CGD，SCID，HIV など）	16, 100, 116

CGD＝慢性肉芽腫症，SCID＝重症複合免疫不全

はWHO推奨の小児期予防接種リストに含まれているため, 多くの国々で現在のカバーは80％を超える. HIV感染流行国においては, WHOはBCGを接種する前にHIV感染症がないか乳児を検査することを勧めている. この推奨は, HIV検査が実施できない場合に乳児へのルーチンのBCG予防接種を禁止するものだと解釈してはならない[62].

◎ 先進国 ◎

BCGはいくつかの先進国では今も, 生後間もなく全員に接種され続けている. 一方で, 結核の発生率が低下している英国, フィンランド, スウェーデンなど, 高リスクの乳児に対してのみ選択的に接種する先進国もある[128,134,149]. 選択的予防接種は, 結核の一般発生率が低下しているが高リスク群は出産の時点で確認できる国においては, 予防とワクチン副作用の間のバランスをうまくとった方策である[61].

BCGは米国では今までルーチンに接種されたことはなかったが, 現在の低い水準まで結核の発生率が落ちる前はより広く使用されていた. たとえば, 前世紀には医療者はしばしば接種されていた. そして, その時代の多くの医師と看護師は今もBCGの瘢痕をもつ[2]. 米国の結核予防のための方策は, ツ反と潜在性結核の治療に重点をおいており, BCGはツ反に影響しうるので, 高リスク群すべてに対してBCGを推奨することについては強い抵抗があった. 現在の米国小児科学会と米国疾病対策センター (Centers for Disease Control and Prevention：CDC) Advisory Committee on Immunization Practices のガイドラインを表10-5に示す. ガイドラインは, 未治療または不十分に治療されている結核患者に持続して曝露される小児で, 抗結核薬治療ができないような場合にはBCGを勧めている. 加えてBCGは, MDR-TBの患者に曝露した小児に対して, 曝露源と接触を避けることができない場合に推奨される. これらのガイドラインは非常に制限があるため, BCG製造元は米国にワクチンを供給したがらない. ガイドラインには, 他の重要な高リスク群, たとえば, 米国のホームレス[24], 結核流行地で働く低蔓延国出身の医療救援関係者[30], 結核流行国に移住する米国人の子どもなどは含まれていない. 米国のガイドラインの改訂が現在行われているが, MDR-TBに曝露するかもしれない地域への医療者や医療救援関係者が(予防接種の対象に)含まれるだろう. それまでは, 米国でのBCG使用の大半は膀胱がんの治療のための膀胱内局所投与である[137].

結核に対する新しいワクチン

基本原則

BCGの利点と欠点を表10-6にまとめた. 結核に対するBCGの効果は新生児に投与された際には高いが, この予防効果は成人に近づくにつれて効果が薄れていくようであり, 成人では再活性化結核に対する防御はほとんどなくなっているようである. 加えて, BCGのブースターは効果がない[126]. 追加の結核ワクチン開発のフォーカスとしては, BCGワクチンに引き続いて投与されるブースターワクチンの同定か, または全く新しい2つのワクチンブースターレジメンの開発であるとする, 大きなコンセンサスがある. 効果を強化することは新しい結核ワクチン開発の1つの目標とされているが, 同様に, 重要な目標は副作用リスクを減ら

表 10-5　米国におけるBCG使用の推奨事項

Advisoryグループの推奨事項
感染性の多剤耐性結核患者に持続して曝露される小児(かつ曝露源と接触を避けることができない場合)[a]
未治療または不十分に治療された肺結核患者に持続して曝露される小児(かつ曝露源と接触を避けることができない場合)[a]
感染制御プログラムによる感染予防が失敗した状況で, 感染性の多剤耐性結核患者に持続して曝露される医療者[b]

追加の推奨事項
ツ反陰性のホームレスの者[24]
結核流行国に移住する乳児やツ反陰性の成人
医療者(医学生, 医師, 看護師など), 医療救助関係者, 宣教師, 結核流行地で患者のケアに直接当たる他の渡航者[30]

禁忌
HIV感染者または免疫不全者〔たとえば, 重症複合免疫不全 (SCID), DiGeorge症候群など〕
血液系または全身性の悪性腫瘍
免疫抑制治療(たとえば, TNF阻害薬, 長期ステロイド治療, アルキル化薬, 代謝拮抗薬, 放射線治療)
ツ反陽性または結核罹患歴あり

[a] 文献4a参照.
[b] 文献25a参照.

表 10-6　BCGの特徴

利点
新生児での接種は, 結核症のリスクと小児結核による死亡を減らす
新生児の接種は接種後の新生児の粟粒結核と結核性髄膜炎のリスクを減らす
新生児の接種は小児の非結核性リンパ節炎, ハンセン病, *M. ulcerans*感染のリスクを減らす
安価

欠点
結核の再活性化に対する効果が限られる
抗酸菌曝露歴のある小児や成人に対する効果が限られる
HIV感染者では効果が不確か
効果の持続期間に限りがある
承認されたワクチン株における遺伝的多様性
ワクチンの局所反応の頻度と持続期間
健康な接種者におけるBCGによるリンパ腺炎や骨髄炎のリスク
HIV感染のある接種者におけるBCG播種性疾患のリスク
ブースター効果がない
接種方法は注射のみである
ツ反への影響
免疫的に予防効果があるか不明

I 概論

すことと予防期間を改善することである。HIV 関連の結核は今や世界の結核症例の半数以上であるため、もう1つの重要な目標は、HIV 関連結核の予防のための安全で効果的で長持ちするワクチン戦略の開発である[166]。さらに、新しいワクチンは経済的であるべきで、複数回投与よりも単回投与のワクチンがより好ましい。また、経皮的接種を必要としないワクチンであることもより利点が大きい[66]。幸い、IGRA の開発により、ツ反反応によるワクチンの影響は、新しい結核ワクチンの候補にとって、あまり重要でなくなった。

動物実験

候補のワクチンは典型的に、マウスモデルで免疫原性と予防効果をテストされる。BCG ワクチンは「ゴールドスタンダード」とされ、通常、病原性 M. tuberculosis の試験投与後に肺内の cfu において 0.7 log の減少を起こす[119]。しかし、マウスでの疾患はヒトでの疾患とはさまざまな面で異なっている。たとえば、潜在性結核はマウスでは起こらない。したがって、マウスにおける肺内 CFU を減少させるワクチンがヒトにおける結核を予防するかはわからない。このモデルの予測が外れるとする例がある。たとえば、M. microti はヒトにおいては効果的であるが、標準的マウスモデルでは、ごくわずかな活性しかないことが示された[119]。最近のマウスモデルの研究では、試験投与への免疫応答は接種量に依存する。高い接種量は、結核に自然曝露したヒトの免疫応答に似た免疫応答を引き起こす。これは動物モデルからの推定を補強する[114]。

モルモットはマウスよりも M. tuberculosis 感染に対してより感性であり、接種後により高い CFU とより進行した肺病理像を示す。このモデルでは、防御効果は生存時間と肺病理の度合いというエンドポイントで判定される[119]。マカクサルとカニクイザルはまた、ワクチン候補の前臨床評価で使用され、げっ歯類モデルに比べていくつかの利点（疾患がヒトの結核に近似している、抗原提示と T 細胞受容体レパートリーがヒトのものに似ている、安全性評価もより関連している）があるが、霊長類での試験はより費用がかかる[91]。動物モデルが使用されているものの、動物モデル免疫原性は、ヒトの結核症に対してのワクチン由来防御と関連するかどうかは定かではない。

ヒトでの治験

候補のワクチンは最初に少数の健常成人において安全性のテストがなされ、それから小児、その後に HIV 患者のような免疫不全者の順に試される。安全性の治験は抗酸菌未曝露の群と抗酸菌曝露済の群（過去に BCG の接種歴のある者/ない者、結核流行地の出身者など含む）の両者に行われる。安全なワクチンはそれから、ヒトの免疫原性の試験を同様の対象群に対して行うプロセス（第 II 相）に進む。関連のある免疫応答には上述したように、CD4 陽性と CD8 陽性の T 細胞による広い範囲の抗酸菌抗原に対する多

表 10-7 結核ワクチン候補で有望なもの

ワクチンのタイプ	ワクチン	概要
初回ワクチン 全微生物、遺伝子組み換え、生	rBCG30	Ag85 の発現促進した遺伝子組み換え BCG
	VPM 1002	listeriolysin を発現する遺伝子組み換え rBCG Prague 株。ファゴソームからの脱出を許すウレアーゼ欠失変異をもち、したがって、抗原提示を改善する
ブースターワクチン 全微生物、不活化	*Mycobacterium vaccae*	NTM 感染が結核に対して防御する
ウイルスベクター/サブユニット	Oxford MVA85A/Virus Aeras-485	Ag85A を発現する修飾ワクチニア・アンカラベクター
	Crucell Ad35/Aeras-402	Ag85A、Ag85B、TB10.4 を発現する複製欠損のアデノウイルス 35 ベクター
補強サブユニット	Mtb72f/AS02A	AS02A 補強プラットフォーム上での Mtb39 細胞膜関連蛋白と Mtb32 修正セリンプロテアーゼの組み合わせ
粘膜	NasL3/AM85B 結合型	専用の補助剤内で Ag85B を結合したマンノース被覆アラビノマンナン・オリゴサッカライドを含む経鼻ワクチン

機能かつ記憶される反応，抗体反応，免疫細胞増殖定量，などが含まれる。引き続く第II相の治験は，理想的な投与量とスケジュールを決定するために計画される。比較効果治験（第III相）がそれから続く。成人での治験は，サンプルサイズとフォローアップ期間を少なくするために高リスクの者が選ばれる[69]。結核の同居接触者や早期HIV感染者はどちらも適している。小児とHIV感染者においては，肺結核と菌血症の結核がエンドポイントとして使われるべきである[162]。

ワクチン戦略

多くの新しい結核ワクチン候補には，開発と治験のさまざまな段階にある[90]。それぞれのアプローチには理論的利点と欠点がある。現在または近い将来にヒトにおいて治験される選ばれたワクチンを，表10-7と以下に記す。

候補の抗原がしばしば結核ワクチンとしての使用に選ばれるのは，それがほとんどの結核に曝露した者に対して，おそらく感染細胞表面の抗原曝露の増強を通じて，検知可能な免疫応答を引き起こすからだ[8]。他の抗原は健康なツ反陽性ドナー（すなわち，潜伏感染をうまく封じ込めた人）が反応する人のなかから選ばれた[4]。先行するサブユニット抗原としては，M. tuberculosis Ag 85, ESAT, CFP 10, Mtb 72 f，などがある。サブユニットワクチンのアプローチの利点としては，安全性，低い反応原性，そしてワクチン免疫原性の評価がしやすい点，などがある。可能性のある欠点は，免疫応答を誘発する対象の抗原レパートリーが狭いことである。

動物実験は，全細胞不活化ワクチンが効果的であることを示したが，それは微生物の細胞壁，膜，細胞質内の構成物に由来する複数抗原の重要性の可能性を強調している[3]。これらの発見とBCGまたは生きたM. microtiの接種後の結核予防効果の観察は，BCGのような全細胞型ワクチンの引き続きの使用と全不活化M. vaccaeのような新しい全細胞型ワクチンの開発を押し進めてきた[104,169]。M. vaccaeの第III相効果研究は，タンザニアにおいてBCG予防接種後のHIV感染者で行われたが，結果として，複数回シリーズは安全で確定結核のリスクを39％低下させる効果を示した[165]。全細胞型ワクチンはより広いレパートリーの抗酸菌抗原に対して免疫応答を引き起こすが，全細胞型抗酸菌生ワクチンは過去にBCG接種後の宿主においてはワクチンの増殖が弱く，したがって，ワクチンの免疫原性に悪影響を与えるかもしれない。

BCGの遺伝子組み換え版はワクチンの免疫原性を促進させるために開発された。例としては，Ag 85を発現促進させるように開発された遺伝子組み替えBCGや，listerioglysinを発現させる遺伝子組み替えBCG Prague株など，いずれも抗原のファゴソームからの脱出を促進し，抗原提示を改善させた[51]。新しい世代のBCGベースのワクチンの促進された免疫原性がある一方で，増悪した反応原性との引き換えであり，どのような生ワクチンの効

サポートするエビデンス	開発段階	文献 No.
モルモットでの噴霧試験モデルにおいてBCGより優越。モルモットで液性および細胞性免疫応答を誘発する。前者が防御と関連。ヒトにおける結核抗原への免疫応答を後押しする	第I相終了	65, 72, 73
マウスでの噴霧試験モデルでBCGを優越	第I相	51
マウスで噴霧結核試験からの防御を惹起する。BCG接種後のヒトにおいてワクチン抗原に対する免疫応答を後押しする。HIV感染がありBCG接種後の成人における第III相ランダム化プラセボ比較試験で培養陽性結核に対して予防効果あり	第III相が2008年終了	88a, 165, 168, 169
経鼻接種はマウスで噴霧結核試験からBCG予防効果を後押しするが，経皮接種ではなし。BCG接種後のヒトにおいてワクチン抗原に対する免疫応答を後押しする。BCG後のヒトにおける接種は安全で，ヒトの抗酸菌抗原に対する多機能CD4陽性とCD8陽性T細胞の反応を惹起する	第IIb相	46, 135, 136, 173
経鼻または筋肉内接種は抗酸菌抗原に対するCD4陽性とCD8陽性T細胞反応を惹起し，マウスを噴霧結核試験から守る。健常なヒトでは安全	第II相	12, 103, 122, 138
BCGとの併用はモルモットの噴霧試験からの防御を高める。BCG後の投与はウサギモデルでBCG単独使用と同様の中枢神経系試験からの防御を起こす。カニクイザルモデルにおいてBCG反応を後押しし，気管内結核菌接種においてBCGよりも予防効果が優れている	第II相	21, 124, 155
マウスにおいて免疫原性があり，BCGのブースターとして使用すると脾臓内では結核からの防御を増強するが，肺内では効果はみられず。NasL 3 / AM 85 B結合型ブースターを接種されたマウスは肺の炎症と肉芽腫形成がより少なかった	第I相	53, 54

果も免疫不全患者では，播種性ワクチン疾患を起こすリスクと天秤にかけるべきである。

BCG はもともとは経口で与えられていたが，結核ワクチン候補が肺などの粘膜部位でより大きい免疫応答を起こす粘膜免疫の傾向があることから[11,27,66,75,88]，粘膜免疫レジメンは現在の研究および候補ワクチン開発の対象であり続ける[79]。結核の粘膜ワクチンの候補として，NasL 3 / AM 85 B 結合ワクチンがある。さらに，有望な免疫原性と動物モデルでの噴霧試験結果を示した脂質含有の経口処方の BCG もある[28,34,37,153,161]。結核に対する粘膜免疫の効果が，結核流行地では頻度が高い下痢性疾患により障害されるかどうかを見極めることも重要であろう(経口ポリオのワクチンプログラムの効果が影響を受けたように[177])。

結論

BCG は抗酸菌未曝露の宿主における結核からの予防となるが，しばしば局所の副作用と関連し，HIV 感染をもつ新生児において命にかかわる播種性 BCG 疾患を起こすリスクを抱えている。世界的な BCG 予防接種の使用にもかかわらず，結核からの死亡率や重度合併症率は依然として受け入れがたいほど高い。複数の新しい結核ワクチン候補は現在，BCG の安全性と免疫原性を改善するか，または BCG 反応をブーストするために，さまざまな開発段階にある。

謝辞：Jerome Larkin に謝意を表したい。彼が執筆した旧版の該当章を参考にさせていただいた。

◎ 文献 ◎

1. **Abebe, F., and G. Bjune.** 2009. The protective role of antibody responses during *Mycobacterium tuberculosis* infection. *Clin. Exp. Immunol.* **157**:235–243.
2. **Abruzzi, W. A., Jr., and R. J. Hummel.** 1953. Tuberculosis: incidence among American medical students, prevention and control and the use of BCG. *N. Engl. J. Med.* **248**:722–729.
3. **Agger, E. M., K. Weldingh, A. W. Olsen, I. Rosenkrands, and P. Andersen.** 2002. Specific acquired resistance in mice immunized with killed mycobacteria. *Scand. J. Immunol.* **56**:443–447.
4. **Alderson, M. R., T. Bement, C. H. Day, L. Zhu, D. Molesh, Y. A. Skeiky, R. N. Coler, D. M. Lewinsohn, S. G. Reed, and S. G. Dillon.** 2000. Expression cloning of an immunodominant family of *Mycobacterium tuberculosis* antigens using human CD4+ T cells. *J. Exp. Med.* **191**:551–559.
4a. **American Academy of Pediatrics.** 2003. *Report of the Committee on Infectious Diseases.* American Academy of Pediatrics, Elk Grove, IL.
5. **Andersen, P.** 2001. TB vaccines: progress and problems. *Trends Immunol.* **22**:160–168.
6. **Aronson, J. D.** 1948. Protective vaccination against tuberculosis with special reference to BCG vaccination. *Am. Rev. Tuberc.* **58**:255–281.
7. **Aronson, N. E., M. Santosham, G. W. Comstock, R. S. Howard, L. H. Moulton, E. R. Rhoades, and L. H. Harrison.** 2004. Long-term efficacy of BCG vaccine in American Indians and Alaska Natives: a 60-year follow-up study. *JAMA* **291**:2086–2091.
8. **Azzopardi, P., C. M. Bennett, S. M. Graham, and T. Duke.** 2009. Bacille Calmette-Guerin vaccine-related disease in HIV-infected children: a systematic review. *Int. J. Tuberc. Lung Dis.* **13**:1331–1344.
9. **Badri, M., W. Wilson, and R. Wood.** 2002. Effect of highly active antiretroviral therapy on incidence of tuberculosis in South Africa: a cohort study. *Lancet* **359**:2059–2064.
10. **Barbosa, T., S. Arruda, B. D. Fernandes, L. P. Carvalho, S. Cardoso, S. Cunha, M. L. Barreto, S. M. Pereira, L. C. Rodrigues, and M. Barral-Netto.** 2003. BCG (Bacille of Calmette-Guerin) revaccination leads to improved in vitro IFN-gamma response to mycobacterial antigen independent of tuberculin sensitization in Brazilian school-age children. *Vaccine* **21**:2152–2160.
11. **Barclay, W. R., W. M. Busey, D. W. Dalgard, R. C. Good, B. W. Janicki, J. E. Kasik, E. Ribi, C. E. Ulrich, and E. Wolinsky.** 1973. Protection of monkeys against airborne tuberculosis by aerosol vaccination with Bacillus Calmette-Guerin. *Am. Rev. Respir. Dis.* **107**:351–358.
12. **Barker, L. F., M. J. Brennan, P. K. Rosenstein, and J. C. Sadoff.** 2009. Tuberculosis vaccine research: the impact of immunology. *Curr. Opin. Immunol.* **21**:331–338.
13. **Barreto, M. L., S. S. Cunha, S. M. Pereira, B. Genser, M. A. Hijjar, M. Yury Ichihara, S. C. de Brito, I. Dourado, A. Cruz, C. Santa'Ana, and L. C. Rodrigues.** 2005. Neonatal BCG protection against tuberculosis lasts for 20 years in Brazil. *Int. J. Tuberc. Lung Dis.* **9**:1171–1173.
14. **Behr, M. A.** 2001. Correlation between BCG genomics and protective efficacy. *Scand. J. Infect. Dis.* **33**:249–252.
15. **Bendiner, E.** 1992. Albert Calmette: a vaccine and its vindication. *Hosp. Pract. (Off. Ed.)* **27**:113–116, 119–122, 125 passim.
16. **Besnard, M., S. Sauvion, C. Offredo, J. Gaudelus, J. L. Gaillard, F. Veber, and S. Blanche.** 1993. Bacillus Calmette-Guerin infection after vaccination of human immunodeficiency virus-infected children. *Pediatr. Infect. Dis. J.* **12**:993–997.
17. **Beyazova, U., S. Rota, C. Cevheroglu, and T. Karsligil.** 1995. Humoral immune response in infants after BCG vaccination. *Tuberc. Lung Dis.* **76**:248–253.
18. **Black, G. F., B. A. Thiel, M. O. Ota, S. K. Parida, R. Adegbola, W. H. Boom, H. M. Dockrell, K. L. Franken, A. H. Friggen, P. C. Hill, M. R. Klein, M. K. Lalor, H. Mayanja, G. Schoolnik, K. Stanley, K. Weldingh, S. H. Kaufmann, G. Walzl, and T. H. Ottenhoff.** 2009. Immunogenicity of novel DosR regulon-encoded candidate antigens of *Mycobacterium tuberculosis* in three high-burden populations in Africa. *Clin. Vaccine Immunol.* **16**:1203–1212.
19. **Boelaert, J. R., S. J. Vandecasteele, R. Appelberg, and V. R. Gordeuk.** 2007. The effect of the host's iron status on tuberculosis. *J. Infect. Dis.* **195**:1745–1753.
20. **Brandt, L., J. F. Cunha, A. W. Olsen, B. Chilima, P. Hirsch, R. Appleberg, and P. Andersen.** 2002. Failure of the *Mycobacterium bovis* BCG vaccine: some species of environmental mycobacteria block multiplication of BCG and induction of protective immunity to tuberculosis. *Infect. Immun.* **70**:672–678.
21. **Brandt, L., Y. A. Skeiky, M. R. Alderson, Y. Lobet, W. Dalemans, O. C. Turner, R. J. Basaraba, A. A. Izzo, T. M. Lasco, P. L.**

Chapman, S. G. Reed, and I. M. Orme. 2004. The protective effect of the *Mycobacterium bovis* BCG vaccine is increased by coadministration with the *Mycobacterium tuberculosis* 72-kilodalton fusion polyprotein Mtb72F in *M. tuberculosis*-infected guinea pigs. *Infect. Immun.* 72:6622–6632.

22. Brennan, M. J., and U. Fruth. 2002. Global forum on TB vaccine research and development. World Health Organization, June 7–8, 2001, Geneva. *Tuberculosis* (Edinburgh) 81:365–368.

23. Brewer, M. A., K. M. Edwards, P. S. Palmer, and H. P. Hinson. 1994. Bacille Calmette-Guerin immunization in normal healthy adults. *J. Infect. Dis.* 170:476–479.

24. Brewer, T. F., S. J. Heymann, S. M. Krumplitsh, M. E. Wilson, G. A. Colditz, and H. V. Fineberg. 2001. Strategies to decrease tuberculosis in US homeless populations. *JAMA* 286:834–842.

25. Caglayan, S., O. Yegin, K. Kayran, N. Timocin, E. Kasirga, and M. Gun. 1987. Is medical therapy effective for regional lymphadenitis following BCG vaccination? *Am. J. Dis. Child.* 141:1213–1214.

25a. Centers for Disease Control and Prevention. 1996. The role of BCG vaccine in the prevention and control of tuberculosis in the United States: a joint statement by the Advisory Committee for the Elimination of Tuberculosis and the Advisory Committee on Immunization Practices. *MMWR Morb. Mortal. Wkly. Rep.* 45:1–18.

26. Chandra, R. N. P. 1977. *Nutrition, Immunity and Infection: Mechanisms of Interactions*. Plenum Press, New York, NY.

26a. Chen, C. Y., D. Huang, R. C. Wang, L. Shen, G. Zeng, S. Yao, Y. Shen, L. Halliday, J. Fortman, M. McAllister, J. Estep, R. Hunt, D. Vasconcelos, G. Du, S. A. Porcelli, M. H. Larsen, W. R. Jacobs, Jr., B. F. Haynes, N. L. Letvin, and Z. W. Chen. 2009. A critical role for CD8 T cells in a nonhuman primate model of tuberculosis. *PLoS* 5(4):e1000392.

27. Chen, L., J. Wang, A. Zganiacz, and Z. Xing. 2004. Single intranasal mucosal *Mycobacterium bovis* BCG vaccination confers improved protection compared to subcutaneous vaccination against pulmonary tuberculosis. *Infect. Immun.* 72:238–246.

28. Clark, S., M. L. Cross, A. Smith, P. Court, J. Vipond, A. Nadian, R. G. Hewinson, H. K. Batchelor, Y. Perrie, A. Williams, F. E. Aldwell, and M. A. Chambers. 2008. Assessment of different formulations of oral *Mycobacterium bovis* Bacille Calmette-Guerin (BCG) vaccine in rodent models for immunogenicity and protection against aerosol challenge with *M. bovis*. *Vaccine* 26:5791–5797.

29. Clemens, J. D., J. J. Chuong, and A. R. Feinstein. 1983. The BCG controversy: a methodological and statistical reappraisal. *JAMA* 249:2362–2369.

30. Cobelens, F. G., H. van Deutekom, I. Draayer-Jansen, A. C. Schepp-Beelen, P. J. van Gerven, R. P. van Kessel, and M. E. Mensen. 2000. Risk of infection with *Mycobacterium tuberculosis* in travellers to areas of high tuberculosis endemicity. *Lancet* 356:461–465.

31. Colditz, G. A., C. S. Berkey, F. Mosteller, T. F. Brewer, M. E. Wilson, E. Burdick, and H. V. Fineberg. 1995. The efficacy of bacillus Calmette-Guérin vaccination of newborns and infants in the prevention of tuberculosis: meta-analyses of the published literature. *Pediatrics* 96:29–35.

32. Colditz, G. A., T. F. Brewer, C. S. Berkey, M. E. Wilson, E. Burdick, H. V. Fineberg, and F. Mosteller. 1994. Efficacy of BCG vaccine in the prevention of tuberculosis: meta-analysis of the published literature. *JAMA* 271:698–702.

33. Constant, P., F. Davodeau, M. A. Peyrat, Y. Poquet, G. Puzo, M. Bonneville, and J. J. Fournie. 1994. Stimulation of human gamma delta T cells by nonpeptidic mycobacterial ligands. *Science* 264:267–270.

34. Cross, M. L., M. R. Lambeth, Y. Coughlan, and F. E. Aldwell. 2007. Oral vaccination of mice with lipid-encapsulated *Mycobacterium bovis* BCG: effect of reducing or eliminating BCG load on cell-mediated immunity. *Vaccine* 25:1297–1303.

35. Cunha, S. S., N. Alexander, M. L. Barreto, E. S. Pereira, I. Dourado, F. Maroja Mde, Y. Ichihara, S. Brito, S. Pereira, and L. C. Rodrigues. 2008. BCG revaccination does not protect against leprosy in the Brazilian Amazon: a cluster randomised trial. *PLoS Negl. Trop. Dis.* 2:e167.

36. Day, C. L., N. Mkhwanazi, S. Reddy, Z. Mncube, M. van der Stok, P. Klenerman, and B. D. Walker. 2008. Detection of polyfunctional *Mycobacterium tuberculosis*-specific T cells and association with viral load in HIV-1-infected persons. *J. Infect. Dis.* 197:990–999.

37. Dorer, D. E., W. Czepluch, M. R. Lambeth, A. C. Dunn, C. Reitinger, F. E. Aldwell, and A. D. McLellan. 2007. Lymphatic tracing and T cell responses following oral vaccination with live *Mycobacterium bovis* (BCG). *Cell. Microbiol.* 9:544–553.

38. Edwards, L. B., and C. E. Palmer. 1968. Identification of the tuberculous-infected by skin tests. *Ann. N. Y. Acad. Sci.* 154:140–148.

39. Edwards, M. L., J. M. Goodrich, D. Muller, A. Pollack, J. E. Ziegler, and D. W. Smith. 1982. Infection with *Mycobacterium avium-intracellulare* and the protective effects of Bacille Calmette-Guerin. *J. Infect. Dis.* 145:733–741.

40. Eisenhut, M., S. Paranjothy, I. Abubakar, S. Bracebridge, M. Lilley, R. Mulla, K. Lack, D. Chalkley, and M. McEvoy. 2009. BCG vaccination reduces risk of infection with *Mycobacterium tuberculosis* as detected by gamma interferon release assay. *Vaccine* 27:6116–6120.

41. Fairchok, M. P., J. H. Rouse, and S. L. Morris. 1995. Age-dependent humoral responses of children to mycobacterial antigens. *Clin. Diagn. Lab. Immunol.* 2:443–447.

42. Ferguson, R. G., and A. B. Simes. 1949. BCG vaccination of infant Indians in Saskatchewan. *Tubercle* 30:5–11.

43. Fine, P. E., I. A. Carneiro, J. B. Milstien, and C. J. Clements. 1999. *Issues Relating to the Use of BCG in Immunization Programs: a Discussion Document*. Department of Vaccines and Biologicals, World Health Organization, Geneva, Switzerland.

44. Fine, P. E. M. 1995. Variation in protection by BCG: implications of and for heterologous immunity. *Lancet* 346:1339–1345.

45. Flahiff, E. W. 1939. The occurrence of tuberculosis in persons who failed to react to tuberculin, and in persons with positive tuberculin reaction. *Am. J. Epidemiol.* 30(Section B):69–74.

46. Forbes, E. K., C. Sander, E. O. Ronan, H. McShane, A. V. Hill, P. C. Beverley, and E. Z. Tchilian. 2008. Multifunctional, high-level cytokine-producing Th1 cells in the lung, but not spleen, correlate with protection against *Mycobacterium tuberculosis* aerosol challenge in mice. *J. Immunol.* 181:4955–4964.

47. Glynn, J. R., J. Murray, A. Bester, G. Nelson, S. Shearer, and P. Sonnenberg. 2010. High rates of recurrence in HIV-infected and HIV-uninfected patients with tuberculosis. *J. Infect. Dis.* 201:704–711.

48. Golub, J. E., V. Saraceni, S. C. Cavalcante, A. G. Pacheco, L. H. Moulton, B. S. King, A. Efron, R. D. Moore, R. E. Chaisson,

and B. Durovni. 2007. The impact of antiretroviral therapy and isoniazid preventive therapy on tuberculosis incidence in HIV-infected patients in Rio de Janeiro, Brazil. *AIDS* **21:** 1441–1448.
49. Goraya, J. S., and V. S. Virdi. 2001. Treatment of Calmette-Guerin bacillus adenitis: a metaanalysis. *Pediatr. Infect. Dis. J.* **20:**632–634.
50. Grant, A. D., S. Charalambous, K. L. Fielding, J. H. Day, E. L. Corbett, R. E. Chaisson, K. M. De Cock, R. J. Hayes, and G. J. Churchyard. 2005. Effect of routine isoniazid preventive therapy on tuberculosis incidence among HIV-infected men in South Africa: a novel randomized incremental recruitment study. *JAMA* **293:**2719–2725.
51. Grode, L., P. Seiler, S. Baumann, J. Hess, V. Brinkmann, A. Nasser Eddine, P. Mann, C. Goosmann, S. Bandermann, D. Smith, G. J. Bancroft, J. M. Reyrat, D. van Soolingen, B. Raupach, and S. H. Kaufmann. 2005. Increased vaccine efficacy against tuberculosis of recombinant *Mycobacterium bovis* bacille Calmette-Guerin mutants that secrete listeriolysin. *J. Clin. Investig.* **115:**2472–2479.
52. Gutierrez, M. G., S. S. Master, S. B. Singh, G. A. Taylor, M. I. Colombo, and V. Deretic. 2004. Autophagy is a defense mechanism inhibiting BCG and *Mycobacterium tuberculosis* survival in infected macrophages. *Cell* **119:**753–766.
53. Haile, M., B. Hamasur, T. Jaxmar, D. Gavier-Widen, M. A. Chambers, B. Sanchez, U. Schroder, G. Kallenius, S. B. Svenson, and A. Pawlowski. 2005. Nasal boost with adjuvanted heat-killed BCG or arabinomannan-protein conjugate improves primary BCG-induced protection in C57BL/6 mice. *Tuberculosis* (Edinburgh) **85:**107–114.
54. Haile, M., U. Schroder, B. Hamasur, A. Pawlowski, T. Jaxmar, G. Kallenius, and S. B. Svenson. 2004. Immunization with heat-killed *Mycobacterium bovis* bacille Calmette-Guerin (BCG) in Eurocine L3 adjuvant protects against tuberculosis. *Vaccine* **22:**1498–1508.
55. Hanrahan, C. F., J. E. Golub, L. Mohapi, N. Tshabangu, T. Modisenyane, R. E. Chaisson, G. E. Gray, J. A. McIntyre, and N. A. Martinson. 2010. BMI and risk of tuberculosis and death: a prospective cohort of HIV-infected adults from South Africa. *AIDS* **24:**1501–1508.
56. Harries, A. D., N. J. Hargreaves, J. Kemp, A. Jindani, D. A. Enarson, D. Maher, and F. M. Salanponi. 2001. Deaths from tuberculosis in sub-Saharan African countries with a high prevalence of HIV-1. *Lancet* **357:**1519–1523.
57. Harris, J., S. A. De Haro, S. S. Master, J. Keane, E. A. Roberts, M. Delgado, and V. Deretic. 2007. T helper 2 cytokines inhibit autophagic control of intracellular *Mycobacterium tuberculosis*. *Immunity* **27:**505–517.
58. Hart, P. D., J. A. Armstrong, C. A. Brown, and P. Draper. 1972. Ultrastructural study of the behavior of macrophages toward parasitic mycobacteria. *Infect. Immun.* **5:**803–807.
59. Hart, P. D., and I. Sutherland. 1977. BCG and vole bacillus vaccines in the prevention of tuberculosis in adolescence and early adult life. *Br. Med. J.* **2:**293–295.
60. Hawkridge, A., M. Hatherill, F. Little, M. A. Goetz, L. Barker, H. Mahomed, J. Sadoff, W. Hanekom, L. Geiter, and G. Hussey. 2008. Efficacy of percutaneous versus intradermal BCG in the prevention of tuberculosis in South African infants: randomised trial. *BMJ* **337:**a2052.
61. Hersh, A. L., M. Tala-Heikkilä, E. Tala, A. N. A. Tosteson, and C. F. von Reyn. 2002. A cost-effectiveness analysis of universal versus selective immunization with *Mycobacterium bovis* bacille Calmette-Guerin in Finland. *Int. J. Tuberc. Lung Dis.* **7:** 22–29.
62. Hesseling, A. C., M. F. Cotton, C. Fordham von Reyn, S. M. Graham, R. P. Gie, and G. D. Hussey. 2008. Consensus statement on the revised World Health Organization recommendations for BCG vaccination in HIV-infected infants. *Int. J. Tuberc. Lung Dis.* **12:**1376–1379.
63. Hesseling, A. C., B. J. Marais, R. P. Gie, H. S. Schaaf, P. E. Fine, P. Godfrey-Faussett, and N. Beyers. 2007. The risk of disseminated Bacille Calmette-Guerin (BCG) disease in HIV-infected children. *Vaccine* **25:**14–18.
64. Hesseling, A. C., H. S. Schaaf, W. A. Hanekom, N. Beyers, M. F. Cotton, R. P. Gie, B. J. Marais, P. van Helden, and R. M. Warren. 2003. Danish bacille Calmette-Guerin vaccine-induced disease in human immunodeficiency virus-infected children. *Clin. Infect. Dis.* **37:**1226–1233.
65. Hoft, D. F., A. Blazevic, G. Abate, W. A. Hanekom, G. Kaplan, J. H. Soler, F. Weichold, L. Geiter, J. C. Sadoff, and M. A. Horwitz. 2008. A new recombinant bacille Calmette-Guerin vaccine safely induces significantly enhanced tuberculosis-specific immunity in human volunteers. *J. Infect. Dis.* **198:** 1491–1501.
66. Hoft, D. F., R. M. Brown, and R. B. Belshe. 2000. Mucosal Bacille Calmette Guerin vaccination of humans inhibits delayed type hypersensitivity to purified protein derivative but induces mycobacteria-specific interferon gamma responses. *Clin. Infect. Dis.* **30**(Suppl. 3):S217–S222.
67. Hoft, D. F., E. B. Kemp, O. Marinaro, H. Cruz, J. R. Kiyono, J. T. McGhee, T. W. Belisle, J. P. Miller, and R. B. Belshe. 1999. A double-blind, placebo-controlled study of *Mycobacterium*-specific human immune responses induced by intradermal bacille Calmette-Guérin vaccination. *J. Lab. Clin. Med.* **134:** 244–252.
68. Hoft, D. F., and J. M. Tennant. 1999. Persistence and boosting of Bacille Calmette-Guérin-induced delayed-type hypersensitivity. *Ann. Intern. Med.* **131:**32–36.
69. Horsburgh, C. R. 2000. A large, simple trial of a tuberculosis vaccine. *Clin. Infect. Dis.* **30**(Suppl. 3):S213–216.
70. Horsburgh, C. R., Jr. 2004. Priorities for the treatment of latent tuberculosis infection in the United States. *N. Engl. J. Med.* **350:**2060–2067.
71. Horsburgh, C. R., Jr., M. O'Donnell, S. Chamblee, J. L. Moreland, J. Johnson, B. J. Marsh, M. Narita, L. S. Johnson, and C. F. von Reyn. 2010. Revisiting rates of reactivation tuberculosis: a population-based approach. *Am. J. Respir. Crit. Care Med.* **182:**420–425.
72. Horwitz, M. A., and G. Harth. 2003. A new vaccine against tuberculosis affords greater survival after challenge than the current vaccine in the guinea pig model of pulmonary tuberculosis. *Infect. Immun.* **71:**1672–1679.
73. Horwitz, M. A., G. Harth, B. J. Dillon, and S. Maslesa-Galic. 2006. Extraordinarily few organisms of a live recombinant BCG vaccine against tuberculosis induce maximal cell-mediated and protective immunity. *Vaccine* **24:**443–451.
74. Jeon, C. Y., and M. B. Murray. 2008. Diabetes mellitus increases the risk of active tuberculosis: a systematic review of 13 observational studies. *PLoS Med.* **5:**e152.
75. Jeyanathan, M., J. Mu, S. McCormick, D. Damjanovic, C. L. Small, C. R. Shaler, K. Kugathasan, and Z. Xing. Murine airway luminal antituberculosis memory CD8 T cells by mucosal

immunization are maintained via antigen-driven in situ proliferation, independent of peripheral T cell recruitment. *Am. J. Respir. Crit. Care Med.* **181**:862–872.
76. **Johnson, J. L., A. Okwera, D. L. Hom, H. Mayanja, C. Mutuluuza Kityo, P. Nsubuga, J. G. Nakibali, A. M. Loughlin, H. Yun, P. N. Mugyenyi, A. Vernon, R. D. Mugerwa, J. J. Ellner, and C. C. Whalen.** 2001. Duration of efficacy of treatment of latent tuberculosis infection in HIV-infected adults. *AIDS* **15**:2137–2147.
77. **Joosten, S. A., K. E. van Meijgaarden, P. C. van Weeren, F. Kazi, A. Geluk, N. D. Savage, J. W. Drijfhout, D. R. Flower, W. A. Hanekom, M. R. Klein, and T. H. Ottenhoff.** 2010. *Mycobacterium tuberculosis* peptides presented by HLA-E molecules are targets for human CD8 T-cells with cytotoxic as well as regulatory activity. *PLoS Pathog.* **6**:e1000782.
78. **Jouanguy, E., F. Altare, S. Lamhamedi, P. Revy, J. F. Emile, M. Newport, M. Levin, S. Blanche, E. Seboun, A. Fischer, J. L. Casanova, E. Jouanguy, F. Altare, S. Lamhamedi, P. Revy, J. F. Emile, M. Newport, M. Levin, S. Blanche, E. Seboun, A. Fischer, and J. L. Casanova.** 1996. Interferon-gamma-receptor deficiency in an infant with fatal bacille Calmette-Guerin infection. *N. Engl. J. Med.* **335**:1956–1961.
79. **Kallenius, G., A. Pawlowski, P. Brandtzaeg, and S. Svenson.** 2007. Should a new tuberculosis vaccine be administered intranasally? *Tuberculosis* (Edinburgh) **87**:257–266.
80. **Karonga Trial Prevention Group.** 1996. Randomised controlled trial of single BCG, repeated BCG, or combined BCG and killed *Mycobacterium leprae* vaccine for prevention of leprosy and tuberculosis in Malawi. *Lancet* **348**:17–24.
81. **Katila, M. L., E. Brander, and A. Backman.** 1987. Neonatal BCG vaccination and mycobacterial cervical adenitis in childhood. *Tubercle* **68**:291–296.
82. **Kemp, E. B., R. B. Belshe, and D. F. Hoft.** 1996. Immune responses stimulated by percutaneous and intradermal Bacille Calmette-Guerin. *J. Infect. Dis.* **174**:113–119.
83. **Khader, S. A., J. E. Pearl, K. Sakamoto, L. Gilmartin, G. K. Bell, D. M. Jelley-Gibbs, N. Ghilardi, F. deSauvage, and A. M. Cooper.** 2005. IL-23 compensates for the absence of IL-12p70 and is essential for the IL-17 response during tuberculosis but is dispensable for protection and antigen-specific IFN-gamma responses if IL-12p70 is available. *J. Immunol.* **175**:788–795.
84. **Kristensen, I., P. Aaby, and H. Jensen.** 2000. Routine vaccinations and child survival: follow up study in Guinea-Bissau, West Africa. *BMJ* **321**:1435–1438.
85. **Kröger, L., M. Korppi, E. Brander, H. Kröger, O. Wasz-Höckert, A. Backman, J. Rapola, K. Launiala, and M. Katila.** 1995. Osteitis caused by Bacille Calmette-Guérin vaccination: a retrospective analysis of 222 cases. *J. Infect. Dis.* **172**:574–576.
86. **Kursar, M., M. Koch, H. W. Mittrucker, G. Nouailles, K. Bonhagen, T. Kamradt, and S. H. Kaufmann.** 2007. Cutting edge: regulatory T cells prevent efficient clearance of *Mycobacterium tuberculosis*. *J. Immunol.* **178**:2661–2665.
87. **Kusner, D. J.** 2005. Mechanisms of mycobacterial persistence in tuberculosis. *Clin. Immunol.* **114**:239–247.
88. **Lagranderie, M., A. M. Balazuc, M. Abolhassani, P. Chavarot, M. A. Nahori, F. Thouron, G. Milon, and G. Marchal.** 2002. Development of mixed Th1/Th2 type immune response and protection against *Mycobacterium tuberculosis* after rectal or subcutaneous immunization of newborn and adult mice with *Mycobacterium bovis* BCG. *Scand. J. Immunol.* **55**:293–303.
88a. **Lahey, T., R. D. Arbeit, M. Bakari, C. R. Horsburgh, M. Matee, R. Waddel, L. Mtei, J. M. Vuola, K. Pallangyo, and C. F. von Reyn.** 2010. Immunogenicity of a protective whole cell mycobacterial vaccine in HIV-infected adults: a phase III study in Tanzania. *Vaccine* **28**:7652–7658.
89. **Lalor, M. K., S. G. Smith, S. Floyd, P. Gorak-Stolinska, R. E. Weir, R. Blitz, K. Branson, P. E. Fine, and H. M. Dockrell.** 2010. Complex cytokine profiles induced by BCG vaccination in UK infants. *Vaccine* **28**:1635–1641.
90. **Lambert, P. H., T. Hawkridge, and W. A. Hanekom.** 2009. New vaccines against tuberculosis. *Clin. Chest Med.* **30**:811–826, x.
91. **Langermans, J. A., P. Andersen, D. van Soolingen, R. A. Vervenne, P. A. Frost, T. van der Laan, L. A. van Pinxteren, J. van den Hombergh, S. Kroon, I. Peekel, S. Florquin, and A. W. Thomas.** 2001. Divergent effect of bacillus Calmette-Guerin (BCG) vaccination on *Mycobacterium tuberculosis* infection in highly related macaque species: implications for primate models in tuberculosis vaccine research. *Proc. Natl. Acad. Sci. USA* **98**:11497–11502.
92. **Leroy, H., C. Arvieux, J. Biziragusenyuka, J. M. Chapplain, C. Guiguen, C. Michelet, and P. Tattevin.** 2008. A retrospective study of 230 consecutive patients hospitalized for presumed travel-related illness (2000–2006). *Eur. J. Clin. Microbiol. Infect. Dis.* **27**:1137–1140.
93. **Leung, C. C., C. M. Tam, S. L. Chan, M. Chan-Yeung, C. K. Chan, and K. C. Chang.** 2001. Efficacy of the BCG revaccination programme in a cohort given BCG vaccination at birth in Hong Kong. *Int. J. Tuberc. Lung Dis.* **5**:717–723.
94. **Levine, M. I., and M. F. Sackett.** 1948. Results of BCG immunization in New York City. *Am. Rev. Tuberc.* **53**:517–532.
95. **Lewinsohn, D. A., E. Winata, G. M. Swarbrick, K. E. Tanner, M. S. Cook, M. D. Null, M. E. Cansler, A. Sette, J. Sidney, and D. M. Lewinsohn.** 2007. Immunodominant tuberculosis CD8 antigens preferentially restricted by HLA-B. *PLoS Pathog.* **3**:1240–1249.
96. **Lewinsohn, D. M., A. L. Briden, S. G. Reed, K. H. Grabstein, and M. R. Alderson.** 2000. *Mycobacterium tuberculosis*-reactive CD8+ T lymphocytes: the relative contribution of classical versus nonclassical HLA restriction. *J. Immunol.* **165**:925–930.
97. **Liu, P. T., S. Stenger, H. Li, L. Wenzel, B. H. Tan, S. R. Krutzik, M. T. Ochoa, J. Schauber, K. Wu, C. Meinken, D. L. Kamen, M. Wagner, R. Bals, A. Steinmeyer, U. Zugel, R. L. Gallo, D. Eisenberg, M. Hewison, B. W. Hollis, J. S. Adams, B. R. Bloom, and R. L. Modlin.** 2006. Toll-like receptor triggering of a vitamin D-mediated human antimicrobial response. *Science* **311**:1770–1773.
98. **Lopez de Castilla, D., and N. W. Schluger.** 2009. Tuberculosis following solid organ transplantation. *Transpl. Infect. Dis.* **12**:106–112.
99. **Lotte, A., O. Wasz-Hockert, N. Poisson, N. Dumitrescu, M. Verron, and E. Couvet.** 1984. BCG complications. Estimates of the risks among vaccinated subjects and statistical analysis of their main characteristics. *Adv. Tuberc. Res.* **21**:107–193.
100. **Lotte, A., O. Wasz-Hockert, N. Poisson, H. Engbaek, H. Landmann, U. Quast, B. Andrasofszky, L. Lugosi, I. Vadasz, and P. Mihailescu.** 1988. Second IUATLD study on complications induced by intradermal BCG-vaccination. *Bull. Int. Union Tuberc. Lung Dis.* **63**:47–59.
101. **Lowry, P. W., T. S. Ludwig, J. A. Adams, M. L. Fitzpatrick,**

S. M. Grant, G. A. Andrle, M. R. Offerdahl, S. Cho, and D. R. Jacobs. 1998. Cellular immune responses to four doses of percutaneous Bacille Calmette-Guérin in healthy adults. *J. Infect. Dis.* **178**:138–146.

102. Lowry, P. W., T. S. Ludwig, J. A. Adams, M. L. Fitzpatrick, S. M. Grant, G. A. Andrle, M. R. Offerdahl, S. N. Cho, and D. R. Jacobs, Jr. 1998. Cellular immune responses to four doses of percutaneous bacille Calmette-Guerin in healthy adults. *J. Infect. Dis.* **178**:138–146.

103. Magalhaes, I., D. R. Sizemore, R. K. Ahmed, S. Mueller, L. Wehlin, C. Scanga, F. Weichold, G. Schirru, M. G. Pau, J. Goudsmit, S. Kuhlmann-Berenzon, M. Spangberg, J. Andersson, H. Gaines, R. Thorstensson, Y. A. Skeiky, J. Sadoff, and M. Maeurer. 2008. rBCG induces strong antigen-specific T cell responses in rhesus macaques in a prime-boost setting with an adenovirus 35 tuberculosis vaccine vector. *PLoS One* **3**:e3790.

104. Manabe, Y. C., C. P. Scott, and W. R. Bishai. 2002. Naturally attenuated, orally administered *Mycobacterium microti* as a tuberculosis vaccine is better than subcutaneous *Mycobacterium bovis* BCG. *Infect. Immun.* **70**:1566–1570.

105. Mansoor, N., T. J. Scriba, M. de Kock, M. Tameris, B. Abel, A. Keyser, F. Little, A. Soares, S. Gelderbloem, S. Mlenjeni, L. Denation, A. Hawkridge, W. H. Boom, G. Kaplan, G. D. Hussey, and W. A. Hanekom. 2009. HIV-1 infection in infants severely impairs the immune response induced by Bacille Calmette-Guerin vaccine. *J. Infect. Dis.* **199**:982–990.

106. Marchant, A., T. Goetghebuer, M. O. Ota, et al. 1999. Newborns develop a Th1-type immune response to *Mycobacterium bovis* Bacillus Calmette-Guerin vaccination. *J. Immunol.* **163**:2249–2255.

107. Marsh, B. J., C. F. von Reyn, J. Edwards, M. A. Ristola, C. Bartholomew, R. J. Brindle, C. F. Gilks, R. W. Waddell, A. N. Tosteson, R. Peltz, C. H. Sox, R. Frothingham, R. D. Arbeit, and International MAC Study Group. 1997. The risks and benefits of childhood bacille Calmette-Guerin immunization among adults with AIDS. *AIDS* **11**:669–672.

108. Matee, M., T. Lahey, J. M. Vuola, L. Mtei, B. F. Cole, M. Bakari, R. D. Arbeit, C. R. Horsburgh, K. Pallangyo, and C. F. von Reyn. 2007. Baseline mycobacterial immune responses in HIV-infected adults primed with bacille Calmette-Guerin during childhood and entering a tuberculosis booster vaccine trial. *J. Infect. Dis.* **195**:118–123.

109. McKinney, J. D., K. Honer zu Bentrup, E. J. Munoz-Elias, A. Miczak, B. Chen, W. T. Chan, D. Swenson, J. C. Sacchettini, W. R. Jacobs, Jr., and D. G. Russell. 2000. Persistence of *Mycobacterium tuberculosis* in macrophages and mice requires the glyoxylate shunt enzyme isocitrate lyase. *Nature* **406**:735–738.

110. McMurray, D. N. 1981. Cellular immune changes in undernourished children. *Prog. Clin. Biol. Res.* **67**:305–318.

111. Modi, S., A. M. Buff, C. J. Lawson, D. Rodriguez, H. L. Kirking, H. Lipman, and D. B. Fishbein. 2009. Reporting patterns and characteristics of tuberculosis among international travelers, United States, June 2006 to May 2008. *Clin. Infect. Dis.* **49**:885–891.

112. Mogues, T., M. E. Goodrich, L. Ryan, R. LaCourse, and R. J. North. 2001. The relative importance of T cell subsets in immunity and immunopathology of airborne *Mycobacterium tuberculosis* infection in mice. *J. Exp. Med.* **193**:271–280.

113. Mohan, A. K., T. R. Cote, J. A. Block, A. M. Manadan, J. N. Siegel, and M. M. Braun. 2004. Tuberculosis following the use of etanercept, a tumor necrosis factor inhibitor. *Clin. Infect. Dis.* **39**:295–299.

114. Morais Fonseca, D., R. S. Rosada, M. Oliveira e Paula, P. F. Wowk, L. H. Franco, E. G. Soares, C. L. Silva, and V. L. Deperon Bonato. 2010. Experimental tuberculosis: designing a better model to test vaccines against tuberculosis. *Tuberculosis* (Edinburgh) **90**:135–142.

115. Narayanan, P. R. 2006. Influence of sex, age & nontuberculous infection at intake on the efficacy of BCG: re-analysis of 15-year data from a double-blind randomized control trial in South India. *Indian J. Med. Res.* **123**:119–124.

116. Ninane, J., A. Grymonprez, G. Burtonboy, A. Francois, and G. Cornu. 1988. Disseminated BCG in HIV infection. *Arch. Dis. Child.* **63**:1268–1269.

117. Olsen, A. W., A. Williams, L. M. Okkels, G. Hatch, and P. Andersen. 2004. Protective effect of a tuberculosis subunit vaccine based on a fusion of antigen 85B and ESAT-6 in the aerosol guinea pig model. *Infect. Immun.* **72**:6148–6150.

118. Opie, E. L., E. W. Flahiff, and H. H. Smith. 1939. Protective inoculation against human tuberculosis with heat-killed tubercle bacilli. *Am. J. Hyg.* **29**:155–164.

119. Orme, I. M., D. N. McMurray, and J. T. Belisle. 2001. Tuberculosis vaccine development: recent progress. *Trends Microbiol.* **9**:115–118.

120. Portaels, F., J. Aguiar, M. Debacker, A. Guedenon, C. Steunou, C. Zinsou, and W. M. Meyers. 2004. *Mycobacterium bovis* BCG vaccination as prophylaxis against *Mycobacterium ulcerans* osteomyelitis in Buruli ulcer disease. *Infect. Immun.* **72**:62–65.

121. Praveen, K. N., M. F. Smikle, P. Prabhakar, D. Pande, B. Johnson, and D. Ashley. 1990. Outbreak of Bacillus Calmette-Guerin-associated lymphadenitis and abscesses in Jamaican children. *Pediatr. Infect. Dis. J.* **9**:890–893.

122. Radosevic, K., C. W. Wieland, A. Rodriguez, G. J. Weverling, R. Mintardjo, G. Gillissen, R. Vogels, Y. A. Skeiky, D. M. Hone, J. C. Sadoff, T. van der Poll, M. Havenga, and J. Goudsmit. 2007. Protective immune responses to a recombinant adenovirus type 35 tuberculosis vaccine in two mouse strains: CD4 and CD8 T-cell epitope mapping and role of gamma interferon. *Infect. Immun.* **75**:4105–4115.

123. Ravn, P., H. Boesen, and B. K. Pedersen. 1997. Human T cell responses induced by vaccination with *Mycobacterium bovis* Bacillus Calmette-Guerin. *J. Immunol.* **158**:1949–1955.

124. Reed, S. G., R. N. Coler, W. Dalemans, E. V. Tan, E. C. DeLa Cruz, R. J. Basaraba, I. M. Orme, Y. A. Skeiky, M. R. Alderson, K. D. Cowgill, J. P. Prieels, R. M. Abalos, M. C. Dubois, J. Cohen, P. Mettens, and Y. Lobet. 2009. Defined tuberculosis vaccine, Mtb72F/AS02A, evidence of protection in cynomolgus monkeys. *Proc. Natl. Acad. Sci. USA* **106**:2301–2306.

125. Rodrigues, L. C., V. K. Diwan, and J. G. Wheeler. 1993. Protective effect of BCG against tuberculosis meningitis and miliary tuberculosis: a meta-analysis. *Int. J. Epidemiol.* **22**:1154–1158.

126. Rodrigues, L. C., S. M. Pereira, S. S. Cunha, B. Genser, M. Y. Ichihara, S. C. de Brito, M. A. Hijjar, I. Dourado, A. A. Cruz, C. Sant'Anna, A. L. Bierrenbach, and M. L. Barreto. 2005. Effect of BCG revaccination on incidence of tuberculosis in school-aged children in Brazil: the BCG-REVAC cluster-randomised trial. *Lancet* **366**:1290–1295.

127. Romanus, V., H. H. Hallander, P. Wahlen, A. M. Olinder-

Nielsen, P. H. W. Magnusson, and I. Juhlin. 1995. Atypical mycobacteria in extrapulmonary disease among children. Incidence in Sweden from 1969 to 1990, related to changing BCG-vaccination coverage. *Tuber. Lung Dis.* **76:**300–310.
128. Romanus, V., A. Svensson, and H. O. Hallander. 1992. The impact of changing BCG coverage on tuberculosis incidence in Swedish born children between 1969 and 1989. *Tubercle* **73:**150–161.
129. Rosenthal, S. R., E. Loewinsohn, M. L. Graham, D. Liveright, M. G. Thorne, and V. Johnson. 1960. BCG vaccination in tuberculous households. *Am. Rev. Respir. Dis.* **84:**690–704.
130. Rosenthal, S. R., E. Loewinsohn, M. L. Graham, D. Liveright, M. G. Thorne, V. Johnson, and H. C. Batson. 1961. BCG vaccination against tuberculosis in Chicago: a twenty year study statistically analyzed. *Pediatrics* **28:**622–641.
131. Rota, S., U. Beyazova, T. Karsligil, and C. Cevheroglu. 1994. Humoral immune response against antigen 60 in BCG-vaccinated infants. *Eur. J. Epidemiol.* **10:**713–718.
132. Roth, A., H. Jensen, M. L. Garly, Q. Djana, C. L. Martins, M. Sodemann, A. Rodrigues, and P. Aaby. 2004. Low birth weight infants and Calmette-Guerin bacillus vaccination at birth: community study from Guinea-Bissau. *Pediatr. Infect. Dis. J.* **23:**544–550.
133. Sakula, A. 1983. BCG: who were Calmette and Guerin? *Thorax* **38:**806–812.
134. Salo, E. P. 2006. BCG in Finland: changing from a universal to a selected programme. *Eur. Surveill.* **11:**18–20.
135. Sander, C. R., A. A. Pathan, N. E. Beveridge, I. Poulton, A. Minassian, N. Alder, J. Van Wijgerden, A. V. Hill, F. V. Gleeson, R. J. Davies, G. Pasvol, and H. McShane. 2009. Safety and immunogenicity of a new tuberculosis vaccine, MVA85A, in *Mycobacterium tuberculosis*-infected individuals. *Am. J. Respir. Crit. Care Med.* **179:**724–733.
136. Scriba, T. J., M. Tameris, N. Mansoor, E. Smit, L. van der Merwe, F. Isaacs, A. Keyser, S. Moyo, N. Brittain, A. Lawrie, S. Gelderbloem, A. Veldsman, M. Hatherill, A. Hawkridge, A. V. Hill, G. D. Hussey, H. Mahomed, H. McShane, and W. A. Hanekom. 2010. Modified vaccinia Ankara-expressing Ag85A, a novel tuberculosis vaccine, is safe in adolescents and children, and induces polyfunctional CD4+ T cells. *Eur. J. Immunol.* **40:**279–290.
137. Shelley, M. D., T. J. Wilt, J. Court, B. Coles, H. Kynaston, and M. D. Mason. 2004. Intravesical bacillus Calmette-Guerin is superior to mitomycin C in reducing tumour recurrence in high-risk superficial bladder cancer: a meta-analysis of randomized trials. *BJU Int.* **93:**485–490.
138. Skeiky, Y. A., and J. C. Sadoff. 2006. Advances in tuberculosis vaccine strategies. *Nat. Rev. Microbiol.* **4:**469–476.
139. Smith, K. C., and J. R. Starke. 1999. Bacille Calmette Guerin vaccine, p. 121. *In* S. A. Plotkin and W. A. Orenstein (ed.), *Vaccines.* W. B. Saunders, Philadelphia, PA.
140. Smith, P. G., W. D. Revill, E. Lukwago, and Y. P. Rykushin. 1977. The protective effect of BCG against *Mycobacterium ulcerans* disease: a controlled trial in an endemic area of Uganda. *Trans. R. Soc. Trop. Med. Hyg.* **70:**449–457.
141. Soares, A. P., T. J. Scriba, S. Joseph, R. Harbacheuski, R. A. Murray, S. J. Gelderbloem, A. Hawkridge, G. D. Hussey, H. Maecker, G. Kaplan, and W. A. Hanekom. 2008. Bacillus Calmette-Guerin vaccination of human newborns induces T cells with complex cytokine and phenotypic profiles. *J. Immunol.* **180:**3569–3577.
142. Sonnenberg, P., J. Murray, J. R. Glynn, S. Shearer, B. Kambashi, and P. Godfrey-Faussett. 2001. HIV-1 and recurrence, relapse, and reinfection of tuberculosis after cure: a cohort study in South African mineworkers. *Lancet* **358:**1687–1693.
143. Soysal, A., K. A. Millington, M. Bakir, D. Dosanjh, Y. Aslan, J. J. Deeks, S. Efe, I. Staveley, K. Ewer, and A. Lalvani. 2005. Effect of BCG vaccination on risk of *Mycobacterium tuberculosis* infection in children with household tuberculosis contact: a prospective community-based study. *Lancet* **366:**1443–1451.
144. Starke, J. R. 2001. Transmission of *Mycobacterium tuberculosis* to and from children and adolescents. *Semin. Pediatr. Infect. Dis.* **12:**115.
145. Stead, W. W., and A. K. Dutt. 1989. Tuberculosis in the elderly. *Semin. Respir. Infect.* **4:**189–197.
146. Stead, W. W., J. P. Lofgren, E. Warren, and C. Thomas. 1985. Tuberculosis as an endemic and nosocomial infection among the elderly in nursing homes. *N. Engl. J. Med.* **312:**1483–1487.
147. Stein, S. C., and J. D. Aronson. 1953. The occurrence of pulmonary lesions in BCG vaccinated and unvacccinated persons. *Am. Rev. Tuberc.* **68:**692–712.
148. Surekha Rani, H., V. Vijaya Lakshmi, G. Sumanlatha, and K. J. Murthy. 2005. Cell-mediated immune responses in children towards secreted proteins of *Mycobacterium bovis* BCG. *Tuberculosis* (Edinburgh) **85:**89–93.
149. Tala, E., V. Romanus, and M. Tala-Heikkilä. 1997. Bacille Calmette-Guérin vaccination in the 21st century. *Eur. Respir. Mon.* **4:**327–353.
150. Talbot, E. A., M. D. Perkins, S. F. Silva, and R. Frothingham. 1997. Disseminated bacille Calmette-Guerin disease after vaccination: case report and review. *Clin. Infect. Dis.* **24:**1139–1146.
151. Tanaka, Y., C. T. Morita, E. Nieves, M. B. Brenner, and B. R. Bloom. 1995. Natural and synthetic non-peptide antigens recognized by human gamma delta T cells. *Nature* **375:**155–158.
152. Thoma-Uszynski, S., S. Stenger, O. Takeuchi, M. T. Ochoa, M. Engele, P. A. Sieling, P. F. Barnes, M. Rollinghoff, P. L. Bolcskei, M. Wagner, S. Akira, M. V. Norgard, J. T. Belisle, P. J. Godowski, B. R. Bloom, and R. L. Modlin. 2001. Induction of direct antimicrobial activity through mammalian Toll-like receptors. *Science* **291:**1544–1547.
153. Tompkins, D. M., D. S. Ramsey, M. L. Cross, F. E. Aldwell, G. W. de Lisle, and B. M. Buddle. 2009. Oral vaccination reduces the incidence of tuberculosis in free-living brushtail possums. *Proc. Biol. Sci.* **276:**2987–2995.
154. Trevenen, C. L., and R. D. Pagtakhan. 1982. Disseminated tuberculoid lesions in infants following BCG vaccination. *Can. Med. Assoc. J.* **127:**502–504.
155. Tsenova, L., R. Harbacheuski, A. L. Moreira, E. Ellison, W. Dalemans, M. R. Alderson, B. Mathema, S. G. Reed, Y. A. Skeiky, and G. Kaplan. 2006. Evaluation of the Mtb72F polyprotein vaccine in a rabbit model of tuberculous meningitis. *Infect. Immun.* **74:**2392–2401.
156. Tuberculosis Prevention Trial, Madras. 1980. Trial of BCG vaccines in South India for tuberculosis prevention. *Indian J. Med. Res.* **72**(Suppl.)**:**1–74.
157. Turnbull, F. M., P. B. McIntyre, H. M. Achat, H. Wang, R. Stapledon, M. Gold, and M. A. Burgess. 2002. National study of adverse reactions after vaccination with Bacille

158. Turneer, M., J. P. Van Vooren, J. Nyabenda, F. Legros, A. Lecomte, J. Thiriaux, E. Serruys, and J. C. Yernault. 1988. The humoral immune response after BCG vaccination in humans: consequences for the serodiagnosis of tuberculosis. *Eur. Respir. J.* 1:589–593.
159. Ulrichs, T., D. B. Moody, E. Grant, S. H. Kaufmann, and S. A. Porcelli. 2003. T-cell responses to CD1-presented lipid antigens in humans with *Mycobacterium tuberculosis* infection. *Infect. Immun.* 71:3076–3087.
160. Vandiviere, H. M., M. Dworski, I. G. Melvin, K. A. Watson, and J. Begley. 1973. Efficacy of bacillus Calmette-Guerin and isoniazid-resistant bacillus Calmette-Guerin with and without isoniazid chemoprophylaxis from day of vaccination. II. Field trial in man. *Am. Rev. Respir. Dis.* 108:301–313.
161. Vipond, J., M. L. Cross, M. R. Lambeth, S. Clark, F. E. Aldwell, and A. Williams. 2008. Immunogenicity of orally-delivered lipid-formulated BCG vaccines and protection against *Mycobacterium tuberculosis* infection. *Microbes Infect.* 10:1577–1581.
162. von Reyn, C. F. 1999. The significance of bacteremic tuberculosis among persons with HIV infection in developing countries. *AIDS* 13:2193–2195.
163. von Reyn, C. F., T. W. Barber, R. D. Arbeit, C. H. Sox, G. T. O'Connor, R. J. Brindle, C. F. Gilks, K. Hakkarainen, A. Ranki, C. Bartholomew, A. N. A. Tosteson, and M. Magnusson. 1993. Evidence of previous infection with *M. avium* among healthy subjects: an international study of dominant mycobacterial skin test reactions. *J. Infect. Dis.* 168:1553–1558.
164. von Reyn, C. F., C. R. Horsburgh, K. N. Olivier, P. F. Barnes, R. Waddell, C. Warren, S. Tvaroha, A. S. Jaeger, A. D. Lein, R. Alexander, D. J. Weber, and A. N. Tosteson. 2001. Skin test reactions to *Mycobacterium tuberculosis* purified protein derivative and *Mycobacterium avium* sensitin among health care workers and medical students in the United States. *Int. J. Tuberc. Lung Dis.* 5:1122–1128.
165. von Reyn, C. F., L. Mtei, R. D. Arbeit, R. Waddell, B. Cole, T. Mackenzie, M. Matee, M. Bakari, S. Tvaroha, L. V. Adams, C. R. Horsburgh, and K. Pallangyo. 2010. Prevention of tuberculosis in Bacille Calmette-Guerin-primed, HIV-infected adults boosted with an inactivated whole-cell mycobacterial vaccine. *AIDS* 24:675–685.
166. von Reyn, C. F., and J. Vuola. 2002. New vaccines for the prevention of tuberculosis. *Clin. Infect. Dis.* 35:465–474.
167. von Reyn, C. F., P. Williams, H. Lederman, J. A. McCutchan, S. L. Koletar, R. L. Murphy, S. E. Cohn, T. Evans, A. E. Heald, D. Colquhoun, E. L. Bassily, and J. S. Currier. 2001. Skin test reactivity and cellular immune responses to *Mycobacterium avium* sensitin in AIDS patients at risk for disseminated *M. avium* infection. *Clin. Diagn. Lab. Immunol.* 8:1277–1278.
168. Vuola, J. M., M. A. Ristola, B. Cole, A. Jarviluoma, S. Tvaroha, T. Ronkko, O. Rautio, R. D. Arbeit, and C. F. Reyn. 2003. Immunogenicity of an inactivated mycobacterial vaccine for the prevention of HIV-associated tuberculosis: a randomized, controlled trial. *AIDS* 17:2351–2355.
169. Waddell, R. D., C. Chintu, A. D. Lein, A. Zumla, M. R. Karagas, K. S. Baboo, J. D. F. Habbema, A. N. A. Tosteson, P. Morin, S. Tvaroha, R. D. Arbeit, A. Mwinga, and C. F. von Reyn. 2000. Safety and immunogenicity of a five-dose series of inactivated *Mycobacterium vaccae* vaccination for the prevention of HIV-associated tuberculosis. *Clin. Infect. Dis.* 30(Suppl. 3):S309–S315.
170. Waddell, R. D., K. Lishimpi, C. F. von Reyn, C. Chintu, K. S. Baboo, B. Kreiswirth, E. Talbot, M. R. Karagas, and Dartmouth/UCLMS/UNZA Collaborative Study Group. 2001. Bacteremia due to *Mycobacterium tuberculosis* or *M. bovis*, Bacille Calmette-Guerin (BCG) among HIV-positive children and adults in Zambia. *AIDS* 15:55–60.
171. Walls, T., and D. Shingadia. 2004. Global epidemiology of paediatric tuberculosis. *J. Infect.* 48:13–22.
172. Weiss, D. W. 1959. Vaccination against tuberculosis with non-living vaccines. I. The problem and its historical background. *Am. Rev. Respir. Dis.* 80:676–688.
173. Whelan, K. T., A. A. Pathan, C. R. Sander, H. A. Fletcher, I. Poulton, N. C. Alder, A. V. Hill, and H. McShane. 2009. Safety and immunogenicity of boosting BCG vaccinated subjects with BCG: comparison with boosting with a new TB vaccine, MVA85A. *PLoS One* 4:e5934.
174. Wilkinson, K. A., R. Seldon, G. Meintjes, M. X. Rangaka, W. A. Hanekom, G. Maartens, and R. J. Wilkinson. 2009. Dissection of regenerating T-cell responses against tuberculosis in HIV-infected adults sensitized by *Mycobacterium tuberculosis*. *Am. J. Respir. Crit. Care Med.* 180:674–683.
175. **World Health Organization.** 2009. *Global Tuberculosis Control: a Short Update to the 2009 Report*. World Health Organization, Geneva, Switzerland.
176. **World Health Organization.** 2010. *Multidrug and Extensively Drug-Resistant TB (M/XDR-TB): 2010 Global Report on Surveillance and Response*. World Health Organization, Geneva, Switzerland.
177. **World Health Organization Collaborative Study Group on Oral Poliovirus Vaccine.** 1995. Factors affecting the immunogenicity of oral poliovirus vaccine: a prospective evaluation in Brazil and the Gambia. *J. Infect. Dis.* 171:1097–1106.
178. Xu, Y., C. Jagannath, X. D. Liu, A. Sharafkhaneh, K. E. Kolodziejska, and N. T. Eissa. 2007. Toll-like receptor 4 is a sensor for autophagy associated with innate immunity. *Immunity* 27:135–144.
179. Yuen, K. Y., and P. C. Woo. 2002. Tuberculosis in blood and marrow transplant recipients. *Hematol. Oncol.* 20:51–62.
180. Zar, H. J., M. F. Cotton, S. Strauss, J. Karpakis, G. Hussey, H. S. Schaaf, H. Rabie, and C. J. Lombard. 2007. Effect of isoniazid prophylaxis on mortality and incidence of tuberculosis in children with HIV: randomised controlled trial. *BMJ* 334:136.
181. Ziegler, J. E., M. L. Edwards, and D. W. Smith. 1985. Exogenous reinfection in experimental airborne tuberculosis. *Tubercle* 66:121–128.

Chapter 11

結核 ── 世界保健機関(WHO)の展望
Tuberculosis ── a World Health Organization Perspective

- 著:Marcos A. Espinal・Mario C. Raviglione
- 訳:鈴木 啓之

イントロダクション

世界保健機関(World Health Organization:WHO)が結核の非常事態宣言を出してから15年以上が経過した[79]が,結核は人類における苦痛・死亡の主要な原因の1つであり続けており,破壊的な規模の流行病(パンデミック)であることに変わりはない。それでも,この15年間の結核との闘いには大いなる進展がみられ,WHOと「ストップ結核パートナーシップ(Stop TB Partnership)」の多数の協力者が先頭に立ち,取り組みをさらに進め,2050年までに公衆衛生問題として,結核を封じ込め撲滅する可能性,すなわち,国際社会により採択された到達目標(表11-1)が現実味を帯びている[22]。しかし,超多剤耐性結核(extensively drug-resistant tuberculosis:XDR-TB)の出現や,結核とヒト免疫不全ウイルス(human immunodeficiency virus:HIV)の共感染の蔓延(coepidemic)といった新たな難題,多くの貧困地域における脆弱かつ資金不足の保健制度,適切な治療が受けられないこと,健康障害の社会経済上の決定因子と結核との連鎖に対する膨らむ懸念が,世界的流行をより悪化させ,この10年の成果を元に戻してしまう恐れがある。結核に対する新たな包括的取り組み,すなわち,ストップ結核戦略(表11-2)[60,90]を,WHOは2006年に導入した。これは,1993年にWHOによって出された結核の非常事態宣言以降,広範囲に推進された重要な戦略[85]であるDOTS〔directly observed treatment, short-course(直接監視下治療)〕の頭文字をもとにし,さらに強化するものである。DOTSをもとにした世界中のプログラムは,合計4,900万人の結核患者を治療し,1995〜2009年におよそ500万人もの患者を死から救った(P. Glaziou, K. Floyd, E. Korenromp, B. Sismanidis, A. Bierrenbach, B. Williams, R. Atun, and M. Raviglione, 未発表データ)。主な長期目標の1つは,喀痰塗抹を顕微鏡検査し,結核菌(*Mycobacterium tuberculosis*)を早期に発見し,短期間の抗結核薬治療で感染性の結核症例を治療することにより結核の伝播を妨ぐことであった。しかし,DOTSは新たな難題に直面するには十分ではなく,結核を制御するため,強化すべきこととして,すべての結核患者に対する普遍的医療アクセスの概念,民間の開業医の関与,結核対策活動への市民の参加,などが挙げられる。さらに,DOTSはHIVと多剤耐性結核(multidrug-resistant tuberculosis:MDR-TB)の脅威に適切に対処するようにデザインされていなかった。それゆえ,これまでの成果を維持しつつ,行動を早め,新たな難問に取り組むために,DOTSを強化する必要があった。ストップ結核戦略は,既存の業績を継続しつつ,医療システムを強化し,研究開発を促進し,貧困を軽減し,人権を推進する努力を支援する一連の方針と構成要素を打ち出している。

本書の前の版において,この章は,DOTS戦略の5つの要素の実施範囲と効果を改善する新しいアプローチの重要性に主に焦点を合わせていた。この版では,ストップ結核グローバルプラン2006〜2015を通じて,DOTS戦略に基づいたストップ結核戦略を実施したことによる進展と新たな問題点について述べることにする。結核による世界の被害は,発生率,有病率,死亡率,HIVとの共感染,薬剤耐性結核(特にMDR-TB, XDR-TB)でも示される。またこの章では,2015年の結核関連のミレニアム開発目標(Millennium Development Goals:MDG)の達成度と,結核の有病率と死亡率を1990年の半分にするというストップ結核パートナーシップの到達目標の達成度についても述べる。

世界的な結核流行のレビュー

結核は世界中での死因で10位以内に入る。また,その被害の大部分は,障害調整生存年で表すと,若年成人が死亡することによる[92]。結核は,人類が耐えたきわめて古い流行疾患の1つであり,また全体として貧困の解消に失敗したことの現れでもある。ここでは,結核に関する合併症率・死亡率・経済的被害について,結核の世界的な流行の現状をまとめる。

結核の罹患率・死亡率

結核予防の最も重要な長期目標は,公衆衛生の問題としての結核

表11-1 結核予防の長期目標,到達目標,指標

MDG 6:HIV/AIDS, マラリア,その他の疾患と闘う
到達目標6c:マラリアとその他の主な疾患の発生率上昇を止め,低下に転じさせる
指標6.9:結核に関連した発生率,有病率,死亡率
指標6.10:DOTS下での結核症例の検出率と治癒率

ストップ結核パートナーシップの到達目標
2015年までに:1990年を基準に,結核による地球規模の被害(1人あたりの有病率と死亡率)を半分にする
2050年までに:活動性結核の全世界での発生率を年間100万人あたり1例未満に抑える

I 概論

表11-2 ストップ結核戦略

1. 質の高いDOTSの拡大と強化を推し進める
   a. 十分かつ継続的な資金により政策を担保する
   b. 質の担保された微生物学的検査を通して，早期の症例の検出と診断を確実にする
   c. 管理と患者支援を通じて標準的治療を提供する
   d. 有効な薬剤供給と管理を確実にする
   e. 実績と影響をモニターし評価する

2. 結核/HIV共感染，MDR-TB，貧困者や社会的弱者のニーズに取り組む
   a. 結核/HIV共感染に対する協調活動を拡大する
   b. MDR-TBの予防と管理を拡大する
   c. 結核曝露者と，貧困者や社会的弱者のニーズに対応する

3. プライマリ・ケアに基づき医療システムの強化に貢献する
   a. 医療政策，人材育成，財政，物品供給，サービスの提供，情報の改善を支援する
   b. 医療サービスや，人が多く集まる場所，家庭内における感染制御を強化する
   c. 検査室のネットワークを更新し，Practical Approach to Lung Health[訳注1]を実施する．
   d. 他の分野・部門で成功したアプローチを適用し，健康の社会的決定因子に対する活動を支援する

4. すべての医療者の参加
   a. public-private mix(PPM)アプローチ[訳注2]を通じて，公立，ボランティア，法人，私立の医療機関の医療者をすべて参加させる
   b. 結核医療の国際基準(International Standards for Tuberculosis Care)を推進する

5. パートナーシップを通じて，結核患者と地域社会(コミュニティー)を強化する
   a. 支援運動，情報交換，社会動員を求めていく
   b. 結核管理，予防，健康増進運動への地域社会の参加を育む
   c. 結核管理の患者憲章(Patients' Charter for Tuberculosis Care)を推進する

6. 研究を可能にし，推進する
   a. プログラムに基づいたオペレーションズリサーチを実行する
   b. 新しい診断方法，薬剤，ワクチンの開発研究を提唱し参加する

訳注1 呼吸器症状で一次医療機関を受診する患者の管理に関するWHOのガイドライン．
訳注2 WHOが推進する結核対策で，官民，公式，非公式を問わず，協力，参加させるアプローチ．

の撲滅である．その目標達成は3つの主となる指標，発生率と有病率，死亡率で判断される．発生率は，疾患の発生頻度が低いことと，すべての症例を把握することが難しいことから，その測定は非常に難しい．結核の発生頻度が低い高所得国では，系統的な症例報告による定期的なサーベイランスが真の発生率を推し量るのに十分なこともある．しかし，症例の把握ならびに報告が完全になされない，結核の発生頻度の高い中間所得や低所得の国のほとんどでは，先のようなことはなく，サーベイランスによって得られる情報が結核の真の発生率を示さないこともある．それでも近年は，症例報告の改善，統計手法の進歩，有病率調査の増加，人口動態登録の利用，そして，WHO Global Task Force on TB Impact Measurementの専門的技術・知識の向上によって，結核の推定発生率はかなり正確になっている[24]．

1995年以降，WHOは，ストップ結核戦略の6つの構成要素の評価を可能にする世界的サーベイランスとモニタリングシステムを実施している[19,59]．2009年に，このシステムは204か国・地域のうち198で，利用可能なウェブベースのオンラインシステムとなった．サーベイランスに参加する国々で世界人口の99%以上をカバーしている．さらに，国ごとの報告での制限を補い，より正確に世界的な疾患の，被害を推定する試みで，WHOは毎年，公式な症例報告に加えて，全世界，地域，国レベルでの結核の推定発症率を発表している．2008年には，全世界で推定940万人の結核患者が発生(人口10万人あたり139人)し，そのうち360万人が女性であった[96]．また，結核の有病者数は1,100万人(人口10万人あたり164人)であった．WHOの東南アジア地域，アフリカ地域の新規症例は，それぞれ320万人，280万人であった(表11-3)．インド(190万人)，中国(130万人)，その他20か国で940万人の新規症例のうち80%が発生していた．図11-1と図11-2は，国別の推定結核発生数と発生率を示している．新規結核症例940万人のうち570万人は，国家結核対策プログラム(national TB program：NTP)によって公式に報告されていた(表11-4)．WHOによる地域の3つ[訳注1](アフリカ，東南アジア，西太平洋)において83%が発生していた．2008年には，HIV陰性の新規結核患者で，女性の50万人を含め，130万人(人口10万人あたり20人)が死亡した，と推定される．東南アジア地域とアフリカ地域での死亡者数が，47.7万と38.5万人と群を抜いて多かった(表

Chapter 11 結核 — 世界保健機関（WHO）の展望

表11-3 WHOの地域ごとにおける結核の推定数のまとめ（2008年）[a]

パラメータ	WHOによる地域ごとのデータ〔（ ）は人口を表し，単位は×100万人〕：						
	AFR (804)	AMR (919)	EMR (584)	EUR (889)	SEAR (1,760)	WPR (1,788)	全地域 (6,746)
新規結核患者数（すべての病型）							
新規発生件数（×1,000）	2,828	281	674	425	3,213	1,946	9,369
発生率（10万人あたり）	351	31	115	48	182	109	139
発生率の変化（%/年）	3.9	−3.7	−0.5	−0.8	−0.1	−1.0	1.1
全症例におけるHIVの有病率（%）	38	13	2.2	5.6	5.7	2.3	15
2007年におけるMDR-TB症例の推定数（×1,000）	76	10	23	92	174	135	510
全結核症例数のうちのMDR-TBの推定パーセンテージ	2.4	3.2	3.8	17	4.8	6.3	4.9
新規喀痰塗抹陽性結核症例							
新規発生件数（×1,000）	1,300	160	280	130	1,500	950	4,300
喀痰塗抹陽性結核の発生率（10万人あたり）	160	17	49	15	84	53	64
結核による死亡							
結核による死亡数（HIVを除く）（×1,000）	385	29	115	55	477	261	1,324
結核による死亡率（HIVを除く）（10万人あたり）	48	3.2	19.7	6.3	27	14.7	20
HIV陽性成人における結核による死亡（×1,000）	414	12	5	7	65	16	520

[a] データは文献95と96による。AFR＝アフリカ地域，AMR＝アメリカ地域，EMR＝東地中海地域，EUR＝ヨーロッパ地域，SEAR＝東南アジア地域，WPR＝西太平洋地域。WHOのアフリカ地域には，サハラ以南のアフリカとアルジェリアが含まれる。それ以外の北部アフリカの国は東地中海地域に含まれる。成人は15〜49歳を指す。

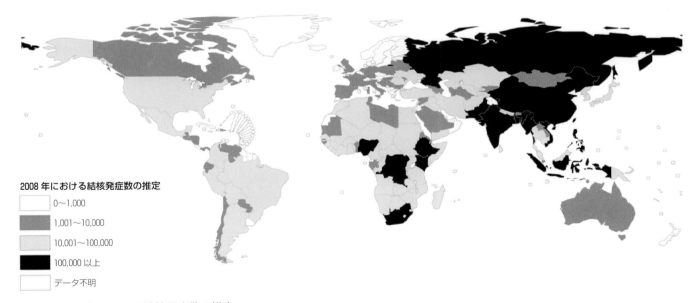

図11-1 2008年における結核発症数の推定

11-3)[96]。さらに50万人のHIV陽性者が新規に結核で死亡した。

訳注1 WHO加盟国は，世界6つの地域（アフリカ，アメリカ，東南アジア，ヨーロッパ，東地中海，西太平洋地域）に分けられており，各地域には地域事務局がある。日本は西太平洋地域（30加盟国。事務局はマニラ）に所属している。

そのため，2008年の結核による推定死亡者数は全世界で180万人であった。

全世界での結核の被害は依然重大であるが，それには以下の理由がある。(1)貧困とさまざまな集団（途上国全般，先進国のスラム街，移民）での貧富の差の拡大，(2)これまで長い間，結核予防を怠ってきたこと（不十分な症例把握，診断，治療），(3)人口統計の

I 概論

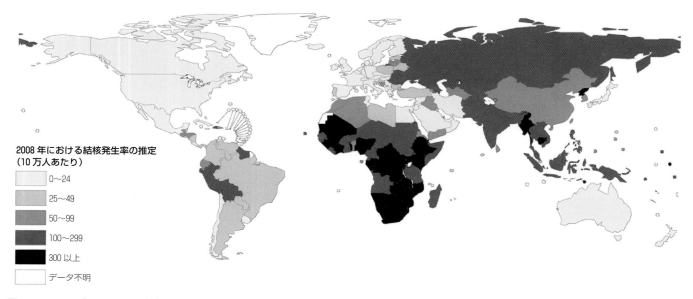

図11-2 2008年における結核発生率の推定（10万人あたり）

表11-4 WHOの地域ごとの結核報告数と率（2008年）[a]

WHOの地域	報告された症例数（新規症例，再発例）	率（人口10万人あたり）
アフリカ地域	1,329,581	165
アメリカ	218,249	24
東地中海地域	392,633	67
ヨーロッパ地域	336,443	38
東南アジア地域	2,078,238	118
西太平洋地域	1,363,479	76
全地域	5,718,623	85

[a] Global Tuberculosis Control. *Surveillance, Planning, Financing* より[96]。

変化（世界人口の増加と年齢構成変化），(4) HIV／後天性免疫不全症候群（acquired immunodeficiency syndrome：AIDS）大流行と薬剤耐性結核の出現，(5) 結核流行に影響を与えるその他の社会的，経済的因子（喫煙，糖尿病，アルコール乱用，栄養失調），(6) 結核菌の遺伝子パターン変化（菌株の適応度の多様性と遺伝子多型が感受性に影響を与えている）。

HIV関連の結核

AIDSの大流行は，HIV感染者と結核菌感染者が混在する地域では，結核を勢いづかせてきた。HIV有病率の高い国で，HIVがどれほど結核の流行を増大させたかを記した文献が多く存在する[11,12]。HIVの有病率が高い国において，HIV患者における結核発生率は，HIV陰性患者と比較し，少なくとも20倍とされる[95]。HIV患者が結核菌に感染すると，短期間で活動性結核を発症するリスクが非常に大きく，一次感染から数週間で発病する[14,16]。無治療のHIV感染は進行性の免疫不全を起こし，結核などのいくつかの感染症を起こしやすくなる。結果として，結核の発症リスクは免疫抑制の悪化に伴って高まる。結核感染においてHIVの被害を減らす具体的な介入ができていない限り，結核の合併症率や死亡率は格段に高くなる。

2008年に，新しい情報により，その年ならびにそれ以前のHIV陽性の結核患者数や死亡数についてWHOは予測値を修正できるようになった。表11-3に，地域ごとのHIV患者における結核の被害の推定数の内訳を示す。全世界的には，2008年の940万人の新規結核症例のうち140万人（15％）がHIV陽性と推定される[96]。このHIV陽性症例のうち，78％がサハラ以南のアフリカで，13％が東南アジアであった。アフリカでの280万人の新規結核症例のうち，38％がHIV陽性であった。次にHIV陽性率が高かったのはアメリカ大陸で，新規結核患者28.1万人のうち13％がHIV陽性であった。その他の地域では，新規結核症例におけるHIV患者の割合は5％以下であった。2008年には，HIV陽性患者の結核での死亡は50万例であり，それは結核による死亡の37％であった。

22の結核高蔓延国に関していえば，中国，バングラディッシュ，パキスタン，フィリピンでは，新規結核症例におけるHIV陽性は2％未満であった（図11-3）。一方，ケニア，モザンビーク，南アフリカ，タンザニア，ウガンダ，ジンバブエでは，新規結核症例でHIV陽性は40％以上であり，サハラ以南のアフリカにおけるこの2つの疾患の圧倒的な相乗効果を示している。1990～2004年にかけて，アフリカのHIVの高蔓延国における結核発生率の上昇は，HIV有病率の上昇と並行していた。2000年周辺でHIV有病率が横ばいになった時期に，結核発生率の上昇も緩くなり，遂に2004年を境に下降していった。

アフリカでの結核発生率の上昇を止めたことは，この大陸でのHIVと結核の共流行を，ひいては世界中の結核の流行を抑える希望をもたらした。しかし，アフリカで結核発生率を継続的に減ら

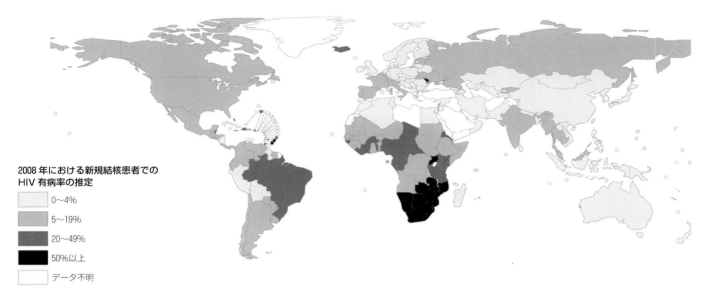

図11-3　2008年における新規結核患者でのHIV有病率の推定

すためには，結核とHIVの予防プログラムを連携させる必要があり，まだ長い道程が残っている．この地域での結核の感染予防を推進するためには，結核菌に感染した患者におけるHIVの負担を減らし，また，HIV患者における結核の被害を減らすべく，HIVと結核の国家プログラムの共同作業[86,89]を最大限拡大させていく必要がある．

多剤耐性結核（MDR-TB）

1994年以降，WHOは標準化した手法で結核の有病率と傾向をモニターしてきた[97]．合計114か国からの情報をもとに，5つの世界的報告がこれまでになされてきた[2,28,57,99,102]．そのうち約42の国では，国家的なサーベイランスシステムが運用されており，残りの国では臨時（アドホック）調査もしくは定期的な調査が行われた．MDR-TBは，2つのきわめて効果の高い第1選択薬であるイソニアジドとリファンピシンに耐性であるものと定義される．XDR-TBは，MDR-TBに加えて第2選択薬，すなわち，フルオロキノロン系抗菌薬に耐性かつ3つの静注薬（アミカシン，カナマイシン，capreomycin）のいずれかに耐性のものと定義される．新規結核症例のうちのMDR-TBの割合は，15年間のGlobal Project on Anti-tuberculosis Drug Resistance Surveillanceでのさまざまな環境において0〜28%であった[99]．MDR-TBの頻度が高かったのは，旧ソビエト連邦の新しい国々や，中国の一部の省といった特定の地域であった．

年月をかけて，MDR-TBの頻度の高い地域がわかってきたが，現在あるデータの多くは単発の調査に基づいており，世界におけるMDR-TBの推移を正確に推定できない．いまだにほとんどの国では，すべての結核患者に薬剤感受性検査を行っていない．加えて，データが存在する国の大部分でも，これまで2, 3回の調査しか行っていない．これらの制約によりMDR-TBの傾向に関して確固たる結論を出せないでいる．しかしながら，薬剤耐性結核は適切な方法を行えば制御できることを示した心強いエビデンスがある．ロシアのOrelとTomsk oblastらによるデータでは，MDR-TBの絶対数と頻度は，それぞれ2004年，2006年にピークを迎えた後は減少している[99]．これは，ストップ結核戦略と同調したしっかりとした結核予防の方針の実施によると思われる．その方針は，DOTSの実施と，すでに存在する薬剤耐性結核症例の早期診断と管理を行うことで伝播を阻止すること，などである．同様に，1990年代後半から，2つのバルト海沿岸の国（エストニアとラトビア）では，MDR-TBの割合は変動しないものの，結核の新規症例と再発症例が減少傾向となった．結果として，この10年でMDR-TBの症例数がかなり減少した．米国や香港のように，経時的推移がわかるほかの国でも，もともと被害が少ないとはいえ，MDR-TBの症例数も有病率も持続的に減少傾向にある．

MDR-TBに加えて，近年，第2選択の抗結核薬への耐性の報告がいくつか見受けられる[32,63,64]．2010年3月の時点で，58の国が少なくとも1症例のXDR-TBをWHOに報告している．50の国・地域からのデータを統合すると，MDR-TBの5.4%がすでにXDR-TBになっている[99]．結核に対する，現在開発・製造過程にある新薬は非常に限られており，第2選択薬への耐性は非常に重要な問題である．

さまざまな状況でのデータが欠けており，有病率調査から得られる情報も限られており，不確かなことが多い．これを補うべく，全世界におけるMDR-TBの流行の推定が定期的に報告されている[21,103]．2008年にはMDR-TB症例は約51万例と推定されている（表11-3）．その85%は，旧ソビエト連邦と東ヨーロッパの15か国を含む27の国と推定されている．インド（10万例），中国（9.9万例），ロシア（3.8万例），南アフリカ（1.6万例）はMDR-TBの被害がきわめて大きい国々である．XDR-TBの推定は，多くの状況

I 概論

での情報不足のため非常に不正確である。しかし，大まかな推定では，年間2.5万例のXDR-TB症例が発生している（www.who.int/tb/features_archive/world_tb_day_2010/mdrfactsheet15mar10_19h00.pdf）。

一部の地域でのMDR-TBの頻度，迫りくるXDR-TBの脅威，そして，ほとんどの中間もしくは低所得の国における長期傾向データの欠如は，薬剤耐性結核のサーベイランスのさらなる改善が最優先事項であることを示す明らかなる警告である。サーベイランスを改善することによって，この問題の大きさ，疫学的傾向，結核予防への潜在的影響のよりよい理解が深まるであろう。

結核の経済的被害

結核は，患者と家族，そして彼らの属する地域社会（コミュニティー）に大きな被害をもたらす。結核で死亡する患者の大部分が15〜49歳である。生産年齢にある成人を失うことは，家計に打撃を与える。ミクロ経済への影響のほか，生産力の直接的損失，および教育やインフラのような，不確かで対価を得るのに時間がかかる活動への家計の投資削減により，国家経済にも悪影響を与える。結核の経済的コストは2つのカテゴリーに分けられる。それらは(1)生産力の低下による社会，地域社会，患者の家族への間接的なコストと，(2)医療サービスへの，そして患者と家族への直接的なコスト，である[83]。患者への最も大きな間接的コストは，罹患により働けずに収入が減ることである。研究によると，平均で3〜4か月の労働期間が失われ，年間世帯所得の20〜40%が失われる可能性がある[42,58]。それ以上の損失があるとする研究もある。中国の研究によると，結核のため就労できないことでの機会費用（opportunity cost）は，平均年間世帯所得の91%を占める，とされる[40]。結核で死亡した患者の家族は，若くして患者が死亡したために，その先15年の収入を失うことになる。直接的影響として，患者と家族の治療に関連しないコストは相当なものであり，医療関連で発生する治療費よりも多額になることもしばしばである。

結核の治療費も重大になりうる。地域によって異なるものの，結核にかかる治療費の平均は年間世帯所得の8〜20%とされる[62]。患者の家族は，資産売却・子どもを学校に行かせない，などのさまざまな方法で，病気や死によるコストを賄おうとする。こうしたことは，短期的には結核とその影響をしのげるかもしれないが，長期的にみると，地域社会に多大なる悪影響を与え，破滅的な結果となるだろう。たとえば資産の売却は，家族の経済的将来性を減らすことになりうる。子どもを学校に行かせないことは，彼らの健康・教育・将来性を著しく損なうことになりうる。

近年，世界銀行はしっかりした結核予防プログラムをもつことの経済的利益を推定している。ストップ結核グローバルプランの提案しているストップ結核戦略の介入をすべて組み入れることが，莫大な経済的利益につながるかもしれない[44]。継続的なDOTSとグローバルプランの介入を実施した場合，しなかった場合と比較して大きな利益があることがわかった。2006〜2015年における22の高蔓延国における経済的被害は，DOTSなしでは約3.4兆米ドルと推定される。これらの国でグローバルプランの介入を実施することは，約1.9兆米ドルの経済的利益につながる。サハラ以南のアフリカでは，DOTSなしでの結核による経済的被害は約5,190億米ドルと推定され，そのうち4,180億米ドルはHIV共感染が蔓延している国で生じる。DOTSなしから，継続的なDOTSの実施を含むグローバルプランの介入を受け入れることで，約2,180億米ドルの利益が見込まれる。HIV共感染を考慮に入れると，グローバルプランをアフリカで実施することの利益は，介入なしと比較してコストの10：1のマージンを超えた。別のいい方をすると，結核予防に投資することで，投資金額の10倍以上の利益が生まれるということである。

結核予防の進化：抗結核薬からDOTSへ，そしてストップ結核戦略へ

1940年代後半の抗結核薬の開発・導入から，結核の予防はさまざまな戦略によって発展してきた。うまく回っていたのは，これらの発展が異なるモデルに基づき，それぞれがお互いに連携したことによる。1950年代はじめに，John Crofton卿の発展させた"Edinburg approach"は，3剤の抗結核薬を18か月継続し，患者を厳重にフォローアップするものであったが，抗結核薬の登場以降，公衆衛生が結核の流行に対抗した最初の試みであった[61]。多剤併用治療は治癒率が高く，再発率と薬剤耐性の獲得率が低いということがすぐに示された[13]。体系立った症例発見を"Edinburg approach"に加えたものは，"Styblo approach"の基礎となった。1970年代にKarel Stybloが作成した"Styblo approach"は，既存の一次医療機関で行うことを想定しており，そこで症例を疑い，検出し，有効な短期化学療法（short course chemotherapy：SCC）が最低でも2か月は監視下で行われた[69]。"Styblo approach"にはさらに，適切な薬剤供給システムと，症例の記録と治療予後をモニターするプログラム，国の最小行政単位による四半期の報告が含まれていた。その一方で，1974年に，第14回WHO結核専門委員会（14th WHO Expert Committee on Tuberculosis）で，後に結核予防の基盤となる4つの原則が形成された。国家結核事業は保健省（Ministry of Health facilities）のなかで，一般の健康事業に組み込まれなくてはならず，全国的で，疾患の性質と慢性であることから恒久的で，地域社会に密着し人々の要望に応えるものであるべきである[77]。

1990年代に，WHOの新たなるリーダーシップのもとに，DOTS戦略が出現し，主にアフリカではあるが，2,3の国で，Stybloによって用いられたモデルに由来する5つの重大な要素が示された。すなわち，政治的関与；DOTS戦略を含む適切な症例マネジメントに伴う標準的なSCCの提供；細菌学的診断；有効な薬剤供給と管理；症例，治療予後のモニタリングと評価，である[85]。1991年の世界保健総会（World Health Assembly：WHA）での結核を世界的な公衆衛生の問題としてとらえる決議[78]

と1993年の結核に対する全世界の非常事態宣言[79]に引き続いて，WHOは結核を予防するための戦略としてDOTSを世界中で実施することを推進し始めた。1991年の決議の一部として，結核予防の2つの到達目標（2000年までに喀痰塗抹陽性の新規結核症例を70%検出すること，それらの85%を治癒すること）が設定された。模擬演習では，HIV感染のない状況において，実際に最低でも70%の症例検出と85%の治癒を達成するには，結核の発生率が年間5～10%低下する必要があることを示した[3,18,70]。

WHOによる，加盟国にDOTSを適応させる強い働きかけにもかかわらず，1998年までに2000年の到達目標を達成するのは不可能であることは明らかであった。そこで，WHOは特別委員会を招集し，進行の妨げになっている障害を見直し，DOTSの実施を強化し，効果を促進することを推奨した[80]。この特別委員会は，世界規模の協力関係〔後にストップ結核イニシアチブ（Stop TB Initiative）と名づけられた〕の設立を推奨した。この協力関係はさまざまな投資家を広く参加させるため，また，世界の指導者たちに対し，政治的および開発課題に結核対策を据えるように求めるために1998年10月に発足した[67]。さらに特別委員会は，2000年3月にオランダのアムステルダムで開催された閣僚会議において，22の結核高蔓延国に対して政治的公約[81]を出し，戦略の焦点をおくよう勧告した。2000年に，WHAは到達目標の達成期限を2005年に延長することを決定した[82]。2001年2月にイタリアのベラジオにおいて，アムステルダム宣言に引き続く形で，ストップ結核イニシアチブは結核を抑制するための社会的・政治的な世界の活動としてのストップ結核パートナーシップに進化した。

DOTSの実施が広まっていくなかで，HIVの流行と薬剤耐性の増加が問題となっていた。HIVの有病率が高い場合に，HIVが結核の流行に悪影響を及ぼしていること[11]，SCCはMDR-TBに有効でないこと[29]は自明であった。WHOとパートナーたちは，結核予防におけるこれらの脅威に立ち向かう補足的な方策・戦略に取りかかることを決めた。その内容は，結核とHIV，それぞれに対して両方の疾患をコントロールするプログラムを実施すること[86,89]，元は"DOTS-plus for MDR-TB"として知られていたMDR-TBを管理する戦略を立案し試用すること[27,84]，などであった。また，地域の結核ケアアプローチを通して診断・治療の機会を拡大することで，公的・民間にかかわらず，すべての医療者がDOTS実施に積極的にかかわるように求めていくことを狙った。Green Light Committee (GLC) や世界抗結核薬基金（Global Drug Facility：GDF）のような革新的な機構が，それぞれ2000年，2001年に設立され，資源の乏しい環境で，質の保証された第1選択と第2選択の抗結核薬を入手できるよう改善しようとした[36,37,50,66]。ストップ結核パートナーシップは，2001年10月にワシントンDCでの第1回のパートナーフォーラムで最初のグローバルプランに着手した。

2003年にWHOが招集した第2回特別委員会によってなされた勧告[88]は，後に総合的に結核に取り組む戦略——ストップ結核戦略[60]（表11-2）の基礎となった。この戦略は，DOTSのうえに成り立ち，現在の大きな課題すべてに対応し，最高水準のケアをすべての患者にもたらすためのものであった。それは2006年に着手されたストップ結核パートナーシップのストップ結核グローバルプラン[49,68]をも補強していた。グローバルプランの第2版は，おのおのの大きな課題に取り組み，介入の理論的根拠を提示し，潜在的な影響を推定し，経費と財務上のギャップを算出した。これはストップ結核パートナーシップの7つのワーキンググループにおける地域ごとのシナリオと戦略的計画に貢献している。ストップ結核パートナーシップの2015年の到達目標と結核に関連するMDGを達成するために必要な行動・介入を実行することは，すべてのパートナーたちの事業計画である。また，診断キットや薬剤，ワクチンといった新しい物品にかかる必要経費に関する評価も含まれている。2010年は，2015年までの疫学的また財政的な計画における中間地点となるため，2010年にストップ結核パートナーシップはグローバルプランの修正を決定した。MDGとストップ結核パートナーシップにおいて設定された到達目標を達成するために，また，結核撲滅に向けての新しい必要物品を導入するために，2011～2015年において，全体として年間平均80～90億ドルが必要となろう。

結核予防の現状：効果，達成度，そして課題

ここは，ストップ結核グローバルプランを通じたストップ結核戦略の要素の実施について述べる，2009年のWHOによる最新レポート[95,96]に基づいて，結核予防の最新状況をまとめる。

第1の構成要素：DOTS
◎ 結核症例の検出 ◎

2008年に，570万例の結核症例（新規症例と再発例）が各国の機関によりWHOに報告された（表11-4）[96]。その内訳は，260万例の新規喀痰塗抹陽性症例，200万例の新規喀痰塗抹陰性症例，80万例の肺外結核症例，である。結核症例のほとんど全例（99%）が，DOTSに基づいたプログラムによってWHOに報告されていた。2008年において，新規喀痰塗抹陽性症例の報告は推定症例数の62%であった。これは1991年にWHAで設定された到達目標である70%よりも，そして，ストップ結核グローバルプランの中間目標である71%よりも低かった。症例の検出は結核予防の国家的プログラムにおいて現在最も大きな課題の1つである。新規喀痰塗抹陽性症例の報告率は，アフリカ地域の47%から，米国地域，ヨーロッパ地域の78%まで幅がある。東南アジア地域，西太平洋地域では，それぞれ68%，70%が報告されている。

症例検出率は，1年の結核報告症例数を同じ年の推定発生数で割った，%で表記される。近年，データの有効性が改善したこと，専門家の意見が洗練されたことにより，以前推定された疾患の検出率が考えられていたほど正確でないことがわかってきた。結核の真の発生率を推定することが困難であるため，症例検出率は

I　概論

データの不備や予想外の変数の影響を受けやすい。それでも、利用可能な最良のデータならびに推定によると、喀痰塗抹陽性結核症例の検出率は1995年のDOTS導入以降、世界中で大きく改善した。検出率は、1995年の35%から、2000年には40%に徐々に上昇し、2001～2005年の間に40%から57%と大幅な上昇を示し、2008年には62%に達している[96)]。結核高蔓延国の上位2か国であるインドと中国は、適切な結核予防活動のおかげで最も検出率が上昇してきた。インドでは、症例検出率が1995年の34%から2008年には64%まで上昇した。中国では、1995年の20%から2008年には72%まで上昇した。インドと中国の目覚しい業績にもかかわらず、結核症例の検出報告は大きな課題であり続けており、エチオピアやナイジェリア、ミャンマー、モザンビーク、ジンバブエといった高蔓延国では、いまだ結核の推定症例数の半分も検出されていない。さらに、2006年以降、症例検出率はかなり伸び悩み、2007～2008年には停滞するところまで落ち込んだ。世界中で予測感染症患者の38%は、検出されたとしても報告されないか、全く検出されていない。診断されたが報告されていない症例は、国際的な勧告にそぐわない不十分な治療を受けていることが多い。

WHOとストップ結核パートナーシップは、医療のカバーまたは補償とアクセス（享受）を万人に提供する原則に基づき、症例検出と管理を改善するため、各国への支援を継続するだろう。具体的には、診断を容易にする新しい診断的手段の導入や、官民連携（public-private mix：PPM）のような、すべての患者によりよいケアを提供するために、すべての医療者を参加させる革新的なアプローチの導入、などを挙げることができる。近年、TB Reachと名づけられ、ストップ結核パートナーシップが運営する施設が、症例検出率を上げるためのアプローチに資金を提供する目的で設立され、支援のための資金を融資している。

◎ 治療の成功 ◎

治癒率は、おのおのの国において、（登録された患者の治療結果の）コホート分析を通じて報告される。治療完了時の喀痰塗抹の陰性を確認するかは国ごとに診断が大きく異なるため、実際には、治癒した患者と治療を完了した患者の両方をまとめて治療成功とみなしている。2007年のコホートでは、喀痰塗抹陽性新規結核患者の治療成功率は全世界で平均87%であった[96)]。これは、結核予防において重要な成果である。以前のWHAによる全世界の到達目標である85%を、初めてしっかり超えたのである。図11-4に、WHOによる6つの地域における治療成績を示す。東地中海地域（88%）、西太平洋地域（92%）、東南アジア地域（88%）においては、治療到達目標も達成された。GDFは、過去10年間にわたって、世界の80以上の国に、直接または補助金を通じて1,600万もの第1選択の抗結核薬を提供することで、85%という治療到達目標を達成することに貢献してきた。その他の地域でも大きな進歩はあったが、最大の治療成功率を達成するには、よりいっそうの努力が必要となる。患者の多くがHIV陽性であるアフリカ地域と、患者の多くが高齢者でMDR-TBの感染であるヨーロッパ地域で死亡率が最も高かった。

22の結核高蔓延国のうち13か国で、85%という治療成功の到達目標を達成していた。このことは進歩であるのは間違いないが、発見・報告された症例のみの治療成功率であることは認識しておかなくてはならない。発見されていないか、報告されておらず、おそらく民間施設で不適切に管理された症例は、社会において感染を持続的に伝播しているかもしれない。このことは、高い治癒率が報告されている多くの場所で、その効果が認められないことを説明しているかもしれない。したがって、症例発見率が低い国は、発生率・有病率・死亡率に関連した効果的な目標に到達するように、最大限の診断を行い、十分な治療が提供できるよう努力しなくてはならない。

現在の結核の第1選択レジメンは非常に効果が高い。しかし、治療へのアドヒアランスが大きな問題であり、時に実質上困難であることは周知の事実である。アドヒアランスを改善させる目的で現在の治療レジメンを大幅に短縮させる必要も大いにある。そ

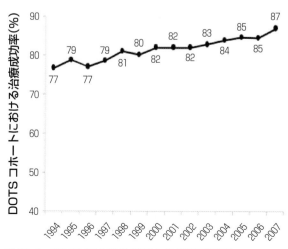
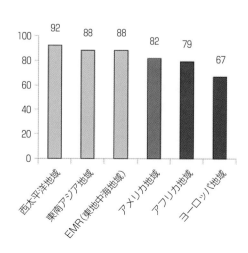

図11-4　WHOによる地域ごとの治療成功率

のための比較試験も現在行われており，期待がもてる[34,46]。

◎ 発生率・有病率・死亡率 ◎

1990〜2004年まで，結核の発生率は上昇しているが，それは主に，東ヨーロッパとサハラ以南のアフリカにおける結核症例の急増によるものであった。東ヨーロッパにおいては，ソビエト連邦の崩壊とそれに引き続く社会経済的な危機と時代遅れな結核予防対策の結果として結核の伝播が増大した。サハラ以南のアフリカでは，結核症例の増加はHIVの急な増加に起因していた。2004年に，世界的流行は10万人あたり143例でピークとなり，以降，減少し始めた。現在，世界の結核の人口あたりの発生率は非常にゆっくりと，年間およそ0.7％低下している[96]。この低下は過去のモデル[3,18,70]から期待された，年間5〜10％の減少率と比較するとかなり低いものである。実際，人口あたりの発生率の低下は世界人口の増加に相殺され，新規結核症例の絶対数は増加している[96]。WHOによる疫学的地域の9地域のうち8地域（図11-5）で，人口あたりの発生率は低下傾向を示しており，東南アジア地域の年間1％未満，ラテンアメリカ地域の年間4％までの割合で減少している。人口あたりの結核発生率がいまだ上昇している地域は，アフリカでHIVの有病率が低い地域である。

国レベルでは，推奨されるガイドラインに従った適切な結核予防が実施されれば，結核発生率が低下するよいエビデンスがある。たとえばペルーでは，1991年にDOTSが導入されてから，1992〜2000年の期間に，結核発生率は年間6.5％低下した[71]。モロッコでは，1996〜2005年の期間に，0〜4歳の小児の肺結核の発生率が，毎年8％低下し，結核菌の伝播を含む感染リスクも減少していることが示唆された[23]。

世界のいくつかの地域においては，2015年までに1990年代の結核有病率を半分にする目標は順調に達成されつつある。現在判明しているデータでは，ヨーロッパ地域，ラテンアメリカ地域，西太平洋地域では，すでに到達目標を達成している[96]。アフリカ地域のみが2015年までに有病率を半分にする目標を達成できなさそうである。国レベルでは，中国でDOTSを実施している地域において，喀痰塗抹陽性結核の有病率が1991〜2000年の期間

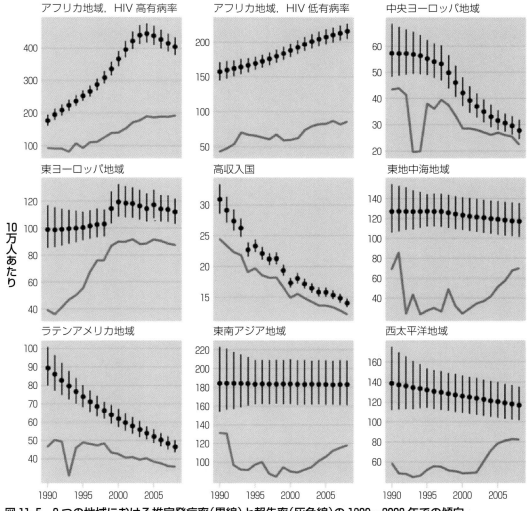

図11-5　9つの地域における推定発症率（黒線）と報告率（灰色線）の1990〜2008年での傾向

I 概論

に32%低下したことが報告されている[8]。同様に、インドネシアの全国有病率調査において、DOTSを導入・展開した翌年に、喀痰塗抹陽性結核の有病率が3分の1に低下した[65]。

死亡率も低下してきているが、アフリカでの結核/HIV共感染の影響のため、2015年までに全世界の結核死亡率を半分に減らすことは非常に難しいだろう。しかし、ヨーロッパ地域、ラテンアメリカ地域、西太平洋地域ではすでに死亡率の到達目標を達成している[96]。

第2の構成要素：結核/HIV共感染，MDR-TBとその他の問題点への対策
◎ 結核/HIVへの共同作業の拡大 ◎

HIV/AIDSと結核は非常に強い関連があり、しばしば共流行、二重流行と呼ばれたりもする。HIVは免疫機構に影響を及ぼし、結核の発病の可能性を上昇させる[14,16]。HIVは潜在性結核から活動性結核への進展と、以前に結核治療歴のある患者の再発のいずれをも促進する[11]。結核は特にサハラ以南のアフリカにおいて、HIV患者における死因の最たるものとされている[12]。HIV関連の結核の予防は、結核とHIVに対する治療と予防的介入を行うおのおののプログラムの連携にかかっている[86,89]。これらの介入は、結核とHIVが世界のその他の地域においても同じように流行することを予防するのに重要であろう。

グローバルプランとストップ結核戦略が施行されて以降、国レベルでの結核とHIVに対する連携した活動はかなり進歩した。国々は迅速に活動し、励みになるようなよい結果が得られてきている[96]。たとえば、HIV患者に結核のスクリーニングを行うという国策を掲げている国は、2005年の27か国から2008年には52か国に増加した。そのうち50か国は、全世界のHIV陽性患者の97%を有する63の優先度の高い国々の一部であった。また、2008年には、50か国で、結核患者がHIV感染状況について検査され、結果説明を受けていた割合が75%であった[96]。HIV患者での結核患者数は、2002年には9か国で21,806人（報告された結核症例の1%未満）であったが、2008年には135か国でほぼ140万人に及んだ。すなわち、報告された結核症例の22%に当たり、この短期間では驚くべき増加であった（図11-6）。同様に、グローバルプランの目標にはわずかに達しないが、ほかの致死的な細菌感染に対するスルファメトキサゾール・トリメトプリム(ST)合剤の予防内服とHIV陽性の結核患者に対する抗レトロウイルス薬治療は過去数年間でかなり増加した。

HIV患者での結核の蔓延を減らすための活動の進歩はいまだ小さく、それを展開するためのさらなる努力がなされなくてはならない。これは主に、HIV/AIDS患者の生命を救うためのプログラムを現在よりもより大規模で行うことにかかっている。2007〜2008年の間に、HIV患者に対するイソニアジドの予防治療は、2007年の30,000件未満から2008年の50,000件以上へとほぼ倍増した[96]。さらに、同じ期間において結核のスクリーニング

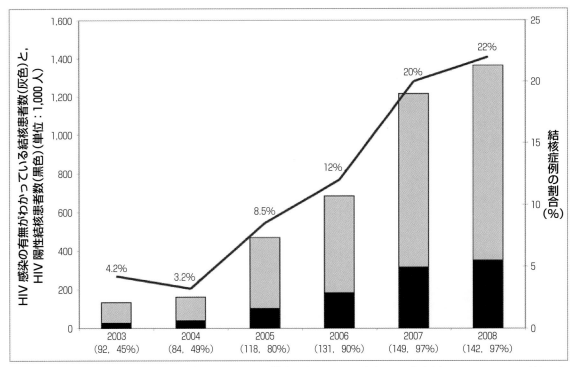

図11-6 2003〜2008年における結核患者へのHIV検査　報告された新規・再治療例のなかで、HIV感染の有無が登録されている症例数（棒グラフ）と割合（線グラフ）を図示している（HIV陽性者数は棒グラフの黒色で示す）。棒グラフの下の数字は、データを報告した国数と、報告した国における結核/HIV共感染の推定患者数の割合。

を受けた HIV 陽性患者数は，60 万人から 140 万人に倍増した[96]。しかし，世界中の HIV 患者が約 3,400 万人であることを考えると，その 2 つは小さな達成にすぎない。これに対して，2008 年に WHO とパートナーたちは「3 つの I」を推進し始めた。これは，HIV 陽性患者における結核の影響を減らすための頭文字 I で始まる 3 つの主となる介入のことで，イソニアジド予防治療（isoniazid preventive therapy），活動性結核のスクリーニングの強化（intensified case finding for active TB），集団や臨床の場における感染制御（infection control in congregate and clinical settings）を指す[38]。この 3 つの I は，HIV のケアと治療において中心であるべきである。HIV 患者における結核症例の多くを予防する可能性のある，抗レトロウイルス治療拡大が成功するかどうかは，この 3 つの I の展開に大いに依存している。

◎ MDR-TB の予防と管理の拡大 ◎

数学的なモデリングによると，MDR-TB のアウトブレイクを防止するためには，毎年約 70％の活動性の MDR-TB 症例が発見されて治療を受け，少なくともそのうちの 80％が治癒する必要がある[20]。資源の限られた状況において，MDR-TB の管理を追跡するアプローチ[27,84,94]が 1999 年に開始され，GLC を通じて，有効性・実現性・費用対効果が確認された。後に，そのパイロット事業は，限られた対象から，結核を予防するための国策の一部となるべく，より広いプログラム化されたアプローチに拡大された。これは，ストップ結核グローバルプランに欠かせないものであり，グローバルプランには，2006～2015 年に，合計約 80 万例の MDR-TB 症例を発見して治療を施すという控えめな到達目標が掲げられた。2006 年の XDR-TB の報告により，WHO とストップ結核パートナーシップはストップ結核グローバルプランの更新を急がされることとなった。このようにして，新しい "Global MDR-TB & XDR-TB Response Plan" には，治療を受けるべき患者の目標数を 80 万人から 160 万人に増やし，普遍的アクセスの新しい到達目標を設定し，世界規模の対策のための運営計画を立てることが含まれた[91]。これらの努力にもかかわらず，MDR-TB の管理は期待に反して限定的なものである。2008 年に，新規に MDR-TB と診断され，WHO に報告された患者数は 30,000 人で，2005 年の 18,000 人からわずかに増加した。同様に，推奨されるガイドラインに沿った治療を受けている MDR-TB 患者の登録数は，ゆっくり増加しているもののかなり限られている。2009 年の終わりまでには，累積で 19,000 人の MDR-TB 患者が報告されて治療を受けており，GLC が治療を認可した患者の合計は 63,000 人をわずかに超えた程度であった（図 11-7）[99]。

GLC の認可と国レベルでの登録数の間に隔たりがあることにより，MDR-TB を扱う国策を遂行するうえで時として，診断能力の欠如をはじめとした克服しがたい障壁が生じることもある。この問題と，予防と管理の拡大を妨げるその他の制約に取り組むべく，2009 年 4 月に，27 の MDR-TB 高蔓延国による首脳会談が中国の北京で行われた。そこで，MDR-TB と XDR-TB に対する対応を急ぐ宣言がなされた。この会議に引き続き，WHA により，WHO 加盟国は MDR-TB と XDR-TB に関する診断と治療への普遍的アクセスを達成することを促す決議[98]がなされた。いくつかの国では，WHA の決議に呼応して，MDR-TB と XDR-TB の予防と管理の方策や国家的計画を更新した。その計画には，薬

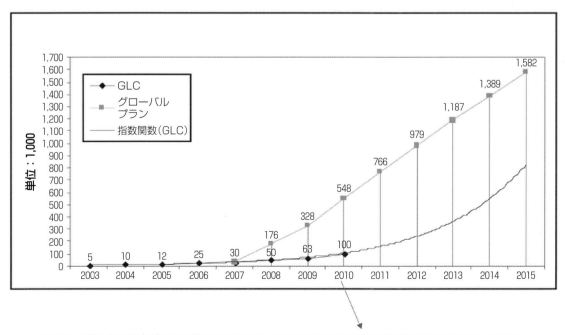

2010 年 4 月 8 万の治療がすでに認可されており，2010 年中には 10 万の治療が認可される見通しである。

図 11-7　2006～2015 年における，GLC に認可された治療と改訂されたグローバルプランとの差

I 概論

剤耐性結核とHIV合併結核の診断に必要な検査室の機能強化と，WHOに是認された新しく迅速な技術〔液体培養培地，結核菌迅速同定，分子ラインプローブアッセイ(molecular line probe assay)〕の採用が含まれている。WHOや，Foundation for New Innovative Diagnostics(FIND)，ストップ結核パートナーシップの傘下にある国際薬剤購買施設であるユニットエイド(UNITAID)によって促進される，27の主要国をターゲットとした計画(EXPAND-TB Project)により，2013年中には新しく迅速な診断技術が導入されるだろう。

MDR-TBの管理は，薬剤感受性結核の管理よりも複雑で多くの資源を必要とする。Global Fund to fight AIDS, TB, and MalariaとUNITAIDによる資金提供が近年増加し，多剤耐性結核患者の治癒と生存を改善する目標が実現可能なものとなってきた。しかし，資金提供はパズルの一片にすぎない。国レベルでの対応能力には限界がある。診断は現時点ではいくつかの国でのみ実現可能であり，第2選択薬での治療は長期間で，煩わしく，重篤な副作用も生じやすい。加えて，第2選択薬は，今日ではGLCの特別価格設定のおかげで[36,37]貧困地域でも利用可能となっているが，新しい供給元が利用できるようになったにもかかわらず，治療効果はあまり上がっていない。GLCの認可を受けた71の環境での最新の治癒率は64%と，WHOにより報告されている[99]。これらの結果は，現時点で利用できる手段を用いたMDR-TBの管理と治癒の困難さを示すこれまでの報告[54,56,72]と同様のものである。この困難な状況を打破するには，新しく，より効果が高く，毒性の低い薬剤が早急に必要となろう。

第3の構成要素：プライマリ・ケアに基づいた医療システムの強化

結核の予防には最も貧しい人々にとって利用可能で使いやすい，うまく機能している医療システムが必要である。よく訓練された資格のある人員，高品質の必需品(例：薬剤，診断器具，ワクチン，検査物品)，適切な保健インフラ，しっかりした公衆衛生政策，財産管理，そして財政的責任はすべて，医療システムの構成要素だが，同時に結核予防の必須要素でもある。中枢レベルで小規模の専従チームをつくり，進捗を監督し方針を実行するのが重要である一方で，結核のケアと予防がプライマリ・ケアに組み込まれる必要があると認識すべきだ。2007年のWHOへの報告によると，22の結核高蔓延国とその他の国の83%において，結核予防はプライマリ・ケア施設でなされていた[95]。同様に，喀痰塗抹検査を行う多くの検査室(80%の国において)は，一般検査室に完全に組み込まれている[95]。

結核予防対策が医療システムを強化する一因となるというエビデンスも増えてきている。過去数年にわたり，国レベルで，保健医療のための人材計画をより拡大することにより，労働力の計画と開発を調整する必要があることが留意されてきた。WHOへの最新の報告によると，2007年には，結核予防に関連したトレーニングが医師(141か国)，看護師(133か国)，検査技師(135か国)の基礎カリキュラムの一部になっている[95]。加えて，結核予防の計画立案，予算編成，資金調達も，部門単位でのアプローチや中期支出フレームワーク，国家の保健計画などのより大きな計画および財政の枠組みでなされるようになってきた。より強力な支援が必要なのは，臨床の場での結核伝播を減らす感染制御であり，特にHIV罹患率が高い地域で重要である。この管理には結核特有の方法も含まれるが，その他の空気感染疾患にも関連するものである。

結核は，HIV/AIDSや糖尿病，栄養失調，喫煙，飲酒問題のように，蔓延しているが対策が足りない多くの健康問題の1つである。また，これらの問題は結核の決定因子であることがわかっている[45,52]。さらに，移住，都市化，貧困，人口増加，高齢化などが結核の有病率上昇に関連している[25]。これらの社会的・経済的問題に取り組むことは，間違いなく結核の予防に役立つだろうが，複数の国々が，より広範囲の政治的な共通の開発課題に取り組むことにより，初めて，結核撲滅に向けての最大効果が得られるだろう。さらに，医療を最も必要としている最貧困層に対し，医療の利用しやすさを保証し育むことが，結核管理への普遍的アクセスという長期目標を達成するために必須である。たとえば，結核症例のほとんどが中間もしくは低所得の多くの国の貧困層で起きており，健康保険や社会保障が欠如しているために，結核による支出が破滅的なものとなってしまう。医療サービスを使用する可能性のあるすべての人をサポートする財政改革により，アクセスが増加し，結核予防に途方もない利益がもたらされるだろう。メキシコで制定された"System of Social Protection in Health(社会的健康保護システム)"は，新しい"popular health insurance(国民医療保険)"を通じて，公衆衛生や地域密着型のサービス，個人の医療のための財政ルールを導入するもので，無保険状態であった500万人以上のメキシコ人に対し医療へのアクセスを提供する，画期的な取り組みとなった[31]。この改革により，結核管理を含む，一連の介入が無料で利用できるようになった。さらに重要なのは，20%の最貧困層に属する家族は保険料を免除されており，これはケアへの普遍的アクセスの理念には必須である。人々が医療システムを適切に利用し，結核の予防と撲滅を現実のものとする見通しが立つようにするためには，市民組織の協力，地域社会の強化も必要になるであろう。

第4の構成要素：すべての医療者の結核予防への参加

結核患者は多くの場合，公共の医療システムを利用しない。多くの国，特に結核の蔓延国では，かなりの割合の結核症状のある患者が，国家の結核予防政策と関連のない，さまざまな医療施設を受診することがわかっている[75]。これらの医療施設は多種多様であり，たとえば，マラウイの伝統的な祈祷師やカンボジアの薬局，バングラデシュの村医，フィリピンや中国の総合病院，インドやパキスタンの開業医，などが挙げられる[26,74]。さらに，公立，民間，法人，ボランティア団体は，しばしばNTPと関連しておらず，その基準に従っていない場合がある。場合によっては，保健

省の医療機関のさまざまな支局や[7]，保健省に属さない他の政府関連の医療機関でもそのような場合がある。質の担保されたケアへの普遍的なアクセスを確実にするためには，開業医でも結核管理の国際標準と推奨されるガイドラインを用いた結核管理を提供できるようにすることが重要である[39,101]。

ストップ結核戦略の第4の構成要素の進歩は刺激となろう。2009年には，すべての高蔓延国が関連する民間，公立の機関の医療者を結核予防に参加させる明確な方針が打ち立てられ，多くの国がそのための特別なガイドラインを作成した。Global Fund to fight AIDS, TB, and Malaria を通じた基金は，国レベルでPPMの触媒的な役割を果たしてきた。2008年には，基金に承認された93の活動計画のうち58で，助成金にPPMの要素が組み込まれていた。結核の管理と予防のためのPPMは，実現可能で症例の発見に役立ち治癒率を上げるだけではなく，コスト効率がよく，拡張可能で，貧困者への金銭的保護を可能とすることが，いくつかの国で示されている。PPMが症例検出率を20％以上上昇させたという試験的計画の結果[43,53]を受け，インドでは，NTPが更新され，これに273の公立および私立の医学部が関与している。約22,000人の開業医がトレーニングを受け，1,500の民間および公立の病院と150の法人施設，2,500の非政府組織（nongovernmental organization：NGO）が結核の管理と予防にかかわってきた。大学病院（その3分の1が私立）だけでも，約570,000例の結核疑い症例を診察し，85,457例の喀痰塗抹陽性結核症例と，45,666例の喀痰塗抹陰性結核症例，71,531例の肺外結核症例を診断した[51]。同様に，18,000人以上の村医が結核予防にかかわったバングラデシュでも，驚くべき結果が得られた。2007年に報告された24,000症例の60％以上が村医による治療を受けていた，と推定されている[96]。中国のPPM戦略は国家プログラムを実施している結核診療所と総合病院を連携させるものであるが，ウェブベースの疾患管理報告システム（結核を含む）により促進され，中国が世界的な到達目標を達成するのに役立った。2008年には，これらの病院が約30％の喀痰塗抹陽性の症例に貢献した，とされている[100]。フィリピンにおいては，2003年以降，約50,000の結核症例がPPM主導で管理を受けてきた[96]。2009年には，シリア，ヨルダン，イラク，イランといった国々において，民間の医療者が結核症例の主な紹介先となっており，営利民間セクターだけで，紹介先の，それぞれ50％，32％，23％，25％を占めていた[100]。パキスタンでは，2008年に，総計で民間セクターが13％の症例に貢献した。この数字によって覆い隠されてしまったが，実は，この国の最大の都市であるカラチだけで，14,000症例のうちの約50％が，非政府組織によるフランチャイズプログラムに携わる民間の医療者により発見されていた[95]。ケニアのナイロビにおいては，結核症例の10％以上が，民間の呼吸器内科医によりDOTS下で管理されていた[6]。2008年には，National Health Insurance System of Mexicoが全結核症例の23％を報告しているが，12％はNTPの範囲外の公立，民間の医療機関によって報告されていた。

ストップ結核戦略の第4の構成要素の世界的な貢献を正確に測定するには問題が多い。たとえば，記録および報告システムの不備；医療者の多様性；結核の管理・予防における貢献が，単に結核疑い患者を紹介すること，DOTSのみを行うこと，治療を完遂すること，など多岐にわたること，が挙げられる。ひとつひとつの方策をそれぞれ行うのではなく，結核／HIV共感染やMDR-TBを含んだストップ結核戦略のすべての構成要素を網羅した結核予防のアプローチとして，PPMを行い，促進すべきである。

第5の構成要素：パートナーシップを通じた結核患者と地域社会の権限付与

結核は，生物医学的な問題だけではなく，幅広い社会参加を必要とする複雑な社会経済的問題でもある。地域社会は先進国において，結核予防の重要な役割を果たしてきた[4]。地域社会はまた，中間もしくは低所得の国々における結核管理にも必須である[28]。地域社会の主な2つの役割は，(1)結核治療へのアドヒアランスを確実にするために患者をサポートする[47]ことと，(2)良質な結核管理への要求を声に出すこと，である。いくつかの異なる状況における試験的計画によると，結核予防への地域社会の参加は実現可能で，満足できる治癒率を達成するうえでコスト効率がよいことがわかっている[33,87]。地域のNGOもまた，人々や組織の行動を促すうえで重要である。利用可能なガイドライン[93]には，適切に地域社会を動員するために必要なステップが記載されている。また，ガイドラインでは，人々が受動的に医療サービスを受給するのではなく，個人や地域社会の健康にともに責任をもつべきであるという基本原理が強調されている。このような原理が結核予防の国策や予算案に組み込まれていることからわかるように，地域社会による結核ケアを課題に掲げる国が増えている。

Advocacy, communication, and social mobilization（ACSM）は，結核の個人的，社会的側面に言及することで，ストップ結核戦略のすべての構成要素をサポートする一連の調整活動である。より多くの国が，ACSMの特別プロジェクトから，必要に応じて，戦略的かつ包括的に計画し遂行する方針へ転換している[95]。2005年には22か国中5つの高蔓延国のみがACSMを国策に組み入れていたのに対し，2009年には12か国まで増加した。同様に 14の高蔓延国は，長期目標とされたACSMの計画の発展を導くために，知識・態度・活動に関する調査などを開始もしくは開始させる計画を立てていた。ストップ結核パートナーシップのDOTS拡大ワーキンググループ（Stop TB Partnership's DOTS Expansion Working Group）の傘下にあるACSMパートナーの多様で活発なネットワークは，国レベルでの差異と問題を発見し，ACSMを合同で作成することによりACSMの計画を実行しやすくしている（www.stoptb.org/countries/acsm/resources/tools.asp）。

地域のパートナーシップを通じて地域社会を強化する努力は，世界や国家のパートナーのネットワークの成長を通じても見受けられる。ストップ結核パートナーシップに属するパートナーの数

I　概論

は，2001年の創立時に7だったものが，2009年の終わりにはほぼ1,200の組織や個人に膨れ上がった。パートナーの大部分(750以上)は市民団体であった。2009年までに，国家先導での32のパートナーが設立された。それにより，それぞれの利害関係者の能力を構築し，資源やリスク，共通の目標を達成するための責任を共有するために，国家レベルでのよりよい協力体制の方向性が指し示された。ストップ結核パートナーシップは2007年に，Challenge Facility for Civil Society (CFCS) を設立した (www.stoptb.org/global/awards/cfcs/)。これは，社会的弱者の声を地方の政治家に聞こえやすくし，地域社会主導の革新的なプロジェクトを拡大するための仕組みである。これまでのところ，23か国で45以上のNGOがCFCSの出資を受けている。加えて，結核患者に権限を与える協調努力が，地域での結核への行動主義の増大につながった。結核患者の権利と責任に関して述べた，結核管理の患者憲章 (Patients' Charter for TB Care) は，患者とその擁護者のためのツールである (www.stoptb.org/assets/documents/resources/publications/acsm/istc_charter.pdf)。2009年3月に，ブラジルのリオデジャネイロで開催された第3回のストップ結核パートナーシップ会議において，世界中の賛同者がRio Communities' Declarationの原案をつくり公表した (www.stoptb.org/events/meetings/partners_forum/2009/)。それは，政府，出資者，全世界の政策立案者，研究者，市民活動家が緊急に活動し，すべての利害関係者が結核への対応にかかわることを促した。さらに最も重要なことは，軽んじられがちな人々のニーズを満たす，権利に応じた対応を確実に行うことを訴えていたことである。

このような進歩とACSMに重点をおくことについて，十分に評価する必要がある。その際には，地域の主導者が，効果的に結核予防を進めるよう国家を助け，必要な政治的関与と認識を引き上げているかどうかに注目すべきだ。

第6の構成要素：研究を可能にし，推進する

歴史的に，科学的研究は結核予防対策を方向づけるのに必須のものであった。1882年のロベルト・コッホ (Robert Koch) による結核菌の発見；1920年代の，今日唯一知られている結核ワクチンの導入とそれに引き続く臨床試験；1940年代に始まった抗結核薬の発見；1970年代における今日のSCCにつながる多剤併用治療に関するいくつもの研究；DOTSのコンセプト；遺伝子解析の完了などは，いかに生化学的研究や保健研究が結核の流行に影響を与えてきたかを知る最もよい例である[5,10,15]。過去100年において，結核に関するとてつもない知識が研究を通して得られており，そのうち歴史的に画期的な出来事となるいくつかの研究にはノーベル賞が授与されている (www.nobelprize.org/educational_games/medicine/tuberculosis/readmore.html)。

しかし，それらの目覚ましい発展により，国際社会は油断した結果，結核の研究を終了させ，さらなる資金投与は不要であると信じ込んでしまった。先進国において結核は減少し，科学界の興味は他の差し迫った問題に向いていた。近年における研究の反応の強さには目を見張るものがある。たとえば，HIV/AIDSの場合，1981年に症例が報告され，1983年にHIVが発見され，1985年にHIVの検査が導入され，1987年に最初の抗HIV薬が開発された。それに引き続き，20年という短い期間で，研究により，何世代もの抗HIV薬が開発されてきた。それとは対照的に，抗結核薬に関しては，1971年にリファンピシンが導入されてからは新規薬剤が開発されていない[訳注2]。

1970年代からの30年は，結核に関する焦点は，*Mycobacterium bovis* BCG (bacillus Calmette-Guérin) とSCC，そして非常に古い診断ツールに当てられてきた。1990年代における結核/HIV共感染とMDR-TBをはじめとした世界的な大きな脅威の出現と，結核の症例検出の進行が前進しないこと，結核予防の実施困難が相まって，結核研究の役割が世界的に見直されることになった。現在使用されているツールでは結核の撲滅が見込めないことは明白であり，新しいパラダイムが必要であった。1998年の結核菌の遺伝子解析は，結核菌に関する新しいツールの開発が現実的なものであり[10]，結核の基礎研究の新しい領域が切り開かれたことを実感する分岐点であっただろう。21世紀の最初の10年には，結核に対する研究の拡大への努力が認められる。新しいワクチン，抗結核薬，診断器具に対するいくつかの公共と民間のパートナーシップが開始され，新しいツールの開発への重要なステップとなった[41,46,76]。このような努力と，2001年と2006年における第1回，第2回のストップ結核グローバルプランの施行を早める目的で設立された3つのストップ結核パートナーシップの研究開発ワーキンググループ (Stop TB Partnership R&D working groups) も，さらなる科学研究計画を前進させるために重要である。グローバルプランは結核に対する新しいツールの開発と導入を強く推奨している。これらの努力に加え，過去10年間で結核関連の特定の問題についていくつかの研究計画が打ち出された[9,17,30,55]。

これらを後押しすべく，2006年にストップ結核パートナーシップの調整理事会 (Coordinating Board) は，研究のマッピングを行い，その全体像を分析することを決めた。理事会は，戦略的到達目標に関連する包括的な研究計画の必要性を示唆し，また，基礎研究がどのようにパートナーシップの枠組みに組み込まれるべきかを示した。これが，ストップ結核パートナーシップのTB Research Movement (stoptb.org/global/research/) の始まりである。TB Research Movementの主な目的は，研究者，出資者，結核プログラムの管理者，関連地域社会すべてを参入させることである。これは，協力して結核に関する研究の視野，スケール，速度を増す戦略的努力により成し遂げられ，研究のニーズに応え，優先順位をつけることが可能となった。この活動には，すべての重要な観点 (新しいツールの開発と発展から，新しいツールを実

訳注2　2014年，多剤耐性肺結核に対する薬剤として，デラマニド (デルティバ®) が承認されている。日本では40年ぶりの新規抗結核薬である。

際に導入するための効率のよい予防戦略の発展まで）を踏まえた革新的な国際的研究計画開発を支援する目的もある。2050年までに結核を撲滅するという長期目標を進めるために必要な変換をもたらすには，この研究計画の発展が重要なものとなる。

過去10年間にわたる結核予防の新しいツールの進歩のおかげで，現在希望がもてる状況である。診断において，最近飛躍的に進歩したことは，資源の乏しい地域で，MDR-TBの迅速検査のための分子ラインプローブアッセイが導入され実用化されたことである。耐性結核を2時間で診断できるツールがもうすぐ使用可能になるだろう[76]。新しい抗結核薬の供給経路が増え，5つの新薬の第1相・第2相試験が行われている[34,46]のをはじめとして，38の化合物が前臨床的・臨床開発中である。11のワクチンの臨床試験が行われており，そのいくつかは第2相試験に入っている[41]。全世界の結核関連の研究費と開発費は，2005年の3億6,300万米ドルから，2008年の5億1,000万米ドルまで43％の上昇をみせた。しかしながらこれは，結核の予防と撲滅に，より効率的なツールの開発・供給を継続するのに必要な額よりははるかに低い[73]。

最近のモデルによると，新しいツールを組み合わせて使用すれば，2050年までに結核の発生率を71％低下させることができるかもしれない[1]。このようなモデルによる予測によれば，ツールを使用しても結核の撲滅という到達目標は達成できないかもしれないが，結核の被害はほぼ4分の3，減らせる見込みであり，ぜひ実行すべきだ。さらに，もし研究努力と結核の予防，検出，治癒をより迅速にできる手段導入を加速すれば，結核を2050年までに撲滅するという目標は決して不可能ではない。その場でできる(point-of-care)迅速検査，薬剤感受性結核に対する週1回治療レジメン，BCGに代わるワクチンは，単なる願望ではなく達成可能な長期目標である。歴史は，人類が求めれば突破できることを示してきた。月への到達は，達成されるまで不可能と信じられていたことを忘れてはいけない。

終わりに

ストップ結核グローバルプランを通じてのストップ結核戦略の実施が進行し，新しく改良された結核予防のツール（薬剤，診断器具，ワクチン）の開発が進んだことにより，将来，結核の世界的流行をコントロールできるかもしれない明るい見通しがつきつつある。しかし，HIV，MDR-TB，XDR-TBの蔓延；人口動態の変化；社会経済決定因子；貧困の増大，といったいくつかの要素がその見通しに悪影響を及ぼしている。

過去10年にわたり，途上国での結核予防のために外部からの支援がかなり増加しているにもかかわらず，結核予防は世界的にいまだ資金不足である。全世界の結核症例の94％を占める118か国からWHOに報告されたデータによると，結核予防への出資金は2006年の27億米ドルから，41億米ドルまで増加している（図11-8）[96]。出資金の86％が中央政府からのものであった一方，残りはGlobal Fund to Fight AIDS, TB, and Malariaなどかうの出資者であった。これらの国で2010年に報告された出資金と，ストップ結核グローバルプラン2006〜2015[96]による必要額の差は21億米ドルとなっている。さらなる資金を必要としているのは，そのほとんどが薬剤耐性結核と結核／HIV共感染の予防活動のためのものである。この金銭の差を埋めることが，ストップ結核戦略の6つの構成要素と並び，効果的な結核管理への普遍的なアクセスを実現するためには必須である。結核予防と貧困の解消

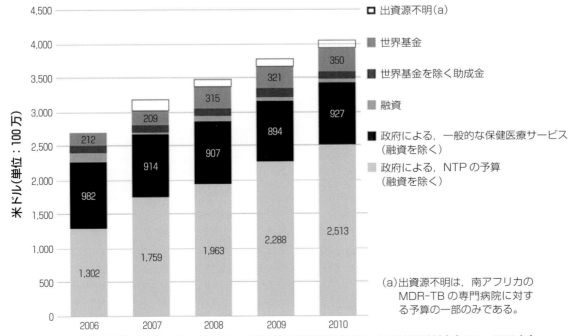

図11-8　22の結核高蔓延国と，その他の96の国における結核予防のための財源別割合（2006〜2010年）

に関心をもつすべての人が，数十年続く効果的なプログラムを実行するのに十分な出資を確保するために，政治的な意思を動かす手助けをしなくてはならない。

　より有効なワクチン，よりよい診断テスト，改善された予防的・治療的アプローチなどの結核予防のための新しいツールの開発が，結核診療を急速に進化させ，2050年までに最終的に結核の撲滅を実現可能にするだろう。すでに，MDR-TB の迅速診断を含んだいくつかの新しい診断テストが実地使用されている。うまくいけば，この先数年で，新しい治療レジメンとワクチンが利用可能になり導入されるだろう。同時に，既存の診断・治療法を最大限に利用することが，ストップ結核戦略を可能な限り有効に，広く実施することにつながる。2015年までのストップ結核パートナーシップの到達目標と結核関連の MDG を達成し，継続していくことが，結核撲滅のための道のりをつくるための各国の最大の課題である。その長期目標を達成できなければ，人類にとって破滅的なことになるかもしれない。我々は，勢いを失うわけにはいかないのである。

謝辞:

非常に有用な提案とコメントをくださった Mukund Uplekar と Young Ae Chu と，有用なデータの一部を提供してくれた Charalampos Sismanidis に感謝する。

◎ 文献 ◎

1. **Abu-Raddad, L. J., L. Sabatelli, J. T. Achterberg, J. D. Sugimoto, I. M. Longini, Jr., C. Dye, and M. E. Halloran.** 2009. Epidemiological benefits of more effective tuberculosis vaccines, drugs and diagnostics. *Proc. Natl. Acad. Sci. USA* **106:** 13980–13985.
2. **Aziz, M. A., A. Wright, A. Laszlo, A. D. Muynck, F. Portaels, A. V. Deun, C. Wells, P. Nunn, L. Blanc, and M. Raviglione.** 2006. Epidemiology of antituberculosis drug resistance (the Global Project on Anti-tuberculosis Drug Resistance Surveillance): an updated analysis. *Lancet* **368:**2142–2154.
3. **Borgdorff, M. W., K. Floyd, and J. F. Broekmans.** 2002. Interventions to reduce tuberculosis mortality and transmission in low- and middle-income countries. *Bull. W. H. O.* **80:** 217–227.
4. **Broekmans, J. F., G. B. Migliori, H. L. Rieder, J. Lees, P. Ruutu, R. Loddenkemper, and M. C. Raviglione.** 2002. European framework for tuberculosis control and elimination in countries with a low incidence: recommendations of the World Health Organization (WHO), International Union Against Tuberculosis and Lung Disease (IUATLD), and Royal Netherlands Tuberculosis Association (KNCV) Working Group. *Eur. Respir. J.* **19:**765–775.
5. **Chaisson, R., and M. Harrington.** 2009. How research can help control of tuberculosis. *Int. J. Tuberc. Lung Dis.* **13:** 558–568.
6. **Chakaya, J., M. Uplekar, J. Mansoer, A. Kutwa, G. Karanja, V. Ombeka, D. Muthama, P. Kimuu, J. Odhiambo, H. Njiru, D. Kibuga, and J. Sitienei.** 2008. Public-private mix for control of tuberculosis and TB-HIV in Nairobi, Kenya: outcomes, opportunities and obstacles. *Int. J. Tuberc. Lung Dis.* **12:**1274–1278.
7. **Chen, X., F. Zhao, H. Duanmu, L. Wan, L. Wang, X. Du, and D. P. Chin.** The DOTS strategy in China: results and lessons after 10 years. *Bull. W. H. O.* **80:**430–436.
8. **China Tuberculosis Control Collaboration.** 2004. The effect of tuberculosis control in China. *Lancet* **364:**417–422.
9. **Cobelens, F. G. J., E. Heldal, M. E. Kimerling, C. D. Mitnick, L. J. Podewils, R. Ramachandran, H. L. Rieder, K. Weyer, and M. Zignol, on behalf of the Working Group on MDR-TB of the Stop TB Partnership.** 2008. Scaling up programmatic management of drug-resistant tuberculosis: a prioritized research agenda. *PLoS Med.* **5:**e150. doi:10.1371/journal.pmed.0050150.
10. **Cole, S. T., R. Brosch, J. Parkhill, T. Garnier, C. Churcher, D. Harris, S. V. Gordon, K. Eiglmeier, S. Gas, C. E. Barry, F. Tekaia, K. Badcock, D. Basham, D. Brown, T. Chillingworth, R. Connor, R. Davies, K. Devlin, T. Feltwell, S. Gentles, N. Hamlin, S. Holroyd, T. Hornsby, K. Jagels, A. Krogh, J. McLean, S. Moule, L. Murphy, K. Oliver, J. Osborne, M. A. Quail, M. A. Rajandream, J. Rogers, S. Rutter, K. Seeger, J. Skelton, R. Squares, S. Squares, J. E. Sulston, K. Taylor, S. Whitehead, and B. G. Barrell.** 1998. Deciphering the biology of *Mycobacterium tuberculosis* from the complete genome sequence. *Nature* **393:**537–544.
11. **Corbett, E. L., C. J. Watt, N. Walker, D. Maher, B. G. Williams, M. C. Raviglione, and C. Dye.** 2003. The growing burden of tuberculosis: global trends and interactions with the HIV epidemic. *Arch. Intern. Med.* **163:**1009–1021.
12. **Corbett, E. L., B. Marston, G. J. Churchyard, and K. M. De Cock.** 2006. Tuberculosis in sub-Saharan Africa: opportunities, challenges, and change in the era of antiretroviral treatment. *Lancet* **367:**926–937.
13. **Crofton, J.** 1960. Tuberculosis undefeated. *Br. Med. J.* **2:** 679–687.
14. **Daley, C., P. Small, G. Schecter, G. K. Schoolnik, R. A. McAdam, W. R. Jacobs, and P. C. Hopewell.** 1992. An outbreak of tuberculosis with accelerated progression among persons with the human immunodeficiency virus: an analysis using restriction-fragment-length polymorphism. *N. Engl. J. Med.* **326:**231–235.
15. **Daniel, T. M.** 2009. The history of tuberculosis: past, present, and challenges for the future, p. 1–7. *In* H. S. Schaaf and A. Zumla (ed.), *Tuberculosis: a Comprehensive Clinical Reference.* Saunders Elsevier, London, United Kingdom.
16. **Di Perri, G., M. Cruciani, M. C. Danzi, R. Luzzati, G. De Checchi, M. Malena, S. Pizzighella, R. Mazzi, M. Solbiati, and E. Concia.** 1989. Nosocomial epidemic of active tuberculosis among HIV-infected patients. *Lancet* **ii:**1502–1504.
17. **Donald, P. R., D. Maher, and D. Qazi.** 2007. A research agenda to promote the management of childhood tuberculosis within national tuberculosis programmes. *Int. J. Tuberc. Lung Dis.* **11:**370–380.
18. **Dye, C., G. P. Garnett, K. Sleeman, and B. G. Williams.** 1998. Prospects for worldwide tuberculosis control under the WHO DOTS strategy. Directly observed short-course therapy. *Lancet* **352:**1886–1891.
19. **Dye, C., S. Scheele, P. Dolin, V. Pathania, and M. C. Raviglione.** 1999. Global burden of tuberculosis: estimated incidence, prevalence and mortality by country. *JAMA* **282:**677–686.
20. **Dye, C., and B. G. Williams.** 2000. Criteria for the control of drug-resistant tuberculosis. *Proc. Natl. Acad. Sci. USA* **97:** 8180–8185.
21. **Dye, C., M. A. Espinal, C. Watt, C. Mbiaga, and B. G. Wil-**

liams. 2002. Worldwide incidence of multidrug-resistant tuberculosis. *J. Infect. Dis.* **185**:1197–1202.
22. Dye, C., D. Maher, D. Weil, M. Espinal, and M. Raviglione. 2006. Targets for tuberculosis control. *Int. J. Tuberc. Lung Dis.* **10**:460–462.
23. Dye, C., S. Ottmani, L. Laasri, and N. Bencheikh. 2007. The decline of tuberculosis epidemics under chemotherapy: a case study in Morocco. *Int. J. Tuberc. Lung Dis.* **11**:1225–1231.
24. Dye, C., A. Bassili, A. L. Bierrenbach, J. F. Broekmans, V. K. Chadha, P. Glaziou, P. G. Gopi, M. Hosseini, S. J. Kim, D. Manissero, I. Onozaki, H. L. Rieder, S. Scheele, F. van Leth, M. van der Werf, and B. G. Williams. 2008. Measuring tuberculosis burden, trends, and the impact of control programmes. *Lancet Infect. Dis.* **8**:233–243.
25. Dye, C., and B. G. Williams. 2010. The new population dynamics and control of tuberculosis. *Science* **328**:856–861.
26. Elzinga, G., M. C. Raviglione, and D. Maher. 2004. Scale up: meeting targets in global tuberculosis control. *Lancet* **363**:814–819.
27. Espinal, M. A., C. Dye, M. Raviglione, and A. Kochi. 1999. Rational 'DOTS-Plus' for the control of MDR-TB. *Int. J. Tuberc. Lung Dis.* **3**:561–563.
28. Espinal, M. A., A. Laszlo, L. Simonsen, F. Boulahbal, S. J. Kim, A. Reniero, S. Hoffner, H. L. Rieder, N. Binkin, C. Dye, R. Williams, and M. C. Raviglione. 2001. Global trends in resistance to antituberculosis drugs. *N. Engl. J. Med.* **344**:1294–1303.
29. Espinal, M. A., S. J. Kim, P. G. Suarez, K. M. Kam, A. G. Khomenko, G. B. Migliori, J. Baéz, A. Kochi, C. Dye, and M. C. Raviglione. 2000. Standard short-course chemotherapy for drug-resistant tuberculosis: treatment outcome in 6 countries. *JAMA* **283**:2537–2545.
30. Fauci, A. S., and NIAID Tuberculosis Working Group. 2008. Multi-drug resistant and extensively drug-resistant tuberculosis: the National Institute of Allergy and Infectious Diseases research agenda and recommendations for priority research. *J. Infect. Dis.* **197**:1493–1498.
31. Frenk, J. 2006. Bridging the divide: global lessons from evidence-based health policy in Mexico. *Lancet* **368**:954–961.
32. Gandhi, N. R., A. Moll, A. W. Sturm, R. Pawinski, T. Govender, U. Lalloo, K. Zeller, J. Andrews, and G. Friedland. 2006. Extensively drug-resistant tuberculosis as a cause of death in patients co-infected with tuberculosis and HIV in a rural area of South Africa. *Lancet* **368**:1575–1580.
33. Gargioni, G. 2009. Role of communities in tuberculosis care and prevention, p. 660–667. *In* H. S. Schaaf and A. Zumla (ed.), *Tuberculosis: a Comprehensive Clinical Reference*. Saunders Elsevier, London, United Kingdom.
34. Ginsberg, A. M. 2008. Emerging drugs for active tuberculosis. *Semin. Respir. Crit. Care Med.* **29**:552–559.
35. Reference deleted.
36. Gupta, R., J. Y. Kim, M. A. Espinal, J. M. Caudron, B. Pecoul, P. Farmer, and M. C. Raviglione. 2001. Responding to market failure in tuberculosis control. *Science* **293**:1049–1051.
37. Gupta, R., J. P. Cegielski, M. A. Espinal, M. Henkens, J. Y. Kim, C. S. Lambregts-Van Weezenbeek, J. W. Lee, M. C. Raviglione, P. G. Suarez, and F. Varaine. 2002. Increasing transparency in partnerships for health—introducing the Green Light Committee. *Trop. Med. Int. Health* **7**:970–976.
38. Harries, A. D., R. Zachariah, E. L. Corbett, S. D. Lawn, E. T. Santos-Filho, R. Chimzizi, M. Harrington, D. Maher, B. G. Williams, and K. M. De Cock. 2010. The HIV-associated tuberculosis epidemic—when will we act? *Lancet* **375**:43–56.
39. Hopewell, P. C., M. Pai, D. Maher, M. Uplekar, and M. C. Raviglione. 2006. International standards for tuberculosis care. *Lancet Infect. Dis.* **11**:710–725.
40. Jackson, S., A. C. Sleigh, G.-J. Wang, and X.-L. Liu. 2006. Poverty and the economic effects of TB in rural China. *Int. J. Tuberc. Lung Dis.* **10**:1104–1110.
41. Kaufmann, S. H. E., G. Hussey, and P. H. Lambert. 2010. New vaccines for tuberculosis. *Lancet* **375**:85–94.
42. Kik, S. V., S. P. J. Olthof, J. T. N. de Vries, D. Menzies, N. Kincler, J. van Loenhout-Rooyakkers, C. Burdo, and S. Verver. 2009. Direct and indirect costs of tuberculosis among immigrant patients in the Netherlands. *BMC Public Health* **9**:283–287.
43. Kumar, M. K., P. K. Dewan, P. K. Nair, T. R. Frieden, S. Sahu, F. Wares, K. Laserson, C. Wells, R. Granich, and L. S. Chauhan. 2005. Improved tuberculosis case detection through public-private partnership and laboratory-based surveillance, Kannur District, Kerala, India, 2001–2002. *Int. J. Tuberc. Lung Dis.* **9**:870–876.
44. Laxminarayan, R., E. Y. Klein, S. Darley, and O. Adeyi. 2009. Global investment in TB control: economic benefits. *Health Affairs* **28**:W730–W742.
45. Lonnroth, K., E. Jaramillo, B. G. Williams, C. Dye, and M. Raviglione. 2009. Drivers of tuberculosis epidemics: the role of risk factors and social determinants. *Soc. Sci. Med.* **68**:2240–2246.
46. Ma, Z., and C. Lienhardt. 2009. Towards an optimized therapy for tuberculosis? Drugs in clinical trials and in preclinical development. *Clin. Chest Med.* **30**:755–768.
47. Maher, D., J. L. C. van Gorkom, P. C. F. M. Gondrie, and M. Raviglione. 1999. Community contribution to tuberculosis care in high tuberculosis prevalence countries: past, present and future. *Int. J. Tuberc. Lung Dis.* **3**:762–768.
48. Maher, D. 2003. The role of the community in the control of tuberculosis. *Tuberculosis* **83**:177–182.
49. Maher, D., C. Dye, K. Floyd, A. Pantoja, K. Lonnroth, A. Reid, E. Nathanson, T. Pennas, U. Fruth, J. Cunningham, H. Ignatius, M. C. Raviglione, I. Koek, and M. Espinal. 2007. Planning to improve global health: the next decade of tuberculosis control. *Bull. W. H. O.* **85**:341–347.
50. Matiru, R., and T. Ryan. 2007. The Global Drug Facility: a unique, holistic, and pioneering approach to drug procurement and management. *Bull. W. H. O.* **85**:348–353.
51. Ministry of Health and Family Welfare. 2010. *TB India 2010: RNTCP Status Report*. Central TB Division, New Delhi, India.
52. Murray, M. 2009. Epidemiology of TB, p. 23–59. *In* M. C. Raviglione (ed.), *Tuberculosis: the Essentials*, 4th ed. Informa Healthcare, New York, NY.
53. Murthy, K. J. R., T. R. Frieden, A. Yazdani, and P. Hreshikesh. 2001. Public-private partnership in tuberculosis control: experience in Hyderabad, India. *Int. J. Tuberc. Lung Dis.* **5**:354–359.
54. Nathanson, E., C. Lambregts-van Weezenbeek, M. L. Rich, R. Gupta, J. Bayona, K. Blöndal, J. A. Caminero, P. J. Cegielski, M. Danilovits, M. A. Espinal, V. Hollo, E. Jaramillo, V. Leimane, C. D. Mitnick, J. S. Mukherjee, P. Nunn, A. Pasechnikov, T. Tupasi, C. Wells, and M. C. Raviglione. 2006. Multidrug-resistant tuberculosis management in resource-limited settings. *Emerg. Infect. Dis.* **12**:1389–1397.
55. Nunn, P., A. Harries, P. Godfrey-Faussett, R. Gupta, D. Maher,

and M. Raviglione. 2002. The research agenda for improving health policy, systems performance, and service delivery for tuberculosis control: a WHO perspective. *Bull. W. H. O.* **80:** 471–476.
56. Orenstein, E. W., S. Basu, N. S. Shah, J. R. Andrews, G. H. Friedland, A. P. Moll, N. R. Gandhi, and A. P. Galvani. 2009. Treatment outcomes among patients with multidrug-resistant tuberculosis: systematic review and meta-analysis. *Lancet Infect. Dis.* **9:**153–161.
57. Pablos-Mendes, A., M. C. Raviglione, A. Laszlo, N. Binkin, H. L. Rieder, F. Bustreo, D. L. Cohn, C. S. B. Lambregts-van Weezenbeek, S. J. Kim, P. Chaulet, and P. Nunn. 1998. Global surveillance for antituberculosis-drug resistance, 1994–1997. *N. Engl. J. Med.* **338:**1641–1649. (Erratum, *N. Engl. J. Med.* **339:**139.)
58. Rajeswari, R., R. Balasubramanian, M. Muniyandi, S. Geetharamani, X. Thresa, and P. Venkatesan. 1999. Socio-economic impact of tuberculosis on patients and family in India. *Int. J. Tuberc. Lung Dis.* **3:**869–877.
59. Raviglione, M., C. Dye, S. Schmidt, and A. Kochi. 1997. Assessment of worldwide tuberculosis control. *Lancet* **350:**624–629.
60. Raviglione, M., and M. W. Uplekar. 2006. WHO's new Stop TB Strategy. *Lancet* **367:**952–955.
61. Ross, J. D., N. W. Horne, I. W. B. Grant, and J. W. Crofton. 1958. Hospital treatment of pulmonary tuberculosis. *Br. Med. J.* **1:**237–242.
62. Russell, S. 2004. The economic burden of illness for households in developing countries: a review of studies focusing on malaria, tuberculosis, and human immunodeficiency virus/acquired immunodeficiency syndrome. *Am. J. Trop. Med. Hyg.* **71**(2 Suppl.)**:**147–155.
63. Shah, N. S., A. Wright, G. H. Bai, L. Barrera, F. Boulahbal, N. Martín-Casabona, F. Drobniewski, C. Gilpin, M. Havelková, R. Lepe, R. Lumb, B. Metchock, F. Portaels, M. F. Rodrigues, S. Rüsch-Gerdes, A. V. Deun, V. Vincent, K. Laserson, C. Wells, and J. P. Cegielski. 2007. Worldwide emergence of extensively drug-resistant tuberculosis. *Emerg. Infect. Dis.* **13:**380–387.
64. Shah, N. S., R. Pratt, L. Armstrong, V. Robison, K. G. Castro, and J. P. Cegielski. 2008. Extensively drug-resistant tuberculosis in the United States, 1993–2007. *JAMA* **300:** 2153–2160.
65. Soemantri, S., F. P. Senewe, D. H. Tjandrarini, R. Day, C. Basri, D. Manissero, F. Mehta, and C. Dye. 2007. Three-fold reduction in the prevalence of tuberculosis over 25 years in Indonesia. *Int. J. Tuberc. Lung Dis.* **11:**398–407.
66. Stop TB Initiative. 2001. *Global TB Drug Facility—Prospectus. World Health Organization.* WHO/CDS/STB/2001.10a. World Health Organization, Geneva, Switzerland.
67. Stop TB Partnership. 2001. *Annual Report 2001.* WHO/CDS/STB/2002.17. World Health Organization, Geneva, Switzerland.
68. Stop TB Partnership and World Health Organization. 2006. *The Global Plan to Stop TB, 2006–2015.* WHO/HTM/STB/2006.35. World Health Organization, Geneva, Switzerland.
69. Styblo, K. 1989. Overview and epidemiological assessment of the current global tuberculosis situation with an emphasis on control in developing countries. *Rev. Infect. Dis.* **11**(Suppl. 2)**:** 339–346.
70. Styblo, K., and J. R. Bumgarner. 1991. *Tuberculosis Can Be Controlled with Existing Technologies: Evidence.* Tuberculosis, Surveillance Research Unit, International Union Against Tuberculosis and Lung Disease, Paris, France.
71. Suarez, P. G., C. J. Watt, E. Alarcón, J. Portocarrero, D. Zavala, R. Canales, F. Luelmo, M. A. Espinal, and C. Dye. 2001. The dynamics of tuberculosis in response to 10 years of intensive control effort in Peru. *J. Infect. Dis.* **184:**473–478.
72. Suarez, P. G., K. Floyd, J. Portocarrero, E. Alarcón, E. Rapiti, G. Ramos, C. Bonilla, I. Sabogal, I. Aranda, C. Dye, M. Raviglione, and M. A. Espinal. 2002. Feasibility and cost-effectiveness of standardised second-line drug treatment for chronic tuberculosis patients: a national cohort study in Peru. *Lancet* **359:**1980–1989.
73. Treatment Action Group. 2009. *Tuberculosis Research and Development: a Critical Analysis.* Treatment Action Group, New York, NY.
74. Uplekar, M., S. Juvekar, S. Morankar, S. Rangan, and P. Nunn. 1998. Tuberculosis patients and practitioners in private clinics in India. *Int. J. Tuberc. Lung Dis.* **2:**324–329.
75. Uplekar, M., V. Pathania, and M. Raviglione. 2001. Private practitioners and public health: weak links in tuberculosis control. *Lancet* **358:**912–916.
76. Wallis, R. S., M. Pai, D. Menzies, T. M. Doherty, G. Walzl, M. D. Perkins, and A. Zumla. 2010. Biomarkers and diagnostics for tuberculosis: progress, needs, and translation into practice. *Lancet* **375:**57–74.
77. World Health Organization. 1974. *Expert Committee on Tuberculosis: Ninth Report.* Technical report series 552. World Health Organization, Geneva, Switzerland.
78. World Health Organization. 1991. *Forty-Fourth World Health Assembly. Resolutions and Decisions. Resolution WHA 44.8.* WHA44/1991/REC/1. World Health Organization, Geneva, Switzerland.
79. World Health Organization. 1994. *47th World Health Assembly: Provisional Agenda Item 19. Tuberculosis Programme—Progress Report by the Director-General.* WHA47/1994/A47/12. World Health Organization, Geneva, Switzerland.
80. World Health Organization. 1998. *Global Tuberculosis Programme. Report of the Ad Hoc Committee on the Tuberculosis Epidemic. London, 17–19 March 1998.* WHO/TB/98.245. World Health Organization, Geneva, Switzerland.
81. World Health Organization. 2000. *Stop TB Initiative. Amsterdam, 22–24 March 2000— "Tuberculosis and Sustainable Development." Report of a Conference.* WHO/CDS/STB/2000.6. World Health Organization, Geneva, Switzerland.
82. World Health Organization. 2000. *Fifty-Third World Health Assembly. Resolutions and Decisions. Resolution WHA 53.1.* World Health Organization, Geneva, Switzerland.
83. World Health Organization. 2000. *The Economic Impacts of Tuberculosis. The Stop TB Initiative 2000 Series.* WHO/CDS/STB/2000.5. World Health Organization, Geneva, Switzerland.
84. World Health Organization. 2000. *Guidelines for Establishing DOTS-Plus Pilot Projects for the Management of Multidrug-Resistant Tuberculosis.* WHO/CDS/TB/2000.279. World Health Organization, Geneva, Switzerland.
85. World Health Organization. 2002. *An Expanded DOTS Framework for Effective Tuberculosis Control.* WHO/CDS/TB/2002.297. World Health Organization, Geneva, Switzerland.
86. World Health Organization. 2002. *A Strategic Framework To Decrease the Burden of TB/HIV.* WHO/CDS/TB/2002.296. World Health Organization, Geneva, Switzerland.

87. **World Health Organization.** 2003. *Community Contribution to TB Care: Practice and Policy.* WHO/CDS/TB/2003.312. World Health Organization, Geneva, Switzerland.
88. **World Health Organization.** 2004. *Report on the Meeting of the Second Ad Hoc Committee on the TB Epidemic. Montreux, Switzerland, 18–19 September 2003. Recommendations to Stop TB Partners.* WHO/HTM/STB/2004.28. World Health Organization, Geneva, Switzerland.
89. **World Health Organization.** 2004. *Interim Policy on Collaborative TB/HIV Activities.* WHO/HTM/TB/2004.330. World Health Organization, Geneva, Switzerland.
90. **World Health Organization.** 2006. *The Stop TB Strategy: Building On and Enhancing DOTS To Meet the Millennium Development Goals.* WHO/HTM/TB/2006.368. World Health Organization, Geneva, Switzerland.
91. **World Health Organization.** 2007. *The Global MDR-TB and XDR-TB Response Plan 2007–2008.* WHO/HTM/TB/2007.387. World Health Organization, Geneva, Switzerland.
92. **World Health Organization.** 2008. *The Global Burden of Disease: 2004 Update.* World Health Organization, Geneva, Switzerland.
93. **World Health Organization.** 2008. *Community Involvement in Tuberculosis Care and Prevention: Towards Partnerships for Health. Guiding Principles and Recommendations Based on a WHO Review.* WHO/HTM/TB/2008.397. World Health Organization, Geneva, Switzerland.
94. **World Health Organization.** 2008. *Guidelines for the Programmatic Management of Drug-Resistant Tuberculosis. Emergency Update 2008.* WHO/HTM/TB.2008.402. World Health Organization, Geneva, Switzerland.
95. **World Health Organization.** 2009. *Global Tuberculosis Control: Epidemiology, Strategy, Financing.* WHO/HTM/TB/2009.411. World Health Organization, Geneva, Switzerland.
96. **World Health Organization.** 2009. *Global Tuberculosis Control. A Short Update to the 2009 Report.* WHO/HTM/TB/2009.426. World Health Organization, Geneva, Switzerland.
97. **World Health Organization.** 2009. *Guidelines for Surveillance of Drug Resistance in Tuberculosis*, 4th ed. WHO/HTM/STB.2009.422. World Health Organization, Geneva, Switzerland.
98. **World Health Organization.** 2009. *Sixty-Second World Health Assembly. Resolutions and Decisions. Resolution WHA 62.15.* World Health Organization, Geneva, Switzerland.
99. **World Health Organization.** 2010. *Multidrug and Extensively Drug Resistant TB (M/XDR-TB). 2010 Global Report on Surveillance and Response.* WHO/HTM/TB/2010.3. World Health Organization, Geneva, Switzerland.
100. **World Health Organization.** 2010. *Public-Private Mix for TB Care and Control. Report of the Sixth Meeting of the Subgroup on Public-Private Mix for TB Care and Control.* WHO/HTM/TB/2010.5. World Health Organization, Geneva, Switzerland.
101. **World Health Organization and International Labour Office.** 2003. *Guidelines for Workplace TB Control Activities.* WHO/CDS/TB/2003.323. World Health Organization, Geneva, Switzerland.
102. **Wright, A., M. Zignol, A. V. Deun, D. Falzon, S. R. Gerdes, K. Feldman, S. Hoffner, F. Drobniewski, L. Barrera, D. V. Soolingen, F. Boulabhal, C. N. Paramasivan, K. M. Kam, S. Mitarai, P. Nunn, and M. Raviglione.** 2009. Epidemiology of antituberculosis drug resistance 2002–07: an updated analysis of the Global Project on Anti-Tuberculosis Drug Resistance Surveillance. *Lancet* **373:**1861–1873.
103. **Zignol, M., M. S. Hosseini, A. Wright, C. L. Weezenbeek, P. Nunn, C. J. Watt, B. G. Williams, and C. Dye.** 2006. Global incidence of multidrug-resistant tuberculosis. *J. Infect. Dis.* **194:**479–485.

Chapter 12

閉鎖環境における結核
Tuberculosis in Enclosed Populations

- 著:Sorana Segal-Maurer
- 訳:吉野 かえで

イントロダクション

1990年代,結核,特に院内結核と多剤耐性結核(multidrug-resistant tuberculosis:MDR-TB)が劇的に再流行した。集団生活施設内の結核に関する報告によると,特に高リスクの宿主において,閉鎖環境や室内での結核伝播が増加していた。1990年代初頭に,病院・刑務所・シェルター・長期療養施設内で起きた結核の集団感染(アウトブレイク)に寄与した要因として,公衆衛生インフラ整備の遅れ,ヒト免疫不全ウイルス(human immunodeficiency virus:HIV)共感染の増加,ホームレスと貧困層の増加,医療者の警戒の薄れ,適切な隔離施設の不足,などが挙げられる。病院・拘置所の設備の改善,直接監視下治療(directly observed treatment, short-course:DOTS[訳注1])の施行,医療者および国民全体への教育など,公衆衛生に関して多大な努力を行った結果,2009年の結核(特にMDR-TB)罹患率は人口10万あたり3.8人と,1992年(人口10万あたり10.5人)と比較し大きく低下した[30]。2009年は過去最高の年間低下率を示し,1953年に結核の全国調査を開始して以降で最も低い罹患率を記録した[30]。院内の結核・MDR-TBの伝播は減少したにもかかわらず,米国外出生者,結核高蔓延地域からの移民,出稼ぎ労働者,ホームレス緊急一時宿泊施設(ホームレスシェルター)入所者の結核が増加し,結果として,感染リスクの高い地域住民の間で感染が拡大している[13,30]。世界的なHIVの流行,世界各国の移動手段の発達,経済環境の変化,世界的に持続する結核の猛威が,この新たな結核感染拡大の波に拍車をかけた。継続的に警戒と支援を行い,地域・国・国際社会で感染制御策を遂行することが,結核予防の要である。

この章では,さまざまな集団生活施設における結核伝播の要因と,その封じ込め策・予防策について触れる。ここでは主に,感染リスクの高い人々,入所者,患者,医療者の安全を守るための感染制御の手法について述べる。

伝播疫学

結核菌(Mycobacterium tuberculosis)が伝播する確率は,空気中の感染性飛沫核の濃度,感染性飛沫核への曝露時間,感染性のある患者との密接度,による[69]。最も感染が成立しやすいのは,風通しや空気の循環が悪く感染粒子が蓄積しやすい,狭く混雑した空間である[69]。医療機関以外では,学校,オフィス,職場,近所のバー,船,飛行機などで結核のアウトブレイクが報告されている[35,58]。これらの集団感染はすべて,換気の悪い閉ざされた空間での感染力の強い患者と感染リスクの高い人々の近接を特徴としていた。

1990年代の集団感染(アウトブレイク)とその問題点

1990年以前には,米国における結核の院内アウトブレイクは比較的少なく,患者間の伝播速度も遅く,多剤耐性結核菌の関与にまれであった[47]。この頃,結核に曝露し感染した医療者は,結核とは認識されていない患者,あるいは結核の治療初期の患者と長時間,濃厚に接触していた。エアロゾル(噴霧飛沫)を産生する特異的な医療処置(すなわち,気管支鏡,気管内挿管,創傷処置,気道処置,解剖など)が結核感染に関係していることが数多く報告された。患者-患者間の結核感染はまれであった。

それに対して,1990年代以降の結核の院内感染では,MDR-TB株の関与がみられ,蔓延速度も速く,複数の施設でアウトブレイクが頻発した。ニューヨーク市単独でも,監察医のオフィスを含む57の医療機関と2つの矯正施設で,多剤耐性結核菌によるアウトブレイクが報告された[66,67]。これらのアウトブレイクの多くで,多剤耐性株の一種の"W"株(6剤以上の抗結核薬に耐性をもつ)が関与していた。1990~1993年の報告では,ニューヨーク市のMDR-TB症例の3分の1,米国全体のMDR-TB症例の4分の1を"W"株が占め,その治癒率は50~60%であった(薬剤感受性結核の治癒率は95~97%)[27]。"W"株の罹患率が最も高いのは,米国出生患者,HIV共感染患者,これらの患者をケアする医療者だった。結核を発症した患者の40%以上は潜在性結核の再活性化ではなく,新たな感染によることが分子疫学により示された[2,89]。

もはや保健医療関連施設や集団生活施設で"W"株を認めることはないが,過去に"W"株に感染した患者・釈放された受刑者・医療者らと接触した地域住民の間でいまだに孤発的に発生している[67]。MDR-TBおよび超多剤耐性結核(extensively drug-resistant TB:XDR-TB)に関する米国の最新の調査によると,2003年のMDR-TB患者数は107件であった。最も多いリスク因子は米

訳注1 原著ではDOTだが,日本ではDOTSという名前で呼ばれているので,以後,DOTSと略す。

I 概論

国外出生（MDR-TB の 77.6%）と結核の既往（同 4.3%）で，1990 年代初頭のアウトブレイク（主に米国出生者で発生）とは大きく性質が異なっていた[30]。1992 年に米国疾病対策センター（Centers for Disease Control and Prevention：CDC）が発表した「超多剤耐性結核制圧のための行動計画（CDC Action Plan for Control of XDR-TB）」の実行により，米国の MDR-TB の年間発症者数は，1993 年の 485 例から 2007 年には 75% 減の 119 例へと減少した[27]。2010 年 3 月の報告では，2009 年度の米国の XDR-TB の新規発症者数は 0 件であった[27]。

HIV と結核の共感染は進行が速いだけでなく，潜在性結核から活動性結核への進展のリスクが高く，非典型的な臨床像を呈する（その結果，診断も遅れる）可能性も高い[5,8,15,31,42,65,79]。HIV・結核共感染患者の陰圧室の空気をモルモットに曝露させた空気感染研究施設の実験の結果，HIV 共感染患者が強い感染力をもつことが鮮やかに示された[36]。曝露したモルモットの半数が結核を発症した。伝播した結核の 90% は，不適切な治療を受けた MDR-TB の患者複数名により生じた（うち 3 人はきわめて感染力が強く，時間あたりの空気感染単位は，それぞれ 226, 52, 40 であった）。この研究により，HIV 共感染患者の就労場所やケアを受ける場所，住居があるエリアでの院内アウトブレイク増加の一因としてその強い感染性があり，それゆえ，早い段階で集団発生を認識する必要があることが示された。結核のサーベイランス・予防の改善と HIV 検査の増加により，アウトブレイクの頻度は減少している。2009 年に行われた結核患者の HIV 検査では（結果がわかっている限りでは），10.2% で HIV の共感染を認めたが，1990 年初頭（共感染が 25%）と比較し，その割合は劇的に改善している[30]。

急性期医療施設

1990 年初頭に起きた結核の院内感染については数多く報告されている[5,15,24,42,49,56,91]。これらのアウトブレイクでは，80% 以上で HIV の共感染がみられた。診断から死亡までの中央値は 8 週間（平均 4～16 週）で，死亡率は 70% を超えていた。短期的に患者が集中していたことや，抗結核薬の感受性パターンの識別により，最終的にこれらが別個のアウトブレイクであることが認識された。患者のほとんどは HIV 専門病棟に入院中，もしくは HIV 専門クリニック通院中だった[5,15,42]。大勢の医療者が結核に感染し，活動性結核の発症も多くみられた。

患者と医療者の結核感染に寄与した要因を表 12-1 に挙げる。それぞれのアウトブレイクに共通するのは，早期に患者を隔離できていないことと，臨床的に改善するまで，あるいは診断がつくまで隔離を継続していたこと，である。検査結果の遅れ，感染制御体制の崩壊，医療施設の欠陥などにより，患者と職員の間で MDR-TB が拡大した。検体採取後，M. tuberculosis が同定され（6 週間），感受性結果が出揃う（遅くとも 12 週間）頃には，すでに患者は死亡していることもしばしばであった。当時は迅速な耐性菌の認識ができなかったため，患者は不適切な抗結核薬を長期間投与され，まだ感染性がある段階で隔離を解除されていた[15,42]。

表 12-1　1990 年代の多剤耐性結核（MDR-TB）院内アウトブレイクに寄与した要因[a]

患者関連
ホームレスの増加
HIV
　疾患の進行（AIDS 終末期）
　M. tuberculosis の非典型的な臨床像
　HIV 専門病院への通院
　過密環境に居住する HIV 患者
過去の入院，特に感染性のある多剤耐性結核菌感染患者への（同じ病棟での）曝露
エアロゾル（噴霧飛沫）化したペンタミジン治療

感染制御関連
臨床上結核を疑わない（結核認識の遅れにつながる）
patient cohorting[訳注]
感染性のある患者の隔離にまつわる問題
　隔離の遅れ
　時期尚早な隔離解除
　不適切な隔離施設
　厳密な隔離を実行する強制力不足
検査結果（抗酸菌塗抹・培養，感受性結果）の遅延
（MDR-TB と診断されず）適切な治療レジメン開始の遅延による感染性のある期間の延長

[a] データは，文献 5, 8, 24 から転載。
訳注　集団感染時に感染・保菌の可能性がある患者を隔離すること。

1994 年の CDC の勧告（リスク評価，適切な隔離方法，迅速検査，保健局主導の DOTS プログラム，医療インフラの改善を重視）後，院内の結核伝播は急速に減少した[24]。抗レトロウイルス治療の進歩に伴い，HIV 患者の健康状態が改善して入院が減った結果，きわめて感染リスクの高い人が減少した。加えて，バイオテロリズム，新型インフルエンザ株，重症急性呼吸器症候群（severe acute respiratory syndrome：SARS）に対する懸念から，空気感染に対する我々の意識も高まってきている[9]。にもかかわらず，感染制御対策が守られない，もしくは医療者が結核を疑わないことなどにより，散発的なアウトブレイクがいまだに生じている[22]。台湾では，SARS のスクリーニング中に，医療者の活動性結核が発見された[23]。警戒を続け，組織的な対策を行うことが，院内の結核アウトブレイク予防において最も重要である。

CDC は「結核の再興予防に向け，その気運を保ち，専門知識を維持する目的」で，2005 年に保健医療関連施設における結核予防ガイドラインを改訂した[24]。病院を中心とする施設（facility）を対象とした過去のガイドラインと比較し，2005 年のガイドラインはより広い概念を有している。ガイドラインの対象を広げ，「施設（facility）」の代わりに「関連施設（setting）」という用語を用いている[24]。「関連施設（setting）」は，医療者が結核症患者と空気を共有しうる，もしくは検体に触れうるあらゆる関係（物理的 / 組織的，入院 / 外来，健康管理 / 非健康管理）を含む概念である。つまり，1 つの「施設」の中に複数の「関連施設（setting）」が存在す

ることもある[24]。ガイドラインでは，空気感染隔離(airborne infection isolation：AII)室について定義し，その使用方法についても勧告している[24]。

矯正施設

米国の司法統計局(U.S. Bureau of Justice Statistics)によると，2008年末の時点で，730万人以上が保護観察中，拘置所内，刑務所内，仮釈放中で，これは全米国成人の3.2％もしくは成人の31人に1人に当たる[12]。米国の受刑者の25％までもが潜在性結核で，受刑者の活動性結核の頻度は非受刑者の6〜10倍である[6]。潜在性結核から活動性結核へと進展するうえで最も強いリスク因子であるHIV感染は，さらに頻度が高く，非受刑者の10〜20倍である。受刑者から職員，面会者，ボランティア，そして他の受刑者への結核伝播が報告されている[6]。

1990年代初頭に結核のアウトブレイクが発生した頃，囚人間の結核の頻度は米国一般国民の10倍以上であった[25]。これは1985〜1992年にかけ，8つの州の刑務所で11件の結核アウトブレイク(そのほとんどがMDR-TB)が起きたことによる[25,97]。1990〜1991年にかけ，ニューヨークの刑務所だけで171人以上の受刑者が結核と診断された。これらの患者の約3分の1がMDR-TBで，97％がHIVとの共感染であった[97]。感染性のある受刑者は，結核と診断される前にいくつかの矯正施設や医療ケア目的に地域の病院へ移送されていた。結核に曝露した受刑者の3分の1は(うち半数は曝露源と濃厚に接触した後)，多くの医療者や地域病院の患者と同様，ツベルクリン反応(ツ反)が陽転化した[97]。連邦と州の報告によると，1990〜1995年に収監された受刑者では，結核の有病率は25％で，ツ反陽転化率も高く，10％以上でHIVの共感染が認められた[25,97]。

これら矯正施設内での結核アウトブレイクに寄与した要因として，HIVの共感染増加による急速な病状の進行，結核を強く疑わないことによる診断の遅れ，経験的な抗結核薬治療レジメンに耐性をもつ多剤耐性結核菌の増加，施設への人の集中，不十分な換気と不適切な隔離，効果があるとされる標準的な感染予防・スクリーニング・封じ込め策へのアドヒアランス不良がある(表12-2)。拘置所と刑務所における M. tuberculosis の伝播により，面会者・周囲地域・ホームレスシェルターなどの非受刑者の間で感染が拡大した[6,25,71]。東ヨーロッパの矯正施設では，地域社会(コミュニティー)・国際社会への大規模なMDR-TBの感染拡大が報告されており，これは釈放された受刑者，その家族と面会者により助長されていた[63]。

収監期間の長さとツ反陽転化の相関を示した研究もあり，結核菌の伝播がこれら矯正施設内で起こっていることを示唆している[25]。矯正施設や拘置所で結核が高頻度にみられる原因として，少なくとも3つの要因がある。第1に，収監患者の多様な背景(違法物質使用，低い社会経済的地位，HIV感染など)が M. tuberculosis 感染の高リスクとなっている。これらの人々は収監前には通常公衆衛生的介入を受けておらず，医療も緊急以外は受けて

表12-2 1990年代の矯正施設における結核アウトブレイクに寄与した要因[a]

国際的なドラッグ管理戦略(違法物質使用者の収監)
HIV陽性，またはHIVのリスクが高い収監者の増加(静注薬物使用による)
過度に人が密集した施設
健康管理ではなくセキュリティーを目的とした方針と施設構造
地域社会(コミュニティー)での結核罹患率の上昇
急性期医療施設と移送された収監者間での結核の感染拡大
診断の誤り(臨床・検査上の遅れ)
感染性のある収監者の矯正施設間の移送
不適切なツ反スクリーニングと追跡調査失敗
治療・予防治療のアドヒアランス不良
長期または複数の収監
適切な空気感染隔離室の不足
追跡調査失敗(医療施設移送後の別の矯正施設への移動，適切な経過観察施設を定める前の釈放)

[a] データは文献25, 38, 97から転載。

いない。第2に，施設の物理的構造が感染伝播に影響することがある。これらの施設は通常，居住空間が狭く，換気が不十分で人も密集している。第3に，人が密集し換気も不十分な施設へ受刑者が出入りすることで，矯正施設や拘置所の結核伝播のリスクが上がり，結核感染予防の推進が困難となりうる[25]。さらに受刑者は，突然法廷に呼び出されることや，即座に移送または釈放されることも多い[6]。

ホームレスシェルター，単身者用ホテル，その他の施設

2007年10月1日〜2008年9月30日の12か月の間で，約160万人が緊急シェルターや短期間の入居プログラムを利用していた[71]。この数は，米国国民の190人に1人がその期間のある時点でシェルターシステムを利用したことを示す[71]。2008年には，すべてのホームレスシェルター利用者の3分の2以上が主要都市に居住していた。2007〜2008年にかけて，前日まで何らかの施設(刑務所，拘置所，入院施設など)を利用していたホームレスによるシェルターの利用頻度が増えた[71]。

1993年CDCは，結核患者の年次報告において，ホームレスが占める割合についても報告するよう保健局に勧告した[43]。1994〜2003年の間(ホームレス患者を含め，初めて全国の結核サーベイランスが行われた10年間)で，結核患者におけるホームレス患者の割合は6.1〜6.7％だった[43]。米国外出生の結核患者はホームレス患者では18％，ホームレス以外の患者では44％を占めた。結核と診断された時点で，収監されている人の割合はホームレス患者のほうがホームレス以外の患者よりも多かった(9％ vs. 3％)。過去の「ホームレス」の程度が結核感染のリスクに相関していた。すなわち，シェルターや路上で寝泊まりしていた人たちは，単身者用ホテルで寝泊まりしていた人や社会復帰のリハビリテーションプログラムに参加していた人たちよりも結核の罹患率が低かっ

表12-3	1990年代のシェルターや単身者用ホテルにおける結核アウトブレイクに寄与した要因[a]

人の要因
利用者の高齢化
社会経済的要因(貧困, ストレス, 栄養失調)
物質使用(静注薬物使用, アルコール依存)
HIV 共感染
精神疾患
短期間の居住(ホームレスの特性)
過去の収監歴, 入院歴, 収監歴・入院歴のある人との接触

施設の要因
開放空間内の近接した居住区域
長期滞在の増加(>24か月)
不適切な換気

感染制御の要因
短期間の居住(ホームレスの特性)や収監への恐れによる接触の特定困難
不十分なスクリーニングと保健管理

[a] データは, 文献 10, 43, 53, 65, 70, 102 から転載。

た[4]。ホームレス間での結核アウトブレイクに寄与する要因を表12-3に挙げる。

結核患者のうち, ホームレスの患者はホームレスではない患者と比較し, 依存物質の使用率が高かった(アルコール乱用が54％, 非注射薬物が29.5％, 注射薬物が14％)[40,70]。HIV 陰性患者のうち, 物質使用患者は非物質使用患者と比較し, 喀痰塗抹が陽性になる割合が2倍だったが, 耐性菌の頻度に変わりはなかった[43,70,76]。ある地域では, 同一遺伝子の結核患者群のなかで, 物質乱用患者が占める割合が2倍高く, 現在進行形もしくは最近の結核感染が示唆された[70]。物質使用のホームレスに関する国際的な結核の報告でも, 接触後の結核伝播率が同様に高いことが示された[35]。

検査を行うとホームレスの結核患者の3分の1でHIV共感染がみられ, 病状進行のリスクを高めている[43]。ホームレス・結核・HIV 感染の関係についての報告は多く, 最近もサンフランシスコとカリフォルニアのホームレスに関する縦断研究が報告されている[65]。この研究では, 結核発症とHIV共感染患者との接触歴の強い相関が示された(ホームレス以外では相関していない)。この結果により, HIVと結核の動態は密接に関連していて, サンフランシスコのホームレス間の結核伝播にHIVが重要な役割を果たした, とする仮説が裏づけられた。

住居不定の患者に対しツ反によるスクリーニングを行い, 潜在性結核の治療を開始・完遂することは厄介な課題である。ホームレスの患者は, 自分たちの利益(シェルターのベッドや物質使用の治療)に不利になることや強制治療を開始されることを恐れ, 症状や過去の結核感染に関する質問への回答を渋ることが多い。多くの人がシェルター内でのアウトブレイクのリスクにさらされているが, 彼らの一時的で流動的な生活様式が感染の発見や接触の経過観察を困難なものとしている[53,102]。アウトブレイク中に接触が認識された場合でも, 潜在性結核症として治療を開始した患者のうち, 実際に治療を完遂したのは半分に満たなかった[102]。

長期療養施設

全国的な結核感染制御対策強化の結果, 過去10年における米国の結核患者数は減少している。しかし, 絶対数の減少にもかかわらず, 高齢者が占める割合は不相応に多く, 潜在性結核症患者の多くは高齢者である[28]。加齢による免疫能の低下に伴い, 再活性化のリスクが上昇する[16,19,24,30,78,90,98]。2008年には, 65歳以上の人口における活動性結核の罹患率は10万人あたり2,500人であった(40〜64歳では同4,911人, 25〜39歳では同3,266人)[28]。

潜在性結核再活性化のリスクが高いのは施設入所中の高齢者で, 地域社会に居住している高齢者と比較し, 新規の結核感染のリスクも高いことが示されている[104]。1990年代(特に2段階法の導入以降), 長期療養施設入所中の高齢者の3分の1がツ反陽性であった[19,68]。64歳以上の活動性結核患者の多くは, 診断の時点で長期療養施設や介護施設に入所していた[46]。加えて, 長期療養施設入所者の20％は最近の曝露により活動性結核を発症し, 他の患者, スタッフ, 面会者へと感染が拡大した[16,48]。ドイツ国内の感染サーベイランスシステムの報告では, 2004〜2005年の間, 結核アウトブレイクの12％が介護施設で起きていた[51]。潜在性結核の治療を開始し完遂することが重要であると認識されているにもかかわらず, スタッフと入所者では, 治療を完遂できないリスクが高い(一般人口の3倍)[44]。

高齢の結核患者の大半は肺結核の再燃だが, 患者の4分の1は肺外の非典型的な症状や播種性結核の像を呈するため, 診断はより困難で他者に曝露しうる期間も長い[78]。剖検で結核と診断された高齢者も多く, 高齢者の結核はしばしば見過ごされている[104]。

障害者, 精神疾患者, 発達障害のある患者の長期療養施設でも, 同様に結核のアウトブレイクが報告されている[52]。診断の遅れによる曝露期間の長期化, 診察・意思疎通が困難であること(障害患者や精神疾患患者), 居住空間の共用や人の密集, 隔離施設不足などが, これらのアウトブレイクを助長している。長期療養施設での結核伝播に寄与する要因を表12-4に挙げる。

米国外出生者

米国在住の国外出生者は拡大家族と暮らすことや過密居住していることが多いため, 感染リスクの高い人と接触することも多い[72]。都市部においては, 中心都市で過密住宅の割合が最も高い。米国外出生者のなかで最も密集して暮らしているのはヒスパニック系の人々で, 過密状態のヒスパニック系の世帯は1985〜2005年の間に倍増している[72]。

2009年, 米国外出生者の結核罹患率は米国出生者の約11倍であった[30]。結核の罹患率は非ヒスパニック系の白人と比較し, ヒスパニック系と黒人で8倍, アジア人で23倍であった。2009年には, 以下の4か国, すなわち, メキシコ, フィリピン, インド,

表12-4 1990年代の長期療養施設における結核菌伝播に寄与した要因[a]
患者の要因
高齢者
高いツ反陽性率（と高い再燃リスク）
再活性化や再感染のリスクを高めうる併存疾患
先行感染による免疫能低下
結核が想起されていない（しばしばがんや細菌感染と混同される）
長い曝露期間（しばしば12か月以上）
結核として非典型的な胸部X線所見
施設と感染制御の要因
密集した空間，緊密な接触
隔離施設が少ない，または存在しない
毎年行うツ反のアドヒアランスのばらつき
感染・伝播の懸念に関しての不適切な教育
不適切な予防治療

[a] データは，文献16，68から転載。

ベトナムの出身者が米国外出生の結核患者の半数を占めた[30]。カリフォルニアのXDR-TBの事例では，患者の83％が米国外出生で，うち43％は米国入国後6か月以内に結核と診断されていた。出身国の1位はメキシコだった[3]。2006～2007年におけるティファナ[訳注2]の注射薬物使用者に関する前向きコホート研究によると，米国に関連した旅行歴・国外退去歴・収監歴は，生涯の結核診断と独立して関連していた[34]。移民の結核は国外からの持ち込みであると思われがちだが，最近の研究では，移民の地域社会内での最近の伝播や，彼らから住人への伝播の可能性が示されている[14,60,92]。

1999～2005年の米国への移民・難民の結核スクリーニングに関する海外からの報告によると，移民では10万人あたり900人以上，難民では10万人あたり1,000人が塗抹陰性の結核だった[55]。10万人あたりの潜在性結核（胸部X線写真で異常所見を認めるものの無症状の患者）の頻度は，移民では10万人あたり800人以上，難民では2,800人以上にのぼった[55]。海外で塗抹陰性の結核と診断されていた移民・難民の7％，陳旧性結核と診断されていた移民・難民の1.6％が，米国で活動性の肺結核（抗酸菌塗抹陽性）と診断された[55]。

米国移民帰化局（Immigration and Naturalization Service：INS）で不法入国者として収容され，処理センターや拘置所にいる人のうち，年間150人以上が結核と診断されている。2001～2002年のデータによると，これらのセンターのうちの8か所で報告された結核（培養による確定診断）の有病率は，移民帰化局での不法入国者10万人あたり67人で，2001年の米国国民の罹患率（10万人あたり5.6人）の12倍，米国における国外出生者の罹患率の2.5倍だった[21]。釈放または国外退去までのセンター内での結核治療期間は平均して22日間だった。CURE-TBによると，2000年1月から2001年3月までの間，ラテンアメリカに強制送還され，その後の経過を追うことができた結核患者の25％が米国に再入国しており，最初の時点では存在しなかった薬剤耐性結核がみつかった[21]。これらの人々は矯正施設を通過することも多く，収監者や職員，法的関係者，米国外退去者，母国の国民の曝露時間が長くなる。移民帰化局の方針により，収容中の結核患者は移送または国外退去までの間，治療完遂までではいかなくとも，感染性がなくなるまでは治療を受ける必要がある。結核撲滅諮問委員会（Advisory Council for the Elimination of Tuberculosis）による，米国移民帰化局から釈放または国外退去となった人のための国外退去後の結核治療完遂に関する推奨により，治療期間が短縮されることもある[21]。

米国移民労働者や頻回に国境を行き来する人々は追跡不能となることも多く，接触者の追跡調査も実施できないことが多い[92]。結核症例の大部分は，フロリダ，テキサス，カリフォルニアからの報告で，季節農場労働者の症例が増加している。季節農場労働者の結核患者は，男性，米国外出生，もしくはヒスパニック系（ほとんどがメキシコ出身）が多く，非季節農場労働者と比較し，過去にアルコール依存やホームレスだった人が多い[83]。HIVの感染については報告自体が少ない。ある報告では，HIV検査の結果が判明している割合は，季節農場労働者の28％，非季節農場労働者の33％であった[82,83]。季節農場労働者の28％，非季節農場労働者の34％がHIV陽性だった。季節農場労働者の20％が治療完遂前に移動してしまうか追跡不能となった[83]。

集団移送

国際民間航空機関（International Civil Aviation Organization）によると，2015年には年間25億人以上が航空便を利用する見込みである。これまでの研究で，航空機内では，感染症伝播のリスクは比較的小さいことがわかっている。多くの疾患には潜伏期（航空機の搭乗時間より長い）が存在するため，過去に報告されているよりも実際の伝播数は多いと考えられる。航空機内で空気・飛沫感染を起こしうる疾患のなかで最も重要なのは，結核，インフルエンザ，重症呼吸器感染症（SARS），髄膜炎菌感染症，麻疹，である[58,100]。国際的に，結核・MDR-TB・XDR-TBが増加しているため，国際機関は集団移送に対する警戒を強めている[27]。

1992～1994年の間に，CDCは，7つの接触者検診（感染性結核患者の内訳は，搭乗員1人，乗客6人）を行った。9種類の航空機で合計191回のフライトが関与し，曝露した可能性のある乗客や搭乗員は2,600人を超えた[100]。曝露源はすべて感染性が強く，うち1人は喉頭結核[訳注3]と診断された。乗客のうち2人は治療目的に米国へ渡航しており，搭乗時点で自身が活動性結核であることを知っていたが，航空会社には告げていなかった。その他の5例はフライト後に結核と診断された[100]。7例のうち，結核伝播の証拠が得られたのは2例のみであった。1例は搭乗員間で，12時

訳注2　メキシコの地名。

訳注3　最も感染性の高い病型。

間以上の曝露と関連し，もう1例は乗客間で，8時間以上の近接と関連していた。

近年，多くの国で多剤耐性結核菌が公衆衛生上の重要な問題となっており，超多剤耐性結核菌の出現によりさらに深刻化している[59]。2007年の調査には，MDR-TBの肺結核患者（塗抹陰性かつ無症状で，近接してもツ反は陽転化しない）の旅行（認められてはいない）も含まれていた。幸いにも，航空機の乗客や搭乗員にツ反陽転化の報告はなかった。

移民・難民に対しては，強制的な結核スクリーニングが行われていることが一般的だが，民間の航空機を利用している乗客の圧倒的多数はそのようなスクリーニングが求められる区分には含まれていない[100]。民間の航空機内での結核感染が疑われた場合，調査が始まるのはフライトの数週から数か月後であり，乗客を探し出すのは困難なことが多い[100]。

医療者に与える影響

世界的に，医療者の潜在性結核の有病率は高く，最大54％とする報告もある[50,95]。潜在性結核の年間推定リスクは0.5～14.3％とされ，低～中所得国における医療者の結核の年間罹患率は10万人あたり69～5,780人である[50]。医療者の結核リスクは一般人口と比較し，年間10万人あたり25～5,361人である。*M. tuberculosis*感染の高リスク因子として，労働環境（結核の入院施設，検査室，内科系の医療施設，救急医療施設）と職種（放射線技師，患者の付添人，看護師，病棟の介護者，医療補助員，準医師），がある[50]。

米国の医療者におけるベースラインのツ反が陽性である頻度は，低いものでは1.4％，高いものでは18％（1990年代前半は50％以上）と報告されている[62,77,86,99]。医療者の民族，社会経済的背景，居住地区が，地域での結核伝播に関与している可能性もあるが，医療者ではツ反陽性の割合が一般人口の10～100倍と高く，やはり伝播には職業曝露の関与があるようである[62]。医療者の感染成立には，頻回・長時間の結核曝露が不可欠だが，感染性の高い患者との短時間だが濃厚な接触や，エアロゾルを産生する処置への参加が，感染拡大の原因となりうることを示した研究もある[62,81]。

1990年代に結核の院内アウトブレイクが発生していた頃，結核に曝露した医療者の3分の1以上でツ反が陽転化した。曝露した医療者は曝露していない医療者と比較し，ツ反陽転化のリスクが8倍で，HIV共感染の医療者では，さらに罹患率・死亡率とも高かった[62,103]。医療者からその他の人々（同僚や患者）への感染拡大はまれであった[103]。医療者のツ反陽転化率は，1990年代初頭にピークを迎えて以降減少したが（26.4％から3.9％へと低下），高リスクの環境で働く医療者の陽転化率は（低リスクの環境と比較し）現在も高いままである[32,77,99]。

近年，米国の結核罹患率は自然減少しているが，依然として地理的な偏りが認められる[30]。2009年には，4つの州（カリフォルニア，フロリダ，ニューヨーク，テキサス）で各500例以上の活動性結核発症の報告があり，これら4州の合計が全米の結核の約半数を占めた。これらの州の医療者は，特に活動性結核患者と接するリスクが高い。加えて，米国で働いている医療者の一部は，結核の高蔓延地域の出身もしくは旅行歴がある。

封じ込めと予防の「解決策」

現存する院内結核感染予防のためのガイドラインが遵守されなくなった結果，同時に，米国では結核が再興した。アウトブレイクの大半は，確立されている感染予防策を徹底し，診断・治療を積極的に行い，ツ反のサーベイランスプログラムを行うことにより収束した。これらは環境整備や個人防護具（personal protective equipment：PPE）（マスクや防毒マスク）の変更に先駆けて行われた[24]。ニューヨーク市のある病院では，組織的な対策のみで医療者間のツ反陽転化率が17％から5％（非医療者であるコントロール群と同程度の陽転化率）へと低下した[56]。個人防護具はさまざまな仕様のものを使用していることが多いため，アウトブレイクの封じ込めに果たす意義を直接的に図ることは困難である[24]。同様に，各施設は同時にさまざまな取り組みを行っているため，それぞれの効果についての評価は難しい[24,56]。

1988～1991年にかけての病院・矯正施設でのMDR-TBのアウトブレイクを受け，CDCは複数の政府機関の代表者から成るFederal TB Task Forceを召集した。1992年6月，Federal TB Task Forceは，州・市町村の保健局と連邦政府を対象とし，結核に対する対応と特異的な行動ステップの枠組みとなる行動計画を発表した。これらの行動ステップは以下の9つに分類される：(1)サーベイランスと疫学，(2)検査診断，(3)患者管理，(4)スクリーニングと予防治療，(5)感染制御，(6)アウトブレイク対策，(7)対策評価，(8)情報の普及，研修・教育，(9)研究。Federal TB Task Forceと州・市町村の保健局の計画実行のため，緊急で連邦政府の予算が承認された。加えて，複数の組織と国家機関，国際機関が，研究を改善し知見を実行するために召集された[27]。CDCは，急性期医療施設，矯正施設，ホームレス，長期療養施設，移民労働者，航空旅行などの特殊な状況や集団を対象とした結核管理のためのガイドラインも同様に発表した[16-19,24-27]。

最近（2005年），CDCが発表した「保健医療関連施設における結核感染予防ガイドライン（Guidelines for preventing the transmission of *Mycobacterium tuberculosis* in health-care settings）」は，医療者が集まり結核患者と接触しうる，さまざまな「関連施設（setting）」と「施設（facility）」（入院・外来の両方）に適応が広げられている[24]。最新のガイドラインの改訂では，リスク評価に関する明確な議論，結核感染制御の段階的構造，多様な関連施設での適用性，環境および個人防護具に関する詳細な説明，適切な結核感染制御の作成に役立つワークシートの有用性などについて新たに触れられている[24]。結核感染対策の基本は，(1)患者ケア（教育，診断，隔離，治療）と医療者の安全（教育，ツ反，潜在性結核治療）のプログラムについてのガイドラインに基づいた組織的な対策，(2)環境の整備（換気の改善，空気・器具の除染），(3)

個人防護具の使用（器具の選定，教育，密着性の確認），の3段階から成り立つ．

年間を通した（もしくは定期的な）リスク評価が，結核の感染制御の基本である．リスクの程度（有病率，発生率，院内における結核感染成立のリスク）を評価することにより，どの程度の感染制御を実行する必要があるかが決まる．スクリーニングによる結核の潜在的リスクは，「低リスク」，「中リスク」，「現在進行形で伝播している可能性」の3つに分類される．このCDCガイドラインは，各医療関連施設の職員が適切にリスク分類を行うことができるよう，十二分に例を用いて記述している．「低リスク」は，結核患者に遭遇することがほとんどない，M. tuberculosisの曝露がありそうもない医療関連施設（もしくは医療者，臨床検体）が該当する[24]．「中リスク」は，M. tuberculosisに曝露する可能性のある医療関連施設が該当する．「現在進行形の伝播の可能性」は一時的な分類で，過去12か月以内にヒト-ヒト間のM. tuberculosis伝播が認められたあらゆる医療関連施設（もしくは医療者のグループ）が該当する[24]．どの段階のリスクに分類されたとしても，地域社会の疫学（地域の保健局の協力のもと）や，対象となる医療関連施設の過去5年間の結核疑い/確定事例の報告を見直し，医療者の評価（結核スクリーニングへの参加を含め）を行うなど，継続してリスク評価を行うことが求められる[24]．

組織的な対策

サーベイランス（情報収集とタイムリーな分析），教育，臨床上の疑いをもつことが，依然として結核感染防止の最重要事項である．院内の感染拡大リスクを抑えるため，活動性結核のリスクがある人は空気感染隔離室に移動させ，検査と臨床経過により結核の可能性や接触感染の可能性が除外されるまで隔離を継続する必要がある．加えて，医療者は感染予防のため個人防護具を装着する必要がある．迅速に診断し（適切な検体を採取し培養に提出した後），経験的（かつ適切）な抗結核薬の治療を開始することが，潜在的な感染拡大防止に重要である．患者，収監者，入所者，医療者に対するツ反検査と潜在性結核の治療が，結核の感染制御の効果を高める．

◎ 潜在性結核のスクリーニング ◎

潜在性結核スクリーニングに関してはガイドラインが存在し，その詳細についてはChapter 5で触れている[19,24,29]．1990年代のアウトブレイクが発生している間，多くの施設がリスクに基づき医療者のツ反を実施したが，信頼に足るベースラインの評価がなされていなかったため，陽転化が新規の曝露によるものかどうかの評価はできなかった[24]．2005年のCDCのガイドラインは，米国外出生者（5年以内に結核高蔓延地域から米国へ入国した），高蔓延地域への頻回の旅行者，過密環境に居住している人，十分な医療サービスを受けていない人，高リスクの成人と接触した小児・青少年，などを含む特定の集団をケアすることにより，医療者の結核曝露リスクが上昇する，としている．ツ反を実施する頻度は，ベースラインの結果と曝露するリスクの程度に基づいて決定される[24]．

リスクが証明されているにもかかわらず，ツ反が陽転化した医療者の全員が，潜在性結核の治療やその完遂に同意するわけではない．治療を拒否する割合は保健施設の職員で多くみられるが，結核の診断がついている人と接触していた場合には治療を拒否することは少ない[44]．残念ながら，潜在性結核としての治療を完遂しなかった医療者のなかには，結核を発症し他者を曝露させた例もあった[42,56,103]．

CDCは，新規に採用されたすべての医療者〔特に，BCG（bacillus Calmette-Guérin）ワクチンを接種する国やその他のマイコバクテリウムが流行している地域から来た人々〕に対しツ反検査を用いた2段階法を行うことを推奨している．病院や保健局で潜在性結核対策を継続して実施するためには莫大な予算が必要だが，陽転化の有無をモニターし早期に介入することで，効果が費用を上回る[24]．新しいインターフェロンγ遊離試験（interferon gamma release assay：IGRA）も，適用を選定（接触者検診，新規の移民の調査，感染管理を目的とする連続的なサーベイランス，過去のBCG接種者，ツ反によるブーストが望ましくない場合）することで，従来のツ反に代用することができる．これらの検査を用いることも新しいガイドラインの目的である[29]．IGRAはツ反よりもより信頼性が高く，特にBCG接種歴のある医療者に有用な可能性を示唆する研究は多い[1,73,74,81,99]．しかしながら，IGRAは，再活性化のリスクがより高い医療者や長時間曝露した医療者を拾い出しているにすぎない，とする報告もある[29,77]．高齢者に関しては，ツ反では最近の結核感染と潜在性結核の判別が困難であるのに対し，IGRAは両者を判別できる利点がある[39]．

◎ 急性期医療施設 ◎

結核はさまざまな臨床像を呈するが，そのなかで結核を強く疑い診断することが，院内のアウトブレイク低減に重要である．特に高齢者（しばしば誤嚥性肺炎やがんと間違われる）やHIV共感染患者の結核では，非典型的な臨床像を呈することを考慮すべきである．ある施設では，X線検査で異常を示したHIV患者全員を隔離した結果，結核のアウトブレイクが収束した[7]．残念ながら，ある程度過剰な隔離は今後も行われることが予想される．肺に関する訴えや症状を認める患者すべて（HIVに感染していない）で隔離が必要なわけではないし，可能なわけでもない（特に，ウイルス性・細菌性の呼吸器感染が増加する季節には）．結核らしくない患者では，その他の診断がついたときや，（8～24時間あけて採取された）喀痰の抗酸菌塗抹が3回陰性であることが確認されれば，隔離を解除してよい[24]．

結核疑いの患者で，隔離解除前に抗酸菌塗抹を3回確認することの意義について分析した研究がある[33,88]．これらの研究によると，結核の頻度が低い地域やアウトブレイクではない場合には，塗抹陰性の確認は3回未満でよい可能性がある[33,88]．しかし，現在の推奨を変更するに当たっては，さらなる知見の蓄積が必要で

I 概論

ある。結核の治療開始後，感染性がなくなるまでの期間は個々人により大きく異なる。効果的な治療を2週間受け，臨床的に症状が改善し，8〜24時間あけて採取された喀痰の抗酸菌塗抹が3回連続陰性となって初めて，空気感染隔離を解除してよい[24]。塗抹陰性の患者が感染性をもつ可能性は低いが，隔離を解除し一般病棟に移すことができるほど低い可能性ではない。感染の可能性がある患者の隔離基準（クライテリア）について表12-5に挙げる。

1992年，ニューヨーク市の保健局（New York City Department of Health：NYCDOH）は，感染性を有しうる患者からの曝露リスクを減らすため，市内の胸部クリニックで多くの組織的な対策を実行した[32]。その内容は，クリニックが空いている早朝に予約をとる，待ち時間を減らすためすみやかにトリアージを行う，患者とスタッフが個人防護具を使用する，待ち合いを分けて他の患者から隔離する，ことなどであった。

◎ 矯正施設 ◎

結核の感染管理対策では，以下の3つが重要である[6]：(1)スクリーニング（結核・潜在性結核の患者の認識），(2)封じ込め（感染性のある患者の隔離，適切な空気感染予防策），(3)評価（迅速な接触者検診と結核・潜在性結核の治療完遂）。新しいガイドラインでは，矯正施設内における潜在性結核・結核のスクリーニングと治療，そして結核感染管理についても取り上げている[24,25,38]。矯正施設内の医療現場では，救急施設と同様の結核感染管理対策を遵守することが求められる[24]。

新しい受刑者は（結核感染者のいない）一般の矯正施設に入るに当たり，結核のスクリーニングを受ける必要がある。スクリーニングの第1段階は，活動性結核の症状に関しての詳細な問診とツ反（やIGRA），HIV 共感染の有無，そして胸部X線検査，である[25,38]。短期間の収監者や，皮膚免疫不応答性（アネルギー）を認めるHIV患者においては，ツ反と胸部X線検査によるスクリーニングのほうがツ反単独よりも優れていることが示されている。連邦刑務局（Federal Bureau of Prisoners）の新しいガイドラインでは，過去12か月ツ反を受けていない米国外出生の受刑者全員と，BCGワクチン接種歴のある受刑者に，2段階のツ反を行うことを推奨している[38]。ツ反で硬結が5mm以上の場合に胸部X線検査が行われる。現在，刑務局で用いられてはいないが，将来的にはクォンティフェロン®TB-2G（QuantiFERON®-TB Gold：QFT-2G）の意義が見直されるかもしれない。刑務局に入った受刑者にとってはQuantiFERON®-Gの結果（陽性・陰性）が，潜在性結核の有無の傍証となりうる[38]。

多くの施設で組織と設備の両者を改革し劇的に進化した結果，収監者をすみやかに空気感染隔離室に移動させられようになった[24]。その施設では適切に隔離できない場合，受刑者を別の施設や病院へ移送する必要がある。新しいガイドラインには，隔離の継続・中止基準について明確に記載されている（抗酸菌塗抹が3回連続陰性，かつ抗結核薬4剤併用で最低2週間治療を行い臨床的に改善していることなど）[38]。結核患者は抗酸菌塗抹が陰性でも感染性を有する可能性があるため，（空気感染隔離解除基準を満たしていても），隔離解除後に免疫不全患者と同じ空間に移してはならない[25]。活動性結核の患者は責任者の医師の承認があるまで移送もしくは釈放してはならない[6]。

結核に対する警戒を強め，矯正施設同士で協力し，地域の保健局と連携をとった結果，受刑者における結核の症例数とツ反の陽転化率は劇的に減少した[24,25,38]。以前はイソニアジドのアドヒアランスにばらつきがみられていた（州・連邦の受刑者60%，市町村の受刑者35%程度）が，結核予防の必要性が理解された結果，現在では内服アドヒアランスは大きく改善している。地域の保健局は，法的に釈放された受刑者の多くにDOTSおよび直接予防服薬確認療法（directly observed preventive therapy：DOPT）を行っている。米国では，実施に当たり，全国結核対策協会の複数管轄結核届出様式（National TB Controller Association Inter-Jurisdictional Tuberculosis Notification form）を用いる必要がある[38]。

表12-5 *M. tuberculosis* の空気感染隔離基準（クライテリア）[a]

隔離開始基準
HIV 感染患者で，呼吸器症状や全身症状，および（または）胸部X線写真で異常を示す患者
結核高蔓延地域出身で結核に合致する臨床症状を呈する患者
下記を満たす者：
　説明のつかない全身症状または呼吸器疾患があり，適切で広域な抗菌薬治療を行っても72時間以内に改善しない患者
　結核の既往がある，またはツ反陽性で，呼吸器症状やX線写真異常を伴う患者
　多剤耐性結核菌のアウトブレイクがみられた施設に関与し，呼吸器症状やX線写真異常を伴う患者
　結核の治療中だがアドヒアランスが不明，または喀痰培養が持続的に陽性の患者

隔離継続基準
喀痰抗酸菌塗抹は陰性だが，代替診断がつかずワークアップ継続中に症状が持続している患者
経験的な抗結核薬治療開始後も臨床的・画像的改善がみられない患者
臨床的には改善傾向だが，抗酸菌塗抹が持続的に陽性で，適切な環境への退院が困難な患者

隔離中止基準
経験的抗菌薬治療開始後，3回連続抗酸菌塗抹が陰性[b]となり，かつ臨床症状，抗酸菌塗抹，画像所見が改善している患者，または代替診断がついた患者，または
非結核治療で改善した患者（抗菌薬治療による改善，臨床症状・画像所見に対し感染性疾患以外の診断がついた場合，など）

[a] データは，文献24から転載。
[b] 8〜24時間の間隔をあけ，少なくとも1回は早朝に採取する（患者は2日以内に空気感染隔離が可能となる）。

◎ ホームレスシェルター，単身者用ホテル，その他の施設 ◎

結核感染制御において最も優先順位が高いのは，活動性結核のサーベイランス（発見，評価，報告）と，適切な治療の完遂である[17,24]。その次に優先順位が高いのは，潜在性結核のスクリーニングで，特に高リスクの患者群（HIV共感染，慢性疾患，現在進行形の物質使用患者）のスクリーニングが重要である。HIVとホームレスの関係についてはよく記述されている[61,65,71]。シェルターや人の密集した施設では短期滞在者が多いため，迅速なHIV検査が重要な介入手段となる可能性がある。

1990年代初頭，新規に結核と診断されたニューヨーク市のホームレス群の90％以上が追跡不能となるか，治療を完遂しえなかった[10]。活動性結核の状態で退院した患者の4分の1が最初の1年以内に再入院し，そのほとんどが2回目の退院以降は追跡不能となった。にもかかわらず，翌年の保健局による全国調査では，結核管理で大幅な改善が認められた（CDCによるホームレスのための新しいガイドラインが出されたのは1992年だが）[17]。さらに近年では，保健局は結核のホームレス患者の80％以上を管理し，うち86％にDOTSを行うことで，適切に治療を完遂することができている[43]。1992〜2006年の間にニューヨーク市のシェルターを利用したホームレスにおける結核・潜在性結核に関する後ろ向き研究によると，結核の患者数は10万人あたり1,502人から0人へと減少した。2006年時点では潜在性結核患者の割合が31％だったことより，ホームレスの結核を適切に認識し，DOTSを施行することの重要性が示された[61]。

ホームレスの結核患者は一か所に留まらず流動的であるため，大規模なツ反検査と胸部X線検査によるスクリーニングを行ったとしても，彼らと接触した症例すべてを同定することはできない[53,61]。接触を認識するための他の手段として，ニューヨーク市の保健局が行った結核のレジストリーでは，住所から患者の集団を同定することができた[53]。ホームレス患者がよく出入りする場所と，感染している間にその場所で過ごした時間に焦点を当てた「ホームレススコア」を用いることで，接触追跡の成功率が上がるかもしれない。遺伝子型の同定により接触後の追跡調査がたやすくなったため，従来のアウトブレイク認識法に加えて行われるようになっている[11,61]。食事，住居，商品券，経済報酬などのインセンティブも，潜在性結核の治療完遂のアドヒアランス改善目的に一定の効果を上げている[17,96]。DOTS単独では成功しなかった場合，短期間（30日未満）拘束することも可能であり，治療が終了するまで拘束が継続されることもある[25,38]。

◎ 長期療養施設 ◎

介護施設とその他の長期療養施設のためのガイドラインにも，サーベイランスや記録（入所者・スタッフのベースライン，一定の間隔後，結核曝露後のツ反の結果），活動性結核の封じ込め，曝露した人（年齢を問わず，すべての入所者・スタッフ）の潜在性結核の治療，入居者とスタッフの教育などについて，同様の項目が含まれている[16,19,24,78]。結核はまれな臨床像や非典型的な臨床像を呈することもある。ガイドラインでは，活動性結核の認識と，（もし感染性があるとみなされ，その施設が結核管理に適切ではない，もしくは個人防護具を保有していない場合には）結核の評価・治療が可能な施設への紹介を重要視している[24,78]。

在宅や訪問支援を対象とした新しい推奨もある[24]。結核ではないか，感染性がないと判断されるまで自宅に留まるよう通告される患者もいる。結核疑い，もしくは結核と診断された患者の家を訪問する医療者は，換気を増やし（窓を開けるなど），個人防護具（N95マスクなど）を用いることが推奨されている。

◎ 米国外出生者，移民労働者，旅行者 ◎

1990年代初頭CDCは，Federal TB Task Forceを設立した。その他の国内・国際政府機関〔米国国際開発庁（U.S. Agency for International Development），入国健康サービス（Division of Immigra-tion Health Services），Green Light Committee[訳注4]，など〕とともに，Federal TB Task Forceは，治療の継続・世界規模でのMDR-TB治療へのアクセス・「搭乗拒否対象者リスト」に関するよりよいコミュニケーションなどの推進と，米国外出生者・移民労働者・結核の蔓延地域からの旅行者の間でのMDR-TB・XDR-TBの感染拡大収束に向けた確実な治療完遂を目的とし，数多くの結核感染制御を作成・実行してきた[27]。また，持続する米国外出生者間の結核感染への取り組みとして，2007年にCDCは，米国入国申請者を対象とした結核のスクリーニングと治療に関するガイドラインを改訂した。改訂では，入国希望者に対する包括的な診断的検査に関する指針や，米国入国前のDOTSの管理，結核高蔓延国から入国した子どもや結核患者と接触した子どもを対象とした（米国入国前の）ツ反検査について触れられた[30]。1999〜2005年の米国への移民・難民の入国前結核スクリーニングに関する報告によると，入国後の追跡調査に加えて入国前に結核スクリーニングを行うことで，米国在住の国外出生者の結核患者数が減少した[27,55]。

1998年，世界保健機関（World Health Organization：WHO）は，航空旅行に関連した感染症リスクに関するガイドラインを発表した[100]。「搭乗禁止（No Fly）」は，抗酸菌塗抹陽性や抗酸菌培養陽性，もしくは結核の臨床症状（フライト時点での咳など）があるとき，(1)適切な結核治療を受けていない，(2)適切な治療を開始して2週間未満，(3)適切な治療開始後2週間だが反応が乏しい（臨床的に改善しない，もしくは塗抹が陰転化しない）場合に適用される。MDR-TB患者は，(1)適切な治療を受けていない，もしくは(2)期間にかかわらず適切な治療を現在受けているが，培養陰転化の確認ができていない，場合には搭乗が禁止されている。患者との近接が通知されるのは，搭乗時間が合計8時間を超える場合である。保健局への結核の報告から3か月以内に飛行機に搭乗していた場合に限って，同乗していた搭乗客や乗組員に通知を行う[100]。

訳注4 WHOの下部組織。

I 概論

　2007年6月，米連邦政府は「搭乗禁止リスト」を作成した。これにより，特定の基準を満たした伝染病患者や，一般の人々の脅威となりうる人々の米国に出入国する民間航空機への搭乗を，国内外の防疫官が制限することができるようになった[26]。公共の「搭乗禁止リスト」はCDCと国土安全保障省(Department of Homeland Security)により管理されている。2007年6月から2008年5月の間，33人の患者が伝染性疾患のため搭乗禁止要請を受けた[26]。連邦政府により搭乗制限を受けた活動性結核の患者の割合は，2006～2007年の6.8%から2007～2008年は15.4%へと上昇した[64]。

　最近の移民や，BCG接種を行う地域から来た人たち(結核の蔓延地域から来ていることが多い)の評価に当たり，将来的には，より新しいIGRAが従来のツ反に取って代わるかもしれない[29]。雇用促進計画の改善が移民労働者の追跡に役立つ可能性がある。

環境管理

　感染源の制御は結核曝露を防ぐ最善の方法だが，結核が疑われ，感染性飛沫を減らす努力をして(咳を誘発する処置の制限，口を覆う)初めて制御が可能となる。しかし，結核が疑われていない，もしくは診断されていない場合には，ある一定の割合で医療者に感染するリスクがあると考えられている[24]。結核の感染が拡大するような状況として，わずかな換気や不十分な換気，感染性のある患者と感染リスクの高い人が近接する，感染性飛沫の排出が増加するような手技や臨床像がある[24,69,84]。リスクを減らす可能性のある補助的なモダリティをまとめて，環境管理という。環境管理には，空気中のM. tuberculosisの除去・消毒のような技術，つまり，1時間あたりの換気回数の指標であるACH(air changes per hour)や，一方向性の空調と加圧(層流空気や陰圧／陽圧)，空気の循環・濾過・殺菌，なども含まれる[24,69,84]。過去20年の間にCDCは，結核の環境管理に関するガイドラインを複数出しており，直近では2005年に発表されている[24]。新しいCDCガイドラインは適切な環境管理の必要性について触れ，換気システムの設計と選択，設備，維持などについて特異的な助言のできる専門家へコンサルトする必要があると強調している[24]。これらの推奨では，新旧両方の建築設計や，固定しない患者移送区域についても考慮されている。方針を決定するうえで有用なきわめて詳細なワークシートもガイドラインに記載されている。

換気

　近年，SARSとH5N1のアウトブレイクの影響で，換気への関心が高まっている[54]。換気および建物内の空気の流れと感染性疾患(麻疹，結核，水痘，インフルエンザ，天然痘，SARS)の伝播または感染拡大の関係性を示す，強い，そして十分なエビデンスがある。現時点では，どの程度の換気が最低限必要であるかを示すデータは不十分である[54]。

　資源が限られた現場では，たとえば，陰圧隔離室のような防御手段はとれないことがある。自然換気法(高い天井，大きな窓，多くのドアなど)は数多く存在し，低コストで代用しうる。さまざまな年代に建設され，換気法も異なる(自然換気もしくは機械換気)病院を複数比較した最近の研究がある[37]。感染リスクはWells-Rileyの空気感染モデルを用いて見積もられた。窓とドアを開放する換気法では，28 ACHで，機械換気の陰圧室の2倍以上(高リスクの場所では，12 ACHが推奨されている)，窓とドアを閉鎖した場合と比較すると18倍であった($P<0.001$)。50年以上前に建設された施設の自然換気は，より近代の建造物の自然換気よりも優れていた(40 ACH vs. 17 ACH；$P<0.001$)。4分の1の風速でさえも自然換気は機械換気を上回った($P<0.001$)。機械換気の部屋におけるWells-Rileyの空気感染モデルを用いた推定では，感染リスクの高い人が未治療の結核患者に曝露した場合，24時間以内に39%で感染が成立する可能性がある。この感染率は，近代建築であれば33%，1950年以前の窓とドアを開放した自然換気の施設では11%であった[37]。

　指定された空気感染隔離室は以下の条件を満たすことが必要とされる：2001年以降の新しい建築では12 ACH以上，2001年より前の建築では6 ACH以上(最低2回は外気との換気を行う)；陰圧(前室の使用が望ましい)；直接屋外へ排気されるほうが望ましい〔排気口は吸気口より7.6 m(25フィート)以上離し，地面より1.8 m(6フィート)以上高く，屋根より0.9 m(3フィート)以上高く設置〕。もし，空気を再循環させざるをえない場合には，最初にHEPA(high-efficiency particulate：高性能)フィルターを通す必要がある[24]。近代建築では，ほぼ例外なく機械換気が取り入れられ，必要な条件を満たしているが，機械換気は患者個人の部屋のような小さな空間ほど，より効果を発揮する。適切なACHの確保のための古い建物の改築(屋外への直接排気や陰圧)は，巨額の投資と資源を必要とするため断念されることもある。そのため，新しいCDCのガイドラインは，既存の換気システムを適合させるか，空気清浄法〔可動式のHEPAフィルター内蔵ユニットや紫外線殺菌(ultraviolet germicidal irradiation：UVGI)システム〕を用いて「ACHに相当する」換気を増やすことで，12 ACHになるような方法を示している[24]。特殊な場所(手術室，解剖室，外来診療室など)についてもCDCから勧告が出されている。

紫外線殺菌(UVGI)

　70年以上前から用いられているにもかかわらず，空気消毒の3つの手段のなかで紫外線殺菌の効果については最もわかっていない。細菌，ウイルス，マイコバクテリウム(M. tuberculosisを含む)に対し殺菌効果をもつことを支持するデータは多いが，集団における結核伝播の予防効果を示した最近の臨床試験はほとんどない[24,69,84]。しかし，さまざま臨床上の経験・事例より，紫外線殺菌の補助的な使用，もしくはM. tuberculosisの殺菌や非活性化が必須の現場でその他の結核感染制御と換気方法と併用することが推奨されている。紫外線殺菌はあくまで補助であって換気の代わりとはならないため，空気の再循環が必要な場合にHEPAフィルターの代用とはなりえない[24]。

紫外線殺菌灯は，ダクト，据付/可動式の室内空気循環機器，上層空気放射システム[訳注5]に設置することができる。紫外線殺菌は，淀んだ空気ポケットのため換気単独では浄化が不十分となるような広い場所ほど効果を発揮する[69]。上層の空気に対する紫外線殺菌は，適切な空気循環が行われている状況であれば，（特に結核を疑われていない患者からの）M. tuberculosis の感染拡大を抑えられるかもしれない。隔離室でマネキンと「エアロゾル化した」マイコバクテリウムを用いて行われた最近の研究によると，紫外線照射と殺菌効果には直線的な相関が認められた[101]。しかし，その効果は，空気の湿度が75％以上，換気扇が停止している場合，冬仕様の換気が行われた場合には，劇的に下がる（89％から9％へ低下）[101]。より最近の研究では，バイオテロリズムと関連した空気感染の抑制にも，紫外線殺菌が補助的な機能を果たす可能性が示された[9]。

紫外線殺菌の歴史は浅いため，医療者の皮膚と目に与える影響への懸念が残っている。紫外線殺菌の設置場所を，周りを覆ったダクトの中や，壁掛け式の換気扇がついた金属ボックスの中，鎧戸の上方などに設置することで，この懸念に対処しうる。そのほかには，天井近くの壁へ設置するか，天井から吊り下げることも可能である。紫外線殺菌灯の設置場所，使用方法，そしてメンテナンス法に関してもガイドラインで触れられている[24]。

空気濾過

工業環境では，以前から大気汚染物質除去のために空気濾過が行われていた[84]。HEPA フィルターを通して行う空気濾過は直径0.3μm 以上の粒子を最低99.97％除去することが可能であるため，その他の推奨されている換気法を補完しうる。M. tuberculosis についてのデータはほとんどないが，腫瘍病棟でのアスペルギルス（Aspergillus）のアウトブレイクに関する事例より，HEPA フィルターの処理能力が十分であることが示唆された[24]。HEPA フィルターの効果は，空気がフィルターを通過するよう換気システムが十分に機能していること，前置フィルターが適切に設置されていることと密接に関係している。前置フィルターをHEPA フィルターの上流に設置して大きなゴミを取り除くことで，HEPA フィルターの寿命が劇的に延びる。HEPA フィルターは，(1)屋外へ排気する前，(2)保健施設内のその他の場所への再循環の前，(3)空気感染隔離室内の再循環の前，に設置することで空気を清浄化することができる。HEPA フィルターを用いて，空気感染隔離室や結核治療中の患者がいる部屋から全体の換気システムへ再循環させることは禁止されている[24]。

HEPA フィルターは，可動式の空気清浄機（多くは紫外線殺菌灯も内蔵している）に設置して，空気を再循環させることもできる[24]。部屋全体に換気設備がない場合や，既存の設備では適切なACH が確保できない場合に，これらの装置の使用を検討する。換気ダクトにHEPA フィルターを設置する場合，可動式HEPAフィルター装置の効果は，空気循環能力，すなわち，どれだけ部屋の空気がHEPA フィルターを通過できるか，に依存する。部屋の配置（および換気口の位置と家具の位置）によっては，排気された空気を取り込んだり，フィルターから出た空気をすぐに取り込んだりすることで，HEPA フィルター装置がかえって障害となることもある。そのため，HEPA フィルターを設置するときには継続して効果が得られるよう，十分注意を払わなければならない。同様に，フィルター自体の質と清浄度も継続して点検し，製品ごとに定められた使用期間を守って定期的に交換する必要がある[24]。

ニューヨーク市保健局は1992年の施設の組織改革に加え，感染性を有しうる患者からの曝露を最小限に抑えるため，胸部クリニックで多くの環境整備を行った[32]。高リスク患者は待ち合いを分け，患者待ち合い，検査室，喀痰誘発を行う部屋などの中～高リスクの場所すべてに紫外線殺菌灯を設置した。喀痰誘発ブースにはHEPA フィルターを設置して屋外へ排気し，誘発ブースがある部屋は陰圧にして，最低50 ACH を確保した。ニューヨーク市保健局が示した環境整備案に従い，空気の流れを管理しやすい小さな部屋では最大限の換気が行われ，排気はHEPA フィルターを用いて清浄化された。人が集まる広い場所（待合室など）のように空気循環の管理が容易ではない場所や，検査室や換気装置の近くなどリスクの高い場所では，紫外線殺菌灯が使用された。患者を介護するスタッフは個人防護具を使用した。

◎ 急性期医療施設 ◎

1990年初期のCDC ガイドラインに沿った陰圧室を備えた（かつ常に6人以上の結核患者がいる）施設では，その対策をとらなかった施設に比べて著しく医療者のツ反陽転化率が低かった。それにもかかわらず，不十分な行政監督のため，施設内伝播によるアウトブレイクが依然起こっていた[41]。あらゆる感染管理対策が実施されて以降，アウトブレイクは収束した[24]。1990年代後半までには，全国的に適切な空気感染制御が行われるようになり（施設の63％から100％へ改善），適切に個人防護具が使用された（施設の60％から90％へ改善）結果，アウトブレイクと医療者のツ反陽転化率は劇的に低下した[57]。結核感染リスクのある患者が認識されず，空気感染隔離室や個人防護具が用いられなかった場合などに結核感染が起きることはあった[94]。

環境整備は多くの施設にとって大きな制約となる。というのも，多くの施設は支出・コスト削減のため，空気の再循環や窓の密閉（熱損失を抑える目的）を行っており，換気システムも持続ではなく周期的に作動させることが多いからである。1992～1998年にかけ，既存の部屋の改造や前室・陰圧室の設置が行われたが，換気・陰圧に関する推奨の遵守率は施設ごとに大きく異なっていた。隔離室で毎日スモークテストを行った施設の4分の1以上で，自動モニタリング装置と測定値との乖離がみられた[75]。紫外線殺菌灯と可動式HEPA フィルターの設置はアドヒアランスが良好であった。というのも，施設にとっては定期的なメンテナン

訳注5　部屋や廊下の上層の空気に放射する方法。

I　概論

スのほうが複雑な警報システムの導入よりもはるかに費用対効果が優れているからである[24]。

保健施設には多様性があるため，ガイドラインではそれぞれに特異的な勧告を出している[24]。入院環境では空気感染隔離室を使用し，空気感染隔離室がない場合には紫外線殺菌や可動式HEPA装置を使用することの重要性が強調されている。組織的な対策がうまくいかない可能性がある場合や，エアロゾルを産生する処置を行うリスクの高い（救急外来，外来診療エリア，気管支鏡実施場所，マイコバクテリウムの検査室，遺体安置所など），いわゆる「問題のある」エリアでは，紫外線殺菌（鎧戸の中か，換気扇のついた金属ボックスに設置）や可動式のHEPA装置の使用が結核伝播予防に適している[24]。加えて，救急待ち合いや外来待ち合いなどの広いスペースでは，人の出入りが多く空気の混合も一定ではないため，換気システムが機能しないことがある。そのような場合には，リスク評価に基づき，紫外線殺菌灯（や可動式のHEPAフィルター）を検討する必要がある。咳をするときにティッシュやサージカルマスクで口元を覆うよう患者に指導することで，飛沫核の拡散を著しく抑えることができる[24]。

以前には，不適切な換気，検死解剖時のエアロゾル産生，抗酸菌検体の処理の過程などにより，感染リスクの高い医療者に結核が伝播することがあった[62]。よりよい教育，換気の増加，紫外線殺菌灯の使用，個人防護具使用の徹底を行った結果，病理学者や検査室・遺体安置所の職員の結核曝露が減少した。抗酸菌を取り扱う場所や病理学室では，換気と排気口フード操作を繰り返し点検することがきわめて重要である[85]。

◎ 矯正施設 ◎

すべての収監者に対し，収監後すぐに，結核の症状に関するスクリーニングを行い，結核を疑う症状がある場合には，全例空気感染隔離室に移送したうえですみやかに評価する必要がある[25,38]。矯正施設は少なくとも1つ空気感染隔離室を保有しなければならない。結核疑いもしくは確定の収監者は，空気感染隔離室に隔離するか，空気感染隔離室のある施設へただちに移送する必要がある。医学的に必要な処置のため，結核疑いもしくは確定の収監者を空気感染隔離室の外に出す必要がある場合，移送中はできるだけサージカルマスクを着けさせなければならない。また，そのような収監者に付き添う職員は全員，個人防護具を使用する必要がある[24,25,38]。

ガイドラインでは，保健施設を対象とした環境整備の勧告を出している[24,25]。リスク評価に基づき，一時待機場所や共有スペースなどの混雑した高リスクの空間では，紫外線殺菌（天井・壁掛け・換気ダクト内などに設置）を追加で用いてもよい。矯正施設内の医療現場では，急性期医療施設を対象とする環境・呼吸対策の推奨に従う必要がある[24]。必要な空気感染隔離室の数は，その施設のリスク評価に基づき決定される[24,25,38]。

◎ ホームレスシェルター，単身者用ホテル，その他の施設 ◎

結核サーベイランスプログラムを受け入れないような短期入居者が過ごす，広く開放的な共同エリアのあるシェルターでは，紫外線殺菌を導入することで，結核伝播のリスクを低減させることができる[17,69]。シェルターへの経済的支援は微々たるもので，古い建物の換気システムの改修に十分な額ではない。シェルター内でのアウトブレイクの予防には，潜在性結核患者の特定と治療に関する強力なプログラムをもつ厳密な組織管理の遵守が重要である。

◎ 長期療養施設 ◎

長期療養施設は感染管理を第1目的として設計されてはいない。そのため，隔離室は存在しないか，あってもわずかであり，換気システムも感染管理よりも居住者の快適性を目的としている。施設として組織的な対策（症状のスクリーニングも含めて）を行うことが最も重要である。各施設は結核リスクの評価に基づき，環境と呼吸の予防策（隔離室の準備，換気・排気の変更，HEPAフィルターや紫外線殺菌，個人防護具の徹底など）を実施するかどうかを検討する[24]。適切な環境と呼吸の予防策をとることができない場合には，結核疑いもしくは確定の入所者は，その長期療養施設に留まるべきではない。

◎ 米国外出生者，移民労働者，旅行者 ◎

結核の感染拡大予防に向け，現在も行政管理と国際的な取り組みが行われている。航空旅行における結核感染のリスクは，感染リスクの高い人と感染性のある患者の近接，および不適切な換気から主に起こる。インフルエンザのアウトブレイクが，離陸が遅延した3時間に，外気が遮断されたことで起こったことがある[100]。巡行高度において外気はほぼ無菌で，機内の空気は再循環して再度機内に入る前に，段々穴のサイズが小さくなる何層ものフィルター（HEPAフィルターを含む）を通過しなければならない。さらに，空気は十分循環されているため，咳・くしゃみの後3分以内に菌の濃度は低下する[100]。しかし，前述のとおり，感染リスクのある個人や「搭乗禁止リスト」を認識し，国際規模で結核・潜在性結核治療への適切なアクセスを確保して治療を完遂することが，旅行中の結核拡大の抑制に貢献してきた。

◎ 個人防護具 ◎

組織的な対策と環境整備を行った結果，結核に曝露しうる領域は縮小し，その数も減少した。しかし，結核が撲滅されたわけではないため，曝露のリスクがある場所（空気感染隔離室，咳の誘発やエアロゾルが産生される手技を行う部屋など）は依然として存在する。このような場所に入る人は，空気感染性の *M. tuberculosis* に曝露しうるため，結核予防の第3段階として個人防護具の使用が求められる[24]。英国では米国と異なり，MDR-TBが疑われる患者やエアロゾルが産生される処置を行う場合にのみ，陰圧隔離室と個人防護具の利用が推奨されている[45]。初診時には

MDR-TBとわからないこともあるため、効果的に結核を予防するためには、すべての手段を行うことが必要であると示唆する観察研究・数理モデルもある[45]。

医療者の結核(特にMDR-TB)曝露増加を受け、労働安全衛生局(Occupational and Safety and Health Administration：OSHA)は、個人防護具などの「防毒マスク(respirators)」の使用を必要とする、結核の職業曝露に関する基準を発表した[24]。ここでいう「防毒マスク」は従来のサージカルマスクとは異なっている。サージカルマスクがマスク着用者から手術野を守るのに対し、「防毒マスク」は、感染性飛沫核を含む、汚染された微粒子の吸入を防ぐように設計されている。そのため、「防毒マスク」では、濾過膜や顔の密封がきわめて重要となる。環境管理とは異なり、個人防護具の使用においては、積極的な使用と、すぐ近くにリスクがあることの認識が必要である。医療施設(health care facilities)が長期的に必要な技術面の環境整備を実施しようとしていた頃、CDCと労働安全衛生局から指導が行われた。最初に個人防護具の使用が命じられ、限られた健康管理予算の流用というさらなる困難が施設に課せられた。

1995年、米国国立労働安全衛生研究所(National Institute for Occupational Safety and Health)は、防毒マスクのフィルターの分類を改訂し、N95マスク($1\mu m$以下の粒子を95%補集する；Technol, Fort Worth, TX)が医療者の個人防護具として制定された[24]。$M.\ tuberculosis$の飛沫核はひとたびN95マスクに捕集されると、再びエアロゾルになることはないようである[80]。CDCの新しいガイドラインには、適切な防毒マスクとその使用方法のまとめが記載されており、顔の特徴(特に髭)からN95マスクの使用が実用的ではない医療者や、その他の製品を使用したほうがよい医療者のためのオプションも挙げられている[24]。適切な使用(と期待される予防効果を得る)においてはマスクフィットと顔の密封が最も重要であるため、毎年(加えて、顔の特徴に変化があった場合にはすみやかに)、フィットテストを実施することが推奨されている[24]。新しいガイドラインでは、個人防護具の適応として、空気感染隔離室への入室、咳の誘発やエアロゾルが産生される処置の間、環境管理が不十分とみなされた場合(患者の移送、緊急の外科処置や歯科処置など)、が挙げられている。使い捨ての防毒マスクは、ある程度の期間使用することが可能で、同じ医療者であれば再利用してもかまわない。再利用してもよいのは、清潔で損傷がなく呼吸抵抗がない場合で、製造元の説明書の範囲内に限られる[24]。個人防護具の使用は当初の障壁を克服し、結核感染管理対策を成功させるうえで不可欠な要素となった。

源(すなわち患者)からの飛沫核を抑えることが感染源の管理に効果的である、と専門家は皆、考えている。したがって、患者は常にティッシュやサージカルマスクを使用すべきであり、咳をするときはなおさらである。確立された感染制御の厳密な実行により、過去に多くの院内アウトブレイクが収束したことを再確認することが重要である。複数の対策を同時に行った場合、アウトブレイクの収束において個々の対策が果たす意義を評価することは困難である[24]。

その他の医療者保護対策

米国では、医療者や小児を含めたすべての人で、BCGワクチン(Chapter 10参照)のルーチンでの接種は推奨されていない[24]。結核アウトブレイクのピーク時には、結核(特にMDR-TB)の職業曝露が増加するため、BCG接種も考慮される[20]。BCGワクチンを接種した医療者は、接種していない医療者と比較して結核の割合が著しく低いことを示唆するコホート研究があり、曝露リスクが高いほどその効果も増すようである(69〜85％)[87]。BCGワクチン接種を国として是認していないのは、以下の理由からである：(1)米国全体でみると、結核の感染リスクは低い、(2)BCGワクチン接種によりツ反の解釈が困難になる(IGRAは有用かもしれない)、(3)ワクチンによる予防も完全ではない、(4)HIV患者や免疫抑制者には接種できない。

結論

近年の結核の院内伝播は、適切に臨床・診断・感染管理対策を行うことの重要性を思い起こさせた。臨床医は常に結核を疑う姿勢をもたなければならない。最も低コストで費用対効果に優れた介入方法は、施設ごとの組織的な結核感染制御である。環境管理を実施するための資源が限られた施設でさえ、結核のサーベイランス・隔離・経験的治療・迅速診断を行うことは可能である。加えて、環境管理を行うことで、思いもよらない感染源からの伝播も減らすことができる。空気感染隔離を行い、必要に応じて個人防護具を使用する。最近のCDCガイドラインは、多様な医療関連施設ごとの特異的な結核感染制御を打ち出しており、定期的な各施設・地域のリスク評価の実施を重要視している[24]。救急施設の結核患者の移送(救急施設へ、もしくは救急施設からの)は感染性がなくなるか、適切な隔離の準備が整って初めて可能である。患者の一般社会への退院基準についてもガイドラインで触れられている[24]。

結核患者にケアを提供する施設は、地域、州、連邦政府の結核感染制御との連携を継続しなければならない。地域・州の保健局がDOTSを含む結核の感染制御に強く影響を及ぼした結果、結核の入院率は低下している[93]。現在、以下の試みが継続されている；医療関連施設で結核への警戒を続けること；地域・国・国際社会が米国外出生者の結核・潜在性結核の管理に力を入れること；出所者、ホームレス、結核と診断されたばかりの入院患者の扱いに関する地域での再調整；DOTSプログラムの実施と支援。

CDCによるサーベイランスでは、2009年の結核罹患率は10万人あたり3.8人で、「2010年までに罹患率を100万人あたり1人以下にする」という最終目標よりも高いままであった[24]。過去10年間で結核患者数は減少し、年間罹患率も近年、ますます低下しているにもかかわらず、米国外出生者間での結核は増加しており、地域の感染拡大防止に向け、国際規模で取り組む必要がある。早

期診断のための新しい技術や感受性検査，疫学的解析，質の担保の役割も増している。結核はターゲットを変えながら増加しており，結核を重要視する我々の姿勢が揺らぐことはない。

◎ 文献 ◎

1. **Abdalhamid, J., S. H. Hinrichs, J. L. Garrett, J. M. O'Neill, K. M. Hansen-Cain, A. A. Armbrust, and P. C. Iwen.** 23 June 2010. Utilization of the QuantiFeron-TB Gold test in a two-step process with the tuberculin skin test to evaluate health care workers for latent tuberculosis. *J. Clin. Microbiol.* **48:** 2955–2956. [Epub ahead of print.]
2. **Alland, D., G. E. Kalkut, A. R. Moss, et al.** 1994. Transmission of tuberculosis in New York City: an analysis by DNA fingerprinting and conventional epidemiologic methods. *N. Engl. J. Med.* **330:**1710–1716.
3. **Banerjee, R., J. Allen, J. Westenhouse, P. Oh, W. Elms, E. Desmond, A. Nitta, S. Royce, and J. Flood.** 2008. Extensively drug-resistant tuberculosis in California, 1993–2006. *Clin. Infect. Dis.* **47:**450–457.
4. **Barnes, P. F., Z. Yang, S. Preston-Martin, et al.** 1997. Patterns of tuberculosis transmission in central Los Angeles. *JAMA* **278:**1159–1163.
5. **Beck-Sagué, C., S. W. Dooley, M. D. Hutton, et al.** 1992. Hospital outbreak of multidrug-resistant *Mycobacterium tuberculosis* infections: factors in transmission to staff and HIV-infected patients. *JAMA* **268:**1280–1286.
6. **Bick, J. A.** 2007. Infection control in jails and prisons. *Clin. Infect. Dis.* **45:**1047–1055.
7. **Blumberg, H. M., D. L. Watkins, J. D. Berschling, et al.** 1995. Preventing the nosocomial transmission of tuberculosis. *Ann. Intern. Med.* **122:**658–663.
8. **Bock, N., and L. B. Reichman.** 2004. Tuberculosis and HIV/AIDS: epidemiological and clinical aspects (world perspective). *Semin. Respir. Crit. Care Med.* **25:**337–344.
9. **Brickner, P. W., R. L. Vincent, M. First, et al.** 2003. The application of ultraviolet germicidal irradiation to control transmission of airborne disease: bioterrorism countermeasure. *Public Health Rep.* **118:**99–118.
10. **Brudney, K., and J. Dobkin.** 1991. Resurgent tuberculosis in New York City: human immunodeficiency virus, homelessness, and the decline of tuberculosis control programs. *Am. Rev. Respir. Dis.* **144:**745–749.
11. **Buff, A. M., L. E. Sosa, A. J. Hoopes, D. Buxton-Morris, T. B. Condren, J. L. Hadler, M. B. Haddad, P. K. Moonan, and M. N. Lobato.** 2009. Two tuberculosis genotyping clusters, one preventable outbreak. *Public Health Rep.* **124:**490–494.
12. **Bureau of Justice Statistics.** 2010. *Prison Inmates at Midyear 2009—Statistical Tables.* Office of Justice Statistics, U.S. Department of Justice. http://bjs.ojp.usdoj.gov/index.cfm?ty=pbse&sid=38. Accessed 21 July 2010.
13. **Burzynski, J., and N. W. Schluger.** 2008. The epidemiology of tuberculosis in the United States. *Semin. Respir. Crit. Care Med.* **29:**492–498.
14. **Cain, K. P., S. R. Benoit, C. A. Winston, and W. R. MacKenzie.** 2008. Tuberculosis among foreign-born persons in the United States. *JAMA* **300:**405–412.
15. **Castro, K. G.** 1995. Tuberculosis as an opportunistic disease in persons infected with human immunodeficiency virus. *Clin. Infect. Dis.* **21**(Suppl. 1)**:**S66–S71.
16. **Centers for Disease Control.** 1990. Prevention and control of tuberculosis in facilities providing long-term care to the elderly: recommendations of the Advisory Committee for the Elimination of Tuberculosis. *MMWR Morb. Mortal. Wkly. Rep.* **39**(RR-10)**:**7–20.
17. **Centers for Disease Control.** 1992. Prevention and control of tuberculosis among homeless persons: recommendations of the Advisory Council for the Elimination of Tuberculosis. *MMWR Morb. Mortal. Wkly. Rep.* **41**(RR-5)**:**13–23.
18. **Centers for Disease Control.** 1992. Prevention and control of tuberculosis in migrant farm workers: recommendations of the Advisory Council for the Elimination of Tuberculosis. *MMWR Morb. Mortal. Wkly. Rep.* **41**(RR-10)**:**1–15.
19. **Centers for Disease Control and Prevention.** 1995. Screening for tuberculosis and tuberculosis infection in high-risk populations: recommendations of the Advisory Council for the Elimination of Tuberculosis. *MMWR Morb. Mortal. Wkly. Rep.* **44**(RR-11)**:**18–34.
20. **Centers for Disease Control and Prevention.** 1996. The role of BCG vaccine in the prevention and control of tuberculosis in the United States: a joint statement by the Advisory Council for the Elimination of Tuberculosis and the Advisory Committee on Immunization Practices. *MMWR Morb. Mortal. Wkly. Rep.* **45**(RR-4)**:**1–18.
21. **Centers for Disease Control and Prevention.** 2003. Postdetention completion of tuberculosis treatment for persons deported or released from the custody of the Immigration and Naturalization Service—United States, 2003. *MMWR Morb. Mortal. Wkly. Rep.* **52:**438–441.
22. **Centers for Disease Control and Prevention.** 2004. Tuberculosis outbreak in a community hospital—District of Columbia, 2002. *MMWR Morb. Mortal. Wkly. Rep.* **53:**214–216.
23. **Centers for Disease Control and Prevention.** 2004. Nosocomial transmission of *Mycobacterium tuberculosis* found through screening for severe acute respiratory syndrome—Taipei, Taiwan, 2003. *MMWR Morb. Mortal. Wkly. Rep.* **53:** 321–322.
24. **Centers for Disease Control and Prevention.** 2005. Guidelines for preventing the transmission of *Mycobacterium tuberculosis* in health-care settings, 2005. *MMWR Morb. Mortal. Wkly. Rep.* **54**(RR-17)**:**1–147.
25. **Centers for Disease Control and Prevention.** 2006. Prevention and control of tuberculosis in correctional and detention facilities: recommendations from CDC. *MMWR Morb. Mortal. Wkly. Rep.* **55**(RR-9)**:**1–54.
26. **Centers for Disease Control and Prevention.** 2008. Federal air travel restrictions for public health purposes—United States, June 2007–May 2008. *MMWR Morb. Mortal. Wkly. Rep.* **57:** 1009–1012.
27. **Centers for Disease Control and Prevention.** 2009. Plan to combat extensively drug-resistant tuberculosis: recommendations of the Federal Tuberculosis Task Force. *MMWR Morb. Mortal. Wkly. Rep.* **59**(RR-3)**:**1–46.
28. **Centers for Disease Control and Prevention.** 2010. Summary of notifiable diseases—United States, 2008. *MMWR Morb. Mortal. Wkly. Rep.* **57:**1–98.
29. **Centers for Disease Control and Prevention.** 2010. Updated guidelines for using interferon gamma release assays to detect *Mycobacterium tuberculosis* infection—United States, 2010. *MMWR Morb. Mortal. Wkly. Rep.* **59**(RR-5)**:**1–25.

30. Centers for Disease Control and Prevention. 2010. Decrease in reported tuberculosis cases—United States, 2009. *MMWR Morb. Mortal. Wkly. Rep.* **59:**289–294.
31. Churchyard, G. J., and E. Wardell. 2007. Tuberculosis and HIV coinfection: current state of knowledge and research priorities. *J. Infect. Dis.* **196**(Suppl. 1):S1–S3.
32. Cook, S., K. L. Maw, S. S. Munsiff, et al. 2003. Prevalence of tuberculin skin test positivity and conversions among healthcare workers in New York City during 1994 to 2001. *Infect. Control Hosp. Epidemiol.* **24:**807–813.
33. Craft, D. W., M. C. Jones, C. N. Blanchet, et al. 2000. Value of examining three acid-fast bacillus sputum smears for removal of patients suspected of having tuberculosis from the "airborne precautions" category. *J. Clin. Microbiol.* **38:**4285–4287.
34. Deiss, R., R. S. Garfein, R. Lozada, J. L. Burgos, K. C. Brouwer, K. S. Moser, M. L. Zuniga, T. C. Rodwell, V. D. Ojeda, and S. A. Strathdee. 2009. Influences of cross-border mobility on tuberculosis diagnoses and treatment interruption among injection drug users in Tijuana, Mexico. *Am. J. Public Health* **99:**1491–1495.
35. Diel, R., K. Meywald-Walter, R. Gottschalk, S. Rüsch-Gerdes, and S. Niemann. 2004. Ongoing outbreak of tuberculosis in a low-incidence community: a molecular-epidemiological evaluation. *Int. J. Tuberc. Lung Dis.* **8:**855–861.
36. Escombe, A. R., D. A. Moore, R. H. Gilman, W. Pan, M. Navincopa, E. Ticona, C. Martínez, L. Caviedes, P. Sheen, A. Gonzalez, C. J. Noakes, J. S. Friedland, and C. A. Evans. 2008. The infectiousness of tuberculosis patients coinfected with HIV. *PLoS Med.* **30:**e188.
37. Escombe, A. R., C. C. Oeser, R. H. Gilman, M. Navincopa, E. Ticona, W. Pan, C. Martínez, J. Chacaltana, R. Rodríguez, D. A. Moore, J. S. Friedland, and C. A. Evans. 2007. Natural ventilation for the prevention of airborne contagion. *PLoS Med.* **4:**e68.
38. Federal Bureau of Prisons. 2010. *Clinical Practice Guidelines: Management of Tuberculosis. January 2010.* Federal Bureau of Prisons, Washington, DC. http://www.bop.gov/news/medresources.jsp. Accessed 21 July 2010.
39. Ferrara, G., M. Losi, R. D'Amico, R. Cagarelli, A. M. Pezzi, M. Meacci, B. Meccugni, I. Marchetti-Dori, F. Rumpianesi, P. Roversi, L. Casali, L. M. Fabbri, and L. Richeldi. 2009. Interferon-gamma-release assays detect recent tuberculosis reinfection in elderly contacts. *Int. J. Immunopathol. Pharmacol.* **22:**669–677.
40. Fok, A., Y. Numata, M. Schulzer, and M. J. FitzGerald. 2008. Risk factors for clustering of tuberculosis cases: a systematic review of population-based molecular epidemiology studies. *Int. J. Tuberc. Lung Dis.* **12:**480–492.
41. Fridkin, S. K., L. Manangan, E. Bolyard, et al. 1995. SHEA-CDC TB survey, part I: status of TB infection control programs at member hospitals, 1989–1992. *Infect. Control Hosp. Epidemiol.* **16:**129–134.
42. Frieden, T. R., L. F. Sherman, K. L. Maw, et al. 1996. A multi-institutional outbreak of highly drug-resistant tuberculosis: epidemiology and clinical outcomes. *JAMA* **276:**1229–1235.
43. Haddad, M. B., T. W. Wilson, K. Ijaz, S. M. Marks, and M. Moore. 2005. Tuberculosis and homelessness in the United States, 1994–2003. *JAMA* **293:**2762–2766.
44. Horsburgh, C. R., Jr., S. Goldberg, J. Bethel, S. Chen, P. W. Colson, Y. Hirsch Moverman, S. Hughes, R. Shrestha-Kuwahara, T. R. Sterling, K. Wall, and P. Weinfurter. 2010. Tuberculosis Epidemiologic Studies Consortium. Latent TB infection treatment acceptance and completion in the United States and Canada. *Chest* **137:**401–409.
45. Humphreys, H. 2007. Control and prevention of healthcare-associated tuberculosis: the role of respiratory isolation and personal respiratory protection. *J. Hosp. Infect.* **66:**1–5.
46. Hutton, M. D., G. M. Cauthen, and A. B. Bloch. 1993. Results of a 29-state survey of tuberculosis in nursing homes and correctional facilities. *Public Health Rep.* **108:**305–314.
47. Hutton, M. D., S. W. Dooley, and G. M. Cauthen. 1992. *Nosocomial TB transmission: characteristics of source-patients in reported outbreaks, 1970–1991.* First World Congress on Tuberculosis, November 15–18, 1992, Rockville, MD.
48. Ijaz, K., J. A. Dillaha, Z. Yang, M. D. Cave, and J. H. Bates. 2002. Unrecognized tuberculosis in a nursing home causing death with spread to the community. *J. Am. Geriatr. Soc.* **50:**1213–1218.
49. Jarvis, W. R. 1995. Nosocomial transmission of multidrug-resistant *Mycobacterium tuberculosis*. *Am. J. Infect. Control* **23:**146–151.
50. Joshi, R., A. L. Reingold, D. Menzies, and M. Pai. 2006. Tuberculosis among health-care workers in low- and middle-income countries: a systematic review. *PLoS Med.* **3:**2376–2391.
51. Krause, G., D. Altmann, D. Faensen, K. Proten, J. Benzler, T. Pfoch, A. Ammon, M. H. Kramer, and H. Claus. 2007. SurvNet electronic surveillance system for infectious disease outbreaks, Germany. *Emerg. Infect. Dis.* **13:**1548–1555.
52. Lemaitre, N., W. Sougakoff, D. Coetmeur, et al. 1996. Nosocomial transmission of tuberculosis among mentally-handicapped patients in a long-term care facility. *Tuber. Lung Dis.* **77:**531–536.
53. Li, J., C. R. Driver, S. S. Munsiff, and P. I. Fujiwara. 2003. Finding contacts of homeless tuberculosis patients in New York City. *Int. J. Tuberc. Lung Dis.* **7:**S397–S404.
54. Li, Y., G. M. Leung, J. W. Tang, X. Yang, C. Y. Chao, J. Z. Lin, J. W. Lu, P. V. Nielsen, J. Niu, H. Qian, A. C. Sleigh, H. J. Su, J. Sundell, T. W. Wong, and P. L. Yuen. 2007. Role of ventilation in airborne transmission of infectious agents in the built environment—a multidisciplinary systematic review. *Indoor Air* **17:**2–18.
55. Liu, Y., M. S. Weinberg, L. S. Ortega, J. A. Painter, and S. A. Maloney. 2009. Overseas screening for tuberculosis in U.S.-bound immigrants and refugees. *N. Engl. J. Med.* **360:**2406–2415.
56. Maloney, S. A., M. L. Pearson, M. T. Gordon, et al. 1995. Efficacy of control measures in preventing nosocomial transmission of multidrug-resistant tuberculosis to patients and health care workers. *Ann. Intern. Med.* **122:**90–95.
57. Manangan, L. P., C. L. Bennett, N. Tablan, et al. 2000. Nosocomial tuberculosis prevention measures among two groups of US hospitals, 1992 to 1996. *Chest* **117:**380–384.
58. Mangili, A., and M. A. Gendreau. 2005. Transmission of infectious diseases during commercial air travel. *Lancet* **365:**989–996.
59. Martinez, L., L. Blanc, P. Nunn, and M. Raviglione. 2008. Tuberculosis and air travel: WHO guidance in the era of drug-resistant TB. *Travel Med. Infect. Dis.* **6:**177–181.
60. Martínez-Lirola, M., N. Alonso-Rodriguez, M. L. Sánchez, M. Herranz, S. Andrés, T. Peñafiel, M. C. Rogado, T. Cabezas, J. Martínez, M. A. Lucerna, M. Rodríguez, M. C. Borillo, E. Bouza, and D. García de Viedma. 2008. Advanced survey of tuberculosis transmission in a complex socioepidemiologic

scenario with a high proportion of cases in immigrants. *Clin. Infect. Dis.* **47:**8–14.
61. McAdam, J. M., S. J. Bucher, P. W. Brickner, R. L. Vincent, and S. Lascher. 2009. Latent tuberculosis and active tuberculosis disease rates among the homeless, New York, New York, USA, 1992–2006. *Emerg. Infect. Dis.* **15:**1109–1111.
62. Menzies, D., A. Fanning, L. Yuan, et al. 1995. Tuberculosis among health care workers. *N. Engl. J. Med.* **332:**92–98.
63. Migliori, G. B., and R. Centis. 2002. Problems to control TB in eastern Europe and consequences in low incidence countries. *Monaldi Arch. Chest Dis.* **57:**285–290.
64. Modi, S., A. M. Buff, C. J. Lawson, D. Rodriguez, H. L. Kirking, H. Lipman, and D. B. Fishbein. 2009. Reporting patterns and characteristics of tuberculosis among international travelers, United States, June 2006 to May 2008. *Clin. Infect. Dis.* **49:**885–891.
65. Mohtashemi, M., and L. M. Kawamura. 2010. Empirical evidence for synchrony in the evolution of TB cases and HIV+ contacts among the San Francisco homeless. *PLoS One* **5:**e8851.
66. Moss, A. R., D. Alland, E. Telzak, et al. 1997. A city-wide outbreak of a multiple-drug-resistant strain of *Mycobacterium tuberculosis* in New York. *Int. J. Tuberc. Lung Dis.* **1:**115–121.
67. Munsiff, S. S., B. Nivin, G. Sacajiu, et al. 2003. Persistence of a highly resistant strain of tuberculosis in New York City during 1990–1999. *J. Infect. Dis.* **188:**356–363.
68. Naglie, G., M. McArthur, A. Simor, et al. 1995. Tuberculosis surveillance practices in long-term care institutions. *Infect. Control Hosp. Epidemiol.* **16:**148–151.
69. Nardell, E. A. 2003. Environmental infection control of tuberculosis. *Semin. Respir. Infect.* **18:**307–319.
70. Oeltmann, J. E., S. Kammerer, E. S. Pevzner, and P. K. Moonan. 2009. Tuberculosis and substance abuse in the United States, 1997–2006. *Arch. Intern. Med.* **169:**189–197.
71. **Office of Community Planning and Development.** 9 July 2010. *The 2008 Annual Homeless Assessment Report to Congress.* U.S. Department of Housing and Urban Development, Washington, DC. http://www.hudre.info/documents/4thHomelessAssessmentReport.pdf. Accessed 21 July 2010.
72. **Office of Policy Department and Research, U.S. Department of Housing and Urban Development.** September 2007. *Measuring Overcrowding in Housing.* U.S. Department of Housing and Urban Development, Washington, DC. http://www.huduser.org/publications/pdf/Measuring_Overcrowding_in_Hsg.pdf. Accessed 26 July 2010.
73. **Pai, M., R. Joshi, S. Dogra, D. K. Mendiratta, P. Narang, S. Kalantri, A. L. Reingold, J. M. Colford, Jr., L. W. Riley, and D. Menzies.** 2006. Serial testing of healthcare workers for tuberculosis using interferon assay. *Am. J. Respir. Crit. Care Med.* **174:**349–355.
74. **Pai, M., A. Zwerling, and D. Menzies.** 2008. Systematic review: T-cell-based assays for the diagnosis of latent tuberculosis infection: an update. *Ann. Intern. Med.* **149:**177–184.
75. **Pavelchak, N., K. Cummings, R. Stricof, et al.** 2001. Negative-pressure monitoring of tuberculosis isolation rooms within New York State Hospitals. *Infect. Control Hosp. Epidemiol.* **22:**518–519.
76. **Peto, H. M., R. H. Pratt, T. A. Harrington, P. A. LoBue, and L. R. Armstrong.** 2009. Epidemiology of extrapulmonary tuberculosis in the United States, 1993–2006. *Clin. Infect. Dis.* **49:**1350–1357.
77. Pollock, N. R., A. Campos-Neto, S. Kashino, D. Napolitano, S. M. Behar, D. Shin, A. Sloutsky, S. Joshi, J. Guillet, M. Wong, and E. Nardell. 2008. Discordant QuantiFERON-TB Gold test results among US healthcare workers with increased risk of latent tuberculosis infection: a problem or solution? *Infect. Control Hosp. Epidemiol.* **29:**878–886.
78. Rajagopalan, S., and T. T. Yoshikawa. 2000. Tuberculosis in long-term-care facilities. *Infect. Control Hosp. Epidemiol.* **21:**611–615.
79. Reichler, M. R., S. Bur, R. Reves, et al. 2003. Results of testing for human immunodeficiency virus infection among recent contacts of infectious tuberculosis cases in the United States. *Int. J. Tuberc. Lung Dis.* **7:**S471–S478.
80. Reponen, T. A., Z. Wang, K. Willeke, et al. 1999. Survival of mycobacteria on N95 personal respirators. *Infect. Control Hosp. Epidemiol.* **20:**237–241.
81. Ringshausen, F. C., S. Schlosser, A. Nienhaus, A. Schablon, G. Schultze-Werninghaus, and G. Rohde. 2009. In-hospital contact investigation among healthcare workers after exposure to smear-negative tuberculosis. *J. Occup. Med. Toxicol.* **4:**11–22.
82. Schneider, E., K. F. Laserson, C. D. Wells, and M. Moore. 2004. Tuberculosis along the United States-Mexico border, 1993–2001. *Rev Panam. Salud Publica* **16:**23–34.
83. Schulte, J. M., S. E. Valway, E. McCray, and I. M. Onorato. 2001. Tuberculosis cases reported among migrant farm workers in the United States, 1993–97. *J. Health Care Poor Underserved* **12:**311–322.
84. Segal-Maurer, S., and G. E. Kalkut. 1994. Environmental control of tuberculosis: continuing controversy. *Clin. Infect. Dis.* **19:**299–308.
85. Segal-Maurer, S., B. N. Kreiswirth, J. M. Burns, et al. 1998. *Mycobacterium tuberculosis* specimen contamination revisited: the role of laboratory environmental control in a pseudo-outbreak. *Infect. Control Hosp. Epidemiol.* **19:**101–105.
86. Sepkowitz, K. A. 1995. AIDS, tuberculosis, and the health care worker. *Clin. Infect. Dis.* **20:**232–242.
87. Sepkowitz, K. A. 1994. Tuberculosis and the health care worker: a historical perspective. *Ann. Intern. Med.* **120:**71–79.
88. Siddiqui, A. H., T. M. Perl, M. Conlon, et al. 2002. Preventing nosocomial transmission of pulmonary tuberculosis: when may isolation be discontinued for patients with suspected tuberculosis? *Infect. Control Hosp. Epidemiol.* **23:**141–144.
89. Small, P. M., P. C. Hopewell, S. P. Singh, et al. 1994. The epidemiology of tuberculosis in San Francisco: a population-based study using conventional and molecular methods. *N. Engl. J. Med.* **330:**1703–1709.
90. Strausbaugh, L. J., S. R. Sukumar, and C. L. Joseph. 2003. Infectious disease outbreaks in nursing homes: an unappreciated hazard for frail elderly persons. *Clin. Infect. Dis.* **36:**870–876.
91. Stroud, L. A., J. I. Tokars, M. H. Grieco, et al. 1995. Evaluation of infection control measures in preventing the nosocomial transmission of multidrug-resistant *Mycobacterium tuberculosis* in a New York City hospital. *Infect. Control Hosp. Epidemiol.* **16:**141–147.
92. Tardin, A., D. M. Dominicé, B. Ninet, and J. P. Janssens. 2009. Tuberculosis cluster in an immigrant community: case identification issues and a transcultural perspective. *Trop. Med. Int. Health* **14:**995–1002.
93. Terry, M. B., M. Desvarieux, and M. Short. 2002. Temporal trends in tuberculosis hospitalization rates before and after implementation of directly observed therapy: New York City,

1988–1995. *Infect. Control Hosp. Epidemiol.* **23**:221–223.
94. **Tokars, J. I., G. F. McKinley, J. Otten, et al.** 2001. Use and efficacy of tuberculosis infection control practices at hospitals with previous outbreaks of multidrug-resistant tuberculosis. *Infect. Control Hosp. Epidemiol.* **22**:449–455.
95. **Torres Costa, J., R. Silva, R. Sa, M. J. Cardoso, and A. Nienhau.** 2010. Results of five-year systematic screening for latent tuberculosis infection in healthcare workers in Portugal. *J. Occup. Med. Toxicol.* **5**:22. doi:10.1186/1745-6673-5-22.
96. **Tulsky, J. P., J. A. Hahn, H. L. Long, et al.** 2004. Can the poor adhere? Incentives for adherence to TB prevention in homeless adults. *Int. J. Tuberc. Lung Dis.* **8**:83–91.
97. **Valway, S. E., R. B. Greifinger, M. Papania, et al.** 1994. Multidrug-resistant tuberculosis in the New York State prison system, 1990–1991. *J. Infect. Dis.* **170**:151–156.
98. **Van den Brande, P.** 2005. Revised guidelines for the diagnosis and control of tuberculosis: impact on management in the elderly. *Drug Aging* **22**:663–686.
99. **Welbel, S. F., A. L. French, P. Bush, D. DeGuzman, and R. Weinstein.** 2009. Protecting healthcare workers from tuberculosis: a 10-year experience. *Am. J. Infect. Control* **37**:668–673.
100. **World Health Organization.** 2006. *Tuberculosis and Air Travel: Guidelines for Prevention and Control*, 2nd ed. World Health Organization, Geneva, Switzerland.
101. **Xu, P., J. Peccia, P. Fabiana, et al.** 2003. Efficacy of ultraviolet germicidal irradiation of upper-room air in inactivating airborne bacterial spores and mycobacteria in full-scale studies. *Atmosph. Environ.* **37**:405–419.
102. **Yun, L. W. H., R. R. Reves, M. R. Reichler, et al.** 2003. Outcomes of contact investigation among homeless persons with infectious tuberculosis. *Int. J. Tuberc. Lung Dis.* **7**:S405–S411.
103. **Zaza, S., H. M. Blumberg, C. Beck-Sagué, et al.** 1995. Nosocomial transmission of *Mycobacterium tuberculosis*: role of health care workers in outbreak propagation. *J. Infect. Dis.* **172**:1542–1549.
104. **Zevallos, M., and J. E. Justman.** 2003. Tuberculosis in the elderly. *Clin. Geriatr. Med.* **19**:121–138.

Chapter 13

保健局の役割 — 法的および公衆衛生的考察
Role of the Health Department — Legal and Public Health Considerations

- 著：Melisa Thombley・Kashef Ijaz・Beverly Metchock・Philip LoBue
- 訳：北薗 英隆

　結核は典型的な公衆衛生的疾患である。結核は感染性微生物によって起こり，共通の宿主や空気を通じて広がり，公衆衛生的手法が疾患の制御には不可欠である。米国での結核の予防と制御のためには，以下の3つの優先事項がある。それらは(1)結核疾患をもつ個人を特定し治療すること，(2)感染性結核患者に曝露した個人を探し，Mycobacterium tuberculosis 感染と疾患がないかを評価し，その後に，適切であれば治療を提供すること，(3)潜在性結核感染(latent tuberculosis infection：LTBI)と結核疾患進行の高リスク群の人々をスクリーニングし，疾患への進行を予防する治療を提供すること，である[2]。

　米国での結核の予防と制御は主に州と地方結核対策プログラムの責任であり，これらの活動が保健局のみによって行われることはほとんどない。結核症の患者は通常，個人開業の地域の医療者によって診断され，しばしば治療される。感染性症例への接触者もまた，それぞれの主治医またはその他の地域の医療者によって精査され治療される。個人開業の地域の医療者，保健局以外の地域または政府所属の医療者もまた，潜在性結核の高リスク患者のスクリーニングと治療を行う。しかし保健局は，結核の予防と制御のために関連ある目標が確実に達成されるように，これらの活動の調整と監視の責任をもつ。

　結核撲滅対策委員会(Advisory Council for the Elimination of Tuberculosis：ACET)は，公衆衛生結核対策プログラムの7つのコア項目を設定した[2]。

- 全体的計画と方針の策定を指揮する。
- 臨床的活動性結核をもつ人を同定する。
- 疾患をもつ，または疑いのある人を管理する。
- M. tuberculosis に感染している人を同定し管理する。
- 検査および診断的サービスを提供する。
- データを収集し解析する。
- 訓練と教育を提供する。

　この章では，これらのコア項目に沿って，保健局の役割について述べる。ここでの記述は，主に米国での結核予防と対策プログラムに適用される。

結核対策の歴史的および疫学的背景

　結核の公衆衛生的対策手法は，治療オプションの知識と供給力を反映してきた。結核菌のコッホ(Koch)による発見以前は，結核の制御の公衆衛生的手法はほとんど存在しなかったものの，死亡率と罹患率のデータはいくつかの区域によって集められていた。結核菌の発見とサナトリウムへの動きの出現に引き続き，主要な公衆衛生的方策は感染性患者をサナトリウムに隔離することとなった。サナトリウムへの入院は，初期は治療を目的としていたが，すぐに制御手段となり，時に患者が強制入院させられることもあった[37]。しかし，利用可能な病床数は必要数を満たすことは一度もなかった。1945年には，米国は450の結核病院，79,000の病床であったが，より多くの新規発生症例がみられていた。有効な抗結核薬治療の出現に伴い，結核の外来治療採用が標準的になり，入院期間は減少した。1960年代と1970年代早期には，以前の病床数不足が逆転し，結核病院の多くの病床が空床のままとなり，やがて結核病院の閉院につながるようになった。入院は現在，急性期のケアに限定されているが，強制入院は少数の入院に抵抗する患者に対して今も行われている[10,29,50,57]。

　結核の発生率と死亡率は，米国ではサナトリウムの広域な使用の前，効果的な抗結核薬治療出現のずっと前から減少し始めていた[31]。1953年から続けられている全国統計では，1953～1985年まで着実に減少している。1953年には83,304件の新規発生が報告されたが，1985年には22,201件の発生であった[15]。米国での結核症例数が歴史的に低下したため，制御のための公衆衛生の基盤(インフラ)も減少し，連邦の特別目的基金が終了し，地方の基金のなかにはほかの優先事項に変更されたものもあった[2]。報告される結核の発生件数は1986年の22,768件から，1992年の26,673件に増加した。この増加はヒト免疫不全ウイルス(human immunodeficiency virus：HIV)流行の開始と重なっており，HIV感染者における結核はこの増加に影響していた[2]。結核増加に影響したその他の因子としては，M. tuberculosis の院内および施設内伝播の増加と結核高蔓延国から移住した米国外出生者での発症の増加による[2]。結核の再燃に伴い，結核予防と制御のための連邦予算は著しく増加した。これらの資源はサーベイランスを改善し，公衆衛生研究所の検査能力を高め，直接監視下治療(directly observed treatment, short-course：DOTS[訳注1])で治療する患者数を増やすことに割り当てられた[1]。その結果，米国では，

訳注1　原著ではDOTだが，日本ではDOTSという名前で呼ばれているので，以後，DOTSと略す。

I 概論

結核の発生率は1993～2009年まで着実に減少し，2009年には，歴史的に低い11,545件の新規発生結核が報告された[16]。

けれども，結核対策の複雑さと結核撲滅に直面する困難さはいまだに存在する。2009年には，米国で報告された50％以上の症例は米国外で生まれた人に起こった[16]。地方の結核対策プログラムでは，その管轄に複数の違う国からの結核患者を抱えていることもある。したがって，プログラムでは通訳サービスを提供し，患者それぞれの文化的問題に対応し，結核疾患と治療に関して保健局スタッフや医療者と異なる価値観をもつかもしれない人に患者教育を行う必要がある。米国とメキシコの国境付近では，結核をもつ人が行き来するため，彼らの結核の治療，接触者同定と追跡は複雑である[59]。メキシコで診断され治療開始された人が米国に移動して治療継続し終了した場合は，その症例の分は新規発生症例報告に含まれない。HIVとの共感染は結核患者の6％に当たる[16]。このことは，抗レトロウイルス薬と抗結核薬との間の薬物相互反応のために，治療オプションを複雑化する[36]。結核発生率の低い地域でのアウトブレイクはしばしば，地方の結核対策プログラムのスタッフに過剰な負担となり，結果として，結核の伝播の増加と発生率の上昇につながる。薬剤耐性結核の率，特に多剤耐性（multidrug-resistant：MDR）結核は1993年から減少しているが，これらの症例は治療と予防努力を複雑にし続けている[16]。現在では，およそ1％の結核症例がMDRであり，MDR症例の80％近くが米国外出生者に起こる[16]。これら因子のすべてが，米国での結核を制御しいずれは撲滅しようとする努力を困難なものにしている。

公衆衛生結核対策プログラムの組織

米国での結核対策は州と地方政府の法的責任である[2,9]。結核対策のほとんどの活動（サーベイランス，症例管理，接触者調査など）は，地方（市，郡，または区）の保健局が州の結核対策プログラムの監視下で実施されている。結核疾患または潜在性結核の患者の医療はしばしば，保健局で提供されるものの，多くの米国の地域では，医療は地方の結核対策プログラムと関係がある個人開業の地域の医師により提供されている。医療がどこで提供されていようと，地方の結核対策プログラムは，診療の監視と患者の疾患の治療完遂の確認を続ける義務がある。

州の結核対策プログラムは一般的に，資金と技術的サポートを地方プログラムに提供する。州プログラムはまた，大きな地方プログラムと同様に，サーベイランスデータを集計して報告する。州プログラムはアウトブレイクの調査で地方プログラムを支援することもある。州プログラムによっては，結核対策にかかわる戦略的または疫学的リサーチを単独で，または学術機関と共同で行うこともある。公衆衛生研究所は一般的に州プログラムの一部であるが，大きな都市や郡，管轄区域は独自の公衆衛生研究所をもつこともある。州結核プログラムは更生施設，大学，ホームレスシェルターなど結核対策に役立つかもしれないほかの州政府機関と協力する義務がある。

米国疾病対策センター（Centers for Disease Control and Prevention：CDC）は，連邦の結核対策の公衆衛生的側面について主に責任をもつ[9]。これに含まれるのは，州や地方結核プログラムへの基金の提供，技術的支援の提供，サーベイランスデータの集計と報告，結核のアウトブレイクの支援と調査，計画的な結核対策活動に関連する戦略的，疫学的，臨床的または基礎および応用した実験的研究の実施，などである。CDCは協力合意を通した基金を，50の州と10の大都市，8の米国管轄区と領域を含む68のプロジェクト地域に提供している。1992年に，米国における結核の再燃の際には，結核症例の劇的な増加に対応し，結核の予防と制御活動のための協力合意の仕組みを通じて提供される連邦の基金は，著しく増加した。基金の水準は1980年代後半から1990年代はじめにかけての結核の再燃とMDR結核の出現に基づいており，流行が最も多くみられた大都市に最も多くの追加資金が提供された。それ以来，米国における結核の疫学は発展した。しかし，基金の量は定常状態に維持されたものの，インフレーションのために購入力は低下していた。

2005年，CDCのDivision of Tuberculosis Elimination（DTBE）は，National Tuberculosis Controllers Association（NTCA）と共同で，基金を国内の結核プログラム中での疫学的必要性に基づいて再分配する基金計算式を開発した。基金計算式は州により常に報告されるNational Tuberculosis Surveillance Systemを使用した結核サーベイランスデータに基づいている。現在，結核基金の割り当ては結核基金計算式を使用して行われている。2009年に基金計算式は，基金の再分配の量の増加に伴い，アップデートされた。2010年度の予防と制御部門のための式には，2004～2008年のCDCに報告された平均的結核データに基づいて，基金の再分配の量を45％まで増やしたことが含まれた。計算式は以下の特殊変数と対応する重量から成る。

- 新規発生症例：30％
- 米国生まれのマイノリティーと米国外出生者：35％
- HIVとの共感染の人：5％
- MDR結核の人：5％
- 薬物乱用者：5％
- ホームレス：5％
- 塗抹または培養陽性肺結核の人：15％

結核プログラムに技術的支援を提供する一環として，CDCは，4つのRegional Training and Medical Consultation Centers（RTMCCs）に資金援助を行っている。これらのセンターは地域ごとにあてがわれ，50州と米国領域のすべてをカバーする。その責務としては，(1)州と地方保健局スタッフとしての人的資源をつくるための結核対策のさまざまな側面でのトレーニングと技術的支援，(2)結核症例に関連した治療の医療コンサルテーション，などを提供することがある。加えて，これらのセンターは結核教育教材と製品を開発する。

ほとんどの CDC 基金による疫学的・臨床的リサーチは，Tuberculosis Epidemiologic Studies Consortium (TBESC)，または Tuberculosis Trials Consortium (TBTC) により実施される。TBESC は 2001 年に創設され，現在，16 の国内施設から成る。これら施設それぞれは，学術施設や結核対策プログラムとのパートナーシップを築いている。その共同体は結核対策のさまざまな側面において，関連ある疫学的，行動学的，経済的，実験室的，戦略的研究を計画的に共同して行っている。TBTC は（米国公衆衛生サービス）結核部門が CDC に移動された 1960 年までさかのぼる，強いつながりをもつ。TBTC は主に，臨床治験と診断的研究を実施するのが役割であった。現在では，世界中に 29 の臨床サイトのネットワークをもち，結核の臨床的・疫学的知識を拡大する研究を実施し，結核感染と発症の診断・臨床管理・予防を手助けする。

公衆衛生機関のための法的基礎

結核対策のための連邦と国際機関

適切な連邦公衆衛生職員や関係者との理想的協力関係を確実にするため，州と地方関係者は結核を制御するために連邦の法的権限が使われてもよい状況を理解すべきだ。この権限には，米国憲法，法令，規定，そして大統領命令，がある。米国憲法の第 I 条の第 8 項は，連邦政府の許可する条項のもと，公衆衛生機関に限定的に，税金の徴収とその使用の権限，外国やいくつかの州，そしてインディアンの部族との商業を制限する権限を無条件に与えている（一般的に通商条項と呼ばれる）[61]。

通商条項は，Public Health Service Act (公衆衛生法) の 361 項のための法的基盤であり，保健福祉省長官 (Secretary of Health and Human Services) に，外国から米国へ，そして州の間での伝染性疾患の侵入と拡散を防ぐ法令を作成し実施する権限を与えている[60]。長官はこの権限を CDC に委任している。公衆衛生法のもと，連邦として隔離が認可される伝染性疾患は，米国大統領行政命令により列挙された疾患に限定される（行政命令は大統領またはその代理により発令され，通常は執行機関または政府高官に行動を命令または指示する，または行政機関が従う政策を決定することを目的とする）。

行政命令 13295 を修正した行政命令 13375 は，2005 年 4 月 1 日に大統領により署名されたが，それはパンデミックを起こすほどの新型インフルエンザを既存の伝染性疾患のリストに追加するためだった〔既存のものには，コレラ，ジフテリア，ペスト，天然痘，黄熱病，ウイルス性出血熱，重症急性呼吸器症候群 (severe acute respiratory syndrome：SARS)，感染性結核，があった〕。

伝染性疾患の侵入と拡散を防ぐための行政権限のもと，CDC は行政命令 13375 に列挙された伝染性疾患のいずれかが疑われる米国への渡航者を拘留し，身体検査を行い，条件つきで解放する権限を与えられている[26]。さらに，ほとんど実行されることはないが，CDC は感染性結核で米国へ渡航する，または州から州へ移動する者を，隔離したり観察下においたりする権限をもっている[26]。公衆衛生法 361 項のもと，CDC が州間を移動する者を逮捕し身体検査してもよいのは，その者が特定の伝染性疾患に感染しており，かつ該当する病期にあると信じるに足る証拠がある場合のみである。該当する病期とは，疾患の感染期，または他者が感染した場合に公衆衛生的緊急を起こすような疾患である場合は感染前期，と定義される。そのような者が感染していると判明した場合，CDC は十分な必要性ありとして逮捕してもよい。

結核の伝播を防ぐための関連ある機序として，public health Do Not Board (DNB) list があり，CDC が米国国土安全保障省 (Department of Homeland Security：DHS) と協力して作成，管理している。DNB list は，特定の基準に当てはまる公衆に重大な脅威となる個人の米国発着の民間航空機への搭乗を防ぐために利用される。国際的職員と米国政府機関，州や地方の健康職員，医療者は，DNB list に個人の名前を載せる要望を，(CDC Emergency Operations Center，または regional CDC Quarentine Station，または関連の州または地方の保健局へ) 提出することができる。その要望を受理した後，CDC はその者が，(1) 飛行機搭乗を許された場合に重大な公衆衛生的脅威となるような伝染性疾患をもち，感染性があるか，(2) 治療を含めた公衆衛生的推奨を知らない，またはそれに従わない可能性があるか，(3) 民間航空機に搭乗しようとする可能性があるか，について判断する[14]。

もし，CDC が DNB list への要望が提出された者が基準を満たすと判断した場合，DHS により，その者の名前がこの連邦航空渡航制限リストに追加され，航空会社はその個人に米国に離発着するいかなる民間航空便の搭乗券をも発券しないように指示される。DNB list の使用は，国際的または国内健康機関により実施されている既存の疾患制御手法の補助目的である。結核に関しては，肺結核と疑われるまたは確定している者が，重大な公衆衛生的脅威をもち，DNB list に載せるべきなのはどのような場合か判断するための基準がすでに作成されている。これらの基準に含まれる感染性の評価は，「臨床的・画像的・抗酸菌学的反応 (すなわち，喀痰塗抹と培養の結果) をもとにしている」[14]。MDR または超多剤耐性 (extensively drug-resistant：XDR) 結核の疑いまたは確定している患者には，世界保健機関 (World Health Organization：WHO) の結核と飛行旅行のためのガイドラインをもとに，より厳密な基準が適用される。これらの基準では，リストから削除する前に培養陰性の結果を必要とする。

また米国は，WHO により 2005 年に交付され 2007 年に発効された国際保健規則 (International Health Regulations：IHR) の基準を遵守する責任がある。米国は，疾患の国際的拡大を予防し，対応する国際的協約である IHR により制約される 194 か国 (WHO に加盟する 193 か国と台湾) の 1 つである。IHR のもと，米国 (および協約に関連するその他の機関) は WHO に，(1) その領土内における国際的に憂慮される公衆衛生緊急事態となりうるすべての事象や，(2) 領土外において確認された，国際的な疾患拡大を起こすかもしれない公衆衛生リスク (ヒト症例，感染または

I 概論

汚染を伝播する生物，汚染した物品の輸出入などの形で明らかとなる)を，現実的に可能な限り，報告しなければならない[66]。国際的に憂慮される公衆衛生緊急事態は「(IHR に)示されるように，(1)国際的な疾患の拡散を通じてほかの国への公衆衛生リスクとなる，かつ(2)国際的対策の調整が必要となりうると判断される公衆衛生非常事態」と定義される。結核の者が IHR のもと，通知の必要性を判定されるには多くの因子が絡む。その因子には，(1)国際的公衆衛生問題となる可能性，(2)事態が公衆衛生に与える影響の重大性，(3)事態の異常性または不測性，(4)国際的疾患の拡散の著しいリスクがあるか，(5)国際渡航または貿易の制限での著しいリスクがあるか，などがある。

結核対策のための州の権限

州は，合衆国憲法修正第10条(Tenth Amendment to the U.S. Constitution)を通じて，公衆衛生に関する主要な権限をもっている(修正第10条は以下のとおりである。「本憲法により合衆国に委任されず，また各州に対して憲法により禁止されていない権限は，それぞれの州またはその人民に留保される。合衆国憲法修正第10条」)。州は公衆の健康を守るため，「警察権」を発動する。警察権は，公衆の健康・福祉・倫理を守り，公共の利益を推進するための法律や規制を制定する，州により発動される権限，と定義される。州保健局は，結核も含めた感染症の拡散制御を実施する責任がある。この権力は責任を生み出す。また，州と地方の公衆衛生職員は警察権の限界を尊重しなければならない。州はまた，警察権を地方政府に委任することもある。たとえば，カリフォルニアの州法によると，「郡や市はその範囲内で，一般の法と矛盾しない地方，警察，衛生，その他の法令や規制を作成および実施してもよい」とされている[11]。

以下の法律が結核の拡散を制御するためのものである。

(1) 州議会により制定される法令 ── 地方当局も同様に法令を制定するが，これらの法律は州の法的権限に矛盾がないようにしなければならない(典型的には，市議会が法令を制定するが，多くの管轄区において，健康や公衆衛生に関する法令は郡の健康委員会か，相当する機関により制定される)。
(2) 州機関により公布される法律である規制 ── 一般的に法的強制力をもっており，通常，法令よりも詳細である。
(3) 控訴裁判所の過去の判例と関連づけて法律を解釈する裁判官による判決から構成される判例法

州によって著しい違いがあるが，法規条項や規制条項が結核制御・予防の対象とする分野は，症例発見，結核症例の管理，その他の予防措置，などだろう[1]。症例発見の法律は，報告の法律とスクリーニングの法律を含む。結核は50州すべてで報告義務のある疾患である。しかし，報告すべき人，報告すべき時期，報告の必要事項は著しく異なる[1]。いくつかの州，たとえば，アイオワやネブラスカなどでは，法律で必要な結核症例の報告を怠ると罰金が課せられる[34,48]。必要報告事項には，アドヒアランス不良の患者やその他の特殊な状況(例：薬剤感受性結果や HIV の有無)も含まれる。医療者や刑務所受刑者などの結核曝露の高リスクの集団ではスクリーニングが通常必要とされ，ある職種では入職の際に必要となる(例：小学校教師やデイケア施設の職員)。

州の結核対策の条項の大半が，結核症例の管理面にかかわる。それに含まれるのは，結核症例の発見(診察と接触者健診)，治療の提供(DOTS と治療計画の遵守)，治療施設，治療の費用の負担，緊急の拘束，隔離(自宅隔離または医療施設またはその他の適切な施設での隔離)，収容，社会的に距離をおく手法(職場または学校からの排除)，アドヒアランス不良の患者への罰則，などであるが，それに限るものではない。州と地方の衛生職員は，疾患制御策の実行のために，症例特異的な事実と状況に対応するのに必要最小限の規制策から始める漸進的アプローチをとる。医療施設またはその他の適切な施設での長期間の収容は，個人の自由の著しい制限であるため，そのような閉じ込めを許可する裁判所命令の定期的な見直しを含む適切な手続きが必要である(適正手続きも含む憲法条項の詳細は後述する)。最後に，州法令または規制で定められる「他の予防措置」には，プライバシーと個人情報保護，結核治療の宗教的理由による免除，特殊な適正手続きの過程，差別禁止条項も含まれるかもしれない。

州と地方の公衆衛生当局は，憲法の義務に合致するように，州の結核対策の法律を施行しなくてはならない。関連ある条項は，合衆国憲法修正の第1条，第4条，第8条，第14条(修正第1条，第4条，第8条は修正第14条を通じて，州に適用する)と同様の州憲法条項であろう(表13-1)。修正第1条は「議会は宗教に関する法律または自由な宗教活動を禁止する法律をつくってはならない」と宣言している[62]。法律が中庸で一般的適用性があれば，自由な宗教活動を行う個人の権利は妨害されない。多くの州が，修正第1条，州憲法条項，その他の法律的または政策的判断に準じて，結核の義務的治療の宗教的免除を保障している。修正第4条は政府が不合理な捜索や逮捕を行うことを禁止している。裁判所は捜索が適正か否かを，個人のプライバシー侵害と，情報の政府の必要性を量りにかけて判断する。結核対策の観点から，裁判所は政府機関により義務とされているツベルクリン反応(ツ反)を，修正第4条の捜索に当たる，としてきた。修正第8条は残虐で異常な刑罰を課すことを禁止しており，たとえば，刑務所の受刑者から，検査，隔離，治療などの結核対策手法に対し，反対の声が上がるかもしれない。

修正第14条は，合衆国は適切な法の手続きなしに，いかなる人の生命，自由，所有物を奪ってはならない，としているが，適切な手続きは，州裁判所が結核対策手法に対してしばしば遭遇する難しい問題である。「実体的適切な手続き」には，政府が生命，自由，所有権を侵害する法律を実施して，その他の公的行動をとることの十分な正当性が必要とされる。侵される自由の権利が大きいほど，政府の正当性もより確かでなくてはならない。「手続き上の適切な手続き」は，政府がある個人の自由を制限する行動を起こす際に，公正で合理的な手続きを経ることを必要とする。通

表 13-1　関連ある憲法の条項にかかわる判例

判例	憲法条項	申し立て	判決
Greene v. Edwards 263 S.E.2d 661 (W.Va. 1980)	修正第14条，手続き上の適正な手続きの条項	上訴人は本人の意に反してウエストバージニア病院に活動性結核のため収容された。彼は収容審理の通知を受けたが，弁護士に相談する権利については聞かされなかった。審理の間，彼のために弁護士が割り当てられたが，第一審は患者と弁護士が個別に相談する機会がないまま進められた。上訴人は法規の合憲性に違反すると，人身保護令状を提出した	裁判所は，W. V. Tuberculosis Control Actは精神疾患のために本人の意に反して収容する場合と同様の保護が与えられるべき，と判決した。それには，(1)収容が必要な根拠と背景事情が詳細に書かれた，適切な書面での通知，(2)相談する権利，(3)証人に立ち会いする権利，反対尋問をする権利，(4)明快で説得力がある十分な証拠，(5)上訴の目的のため審議記録を確認する権利などが含まれる
McCormick v. Stalder 105 F.3d 1059 (5th Cir. 1997)	修正第8条	上訴人は刑務所で結核の検査陽性となり，刑務所の方針に従い，潜在性結核としての治療を受けなくてはならなかった。もし，受刑者がアドヒアランス不良の場合，方針によると，隔離が必要な程度か決定されるまでは隔離してもよいこととなっている。上訴人は，彼は隔離を避けるために仕方なく薬剤を飲み，薬剤の副作用について説明を受けず，治療の同意がとられることはなかったことから，修正第8条の権利が侵害されたと訴えた	裁判所は，上訴人の修正第8条の権利は侵害されなかったと判決した。上訴人は刑務所の医務官が「重大な医学的必要性を意図的に無視した」ことを示せなかった。注意：この判例は受刑者の医療と権利にかかわるもので，一般人における結核対策活動と比べて憲法の基準がより低く，自由利益が最小限であったことが関係している
Newark v. J. S. 652 A.2d 265 (N.J. 1993)	修正第14条 実質的適正手続きの条項	J. S.は市の病院で活動性結核を治療中に，医師の忠告に反して退院を希望した。市当局はJ. S.の活動性結核の状態，ホームレス状態，アドヒアランス不良の病歴をもとに，緊急収容審理を招集した。裁判官は緊急指示を妥当とし，それから市は活動性結核治療期間中の患者収容の最終指示を求めた	裁判所は，市民を疾患から守るためという説得力のある市の目的を，収容されない個人の基本的自由の権利より重視した。裁判所は，この症例では，患者はホームレスであり，患者も弁護人も代替手段を提示できず，結核治療を受けながら公衆から隔離できるやや拘束の少ない環境であったことから，本人の意思に反する入院は結核の拡散を防ぐための最小限の拘束手段であると考えた
State v. Armstrong 239 P.2d 545 (Wash. 1952)	修正第1条 自由な宗教活動の条項	ワシントン大学の理事会はすべての学生が入学前に胸部X線写真を提出する必要があるという規定を発布した。上訴人は宗教的観点から検査の免除を希望した	裁判所は，規定は本来予防目的で，「その主要な関心は，感染しているかもしれない学生自身のためではなく，その個人との接触により脅かされる他者のためである」として，理事会に有利な判決をした。裁判所は，学生個人の修正第1条の関心に対し，学生と大学職員の公衆衛生的関心を重視した。「上訴人の権利の侵害は，危険を避けるのに必要な現実的手段の結果である」
Washington v. Cambra 165 F.3d 920 (Cal. 1998)	修正第4条	カリフォルニア州刑務所には各受刑者に，2回の結核検査を必要とする方針があった。1回目は受刑者が入所した際，2回目は12週後に行われた。刑務所職員は2回目の結核検査を上訴人（受刑者）の意思に反して施行した。上訴人は刑務所職員を，理不尽な探索と拘束を禁止する修正4条の権利を侵害したと告訴した	略式判決は，刑務所職員に有利な判決を支持した。結核検査は修正第4条の探索とみなされ，刑務所の結核検査方針は結核を早期発見し封じ込める正当な目的であり，合理的であると考えた

告と意見聴取の機会は最も基本的な手順であり，与えられなければならない。州と地方の公衆保健局は，その活動が憲法条項と結核予防・制御のための管轄区の法的機関に適合することを確認するため，その法律顧問とともに働かなければならない。

管轄区間の合意事項

多くの州は長期入院治療が必要な結核患者のための施設をもたない。これらの州においては，結核患者の治療のため，受け入れ可能な適切な医療施設をもつほかの州との協力態勢の構築を検討すべきである。相互援助の合意や覚書がしばしばつくられ，緊急準備状況では使われてきたが，そのような合意は患者の自主的または強制的な州外施設への搬送の際に有効である。

たとえば，ニューメキシコ州にはアドヒアランス不良の結核患者を拘留して治療する収容管理ができる医療施設がない。アドヒアランス不良の患者を刑務所に拘留する代替として，ニューメキシコ州保健局はテキサス州保健局と交渉し，最終的に合意覚書(Memorandum of Agreement。以後，合意と略す)が2007年に交わされた。それは，ニューメキシコ州在住者で活動性結核と診断され，服薬アドヒアランスが悪い者に対して，裁判所の命令のもと，Texas Center for Infectious Diseases(TCID)へのアクセスを提供するもので，収監することで，確実に，治療レジメンを完了して疾患の伝播を防ぐことができる[49]。

合意の文言は，ニューメキシコ州保健局が患者のTCIDまでの往復の移送の手配に責任をもつこと，入院と治療のすべての費用を固定した率で支払うことを明記している。

症例ごとの方針決定を行う代わりに，結核の長期入院治療(自主的または強制的でも)に適切な医療施設をもたない州は，適切な施設をもつ州との自動的な合意を結ぶことを検討すべきだ。州や地方の保健局は，合意の作成開始，交渉，調印，実施といった過程を通じて，その法律顧問と相談すべきだ。

全体的な計画と方針作成の進行

結核プログラム活動の合理的な計画は，至近の傾向に注目した現在のデータの分析から始まる。罹患率の動向(総症例数と発生率)は，将来必要な資源の一般的な指標になる。結核患者の管理に必要な資源量の目安となるだけでなく，接触者調査やツ反と潜在性結核治療のために必要な資源を予想するのにも有用である。接触者健診が行われる数と潜在性結核の患者数は，結核発生率と比例する傾向があるからである。

次の段階の分析は，疫学的動向，特に，保健局の管轄の住民における結核罹患率の分布に注目すべきである。結核といくつかのリスク集団の間の一般的な関連性はよく記述されてきた(例：HIV感染，ホームレス，米国外出生者，人種的民族的マイノリティー)が，これらリスク集団のなかでの相対的重要度は地域によって異なる。したがって，州レベル，地方レベルでのこれら集団での罹患率動向の分析は，活動や介入を計画するうえで不可欠

である。このような分析は，結核プログラムに助けを必要とする特定の地域福祉と，それに適した文化や言語の能力をもつ職員を雇用する必要性について情報を与える。

正式なプログラム評価は，計画と説明責任の両者の役割を果たす重要なプロセスである。プログラム評価において，プログラム実績の測定可能な指標がつくられ，それぞれの指標に対して目標が設定される。これにより，プログラムは目標を達成しているかどうかを確認することができる。CDCは公衆衛生業務のプログラム評価のための枠組みを開発した[17]。CDCの枠組みは次の4つの原則をもとにしている。(1)有用性，すなわち，ユーザーの情報の必要性が確実に満たされていること，(2)実行可能性，すなわち，評価は確実に実行可能で実際的であること，(3)妥当性，すなわち，評価は確実に倫理的であること，(4)正確性，すなわち，評価は事実と思われる結果を確実に生み出すこと，などである。その枠組みには次の6つの段階が含まれる。

・利害関係者を参加させる。
・プログラムを説明する。
・評価の意図を絞る。
・説得力のある証拠を集める。
・結果を正当化する。
・学んだ教訓を確実に利用し共有する。

この手法を使用することで，結核プログラムのさまざまな方面の詳細な評価が可能となる。プログラム側は，うまくいっている面と改善が必要な面を確認できる。改善が必要なプログラムにとっては，欠陥を修正するためのアクションの道筋を計画し実行に移すことができる。プログラム評価は継続的な繰り返すプロセスであるべきである。

この枠組みを使用して，2006年にNational Tuberculosis Indicators Project(NTIP)が立ち上げられた。NTIPはインターネットを使ったシステムで，プログラムの実績を測定する結核サーベイランスデータの定期的な報告が可能となる。このシステムの開発を始める際に携わった関係者は，州と地方の保健局代表者，NTCA，CDC，などである。優先される活動と結果(表13-2)に注目した国内結核プログラムの目標の15のカテゴリーが選択された。これら目標の指標を計算するアルゴリズムがこのプロセスのなかで考案された。2015年度の目標は，それぞれの実績指標の90パーセンタイルに位置するプログラムの最近の結果から設定された。目標の15カテゴリーのなかの12のデータは，3つの現在の国内サーベイランスシステムから得られたものである。それらシステムには，National Tuberculosis Surveillance System(症例報告，診断，管理)，Aggregate Reports for Program Evaluation(接触者調査)，Electronic Disease Notification System(移民と難民の米国到着後の健康スクリーニング)，などがある。NTIPは2009年3月に，10カテゴリーの目標のための11の報告書により発足した。難民と移民に関するデータは将来まとめられることが予想されている。連邦の結核協力合意基金を受けている68の

表13-2	全国結核プログラム目標カテゴリー
番号	カテゴリー
1	治療完遂
2	結核発生率 　米国内出生者 　米国外出生者 　米国生まれの非ヒスパニック系黒人 　5歳未満の小児
3	接触者調査 　接触情報聴取 　評価 　治療開始 　治療完遂
4	検査報告 　結果判明までの時間 　薬剤感受性検査結果
5	治療開始
6	喀痰培養陰性化
7	データ報告 　結核確定症例の報告 　プログラム評価の総合報告 　電子疾患通知システム
8	初期治療を推奨
9	普遍的遺伝子型
10	既知のHIVの有無の判定
11	移民・難民の評価 　評価開始 　評価完了 　治療開始 　治療完了
12	報告された喀痰培養
13	プログラム評価
14	人的資源開発計画
15	焦点を定めた訓練

すべての結核対策プログラム(50州, 10の大都市, 8の米国関連の管轄区と領域)の当局者が, おのおののNTIP報告書と国内サマリーへのオンラインのアクセスをもつ[32]。

また, いくつかの結核プログラムは, 地方や州のレベルでの自分の実績を全体的に評価するための一連の指標を開発した[54]。CDCの枠組みを使用した結核プログラム評価のよい例は, マサチューセッツ公衆衛生局により報告されている[41]。マサチューセッツは, 結核接触者調査のCDCの枠組みを5つの都市の保健局に適用した。評価の利害関係者がかかわった。州と地方レベルでの接触者調査の構成要素を表現したモデルが創造され, 自己評価ツールが開発された。この経験をもとに, マサチューセッツはその評価プロセスを州全体に適用し, その結果を改善が必要な分野に集中して使用することを計画している。

州と地方レベルで有効なプログラム評価を行う能力を開発するために, CDCは州と地方の結核対策機関とNTCAとACETの代表者と合同で, 方策計画会議を2008年秋に開催した。会議の目的は, 次の5年間の有効なプログラム評価と地方の能力開発の戦略的なプランの立案であった。戦略的プランでは, Tuberculosis Program Evaluation Network (TB-PEN)を設立することが必要とされた。TB-PENの最初の年次カンファレンスは2009年夏に開催された。TB-PENの目標は, 州と地方の結核プログラムにおける結核プログラム評価能力を築くことと, 自分のプログラム活動を以下の方法を使用して評価するプログラムの数を増やすこと, である。

・結核対策にかかわる専門の職員に, 結核対策活動を観察し評価してもらうこと
・結核プログラム評価を行うための専門家の助言と技術的助言を提供すること
・有効なプログラム評価法をみつけて話し合うこと

TB-PENは, それぞれの結核対策プログラムに指定された結核評価焦点のネットワークをもつ。これらの焦点は教官と専門家が技術的助言を行い, 州と地方の結核対策プログラム内部でのプログラム自己評価能力を養うのに役立つ。加えて, TB-PENは5つの特定のチームから成り, このチームには, 技術的助言を提供するチーム, 評価ツールを開発する援助を行うチーム, トレーニングを提供するチーム, 評価プロセスと推奨の実現を助けるチーム, これら判明したことの結果のコミュニケーションを促すチーム, などがある。

臨床的活動性結核の患者の発見

米国での結核対策で第1に優先されるのは, 活動性結核患者の発見と治療である。今までに診断されていなかった結核患者の発見は, 伝播を遮断するいくつかの介入の引き金となる。これらには, 患者に感染性がもしあれば空気感染隔離すること, 患者に結核治療を開始すること, 接触者調査を行うこと, などが含まれる。保健局は, 結核患者をできるだけ早期に覚知することを望んでおり, この目標を達成するため, 症例探索の能動的, 受動的手法を使用している。

能動的症例探索は, 接触者やアウトブレイク調査, そして高リスク集団のスクリーニングを通じて行われる。接触者調査の目的は, 最近結核に感染した者をみつけることである。最近感染した者のほとんどは潜在性結核であろうが, 接触者調査を受ける者のおよそ1～2%は活動性結核と診断されるだろう[35]。いくつかの

I 概論

結核症例で伝統的または分子疫学的手法を通じてリンクがある場合，これはアウトブレイクに相当するかもしれない。アウトブレイクは現在も続いている著しい伝播を意味するため，アウトブレイクの全症例を確実にみつけるために，より徹底した手法を使用してもよい。この場合には，ツ反やインターフェロンγ遊離試験（interferon gamma release assay：IGRA）の結果や症状にかかわらず，スクリーニングの胸部X線検査（胸写）と喀痰検査が行われるかもしれない。これら検査にはかなりの追加コストがかかるため，スクリーニングの最初の段階でのその使用は，大きなアウトブレイクや，集合したセッティングまたは非常に高リスクの集団（例：ホームレスシェルターや刑務所の収容者，HIV感染患者）がかかわる大規模なアウトブレイクに通常限定されている[40]。

高リスク集団のスクリーニングは，一般的には潜在性結核の選択的検査から始まる。接触者調査のように，みつかるほとんどの結核感染者は潜在性結核であるが，時に活動性結核の者がみつかることもある[55]。保健局はまた，活動性結核の発生率が高い刑務所と共同で，胸部X線写真でのスクリーニングによる能動的症例探索を実施することもある。これらスクリーニングプログラムのいくつかは，早期の症例発見に成功したことがある[6,52]。

受動的症例探索は，地域の医療者からの結核患者や結核疑い患者の報告を受けることから成る。米国のすべての州において，結核患者の届け出は法律で義務とされている[1]。受動的報告システムを通じてみつかった患者はしばしば進行した病変をもつが，この受動的探索の機序は依然重要である。なぜなら，それにより，以下の保健局のサービスが稼働するようになるからである。たとえば，空気感染隔離のモニタリング，症例管理，DOTS，接触者調査，などが，さらなる伝播を防ぐ助けとなる。加えて，このサーベイランス活動は疫学データの収集を可能にし，地方，州，国内レベルでの結核の傾向の調査を促す。これらの傾向の分析により，結核プログラムは資源をより有効に使用できるようになる。

移民の評価

米国では，米国外出生者の結核症例の割合は増加しており，1993年の30%から2009年の59%に上昇している。このことは米国内出生者での発生率の低下よりも，米国外出生者での発生率の低下がより緩やかであることを表している。2007年には，米国外出生者での発生率は，米国内出生者での発生率よりも10.2倍高かった。2009年の6,854人の米国外出生の症例の半数以上が，メキシコ（1,598），フィリピン（806），インド（533），ベトナム（526）の4つの国からの出生者で起こっていた[16]。米国の結核症例の大半が米国外出生者の間で起こっていることから，移民と渡航前の結核スクリーニングの関連はより重要になってきた。この負担を減らすためにCDCが労力を割いているのは，移民ビザを申請する人において，渡航前の結核のための健康診断を強化することである。

毎年，およそ40万人の移民と8万人の難民が海外から米国に入ってくる[63]。米国に入る前に，これら申請者は許容できない状態と呼ばれるような公衆衛生的に重大な疾患がないかどうか，健康診断を受ける必要があるが，感染性結核もその疾患に含まれる。CDCのDivision of Global Migration and Quarantine（DGMQ）は，公衆衛生的に重大な伝染性疾患を定義し，健康診断に必要となる範囲を決定する行政権限をもっている。DGMQは健康診断を行う責任をもつ医師に技術指示（technical instructions：TI）を通じて指導を提供する[12,27]。

必要な健康診断を行う世界中にいる医師はパネル医師と呼ばれ，この職務に関して米国国務省（U.S. Department of State）と契約している。移民者は必要なスクリーニングの費用を自身で払い，米国国務省の人口・難民・移民担当局（Bureau of Populations, Refugees, and Migration）は，難民のスクリーニングの費用を負担する。

DGMQは健康診断の技術的側面を管理し，標準的評価ツールを使った現地での監査を行うチームを指定する。結核において，DGMQは結核検査室とDOTS施設を認定，またはその設立を援助する。

DTBEはDGMQに，必要な健康診断の結核にかかわる部分に関して，専門知識を提供する。この専門知識には，結核を発見するのに使われるスクリーニングのアルゴリズムのさまざまな側面からの相談や，スクリーニングのプロセスで結核と診断された患者の管理などが含まれる。同様に，DTBEはこの業務の技術的再検討のために，ACETやNTCAなども含め，さまざまな団体にコンサルトしてきた。

結核のための技術指示（TI for Tuberculosis：TB TI）は1991年に最初に出版された（図13-1）。これらの指示によると，15歳以上の申請者には胸部X線写真を必要とされた。胸部X線写真で結核が示唆される申請者は，抗酸菌塗抹検査のため，3つの喀痰検体を提出しなければならなかった。1つ以上の喀痰塗抹が陽性であれば，米国への渡航を延期して，喀痰塗抹陰性になるまで結核治療を受けなければならなかった。胸部X線写真で活動性結核の証拠がない申請者において，医学的許可は12か月有効で，胸部X線写真が結核を示唆する異常があるが喀痰抗酸菌塗抹陰性の申請者は6か月間有効であった[12]。

1991年のスクリーニングプロトコールでは，感染性結核の多くの人を特定できた。しかし，2005年のタイのWat Tham Krabokからのモン族の難民の米国への受け入れの経験は，1991 TB TIを改訂する必要性を浮き彫りにした[13]。モン族の再定住の事例とベトナムの移民者における研究は，1991 TB TIが塗抹陰性培養陽性結核の症例を発見できないことを示した[42]。モン族の再定住化では，見逃された海外からの症例の著しい割合がMDR結核であった[13]。もう1つの研究は結核症の輸入を防ぐ難しさを示した[8,64,65]。U.S. tuberculosis communityは，抗酸菌培養とツ反をアルゴリズムに組み込み，潜在性結核をもつ疑いの申請者のための分類をつくることを考慮した1991 TB TIの改訂を推奨した[19,20,28,33]。超多剤耐性結核の出現はさらに，米国移民申請者が出生国において結核の診断について十分に治療を受けられるよう

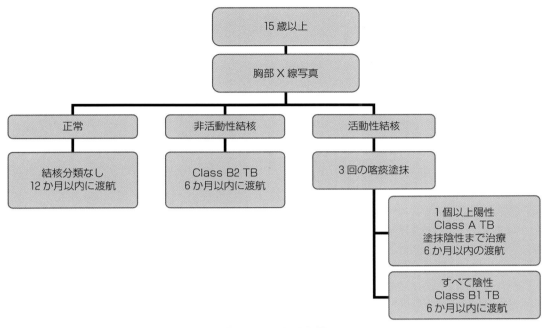

図 13-1　1991 TB TI

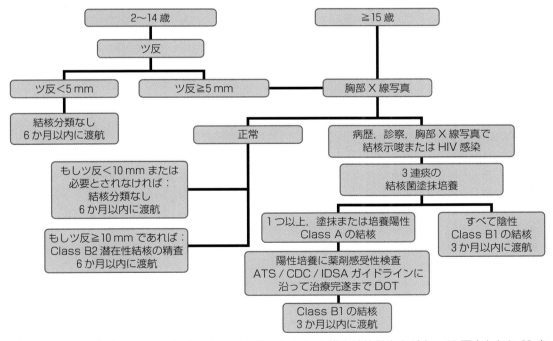

図 13-2　結核スクリーニングと治療のための 2007 TI　WHO 推定結核発生率が人口 10 万人あたり 20 症例以上の国からの申請者の場合。
ATS＝米国胸部学会，CDC＝米国疾病対策センター，DOTS＝直接監視下治療，IDSA＝米国感染症学会

な渡航前スクリーニングシステムの重要性を再強調した[21]。
　2007 年に，CDC は米国移民申請者において結核をよりよく発見し治療するため，そしてリスク分類を改善するため，渡航前医学スクリーニングの指示の改訂版を発表した[22]。1991 年の指示には，15 歳以上の移民申請者または難民には活動性結核病変をみつけるために胸部 X 線写真が行われるべき，と明記されていた一方で，結核疑い患者のさらなる精査には喀痰塗抹しか含まれていなかった。加えて，15 歳未満の小児の評価は症状の確認のみだった。2007 TI（図 13-2）には，結核症例発見を改善するためのいくつかの特徴がある。(1) 2〜14 歳の申請者で，WHO の推定結核発生

率が人口10万人あたり20人以上の国の出身者は，ツ反を受けるべきで，もしツ反が5 mm以上であれば，胸部X線写真を行うべきである。(2)胸部X線写真で結核発症が示唆される申請者には，結核菌の喀痰塗抹と培養が必要であり，陽性検体においては薬剤感受性検査が必要である。(3)塗抹陽性または培養陽性の結核の申請者は米国胸部学会(American Thoracic Society：ATS)，CDC，米国感染症学会(Infectious Diseases Society of America)の治療ガイドラインに沿った治療をDOTSとして受けなくてはならない。

ACETによる主要な推奨は，2007 TB TIの実施達成を評価するために，それぞれの移民・難民のスクリーニングプログラムを厳密に再評価することであった。それぞれの評価には二重の意味がある。それは，(1)米国に移住する難民と移民における結核のスクリーニング，診断，治療に責任をもつ組織に推奨を提供するためと，(2)CDCのDGMQとDTBEに新しい指示の有効性と実現性を改善するための推奨を提供するため，である。

現在まで行われたタイ，フィリピン，ネパールからの難民と移民の結核スクリーニングと治療プログラムの評価により，結核菌の培養と薬剤感受性検査は非常に有意義だという明らかな証拠が示された。加えて，米国サーベイランスデータは2007 TIの結果として，これらの国々からの結核輸入例の減少を示した。また，評価により，次版のTIに織り込まれるべきさらなる改善点の重要な推奨がCDCに示された。

結核患者または疑い者の管理

結核が保健局に報告された後，保健局には，患者の医師と協力して(もし医師が保健局に属さない場合)，患者が十分な治療レジメンを完了することを確認する責任がある[4]。これに関連して，症例管理には治療完了まで患者を導くのに必要な医療資源と社会的資源にアクセスし利用することが含まれる。

症例担当者の最初の仕事は，患者の結核治療を責任をもって行う医師が患者にいるかを確認することである。症例担当者はまた，それが患者に可能な限り利便性がありながら，かつアドヒアランスを密に監視するように，DOTSの施行を監督すべきである。副作用と治療効果のモニタリング(例：フォローアップの喀痰検体の採取)も行われるべきであり，いかなる問題も患者の医師にただちに報告されるべきである。

治療を監督することに加えて，治療のアドヒアランスを妨げるような社会的障害を患者が乗り越える手助けをすることもまた重要である[24]。結核を病むことは，働くことができなかったり，また，保健局によりカバーされないかもしれない医療(例：入院)の費用がかかったりするため，非常に経済的に困難な状況となりうる。患者はメディケイド(Medicaid)やメディケア(Medicare)または障害者保険のような医療・経済的福利厚生を受ける資格があるかもしれない。症例担当者は，患者がこれらの福利厚生を得られるように社会サービスへのアクセスを援助し，必要があれば，

表13-3 多角的患者中心治療戦略の要素として可能性のあるもの[a]

実現する要因：患者の治療完遂を支援する介入
移動の無料券
託児
便利なクリニックの時間と場所
患者と同じ言語を話すクリニック職員
予約前再通知のシステムと予約不受診のフォローアップ
社会福祉支援(薬物乱用治療への紹介，カウンセリング，住居サービス，その他サービス)
アウトリーチ(地域福祉)職員(必要に応じて，言語・文化理解のあるもの。患者のアドヒアランスを維持するための以下のような多くのサービスを提供できる：DOTSの提供，予約不受診のフォローアップ，月ごとの監視，輸送，喀痰採取，社会福祉支援，教育の強化など)
ほかの状態の治療と結核治療の融合

インセンティブ：患者のやる気を起こす介入。それぞれの患者の希望と必要性に応じて調整，すなわち，患者にとって意味があるものにする
無料食事券，軽食，食事
レストランのクーポン
住居をみつける，または提供する支援
衣服またはその他の個人用品の中古品
本
給付金
患者契約

[a] American Thoracic Society, CDC, Infectious Diseases Society of Americaの著書から転載[4]。

住居，食事，移動を援助してくれるほかの公的または民間の地域ベースのプログラムに患者を紹介すべきである(表13-3)[4,38]。

文化と言語はアドヒアランスのもう1つの障害となりうる。可能であれば，文化的，言語的能力のあるスタッフが，患者の医療と教育にかかわるのが望ましい[24]。もしいなければ，通訳へのアクセスがあることが重要である。加えて，すべての教育的資料は，文化的に，言語的に，また読解において，患者のレベルに合っている必要がある。

症例担当者の最後の責任は，保健局に症例の終了を報告する前に，治療記録を再確認することである。症例担当者は，薬剤が適切な回数，推奨される期間内に内服され，治癒を示す良好な治療反応がみられたことを確認すべきだ。これらの基準が満たされていなければ，症例担当者は結核対策責任者と患者の医師と協議して，適切な方針を決定すべきだ。

医学的コンサルテーション

結核症例が米国で減少するに従い，結核患者の治療経験をもつ医師も減少している[33]。このため，地方や州で臨床専門知識をもつ者は，公衆衛生局内にいるだけかもしれない。したがって，保健

Chapter 13　保健局の役割 ── 法的および公衆衛生的考察

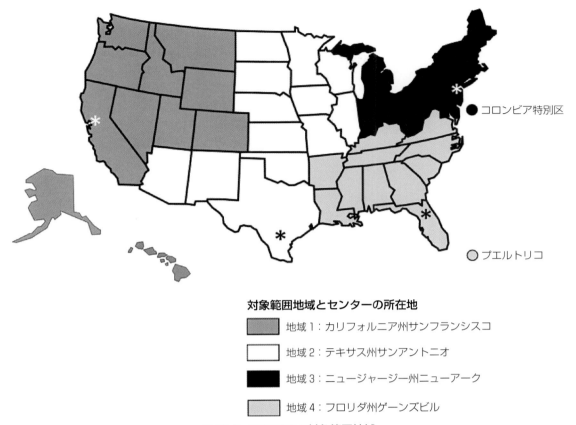

対象範囲地域とセンターの所在地
- 地域1：カリフォルニア州サンフランシスコ
- 地域2：テキサス州サンアントニオ
- 地域3：ニュージャージー州ニューアーク
- 地域4：フロリダ州ゲーンズビル

図 13-3　RTMCC：対象範囲地域

局の医師と看護師が診断と治療の問題について医学的コンサルテーションを提供できることがしばしば重要となる。しばしば，このサービスは電話または e-mail を通じて行われる。いくつかの地域では，医師は患者を，より正式なコンサルテーションのために保健局の結核外来に紹介できる。しかし，発生率の低い地域では，保健局においてさえ，結核の治療の専門的知識をもつ者はもはやいないかもしれない。この必要性と専門家への医学コンサルテーションのアクセスを増やすために，2005 年以来，CDC は RTMCC に対して米国中をカバーできるように資金提供を行っている。現在，ニュージャージー州，フロリダ州，テキサス州，カリフォルニア州（図 13-3）に 4 つのセンターが存在しており，それぞれは割り当てられた地域の医学的コンサルテーションサービスを提供する責務がある。RTMCC は国内の著名な結核専門家で構成されており，コンサルテーションは電話または e-mail で利用可能である。RTMCC の医学的コンサルタントは，その地域の州や地方の結核プログラムと密に働いて，結核患者に関連した重要な公衆衛生活動の取り組みを確認している。

管轄区間の紹介

治療終了確認は，すべての患者において結核対策の達成と維持のために重要である。患者が 1 つの保健局管轄から別の管轄に移る際は，彼らが治療完遂したかを確認するのはより難しくなる。ある研究によると，移動する患者は 5 倍，治療中断しやすい[25]。これは，移動する患者の治療で望ましい結果を得るには，結核対策プログラム同士の密な協力と調整が必要なことを強調している。

治療中に引っ越す結核患者の管理の複雑性に対処するため，NTCA は管轄間の紹介のためのシステムを開発した。簡単なプロトコールは，そのウェブサイトからダウンロードできる（www.ntca-tb.org）。転出する保健局から転入する保健局へ結核患者に関する情報を受け渡す書式もまた，ウェブサイトでみつけられる。書式で集められる情報は，個人情報，人口統計的データ，臨床・検査・治療のデータ，などである。加えて，書式は接触者調査と潜在性結核として治療される患者の情報の伝達も可能にする。転出する管轄区が患者を症例として CDC に報告していたら，治療結果を報告する責任もある。したがって，受け取る側の管轄区は，転出元の管轄区に対して，移動した患者のフォローアップの情報を提供しなくてはならない。管轄区間のフォローアップを提供する書式とインストラクションもまた，NTCA のウェブサイトで手に入れられる。

NTCA のシステムは主に州の間の紹介を意図している。州間の紹介では，地方保健局は，その州の結核対策プログラムに連絡をするのがベストである。カリフォルニアなどのいくつかの州では，州内の管轄区間の紹介システムが存在しており，NTCA によ

I 概論

るものと似ている。

時に結核プログラムは，ほかの国の結核プログラムと結核患者に関する情報を交換する必要があるかもしれない。サンディエゴ郡の結核対策プログラム(www.sandiegotbcontrol.org)により管理されている Cure-TB binational referral program は，メキシコへ，またはメキシコから移動する結核患者の管理を支援している。メキシコ以外の国へ転出・転入する患者の情報交換の支援には，保健局は DTBE の International Research and Programs Branch に連絡することが勧められる。

結核菌感染者の発見と管理

感染性結核症例に対する接触者調査

接触者調査は米国の結核対策の不可欠な要素であり，結核の予防・制御のための第1の戦略として認識されている[2]。濃密な接触者では，およそ1〜2%は結核を発症しており，31〜36%が潜在性結核をもっている[43,53]。新規獲得潜在性結核の接触者の最大5%が，感染して2年以内に結核を発症する[30]。したがって，接触者調査は，能動的症例発見と結核発症の高リスクでもある潜在性結核患者の特定に効果的な方法といえる。州と地方の公衆衛生当局は，接触者調査が効果的に行われること，すべての曝露者が特定され，結核感染や発症があるかを評価され，適切に治療されることを確認する責任がある。その結果として，米国の接触者調査の90%が公衆衛生局によって行われている[33]。

潜在性結核感染の選択的検査と治療

米国の潜在性結核感染患者数は現在，890万〜1,400万人と推定されている[7]。米国の結核撲滅を推進していくため，公衆衛生プログラムはこの感染者集団における結核予防に対処する効果的戦略を考えなければならない。潜在性結核感染の選択的検査と治療は公表され，改訂されている[3,18]。それらのガイドラインには，潜在性結核の診断と治療の推奨に加え，検査の対象とする個人や集団の同定のための推奨も含まれる。

保健局は，潜在性結核の人の検査と治療において，いくつかの役割を担う可能性がある。保健局は，地域の医師により潜在性結核と診断され，保健局に紹介された患者の評価・治療を行うこともある。保健局はまた，州と地方の既存の規則により，結核がないことを記録するために必要となる検査を受けなくてはならない人の検査をすることもあるだろう。この集団には，食品取扱者，教師，生徒，などが含まれるだろう。これら2つの活動は，必ずしも結核感染のリスクがある集団に的を絞っているわけではなく，そのインパクトと効果はよくても限定されたもので，最悪逆効果になることもある。この場合，より優先度が高い結核の制御・予防活動の資源が奪われるかもしれない。

潜在性結核のリスクがより大きい集団と，もし感染したら発症に進行するリスクがより高い集団に的を絞ることにより，より大きい影響が及ぼされる。保健局は，リスク集団に医療サービスを提供する人・施設・組織に技術支援を行い協力することによって，または高リスク集団での選択的検査と治療を実施することで，これを達成することができる。資源が適切に配分されていることを確認するために，保健局は選択的検査活動の効果と影響を定期的に評価しなくてはならない。効果のない活動(たとえば，低リスク集団に検査を行うようなこと)は中止されるべきだ。

過去何十年も，ツ反が潜在性結核を診断する唯一の手段だった。しかし2001年に，米国食品医薬品局(Food and Drug Administration：FDA)が，潜在性結核感染の診断の最初の代替検査となる，クォンティフェロン® TB(QuantiFERON®-TB)という商品名の IGRA を認可した[45]。それ以来，FDA により，そのほかに3つの IGRA が認可された[51]。すべてが，末梢血中の *M. tuberculosis* 感染によって感作されたリンパ球が，*M. tuberculosis* 抗原に曝露したらインターフェロンγを産生するという，同じ原理に基づいている。これら検査の利点は，患者の受診が1回で済む(これに対して，ツ反は2回必要)こと，BCG(bacillus Calmette-Guérin)，またはほとんどの非結核性抗酸菌にみられない特異的 *M. tuberculosis* 抗原を使用していること，インターフェロンγ遊離量の客観的測定であること(これに対して，ツ反の硬結はより主観的)，である。CDC は IGRA はツ反を使用するいかなる場面でも使用できると声明しているが，数多くの疑問が残っている[44]。これらのなかで最たるものは，ツ反と比較して，IGRA 検査の結果によって，結核発症に進行する可能性をどれくらい予測できるか，という問題である。

同様に，潜在性結核の治療は長年の間，主にイソニアジド単剤に限られていた。イソニアジドは潜在性結核患者において結核発症への進行を予防する効果が高いことは証明されているが，薬剤の効果は必要な治療期間の長さと肝毒性により限定されている。イソニアジドの6〜9か月コースの完遂率は，よくて50〜60%である[39]。リファンピシンの4か月コースは，現在，イソニアジドの許容される代替として推奨されており，忍容性はより良好で，完遂率もより高い[46,47]。しかし，このレジメンの効果は実は証明されたことがなく，その使用の推奨は，結核発症と潜在性結核に対するリファンピシンを含んだ多剤レジメンを使用した研究結果からの推定に基づいている。リファンピシンとピラジナミドの2か月レジメンは最初は有望視されたが，過度の肝毒性のため，もはや推奨されない[18]。イソニアジドと rifapentine による3か月の週1回のレジメンは，現在臨床試験中である[58],訳注2。

訳注2 2011年12月に，9か月間の二重盲検試験の研究結果が発表され，同レジメンはイソニアジドの9か月コースと比べ，3年後の結核発症率は変わらなかったが，治療完遂率はより高かった(Sterling TR, Villarino ME, Borisov AS, et al. Three months of rifapentine and isoniazid for latent tuberculosis infection. N Engl J Med. 2011; 365: 2155-66. PMID: 22150035)。

検査と診断的サービスの提供

公衆衛生の結核対策プログラムは，結核疑い患者と確定患者に適した検査と診断のサービスが確実に利用できるようにする責任がある。最も重要な要素は，正確で迅速な抗酸菌検査サービスが利用できることである。というのも，検査は結核の診断，治療，予防，制御において重要な役割を果たすからだ[56]。核となる公衆衛生抗酸菌学サービスは，蛍光抗酸菌鏡検，液体培養，迅速法による結核菌群株の同定，結核菌群株の第1選択薬に対する迅速感受性検査[5]，などである。公衆衛生研究所はまた，検体輸送を円滑にするシステムを構築し，結核対策プログラムや，地域の医師と検査室に，確実に，結果をすみやかに報告すべきである。

核となるサービスに加え，公衆衛生研究所は，臨床検体から直接結核菌群を検出する核酸増幅検査を実施提供するか，確実に利用できるようにすべきだ。その臨床的適応は，結核の可能性が疑われるが確定していない患者や，検査結果により症例の管理や結核対策活動が変わる場合，である[23]。公衆衛生研究所は，核酸増幅検査の適切な利用と結果解釈を確実に行う政策を構築するため，結核プログラムのパートナーとともに働かなければならない[5]。第2選択薬の感受性検査を行わない公衆衛生研究所は，リファンピシン耐性および他2種の第1選択薬への耐性が疑われたらすぐに，結核菌群分離株をリファレンス検査室（参考検査室）に迅速に紹介するプロトコールを準備しておくべきだ。

IGRAは現在，公衆衛生結核研究室の核のサービスとみなされていないが[5]，多くの公衆衛生研究室はこれらの検査を行っている。研究室と結核対策プログラムは協力して，自身の管轄区におけるIGRAの必要性を決定すべきである。

保健局はまた，結核の診断と治療にかかわる外来と入院の施設には，読影も含めて胸部X線サービスを確保させるべきだ。胸部X線写真所見のすみやかな報告は，結核疑いと結核患者に医療を提供するうえで不可欠である。HIVカウンセリング，検査，紹介もまた，利用可能でなければならない。最後に，結核治療を行う施設は，治療の副作用がないか，患者をモニターするために適切な検査と診断サービスを提供すべきだ。

データの収集と分析

公衆衛生プログラムは，迅速で正確な疾患サーベイランスシステムなしには効果的に機能できない。効果的なサーベイランスの維持に重要な第1のステップは，すみやかな結核症例報告である。このプロセスの不可欠な要素は，検査室から保健局への検査陽性結果の報告である。医師，病院，その他の地域医療者からの報告もまた，欠かせない役割を果たす。保健局は症例報告を促進するために，受動的症例探索と能動的症例探索の両方を行うべきである。能動的症例探索には，結核を診断する病院・刑務所・他施設の感染制御実践者との定期的なコミュニケーションが含まれる。

保健局は結核レジストリーを作成し，電子保管記録の機能をもち，そこに現在の結核確定および疑い症例全員のアップデートされた情報を載せるべきである。データ収集は，結核確定および疑い患者の適切なフォローアップに必要なすべての情報と，地方，州，国内サーベイランス編集のための情報を含むべきである。検査結果，薬剤感受性検査，治療レジメンなどのすべての臨床関連情報がレジストリーに含まれるべきだ。理想的には，保健局は接触者と潜在性結核の検査が行われた人のデータを収集・保管しておくべきである。データの質の担保と記録の機密性を守るために，十分な保証措置をとるべきである。

結核対策プログラムは，罹患率の動向を監視するために収集したデータを分析し，その患者群の人口学的特徴を究明し，薬剤耐性率を監視し，治療の成果を判定する。接触者調査と潜在性結核の選択的検査・治療プログラムの有効性と成果については，追加の分析が行われるべきである。これらの分析はプログラムの実績を判定し，地方と国内の設定されたプログラム目標到達度を判定するのに使われるべきである。資源利用計画と介入実施は，サーベイランスとプログラムデータの分析結果に基づくべきである。地方の結核罹患率と動向の年間報告を作成し，地域の医療者と医療団体，職業団体，リーダーに配布すべきである。

地方保健局によるデータ収集の重要な要素は，結核症例の州結核対策プログラムへの迅速で完全な報告であり，州はその報告をCDCに転送する。これらのデータは，州と国内の計画，評価，資源分配に欠かせない。

訓練と教育の提供

州と地方の保健局の主要な訓練責任は，結核予防・制御活動に直接かかわる保健局スタッフの訓練である。保健局スタッフには，治療，患者管理，プログラム的問題について最新の知見を保つために，継続的な訓練と教育が必要である。新しい結核治療・予防・制御のガイドラインが出版されたら，スタッフは知識を更新し，関連する訓練を行う必要がある。新しいスタッフのメンバーは仕事に熟練するために集中的訓練を行い，結核伝播，感染，発病に関する一般的知識を得ることに加えて，感染制御手法に習熟することが必要である。

2番目の責任は外部地域の教育で，地域の医療者と医師に，結核の適切な診断・治療の知識・技能が確実につくようにすることである。医療計画者と政策立案者は，その管轄区における結核の対策・撲滅の持続的な必要性を教育されるべきである。病院，刑務所，介護施設，ホームレスシェルターといった施設は，施設内での結核伝播を防ぐための十分に用心した感染制御を保つ必要性を指導されるべきである。結核対策プログラムは，地域の訓練・教育の必要性に見合うため，地域団体，マイノリティー団体，職業団体，医学部，看護学校などと緊密に協力しなければならない。

TB Education and Trainig Networkは，2000年に結核関係者を一堂に集めてネットワークをつくり，資源を共有し，教育・訓

練技能を築くために発足した。会員には，結核プログラムの代表者，刑務所，病院，介護施設，連邦機関，大学，米国呼吸器学会（American Lung Association），RTMCC，その他結核教育・訓練に興味をもつ米国と国際的な団体が含まれる。

このネットワークの目的は，以下により，結核教育・訓練を促進することである。

・協力体制をつくり，強化し，維持すること
・重複を避け，資源を共有する仕組みをつくること
・資源へのアクセスを確立し，改善し，維持すること
・結核コースと訓練イニシアチブについての最新の情報を提供すること
・会員の技能開発を支援すること

結論

米国の結核発生率の持続的な低下により，プログラムは結核対策のために利用可能な資源の減少と，地域の医療者とおのおのの職員の結核診断・治療・制御に関する知識・技能の低下に直面せざるをえない。同時に，感染性結核患者の診断の遅れによる結核のアウトブレイクは起こり続け，小さい公衆衛生プログラムの範囲では全く対応しきれなくなるだろう。低発生率の地域のニーズに応えて，検査ネットワークの強化やプログラムの地域化といった，結核に対する公衆衛生対応の新しい枠組みが必要となるだろう。

もし，現在の結核の疫学動向が続いたら，米国の結核は，いずれ米国外出生者の疾患となるだろう。これにより，公衆衛生プログラムは多様な言語，文化，結核に関する理解と信条をもつ患者集団において苦労して結核を制御しなければならず，厄介な問題であり続けるだろう。多くのプログラムがすでにこの変わりゆく結核疫学に適応した。最終的に，米国の結核の制御・撲滅は，州・地方保健局と地域の医療者の努力のみならず，国際的な努力の成功にも依存することになるだろう。

"Ending Neglect: the Elimination of Tuberculosis in the United States" のなかで，Institute of Medicine は，米国が，低下する結核発生率に制御手段を適応させる一方で，結核の減少速度も加速させつつ，結核対策を維持することを推奨している[33]。これは結核公衆衛生プログラムにとって根本的な難題であり，これから先何年かで，その具体的活動が明らかになるだろう。

◎ 文献 ◎

1. **Advisory Council for the Elimination of Tuberculosis.** 1993. Tuberculosis control laws—United States, 1993. Recommendations of the Advisory Council for the Elimination of Tuberculosis (ACET). *MMWR Recommend. Rep.* **42**:1–28.
2. **Advisory Council for the Elimination of Tuberculosis.** 1995. Essential components of a tuberculosis prevention and control program. Recommendations of the Advisory Council for the Elimination of Tuberculosis. *MMWR Recommend. Rep.* **44**:1–16.
3. **American Thoracic Society and Centers for Disease Control and Prevention.** 2000. Targeted tuberculin testing and treatment of latent tuberculosis infection. *MMWR Recommend. Rep.* **49**:1–51.
4. **American Thoracic Society, Centers for Disease Control and Prevention, and Infectious Diseases Society of America.** 2003. Treatment of tuberculosis. *MMWR Recommend. Rep.* **52**:1–77.
5. **Association of Public Health Laboratories.** 2009. *Core TB Laboratory Services for Public Health Laboratories.* Association of Public Health Laboratories, Silver Spring, MD.
6. **Barry, M. A., C. Wall, L. Shirley, J. Bernardo, P. Schwingl, E. Brigandi, and G. A. Lamb.** 1986. Tuberculosis screening in Boston's homeless shelters. *Public Health Rep.* **101**:487–494.
7. **Bennett, D. E., J. M. Courval, I. Onorato, T. Agerton, J. D. Gibson, L. Lambert, G. M. McQuillan, B. Lewis, T. R. Navin, and K. G. Castro.** 2008. Prevalence of tuberculosis infection in the United States population: the national health and nutrition examination survey, 1999–2000. *Am. J. Respir. Crit. Care Med.* **177**:348–355.
8. **Binkin, N. J., P. L. Zuber, C. D. Wells, M. A. Tipple, and K. G. Castro.** 1996. Overseas screening for tuberculosis in immigrants and refugees to the United States: current status. *Clin. Infect. Dis.* **23**:1226–1232.
9. **Binkin, N. J., A. A. Vernon, P. M. Simone, E. McCray, B. I. Miller, C. W. Schieffelbein, and K. G. Castro.** 1999. Tuberculosis prevention and control activities in the United States: an overview of the organization of tuberculosis services. *Int. J. Tuberc. Lung Dis.* **3**:663–674.
10. **Burman, W. J., D. L. Cohn, C. A. Rietmeijer, F. N. Judson, J. A. Sbarbaro, and R. R. Reves.** 1997. Short-term incarceration for the management of noncompliance with tuberculosis treatment. *Chest* **112**:57–62.
11. **California Constitution, article 11, sec. 7.**
12. **Centers for Disease Control.** 1991. *Technical Instructions for Medical Examination of Aliens, 1991.* Centers for Disease Control, Atlanta, GA. http://www.cdc.gov/immigrantrefugeehealth/exams/ti/index.html.
13. **Centers for Disease Control and Prevention.** 2005. Multi-drug resistant tuberculosis in Hmong refugees resettling from Thailand to the United States, 2004–2005. *MMWR Morb. Mortal. Wkly. Rep.* **30**:741–744.
14. **Centers for Disease Control and Prevention.** 2008. Federal air travel restrictions for public health purposes—United States. *MMWR Morb. Mortal. Wkly. Rep.* **57**:1009–1012.
15. **Centers for Disease Control and Prevention.** 2003. *Reported Tuberculosis in the United States, 2002.* Centers for Disease Control and Prevention, U.S. Department of Health and Human Services, Atlanta, GA.
16. **Centers for Disease Control and Prevention.** 2010. *Reported Tuberculosis in the United States, 2009.* Centers for Disease Control and Prevention, U.S. Department of Health and Human Services, Atlanta, GA.
17. **Centers for Disease Control and Prevention.** 1999. Framework for program evaluation in public health. *MMWR Recommend. Rep.* **48**:1–40.
18. **Centers for Disease Control and Prevention.** 2003. Update: adverse event data and revised American Thoracic Society/CDC recommendations against the use of rifampin and pyrazinamide for treatment of latent tuberculosis infection—United States, 2003. *MMWR Morb. Mortal. Wkly. Rep.* **52**:735–739.

19. Centers for Disease Control and Prevention. 2002. *CDC's Response to Ending Neglect: the Elimination of Tuberculosis in the United States.* Centers for Disease Control and Prevention, U.S. Department of Health and Human Services, Atlanta, GA.
20. Centers for Disease Control and Prevention. 2005. Controlling tuberculosis in the United States: recommendations from the American Thoracic Society, CDC, and the Infectious Diseases Society of America. *MMWR Morb. Mortal. Wkly. Rep.* **54**:1–81.
21. Centers for Disease Control and Prevention. 2006. Emergence of *Mycobacterium tuberculosis* with extensive resistance to second-line drugs—worldwide, 2000–2004. *MMWR Morb. Mortal. Wkly. Rep.* **55**:301–305.
22. Centers for Disease Control and Prevention. 2009. *CDC Immigration Requirements: Technical Instructions for Tuberculosis Screening and Treatment Using Cultures and Directly Observed Therapy.* Centers for Disease Control and Prevention, Atlanta, GA.
23. Centers for Disease Control and Prevention. 2009. Updated guidelines for the use of nucleic acid amplification tests in the diagnosis of tuberculosis. *MMWR Morb. Mortal. Wkly. Rep.* **58**:7–10.
24. Chaulk, C. P., and V. A. Kazandjian. 1998. Directly observed therapy for treatment completion of pulmonary tuberculosis: Consensus Statement of the Public Health Tuberculosis Guidelines Panel. *JAMA* **279**:943–948.
25. Cummings, K. C., J. Mohle-Boetani, S. E. Royce, and D. P. Chin. 1998. Movement of tuberculosis patients and the failure to complete antituberculosis treatment. *Am. J. Respir. Crit. Care Med.* **157**:1249–1252.
26. Federal Register. 2003. Control of communicable diseases, interim final rule. *Fed. Regist.* **68**:17558–17560.
27. Federal Register. 2008. Medical examination of aliens—revisions to medical screening process, interim final rule with comment period. *Fed. Regist.* **73**:58047–58056.
28. The Federal Tuberculosis Task Force. 2003. *Federal Tuberculosis Task Force Plan in Response to the Institute of Medicine Report, Ending Neglect: the Elimination of Tuberculosis in the United States.* Centers for Disease Control and Prevention, U.S. Department of Health and Human Services, Atlanta, GA.
29. Feldman, G., P. Srivastava, E. Eden, and T. R. Frieden. 1997. Detention until cure as a last resort: New York City's experience with involuntary in-hospital civil detention of persistently nonadherent tuberculosis patients. *Semin. Respir. Crit. Care Med.* **18**:493–501.
30. Ferebee, S. H. 1970. Controlled chemoprophylaxis trials in tuberculosis. A general review. *Bibl. Tuberc.* **26**:28–106.
31. Horsburgh, C. R., M. Moore, and K. G. Castro. 2004. Epidemiology of tuberculosis in the United States, p. 31–45. *In* W. N. Rom and S. M. Garay (ed.), *Tuberculosis.* Williams and Wilkins, Philadelphia, PA.
32. Hughes, S., D. Sodt, K. Young, J. Jereb, B. Pratt, T. Navin, K. Ijaz, and A. Khan. 2010. Monitoring tuberculosis control programmatic activities in the United States—the National Tuberculosis Indicator Project (NTIP). *MMWR Morb. Mortal. Wkly. Rep.* **59**:295–298.
33. Institute of Medicine. 2000. *Ending Neglect: the Elimination of Tuberculosis in the United States.* National Academy Press, Washington, DC.
34. Iowa Code sec. 139A.25, 2008.
35. Jereb, J., S. C. Etkind, O. T. Joglar, M. Moore, and Z. Taylor. 2003. Tuberculosis contact investigations: outcomes in selected areas of the United States, 1999. *Int. J. Tuberc. Lung Dis.* **7**:S384–S390.
36. Kaplan, J. E., C. Benson, K. H. Holmes, J. T. Brooks, A. Pau, and H. Masur. 2009. Guidelines for prevention and treatment of opportunistic infections in HIV-infected adults and adolescents: recommendations from CDC, the National Institutes of Health, and the HIV Medicine Association of the Infectious Diseases Society of America. *MMWR Recommend. Rep.* **58**:1–207.
37. Lerner, B. H. 1999. Catching patients: tuberculosis and detention in the 1990s. *Chest* **115**:236–241.
38. LoBue, P. A., R. Cass, D. Lobo, K. Moser, and A. Catanzaro. 1999. Development of housing programs to aid in the treatment of tuberculosis in homeless individuals: a pilot study. *Chest* **115**:218–223.
39. LoBue, P. A., and K. S. Moser. 2003. Use of isoniazid for latent tuberculosis infection in a public health clinic. *Am. J. Respir. Crit. Care Med.* **168**:443–447.
40. Lofy, K. H., P. D. McElroy, L. Lake, L. S. Cowan, L. A. Diem, S. V. Goldberg, G. A. Cangelosi, S. P. Tribble, M. D. Cave, and M. Narita. 2006. Outbreak of tuberculosis in a homeless population involving multiple sites of transmission. *Int. J. Tuberc. Lung Dis.* **10**:683–689.
41. Logan, S., J. Boutotte, M. Wilce, and S. Etkind. 2003. Using the CDC framework for program evaluation in public health to assess tuberculosis contact investigation programs. *Int. J. Tuberc. Lung Dis.* **7**:S375–S383.
42. Maloney, S. A., K. L. Fielding, K. F. Laserson, W. Jones, T. N. Nguyen, Q. A. Dang, H. P. Nguyen, A. T. Nguyen, T. C. Duong, T. C. Vo, M. F. Seawright, T. O'Rourke, X. L. Truong, T. N. Nguyen, N. Binkin, and M. S. Cetron. 2006. Assessing the performance of overseas tuberculosis screening programs: a study among U.S.-bound immigrants in Vietnam. *Arch. Intern. Med.* **166**:234–240.
43. Marks, S. M., Z. Taylor, N. L. Qualls, R. J. Shrestha-Kuwahara, M. A. Wilce, and C. H. Nguyen. 2000. Outcomes of contact investigations of infectious tuberculosis patients. *Am. J. Respir. Crit. Care Med.* **162**:2033–2038.
44. Mazurek, G. H., J. Jereb, A. Vernon, P. LoBue, S. Goldberg, and K. G. Castro. 2010. Updated guidelines for using interferon gamma release assays to detect *Mycobacterium tuberculosis* infection, United States. *MMWR Recommend. Rep.* **59**:1–25.
45. Mazurek, G. H., and M. E. Villarino. 2003. Guidelines for using the QuantiFERON-TB test for diagnosing latent *Mycobacterium tuberculosis* infection. *MMWR Recommend. Rep.* **52**:15–18.
46. Menzies, D., M. J. Dion, B. Rabinovitch, S. Mannix, P. Brassard, and K. Schwartzman. 2004. Treatment completion and costs of a randomized trial of rifampin for 4 months versus isoniazid for 9 months. *Am. J. Respir. Crit Care Med.* **170**:445–449.
47. Menzies, D., R. Long, A. Trajman, M. J. Dion, J. Yang, J. H. Al, Z. Memish, K. Khan, M. Gardam, V. Hoeppner, A. Benedetti, and K. Schwartzman. 2008. Adverse events with 4 months of rifampin therapy or 9 months of isoniazid therapy for latent tuberculosis infection: a randomized trial. *Ann. Intern. Med.* **149**:689–697.
48. Nebraska Revised Statutes Annotated, sec. 71-503, 2009.
49. New Mexico Department of Heath and Texas Department of State Health Services. 2007. *Memorandum of Agreement*

between New Mexico Department of Health and Texas Department of State Health Services. Centers for Disease Control and Prevention, Atlanta, GA. http://www2a.cdc.gov/phlp/docs/NM_TX_TB.pdf.

50. **Oscherwitz, T., J. P. Tulsky, S. Roger, S. Sciortino, A. Alpers, S. Royce, and B. Lo.** 1997. Detention of persistently nonadherent patients with tuberculosis. *JAMA* **278:**843–846.

51. **Pai, M., A. Zwerling, and D. Menzies.** 2008. Systematic review: T-cell-based assays for the diagnosis of latent tuberculosis infection: an update. *Ann. Intern. Med.* **149:**177–184.

52. **Puisis, M., J. Feinglass, E. Lidow, and M. Mansour.** 1996. Radiographic screening for tuberculosis in a large urban county jail. *Public Health Rep.* **111:**330–334.

53. **Reichler, M. R., R. Reves, S. Bur, V. Thompson, B. T. Mangura, J. Ford, S. E. Valway, and I. M. Onorato.** 2002. Evaluation of investigations conducted to detect and prevent transmission of tuberculosis. *JAMA* **287:**991–995.

54. **Rodrigo, T., J. A. Cayla, H. Galdos-Tanguis, P. García de Olalla, M. T. Brugal, and J. M. Jansa.** 2001. Proposing indicators for evaluation of tuberculosis control programmes in large cities based on the experience of Barcelona. *Int. J. Tuberc. Lung Dis.* **5:**432–440.

55. **Saunders, D. L., D. M. Olive, S. B. Wallace, D. Lacy, R. Leyba, and N. E. Kendig.** 2001. Tuberculosis screening in the federal prison system: an opportunity to treat and prevent tuberculosis in foreign-born populations. *Public Health Rep.* **116:**210–218.

56. **Shinnick, T. M., M. F. Iademarco, and J. C. Ridderhof.** 2005. National plan for reliable tuberculosis laboratory services using a systems approach. Recommendations from CDC and the Association of Public Health Laboratories Task Force on Tuberculosis Laboratory Services. *MMWR Recommend. Rep.* **54:**1–12.

57. **Singleton, L., M. Turner, R. Haskal, S. Etkind, M. Tricarico, and E. Nardell.** 1997. Long-term hospitalization for tuberculosis control. Experience with a medical-psychosocial inpatient unit. *JAMA* **278:**838–842.

58. **Sterling, T. R.** 2008. New approaches to the treatment of latent tuberculosis. *Semin. Respir. Crit. Care Med.* **29:**532–541.

59. **Tuberculosis Along the U.S.-Mexico Border Work Group and Centers for Disease Control and Prevention.** 2001. Preventing and controlling tuberculosis along the U.S.-Mexico border. *MMWR Recommend. Rep.* **50:**1–27.

60. 42 U.S. Code section 264.

61. **U.S. Constitution, art. I, sec. 8.**

62. **U.S. Constitution, First Amendment.**

63. **U.S. Department of Homeland Security.** 2005. *Yearbook of Immigration Statistics, 2005.* U.S. Government Printing Office, Washington, DC.

64. **Weis, S. E., P. K. Moonan, J. M. Pogoda, L. Turk, B. King, S. Freeman-Thompson, and G. Burgess.** 2001. Tuberculosis in the foreign-born population of Tarrant County, Texas by immigration status. *Am. J. Respir. Crit. Care Med.* **164:**953–957.

65. **Wells, C. D., P. L. Zuber, C. M. Nolan, N. J. Binkin, and S. V. Goldberg.** 1997. Tuberculosis prevention among foreign-born persons in Seattle-King County, Washington. *Am. J. Respir. Crit. Care Med.* **156**(2 Pt. 1):573–577.

66. **World Health Organization.** 2005. *International Health Regulations (2005),* 2nd ed. World Health Organization, Geneva, Switzerland. http://www.who.int/ihr/9789241596664/en/index.html.

II 臨床症候群

II Clinical Syndromes

Chapter 14

肺結核
Pulmonary Tuberculosis

- 著：Mary Elizabeth Kreider・Milton D. Rossman
- 訳：北薗 英隆

イントロダクション

肺は免疫正常者の結核感染で最も侵される頻度の多い臓器である。免疫が正常な活動性肺結核の患者の80〜87％で肺病変がみられると推定される[3,15]。肺病変をもつ割合は免疫不全者でも同様である。たとえば，ヒト免疫不全ウイルス（human immunodeficiency virus：HIV）の結核患者では，1980〜1990年代までの研究によると，肺病変をもつ割合は70〜92％であった[40,48,49]。しかしこれらの患者は肺外結核も合併していることがより多い[47]。

肺はほとんどの結核患者において，菌の侵入経路である[18,37]。菌の最初の侵入の際にはほとんど，または全く症状や所見を認めない。通常，結核菌は吸い込んだ肺末梢に局所感染をまず起こす。体の防御機構はツベルクリン反応（ツ反）が強陽性になる4〜6週くらいまでは，ほとんど働かない。この頃には，微熱や倦怠感，時にほかの免疫応答による症状が出現する。

ほとんどの患者において，結核のほかの徴候はみられないまま，局所および全身性の防御機構により感染は押さえ込まれる。通常，初期の肺病巣は胸膜直下であるため，肺病巣が破裂して胸膜腔へ流れ込み，胸水を伴う結核性胸膜炎を起こすこともある。これは通常，典型的な，しかし非特異的な胸膜炎の症状を伴う。肺門部リンパ節への局所的広がりはよくみられ，ここから全身のほかの部位に広がって行く。この血行性播種の結果，肺や肺外の部位に感染が起こり，結核の典型的な臨床徴候を起こす。画像的には，広がりはリンパ節の腫脹で現れ，後にリンパ節や組織病変の石灰化がみられるようになる。これは古典的Gohn複合体と呼ばれるが，陳旧性肺結核のほかにヒストプラズマ症などでも同様の所見がみられる。進行性（再活性化）結核は通常，潜伏期間の後に発症するが，初期に血行性播種を起こした部位に起こる[10]。

このように，結核の初期感染はしばしば臨床的には目立たず，気づかれないまま終わる。ほとんどの患者では，結核は一生潜伏したまま，または長年経った後に再発する。再発は体の免疫が弱って起こることもある（表14-1）。

臨床徴候

症状および徴候

肺結核はしばしば，これといった臨床徴候を起こさずに発症する。しかし，結核の臨床徴候は幅広く，胸部X線検査正常でツ反のみ陽性である場合から，非常に進行した結核までありうるので，さまざまな臨床像が起こりうる。胸部X線上で疾患が中等度または高度の病変に進行しない限り，通常は症状は軽微である。そのため，タバコの吸いすぎであるとか，働きすぎとか，妊娠，そのほかの原因のための症状と思われてしまうこともよくある。

症状は，全身性症状と呼吸器症状の2つのカテゴリーに分けられる。これらの症状の頻度は患者が一次結核か二次結核かによって異なる。一次結核の患者は無症状か，あっても非常に軽微であることがより多い。表14-2に，一次結核と二次結核において，よくみられる症状とその頻度を示す。全身性症状で最も多いのは発

表14-1　結核への感受性を増やす状態

抵抗性の非特異的な低下
- 青少年
- 高齢化
- 栄養失調
- 胃切除後
- 糖尿病

ホルモンの影響による抵抗性の低下
- 妊娠
- 副腎皮質ステロイドによる治療

局所の抵抗性の低下
- 珪肺

特異的免疫の低下
- リンパ腫
- 尿毒症
- 免疫抑制剤
- サルコイドーシス
- 生ワクチン
- HIV感染

表14-2　活動性結核患者の臨床症状[a]

症状	症状をもつ患者の割合（％）	
	一次結核	二次結核
咳	23〜37	42
発熱	18〜42	37〜79
体重減少	データなし	7〜24
喀血	8	9

a　複数の研究からの推定に基づく[3,8,9,28,32]。

熱で，最初は微熱だが，進行するにつれてより高くなってくる。特徴として，発熱は午後の遅い時間に起きるが，あまり自覚症状として現れないこともある。熱が下がるにつれて，通常は眠っているときに，発汗が起こる。これが典型的な「寝汗」である。ほかの全身性症状として，倦怠感，易怒性，全身脱力，異常な疲れ，頭痛，そして体重減少などが起こりうる。乾酪壊死またはその液化が起こると，通常は咳や喀痰を自覚し，しばしば軽度の喀血もみられる。局所の胸膜痛様の胸痛が起こることもある。息切れは通常，広範な肺または組織病変であることを示唆するが，何らかの形の気管気管支の閉塞によることもある。そのため通常，これらが起こるのは病気の後期である。

　胸部の身体所見は通常，初期にはあまり役に立たない。この病期にみられる病変部位の所見としては，患者に深呼吸をさせると激しい咳発作が誘発され，その後に小さいラ音を聴取するが，これは咳嗽後ラ音と呼ばれる。この徴候は再活性化で頻度の高い肺尖部の病変の際に特にみられる。病気が進行するにつれて，より広い範囲で強い所見を認めるようになる。これは病変の場所と病態により異なる。アレルギーによる症状が起こる際には，感染の発症時期の最初に認めることが多い。これらは結節性紅斑やフリクテン性結膜炎などを含む。硬結性紅斑[22]では，下腿や足に発赤，腫脹，壊死などが起こるが，これは局所の皮下の細菌感染とアレルギー反応の組み合わせで起こるので，結節性紅斑と区別しなくてはならない。後者は循環している免疫複合体によって起こり，局所の血管障害を起こす。結節性紅斑は最初は体の下側で起こり，免疫応答が強いと，より全身に広がることがある。

◎ 検査 ◎

通常の検査は診断の確定や鑑別に役に立たない[34]。軽度の正色素性正球性貧血は慢性結核でみられることもある。白血球数はしばしば正常である。$20,000/mm^3$を超えていた場合，ほかの感染を示唆する。ただし，肺結核のみでは通常起こらないが，粟粒結核の場合には，時に白血病様反応がみられることもある。白血球分画の「左方移動」は進行病変でみられることもあるが，この変化は特異的ではなく，診断の役には立たない。ほかの非特異的な検査で活動性結核において上昇するものとしては，血沈，$α_2$グロブリン，そして，$γ$グロブリンがある。グラム染色での無菌性膿尿は腎泌尿器病変を示唆する。肝酵素〔トランスアミナーゼ，アルカリホスファターゼ（alkaline phosphatase：ALP）〕は時に治療前に上昇していることがある。しかし，これは結核の浸潤よりはアルコール依存などほかの原因による肝疾患であることが多い。結核に使用される薬剤はしばしば肝毒性があるため，いかなる肝臓の異常であっても，治療前に把握しておくことは重要である[17]。まれに，抗利尿ホルモンの異常な分泌〔抗利尿ホルモン不適合分泌症候群（syndrome of inappropriate antidiuretic hormone secretion：SIADH）〕のために，血清 Na が低下していることがある。これは進行した肺結核でのみみられる。

　ツベルクリンの遅延型過敏反応（Chapter 5 参照）は過去に初期感染があったかのみを示唆する[24]。

胸部画像

胸部 X 線検査は結核の診断を疑うのに最も役に立つ。画像の所

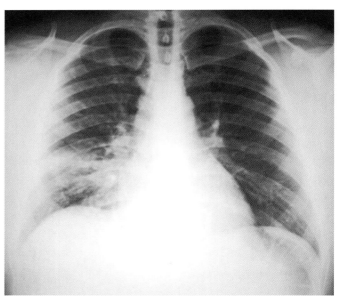

図 14-1　成人の一次結核　右下葉浸潤影と両側肺門部リンパ節腫脹を認める。

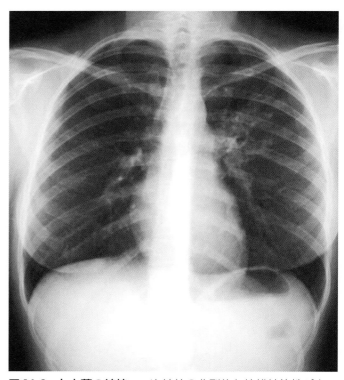

図 14-2　左上葉の結核　二次結核の典型的な線維結節性パターンで，左側肺門部まで線状陰影がみられる。

見は一次結核と二次結核で異なる[16]（図14-1〜図14-3）。過去には，一次結核は主に小児に，二次結核は成人にみられていた。しかし，一次結核は（特に有病率の低い国では），何歳でも起こりうる。また，HIV感染者は非典型的なパターンを示すことがある。そのため，放射線科医によっては放射線学的分類[1] を用いるが，それはより描写的である（例：リンパ節，肺胞，結核腫，粟粒，空洞，胸膜病変，線維化，壊死）。

一次結核

通常，上葉背側に起こる二次結核と違って，一次結核では，病変は肺のどの区域にも起こりうる[53]。肺上葉にわずかに起こりやすい程度であり，背側にも前側にも起こる。均一な濃度のコンソリデーション（硬化像）で境界は明らかではない（図14-1）。空洞形成は，栄養失調の者や免疫不全者を除いてはまれである。粟粒病変は，初期感染では3%未満の患者にしかみられない。これらは通常，2〜3歳以下の小児で頻度が高いが，成人でも時にみられる（図14-4）。

肺門部または傍気管リンパ節の腫脹は一次結核に特徴的である。15%の症例で両側肺門部リンパ節腫脹がみられる。片側のリンパ節腫脹はより高頻度にみられる。片側の肺門部リンパ節腫脹と片側の傍気管リンパ節腫脹は同じ頻度でみられる。巨大な肺門部リンパ節腫脹はその後の合併症を示唆するかもしれない。

無気肺および閉塞性肺炎は，炎症で腫れたリンパ節による気管の圧迫や，乾酪壊死したリンパ節が破裂して気管に流れ込むこと

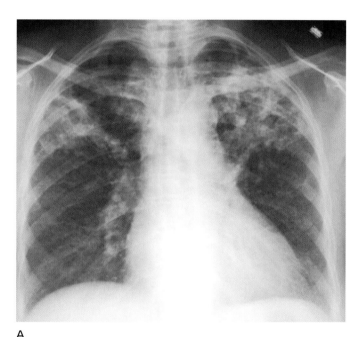

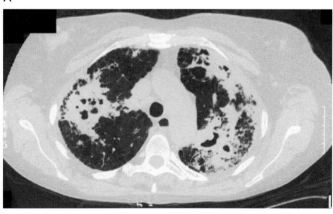

図14-3 上葉の結核の晩期所見　A：PA（正面像）の胸部X線写真で，右マイナーフィッシャーが挙上しており，右上葉の無気肺が疑われる。小さい空洞は明らかでないが，右下葉上区への経気管支的広がりは空洞形成を示唆する。B：同じ患者のコンピュータ断層撮影（CT）は，はっきりと両側の進行性空洞病変を示している。

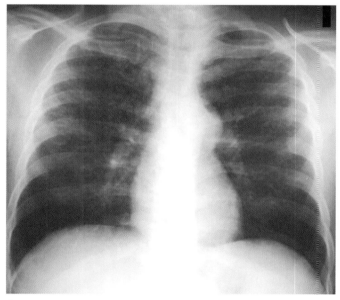

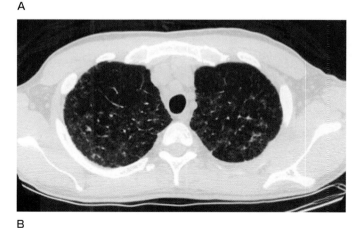

図14-4 粟粒結核　A：特徴的なびまん性の小さい粒状影がPA方向の胸部X線写真でみられる。B：同じ患者での肺のCTでは，やはりびまん性に小さな粒状病変がみられる。

表 14-3　肺結核の活動性の指標
症状
胸部 X 線写真の変化
空洞形成
喀痰塗抹または培養検査が陽性
診断的治療への反応

表 14-4　診断の難しさ
培養検出するのに十分な菌量がない
結核菌の培養は発育が遅く時間がかかる
胸部 X 線写真では,所見がなかったり,読影を間違えることもある
生検所見は非特異的かもしれない
ツ反の低下
結核の症状や徴候はもともと存在する別疾患でも起こりうる

で,起こることがある。閉塞性「肺気腫」または肺区域の部分的過膨張は時に無気肺に先行して起こることがある。これらが起きる最も頻度の高い区域は右前上葉区または右内側中葉区である。右側の無気肺は左側の無気肺の 2 倍の頻度で起きる。閉塞が解除された後も,気管支拡張症の変化が残存することがある。

軽度から中等度の胸水の存在のみが,一次結核の唯一の徴候であることもある。しかし,一次結核で最も頻度の高い画像所見は正常な X 線写真である。

二次結核

二次結核はどの肺区域にも起こりうるが,特徴的な分布から結核が疑われることは多い。95％の局所の肺結核で,肺尖部または後上葉区または上下葉区に病変が存在する(図 14-3,図 14-4)。前上葉区の単独の病変は決して結核の所見ではない[41]。放射線科医によっては画像での見え方をもとに,結核の活動性を判定しようとする者もいるが,活動性はやはり,細菌学的,臨床的情報をもとにつけるべきである(表 14-3)。画像で非活動性または安定していると放射線科医に読影された病変が,後に有症状の結核に進行することはよくある。

典型的な二次結核の肺実質の病変パターンでは,コンソリデーションが斑状に散在していたり癒合している像がみられる。片側の肺門部へつながる線状の陰影もよくみられる所見である(図 14-3)。空洞形成もよくみられるが,リンパ節腫脹はまれである。時間が経つにつれて,病変の境界がはっきりして表面が不整になってくる。線維化が起こると,肺の含気が少なくなる。斑状の肺炎像と線維化と石灰化の組み合わせは慢性肉芽腫性病変の特徴であり,通常は結核を意味する。

結核で出来る空洞は壁がある程度厚く,内腔表面が平滑で液面形成は通常みられない(図 14-3)。空洞形成はしばしば,経気管支的な病変の広がりを伴っている。画像的には,多発する小さな粒状影として写る。

肺結核における胸部 CT 所見

コンピュータ断層撮影(computed tomography:CT)により,単純胸部 X 線写真だけの場合よりも肺実質病変とリンパ節を詳細にみることが可能である。一次結核の典型的な CT 所見は大葉性のコンソリデーションに伴う縦隔または肺門部リンパ節腫脹である。コンソリデーションは通常,境界が明らかで,均一に内部の濃度が高く,一肺区域または肺葉内に留まっている。CT では,単純 X 線写真ではみられないほどの小さい空洞がみられることもある(図 14-3)。二次結核では,小葉中心性結節影や分岐する線状構造(いわゆる "tree in bud")がみられ,時に気管支に沿った壁肥厚や小葉性コンソリデーション,空洞形成,気管支拡張像および(または)線維性変化などがみられる[23,31]。CT により活動性結核と潜在性結核を確実に区別できるかは是非があり,明らかな結論がついていないが,tree in bud パターンと小葉中心性結節影は活動性病変を示唆すると意見する著者もいる[23,31]。

診断

結核の診断はとても難しいことがよくある。よく起きる問題点を表 14-4 に記す。結核の確定診断は細菌学的な同定を必要とする。抗酸菌塗抹陽性であれば,結核菌(*Mycobacterium tuberculosis*)とは限らない。ほかのマイコバクテリウム属も,腐生菌および病原となりうる菌のどちらとも抗酸性である。したがって,結核菌が培養で検出されることが唯一の確実な確定診断法である。

新鮮な喀痰は結核菌を染色,培養するのに最も適した検体である。24 時間以上経過した喀痰は口腔内の正常細菌叢が増殖してしまうので,検査には適していない。患者が自然に喀痰を喀出することができなければ,次に誘発喀痰を検査するとよい。患者に等張または高張食塩水をネブライザーで 5～15 分吸入させることで誘発喀痰が得られる。もし,喀痰排出に患者の協力が得られない場合は,飲み込んだ喀痰を得る胃液採取が役に立つこともある。胃液検体は患者が起きたり食事をする前の早朝にとる必要がある。

ほとんどの患者において,上記の手技により培養に適した検体を採取できる。胃液の抗酸菌塗抹は,嚥下された非結核性抗酸菌も存在することから有用性は限られている。そのため,時に気管支鏡検査が必要となることもある。結核と証明された 41 人の患者において,気管支鏡検査の際に採取された検体を培養したところ 39 人で陽性であったという報告がある[52]。抗酸菌塗抹は 14 人でみられ,8 人に生検で肉芽腫病変がみられた。同様の結果は,塗抹陰性であった 22 人の結核患者における研究でも示された[12]。気管支鏡検査の際に使用される局所麻酔薬は抗酸菌に対して殺菌性があるので,培養検体を得る際はできるだけ使用を最小限にしなければならない。一方で気管支鏡による気管の刺激はしばしば湿性咳を誘発する。その結果,気管支鏡後の喀痰採取は診断に有

用となりうる。上述した研究では9例(13%)で気管支鏡後の喀痰のみが結核菌陽性であった。

2008年の米国疾病対策センター(Centers for Disease Control and Prevention：CDC)の報告[7]によると，肺結核患者の46％が塗抹陽性で，43％が塗抹陰性，残りの11％は塗抹未施行か不明であった。喀痰培養検査は69％で陽性，19％で陰性，12％で不明であった。このように，かなりの割合の結核患者が細菌学的な確認なしに結核の診断がつけられている。これらの症例では，ツ反陽性，典型的な胸部X線写真，治療への反応性などの組み合わせにより診断をつけられていた。

鑑別診断

今日，結核は高齢者でみられることが多いため，結核の大きな鑑別診断は悪性腫瘍である。重要なことは，悪性腫瘍の発生により，結核の病変が広がる可能性があることである。このように，肺悪性腫瘍と結核は合併することもある。悪性腫瘍と結核の合併例において，結核の診断が先につき，悪性腫瘍の診断が数か月遅れることはよくある。したがって，画像的，臨床的に悪性腫瘍を示唆すれば，喀痰抗酸菌検査が陽性であっても，悪性腫瘍の有無を調べる検査はやはり行うべきである。前上葉区のみ，または下葉のみに限局した病変，辺縁不整な空洞などは悪性腫瘍を示唆するので，喀痰で抗酸菌が検出されても，さらなる診断的検査を行う必要があるだろう。

すべての感染性または肉芽腫性病変は，画像上は結核と同様の所見を示すことがある。3つの大きなカテゴリーで区別される：真菌〔ヒストプラズマ(*Histoplasma*)，コクシジオイデス(*Coccidioides*)，ブラストミセス(*Blastomyces*)〕，細菌(*Pseudomonas pseudomallei*[訳注1])，そして，非定型抗酸菌(主に，*M. kansasii* と *M. intracellulare*)である。患者の喀痰を培養することが，これらを区別する一番の方法であるが，真菌に対する抗体価測定も有用である。

頻度の高い細菌性肺炎は通常，結核との鑑別は容易である。胸部X線写真で限局した肺胞性浸潤影があり，抗菌薬に対する反応がよければ，通常，結核ではなく細菌性肺炎と考える。もし，区別がはっきりしなければ，細菌性肺炎の治療をまず先に行い，結核の治療は喀痰検体を採取して抗菌薬に対する反応が確認できるまで待つべきである。通常，肺化膿症は結核の空洞病変と以下の点で異なる：(1)明らかな液面形成がみられる，(2)下葉により起こりやすい，(3)臨床情報(けいれん後，アルコール多飲，う歯など)。

結核と AIDS

HIV感染は潜在性結核の再活性化や活動性病変の進行のリスクを増やすのに加え，より進行した免疫抑制患者では非典型的な結核の病像を示すことが多い[2,11,46]。HIV関連の結核は世界的には非常に大きな問題である。世界保健機関(World Health Organization：WHO)によると，2008年の新規の結核患者は推定940万人で，そのうち13～16％はHIV関連であり，HIV・結核合併でおよそ50万人が死亡している[54]。これらの死亡は2007年のHIV／後天性免疫不全症候群(acquired immunodeficiency syndrome：AIDS)による推定死亡数200万人の23％を占めている[30]。HIV・結核合併患者はサハラ以南のアフリカに集中しており，この地域におよそ78％が居住している[54]。

HIVの有無により，結核患者の臨床像は，いくつかの重要な違いがあることがわかった。HIV感染の患者は播種性病変をもつことがより多い。加えて，症状がより多彩で重症であり，治療が開始されなければより急速に進行して死亡しやすい[48]。

HIV感染患者の結核のX線所見は，HIVによる免疫抑制の程度に相関することがわかった[40]。CD4値が低い($< 200/mm^3$)ことは肺門部や縦隔リンパ節腫脹と関連しており，CD4値がより高ければ，空洞形成の頻度がより高い。加えて，いくつかの研究はHIV感染患者はより非典型的な所見，すなわち，肺尖部以外の病変，胸水，粟粒陰影などをとりやすいことを示した[47]。さらに，より進行した免疫抑制患者では，播種性病変の頻度が高い[14]。

AIDSが発症していないHIV感染症の患者においては，結核患者のツ反は50～80％で陽性となる。AIDSを発症するとツ反の陽性率は落ちるが，それでも30～50％は陽性となる。HIV患者でツ反が5mm以上ある場合は活動性結核の存在を疑うべきである。

加えて，HIV感染患者においては菌量が少なく抗酸菌塗抹の感度が落ちる[14]。検査の感度が落ちるために診断が遅れ，その結果，死亡率が高くなるだろう[21]。

HIV感染に対する抗レトロウイルス治療(antiretroviral therapy：ART)は免疫再構築による過剰免疫状態といってもよい現象を引き起こすことがある(Chapter 34 を参照)。この免疫再構築においては，感染症は非典型的な病像をとることがある。回復した免疫が，抗原を新たに認識し，非常に活発な反応を起こすためである。これは免疫再構築炎症症候群(immune reconstitution inflammatory syndrome：IRIS)といわれ，どのような種類の共感染でも起こりうるが，結核が最も頻度が高い[30]。結核のIRISでは，結核治療で改善してきていた患者がARTが開始されることで結核の症状が逆に悪化したり，それまでマスクされていた結核の症状が顕在化することなどがみられる。症状としては，息切れ，咳，発熱，リンパ節腫脹などが典型的である。胸部X線写真で浸潤影の悪化，リンパ節腫脹や胸水の増強などがみられる[25]。IRISのリスクはART開始後の数週間が最も高く，そして，特に結核治療開始から3か月以内に開始された場合により高い[30]。幸いに，IRISによる死亡率は低く，通常は対症療法を行いながらARTも結核治療も継続できる[25]。

訳注1　類鼻疽(メリオイドーシス)の原因菌。

高齢者における結核

高齢化が進むにつれて，高齢者で結核がどのように異なる病像をとるのかが注目されてきた。いくつかの研究で，高齢化は活動性結核のリスクが高くなる[50]だけでなく，高齢者において結核は異なる病像をとり，気づかれにくく診断もより難しいことが示された。高齢者で病像が異なることを示した代表的な研究として，南アフリカの一病院で肺結核の診断で入院した60歳以上の高齢者93人の前向きコホート研究が挙げられる[38]。このなかで「非典型的」な胸部画像をもつことは例外的ではなく，むしろ通常であった。たとえば，純粋に肺尖部の病変がある人は7%しかなく，48%は中葉または下葉のみの病変であり，46%は上肺野と下肺野に混在する浸潤影であった。胸膜変化は頻度が高く（46%），空洞はそれほど頻度が高くなく（33%），その半分は下肺野または中肺野にみられた。加えて，一般血液検査における異常はよくみられることもわかった。例として，貧血（66%），血沈上昇（90%），低ナトリウム血症（60%），低アルブミン血症（83%）などであった。しかし，すべての研究でこれらの病像の違いが確認されたわけではない[29]。12の結核の研究のメタ解析で，高齢者は発熱，発汗，喀血，肺空洞病変がより少ないことが示された。呼吸苦や重篤な合併症はより多くみられた[39]。この研究で若年者と高齢者の画像パターンの違いは，後者では粟粒病変が多くみられることだけだった。正しい診断をするためのこの難しさは診断の遅れにつながり，ひいては死亡率と罹患率を上昇させる。実際，ある研究では，高齢であることは結核の診断が剖検をするまでわからなかったことと関連していた[44]。もう1つ，スペインの一病院で1995～2004年の間の結核患者前向きコホート研究で，34%の患者が65歳以上だった[45]。この高齢者群は，若年者群と比較して肺外結核と播種性結核の割合がより多かった（50% vs. 26%）。前述の研究と同様，空洞病変はより少なく，喀痰塗抹陽性はより少なかった。重要なことは，高齢者群は結核治療での副作用がより多く（22% vs. 9%），30日死亡率もより高かった（18% vs. 2%）ことである。さらに，80歳を超える結核患者では，死亡率はより高かった（30日死亡率は，＞80歳の結核患者が42%で，＞80歳の結核のない患者が11%）。しかし，この死亡率の差は，剖検で初めて結核と診断された患者と入院から72時間以内に死亡した患者を除外すると，消失した。したがって，死亡率の上昇は主に診断の遅れ，または見逃しによると考えられる。

TNF阻害薬内服患者での結核

腫瘍壊死因子（tumor necrosis factor：TNF）-αは，炎症と免疫調節の中心的役割を果たすサイトカインである。TNF-α阻害薬は関節リウマチ（rheumatoid arthritis：RA），Crohn病，若年性関節リウマチ，強直性脊椎炎，乾癬性関節炎など，いくつかの疾患の治療に使用される。現在，米国食品医薬品局（Food and Drug Administration：FDA）により認可されているTNF-α阻害薬は主に3つあり，インフリキシマブ（TNF-αに対するヒト/マウスのキメラ型モノクローナル抗体で静注で使用），エタネルセプト（ヒト免疫グロブリンGのFc領域に結合することでTNF-αを阻害，皮下注で投与），アダリムマブ（ヒト抗TNFモノクローナル抗体で皮下注で投与）である[43]。

すべてのTNF-α阻害薬は肉芽腫性感染を起こす恐れがある[26]。なかでも，モノクローナル抗体のインフリキシマブとアダリムマブは最もリスクが高い。それらは，補体由来の細胞融解を誘導するが，たとえば，もし肉芽腫を形成しているマクロファージの融解が起こると肉芽腫が不安定化し，感染症が播種しやすくなる。インフリキシマブの承認前の治験では，1例の結核患者がみられた[35]。1998年にFDAがインフリキシマブを承認した後，市販後調査で結核の頻度が高くなっていることがわかった。別の研究で，インフリキシマブの治療開始後に結核を発症した70症例を検討した[27]。48人が3回以下の注射，開始後平均12週間で結核を発症した。40人が肺外結核，17人が播種性結核であった。これら70人のなかで12人が死亡したが，そのなかで最低4人は結核が直接の原因であると思われた。同じ時期にエタネルセプトの治療ではたった9人の結核しかFDAに報告されていない。しかし，2002年までにはエタネルセプトの治療後に結核を発症した患者が25人報告された。このうち，52%の13人が肺外結核で，1人が感染により死亡した。また，高用量のアダリムマブの治療に関連した結核症例も複数報告されている。

スペインでの多施設研究で，インフリキシマブかエタネルセプトによる治療を受けた1,540人における結核の年間発症率を，背景の年間発症率と，それらの薬剤を使用していないRA患者のコホートでの発症率とで比べた[19]。インフリキシマブを使用した患者では，17人の結核発症がみられた。結核の発症リスクの著しい増加がみられ，背景の2000年のスペイン一般人口での年間発症率と比べると，相対リスクは90.1（95% 信頼区間58.8～146.0）であった。同じ年にインフリキシマブで治療しているRA患者は，同薬の治療を受けていないRA患者と比べて，結核の相対リスクは19.9（95% 信頼区間16.2～24.8）であった。

これらの報告から学べるいくつか重要なポイントがある。TNF-α阻害薬は活動性結核の発症頻度を上昇させる。TNF-α阻害薬による結核は通常，治療開始から2～3か月で発症し，非HIVの免疫正常患者と比べて肺外病変や播種性病変が多い。これは結核の診断が遅れるためか，または非典型的な結核の病像であることを反映しているのかもしれない。現在の推奨では，TNF-α阻害薬の開始前は全例にツ反でスクリーニングし，潜在性結核〔精製ツベルクリン蛋白（purified protein derivative：PPD）で＞5mmの硬結〕はいずれも治療を行う[19,26]。

結核による胸水

肺結核における胸水は，特に一次結核でみられることもあるが，

米国では症例の4%でしかみられない比較的まれな徴候である[4]。しかし、世界のほかの地域では、頻度がより高いかもしれない。結核性胸水は結核の胸膜下病変が破裂して起こる。これは、さらにT細胞由来の過敏反応と著明な炎症を引き起こす[42]。結核での胸水は、典型的には片側で軽度から中等度である。胸部X線写真で肺実質病変がみられるのはまれだが、CTではこれらの変化はより頻繁に発見される（40〜85%）[42]。

結核性胸膜炎の診断をつけるのに有用な胸水の検査がいくつかある。蛋白も含めた胸水の生化学検査は結核性胸水を漏出性胸水と鑑別するのに最も有用であろう[33]。結核では、ほぼ例外なく、胸水中蛋白が4 g/dLを超える（滲出性）一方で、うっ血性心不全では、これほど高い蛋白の値はまずみられない（漏出性）。がん性胸水と結核性胸水の区別はもっと難しい。いずれも滲出性であり、胸水の乳酸脱水素酵素（lactate dehydrogenase：LDH）も蛋白も高値となる。結核性胸水では、胸水の糖が30 mg/dL未満の低値であることがよくみられるが、がんではまれである。加えて、胸水の細胞成分分画は診断に役立つこともある。結核性胸水では、胸水には通常、少数（5%）の中皮細胞が含まれる。結核性胸水と細菌性胸水の区別は、通常は前者ではリンパ球優位だが、後者では好中球優位であるので可能である[55]。しかし、結核性胸水の早期では好中球がみられることもある。

胸水のグラム染色と胸水・喀痰・血液の培養で、細菌性胸水の原因菌の同定が通常行われる。しかし、結核性胸水における抗酸菌塗抹検査は、結核性胸水の5%未満でしか陽性にならない[51]。胸水の抗酸菌培養も感度が低い（陽性は24〜58%）[51]。ツ反と同等の感度をもつ新しいインターフェロンγ原理の検査は胸水にも応用できるが、その有用性は証明されていない[51]。患者がツ反陽性（5ツベルクリン単位の検査液で、硬結が> 10 mm）である場合、胸水があれば、否定されない限り結核を想定しなければならない。患者に診断のついていない滲出性胸水があり、ツ反が陰性であれば、2週間以内にツ反を繰り返すべきである。なぜなら、結核性胸水では初期にツ反陰性であるのはまれではないからだ[5,24]。非開胸の胸膜生検は胸水培養と比べ、結核性胸水の診断の感度を上げる。結核性胸水において胸膜の組織学的検査（組織診）は感度が約80%であり、加えて胸膜組織の培養も行うと感度は90%となる[42]。胸膜病変を直視下で生検検体を採取すると、正確性は事実上100%に改善する[13]。

複数の新しい検査が結核性胸水の診断を改善するために開発されている。一般的に、これらの検査は免疫応答の非特異的マーカーであったり〔アデノシンデアミナーゼ（adenosine deaminase：ADA）、インターフェロンγ、ネオプテリンなど〕、または反応のより特異的マーカーを検出しようとするものだったり（T細胞由来インターフェロンγ遊離定量、抗体検出など）、または直接マイコバクテリウム属の存在を検出するもの（DNA増幅検査）などである。現在、最もよいデータが存在するのはADAである。

胸水ADA検査は比較的安価で、容易に施行可能である。ADAは主にT細胞、マクロファージ、好中球により産生される酵素である。最も広く受け入れられているカットオフ値は40 U/Lである。より高い値は結核性胸水の可能性をより高くする。膿胸でも同様に高いADA値がみられるため、臨床的に区別をしなければならない。肺炎随伴性胸水でもADAが上昇することがあるが、カットオフ値の40 U/Lを超えるのは30%でしかみられない[42]。ADA検査の有用性、検査特性はさまざまな母集団で検証されている。31の研究のメタ解析では、総計の感度は92%、特異度は89%であった[20]。これに基づいて著者は、結核の低蔓延または中蔓延の地域では陰性的中率が高いので、ADAが陰性であればさらなる精査なしに診断を否定することができると結論した。一方で、同じ状況で陽性であれば、生検などの追加検査が必要であるだろう。逆に、高蔓延の地域においては、陽性であれば診断をつけるのに十分であるだろう。

個別の検査で結核性胸水を診断するのには限界があるため、多くの著者が複数の臨床情報や検査結果を組み合わせたスコアリングシステムがどの単一の検査よりも有用かもしれないと考えている。1つの代表的なモデルでは、結核性胸膜炎の可能性を予測するために4つの変則値が使用されたが、それらにはADA > 40 U/L、35歳未満、発熱、そして胸水中赤血球数 5×10^9/L未満であることが含まれた[42]。このスコアリングで高いスコアが得られたら、結核性胸水を悪性胸水から区別するのに、感度95%、特異度94%であった。これらのモデルはほかの母集団ではほとんど検証されていないが、胸水のある単一の特徴より複数の検査の組み合わせで判断したほうが正確であろう。

活動性

表14-3に、結核における活動性のクライテリアを示す。結核は慢性の疾患で複数の寛解と増悪があることから、結核が「治癒」したのか、休止状態なのか、進行性なのか区別するのは重要である。感染性の有無の評価、そして化学療法の必要性の判断はこの評価によって決まる。この決断の指標となるのは、(1)臨床徴候（発熱、体重減少、咳、喀痰など）、(2)進行性のX線写真の変化、(3)塗抹か培養検査が陽性になること、である。X線写真が改善していることは、以前に活動性結核があったことを示唆する。適切な状況においては、これらの所見のいずれか1つがあれば、結核としてのすべての治療を行う適応となる。

肺結核または結核性胸膜炎の治療はChapter 7に論じる。副腎皮質ステロイドは、最も重症な活動性肺結核の症例においてのみ抗結核化学療法の補助として使用される。結核により死の危機に瀕している患者において、副腎皮質ステロイドはすみやかな解熱、症状の改善、体重増加を起こし、救命に役立つこともある。しかし、ルーチンに副腎皮質ステロイドを使用することは、肺結核や結核性胸膜炎の長期予後にはなんの影響もないことがわかっている。

合併症

比較的まれな合併症ではあるが，気胸はすみやかな対処が必要である。気胸の発生の原理として提唱されているのが，空洞病変が破裂することにより，気管気管支が胸腔に交通して気管支胸腔瘻が形成されることである。これが起こった場合，胸腔スペースが乾酪壊死物質で汚染され，胸腔に感染が拡散する。こうなると，胸膜に線維化を起こし肺拡張障害を起こしやすいため，すみやかに治療されるべきである。

2つ目の可能性のある機序として，細気管支の粘膜下病変の形成が細葉や亜区域のエア・トラッピングを起こし，ブラの形成を起こすことがある。ブラが破裂すると空気は胸腔スペースに移動するが，結核感染は通常，胸腔に広がらない。しかし，いずれの場合にせよ，感染の拡大や，胸腔に線維化が起きて肺拡張障害が起こる可能性を避けるために，すみやかに胸腔チューブを挿入して吸引し，肺を拡張させなければならない。気管胸腔瘻は気胸のエピソード後にも持続することがあり，特に，もし治療されなかった場合，結核菌以外の別の病原菌による二次感染を起こし（「混合性」膿胸），しばしば大きな問題となる。

気管内病変は結核ではよくみられるが，通常は遠位の気管に発生する。摘出された肺標本では，しばしば細気管支や気管に潰瘍病変や狭窄を認める。臨床的に著しい気管狭窄は起こる可能性はあるが，主気管支に起こるのはまれである。時に中心性リンパ節の内容物が乾酪壊死や潰瘍病変や線維化により肺葉気管支内に流れ込むことによって起こる。結核による線維化は収縮しやすく狭窄を悪化させることがあり，結核化学療法を行った後に急性炎症反応が治まらなければ，侵された肺の区域摘出が必要になることがある。

同じ気管支内病変が気管支壁の破壊により気管支拡張症を起こすことがある。これは通常，気管遠位で起こり，しばしば上葉に起こる。いわゆる「乾性の」（喀痰が出ない）気管支拡張症はしばしば過去の肺結核の結果起きるが，軽度の喀血を主徴とする。

結核性膿胸は結核性胸水を伴う一次結核の結果としてまれに起こる。通常，後者はいったん寛解して，膿胸は後に起こるが，身体の障害や感染への抵抗性の低下と関連している（図14-5）。たいていは，乾酪壊死や空洞を伴う進行性の広範な肺実質病変の一部が胸腔の汚染の原因である。手術を必要としない結核性胸膜炎と比べて，結核性膿胸の場合は胸膜に厚い線維化を通常起こすので，抗結核薬治療に加えて，外科的ドレナージや癒着剥離術（図14-5）を必要とする。

広範な結核の治療では，治癒した後にも，空洞や気管支拡張が残存することがしばしばある。これらの部位のコロナイゼーションがさまざまな感染性微生物により起こることがある。通常の口腔や呼吸器の正常細菌叢により，喀痰排出のある「湿性の」気管支拡張症の症状が起こることがある。ほかのマイコバクテリウム属は結核の活動性が下がるにつれて検出されることがあり，一時

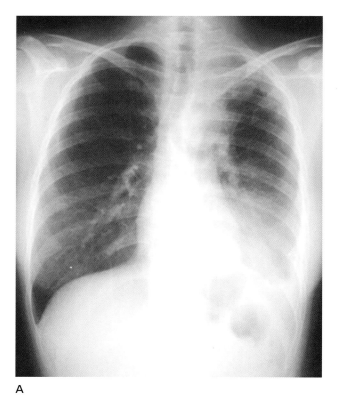

図14-5　結核性膿胸のPA方向（A）と側面（B）の胸部X線写真　左下葉の胸水を認める。

期，これは治癒する過程の徴候の1つであるとみなされていた。ほかの病原性のあるマイコバクテリウム属の検出は二重感染を起こす可能性もあり，特に，病早期でみつかった場合にはその可能性が高い。

アスペルギルス(*Aspergillus*)属は著しく障害を受けた肺の病変でよくみられるが，特に空洞病変でみられる。英国の前向き研究[6]では，臨床的に治癒した空洞をもつ陳旧性肺結核患者の25％で，アスペルギルス属に対する沈降反応が陽性となり，11％で空洞の中にアスペルギローマまたは「真菌塊」と思われる「球形」の病変が認められた。3年後には，これらの数字は34％と17％に上昇していた。この高い発生率は，英国において環境中にも，そして原因菌としてもアスペルギルス症の発生頻度が増えたことによるかもしれない。それはおそらく，湿性の環境が増えたからではないかと推測される。

大量の出血，喀血は進行した結核で起こるドラマチックなイベントであるが，しばしば末期であることを意味する。軽度の喀血自体は急性感染でよくみられるものであり，それ以外に重症化の徴候がなければ注目は集めない。肺または気管支動脈の枝の感染性動脈瘤(Rasmussenの動脈瘤)の破裂は死亡の原因としてよく知られているが，アスペルギローマもしばしば致命的な出血を起こすことがある。しかし，出血点がよくわからないが大量の出血を起こすこともある。出血のコントロールのために最もよく行われるのは，出血を起こしている肺の区域切除であるが，残念ながら，多くの患者はその前に亡くなってしまう。そして，しばしば(アスペルギローマでも同様であるが)，出血部位が複数あり，手術自体が難しくなることもある。これらの患者で病変が広範な場合には，手術はしばしば禁忌である。なぜなら，手術で病変部を摘出しようとすると，一緒に生存に必要な機能している肺の組織まで切除してしまうからだ。

疾患の急性感染の時期に興味深い2つの合併症が報告されている。SIADHと，reset osmostatである[36]。両者とも異常な低ナトリウム血症を起こすが，前者はSIADHにかかわるすべての臨床的および腎性の異常を引き起こす。reset osmostatの特徴は血漿浸透圧の低下はあるが，臨床症状がなく，SIADHにみられる偏った腎性の塩喪失がないことである。両者とも感染のコントロールがつくにつれて改善がみられる。しかしSIADHでは，代謝管理を必要とするため(Chapter 28を参照)，これらは互いに区別されるべきである。

◎ 文献 ◎

1. **Andronikou, S., F. M. Vanhoenacker, and A. I. Backer.** 2009. Advances in imaging chest tuberculosis: blurring of differences between children and adults. *Clin. Chest Med.* **30:**717–744.
2. **Antonucci, G., E. Girardi, M. C. Raviglione, and G. Ippolito for the Gruppo Italiano di Studio Tubercolosi e AIDS (GISTA).** 1995. Risk factors for tuberculosis in HIV-infected persons. A prospective cohort study. *JAMA* **274:**143–148.
3. **Arango, L., A. W. Brewin, and J. F. Murray.** 1973. The spectrum of tuberculosis as currently seen in a metropolitan hospital. *Am. Rev. Respir. Dis.* **108:**805–812.
4. **Baumann, M. H., R. Nolan, M. Petrini, Y. C. Lee, R. W. Light, and E. Schneider.** 2007. Pleural tuberculosis in the United States: incidence and drug resistance. *Chest* **131:**1125–1132.
5. **Berger, H. W., and E. Mejei.** 1973. Tuberculous pleurisy. *Chest* **63:**88–92.
6. **British Thoracic and Tuberculosis Association Research Council.** 1970. Aspergilloma and residual tuberculous cavities—the results of a survey. *Tubercle* **51:**227–245.
7. **Centers for Disease Control and Prevention.** 2009. *Reported Tuberculosis in the United States, 2008.* Centers for Disease Control and Prevention, U.S. Department of Health and Human Services, Atlanta, GA.
8. **Choyke, P. L., H. D. Sostman, A. M. Curtis, C. E. Ravin, J. T. T. Chen, J. D. Godwin, and C. H. Putman.** 1983. Adult-onset pulmonary tuberculosis. *Radiology* **148:**357–362.
9. **Chung, D. K.** 1969. Hyponatremia in untreated active pulmonary tuberculosis. *Am. Rev. Respir. Dis.* **99:**595–597.
10. **Comstock, G. W., V. T. Livesay, and S. F. Woolpert.** 1974. The prognosis of a positive tuberculin reaction in childhood and adolescence. *Am. J. Epidemiol.* **99:**131–138.
11. **Daley, C., P. Small, G. F. Schecter, G. K. Schoolnik, R. A. McAdam, W. R. Jacobs, Jr., and P. C. Hopewell.** 1992. An outbreak of tuberculosis with accelerated progression among persons infected with the human immunodeficiency virus. An analysis using restriction-fragment-length polymorphisms. *N. Engl. J. Med.* **326:**231–235.
12. **Danek, S. J., and J. S. Bower.** 1979. Diagnosis of pulmonary tuberculosis by flexible fiberoptic bronchoscopy. *Am. Rev. Respir. Dis.* **119:**677–679.
13. **Diacon, A. H., B. W. Van de Wal, C. Wyser, J. P. Smedema, J. Bezuidenhout, C. T. Bolliger, and G. Walzl.** 2003. Diagnostic tools in tuberculous pleurisy: a direct comparative study. *Eur. Respir. J.* **22:**589–591.
14. **El-Sadr, W. M., and S. J. Tsiouris.** 2008. HIV-associated tuberculosis: diagnostic and treatment challenges. *Semin. Respir. Crit. Care Med.* **29:**525–531.
15. **Farer, L., A. Lowell, and M. Meador.** 1979. Extrapulmonary tuberculosis in the United States. *Am. J. Epidemiol.* **109:**205–217.
16. **Fraser, R. G., and J. A. P. Pare.** 1977. Diagnosis of diseases of the chest. W. B. Saunders, Philadelphia, PA.
17. **Garibaldi, R. A., R. E. Drusin, S. H. Ferebee, and M. B. Gregg.** 1972. Isoniazid-associated hepatitis. Report of an outbreak. *Am. Rev. Respir. Dis.* **106:**357–365.
18. **Glassroth, J., A. G. Robbins, and D. E. Snider.** 1980. Tuberculosis in the 1980's. *N. Engl. J. Med.* **302:**1441–1450.
19. **Gómez-Reino, J. J., L. Carmona, V. R. Valverde, E. M. Mola, and M. D. Montero, on behalf of the BIOBADASER Group.** 2003. Treatment of rheumatoid arthritis with tumor necrosis factor inhibitors may predispose to significant increase in tuberculosis risk: a multicenter active-surveillance report. *Arthritis Rheum.* **48:**2122–2127.
20. **Greco, S., E. Girardi, R. Masciangelo, G. B. Capoccetta, and C. Saltini.** 2003. Adenosine deaminase and interferon gamma measurements for the diagnosis of tuberculous pleurisy: a meta-analysis. *Int. J. Tuberc. Lung Dis.* **7:**777–786.
21. **Hargreaves, N. J., O. Kadzakumanja, C. J. Whitty, F. M. Sala-**

niponi, A. D. Harries, and S. B. Squire. 2001. 'Smear-negative' pulmonary tuberculosis in a DOTS programme: poor outcomes in an area of high HIV seroprevalence. *Int. J. Tuberc. Lung Dis.* 5:847–854.
22. Hassoun, P. M., K. E. Shepherd, T. J. Flotte, and H. Kazemi. 1988. Erythema induratum and active pulmonary tuberculosis. *Am. J. Med.* 84:784–785.
23. Hatipoglu, O. N., M. M. Manisali, E. S. Ucan, P. Balci, A. Akkoclu, O. Akpinar, C. Karlikaya, and C. Yuksel. 1996. High resolution computed tomographic findings in pulmonary tuberculosis. *Thorax* 51:397–402.
24. Holden, M., M. R. Dubin, and P. H. Diamond. 1971. Frequency of negative intermediate-strength tuberculin sensitivity in patients with active tuberculosis. *N. Engl. J. Med.* 285:1506–1509.
25. Hull, M. W., P. Phillips, and J. S. Montaner. 2008. Changing global epidemiology of pulmonary manifestations of HIV/AIDS. *Chest* 134:1287–1298.
26. Jackson, J. M. 2007. TNF-alpha inhibitors. *Dermatol. Ther.* 20:251–264.
27. Keane, J., S. Gershon, R. P. Wise, E. Mirabile-Levens, J. Kasznica, W. D. Schwieterman, J. N. Siegel, and M. M. Braun. 2001. Tuberculosis associated with infliximab, a tumor necrosis factor alpha-neutralizing agent. *N. Engl. J. Med.* 345:1098–1104.
28. Kiblawi, S. S. O., S. J. Jay, R. B. Stonehill, and J. Norton. 1981. Fever responses of patients on therapy for pulmonary tuberculosis. *Am. Rev. Respir. Dis.* 123:20–24.
29. Korzeniewska-Kosela, M., J. Krysl, N. L. Muller, W. Black, E. Allen, and J. M. Fitzgerald. 1994. Tuberculosis in young adults and the elderly: a prospective comparison study. *Chest* 106:28–32.
30. Lawn, S. D., and G. Churchyard. 2009. Epidemiology of HIV-associated tuberculosis. *Curr. Opin. HIV AIDS* 4:325–333.
31. Lee, K. S., J. W. Hwang, M. P. Chung, J. Kim, and O. J. Kwon. 1996. Utility of CT in the evaluation of pulmonary tuberculosis in patients without AIDS. *Chest* 110:977–984.
32. Leung, A. N., N. L. Muller, P. R. Pineda, and J. M. FitzGerald. 1992. Primary tuberculosis in childhood: radiographic manifestations. *Radiology* 182:87–91.
33. Light, R. W., M. I. MacGregor, P. C. Luchsinger, and W. C. Ball, Jr. 1972. Pleural effusions. The diagnostic separation of transudates and exudates. *Ann. Intern. Med.* 77:507–513.
34. MacGregor, R. R. 1975. A year's experience with tuberculosis in a private urban teaching hospital in the post-sanatorium era. *Am. J. Med.* 58:221–228.
35. Maini, R., E. W. St. Clair, F. Breedveld, D. Furst, J. Kalden, M. Weisman, J. Smolen, P. Emery, G. Harriman, M. Feldmann, and P. Lipsky for the ATTRACT Study Group. 1999. Infliximab (chimeric anti-tumour necrosis factor αmonoclonal antibody) versus placebo in rheumatoid arthritis patients receiving concomitant methotrexate: a randomised phase III trial. *Lancet* 354:1932–1939.
36. Mayock, R. L., and M. Goldberg. 1964. *Metabolic Considerations in Disease of the Respiratory System. Diseases of Metabolism.* W. B. Saunders, Philadelphia, PA.
37. Mayock, R. L., and R. R. MacGregor. 1976. Diagnosis, prevention and early therapy of tuberculosis. *Dis. Month* 22:1–6.
38. Morris, C. D. W. 1989. The radiography, haematology and biochemistry of pulmonary tuberculosis in the aged. *Q. J. Med.* 266:529–535.
39. Perez-Guzman, C., M. Vargas, A. Torres-Cruz, and H. Villarreal-Velarde. 1999. Does aging modify pulmonary tuberculosis? A meta-analytical review. *Chest* 116:961–967.
40. Perlman, D. C., W. M. El-Sadr, E. T. Nelson, J. P. Matts, E. E. Telzak, N. Salomon, K. Chirgwin, and R. Hafner. 1997. Variation in chest radiographic patterns in pulmonary tuberculosis patients by degree of human immunodeficiency virus-related immunosuppression. *Clin. Infect. Dis.* 25:242–246.
41. Poppius, H., and K. Thomander. 1957. Segmentary distribution of cavities. A radiologic study of 500 consecutive cases of cavernous pulmonary tuberculosis. *Ann. Med. Intern. Fenn.* 46:113.
42. Porcel, J. M. 2009. Tuberculous pleural effusion. *Lung* 187:263–270.
43. Ramos-Casals, M., P. Brito-Zerón, S. Muñoz, N. Soria, D. Galiana, L. Bertolaccini, M. J. Cuadrado, and M. A. Khamashta. 2007. Autoimmune diseases induced by TNF-targeted therapies: analysis of 233 cases. *Medicine* (Baltimore) 86:242–251.
44. Rieder, H. L., G. D. Kelly, A. B. Bloch, G. M. Cauthen, and D. E. Snider, Jr. 1991. Tuberculosis diagnosed at death in the United States. *Chest* 100:678–681.
45. Salvadó, M., C. Garcia-Vidal, P. Vázquez, M. Riera, M. Rodríguez-Carballeira, J. Martínez-Lacasa, E. Cuchi, and J. Garau. 2010. Mortality of tuberculosis in very old people. *J. Am. Geriatr. Soc.* 58:18–22.
46. Selwyn, P. A., D. Hartel, V. A. Lewis, E. E. Schoenbaum, S. H. Vermund, R. S. Klein, A. T. Walker, and G. H. Friedland. 1989. A prospective study of the risk of tuberculosis among intravenous drug abusers with human immunodeficiency virus infection. *N. Engl. J. Med.* 320:545–550.
47. Shafer, R. W., and B. R. Edlin. 1996. Tuberculosis in patients infected with human immunodeficiency virus: perspective on the past decade. *Clin. Infect. Dis.* 22:683–704.
48. Shafer, R. W., D. S. Kim, J. P. Weiss, and J. M. Quale. 1991. Extrapulmonary tuberculosis in patients with human immunodeficiency virus infection. *Medicine* 70:384–397.
49. Small, P., G. F. Schechter, P. C. Goodman, M. A. Sande, R. E. Chaisson, and P. C. Hopewell. 1991. Treatment of tuberculosis in patients with advanced human immunodeficiency virus infection. *N. Engl. J. Med.* 324:289–294.
50. Stead, W. W., and J. P. Lofgren. 1983. Does the risk of tuberculosis infection increase in old age? *J. Infect. Dis.* 147:951–955.
51. Trajman, A., M. Pai, K. Dheda, R. van Zyl Smit, A. A. Zwerling, R. Joshi, S. Kalantri, P. Daley, and D. Menzies. 2008. Novel tests for diagnosing tuberculous pleural effusion: what works and what does not? *Eur. Respir. J.* 31:1098–1106.
52. Wallace, J. M., A. L. Deutsch, J. H. Harrell, and K. M. Moser. 1981. Bronchoscopy and transbronchial biopsy in evaluation of patients with suspected active tuberculosis. *Am. J. Med.* 70:1189–1194.
53. Weber, A. L., K. T. Bird, and W. L. Janower. 1968. Primary tuberculosis in childhood with particular emphasis on changes affecting the tracheobronchial tree. *Am. J. Roentgenol.* 10:123–132.
54. **World Health Organization.** 2009. *Global Tuberculosis Control: a Short Update to the 2009 Report.* World Health Organization, Geneva, Switzerland.
55. Yam, L. T. 1972. Diagnostic significance of lymphocytes in pleural effusions. *Am. Rev. Respir. Dis.* 105:458–460.

Chapter 15

上気道結核
Upper Respiratory Tract Tuberculosis

- 著：Surinder K. Jindal・Ritesh Agarwal
- 訳：三河 貴裕

過去40年，肺外結核（extrapulmonary tuberculosis：EPTB）の全結核患者数に占める割合は，徐々に増加している[38]。上気道結核は肺外結核のまれな病態の1つである。抗結核化学療法がなかった時代には，活動性肺結核患者はしばしば，喉頭，耳腔，鼻腔，副鼻腔，咽頭にも病変を生じ，徐々に増悪した。しかし，効果的な抗結核薬の出現により，発生率は著明に低下した。

上気道は肺に吸い込む物質すべてが通過する門である。同時に，吸入に伴う傷害に対する最前線でもある。抗酸菌の感染経路のうち，最も頻度が高く重要なものが経気道感染なので，結核病変が上気道に生じることは驚くに当たらない。その一方，上気道結核が相対的に珍しいことはいささか不可解である。おそらく，喉頭のような捕捉器官を除いては，持続的な気流と平滑な粘膜のため，抗酸菌が気道に定着できないのであろう。

鼻腔から声帯および喉頭までのほぼすべての上気道に病巣を生じるが，その発生頻度は部位により大きく異なる。結核患者の上気道病変をはじめに発見するのは，一般内科医，耳鼻科医，呼吸器内科医であろう。呼吸器内科医は途上国では結核診療にも携わっており，しばしば上気道結核に遭遇したり相談を受ける。事実，上気道結核は肺結核と同じように診療すべきである。

上気道結核の症状と徴候は，病変のある臓器による（表15-1）。肺病変を伴うことが多い。発熱や体重減少といった全身症状はまれだが，特に，肺病変や他臓器病変を伴う場合にみられることがある。形態学的には，結節や潰瘍病変をつくる。粘膜病変を発見するには，内視鏡検査が必要である。病変のほとんどは，はじめは結核以外の感染や悪性腫瘍と判断されることが多い。結核有病率が高いという疫学情報や一般的な治療に反応しないことが，結核を疑うきっかけとなる。抗酸菌塗抹や病理検査は最終病因診断を得るための助けとなる。

過去には，上気道結核は結核入院患者の2％以下にしかみられなかった[78]。しかし最近では，上気道結核の発生率が上昇し，その発生部位の変化もみられている[64,72]。特に，ヒト免疫不全ウイルス（human immunodeficiency virus：HIV）に感染している患者や他の免疫抑制剤使用者にみられる[30,42]。たとえば，1,878人の登録者のうち538人（28.6％）に肺外結核がみられた報告では，多変量解析にて，HIV抗体陽性患者の場合に肺外結核のリスクが高かった。また，アフリカ系米国人が肺外結核の独立したリスク因子であった[30]。上気道結核も頸部リンパ節腫脹のよくある原因である[4,54,64,66]。頸部リンパ節腫脹があれば，上気道結核の精査が必要であるし，その逆もまた同様である。香港からの17例の鼻咽頭結核に関する最近の報告では，59％の症例に頸部リンパ節腫脹がみられた[102]。タイからの同様の報告では，頭頸部結核で最も多い結核病変は頸部リンパ節と鼻咽頭であった[93]。さらに，成人の20％，小児の50～60％に肺病変がみられた[40,75,82,99]。

表15-1 上気道結核の典型的な症状・徴候

部位	症状・徴候
鼻腔	鼻汁／鼻閉 鼻出血，疼痛 結節，潰瘍〔尋常性狼瘡（lupus vulgaris）〕，変形 粘膜潰瘍 鼻中隔穿孔
口腔	潰瘍：無痛性／有痛性（舌，頬粘膜，咽頭粘膜） 部分的腫脹 咽頭扁桃浸潤／潰瘍 咽頭痛，嚥下障害，白斑症 二次性中耳炎：耳漏
喉頭	嗄声 嚥下痛，嚥下障害 粘膜潰瘍，部分的腫脹，膿瘍 喉頭蓋腫脹／腫瘤 上気道閉塞：まれ

鼻腔結核

鼻腔および副鼻腔結核の報告はまれだが，耳鼻咽喉科領域ではよく記述されている[53,95]。1997年には，過去95年間の英語文献検索にて35例のみ報告されていた[13]。1997年以降に報告された症例報告は，途上国からのものがほとんどである[36,52,70,73]。ケースシリーズは，インド，パキスタン，香港から報告されており，そのほとんどは肺結核の合併がみられなかった[50,67,68,102]。米国では，HIV感染症，ホームレス，社会インフラの破綻した患者に主要な健康問題として再び現れている[13]。鼻腔結核が最も生じやすいのは上顎洞である。ごくまれに，他の副鼻腔が侵される症例が報告されている。磁気共鳴画像（magnetic resonance imaging：MRI）と内視鏡的生検にて診断された蝶形骨洞結核の小児2例が最近報告された[84]。

臨床症状

鼻閉，膿性鼻汁は鼻腔結核患者によくみられる症状である。鼻出血も重要な症状の1つである[9,19]。尋常性狼瘡は結核菌（Mycobacterium tuberculosis）によって生じる緩徐進行，無痛性潰瘍病変であるが，鼻前庭，鼻中隔，鼻翼を侵すことがある。丘疹性壊疽性結核疹を伴う尋常性狼瘡も時に報告がある[81]。鼻の変形は3分の1の患者にみられる。身体所見ではガラス圧診を用いて，多発する微小なリンゴゼリー様結節（apple jelly nodule）を伴う鼻粘膜蒼白面がみられる。鼻中隔軟骨の穿孔もみられることがある。結核は鼻腔に多発ポリープを形成することもある[12,69]。副鼻腔結核は周囲の骨に浸潤し，骨髄炎を起こしたり膿瘍を形成することがある[41]。頭蓋内に浸潤し，てんかんや視神経炎といった中枢神経症状も起こしうる[9,20]。18例のトルコ鞍結核腫のうち，6例が蝶形骨洞に進展していた[83]。頸部リンパ節腫脹は約30%の症例にみられる。

これらの所見の多くは，鼻腔を侵す他の疾患，たとえば，真菌感染症，ハンセン病，梅毒，悪性腫瘍でもみられる。鼻中隔穿孔は，吸入ステロイド，アレルギー性気管支肺アスペルギルス症，慢性的に金属噴霧に曝露している溶接工にもみられる[21,56]。鼻腔および副鼻腔の肉芽腫様病変は他の疾患でも生じる[35]。例としては，多発血管炎性肉芽腫症（Wegener肉芽腫症），真菌感染症，中心性肉芽腫症，ハンセン病が挙げられる。未分化がんに対する放射線治療も肉芽腫性炎症を引き起こす。これらの多くは，結核によるものである[18]。鑑別疾患では，病理学的，微生物学的検査が重要である。抗酸菌培養で確定診断されるが，抗酸菌塗抹で時にM. lepraeが確認されることがあり，流行地では，鼻腔病変を形成する重要な原因の1つである。16例の塗抹陽性結核患者のうち6例，家族10例のうち1例が，鼻腔のスワブ検査で結核菌ポリメラーゼ連鎖反応（polymerase chain reaction：PCR）で陽性となった[105]。しかしながら，臨床的に鼻腔結核と診断された患者における鼻腔スワブ検体によるPCRの感度と特異度は不明である。結核菌が最もよくみられる病原体であるが，ごくまれに他の結核菌群が検出されることもある。副鼻腔浸潤，鼻腔穿孔，両側壊死性胸膜炎を認めた皮膚結核症例で，M. africanumが検出されたという報告がある[8]。

鼻腔結核は通常の肺結核治療に反応する（Chapter 7参照）。外科的治療が必要とされることもある。

口腔と咽頭

口腔が結核に侵されることはまれである。口腔内感染症は，口腔衛生不良や粘膜障害を引き起こす他の原因と関係がある。ほとんどの患者が肺結核を合併し，菌を含んだ喀痰により口腔病変が生じると考えられている[26]。血行性感染も原因の1つである。口腔内結核では舌病変が最もよくみられる。舌先，舌縁，舌背面，舌基部といったどの部位にも生じうる。最近，複数の舌結核症例が報告されている[3,6,15,39,63]。ごくまれであるが，口唇結核の報告もある[22,37,47]。鼻腔結核と同様に，これらの症例の多くはHIV感染者にみられる[6,17,34,65]。口腔底，軟口蓋，扁桃，口峡峡部前縁，口蓋垂にも生じることがある。

臨床症状

病変は口腔内のどの場所にも発生し，単発あるいは複数の潰瘍，結節病変を生じる。たいていは辺縁整で有痛性だが，悪性腫瘍のように不整形であることもある。また，無痛性病変であることもある。頸部所属リンパ節が腫脹していることもある。

咽頭結核は尋常性狼瘡のような潰瘍病変や，肺結核の二次性病変（咽頭粟粒結核と呼ばれる）であることがある。鼻咽頭は咽頭のなかで最もよく病変が形成される部位である[52,62,70]。鼻咽頭結核の症状では，鼻閉，鼻汁，鼻声がみられるが，身体所見では，アデノイド肥大以外にはみられないことがある。時折，非典型的な所見をとる。抗結核薬治療後に消失した，いびきのみが所見としてみられた58歳の患者についての症例報告がある[2]。最近，頸部痛と聴力障害を呈した25歳の症例報告があった[108]。鼻咽頭結核では，MRIにて2つの異なった所見を呈する。その2つの所見は，(1)アデノイド内に連続性のないポリープ様腫瘤，あるいは(2)鼻咽頭の1つないし2つ程度のびまん性軟部組織の壁肥厚，である[51]。鼻咽頭の境界を越えて進展することはない[51]。ほとんどの鼻咽頭結核は一次病変であり，20%未満が肺結核を合併している。鼻咽頭がん患者に対する放射線療法後の炎症性肉芽腫病変に，結核感染が隠れていることがあるので，慎重に精査すべきである[18]。

口咽頭結核は咽頭痛を呈することが多い[5,16]。一般的に，喉頭結核も同時に併発し，嚥下障害や嚥下痛を呈する[16]。粘膜充血，粘膜面不整，赤色丘疹，顎の腫脹といった症状が報告されている[14,33,61]。頸部リンパ節腫脹はよくみられる。尋常性狼瘡，皮膚腺病もみられることがある。

扁桃も結核病変を起こす部位として重要である。繰り返しいうが，咽頭結核と同様に，孤発例もあれば喉頭，肺結核に続発していることもある。扁桃結核は牛乳を未殺菌で飲んでいた時代によくみられており，M. bovisを含んだ牛乳によって感染する。咽頭痛，頸部リンパ節腫脹，嚥下障害，潰瘍，腫瘤，白斑症がみられることがある[92,94,106]。咽頭結核は耳管を介して中耳に及ぶことがある[31]。鼓膜穿孔（特に多発病変），無痛性耳漏，聴力障害を呈する。耳介前リンパ節腫脹，耳介後部の瘻孔は結核性中耳炎に特徴的である。時に結核は，これらの部位に発生した悪性腫瘍と鑑別困難であることがある[74]。身体所見としては，片側性扁桃腫大，潰瘍，扁桃の線維化がみられる。切開生検を行い，組織病理学的検査あるいは抗酸菌染色検査で診断する。抗結核薬投与を行うとすみやかに改善がみられる傾向がある。もし，投与から2週間しても改善がみられない場合には，診断自体を疑う必要がある。

唾液腺結核は口腔内結核か肺結核の二次性病変として生じる。一次性唾液腺結核はごくまれである。耳下腺病変が最も多く，顎下腺も侵されることがある[49,55]。臨床経過は急性，慢性ともにあ

る。多くの患者は耳下腺腫脹のみ呈し，他の全身症状を認めない。組織病理学的検査で診断されるまで結核を疑わなかったという数例の報告がある[25,43]。しかしながら，結核を疑った場合は，針穿刺吸引細胞診で診断を行う[49]。術前に造影コンピュータ断層撮影（computed tomography：CT）所見で結核が疑われることもある。壁が肥厚し，辺縁が造影され，中心部低吸収域がみられる。壁肥厚の有無にかかわらず，造影欠損像は炎症性病変や腫瘍病変でもみられる非特異的な所見である。臨床的に結核が疑われる症例では，壁肥厚，辺縁が造影され，中心部低吸収域を伴う所見は結核に特異的である[10]。

喉頭以外の上気道結核は診断が難しく，生検が必要となる。口腔/咽頭（8例），外耳（4例），唾液腺（2例），鼻腔（1例），前頭洞（1例）の計16例を集めたケースシリーズでは，症状の平均期間が11.5か月で全例で生検が必要であった。ツベルクリン反応（ツ反）検査でも16例中15例が陽性であった[86]。

これらの症例はすべて抗結核薬で治療され，概して良好な経過をたどった[86]。外科的治療は避けるべきである[66]。

喉頭結核

喉頭は上気道のなかでも最も重要な部分である。他の感染症，悪性腫瘍，肉芽腫病変なども生じる。結核は喉頭に発症する肉芽腫性病変では，おそらく最も多い[11,87,104]。喉頭結核の臨床像は抗結核薬の登場前と比較すると大きく変化し（表15-2）[60]，現在では，喉頭がんとの鑑別が重要である[23,90]。抗結核薬登場前は，空洞を伴う肺結核症例の3分の1にみられた[59]。現在では，1～2％と報告されている[78,101]。喉頭原発結核は喉頭のどの部分にも生じるが，肺結核からの二次感染では喉頭後方にまず病変をつくる。あるケースシリーズでは，喉頭結核患者の大多数が肺結核を併発しており，喀痰抗酸菌塗抹陽性となった[79]。抗結核薬登場後，特に低蔓延国において，喉頭結核は喉頭結核単独で発症することが多い[46,60,85,89,91,98]。

喉頭結核はHIV感染のような免疫不全者に特によくみられる[80]。16例の喉頭結核，23例の鼻咽頭結核を含む45例の上気道消化管結核のケースシリーズでは，検査を行った26例のうち4例がHIV抗体陽性であった[93]。同様に，喉頭結核は他の疾患にも合併することがある。韓国における全身性エリテマトーデス症例283人についてのレビューでは，15人に結核が合併しており，そのうち1人が喉頭結核であった[109]。腎移植患者で2例の喉頭結核患者が報告されている。両者とも抗結核薬治療が効果的であった[96]。まれに，糖質コルチコイド治療を行っている患者に喉頭結核が発症することがある。たとえば，糖質コルチコイド内服とステロイド吸入を行っていたAddison病患者に結核の発症がみられたという報告がある[24,103]。

臨床症状と診断

ここ30～40年で，喉頭結核発症者の年齢，性別分布に変化がみられている[1,85]。現在では，高齢男性に多くみられる[57,59]。特に50歳以上の男性に多い。HIV感染症のような免疫抑制状態を除けば，健康状態不良者，特にアルコール依存者や栄養不良患者によくみられる[24,71,80,93,96,109]。喫煙者も同様にリスクである[71]。

喉頭症状は一般的に不快であるため，患者は比較的早期に医師のもとを訪れる。最も頻度が高い症状は嗄声であり，90％以上の患者にみられる[85,104]。咳，嚥下障害，嚥下痛，喉の痛み，耳の痛みもよくみられる[87,101]。喉頭粘膜の浮腫や肉芽腫病変による重篤な上気道閉塞（気道緊急）として発症することもある[32,89]。声門レベルでの肉芽腫病変，声門下狭窄，縦隔リンパ節腫脹による声帯麻痺により，ストライダー（吸気時喘鳴）が聴取されることもある[89]。すべての報告が喉頭後方に好発しているわけではないが，喉頭後方の病変は，臥位になったときに感染した唾液が貯留することによって生じると考えられている。また，声帯前壁の病変が際立っているとの報告もあり，これは一般的には潰瘍病変よりも腫大病変であることが多い（図15-1）。まれに，喉頭蓋，喉頭上，喉頭下に孤発病変をつくることもある[28,32,76]。複数病変より孤発

表15-2 抗結核薬登場前後の喉頭結核の臨床像の変化

要素	抗結核薬登場以前	抗結核薬登場後
発生率	よくみられる 肺結核患者の15～37％	まれ 結核症例の1％以下
年齢	＜40歳	40～50代
全身症状	よくみられる	まれ
肺病変	重篤	進行病変はまれ
病巣	多発，潰瘍性	単発（通常），萎縮性
喉頭後方病変の好発	みられる	喉頭の他部位には好発しない
腫瘍様病変	まれ	よくみられる

Ⅱ 臨床症候群

のものが4倍多い。

HIVや後天性免疫不全症候群（acquired immunodeficiency syndrome：AIDS）が基礎にある患者の病状はいくらか異なっており，特に診断時にその違いがみられる[88]。発熱，寝汗，体重減少といった全身症状がよくみられる。他の感染症を合併していることも多い。喉頭結核，特に結節病変の場合，時折，膿瘍を伴っていることがあり，肉眼所見ではがんとの区別がつきにくいことがある[32,58]。条件のよい頸部側面X線像かCTが診断の補助となる（図15-2）[7,48]。F-18フルオロデオキシグルコースポジトロン断層撮影法（F-18 fluorodeoxyglucose positron emission tomography：F-18 FDC PET）/CTで全身性結核を検索したところ，喉頭に腫瘤がみられた症例の報告がある[27]。喉頭結核のCT所見は特異的なものはないが，両側性病変，喉頭蓋の自由縁の肥厚，大きい粘膜病変がみられるにもかかわらず，喉頭蓋前方および側方隙は保たれている，といった所見があれば，喉頭結核の可能性が上がる[48]。改善の乏しい非特異的慢性喉頭炎も喉頭結核を疑うきっかけとなる[71]。軟骨の破壊は悪性腫瘍でよくみられるが，結核でもまれにみられる[45]。細菌感染，真菌感染，多発血管炎性肉芽腫症（Wegener肉芽腫症），サルコイドーシス，悪性腫瘍が鑑別に挙がる。

組織病理学的検査が確定診断に必要である。喀痰塗抹検査は喉頭結核患者の20%で陽性となる。喉頭スワブで抗酸菌塗抹陽性であっても，喉頭結核と判断すべきではない。肺結核症例，特に小児ではしばしば陽性となるからである。116人の肺結核が疑われた小児の研究では，51人の喉頭スワブを行った症例の3分の1が抗酸菌塗抹および培養の両方ともが陽性であった[97]。直接喉頭内視鏡検査および生検は最も診断決定に役立つ。検体は組織病理学的検査および培養検査の両方に提出する必要がある。生検検体から抗酸菌が培養されれば，結核の確定診断となる。しかし実臨床では，病理学的検査で類上皮乾酪性肉芽腫病変が同定されれば，抗結核薬治療を開始してもよい。

治療と予後

喉頭結核は標準的抗結核療法に対して数週のうちにすみやかに反応する。平均18週で喉頭は正常所見に戻る[101]。声の異常も，ほとんどの患者では抗結核薬開始後に改善がみられる[107]。時に線維化と癒着により声帯が固定化し，その結果，永続的な嗄声がまれにみられることがある[29,59]。また，結核が長期に診断されず未治療であると，重大な障害が生じることがある。喉頭結核とがんの合併は1～2%の症例にみられる[44]。そのような場合は，喉頭がんの治療を始める最低3～6週前から抗結核薬治療を開始する必

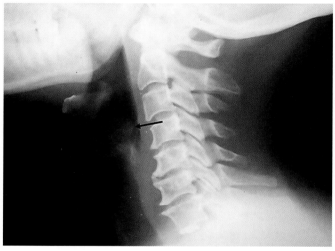

A

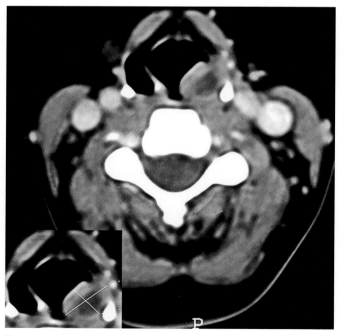

B

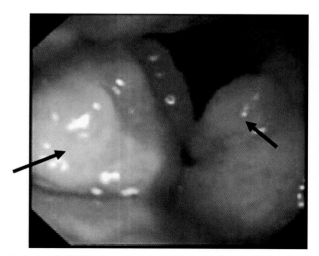

図15-1 喉頭内視鏡 声帯上部に両側性結節性腫瘤を認める。生検にて結核と診断された。

図15-2 X線の軟部組織の陰影（A）と頸部CT（B） 左梨状陥凹を完全に破壊している結核性膿瘍が左披裂喉頭蓋ひだに存在するのがよくわかる。

要がある。

　抗結核薬の治療期間は最低6か月であり，抗結核薬への耐性が疑われる場合には培養と感受性結果を参照し治療を変更する。喉頭結核は通常，多剤抗結核薬治療によく反応する[77]。気管切開術，喉頭部分／全切除術，喉頭気管形成術といった外科的治療は，膿瘍を形成した症例や抗結核薬治療に反応しない進行した症例に検討される。上気道閉塞はごくまれだが，劇症型の場合，症状安定のために気管切開術が必要となることもある[100]。

　まとめると，徐々に進行する症状，潰瘍あるいは肉芽腫様病変，一般的な治療に反応しない場合には，上気道疾患，頸部リンパ節腫脹の鑑別として，結核を鑑別に挙げる。古典的な徴候は必ずしもあるわけではない。長期合併症を予防するためには早期診断，治療が重要である。

◎ 文献 ◎

1. **Agarwal, P., and A. S. Bais.** 1998. A clinical and videostroboscopic evaluation of laryngeal tuberculosis. *J. Laryngol. Otol.* **112:**45–48.
2. **Aktan, B., E. Selimoglu, H. Ucuncu, and Y. Sutbeyaz.** 2002. Primary nasopharyngeal tuberculosis in a patient with the complaint of snoring. *J. Laryngol. Otol.* **116:**301–303.
3. **Aktogu, S., F. N. Eris, Z. A. Dinc, and G. Tibet.** 2000. Tuberculosis of the tongue secondary to pulmonary tuberculosis. *Monaldi Arch. Chest Dis.* **55:**287–288.
4. **Al-Serhani, A. M.** 2001. Mycobacterial infection of the head and neck: presentation and diagnosis. *Laryngoscope* **111:**2012–2016.
5. **Al-Serhani, A. M., and K. Al-Mazrou.** 2001. Pharyngeal tuberculosis. *Am. J. Otolaryngol.* **22:**236–240.
6. **Anil, S., A. N. Ellepola, L. P. Samaranayake, and V. T. Beena.** 2000. Tuberculous ulcer of the tongue as presenting feature of pulmonary tuberculosis and HIV infection. *Gen. Dent.* **48:**458–461.
7. **Bailey, C. M. and P. C. Windle-Taylor.** 1981. Tuberculous laryngitis: a series of 37 patients. *Laryngoscope* **91:**93–100.
8. **Baril, L., E. Caumes, C. Truffot-Pernot, F. Bricaire, J. Grosset, and M. Gentilini.** 1995. Tuberculosis caused by *Mycobacterium africanum* associated with involvement of the upper and lower respiratory tract, skin, and mucosa. *Clin. Infect. Dis.* **21:**653–655.
9. **Batra, K., N. Chaudhary, G. Motwani, and A. K. Rai.** 2002. An unusual case of primary nasal tuberculosis with epistaxis and epilepsy. *Ear Nose Throat J.* **81:**842–844.
10. **Bhargava, S., D. J. Watmough, F. A. Chisti, and S. A. Sathar.** 1996. Case report: tuberculosis of the parotid gland—diagnosis by CT. *Br. J. Radiol.* **69:**1181–1183.
11. **Bhat, V. K., P. Latha, D. Upadhya, and J. Hegde.** 2009. Clinicopathological review of tubercular laryngitis in 32 cases of pulmonary Kochs. *Am. J. Otolaryngol.* **30:**327–330.
12. **Blanco Aparicio, M., H. Verea-Hernando, and F. Pombo.** 1995. Tuberculosis of the nasal fossa manifested by a polypoid mass. *J. Otolaryngol.* **24:**317–318.
13. **Butt, A. A.** 1997. Nasal tuberculosis in the 20th century. *Am. J. Med. Sci.* **313:**332–335.
14. **Cakan, A., Z. Mutlu, A. Ozsoz, A. E. Erbaycu, T. Unal, and B. O. Koyuncu.** 2001. Tuberculosis of oral mucosa. *Monaldi Arch. Chest Dis.* **56:**315–317.
15. **Carnelio, S., and G. Rodrigues.** 2002. Primary lingual tuberculosis: a case report with review of literature. *J. Oral Sci.* **44:**55–57.
16. **Caylan, R., and K. Aydin.** 2002. Oropharyngeal tuberculosis causing severe odynophagia and dysphagia. *Eur. Arch. Otorhinolaryngol.* **259:**229–230.
17. **Ceballos-Salobrena, A., J. M. Aguirre-Urizar, and J. V. Bagan-Sebastian.** 1996. Oral manifestations associated with human immunodeficiency virus infection in a Spanish population. *J. Oral Pathol. Med.* **25:**523–526.
18. **Chan, A. B., T. K. Ma, B. K. Yu, A. D. King, F. N. Ho, and G. M. Tse.** 2004. Nasopharyngeal granulomatous inflammation and tuberculosis complicating undifferentiated carcinoma. *Otolaryngol. Head Neck Surg.* **130:**125–130.
19. **Choi, Y. C., Y. S. Park, E. J. Jeon, and S. H. Song.** 2000. The disappeared disease: tuberculosis of the nasal septum. *Rhinology* **38:**90–92.
20. **Das, J. C., K. Singh, P. Sharma, and R. Singla.** 2003. Tuberculous osteomyelitis and optic neuritis. *Ophthalmic Surg. Lasers Imaging* **34:**409–412.
21. **Deepak, D., C. Panjabi, S. Gudwani, N. Chaudhary, and A. Shah.** 2001. Nasal septal perforation in a patient with allergic bronchopulmonary aspergillosis and rhinitis on long term corticosteroids. *Asian Pac. J. Allergy Immunol.* **19:**287–290.
22. **Dixit, R., S. Sharma, and P. Nuwal.** 2008. Tuberculosis of oral cavity. *Indian J. Tuberc.* **55:**51–53.
23. **Edizer, D. T., E. Karaman, H. Mercan, Y. Alimoglu, T. Esen, and H. Cansiz.** 2010. Primary tuberculosis involving epiglottis: a rare case report. *Dysphagia* **25:**258–260.
24. **Egeli, E., F. Oghan, M. Alper, U. Harputluoglu, and I. Bulut.** 2003. Epiglottic tuberculosis in a patient treated with steroids for Addison's disease. *Tohoku J. Exp. Med.* **201:**119–125.
25. **el-Hakim, I. E., and J. D. Langdon.** 1989. Unusual presentation of tuberculosis of the head and neck region. Report of three cases. *Int. J. Oral Maxillofac. Surg.* **18:**194–196.
26. **Eng, H. L., S. Y. Lu, C. H. Yang, and W. J. Chen.** 1996. Oral tuberculosis. *Oral Surg. Oral Med. Oral Pathol. Oral Radiol. Endod.* **81:**415–420.
27. **Fernandez, P., M. Guyot, E. Lazaro, J. F. Viallard, M. Allard, and D. Ducassou.** 2007. Systemic tuberculosis presenting as an epiglottic mass detected on F-18 FDG PET/CT. *Clin. Nucl. Med.* **32:**719–724.
28. **Galli, J., C. Nardi, A. M. Contucci, G. Cadoni, L. Lauriola, and M. Fantoni.** 2002. Atypical isolated epiglottic tuberculosis: a case report and a review of the literature. *Am. J. Otolaryngol.* **23:**237–240.
29. **Getson, W. R., and Y. W. Park.** 1992. Pathologic quiz case 2. Laryngeal tuberculosis. *Arch. Otolaryngol. Head Neck Surg.* **118:**878–879, 881.
30. **Gonzalez, O. Y., G. Adams, L. D. Teeter, T. T. Bui, J. M. Musser, and E. A. Graviss.** 2003. Extra-pulmonary manifestations in a large metropolitan area with a low incidence of tuberculosis. *Int. J. Tuberc. Lung Dis.* **7:**1178–1185.
31. **Greenfield, B. J., S. H. Selesnick, L. Fisher, R. F. Ward, C. P. Kimmelman, and W. G. Harrison.** 1995. Aural tuberculosis. *Am. J. Otol.* **16:**175–182.
32. **Gupta, R., S. Fotedar, P. Sansanwal, S. P. Yadav, A. Gupta, K. B. Gupta, and K. Saini.** 2008. Obstructing mass lesion of epiglottis: it can be tubercular. *Indian J. Tuberc.* **55:**100–103.

33. Hajioff, D., M. H. Snow, H. Thaker, and J. A. Wilson. 1999. Primary tuberculosis of the posterior oropharyngeal wall. *J. Laryngol. Otol.* **113:**1029–1030.
34. Hale, R. G., and D. I. Tucker. 2008. Head and neck manifestations of tuberculosis. *Oral Maxillofac. Surg. Clin. N. Am.* **20:** 635–642.
35. Hughes, R. G., and A. Drake-Lee. 2001. Nasal manifestations of granulomatous disease. *Hosp. Med.* **62:**417–421.
36. Hup, A. K., T. Haitjema, and G. de Kuijper. 2001. Primary nasal tuberculosis. *Rhinology* **39:**47–48.
37. Ilyas, S. E., F. F. Chen, T. A. Hodgson, P. M. Speight, C. J. Lacey, and S. R. Porter. 2002. Labial tuberculosis: a unique cause of lip swelling complicating HIV infection. *HIV Med.* **3:**283–286.
38. Iseman, M. D. 2000. Extrapulmonary tuberculosis in adults, p. 145–198. *In* M. D. Iseman (ed.), *A Clinician's Guide to Tuberculosis*. Lippincott Williams & Wilkins, Philadelphia, PA.
39. Iype, E. M., K. Ramdas, M. Pandey, K. Jayasree, G. Thomas, P. Sebastian, and M. K. Nair. 2001. Primary tuberculosis of the tongue: report of three cases. *Br. J. Oral Maxillofac. Surg.* **39:** 402–403.
40. Jha, B. C., A. Dass, N. M. Nagarkar, R. Gupta, and S. Singhal. 2001. Cervical tuberculous lymphadenopathy: changing clinical pattern and concepts in management. *Postgrad. Med. J.* **77:** 185–187.
41. Jha, D., R. C. Deka, and M. C. Sharma. 2002. Tuberculosis of the maxillary sinus manifesting as a facial abscess. *Ear Nose Throat J.* **81:**102–104.
42. Kandiloros, D. C., T. P. Nikolopoulos, E. A. Ferekidis, A. Tsangaroulakis, J. E. Yiotakis, D. Davilis, and G. K. Adamopoulos. 1997. Laryngeal tuberculosis at the end of the 20th century. *J. Laryngol. Otol.* **111:**619–621.
43. Kant, R., R. P. Sahi, N. N. Mahendra, P. K. Agarwal, and R. Shankhdhar. 1977. Primary tuberculosis of the parotid gland. *J. Indian Med. Assoc.* **68:**212.
44. Kaplan, M. H., D. Armstrong, and P. Rosen. 1974. Tuberculosis complicating neoplastic disease. A review of 201 cases. *Cancer* **33:**850–858.
45. Kenmochi, M., T. Ohashi, H. Nishino, S. Sato, Y. Tanaka, I. Koizuka, and T. Shinagawa. 2003. A case report of difficult diagnosis in the patient with advanced laryngeal tuberculosis. *Auris Nasus Larynx* **30**(Suppl.):S131–S134.
46. Kilgore, T. L., and D. W. Jenkins. 1983. Laryngeal tuberculosis. *Chest* **83:**139–141.
47. Kilic, A., U. Gul, M. Gonul, S. Soylu, S. K. Cakmak, and M. Demiriz. 2009. Orificial tuberculosis of the lip: a case report and review of the literature. *Int. J. Dermatol.* **48:**178–180.
48. Kim, M. D., D. I. Kim, H. Y. Yune, B. H. Lee, K. J. Sung, T. S. Chung, and S. Y. Kim. 1997. CT findings of laryngeal tuberculosis: comparison to laryngeal carcinoma. *J. Comput. Assist. Tomogr.* **21:**29–34.
49. Kim, Y. H., W. J. Jeong, K. Y. Jung, M. W. Sung, K. H. Kim, and C. S. Kim. 2005. Diagnosis of major salivary gland tuberculosis: experience of eight cases and review of the literature. *Acta Otolaryngol.* **125:**1318–1322.
50. Kim, Y. M., A. Y. Kim, Y. H. Park, D. H. Kim, and K. S. Rha. 2007. Eight cases of nasal tuberculosis. *Otolaryngol. Head Neck Surg.* **137:**500–504.
51. King, A. D., A. T. Ahuja, G. M. Tse, A. C. van Hasselt, and A. B. Chan. 2003. MR imaging features of nasopharyngeal tuberculosis: report of three cases and literature review. *Am. J. Neuroradiol.* **24:**279–282.
52. Koktener, A. 2001. Nasopharyngeal tuberculosis. *Eur. J. Radiol.* **39:**186–187.
53. Kukreja, H. K., B. S. Sacha, and K. C. Joshi. 1977. Tuberculosis of maxillary sinus. *Indian J. Otolaryngol.* **29:**27–28.
54. Kumar, A. 2009. Lymph node tuberculosis, p. 397–409. *In* S. K. Sharma and A. Mohan (ed.), *Tuberculosis*. Jaypee Publishers, New Delhi, India.
55. Kumar, S., and A. Dev. 1990. Primary tuberculosis of bilateral submandibular salivary glands. *Indian J. Otolaryngol.* **42:**69–70.
56. Lee, C. R., C. I. Yoo, J. Lee, and S. K. Kang. 2002. Nasal septum perforation of welders. *Ind. Health* **40:**286–289.
57. Levenson, M. J., M. Ingerman, C. Grimes, and W. F. Robbett. 1984. Laryngeal tuberculosis: review of twenty cases. *Laryngoscope* **94:**1094–1097.
58. Lim, J. Y., K. M. Kim, E. C. Choi, Y. H. Kim, H. S. Kim, and H. S. Choi. 2006. Current clinical propensity of laryngeal tuberculosis: review of 60 cases. *Eur. Arch. Otorhinolaryngol.* **263:** 838–842.
59. Lindell, M. M., Jr., B. S. Jing, and S. Wallace. 1977. Laryngeal tuberculosis. *Am. J. Roentgenol.* **129:**677–680.
60. Ling, L., S. H. Zhou, and S. Q. Wang. 2010. Changing trends in the clinical features of laryngeal tuberculosis: a report of 19 cases. *Int. J. Infect. Dis.* **14:**e230–e235.
61. Magina, S., C. Lisboa, C. Resende, F. Azevedo, F. Amado, V. Cardoso, F. Almeida, and J. Mesquita-Guimaraes. 2003. Tuberculosis in a child presenting as asymptomatic oropharyngeal and laryngeal lesions. *Pediatr. Dermatol.* **20:**429–431.
62. Mair, I. W., and T. A. Johannessen. 1970. Nasopharyngeal tuberculosis. *Arch. Otolaryngol.* **92:**392–393.
63. Memon, G. A., and I. A. Khushk. 2003. Primary tuberculosis of tongue. *J. Coll. Physicians Surg. Pak.* **13:**604–605.
64. Menon, K., C. Bem, D. Gouldesbrough, and D. R. Strachan. 2007. A clinical review of 128 cases of head and neck tuberculosis presenting over a 10-year period in Bradford, UK. *J. Laryngol. Otol.* **121:**362–368.
65. Miziara, I. D. 2005. Tuberculosis affecting the oral cavity in Brazilian HIV-infected patients. *Oral Surg. Oral Med. Oral Pathol. Oral Radiol. Endod.* **100:**179–182.
66. Munck, K., and A. H. Mandpe. 2003. Mycobacterial infections of the head and neck. *Otolaryngol. Clin. N. Am.* **36:**569–576.
67. Nalini, B., and S. Vinayak. 2006. Tuberculosis in ear, nose, and throat practice: its presentation and diagnosis. *Am. J. Otolaryngol.* **27:**39–45.
68. Nawaz, G., and M. R. Khan. 2004. Primary sinonasal tuberculosis in north-west Pakistan. *J. Coll. Physicians Surg. Pak.* **14:** 221–224.
69. Nayar, R. C., J. Al Kaabi, and K. Ghorpade. 2004. Primary nasal tuberculosis: a case report. *Ear Nose Throat J.* **83:**188–191.
70. Percodani, J., F. Braun, P. Arrue, E. Yardeni, M. Murris-Espin, E. Serrano, and J. J. Pessey. 1999. Nasopharyngeal tuberculosis. *J. Laryngol. Otol.* **113:**928–931.
71. Porras Alonso, E., A. Martin Mateos, J. Perez-Requena, and E. Avalos Serrano. 2002. Laryngeal tuberculosis. *Rev. Laryngol. Otol. Rhinol. (Bordeaux)* **123:**47–48.
72. Prasad, K. C., S. Sreedharan, Y. Chakravarthy, and S. C. Prasad. 2007. Tuberculosis in the head and neck: experience in India. *J. Laryngol. Otol.* **121:**979–985.

73. **Purohit, S. D., and R. C. Gupta.** 1997. Primary tuberculosis of nose. *Indian J. Chest Dis. Allied Sci.* **39:**63–64.
74. **Raman, R., and A. Bakthavizian.** 1981. Tuberculosis associated with malignancy of the nasopharynx. *Indian J. Otolaryngol.* **33:**149–150.
75. **Raviglione, M. C., D. E. Snider, Jr., and A. Kochi.** 1995. Global epidemiology of tuberculosis. Morbidity and mortality of a worldwide epidemic. *JAMA* **273:**220–226.
76. **Richter, B., M. Fradis, G. Kohler, and G. J. Ridder.** 2001. Epiglottic tuberculosis: differential diagnosis and treatment. Case report and review of the literature. *Ann. Otol. Rhinol. Laryngol.* **110:**197–201.
77. **Riley, E. C., and D. E. Amundson.** 1992. Laryngeal tuberculosis revisited. *Am. Fam. Physician* **46:**759–762.
78. **Rohwedder, J. J.** 1974. Upper respiratory tract tuberculosis. Sixteen cases in a general hospital. *Ann. Intern. Med.* **80:**708–713.
79. **Rupa, V., and T. S. Bhanu.** 1989. Laryngeal tuberculosis in the eighties—an Indian experience. *J. Laryngol. Otol.* **103:**864–868.
80. **Schmid, D., R. Fretz, H. W. Kuo, R. Rumetshofer, S. Meusburger, E. Magnet, G. Hurbe, A. Indra, W. Ruppitsch, A. T. Pietzka, and F. Allerberger.** 2008. An outbreak of multidrug-resistant tuberculosis among refugees in Austria, 2005–2006. *Int. J. Tuberc. Lung Dis.* **12:**1190–1195.
81. **Senol, M., A. Ozcan, A. Aydin, Y. Karincaoglu, S. Sasmaz, and S. Sener.** 2000. Disseminated lupus vulgaris and papulonecrotic tuberculid: case report. *Pediatr. Dermatol.* **17:**133–135.
82. **Seth, V., S. K. Kabra, Y. Jain, O. P. Semwal, S. Mukhopadhyaya, and R. L. Jensen.** 1995. Tubercular lymphadenitis: clinical manifestations. *Indian J. Pediatr.* **62:**565–570.
83. **Sharma, M. C., R. Arora, A. K. Mahapatra, P. Sarat-Chandra, S. B. Gaikwad, and C. Sarkar.** 2000. Intrasellar tuberculoma—an enigmatic pituitary infection: a series of 18 cases. *Clin. Neurol. Neurosurg.* **102:**72–77.
84. **Sharma, S. C., and P. Baruah.** 2003. Sphenoid sinus tuberculosis in children—a rare entity. *Int. J. Pediatr. Otorhinolaryngol.* **67:**399–401.
85. **Shin, J. E., S. Y. Nam, S. J. Yoo, and and S. Y. Kim.** 2000. Changing trends in clinical manifestations of laryngeal tuberculosis. *Laryngoscope* **110:**1950–1953.
86. **Sierra, C., J. Fortun, C. Barros, E. Melcon, E. Condes, J. Cobo, C. Perez-Martinez, J. Ruiz-Galiana, A. Martinez-Vidal, and F. Alvarez.** 2000. Extra-laryngeal head and neck tuberculosis. *Clin. Microbiol. Infect.* **6:**644–648.
87. **Silva, L., E. Damrose, F. Bairao, M. L. Nina, J. C. Junior, and H. O. Costa.** 2008. Infectious granulomatous laryngitis: a retrospective study of 24 cases. *Eur. Arch. Otorhinolaryngol.* **265:**675–680.
88. **Singh, B., A. N. Balwally, M. Nash, G. Har-El, and F. E. Lucente.** 1996. Laryngeal tuberculosis in HIV-infected patients: a difficult diagnosis. *Laryngoscope* **106:**1238–1240.
89. **Smallman, L. A., D. R. Clark, C. H. Raine, D. W. Proops, and P. M. Shenoi.** 1987. The presentation of laryngeal tuberculosis. *Clin. Otolaryngol. Allied Sci.* **12:**221–225.
90. **Smulders, Y. E., B. J. De Bondt, M. Lacko, J. A. Hodge, and K. W. Kross.** 2009. Laryngeal tuberculosis presenting as a supraglottic carcinoma: a case report and review of the literature. *J. Med. Case Rep.* **3:**9288.
91. **Soda, A., H. Rubio, M. Salazar, J. Ganem, D. Berlanga, and A. Sanchez.** 1989. Tuberculosis of the larynx: clinical aspects in 19 patients. *Laryngoscope* **99:**1147–1150.
92. **Srirompotong, S., and K. Yimtae.** 2002. Clinical aspects of tonsillar tuberculosis. *Southeast Asian J. Trop. Med. Public Health* **33:**147–150.
93. **Srirompotong, S., and K. Yimtae.** 2003. Tuberculosis in the upper aerodigestive tract and human immunodeficiency virus coinfections. *J. Otolaryngol.* **32:**230–233.
94. **Sutbeyaz, Y., H. Ucuncu, R. Murat Karasen, and C. Gundogdu.** 2000. The association of secondary tonsillar and laryngeal tuberculosis: a case report and literature review. *Auris Nasus Larynx* **27:**371–374.
95. **Tas, A., R. Yagiz, M. Kocyigit, and A. R. Karasalihoglu.** 2009. Primary nasopharyngeal tuberculosis. *Kulak Burun Bogaz Ihtis. Derg.* **19:**109–111.
96. **Tato, A. M., J. Pascual, L. Orofino, G. Fernandez-Juarez, J. Martinez-San-Millan, L. Fogue, F. Liano, and J. Ortuno.** 1998. Laryngeal tuberculosis in renal allograft patients. *Am. J. Kidney Dis.* **31:**701–705.
97. **Thakur, A., J. B. Coulter, K. Zutshi, H. K. Pande, M. Sharma, A. Banerjee, K. Richardson, and C. A. Hart.** 1999. Laryngeal swabs for diagnosing tuberculosis. *Ann. Trop. Paediatr.* **19:**333–336.
98. **Thaller, S. R., J. R. Gross, B. Z. Pilch, and M. L. Goodman.** 1987. Laryngeal tuberculosis as manifested in the decades 1963–1983. *Laryngoscope* **97:**848–850.
99. **Thompson, M. M., M. J. Underwood, R. D. Sayers, K. A. Dookeran, and P. R. Bell.** 1992. Peripheral tuberculous lymphadenopathy: a review of 67 cases. *Br. J. Surg.* **79:**763–764.
100. **Tong, M. C., and C. A. van Hasselt.** 1993. Tuberculous laryngitis. *Otolaryngol. Head Neck Surg.* **109:**965–966.
101. **Topak, M., C. Oysu, K. Yelken, A. Sahin-Yilmaz, and M. Kulekci.** 2008. Laryngeal involvement in patients with active pulmonary tuberculosis. *Eur. Arch. Otorhinolaryngol.* **265:**327–330.
102. **Tse, G. M., T. K. Ma, A. B. Chan, F. N. Ho, A. D. King, K. S. Fung, and A. T. Ahuja.** 2003. Tuberculosis of the nasopharynx: a rare entity revisited. *Laryngoscope* **113:**737–740.
103. **Wang, B. Y., M. J. Amolat, P. Woo, and M. Brandwein-Gensler.** 2008. Atypical mycobacteriosis of the larynx: an unusual clinical presentation secondary to steroids inhalation. *Ann. Diagn. Pathol.* **12:**426–429.
104. **Wang, C. C., C. C. Lin, C. P. Wang, S. A. Liu, and R. S. Jiang.** 2007. Laryngeal tuberculosis: a review of 26 cases. *Otolaryngol. Head Neck Surg.* **137:**582–588.
105. **Warndorff, D. K., J. R. Glynn, P. E. Fine, S. Jamil, M. Y. de Wit, M. M. Munthali, N. G. Stoker, and P. R. Klatser.** 1996. Polymerase chain reaction of nasal swabs from tuberculosis patients and their contacts. *Int. J. Lepr. Other Mycobacter. Dis.* **64:**404–408.
106. **Yamamoto, K., F. Iwata, A. Nakamura, Y. Iwashima, T. Miyaki, H. Yamada, M. Kurachi, Y. Sato, K. Tsukada, T. Takeuchi, T. Joh, Y. Yokoyama, and M. Itoh.** 2002. Tonsillar tuberculosis associated with pulmonary and laryngeal foci. *Intern. Med.* **41:**664–666.
107. **Yelken, K., M. Guven, M. Topak, E. Gultekin, and F. Turan.** 2008. Effects of antituberculosis treatment on self assessment, perceptual analysis and acoustic analysis of voice quality in laryngeal tuberculosis patients. *J. Laryngol. Otol.* **122:**378–382.
108. **Yoruk, O., V. Fidan, and Y. Sutbeyaz.** 2009. Hearing loss un-

usually caused by tubercular retropharyngeal abscess. *J. Craniofac. Surg.* **20**:955–957.

109. **Yun, J. E., S. W. Lee, T. H. Kim, J. B. Jun, S. Jung, S. C. Bae, T. Y. Kim, and D. H. Yoo.** 2002. The incidence and clinical characteristics of *Mycobacterium tuberculosis* infection among systemic lupus erythematosus and rheumatoid arthritis patients in Korea. *Clin. Exp. Rheumatol.* **20**:127–132.

Chapter 16

結核性耳乳様突起炎
Tuberculous Otomastoiditis

- 著：George A. Pankey
- 訳：北薗 英隆

結核性中耳炎と結核性乳様突起炎は1つの病気のプロセスとして一緒に起こるため，ここでは，結核性耳乳様突起炎と呼ぶ。コッホ(Koch)により1882年に結核菌が発見されてから1年後に，菌は中耳病変から培養された。耳鼻科的結核は，米国胸部学会(American Thoracic Society：ATS)による Diagnostic Standards and Classification of Tuberculosis and Other Mycobacterial Diseases, 1981 のなかの結核部位のリストでは「その他」に分類されていた[1]。おそらく，このように分類されたのは，耳の結核は米国では非常にまれであるからだろう(1990〜2003年までで11症例の報告)[4]。しかし時に，Mycobacterium tuberculosis による慢性的耳漏の患者は依然存在する[7]。加えて，難民，特にインドシナからの難民は結核の発生率が高い(入国時に10万人の難民あたり1,138例，その後は毎年10万人あたり407例)[3]。これらの結核患者に加えて，ヒト免疫不全ウイルス(human immuno-deficiency virus：HIV)関連の結核患者から，新たな結核性耳乳様突起炎患者が出現するのは間違いない。したがって，この章で，その概要を簡潔にまとめておく。

発生率

結核性耳乳様突起炎に関するほとんどの医学文献は，より有病率が高いヨーロッパとアジアからのものである。ドイツのテュービンゲン(Tübingen)で1967〜1979年の間，4,000の中耳からの生物学的検体が検査された。結核は14検体(0.1%)から検出され，最も若い患者は生後10か月，最も高齢は69歳であった[11]。マサチューセッツ総合病院(Massachusetts General Hospital)とMassachusetts Eye and Ear Infirmary での1962〜1984年の間の患者のレビューでは，慢性中耳炎 6,310例および結核 1,850例のうちの4例が結核性耳乳様突起炎であった[15]。Vaamonde らは1996〜2002年にスペインで，10例を診断した[19]。最近のトルコでの研究では，結核性髄膜炎の32人中11人(34%)で結核性耳乳様突起炎がみつかった[18]。喉頭炎と中耳炎は依然として，結核による耳鼻咽喉疾患として最も頻度が高い[14]。

病態病理

中耳の結核は新生児の短くて径の大きい耳管の部位の一次感染であるかもしれない。新生児では，感染性羊水を誤嚥して起こることもあれば，より年長の患者では，汚染した乳汁などの結核性物質を嚥下し逆流して感染することもある。けれども，ほとんどの症例は二次性で，肺病変から鼻咽頭に咳で広がったり，血行性に広がった結果である。耳介前部または前頸部のリンパ節腫脹と顔面神経麻痺はまれに起こるが，他の細菌性中耳炎よりも結核で起こりやすい。

病理学的には，結核は常にまず粘膜に感染し，著明な浮腫と丸くて巨大な細胞による浸潤，肉芽腫形成，そして最終的には乾酪壊死がみられるようになる。組織像は免疫不全患者では異なってみえることもある。鼓膜の肥厚に引き続いて，穿孔，耳小骨の破壊と排膿がみられる。二次性に骨膜まで進行し，数か月後に，骨壊死と，それに起因する合併症が起こる。これは他の中耳・乳様突起の感染症でも同様に起こる。蝸牛は成人でよりリスクが大きいようであり，顔面神経と髄膜は小児でよりリスクが大きい部位である[12]。大きな神経感覚障害による難聴はほぼすべての患者でみられる。

診断

結核性耳乳様突起炎では，一次性，二次性の両者とも病歴と身体所見はしばしば非特異的である。Smoler ら[17]によると，二次性結核性耳乳様突起炎においては，慢性耳感染の典型的所見(耳漏，無痛，著明な難聴)は他の細菌による二次感染のために明らかではないのが常である。例外は顔面神経への障害で，その麻痺に通常，結核によって起こる。鼓膜はしばしばダメージが激しく，穿孔が1つ以上あることが通常である。高齢の患者は耳鳴や「おかしな音」を訴えることもある[16]。

結核性耳乳様突起炎は，結核患者における慢性中耳炎や，他の部位に結核の証拠がなくても，通常の治療で改善しない耳漏の患者では考慮すべきだ。結核の家族歴がある場合は疑いをもち，確定検査に進むべきだ。結核性耳乳様突起炎は他の細菌性二次感染や抗結核薬治療によりマスクされていることもある。慢性耳漏の小児や成人において，結核の皮膚試験は必ず行うべきだが，偽陰性になることもある[13]。インターフェロン γ 遊離試験は肺外結核の診断において，より感度・特異度が高いことが報告されている[8]。結核性耳乳様突起炎の診断は，局所の分泌物や生検検体から M. tuberculosis が培養されれば確定とみなされる。しかし，もし肺結核が確定すれば，それに伴っている慢性耳乳様突起炎も，他の病原体が存在しなければ結核によると推定することができる。耳漏の抗酸菌塗抹陽性(オーラミンとチール・ニールセンで

は結核を強く疑う。核酸増幅検査〔ポリメラーゼ連鎖反応(polymerase chain reaction：PCR)〕は抗酸菌塗抹陰性である患者に有用なこともある[6]。組織病理検査や抗結核薬治療による改善は診断を支持する。

中耳の一次結核は最も診断が難しい。穿孔する前の鼓膜は腫脹し、黄色っぽく、充血している。未治療の患者はその後に穿孔し、20～30%は複数か所の穿孔を起こす。結核性耳乳様突起炎では、一次性、二次性の両者とも、乳様突起のX線画像での異常は他の原因の慢性耳乳様突起炎に比べて頻度は少ない。しかし、コンピュータ断層撮影(computed tomography：CT)スキャンで、軟部組織が中耳と乳様突起の蜂巣に充満し、真珠腫(cholesteatoma)の所見なしに骨皮質が破壊されているのは、結核性耳乳様突起炎を示唆する[5]。内耳への進展もより年長の児や成人において、亜急性に起こることもあり、蝸牛の破壊による緩徐進行性の難聴(最初は高音域)が特徴である。結核性耳乳様突起炎から進行して血行性播種を起こすのはまれである。その証拠に、ほとんどは何年も進行せず、慢性の経過をたどる[19]。硬膜は通常、脳への直接浸潤を防ぐはずであるけれども、結核性髄膜炎が慢性結核性耳乳様突起炎に合併することは確かにある[2,10,18]。

1953年以前と以降の結核性耳乳様突起炎の徴候や症状の頻度を表16-1に示す。

鑑別診断は広く、ヒストプラズマ症、北米ブラストミセス症、南米ブラストミセス症、梅毒、正中線肉芽腫(致死性)、Wegener肉芽腫症、サルコイドーシス、組織球増殖症X、好酸球性肉芽腫症、ノカルジア症、壊死性外耳炎、リンパ腫、非結核性抗酸菌症、真珠腫性中耳炎、などを含む。

治療

いったん結核性耳乳様突起炎の診断がついたら、プライマリ・ケア医、耳鼻咽喉科医、感染症専門医などの複数の医師の協力が理想的な治療のために必要となる。イソニアジドとリファンピシンは優先される抗結核薬であり、ピラジナミドが最初の2か月間、加えられる。エタンブトールもまた、耐性 M. tuberculosis が除外されるまで通常投与される。最終の治療は in vitro の感受性検査に基づいて決められる。これまでに、最低でも12例の結核性耳乳様突起炎が短期治療で治療され、良好な反応が得られている。10例はイソニアジド、リファンピシン、ピラジナミドを2か月、その後にイソニアジド＋リファンピシンを4か月(8例)または7か月(2例)投与された。他の2人の患者(1a)は、イソニアジド、リファンピシン、エタンブトール、ピラジナミドを9か月間投与された。治療の研究を行うには結核性耳乳様突起炎の症例数が十分ではないが、報告されているデータに基づけば、ほとんどの患者には、6～9か月間、薬物療法が行われるべきであろう。

外科医は診断のために組織を採取するのに加えて、治療において感染組織の病巣を取り除く役割を担うことがある。外科的アプローチが必要となる合併症としては、顔面神経麻痺、骨膜下膿瘍、内耳炎、後耳介瘻孔の持続、中枢神経への感染の進展などが含まれる[9]。治療完了後には、患者によっては再建手術により聴力が改善することもある。

表16-1 結核性耳乳様突起炎の患者における徴候と症状の頻度[a]

症状または徴候	特徴が報告されている患者数(%)			
	1953年以前	1953～1986年	2004年[c]	2006年
耳漏	103(82)	93(92)	10(100)	
難聴	18(62)[b]	78(90)[c]	10(100)	
耳痛	10(0.08)	24(6.2)	3(30)	7(13.2)
穿孔	27(21)	71(70)	9(90)	
肉芽腫形成	22(30)[d]	64(63)	5(50)	
顔面麻痺	37(30)	16(16)	1(10)	5(9.6)
耳ポリープ	4(3.2)	13(13)	1(10)	
耳介前リンパ節	68(54)	2(0.02)	1(10)	
耳鳴			4(40)	

[a] 発熱、咳、体重減少、寝汗、耳介周囲瘻孔は、1953年以前も以降も＜1%でしか起こっていないことに注目。パーセンテージはSkolinkらにより記述された研究人口に基づいている[15]。データは文献5, 15, 19から引用。
[b] 96例は十分な記述がなかったため除外された。
[c] 14例は十分な記述がなかったため除外された。
[d] 15例は十分な記述がなかったため除外された。

◎ 文献 ◎

1. **American Thoracic Society.** 1981. Diagnostic standards and classification of tuberculosis and other mycobacterial diseases, 14th ed. *Am. Rev. Respir. Dis.* **123**:343–358.
1a. **Awan, M. S., and I. Salahuddin.** 2002. Tuberculous otitis media: two case reports and literature review. *Ear Nose Throat J.* **81**:792–794.
2. **Cawthon, T., R. H. Cox, and G. A. Pankey.** 1978. Tuberculous otitis media with complications. *South. Med. J.* **71**:602–604.
3. **Centers for Disease Control.** 1981. Tuberculosis among Indochinese refugees—an update. *MMWR Morb. Mortal. Wkly. Rep.* **30**:603–606.
4. **Chirch, L. M., K. Ahmad, W. Spinner, V. E. Jimenez, S. V. Donelan, and E. Smouha.** 2005. Tuberculous otitis media: report of 2 cases on Long Island, N.Y., and a review of all cases reported in the United States from 1990 through 2003. *Ear Nose Throat J.* **84**:488–497.
5. **Cho, Y. S., H. S. Lee, S. W. Kim, K. H. Chung, D. K. Lee, W. J. Koh, and M. G. Kim.** 2006. Tuberculous otitis media: a clinical and radiologic analysis of 52 patients. *Laryngoscope* **116**:921–927.
6. **Garcovich, A., L. Romano, A. Zampetti, S. Garcovich, F. Ardito, B. Posteraro, M. Sanguinetti, and G. Fadda.** 2004. Tumour-like ear lesion due to *Mycobacterium tuberculosis* diagnosed by polymerase chain reaction-reverse hybridization. *Br. J. Dermatol.* **150**:370–371.
7. **Kirsch, C. M., J. H. Wehner, W. A. Jensen, F. T. Kagawa, and A. C. Campagna.** 1995. Tuberculous otitis media. *South. Med. J.* **88**:363–366.
8. **Kobashi, Y., K. Mouri, S. Yagi, Y. Obase, N. Miyashita, and M. Oka.** 2009. Clinical utility of a T cell-based assay in the diagnosis of extrapulmonary tuberculosis. *Respirology* **14**:276–281.
9. **Lucente, F. E., G. W. Tobias, S. C. Parisier, and P. M. Som.** 1978. Tuberculous otitis media. *Laryngoscope* **88**:1107–1116.
10. **Mongkolrattanothai, K., R. Oram, M. Redleaf, J. Bova, and J. A. Englund.** 2003. Tuberculous otitis media with mastoiditis and central nervous system involvement. *Pediatr. Infect. Dis. J.* **22**:453–456.
11. **Plester, D., A. Pusalkar, and E. Steinbach.** 1980. Middle ear tuberculosis. *J. Laryngol. Otol.* **94**:1415–1421.
12. **Rice, D. H.** 1977. Pathologic quiz case 2. *Arch. Otolaryngol.* **103**:112–115.
13. **Saltzman, S. J., and R. D. Feigin.** 1971. Tuberculous otitis media and mastoiditis. *J. Pediatr.* **79**:1004–1006.
14. **Sellars, S. L., and A. B. Seid.** 1973. Aural tuberculosis in childhood. *S. Afr. Med. J.* **47**:216–218.
15. **Skolnik, P. R., J. B. Nadol, Jr., and A. S. Baker.** 1986. Tuberculosis of the middle ear: review of the literature with an instructive case report. *Rev. Infect. Dis.* **8**:403–410.
16. **Smith, M. H. D., J. R. Starke, and J. R. Marquis.** 1992. Tuberculosis and other mycobacterial infections, p. 1339. *In* R D. Feigin and J. D. Cherry (ed.), *Textbook of Pediatric Infectious Diseases*, 3rd ed., vol. 1. W. B. Saunders, Philadelphia, PA.
17. **Smoler, J., S. L. Pinto, G. Vivar, and J. L. Ramirez.** 1969. Tuberculous otitis media. *Laryngoscope* **79**:488–493.
18. **Sonmez, G., V. Turhan, M. G. Senol, E. Ozturk, H. O. Sildiroglu, and H. Mutlu.** 2008. Relationship between tuberculous otomastoiditis and tuberculous meningitis. *J. Laryngol. Otol.* **122**:893–897.
19. **Vaamonde, P., C. Castro, N. García-Soto, T. Labella, and A. Lozano.** 2004. Tuberculous otitis media: a significant diagnostic challenge. *Otolaryngol. Head Neck Surg.* **130**:759–766.

Chapter 17

眼結核
Ocular Tuberculosis

- 著：Daniel M. Albert・Matthew J. Thompson・Robert J. Peralta
- 訳：三河 貴裕

歴史的背景

眼結核についての最も古い文献は Maitre-Jan[55]によって記載されたものである(1707年)。眼結核の疾患機序は19世紀後半まで不明であった。1855年，Eduard von Jaeger が初めて，脈絡膜結節の眼底鏡所見を記載した[93]。1867年 Cohnheim[20]は，顕微鏡的に脈絡膜結節が体の別の部分に発生する結核と類似していることを示し，眼病変は全身性感染症の転移したものであると考えた。加えて Cohnheim は，モルモットに結節抽出物を注射し，類似病変を形成させることに成功した。1882年コッホ(Koch)は，結核菌が原因微生物であることを特定し[49]，その1年後に，Julius von Michael は眼内から結核菌を同定した[94]。

発生率

眼結核の発生率は，診断定義(クライテリア)と母集団の違いから，報告によりかなりばらつきがある。初期の報告ではかなりまれであるとされている。しかし，その診断はたいてい，明らかに結節がみられる患者に限定されていた。1890年に Terson[89]は，3万人の眼疾患者のうち2人に結核性虹彩炎がみられた，と報告している。全身性結核患者における眼病変発生率は，より高いと推定されている[27,36,38]。1967年の報告によると，結核療養所の患者10,524人のうち1.4%が眼結核を発症していた[27]。これらの患者のうち74人がぶどう膜病変を，54人が強膜あるいは角膜病変を(3人の角膜潰瘍患者を含む)，12人がびまん性網膜炎を起こしていた。よりまれな病変としては，網膜静脈周囲炎(7例)，フリクテン性結膜炎(6例)，視神経結核(1例)がみられた。この報告から，結核によって生じる眼病変は多彩であることがわかる。

より最近の報告では，Rosen らが1990年に，12例の眼結核症例を報告している。9例が虹彩血管炎，2例が脈絡膜結節，1例が慢性前部ぶどう膜炎であった[78]。スペインの Bouza らは，300人の全身結核症例からランダムに100人を抜き出し，前向き観察研究を行った[14]。眼病変は18人(18%)にみつかった。脈絡膜病変は17人に，網膜病変は6人にみられた。前眼部，強膜，眼窩病変は，それぞれ1例ずつみられた。粟粒結核と眼病変に関連が認められたが，ヒト免疫不全ウイルス(human immunodeficiency virus：HIV)陽性者と眼病変に関連は認められなかった[14]。眼病変は視力低下とその他の眼症状を引き起こした。

アフリカのマラウイからの前向き研究によると，109人の発熱と結核を呈した患者のうち3人(2.8%)が脈絡膜肉芽腫を生じた[8]。インドからの報告では，ぶどう膜炎を起こした症例のうち0.6%が結核が原因と考えられた[9]。日本からの前向き研究によると，126人のぶどう膜炎患者のうち20.6%がツベルクリン反応(ツ反)陽性で，7.9%が眼結核であった[62]。サウジアラビアの眼疾患専門センターでは，ぶどう膜炎症例のうち10.5%が結核と考えられた[44]。1982～1992年にボストンで，ぶどう膜炎と診断された症例のうち，0.6%が結核による病変であると考えられた[77]。これらの研究では，母集団と年代の違いにより，眼結核発生率に大きくばらつきがみられる。

最近 Babu らが，南インドで HIV / 後天性免疫不全症候群(acquired immunodeficiency syndrome：AIDS)と結核を合併した766人の患者に関する後ろ向き研究を発表した[6]。これはこれまで報告されたもので最大のコホートであり，眼結核は15人にみられた(19眼，2.0%)。最も多かったのは脈絡膜結核腫で(10例)，以下，網膜下膿瘍(7例)，全眼球炎(1例)，結膜腫瘤(1例)がみられた。網膜下膿瘍の7例中3例が全眼球炎を生じ，免疫正常者にはほとんど生じなかった。以前 Bouza らにより発表された報告では，HIV / AIDS と眼結核の関連は否定されていた[14]が，これらの知見から HIV と結核の混合感染例では眼予後が悪くなることが示唆された。

基本的な感染機序

眼は複数の機序により結核感染を生じる。

1. 最も多い原因は血行性感染である。眼を包んでいる眼球血管膜(虹彩，毛様体，脈絡膜)はおそらく，血管が豊富なことから，最も感染しやすい。
2. 体外組織の一次性感染はまれではあるが，眼瞼や結膜に生じうる。他の眼外組織である角膜，強膜，涙嚢への感染はさらにまれである。
3. 眼への二次感染は周囲組織からの直接進展か，患者自身の喀痰による汚染(コンタミネーション)によって生じることがある。
4. 加えて，眼結核のうちフリクテンや Eales 病は，過敏性反応の

結果で生じると考えられている。フリクテン病変を動物モデルで確立する試みは複数の研究でなされている[35,80,90]。

Richの法則では、結核病変の程度は桿菌の数と病原性、感染組織の過敏反応の度合いに正比例する、とされている[75]。病原体に対する宿主の先天性免疫、獲得免疫には反比例する。Alan Woodsは初めて、Richの法則を用いて眼結核を4つのカテゴリーに分類した[95]。Woodsの4つのカテゴリーは以下のとおりである。

1. 異物様反応（例：虹彩、脈絡膜の粟粒結節）
2. 急性の辺縁明瞭な炎症で、患者の耐性が減弱したときに再燃する（例：強膜角膜炎、Eales病）。
3. 多発性再燃を起こす慢性炎症（例：毛様体結核腫）
4. 急性、急速進行性炎症で、壊死、乾酪化、時に眼球破裂を生じる（結核性全眼球炎）。

眼外病変

結核は眼瞼、結膜、角膜、強膜を侵すことがある。眼瞼結核は眼球病変を伴わないことはまれであるが、急性の膿瘍[96]（「冷膿瘍」）や、軟らかく、波動を伴うが炎症は伴わない腫瘤を生じることがあり、通常、小児にみられる[59]。眼瞼の皮膚は、最もよくみられる皮膚結核である尋常性狼瘡〔赤茶色の結節で、圧迫すると白色から「アップルゼリー」のような色（黄褐色）に変化する〕も呈することがある[26,78]。結膜の一次性結核も報告されている[17,31]が、先進国ではあまりみられない。患者は通常、眼球充血、不快感、粘液膿性眼脂、眼瞼浮腫を訴える。しばしば著明なリンパ節炎を合併する（特に二次性感染で多い）。これは他の細菌性結膜炎、アレルギー性結膜炎ではみられず、ウイルス性結膜炎ではあまり目立たない。一次結核性結膜炎は典型的には慢性に経過し、感染組織に瘢痕を引き起こす。高齢者よりも若年者にこのタイプが多い。診断ではまず臨床的に強く疑い、かつ抗酸菌塗抹陽性もしくは、ポリメラーゼ連鎖反応（polymerase chain reaction：PCR）が結膜スメアまたは生検組織のいずれかで陽性になる必要がある[21,46]（図17-1〜図17-3）。

角膜病変はフリクテン性角結膜炎や、間質性角膜炎を起こす。フリクテン性角結膜炎では、まず辺縁から小結節を生じる。一般的に結節は表在静脈を「巻き込み」ながら、中心に移動していく。はじめは表面を覆っている上皮には異常はないが、しばしば侵食されており、上皮欠損を引き起こす。光恐怖症、異物感、発赤、裂傷といった症状を呈する。症状の強さは通常、角膜病変の度合いに関連する（図17-4）。前記したように、フリクテン病変は結核菌の蛋白質に対する過敏性反応と考えられている。フリクテン病変はツ反陽性と関連があるように思われる[73]。しかし、その病変は、全身性結核と確定した患者ではまれである[27]。フリクテン病

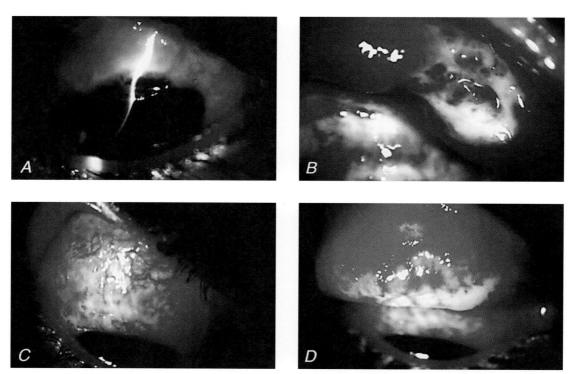

図17-1 A：症例1：角膜実質が80%菲薄化し、角膜表層潰瘍を呈した連続性眼球結膜腫瘤。B：上眼瞼を反転させると、側方に眼瞼壊死を伴うびまん性乳頭反応を認める。C：症例2：下方視にて眼球結膜潰瘍を認める。D：上眼瞼を反転させると、びまん性にビロード様の所見がみられ、瞼板上縁にチーズ様の白色壊死を認める。
*Archives of Ophthalmology*の許可を得て転載[31]。Copyright 2003 American Medical Association. All rights reserved.

変を動物モデルで再現する試みは，ある程度成功している[35,80,90]）。
結核と診断された症例は，抗結核薬治療と局所ステロイド薬で治療を行う。毛様体筋を調節麻痺させることで，眼球の不快感は十分に軽減され，表皮欠損がある場合には，二次性細菌感染を予防する目的で局所抗菌薬が使用されることがある。

間質性角膜炎は，上皮内あるいは上皮に異常を伴わない，角膜間質の炎症や血管新生を指す。結核性間質性角膜炎は，片側性かつ扇型の血管新生を伴う表在間質浸潤が特徴である。治療は，全身性，局所性抗結核薬治療と毛様体筋麻痺である。フリクテン性角結膜炎症例では，結核菌蛋白が抗原となり，角膜過敏反応を引き起こしていると考えられている[87]）。

強膜炎に対する一般的な抗炎症薬に反応しない場合には，結核性強膜炎はまれではあるが考慮すべき疾患である。Bloomfield ら[13]は，進行した肺結核に合併した結核性強膜炎の 82 歳女性の症例を報告した。このような強膜炎は通常，慢性的肉芽腫性炎症と乾酪壊死を伴う暗赤色の強膜病変である。Nanda ら[65]は，培養で同定された結核性強膜炎の 81 歳男性について報告している。この症例は当初，経口プレドニゾロンで治療されたが，強膜潰瘍が悪化した（この処方は壊死性強膜炎でよく用いられる）。潰瘍部分から多数の抗酸菌が検出された。アミカシンの局所投与，内服リファンピシンとイソニアジド投与により急速に改善した（図 17-5，図 17-6）。Kesen らは，多剤耐性結核と肺病変および結節性強膜炎を呈する 54 歳女性の症例を報告した。組織切片および胸水，気管支肺胞洗浄液では培養，抗酸菌塗抹とも陰性であった。治療を行ったにもかかわらず，強膜穿孔を生じた。眼球摘出術後，強膜検体から結核菌 PCR 検査が陽性となった[47]）。

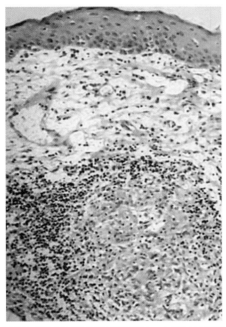

図 17-2　症例 1：眼球結膜病理所見では，上皮には異常がないが，リンパ球に囲まれた類上皮肉芽腫が深部結合織を侵食している（ヘマトキシリン-エオジン，標準倍率×250）。
Archives of Ophthalmology[31]の許可を得て転載。Copyright 2003 American Medical Association. All rights reserved.

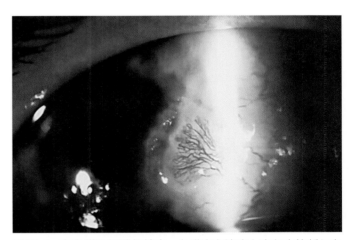

図 17-4　左角膜の細隙灯検査　角膜表在潰瘍と密な血管新生を伴う結節がみられた。
Archives of Ophthalmology[33a]の許可を得て転載。Copyright 2000 American Medical Association. All rights reserved.

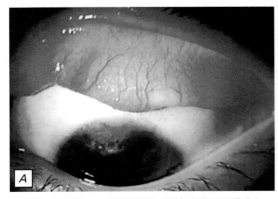
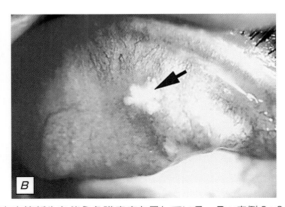

図 17-3　A：症例 1：1 年後，左眼球結膜，眼瞼結膜は正常化し，表在血管新生を伴う角膜瘢痕を呈している。B：症例 2：3 か月後，右上眼瞼には壊死が残っており（矢印），軽度の乳頭様反応が持続している。
Archives of Ophthalmology[31]の許可を得て転載。Copyright 2003 American Medical Association. All rights reserved.

ぶどう膜炎

20世紀半ばまで，ぶどう膜炎のほとんどが結核疑いとされていた。それは徐々に評価されてきたが，ブルセラ症，サルコイドーシス，トキソプラズマ症，その他の感染症でも同様の臨床症状を呈し，ぶどう膜炎の原因となりうる。加えて，結核患者のぶどう膜炎は抗酸菌感染症そのものによって生じるとは限らないことがわかった。それゆえに，Wilmer Institute におけるぶどう膜炎のうちの結核症例は，1944年には79％であったが，1953年には22％に減少した[95]。1982～1992年の間で，Massachusetts Eye and Ear Infirmary における結核によるぶどう膜炎症例は0.6％であった[77]。一般人口において結核有病率が高い地域では，ぶどう膜炎はいまだに結核によるものが多い。インドにおけるぶどう膜炎患者のうち，0.6％の症例が結核によるものと推定されている[9]。日本での前向きケースシリーズでは，ぶどう膜の126症例のうち20.6％がツ反陽性で，7.9％が眼結核症例と考えられた[62]。前述のとおり，サウジアラビアの眼科専門センターでは，ぶどう膜炎症例のうち10.5％が結核によるものであった[44]。

結核性ぶどう膜炎は典型的には慢性肉芽腫症であり，しばしば羊脂様角膜後面沈着物（炎症細胞やマクロファージの集合）や虹彩結節のような，慢性肉芽腫性炎症による眼所見を伴う。結核では非肉芽腫性ぶどう膜炎もみられ，一般的には虹彩結節を伴わない白色小型の角膜沈着物を伴う[1]。肉芽腫性病変，非肉芽腫性病変とも，炎症は前眼部に生じ，炎症細胞とフレア（房水に蛋白質がみられる細隙灯所見）は前眼房にみられる。ぶどう膜炎の臨床像は，前眼房に限局した炎症細胞とフレアがみられる虹彩炎のみのこともあれば，毛様体も侵された虹彩毛様体炎であることもある。虹彩毛様体炎は臨床的に，毛様体と前部硝子体に炎症細胞を認め，毛様体痛や毛様体血管拡張がみられる。その一方で，ぶどう膜後面（脈絡膜）に一次性炎症を生じ，眼結核に最もよくみられる所見である脈絡膜炎を引き起こすこともある。

脈絡膜炎

脈絡膜結節は通常，多発病変である。AIDS に合併した結核性脈絡膜炎の2症例のうち1つは，後極が「無数の」結節で穴だらけであったが[12]，もう一方の症例では，たった2つの結節があるのみだった[22]。結節は白色，灰色，あるいは黄色で辺縁不明瞭であり，出血，滲出，周囲の浮腫を伴うことがある。サイズは0.5～3.0 mm までさまざまであり，診察時には約1.5 mm である瞳孔のサイズと比較することで推定できる。脈絡膜結節は一般的には後極にみられ，直接鏡による詳細な観察で明瞭にみつけることができる（図17-7）。

Paton[70] は，入院4日目に突然出現した脈絡膜結節を報告している。病変は以前の診察ではみられず，眼底を繰り返し慎重に診察することが，脈絡膜結節を発見するのに必要である可能性を示唆した。あるケースシリーズでは，急性粟粒結核を呈した63の剖検例のうち，1例のみで脈絡膜結節がみつかった[18]。著者らは，この低い発症率は眼底診察が不十分であるからである，と主張し

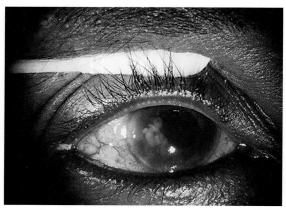

図17-5 右眼に軽度の結膜血管拡張と，耳側に多数，癒合傾向，黄褐色の虹彩結節を認める。
Archives of Ophthalmology[79] の許可を得て転載。Copyright 1998 American Medical Association. All rights reserved.

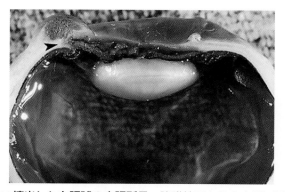
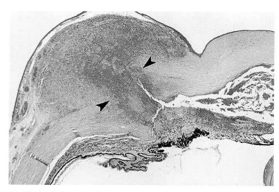

図17-6 左：摘出した右眼球の肉眼所見 強膜壊死とその内部に辺縁強膜破裂（矢印）がみられる。辺縁結膜はドーム型の腫瘤を覆っている。**右：摘出された右眼の組織病理学的所見** 右眼の結膜下に壊死性炎症性腫瘤を認める。虹彩壊死もあり，前房には壊死組織もみられる（矢印）（ヘマトキシリン-エオジン，標準倍率×5）。
Archives of Ophthalmology[79] の許可を得て転載。Copyright 1998 American Medical Association. All rights reserved.

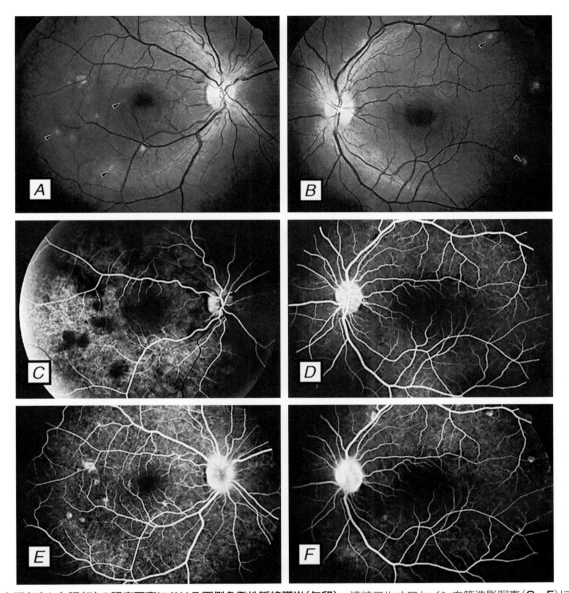

図17-7　右眼(A)と左眼(B)の眼底写真における両側多発性脈絡膜炎(矢印)　連続フルオロセイン血管造影写真(C〜F)において，脈絡膜病変があるところでは，早期相では造影されにくく，遅延相では強く造影され，両眼とも視神経乳頭から遅延相でリークがみられるのがわかる。
Archives of Ophthalmology[39] の許可を得て転載。Copyright 1998 American Medical Association. All rights reserved.

ている。別の報告では，脈絡膜結節の発症率を60％と記載している[43]。十分な診察を行うために，瞳孔を散大させ，小さい小児には鎮静をかけた。小児1人あたりの眼底診察にかかった時間は平均30分であった。

結核を疑う患者や不明熱症例では，眼底鏡検査で脈絡膜結節を常に探すべきである。脈絡膜結節の所見は特異的なので，喀痰塗抹検査陽性による確定診断を得られる前に，抗結核薬治療を早期に開始するきっかけとなる。脈絡膜結節は粟粒結核や結核性髄膜炎の末期にのみみられるという報告もある[70]が，さまざまな臨床状況で生じうるという報告もある。IllingsworthとWright[43]は，急性粟粒結核を呈した乳児に脈絡膜結節が発生したことを報告し

ている。別の症例では，粟粒結核は眼神経障害を呈したが，他の全身所見を呈さなかった[56]。Massaroら[57]は，粟粒結核の所見がない肺結核症例でも，まれに脈絡膜結節がみられることを報告している。Mehtaらは，結核性髄膜炎や頭蓋内肉芽腫を呈した中枢神経結核症例52例のうち34.6％に脈絡膜結節がみられた，と報告している[60]。中枢神経結核症例の半数は全身病変を併発する。脈絡膜結節症例に全身性結核がみられるオッズ比は5.6〜1であり，脈絡膜結節が播種性結核の最も早期にみられる症状の1つであることを示唆している。脈絡膜に発生する他の結核病変として報告されているのは，多発性脈絡膜炎[39]や蛇行状脈絡膜炎[40]である。

AIDSと全身性結核を伴う結核性脈絡膜炎症例が数例報告されている[64,72]。3人の脈絡膜結節症例は，全身抗結核薬治療が行われ，治癒過程にあると判断されたなかで発見された[72]。中枢神経結核と結核性脈絡膜炎が，3剤抗結核薬治療で急激に改善した症例報告がある。髄液所見は正常化し，視力は0.1(20/200)から1.0(20/20)に改善した[60]。

眼結核は免疫不全患者で最もよくみられる。しかし，AIDS患者の剖検例では，235症例のうち2眼しか眼結核はみられなかった[63]。加えてBabuらによると，眼結核はHIV/AIDS症例では1.95%(のべ766症例中15例)にしかみられなかった，と報告されている[6]。HIVは全身性結核の重要なリスク因子ではあるが，眼結核はHIVの存在と関係がない可能性がある[14]。

抗結核薬治療の登場以前は，脈絡膜結節症例の予後はおしなべて悪かった。しかし，迅速な抗結核薬の投与により，予後はすみやかに改善する。特に局所治療は必要ない。病変は微小な障害を残すのみで治癒する[25,57,67]。場合によっては，脈絡膜網膜に局所的な跡を残す。AIDS患者の結核性脈絡膜炎では，例外的に抗結核薬治療を行っているにもかかわらず眼病変が進行する[22]。結核菌の獲得耐性の報告が増加しており[86]，それら耐性化の機序は複数あるかもしれない。Sniderらが報告した症例によれば[86]，不十分な抗結核治療とイソニアジドとリファンピシン投与の8か月後に「耐性」が誘発された，とされている。

脈絡膜結核腫

脈絡膜結節は一般的に小さく多発するが，脈絡膜結核腫は大きく(直径が最大7mm)孤発する。典型的には，辺縁明瞭で結核結節よりも周囲の浮腫は少ない(図17-8～図17-12)。結核腫は中心窩および中心窩辺縁によく生じる。大きな結核結節は転移性腫瘍と混同されることがあり，不必要な眼球摘出につながることがある[83]。ぶどう膜結核腫は比較的若年の成人に生じることが多く，月から年単位と持続する症状を呈する[66]。このような症例の多くは陳旧性肺結核の既往があり，肺結核診断，治療時にすでに脈絡膜結核腫が疑われていた症例もある[45]。

脈絡膜結核症例のフルオロセイン血管造影では，脈絡膜漏出を伴う早期造影増強像と，正常から若干拡張した網膜静脈の重複，遅延相での漏出がみられ，重度の網膜神経感覚上皮剥離を伴うこともある[16,45,53]。フルオロセイン血管造影は，脈絡膜血管腫，異物，転移性腫瘍，メラノーマの鑑別に役立つ。しかし，結核とサルコイドーシスなどの他の肉芽腫との区別はできない。連続フルオロセイン血管造影は治療効果判定に有用である可能性がある[16]。超音波検査もまた，脈絡膜結核腫の診断に役立つ[14]。全身抗結核薬治療を用いることで眼結核の予後は良好になるが，黄斑部に及んでいた場合には失明することがある[37]。

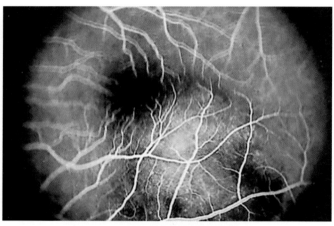

図17-9 フルオロセイン血管造影早期静脈相 病巣辺縁で早期途絶像と脈絡膜病変の中心部での早期造影増強像がみられる。網膜静脈が重なっているのは正常所見で，焦点が合っている。他の網膜静脈は脈絡膜肥厚のため焦点が合っていない。

Archives of Ophthalmology[56a]の許可を得て転載。Copyright 2000 American Medical Association. All rights reserved.

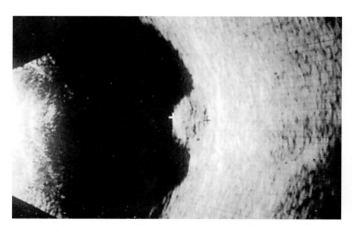

図17-8 超音波Bモード 左眼球を見てみると，脈絡膜陥凹を伴わない脈絡膜病変を認める。

Archives of Ophthalmology[56a]の許可を得て転載。Copyright 2000 American Medical Association. All rights reserved.

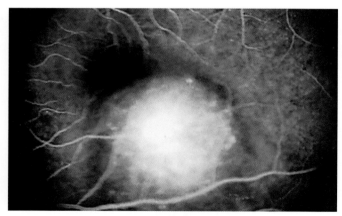

図17-10 フルオロセイン血管造影遅延相 脈絡膜の病変が遅延相で造影増強されている。

Archives of Ophthalmology[56a]の許可を得て転載。Copyright 2000 American Medical Association. All rights reserved.

結核性網膜炎

網膜結核は，ぶどう膜炎からの直接進展例が多いが，血行性感染例もみられる。網膜病変は結節をつくる場合もあるが，びまん性網膜炎を呈する場合もある。臨床所見としては，硝子体混濁や網膜の灰白色変化[87]，またまれに，血管炎[84]や網膜血管腫瘍[51]もみられる。

血管新生や末梢毛細血管閉塞も，脈絡膜炎，網膜脈絡膜炎，網膜血管炎症例で報告がある（図17-13～図17-15）[19,42,78]。結核に関連した網膜血管新生に対して，全身抗結核薬治療と網膜光凝固を併用した治療が提唱されている[42,78]。

FountainとWerner[32]は，活動性肺結核に網膜中心静脈閉塞症を合併した症例を報告した。眼底所見では，充血し蛇行した網膜静脈，網膜毛細血管の鞘形成，後極に点状・斑状の出血がみられ，典型的な灰白色網膜病変もみられた。

Eales病は十分解明されていない網膜静脈周囲炎であるが，結

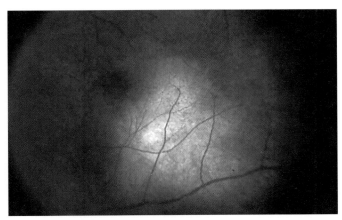

図17-11　眼底写真　白色の脈絡膜病変により，網膜中心窩が異常な位置になっている。
Archives of Ophthalmology[56a]の許可を得て転載。Copyright 2000 American Medical Association. All rights reserved.

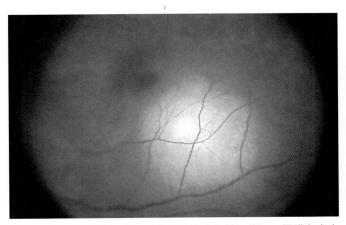

図17-12　左眼眼底写真　脈絡膜結節の改善に伴い，網膜色素上皮が篆刻状に見える。
Archives of Ophthalmology[56a]の許可を得て転載。Copyright 2000 American Medical Association. All rights reserved.

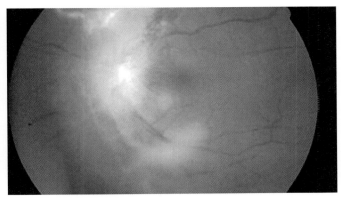

図17-13　眼底写真　網膜炎と網膜血管新生により，視神経乳頭がぼやけて見える。
Archives of Ophthalmology[82a]の許可を得て転載。Copyright 1998 American Medical Association. All rights reserved.

毛様体結核腫

毛様体結核腫はまれであるが，進行性のぶどう膜結核の1つである。30代前に最も多く発症し，慢性で間欠的に再燃し，くすぶるような経過をたどる。Niら[66]は，Shanghai First Hospitalで眼球摘出が行われた3例を報告している。3例とも精製ツベルクリン蛋白（purified protein derivative：PPD，ツ反）は陽性であった。2人の患者は痛みを伴わない失明と，1か月から5年に及ぶ眼球炎症を起こしていた。3人とも全身状態は良好であったが，1人のみ初診時に結核の全身症状を呈していた。全症例で肉芽腫性前房ぶどう膜炎を呈した。組織病理学的には，眼球の虹彩毛様体に形質細胞，単球，リンパ球と典型的な乾酪性肉芽腫を呈していた。2例の残存眼は化学療法開始により改善したが，残りの1例は経過観察から脱落した。

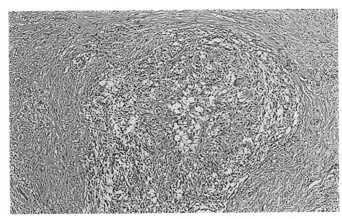

図17-14　経硝子体生検検体から採られた非乾酪性肉芽腫
Archives of Ophthalmology[82a]の許可を得て転載。Copyright 1998 American Medical Association. All rights reserved.

II　臨床症候群

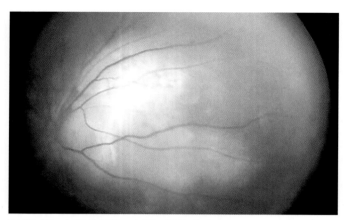

図17-15　左眼底写真　鼻側に脈絡膜腫瘤を伴う視神経乳頭血管新生がみられる。
Archives of Archives of Ophthalmology[82a]の許可を得て転載。
Copyright 1998 American Medical Association. All rights reserved.

核に関連する症例が報告されている[30,95]。この病気は主に網膜周囲に病変を生じ，若年者や元来健康な成人に発症することが多い[10]。Eales 病の症例にはしばしば，硝子体出血に続発する突然の無痛性視力低下がみられる。硝子体出血が改善した後，網膜毛細血管に沿って血管周囲の滲出と出血がみられる。血管炎は静脈塞栓症，血管新生，神経膠組織の増生を引き起こし，最終的には，牽引性網膜剥離を呈する。Eales 病患者において，硝子体液や網膜上皮生検検体から結核菌 DNA が PCR で検出されれば，原因は結核であると考えることができる[10,54]。これらの検体から結核菌培養が陽性にならなければ，Eales 病は死菌による過敏性反応により生じたと考えられる[41]。

結核性全眼球炎

急性結核性全眼球炎は通常，小児か成人の重症全身結核症例にみられる。眼球所見と症状の出現期間は相対的に短い（1～2か月）。症状は，無痛性，進行性視野障害，眼球運動性低下，角膜混濁，肉芽腫性炎症の所見，低眼圧である。眼球穿孔を起こすことがあり，眼球赤道近くに生じやすい。眼球への播種を起こすリスク因子は，栄養失調，慢性疾患，静注薬物乱用である[45,66]。

結核性全眼球炎や眼内炎が眼腫瘍と鑑別困難であったという症例報告がある[23,24]。また，全身性エリテマトーデスの女性に結核性全眼球炎が発症した例もある。この症例ではまず，重度の網膜剥離を発症し，光覚消失，緑内障を随伴しない全眼球炎に進展した。眼球摘出術後に結核と診断され，術後眼窩膿瘍を起こし，全身抗結核薬治療で軽快した[3]。

眼窩結核

眼窩結核は米国とヨーロッパではきわめてまれである。過去50年で欧米では5例のレビューしかみられなかった[48]。3例は肺結核に合併しており[74,85,88]，1例は結核性副鼻腔炎，残りの1例は結核性心外膜炎を併発していた[48]。5症例のうち4症例は疼痛や眼球突出[48]，眼瞼腫脹[85]，頭痛を伴う間欠的な眼窩周囲腫脹および鼻出血[88]といった眼症状を呈した。1症例では眼球突出が，倦怠感，乾性咳，発熱を訴えた患者に偶然発見された[48]。これら5例にほかにみられた症状は，視力低下，視野障害，結膜浮腫，Marcus Gunn 瞳孔，流涙，圧迫に対する眼窩抵抗の上昇，コンピュータ断層撮影（computed tomography：CT）での眼窩腫瘤であった。4例は眼窩組織生検と培養で診断された。4例は眼窩腫瘤を CT でフォローし，抗結核薬治療開始から3～6か月で腫瘤消失が確認された。1例は抗結核薬治療と手術で治療された。

眼窩結核を呈した37歳の米国人男性[74]は，広域抗菌薬とステロイド薬，繰り返しのドレナージ術を行っても再燃する眼窩膿瘍として発症した。初診から1か月後に眼窩生検検体の組織病理学的検査で結核と診断された。

結核高蔓延国であるインドでは，眼窩結核はよくみられる。それぞれ独立した3例の眼窩結核腫と思われた小児症例の報告が1つある。これらの患者は疼痛を伴う眼球突出，微熱，眼瞼腫脹，機械的眼瞼下垂，視力障害を呈した。3例とも眼窩針穿刺吸引検体から結核菌が検出された。全身抗結核薬治療で症状は改善した[28,58]。ヨーロッパからも，眼窩結核膿瘍を呈したソマリア人の小児症例や，結核によって生じた涙腺炎の女性症例の報告がある[76,91]。

診断

PCR が普及する前は，塗抹あるいは培養で眼球組織や分泌物から結核菌を同定する必要があったため，眼結核の確定診断は困難であった。眼瞼，眼窩，角膜病変がみつかった場合，培養や生検を行う必要性が生じた。しかし大多数の症例では，眼球内病変を生検するという点で実用的ではなかった。房水や硝子体穿刺では一般的に抗酸菌培養陽性にはならない[95]。病原体同定が困難であるのに加えて，眼球所見がきわめて多彩であることが臨床的な診断を困難にしている。さらに，他の肉芽腫性炎症性疾患と所見が似ていることも診断を困難にしている。以上から，確定診断は得られないが臨床的に眼結核と考えられた多数の症例は，より正確に「眼結核疑い症例」とすべきである。

Woods[95]は，眼結核疑い症例の徹底した診断アプローチについて概説した。眼結核症例のほとんどは全身所見を伴うので，徹底した病歴（曝露歴，全身症状），身体所見，喀痰塗抹と培養，ツ反，胸部 X 線撮影を行う。他の肉芽腫性炎症性疾患として，梅毒，ブルセラ症，トキソプラズマ症，トキソカラ（Toxocara）感染症，サルコイドーシスについては，病歴，検査，適切な血清学的検査で除外が必須であるとしている。

初期診断で陰性結果が出たとしても，鑑別診断から結核を除外すべきではない。Abrams と Schlaegel は，結核性ぶどう膜炎の18例中17例は胸部 X 線で活動性または非活動性の結核所見がみ

られなかった，と指摘した。彼らは，眼結核の診断にはツ反強陽性が必要であるという見解に警鐘を鳴らしている[2]。ツ反は免疫抑制患者では陽性にならないことがあるからである。著者らは，18例の結核性ぶどう膜炎疑い症例(病歴，身体所見，他疾患除外ための検査，ツ反，イソニアジドでの治療テストに基づく)に中強度(5ツベルクリン単位)のツ反を行い，9例のみが最低5mmの硬結を呈し，5例は全く反応せず，4例では発赤のみみられたとしている。全く反応のなかった5例では，さらに強度を上げた(250ツベルクリン単位)ツ反を行った。その結果，2人のみが5mm以上の硬結を呈した。これらすべての症例はイソニアジド治療試験(イソニアジド300 mg/日を3週間)で臨床的改善を呈し，1年間の抗結核薬治療の期間，炎症は消失し，再燃もみられなかった。イソニアジド治療試験は，病歴または中強度ツ反で陽性となった，結核が原因と考えられるぶどう膜炎症例に推奨される。イソニアジド治療試験は，1～3週のうちに「劇的に改善」した者を陽性とする。しかしこの方法は，AIDS症例や薬剤耐性結核症例では偽陰性を起こしうる(図17-16)。

分子生物学的診断法の進歩により，PCRによる結核菌DNAの検出による診断が選択肢となった。コードファクター抗原のような，結核抗原に対する酵素免疫測定法(enzyme-linked immunosorbent assay：ELISA)の研究報告もある[81]。PCRは，陽性結果が出るのに数週間かかる抗酸菌培養より，かなり早く結果を得ることができる。結核菌DNAはさまざまな非眼球組織で陽性となる[71]。過去10年，眼瞼皮膚，結膜，房水や硝子体，(ホルマリン)固定された脈絡膜，網膜下液，網膜前膜といった眼球組織を用いて，PCRで結核と診断した報告がいくつかある[5,10,11,15,29,47,54,82]。Illinois Eye and Ear Infirmaryから，PCRで眼結核と診断したが，結核菌培養および体液，組織からの抗酸菌塗抹は陰性であった，という症例報告がある[47]。加えて，結核性ぶどう膜炎と診断された22例に基づいたケースコントロール研究では，前房水，硝子体液を用いた結核菌検出するnested PCRは，感度77.2%，特異度92.1%($P=0.022$)，と報告されている[68]。眼球組織を用いた結核菌PCRおよびELISAの感度，特異度はこれからさらに研究されるべきものではあるが，眼内結核感染症の診断には有力な方法の1つと考えられる。

インターフェロンγ遊離試験(interferon gamma release assay：IGRA)は，活動性結核に対する血液を用いた新しい診断方法である。IGRAは免疫正常者，すなわち，免疫不全者(HIV感染者，免疫抑制剤治療中の患者，高齢者，透析患者)よりもツ反がよい者に対しては，感度は同等かより高いとされ，治療効果判定のマーカーにもなりうる[61]。Angらによる後ろ向きコホート研究[4]では，IGRAは結核性ぶどう膜炎に対してツ反と比べ，感度は劣るが特異度は高いと報告されている。これらの報告から，ツ反とIGRAはまだ，両者とも使用する必要がある，と考えられる。

治療

眼結核の診断がつき次第，ただちに全身抗結核薬治療を開始すべきである。全身抗結核薬治療は大多数の患者に有効で，症状，炎症の改善に加え，だいたいは視力も病前の状態まで回復する。しかし，一般的な治療で眼症状が改善しない症例の報告もされている。ある脈絡膜結核腫症例は抗結核薬治療に反応せず，最終的に疼痛を生じ失明し，眼球摘出が必要であった[53]。Blodiら[12]は，抗結核薬治療を行っているにもかかわらず，急速に増悪したHIV陽性脈絡膜結核症例を報告している。一般的な抗結核薬治療に反応しない症例をみたら，増加している薬剤耐性結核菌により不十分な治療になっている可能性を考慮する必要がある。

臨床的に強く眼結核を疑う患者は，効果の確立した多剤併用治療で治療しなければならない。肺や他の病巣を伴っていることが多いので，治療には常に全身治療が必要である。これらの薬剤の眼球移行性はさまざまなので，眼外部病変をもつ患者には局所治療も用いられる。

軟膏やイソニアジド結膜下注射は，特に前方病変のある患者に対して用いられ，眼内薬物濃度を適切に保つことができる。一方で，眼内後方結核患者に対しては，薬物の硝子体内濃度を高く保つことができるため，点滴投与も治療選択肢の1つとなっている[50]。

ストレプトマイシンの局所投与は上皮欠損がある場合のみ，角膜基質から吸収され，前房内濃度を上昇させることができる。高用量の点滴を用いれば，全眼球組織で薬剤が検出できる濃度になる[52]。硝子体内注射であれば，より確実に眼球内濃度を治療域まで上昇させることができるが，高用量を用いると網膜障害を引き起こすことがある[34]。

リファンピシンの経口投与による房水中薬物濃度は，血中濃度の2～9%に達する。これは菌によっては治療的濃度かもしれない[69]。ピラジナミドの眼球移行性についての報告はいまだみうれない。

エタンブトールは抗結核薬治療の要の1つであるが，著明な眼

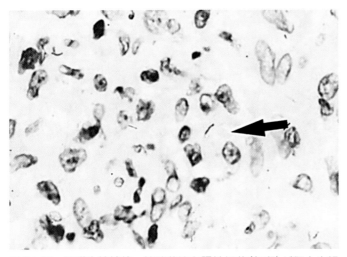

図17-16　結膜生検検体　抗酸菌染色陽性桿菌(矢印)が類上皮組織球内にみられる。

毒性があることに注意しなければならない[33]。毒性は用量依存性で，体重15 mg/kg以下の使用量ではめったにみられない。25 mg/kg以上の投与量で，1〜2％の患者に重大な眼毒性が生じ，ほとんどは視神経炎である。これは軸索あるいは軸索周囲に生じる。軸索性視神経炎は中心視力低下を呈する黄斑変性を引き起こし，緑色色知覚低下を伴う。軸索周囲視神経炎は，視力障害や色知覚低下は起こさないが，傍中心暗点（視野欠損）を引き起こす。他の副作用としては，光恐怖症，外眼筋麻痺，中毒性弱視がある。視神経炎の症状の大半は突然発症し，エタンブトール投与開始から3〜6か月で生じる。

エタンブトール投与開始前に，すべての患者は視力，色覚，視野のベースラインを確認するために眼科検査を受けるべきである[33]。15 mg/kg/日以上を使用している患者は2〜4週おきに，それ以下であれば3〜6か月おきに眼科検査を受けるべきである。患者に視力カードを渡しておき，視力低下が認められたらすみやかにエタンブトールを中止し，すぐに眼科診察を受けるように説明しておく。ほとんどの症状は3〜12か月で改善するが，失明に至った症例報告もある。もし，薬剤中止後10〜15週経過しても視力が改善しない場合，ヒドロキソコバラミン1日40 mg静注を10〜28週間行うことを検討する。

眼結核治療におけるレーザー治療の役割はまだ十分わかっていない。Balashevich[7]は，中心窩近くの結核性脈絡膜網膜炎にアルゴンレーザー光凝固療法を行い，一般的な治療よりも視力がより改善したと結論づけている。一方Jabbourら[45]は，以前に光凝固を行い瘢痕化した部位の外側に，網膜下肉芽腫様病変が出現した，としている。Gurら[42]，Rosenら[78]は，脈絡膜網膜炎患者の網膜下血管新生に扇型光凝固が有用であった，と報告している。全身抗結核薬治療を伴わないレーザーのみでの一次治療は行ってはならない。加えて，臨床像把握に混乱を来さないようにするために，レーザー治療は診断が確定し，抗結核薬治療の効果が出るまで待つべきである。

最近，新しい治療のターゲットが同定された。ゼブラフィッシュのM. marinumについての研究から，Volkmanらは，early-secreted antigenic target 6-kDa protein（ESAT-6）を同定した。それは上皮細胞内でマトリックスメタロプロテイナーゼ9（matrix metalloproteinase 9：MMP 9）の産生を促進する，抗酸菌が分泌する蛋白質である[92]。MMP 9はマクロファージの栄養要素として働く。もともと感染していたマクロファージが死ぬと，新たに誘導されたマクロファージが貪食し，感染する。その結果，指数関数的に細菌が増殖し，肉芽腫が生じる。動物モデルでは，MMP 9の機能を阻害することにより，細菌の増殖と肉芽腫が抑えられ，ヒトでも結核の新しい治療方法の1つとして提唱されている。

謝辞：Pascal D. ImeschとEllen J. Dehmが執筆した旧版の内容を参考にした。

◎ 文献 ◎

1. Abrams, A. B., and T. F. Schlaegel. 1982. The role of the isoniazid therapeutic test in tuberculosis uveitis. *Am. J. Ophthalmol.* **94**:511–515.
2. Abrams, A. B., and T. F. Schlaegel. 1983. The tuberculin test in the diagnosis of tuberculosis uveitis. *Am. J. Ophthalmol.* **96**:295–298.
3. Anders, N., and G. Wollensack. 1995. Ocular tuberculosis in systemic lupus erythematosus and immunosuppressive therapy. *Klin. Monatsblaetter Augenheilkunde* **204**:368–371.
4. Ang, M., H. M. Htoon, and S. P. Chee. 2009. Diagnosis of tuberculosis uveitis: clinical application of an interferon-gamma release assay. *Ophthalmology* **116**:1391–1396.
5. Arora, S. K., V. Gupta, A. Gupta, P. Bambery, G. S. Kapoor, and S. Sehgal. 1999. Diagnostic efficacy of polymerase chain reaction in granulomatous uveitis. *Tuber. Lung Dis.* **79**:229–233.
6. Babu, R. B., S. Sudharshan, N. Kumarasamy, L. Therese, and J. Biswas. 2006. Ocular tuberculosis in acquired immunodeficiency syndrome. *Am. J. Ophthalmol.* **142**:413–418.
7. Balashevich, L. I. 1984. Argon laser-coagulation in focal chorioretinitis. *Oftalmologia* **7**:414–416.
8. Beare, N. A., J. G. Kublin, D. K. Lewis, M. J. Schijffelen, R. P. Peters, G. Joaki, J. Kumwenda, and E. E. Zijlstra. 2002. Ocular disease in patients with tuberculosis and HIV presenting with fever in Africa. *Br. J. Ophthalmol.* **86**:1076–1079.
9. Biswas, J., S. Narain, D. Das, and S. K. Ganesh. 1996-1997. Pattern of uveitis in a referral uveitis clinic in India. *Int. Ophthalmol.* **20**:223–228.
10. Biswas, J., L. Therese, and H. N. Madhavan. 1999. Use of polymerase chain reaction in detection of *Mycobacterium tuberculosis* complex DNA from vitreous sample of Eales' disease. *Br. J. Ophthalmol.* **83**:994.
11. Biswas, J., S. K. Kumar, P. Rupauliha, S. Misra, I. Bharadwaj, and L. Therese. 2002. Detection of *Mycobacterium tuberculosis* by nested polymerase chain reaction in a case of subconjunctival tuberculosis. *Cornea* **21**:123–125.
12. Blodi, B. A., N. W. Johnson, and W. M. McLeish. 1989. Presumed choroidal tuberculosis in a human immunodeficiency virus infected host. *Am. J. Ophthalmol.* **103**:605–607.
13. Bloomfield, S. E., B. Mondino, and G. F. Gray. 1976. Scleral tuberculosis. *Arch. Ophthalmol.* **94**:954–956.
14. Bouza, E., P. Merino, P. Munoz, C. Sanchez-Carillo, J. Yanez, and C. Cortes. 1997. Ocular tuberculosis: a prospective study in a general hospital. *Medicine* **76**:53–61.
15. Bowyer, J. D., P. D. Gormley, R. Seth, R. N. Downes, and J. Lowe. 1999. Choroidal tuberculosis diagnosed by polymerase chain reaction. A clinicopathologic case report. *Ophthalmology* **106**:290–294.
16. Cangemi, F. E., A. H. Friedman, and R. Josephberg. 1980. Tuberculoma of the choroid. *Ophthalmology* **84**:252–258.
17. Chandler, A. C., and D. Locatcher-Khorazo. 1964. Primary tuberculosis of the conjunctiva. *Arch. Ophthalmol.* **71**:202–205.
18. Chapman, C. B., and C. M. Whorton. 1946. Acute generalized miliary tuberculosis in adults. *N. Engl. J. Med.* **235**:239–248.
19. Chung, Y., T. Yeh, S. Sheu, and J. H. Liu. 1989. Macular subretinal neovascularization in choroidal tuberculosis. *Ann. Ophthalmol.* **21**:225–229.
20. Cohnheim, J. 1867. Ueber tuberkulose der choroiden. *Virchows Arch. (Pathol. Anat.)* **39**:49–69.
21. Cook, C. D., and M. Hainsworth. 1990. Tuberculosis of the conjunctiva occurring in association with a neighbouring lu-

pus vulgaris lesion. *Br. J. Ophthalmol.* **74:**315–316.
22. Croxatto, J. O., C. Mestre, S. Puente, and G. Gonzalez. 1986. Nonreactive tuberculosis in a patient with acquired immune deficiency syndrome. *Am. J. Ophthalmol.* **102:**659–660.
23. Darrell, R. M. 1967. Acute tuberculosis panophthalmitis. *Arch. Ophthalmol.* **78:**51–54.
24. Demirci, H., C. L. Shields, J. A. Shields, and R. C. Eagle, Jr. 2004. Ocular tuberculosis masquerading as ocular tumors. *Surv. Ophthalmol.* **49:**78–89.
25. Dollfus, M. A. 1949. Fundus lesions in tuberculosis meningitis and miliary pulmonary tuberculosis treated with streptomycin. *Am. J. Ophthalmol.* **32:**821–824.
26. Domonkos, A. N., H. L. Arnold, and R. B. Odom. 1982. *Andrews' Diseases of the Skin, Clinical Dermatology*, 7th ed. W. B. Saunders, Philadelphia, PA.
27. Donahue, H. C. 1967. Ophthalmic experience in a tuberculosis sanatorium. *Am. J. Ophthalmol.* **64:**742–748.
28. D'Souza, P., R. Garg, R. S. Dhaliwal, R. Jain, and M. Jain. 1994. Orbital-tuberculosis [sic]. *Int. Ophthalmol.* **18:**149–152.
29. El-Ghatit, A. M., S. M. El-Deriny, A. A. Mahmoud, and A. S. Ashi. 1999. Presumed periorbital lupus vulgaris with ocular extension. *Ophthalmology* **106:**1990–1993.
30. Eliot, A. 1954. Recurrent intraocular hemorrhage in young adults. *Trans. Am. Ophthalmic Soc.* **52:**811–875.
31. Fernandes, M., G. K. Vemuganti, G. Pasricha, A. K. Bansal, and V. S. Sangwan. 2003. Unilateral tuberculous conjunctivitis with tarsal necrosis. *Arch. Ophthalmol.* **121:**1475–1478.
32. Fountain, J. A., and R. B. Werner. 1984. Tuberculous retinal vasculitis. *Retina* **4:**48–50.
33. Fraundelder, F. T. 1989. *Drug-Induced Ocular Side Effects and Drug Interactions*, 3rd ed. Lea & Febiger, Philadelphia, PA.
33a. Frueh, B. E., O. Dubuis, P. Imesch, M. Böhnke, and T. Bodmer. 2000. *Mycobacterium szulgai* keratitis. *Arch. Ophthalmol.* **118:**1123–1124.
34. Gardiner, P. A., I. C. Michaelson, E. J. W. Rees, and J. M. Robson. 1948. Intravitreous streptomycin: its toxicity and diffusion. *Br. J. Ophthalmol.* **32:**449–456.
35. Gibson, W. S. 1918. The etiology of phlyctenular conjunctivitis. *Am. J. Dis. Child.* **15:**81–115.
36. Glover, L. P. 1930. Some eye observations in tuberculosis patients at the State Sanatorium, Cresson, Pennsylvania. *Am. J. Ophthalmol.* **13:**411–412.
37. Goldberg, M. F. 1982. Presumed tuberculous maculopathy. *Retina* **2:**47–50.
38. Goldenberg, M., and N. D. Fabricant. 1909. The eye in the tuberculous patient. *Trans. Sect. Ophthalmol. Am. Med. Assoc.* **135.**
39. Grewal, A., R. Y. Kim, and E. T. Cunningham, Jr. 1998. Miliary tuberculosis. *Arch. Ophthalmol.* **116:**953–954.
40. Gupta, V., A. Gupta, S. Arora, P. Bambery, M. R. Dogra, and A. Agarwal. 2003. Presumed tubercular serpiginouslike choroiditis: clinical presentations and management. *Ophthalmology* **110:**1744–1749.
41. Gupta, V., A. Gupta, and N. A. Rao. 2007. Intraocular tuberculosis—an update. *Surv. Ophthalmol.* **52:**561–587.
42. Gur, S., B. Z. Silverstone, R. Zylberman, and D. Berson. 1987. Chorioretinitis and extrapulmonary tuberculosis. *Ann. Ophthalmol.* **19:**112–115.
43. Illingsworth, R. S., and T. Wright. 1948. Tubercles of the choroid. *Br. Med. J.* **2:**365–368.
44. Islam, S. M., and K. F. Tabbara. 2002. Causes of uveitis at The Eye Center in Saudi Arabia: a retrospective review. *Ophthalmic Epidemiol.* **9:**239–249.
45. Jabbour, N. M., B. Farris, and C. L. Trempe. 1985. A case of pulmonary tuberculosis presenting with a choroidal tuberculoma. *Ophthalmology* **92:**834–837.
46. Jennings, A., M. Bilous, P. Asimakis, and A. J. Maloof. 2006. *Mycobacterium tuberculosis* presenting as chronic red eye. *Cornea* **25:**1118–1120.
47. Kesen, M., D. P. Edward, N. A. Rao, J. Sugar, H. H. Tessler, and D. A. Goldstein. 2009. Atypical infectious nodular scleritis. *Arch. Ophthalmol.* **127:**1079–1080.
48. Khalil, M., S. Lindley, and E. Matouk. 1985. Tuberculosis of the orbit. *Ophthalmology* **92:**1624–1627.
49. Koch, R. 1882. Die Aetiologe der Tuberculose. *Berliner Klin. Wochenschr.* **15:**221–230.
50. Kratka, W. H. 1955. Isoniazid and ocular tuberculosis: an evaluation of experimental and clinical studies. *Arch. Ophthalmol.* **54:**330–344.
51. Leng, T., A. C. Schefler, and T. G. Murray. 2009. Retinal vascular tumor and peripheral retinal vasculitis in the setting of systemic tuberculosis. *Ophthalmic Surg. Lasers Imaging* **40:**409–412.
52. Leopold, I. H., and A. Nichold. 1946. Intraocular penetration of streptomycin following systemic and local administration. *Arch. Ophthalmol.* **35:**33–38.
53. Lyon, C. E., B. S. Crimson, and R. L. Peiffer. 1985. Clinicopathological correlation of a solitary choroidal tuberculoma. *Ophthalmology* **92:**845–850.
54. Madhavan, H. N., K. L. Therese, P. Gunisha, U. Jayanthi, and J. Biswas. 2000. Polymerase chain reaction for detection of *Mycobacterium tuberculosis* in epiretinal membrane in Eales' disease. *Investig. Ophthalmol. Vis. Sci.* **41:**822–825.
55. Maitre-Jan, A. 1707. *Traite des maladies de l'oeil et des remedes propres pour leur guerison. Enrichy de plusieurs experiences de physique.* Jacques le Febvre, Troyes, France.
56. Mansour, A. M., and R. Haymond. 1990. Choroidal tuberculomas without evidence of extraocular tuberculosis. *Albrecht von Graefe's Arch. Clin. Exp. Ophthalmol.* **228:**382–385.
56a. Mason, J. O. 2000. Treatment of large macular choroidal tubercle improves vision. *Arch. Ophthalmol.* **118:**1136–1137.
57. Massaro, D., S. Katz, and M. Sachs. 1964. Choroidal tubercles. *Ann. Intern. Med.* **60:**231–241.
58. Maurya, O. P. S., R. Patel, V. Thakur, and R. Singh. 1990. Tuberculoma of the orbit—a case report. *Indian J. Ophthalmol.* **38:**191–192.
59. Mehta, D. K. 1989. Bilateral tubercular lid abscess—a case report. *Indian J. Ophthalmol.* **37:**98.
60. Mehta, S., V. Chauhan, S. Hastak, P. Jiadani, and P. Dalal. 2006. Choroidal tubercles in neurotuberculosis: prevalence and significance. *Ocul. Immunol. Inflamm.* **14:**341–345.
61. Mori, T. 2009. Usefulness of interferon-gamma release assays for diagnosing TB infection and problems with these assays. *J. Infect. Chemother.* **15:**143–155.
62. Morimura, Y., A. A. Okada, S. Kawahara, Y. Miyamoto, S. Kawai, A. Hirakata, and T. Hida. 2002. Tuberculin skin testing in uveitis patients and treatment of presumed intraocular tuberculosis in Japan. *Ophthalmology* **109:**851–857.
63. Morinelli, E. N., R. U. Dugel, R. Riffenburg, and H. M. Byron. 1993. Infectious multifocal choroiditis in patients with acquired immunodeficiency syndrome. *Ophthalmology* **100:**1014–1021.
64. Muccioli, C., and R. Belfort. 1995. Presumed ocular and cen-

tral nervous system tuberculosis in a patient with acquired immunodeficiency syndrome. *Am. J. Ophthalmol.* **121:**217–219.
65. Nanda, M., S. C. Pflugfelder, and S. Holland. 1989. *Mycobacterium tuberculosis* scleritis. *Am. J. Ophthalmol.* **108:**736–737.
66. Ni, C., J. J. Papale, and N. L. Robinson. 1982. Uveal tuberculosis. *Int. Ophthalmol. Clin.* **22:**103–124.
67. Olazabal, F. 1967. Choroidal tubercles. *JAMA* **200:**374–377.
68. Ortega-Larrocea, G., M. Bobadilla del Valle, A. Ponce de Leon, and J. Siguentes Osornio. 2003. Nested polymerase chain reaction for *Mycobacterium tuberculosis* DNA detection in aqueous and vitreous of patients with uveitis. *Arch. Med. Res.* **34:**116–119.
69. Outman, W. R., R. E. Levitz, D. A. Hill, and C. H. Nightingale. 1992. Intraocular penetration of rifampin in humans. *Antimicrob. Agents Chemother.* **36:**1575–1576.
70. Paton, R. T. 1932. The clinical significance of choroidal tubercles. *Ann. Intern. Med.* **5:**997–999.
71. Peneau, A., D. Moinard, I. Berard, O. Pascal, and J. P. Moisan. 1992. Detection of mycobacteria using the polymerase chain reaction. *Eur. J. Clin. Microbiol. Infect. Dis.* **11:**270–271.
72. Perez Blazquez, E., M. Montero Rodriguez, and J. Mendez Ramos. 1994. Tuberculous choroiditis and acquired immunodeficiency syndrome. *Ann. Ophthalmol.* **26:**50–54.
73. Philip, R. N., G. W. Comstock, and J. H. Shelton. 1965. Phlyctenular keratoconjunctivitis among Eskimos in Southwestern Alaska. *Am. Rev. Respir. Dis.* **91:**171–187.
74. Pilai, S., T. J. Malone, and J. C. Abad. 1995. Orbital tuberculosis. *Ophthalmic Plastic Reconstruct. Surg.* **11:**27–31.
75. Rich, A., and H. McCordock. 1929. An enquiry concerning the role of allergy, immunity and other factors of importance in the pathogenesis of human tuberculosis. *Bull. Johns Hopkins Hosp.* **44:**273.
76. Roberts, B. N., and C. M. Lane. 1997. Orbital tuberculosis. *Eye* **11:**138–139.
77. Rodriguez, A., M. Calonge, M. Pedroza-Seres, Y. A. Akova, E. M. Messmer, D. J. D'Amico, and C. S. Foster. 1996. Referral patterns of uveitis in a tertiary eye care center. *Arch. Ophthalmol.* **114:**593–599.
78. Rosen, P. H., D. J. Spalton, and E. M. Graham. 1990. Intraocular tuberculosis. *Eye* **4:**486–492.
79. Rosenbaum, P. S., J. N. Mbekeani, and Y. Kress. 1998. Atypical mycobacterial panophthalmitis seen with iris nodules. *Arch. Ophthalmol.* **116:**1524–1527.
80. Rosenhauch, E. 1910. Ueber das Verhaeltnis phlyctaenularer Augenentzuendungen zu Tuberkulose. *Albert von Graefes Arch. Ophthalmol.* **76:**370–396.
81. Sakai, J., S. Matsuzawa, M. Usui, and I. Yano. 2001. New diagnostic approach for ocular tuberculosis by ELISA using the cord factor as antigen. *Br. J. Ophthalmol.* **85:**130–133.
82. Salman, A., P. Parmar, M. Rajamohan, P. A. Thomas, and N. Jesudasan. 2003. Subretinal fluid analysis in the diagnosis of choroidal tuberculosis. *Retina* **23:**796–799.
82a. Sarvananthan, N., M. Wiselka, and K. Bibby. 1998. Intraocular tuberculosis without detectable systemic infection. *Arch. Ophthalmol.* **116:**1386–1388.
83. Seward, D. N. L. 1973. Tuberculoma of the ciliary body. *Med. J. Aust.* **1:**297–298.
84. Shah, S. M., R. S. Howard, N. J. C. Sarkjes, and E. M. Graham. 1988. Tuberculosis presenting as retinal vasculitis. *J. R. Soc. Med.* **81:**232–233.
85. Sheridan, P. H., J. B. Edman, and S. E. Starr. 1981. Tuberculosis presenting as an orbital mass. *Pediatrics* **67:**847–875.
86. Snider, D. E., Jr., G. M. Cauthen, L. S. Farer, G. D. Kelly, J. O. Kilburn, R. C. Good, and S. W. Dooley. 1991. Drug-resistant tuberculosis. *Am. Rev. Respir. Dis.* **144:**732. (Letter.)
87. Spencer, W. H. 1996. *Ophthalmic Pathology: an Atlas and Textbook*, vol. 1. W. B. Saunders, Philadelphia, PA.
88. Spoor, T. C., and S. A. Harding. 1981. Orbital tuberculosis. *Am. J. Ophthalmol.* **91:**644–647.
89. Terson, A. 1890. Tuberculose oculaire: Excision d'un tubercule de l'iris suivi de succes. *Arch. Ophthalmol.* **10:**7–14.
90. Thygeson, P. 1962. Phlyctenulosis: attempts to produce an experimental model with BCG. *Investig. Ophthalmol. Vis. Sci.* **1:**262–266.
91. van Assen, S., and J. A. Lutterman. 2002. Tuberculous dacryoadenitis: a rare manifestation of tuberculosis. *Neth. J. Med.* **60:**327–329.
92. Volkman, H. E., T. C. Pozos, J. Zheng, J. M. Davis, J. F. Rawls, and L. Ramakrishnan. 2010. Tuberculosis granuloma induction via interaction of a bacterial secreted protein with host epithelium. *Science* **327:**466–469.
93. von Jaeger, E. 1855. Über choroidealtuberkel. *Desterr. Ztschr. Pract. Heilke.* **1:**9–10.
94. von Michel, J. 1881. Über iris und iritis. *Albrecht von Graefe's Arch. Klin. Exp. Ophthalmol.* **27:**171–282.
95. Woods, A. C. 1961. *Endogenous Uveitis.* Williams & Wilkins, Baltimore, MD.
96. Zoric, L. D., D. L. Zoric, and D. M. Zoric. 1996. Bilateral tuberculosis abscesses on the face (eyelids) of a child. *Am. J. Ophthalmol.* **121:**717–718.

Chapter 18

中枢神経結核
Central Nervous System Tuberculosis

- 著：John M. Leonard
- 訳：中山 由梨

イントロダクション

中枢神経 (central nervous system：CNS) 結核 (tuberculosis：TB) は，ヒトのマイコバクテリア感染の最もまれな疾患ではあるが，最も破壊的な形態である。概念的には，臨床的な中枢神経の感染は次の3つの疾患カテゴリーを含むとされる：(1)亜急性または慢性髄膜炎，(2)頭蓋内結核腫，および(3)脊髄結核性くも膜炎，である。小児や若年成人で初感染後の肺外結核がよくみられる。世界の高蔓延地域では，これら3つの型すべてが，同じくらいの頻度でみられる[3]。髄膜炎症候群は米国やヨーロッパといった低い有病率の国で多数を占め，この地域では，肺外結核は再活性化疾患として主に高齢者に発症する。結核性髄膜炎 (tuberculous meningitis：TBM) の自然史には，潜伏期，亜急性進行期があり，一度神経障害が併発すると，昏迷，昏睡につながり，発症5〜8週以内に最終的には死に至る。したがって，良好な治療結果を達成するために，検査結果を待つのではなく，臨床的疑いと推定診断をもとに疾患の初期段階で，すみやかに経験的に治療を開始することが重要である。そのためには必然的に，肉芽腫性髄膜炎の原因や臨床像，神経症状の進行具合を見極める病理所見，予測されるX線所見や検査所見〔主に，髄液 (cerebrospinal fluid：CSF) 所見〕を知っておく必要がある。

疫学

結核についていえば，一般に，世界の人口の3分の1が結核菌 (*Mycobacterium tuberculosis*) に感染しており，その約1,500万人が疾患活動性を有すると推定されている。世界では毎年，約900万人が新たに発症し，150万〜200万人が死亡する[15]。空洞性肺疾患の有病率と貧しい社会経済的状況との関連で，国によって結核の発生率は大きく異なる。結核の発生率が過去20年間で徐々に減少している米国では，2008年に12,904人の新たな発症者が報告されたが，これは10万人あたり4.2例の発生率である[14]。新たな発症者の割合は，米国内出生者 (10万人あたり2例) よりも，米国に居住する米国外出生者 (10万人あたり20例) のほうが多い。肺結核は全体の70%を占め，肺外結核は20%，活動性肺結核と肺外病変の合併は残りの10%を占める。

臨床的な中枢神経結核は，活動性結核患者全体の1〜2%で起こり，免疫正常者に発症が報告されている肺外結核全体の約8%を占める。米国における肺結核の発生率はここ数十年で着実に低下している一方で，中枢神経の感染症の報告症例数は年間約180から200に変わった程度でほとんど変わっておらず，効果的な抗結核薬治療にもかかわらず，致死率は15〜40%と依然高いままとなっている[13,46]。

髄膜炎

発症機序

臨床的な神経学的疾患につながる一連のイベントは，一次肺結核か他部位での結核後期再燃に引き続く結核菌の血行性播種〔菌血症 (bacillemia)〕から始まる。しかし，化膿性細菌性髄膜炎の発症機序とは異なり，この菌血症は髄膜やくも膜下腔を急速に浸潤するような，血液脳関門の破綻を生じることはない。代わりに，この菌血症の間にわずかな結核菌が，脳質や髄膜，および隣接組織全体に散らばり，さまざまな大きさと程度の被包(結節)から成る複数の小肉芽腫病巣が形成される。増殖が続き，結節が融合することで，より大きな乾酪巣になる。このような病変が上衣または脳軟膜に隣接していた場合，後にくも膜下腔破裂，髄膜炎が生じることがある。結核性髄膜炎の病因の概念が理解されるようになったのはRichとMcCordockの観察からである。彼らは，20世紀初頭に，ジョンズ・ホプキンス病院で死亡した結核性髄膜炎患者に対して剖検を徹底的に行った[45]。研究された82例中の77例において，くも膜下腔や脳室と交通している古い活動性乾酪病変が，脳質や髄膜，隣接する骨でみつかった。中枢神経内の肉芽腫の数や特徴，および場所はさまざまであったが，乾酪性病変 (「Rich病変」) は，脳や髄膜に最も多く発生し，骨や脊髄に発生するのは非常にまれであった。このように，上衣下や軟膜下のちょうどよい場所に形成された結核結節が広がり進行することは，結核性髄膜炎のその後の進展において危機的状況をもたらす。

したがって，病変が髄膜炎を起こすかどうかは，脳表面との距離，進行速度，免疫獲得後の被包化の速度によって決まる。また，進行性播種性結核に関連した持続する軽度の結核菌血症により，上衣近傍の結節が形成され，くも膜下腔へと感染が広がる可能性が大いに高まる[50]。中枢神経結核がこのような形で起こるのは，(1)非常に若年者 (3歳未満) や栄養失調者におけるような一次結核後の菌血症が持続した状態と，(2)高齢者や免疫抑制の成人〔免疫抑制剤内服中またはヒト免疫不全ウイルス (human immunodeficiency virus：HIV) 感染による〕におけるような，脳または他組

織の休眠状態の病巣(結節)に対する免疫抑制が維持できなくなる場合，である。

結核の中枢神経感染は臨床的に明らかな進行性の粟粒性疾患の合併症としてみられることもあるが，ほとんどの成人では目立たない，または完全に潜在性の慢性臓器結核から結核性髄膜炎を発症する。中枢神経外の潜在性結核の再活性化は，間欠性または慢性の進行性結核菌血症を起こして，上衣下結節を形成することがある。この結節は，何か月も何年も休眠状態のままとなるが，菌は内部で生きており，将来，脳の局所変化や細胞性免疫の低下の結果，不安定化する可能性がある。加齢，免疫抑制剤の使用，リンパ腫，アルコール依存症，HIV／後天性免疫不全症候群(acquired immunodeficiency syndrome：AIDS)は，「晩期全身性結核」症候群への進行を促進する因子である。この症候群をもつ100人の患者における質の高い臨床病理学的分析では，慎重な剖検により，症例の54％に髄膜浸潤がみられた[51]。

結核性髄膜炎の成人の多くでは，臨床的に明らかな頭蓋外病変または宿主免疫の明らかな欠陥はない。一部の患者では，先行する頭頸部外傷の病歴があり，脳内のRich病変が身体的因子によっても不安定になることが示唆されている。

病理

Rich病変がどこにあるかにかかわらず，破裂して結核蛋白質がくも膜下腔へ流れ込むと，サイトカイン媒介性の強い炎症反応を起こすが，これは脳の基底部で最も際立っている。病理学的変化には，増殖性基底くも膜炎，血管炎，水頭症という3つの主な型があり，これにより，臨床像が決まる[19,45]。数日以内に，増殖性基底くも膜炎は，視交叉に橋から伸びる太いゼラチン状の滲出液を生成する。やがて，経過は線維状腫瘤に類似したものとなり，近接する脳神経(主に，第6，第3，第4)を包み込み，機能を障害する。

その領域を横切る動静脈は，炎症過程に巻き込まれ，脳自体の実質内で拡大する血管炎に至る。最初に，マイコバクテリアの血管壁への直接浸潤や，隣接する炎症の二次的な拡大が起こり，外膜内で激しい多核白血球反応がもたらされ，続いて，リンパ球，形質細胞，マクロファージの浸潤が生じる。外膜の進行性破壊および弾性線維の破壊により，炎症は内膜に到達する。最終的には，小動脈および静脈内のフィブリノイド変性は，動脈瘤，血栓，焦点出血となる[24]。多発病変が一般的であり，種々の脳卒中症候群がけいれん，血栓症，または出血から生じる[16]。最も多い病変部は中大脳動脈の枝であり，大脳基底核，橋，視床，内部被膜につながる血管を穿孔する。結核性髄膜炎で死亡する患者では，頭蓋内血管炎がよくみられ，それは生き残った患者における深刻な神経障害の主な原因になる。剖検された症例27人中22人において，静脈炎やさまざまな程度の動脈炎が認められた。これらのうち8人の患者には，出血性脳梗塞を伴う閉塞性結核性血栓性静脈炎があった[42]。

基底槽への炎症の拡大は，髄液の循環および吸収を妨げ，交通性水頭症発症につながる。これは，症状が3週間以上出現していた症例の大多数にみられる[7]。中脳の浮腫や中脳水道を閉塞する限局性の脳幹部肉芽腫から生じる閉塞性水頭症は，より少ない頻度でみられる。

臨床像
◎ よくある症状・徴候 ◎

通常の結核性髄膜炎の患者は，亜急性で進行性の発熱疾患を呈するが，これは明確な3つの段階から成る。まず，倦怠感，疲労感，微熱，断続的な頭痛，時に頸部や背中の漠然とした不快感，微妙な人格変化，といった前駆症状から始まる。2～3週間で，長引く頭痛，髄膜症，嘔吐，軽度の混乱，およびさまざまな程度の脳神経麻痺や長索路徴候(long-tract signs)などのより明らかな髄膜炎の症候が現れる[26,31,32]。この段階で，病気の進行は急速に加速し，麻痺相に移行する。麻痺相には，昏迷と昏睡に進展するせん妄や，けいれん，多発性脳神経障害，不全片麻痺，そして片麻痺に至る。未治療の場合には，通常，発症から5～8週以内に死に至る。小児では，頭痛はあまり一般的ではないが，易刺激性，落ち着きのなさ，食欲不振，そして長引く嘔吐が，特に，とても幼い患者において顕著な症状である[22]。けいれんは，小児ではよくみられ，病気の初期段階で起こりやすい。表18-1に，最近，いくつかの先進国で行われた4つのケースシリーズから集められた195人の患者において，診察時にみられた症状・徴候とその頻度をまとめた。[31,32,43,61]。

◎ 非定型的な発症 ◎

まれに，患者は，上記の特徴的な前駆症状と亜急性進行することなく発症する。成人では時折，結核性髄膜炎は，人格変化，社会的引きこもり，記憶障害を起こしながら数か月かけて緩徐に進行する認知症の形をとる。急性，急速進行性髄膜炎症候群として発症することもあるが，この場合，化膿性細菌感染と区別するのが難しい。時には，局所神経障害(脳神経麻痺，片麻痺，およびけいれん)，または水頭症の症状(頭痛，乳頭浮腫，複視，および視覚

表18-1 結核性髄膜炎の主症状と徴候[a]

報告された症状／症候	報告された頻度(％)
発熱	20～70
頭痛	25～70
髄膜刺激	35～90
無気力／眠気	25～30
嘔吐	30～70
混乱／せん妄	30～65
局所神経症状	25～40
脳神経麻痺	20～35
片麻痺	5～30

[a] 文献31, 32, 43, 61を参照。

障害)が，髄膜炎の徴候に先行する。小児，そして時に成人でも，髄膜炎症状や著明な髄液異常を伴わず，混迷・昏睡・けいれんといった症状を伴った「脳炎」として発症する場合がある[59]。

◎ 臨床病期と予後 ◎

予後および治療の決定には，診察時の病気の程度に応じて臨床段階に患者を分類することが有用である。ステージ1の患者は，髄膜症の有無にかかわらず，意識があり理性的であり，局所神経症状や明らかな水頭症の症状はない。ステージ2の患者には，無気力と混乱がみられ，脳神経麻痺や片麻痺などの軽度の局所神経症状があることもある。ステージ3の患者には，昏迷，昏睡，けいれん，多発性脳神経麻痺，かつ深刻な片麻痺といった進行した疾患の徴候がある[31]。結核性髄膜炎の治療予後は，治療が開始される臨床ステージによって大きく変わる。

◎ 結核性髄膜炎とHIV感染 ◎

肺外結核のすべての形態は，活動性結核をもつHIV患者において予想以上に高頻度に発生する[11]。3年間で結核と診断された52人のAIDS患者のうち10人に，髄膜炎，結核腫，または脳膿瘍といった中枢神経疾患がみられた[8]。結核をもつ455人のHIV患者の別の研究では，10%が髄膜炎に至った一方で，HIV陰性の結核患者ではたったの2%しか髄膜炎が起こらなかった[4]。さらに，研究期間中に，発症したTBMの59%はHIV陽性者であった。HIV患者でより頻繁にみられる脳内結核腫は別として，中枢神経結核とHIVとの共感染は，HIV陰性の結核と比べて，臨床症状や髄液所見，または治療反応性に違いはないようだ[20,30]。

診断

結核性髄膜炎として臨床症状に矛盾がなく，かつ疑わしい異常検査所見をもつ場合，証拠を固めるために迅速かつ徹底的に評価し，経験的治療を始めるかどうかを判断すべきである。過去の医療記録や疫学的状況，および一般的な身体検査に細心の注意を払うことで重要な情報を得られる。結核の家族歴やここ数か月間の頭部外傷歴は有用な手掛かりである。小児や細胞性免疫異常をもつ成人患者は，少し前に活動性結核患者と接触していることが多い。都市部では，アルコール依存症や注射薬物使用，貧困，細胞性免疫機能を抑制する治療中，といった状況は肺外結核との関連があり，より疑いが強くなる。身体の他の場所での活動性感染の徴候はまれでなく，存在する場合には，髄膜結核を呈する患者における推定診断に最も信頼性の高い情報となる。気をつけて綿密に診察すると，活動性播種性結核の患者では，網膜上の脈絡膜結節[9]または脾腫がみられ，局所肺外病変をもつ患者では，リンパ節腫脹，骨や関節の病変，または陰嚢の腫瘤や排膿瘻がみられることがある。

◎ ルーチンの検査 ◎

胸部X線では，肺門リンパ節腫脹，間質性粟粒パターン，肺実質浸潤，肺尖部瘢痕などに注目すべきである。このような異常は，小児の症例の大部分および成人の約50%にみられる。ルーチンの血算および生化学検査は，慢性疾患および播種性感染の証拠を示す以外はほとんど価値がない。軽度の貧血と白血球増加が一般的である。抗利尿ホルモン不適合分泌の低ナトリウム血症は，髄膜炎を合併する粟粒結核症例のごく一部で報告されている[52]。ツベルクリン反応(ツ反)は特に小児の場合は有用であるが，すべての型の肺外結核において，ある程度の割合が偽陰性となるので，診断の除外には使えない。

◎ 髄液検査と培養 ◎

ほとんどの場合，診断において重要なことは，塗抹染色や培養により髄液中のマイコバクテリウムを同定することに加え，髄液の細胞数や生化学検査などの髄液所見を適切に解釈することである。腰椎穿刺での初圧は基本的に上昇している。髄液色は透明であるか，または「スリガラス」様であり，かつ繊細なクモの巣状の血餅が多くの場合，上部にみられる。一般的に，髄液所見は単核球優位の細胞数増加に加えて，蛋白上昇，糖濃度低下を示す[29]。総細胞数は，大多数の症例が100〜500/mm^{3}であり，15%の症例で100/mm^{3}未満，20%の症例で500〜1,500/mm^{3}となる。疾患の初期における細胞反応は非典型的で，細胞数は少なく，混合性髄液細胞増加がみられたり，一過性に多核球優位となることがある。その後の検査で，生じうるのは，リンパ球応答である[34]。髄液蛋白濃度はほとんどの患者では100〜500 mg/dLの範囲であり，100 mg/dL未満は25%，500 mg/dL以上は約10%と報告されている。2〜6 g/dLの範囲内の非常に高い蛋白濃度は，くも膜下閉塞の指標であり，予後が不良であることを示唆する。髄液糖濃度は，80%の症例で45 mg/dL未満と異常に低い。亜急性または慢性髄膜炎を発症している患者においては，この所見は中枢神経の肉芽腫性感染の有力な証拠となる。

塗抹染色と培養で結核菌陽性であれば，確定診断となる。培養結果は約75%の症例で陽性となるが，検出可能となるまでに3〜6週間の培養期間が必要である。その結果，髄液の抗酸菌(acid-fast bacilli：AFB)塗抹染色陽性となることが，依然，早期診断に至る最も迅速な手段である。抗酸菌塗抹と培養の両方の感度は，臨床医が提出した検体の種類と量，そして検査室の担当者が注意深く検査を行ったかによって影響を受けるため，さまざまである。さらに，繰り返しの腰椎穿刺により複数の髄液検体を提出することが重要である。KennedyとFallonによって報告されたケースシリーズで，最初に提出された髄液の検体の塗抹と培養の陽性率は塗抹で37%と培養で56%であったが，最大3つまで検体を追加したところ，塗抹で87%と培養で83%にまで上昇した[31]。重要なことに，約30%の症例は，治療開始から1〜3日後に採取された髄液から診断された。正確な微生物学的技術の有効性を評価するためにデザインされた別の研究では，132人の成人患者において，58%で塗抹陽性となり，71%で培養陽性となった。塗抹と培養を合わせた感度は82%であった[55]。これらの観察に基づい

II 臨床症候群

て，最低でも3回，髄液の検体を採取し，腰椎穿刺で最後の10 mL分の検体を提出し，塗抹と培養を行うことが推奨される。治療が開始された後も陽性率は数日間は保たれるため，検体をとるために抗結核薬治療を延期する必要はない。

◎ 分子診断法 ◎

ポリメラーゼ連鎖反応(polymerase chain reaction：PCR)に基づく核酸-塩基の増幅技術(acid-based amplification technique)は，臨床検体の特定の細菌のDNAを迅速に検出するための新規かつ有効な方法である[10,28]。しかしながら，主に，複数の検査室間での感度と特異度にばらつきがあることから，髄液中の結核菌DNAのPCR検査の信頼性はあまり確立されていない。7つの検査室の比較研究では，感度は大きく異なり，偽陽性検査の割合も3～20％と幅があった[38]。より最近の結核性髄膜炎に対する核酸-塩基の増幅技術のメタ解析では，98％と高い特異度を示したが，感度は56％と低かった[41]。最初の塗抹陰性で，経験的治療を考えるほど中枢神経結核を疑う場合，髄液のPCR検査を行うべきだが，陰性であっても，診断を除外することはできないし，治療を中止する根拠にもならないことを念頭におくべきである。

◎ 神経放射線学的評価 ◎

コンピュータ断層撮影(computed tomography：CT)および磁気共鳴画像(magnetic resonance imaging：MRI)により，中枢神経結核を有する患者の評価および管理は非常に容易になった[5,35,36,47]。これらの画像検査は，基底部のくも膜炎(basal arachnoiditis)，脳浮腫および梗塞の有無・範囲を確認したり，水頭症の存在および経過を確定するために有用である(図18-1，図18-2)。開発初期の2つの大きな市中ベースのケースシリーズにおいて，CTスキャンにより，75％の症例で水頭症，38％で基底髄膜の増強，15～30％で脳梗塞，5～10％で結核腫がみられた[7,40]。過去20年間に報告された厳選された神経画像研究のレビューから，多数の有用な臨床所見が得られる[7,33,40]。結核性髄膜炎の臨床的特徴に合致する患者では，CT所見で基底部の増強とともに，何らかの水頭症が認められれば，結核性髄膜炎が強く疑われる。治療開始時のCT所見が正常である場合には，治療により完全回復の見込みがあり予後は非常に良好である。際立った基底部の増

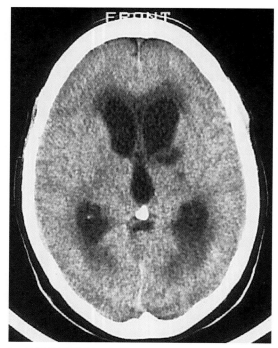

図18-1 結核性髄膜炎の患者のCT所見(矢状断像) 頭蓋内圧亢進を示唆する脳室拡大と脳溝消失がみられる。

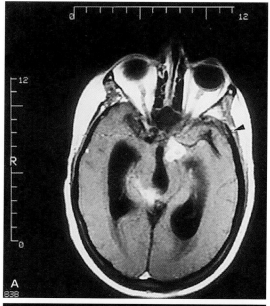

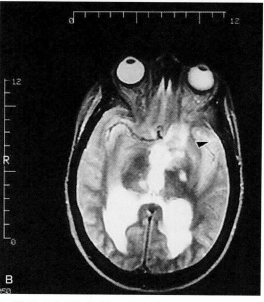

図18-2 図18-1と同じ患者のMRI所見 A：造影後，視床部に2つの濃染された両側性の炎症性腫瘤(結核腫)がみられる。B：T2強調画像で，側頭葉の基部に，炎症性浮腫と虚血性血管炎の可能性のある変化がみられる(矢頭)。

強所見を合併している水頭症は，進行した疾患の指標となり，予後不良の転帰をたどる。際立った基底部の増強所見は，脈管炎の存在と関連しているので，大脳基底核の梗塞のリスクとなる。MRIは，小児の評価においてCTよりも優れており，全年齢層で脳幹，中脳，および大脳基底核の病変を特定するのに推奨される検査法である[5,39,48]。

◎ 鑑別診断 ◎

ほとんどの場合，鑑別診断は発熱，頭痛，髄膜刺激症候，意識変容といった亜急性中枢神経炎症状や，髄液所見でのリンパ球優位の細胞数増加，糖濃度低下，蛋白上昇といった肉芽腫性髄膜炎症候群の古典的特徴を起こす疾患である。表18-2に，上記と同様の所見をとる他の主要な感染症と，上記に似た所見をとりうる非感染症を挙げる。クリプトコッカス髄膜炎は，ほかに挙げられている深在性真菌感染症とともに，最も多いため，主な鑑別診断となる。この症候群は，心内膜炎，蝶形骨副鼻腔炎，脳膿瘍を合併する傍髄膜化膿性病巣を有する患者においてもみられることがある。時に，症状として発熱，急激な神経学的退行がみられ，髄液糖濃度の低下が軽度である場合には，結核性髄膜炎は単純ヘルペスやムンプス脳炎と混同しうる。罹患期間，髄膜炎所見，髄液蛋白濃度上昇の程度，およびCT／MRIの特徴的な異常所見などの細部に注目することは，結核性中枢神経感染症とヘルペス脳炎を区別する有用な手掛かりになりうる。表18-2に挙げられた他の疾患を疑ったときには，結核性髄膜炎の可能性を必ず考慮しなくてはならない。

結核腫

結核腫は，最近のまたは遠隔性の播種性結核菌血症発症の際に，深在性に出来た結核結節から発生する，脳内の集塊性乾酪巣である。中心部に位置する活動性病変は，髄膜炎を起こすことなく，かなりの大きさに達しうる[18,45]。宿主免疫応答が悪い場合，この過程で局所的脳炎や明らかな膿瘍形成を来しうる。多くの場合，病変が線維性被包形成（結核腫）と乾酪性肉芽腫が合わさった病変となる。CTやMRIによる脳画像の出現により，臨床的には無症状の，単一または複数の中枢神経肉芽腫が，髄膜炎のない粟粒結核の患者よりもむしろ結核性髄膜炎のある患者において起こることが明らかになった。CTで特徴的な所見は，中心部が低吸収域で結節が増強される病変である。局所性脳炎の早期のMRIでは，浮腫と境界不明瞭な増強部が特徴となるが，後に成熟段階になると，T2強調像で，中心部低信号で，末梢が増強される[60,63,64]。これらの病変は通常，治療後には跡形もなく消える。時に，臨床的に有意な結核腫が，抗結核薬治療の早期に一過性にみられる，という報告がある[54]。

臨床的結核腫

脳内に臨床的に明らかな腫瘍性病変として出現する結核腫は先進国ではほとんどみられないが，インド，中近東，およびアジアの一部では，すべての頭蓋内腫瘍の20〜30%を占めると報告されている[58]。患者は通常，頭痛，けいれん，進行性の麻痺，および（または）頭蓋内圧亢進の症状を呈する小児や若年成人である。ほとんどが，全身感染症症状も髄膜炎徴候もない[2,3,25,58]。臨床的・疫学的情報や針生検により，診断を推定することはできるが，造影CTにより，診断と治療が大幅に進歩した。CTは，脳浮腫の存在および脳幹ヘルニアのリスクを評価すること，そして治療反応性をモニターするのに特に有用である[25]。重篤な髄膜炎を引き起こす可能性があるため，診断的針生検を除いて，早期の外科的介入はしないほうがよい[25,53]。保存的内科的治療が，ほとんどの場合に有効である。閉塞性水頭症または脳幹圧迫を起こすような危機的な位置に病変がある場合には，手術を検討する[25,58]。腫瘤効果に比して増大した脳浮腫により，精神状態の変化や局所神経障害が出現した場合には，副腎皮質ステロイドが有用である。

脊椎結核性くも膜炎

くも膜炎や結核腫は，脊髄や髄膜内のRich病変の破綻に関連して，または脊椎炎の隣接した領域から進展して脊髄内のどこでも発生しうる[34]。それによる炎症反応は，通常は局所的で数週から数か月かけて徐々に進行し，ゲル状または線維状の腫瘤により，脊髄の一部または全体を覆っていく[18]。患者は通常，進行するくも膜炎の波及による複数の神経根や脊髄の圧迫症状を呈する。臨床症状は，感染症というよりも神経症状が主であり，多様であり，単一または複数のレベルでさまざまな速度の上行性または横断性脊髄神経根症の形をとる[62]。症状は神経根に一致した部分の痛み，知覚過敏，または感覚異常，である。加えて，下位運動神経麻痺，膀胱直腸障害による失禁がある。限局性の血管炎は，前脊髄動脈血栓症や脊髄梗塞を引き起こす。結核性くも膜炎のすべての形態は主に，くも膜下閉塞を来す。これは通常，髄液の細胞増加の有無にかかわらず，蛋白濃度異常高値によって特徴づけられる。脊髄結核くも膜炎の診断は，以下に示す臨床的特徴や検査所見が組み合わさっている患者で疑われる：亜急性発症の脊髄神経根痛，急速に上行する横断性脊髄症または多発性脊髄症，髄液蛋白濃度上昇，細胞数の増加，MRIにおけるくも膜炎や硬膜外腔の

表18-2 結核性髄膜炎の鑑別診断

真菌性髄膜炎（クリプトコッカス症，ヒストプラズマ症，ブラストミセス症，コクシジオイデス症）
神経ブルセラ症
神経梅毒
神経ボレリア症
局所性傍髄膜感染（蝶形骨副鼻腔炎，心内膜炎，脳膿瘍）
中枢神経トキソプラズマ症
不完全に治療された細菌性髄膜炎
腫瘍性髄膜炎（リンパ腫，がん）

感染の所見，体の他部位での結核の証拠，である[34,44]。組織病理学的染色のための組織生検や培養は診断に必要である。初期脊髄症候群から明らかな結核性髄膜炎へ進行することは，一部の患者では晩期に起こる。

治療

抗結核薬治療

先に強調したように，抗結核薬治療の第1原則は，診断の確証が得られるまで治療開始を遅らせるのではなく，臨床的に強く疑われれば開始すべきである，ということだ。局所神経症状や意識変容が出現する前に治療を開始すると，予後は良好である。したがって，たったの数日間だけでも治療が遅れることは，確定診断がつくまでの間，不要な薬物治療をする場合よりもリスクが大きい。結核性髄膜炎に対する最適な薬剤の組み合わせや投与量，治療期間を確立するためのランダム化試験はなされていない。結核性髄膜炎の治療原則は，肺結核の治療をもとに作成されたものである[37]。併用薬物レジメンを使用する目的は，殺菌効果を向上させ，ある程度，初期治療への耐性の可能性をカバーし，治療上の耐性出現の可能性を低減することである。主な第1選択薬について簡単な説明を以下に示す。

イソニアジド(INH)は，髄液中に容易に移行し，殺菌活性のために必要とされるよりも数倍高い濃度を達成する[21]。小児の投与量は 10 mg/kg/日であり，成人の投与量は 300 mg/日である。INH 誘発性ピリドキシン欠損に関連する神経学的合併症を回避するために，25 mg/日または 50 mg/日のピリドキシンを同時に投与すべきである。必要に応じて，INH は経静脈投与することもできる。

リファンピシン(RFP)は，急速に分裂する微生物に対して速効性があり，髄膜の炎症の存在下で有効な髄液濃度に到達する。この薬剤は半休眠菌体に対して有効であり，中枢神経や体の別の部位にある感染病巣の長期治癒の達成に有利かもしれない。小児・成人での投与量は 10 mg/kg から，最大 600 mg/日である。静注製剤は，「例外的使用(compassionate-use)」に基づき製造元から入手できる。

ピラジナミド(PZA)は，髄液に容易に移行し，細胞内の微生物に対して非常に活性がある。この薬剤は，INH と RFP を組み合わせて使用する場合，治療有効性が向上するが，投与量および期間は，肝毒性のリスク増加により制限される。25〜35 mg/kg を最大2か月以内に限定して組み合わせれば，安全かつ効果的である[12]。小児の投与量は 15〜20 mg/kg/日である。成人の場合，投与量は体重によって決定される：40〜60 kg では 1,000 mg，56〜75 kg では 1,500 mg，76〜90 kg では 2,000 mg となる。

エタンブトール(EB)は適度に有効な髄液濃度に到達する弱い薬剤である。その主な副作用は視神経炎であり，25 mg/kg で治療した場合，3％以上の割合で発症している。この合併症は，現在の推奨投与量 15 mg/kg ではまれである。とはいっても，定期的に月1回の視力と赤緑色覚，視野の検査を行うことを推奨する[17]。

推奨されるレジメン

通常の薬剤感受性良好な感染において，公表されたガイドラインでは，初期の集中的な時期の治療として，INH，RFP，PZA，そして，EB またはストレプトマイシンの4剤併用治療の2か月間の投与が推奨されている。その後は通常，INH と RFP を使用した2剤併用治療を行い，7〜10か月間以上継続する[1]。併用薬剤に PZA が含まれていないか，忍容性がない場合には，治療期間を 18 か月に延長すべきである。

薬剤耐性感染のリスク因子は，過去に行われた抗結核薬治療，既知の薬剤耐性結核のある患者やホームレスへの曝露，世界の高有病率地域での一次感染の獲得，である。アウトカムに対する薬剤耐性の影響は，INH，RFP，または両方に薬剤耐性をもつかどうかによって，さまざまである[56]。第2選択薬であるエチオナミドとサイクロセリンは，髄液によく移行し，有用である。新規のアミノグリコシド系薬剤とフルオロキノロン系薬剤を用いた薬剤耐性結核性髄膜炎の管理の方法が新たに報告されている[6]。

補助的副腎皮質ステロイド

その有効性や，リスクを上回る利点があるかどうかに関しては不明確にもかかわらず，炎症を軽減し中枢神経への障害を抑え，アウトカムを改善するために，結核性髄膜炎の患者にルーチンに副腎皮質ステロイド治療が行われてきた。この問題に対する早期の臨床研究があるが，研究デザイン，限定された症例数，そして，患者の重症度や神経学的特徴による注意深い層別化がなされていない点において欠陥がある。しかしながら，現在では，より多数の症例で注意深く設定された比較試験が世界各地の臨床センターで行われており，補助的ステロイド治療は，結核性髄膜炎の小児と成人に対しても有効であるとされている[23,27,49,57]。

前向き試験では，141人の結核性髄膜炎の小児をプレドニゾロンまたはプラセボのいずれかにランダムに割り付け，4週間観察した[49]。プレドニゾロン治療群では，基礎の滲出液抑制や結核腫の縮小率が向上し，知的発達や生存率の改善がみられた。ベトナムのランダム化，二重盲検試験では，14 歳以上の 545 人の患者において，プラセボとデキサメタゾンを比較した(6〜8 週間かけて投与量を漸減)[57]。デキサメタゾン治療群において有意に死亡率が低下した(41% vs. 32%)。臨床ステージ1の患者において，最も有効性が高かった(30% vs. 17%)。ステージ3の患者や，HIV に共感染している 98 人の患者では，死亡率に対する有効性についてはみられなかった。9か月目にフォローアップのアンケート調査が行われたが，残存する神経学的欠損や障害の減少を示すことはできなかった。

補助的副腎皮質ステロイド治療は，ステージ1の軽症の成人を除いて，中枢神経結核の臨床的証拠のあるすべての患者において推奨される。副腎皮質ステロイドが最も有益であると考えられている合併症は，頭蓋内圧亢進，脳浮腫，脊髄ブロック，である。

緊急警告標識に基づいた具体的な適応は，以下のとおりである：抗結核薬治療開始時または前に，より高いステージへ進行した場合，CTで基底部の増強所見（血管合併症の高リスクとなる）がある場合，中程度または進行性水頭症，脊髄ブロックまたは初発のブロック（500 mg/dL以上の髄液蛋白），および腫瘍効果に見合わない浮腫や神経症状（意識変容や局所神経障害）を来した脳内結核腫がある場合，などである。デキサメタゾンかプレドニゾロンを使用する。デキサメタゾンを使用する場合の投与量は，体重が25 kg未満の小児に対しては8 mg/日，25 kg以上の小児または成人に対しては12 mg/日である。プレドニゾロンを使用する場合の投与量は，小児では2〜4 mg/kg/日，成人では60 mg/日である。治療は初期用量で3週間行い，次の3〜4週間で緩徐に漸減していく。

治療反応とアウトカム

結核性髄膜炎に対する治療効果については，年齢，罹患期間，およびくも膜炎および血管炎の程度によって影響される。治療開始となった臨床ステージも，死亡率やその後の神経学的後遺症の発症率の両方に大きく影響する[31,32]。このことは，KennedyとFallonによって報告された52症例で示されている[31]。臨床ステージ1または臨床ステージ2の早期段階で進行する前に治療を開始した場合，死亡率は10%未満であり，神経学的後遺症も最小限となった。治療開始時に臨床ステージ3だった患者11例のうち，6例が死亡または重度の神経学的後遺症を負った。結核性髄膜炎治療後の神経学的後遺症の発生率は，最近のシリーズで10〜30%とさまざまである[26,31,59,61]。後期後遺症には，脳神経麻痺，歩行障害，片麻痺，失明，難聴，学習障害，認知症，および視床下部や下垂体機能障害のさまざまな症候群がある。

◎ 文献 ◎

1. American Thoracic Society, Centers for Disease Control and Prevention, and Infectious Diseases Society of America. 2003. Treatment of tuberculosis. *MMWR Recommend. Rep.* **52:**1–77.
2. Bagga, A., V. Kalra, and O. P. Ghai. 1988. Intracranial tuberculoma: evaluation and treatment. *Clin. Pediatr.* **27:**487–490.
3. Behemuka, M., and J. H. Murungi. 1989. Tuberculosis of the nervous system: a clinical, radiological and pathological study of 39 consecutive cases in Riyadh, South Arabia. *J. Neurol. Sci.* **90:**67–76.
4. Berenguer, J., S. Moreno, F. Laguna, T. Vicente, M. Adrados, A. Ortega, J. Gonzalez-LaHoz, and E. Bouza. 1992. Tuberculous meningitis in patients infected with the human immunodeficiency virus. *N. Engl. J. Med.* **326:**668–672.
5. Bernaerts, A., F. M. Vanhoenacker, P. M. Parizel, J. W. Van Goethem, R. Van Altena, A. Laridon, J. De Roeck, V. Coeman, and A. M. De Schepper. 2003. Tuberculosis of the central nervous system: overview of neuroradiological findings. *Eur. Radiol.* **13:**1876–1890.
6. Berning, S. E., T. A. Cherry, and M. D. Iseman. 2001. Novel treatment of meningitis caused by multidrug-resistant *Mycobacterium tuberculosis* with intrathecal levofloxacin and amikacin: case report. *Clin. Infect. Dis.* **32:**643–646.
7. Bhargava, S., A. K. Gupta, and P. N. Tandon. 1982. Tuberculous meningitis—a CT study. *Br. J. Radiol.* **55:**189–196.
8. Bishburg, E., G. Sunderam, L. B. Reichman, and R. Kapila. 1986. Central nervous system tuberculosis with the acquired immunodeficiency syndrome and its related complex. *Ann. Intern. Med.* **105:**210–213.
9. Blazquez, E. P., M. Rodriguez, and M. J. Mendez Ramos. 1994. Tuberculous choroiditis and acquired immune deficiency syndrome. *Ann. Ophthalmol.* **26:**50–54.
10. Bonington, A., J. I. Strang, P. E. Klapper, S. V. Hood, W. Rubombora, M. Penny, R. Willers, and E. G. Wilkins. 1998. Use of Roche AMPLICOR *Mycobacterium tuberculosis* PCR in early diagnosis of tuberculous meningitis. *J. Clin. Microbiol.* **36:**1251–1254.
11. Braun, M. M., R. H. Byers, W. L. Heyward, C. A. Ciesielski, A. B. Bloch, R. L. Berkelman, and D. E. Snider. 1990. Acquired immunodeficiency syndrome and extrapulmonary tuberculosis in the United States. *Arch. Intern. Med.* **150:**1913–1916.
12. British Thoracic Association. 1981. A controlled trial of six months chemotherapy in pulmonary tuberculosis. *Br. J. Dis. Chest* **75:**141–153.
13. Centers for Disease Control and Prevention. 2005. Extrapulmonary tuberculosis cases and percentages by site of disease: reporting areas, 2005. Centers for Disease Control and prevention, Atlanta, GA. http://www.cdc.gov/tb/surv2005/PDF/tabl27.pdf.
14. Centers for Disease Control and Prevention. 2009. Trends in tuberculosis—United States, 2008. *MMWR Morb. Mortal. Wkly. Rep.* **58:**249–253.
15. Centers for Disease Control and Prevention. 2010. *Data Statistics: Tuberculosis (TB) Is One of the World's Deadliest Diseases.* Centers for Disease Control and Prevention, Atlanta, GA. http://www.cdc.gov/tb/surv/statistics/default.htm.
16. Chan, K. H., R. T. Cheung, R. Lee, W. Mak, and S. L. Ho. 2005. Cerebral infarcts complicating tuberculous meningitis. *Cerebrovasc. Dis.* **19:**391–395.
17. Chatterjee, V. K. K., D. R. Buchanan, A. I. Friedmann, and M. Green. 1986. Ocular toxicity following ethambutol in standard dosage. *Br. J. Dis. Chest* **80:**288–290.
18. Dastur, D. K. 1983. Neurosurgically relevant aspects of pathology and pathogenesis of intracranial and intraspinal tuberculosis. *Neurosurg. Rev.* **6:**103–110.
19. Dastur, D. K., D. K. Manghani, and P. M. Udani. 1995. Pathology and pathogenetic mechanisms in neurotuberculosis. *Radiol. Clin. N. Am.* **33:**733–752.
20. Dube, M. P., P. D. Holtom, and R. A. Larsen. 1992. Tuberculous meningitis in patients with and without human immunodeficiency virus infection. *Am. J. Med.* **93:**520–524.
21. Ellard, G. A., M. J. Humphries, and B. W. Allen. 1993. Cerebrospinal fluid drug concentrations and the treatment of tuberculous meningitis. *Am. Rev. Respir. Dis.* **148:**650–655.
22. Farinha, N. J., K. A. Razali, H. Holzel, G. Morgan, and V. M. Novelli. 2000. Tuberculosis of the central nervous system in children: a 20-year survey. *J. Infect.* **41:**61–68.
23. Girgis, N. I., Z. Farid, M. E. Kilpatrick, Y. Sultan, and I. A. Mikhail. 1991. Dexamethasone adjunctive treatment for tuberculous meningitis. *Pediatr. Infect. Dis. J.* **10:**179–183.
24. Goldzieher, J. W., and J. R. Lisa. 1947. Gross cerebral hemorrhage and vascular lesions in acute tuberculous meningitis and meningo-encephalitis. *Am. J. Pathol.* **23:**133–145.

rhage and vascular lesions in acute tuberculous meningitis and meningo-encephalitis. *Am. J. Pathol.* **23**:133–145.
25. Harder, E., M. Z. Al-Kawi, and P. Carney. 1983. Intracranial tuberculoma: conservative management. *Am. J. Med.* **74**:570–576.
26. Hinman, A. R. 1975. Tuberculous meningitis at Cleveland Metropolitan General Hospital, 1959–1963. *Am. Rev. Respir. Dis.* **95**:670–673.
27. Humphries, M. 1992. The management of tuberculous meningitis. *Thorax* **47**:577–581.
28. Kaneko, K., O. Onodera, T. Miyatake, and S. Tsuji. 1990. Rapid diagnosis of tuberculous meningitis by polymerase chain reaction (PCR). *Neurology* **40**:1617–1618.
29. Karandanis, D., and J. A. Shulman. 1976. Recent survey of infectious meningitis in adults: review of laboratory findings in bacterial, tuberculous, and aseptic meningitis. *South. Med. J.* **69**:449–456.
30. Katrak, S. M., P. K. Shembalkar, S. R. Bujwe, and L. D. Bhandarkar. 2000. The clinical, radiological and pathological profile of tuberculous meningitis in patients with and without human immunodeficiency virus infection. *J. Neurol. Sci.* **181**:118–126.
31. Kennedy, D. H., and R. J. Fallon. 1979. Tuberculous meningitis. *JAMA* **241**:264–268.
32. Kent, S. J., S. M. Crowe, A. Yung, C. R. Lucas, and A. M. Mijch. 1993. Tuberculous meningitis: a 30-year review. *Clin. Infect. Dis.* **17**:987–994.
33. Kingsley, D. P., W. A. Hendrickse, B. E. Kendall, M. Swash, and V. Singh. 1987. Tuberculous meningitis: role of CT in management and prognosis. *J. Neurol. Neurosurg. Psychiatry* **50**:30–36.
34. Kocen, R. S., and M. Parsons. 1970. Neurological complications of tuberculosis: some unusual manifestations. *Q. J. Med.* **39**:17–30.
35. Kumar, R., N. Kohli, H. Thavnani, A. Kumar, and B. Sharma. 1996. Value of CT scan in the diagnosis of meningitis. *Indian Pediatr.* **33**:465–468.
36. Lamprecht, D., J. F. Schoeman, P. Donald, and H. Hartzenberg. 2001. Ventriculoperitoneal shunting in childhood tuberculous meningitis. *Br. J. Neurosurg.* **15**:119–125.
37. Mitchison, D. A. 2000. Role of individual drugs in the chemotherapy of tuberculosis. *Int. J. Tuberc. Lung Dis.* **4**:796–806.
38. Noordhoek, G. T., A. H. Kolk, G. Bjune, D. Catty, J. W. Dale, P. E. Fine, P. Godfrey-Faussett, S. N. Cho, T. Shinnick, and S. B. Svenson. 1994. Sensitivity and specificity of PCR for detection of *Mycobacterium tuberculosis*: a blind comparison study among seven laboratories. *J. Clin. Microbiol.* **32**:277–284.
39. Offenbacher, H., F. Fazekas, R. Schmidt, R. Kleinert, F. Payer, G. Kleinert, and H. Lechner. 1991. MRI in tuberculous meningoencephalitis: report of four cases and review of the neuroimaging literature. *J. Neurol.* **238**:340–344.
40. Ozateş, M., S. Kemaloglu, F. Gürkan, U. S. Ozkan, and M. M. Simşek. 2000. CT of the brain in tuberculous meningitis. A review of 289 patients. *Acta Radiol.* **41**:13–17.
41. Pai, M., L. L. Flores, N. Pai, A. Hubbard, L. W. Riley, and J. M. Colford, Jr. 2003. Diagnostic accuracy of nucleic acid amplification tests for tuberculous meningitis: a systematic review and meta-analysis. *Lancet Infect. Dis.* **3**:633–643.
42. Poltera, A. A. 1977. Thrombogenic intracranial vasculitis in tuberculous meningitis. A 20 year "post mortem" survey. *Acta Neurol. Belg.* **77**:12–24.
43. Porkert, M. T., M. Sotir, P. Parrott-Moore, and H. M. Blumberg. 1997. Tuberculous meningitis at a large inner city medical center. *Am. J. Med. Sci.* **313**:325–331.
44. Rahman, N. U. 1980. Atypical forms of spinal tuberculosis. *J. Bone Joint Surg. (Br.)* **62**:162–165.
45. Rich, A. R., and H. A. McCordock. 1933. The pathogenesis of tuberculous meningitis. *Bull. Johns Hopkins Hosp.* **52**:5–37.
46. Rieder, H. L., D. E. Snider, Jr., and G. M. Cauthen. 1990. Extrapulmonary tuberculosis in the United States. *Am. Rev. Respir. Dis.* **141**:347–351.
47. Schoeman, J., P. Donald, L. van Zyl, M. Keet, and J. Wait. 1991. Tuberculous hydrocephalus: comparison of different treatments with regard to ICP, ventricular size and clinical outcome. *Dev. Med. Child Neurol.* **33**:396–405.
48. Schoeman, J., R. Hewlett, and P. Donald. 1988. MR of childhood tuberculous meningitis. *Neuroradiology* **30**:473–477.
49. Schoeman, J. F., L. E. Van Zyl, J. A. Laubscher, and P. R. Donald. 1997. Effect of corticosteroids on intracranial pressure, computed tomographic findings, and clinical outcome in young children with tuberculous meningitis. *Pediatrics* **99**:226–231.
50. Sharma, S. K., A. Mohan, A. Sharma, and D. K. Mitra. 2005. Miliary tuberculosis: new insights into an old disease. *Lancet Infect. Dis.* **5**:415–430.
51. Slavin, R. E., T. J. Walsh, and A. Pollak. 1980. Late generalized tuberculosis: a clinical pathologic analysis and comparison of 100 cases in the pre-antibiotic and antibiotic eras. *Medicine* **59**:352–366.
52. Smith, J., and R. Godwin-Austen. 1980. Hypersecretion of anti-diuretic hormone due to tuberculous meningitis. *Postgrad. Med. J.* **56**:41–44.
53. Tandon, P. N., and S. Bhargava. 1985. Effect of medical treatment on intracranial tuberculoma—a CT study. *Tubercle* **66**:85–97.
54. Teoh, R., M. J. Humphries, and G. O'Mahony. 1987. Symptomatic intracranial tuberculoma developing during treatment of tuberculosis: a report of 10 patients and review of the literature. *Q. J. Med.* **63**:449–460.
55. Thwaites, G. E., T. T. Chau, and J. J. Farrar. 2004. Improving the bacteriological diagnosis of tuberculous meningitis. *J. Clin. Microbiol.* **42**:378–379.
56. Thwaites, G. E., N. T. Lan, N. H. Dung, H. T. Quy, D. T. Oanh, N. T. Thoa, N. Q. Hien, N. T. Thuc, N. N. Hai, N. D. Bang, N. N. Lan, N. H. Duc, V. N. Tuan, C. H. Hiep, T. T. Chau, P. P. Mai, N. T. Dung, K. Stepniewska, N. J. White, T. T. Hien, and J. J. Farrar. 2005. Effect of antituberculosis drug resistance on response to treatment and outcome in adults with tuberculous meningitis. *J. Infect. Dis.* **192**:79–88.
57. Thwaites, G. E., D. B. Nguyen, H. D. Nguyen, T. Q. Hoang, T. T. Do, T. C. Nguyen, Q. H. Nguyen, T. T. Nguyen, N. H. Nguyen, T. N. Nguyen, N. L. Nguyen, H. D. Nguyen, N. T. Vu, H. H. Cao, T. H. Tran, P. M. Pham, T. D. Nguyen, K. Stepniewska, N. J. White, T. H. Tran, and J. J. Farrar. 2004. Dexamethasone for the treatment of tuberculous meningitis in adolescents and adults. *N. Engl. J. Med.* **351**:1741–1751.
58. Traub, M., A. C. Colchester, D. P. Kingsley, and M. Swash. 1984. Tuberculosis of the central nervous system. *Q. J. Med.* **53**:81–100.
59. Udani, P. M., and D. K. Dastur. 1970. Tuberculous encephalopathy with and without meningitis. Clinical features and pathological correlations. *J. Neurol. Sci.* **10**:541–561.
60. van Dyk, A. 1988. CT of intracranial tuberculoma with spe-

cific reference to the 'target sign.' *Neuroradiology* **30:**329–336.
61. **Verdon, R., S. Chevret, J. P. Laissy, and M. Wolff.** 1996. Tuberculous meningitis in adults: review of 48 cases. *Clin. Infect. Dis.* **22:**982–988.
62. **Wadia, N. H., and D. K. Dastur.** 1969. Spinal meningitides with radiculomyelopathy. Part I—clinical and radiological features. *J. Neurol. Sci.* **8:**239–260.
63. **Weisberg, L. A.** 1984. Granulomatous diseases of the CNS as demonstrated by computerized tomography. *Comput. Radiol.* **8:**309–317.
64. **Whelan, M. A., and J. Stern.** 1981. Intracranial tuberculoma. *Radiology* **138:**75–81.

Chapter 19

結核性リンパ節炎と耳下腺炎
Tuberculous Lymphadenitis and Parotitis

- 著：W. Garrett Hunt
- 訳：中山 由梨

歴史的展望

瘰癧(ざんげ)(king's evill)[訳注]の治療はなんと難しいことだろう。内科医と外科医の日々の経験がそれを示している。苦難に対する最高のケアと努力にもかかわらず，病気が屈しないと悟ったとき，彼は神の慈しみに感謝する理由を知るだろう。神は，少なくともエドワード懺悔王から後継の王たちに(より長い期間かもしれないが)，その奇跡的な治癒をもたらす，たぐいまれなる力を与えることで，この国を見事に治められた

Richard Wiseman(リチャード・ワイズマン，17世紀の外科医)[33]

リンパ腺結核(腺病：scrofula)はリンパ腺の結核として定義されるが，何千年もの間，人々を苦しめている。ヒポクラテス(Hippocrates：紀元前460〜紀元前377年)は，リンパ腺結核腫を彼の書物に記載し，Herodotus(紀元前484？〜紀元前425？年)は，一般集団からハンセン病またはリンパ腺結核病の患者が隔離されたことを記載した。この病気は，中世ヨーロッパでは，瘰癧(るいれき)(king's evill)として知られ，ロイヤルタッチ(王族が触れること，触療)により多くの症例が治ったようにみえることからこう呼ばれた。フランスのクロビス(Clovis)Ⅰ世(紀元466〜紀元511年)は紀元496年に洗礼を受けた後，リンパ腺結核を治すためのロイヤルタッチを施した最初の王である，と記録されている。ロイヤルタッチはエドワード懺悔王からアン女王[35]へと引き継がれ，英国の君主により行われた。歴史家は，ロイヤルタッチを見物するために集まった集団のことを鮮明に記載していた。英国のチャールズⅡ世はロイヤルタッチを90,798回施したといわれている。ロイヤルタッチを受けた後，患者は金片を授かり，それはその後も続く腺病の攻撃から患者を守るものとされた。本当に必要な患者を選び出し，患者が金貨ではなく首の腺病が治ることを切望していることを保証するのはたいてい，教区牧師の務めであった[35]。

19世紀(病理学が科学として出現した頃)までは，腺病の病因は判明していなかった。19世紀前半の終わり頃，ドイツの医師Johan Lucas Schulmanは，誤って，リンパ腺結核を結核とは異なるものとみなし，血液媒介性疾患の一種として分類した[32]。結核の内因および外因として，遺伝性リンパ質，伝染病，梅毒ウイルスの変性，食物や飲み物，ほこり，排泄物，大気の影響などが考えられた。1846年に英国では，腺病は2〜15歳の小児に最も多く発症した。調査された133,000人の小児のうち24％に，腺病の明らかな瘢痕や腫張した頸部リンパ腺がみられた[32]。腺病のような結節がいったん皮膚に吹き出ると，病気は繰り返すようになり，病変が断続的に濃厚な酸臭膿汁を分泌し，長期的な障害を来すこととなった。この醜くなりやすい慢性疾患が，公衆や一部の医師から，気質的，退化的な遺伝的障害の徴候としてみなされていたのは無理もない[32]。

疫学

リンパ節結核(tuberculosis of the lymph nodes)は肺外結核の最も多い形態である。米国とカナダの調査では，報告された結核の全症例の5〜9％に，リンパ節病変が出現することが示された[17]。米国では，過去十年間に結核の発生率は低下傾向にあったが[14]，世界的には結核の発生率は上昇しており，結核性リンパ節炎は増加している[18,19,34]。対照的に，耳下腺結核は，1894年に初めて記載され，いまだにまれに発生している[12]が，主に単発や小規模の症例研究で報告されており，ほとんどが耳下腺切除標本に認められている[12,21,23,49]。

歴史的には，リンパ節結核は小児において最も多く同定されている。しかし，先進国からの数多くの最近の研究では，好発年齢の範囲は，20〜40歳である[18]。この年齢の変化はおそらく，先進国の小児期の結核の発生率の低下を反映している。これとは対照的に，途上国からの移民が増加している地域[34]や途上国の結核流行地[28]における腺病症例の割合は依然高い。

一次結核(小児期)と二次結核(成人)はリンパ節病変に関していえば，明らかに異なる。未加療の小児の一次結核では，ほとんどすべての患者で，胸部X線写真に明らかな肺門または傍リンパ節(または両方)拡大がみられる[24,47]。肺外リンパ節炎は，結核感染の6か月以内に5％の患者に発症する[31]。感染リンパ節は一般的に，大幅に腫張し乾酪化する。リンパ節病変は，一次感染の発症後まもなく生じる。頸部リンパ節病変のある小児の50〜80％に，活動性肺結核のX線撮影所見がみられる[24,34,47]。対照的に，成人の結核性頸部リンパ節は，胸部X線の異常陰影は30％未満にしかみられず[18]，この変化はたいてい，古い，治癒した結核を表しており，過去の感染の再活性化から生じたリンパ節病変を示唆している。

民族の起源と性別も，結核性リンパ節炎を発症するうえでの大きなリスクになっているようだ。米国，カナダ，オーストラリア，

[訳注] リンパ節結核のこと。

表 19-1 米国海軍人員における結核性リンパ節炎と肺結核の人種分布[a]

人種	結核の分布(%)	
	リンパ節	肺
白人	7	55
黒人	7	10
アジア人	79	31
他	7	4

[a] 文献10から転載。

英国では，大多数はインドとアジアの亜大陸で生まれた人に起こっている。英国の全国調査では，結核性リンパ節炎は，アジア系の移民における結核例の約40%を占めた[37]。アジア系移民のカナダへの流入は，肺結核が減少しているにもかかわらず，カナダのリンパ節結核が持続的に発生する主な理由の1つになっている。結核のリスクが高いことに加えて，アフリカや東南アジアで生まれた人はリンパ節炎に進行する傾向があるようだ[20]。米国海軍内での活動性結核患者において，アジア人は肺病変に対し極端にリンパ節病変が多い[10]（表19-1）。肺結核症例では男性が多いが，末梢リンパ節結核のほとんどの研究では，2:1以上の割合で男性よりも女性が多いことが示されている[20]。先進国で，リンパ節結核を有するリスクが最も高いのは，20～40歳の，インド，アジア，またはアフリカの女性である。ヒト免疫不全ウイルス（human immunodeficiency virus：HIV）に感染した人は結核を発症するリスクが高い。活動性結核を有する患者のうち，HIV-1感染患者は，世界全体の8%，アフリカの症例の30～60%であると推定されている[1,19]。肺外結核は，HIV感染患者においてさらに多いようである。孤立肺外限局性病変，特にリンパ節炎は，HIV-1感染患者における結核症例の53～63%にみられ，深刻な免疫不全のHIV患者において，より高頻度に出現すると記載されている[1]。

病理

結核菌（*Mycobacterium tuberculosis*）感染後，ほぼ決まって，病像は初期感染部位から主な所属リンパ節へと広がる。多くの場合，元の感染部位よりも所属リンパ節において，病変組織の量はより多くなる。病原体は，所属リンパ節からリンパ系を経由して他のリンパ節に広がり続けるか，リンパ節を通過して，少量は血流に達し，事実上，体のあらゆる器官に広がる可能性がある。リンパ行性播種と血行性播種の場合，たいてい自然治癒する。ヒトにおける初感染の90%以上が無症候性で治癒する。再活性化結核は，一次感染中に侵入したリンパ節に存在する休眠病原体からの遅発性再燃として発症することがある。インターロイキン（interleukin：IL）-10および形質転換増殖因子βの発現の増加は，殺菌機能を下方調整し，それにより肉芽腫の細胞微小環境内で菌が生存し続けるのに有利に働く[38]。結核菌によるリンパ節炎は，記憶T細胞（CD45RO）の下方調整，マクロファージ活性低下，サイトカイン刺激3のサプレッサーの発現低下に関連する[41]。長期的な細菌の複製および免疫調節特性の変化において，これらの機能が役割を果たしうる。

耳下腺における結核感染は通常，耳下腺内リンパ節感染後に発症する。抗酸菌感染が扁桃，歯肉溝からリンパ管を介して口腔粘膜へと広がり，耳下腺内リンパ系組織が感染する[23]。感染したリンパ組織の被膜が侵されると，続いて耳下腺炎が起こることがある。耳下腺の直接感染は血行性播種に続いて起こるか，感染した喀痰を自己摂取し，唾液管を介して起こる[21,49]。

歴史的には，リンパ節および耳下腺結核は，*M. bovis*によって主に引き起こされたが，現在では，ほぼすべての結核性リンパ節炎が*M. tuberculosis*によって引き起こされる。*M. tuberculosis*ははじめに肺に感染するため，肺実質にある所属リンパ節はすでに感染していることが多い。両側肺門領域を含む気管支周囲のリンパ節群；右肺動脈後方にある気管分岐角の気管軟骨下群；後方縦隔内気管に隣接する傍気管群，などが含まれる。これらのリンパ節の結核はすべて気管内結核に含まれ，最も多くは小児に発症するが，成人感染例も増加しつつあると報告されている[18,24,47]。

縦隔リンパ節は初期に最もよく腫脹する部位であるにもかかわらず，報告されたリンパ節結核症例のわずか5%を占めるのみである。むしろ，臨床的に明らかな結核性リンパ節炎で侵されるのは頭頸部のリンパ節であり，典型的には，前方または後頸鎖および鎖骨上領域のリンパ節である[18,24,34,47]。初感染が限局して頭頸部に起こることは珍しいので，これらのリンパ節感染はおそらく，肺の初感染に続いて全身に広がった結果，発症したものであろう。傍気管リンパ節が深頸部リンパ節および腹部リンパ節と連携していることが示唆されている[46]。右上葉，すなわち，初期に右傍気管リンパ節に流出する部位の一次結核患者54人のうち，14人が同側の深頸部リンパ節を侵され，3人が腹部リンパ節を侵されていた[46]。

腋窩や鼠径部，または頸部ではない，他の末梢リンパ節に結核がまれに発症した場合は，感染した結節より遠位の感染巣がしばしば特定される。耳介前腺炎は，頭皮や目，または涙管の感染を示唆する[2,51]。肘リンパ節炎は前腕または手の感染症に引き続き起こる[15]。腋窩リンパ節は，腕や胸壁，または乳腺の病変に関与している[29,44]。鼠径リンパ節への感染は，下腿や大腿の部位に引き続き，または陰部感染に引き続き起こりうる[50]。

リンパ節結核の主要な病理学的事象には，周囲の組織の圧迫やリンパ節の乾酪化および障害，浸潤されたリンパ節の治癒過程で出来た線維化がある。死亡はまれであるが，合併症および慢性疾患は一般的である。おそらく，リンパ節結核に関連する重篤な病理学的事象の最もよい例は，小児の気管支疾患であろう[24,30]。結核菌の進行性増殖や拡大を抑制することができない小児の体内で

は，遅発性過敏症の発症が，気管や気管支の外部圧迫を伴う所属リンパ節の充血や腫脹に付随して起こる。結節の中心が壊死し，乾酪化すると，結節周囲が著しく炎症し，結節が気道の外表面に付着する(図19-1)。結節が気管支壁を侵食し始めると，粘膜下結節や管腔内ポリープ，肉芽腫組織が出現する(図19-2)。最終的には，リンパ節は乾酪組織を気管支内腔に排出し，気管支閉塞や肺の他領域への乾酪組織の拡大を引き起こしながら，気管支壁を穿孔しうる。感染したリンパ節や気管支の治癒に伴い，線維化は通常，永久的な気管支狭窄または気管支拡張症に至る。主要な血管の圧迫，横隔神経や反回神経への浸潤(impingement)，リンパ管閉塞，胸壁および胸骨への浸潤に伴い，縦隔内リンパ節腫脹も認められる。

表在リンパ節の病変は通常，腫瘤性病変の拡大につながる。感染したリンパ節が未治療のままの場合，腫脹して進行し，所属リンパ節は一緒にもつれた状態になり，表皮に粘着する。最終的には，覆っている皮膚が紫がかった色になり，腫瘤の中心は軟らかくなり，乾酪物質はすぐに周囲の組織に皮膚を通じてばらまかれる。これが腺病の古典的な表現形である。

臨床的疾患

表在性結核性リンパ節の90%以上が頭頸部領域にみられる[15]。頻度が高い順に挙げると，前方および後方の頸部，鎖骨，顎下腺，時折，耳介前またはオトガイリンパ節，が含まれる[26]。所属リンパ節のいくつかは通常，感染しており，両側性の腺炎がよくみられ，特に乳児で多い。全身性のリンパ節腫脹や肝脾腫は5%未満に発症する。しかしながら，粟粒結核の小児においては，全身性リンパ節腫脹が10～15%の症例でみられることに留意すべきである[45]。

結核性リンパ節炎に関連する症状は，感染したリンパ節の位置に大きく依存する。成人，小児ともに，頸部リンパ節炎の主要な症状は，無痛性の緩徐進行性の頸部腫脹である[3](図19-3)。医学的診察で気づくほどにリンパ節が十分に腫脹するまで，数週間かかることがある。体重減少，体温上昇，食欲不振，疲労，倦怠感，または疼痛などの随伴症状が，患者の20%未満に認められる。乾酪や浸潤といった段階を通じてリンパ節が進行した場合は，潰瘍や瘻孔などの慢性症状が生じ，患者は医療機関に受診するかもしれない。より最近のシリーズでは，10%未満で起こったとされている[26]。

気管支周囲や傍気管リンパ節腫脹では，症状はいくらか年齢に依存している。成人では，結節の腫大はめったに気管支内腔に出

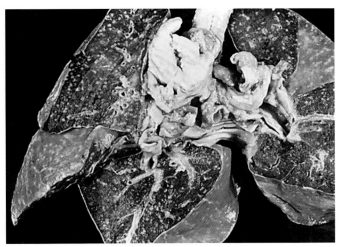

図19-1　気管支結核の剖検標本　大きな乾酪性のリンパ節が付着し，右主気管支と上葉気管支を圧迫している。

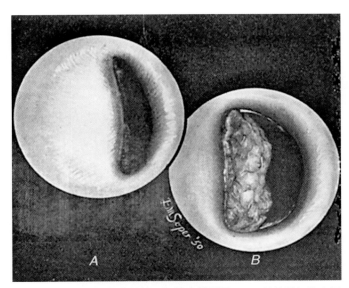

図19-2　小児の気管支結核の気管支鏡所見　A：結核性気管支周囲リンパ節の外部圧迫により管腔径が小さくなっている。B：リンパ節病変が気管支壁を貫通し，管腔内肉芽腫組織を伴っている。
Harvard University Press の許可を得て，Tuberculosis in White and Negro Children[22a] から転載。

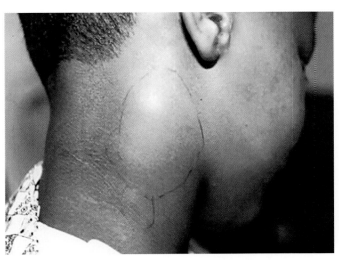

図19-3　両側性後頸部結核性リンパ節炎(片側だけに生じたもの)をもつ9歳のソマリアの少年
写真提供は Dwight Powell, M.D.のご厚意による。

現せず，呼吸器症状の原因とはなりにくい。むしろ，体重減少や発熱，軽度の寝汗，慢性胸痛，倦怠感，食欲不振，または無症候性胸部X線異常陰影，として現れる[18]。小児では，症候性気管支結核は4歳未満で最もよくみられ，気道傷害として現れる[24,47]。咳，しばしば激しい発作性の咳が最も頻度の高い症状である。気道内腔の進行性の閉塞により，小児は，呼気時喘鳴(wheezing)や吸気時喘鳴(stridor)，呼吸苦，そして最終的には低酸素症および肺無気肺によるチアノーゼで呼吸困難を経験することがある。

結核性リンパ節炎のその他の非典型的な症状として，胸管の閉塞による乳び胸，後腹膜リンパ節炎による慢性腹痛と微熱，胆管閉塞による進行性黄疸，肋間リンパ節病変による慢性胸痛，食道憩室や咽頭後膿瘍によって起こった嚥下障害に伴う頸部腫瘤，声帯麻痺，鼻咽頭腫瘤，組織球性腫瘍を疑わせる全身性リンパ節腫脹がある。

身体所見上，末梢の結核結節は最初は硬いかゴム状で，弧発しており，圧痛はない。通常，皮膚を通して乾酪化し浸潤しているにもかかわらず，疼痛のない症状は持続する。時に，乳児において，細菌感染による症状が現れたときに，結節の腫脹や圧痛が認められることもある[31]。表面的な結核性リンパ節炎の身体所見は，JonesとCampbellにより5段階に分類されている[27]：ステージ1はリンパ節が腫脹し，硬く可動性のある弧発の結節で，非特異的な反応性過形成を示すもの；ステージ2は大きな，ゴム状の結節で，腺周囲炎により周囲組織を巻き込んだもの；ステージ3は，膿瘍形成に伴い，中心が軟化している結節；ステージ4は，辺縁に植え込まれた膿瘍形成(collar stud abscess formation)；ステージ5は，瘻孔形成，である。多くの場合，初期症状が現れた際に，ステージ2や3に分類される[28]。

結核性耳下腺炎はめったに急性の腺腫脹を起こさない。たいてい，慢性耳下腺炎は数か月から数年にわたって拡大し，無症候性局所化病変として進行する[14,21,48,49]。これらの腫瘍はしばしば，耳下腺腫瘍と区別することは困難である。25～50%の症例で，慢性的に瘻孔を排出することにより，真の鰓裂瘻(branchial cleft fistula)に似た症状を呈することがある。ほとんどの患者では，全身または肺結核の徴候はほとんどみられない。軽度の圧痛または自発痛を発症することがあり，腫脹の過程の後期に，腫瘍の大きさは急速に増加しうる[57]。

診断

結核性リンパ節炎や耳下腺炎の鑑別診断は広範囲である。鑑別診断として，他の感染症〔非結核性抗酸菌(nontuberculous mycobacteria：NTM)，ウイルス，クラミジア，細菌，真菌，トキソプラズマ(*Toxoplasma*)〕，新生物〔リンパ腫，肉腫，腺腫，腺リンパ腫(Warthin腫瘍)，Hodgkin病，転移性がん〕，薬物反応(ヒダントイン)，サルコイドーシス，非特異的な反応性過形成，および非リンパ性の頸部，または耳下腺の腫脹〔Sjögren症候群，唾液腺症(sialosis)，鰓弓嚢胞(branchial arch cyst)，嚢胞性ヒグローマ，頸動脈小体腫瘍〕，がある。結核性疾患とその他の型の腺炎との鑑別として，病歴や社会歴，胸部X線所見が，特に幼い小児において，有用になりうる。結核性リンパ節炎の小児の80%以上が，活動性結核の曝露歴をもっており，胸部X線所見では，最近の，または活動性結核の所見を認める[24,46]。これらの所見は成人ではまれである。結核接触歴を有するのは20%未満で，胸部X線で異常所見があるのは30%未満である[18]。ツベルクリン反応(ツ反)は最も確実で非侵襲的な診断法であり，結核性リンパ節炎をもつ人の90%以上で陽性となる。

時に，結核菌が原因のリンパ節炎は，NTMが原因のそれと区別することは困難なことがあり，小児においてより問題となる[43]。結核性リンパ節炎はまれに，顎二腹筋の三角形部分(digastric triangle)にある上前頸部リンパ節(superior anterior cervical nodes)の一側性の病変，すなわち，NTMに起因するリンパ節炎の典型的な所見として現れる。区別するためのその他の有用な手掛かりを表19-2に示す。鑑別にはツベルクリンとNTM抗原によるツ反が有用であることがわかっているが，NTM抗原は現在，一般的には利用できない。

結核性リンパ節炎の診断に疑問がある場合，組織学的検査，培養，そして，できればポリメラーゼ連鎖反応(polymerase chain reaction：PCR)のために生検材料を提出する。不完全に生検材料を採取すると，潰瘍や瘻孔形成に至ることがほとんどなので，全切除生検が最適である。理想をいえば，結節の固体部分は，組織病理学的検査のために培養，処理されるべきであるが，結節で明らかに乾酪している部分はローダミン-オーラミンで染色し，蛍光顕微鏡で抗酸菌を検査する必要がある。抗酸菌性リンパ節炎の組織学検査では，非特異的なリンパ性浸潤，小さな非乾酪性肉芽腫，または大きな乾酪壊死部の典型的なLanghans巨細胞をみ

表19-2 結核性リンパ節炎と非結核性マイコバクテリアによる頸部リンパ節炎の特徴の比較

特徴	結核性	非結核性抗酸菌性
年齢	すべての年齢。しかし20～40歳が最多	1～6歳
性別	女性に多い	男女差なし
人種	アジア人と黒人に多い	なし
結核曝露	小児に多い	まれ
全身症状	まれ	まれ
罹患リンパ節	前方および後方の頸部鎖骨上 両側性	頸静脈二腹筋リンパ節 一側性
胸部X線	ほとんどの小児と3分の1の成人で異常	正常
ツ反	通常，陽性	多くは陽性

る。結核およびNTM感染結節は組織学的には区別することができず，他の肉芽腫性疾患との区別が困難な場合がある。それゆえ，培養結果陽性の可能性を最大化するために，知識のある微生物学研究室で生検標本を迅速に処理することが必須となる。

細胞診のためのリンパ節や耳下腺の針穿刺吸引細胞診[6,22]は，ツ反の結果と併せて，結核症が蔓延している地理的領域において，診断の効果的な方法となりうる。細胞学的所見として，結核性リンパ節炎をもつ50〜80％の患者で肉芽腫性変化がみられるが，抗酸菌はわずか30〜60％にしかみられず，培養は20〜80％でしか陽性にならない[6,39]。それゆえ，ツ反が強陽性でない限り，多くの患者では，肉芽腫性リンパ節炎のその他の原因を除外しなくてはならない。最近のシステマティック・レビューでは，結核性リンパ節炎に対する核酸増幅検査は変動性が高く，一貫性のない結果をもたらし，臨床的に意味のある結果の決定が不可能になることがわかった[16]。しかし，見込みのある方法もいくつかあった。結核性リンパ節を穿刺吸引して採取した検体のチール・ニールセン染色または培養と比較し，PCR dot-enzyme-linked immunosorbent assayの使用は，結核菌の同定率を70％から80％に上げる[6,25]。さらに，15日間の液体培養とGenoType Mycobacteria Direct testを組み合わせた培養強化アッセイは，感度88.6％，特異度100％，陽性的中率100％，陰性的中率97.9％に達し，見事に，結核の陽性診断の「ゴールドスタンダード」として使用されている[42]。

肺門または縦隔のリンパ節の病変を評価する場合，喀痰および胃吸引培養は通常，陰性であることがわかっており，診断は縦隔鏡または開胸での転移リンパ節の切除生検により行うのが最良である。呼吸器症状や胸部X線検査で気管支閉塞を示す場合，組織学検査と培養のための気管支内腔でみられるすべてのポリープや肉芽組織を除去するために，気管支鏡検査を行うべきである[30]。

治療

結核性リンパ節炎と耳下腺炎のマネジメントでは，適切な抗結核薬治療を行い，少数の患者で外科的切除を慎重に行う。広範囲の乾酪化，腺周囲炎，または浸潤が起こる前に表在性リンパ節炎がみつかった場合は，抗結核薬治療を行えば，ほとんど治癒する。抗結核薬治療中に，最大で25％の患者に新しい結節や既知の結節の腫大，波動（fluctuation），または排膿を認めることがある[13]。このような合併症は通常，治療の最初の数週間または数か月で発生するが，時折，遅発性に発症し，1年後に起こることさえもある。ただし，今までで認められた微生物学的治療の失敗や再発はまれであり，これらのイベントでは通常，追加の抗結核薬治療やステロイド，または手術を必要としない[54]。米国胸部学会（American Thoracic Society），米国疾病対策センター（Centers for Disease Control and Prevention：CDC），米国感染症学会（Infectious Diseases Society of America），世界保健機関（World Health Organization：WHO）は，薬剤感受性良好な結核菌によって起こった，すべての結核性リンパ節炎の患者に対して，6か月間の治療レジメンを推奨している[7,54]。成人患者に対しては，イソニアジド（INH）やリファンピシン（RFP），ピラジナミド（PZA），エタンブトール（EB）をさまざまに組み合わせた，4つの基本的なレジメンが，推奨されている。これらの推奨は，9か月間または6か月間のINH・RFP・PZA・EBまたはストレプトマイシンの組み合わせでの治療成功を実証した2つの前向き比較試験に基づいている。頸部，腋窩，または，胸壁リンパ節結核の157人の成人患者を，治療後9〜30か月モニターしたところ，6か月間毎日治療した群と9か月間毎日治療した2つの群では，結果に大きな差がなかった[9]。同様に，91人の頸部リンパ節結核の成人患者を平均21か月間モニターしたところ，6か月間週3回治療した群と9か月間週3回治療した群との間で，結果に差は認められなかった[56]。

小児患者については，前向き比較試験は限られているが，小児の結核性リンパ節炎の短期間治療のエビデンスに対する批判的レビュー[36]では，以下のWHOのガイドラインを推奨している[5]。これらのガイドラインには，INH-RFP-PZAによる2か月間の導入療法とINH-RFPの毎日または週3回の4か月間の維持期治療が含まれている。

薬剤感受性結核菌に感染した患者のほとんどは，6か月間の併用薬物治療で効果的に管理できるようだ。薬剤耐性菌の治療のためのガイドラインを確立するにはデータがあまりにも少ない。そのような症例は一般的に，公表された研究では，解析から除外されている。治療の詳細については，他の文献を参照のこと[4,55]。耳下腺炎のための治療法について公表された試験はないため，リンパ節炎のためのガイドラインに従うべきである。

診断目的でないのなら，手術は適切な一連の抗結核薬治療後も改善がみられない場合や，腫脹や圧痛緊張，波動のある結節を不快に感じる場合に制限すべきである[5]。瘻孔を伴ったり慢性排膿のある結節ですら，外科的切除ではなく抗結核薬治療を試行したほうがいい。なぜなら，初期の切除はアウトカムに影響を及ぼさないように思われるからである。もし，手術を選択した場合に必ず，侵された結節とその周囲の組織を完全切除しなくてはならない。切除と排膿は，部分的外科切除と同じくらい，潰瘍や慢性瘻孔排膿（chronic sinus drainage）のリスクがある。

縦隔における結核のリンパ節も，肺結核と同じように扱うべきである。さらに，縦隔超音波検査は，小児における治療に対する反応をモニターするための貴重な手段であるようだ[8]。小児の気管支結核は，独特な状況であり，抗結核薬治療だけではすぐに満足いくような結果を得ることはできない[30,40]。気管支周囲のリンパ節が広範囲に乾酪化しているため，薬剤がすべての感染組織へ達するのが困難となることが推測される。それゆえ，このような状態においては，炎症反応や気管支圧迫をコントロールするのを助けるために，抗結核薬治療と副腎皮質ステロイドを併用するとよいだろう。その種の唯一の比較試験において，Nemirらは，気管支結核の小児で発症の4か月以内に副腎皮質ステロイドを投与

表 19-3 重度の気管支結核をもつ小児に対するプレドニゾロン治療[a]

投与量(mg/体重kg/日)	期間(日)
3.0	3
2.0	3
1.0	24
0.5	4
0.25	3
合計	37

[a] 抗結核薬治療の併用時にのみ使用される。文献41から転載。

すると，明らかに疾患が迅速に改善することを実証した[40]。残念ながら，気管支拡張症や気管支狭窄の長期転帰に有益な効果があるかどうかを判断できるようなデータはない。推奨される副腎皮質ステロイド投与計画の概要を表19-3にまとめた。

手術もまた，成人と小児の両者の気管支結核において役割を担う。熟練者が行う気管支鏡検査は，管腔内ポリープ，肉芽組織，明らかな乾酪壊死組織を除去するうえで重要となりうる。一部の小児患者にとっては，繰り返しの気管支鏡検査施行が気管支開存を維持するために必要となるかもしれない[30]。まれに，浸潤気管支壁をもつ小児や成人では，乾酪結節を除去し，気管支壁の浸潤欠損を塞ぐために胸腔内手術が必要になる[55]。

結論

結核性リンパ節炎は，歴史的に非常に興味深い疾患であるが，HIV感染患者において，結核と肺外結核の有病率が上昇しているために，今日ではより高頻度に発症しうる。若年成人アジア人や黒人女性に最も多く発症し，通常は無痛性で，緩徐に頭頸部領域のリンパ節腫脹を来すが，全身のいかなる領域にも発症し，特に前縦隔に発症しうる。結核性耳下腺炎は，耳下腺腫脹のまれな原因であり，通常，耳下腺摘出術の後でみつかる。さまざまな腫瘍，非腫瘍塊，感染症，特に，NTMによって発症する頸部リンパ節炎と，腺病を鑑別しなくてはならない。歴史，疫学，臨床症状，胸部X線検査，ツ反，そして，インターフェロンγ遊離試験により，十分に診断をつけられるが，組織診断，培養，そしておそらくPCR検査には，穿刺吸引または切除生検が必須になるであろう。使用する場合は，核酸増幅検査は，従来の方法と組み合わせて適用され，臨床的な疑いをもって，解釈する必要がある。部分的な生検または切開と排膿は，潰瘍や慢性瘻孔排膿を防ぐために避けるべきである。治療は，複数の抗結核薬を組み合わせて行うが，場合によっては，外科的切除も必要となる。

◎ 文献 ◎

1. Aaron, L., D. Saadoun, and I. Calatroni. 2004. Tuberculosis in HIV-infected patients: a comprehensive review. *Clin. Microbiol. Infect.* **10:**388–398.
2. Abrol, R., N. M. Nagarkar, and H. Mohan. 2002. Primary bilateral tuberculous dacryocystitis with preauricular lymphadenopathy: a diagnostic difficulty of recent times. *Otolaryngol. Head Neck Surg.* **126:**201–203.
3. Al-Serhani, A. M. 2001. Mycobacterial infection of the head and neck: presentation and diagnosis. *Laryngoscope* **111:**2012–2016.
4. **American Thoracic Society, Centers for Disease Control and Prevention, and Infectious Diseases Society of America.** 2003. Treatment of tuberculosis. *Am. J. Respir. Crit. Care Med.* **167:**603–662.
5. Ammari, F. F., A. H. B. Hani, and K. I. Ghariebeh. 2003. Tuberculosis of the lymph glands of the neck: a limited role for surgery. *Otolaryngol. Head Neck Surg.* **128:**576–580.
6. Bezabih, M., D. W. Mariam, and S. G. Selassie. 2002. Fine needle aspiration cytology of suspected tuberculous lymphadenitis. *Cytopathology* **13:**284–290.
7. Blumberg, H. M., W. J. Burman, and R. E. Chaisson. 2004. American Thoracic Society/Centers for Disease Control and Prevention/Infectious Diseases Society of America: treatment of tuberculosis. *Am. J. Respir. Crit. Care Med.* **169:**316–317.
8. Bosch-Marcet, J., X. Serres-Creixams, V. Borras-Perez, M. T. Coll-Sibina, M. Guitet-Julia, and E. Coll-Rosell. 2007. Value of sonography for follow-up of mediastinal lymphadenopathy in children with tuberculosis. *J. Clin. Ultrasound* **35:**118–127.
9. Campbell, I. A., L. P. Ormerod, and J. A. R. Friend. 1993. Six months versus nine months chemotherapy for tuberculosis of lymph nodes: final results. *Respir. Med.* **87:**621–623.
10. Cantrell, R. W., J. H. Hensen, and D. Reid. 1975. Diagnosis and management of tuberculous cervical adenitis. *Arch. Otolaryngol.* **101:**53–57.
11. **Centers for Disease Control and Prevention.** 2004. Trends in tuberculosis—United States, 1998–2003. *MMWR Morb. Mortal. Wkly. Rep.* **53:**209–214. (Erratum, **53:**246.)
12. Chatterjee, A., V. Meera, and Q. Trent. 2001. Parotid abscess caused by *Mycobacterium tuberculosis*. *Pediatr. Infect. Dis. J.* **20:**912–914.
13. Cho, O., K. Park, Y. Kim, E. H. Song, E. Y. Jang, E. J. Lee, Y. P. Chong, S. Choi, S. Lee, J. H. Woo, Y. S. Kim, and S. Kim. 2009. Paradoxical responses in non-HIV-infected patients with peripheral lymph node tuberculosis. *J. Infect.* **59:**56–61.
14. Coen, L. D. 1987. Tuberculosis of the parotid gland in a child. *J. Pediatr. Surg.* **22:**367–368.
15. Crum, N. F. 2003. Tuberculosis presenting as epitrochlear lymphadenitis. *Scand. J. Infect. Dis.* **35:**888–890.
16. Daley, P., S. Thomas, and M. Pai. 2007. Nucleic acid amplification tests for the diagnosis of tuberculous lymphadenitis: a systematic review. *Int. J. Tuberc. Lung Dis.* **11:**1166–1176.
17. Farer, L. S., P. M. Lowell, and M. P. Meador. 1979. Extrapulmonary tuberculosis in the United States. *Am. J. Epidemiol.* **109:**205–217.
18. Geldmacher, H., C. Taube, and C. Kroeger. 2002. Assessment of lymph node tuberculosis in northern Germany. *Chest* **121:**1177–1182.
19. Glynn, J. R., A. C. Crampin, and B. M. Ngwira. 2004. Trends in tuberculosis and the influence of HIV infection in northern

Malawi, 1988–2001. *AIDS* **18**:1459–1463.
20. **Gonzalez, O. Y., L. D. Teeter, and B. T. Thanh.** 2003. Extrathoracic tuberculosis lymphadenitis in adult HIV seronegative patients: a population-based analysis in Houston, Texas, USA. *Int. J. Tuberc. Lung Dis.* **7**:987–993.
21. **Hamdan, A. L., U. Hadi, and N. Shabb.** 2002. Tuberculous parotitis: a forgotten entity. *Otolaryngol. Head Neck Surg.* **126**:581–582.
22. **Handa, U., S. Kumar, and R. S. Punia.** 2001. Tuberculous parotitis: a series of five cases diagnosed on fine needle aspiration cytology. *J. Laryngol. Otol.* **115**:235–237.
22a.**Hardy, J. B.** 1958. *Tuberculosis in White and Negro Children.* Harvard University Press, Cambridge, MA.
23. **Hunter, D. C., and J. M. Thomas.** 1993. Tuberculosis in the parotid region. *Br. J. Surg.* **80**:1008.
24. **Inselman, L. S., and E. L. Kendig.** 1998. Disorders of the respiratory tract in children, p. 883. *In* V. Chernick and T. F. Boat (ed.), *Tuberculosis.* W. B. Saunders, Philadelphia, PA.
25. **Jain, A., R. K. Verma, and V. Tiwari.** 2003. Development of a new antigen detection dot-ELISA for diagnosis of tubercular lymphadenitis in fine needle aspirates. *J. Microbiol. Methods* **53**:107–112.
26. **Jha, B. C., A. Dass, and N. M. Nagarkar.** 2001. Cervical tuberculous lymphadenopathy: changing clinical pattern and concepts in management. *Postgrad. Med. J.* **77**:185–187.
27. **Jones, P. G., and P. E. Campbell.** 1962. Tuberculous lymphadenitis in childhood: the significance of anonymous mycobacteria. *Br. J. Surg.* **50**:202.
28. **Kabra, S. K., R. Lodha, and V. Seth.** 2002. Tuberculosis in children—what has changed in last 20 years? *Indian J. Pediatr.* **69**(Suppl. 1):S5–S10.
29. **Khanna, R., G. V. Prasanna, and P. Gupta.** 2002. Mammary tuberculosis: report on 52 cases. *Postgrad. Med. J.* **78**:422–424.
30. **Lincoln, E. M., L. C. Harris, and S. Bovornkitti.** 1958. Endobronchial tuberculosis in children. *Am. Rev. Tuberc.* **77**:271.
31. **Lincoln, E. M., and E. M. Sewell.** 1963. *Tuberculosis in Children.* McGraw-Hill, New York, NY.
32. **Lomax, L.** 1977. Hereditary or acquired disease? Early nineteenth century debates on the cause of infantile scrofula and tuberculosis. *J. Hist. Med.* **32**:356–374.
33. **Major, R. H.** 1945. *Classic Descriptions of Disease,* 3rd ed. Charles C Thomas, Springfield, IL.
34. **Maltezou, H. C., P. Spyridis, and D. A. Kafetzis.** 2000. Extrapulmonary tuberculosis in children. *Arch. Dis. Child.* **83**:342–346.
35. **Maulitz, R. O., and S. R. Maulitz.** 1973. The King's Evil in Oxfordshire. *Med. Hist.* **17**:87–89.
36. **McMaster, P., and D. Isaacs.** 2000. Critical review of evidence for short course therapy for tuberculous adenitis in children. *Pediatr. Infect. Dis. J.* **19**:401–404.
37. **Medical Research Council Tuberculosis and Chest Diseases Unit.** 1980. National survey of tuberculosis notifications in England and Wales. *Br. Med. J.* **281**:895–898.
38. **Mustafa, T., S. J. Mogga, S. G. M. Mfinanga, O. Morkve, and S. Sviland.** 2005. Immunohistochemical analysis of cytokines and apoptosis in tuberculous lymphadenitis. *Immunology* **117**:454–462.
39. **Nataraj, G., S. Kurup, and A. Pandit.** 2002. Correlation of fine needle aspiration cytology, smear and culture in tuberculous lymphadenitis: a prospective study. *J. Postgrad. Med.* **48**:113–116.
40. **Nemir, R. L., J. Cardona, and F. Vaziri.** 1967. Prednisone as an adjunct in the chemotherapy of lymph node bronchial tuberculosis in childhood: a double-blind study. *Am. Rev. Respir. Dis.* **95**:402.
41. **Nicol, A. F., G. J. Nuovo, J. M. Coelho, V. C. Rolla, and C. Horn.** 2008. SOCS in situ expression in tuberculous lymphadenitis in an endemic area. *Exp. Mol. Pathol.* **3**:240–244.
42. **Noussair, L., F. Bert, and V. Leflon-Guibout.** 2009. Early diagnosis of extrapulmonary tuberculosis by a new procedure combining broth culture and PCR. *J. Clin. Microbiol.* **47**:1452–1457.
43. **Powell, D. A.** 2004. Nontuberculous mycobacteria, p. 975. *In* R. E. Behrman, R. M. Kliegman, and H. B. Jenson (ed.), *Nelson Textbook of Pediatrics.* W. B. Saunders, Philadelphia, PA.
44. **Prasoon, D.** 2003. Tuberculosis of the intercostal lymph nodes. *Acta Cytol.* **47**:51–55.
45. **Schuit, K. E.** 1979. Miliary tuberculosis in children: clinical and laboratory manifestation in 19 patients. *Am. J. Dis. Child.* **133**:583–585.
46. **Starke, J. D., and K. C. Smith.** 2004. Tuberculous and other mycobacterial infections, p. 1337. *In* R. D. Feigin, J. D. Cherry, G. L. Demmler, and S. L. Kaplan (ed.), *Textbook of Pediatric Infectious Diseases,* 5th ed. W. B. Saunders, Philadelphia, PA.
47. **Starke, T. R.** 2004. Tuberculosis, p. 731. *In* A. A. Gershon, P. J. Hotez, and S. L. Katz (ed.), *Infectious Diseases in Children.* C. V. Mosby, St. Louis, MO.
48. **Suleiman, A. M.** 2001. Tuberculous parotitis: report of 3 cases. *Br. J. Oral Maxillofac. Surg.* **39**:320–323.
49. **Suoglu, Y., B. Erdamar, and I. Colhan.** 1998. Pathology in focus. Tuberculosis of the parotid gland. *J. Laryngol. Otol.* **112**:588–591.
50. **Thami, G. P., S. Kaur, and A. J. Kanwar.** 2002. Isolated inguinal tuberculous lymphadenitis. *J. Eur. Acad. Dermatol. Venereol.* **16**:284–301.
51. **Whitford, J., and D. Hansman.** 1977. Primary tuberculosis of the conjunctiva. *Med. J. Aust.* **1**:486–487.
52. Reference deleted.
53. **World Health Organization.** 2006. *Guidance for National Programmes on the Management of Tuberculosis in Children.* World Health Organization, Geneva, Switzerland.
54. **World Health Organization.** 2003. *Treatment of Tuberculosis: Guidelines for National Programmes,* 3rd ed. WHO/CDS/TB 2003.313. World Health Organization, Geneva, Switzerland.
55. **Yurdakul, Y., and A. Aytac.** 1979. Surgical repair of the tracheobronchial compression by tuberculous lymph nodes. *Br. J. Dis. Chest* **73**:305–308.
56. **Yurn, A. P. W., S. H. W. Wong, and C. M. Tam.** 1997. Prospective randomized study of twice weekly six-month and nine-month chemotherapy for cervical tuberculous lymphadenopathy. *Otolaryngol. Head Neck Surg.* **116**:189–192.
57. **Zheng, J. W., and Q. H. Zhang.** 1995. Tuberculosis of the parotid gland: a report of 12 cases. *J. Oral Maxillofac. Surg.* **53**:849–851.

Chapter 20

泌尿生殖器結核
Urogenital Tuberculosis

- 著：André A. Figueiredo・Antônio M. Lucon・Miguel Srougi
- 訳：曽木 美佐

イントロダクション

結核は世界中に分布しているが，周期的変動や季節的変動はなく，人口密度の高い地域や社会経済的に貧しく衛生状態の悪い地域でより流行している。世界人口の30％(17億人)が結核菌(Mycobacterium tuberculosis)を保菌していると推定されている[39]。有効な薬物治療や技術的な進歩にもかかわらず，過去30年間は，薬剤耐性結核の出現，人類の移動，そして後天性免疫不全症候群(acquired immunodeficiency syndrome：AIDS)の流行により結核再興の時代であった。事実，結核は依然世界，特に途上国の公衆衛生上，重大な課題である[28]。

肺の病巣から始まり，結核菌が血行性に腎臓，前立腺，精巣上体に広がり，そして，集合系を下行し，尿管，膀胱，尿道，射精管を通り生殖器に到達する。患者の2～20％が，泌尿生殖器結核を発症する[28,39]。泌尿生殖器結核はすべての年代に起こるが，30～40代の男性に特に多い[17]。一般的には最終段階にならないと症状を示さない潜行性の疾患であるがために，診断が遅れ，泌尿生殖器の破壊という重篤な結果になりうる。最初の臨床像が腎不全であった患者の報告がいくつかある[17]。

泌尿生殖器結核は，長い間，腎臓内科医，泌尿器科医，感染症の専門家に認識されてきたが，依然としてほとんど知られていない。血尿，無菌性膿尿，再発性の尿路感染症といった疑わしい所見が認められるときでさえ，我々はこの疾患の可能性を想起することはほとんどない。そのため，泌尿生殖器結核の特徴をより深く知ることが，早期診断に重要である。

疫学

肺外結核は結核症例全体の10％に起こる。泌尿生殖器結核は肺外結核の30～40％を占め，リンパ節結核に次いで多い[7,28,54,55]。泌尿生殖器結核は肺結核患者の2～20％に起こる[2,9,24,31,54]。先進国では泌尿生殖器結核は肺結核症例の2～10％に続発するが，途上国では15～20％である[2,9,24,54]。

原因病理論

結核菌は好気性抗酸菌であり，ヒトにとって最も病原性の高い抗酸菌である。緩徐な分裂が，潜伏感染と普通の抗菌薬(細菌分裂の際に効果を示す)に耐性を示す主な原因である。結核菌は長い間宿主の体内で症状を出さず休止状態で存在しうるが，宿主の免疫機能が低下すると再活性化することがある[28]。M. bovisのような他の抗酸菌は低温殺菌されていない牛乳を飲む地域では重要であるが[7]，ヒトには病原性が低く，泌尿生殖器の病変の原因になることはほとんどない。

結核菌は，一度吸入されると肺胞内で増殖し，原発の肉芽腫を形成する[28,39]。肺胞内で1～5個といった少ない菌量により感染が成立する。一次肺結核は通常，臨床的には無症状かつ自然治癒する。この肺の病巣から，菌血症が続発し，他臓器に侵入する。この時点で，腎臓と前立腺の実質に定着することがある。6か月後，一次肺結核は自然に瘢痕化し，潜伏期に移行する。そして，次の2年以内に5％が再活性化し，その後，さらに5％が再活性化する可能性がある。肺結核，肺外結核のどちらでも活動性結核症例のほとんどは，潜在性の病巣が栄養失調，糖尿病，ステロイドや免疫抑制剤の使用，免疫不全により再活性化する[29,39]。

泌尿生殖器結核の病態生理は，初期病巣の緩徐な進行である。発症初期は微細な泌尿生殖器の障害のため，ほとんど無症状であるが，進行し重症化すると，萎縮膀胱，両側性腎障害，そして末期腎不全に至ることもある[17]。この経過を明確に理解することが，「早期診断するために非常に重要である。」肺の病巣から血行性に播種した後，はじめは，前立腺や泌尿生殖器以外の臓器の血行性播種による病巣と同時に，両側の腎臓の皮質，糸球体，毛細血管周囲に病巣を形成し，腎実質に定着する[45,50]。これらの病巣は一般的には瘢痕化し，続いて潜伏期に移行する。しかし，免疫不全があり全身に症状を起こす粟粒結核に進行していると，AIDS患者にみられるような，全身症状と多発性腎膿瘍を伴う(図20-1)[2,39]。実際，粟粒結核患者の25～62％の両側の腎臓に多発性の病巣を認める[45,61]。肺へ感染し菌血症を伴い，臨床的に，泌尿生殖器結核を発症するまでの潜伏期間は平均22年(1～46年)であり，免疫能が低下し潜伏していた腎臓の病巣が再活性化する時期に一致する[9]。

腎臓の病巣が再活性化した後，感染は1つの病巣から進行し，片側の腎臓のみを侵す[50]。これが，腎結核が片側性に多い理由である(図20-2)[9,23]。集合系に直接的に感染し，結核菌尿を来し，片側性に尿管を下行し膀胱へ感染を広げる。尿管結核では，尿管のあらゆる部位に狭窄が多発し，尿管閉塞，尿管水腎症，そして結果的に腎機能喪失に至るリスクがある。感染が進行すると，より進行した病型の特徴である線維化の進行により膀胱が侵される。

Ⅱ 臨床症候群

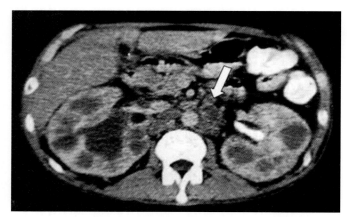

図 20-1　AIDS 患者の造影後の腹部コンピュータ断層撮影（CT）
両側性腎膿瘍と右側の集合系の拡張を認める。中心部壊死を伴う後腹膜リンパ節腫脹が明らかである（矢印）。
European Journal of Radiology の許可を得て転載[20]。

これは，萎縮膀胱として知られている（図 20-3，図 20-4）[16]。膀胱結核が進行すると，膀胱の容量が減少しコンプライアンスが低下する。その結果，尿管膀胱移行部が歪み，膀胱尿管逆流が進行する。画像上，尿管狭窄により逆流が起こりにくくなるため，ほとんどの場合，逆流は最初に感染した腎臓には起こらない。萎縮膀胱に続発した逆流により上行性に膀胱内圧が伝わることにより，集合系（尿管と腎盂腎杯の移行部）は拡張し，萎縮した膀胱の代わりとなる[16]。逆流は，認識されず未治療のまま経過すると，感染や膀胱内圧の伝播を通して末期腎不全にまで至るような腎障害の原因となる。結核関連の萎縮膀胱の 25 症例の研究で[16]，両側性腎結核の患者は一方（最初に侵された腎臓）の尿管閉塞と他方（次に侵された腎臓）の高度な膀胱尿管逆流に起因する両側性尿管水腎症を合併し，尿管膀胱逆流により一方の腎機能を喪失していた（図 20-3，図 20-4）。このように，もし，感染の初期段階で診断と

（本文は 279 ページへ続く）

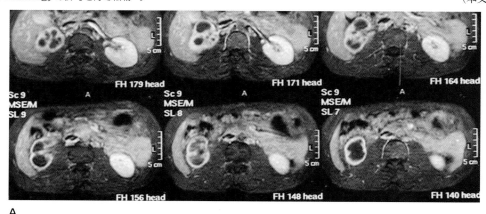

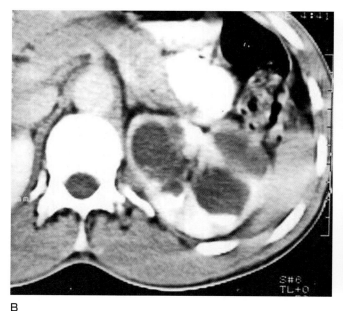

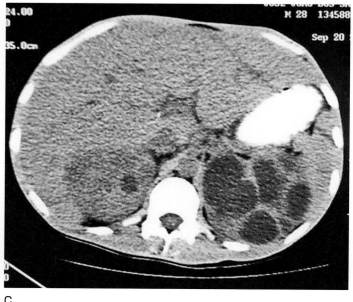

図 20-2　片側性腎結核患者の磁気共鳴画像（MRI：A）と CT（B と C）　集合系の拡張（腎杯拡張）と腎実質の菲薄化を伴っている。腎盂拡張は認められない。
European Journal of Radiology の許可を得て転載[20]。

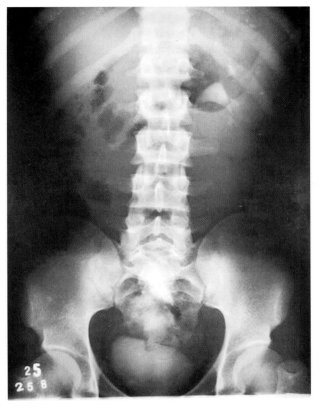
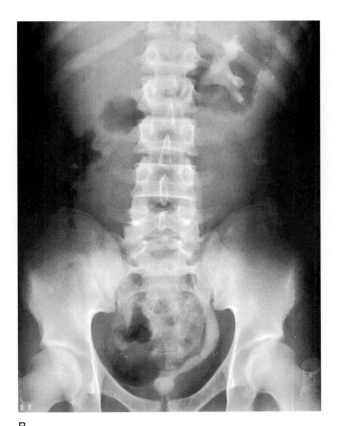
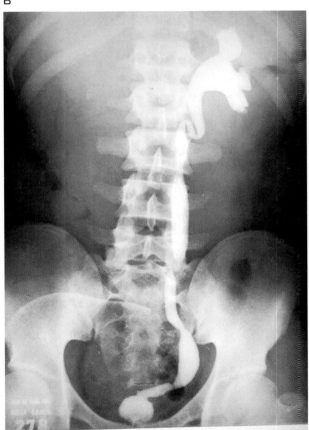

図 20-3　泌尿生殖器結核患者の経時的検査　**A**：初期の静脈性尿路造影（IU），右腎の機能障害と正常な膀胱と左腎を認める。**B**：10 か月後の IU，萎縮膀胱と左側の尿管水腎症の進行を認める。**C**：排尿時膀胱造影，集合系の拡張に起因する左側の高度膀胱尿管逆流を認める。

European Journal of Radiology の許可を得て転載[20]。

II 臨床症候群

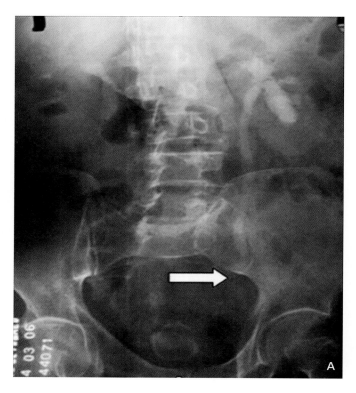
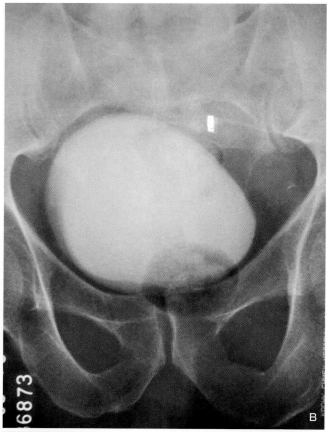
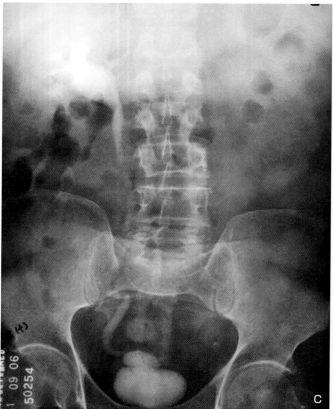
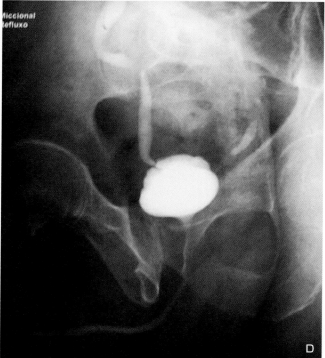

図 20-4　泌尿生殖器結核患者の経時的検査　A：初期のIU，正常な右腎と尿管の中心部の狭窄（矢印）による尿管水腎症と腎盂拡張を伴わない腎内狭窄を認める左腎（典型的な結核の特徴）。B：膀胱造影，正常な膀胱で逆流なし。CとD：未治療で6か月経過した後のIUと排尿時膀胱造影，左側の腎機能障害と右側の尿管水腎症，尿管水腎症の原因である萎縮膀胱と両側性膀胱尿管逆流（右側で高度）。
*European Journal of Radiology*の許可を得て転載[20]。

治療がなされないと，泌尿生殖器結核は，片側の腎機能喪失から萎縮膀胱関連の末期腎不全まで，泌尿生殖器の臓器に重篤な障害を与えうる。

感染臓器

結核は男性の泌尿生殖器の全臓器に感染しうる。表20-1は男性の泌尿生殖器の感染頻度を示している[9,23,46]。

泌尿生殖器結核で最も頻度が高いのは，腎結核である。腎臓への感染は緩徐に進行し無症候性であるが，診断時には片側性の腎機能喪失や腎不全に至るような，壊滅的な障害を与える[35]。乾酪性肉芽腫の形成，線維化，腎臓の空洞形成による局所病変の進行が原因で，腎臓が破壊されることがある。しかし，結核関連の腎機能障害の主な原因は，集合系の閉塞である。その閉塞の原因が尿管狭窄であれば遠位の集合系，腎内の狭窄であれば近位の集合系に起こる[3,44,55]。

結核では片側の腎臓にのみ感染することが一般的だが[9,23]，両側の腎臓が腎不全のリスクとなるような障害を受けることがある。両側性の腎結核は以下の3つの機序による。(1)1つ目は，血行感染の時期の増悪であり，両側性多発性に実質に病巣を形成する。免疫不全や粟粒結核患者でみられる（図20-1）[45]。(2)2つ目は，両側の病巣が再活性化し，集合系に下行性に拡散し，萎縮膀胱を伴わず両側の尿管を狭窄させる。これは非常にまれである。Conteら[11]，結核関連の両側性の集合系の狭窄による腎後性腎不全が，適切な治療後に改善した患者について報告している。そして，Chattopadhyayら[8]，対側の腎臓の漏斗部狭窄に関連した閉塞により右の自己腎臓摘出を施行された症例を報告している。どちらの症例でも，膀胱結核は認められなかった。(3)3つ目は，片側性に腎臓に感染し，同側の尿管を経て膀胱に下行し，そして逆流により逆行性（上行性）に対側の腎臓に感染を来す[16]。3つ目が，結核による両側性腎障害の主な機序である。その結果，結核による両側性腎障害は，一般的には左右対称ではない。一方がより高度に障害を受け（集合系の多発的な狭窄と左右非対称の腎盂拡張），他方は逆流関連の尿管水腎症により障害は受けるが，その程度は低い[16]。まれに，組織学的にびまん性間質性腎炎を呈し，急性または慢性の経過で腎不全に進行する両側性腎結核の患者の小集団が存在する。肉芽腫を伴うこともあれば伴わないこともある。症例によっては腎萎縮を認めるものの，結核を示唆する画像所見は認められない。これらの症例は臨床像も画像所見も典型的な泌尿生殖器結核とは異なり，排尿症状や画像上の異常所見は顕著ではなく，尿中に菌体を認めることもほとんどない。一般的には，腎生検により得られた検体の組織病理学的所見により，診断される[37,41]。

尿管結核や膀胱結核は腎結核に続発し，集合系やリンパ系を通して下行感染の結果起きる。リンパ系の下行感染は，腎臓に直接結核菌を接種されたブタが尿管の完全閉塞後でも尿管結核に罹患したことで立証された[69]。尿管結核では，尿管のいずれの部位にも多発性に狭窄が起こるが，尿管膀胱移行部，次いで，腎盂尿管移行部や尿管中間部といった解剖学的狭窄部位に優位に多い[7,35]。尿管狭窄は結核における腎不全の主な原因であり，全症例の

表20-1 泌尿生殖器の臓器の感染頻度

感染臓器	表示された研究における所見		
	Christensen, 1974, 米国[9]	García-Rodriguezら, 1994, スペイン[23]	Mochalova・Starikov, 1997, ロシア[46]
合計（男性）	102(72)	81(51)	4,298(2,888)
腎臓（%）	60.8	93.8	100
両側性（%）	29	14.5	83.4
片側性（%）	71	85.5	16.6
尿管（%）	18.6	40.7	NR[a]
膀胱（%）	15.7	21	10.6
前立腺[b]（%）	26.4	2	49.5
精巣上体[b]（%）	22.2	11.8	55.5
精嚢[b]（%）	6.9	0	NR[a]
尿道（%）	1.4	2	21.4

[a] 報告なし。
[b] 男性患者に関して。

93.7%に起こる[7]。膀胱結核では，尿管口付近のうっ血，潰瘍，結節形成を伴う急性炎症の経過の結果，膀胱壁の線維化が起こる[7,28]。

尿道は持続的に尿中の結核菌に曝露されているが，尿道結核は泌尿生殖器結核の全症例のうちわずか1.9〜4.5%にしか起こらず，決して単独には起こらない。前立腺結核に関連した急性尿道炎や尿道分泌，または慢性進行性の尿道狭窄や瘻孔形成が，最も一般的な臨床像である[34,64]。

結核はすべての男性生殖器に感染し，前立腺，精嚢，精管，精巣上体，Cooper腺，陰茎，精巣に病変を形成する。精巣への感染は，血液精巣関門が保護的役割を果たすため，精巣上体から連続的に起こる。生殖器結核は前立腺や精巣上体へ血行性に広がって起こるか，または経尿路的に前立腺に広がり，射精管から精嚢，精管そして精巣上体に広がって起こる[40,59]。泌尿生殖器結核は腎臓の病巣に付随して起こることもあるが，それ単独で起こることもある[17]。生殖器結核の頻度は使用される診断基準により異なる。泌尿生殖器結核患者の39.5〜50%に組織学的に前立腺への感染が認められるが，前立腺結核は通常，無症候性であるため，臨床的には精巣上体結核が最も症状を呈することが多い[45,46,61]。

前立腺への感染は，経尿路的感染より血行性感染の頻度が高い[63]。実験的臨床観察研究において，ウサギの腎臓の被膜下や皮質内に結核菌を注入したところ，他の臓器と同時に前立腺に結核病巣を認め，尿路集合系とつながりのない独立した腎臓病変も認めた。臨床症例において，前立腺の病巣は尿道前立腺部の粘膜や粘膜下層には認められず，代わりに側面や末梢の領域に認められる。前立腺感染を伴う尿道の潰瘍病変は，より進行した膀胱結核の症例にのみ認められた（図20-5）[63]。前立腺結核では，石灰化と腺の硬化を伴う線維化の進行を含む乾酪壊死を認める[36]。前立腺結核は通常，無症候性であり，泌尿生殖器結核患者と比較し，より高齢患者において前立腺切除術の際，偶発的に診断される[30,36,38]。前立腺膿瘍はまれであるが，AIDS患者ではみられる[65]。

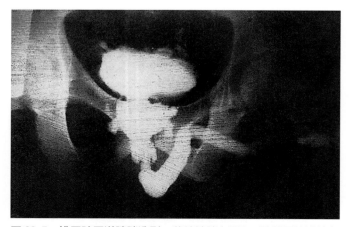

図20-5　排尿時尿道膀胱造影　萎縮膀胱を示し，膀胱尿管逆流なし，尿道前立腺部の拡張と不正を伴う前立腺結核。
European Journal of Radiologyの許可を得て転載[20]。

精巣上体結核は泌尿生殖器結核の男性の10〜55%に認められ，身体所見では陰嚢の変化が主な徴候である[9,23,29,46]。精巣上体結核の34%が両側性，全症例で精巣上体の結節や陰嚢の硬化を認め，半数の症例で陰嚢の瘻孔，そしてわずか5%で陰嚢水腫としてみつかる[58]。陰嚢の瘻孔は結核の明確な徴候である。

精子減少症や無精子症を伴う射精管の閉塞と射精管の閉塞による精液の減少のため，不妊が結核の初発症状になることがある。射精管の多数の狭窄のため，再生は不可能であり，生殖補助医療の適応となる[7,40,53]。膿精液症は，頻度的には多くないが，早期の結核関連不妊の発症機序である[40]。

陰茎結核はまれであり，直接的な接触または他の泌尿生殖器の病巣に続発して発症する。患部は紅斑性丘疹を呈し，潰瘍化することもある。結核菌が海綿体に浸潤すると，陰茎の変形と尿道瘻孔を来し，陰茎がんと間違われることがある[56,66]。

女性生殖器結核

女性の生殖器結核の発生頻度は入院中の女性の0.002〜0.56%，不妊女性の0.2〜21%である。主として，20〜40歳の妊娠可能年齢（出産適齢期）の女性に発症する[1,47]。

女性生殖器結核は原発巣（一般的には肺）から血行性に，または頻度は下がるが，腹腔内の結核からリンパ管を介して広がり，二次的に発症する。しかしながら，生殖器原発の結核が，陰茎や精巣上体結核の男性との性交渉後に発症することもある。最初に卵管に感染した後，子宮内膜，よりまれではあるが，子宮筋層に感染し，卵巣実質帯まで連続的に感染が及ぶ。卵管は症例の90〜100%で罹患しており，通常両側性である。主な感染部位は卵管膨大部（血流が豊富），次いで卵管峡部である。50〜70%の症例において，子宮に病変が認められ，それは主に子宮内膜であり，子宮筋層への病変はめったにない。卵巣結核は通常，卵管結核に続発して発症し，卵管卵巣腫瘤の進行としてみられる。外陰部や腟の結核は非常にまれである[1,47]。

生殖器結核は一般的に，臨床上，不妊（40〜76%），骨盤や腹部の痛み（50〜55%），月経異常（20〜25%）として発症する。不妊はこの疾患の主要症状であり，卵管閉塞や子宮腔の癒着に起因する。放射線学的には，卵管造影で結核を示唆する所見を認めることがある。たとえば，卵管閉塞や卵管に沿った多発性の狭窄，そして，掻爬術の既往がないにもかかわらず，子宮腔の癒着，変形や閉塞といった所見である。卵巣腫瘍に類似した骨盤腫瘤は生殖器結核であることがある。子宮内膜剝離術や卵管生検後，組織病理学的に診断されることがある。月経液の培養も可能である。しかし，臨床的背景や放射線学的所見のみで結核が疑われた際には，組織学的または細菌学的確証がなくても，治療を行うこともある[1,47]。

薬物治療が女性生殖器結核の治療の中心であり，外科的治療は多数の卵管卵巣膿瘍の際に行われる。薬物治療や卵管手術により妊孕性が回復することはない；生殖補助医療，主に胚移植による体外受精が，そのような症例では適応となる。これまでのところ，

卵管結核治療後の同等の事例証拠はある[1,47]。

臨床所見

39のケースシリーズ（ラテンアメリカ6，アフリカ7，アジア14，米国4，ヨーロッパ8），合計9,178人の患者の最近のレビュー[18]では，泌尿生殖器結核の男女比は2：1，平均年齢40.7歳（5～90歳）であった。36.5％の症例にしか，結核の病歴や陳旧性結核を示唆する放射線学的証拠（画像所見）は認められなかった。したがって，ほとんどの症例において，肺疾患の病歴をもとに泌尿生殖器結核を疑うことはできない。膀胱の機能異常を認めるようになると，症状が出現する。結核に関していえば，膀胱が声帯としての役割を果たしている間は，腎臓は沈黙を守っている（症状を呈さない）[24]。膀胱刺激症状（頻尿，夜間頻尿，尿意切迫）が，最も頻繁に認められ，次いで，血尿と腰痛の頻度が多い。おのおの50.5％，35.6％，34.4％の患者に認められる。身体所見上，患者の48.9％にしこりや精巣上体の硬化，瘻孔といった，何らかの陰嚢の異常を認める（表20-2）。

剖検の研究で，症状のあった腎結核の患者は50％にすぎず，18％しか臨床診断されていなかったことが示された[45]。この診断

表20-2 先進国と途上国の患者の比較[b]

特徴またはパラメータ	合計	先進国	途上国	P[a]
人数	9,178	3,048	1,832	
男性	64.8%	62.9%	60.6%	0.02
女性	35.2%	37.1%	39.4%	0.02
年齢の中央値（歳）	40.7	42.7	39.8	
年齢の幅（歳）	5～90	7～90	5～83	
結核の既往	36.5%	37.9%	49.1%	<0.01
症状と徴候				
蓄尿障害	50.5%	44.3%	55.2%	<0.01
血尿	35.6%	24.5%	44.3%	<0.01
腰痛	34.4%	28.7%	42.3%	<0.01
陰嚢内腫瘤	48.9%	20.6%	25.0%	0.19
発熱と全身倦怠感	21.9%	23.2%	19.9%	0.28
尿路症状なし	6.4%	8.4%	0%	<0.01
診断				
尿	64.2%	79.0%	55.4%	<0.01
組織病理学的所見	21.9%	7.8%	38.3%	<0.01
臨床と画像所見	10.4%	9.6%	11.3%	0.36
正常な腎臓	15.2%	18.9%	13.2%	<0.01
片側性腎機能不全	26.9%	22.7%	33.3%	<0.01
腎不全	7.4%	1.9%	13.6%	<0.01
萎縮膀胱	8.6%	4.0%	13.6%	<0.01
手術	54.9%	56.6%	50.0%	<0.01
切除術	27.2%	35.0%	43.7%	<0.01

[a] Pは，カイ2乗検定による有意水準。
[b] International Journal of Urologyの許可を得て転載[18]。

の遅れは，進行が緩徐であること，症状が少なく非特異的であること，臨床医の認識が欠落していること，患者があまり自ら受診しないこと，結核菌尿は散発的であり菌量も少ないため細菌学的診断が困難であること，に起因している[31,55]。そのため，泌尿生殖器の病変が重症化するまで，診断されることはほとんどない[17]。泌尿生殖器結核患者の7.4%が末期腎不全に進行する（表20-2）。

途上国と先進国（ロシアは両者の中間的位置の国であるため除外）で疾患の特徴は非常に異なる。途上国の患者は，より特異的な症状を呈し，組織学的に診断されるのが遅い傾向にある。そのような国々では，結果として，結核はより重症化し，腎不全や片側性腎閉塞，切除術，萎縮膀胱の頻度がより高く，上位集合系が正常である頻度は低い（表20-2）。これらのデータは，泌尿生殖器結核の重症度と診断のタイミングが関係しているという根拠となる。

泌尿生殖器結核はすべての年齢でみられるが，肺に感染してから腎結核を発症するまでの期間が長いため，小児ではほとんど認められない[17]。再発性尿路感染症や標準的な抗菌薬に反応しない尿路感染症，尿培養陰性の膿尿（無菌性膿尿），血尿，精巣上体炎は，小児における泌尿生殖器結核を示唆する所見である[8]。

免疫抑制

免疫抑制は結核を進行させる。これらの症例では，血行性播種や肺外結核のリスクはより高く，特有な経過をたどる[32]。AIDSは，結核の進行の主な要因である。潜在性病巣の再活性化に加え，ヒト免疫不全ウイルス（human immunodeficiency virus：HIV）関連の免疫抑制は，新規感染や再感染を急速に進行させることがある[32]。世界全体のHIV感染患者の20～50%が，活動性結核に罹患している[42,67]。泌尿生殖器結核はAIDS患者において非常に重要と考えられる。米国の都市部の病院で，1991～1997年の間に結核と診断された1,282人のうち，46%がHIVに共感染しており，泌尿生殖器結核の患者の3分の2がAIDSであった[51]。ブラジルにおけるAIDS患者46人の剖検研究では，54.3%が結核に罹患しており，播種性の頻度が最も高かった。さらに，驚異的な所見として，AIDS患者の23.9%に腎臓の肉芽腫が両側性に認められた[42]。HIV陰性の患者と比較し，結核に罹患しているHIV陽性患者は若年で，全身症状（発熱，菌血症，全身倦怠感）を呈することが多く，よりびまん性に肺病変を認め，リンパ節腫脹や播種性結核の頻度が高く，死亡率も高い[32]。泌尿生殖器結核に関して，HIV陽性患者はより若年であり，腎臓や前立腺の膿瘍を発症する傾向が強い[51]。

腎移植後の免疫抑制により結核に罹患する割合は，先進国では0.5～4.0%，途上国では3.8～11.8%に上昇する[13,14]。移植患者では，胸膜と肺，播種性結核がより多い。しかし，途上国では泌尿生殖器結核がより多いかもしれない[13,14]。腎移植後の泌尿生殖器結核において，臨床上，3分の2の症例で発熱はあるが排尿症状を伴わず，画像上も移植片には典型的な所見は認められない。泌尿生殖器結核の古典的な症例と比例し，約20%にしか排尿症状は認められない[13,14]。泌尿生殖器結核に罹患した免疫正常患者72人と免疫抑制患者8人（AIDS 4人，腎移植後4人）との比較において，後者のほうが，全身症状，播種性結核，多発性の腎実質病巣を伴う症例が優位に多く，一方，集合系を侵している症例は少なかった（表20-3）。したがって，免疫抑制患者は免疫正常患者と比較し，臨床的にも画像的にも異なる特徴を呈する泌尿生殖器結核を発症し，菌血症や遠隔病巣を伴い，重症な細菌感染に類似した形態をとる[19]。

検査と画像による精査

約10.4%の泌尿生殖器結核患者は，微生物学的または組織学的確定所見なしに，示唆的な臨床，検査，画像所見をもとに推定診断される[18]。

尿の結核菌の同定はチール・ニールセンの抗酸菌染色法またはLöwenstein-Jensen培地での尿培養により行われる[48,49]。前者は迅速であり，特異度96.7%であるが感度は42.1～52.1%にすぎない[48,49]。培養が泌尿生殖器結核の診断の「ゴールドスタンダード」である。細菌尿は散発的で菌量も少ないため，早朝の中間尿の検体が3～6回必要である。感度は10.7～90%と変化が大きく，結果を得るのに6～8週かかる[17,31]。

膿尿，血尿，酸性尿，培養陰性といった尿検査の所見により，最大93%の患者で泌尿生殖器結核の可能性が示唆される[17]。しかし，この所見のみをもとに結核を疑うべきではない。なぜなら，これまでに尿所見の変化が認められたのは，症例の22～27.6%だけだからである[15,48]。通常の病原菌が泌尿生殖器結核の症例の20～40%，女性では最大50%の尿培養から分離される[17]。

尿中の結核菌の同定を目的としたポリメラーゼ連鎖反応（polymerase chain reaction：PCR）は，少量の遺伝子を増幅する方法であり，感度・特異度ともに高い。24～48時間以内に結果が判明し，菌量が少ないときでも診断可能であるため，泌尿生殖器結核の理想的診断方法になってきた[31,49]。培養と比較し，感度95.6%，特異度98.1%である[49]。細菌学的，組織学的診断または臨床と画像による診断と比較し，感度94.3%，特異度85.7%である[31]。しかし，泌尿生殖器結核の診断のための新しいPCRテストの分析を含めたシステマティック・レビューでは，特異度は高かったが，感度はさまざまだった。泌尿生殖器結核の診断におけるPCRの潜在的な可能性にもかかわらず，培養による確認をしない状態での診断を支持するエビデンスは存在しない[12]。

ツベルクリン（ヒト型結核菌の培養液から分離精製した蛋白）皮内注射は，接種48～72時間後に遅発性過敏反応様の硬結形成を伴う局所的な炎症反応を示す。患者を硬結の直径の大きさで分類する：陰性（＜5 mm），弱陽性（5～10 mm），強陽性（＞10 mm）。しかし，この検査を診断に用いることはできない。M. bovis BCGワクチンを接種していると，ツベルクリン反応（ツ反）は陽性となる。さらに，BCG（bacillus Calmette-Guérin）ワクチン未

接種で陽性だとしても，以前の結核菌曝露歴を示唆しているにすぎないこともある．しかし，以前弱陽性だったのが強陽性になった場合は，最近の感染を意味する[28,39]．泌尿生殖器結核患者の85〜95%がツ反陽性である状況から，ツ反はBCGワクチンが広く行われていない国々では，泌尿生殖器結核の診断に役に立つ可能性がある[54,61]．

膀胱鏡下生検は，臨床的には結核が疑われるが尿培養陰性の際に施行されることがある，リスクの低い検査であり，急性期により役に立つ．最も頻度の高い所見は，局所のうっ血，粘膜びらんや潰瘍，結節形成，そして尿道口の不整である．しかし，膀胱生検の感度は18.5〜52%にすぎない[31,60]．

画像による泌尿生殖器結核の診断の感度は最大91.4%であり，静脈性尿路造影と腹部コンピュータ断層撮影（computed tomography：CT）がより使われている[31]．泌尿生殖器結核を示唆する

表20-3 免疫抑制状態と免疫正常の泌尿生殖器結核患者の特徴[a]

特徴	免疫正常	免疫抑制状態		P
		AIDS	移植	
人数	72	4	4	
年齢の中央値（歳）	35	26	51.5	
症状と徴候				
蓄尿障害	76.4%	37.5%		0.033
血尿	58.3%	37.5%		0.288
腰痛	30.6%	25.0%		1.000
発熱	43.1%	87.5%		0.024
陰嚢内腫瘤	22.0%	0.0%		0.591
泌尿器的症状なし	5.6%	37.5%		0.019
有症状期間，<6か月	2.8%	87.5%		<0.001
結核の既往	26.4%	25.0%		1.00
播種性結核	18.1%	62.5%		0.012
診断				
尿	50.0%	50.0%		1.000
組織病理学的所見	33.3%	50.0%		0.441
臨床と画像所見	16.7%	0.0%		0.599
腎皮質の病変	6.2%	87.5%		<0.001
両側性	3.1%	37.5%		0.008
片側性/移植腎	3.1%	50.0%		0.001
排泄器官腎臓	93.8%	12.5%		<0.001
病変				
両側性	37.5%	12.5%		0.248
片側性	56.3%	0.0%		0.005
萎縮膀胱	65.3%	12.5%		0.001
死亡率	4.2%	12.5%		0.350

[a] *International Urology and Nephrology*の許可を得て転載[19]．

所見は，腎杯の不整，漏斗部狭窄，偽腫瘍や腎瘢痕化，腎機能喪失，腎空洞化，尿路の石灰化（症例の7～19%に認められる），集合系の肥厚，狭窄，拡張，萎縮膀胱，そしてリンパ節や脾臓，肝臓，椎体といった尿路以外の臓器の病変である[17,20,31]。腎臓と膀胱の病変が併存する所見は結核に特徴的であり，最も早期に認められる所見は輪郭の不整と漏斗部狭窄による腎杯の拡張である[31]。

腎盂から尿管膀胱移行部までの尿路集合系の多発性狭窄は泌尿生殖器結核を最も示唆する所見であり，症例の60～84%に認められる[20]。多様性はあるものの，泌尿生殖器結核は上記のように連続的に尿路を侵していく。片側の腎臓と尿管が侵された後，集合系の肥厚と狭窄により水腎症と腎実質の萎縮，膀胱壁のびまん性肥厚と膀胱尿管逆流の進行を伴う膀胱の損傷が起こる可能性がある。膀胱尿管逆流は，通常まだ損傷を受けていない腎臓に片側性に起こる。高度の逆流により，尿管水腎症，逆流性腎症そして末期腎不全に至る[16]。このように，結核の泌尿生殖器への感染は経時的な特徴がある。泌尿生殖器結核の患者20人の放射線学的研究において，4つのタイプがみられた[20]：(1)実質病変優位の両側性腎結核（図20-1）；(2)膀胱や対側の腎臓の障害を伴わない片側性腎結核（図20-2）；(3)片側性腎結核と萎縮膀胱，画像上は対側の腎臓正常；(4)両側性腎結核と萎縮膀胱，片側性腎機能障害と高度逆流による対側の腎臓の尿管水腎症を伴う。これらの患者のうち2人の病気の進行を画像で示した（図20-3，図20-4）。これらの段階を理解することは早期診断に重要であり，合併症やより複雑な再建術を避けることができる可能性がある。

精巣上体結核は，超音波上，精巣上体全体または精巣上体頭部の不均一な構造を伴う低エコー域を示し，症例の38.9%が精巣病変を合併する[10]。

薬物治療

細菌学的または組織学的診断後，泌尿生殖器結核の薬物治療を開始すべきである。確定診断前であっても，臨床，検査，画像所見が推定診断の根拠となるときには，薬物治療を開始すべきである[72]。殺菌性薬剤（イソニアジド，リファンピシン，ピラジナミド，ストレプトマイシン）と，静菌性薬剤（エタンブトール，エチオナミド）を使用する[17,28,39]。再発率が単剤治療80%，2剤治療25%，3剤治療10%であるため[54]，最も保守的な方法はイソニアジド，リファンピシン，ピラジナミド，エタンブトールまたはストレプトマイシンによる4剤併用治療で開始することである。治療2週間後，尿中に結核菌を認めなくなる[28]。最適な治療期間は明らかになっていないが，かつて推奨されていた従来の18か月や24か月治療は，より短期間の治療に取って代わられてきている。そして，感受性菌による感染は，通常，Chapter 7の説明にあったように，肺結核に準じたレジメンで治療可能である。腎臓は血流豊富であり，投与される薬物の尿中濃度が高くなる，そして，尿中の菌量が少ない。それに加え，長期治療レジメンと比較し，費用と毒性が低いこと，アドヒアランスが高いこと，効果は同等である

ことから，短期治療レジメンは理にかなっている[51,68]。腎摘出を併用した4～6か月治療は再発率1%未満であった[26,62,72]。栄養失調や貧しい社会状況下の患者では，再発率が6か月レジメンで22%，1年レジメンで19%と高いため，9か月以上の治療を要する[24,25]。

泌尿生殖器結核の微生物学的再発は，初期に尿中の殺菌をした後に起こることがあるが，長期治療と腎摘出後にも起こりうる[22,24,70]。初期治療で使用された薬剤に感受性菌による感染の症例の再発率は最大で6.3%，再発時期は治療後平均5.3年（11か月～27年）である[6,25]。遅発性再発の可能性があること，そして，再発した場合でも無症状の時期に早期治療が開始できることから，ほとんどの論文の著者は，薬物治療後10年間フォローアップすることを推奨している[6,22,24,70]。治療期間が短すぎることにより（患者の最大60%），耐性菌が出現し，結核の再発の要因の1つとなっている[28]。

薬物治療により腎臓の小さな病巣の治癒と集合系の閉塞の除去は可能である[17,22]。それにもかかわらず，治療開始後数週間で腎臓の病巣が悪化する，具体的には，集合系の閉塞の原因となる線維化と膀胱の萎縮，頻尿の悪化や腎機能障害の進行を認めることが知られている[35,54,70]。閉塞の悪化や続発する腎機能障害を予防するために，ダブルJ尿管ステントを留置することを，泌尿生殖器結核の薬物治療中，考慮しなくてはいけない。

外科的治療

泌尿生殖器結核の患者の半数以上〔54.9%（8～95%）〕が診断のタイミングに比例して手術を受ける[18]。手術の頻度が低かった患者群では，まだ無症状の時期に診断され，腎臓の病変の割合も少なかった[18]。一方で，診断が遅れると，無症状のまま進行し，臓器が破壊され，結果的に手術の頻度が高くなる[18]。

手術は，結核によって破壊された腎臓または精巣上体の除去，閉塞した集合系の再建や萎縮膀胱の拡大である[28,52]。過去数十年で，切除術が減少し，再建術が増加してきた[27]。患者は少なくとも4～6週間の薬物治療後に手術を受けるべきである[17,28,72]。

ほとんどの論文の著者は，片側性の腎機能障害の症例では，再発の予防，膀胱刺激症状の除去，高血圧の治療，そして膿瘍形成の予防を目的として，尿管は温存し腎臓のみ摘出することを推奨している[22,35,38,70,72]。片側性の腎機能障害が進行した泌尿生殖器結核の患者では，動脈性高血圧の頻度が高いため，腎摘出術により最大で64.7%の症例ではこの病態（高血圧）の改善を認める[22]。機能不全の腎臓を摘出していないと，再発が起こりやすくなる。なぜなら，生きている結核菌が8週から9か月の治療を受けた腎臓中にも確認されており，薬物治療ですべての結核病巣を殺菌することができない可能性があるからである[21,55,70]。逆に，35人の患者を最長22年間モニターした後，何の合併症も認められなかったことから，痛みや感染，出血がなければ，腎臓を温存することを推奨する論文の著者もいる[5,15]。

尿路の集合系の閉塞が腎機能喪失の主な原因であり，この状況で腎機能が回復する可能性は低い[15]。しかしながら，重度の腎機能低下した症例を選んでみてみると，尿路変更術により後の再建術のために腎臓を温存できる可能性がある[55]。閉塞した腎臓の機能回復に関する肯定的な予後因子は，腎瘻からの排尿量または腎シンチグラフィーでの評価による，遠位尿管の狭窄，5 mm 以上の皮質の肥厚，そして，糸球体濾過量が 15 mL/分以上などである[55,70]。一方で，腎内の狭窄はほぼ常に腎機能障害の原因となる[35]。早期に診断されたまれな例では，経皮的腎瘻造設は 80% 成功し，膀胱と拡張した腎杯との間を回腸の断片でつなげる可能性がある[33,71]。

尿管狭窄は拡張または内視鏡切開により治療され，成功率は 50〜90% である。再建術が施行されることもある[28,35]。

泌尿生殖器結核患者の約 9% に，膀胱壁の線維化，膀胱容量の減少，頻尿を認める[18]。膀胱の拡張は結核による萎縮膀胱の治療の選択肢である。胃や回腸，大腸の断片を使用し，容量をできるだけ大きくし内圧を低くするように，吻合前に球形に再形成する[16]。

展望

20 世紀半ば，結核治療の特効薬が発見された後，泌尿生殖器結核の様相が大きく変化した。その変化とは，死亡率の低下，初期病変の治癒，切除術の減少，そして再建術の増加である。しかしながら，最近数十年間は，目覚ましい技術躍進にもかかわらず，著しい変化はない[57]。1960 年代以降，早期診断により腎臓温存の可能性が高くなることが知られるようになってきた[35]。肺結核患者における泌尿生殖器結核の系統的研究により，結核菌培養陽性率10%，かつ，患者の 66.7% が無症状，58% が尿検査正常であり，静脈的尿路造影で病変を認めなかった[4]。他の 2 つのシリーズでは，症状の精査の一部としてではなくルーチンとして検体を培養し，採取したところ，静脈的尿路造影で病変を認めない無症状の患者の頻度がより高かった[6,15]。結核菌尿は常に腎病変と関連しているが，臨床症状が出現する前に結核菌尿を検出することにより，初期病変が治癒可能で，泌尿生殖器結核の重症かつ破壊的な経過を回避する可能性のある時期に早期診断が可能となる[24,43]。泌尿生殖器結核の最初の症例を発見するための系統的な調査，症状にかかわらず，重視されなければならない。よりリスクの高い患者群(肺結核の既往または免疫抑制状態)をより明確にすることは，将来の研究課題である。肉眼的血尿，持続する顕微的血尿や膿尿，再発性尿路感染症，そして持続する膀胱刺激症状のいずれかを認める患者に対しては，培養と PCR 用に尿検体を 6 つ採取し，泌尿生殖器結核の検索を行うことを提案する。また，肺結核の既往のある患者や免疫抑制患者(AIDS や移植後)では，定期的な尿検査により血尿や膿尿の有無を確認することを提案する。

◎ 文献 ◎

1. Aliyu, M. H., S. H. Aliyu, and H. M. Salihu. 2004. Female genital tuberculosis: a global review. *Int. J. Fertil.* **49**:123–136.
2. Alvarez, S., and W. R. McCabe. 1984. Extrapulmonary tuberculosis revisited: a review of experience at Boston City and other hospitals. *Medicine* **63**:25–55.
3. Barrie, H. J., W. K. Kerr, and G. L. Gale. 1967. The incidence and pathogenesis of tuberculous strictures of the renal pyelus. *J. Urol.* **98**:584–589.
4. Bentz, R. R., D. G. Dimcheff, J. Nemiroff, A. Tsang, and J. G. Weg. 1975. The incidence of urine cultures positive for *Mycobacterium tuberculosis* in a general tuberculosis patient population. *Am. Rev. Respir. Dis.* **3**:647–650.
5. Bloom, S., H. Wechsler, and J. K. Lattimer. 1970. Results of long-term study of nonfunctioning tuberculous kidneys. *J. Urol.* **104**:654–657.
6. Butler, M. R., and D. O'Flynn. 1975. Reactivation of genitourinary tuberculosis. *Eur. Urol.* **1**:14–17.
7. Carl, P., and L. Stark. 1997. Indications for surgical management of genitourinary tuberculosis. *World J. Surg.* **21**:505–510.
8. Chattopadhyay, A., V. Bhatnagar, S. Agarwala, and D. K. Mitra. 1997. Genitourinary tuberculosis in pediatric surgical practice. *J. Pediatr. Surg.* **32**:1283–1286.
9. Christensen, W. I. 1974. Genitourinary tuberculosis. Review of 102 cases. *Medicine* **53**:377–390.
10. Chung, J. J., M. J. Kim, T. Lee, H. S. Yoo, and J. T. Lee. 1997. Sonographic findings in tuberculous epididymitis and epididynorchitis. *J. Clin. Ultrasound* **25**:390–394.
11. Conte, G., M. Iavarone, D. Santorelli, and L. De Nicola. 1997. Acute renal failure of unknown origin. Don't forget renal tuberculosis. *Nephrol. Dial. Transplant.* **12**:1260–1261.
12. Dinnes, J., J. Deeks, H. Kunst, A. Gibson, E. Cummins, N. Waugh, F. Drobniewski, and A. Lalvani. 2007. A systematic review of rapid diagnostic tests for detection of tuberculosis infection. *Health Technol. Assess.* **11**:1–196.
13. Dowdy, L., M. Ramgopal, T. Hoffman, G. Ciancio, G. Burke, D. Roth, C. Mies, B. Jones, and J. Miller. Genitourinary tuberculosis after renal transplantation: report of 3 cases and review. *Clin. Infect. Dis.* **32**:662–666.
14. El-Agroudy, A. E., A. F. Refaie, O. M. Moussa, and M. A. Ghoneim. 2003. Tuberculosis in Egyptian kidney transplant recipients: study of clinical course and outcome. *J. Nephrol.* **16**:404–411.
15. Ferrie, B. G., and J. S. H. Rundle. 1985. Genito-urinary tuberculosis in Glasgow 1970 to 1979: a review of 230 patients. *Scott. Med. J.* **30**:30–34.
16. Figueiredo, A. A., A. M. Lucon, and M. Srougi. 2006. Bladder augmentation for the treatment of chronic tuberculous cystitis. Clinical and urodynamic evaluation of 25 patients after long term follow-up. *Neurol. Urodyn.* **25**:433–440.
17. Figueiredo, A. A., A. M. Lucon, C. M. Gomes, and M. Srougi. 2008. Urogenital tuberculosis: patient classification in seven different groups according to clinical and radiological presentation. *Int. Braz. J. Urol.* **34**:422–432.
18. Figueiredo, A. A., A. M. Lucon, R. Falci, Jr., and M. Srougi. 2008. Epidemiology of urogenital tuberculosis worldwide. *Int. J. Urol.* **15**:827–832.
19. Figueiredo, A. A., A. M. Lucon, R. Falci, Jr., D. S. Ikejiri, W. C. Nahas, and M. Srougi. 2009. Urogenital tuberculosis in immunocompromised patients. *Int. Urol. Nephrol.* **41**:327–333.
20. Figueiredo, A. A., A. M. Lucon, A. N. Arvellos, C. O. P. Ra-

mos, A. C. T. Toledo, R. Falci, Jr., F. E. Q. Recaverren, J. M. B. Netto, and M. Srougi. 2010. A better understanding of urogenital tuberculosis pathophysiology based on radiological findings. *Eur. J. Radiol.* **76:**246–257.
21. Fischer, M., and J. Flamm. 1990. The value of surgical therapy in the treatment of urogenital tuberculosis. *Urologe A* **29:**261–264.
22. Flechner, S. M., and J. G. Gow. 1980. Role of nephrectomy in the treatment of non-functioning or very poorly functioning unilateral tuberculous kidney. *J. Urol.* **123:**822–825.
23. Garcia-Rodríguez, J. Á., J. E. García Sanchez, and J. L. Muñoz Bellido. 1994. Genitourinary tuberculosis in Spain: review of 81 cases. *Clin. Infect. Dis.* **18:**557–561.
24. Gokalp, A., E. Y. Gultekin, and S. Ozdamar. 1990. Genitourinary tuberculosis: a review of 83 cases. *Br. J. Clin. Pract.* **44:**599–600.
25. Gokce, G., H. Kilicaerslan, S. Ayan, F. Tas, R. Akar, K. Kaya, and E. Y. Gultekin. 2002. Genitourinary tuberculosis: review of 174 cases. *Scand. J. Infect. Dis.* **34:**338–340.
26. Gow, J. G. 1979. Genitourinary tuberculosis: a 7-year review. *Br. J. Urol.* **51:**239–244.
27. Gow, J. G., and S. Barbosa. 1984. Genitourinary tuberculosis. A study of 1117 cases over a period of 34 years. *Br. J. Urol.* **56:**449–455.
28. Gow, J. G. 1998. Genitourinary tuberculosis, p. 807–836. *In* P. C. Walsh, A. B. Retik, E. D. Vaughan, and A. J. Wein (ed.), *Campbell's Urology*, 7th ed. W. B. Saunders Company, Philadelphia, PA.
29. Gueye, S. M., M. Ba, C. Sylla, A. K. Ndoye, P. A. Fall, J. J. Diaw, and A. Mensah. 1998. Epididymal manifestations of urogenital tuberculosis. *Prog. Urol.* **8:**240–243.
30. Hemal, A. K., M. Aron, M. Nair, and S. N. Wadhwa. 1998. Autoprostatectomy: an unusual manifestation in genitourinary tuberculosis. *Br. J. Urol.* **82:**140–141.
31. Hemal, A. K., N. P. Gupta, T. P. Rajeev, R. Kumar, L. Dar, and P. Seth. 2000. Polymerase chain reaction in clinically suspected genitourinary tuberculosis: comparison with intravenous urography, bladder biopsy, and urine acid fast bacilli culture. *Urology* **56:**570–574.
32. Henn, L., F. Nagel, and F. D. Pizzol. 1999. Comparison between human immunodeficiency virus positive and negative patients with tuberculosis in Southern Brazil. *Mem. Inst. Oswaldo Cruz* **94:**377–381.
33. Hwang, T. K., and Y. H. Park. 1994. Endoscopic infundibulotomy in tuberculous renal infundibular stricture. *J. Urol.* **151:**852–854.
34. Indudhara, R., S. Vaidyanathan, and B. D. Radotra. 1992. Urethral tuberculosis. *Urol. Int.* **48:**436–438.
35. Kerr, W. K., G. L. Gale, and K. S. S. Peterson. 1969. Reconstructive surgery for genitourinary tuberculosis. *J. Urol.* **101:**254–266.
36. Kostakopoulos, A., G. Economou, D. Picramenos, C. Macrichoritis, P. Tekerlekis, and N. Kalliakmanis. 1998. Tuberculosis of the prostate. *Int. Urol. Nephrol.* **30:**153–157.
37. Larsen, C. P., R. K. Moreira, R. A. Hennigar, and V. Bijol. 2008. Kidney biopsy findings in a patient with fever, bilateral pulmonary infiltrates, and acute renal failure. *Am. J. Kidney Dis.* **51:**524–529.
38. Lee, Y. H., W. C. Huang, J. S. Huang, J. S. Wang, C. C. Yu, B. P. Jiaan, and J. K. Huang. 2001. Efficacy of chemotherapy for prostatic tuberculosis—a clinical and histologic follow-up study. *Urology* **57:**872–877.
39. Leite, O. H. M. 2001. Tuberculosis. *Problems Gen. Surg.* **18:**69–78.
40. Lubbe, J., C. Ruef, W. Spirig, M. Dubs, and C. Sigg. 1996. Infertility as the first symptom of male genito-urinary tuberculosis. *Urol. Int.* **56:**204–206.
41. Mallinson, W. J. W., R. W. Fuller, D. A. Levison, L. R. I. Baker, and W. R. Cattell. 1980. Diffuse interstitial renal tuberculosis —an unusual cause of renal failure. *Q. J. Med.* **198:**137–148.
42. Marques, L. P. J., L. S. Rioja, C. A. B. Oliveira, and O. R. Santos. 1996. AIDS-associated renal tuberculosis. *Nephron* **74:**701–704.
43. Medlar, E. M., and K. T. Sasano. 1924. Experimental renal tuberculosis, with special reference to excretory bacilluria. *Am. Ver. Tuberc.* **10:**370–377.
44. Medlar, E. M. 1926. Cases of renal infection in pulmonary tuberculosis: evidence of healed tuberculous lesions. *Am. J. Pathol.* **2:**401–411.
45. Medlar, E. M., D. M. Spain, and R. W. Holliday. 1949. Postmortem compared with clinical diagnosis of genito-urinary tuberculosis in adult males. *J. Urol.* **61:**1078–1088.
46. Mochalova, T. P., and I. Y. Starikov. 1997. Reconstructive surgery for treatment of urogenital tuberculosis: 30 years of observation. *World J. Surg.* **21:**511–515.
47. Mondal, S. K., and T. K. Dutta. 2009. A ten year clinicopathological study of female genital tuberculosis and impact on fertility. *J. Nepal Med. Assoc.* **48:**52–57.
48. Mortier, E., J. Pouchot, L. Girard, Y. Boussougant, and P. Vinceneux. 1996. Assessment of urine analysis for the diagnosis of tuberculosis. *Br. Med. J.* **312:**27–28.
49. Moussa, O. M., I. Eraky, M. A. El-Far, H. G. Osman, and M. A. Groneim. 2000. Rapid diagnosis of genitourinary tuberculosis by polymerase chain reaction and non-radioactive DNA hybridization. *J. Urol.* **164:**584–588.
50. Narayana, A. S. 1982. Overview of renal tuberculosis. *Urology* **19:**231–237.
51. Nzerue, C., J. Drayton, R. Oster, and K. Hewan-Lowe. 2000. Genitourinary tuberculosis in patients with HIV infection: clinical features in an inner-city hospital population. *Am. J. Med. Sci.* **320:**299–303.
52. O'Flynn, D. 1970. Surgical treatment of genito-urinary tuberculosis: a report on 762 cases. *Br. J. Urol.* **42:**667–671.
53. Pryor, J. P., and W. F. Hendry. 1991. Ejaculatory duct obstruction in subfertile males: analysis of 87 patients. *Fertil. Steril.* **65:**725–730.
54. Psihramis, K. E., and P. K. Donahoe. 1986. Primary genitourinary tuberculosis: rapid progression and tissue destruction during treatment. *J. Urol.* **135:**1033–1036.
55. Ramanathan, R., A. Kumar, R. Kapoor, and M. Bhandari. 1998. Relief of urinary tract obstruction in tuberculosis to improve renal function. Analysis of predictive factors. *Br. J. Urol.* **81:**199–205.
56. Ramesh, V., and R. Vasanthi. 1989. Tuberculous cavernositis of the penis: case report. *Genitourin. Med.* **65:**58–59.
57. Ross, J. C. 1953. Renal tuberculosis. *Br. J. Urol.* **25:**277–292.
58. Ross, J. C., J. G. Gow, and C. A. St. Hill. 1961. Tuberculous epididymitis. A review of 170 patients. *Br. J. Urol.* **48:**663–666.
59. Schubert, G. E., T. Haltaufderheide, and R. Golz. 1992. Frequency of urogenital tuberculosis in an unselected autopsy series from 1928 to 1949 and 1976 to 1989. *Eur. Urol.* **21:**216–223.

60. **Shapiro, A. L., and V. I. Viter.** 1989. Cystoscopy and endovesical biopsy in renal tuberculosis. *Urol. Nefrol. (Mosk)* **1:**12–15.
61. **Simon, H. B., A. J. Weinstein, M. S. Pasternak, M. N. Swartz, and L. J. Kunz.** 1977. Genitourinary tuberculosis. *Am. J. Med.* **63:**410–420.
62. **Skutil, V., J. Varsa, and M. Obsitnik.** 1985. Six-month chemotherapy for urogenital tuberculosis. *Eur. Urol.* **11:**170–176.
63. **Sporer, A., and O. Auerbach.** 1978. Tuberculosis of prostate. *Urology* **11:**362–365.
64. **Symes, J. M., and J. P. Blandy.** 1973. Tuberculosis of the male urethra. *Br. J. Urol.* **45:**432–436.
65. **Trauzzi, S. J., C. J. Kay, D. G. Kaufman, and F. C. Lowe.** 1994. Management of prostatic abscess in patients with human immunodeficiency syndrome. *Urology* **43:**629–633.
66. **Vasanthi, R., and V. Ramesh.** 1991. Tuberculous infection of the male genitalia. *Australas. J. Dermatol.* **32:**81–83.
67. **Watters, D. A.** 1997. Surgery for tuberculosis before and after human immunodeficiency virus infection: a tropical perspective. *Br. J. Surg.* **84:**8–14.
68. **Weinberg, A. C., and S. D. Boyd.** 1988. Short-course chemotherapy and role of surgery in adult and pediatric genitourinary tuberculosis. *Urology* **31:**95–102.
69. **Winblad, B., and M. Duchek.** 1975. Spread of tuberculosis from obstructed and non-obstructed upper urinary tract. *Acta Pathol. Microbiol. Scand. A* **83:**229–236.
70. **Wong, S. H., and W. Y. Lau.** 1980. The surgical management of non-functioning tuberculous kidneys. *J. Urol.* **124:**187–191.
71. **Wong, S. H., and S. L. Chan.** 1981. Pan-caliceal ileoneocystostomy—a new operation for intrapelvic tuberculotic strictures of the renal pelvis. *J. Urol.* **126:**734–736.
72. **Wong, S. H., W. Y. Lau, G. P. Poon, S. T. Fan, K. K. Ho, T. F. Yiu, and S. L. Chan.** 1984. The treatment of urinary tuberculosis. *J. Urol.* **131:**297–301.

Chapter 21

筋骨格系結核
Musculoskeletal Tuberculosis

- 著：Michael K. Leonard, Jr.・Henry M. Blumberg
- 訳：三反田 拓志

イントロダクション

筋骨格系結核は，米国において全肺外結核症例のおよそ10%を占め，強膜病変・リンパ病変に次いで3番目によくみられる肺外病変である。椎体病変（結核性脊椎炎もしくは脊椎カリエス）は最もよくみられる骨結核で，筋骨格系結核のうちおよそ半分を占める。筋骨格系結核の症状は長期間にわたって潜在し，診断は困難で遅延し，結核が初期の鑑別診断として検討されない。診断はしばしば悪性腫瘍と混同される。同時に肺病変を伴わないこともあり，そのため診断はさらに混乱する。

数千年にわたって保存された古代の骨に，骨結核の痕跡がみられるものがある。エジプトのミイラは最も古い検体の1つで，腸腰筋膿瘍と脊柱結核の証拠を示している[107]。ポリメラーゼ連鎖反応（polymerase chain reaction：PCR）により，この古代の病変は結核菌（*Mycobacterium tuberculosis*）による病変であり，これまでにいわれてきたような*M. bovis*によるものではないということが明らかになってきた[21]。コロンブス（Columbus）以前の新大陸においても，椎体病変などの骨結核の証拠がある[55]。分子診断試験もまた，結核菌の病変があることを確証してきた[29,95]。以前から時折論争となることがあったことだが，これらの知見により，ヨーロッパ人が新世界に到達するより以前から結核が存在していたことがわかる。

椎体結核は古代ギリシャにおいて，ヒポクラテス（Hippocrates）によって記述されている。1779年にSir Percivall Pottが，対麻痺を伴う脊椎変形患者について記述したのが，椎体結核の現代の臨床像について記述した最初のものであった。彼は骨結核でしばしばみられる傍脊柱膿瘍のドレナージについても考案し，施行後の症状改善について報告した[34]。脊椎カリエスが結核菌と関連することが報告されたのは，ロベルト・コッホ（Robert Koch）が1882年に結核菌について報告した，19世紀後半になってからだった。

疫学

米国では，結核の発生率は20世紀の大半から21世紀にかけて著明に減少した。しかしながら，1980年代半ばから1990年代初頭にかけては，この古代の病気が再流行した。米国では，予想だにせぬことに，1985～1992年の間で4万例もの結核が増えた。この結核の再流行は，ヒト免疫不全ウイルス（human immunodeficiency virus：HIV）の流行や資金の減少により結核対策のための公衆衛生インフラが崩壊したことなど，さまざまな要因による。肺結核の増加に伴い，筋骨格系結核を含む肺外病変症例数の増加がみられた。米国では，1993年のはじめには，結核の再流行に対して結核対策が強化（資金の増加を含む）され，それにより，結核症例や発症数が著しく減少した。米国では，2009年に全11,540例の結核症例が報告され，10万人あたり3.8人となったが，これはこれまでの報告で最も低い数字である[14]。米国では，結核症例のほとんど（およそ60%）が米国外出生者に発生しており，世界的な結核の流行を反映している[14]。米国で診断される筋骨格系結核を含む，肺外結核症例の大部分もまた，米国外出生者に発生している。

2009年には，8,535例の肺結核のうち7,133例（83.6%）が培養陽性であった。2,297例の肺外結核のうち1,630例（71%）が培養陽性であった。感染巣や培養結果が不明なものが708例あった。2008～2009年の間，培養陽性の肺結核症例は13.6%減少し（8,257例から7,133例），培養陰性のものは17.5%減少し（1,700例から1,402例），培養陽性の肺外結核は8.3%低下（1,777例から1,530例），培養陰性のものは3.1%低下（688例から667例），感染巣不明または培養結果不明は48.7%上昇した（476例から708例）[14]。骨および関節結核は全結核の2～3%に達し（表21-1），あるケースシリーズでは，米国外での骨および関節結核は全結核の6%以上を占めるという[44]。抗菌薬がなかった時代のデータでは，筋骨格系結核患者の半分は肺病変も合併していることを示している[59]。米国では，結核症例報告数が減少し発生率が低下するにつれて，人種間の不均衡の増加が著明となり，そのほとんどがマイノリティーと米国外出生者で起こっている。米国外出生者と人種/民族的マイノリティーはそれぞれの人口に不釣り合いに（多く）結核をもっている。2009年には，米国外出生者の結核率は，米国内出生者のおよそ11倍高かった。この率はヒスパニック系と黒人では非ヒスパニック系の白人と比較して8倍高く，アジア人では26倍高い[14]。米国および英国からの報告では，筋骨格系結核の全患者の4分の3は米国外出生者だという[98]。複数の研究が移住者（米国外出生者など）では肺外結核の割合が増加し，しばしば診断が遅延する，と報告していることを覚えておくことは臨床家にとって重要である[14,17,44,98]。肺外結核はHIV感染者でよくみられるが，筋骨格系結核は，HIVが血清学的陽性の患者で陰性の患者と比較して必ずしも増加するわけではない[61]。腫瘍壊死因子（tu-

II 臨床症候群

表21-1 米国における1993〜2008年の筋骨格系結核症例の数と割合[a]

年代	骨/関節/骨格結核の症例数	骨/関節/骨格結核の症例の割合	報告された結核の総数(米国)
1993	644	2.56	25,108
1994	574	2.37	24,205
1995	547	2.41	24,728
1996	561	2.64	22,211
1997	514	2.60	21,751
1998	498	2.72	18,286
1999	482	2.75	17,501
2000	457	2.80	16,308
2001	439	2.75	15,945
2002	469	3.11	15,057
2003	436	2.93	14,871
2004	405	2.79	14,500
2005	391	2.79	14,067
2006	380	2.23	13,727
2007	344	2.59	13,288
2008	356	2.75	12,904

[a] 出典:米国疾病対策センター(Centers for Disease Control and Prevention:CDC)。

mor necrosis factor:TNF)-α阻害薬は,結核潜伏患者において播種性結核病変のリスクを著明に上昇させることがわかってきており,最近の報告では,重症な筋骨格病変への進展も示されている[36]。

結核が風土病である国では,小児や若年成人が最も筋骨格系結核を発症しやすい一方で,先進国では高齢者によくみられる[63]。歴史的に,筋骨格系結核は小児や青少年の病気であり,しばしば初感染から数年以内に進展する。途上国ではまだこのような経過である一方で,先進国では筋骨格系結核のほとんどは再活性時の結果として起こる。骨関節病変は初感染が血行性に広がった結果起こる。どの骨,関節,滑液包も感染しうるが,特に椎体,腰部,膝は頻度順に好発し,70〜80%にも及ぶ[22,63]。筋骨格系結核は無痛性で,結核発生率が低い地域においては臨床的な疑いが低く,しばしば診断が遅延する。インドの194人の筋骨格系結核のケースシリーズでは,30%が10代に発生し,22%が生後10年以内,18%が20代,14%が30代に発生した[2]。しかしながら,結核の発生率が低い先進国では,筋骨格系結核は,成人,特に米国外出生者でよりみられる。

椎体または脊椎結核は筋骨格系のなかでは最も多く,ほとんどのケースシリーズでは50%にも達する。カリフォルニア州のロサンゼルス郡では,1990〜1995年の間に220例の筋骨格系結核が登録された。分布は以下のとおりであった:118例(54%)が椎体結核,56例(26%)が関節病変〔29例(13%)が膝関節,18例(8%)が股関節,9例(4%)が手関節〕,10例(4%)が軟部組織・筋病変(表21-2)[22]。インドの194人の症例では,筋骨格系結核は以下の分布のとおりであった:49%が椎体病変,34例(18%)が膝関節病変,32例(16%)が股関節病変,15例(8%)が足関節病変,8例(4%)が肘関節病変,4例(2%)が手病変,3例(1%)が手関節病変[2]。この

表21-2 1990〜1995年にロサンゼルス郡で報告された筋骨格系結核の解剖部位

グループ	部位	数	グループ内で占める割合(%)	全体のなかで占める割合(%)
I. 脊椎($n=118$)	頸椎	6	5	3
	胸椎	45	38	21
	腰椎	65	55	30
	仙骨	2	2	1
II. 末梢関節($n=78$)	股	18	23	8
	膝	29	37	13
	足首	5	6	2
	足	7	9	3
	肩	4	5	2
	肘	5	6	2
	手首	9	12	4
	指	1	1	0.5
III. その他($n=24$)	その他の骨	14	58	6
	軟部組織・筋肉	10	42	4

シリーズでは，2例以下のその他の部位として，腸骨，肩，肋骨，恥骨，踵骨，大腿骨，仙腸関節が含まれていた。結核は末梢関節，頭蓋骨，肋骨にも病変を来しうるが，これらの出現はめったにない[32]。

病理発生

骨結核のよくみられる病変は，骨髄炎および関節炎である。骨病変はたいてい，結核菌の血行性感染により起こる（特に初感染に引き続いて）が，骨と関節の病変はリンパ排液または隣接する病変からの波及でも起こりうる。成長板（骨幹端）は血流が豊富で，初感染の部位としては最多である。結核菌は終動脈を侵し，終動脈炎と骨端までに至る骨破壊を引き起こし，骨端を通過した後，結核菌は関節腔へと排泄され，結核性関節炎を引き起こすか，骨破壊部から放出されて洞管を形成する。結核菌は化膿性感染でみられるのとは異なり，軟骨破壊酵素を産生しない。治療せずに感染が進行した場合は，関節や骨の周囲に膿瘍を形成するかもしれない。これらはしばしば「冷」膿瘍と呼ばれる。この膿瘍は時に破裂し，筋骨格系結核と長期にわたって関連する洞管を形成することがある。筋骨格系結核の治癒は，特に関節病変で，線維瘢痕組織を引き起こす。石灰化もしばしば治癒病変でみられるが，特に膿瘍，感染した滑液包，傍椎体腫瘍などが侵される。脊椎カリエス（脊椎結核）が治癒した患者において，石灰化した腸腰筋は，この典型例である。結核菌の血行性感染で滑膜，滑液包，腱鞘に初感染しうるが，骨病変よりも頻度はかなり少ない。

小児では，骨結核への主な感染ルートは初感染巣からの血行性のものである。小児では潜在性の結核感染が進行した後に不活発感染巣が再活性することで，筋骨格系結核となることもある。これは成人ではあまり起こらない。小児は歴史的にみると，骨成長の過程で血流が増加するので，筋骨格系結核の影響を最も受けている。そのため，血行性感染が起きている時期により感染しやすくなる（たとえば初感染後）。体重負荷の大きい骨や関節は最も頻繁に侵される。筋肉は成人であっても小児であってもめったに初感染しないが，脊椎カリエスから二次性に腸腰筋病変がみられるように，結核性筋炎が隣接する骨感染もしくは排泄洞管により二次性に起こることがある[9]。

菌が骨へ波及した後，肉芽腫性炎症反応が起こる。骨結核の骨の生検検体では，肺結核と比較して菌体数が少ないということがわかる。感染巣は，膿瘍や肉芽腫病変，組織学的に巨細胞，類上皮細胞型組織球，マントルリンパ球，外側に増殖性の線維芽細胞と肉芽組織を伴う形質細胞から成る。感染巣が大きくなるに連れて，中心部は壊死し，乾酪壊死部分となる。この乾酪化は骨拡張と最終的には皮質の破壊を引き起こす。結核性骨髄炎の病理学的特徴は，骨再生（硬化）または骨膜反応がないことである[27]。

病態生理

結核性脊椎炎

Sir Percivall Pott は 1779 年に，椎体結核の古典像を，傍椎体腫瘤や膿瘍に関連してよく起こる，連続する2つ以上の椎体と並列した終板の破壊である，と記述した[83]。1936 年にシカゴ大学（University of Chicago）の Compere と Garrison は，椎体結核の古典的病像を，放射線所見と，病理所見・剖検所見とを対比して提示した[19]。彼らは結核性脊椎炎と化膿性感染症の患者の剖検所見を比較した。そのなかの結核性脊椎炎の記述では，椎体の前方部分は後方部分よりもより高い頻度で侵される，と記している。この部位から，結核は近接した椎間板へと波及していくかもしれない。前縦靱帯に沿って波及していくので，たいてい病変は1椎体よりも多い。飛び石病変もまた起こりうる。

結核性脊椎炎は軟骨下骨への感染に始まり，その後，骨皮質へと進展する。軟骨は結核菌による破壊に抵抗し，椎体への血液供給が豊富な一方で，椎間板への血液供給はない[89]。椎体の前方部分は最も侵されやすく，後方部分は感染を免れる。後方部分（たとえば，椎弓，椎弓根，横突起，棘突起）の病変はまれである[86]。小児は椎間板の血管が発達しており，結核の初感染にて結核性椎間板炎を引き起こす。成人は椎間板の血管がなく，椎間板病変は椎体から隣接して波及感染する。成人において単純 X 線でわかるような狭い椎間板腔がみられる場合は，椎間板そのものの破壊よりはむしろ，椎体終板の虚脱によるものである[13]。前方部分の虚脱は脊柱後弯症（kyphotic deformity）を引き起こし，脊椎カリエスに関連する屈背や突背奇形に関与する。椎骨の結核は骨新生（骨化）を伴わない融解性破壊を引き起こす。感染は軟部組織へと波及し，傍脊椎膿瘍を形成しうる。後弯症の程度は椎体容積の最初の減少に比例し，椎体面が前方で接触するまで，もしくは椎体が乾酪性物質と肉芽組織が成長して骨になるまで続く[11]。

椎体結核は胸椎および腰椎に最もよく起こる。歴史的には，胸椎が最も感染しやすい脊椎とされてきた。いくつかの報告では，胸椎病変は脊椎結核症例のおよそ 50％ であり，一方で腰椎は 25％ であることが指摘されている[103]。頸椎および仙骨病変の発生はほとんどまれである。しかしながら最近の別の報告では，成人間において腰椎病変が最も多い，と報告されている。ロサンゼルスの脊椎結核 118 例のケースシリーズでは，65 例が腰椎，45 例が胸椎，6 例が頸椎，2 例が仙骨の結核性脊椎炎，であった。頸椎病変は咽後膿瘍とよく関連し，重篤な神経障害を来す[6]。

椎体結核で最もよくみられ，かつ最も重篤な合併症が，椎体変形および対麻痺・四肢麻痺である。重篤で，脊椎亜脱臼を起こさない限りは，後弯の変化（kyphotic defect）から直接生じることはまれである。対麻痺は隣接した膿瘍，椎体・椎間板の腐骨形成，もしくは直接的な硬膜浸潤による脊柱管の圧迫で起こりうる。頸椎の脊椎結核は早期かつ重篤な神経学的合併症と強く関連する[105]。

傍椎体膿瘍は椎体結核では非常によくみられ，90％以上の症例で発生する。膿瘍は前方の前縦靱帯と軟部組織に進展するか，後方の硬膜上腔へと進展することがある。靱帯の直下で広がるので，遠隔部が侵されることがある。結核性の傍脊椎膿瘍が臓器や体表へ浸潤した，という報告もある[12]。腰椎病変は腸腰筋・腸骨筋の内部またはその直下へと広がり，大腿の膿瘍の原因となることもある。仙骨病変は会陰部へと進展する，という報告もある。

化膿性膿瘍は椎体結核とはいくつかの点で異なる。化膿性膿瘍は椎間板をただちに破壊し，早期の椎間腔狭小化を起こす。結核でみられるような傍脊柱の巨大膿瘍の石灰化は，化膿性膿瘍においては著明な特徴ではない。化膿菌や，結核，ブルセラによる椎体骨髄炎を比較したスペインの報告では，椎体結核の患者はより臨床経過が長く，胸椎病変が多く，発熱はなく，脊椎変形・神経学的損傷・傍脊柱または硬膜の占拠性病変を認めた[18]。

結核性骨髄炎および関節炎

結核性骨髄炎は，関節もしくは滑液鞘へと進展することがある。成人では，病変は単一で長管骨，骨盤，肋骨，頭蓋骨を含めてどの骨にも起こりうる。小児では，長管骨の多発病変が目立つが，手や足の骨も侵されうる。結核性の指炎は（手や足の短骨を含めて）成人よりも小児で多い。結核性骨髄炎は大腿骨，脛骨，尺骨のような長管骨の骨幹端に偏って起こる。小児では，結核が成長板を侵食し，骨端の病変が関節腔へと進展することもある。小児の骨端の成長板の破壊は侵された四肢の短縮を来しうる。まれではあるが，結核は肋骨や頭蓋骨をも侵す。頭蓋骨には海綿骨がわずかしかなく，結核菌によってしばしば侵される。頭蓋骨病変は小児でより起こりやすく，頭部外傷と関連する事例もある[62]。頭蓋骨病変のある223例のレビューでは，Strauss により中枢神経病変と関連していたのはわずか15例のみであったことが判明した（10例が髄膜炎，5例が脳結核）。これはおそらく，硬膜が結核菌に対して抵抗力をもつためと考えられている[96]。肋骨結核は血行性感染から生じる可能性があり，場合によっては肺病変からの進展でも起こりうる。肋骨結核（図21-1）は疾患の徴候としては一般的ではないが，悪性腫瘍後の非外傷性肋骨病変としては2番目に多い[7]。骨結核の非交通性囊胞性病変は特に長管骨において起こりやすく，他の型の骨結核で起こるような骨化・骨質減少・膿瘍／洞管形成は来さない。この形態の結核は小児で好発し，悪性腫瘍と誤診されることがある[38,106]。

結核性骨髄炎は冷膿瘍への進展と同様に，しばしば結核性関節炎に合併し（下記参照），隣接した周囲の骨へと進展し，洞管からの排液を産生するような破裂を来しうる（図21-2）。冷膿瘍は，白血球，結核菌による乾酪壊死物質，骨片，結核菌から成る。冷膿瘍はHIV感染者の間でよくみられる。

外傷のような物理要素と骨結核への進展について，いくつかの報告がある。骨結核患者99例のカナダの研究では，30例が来院前に外傷の病歴が先行しており，7例が関節内へのステロイド注射を受けたことがあった[30]。これは，荷重のかかる関節が最も侵

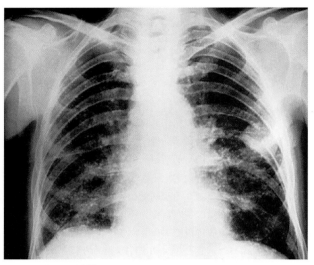

図 21-1 肋骨の結核 抗結核薬が奏効してから3か月後の男性の胸部 PA（正面）単純 X 線。肋骨に隣接した部分の破壊を伴う，左胸部の腫瘤に注目。生検と培養で結核が確認された。腫瘤は治療継続で消失した。

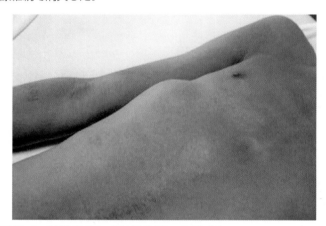

図 21-2 結核患者における胸壁の冷膿瘍（cold abscess） 腫瘤を吸引して得られたものは抗酸菌塗抹陽性で，結核菌が培養された。

されやすい理由を説明しているといえる。外傷の結果，血管分布が増加し，抵抗力が減り，潜在性病変が明らかになるので，外傷は骨結核と関連する可能性がある[22,62]。

結核性関節炎

結核性関節炎は，最も典型的には，荷重のかかる関節（股関節と膝関節）に好発するが，その他の関節も侵されることがある。関節腔への浸潤は血行性感染もしくは骨端（成人）や骨幹端（小児）の病変から関節腔への間接的な侵食によって起こる。他の臓器から骨への隣接波及も起こりうる。長管骨において，血行性感染は頻繁に滑膜を侵し，びらん性変形性関節炎を引き起こす。これは90％の症例で単関節である。はじめは滑膜が炎症反応を引き起こし，続いて肉芽組織が形成され，パンヌスへと発達する。パンヌスは

関節の縁と表面を侵食しうる。滲出が進展するに連れて，フィブリンが沈着し，「米粒体（rice bodies）」形成が滑液，滑液包，腱鞘にみられるようになる。米粒体は結核に特有ではなく，関節リウマチでもまたみられる。感染は関節周囲維管束走行を通じて両側の関節骨端および骨幹端上部へと進展する。粒状組織が侵食し，やがては軟骨が破壊され，最終的には骨の脱塩と乾酪壊死が起こる。進行および末期病変では，傍骨冷膿瘍が関節周囲に発達する。冷膿瘍の自然排液は洞管形成を来す。

Poncet 病（Poncet 関節炎）

Poncet 病は，たいてい肺外結核（たとえば，内臓の結核もしくは播種性結核）を伴う反応性多発関節炎で，関節の感染は微生物学的には証明されない。Poncet 病は，1864 年に Charcot が，そして 1871 年に Lancereaux が最初に記述した。しかし，その症候群を詳細に記載したのは Anton Poncet だった。それは 1897 年に，股関節の化膿性結核を伴って 15 歳の患者に起きた多発関節炎であった[50]。Poncet 関節炎は関節炎の反応型であり，結核が直接的に関節腔を侵したものとは別個のものである。通常，結核感染の急性期に起こり，発熱を伴って多関節に進行する。結節性紅斑が疾患の証拠となることもある。Poncet 病の病因は不明である。記載のとおり，関節液の分析では関節腔では結核菌が検出されず，臨床症状は抗結核薬治療により改善する。最近のレビューでは，肺外結核は Poncet 病患者の半分に出現し，わずか 6％の患者で結節性紅斑が出現した[58]。

結核性筋炎

結核性筋炎はまれな疾患で，たいていは隣接感染の結果起こり，特に，脊椎カリエスでみられる[49,93]。結核性筋炎が血行性感染の結果，「初発」となることもありうる（たとえば化膿性筋炎の原因）。しかし，これは病気の特徴としてはまれで，二次性もしくは隣接波及と比較するとはるかに少ない[4,9]。一次性筋炎の結核病変は孤発結節として出現し，類上皮性肉芽腫と乾酪壊死もしくは壁肥厚に取り囲まれたゼラチン状物質を含む嚢胞を伴う[54]。結核性筋炎の最もよくみられる所見は，結核性脊椎炎からの近隣波及および合併による腸腰筋膿瘍である。これは，鼠径靭帯より下にみられることもある[49]。結核性筋炎は HIV 感染患者でより頻繁に報告されている[65]。

臨床像

筋骨格系結核の発症はたいてい潜行性に進行し，発症から診断までにしばしば数か月，時折数年かかる。症状は，疾患の病期，発症部位，もしくは神経障害・膿瘍・洞管などの合併症の有無により異なる。一般に，局所疼痛および圧痛が主症状であり，続いて機能障害と感染部位の腫脹が起こる。局所の筋萎縮および関節変形はよくみられる所見である。いくつかの症例では，無痛性の冷膿瘍（図 21-2）が長期間にわたって唯一の臨床症状であることがある。発熱，寝汗，体重減少のような全身症状は病初期でみられることもあるが，進行した症例でのほうがよくみられる。筋骨格系結核の症例のおよそ半分には，活動性および治癒した肺結核の証拠がある[2]。病変が 1 か所であることは多いが，多発することもまれではない。多発病変は HIV 感染者を含めて，免疫不全患者により多く発生する。いくつかの研究では，90％を超える筋骨格系結核患者がツベルクリン反応（ツ反）陽性であった，と報告されている[30,66]。しかしこれらの試験のほとんどが HIV 流行以前の時代に行われている。

結核性脊椎炎

結核性脊椎炎は筋骨格系結核の最もよくみられる症状である。疾患の進行はたいてい遅くて潜在性で，主な症状である背部痛は非特異的である。頻繁に診断が遅延し，症状の出現から診断まで数週から数年かかる。Pertuiset らは，脊椎結核患者 103 人の発症から診断までの期間は 1 週間から 3 年で，中央値が 4 か月であり，体重減少が 48％，発熱（>38℃）が 31％，寝汗が 18％であった，と報告した[91]。病気が進行するにつれ，冷膿瘍・神経障害・洞管形成・脊柱後弯症に進展しうる。傍脊柱組織の冷膿瘍もしくは腸腰筋膿瘍は，巨大化し，初回診察時に鼠径靭帯下に突き出ることもある。ある程度の脊柱後弯はよくみられる。下肢の筋力低下や麻痺は病初期に起こりうる。HIV 感染は結核性脊椎炎の臨床症状や経過を変えないことが示されている[61]。

身体所見では，背部のけいれんだけでなく棘突起上に局在した圧痛がある。診察では，椎体前方の感染症で典型的にみられる波動・紅斑・局所の熱感はあまりみられない[68]。関節可動域テストでは，重度の疼痛が誘発され，特に進行期においては，診察で局所の脊柱後弯がみられる。神経学的症状は最初はごくわずかで，時間経過とともに進行する。最初は下肢のしびれやチクチクした感じ，もしくは他覚的な活動性の低下がある。病気が進行してくると，脊髄圧迫症状が出現し，結果的に対麻痺を来す。ケースシリーズの報告によると，10〜25％の患者で対麻痺があったという[91]。頸椎病変のある患者は神経学的合併症が非常に素早く進行する傾向にあり，咽後膿瘍に進展することもある[6,37,87]。頸椎結核は，斜頸，嚥下障害，嗄声，舌下神経麻痺として出現することもあるが，これはどの頸椎レベルが侵されているかによる[64]。神経損傷の程度は予後と相関し，完全な運動障害になると，神経学的な回復はまずない。椎体亜脱臼，椎体の陥没，硬膜外膿瘍のため外部からの脊髄圧迫が起こることもある。

結核性関節炎

結核性関節炎はたいてい，膝，股，足首のような荷重のかかる関節で単関節炎として起こる。ゆっくり進展し，滑膜の萎縮および滲出物によって引き起こされる，痛くて浸潤性の浮腫が特徴である（図 21-3）。いずれは関節の硬直が起こる。関節周囲膿瘍および排泄洞管は後期の所見である。疼痛は著明な症状で，侵された関節の強直を引き起こす。関節の強直が長引くと，特に股関節と膝

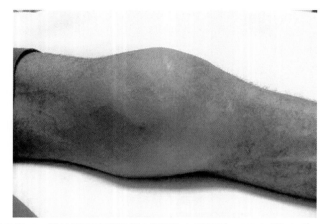

図 21-3 結核性関節炎患者の腫脹した膝関節　HIV 感染患者で，膝に痛みのある浮腫がみられた．最近で膝関節への外傷歴があった．診察では，膝は温かく，関節液が貯留していた．関節穿刺後の滑膜液の培養で結核菌が生えた．

関節において，最終的に変形を来す．結核性関節炎は，臨床的には痛風や若年性リウマチ性関節炎のような他の疾患と紛らわしく，誤診や診断の遅延を起こす[5]．多発性の結核性関節炎の報告はあるが，まれである[101]．

結核性骨髄炎

結核性骨髄炎は結核性関節炎とともに起こることが多いが，関節病変がなく，全く別々に起こることもある．成人では，関節病変のない結核性骨髄炎はたいてい，長管骨骨幹端（たとえば，大腿骨と上腕骨）に単一病変として出現するが，肋骨・骨盤・頭蓋骨・乳様突起・下顎も侵されうる．小児や高齢者，HIV 感染者を含む免疫不全患者では病変が多発する[41]．小児では病変が手足の短骨を侵す．結核性指炎は成人にも起こるという報告はあるが，珍しい．広範に病変が広がった患者では，悪性の経過として誤診されることがある．黄色ブドウ球菌（*Staphylococcus aureus*）と結核菌の共感染の報告がいくつかあるとおり，細菌との共感染があると症状を隠し，診断がつかないかもしれない[8,35]．

結核性骨髄炎は骨の隣接部の疼痛と腫脹で発現し，徐々に侵された周辺の可動域制限を伴う．症状は診断のつく 6〜24 か月前から現れていることもある．発熱，体重減少，寝汗がしばしば出現する．膿瘍および洞管が起こることもあるが，進行後期であることが多い．頭蓋骨の結核性病変は，頭痛および軟部組織腫瘤を伴うこともある．肋骨の結核病変は胸痛として現れ，時折「冷たい」胸壁腫瘤として現れる（図 21-2）．頭頸部の骨感染は，特に乳様突起と下顎において，結核性中耳炎および口腔内疾患から生じる，と報告されている．顔面麻痺は結核性乳様突起炎に続発して起こりうる[15]．顎関節部分の結核は慢性の顎関節痛の原因になる，と報告されている[104]．胸骨の結核は前胸部痛として現れる[69]．

結核性腱滑膜炎

結核性腱滑膜炎は疾患の表現形としてはまれである．この発生は手根骨結核のような別の種類の骨結核病変に連続しているか，まれに，滑膜への血行性感染によって起こる[52]．手根管症候群は結核性滑膜炎のよくみられる所見である[53,94]．手根管症候群は腱鞘の肥厚や浮腫により，手首の屈筋区画を通る正中神経が二次的に圧迫されることで起こる．進行が遅く，無痛性で，最初は感染が原因であると検討されないという事実により，しばしば病後期に診断される[46]．主症状は，腫脹，それに引き続き手首の痛み，しびれ，指のチクチクした感じ，可動域制限である[52]．そのほかに手根管症候群を引き起こす鑑別疾患として，外傷，糖尿病，アミロイドーシス，サルコイドーシス，がある．結核性腱滑膜炎のその他の臨床症状は掌側手根靭帯に沿ったガングリオンで，これは屈筋支帯直上に腫脹した軟部組織として現れる[20]．

診断

筋骨格系の診断には，かなりの慎重さ，特に症状が潜行発症で，発症から診断までが長期間にわたることへの注意が必要である．結核流行国では，筋骨格系の主訴は，身体所見と画像所見に正しく基づいて，結核が原因であるもの，と判断されるかもしれない．結核発生率の低い先進国では，初診では考慮されず，診断はしばしば遅延する．いかなる骨もしくは関節も対象となるが，脊椎や荷重のかかる関節が感染巣としては最も多い．疼痛が最も多い主訴で，これは患者を医療機関受診へと導くため，骨疼痛の原因の鑑別疾患に結核を加えるべきである．興味深いことに，局所の疼痛，腫脹，関節可動域制限が，画像所見に現れるのには 8 週間ぐらいかかることもある[100]．冷膿瘍が発生し，時に排泄洞管を伴うのは，たいてい進行期，未治療の疾患や HIV 感染のある患者においてである．筋骨格系結核の鑑別診断は，他の筋骨格疾患を起こす感染症（細菌，真菌，その他のマイコバクテリウム），悪性腫瘍，膠原病，サルコイドーシス，である．

これまでのコンピュータ断層撮影（computed tomography：CT），磁気共鳴画像（magnetic resonance imaging：MRI）のような画像技術は，筋骨格系結核やその他の骨病変を疑う患者の評価に有用である．CT，MRI および CT ガイド下吸引生検などの新しい技術の使用は，単純 X 線と直視下生検のみの場合と比較して，これまでの診断アプローチを改革し，より正確な結果とより少ない侵襲を生み出してきた．これまでは，従来の単純 X 線が結核性関節炎と骨髄炎の診断の頼みの綱であった．しかしながら MRI は，今や結核性脊椎炎とその他の筋骨格系結核の診断のための画像機器として受け入れられており，結核性脊椎炎と結核性軟部組織の疾患の広がりを描出しうる[23,25]．MRI は脊椎椎間板炎の評価において診断の手掛かりとして非常に有用であり，容易に椎体前角の破壊，椎間板の相対的保存性，飛び石病変の有無にかかわらない多発病変，大きな軟部組織膿瘍を診断する手掛かりとなる．それらの病変はすべて，結核性脊椎炎に（化膿性感染症に対して）好発するという根拠がある．疾患に特徴的な画像所見がないので，診断は組織生検および（または）培養データからなされる

ことが通常である[63]。針吸引と生検では，乾酪性肉芽腫の所見と抗酸菌（acid-fast bacilli：AFB）が存在することで診断を確定することができる。結核菌培養陽性は結核疾患の決定的な証拠で，最も効果的な薬剤を処方するのに不可欠な感受性検査を可能にする。培養検体採取のための骨病変への（CT ガイド下による）細い針吸引生検は，ある状況下においては膿瘍の排膿と同じくらい診断に有用である[42]。病変生検によって得られた検体の最近の培養技術に加えて，結核菌の存在を証明する分子診断は，骨結核やその他の種類の筋骨格系結核の診断能力を高める可能性がある。核酸増幅検査は AFB 塗抹陽性呼吸器検体に対して高い感度と特異度をもっているが，肺外結核への有用性についてのデータはほとんどない[88]。これらの分子診断テストは，筋骨格系結核の診断において特に有用である。現在市販されている，米国食品医薬品局（Food and Drug Administration：FDA）推奨の核酸増幅検査は，筋骨格症例も含めて，肺外結核への使用は認められていない。筋骨格系結核の診断を目的としたこれらの試験の有用性についてはさらなるデータが必要である。

表 21-3 結核性脊椎炎の画像の特徴

多レベルの病変
椎体前方部分の融解性破壊
椎間板腔の狭小化
椎体終板の骨粗鬆症
楔状椎の増大
椎体の虚脱
時に石灰化を伴う傍脊椎の膿瘍陰影
しばしば石灰化を伴う肥大化した腸腰筋陰影

結核性脊椎炎

単純 X 線検査は，臨床家が結核性脊椎炎を疑ったときに，まずはじめに行われる画像検査である。少なくとも 50％の椎体が破壊されてからでなければ，単純 X 線で同定することはできないので，これは感受性のない診断ツールである（図 21-4）[27]。単純 X 線により，骨粗鬆症性の終板，多レベルでの病変，虚脱を引き起こす前方部分の破壊，といった結核性脊椎炎を疑わせるようないくつかの特徴が明らかになることがある（表 21-3）。時折，傍脊柱膿瘍もしくは肥大した腸腰筋が単純 X 線でみられることもある。単純 X 線は，もしあれば，膿瘍内の石灰化を示す。単純 X 線でみられる非典型的特徴としては，後方部分の病変，単一椎体病変，びまん性硬化の結果起きた「象牙様」椎体，がある[40]。

核医学検査は感度が低いので結核性脊椎炎の診断には全く役に立たず，脊椎炎を疑う患者の評価で診断的画像検査として推奨されない。CT は単純 X 線および核医学検査のいずれよりも優れている。CT はまた，膿瘍，排泄洞管，軟部組織石灰化のような軟部組織病変の広がりを決定するのにも有用である（図 21-5）。不規則な融解部，骨化，椎体の虚脱はすべて CT に描出される。CT はまた，経皮的ドレナージおよび椎体関連病変や膿瘍の生検にも非常に役立つ[16]。

上述のとおり，MRI は現在，結核性脊椎炎を疑う患者の評価に

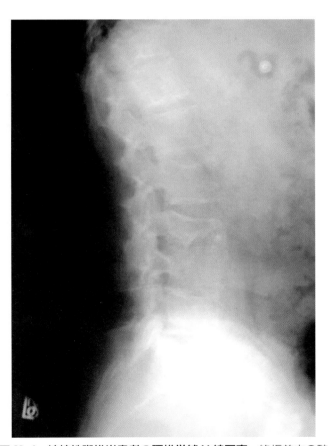

図 21-4　結核性脊椎炎患者の腰椎単純 X 線写真　終板前方の破壊と椎間板腔の減少，骨破片を示す。これらの所見は結核性脊椎炎を示唆する。検体採取のために CT ガイド下穿刺が施行され，培養から結核菌が検出された。

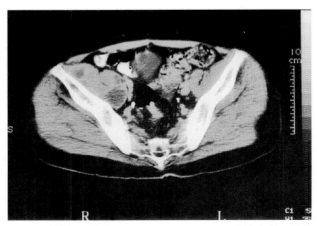

図 21-5　結核性骨髄炎の CT　CT では，HIV 感染患者の腰椎の結核性脊椎炎を伴う右巨大腸腰筋膿瘍がみられる。腸腰筋膿瘍に経皮ドレナージが置かれ，液体の培養から結核菌が検出された。

II 臨床症候群

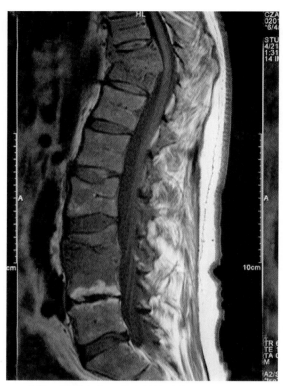

図 21-6 胸椎と腰椎病変の多発結核性脊椎炎患者の MRI 病変に連続性はない（飛び石病変）。胸椎病変は隣接した椎体の前方虚脱，脊柱後弯症を起こす突背構造であることがわかる。この患者には腰椎病変の証拠もある。

選択される画像検査であり，軟部組織結核の評価には非常に有用である[27]。造影 MRI は，脊椎内進展，局所脊髄症，脊髄もしくは神経根圧迫のための最適な検査である[63]。傍脊柱膿瘍は多レベルにしばしばみられ，造影検査で中心壊死を伴う周辺増強を示す[83]。MRI では全脊椎の評価が可能で，高解像度である。T1 と T2 強調像を比較することで，病変組織を正確に区別し，椎体を明確に描出し，骨髄進展・椎間板・椎間円板・椎体後方部分・髄膜病変・傍脊柱組織を同定できる（図 21-6）。MRI で描出可能な骨髄の早期炎症性変化も，結核性脊椎炎として早期の画像診断が可能となる[27]。MRI は，膿瘍と肉芽組織を，圧迫の骨性・板性・線維性の原因と区別することで，脊髄圧迫を来している病変組織の原発巣を最もよく描出する（図 21-6A）。そのため，不必要かつ侵襲的な

表 21-4 結核性脊椎炎に関連する画像の特徴[a]

結核性脊椎炎とその他の病因を示唆する画像所見
病変が 1 つ以上
多中心性病変
比較的椎間板が保たれる
巨大な傍脊椎の膿瘍
傍脊椎の骨片
靭帯下への広がり
MRI で均一な信号強度
MRI での周辺強調パターン

結核性脊椎炎と腫瘍性病変を示唆する画像所見
傍脊椎膿瘍
傍脊椎の骨片
後縦靭帯下の進展
終板もしくは椎骨角に隣接して目立った進展

[a] 文献 40 から転載。

外科的減圧を回避するのに有用である[45]。

より新しい画像技術は，結核性脊椎炎と，その他の感染性病変および腫瘍性病変とを区別するのに有用である（表 21-4）。椎体結核の別々の 2 つのパターンがみられることもある。1 つ目は，2 つ以上の連続した椎体と反対の終板の破壊，椎間板の感染，傍脊柱腫瘍や占拠性病変を特徴とする骨髄炎の古典的所見である。2 つ目は頻度が増してきており，椎間板病変のない，非典型的な骨髄炎パターンである[24]。臨床所見，単純 X 線・CT・MRI での病変の特徴，ツ反もしくはインターフェロンγ遊離試験陽性，肺外結核の証拠を組み合わせることにより，結核性脊椎炎の診断が強く示唆される。上述のような画像診断機器（たとえば CT）は，病理検査，培養，感受性検査のための検体を得ることで，診断を確定する直接穿刺が可能となるという意味でも非常に有用である。診断を確定させるために，抗酸菌培養の適切な検体を得ることは不可欠なことである。脊椎結核において，CT ガイド下生検で診断がつくことが多い。直視下の脊椎生検はたいてい，診断困難な症例，もしくはその他の手術が施行される場合に施行される[63,103]。

結核性関節炎

関節近接骨粗鬆症，末梢骨融解，緩徐な関節腔の狭小化という三徴は Phemister と Hatcher が 1933 年に記述した結核性関節炎の

表 21-5 結核性関節炎の鑑別について画像の特徴

状態	画像結果		
	骨粗鬆症	周辺の融解	関節腔の狭小化
結核性	+	+	遅発してわずか
化膿性	±	+	早期に著明
関節リウマチ	+	+	早期に著明
痛風	わずか〜なし	+	0

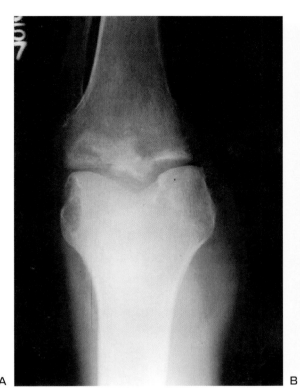
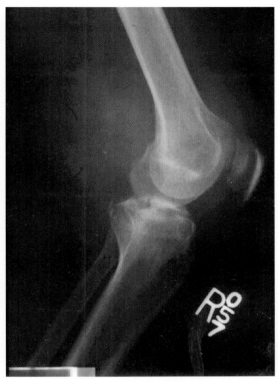

図 21-7　結核性関節炎患者の膝単純X線　A：図 21-3 に示す膝の単純X線。周辺部の融解が明らかで，軟部組織に沿った腫脹がある。

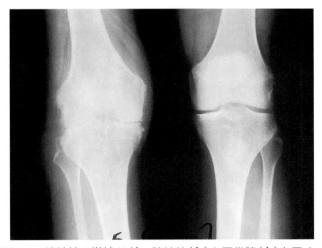

図 21-8　膝結核の単純X線　膝結核（左）と正常膝（右）を示す。関節腔の狭小化，大腿骨遠位部と脛骨近位部の融解性骨破壊，患側膝の軟部組織腫脹に注目。10年以上経過した臨床的な結核の証拠があった（しかし，患者は治療を受けてこなかった）。

単純X線所見である[92]。関節腔は結核性関節炎の初期には保たれる一方で，化膿性関節炎では，細菌による蛋白質分解酵素産生で早期に軟骨の破壊が起きる。化膿性関節炎，結核性関節炎，関節リウマチのそれぞれの特徴を表 21-5 に示す。結核性関節炎の鑑別診断には，細菌性，真菌性と同様に，非感染性機序（たとえばリウマチ性）のものも含まれる。化膿性関節炎は，結核性関節炎にみられるようにたいてい単関節性だが，通常，経過は化膿性関節炎のほうがより急性で，結核性関節炎は，初期にはより慢性で無痛性の経過となる。外傷もしくは菌血症はしばしば，化膿性関節炎と関連する。ノカルジア（Nocardia）属，ブルセラ（Brucella）属，Sporothrix schenckii もまた，結核に似た慢性単関節炎を起こしうる。化膿性やその他の炎症性機序に加えて，滑膜肥厚と関節浸潤を起こす色素性絨毛結節性滑膜炎も，結核性関節炎の画像上の鑑別診断に含める必要がある[40]。

画像検査は上述した（表 21-5）ような診断の手掛かりとなりうるが，結核性と化膿性を厳密に区別することはできない。進行は滑膜肥厚と滲出から始まるので，関節腔の腫脹が初期の画像所見となる。腐骨と濃度の高い三角状の液体貯留が関節縁にみつかることもある。周辺の融解像は荷重のかかる関節で特に起こる（図21-7）。硬化像は結核性関節炎ではたいていみられないが，小児は例外で，層状の骨膜反応がみられることがある[27,47]。未治療で進行すると，緩徐に重症骨破壊や線維性強直が起きる（図 21-8, 図 21-9）。

Martini と Ouahes[66] は，結核性関節炎の画像変化を以下のように分類し，感染進行の病因を反映していると報告した。

・ステージ1：骨融解なし，局所の骨粗鬆症
・ステージ2：1つ以上のびらん，もしくは骨の融解部分がある。関節腔の不連続な減少がある。
・ステージ3：全関節の病変もしくは破壊で，肉眼的な組織崩壊はない。

II 臨床症候群

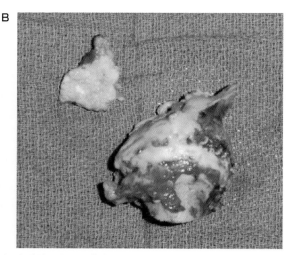

図21-9 股関節結核 A：数か月にわたる歩行異常のため受診した12歳女児の単純X線写真。B：破壊された大腿骨頭の手術検体。

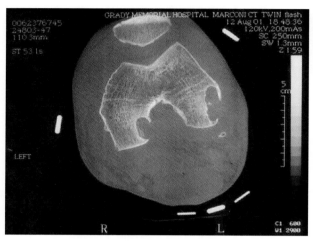

図21-10 結核性関節炎患者の膝CT CTで，広範な周辺の融解と破壊がみられる。

・ステージ4：肉眼的組織崩壊がある。

　関節のCT画像は骨破壊と軟部組織の腫脹もしくは膿瘍の評価に有用で，腐骨形成の証拠となる（図21-10）。MRIは早期変化，特に，腱鞘肥厚と関節周囲軟部組織変化を検出しうる。また，関節腔の米粒体を示すこともある[82]。MRIでの骨びらんに沿った骨髄強調の消失は，化膿性関節炎ではなく結核性関節炎を示唆する[47]。MRIで滑膜へのヘモジデリン沈着が判明したり，進行期に中心性に起こるびらんを描出することがある。下記のように，確定診断をすべきである。適切な検体（たとえば滑膜液）を得るために追跡的な関節腔穿刺を行ったり，細菌・真菌・結核培養のための検体を得るために滑膜生検を施行することが確定診断のためにきわめて重要であり，微生物学的診断をすることで薬剤感受性検査をすることが可能となる。関節結核の場合は，滑膜液ではしばしば診断がつかず，滑膜の生検と培養および関節周囲の骨が診断

表21-6 囊胞性骨病変の鑑別診断

囊胞性結核
梅毒
好酸球性肉芽腫
サルコイドーシス
囊胞性血管腫症
多発性骨髄腫
腫瘍（転移，リンパ腫，神経芽腫）
真菌感染（ブラストミセス症，コクシジオイデス症）

に必須である[63]。

結核性骨髄炎

画像的には，結核性骨髄炎は，特にびまん性で融解性である場合には，悪性のものと混同されることが多い。単純X線写真では，骨粗鬆症，融解病変，骨硬化像，骨膜炎が認められる。壊死片は破壊領域内で，放射線濃度の高い骨片として描出される。囊胞状病変は，特に小児や若年成人においてみられる。骨の囊胞状病変の鑑別診断を表21-6に示す。小児の病変は成人よりも境界が不明瞭で，成人ではたいてい，境界明瞭な硬化像を認める[38]。多巣性病変はまれな臨床像で，主に小児と免疫不全患者に起こる[84,99]。骨髄の変化なので，MRIは，骨髄炎の早期発見に有用である。T1強調像で通常の髄内脂肪は低信号域に置き換えられ，T2強調像で高信号域を伴い，ガドリニウム造影T1強調像で増強する[27]。結核病変は手や足では珍しいが，小児に起こる指炎はその実態がよく認識されている。典型的な画像所見は「風棘（spina ventosa）」と呼ばれる拡張像で，骨融解により骨梁の吸収と病変指の拡張が起こる[84]。

結核性筋炎

結核性筋炎は通常，既知の骨格巣の二次性に発見される。原発性

表 21-7　原発性筋炎の鑑別診断
結核
放線菌症
サルコイドーシス
悪性腫瘍（肉腫）
滑液包もしくは腱の囊胞
血腫
化膿性筋炎
類鼻疽

表 21-8　腸腰筋膿瘍の病因
椎体結核（脊椎カリエス）
憩室炎
虫垂炎
Crohn 病
産褥感染
椎体や腸管の腫瘍
腎結石
血腫
化膿性感染（特に黄色ブドウ球菌）
放線菌症

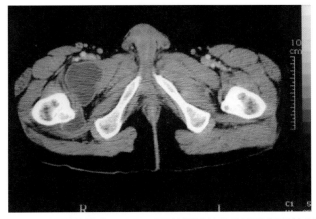

図 21-11　腸腰筋膿瘍の CT　CT は腰椎結核性脊椎炎患者の下肢を示す。右大腿内部に進展した腸腰筋膿瘍がある。

の筋炎は免疫不全患者で特に起こりうるが，二次性結核性筋炎がより一般的で，それは椎体結核に隣接してよく起こる。原発性筋炎もしくは化膿性筋炎の鑑別診断を表 21-7 に示す。単純 X 線では，石灰化，もしくは腸腰筋膿瘍の症例では腸腰筋陰影の巨大化を示すことがある。CT は境界明瞭な腫瘍様病変で，正常な筋肉と比較して低濃度もしくは等濃度を示す（図 21-5，図 21-11）。MRI は明瞭な腫瘤を示し，筋肉よりも T1 強調像で低信号，T2 強調像で高信号を示す[1]。実際には，CT と MRI では，結核性筋炎とその他の筋病変を区別することはできないが，結核性筋炎と一致する臨床像があれば，かなり強く疑うことはある（たとえば，隣接ないし離れた部位に結核がある）[54]。最終的には，確定診断は組織学的検査と微生物学的検査に基づく必要がある。腸腰筋膿瘍は椎体結核としばしば関連するが，その他の病因も同じように考えるべきである（表 21-8）。CT と MRI はいずれも，腸腰筋膿瘍の検出には有用である。単純 X 線写真上の石灰化した腸腰筋は，椎体病変から二次的の結核性膿瘍で特徴的である[39]。

微生物学的診断および組織学的診断

画像診断は結核の診断を示唆するが，診断は，微生物学的もしくは組織学的検査で確定することが必要である。微生物学的な確定診断を行うために必要なことはすべて（たとえば，培地での結核菌の検出）行うべきであり，分離により感受性検査が可能となる。仮診断は検体の組織学的検査で AFB があろうとなかろうと，乾酪性肉芽種の観察によってなされる。しかしながら，筋骨格検体の肉芽腫が常に結核菌の感染を示唆するわけではない。滑膜肉芽腫を起こす他の疾患としては，真菌疾患，非結核性抗酸菌症，サルコイドーシス，外傷性脂肪壊死，ブルセラ症，異物に対する巨細胞反応，がある。結核が高率に風土病で，診断方法や画像機器が限られる途上国では，筋骨格系結核の診断はしばしば，臨床像と放射線学的所見（たとえば単純 X 線）に基づいて行われる。

化膿性・結核性・炎症性の関節炎の鑑別は画像検査では難しく，最終的には微生物学的診断が必要とされる。結核性関節炎において，滑膜液の検査がまず最初に行われる。上述のとおり，滑膜生検は結核性関節炎の診断には必要である。早期の滑膜液は黄色変性の外観で，疾患が進行するにつれ，変性した軟骨や骨片のため，粘稠でゼラチン状になり，外観も黄白色になる[102]。2.5 g/dL を超える蛋白質上昇が共通の所見である。関節液の糖は血清のものと比較して低くなると考えられ，滑膜液の糖は結核性関節炎患者の血糖値よりも 40 mg/dL 低い。滑膜液の白血球数は非常に幅広く，平均して 10,000～20,000/mL の範囲で，50,000～100,000/mL （細菌性もしくは「敗血症性」の関節炎でしばしば報告される範囲）まで上がると報告されている。これらすべての所見は，関節リウマチでも矛盾しない。これらの理由により，微生物学的診断および組織学的診断が必須である。

滑膜液の抗酸菌染色は感度が低いが，その他の漿膜液検査（たとえば，胸膜，心嚢，腹膜）よりは高い感度であると考えられる。滑膜生検と培養はより陽性率が高く，94％の検体で，組織学的検査が陽性で結核菌の培養陽性となる。直視下生検と穿刺吸引生検も，培養陽性に対して高い尤度比（＞90％）ではあるが，一般的には必要ではない。Mondal の穿刺吸引生検をした 116 例の報告では，38 例で結核と診断され，残りの 78 例が転移性腫瘍と診断された。結核性関節炎を合併した 38 例のうち，34 例（89％）が結核菌培養陽性で，11 例（39％）が塗抹陽性であった。残る 4 例は組織学的検査で確定され，抗結核薬治療による改善を認めた[51]。Masood が 11 例の骨軟部病変の診断のために針穿刺吸引生検を施行したところ，64％が塗抹陽性で，84％が培養陽性であった。Masood は，針穿刺吸引細胞診は直視下生検と同等の感度で，低侵襲である，と結論づけた[67]。上述のとおり，結核性関節炎の診断に分子診断技術（たとえば，核酸増幅検査）がどれほど役に立つ

かを判断するには，さらなるデータが必要である。

Debeaumontは，感染椎体の総細菌数は100万未満であるが，喀痰検体では1mLあたりおよそ30万になることを示した[26]。少ない菌数は，なぜ傍脊椎や腸腰筋膿瘍および排泄洞管での結核菌検出が難しいかを説明するのに役立つかもしれない。スワブ（拭い検体）ではなくシリンジで適正に検出した検体であれば，洞管からの検体培養の陽性率は上昇しうる[85]。低い菌数なので，肺結核よりも筋骨格系結核が薬剤耐性を獲得する機会はより低い。

治療

早期診断と適切な抗菌薬の導入が重要で，早期であるほど機能および可動性の損失を予防することができる。早期に発見された筋骨格系結核は，以前には考えられていた，脊椎の変形や四肢関節の強直といった不可逆的な後遺症なく抗結核薬治療により治癒しうる，とする豊富なエビデンスがある。仮に，画像上で微妙な変化が起きていても，診断が十分に早期であれば，変形なしに機能が完全回復することはほぼ間違いない。中等度の身体障害で単純に生存するという状態はもはや許容されない。筋骨格系結核の近代的管理のための手術を行ううえで，早期診断は欠かせない。

肺結核治療の根底にある治療原則は，肺外結核にも当てはまる[10]。薬剤感受性のある肺結核の治療に効果的な処方レジメンは，薬剤感受性のある筋骨格系結核の治療に適している。骨および関節結核の治療について，いくつかの研究が行われ，リファンピシンを含むレジメンを6～9か月（短期間）続けることが，リファンピシンを含まないレジメンを18か月続けるのと同様に効果的であることが示された[76,77,79]。しかし，治療反応性を確かめるのは困難なので，9か月の治療期間が望ましい，とする専門家もいる[10]。骨・関節病変のある患者の治療で，副腎皮質ステロイドの併用は推奨されない[10]。多剤耐性の筋骨格系結核の報告はいくつかあるが，同じ治療原則が当てはまる。

結核性脊椎炎
◎ 歴史的観点 ◎

効果的な抗結核薬治療が利用できる以前は，脊椎カリエスの治療は長期間のベッド上安静と体幹ギプスで固定することであった。Dobsonによる914例の報告では，体幹副え木もしくはギプスで長期間の不動化を全例が受け，54例が脊椎固定を受けた[28]。死亡率は20%で，22%が再発で再入院した。CannettiとDebeaumontが骨関節病変において抗結核薬治療の効果を示して以来，抗結核薬治療が骨関節結核の治療に徐々に導入された[13a,26]。Hodgsonらは，減圧のための前方アプローチおよび自家骨移植の手術と抗結核薬治療を組み合わせた最初のケースシリーズを行い，高い成功率を報告した[43]。KonstamとBlesovskyは初めて外来通院での，結核性脊椎炎の医学的アプローチを報告した[56]。著者らは，イソニアジドとパラアミノサリチル酸（p-aminosalicylic acid：PAS）を最低12か月（画像的改善があるまで）続け，治療の一環としてギプスや不動化を用いなかった，207例の治療について報告した。27例のみで膿瘍ドレナージが必要となり，手術が行われた。86%が完全回復となった。初めて，椎体結核の患者が抗結核薬治療のみで，しかも長期間の不動化もしくは複雑な手術なしに治癒しうることが示された。

異なる意見や臨床があり，英国医学研究審議会（British Medical Research Council）がさまざまなセンターでランダム化比較試験を行った[70-75,78,80]。これらの試験には，胸椎または腰椎の活動性結核の証拠がある患者が含められた。これらの試験は，韓国，ジンバブエ（以前はローデシアと呼ばれた），南アフリカ，香港で行われた。すべての患者が抗結核薬治療を受けた（ほとんどの試験では，治療は18か月のイソニアジドとPASにより構成され，最初の3か月間にストレプトマイシンが追加された患者もいた）。治療方法は，そのときに利用可能で，地域的に利用可能な資源によって決定された。治療には，外来結核治療，ベッド上安静もしくは体幹固定による固定化を伴う抗結核薬治療，抗結核薬治療と骨癒合のない感染骨の保存的な壊死組織切除（デブリドマン）が含まれており，香港と南アフリカでは，「根治手術（radical surgery）」を伴う抗結核薬治療が含まれた。根治手術は，前方切除，肉芽組織および生育不能な骨のデブリドマン，自家支柱骨移植により構成される[70,77]。非手術療法では，18か月後に67%，3年後に85%，5年後に88%で良好な状態が示された。時間経過に伴い明らかになる持続的な改善は，（治療終了直後の）67%から5年後に85%，10年後には90%へと持続的に改善していくことが，時が経つにつれて明らかになった。これは初回の抗結核薬治療の終了時点で，すべてが順調でなくても慌てるべきではない，という警告を正当化している。6か月の入院治療を受けた患者，9か月の体幹ギプスを受けた患者，またはいずれも受けなかった患者の間には，どの時点においても，統計学的有意差は示されなかった。それに加えて，PASとイソニアジドにストレプトマイシンを加えても，統計学的有意差を示すことはできなかった。したがって，これらのケースシリーズにおいて，5年間の判断によると，生命と健康の維持の観点から，監督下におかれているのと同じくらい厳格に薬剤内服が管理されている患者の外来通院による抗結核薬治療は優秀な結果である，と結論づけられた。脊椎前方の融解の有無にかかわらず，抗結核薬治療に加えて，直視手術によるデブリドマンを行うことは，外来通院加療よりもよい結果ではなかった。これらの研究では，好ましい結果は，「臨床的に身体活動が完全で，放射線学的に病気の活動がなく，機能障害を伴う洞管・膿瘍・脊髄症がなく，割り当てられた治療の修正を伴わないこと」と定義された[72]。

香港で行われた根治手術は，生命と健康の維持に関して，長期的結果が同様であった。香港の手術は，前方切除，感染骨のデブリドマン，自家骨移植により構成された。抗結核薬治療終了の時点で（18か月），89%の患者が好ましい結果になっており，3年後には87%，5年後には89%が好ましい結果となった。しかしながら，香港の手術とリファンピシンを含まないレジメンとを組み合

わせる方法(リファンピシンが利用可能になる前の時代において)には，明らかに有利な点があった：(1)縦隔膿瘍などの膿瘍は，保存的治療後よりも，なおかつデブリドマン後よりも早く改善する，(2)骨融解はより初期に起こる，(3)最も重要なことは，脊柱後弯が悪化しない，ことである[70]。「香港」の根治手術は南アフリカでも行われたが，香港からの報告とは異なり，デブリドマンを上回るような有利な点は認められなかった。これらの試験の結果を踏まえると，リファンピシンが利用可能になる前の時代において，脊椎結核は適切な抗結核薬治療と，もし，十分な外科医の助言，麻酔，看護施設があるのであれば，香港の根治手術を組み合わせることが最善の治療であった。これらが得られないのであれば，手術を避けるべきである。

◎ 最近の結核性脊椎炎治療 ◎

イソニアジドとリファンピシンによる肺結核の短期抗結核薬治療の有用性に刺激され，英国医学研究審議会専門調査委員会(British Medical Research Council Working Party)は，2回目の臨床試験を香港，韓国，南インドで行った[76,77,79]。香港では，すべての患者が根治手術と，6か月ないし9か月のイソニアジドとリファンピシンの抗結核薬治療に加えて，6か月のストレプトマイシンを追加した治療を受けた。韓国では，外来通院のみで，6か月もしくは9か月のイソニアジドとリファンピシンの抗結核薬治療が，9か月もしくは18か月のイソニアジド+PASもしくはエタンブトールと比較された。南インドのマドラス(今のチェンナイ)では，外来の抗結核薬治療として，6か月もしくは9か月のイソニアジド+リファンピシンと，6か月もしくは9か月のイソニアジド+リファンピシンに加えて香港の根治手術を行ったレジメンを比較した。3年後，すべての試験で，リファンピシンとイソニアジドを含むレジメンが，95%以上で好ましい結果を示した[76,77,79]。これらの結果は，脊椎結核には，6か月ないし9か月のリファンピシンをベースにした短期間のレジメンの有効性を確認したものであった。入院時の洞管と膿瘍の改善は，イソニアジド+PASもしくはエタンブトールよりも，イソニアジド+リファンピシンで治療した患者群においてより早かった。リファンピシンを含むレジメンで治療を受けた患者では再発を認めなかった。骨髄炎の改善は外来のレジメンで非常に良好で，83〜88%の患者で完全に回復した。9か月のイソニアジド+リファンピシンの治療が，6か月の治療に勝るという明確なエビデンスはない。特に香港の試験では，イソニアジドとストレプトマイシンへの初回耐性は問題であった。

英国医学研究審議会の脊椎結核に関する専門調査委員会(Medical Research Council Working Party on Tuberculosis of the Spine)によって行われた最近のランダム化試験の結果によると，薬剤感受性のある微生物による胸腰椎の結核性脊椎炎には，リファンピシンをベースに，イソニアジドとリファンピシンを6〜9か月処方し，ピラジナミドを2か月追加(エタンブトールは感受性結果が出るまで)するのが最善である。これらのレジメンは，肺結核の治療で用いられるレジメンと似ている(Chapter 7参照)。リファンピシンがベースの短期レジメンを受けている患者の間では，手術によるデブリドマン，もしくは抗結核薬治療と根治手術(脊椎病変の切除と骨移植)の組み合わせは，抗結核薬治療のみの場合と比較して有利な点はない[79]。加えて，脊髄症は機能不全があろうとなかろうと，抗結核薬治療にほぼよく反応する。韓国で行われた2つの試験において，30例中24例[76]と，もう1つのより早期の研究における85例中74例[90]で，薬物治療により脊髄症の完全回復もしくは完全な機能回復が認められた。しかしながら，ある環境では，手術に利益があるように思われ，施行されることもある。このような状況には，感染が進行中の証拠があり抗結核薬治療が失敗した場合，神経脱落症状の持続または再発のある患者における脊髄圧迫の解除，もしくは脊髄の不安定性，といったものが含まれる[10]。

医学研究審議会の試験に多数の患者が登録されたにもかかわらず，明らかな脊髄症のある患者は除外されたので，麻痺が持続した際の手術の役割を評価した比較試験はないことになる。麻痺は今や一般的に手術の適応と考えられている[10]。手術の適応としてその他に許容される状況としては，感染が持続している証拠があり抗結核薬治療が失敗している場合，神経脱落症状のある患者における脊髄圧迫の解除，ドレナージを必要とする傍脊椎膿瘍と腸腰筋膿瘍，脊髄の不安定性，を挙げることができる。病勢が活発でなくなった後の，脊柱後弯に由来する遅発性の神経合併症もまた外科的除圧の適応である。

頸髄性病変の発生率は低いことが1つの理由で，頸髄の結核性骨髄炎患者はこの医学研究審議会の試験には含まれていない。上位および下位頸椎病変の全46例を報告した2つのケースシリーズでは，すべての患者に抗結核薬治療と手術が施行された[33,48]。薬物治療は，イソニアジドとリファンピシンを12か月ないし15か月，もしくはイソニアジドとPASを15か月ないし21か月の投与であった。上位頸椎病変の6例のうち，4例が後遺症なく改善した。40例の下位頸椎病変の全例で，有意義な臨床的および画像的改善を認めた。脊髄圧迫のあった12例が神経学的に完全回復した。頸椎結核の治療推奨は，これらのケースシリーズがもとになる[33,48,51]。頸椎の手術介入はしばしば，神経障害との関連や，呼吸器合併症を引き起こしうる頻回の膿瘍，頸椎の不安定性により決定される。一方，Jainら[51]の報告では，ケースシリーズにおける3分の2の患者が外科的介入なしに回復した。前方アプローチは最適な治療とみなされる。椎弓切除は脊椎圧迫を解除するのに有効ではなく，頸髄の不安定性を招くので避けるべきである。

結核性関節炎および骨髄炎

上述のように，結核性脊椎炎の例外を除いて，筋骨格系結核の治療を評価した比較試験はない。結核性脊椎炎の治療経験およびその他の肺外結核の治療経験に基づいて，肺病変の治療で用いられるのと同様に，リファンピシンベースの短期間のレジメンを用いて，薬剤感受性の結核性関節炎および骨髄炎の治療を行うことが

推奨される．手術は一般的に，診断のためもしくは内科的治療に反応しない膿瘍を排膿する必要があるとき，もしくは巨大膿瘍を排膿することで圧迫を軽減する必要があるときに行われる[3]．治療の遅れもしくは不十分な治療は，線維化や骨融解により侵された関節の強直を引き起こす．病変関節の機能はその他の関節で代償される．その代償で長期間にわたって酷使されて，変形性関節炎のため疼痛が出現することもある．最近の技術の発達により，古くて治癒した結核の関節に対する関節形成術の適応への関心が高まっている[31,60,97]．Su らは，膝関節結核の病歴があり，人工膝関節置換術を受けた 16 例を報告した．8 例は術前に結核の診断を受け，少なくとも 2 か月間，抗結核薬治療を受けた．残りの 8 例は術中に診断を受けた．手術の時点で抗結核薬治療を受けていなかった 4 例を含む，5 例で，関節形成術後に再発が起こった[97]．公式の推奨はないが，専門家のなかには，休止期の結核に対して関節形成術が必要な患者で再活性化のリスクを最小限にするために，患者は術前に最低 3 週間，術後 6～9 か月の周術期抗結核薬治療を受けることを提案する者もいる[57]．

結論

筋骨格系結核の診断は鑑別を検討するのに失敗するため，しばしば遅延する．骨関節病変の早期診断は変形のリスクを最小限にし，予後を強化するために重要である．CT や MRI を含めて新しい画像機器の導入は筋骨格系結核患者の診断評価を強化し，筋骨格系病変の直接生検に役立つ．確定診断をつける努力をする目的で，そして感受性検査のための結核菌を回収する目的で，培養のための適切な検体を得ることは必須である．肺結核の治療と同様に，6～9 か月のリファンピシンベースのレジメンが，筋骨格系病変の治療にも推奨される．結核性脊椎炎のランダム化試験により，そのようなレジメンが有用であることが示されている．これらのデータおよび肺結核の治療から得られたデータから，別の種類の筋骨格系結核にも推奨される治療レジメンが推測されてきた．最終的には，抗結核薬治療のアドヒアランスを確保することがよい結果を得るために必須である．そのため，直接監視下治療が，筋骨格系結核のすべての患者の治療に推奨される．

◎ 文献 ◎

1. **Abdelwahab, I. F., S. Bianchi, C. Martinoli, M. Klein, and G. Hermann.** 2006. Atypical extraspinal musculoskeletal tuberculosis in immunocompetent patients: part II, tuberculous myositis, tuberculous bursitis, and tuberculous tenosynovites. *Can. Assoc. Radiol. J.* **57:**278–286.
2. **Agarwal, R. P., N. Mohan, R. K. Garg, S. K. Bajpai, S. K. Verma, and Y. Mohindra.** 1990. Clinicosocial aspect of osteoarticular tuberculosis. *J. Indian Med. Assoc.* **88:**307–309.
3. **Aguirre, M., J. Bago, and N. Martin.** 1989. Tuberculosis of the knee. Surgical or conservative treatment? *Acta Orthop. Belg.* **55:**22–25.
4. **Ahmed, J., and J. Homans.** 2002. Tuberculosis pyomyositis of the soleus muscle in a fifteen-year-old boy. *Pediatr. Infect. Dis. J.* **21:**1169–1171.
5. **Al-Matar, M. J., D. A. Cabral, and R. E. Petty.** 2001. Isolated tuberculous monoarthritis mimicking oligoarticular juvenile rheumatoid arthritis. *J. Rheumatol.* **28:**204–206.
6. **Al Soub, H.** 1996. Retropharyngeal abscess associated with tuberculosis of the cervical spine. *Tuber. Lung Dis.* **77:**563–565.
7. **Asnis, D. S., and A. Niegowska.** 1997. Tuberculosis of the rib. *Clin. Infect. Dis.* **24:**1018–1019.
8. **Babhulkar, S. S., and S. K. Pande.** 2002. Unusual manifestations of osteoarticular tuberculosis. *Clin. Orthop. Relat. Res.* **May:**114–120.
9. **Belzunegui, J., I. Plazaola, E. Uriarte, and J. M. Pego.** 1995. Primary tuberculous muscle abscess in a patient with systemic lupus erythematosus. *Br. J. Rheumatol.* **34:**1177–1178.
10. **Blumberg, H. M., W. J. Burman, R. E. Chaisson, C. L. Daley, S. C. Etkind, L. N. Friedman, P. Fujiwara, M. Grzemska, P. C. Hopewell, M. D. Iseman, R. M. Jasmer, V. Koppaka, R. I. Menzies, R. J. O'Brien, R. R. Reves, L. B. Reichman, P. M. Simone, J. R. Starke, and A. A. Vernon.** 2003. American Thoracic Society/Centers for Disease Control and Prevention/Infectious Diseases Society of America: treatment of tuberculosis. *Am. J. Respir. Crit. Care Med.* **167:**603–662.
11. **Boachie-Adjei, O., and R. G. Squillante.** 1996. Tuberculosis of the spine. *Orthop. Clin. N. Am.* **27:**95–103.
12. **Burke, H. E.** 1950. The pathogenesis of certain forms of extrapulmonary tuberculosis; spontaneous cold abscesses of the chest wall and Pott's disease. *Am. Rev. Tuberc.* **62:**48–67.
13. **Calderone, R. R., and J. M. Larsen.** 1996. Overview and classification of spinal infections. *Orthop. Clin. N. Am.* **27:**1–8.
13a. **Cannetti, G., J. Debeyre, and S. D. Seze.** 1957. Sterilization of lesions in osteo-articular tuberculosis by antibacillary chemotherapy. *Rev. Tuberc.* **21:**1337–1344. (In French.)
14. **Centers for Disease Control and Prevention.** 2010. Decrease in reported tuberculosis cases—United States, 2009. *MMWR Morb. Mortal. Wkly. Rep.* **59:**289–294.
15. **Chernoff, W. G., and L. S. Parnes.** 1992. Tuberculous mastoiditis. *J. Otolaryngol.* **21:**290–292.
16. **Clementsen, P., M. Hansen, C. Conrad, and O. Myhre.** 1988. Percutaneous drainage of tuberculous abscess of the psoas muscle. *Tubercle* **69:**63–65.
17. **Colmenero, J. D., M. E. Jimenez-Mejias, J. M. Reguera, J. Palomino-Nicas, J. D. Ruiz-Mesa, J. Marquez-Rivas, A. Lozano, and J. Pachon.** 2004. Tuberculous vertebral osteomyelitis in the new millennium: still a diagnostic and therapeutic challenge. *Eur. J. Clin. Microbiol. Infect. Dis.* **23:**477–483.
18. **Colmenero, J. D., M. E. Jimenez-Mejias, F. J. Sanchez-Lora, J. M. Reguera, J. Palomino-Nicas, F. Martos, J. Garcia de las Heras, and J. Pachon.** 1997. Pyogenic, tuberculous, and brucellar vertebral osteomyelitis: a descriptive and comparative study of 219 cases. *Ann. Rheum. Dis.* **56:**709–715.
19. **Compere, E. L., and M. Garrison.** 1936. Correlation of pathologic and roentgenologic findings in tuberculosis and pyogenic infections of the vertebrae: the fate of the intervertebral disk. *Ann. Surg.* **104:**1038–1067.
20. **Cramer, K., J. G. Seiler III, and M. A. Milek.** 1991. Tuberculous tenosynovitis of the wrist. Two case reports. *Clin. Orthop. Relat. Res.* **January:**137–140.
21. **Crubezy, E., B. Ludes, J. D. Poveda, J. Clayton, B. Crouau-Roy, and D. Montagnon.** 1998. Identification of *Mycobacterium* DNA in an Egyptian Pott's disease of 5,400 years old. *C. R.*

22. Davidson, P. T., and I. Horowitz. 1970. Skeletal tuberculosis. A review with patient presentations and discussion. *Am. J. Med.* **48:**77–84.
23. De Backer, A. I., K. J. Mortele, F. M. Vanhoenacker, and P. M. Parizel. 2006. Imaging of extraspinal musculoskeletal tuberculosis. *Eur. J. Radiol.* **57:**119–130.
24. De Backer, A. I., K. J. Mortele, I. J. Vanschoubroeck, D. Deeren, F. M. Vanhoenacker, B. L. De Keulenaer, P. Bomans, and M. M. Kockx. 2005. Tuberculosis of the spine: CT and MR imaging features. *JBR-BTR* **88:**92–97.
25. De Backer, A. I., F. M. Vanhoenacker, and D. A. Sanghvi. 2009. Imaging features of extraaxial musculoskeletal tuberculosis. *Indian J. Radiol. Imaging* **19:**176–186.
26. Debeaumont, A. 1966. Bacteriology of osteoarticular tuberculosis under chemotherapy. *Bibl. Tuberc.* **22:**125–188. (In French.)
27. De Vuyst, D., F. Vanhoenacker, J. Gielen, A. Bernaerts, and A. M. De Schepper. 2003. Imaging features of musculoskeletal tuberculosis. *Eur. Radiol.* **13:**1809–1819.
28. Dobson, J. 1951. Tuberculosis of the spine; an analysis of the results of conservative treatment and of the factors influencing the prognosis. *J. Bone Joint Surg. Br.* **33-B:**517–531.
29. Donoghue, H. D., M. Spigelman, C. L. Greenblatt, G. Lev-Maor, G. K. Bar-Gal, C. Matheson, K. Vernon, A. G. Nerlich, and A. R. Zink. 2004. Tuberculosis: from prehistory to Robert Koch, as revealed by ancient DNA. *Lancet Infect. Dis.* **4:**584–592.
30. Reference deleted.
31. Eskola, A., S. Santavirta, Y. T. Konttinen, K. Tallroth, and S. T. Lindholm. 1988. Arthroplasty for old tuberculosis of the knee. *J. Bone Joint Surg. Br.* **70:**767–769.
32. Evanchick, C. C., D. E. Davis, and T. M. Harrington. 1986. Tuberculosis of peripheral joints: an often missed diagnosis. *J. Rheumatol.* **13:**187–189.
33. Fang, D., J. C. Leong, and H. S. Fang. 1983. Tuberculosis of the upper cervical spine. *J. Bone Joint Surg. Br.* **65:**47–50.
34. Fang, H. S., G. B. Ong, and A. R. Hodgson. 1964. Anterior spinal fusion: the operative approaches. *Clin. Orthop. Relat. Res.* **35:**16–33.
35. Franco-Paredes, C., and H. M. Blumberg. 2001. Psoas muscle abscess caused by *Mycobacterium tuberculosis* and *Staphylococcus aureus*: case report and review. *Am. J. Med. Sci.* **321:**415–417.
36. Franco-Paredes, C., A. Diaz-Borjon, M. A. Senger, L. Barragan, and M. Leonard. 2006. The ever-expanding association between rheumatologic diseases and tuberculosis. *Am. J. Med.* **119:**470–477.
37. Garcia, S., A. Combalia, A. Serra, J. M. Segur, and R. Ramon. 1997. Unusual locations of osteoarticular tuberculosis. *Arch. Orthop. Trauma Surg.* **116:**321–323.
38. Gonzalez Herranz, J., D. M. Farrington, J. Angulo Gutierrez, and P. Rodriguez Ferrol. 1997. Peripheral osteoarticular tuberculosis in children: tumor-like bone lesions. *J. Pediatr. Orthop. B* **6:**274–282.
39. Graves, V. B., and M. H. Schreiber. 1973. Tuberculous psoas muscle abscess. *J. Can. Assoc. Radiol.* **24:**268–271.
40. Griffith, J. F., S. M. Kumta, P. C. Leung, J. C. Cheng, L. T. Chow, and C. Metreweli. 2002. Imaging of musculoskeletal tuberculosis: a new look at an old disease. *Clin. Orthop. Relat. Res.* **May:**32–39.
41. Gros, T., V. Soriano, E. Gabarre, J. Tor, and M. Sabria. 1992. Multifocal tubercular osteitis in a female patient infected with the human immunodeficiency virus. *Rev. Clin. Esp.* **191:**35–37. (In Spanish.)
42. Handa, U., S. Garg, H. Mohan, and S. K. Garg. 2010. Role of fine-needle aspiration cytology in tuberculosis of bone. *Diagn. Cytopathol.* **38:**1–4.
43. Hodgson, A. R., F. E. Stock, H. S. Fang, and G. B. Ong. 1960. Anterior spinal fusion. The operative approach and pathological findings in 412 patients with Pott's disease of the spine. *Br. J. Surg.* **48:**172–178.
44. Hodgson, S. P., and L. P. Ormerod. 1990. Ten-year experience of bone and joint tuberculosis in Blackburn 1978-1987. *J. R. Coll. Surg. Edinb.* **35:**259–262.
45. Hoffman, E. B., J. H. Crosier, and B. J. Cremin. 1993. Imaging in children with spinal tuberculosis. A comparison of radiography, computed tomography and magnetic resonance imaging. *J. Bone Joint Surg. Br.* **75:**233–239.
46. Hoffman, K. L., A. G. Bergman, D. K. Hoffman, and D. P. Harris. 1996. Tuberculous tenosynovitis of the flexor tendons of the wrist: MR imaging with pathologic correlation. *Skeletal Radiol.* **25:**186–188.
47. Hong, S. H., S. M. Kim, J. M. Ahn, H. W. Chung, M. J. Shin, and H. S. Kang. 2001. Tuberculous versus pyogenic arthritis: MR imaging evaluation. *Radiology* **218:**848–853.
48. Hsu, L. C., and J. C. Leong. 1984. Tuberculosis of the lower cervical spine (C2 to C7). A report on 40 cases. *J. Bone Joint Surg. Br.* **66:**1–5.
49. Huang, D. Y. 1990. Tuberculous muscle abscess: an unusual presentation of tuberculosis. *Am. J. Med.* **88:**57N–59N.
50. Isaacs, A. J., and R. D. Sturrock. 1974. Poncet's disease—fact or fiction? A re-appraisal of tuberculous rheumatism. *Tubercle* **55:**135–142.
51. Jain, A. K., S. Kumar, and S. M. Tuli. 1999. Tuberculosis of spine (C1 to D4). *Spinal Cord* **37:**362–369.
52. Jaovisidha, S., C. Chen, K. N. Ryu, P. Siriwongpairat, P. Pekanan, D. J. Sartoris, and D. Resnick. 1996. Tuberculous tenosynovitis and bursitis: imaging findings in 21 cases. *Radiology* **201:**507–513.
53. Klofkorn, R. W., and J. C. Steigerwald. 1976. Carpal tunnel syndrome as the initial manifestation of tuberculosis. *Am. J. Med.* **60:**583–586.
54. Kobayashi, H., Y. Kotoura, M. Hosono, T. Tsuboyama, H. Sakahara, and J. Konishi. 1995. Solitary muscular involvement by tuberculosis: CT, MRI, and scintigraphic features. *Comput. Med. Imaging Graph.* **19:**237–240.
55. Konomi, N., E. Lebwohl, K. Mowbray, I. Tattersall, and D. Zhang. 2002. Detection of mycobacterial DNA in Andean mummies. *J. Clin. Microbiol.* **40:**4738–4740.
56. Konstam, P. G., and A. Blesovsky. 1962. The ambulant treatment of spinal tuberculosis. *Br. J. Surg.* **50:**26–38.
57. Kramer, S. B., S. H. S. Lee, and S. B. Abramson. 2004. Nonvertebral infections of the musculoskeletal system by *Mycobacterium tuberculosis*, p. 577–586. *In* W. N. Rom and S. M. Garay (ed.), *Tuberculosis*, 2nd ed. Lippincott Williams & Wilkins, Philadelphia, PA.
58. Kroot, E. J., J. M. Hazes, E. M. Colin, and R. J. Dolhain. 2007. Poncet's disease: reactive arthritis accompanying tuberculosis. Two case reports and a review of the literature. *Rheumatology (Oxford)* **46:**484–489.
59. Lafond, E. M. 1958. An analysis of adult skeletal tuberculosis.

J. Bone Joint Surg. Am. **40-A**:346–364.
60. Laforgia, R., J. C. Murphy, and T. R. Redfern. 1988. Low friction arthroplasty for old quiescent infection of the hip. *J. Bone Joint Surg. Br.* **70**:373–376.
61. Leibert, E., N. W. Schluger, S. Bonk, and W. N. Rom. 1996. Spinal tuberculosis in patients with human immunodeficiency virus infection: clinical presentation, therapy and outcome. *Tuber. Lung Dis.* **77**:329–334.
62. LeRoux, P. D., G. E. Griffin, H. T. Marsh, and H. R. Winn. 1990. Tuberculosis of the skull—a rare condition: case report and review of the literature. *Neurosurgery* **26**:851–855; discussion, 855–856.
63. Ludwig, B., and A. A. Lazarus. 2007. Musculoskeletal tuberculosis. *Dis. Mon.* **53**:39–45.
64. Lukhele, M. 1996. Tuberculosis of the cervical spine. *S. Afr. Med. J.* **86**:553–556.
65. Lupatkin, H., N. Brau, P. Flomenberg, and M. S. Simberkoff. 1992. Tuberculous abscesses in patients with AIDS. *Clin. Infect. Dis.* **14**:1040–1044.
66. Martini, M., and M. Ouahes. 1988. Bone and joint tuberculosis: a review of 652 cases. *Orthopedics* **11**:861–866.
67. Masood, S. 1992. Diagnosis of tuberculosis of bone and soft tissue by fine-needle aspiration biopsy. *Diagn. Cytopathol.* **8**:451–455.
68. McLain, R. F., and C. Isada. 2004. Spinal tuberculosis deserves a place on the radar screen. *Cleve. Clin. J. Med.* **71**:537–539, 543–549.
69. McLellan, D. G., K. B. Philips, C. E. Corbett, and M. S. Bronze. 2000. Sternal osteomyelitis caused by *Mycobacterium tuberculosis*: case report and review of the literature. *Am. J. Med. Sci.* **319**:250–254.
70. **Medical Research Council Working Party on Tuberculosis of the Spine.** 1982. A 10-year assessment of a controlled trial comparing debridement and anterior spinal fusion in the management of tuberculosis of the spine in patients on standard chemotherapy in Hong Kong. Eighth report of the Medical Research Council Working Party on Tuberculosis of the Spine. *J. Bone Joint Surg. Br.* **64**:393–398.
71. **Medical Research Council Working Party on Tuberculosis of the Spine.** 1985. A 10-year assessment of controlled trials of inpatient and outpatient treatment and of plaster-of-Paris jackets for tuberculosis of the spine in children on standard chemotherapy. Studies in Masan and Pusan, Korea. Ninth report of the Medical Research Council Working Party on Tuberculosis of the Spine. *J. Bone Joint Surg. Br.* **67**:103–110.
72. **Medical Research Council Working Party on Tuberculosis of the Spine.** 1973. A controlled trial of ambulant out-patient treatment and in-patient rest in bed in the management of tuberculosis of the spine in young Korean patients on standard chemotherapy: a study in Masan, Korea. First report of the Medical Research Council Working Party on Tuberculosis of the Spine. *J. Bone Joint Surg. Br.* **55**:678–697.
73. **Medical Research Council Working Party on Tuberculosis of the Spine.** 1974. A controlled trial of anterior spinal fusion and debridement in the surgical management of tuberculosis of the spine in patients on standard chemotherapy: a study in Hong Kong. Fourth report of the Medical Research Council Working Party on Tuberculosis of the Spine. *Br. J. Surg.* **61**:853–866.
74. **Medical Research Council Working Party on Tuberculosis of the Spine.** 1978. A controlled trial of anterior spinal fusion and debridement in the surgical management of tuberculosis of the spine in patients on standard chemotherapy: a study in two centres in South Africa. Seventh report of the Medical Research Council Working Party on Tuberculosis of the Spine. *Tubercle* **59**:79–105.
75. **Medical Research Council Working Party on Tuberculosis of the Spine.** 1973. A controlled trial of plaster-of-Paris jackets in the management of ambulant outpatient treatment of tuberculosis of the spine in children on standard chemotherapy. A study in Pusan, Korea. Second report of the Medical Research Council Working Party on Tuberculosis of the Spine. *Tubercle* **54**:261–282.
76. **Medical Research Council Working Party on Tuberculosis of the Spine.** 1993. Controlled trial of short-course regimens of chemotherapy in the ambulatory treatment of spinal tuberculosis. Results at three years of a study in Korea. Twelfth report of the Medical Research Council Working Party on Tuberculosis of the Spine. *J. Bone Joint Surg. Br.* **75**:240–248.
77. **Medical Research Council Working Party on Tuberculosis of the Spine.** 1986. A controlled trial of six-month and nine-month regimens of chemotherapy in patients undergoing radical surgery for tuberculosis of the spine in Hong Kong. Tenth report of the Medical Research Council Working Party on Tuberculosis of the Spine. *Tubercle* **67**:243–259.
78. **Medical Research Council Working Party on Tuberculosis of the Spine.** 1976. A five-year assessment of controlled trials of in-patient and out-patient treatment and of plaster-of-Paris jackets for tuberculosis of the spine in children on standard chemotherapy. Studies in Masan and Pusan, Korea. Fifth report of the Medical Research Council Working Party on tuberculosis of the spine. *J. Bone Joint Surg. Br.* **58-B**:399–411.
79. **Medical Research Council Working Party on Tuberculosis of the Spine.** 1999. Five-year assessment of controlled trials of short-course chemotherapy regimens of 6, 9 or 18 months' duration for spinal tuberculosis in patients ambulatory from the start or undergoing radical surgery. Fourteenth report of the Medical Research Council Working Party on Tuberculosis of the Spine. *Int. Orthop.* **23**:73–81.
80. **Medical Research Council Working Party on Tuberculosis of the Spine.** 1978. Five-year assessments of controlled trials of ambulatory treatment, debridement and anterior spinal fusion in the management of tuberculosis of the spine. Studies in Bulawayo (Rhodesia) and in Hong Kong. Sixth report of the Medical Research Council Working Party on Tuberculosis of the Spine. *J. Bone Joint Surg. Br.* **60-B**:163–177.
81. Mondal, A. 1994. Cytological diagnosis of vertebral tuberculosis with fine-needle aspiration biopsy. *J. Bone Joint Surg. Am.* **76**:181–184.
82. Moore, S. L., and M. Rafii. 2003. Advanced imaging of tuberculosis arthritis. *Semin. Musculoskeletal Radiol.* **7**:143–153.
83. Moore, S. L., and M. Rafii. 2001. Imaging of musculoskeletal and spinal tuberculosis. *Radiol. Clin. N. Am.* **39**:329–342.
84. Morris, B. S., R. Varma, A. Garg, M. Awasthi, and M. Maheshwari. 2002. Multifocal musculoskeletal tuberculosis in children: appearances on computed tomography. *Skeletal Radiol.* **31**:1–8.
85. Mousa, H. A. 1998. Tuberculosis of bones and joints: diagnostic approaches. *Int. Orthop.* **22**:245–246.

86. **Naim-ur-Rahman.** 1980. Atypical forms of spinal tuberculosis. *J. Bone Joint Surg. Br.* **62-B:**162–165.
87. **Neumann, J. L., and D. P. Schlueter.** 1974. Retropharyngeal abscess as the presenting feature of tuberculosis of the cervical spine. *Am. Rev. Respir. Dis.* **110:**508–511.
88. **Pai, M., and D. I. Ling.** 2008. Rapid diagnosis of extrapulmonary tuberculosis using nucleic acid amplification tests: what is the evidence? *Future Microbiol.* **3:**1–4.
89. **Palmer, P. E. S.** 2001. *The Imaging of Tuberculosis: With Epidemiological, Pathological, and Clinical Correlation.* Springer-Verlag, New York, NY.
90. **Pattison, P. R. M.** 1986. Pott's paraplegia: an account of the treatment of 89 consecutive patients. *Paraplegia* **24:**77–91.
91. **Pertuiset, E., J. Beaudreuil, F. Liote, A. Horusitzky, F. Kemiche, P. Richette, D. Clerc-Wyel, I. Cerf-Payrastre, H. Dorfmann, J. Glowinski, J. Crouzet, T. Bardin, O. Meyer, A. Dryll, J. M. Ziza, M. F. Kahn, and M. Kuntz.** 1999. Spinal tuberculosis in adults. A study of 103 cases in a developed country, 1980–1994. *Medicine* (Baltimore) **78:**309–320.
92. **Phemister, D. B., and C. H. Hatcher.** 1933. Correlation of the pathological findings in the diagnostic of tuberculous arthritis. *Am. J. Roentgenol. Radium Ther. Nucl. Med.* **29:**736–740.
93. **Plummer, W. W., S. Sanes, and W. S. Smith.** 1934. Hematogenous tuberculosis of skeletal muscle; report of the case with involvement of gastrocnemius muscle. *J. Bone Joint Surg. Am.* **16:**631–639.
94. **Rashid, M., S. U. Sarwar, E. U. Haq, M. Z. Islam, T. A. Rizvi, M. Ahmad, and K. Shah.** 2006. Tuberculous tenosynovitis: a cause of carpal tunnel syndrome. *J. Pak. Med. Assoc.* **56:**116–118.
95. **Salo, W. L., A. C. Aufderheide, J. Buikstra, and T. A. Holcomb.** 1994. Identification of *Mycobacterium tuberculosis* DNA in a pre-Columbian Peruvian mummy. *Proc. Natl. Acad. Sci. USA* **91:**2091–2094.
96. **Strauss, D. C.** 1933. Tuberculosis of the flat bones of the vault of the skull. *Surg. Gynecol. Obstet.* **57:**384–398.
97. **Su, J. Y., T. L. Huang, and S. Y. Lin.** 1996. Total knee arthroplasty in tuberculous arthritis. *Clin. Orthop. Relat. Res.* February:181–187.
98. **Talbot, J. C., Q. Bismil, D. Saralaya, D. A. Newton, R. M. Frizzel, and D. L. Shaw.** 2007. Musculoskeletal tuberculosis in Bradford—a 6-year review. *Ann. R. Coll. Surg. Engl.* **39:**405–409.
99. **Tiwari, A., A. Sud, S. Mehta, R. K. Kanojia, and S. K. Kapoor.** 2007. Multifocal skeletal tuberculosis presenting as multiple bone cysts. *Ann. Acad. Med. Singapore* **36:**1038–1039.
100. **Tuli, S. M.** 2002. General principles of osteoarticular tuberculosis. *Clin. Orthop. Relat. Res.* May:11–19.
101. **Valdazo, J. P., F. Perez-Ruiz, A. Albarracin, G. Sanchez-Nievas, J. Perez-Benegas, M. Gonzalez-Lanza, and J. Beltran.** 1990. Tuberculous arthritis. Report of a case with multiple joint involvement and periarticular tuberculous abscesses. *J. Rheumatol.* **17:**399–401.
102. **Wallace, R., and A. S. Cohen.** 1976. Tuberculous arthritis: a report of two cases with review of biopsy and synovial fluid findings. *Am. J. Med.* **61:**277–282.
103. **Watts, H. G., and R. M. Lifeso.** 1996. Tuberculosis of bones and joints. *J. Bone Joint Surg. Am.* **78:**288–298.
104. **Wu, H., Q. Z. Wang, and Y. Jin.** 1998. Tuberculosis of the temporomandibular joint. *Oral Surg. Oral Med. Oral Pathol. Oral Radiol. Endod.* **85:**243.
105. **Wurtz, R., Z. Quader, D. Simon, and B. Langer.** 1993. Cervical tuberculous vertebral osteomyelitis: case report and discussion of the literature. *Clin. Infect. Dis.* **16:**806–808.
106. **Zahraa, J., D. Johnson, J. E. Lim-Dunham, and B. C. Herold.** 1996. Unusual features of osteoarticular tuberculosis in children. *J. Pediatr.* **129:**597–602.
107. **Zink, A., C. J. Haas, U. Reischl, U. Szeimies, and A. G. Nerlich.** 2001. Molecular analysis of skeletal tuberculosis in an ancient Egyptian population. *J. Med. Microbiol.* **50:**355–366.

Chapter 22

心血管系結核
Cardiovascular Tuberculosis

- 著：John A. Crocco
- 訳：北薗 英隆

　心血管系結核は抗酸菌疾患のまれな肺外症状である。後天性免疫不全症候群（acquired immunodeficiency syndrome：AIDS）の出現に伴い，抗酸菌疾患の発生率の上昇[28,37,66,76,100,102,108]，特に，肺外型が増えたことで[3,8,25,33,35,39,71,95,101,107,121,122,134,136]，心血管系結核の増加も予想される。しかし米国では，AIDSに心血管系結核の融合はまれである[3,33,70]。心膜結核は心血管系結核の患者で最も多いパーセンテージを占める[18,54,72,93,109]。米国と他の先進国では，AIDS患者における心嚢液を伴う心膜炎のほとんどは特発性である。しかしアフリカでは，AIDS患者における心嚢液を伴う心膜炎の86～100％は結核菌（*Mycobacterium tuberculosis*）が原因である[91]。大動脈の結核[50,117]と心筋[110]の結核は，心血管系結核の非常にまれな型である。

心膜結核

　心膜結核の定義は，心膜組織または心嚢液の培養で*M. tuberculosis*が陽性となる；心膜生検の検体で抗酸菌か乾酪性肉芽腫，またはその両方がみられる；活動性結核の細菌学的または組織学的証拠が心嚢以外にあると同時に，心エコーで明らかな心嚢液または心膜の肥厚化がみられる；もしくは上記の組み合わせ，などである。心膜の結核は直接浸潤，リンパ行性，または血行性に心膜とは別の部位から広がって生じる。急性症状は心嚢液貯留により起こるが，初期は多核球性で，3～5日後にリンパ球性滲出性になる。亜急性の時期には，乾酪壊死が線維素性滲出液のたまりの下にみられる。疾患の晩期には基質化が起こり，拘束性心膜炎からタンポナーデが起こることがある。

　心膜結核はまれであり，結核症例の1％未満である[18,72,93,109]が，命にかかわることもある。1960年代から結核の診断と治療は格段の進歩を遂げ，米国では今や，結核からの死亡は全結核患者の3％未満で起こるのみである[93]。心膜結核は，ほとんどの治療レジメンでも14～40％の死亡率である[61,93,109,116,131]。サハラ以南のアフリカでは，Mayosiら[88]によると，心膜結核が疑われる患者における全体の死亡率は26％であった。死亡に関連する主要な独立因子は，最終的に非結核性の追加診断が証明されること，ヒト免疫不全ウイルス（human immunodeficiency virus：HIV）の臨床徴候が存在すること，肺結核を合併すること，高齢，などである。血行動態が不安定である患者においても，死亡率が上昇する傾向がみられた。この傾向は，心嚢液穿刺が行われた患者では改善した。

　心膜結核の死亡率が高いのには2つの主な理由がある。まず1番目は，心膜結核の診断をつけるのが難しいことだ。2番目には，心膜の炎症はしばしば心臓の機能にひどい悪影響を起こすことが挙げられる。

　結核性心膜炎のひとつひとつの臨床徴候は非特異的である。しかし，それらをすべて一緒に分析すると，診断を示唆していることが多い。ほとんどの患者は中年である[72]。黒人男性に多い傾向があるようで，ニューヨーク市の大病院でのシリーズでは，地域と人種構成で補正してもなお，12：1という黒人の優位性が示された[109]。

　最もよくみられる症状は，体重減少，咳，呼吸苦，起坐呼吸，胸痛，下腿の浮腫[59,64,81,102,109]，などである。最後の4つの症状は診断の鍵となる[59,64,73,81,102,109]。なぜならそれらは，心膜炎を伴わない肺結核よりも結核性心膜炎でより頻繁にみられるからだ。

　最も頻度の高い所見は，発熱，頻脈，心肥大，胸水の所見，である[6,64,81,102,109]。35人の心膜結核の患者の研究では，25人に胸水を認め，9人（36％）に胸膜生検または剖検で結核性胸膜炎を認めた[109]。胸腔の経皮針生検と胸腔鏡下生検は，心膜感染の診断の補助になるようである。遠くてかすかな心音，心膜摩擦音，奇脈などの，心膜炎やタンポナーデの可能性もある，より特異的な徴候が起こるのは少数派の患者である[102,109]。それらの徴候はタンポナーデの患者ではより頻度が高い。

　わりと最近に，酵素であるアデノシンデアミナーゼ（adenosine deaminase：ADA）は，結核由来の胸水[92,97,99]，腹水[84]，心嚢液[67,83,113]，髄液[98]において特異的に上昇することがわかった。Martinez-Vazquezら[83]は，結核由来の心嚢液中のADA値と，特発性，がん性，その他非結核性の心嚢液のADA値を調べた。結核性心膜炎の患者の心嚢液ADA値の平均は96.8（標準偏差1.54）IU/Lで，非結核性の心嚢液のADA値は2～20 IU/Lであった。Komsuogluら[69]は同様の研究を行い，結核性胸膜炎の患者の心嚢液中ADA値の平均は126±16.68 IU/Lで，一方，他の原因の心膜炎患者では29.5±13.4 IU/Lであった。両グループ間の違いは統計的に有意であり（$P<0.0001$），ADA値は100％の感度と91％の特異度をもつことが示された。Kohら[68]の研究は同様の結果を示し，心嚢液中ADA値が40 IU/L以上であれば，結核性心膜炎の診断における感度は93％で特異度は97％であった。同研究ではまた，ADA値は結核性心膜炎の早期診断に，非常に有用になりうることが示された。特に，他の臨床検査，検査室検査の結果が陰性であった際に有用である。同研究ではまた，悪性腫瘍

が心膜に浸潤している患者においては，心嚢液中のがん胎児性抗原（carcinoembryonic antigen：CEA）値が有意に上昇していることが示された．Inoueら[66]とIsakaら[67]は，それぞれの研究で同様の結果を得た．心嚢液ADA値は結核性心膜炎の診断に有用であるようだ．

心膜結核の診断においては，他の検査もADAに加えて使用される．これには，心嚢液や組織のリゾチーム（lysozyme：LYS）値，インターフェロンγ（interferon gamma：IFN-γ），そして，ポリメラーゼ連鎖反応（polymerase chain reaction：PCR），などが含まれる．ギリシャのAggeliら[1]は，心嚢液のADA値とLYS値の組み合わせを使用して，特発性，腫瘍性，結核性心膜炎の診断における有用性を比較した．7人の患者は結核をもち，4人は腫瘍性，30人は特発性心膜炎であった．心嚢液ADAの72 IU/Lをカットオフ値に設定したところ，結核性心膜炎における感度は100％で特異度は94％であった．心嚢液LYSのカットオフ値6.5 μg/dLは同疾患の診断において感度100％で特異度92％であった．これらの著者らは，早期診断のために心膜のADA値とLYS値の両者が必要であると考えた．南アフリカのBurgess[22]は，さまざまな原因で大量心嚢液をもつ110人の患者において，エコーガイド下での心嚢穿刺で得られた心嚢液を調べた．彼らの診断はばらばらであり，64人は結核性心膜炎，12人は悪性疾患，5人は非結核性，10人は特発性心嚢液，19人は他の原因での心嚢液貯留であった．ADA値とIFN-γ値は，結核性心膜炎患者での心嚢液では，他の原因の心膜炎の患者よりも有意に高かった（ADAでは$P<0.05$，IFN-γでは$P>0.005$）．心嚢液のADAは，結核性心膜炎の診断において，カットオフ値を30 IU/Lに設定すると，感度94％，特異度68％，陽性的中率80％であった．心嚢液のIFN-γは結核性心膜炎の診断において，カットオフ値を200 pg/Lに設定すると，感度，特異度ともに100％であった．Burgessは，結核性心膜炎の診断において，心嚢液のADA値，IFN-γは有用であると結論づけた．Reuterら[104]は，研究で同様の結果を得た．Biglinoら[17]は，心嚢液細胞におけるIFN-γ酵素免疫測定法（enzyme-linked immunosorbent assay：ELISA）は結核性心膜炎を疑われる患者の診断法として使えるかもしれないことを示唆した．Tuonら[138]は，結核性心膜炎の診断的マーカーとしての心嚢液中のADA活性の有用性をメタ解析によるシステマティック・レビューで検討した．31の研究がレビューされ，5つがさらに綿密な調査のために選ばれた．この方法による感度，特異度はそれぞれ88％と83％で，総合した受診者操作特性（receiver operating characteristic：ROC）曲線は1へ近づく（0.9539）傾向の領域がみられた．これらのデータをもって，心嚢液中のADA活性の臨床的価値は，結核性心膜炎の補助的診断的マーカーである，と彼らは感じた．

PCRのような核酸増幅検査は，現在では結核菌を検出するために体液や組織に使われる[1,2,24,74,142]．Duke University Medical CentreのCegielskiら[24]は，20人の患者（うち16人が結核性胸膜炎，4人が他の診断）からの36の心嚢液検体と19の心膜組織体を検査した．培養検査（Löwenstein-Jensen培地とMiddlebrook固形培地とBACTEC™放射分析液体培地），組織学的検査，PCRなどがこれらの検体に行われた．結核と正しく診断されたのは，培養で16人中15人（93％），PCRで16人中13人（81％），組織学的検査で15人中13人（87％），であった．PCRは*M. tuberculosis*複合体のIS*6110*基プライマーを使って，体液や組織検体において行われた．1人の黄色ブドウ球菌（*Staphylococcus aureus*）の心膜炎の患者でPCRの偽陽性がみられた．1検体ごとに解析すると，*M. tuberculosis*は培養で43検体のうち30（70％），PCRで28検体中14（50％）で検出された（$P>0.05$）．PCRは体液（13検体中2または15％）よりも組織検体（15検体中12または80％）でより高い割合で検出した（$P=0.02$）．著者らは，PCRの正確性は培養や組織病理に近いが，体液検体よりも組織検体で大幅によいと結論づけた．彼らはPCRの研究が行われるべきと考え，心嚢液の解析において，PCRの感度は低いと述べた．韓国のLeeら[74]は，心膜結核の診断における心嚢液のPCRとADA値を調べた．彼らは心膜炎の患者67人を調査した．うち12人（18％）は結核，20人（30％）は腫瘍性疾患，35人（52％）は特発性であった．ADAは結核性心膜炎の患者において，非結核患者よりも有意に高値であった．ADAのカットオフ値を40 IU/Lとすると，心膜結核に対してADA値は感度83％（12人中10人），特異度78％（57人中43人）であった．心膜PCRは心膜結核の患者12人中9人で陽性（75％の感度）で，非結核性心膜炎の患者55人中55人陰性（特異度100％）であった．著者らは，心膜結核の診断において，PCRはADA値と比べて感度は同等だが，特異度がより高いことを指摘した．またADA値は，関節リウマチ，サルコイドーシス，一部の膿胸でも，結核性心膜炎同様に高くなることを指摘した．彼らは，心嚢液のPCR検査は心膜結核を同定するうえで，迅速で信頼のおける検査だ，と結論づけた．Zamurianら[142]による研究では，30人の拘束性心膜炎患者のパラフィン包埋した心膜で*M. tuberculosis*を同定するために，新しい組織病理学的検査と*M. tuberculosis*遺伝子のPCR増幅を行った．30人の患者中5人が結核であり，5人中4人がPCR陽性であった．PCRの感度は80％であった．彼らは，PCRのような核酸増幅検査は今後も期待がもてる，と結論づけた．

心膜結核の診断におけるPCR検査については，IS*6110*を使用したものに加えて，*M. tuberculosis*の特異的DNAを検出するための他の*M. tuberculosis*複合体のプライマーや抗酸菌分散反復ユニット遺伝子型検査[12]を使用したものに関して，さらに精査が必要だ．IS*61110*ベースのタイピングは，十分なDNAを得るのに検出菌の副次培養を数週間行う必要がある．抗酸菌分散型反復ユニット遺伝子型検査は，IS*6110*基遺伝子型検査とほぼ同等の識別する力をもつ．それは技術的により単純で，DNA増幅なしに*M. tuberculosis*の培養検体に直接行うことができる．将来はPCR検査は現在と比べてより迅速でより特異的で，より安価にできるようになるだろう．

胸部X線画像はしばしば，特に，心嚢液が存在する場合に，心

肥大を示すのが特徴的である。「水差し」型に心臓のシルエットが見えることもある。さまざまな研究で，心肥大は95%もの患者でみられるとされている[52,53,102,131]。

心嚢液は心膜結核でよくみられる所見である[59,64,81,99,102,109]。心嚢液の臨床所見としては，遠くかすかな心音，心膜摩擦音（時に消えて，時によりはっきり聞こえることもある），心尖部拍動が触知できなくなること，などがある。もし心嚢液が多いと，打診で濁音の範囲を示し，聴診で左肩甲骨角における筒状呼吸音の部位を認める（Ewart徴候）ことがある（下の肺が圧迫されることによる）。

心嚢液の最も恐ろしい合併症は心タンポナーデであり，貯留した液が心室の血流を著しく停滞させてしまう。その結果，心拍出量が減少し，全身の静脈うっ血が起こり，臨床的には，血圧低下，静脈圧上昇，吸気での頸静脈拡張（Kussmal徴候），奇脈（吸気で収縮期血圧が落ちること），といった所見がみられる。奇脈は心タンポナーデの代表的所見であるが，特異的所見ではなく，拘束性心筋症や慢性閉塞性気道疾患，重度の気管支喘息，などでも起こる。さまざまな著者による報告[20,40,52,61,67,78,96,108,131]で，結核性胸膜炎患者の10～40%で心タンポナーデが起こる，とされる。

心嚢液の診断とモニタリングで，とても有用な検査は心エコーである。安全で迅速で感度が高く，少量の液でも検出できる[15]。エコーフリースペースは後方で最もよくみられ，前方でもしばしばみられる。Larrieuら[72]は，心エコーは心嚢液の診断に100%正確であることを示した[31]。Chiaら[31]らは，断層心エコーはMモード心エコーよりも心嚢腔内の液体分布を把握するのにより有用である，と考えた。Agrawalら[2]は，心エコーを使って結核性心嚢液内の心嚢内腫瘤の改善を確認した。Martinら[82]は，断層心エコーは結核患者で前方と後方の心嚢液だけでなく，エコーでの充実性構造物が臓側と壁側胸膜に沿って存在し，心嚢スペースに飛び出しているのを確認できることを示した。Komsuogluら[69]は，20人の結核性心膜炎患者を12～18か月間，心エコーでモニターした。治療前後での検査では，たった2人の患者にのみ少量の心嚢液を認めた。Liuら[77]は，53人の心嚢液をもつ患者（うち21人は結核性心膜炎，32人は非結核性心膜炎）を研究した。彼らは，心エコーでの心膜の肥厚と線維素性糸状体は，非結核性心膜炎と比べて，結核性心膜炎での陽性的中率が高いことを示した。滲出性皮膜は結核性心膜炎で感度が非常に高いが，特異度は低い。これらの著者らは，心エコー検査は心嚢液の種類について有用な情報を与えてくれる，と考えた。

胸部のガリウム-67スキャン，胸部コンピュータ断層撮影（computed tomography：CT），磁気共鳴画像（magnetic resonance imaging：MRI）もまた，心膜炎と心嚢液の診断に使われる[16,60,76,118,125,133,135,140]。心嚢液の患者において，CTスキャンとMRIは心エコーに追加の情報を提供することができる。これらの情報には，CT検査での肺門部リンパ節の融合を伴う腫脹（10 mm以上），中心の低濃度化，温存；MRIでの心膜の炎症の範囲と心筋病変の評価，が含まれる。これら検査法は両者とも，心膜をよりよく描出し，より正確に心膜の肥厚化の評価を可能にする。

心血管造影検査もまた心嚢液の部位特定に有効であるが，時間がかかり，侵襲性があり，しばしば不快を伴い，時に重大な合併症を伴うことがある。ラジオアイソトープ（radioisotope：RI）血管造影検査は，心電図同期血流と，心嚢液があれば液体の貯留した心嚢腔を表す。MRIは直接心膜を画像化するので，心膜の異常な肥厚を示すことができる[44,140]。

心膜結核において，心カテーテル検査中の血行動態所見はしばしば正常である[20]。しかしながら，拘束性心膜炎が存在しても，心室充満は拡張期後半まで妨げられない。もし心タンポナーデが起こると，心室充満は拡張期を通して妨げられる。中心静脈圧と右房と左房の圧曲線は，拘束性心膜炎ではM型の輪郭を示し，また，著明な"x"と"y"下降に引き続いて，拡張期早期の圧の急上昇を示す。1回心拍出量が減ることに加えて，心室拡張終期圧，平均の心房，肺静脈，静脈圧はほとんど同じくらい上昇する。心室圧曲線は拡張期で特徴的な「平方根徴候」を示す。心タンポナーデでは，最も著明な偏位は"x"の谷だが，頸静脈曲線における"y"下降の消失と心室曲線における拡張期での平方根徴候の消失もみられる。

診断における他の重要な検査としては，心電図所見，精製ツベルクリン蛋白（purified protein derivative：PPD，ツ反）皮膚試験，心嚢液穿刺培養，心膜生検，などがある[109]。心電図のT波陰転化は心膜炎に合致するが診断的ではないもので，よくみられる異常である（84%）[109]。低電位QRS波がみられることもある。中等度力価のPPD（PPD intermediate）はほとんどの患者で陽性になる（80～100%）[52,53,109,131]。心膜結核とAIDSをもつ患者では，AIDSにより免疫不応答性（アネルギー）の割合が増えるので，PPDが陰性となることもよくみられる[26]。

心嚢液は心嚢液穿刺により得られるが，原因を確定するために，そしてタンポナーデを解除するために，またはその両方の目的で行われる。結核性心膜炎では，心嚢液は通常，リンパ球性滲出性で，時に血性か血液が混じっていることもある[52,109,131]。通常は体液中の蛋白は高値で糖は低い。心嚢液の培養は3つの研究では最大50%までの患者で陽性になった[109,113,131]。このパーセンテージは他の研究では達成されなかった。

心膜の生検は心膜炎の診断に重要とされてきた[40,93,102,113,131]。1950～1970年の間に，多くの著者が，結核の確定診断には，心膜切除術または剖検の際に心膜全体の観察が必要である，と考えた[29,41,118]。Fredriksenら[55]は，心嚢液に対して心嚢穿刺または経皮的心膜切開と心膜生検を行われた患者20人をレビューした。生検で原因が特定できたのは2人（10%）で，13人（65%）は重度の術後合併症を1つ以上起こした。心嚢穿刺は合併症なく，4人（20%）の患者で特定の診断に結びついた。

Reuterら[105]は，36人の大量の心嚢液の患者（心嚢穿刺に引き続いて毎日間欠的カテーテル排液を要した）において開放心膜生検を行った。結核性心膜炎は25人でみつかり，うち5人はHIV陽性であった。20人のHIV陰性の結核性心膜炎患者中，13人

(65％)は肉芽腫病変を示した。5人のHIV陽性患者中では2人(40％)であった。著者らは，HIVの共感染は心膜結核の組織病理に影響して，検査の感度を下げることにつながるのではないか，と結論づけた。

著明な合併症と心膜切開による診断力が低いことから，Fredriksenら[55]は，心囊穿刺と経皮的心膜切開(+生検)についての特別の推奨を発表した。このなかで，心囊穿刺の主な適応はタンポナーデの解除と心囊液の原因の特定である，とされた。経皮心膜開窓術および生検の適応は，膿性心囊液，心囊穿刺後も繰り返すタンポナーデ，心囊穿刺で吸引できない慢性心囊液，である。より最近の研究には，心膜生検の有用性に光を当てたものもある。1988年にStrangら[131]は，心膜結核の患者において，47個の心膜生検検体中33(70％)で，結核の組織学的証拠(乾酪性肉芽腫など)を認めた。Sagrista-Sauledaら[113]は同じく1988年に，結核性心膜炎の患者に行われた3件の心膜生検すべてで結核の証拠を認め，このシリーズでは計6回の心膜切除術が行われた。すべて組織学的検査において結核の証拠を認めた。

Endrysら[48]は，複数か所の心膜生検において新しい技術を紹介した。心臓カテーテル室において心囊を穿刺し，エアを心囊内に注入し，生検鉗子が挿入されて心膜の複数か所(平均8か所)の生検が行われる。これはすべて透視下で行われる。エアは手技の最後で心囊腔から脱気され，そしてシースを残し，排液量が1日30 mL以下になるまで留置する。18例の生検が行われ，うち6例が結核で，2例のがん，そして1例の中皮腫がみつかった。他の9例は診断につながらなかったが，悪性腫瘍は除外された。その後のフォローアップでも，9例のうち誰も悪性腫瘍がみつかった者はいなかった。

心膜腔鏡の出現と心囊液の診断と治療のための心膜開窓術や複数心膜生検(例：18～20か所)におけるその使用により，結核性を含むすべての心外膜炎のマネジメントにおいて新しい時代が切り開かれた。それにより，直視下で複数か所の生検が壁側心膜に加えて臓側心膜からも可能になり，心膜生検の結果は改善した[119]。Seferovicら[119]は，透視管理下で行った標準数(患者あたり3～6か所)の心膜生検(グループ1)と，心膜腔鏡ガイド下で行った標準サンプリング(患者あたり4～6か所)(グループ2)，心膜腔鏡ガイド下で行った多数サンプリング(患者あたり18～20か所)(グループ3)を比べた。心膜生検は壁側心膜から行われた。49人の研究に参加した患者は，結核または悪性腫瘍に罹患した者であった。グループ1には12人，グループ2には22人，グループ3には15人の患者がいた。グループ1の患者では，心囊液の新しい診断および原因は8.3％でみつかり，臨床診断は33.3％の患者で確定され，偽陰性(役に立つ情報がない)は58.3％であった。グループ2の患者では，新しい診断は26.3％の患者でみつかり，原因は40.9％で特定され，臨床診断は36.4％で確定され，心膜生検は36.4％で偽陰性であった。グループ3の患者では，新しい診断は40％でみつかり，原因は53％で特定され，臨床診断は53.3％で確定され，診断的情報が得られなかったのは6.3％だけであった。重大な合併症はなかった。軽い合併症としては，非持続性心室性頻脈が4.7％，心膜腔鏡シースの挿入時の痛みが56.7％，一過性発熱が35.1％にみられた。この研究は心膜腔鏡ガイド下心膜生検で多数の検体採取(患者あたり18～20検体)が，著しく診断能力を上げることを示した。結核性胸膜炎におけるこの方法論的進歩のさらなる評価が必要である。

Mayosiら[86,135]は，結核流行地と非流行地における結核性心囊液疑いの患者に対する統合された原因検索のプロトコールを提唱した。

最初のステップには，初回検査で胸部X腺検査，心エコー，CTスキャン，胸部MRI，右前斜角筋リンパ節生検(もし，心囊液が採取できず，リンパ節腫脹があれば)，喀痰培養，胃液培養，尿培養(すべての患者に)，HIV検査，白血球数，グロブリン検査，などが含まれる。ツベルクリン反応(ツ反)は背景の結核有病率にかかわらず，有用ではない。

2番目のステップは特にタンポナーデの存在下で行われる治療的心囊穿刺，診断的心囊穿刺での心囊液抗酸菌培養，滲出性と漏出性を区別する生化学検査〔体液と血清の蛋白と乳酸脱水素酵素(lactate dehydrogenase：LDH)〕，心囊液の白血球数と細胞診，そして，結核の間接的検査(ADA，IFN-γ，またはLYSアッセイ)を行う。

3番目のステップは心膜生検である。治療的生検は，心囊穿刺後も繰り返す，またはどのような理由でも心囊液の開放ドレナージを必要とするような重度のタンポナーデで行われる外科的ドレナージの一部として行われるべきである。診断的生検は結核流行地では必須ではなく，経験的治療はすぐに始められる。診断的生検は3週間以上症状が続き，他の検査で病因診断にたどりつかない場合に必要とされる。

4番目のステップは経験的抗結核薬治療である。これは，結核流行地では滲出性心囊液に対して，尿毒症，悪性腫瘍，外傷を否定した後に推奨される。また，それは結核流行地で心囊穿刺ができない場合，結核性心膜炎インデックスが6ポイントを超える〔体重減少＝1ポイント，寝汗＝1ポイント，発熱＝2ポイント，白血球数 $10×10^9$/L未満(＝10,000/μL未満)＝3ポイント，血清グロブリン＞40 g/L＝3ポイント〕患者には推奨される。非結核流行地においては，系統的探索で結核性心膜炎の診断がつかないときには結核の経験的治療は推奨されない。

治療

米国胸部学会(American Thoracic Society：ATS)，米国疾病対策センター(Centers for Disease Control：CDC)，米国感染症学会(Infectious Diseases Society of America：IDSA)[5]は，心膜結核の患者に，菌が第1選択薬に耐性と判明または強く疑われない限り，6か月レジメンを初回治療として推奨している〔2か月のイソニアジド(INH)，リファンピシン(RFP)，ピラジナミド(PZA)，エタンブトールに引き続き，4か月のINHとRFP〕。また，結核

性心外膜炎の補助治療として副腎皮質ステロイド治療を，抗結核薬治療の最初の11週間行うことを推奨している。副腎皮質ステロイドの量はprednisone 60 mg/日（またはプレドニゾロンの同等量）を4週間，その後に30 mg/日を4週間，15 mg/日を2週間，そして，5 mg/日を最後の1週間である。

現在の抗結核薬治療は抗酸菌の根絶に最も効果的であるため，適切な診断と治療開始が絶対必要である。心膜結核の診断の難しさはしばしば，治療開始の遅延につながる。この疾患の高い死亡率の原因の一部はそれによる。もう1つの高死亡率の原因は，心膜の炎症により，特に心膜タンポナーデが起こると，心の機械的な効率が阻害されてしまうことである。

抗酸菌はゆっくり成長するため，抗結核薬治療の開始と菌の根絶には時間差が生じる。炎症反応の消失はすぐには起きない。この間隔または時間差は死亡率の面では重大である。急に起こる心膜の炎症は危険である。急速な心嚢液の貯留とタンポナーデ，不整脈の誘発は心機能を阻害するからである。

心膜の反応を抑え，その影響を最小限にするのに，副腎皮質ステロイドが使用されるようになった。これらの薬剤は多くの種類の心膜炎での心嚢液の治療と制御に効果的であることがわかっている[7,43,56,75,109,131,137,139]。肺結核と結核性胸膜炎においては，抗結核薬に副腎皮質ステロイドを加えるとより，すみやかな病変の改善につながる[9,11,21,56,85,94,109]。コルチゾンは宿主の抗結核菌感染に対する反応を減らし，滲出，フィブリン蓄積，肉芽組織の増生を最小限にすることを示す実験結果がある[9,11,21,34,36,45,94,103,109,127,131]。

結核性心外膜炎において，副腎皮質ステロイドは非特異的に炎症を抑えることで，抗結核薬が菌を根絶するまでの血行動態における影響を減らす。液の滲出が弱まり，再吸収が始まる。心臓のサイズの明らかな減少が2〜3日のうちにみられ，2週間で正常なサイズに戻る。解熱はすみやかで，不整脈は2〜3日で制御される。副腎皮質ステロイドは11週間後には結核性心外膜炎の症状の再発なしに終了することができる。同時に，炎症のもとになっている抗酸菌は，併用されている抗結核薬により根絶されている。副腎皮質ステロイドの中止に伴い，時に肺結核が一時的に悪化することがあるが，抗結核薬を続けて使用することですみやかに治まっていく。

多くの著者が結核性心外膜炎のマネジメントにおいて，抗結核薬に副腎皮質ステロイド治療を併用することで成功をおさめている[7,42,43,109,122,131,137,139]。結核性心外膜炎で抗結核薬治療を受けた28人の患者の研究で，10人は3剤レジメンのみで治療され，18人は3剤の抗結核薬とprednisoneで治療された[109]。最初の群では4人の患者が死亡し，そのうち2人は心膜切除術を必要とした4人にも含まれていた。prednisone治療群では死亡者はおらず，14人は手術なしに改善し，4人は心膜切除術を必要とした。

1959年に南アフリカのケープタウンで，Schrire[122]は結核性心膜炎疑いの心嚢液の患者28人に対して，抗結核薬治療に加えて，補助の副腎皮質ステロイドを与えたり与えなかったりを交互に（盲目的にではなく）試験した。副腎皮質ステロイドを投与される最初の群では，コルチゾン 300 mg/日が初回投与(loading dose)され，それから，100 mg/日の継続量を数週間投与された。後にレジメンは変更され，prednisone 60 mg/日を初日に，それから，継続量 30 mg/日が使われ，副腎皮質ステロイド群の4人の患者は，拘束性心膜炎のために心膜切除術を要した。Schrireは，患者の特徴，結核性心膜炎の診断の根拠，フォローアップの期間についての情報を提供しなかった。

1987年にStrangら[132]は，143人の著明な心嚢液を伴わない活動性拘束性心膜炎の患者の研究を行った。これは二重盲検研究で，副腎皮質ステロイド使用かプラセボかを結核性心外膜炎に対して6か月の抗結核薬治療に加えて使用することと，心膜切除術の必要性を比較した。抗結核薬治療のレジメンでは，最初の14週間にINHとストレプトマイシン，RFP，PZAが使用され，その後の6か月間，INHとRFPが使用された。143人の患者中29人は諸々の理由で除外された。114人が観察され，24か月時点まで状態を再評価された。53人は補助の副腎皮質ステロイドを投与され，61人はプラセボを投与された。結果はプレドニゾロン群のほうがよりすみやかな改善がみられた（平均脈拍が減弱する速度，頸静脈圧が正常化する速度，そして，身体活動が正常なレベルまで戻る速度などの指標から）。24か月時点まで行われたフォローアップの時点では，心膜炎からの死亡はプレドニゾロン群では2人(4%)，プラセボ群では7人(11%)に起こった。心膜切除術はプレドニゾロン群では11人(21%)，プラセボ群では18人(30%)で必要とされた。24か月時点で状態が良好だったのは，プレドニゾロン群では50人(94%)で，プラセボ群では52人(82%)であった。著者ら[101]は，禁忌がなければ，抗結核薬に加えて補助の副腎皮質ステロイドを使用すべきだと推奨した。

1998年にStrangら[131]は，240人の活動性結核性心膜炎と心嚢液の患者を研究した。レジメンは，1987年にStrangらが研究で使用した[132]抗結核薬，プレドニゾロン，プラセボのレジメンと同じであった。この研究では，42人の患者がさまざまな理由で除外された。同意が得られた患者はそれから，入院時にオープンの心膜生検と完全な心嚢液ドレナージか，または心嚢穿刺に割り付けられた。それらの手技は身体活動の制限を伴う著しい心負荷かタンポナーデのために必要なものであった。入院時の完全なオープンドレナージにより心嚢穿刺の必要はなくなったが，その後の拘束性のための心膜切除の必要性には影響せず，また，オープンドレナージは死亡のリスクにも影響しなかった。オープンドレナージを入院時に行われなかった群では，以下のアウトカムがみられた。24か月の観察の間に，心膜炎からの死亡は補助のプレドニゾロン内服患者では2人(3%)，プラセボ使用患者では10人(14%)にみられた($P<0.05$)。補助のプレドニゾロン群の6人(18%)，プラセボ群では9人(12%)が，心膜切除を必要とした($P<0.05$)。プレドニゾロン群の7人(9%)，プラセボ群の17人(23%)が，繰り返し心膜切除を必要とした($P<0.05$)。

Strangら[130]は，大本の二重盲検プラセボ比較ランダム化試験の10年後に，363人の患者，そのうち143人は拘束性結核性心膜

II 臨床症候群

炎で心囊液のない患者[132]で，240人は結核性心膜炎で心囊液を伴う患者[131]について，早期の利点は維持され続けたか，最初の2年のフォローアップ後にさらに違いはみられたかを調べるため，彼らのデータを解析した。10年のフォローアップ率は96％であった。拘束はあるが心囊液がない患者においては，合併症率はプレドニゾロン群では19/70（27％）で，プラセボ群では28/73（38％）であった（$P=0.15$）。死亡率はプレドニゾロン群では2/70（3％）で，プラセボ群では8/73（11％）であった（$P=0.098$）。心囊液をもつ患者では，オープン心囊ドレナージとプレドニゾロン投与の群は，4/29（19％）の合併症，オープン心囊ドレナージなしでプラセボ投与の群は14/27（52％）の合併症，オープン心囊ドレナージとプラセボの群は4/35（11％）の合併症，オープン心囊ドレナージなしでプレドニゾロン投与の群は6/31（19％）の合併症を起こした。オープン心囊ドレナージは繰り返し心膜切除を行う必要性をなくした。176人の心囊液の患者において，合併症が起きた率は，ドレナージなしのプレドニゾロン投与群は17/88（19％）で，ドレナージなしでプラセボ投与群では40％（35/88）であった（$P=0.003$）。9人（10％）のプレドニゾロン群の患者で繰り返し心膜切除を必要とし，合併症がみられた。20人（23％）のプラセボ投与群で合併症がみられた（$P=0.025$）。著者ら[130]は，心膜炎の型で層別に多変量生存率解析を行った後に，プレドニゾロンは年齢と性別の補正後の全体的な死亡率を下げる，と結論づけた（$P=0.044$）。また，10年の時点ですべての治療群で生存患者の大半は，完全な活動度であるか，活動度の制限があっても外出はできていた。著者らは改めて，結核性心膜炎患者には，禁忌がなければ抗結核薬治療に加えて，補助の副腎皮質ステロイド使用を勧めた。彼らは一方で，研究の限界は，診断の正確性であることを認めた。拘束性群[132]では84％が確実な結核の証拠（40％が病理学的）を認め，心囊液群[130]では73％が確実な結核の証拠（57％が細菌学的）を認めていた。

2000年にはHakimら[62]が，ジンバブエで58人の結核性心膜炎のHIV患者において研究を行った。全員が抗結核薬治療を行われ，半数が6週間のプレドニゾロン，半数がプラセボを，二重盲検ランダム化，プラセボ比較試験の形で投与された。プレドニゾロンが最初の週は60 mg/日の量で，その後は毎週10 mg/日ずつ漸減していくように投与されたこの研究では，プレドニゾロン群の5人の患者とプラセボ群の10人の患者が18か月の期間に死亡した（$P=0.07$）。プレドニゾロン群では，肝腫大や頸静脈圧上昇のよりすみやかな改善が有意にみられ，身体活動度の改善もよりすみやかにみられた。著者らは，HIV感染者における心囊液を伴う結核性心膜炎への治療には，標準抗結核薬治療に加えて，プレドニゾロンも含まれるべきだ，と結論づけている。

1999年にChenら[30]は，台湾で22人の結核性心膜炎の患者を研究した。これらの患者は心エコーで評価され，17人は心囊液を認め（「絨毛性」8人，「非絨毛性」9人），5人は拘束性心膜炎を認めた。絨毛性心囊液は，症状の開始から診断までの期間が，非絨毛性心囊液の患者と比べて中間くらいであった。抗結核薬治療と20～30 mg/日のプレドニゾロンが11人の患者で使用され，そのうち2人は拘束性心膜炎を起こした。プレドニゾロンなしの抗結核薬治療は6人中5人で拘束性心膜炎を起こした。著者らは，抗結核薬治療にプレドニゾロンを併用すると，プレドニゾロンなしと比べて，特に絨毛性心囊液のある患者において，拘束性心膜炎の著明な減少につながると結論づけた。しかし彼らはまた，非絨毛性の結核性心膜炎の場合はその利益はみられないことを示した。

2002年にMayosi[87]は，4つのランダム化または準ランダム化試験[62,122,131,132]をメタ解析でレビューして，結核性心膜炎の治療におけるステロイドvs.プラセボの効果を比較した。469人の患者において，副腎皮質ステロイド内服患者は，プラセボ内服患者に比べて，治療後2年時点で有意に高い機能障害なしの生存率を示した。しかし，フォローアップできなかった患者も含めての感度解析において，治療の効果は長続きしなかった。さらに，心囊液の再貯留と拘束性心膜炎への進行における副腎皮質ステロイド治療の利益は，統計的に有意ではなかった。著者らは，結核性心外膜炎に対して，副腎皮質ステロイドは死亡率と合併症率にはよい影響があるかもしれないが，これらの研究は確定的なことをいうにはサンプルサイズが十分でない，と感じた。Mayosiは，副腎皮質ステロイド治療が統計的に有意に心膜結核の治療を改善すると結論づけるには，大規模なプラセボ比較試験が必要だと感じた。

2003年にNtsekheら[90]は，Mayosiの解析[87]と近似した結核性心外膜炎患者における副腎皮質ステロイド使用に関するシステマティック・レビューで，結核性心外膜炎において抗結核薬に追加で副腎皮質ステロイドを使用することは，プラセボと抗結核薬治療に比べて，死亡率を下げ，繰り返し心膜切除術を行う必要性を減らす，と論じた。彼らはこのデータや予想値から，結核性心外膜炎で抗結核薬治療に副腎皮質ステロイドを足すと，死亡率と合併症率で大きな利益（50％ほど）が出るだろう，と述べた。しかしNtsekheら[90]は，これらの所見はサンプル数が少ないため，統計的には確定的ではない，と感じた。他の問題は，細菌学的，組織病理学的に診断が確認されたのは4つの研究で30～60％の患者にすぎないという研究の限界である[62,122,129,131,132]。

副腎皮質ステロイドはその時点での炎症を抑えるには有効だが，治療前に起こったダメージを元に戻すことはできない。線維化による修復はやはり起こり，すでに存在する血液，フィブリン，他の滲出物質などは持続する悪影響を及ぼす。このような状況では，心膜切除による外科的介入が，機械的圧迫を制御するには最適な方法である。外科的治療に関して多くの優れた論述が存在するが，薬物治療（内科的治療）に反応しない患者では，心膜切除術を早く施行するほど，全体的な成績はよくなる[4,13,19,23,40,65,72,78,88,93,96,102,109,113-115,126,131]。

副腎皮質ステロイドが晩期の拘束性心膜炎の可能性をなくすかどうかは，いまだわからない。なぜなら，この問題に関する解決には，多くの未治療の患者と，多くの抗結核薬で治療されている

患者，そして，副腎皮質ステロイドを投与される人とされない人が同数必要とされるからである。未治療の患者では，結核性心外膜炎により死亡することはよくみられる。したがって，自然に治癒した患者の何パーセントが後に心膜の拘縮を起こすか推定に使える情報はほとんどない。Hagemanらの報告[61]では，抗結核薬治療はまれに拘縮を引き起こすことがあると指摘している。この帰結は，この合併症の真の発生率を推定するには最低でも5年，できれば20年のフォローアップ期間が必要であるので，この結論は確定的ではない。もし，結核からの残存する線維化が晩期拘縮の可能性を予測できる指標になるとするなら，結核性胸膜炎と肺結核での副腎皮質ステロイドの使用は，これらの残存病変を著明に変えることはなく，そしておそらく抗結核薬単独の場合よりも，拘縮をより防ぐことはない，ということができるだろう。

心膜炎の徴候と症状があり，ツ反が陽性で，胸部X線写真で肺浸潤影，胸水またはその両方を示していれば，他の診断が証明されない限り，経験的に結核として扱うべきである。抗結核薬の治療がすみやかに開始されるべきである。prednisone 60 mg/日かその等価が併用で投与される。この量は4週間継続し，その後，11週間で中止できるように漸減する。副腎皮質ステロイドは結核性心膜炎のマネジメントにおいて万能薬ではなく，心囊穿刺，心不全のコントロールのための補助薬剤，ひいては心膜切除術の必要性を完全になくすものではない。心膜切除術の必要性については，治療への臨床反応を密に評価することによって決められる。

結核性心膜炎における心膜切除術の必要性は一概にはいえない。この疾患における心膜切除術の必要性を検討したほとんどの研究においては，10～50%でこの外科手技が行われていた[23,40,61,78,102,109,126,131]。手技の適応は，拘束性心膜炎，心タンポナーデ，またはその両方だった。

近年，著者たちは特発性慢性心囊液[111]，急性心タンポナーデ[128]，滲出性拘束性心膜炎[112]に注目している。多量の特発性心囊液のレビューのなかで，Sagrista-Salueda ら[111]は，この問題の自然経過と治療に目を向けた。彼らはこの疾患の定義を，3か月以上持続する心囊液貯留で原因が明らかでないもの，とした。彼らは，この病態は多くの患者で長期間かけて治療可能であるが，重度のタンポナーデはどの時点でも起こりうる，と結論づけた。彼らは多量の心囊液は心囊穿刺だけでも改善しうること，しかし再発もしばしばあること，そして，心囊穿刺後に多量の心囊液が再発したら心膜切除が検討されるべきであること，を記述した。Spodick[128]は，心膜タンポナーデのレビューで，この病態を，心囊液，外傷，心破裂の結果，液体，膿，血液，血腫，ガスが貯留することで起こる，緩徐または急速な心の圧迫，と定義した。彼はこの状況の原因は多様であると考えた。たとえば，外傷性タンポナーデは心臓手術後に起こりやすく，結核性タンポナーデはアフリカではよくみられるが，米国ではまれである。彼の治療の推奨は，心囊内容物のドレナージ，できれば心エコー・透視・CTガイド下での心囊穿刺を含んでいた。もし，心臓が針やカテーテルでアプローチできなければ，外科的ドレナージが必要とされる。

外科的ドレナージはまた，心囊内出血，心囊内血腫，反復するタンポナーデの際にも必要となる。Sagrista-Sauleda ら[112]は，滲出性拘束性心膜炎の問題についても論述した。これは臓側心膜付近に出来る心囊液と拘縮によって併発するタンポナーデが特徴の，まれな症候群である。この異常のいちばんの特徴は，心囊液の除去により心囊内圧は正常化した後も拡張期圧の上昇が持続することである。持続する拘縮の発生はしばしばみられ，特発性のものは自然寛解することもあるものの，臓側心膜の病変範囲に特に注意しながらの拡大心膜切除が，手術が必要な患者には最適な治療である，と彼らは考えた。外科的患者において，臓側心膜の病変範囲と拡大心外膜切除の必要性は特に慎重に決定すべきだ。

結核性心膜炎の患者において心膜切除の必要性を決定するために，以下の指針が公表された[109]。患者の心サイズは画像で最低2週間ごとに，通常はより頻繁に，評価を行う。この結果は右心圧の決定の目安となる。もし，心臓のサイズが大きくあり続け，心機能の悪化が出現したら，心膜切除術が施行される。もし，心臓のサイズが治療12週目でも改善しなければ，心膜切除術がやはり勧められる。同様に，もし，心臓のサイズが改善しても静脈圧が上昇する場合，手術が施行される。この状況では，拡大心外膜切除術が必要かもしれない。その際は，Sagrista-Sauleda らによって記述されたように，臓側心膜に特別に注意を払う[112]。心臓のサイズが小さくなったが上昇した静脈圧が続く患者においては，静脈圧が正常化するまで慎重に観察を続ける。もし，治療12週以内に心不全が出現する，および（または）静脈圧が正常化しない場合，心膜切除が施行される。心臓のサイズが小さくなったが正常化はしていない場合，静脈圧が正常で症状がない限りは，抗結核薬治療は継続しながら慎重に観察を続ける。

近年，AIDSの問題が出現し，結核に大きな影響を及ぼしている[26,27,47,80]。AIDSは世界中で結核の著明な増加を起こしており，特に肺外結核が増加している[26,27]。結核性心膜炎もやはりこの問題から逃れられない[8,25,33,38,51,101,107,120]。AIDS患者でのM. tuberculosisの治療はAIDSのない結核患者と同等に効果的であると，いくらかの著者は考えている[6,28,47,79,100,124]。しかし，より最近のデータ[58,91,106,141]では，その意見を疑問視している。Gandhi ら[58]は，ごく最近の南アフリカの低所得者層におけるHIV感染と薬剤耐性結核の報告で，この地域のHIV感染の流行は，多剤耐性結核（multidrug-resistant tuberculosis：MDR-TB）と超多剤耐性結核（extensively drug-resistant tuberculosis：XDR-TB）という重大な問題と合わさって，深刻な危機を引き起こしている，と記述している。彼らの報告によると，南アフリカのKwaZulu-Natal地域はHIV感染の有病率が高く，また，薬剤耐性結核の有病率も高い。HIVと多剤耐性結核（265人）または超多剤耐性結核（374人）の共感染の患者の死亡率は，それぞれ71%と83%であった。これらの薬剤耐性群の死亡の多くは喀痰採取から30日以内に起こっていた。しかし，通常の培養で薬剤耐性結核を診断して薬剤感受性結果を得るのに6～8週を要する。その結果，多くの薬剤耐性結核患者は結核の診断がつく前に死亡し，もし生存していて

も，薬剤感受性検査でどの薬が効くか結果がまだ出ておらず，しばしば単に第1選択薬を投与されるだけである。この著者らは，HIV患者でも感度のいい，安価で迅速なその場でできる検査（point-of-care test）が必要で，それは検査末端の医療機関で使用できるものでなくてはならない，と主張している。ほかに必要とされているのは薬剤耐性の新しい迅速な検査と，加えて，塗抹陰性の場合でも結核菌に感度が高い検査である。

　加えて重要であるのは，非定型抗酸菌，特に *M. avium-intracellulare* の型であり，しばしば抗結核薬治療に反応が悪い。AndersonとVirmani[6]の報告では，11人の患者中2人は *M. avium-intracellulare* が原因菌であった。

　近年のHIV患者185人における結核性心膜炎の発表では，多くの著者[91,106,141]が，結核性心膜炎の患者の治療における副腎皮質ステロイドの追加の効果について，特に抗結核薬がすでに投与されていた患者において，疑問視している。これらの患者は，サハラ以南のアフリカ（カメルーン，ナイジェリア，南アフリカ）の15の紹介病院からの患者である。彼らは"Investigation of the Management of Pericarditis in Africa（IMPI Africa）"に登録された。HIV感染と結核性心膜炎の診断とそれらの治療は，それぞれの患者の担当医の裁量に任された（観察研究）。185人の患者中11人（6%）は追跡できなかった。残りの174人（94%）は生存データを完成した。96人（52%）にはHIV感染の血清検査を行われた。53人（55%）は陽性で，43人は陰性であった。53人中10人（19%）は抗レトロウイルス薬を投与された。102人（59%）は抗結核薬と一緒に副腎皮質ステロイドを投与された。残りの43人（41%）は副腎皮質ステロイドなしで抗結核薬のみ投与された。副腎皮質ステロイドを投与されなかった群の死亡率は40%で，副腎皮質ステロイドを投与された群の死亡率は17%であった。しかし，この研究の結果を統計的に解析したところ，副腎皮質ステロイドの追加は生存率に有意な独立した影響を及ぼさなかった。この研究の問題は以前の研究と同様である[62,122,129,131]。この研究は他の研究[62,122,129]では適切に行っていた患者のランダム割り付けを行わなかった。この研究は，結核性心外膜炎における副腎皮質ステロイドの効果を判定するのに十分な検出力をもっていなかった。その他の問題は，心膜結核の診断の確認方法がないことと，結核および（または）HIV感染の診断をサポートするデータがないことである。これは，サハラ以南のアフリカの多くの患者には，他の多くの途上国と同様に，HIV血清検査と結核の細菌学的検査のための資金が十分にないことが原因である。著者らは，多くのアフリカの国では，しばしば薬剤，ごく基本的な診療のための医療器具が足りていないのが現実である，と主張している。これは不幸なことであり，豊かな国からの経済援助で是正されるべきだ。しかし，このことは科学的厳密性を欠くデータを変えることはない。

　心膜結核の治療の研究方法をじっくり検証すると，この分野での研究の大半では，心膜結核に対して抗結核薬治療に加えて副腎皮質ステロイドを使用した場合の効果を確実に証明するには，統計学的検出力が欠けていることが明らかである。結核性心外膜炎のマネジメントに副腎皮質ステロイドを追加することに関して，さらに研究が必要であることも明らかである。もう1つの検査法，すなわち，心膜腔鏡を使用して直視下で心膜の生検を行うことは，結核性心膜炎においてさらに研究が必要である。最後に，結核性心膜炎，HIV感染，抗結核薬治療，補助の副腎皮質ステロイド使用の間の関係についてもまた，さらに研究が必要である。HIV患者で抗レトロウイルス薬を使用している者におけるRFPの影響はよく知られており，抗結核薬の量不足にも過量投与のどちらにもなりうる。不十分な抗結核薬治療での副腎皮質ステロイド使用は悲惨な結果につながりうる。心嚢穿刺の適切な使用，心膜開窓術の使用，早期の心膜切除術の必要性，心膜腔鏡下生検の使用は，はっきりと簡潔に説明されるべきである。

　現時点では，多くの著者は結核性心膜炎の治療において補助の副腎皮質ステロイドを使用することに関して，合併症率と死亡率の低下の傾向がみられるため好意的である。彼らは副腎皮質ステロイド使用に関して統計的な確認ができていないこととまだ是非の結論がついていないことを受け入れているが，補助の副腎皮質ステロイド治療を支持する傾向がこの領域にあることを指摘している。他の著者ではあまり支持しない意見もあり，HIV患者における補助の副腎皮質ステロイドの影響を心配している。なぜなら，彼らの診療する地域では，結核性心膜炎患者でのHIV感染は非常によくみられるからである。重大な注意を払うべきは抗レトロウイルス薬内服中の結核性心膜炎患者である。なぜなら，RFPといくつかの抗レトロウイルス薬は相互作用の問題があるからだ。医師は抗レトロウイルス薬を使用している患者において，抗結核薬レジメンによってはRFPは禁忌であることもあることを知っておくべきだ。その場合はRFPの代わりに別の抗結核薬を使用するか，RFPと相互作用のない抗レトロウイルス薬レジメンを用いるべきである。もし，この限界を自覚していて，それを避けるための手筈をとっていれば，抗結核薬レジメンに副腎皮質ステロイドを加えることは許容される。

　最後に，結核性心膜炎の患者における抗結核薬と補助の副腎皮質ステロイド使用に関する将来の研究では，十分なサイズでランダム化できちんと比較され，二重盲検であることが重要である。それは細菌学的および（または）組織病理学的に結核の確定診断がついていること，血清学的にHIV感染が証明されていることを含むべきである。また，心外膜炎のエビデンスを明らかに定義すべきである。それにより，行われた解析が正確で統計的に有意であることに疑問がなくなる。これは難しい仕事ではあるが，結核性心膜炎の重要性を考慮すると，必要なことである。

大動脈と心筋の結核

大動脈の結核の患者は100人以上，報告されている[32,46,49,123]。これらの患者の半数ほどは胸部または腹部大動脈の動脈瘤様の拡張を経験している。これら患者のほとんどが剖検で診断されてい

る。動脈瘤形成がみられた患者は通常，破裂と失血により死亡する。

　大動脈結核形成の機序は，結核性リンパ節，肺結核，椎体結核，心膜結核，胸膜結核，またはそれらの組み合わせなどからの直接浸潤と考えられている。大動脈内膜や脈管の脈管への血行性播種はまれである，と考えられている。粟粒結核の患者において大動脈結核はまれであることが，この主張を支持する。結核は通常，大動脈に隣接した感染巣から直接浸潤し，通常，仮性大動脈瘤を形成する。最もよくみられるこの動脈瘤からの合併症は破裂であり，特に消化管に出血しやすい。

　他の部位，特に胸部に活動性結核をもつ患者において，大動脈瘤の症状や徴候を認めたら，結核性大動脈炎を考慮すべきである。動脈壁は急速に壊死を起こしうるので，大動脈造影は早期確定診断のためすみやかに行われなければならない。

　治療には抗結核薬を使用する。大動脈瘤の診断に伴い，マネジメントでは破裂予防に動脈瘤の外科的切除も行うべきだ。

　インドの研究で，心膜膿瘍が心膜結核の患者 13 人において報告された[57]。11 人の患者には組織学的確認が行われており，他の 4 人は中心壊死を伴う縦隔または後腹膜リンパ節腫脹などの肺外結核をもっていた。13 人の患者において 15 個の膿瘍があった。9 個は右心房心室溝に，5 個は左心房心室溝にみられた。これらの領域の病変は CT や MRI で描出された。13 人中 8 人は抗結核薬治療によく反応し，5 人は補助の手術を必要とした。1 人の患者には受診時にニューヨーク心臓協会（New York Heart Association：NYHA）クラス IV の心不全があり，術後 2 日目で死亡した。心膜膿瘍は臓側と壁側の心膜の層の間に癒着のむらがあり，そこに心嚢液が貯留した場合に起こる。この部分に膿や組織片が含まれると，膿瘍と呼ばれる。これらの患者の治療は部分的または完全な心膜切除と膿瘍腔のデブリドマンとドレナージである。

　もう 1 つの最近報告された心血管系結核の型は心筋の結核である[10,14,63,110]。それは通常，剖検で診断されるが，心内膜心筋生検の出現により，存命中の診断もなされている[10]。心筋結核の治療は抗結核薬治療による。

　結核と心血管系疾患をもつこれらの患者を追求する用心深さなしには，その死亡率は高いままであろう。適切なマネジメントと合併症の予防には，早期診断と早期治療が必要である。

◎ 文献 ◎

1. Aggeli, C., C. Pisavos, S. Bril, D. Hasapis, A. Frogpidalo, C. Stenfanodis, and P. Toulouzas. 2000. Relevance of adenosine deaminase and lysozyme measurements in the diagnosis of tuberculous pericarditis. *Cardiology* **94**:81–85.
2. Agrawal, S., A. Radhakrishnan, and N. Sinha. 1990. Echocardiographic demonstration of resolving intrapericardial mass in tuberculous pericarditis. *Int. J. Cardiol.* **26**:240–241.
3. Alvarez, S., and W. R. McCabe. 1984. Extrapulmonary tuberculosis revisited. A review of experience of Boston and other hospitals. *Medicine* (Baltimore) **63**:25–55.
4. Alzeer, A. M., and A. M. Fitzgerald. 1993. Corticosteroids and tuberculosis: risks and use as adjunct therapy. *Tuber. Lung Dis.* **74**:6–11.
5. American Thoracic Society/Centers for Disease Control/Infectious Diseases Society of America. 2003. Treatment of tuberculosis. *Am. J. Respir. Crit. Care Med.* **167**:603–662.
6. Anderson, D. W., and R. Virmani. 1990. Progress in pathology: emerging patterns of heart disease in patients with acquired immunodeficiency syndrome. *Hum. Pathol.* **21**:253–259.
7. Angel, J. H., L. S. Chu, and H. A. Lyons. 1961. Corticotropin in the treatment of tuberculosis: a controlled study. *Arch. Intern. Med.* **180**:353–369.
8. Antony, S. J., and D. W. Haas. 1995. Tuberculous pericarditis in an HIV infected patient. *Scand. J. Infect. Dis.* **27**:411–413.
9. Aspin, J., and H. O'Hara. 1958. Steroid-treated tuberculous effusion. *Br. J. Tuberc.* **52**:81–83.
10. Bali, H. K., S. Wahi, and B. K. Sharma. 1990. Myocardial tuberculosis presenting as restrictive cardiomyopathy. *Am. Heart J.* **120**:703–706.
11. Ballabio, C. H., and G. Sala. 1954. Le indicazione al trattamento locale della pleurite e pericarditiessudatie con idracortisone acetato. *Minerva Med.* **45**:1839–1846.
12. Barnes, P. F., and M. D. Cave. 2003. Molecular epidemiology of tuberculosis. *N. Engl. J. Med.* **349**:1149–1156.
13. Bauer, H., R. Sachs, and M. M. Cummings. 1956. *Tuberculous Pericarditis among Veterans: Veteran's Administration Transactions of the Fifteenth Conference on Chemotherapy of Tuberculosis*, vol. 15, p. 138. Veteran's Administration, Washington, DC.
14. Bennett, J. M., D. F. Nande, and A. DeVilliers. 1989. Recurrence of two myocardial aneurysms infected with tuberculosis after a previous aneurysmectomy. *Clin. Cardiol.* **12**:605–606.
15. Berger, M., I. Bobak, M. Jelveh, and E. Goldberg. 1978. Pericardial effusion diagnosed by echocardiography. *Chest* **72**:1744–1779.
16. Bertolaccini, T., M. Chimenti, and S. Bianchi. 1993. Gallium-67 scintigraphy in an AIDS patient presenting with tuberculous pericarditis. *J. Nucl. Biol.* **37**:245–248.
17. Biglino, A., P. Crivelli, E. Concialdi, C. Bolla, and C. Montrucchio. 2008. Clinical usefulness of ELISPOT assay on pericardial fluid in a case of suspected tuberculous pericarditis. *Infection* **36**:601–604.
18. Blake, S., S. Bonor, H. O'Neill, P. Hanley, I Drury, M. Flanagan, and J. Garrett. 1983. Aetiology of chronic constrictive pericarditis. *Br. Heart J.* **50**:273–276.
19. Blakemore, W. S., M. F. Zinsser, C. K. Kirby, W. B. Whitaker, and J. Johnson. 1978. Pericardiectomy for relapsing pericarditis and chronic constrictive pericarditis. *J. Thorac. Cardiovasc. Surg.* **39**:26–34.
20. Braunwald, E. 2008. Pericardial disease, p. 1489–1495. In A. S. Fauci, E. Braunwald, D. J. Kasper, S. L. Hauser, D. L. Longo, J. L. Jameson, and J. Loscalzo (ed.), *Harrison's Principles of Internal Medicine*, 17th ed. McGraw-Hill, New York, NY.
21. British Tuberculosis Association, Research Committee. 1963. Trial of corticotropin and prednisone with chemotherapy in pulmonary tuberculosis: a two year radiographic follow-up. *Tubercle* **44**:484–486.
22. Burgess, L. 2000. The use of adenosine deaminase and interferon-gamma as diagnostic tools for tuberculous pericarditis. *Chest* **122**:900–905.

23. Carson, T. J., G. F. Murray, and S. B. Wilcox. 1974. The role of surgery in tuberculous pericarditis. *Ann. Thorac. Surg.* **17**:163–167.
24. Cegielski, J. P., B. Devlin, A. J. Morris, J. N. Kitinya, U. P. Pulipaka, L. E. Lema, and L. B. Reller. 1997. Comparison of PCR, culture, and histology for diagnosis of tuberculous pericarditis. *J. Clin. Microbiol.* **35**:3254–3257.
25. Cegielski, J. P., J. Lwakatara, C. S. Dukes, L. E. Lema, G. J. Lallinger, J. N. Kitinya, L. B. Reller, and F. Sheriff. 1994. Tuberculous pericardial effusion associated with and without HIV infection. *Tuber. Lung Dis.* **75**:429–434.
26. Centers for Disease Control. 1989. Tuberculosis and human immunodeficiency virus infection: recommendations of the Advisory Committee for the Elimination of Tuberculosis (ACET). *MMWR Morb. Mortal. Wkly. Rep.* **38**:236–238.
27. Centers for Disease Control. 1987. Tuberculosis and acquired immunodeficiency syndrome—New York City. *MMWR Morb. Mortal. Wkly. Rep.* **36**:785–795.
28. Chaisson, R. E., G. F. Schecter, A. Theuer, G. Echenberg, and P. C. Hopewell. 1987. Tuberculosis in patients with acquired immunodeficiency syndrome: clinical features, response to therapy and survival. *Am. Rev. Respir. Dis.* **136**:570–574.
29. Cheitlin, M. D., L. J. Serfos, S. S. Sbar, and S. P. Glasser. 1968. Tuberculous pericarditis: is limited pericardial biopsy sufficient for diagnosis? *Am. Rev. Respir. Dis.* **98**:287–290.
30. Chen, L. Y., Y. S. Liaw, and H. L. Kao. 1999. Constrictive pericarditis in patients with tuberculous pericarditis. *J. Formos. Med. Assoc.* **98**:599–605.
31. Chia, B. I., M. Chod, H. Tan, and B. Ee. 1984. Echocardiographic abnormalities in tuberculous pericardial effusion. *Am. Heart J.* **107**:1034–1035.
32. Choudhary, S. K., A. Bhan, S. Talwar, M. Goyal, S. Sharma, and P. Venugopal. 2001. Tubercular pseudoaneurysm of the aorta. *Ann. Thorac. Surg.* **72**:1239–1244.
33. Coulter, J. B., K. Walsh, S. J. King, and P. Shears. 1996. Tuberculous pericarditis in a child. *J. Infect.* **32**:157–160.
34. Cummings, M. M., P. C. Hudgkins, M. C. Whorton, and W. H. Sheldon. 1952. The influence of cortisone and streptomycin on experimental tuberculosis in the albino rat. *Am. Rev. Tuberc.* **65**:596–602.
35. Dalli, E., A. Quesada, and G. Juan. 1987. Tuberculous pericarditis as the first manifestation of the acquired immunodeficiency syndrome. *Am. Heart J.* **114**:905–906.
36. D'Arcy Hart, P., and R. J. W. Rees. 1950. Enhancing effect of cortisone on tuberculosis in the mouse. *Lancet* **ii**:391–395.
37. Davidson, P. T. 1990. Treating tuberculosis: what drugs, for how long? *Ann. Intern. Med.* **112**:393–395.
38. D'Cruz, I. A., E. E. Sengupta, C. Abrahams, H. K. Reddy, and P. V. Turlipati. 1988. Cardiac involvement including tuberculous pericardial effusion, complicating acquired immunodeficiency syndrome. *Am. Heart J.* **112**:1100–1102.
39. deMiguel, J., J. D. Pedriera, V. Campos, A Perez-Gomez, and J. A. Lorenzo-Porto. 1990. Tuberculous pericarditis and AIDS. *Chest* **97**:1273.
40. Desai, H. N. 1979. Tuberculous pericarditis: a review of 100 cases. *S. Afr. Med. J.* **55**:877–880.
41. Deterling, R. A., Jr., and G. H. Humphreys. 1955. Factors in the etiology of constrictive pericarditis. *Circulation* **12**:30–33.
42. Dooley, D. P., J. L. Carpenter, and S. Rademacher. 1997. Adjunctive corticosteroid therapy for tuberculosis: a critical appraisal of the literature. *Clin. Infect. Dis.* **25**:872–887.
43. Dressler, W. 1959. The post-myocardial infarction syndrome. *Arch. Intern. Med.* **103**:28–42.
44. D'Silva, S. A., Z. M. Nalladaru, D. B. Dalvi, P. A. Ksle, and A. G. Tendolkar. 1992. MRI as a guide to surgical approach in tuberculous pericardial abscess. *Scand. J. Thorac. Cardiovasc. Surg.* **26**:229–231.
45. Ebert, R. H. 1952. In vivo observation of the effect of cortisone in experimental tuberculosis, using the rabbit ear chamber technique. *Am. Rev. Tuberc.* **65**:64–74.
46. Efredmidis, S. C., S. Lakshmanan, and J. T. Hsu. 1979. Tuberculous aortitis: a rare cause of mycotic aneurysm of the aorta. *Am. J. Roentgenol.* **127**:859–861.
47. Ellner, J. J. 1990. Tuberculosis in the time of AIDS: the facts and the message. *Chest* **98**:1051–1052.
48. Endrys, J., M. Simo, M. Z. Shafie, B. Uthaman, Y Kiwan, T. Chugh, S. M. Ali, K. Spacek, A. M. Yousef, and G. Cheridin. 1988. New non-surgical technique for multiple pericardial biopsies. *Cath. Cardiovasc. Dig.* **12**:92–94.
49. Estrera, A. S., M. R. Platt, and L. J. Mills. 1979. Tuberculous aneurysms of the descending aorta. *Chest* **75**:386–388.
50. Felson, B., T. Akers, G. Hall, J. T. Schreiber, R. E. Greene, and C. S. Pedrosa. 1977. Mycotic tuberculous aneursym of the thoracic aorta. *JAMA* **237**:1104–1108.
51. Flora, G. S., T. Modilevsky, A. Antoniskis, and P. F. Barnes. 1990. Undiagnosed tuberculosis in patients with human immunodeficiency virus infection. *Chest* **98**:1056–1059.
52. Fowler, N. O., and G. T. Manitsas. 1973. Infectious pericarditis. *Prog. Cardiovasc. Dis.* **16**:323–336.
53. Fowler, N. O. 1985. *The Pericardium in Health and Disease.* Futura, Mount Kisco, NY.
54. Fowler, N. O. 1991. Tuberculous pericarditis. *JAMA* **266**:99–103.
55. Fredriksen, R. T., L. S. Cohen, and C. B. Mullins. 1971. Pericardial windows or pericardiocentesis for pericardial effusions. *Am. Heart J.* **82**:158–162.
56. Freedberg, C. K. 1966. Pericardial disease, p. 956. *In* C. K. Freedberg (ed.), *Diseases of the Heart*, 3rd ed. W. B. Saunders, Philadelphia, PA.
57. Galati, G., and S. Sharma. 2004. Pericardial abscess occurring after tuberculous pericarditis: image morphology on computed tomography and magnetic resonance imaging. *Clin. Radiol.* **59**:514–519.
58. Gandhi, N. R., N. S. Shah, J. R. Andrews, V. Vella, A. P. Moll, M. Scott, D. Weissman, C. Marra, U. G. Laloo, and G. H. Freidland on behalf of the Tugela Ferry Care and Research (FT CARES) Collaboration. 2010. HIV coinfection in multidrug- and extensively drug-resistant tuberculosis results in high mortality. *Am. J. Respir. Crit. Care Med.* **181**:80–86.
59. Girling, D. J., J. H. Darbyshire, M. J. Humphries, Sr., and J. Mahoney. 1988. Extrapulmonary tuberculosis. *Br. Med. Bull.* **44**:738–756.
60. Haase, D., T. J. Marrie, R. Martin, and O. Hayne. 1981. Gallium scanning in tuberculous pericarditis. *Clin. Nucl. Med.* **6**:275.
61. Hageman, J. H., N. H. D'Esopo, and W. W. Glenn. 1964. Tuberculosis of the pericardium: a long-term analysis of forty-four proved cases. *N. Engl. J. Med.* **270**:327–332.
62. Hakim, J. G., J. Ternouth, E. Mushangi, S. Siziya, V. Robertson, and A. Malin. 2000. Double blind randomized placebo-controlled trial of adjunctive prednisolone in treatment of effusive tuberculous pericarditis in HIV seropositive persons.

63. Halim, M. A., E. M. Mercer, and G. A. Guinn. 1985. Myocardial tuberculoma with rupture and pseudoaneurysm formation—successful surgical treatment. *Br. Heart J.* **54**:603–604.
64. Harris, L. F. 1987. Tuberculous pericarditis, a unique experience. *Ala. Med.* **57**:16–23.
65. Hatcher, C. R., Jr., R. B. Logue, W. D. Logan, P. N. Symbas, K. A. Masour, and O. A. Abbott. 1971. Pericardiectomy for recurrent pericarditis. *J. Thorac. Cardiovasc. Surg.* **62**:371–378.
66. Inoue, T., K. Iga, K. Hori, T. Matsumara, H. Gen, Y. Kohri, and T. Iwata. 1993. Tuberculous pericarditis: importance of adenosine deaminase activity in pericardial fluid. *Intern. Med.* **32**:675–677.
67. Isaka, N., R. Tanaka, M. Nakamura M, M. Sugausa, T. Konishi, and T. Nakano. 1990. A case of tuberculous pericarditis—use of adenosine deaminase activity (ADA) in early diagnosis. *Heart Vessels* **5**:247–248.
68. Koh, K. K., E. J. Kim, C. H. Cho, H. Chul, M. J. Choi, S. K. Cho, S. S. Kim, C. J. Lee, S. H. Jin, J. M. Kim, H. S. Nam, and Y. H. Lee. 1994. Adenosine deaminase and carcinoembryonic antigen in pericardial effusion diagnosis, especially in tuberculous pericarditis. *Circulation* **89**:2728–2735.
69. Komsuoglu, B., O. Goldeli, K. K. Kulan, and S. S. Komsuoglu. 1995. The diagnostic and prognostic value of adenosine deaminase in tuberculous pericarditis. *Eur. Heart J.* **16**:1126–1130.
70. Kramer, F., T. Modilevsky, A. R. Waliany, J. M. Leedman, and P. F. Barnes. 1990. Delayed diagnosis of tuberculosis in patient with human immunodeficiency virus. *Am. J. Med.* **89**:451–456.
71. Kwan, T., M. M. Karve, and O. Emerole. 1993. Cardiac tamponade in patients infected with HIV. *Chest* **104**:1059–1062.
72. Larrieu, A. J., G. F. Tyers, E. H. Williams, and J. R. Derrick. 1980. Recent experience with tuberculous pericarditis. *Ann. Thorac. Surg.* **29**:464–468.
73. Lazarus, A., and B. Thiagar. 2007. Tuberculosis of pericardium, larynx, and other uncommon sites. *Dis. Mon.* **53**:46–54.
74. Lee, J. H., C. W. Lee, S. G. Lee, H. S. Yang, M. K. Hong, J. J. Kim, S. W. Park, and H. S. Chi, and S. J. Park. 2002. Comparison of polymerase chain reaction with adenosine deaminase activity in pericardial fluid for the diagnosis of tuberculous pericarditis. *Am. J. Med.* **113**:519–521.
75. Legrand, R., M. Linquette, and J. Desruelles. 1954. A propos de deux cas de pericardite tuberculeuse traités par la cortisone. *France Med.* **17**:37–38.
76. Lin, D. S., and R. E. Tipton. 1983. Ga-67 cardiac uptake. *Clin. Nucl. Med.* **8**:603–604.
77. Liu, P., Y. Li, W. Tsai, Tsai, T. Chao, Y. Yung, and J. Chen. 2001. Usefulness of echocardiographic intrapericardial abnormalities in the diagnosis of tuberculous pericardial effusion. *Am. J. Cardiol.* **87**:1133–1135.
78. Long, R., M. Younes, N. Patton, and E. Hershfield. 1989. Tuberculous pericarditis: long-term outcome in patients who received medical therapy alone. *Am. Heart J.* **117**:1133–1139.
79. Louie, E., L. B. Rich, and R. S. Holzman. 1987. Tuberculosis in non-Haitian patients with acquired immunodeficiency syndrome in a New York City Hospital. *Chest* **91**:176–180.
80. Mann, J., D. E. Snider, A. Francis, T. C. Quinn, R. L. Colebunders, P. Piot, J. W. Curren, N. Nzilambi, N. Basenga, and M. Malonga. 1986. Association between HTLV-III/LAV infection and tuberculosis in Zaire. *JAMA* **256**:346.
81. Martin, R. P., R. Bowden, K. Filly, and R. L. Popp. 1980. Intrapericardial abnormalities in patients with pericardial effusion: findings by two-dimensional echocardiography. *Circulation* **61**:568–572.
82. Martin, R. P., H. Rakowski, J. French, and R. L. Popp. 1978. Localization of pericardial effusion with wide-angle phase array echocardiography. *Am. J. Cardiol.* **42**:904–905.
83. Martinez-Vazquez, J. M., E. Ribera, I. Ocana, R. M. Segura, R. Serrat, and J. Sagrista. 1986. Adenosine deaminase activity in tuberculous pericarditis. *Thorax* **41**:888–889.
84. Martinez-Vazquez, J. M., I. Ocana, and E. Ribera. 1984. Diagnostico temprano de la tuberculosis pleuroperitoneal mediante to determinacion de adenosina desaminasa. *Med. Clin.* (Barcelona) **83**:578–580.
85. Mathur, K. S., R. Prasad, and J. S. Mathur. 1960. Intrapleural cortisone in tuberculous pleural effusion. *Tubercle* **41**:358–362.
86. Mayosi, B., L. Burgess, and A. Doubell. 2005. Tuberculous pericarditis. *Circulation* **112**:3608–3616.
87. Mayosi, B. M. 2002. Interventions for treating tuberculous pericarditis. *Cochrane Database Syst. Rev.* **4**:CD000526.
88. Mayosi, B. M., C. S. Wiysonge, M. Ntsekhe, F. Gumecze, J. A. Volmink, G. A. Maartens, A. Aje, B. M. Thomas, K. M. Thomas, A. A. Awotedu, B. Thembela, P. Mntla, F. Maritz, K. N. Blackett, D. C. Knowonlack, V. C. Burch, K. Rebe, A. Parrish, K. Sliwa, B. Z. Vezi, N. Alam, B. G. Brown, T. Gould, T. Visser, N. P. Magula, and J. Patrick. 2008. Mortality in patients treated for tuberculous pericarditis in sub-Saharan Africa. *S. Afr. J. Med.* **98**:36–40.
89. Miller, J. I., K. A. Mansour, and C. R. Hatcher, Jr. 1982. Pericardiectomy: current indications, concepts and results in a university setting. *Ann. Thorac. Surg.* **34**:140–145.
90. Ntsekhe, M., C. Wiysonge, J. A. Volmink, P. J. Commerford, and B. M. Mayosi. 2003. Adjuvant corticosteroids for tuberculous pericarditis. *Q. J. Med.* **96**:593–599.
91. Ntsekhe, M., and J. Hakim. 2005. Impact of human immunodeficiency virus infection on cardiovascular disease in Africa. *Circulation* **105**:3602–3607.
92. Ocana, I., J. M. Martinez-Vazquez, R. M. Segura, T. Fernandez-Dasilla, and J. A. Capdevila. 1983. Adenosine deaminase in pleural fluids: test for diagnosis of tuberculous pleural effusion. *Chest* **84**:51–53.
93. Ortbals, D. W., and L. V. Avioli. 1979. Tuberculous pericarditis. *Arch. Intern. Med.* **139**:231–234.
94. Paley, S. S., J. P. Mihaly, E. L. Mais, S. A. Gittens, and B. Lupini. 1959. Prednisone in the treatment of tuberculous effusions. *Am. Rev. Tuberc.* **79**:307–314.
95. Pedro-Botet, J., T. Auguet, J. Coll, J. S. Poris, and J. Rabies-Prat. 1993. Tuberculous pericarditis as the first manifestation of AIDS. *Infection* **21**:334–335.
96. Permanyer, G., J. Sagrista-Sauleda, and J. Soler-Soler. 1985. Primary acute pericardial disease: a prospective study of 231 consecutive patients. *Am. J. Cardiol.* **56**:623–630.
97. Petersson, T., K. Ojala, and T. H. Weber. 1984. Adenosine deaminase in the diagnosis of pleural effusion. *Acta Med. Scand.* **215**:299–304.
98. Piras, M. A., and C. Gakis. 1973. Cerebrospinal fluid adenosine deaminase activity in tuberculous meningitis. *Enzyme* **14**:314–317.
99. Piras, M. A., C. Gakis, A. Budroni, and G. Andreoni. 1978. Adenosine deaminase activity in pleural effusions: an aid to differential diagnosis. *Br. Med. J.* **2**:1751–1752.

100. Pitchenik, A. E., J. Burr, M. Suarez, D. Fertel, G. Gonzalaz, and C. Moas. 1987. Human lymphotrophic T-cell virus-III (HTLV-III) seropositivity and related disease among 71 consecutive patients in whom tuberculosis was diagnosed. A prospective study. *Am. Rev. Respir. Dis.* **135:**875–879.
101. Posniak, A. L., J. Weinberg, M. Mahari, P. Niell, B. Houston, and A. Latif. 1994. Tuberculous pericardial effusion associated with HIV infection: a sign of disseminated disease. *Tuber. Lung Dis.* **75:**297–300.
102. Quale, J. M., G. Y. Lipschik, and A. E. Heurich. 1987. Management of tuberculous pericarditis. *Ann. Thorac. Surg.* **43:**653–655.
103. Ragan, C., E. L. Howes, and C. M. Plotz. 1949. Effect of cortisone on production of granulation tissue in the rabbit. *Proc. Soc. Exp. Biol. Med.* **72:**718–721.
104. Reuter, H., L. Burgess, W. van Wuuren, and A. Doubell. 2006. Diagnosing tuberculous pericarditis. *Q. J. Med.* **99:**827–839.
105. Reuter, H., L. Burgess, V. Schneider, W. van Vuuren, and A. Doubell. 2006. The role of histopathology in establishing the diagnosis of tuberculous pericardial effusions in the presence of HIV. *Histopathology* **48:**295–302.
106. Reuter, H. 2008. Tuberculous pericarditis and HIV infection in Africa. *S. Afr. J. Med.* **98:**29–30.
107. Richter, C., B. Nodosi, A. S. Mwammy, and R. K. Mbwambo. 1991. Extrapulmonary tuberculosis—a simple diagnosis? A retrospective study at Dar es Salaam, Tanzania. *Trop. Geogr. Med.* **43:**375–378.
108. Rieder, H. L., G. M. Cauthen, A. B. Block, C. H. Cole, D. Holtzman, D. E. Snider, W. J. Bigler, and J. J. Wittle. 1989. Tuberculosis and acquired immunodeficiency syndrome—Florida. *Arch. Intern. Med.* **149:**1268–1273.
109. Rooney, J. J., J. A. Crocco, and H. A. Lyons. 1970. Tuberculous pericarditis. *Ann. Intern. Med.* **72:**73–78.
110. Rose, A. G. 1987. Cardiac tuberculosis: a study of 19 patients. *Arch. Pathol. Lab. Med.* **111:**422–426.
111. Sagrista-Sauleda, J., J. Angel, G. Permanyer-Miralda, and J. Soler-Soler. 1999. Long-term follow-up of idiopathic pericardial effusion. *N. Engl. J. Med.* **341:**2054–2059.
112. Sagrista-Sauleda, J., J. Angel, A. Sanchez, and G. Permanyer-Miralda. 2004. Effusive constrictive pericarditis. *N. Engl. J. Med.* **350:**469–475.
113. Sagrista-Sauleda, J., G. Permanyer-Mirald, and J. Soler-Soler. 1988. Tuberculous pericarditis: ten year experience with a prospective protocol for diagnosis and treatment. *J. Am. Coll. Cardiol.* **11:**724–728.
114. Scannell, J. G. 1959. Surgical treatment of tuberculous pericarditis, p. 7–59. In A. A. Luisada (ed.), *Cardiology, an Encyclopedia of the Cardiovascular System*, vol. 3. McGraw-Hill, New York, NY.
115. Scannell, J. G., G. S. Meyers, and A. L. Friedlich. 1952. Significance of pulmonary hypertension in constrictive pericarditis. *Surgery* **32:**184–194.
116. Schepers, G. H. W. 1962. Tuberculous pericarditis. *Am. J. Cardiol.* **9:**248–276.
117. Schlossberg, D., and T. Aaron. 1991. Aortitis caused by *Mycobacterium fortuitum*. *Arch. Intern. Med.* **151:**1010–1011.
118. Schwartz, M. J., H. R. May, and H. F. Fitzpatrick. 1963. Pericardial biopsy. *Arch. Intern. Med.* **112:**917–923.
119. Seferovic, P., A. Ristic, A. Maksimovic, V. Tatu, M. Ostojic, and V. Kanjuth. 2003. Diagnostic value of pericardial biopsy: improvement with extensive sampling enabled by pericardioscopy. *Circulation* **107:**978–983.
120. Serrano-Heranz, R., A. Camino, I. Vilacosta, A. Lopez-Castelanos, and V. Roca. 1995. Tuberculous tamponade and AIDS. *Eur. Heart J.* **16:**430–432.
121. Shafer, R. W., D. S. Kim, J. P. Weiss, and J. Quale. 1991. Extrapulmonary tuberculosis in patients with human immunodeficiency virus infection. *Medicine* (Baltimore) **70:**384–397.
122. Shrire, V. 1959. Experimental pericarditis at Groote Schuur Hospital, Cape Town: an analysis of 160 cases over a 6 year period. *S. Afr. J. Med.* **33:**810–817.
123. Silbergleit, A., A. Arbulu, B. A. Defever, and E. G. Nedwicki. 1975. Tuberculous aortitis: surgical resection of an abdominal false aneurysm. *JAMA* **193:**331–333.
124. Snider, D. E., P. C. Hopewell, and J. Mills. 1987. Mycobacterioses and the acquired immunodeficiency syndrome: a joint position paper of the American Thoracic Society and the Centers for Disease Control. *Am. Rev. Respir. Dis.* **136:**492–496.
125. Solomon, A., J. Weiss, D. Stern, and E. Barmier. 1983. Computerized tomography in pericardial disease. *Heart Lung* **12:**513–515.
126. Sonnenberg, F. A., and S. G. Parker. 1986. Elective pericardiectomy for tuberculous pericarditis: should the snappers be snipped? *Med. Decis. Making* **6:**110–123.
127. Spain, D. M., and N. Molomut. 1950. Effects of cortisone on the development of tuberculous lesions in guinea pigs and on their modification by streptomycin therapy. *Am. Rev. Tuberc.* **62:**337–344.
128. Spodick, D. H. 2003. Acute cardiac tamponade. *N. Engl. J. Med.* **349:**684–690.
129. Strang, J. I. G. 1994. Rapid resolution of tuberculous pericardial effusion with high dose prednisone and anti-tuberculosis chemotherapy. *J. Infect.* **28:**251–254.
130. Strang, J. I. G., A. J. Nunn, D. A. Johnson, A. Casbard, D. G. Gibson, and D. J. Girling. 2004. Management of tuberculous constrictive pericarditis and tuberculous pericardial effusion in Transkei: results of 10 years follow-up. *Q. J. Med.* **97:**525–535.
131. Strang, J. I. G., H. H. S. Kakaza, D. G. Gibson, B. W. Allen, D. A. Mitchison, D. J. Evans, D. J. Girling, A. J. Nunn, and W. Fox. 1988. Controlled clinical trial of complete open surgical drainage and of prednisone in treatment of tuberculous pericardial effusion in Transkei. *Lancet* **ii:**759–764.
132. Strang, J. I. G., H. H. H. Kakaza, D. G. Gibson, D. J. Girling, A. J. Nunn, and W. Fox. 1987. Controlled trial of prednisolone as adjunct in treatment of tuberculous pericarditis in Transkei. *Lancet* **ii:**1418–1422.
133. Suchet, I. B., and T. A. Horowitz. 1992. CT in tuberculous constrictive pericarditis. *J. Comput. Assist. Tomogr.* **16:**391–400.
134. Supervia, A., I. Campodarve, M. Shaath, L. Mellibovsky, M. Caldelass, and J. Bruguera. 1993. Tuberculous pericarditis as the first manifestation of AIDS: the indication for diagnostic pericardiocentesis. *Rev. Clin. Esp.* **192:**150–151.
135. Syed, F., and B. Mayosi. 2007. A modern approach to tuberculous pericarditis. *Prog. Cardiovasc. Dis.* **50:**218–236.
136. Taelman, H., A. Kagame, J. Batungwanayo, A. Nyaribareja, M. Abdel-Aziz, P. Blanche, J. Bogaerts, and P. van de Perve. 1990. Pericardial effusion in HIV infection. *Lancet* **335:**924.
137. Tourniaire, A., J. Blum, and G. Gros. 1958. Pericardite tu-

berculeuse en voie d'organisation symphysaire guerie par l'association medicamenteuse streptomycin-deltacortisone. *Lyon Med.* **90:**5–10.

138. **Tuon, F., M. Litvoc, and M. Lopes.** 2006. Adenosine deaminase and tuberculous pericarditis—a systematic review with meta-analysis. *Acta Trop.* **99:**67–74.

139. **Voegtlin, R., M. Simler, and R. Hauswald.** 1955. Pericardite tuberculeuse aigue: effet de la cortisone. *Strasbourg Med.* **6:**242–246.

140. **Winkler, M., and C. B. Higgins.** 1987. Suspected intracardiac masses: evaluation by MR imaging. *Radiology* **165:**117–121.

141. **Wiysonge, C., M. Nteshke, F. Gumedze, K. Sliwa, K. Blackett, P. Cummerford, and J. Volmink.** 2006. Contemporary use of adjunctive corticosteroids in tuberculous pericarditis. *Int. J. Cardiol.* **124:**388–390.

142. **Zamurian, M., M. Moktarian, H. Motazedian, A. Monabati, and G. Rezaian.** 2007. Constrictive pericarditis: detection of *Mycobacterium tuberculosis* in paraffin-embedded pericardial tissue by polymerase chain reaction. *Clin. Biochem.* **40:**355–358.

Chapter 23

胃腸結核
Gastrointestinal Tuberculosis

- 著：Eric H. Choi・Walter J. Coyle
- 訳：磯本 晃佑

イントロダクション

結核菌の腸管浸潤は世界の特定の地域や特定の患者層において依然として頻度が高く，また，臨床的にも重要な疾患である。肺外結核としては，結核性リンパ節炎，結核性胸膜，粟粒結核，心膜結核，結核性髄膜炎の頻度が高いが，それに続き多いのが胃腸結核である[62,201,222]。胃腸結核の有病率に関しては，居住地域，また患者のリスクによっても異なるが，肺結核の患者の多くは腸管浸潤を来していても無症状であることもあり，真の有病率ははっきりとは判明していない[8,103]。診断の遅れは，悪い結果をまねくこともあるので，早期からこの診断を強く疑うことが必要である。患者が症状を来した場合においても，特異的な徴候・症状を示さないため，胃腸結核を疑わせるには不十分である。加えて，胃腸結核は腸管のすべての部位に生じうるため，症状も多彩である[199]。

病理発生

腸管への結核菌の感染にはいくつか感染部位がある：(1) 肺結核患者が感染痰を嚥下する，(2) 異なる病巣からの血行性もしくはリンパ流感染，(3) 隣接部位からの直接浸潤，(4) *Mycobacterium bovis* の感染した乳製品の摂取[82]。(4) の機序に関しては，米国やその他の先進国においては牛乳の低温殺菌と家畜のツベルクリン反応（ツ反）の実施によりまれであるが，英国における研究では，*M. bovis* は 1990～2003 年における培養により確認された結核症の原因の 0.5～1.5％を占めていた[59]。生乳をそのまま使用する国においては，乳製品は依然，結核菌感染の原因となりうる[8]。エチオピアの畜産業者で自分のウシからの生乳を摂取している人は，煮沸後に摂取している人と比較して結核菌感染リスクが 3 倍以上になるとの報告がある[69]。

腸結核のタイプとして，2 つのパターンが報告されている。それはウシ型結核菌の摂取もしくはヒト結核菌の肺病変の伝播である[7]。前述のとおり，腸管原発の結核は米国においてはきわめてまれであり，もし認めた場合は，陳旧性結核の再感染もしくは未評価肺結核によることが多い[82]。腸結核の患者の 16～30％のみが肺結核を合併しているという報告があるが[70,76,82,186,191,199]，これは診断基準の厳格性によって大きく異なってくる[150,178]。いくつかの研究において，空洞形成を伴う塗抹陽性の肺結核患者の 31～50％に結核性腸炎の合併を認め，肺病変の重症度と腸結核合併の確率は相関関係にあったとの報告がある[105,159,205]。肺結核と腸結核を合併していても，腸結核の臨床症状が軽微であるため気づかれないことがあり，気づかぬうちに進行することもあれば，肺病変に対する抗結核薬で寛解してしまうこともある[105,186]。

食道から肛門まですべての消化管が侵されうるが[44,126,174,212]，最も多いのは回盲部であり，44～93％を占めるといわれる[7,125,150]。大腸と小腸は次に多い部位であり，逆に食道や胃はまれである[7,76]。抗酸菌は脂質の被膜に包まれており，消化に耐え，消化管でも早期に脱被膜化することは少ない。これは口側の消化管で感染が成立しにくいことの説明となる[199]。管腔が狭く，比較的内容物が滞留する回盲部は，被膜の消化や腸管への結核菌の吸収を可能にする。リンパ組織が豊富であり，同組織に親和性の高い結核菌は，この部位での感染の成立をさらにしやすくする[96]。粘膜下層に一度至れば，結核菌はパイエル板にコロニーを形成し，肉芽腫を形成しながら炎症反応を引き起こす。結節は乾酪壊死を引き起こし，リンパ管へ菌体が移行し，関連リンパ節でさらなる肉芽腫を形成する。結節が大きくなるにつれ，腸管壁はより厚くなり，小さな乳頭状の隆起を粘膜に認める。随伴する動脈内膜炎とリンパ管炎により，表層の粘膜は浮腫状で輪状潰瘍を認めるようになる。潰瘍が治癒するにつれ，粘膜下層のコラーゲンの沈着と収縮を来し，これにより腸管狭窄を来す[96,127,199]。それゆえ，腸結核はおおまかに，潰瘍性，肥大型，潰瘍性肥大，線維型に分類可能である[76,125]。潰瘍型の形態が小腸に，肥大型が盲腸にみられやすい[32,199]。

疫学とリスク因子

世界健康における肺結核の影響は，生活環境の改善，つまりは 20 世紀後半になって低温殺菌の牛乳や抗結核薬が普及したことにより一変した。米国では，結核は 1960 年代から 1970 年代においてはまれな疾患とみなされていた[82]が，ヒト免疫不全ウイルス（human immunodeficiency virus：HIV）の出現により，世界は肺結核の再興を目の当たりにした[220]。結核が後天性免疫不全症候群（acquired immunodeficiency syndrome：AIDS）患者の死因のうち 11％を占め，最も多いと思われてきたが[54]，アフリカにおいては実に 3 分の 1 の HIV 患者の死因は粟粒結核であった[19,119,166]。胃腸結核を含む肺外結核も肺結核の増加に伴い増加している。胃腸結核は HIV 患者においては免疫応答の低下によ

り以前より頻度も重症度も増している[62]。

　胃腸結核の発生率には地理的な要素が強く影響する。北米においては，胃腸結核は肺外結核症のなかで最も起こりにくいタイプの1つであるが[65,222]，中東，アフリカ，アジアでは依然考慮すべき重要な疾患である。サウジアラビアにおいては，胃腸結核は肺外結核のうちで最も多く，15.8％を占める[8]。インド人のAIDS患者の剖検研究においては，14％に腸結核がみられたという報告もある[110]。先進国においては，発生率はかなり低くなると思われる。日本における後ろ向き研究では，活動性，陳旧性を問わず，結核罹患歴のある患者の剖検において，胃腸結核は1.6％にみられた，という報告がある[198]。一方，カナダにおいては肺外結核の4.2％のみが腸結核であった[5]。

　胃腸結核の罹患率の多様性は，社会経済的地位が低いことや免疫不全の程度の影響も一部ある思われる[1,120]。免疫不全患者はHIV感染者/AIDS患者だけではなく，腫瘍壊死因子製剤使用者[53,95,194]，腎臓移植後[93,192,226]，心臓移植後[227]，肝臓移植後[80,118,148]などの固形臓器移植患者も含まれるようになり，増加傾向である。臓器移植後の免疫抑制剤は細胞性免疫を抑制するため，抗酸菌感染への反応が鈍くなる[80,148]。臓器移植患者の結核総発生率は0.35～2.3％で，死亡率は0～40％であるという研究がある[48,51,80,148,228]。いくつかの臓器移植患者のデータベースをもとにした研究では，腎移植後患者は腸結核の絶対数は少なかったものの，特に肺結核，肺外結核の高リスク群であることが示唆されている。中国南部の2,333例の腎移植後患者における研究において，41例の肺結核，21例の肺外結核が報告されているが，肺外結核のうち胃腸結核は1例のみであった[48]。同様に，韓国における22年間の観察研究において，78例の結核症のうち，24例が肺外結核であり，肺外結核のなかでは2例のみが腸結核であった[153]。

　先進国においては，結核蔓延地域からの移民の問題がある[105,125,127]。肺外結核の発生率が低い英国においては，南アジア人が胃腸結核の全症例の91％を占める[164]。米国の2008年のデータにおいて，新規発症の結核の59％は米国外出生者であり，そのうちの48.8％は，メキシコ，フィリピン，ベトナム，インドといった結核の頻度が高い地域からの移民であった[223]。1990年代前半の腹部・腸結核の増加が報告されていた[82]が，現在の米国疾病対策センター（Centers for Disease Control and Prevention：CDC）のデータでは，肺結核，肺外結核ともに持続的に減少傾向を示唆している。興味深いことに，肺結核，肺外結核の絶対数は減少しているが，結核症のなかでの肺外結核が占める割合が，1993年と2008年を比較すると16％から20％に微増している[223]。

　いくつかの報告において，性別が女性であることは腸結核のリスクであることが示唆されている[58,135,216,225]。全人口の45％が結核に罹患しているといわれるネパールにおいて，女性であることは肺外結核の独立したリスク因子であることが後ろ向き大規模研究にて判明している[195]。これは肺外結核が女性のほうが多かったというフランスの研究とも矛盾しない[43]。興味深いことに，これらの結果は，男性のほうが同等からやや感染数が多いという他の研究結果と矛盾する[7,32,76,117,124,178,186,195,205,208]。この結果の相違の説明としては，国々での文化的な違いと特定の地域の社会規範や調査期間の違いにより，結核曝露がどちらかの性別に偏った結果であることが考えられる[70]。

　年齢は胃腸結核のリスクになりうる。ネパール西部における3年間の観察研究において，肺外結核の40％以上は25歳以下でみられ，50歳以上の患者は21.7％に留まった[195]。これらの患者において，胃腸結核は肺外結核の感染部位としては2番目に多く，14.8％であった[195]。米国の研究においては，18歳未満であるだけで肺外結核感染リスクは2倍になるとの報告がある[78]。

臨床症状

　胃腸結核は症状が不明瞭で非特異的であることが多く，また，特徴的な症状もないため診断が難しい[96]。「変幻自在」な症状といわれることが多く[8,23,199]，その他の消化管に影響する炎症性の病態との鑑別が非常に困難である。腸結核は症状が非特異的であり，頻度的にも比較的まれであることから，結核症が鑑別に挙がらないこともしばしばである[211,213]。胃腸結核の症状は他の疾患の症状と似ていることがしばしばあり，食道がん[114]，食道潰瘍[172]，粘膜下腫瘍[94,133]，潰瘍性胃腫瘍[100]，形成性胃炎[200]，結腸がん[52,67,92]，Crohn病[109,113,187,219,229]，肉腫[82]，虫垂炎[108,115,125]の症状を呈した症例も報告されている。

　医師は初診時に，40％以下の患者でしか胃腸結核の診断を想起できていなかったという研究データがあり，それにより治療介入が遅れることとなる[31,178]。結果として，患者の大多数が数週間から数か月間，症状を慢性的に抱えることとなる[134]。実際，診断に至るまでの期間で最も長い報告は15年である[178]。急性，慢性症状の急性増悪もみられ，Bhansaliによるケースシリーズ[32]においては，当時，それぞれ19％と28％の患者でみられた。診断の遅れとそれに伴う治療の遅れは重症化と死亡率上昇につながる[125]。

表23-1 結核

パラメータ	FräkiとPeltokallio[71]	Findlayら[70]	Al-BahraniとAl-Saleem[7]
総患者数	33	52	50
腹痛(%)	91	81	96
体重減少(%)	55	40	96
発熱(%)	39	16	16
悪心・嘔吐(%)	36	19	72
下痢(%)	42		
便秘(%)	27		

院内死亡率は14%であり，腸結核の部位として最も多い回盲部結核患者の総死亡率は19〜38%であった[9,115]。

腸結核の合併症は多様であり，出血[30,90,132,192]，腸管内腔閉塞[156,158]，腸重積[141]，穿孔[25,52,74,180]，狭窄病変[3,4,11,57]，瘻孔形成[17,27,130,138]など多数の症例報告がある。慢性炎症性脱髄性多発神経炎を合併した例も報告されている[50]。

また，胃腸結核は無症状でも経過しうる。日本におけるケースシリーズでは，15年の間に下部消化管内視鏡検査において診断された11人の腸結核患者においては，1人の患者のみが食欲不振と体重減少を認め，その他10人の患者は無症状であった，と報告されている[176]。同様に，コンピュータ断層撮影(computed tomography：CT)にて肺空洞病変を認めた患者で，肺がん除外目的のポジトロン断層撮影法(positron emission tomography：PET)にて18F-フルオロデオキシグルコース(fluorodeoxyglucose：FDG)活性が回盲部で上昇を偶発的に認めたものは，その後の回盲部切除術の際に回盲部結核であったという報告がある[97]。ほかにも，53%の腸結核症例は，その他の病変に対する手術の際に偶発的に発見されるという報告もある[186]。

結核菌は消化管のすべての領域に影響しうるため，呈する症状は感染する解剖学的な部位によりさまざまである。しかしながら，あるインド人における研究によると，胃腸結核の感染部位にかかわらず，ほとんどの患者は，腹痛，発熱，体重減少(頻度順)を呈する[205]。これらの結果は，腹痛が最も頻度の高い症状であり，70〜100%の患者にみられたという数多くの研究結果と矛盾しない[7,32,61,70,76,124,134,150]。痛みの性状は通常は仙痛で間欠痛であるため，亜急性の腸閉塞の症状と類似する。痛みの部位は右下腹部もしくは臍周囲が頻度が高く，まれではあるが，食道や胃に感染した場合はそれぞれ胸骨下，心窩部痛を呈するという[61,70,94,100,200]。食欲不振と体重減少は大部分の患者においてみられ，悪心・嘔吐や発熱は全体の約40%に留まる(表23-1)。腸の不調は42〜76%の患者においてみられ，便秘より下痢の頻度が高かった[7,61,76,115,134,156]。

身体所見において，腹部腫瘤を触れることがあるが，その頻度は文献により1.8〜72%と幅がある[115,150,205,209]。この頻度の幅広さは一部には，文献が胃腸結核を管腔内に留まるもののみとするか，腹膜結核も含めるかどうかの差に起因すると思われる。Chapter 24において後述するが，結核性腹膜炎も腹膜の炎症と反応性の線維性変化による腹部腫瘤を呈しうる。インドにおけるケースシリーズでは，管腔内に留まる胃腸結核(結核性腹膜炎は除く)の173例において，腹部腫瘤を呈したものは12%に留まった[156]。腹部膨満は結核性腹膜炎においてもよくみられるが，腸結核においては，腸管閉塞またはイレウスによる二次性の膨満を来しうる[141,156,158]。頻度は低く診断的な価値も低いが，「軟らかくたるんだ」腹部というのが古典的な症状である。これは腹膜の炎症を示唆している[8,117,134,168]。

血液検査は慢性炎症を反映することが多いが，血沈とC反応性蛋白(C-reactive protein：CRP)値は非特異的であり，臨床的にはあまり有用ではない[9,70]。血沈の上昇がみられたのは19〜92%とばらつきがあった[7,70,124,125,208]。白血球増加はまれであり，認められた際は腸管穿孔などの合併症を疑わなければならない[61,173]。便潜血は28〜75%にみられ[76,178]，ヘモグロビン値10〜11 mg/dLの小球性貧血がよくみられた。数多くの研究において，貧血の合併は31〜70%にみられた[32,70,76,208]。低アルブミン血症は大部分の患者においてみられ，経口摂取不良による栄養失調，吸収障害，リンパ系疾患が複合的に影響している[70,76,117,134]。アルカリホスファターゼ値の上昇がいくつかのケースシリーズで報告されているが[55,132]，アイソザイム上昇が肝臓由来か，腸管由来か，骨由来かは分画が行われていないため，不明である。少数の患者において，血液検査に異常所見がみられない例がある。トルコにおける研究において，胃腸結核患者の12.8%は血液検査で異常は認めなかった，と報告されている[208]。

ツ反の結果は患者群によって大きく異なる。たとえば，サワジ

以下に示したそれぞれの文献から得られた値

Gilinsky ら[76]	Palmer ら[150]	Patel ら[156]	Zhou と Luo[229]	Leung ら[115]	Tripathi と Amarapurkar[205]	加重平均
46	42	250	30	22	110	
80	100	79	30	82	83	81
83	52	58	93	55	54	62
50	60	64	37	45	58	51
50	45			18		42
48		22	30	55	29	29
20				18		22

II　臨床症候群

アラビアにおけるケースシリーズでは，23％のみが陽性となったと報告されているが[134]，ミシガン大学（University of Michigan）における報告では，72％で陽性になったとしている[150]。小児の胃腸結核患者 26 人において，88％の患者が陽性であった。腸結核に対するツ反の感度の不明瞭さに加え，以前に感染があったり，M. bovis BCG（bacillus Calmette-Guérin）ワクチン接種後などであると特異度も不明瞭となる。

食道

最初の原発性食道結核症は，1837 年に Denonvilliers により剖検症例で報告された[79]。原発性食道結核はまれであり，食道結核症の大多数は縦隔や肺結核の直接浸潤による二次性食道結核である[66,125,170]。食道結核の頻度の低さは，蠕動運動により内容物の停滞がなく，唾液，粘液により覆われ，また，食道扁平上皮により守られていることに起因するとされている[79,175]。ある 297 例の胃腸結核のケースシリーズにおいて，食道結核は 1 例（0.34％）のみであった，という報告がある[125]。

食道結核を示唆する特異的な症状はない。頻度が高い症状としては，嚥下困難，体重減少，食欲不振，胸骨後痛，発熱が挙げられ[68,131,157,210]，嚥下時痛は頻度が低かった[114]。咳（特に食事の際の）は食道気管瘻の存在を示唆する。食道結核においてよくみられる合併症は，瘻孔形成（大動脈食道瘻，食道気管瘻，食道縦隔瘻），食道狭窄，食道潰瘍，穿孔，である[131,163]。Devarbhavi らにより報告された食道結核患者の半数は食道気管瘻もしくは食道縦隔瘻を合併していた[61]。自然にもしくは抗結核薬の開始後に，胸部大動脈へのびらんや大動脈食道瘻から食道大量出血を来した症例も報告されている[45,46,86,146]。

食道結核症の最も頻度が高い内視鏡的所見は粘膜潰瘍であるが，狭窄症の有無にかかわらず，結核菌による粘膜浸潤もみられる[21,41,114,210]。食道結核は食道中部に最も多い[18,131,182]。少数報告ではあるが，結核感染部位が潰瘍形成もしくは肥大症を来すことがあり，粘膜下腫瘍[94]や食道がん[114,131]と誤診されることがある。壁内偽憩室症は原発性食道結核との関連で報告されている[207]。最近の症例報告では，縦隔結核に対する超音波内視鏡下穿刺吸引術後に縦隔食道瘻を形成した例があり，結核患者の内視鏡後の合併症として新たに考慮される[215]。結核疑い患者に対して内視鏡を施行するとき，術者がエアロゾル化された結核菌に感染しないように，適切な気道防御策を講じることが重要である。

放射線的画像検査においては，縦隔リンパ節，瘻や縦隔や気管支樹への瘻孔により食道の偏位を呈しうる。変化はわずかではあるが，粘膜構造はバリウム検査で評価可能とされる。バリウム嚥下により最も多くみられる所見は食道の圧排であるが，憩室の牽引，食道狭窄／瘻孔，偽腫瘍性腫瘤性病変も報告されている[137]。CT 画像検査においては，縦隔結核や肺結核と同様に，食道壁の肥厚やリンパ節腫脹を認める[218]。32 例のケースシリーズにおいて，14 例は胸部 CT にて 2 群以上の縦隔リンパ節腫脹を認めた[137]。

食道結核の診断および各種治療に関しては後述する。内科的治療が基本的には治療の中心であり，外科的治療は径の大きい，治癒不良の瘻孔や，再発性もしくは大量の出血，食道閉塞を来した症例において考慮される[28,88,112]。気管食道瘻を来した食道結核症において，抗結核薬のみで治療することができた最初の症例は1976 年に報告されている[217]。瘻孔の径が非常に大きい，もしくは抗結核薬への反応が悪い場合は，右開胸にて病変切除縫合が選択される[112]。あるケースシリーズにおいては，90％の症例が内科的治療だけで瘻孔閉鎖に成功した，と報告されている[61]。食道もしくは気管ステントの有用性に関しては限られた報告しかない[171]。ステントでは，偏位や留置に伴う穿孔は考慮しなければならない[171]が，手術を希望しない患者において，体内プロテーゼ留置にて対応することができた症例が最近報告されている[165]。

胃

胃は結核感染巣としてはまれである。古い文献においては，発生率は切除検体において 0.004〜0.1％，剖検においては 0.03〜0.5％との報告がある[81,149,196]。しかしながら，最近の文献では特に免疫抑制患者において[40,82,150]，もう少し高頻度と報告されている。胃病変は通常，肺結核もしくは粟粒結核に随伴するが[105]，孤発した症例もいくつか報告されている[12,100,101,116]。胃が感染部位として頻度が低いのは，低い pH，リンパ濾胞がない，胃粘膜の構造的な強固性，胃内容物が蠕動により早期にクリアランスされてしまう，など，複合的な要因が挙げられる[81,105,200]。

胃結核の症状はしばしば非特異的であるが，原発性胃結核の症状としては，出血[81]，不明熱[173]，胃がん[101,147]，形成性胃炎[200]，消化性潰瘍と同様の症状[100]，穿孔[75,185]，胃閉塞[12,224]が報告されている。胃閉塞は幽門部の結核菌の浸潤，線維化病変，局所浮腫によるとされている[81,196]。その結果，閉塞は結核感染により胃の肥大を来した症例に多く報告されている[2,167,200]。インドにおけるあるケースシリーズにおいては，胃結核患者の 61％が閉塞病態を来し，26％が出血を来したとされている[167]。

前庭部小弯側と幽門部（特に後壁）が感染部位として最も多く，胃底部は非常に珍しい[75,100]。胃結核の局所所見としては，潰瘍と肥大型胃結核症が最も多い[2]。潰瘍は孤発することもあれば，多発することもある[100]。また通常，壁深達度は浅く，粘膜下層や筋層に至ることはまれであり[200]，それゆえ，穿孔もまれであるが，続発症として報告はある[75,81]。

診断は内視鏡的な粘膜組織生検，擦過細胞診，生検組織の培養による[116,168,184]。しかしながら，感染巣が粘膜下層であれば，生検鉗子が病変まで到達できない可能性もある[173]。チール・ニールセン染色と生検組織培養が陰性の 5 mm の幽門前結節が，最終的に結核菌 DNA に対するポリメラーゼ連鎖反応（polymerase chain reaction：PCR）にて胃結核の診断となった症例報告がある[29]。胃液の PCR 検査による診断精度は特異度がおおよそ 85％であっ

た[202]。抗結核薬による治療は後述するが，加えて手術加療も依然重要な役割を担っている。手術は通常，幽門部狭窄を来した症例に適応され，胃空腸吻合術や幽門切除術と Billroth II 法での再建が行われる[2,149]。抗結核薬と内視鏡的治療のみで幽門部狭窄を治療することができた症例報告が 1 例ある[81]。これは傍心臓結核結節を 12 か月の抗結核薬のみで治療することができた症例報告[116]と同様に稀有なことである。

小腸

小腸は胃腸結核のなかでも頻度が高い。感染確率は肛門側にいくほど高くなり，回腸は空腸の 3 倍の頻度である[32,105]。インドにおける 173 例の胃腸結核のうち，十二指腸に病変を認めたのはわずか 2% のみであり，回盲部は 49% であった[156]。1990 年代前半のニューヨークにおける胃腸結核の研究では，十二指腸への感染は 0.3% であり，空腸・回腸は 35%，回盲部は 42% であった[82]。まれなものとして，乳頭部がんのようにみえる Vater 乳頭部の結核感染も報告されている[204]。回腸は通常，盲腸と同時に感染することが多いが，空腸のみ侵されるパターンが小腸結核の 3 分の 1 までみられるという[61,76,156]。

腸管は通常，症状を呈することが少なく，顕在化したときは何かしら合併症を来し，それによる症状であることがほとんどである[156]。腸閉塞は最も頻度の高い合併症であり，あるケースシリーズにおいて，44% までの症例において認められた，との報告がある[6]。閉塞の完成にはある程度時間がかかるため，腸管は進行する内腔狭窄に適応し，すぐには腸閉塞は来さない[61]。腸閉塞が生じる際は，回盲弁（図 23-1）に起きることが最も多く，上部消化管内視鏡においては，回盲弁はいわゆる魚の口のように入り口が狭く，奥が広がっている古典的な形状をしている（図 23-2）[4]。病理学的に，腸結核は典型的には，（空腸または回腸の）潰瘍病変もしくは（回盲部の）肥大病変を呈する。どちらの病理学的な形態も閉塞病態を呈しうる。これは二次的な線維性変化による全周性狭窄だけでなく，局所の結節性の粘膜炎症やリンパ節腫脹による壁外圧排によっても生じる[38,62,168,179]。狭窄は多発し，28% の症例が 3 か所以上の狭窄部位を有していた[32]。腸管うっ滞による口側腸管を狭窄させる腸結石形成はまれで，慢性的な経過であることを示唆する。腸結核による腸閉塞は，悪心・嘔吐，腹痛など，一般的な腸閉塞と同様の症状を呈する[38,158]。身体所見上は，腹壁防御のない腹部膨満と蠕動運動亢進を一般に認める。腹部の圧痛の存在は診断上価値が高い[32]。

小腸結核による穿孔は腸閉塞に続き 2 番目に多い合併症である。驚くべきことに，症状は非特異的でさまざまある。しかしながら，大部分の報告では，85〜100% の患者の初発症状が腹痛であることが報告されている[32,64]。300 人の患者において，穿孔を来したのは 7.6% であったという報告がある[32]が，その他の報告では，25〜32.7% であり[77,205]，穿孔後の致死率は 30% であった[27]。多発穿孔も珍しいことではなく，25〜40% に生じるといわれ，その場合の致死率は 1 か所の場合よりも当然上昇する。これは腹膜内の汚染度の上昇による負荷，もしくは免疫不全度の上昇による感染の重症化による[72,160,161]。抗結核薬内服中の腸穿孔におけるいくつかのレポートがあり，機序としては，線維性の瘢痕化を来す前に腸管壁炎症の劇的な改善を認めたため，腸管壁の破綻を来したことが考えられる[199]。

急性腹症や腹膜炎を呈する肺結核患者では，腸結核の穿孔を来した可能性も考慮すべきである[181]。放射線画像的に肺病変もしくはフリーエアがなくとも可能性は除外できないため，ためらわ

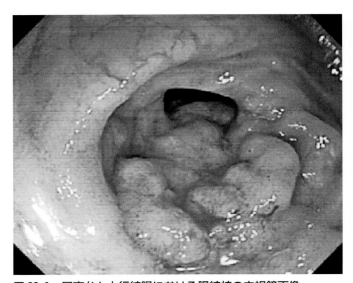

図 23-1　回盲弁と上行結腸における腸結核の内視鏡画像
Si Young Song および Kyung Joo Lee，Moon Jae Chung らのご厚意による。

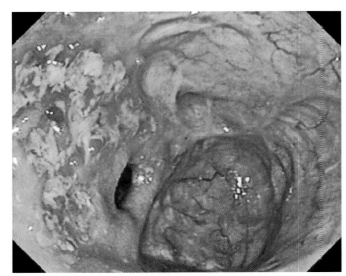

図 23-2　回盲弁の内視鏡画像　肛門側が広がる古典的な魚の口変形を呈しており，上行結腸は粘膜発赤と結核による結節形成を認める。
Si Young Song および Kyung Joo Lee，Moon Jae Chung らのご厚意による。

ずに精査を行うべきである．実際，腸結核により穿孔を来した8例のケースシリーズにおいて，古典的な横隔膜下のフリーエアを認めたのは2例のみである[77]．この腸結核穿孔診断の放射線画像的な信頼性の乏しさはおそらく，小腸結核の慢性的な炎症に伴う線維性，癒着性の変化による腸管内容物と腹腔内ガスの分布障害に起因するものであろう[161]．それに矛盾せず，28例の腸結核（腸結核穿孔症例も含む）のケースシリーズにおいて，23例の穿孔症例のうち，腹腔内への自由漏出を認めたのは5例のみであった[138]．

腸結核による小腸潰瘍からの致死的な上部，下部消化管出血の報告はあるが，一般的な合併症とはいいがたい[144,151,192]．炎症からの粘膜の潰瘍化は結核感染に伴う閉塞性動脈内膜炎によるものであるが，それによる出血性の病態は起こりにくい．先進国においては，結核による明らかな消化管出血は珍しいが，インドなど結核が風土病の地域においては，腸結核は顕性，不顕性消化管出血の鑑別に挙げるべき一般的な原因疾患である．あるケースシリーズでは，インド東部の三次病院における40人の不顕性消化管出血の患者のうち，10%が腸結核由来であった，という報告もある[169]．同様にまた，インドのケースシリーズであるが，91人の大量消化管出血患者のうち，8人は空腸結核であった，というものがある[14]．大量出血例の病態は大動脈や腸間膜動脈など小腸から血管への瘻孔形成によるものであり，典型的には，高い致死率を認める[91,106,206]．空腸結核に伴う脾静脈血栓症により胃静脈瘤を来し，そこからの出血を認めた症例もあるが，これはまれな症状である[188]．

瘻孔形成はまれである．インドにおける173例と110例の腸結核の2つの研究において，瘻孔形成を認めたのは1例のみであった[156,205]．小腸皮膚瘻が最もよくみられ，小腸-小腸，小腸-大腸間の穿通が後に続く[138]．十二指腸-胆道系瘻[10,47,130]と十二指腸-腎臓瘻[33,140]の報告もある．瘻孔形成はCrohn病においてもみられるが，これらの疾患が合併した腸結核の場合，瘻孔がどちら由来かは非常に判断が難しい．

吸収不良は腸結核の約20%においてみられ[1,31]，前述の合併症のように，放射線画像や手術所見などにより確認できない点で診断はより難しい．腸結核は南アフリカとインドにおける吸収不良の2番目に多い原因である[25]．その病態は，腸管狭窄に起因する腸内細菌の過剰発育と，粘膜潰瘍・炎症・リンパうっ滞・小腸-小腸瘻によるバイパス形成などによる吸収表面積の減少による[32,122]．Tandonらは，腸結核における吸収不良の重症度は小腸閉塞の重症度に相関したと報告している[203]．さらに，これらの患者が閉塞に対して外科的加療を受けている場合は，吸収障害もまた是正されるとしている．著者らは，腸閉塞，吸収障害，腸内細菌の過剰発育を「stagnant loop症候群」と指摘している．この症候群は，内腔閉塞が内容物のうっ滞を引き起こし，腸内細菌の過剰発育を来した結果，吸収不良に至るという病態である[203]．加えて，吸収不良は下痢により，低蛋白血症を来し，術後の高い死亡率と抗結核薬の血中濃度の上昇不良の原因となる．ある著者は，腸結核患者に対してリファンピシンを投与した際，尿色調変化が生じないことをもって吸収不良症候群のスクリーニングすべき，とまで主張している[31]．

回腸結核とCrohn病

回腸結核とCrohn病の鑑別は非常に困難なことで有名である．両疾患とも慢性経過の腸壁の炎症，間欠的な内腔閉塞，線維性狭窄を来す．さらに，放射線画像的，臨床的，病理学的所見はほぼ一致している．治療が全く異なるという点において，この2つの疾患を鑑別することは非常に重要である[16,20]．実際，Crohn病には免疫抑制剤が治療薬に使用されるが，副作用が強く，腸結核を増悪させる可能性もある[53,95]．回腸Crohn病の診断をつける前に経験的な診断的な抗結核薬投与が試されることもあるが[154,190]，この戦略は，本質的にCrohn病の診断がつく患者において治療の遅れにつながる．以前は，先進国において腸結核は珍しく，途上国においてはCrohn病はまれであったが，これは，AIDSの蔓延と移民による人口構成変化に伴う急速な国際化により劇的に変化した[221]．これらの要素は2つの疾患疫学が多大にオーバーラップしていることに起因し，以前はみられなかったことであり，回腸Crohn病と腸結核を鑑別する臨床医の能力の重要性が増しているといえる．

下部消化管内視鏡における腸粘膜の所見により，両疾患を鑑別すべく多くの研究がなされてきた．大腸，回腸内視鏡において，両疾患とも粘膜潰瘍，結節形成，粘膜浮腫，回盲弁および盲腸部変形，線維束形成，狭窄，回盲部の偽ポリープを呈しうる[11,128,187]．これらの内視鏡所見が両疾患の十分な鑑別を可能にする典型もしくは特有のものになるかどうかの研究がなされてきた[123]．腸結核における潰瘍は横断性の円周状を呈することが多いのに対し，Crohn病においては長軸に沿って出現するといわれている[35,113,136,190]．下部消化管内視鏡にて回盲部に非特異的な潰瘍を認めた患者におけるある前向き研究では，Crohn病と腸結核を鑑別する内視鏡所見として統計学的に有意差を認めたのは，アフタ性潰瘍様の所見のみであった．この所見は，腸結核(22.2%)よりもCrohn病(66.7%)でよくみられた[154]．韓国におけるCrohn病もしくは腸結核と診断された88人の患者におけるある研究においては，潰瘍の部位が4か所未満，かつ横断性の潰瘍は腸結核を示唆することが多く，肛門直腸病変，アフタ性潰瘍，縦走潰瘍は，統計学的にCrohn病を強く示唆する所見であった[113]．

大腸

大腸結核は大腸のすべての部位を侵しうる．しかしながら，回盲部が腸結核において最も侵される部位であり，その次に上行結腸が続く．S状結腸と直腸はあまりみられない[82,92]．腸結核全体において大腸病変は20〜33%にみられ[82,156]，その3分の2の症例は肺病変に併発している[49,176]．

大腸結核は無症状[176]もしくは急性もしくは慢性的な腹痛，発熱，体重減少，下痢，悪心・嘔吐などの非特異的な症状を呈し，まれではあるが血便の報告もある。下部消化管内視鏡は病理標本を採取可能なだけではなく，大腸結核に特徴的な病変の確認もできる点において診断に有用である。古典的な内視鏡所見は，周囲の炎症，結節，浮腫を伴う円周状の白色から黄色調の潰瘍病変，である[136,183,214]。結核性腸炎はまた，紅斑を伴う小さなピンクがかった結節の多発，脆弱な周囲の粘膜，偽ポリポーシス，狭窄症を呈するものとされる（図23-3）[49,190,214]。区域性の腸炎は19〜26％の大腸結核患者において報告されており[35,39]，虫垂を含むすべての大腸を侵しうる[3,108]。区域性腸結核患者の病変の大部分は孤発性であり，径は4〜8 cmである[35,39]。慢性大腸結核による粘膜肥厚に伴う狭窄病変は，容易に悪性疾患と誤診されうる[52,67,181,190]。大腸結核と大腸がんが共存した状況は非常にまれであるが，報告されている[98]。

大腸結核の合併症は，閉塞，出血，瘻孔形成，穿孔，などである[52,74,90,92,132,138]。閉塞は最も頻度が高い合併症であり，15〜60％にみられ，短い区域における狭窄病変がみられるときに，その後，生じることが予測される[11,105,117,190,214]。出血は比較的珍しく，大量出血はさらにまれである[14,143,162]。出血合併症の頻度の低さは，慢性結核感染に伴う閉塞性動脈内膜炎によるものと考えられている。大腸結核はしばしば，合併症のために手術が必要となることがある。外科的治療を行ったある大規模ケースシリーズでは，58％の症例が半結腸切除もしくは腸区域切除が必要となっていた。瘻孔切開術は10％に留まり，12％の患者においては手術介入により診断がついたとされている[49]。

診断

結核蔓延地域においては，腹痛の鑑別診断には必ず，腸結核を考慮すべきである。結核への曝露歴や罹患歴がある患者では，肺外結核病変の疑いが高まり，粘膜病変を示唆する臨床所見がある場合はさらなる検査を実施すべきである。免疫抑制剤が広く使われるようになり，免疫不全患者も増えつつある状況において，潜在性結核の再活性化は常に考慮しなければならず，実際に起こりうる。内視鏡的評価は生検により発達しており，生検標本の組織学的検査および抗酸菌染色/培養，PCRは行われるべきである[24,35,79,136,181,183]。内視鏡粘膜生検にて抗酸菌もしくは乾酪壊死の所見があれば，理想的な環境下では，腸結核の診断が可能である。しかしながら，これらの所見の感度はかなり低い[104,159]。腸結核の肉芽腫は粘膜下層に位置していることもあり，古典的な乾酪性肉芽腫の組織学的所見は生検が十分深層に至っていない場合はみられないこともある。それゆえ，診断の感度を向上させるために深く，複数の箇所を生検することが重要である。腸結核の診断に当たり，内視鏡生検組織の抗酸菌染色と乾酪壊死の所見の併用すると，感度がわずかに上昇する。韓国のある後ろ向き研究では，乾酪壊死所見と抗酸菌染色陽性の感度はそれぞれ，11.1％，17.3％と限られたものであった[113]。最終的に，腸結核と診断された225人のうち，乾酪壊死もしくは抗酸菌染色陽性であった症例は23.1％のみに留まり，抗酸菌培養を追加すれば，感度は38.7％に向上した。抗酸菌染色は感度の低さにもかかわらず，特異度の高さから付加的な所見として有用であり，内視鏡的な生検を施行する目的の1つである[8]。

内視鏡的粘膜生検のPCRは，特異度が95％の診断性能の高い検査である[13]。PCRは腸結核診断に当たり，抗酸菌染色や培養よりも感度が高いことが示されている[15,29,73]。いくつかの研究において，酵素免疫測定法（enzyme-linked immunosorbent assay：ELISA）の有用性が示されている。同検査は結核菌の特異抗原への曝露に反応し，インターフェロンγ陽性患者に対し，特異度＞90％を示す。腸結核かCrohn病かの鑑別に悩む症例において，診断精度の向上を期待できる[34,109,189]。

放射線画像は腸結核を疑わせる情報を提供し，さらなる検査への動機づけとなるが，その非特異的所見より放射線画像のみで診断できることはまれである。放射線画像は特徴的な所見を呈することはまれであるが，適切な臨床的背景や臨床的に強く疑う場合は腸結核を示唆するものとなりうる。たとえば，注腸造影，腹部CT，磁気共鳴画像（magnetic resonance imaging：MRI）など，複数の放射線画像検査が施行されている場合などは，大腸結核の診断の一助となる[26,122]。これらの検査でみられる所見は腸結核には非特異的ではあるが，腸結核を示唆する所見のなかでも，いくつか頻度の高いものがある。潰瘍，結節形成，腫瘍様所見，回盲部の変形，狭窄，瘻孔形成などである[8,142,156]。バリウム検査では，回盲部弁の変形や浮腫を伴うけいれんや蠕動亢進がみられること

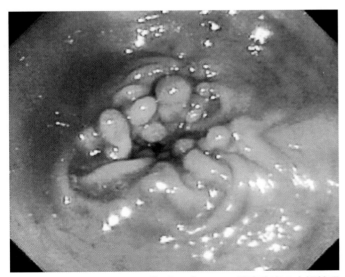

図23-3　横行結腸における偽ポリポーシス，狭窄病変の内視鏡画像

Si Young Song および Kyung Joo Lee, Moon Jae Chung らのご厚意による。

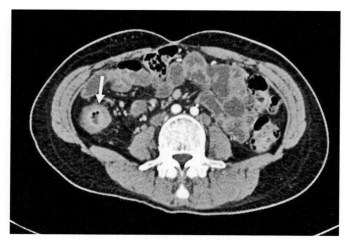

図 23-4　腸結核による近位部結腸の区域性かつ円周状の腸管壁肥厚を認める。
Si Young Song および Kyung Joo Lee, Moon Jae Chung のご厚意による。

があり，二重注腸造影では，周堤を伴う潰瘍や結腸の長軸に直交する縦走潰瘍がみられることが多い[42,142]。狭窄病変の位置は口側腸管拡張によりみつかることがしばしばである。

バリウム検査よりも CT 検査のほうが一般的に利用される（図23-4）。ある研究においては，CT を使用することにより，腸結核と回腸 Crohn 病の鑑別の精度を上げることが可能，と報告されている。バリウム検査にて確定診断に至らなかった症例の 81％が，CT 検査により診断することができた，という報告がある[121]。CT において最もよくみられる所見は腹腔内リンパ節腫脹であり，いくつかの研究において，腸結核の患者の 60〜88％においてみられた，と報告されている。頻度が高いのは，傍膵臓，腸間膜，傍大静脈リンパ節である[39,107,111]。リンパ節腫脹は，CT にて中心部低濃度を呈する乾酪壊死とともにみられることも多い。腸結核は CT において非対称性の壁肥厚パターンを呈しうるが，その場合は，感染の重症度が高いといえる[27,58]。2009 年にあるグループが，回盲部と近位部結腸の結核病変を CT コロノグラフィー（CT 撮影によるバーチャル内視鏡）により診断した最初の症例を報告しており，所見として，円周状の表層性潰瘍に加え，円周状の腸管壁肥厚と軽度の小腸壁の濃度上昇，粘膜結節，浮腫，回盲部弁の機能不全を認めた，としている[102]。注腸 CT は，腸結核が小腸に限局している場合において特に有用である。265 例の小腸結核患者における大規模研究において，注腸 CT の所見として頻度が高かったのは，狭窄（62.7％），癒着（21.8％），潰瘍病変（9.1％），であった[139]。これらの所見は，バリウム検査よりも注腸 CT のほうが正確に評価できる。というのも，注腸 CT 検査はごく軽度の狭窄もみられうる狭窄部位より口側の拡張部位の腸管伸縮性を評価することができるからであり，これは従来のバリウム検査では容易ではない[37,139]。

MRI でも，T2 強調像にて中心部の高信号域と辺縁の低信号域で表現される乾酪壊死所見を呈しうる[58,62]。PET スキャンも肺外結核の感染巣検索に利用可能であるが[145]，特に肺病変がなく，臨床的に腸結核が疑わしくないときは有効である[85]。高齢女性のある症例報告では，肺腫瘤性病変に対して実施した PET スキャンにおいて，偶発的に FDG の蓄積を回盲部に認め，下部消化管内視鏡による生検で腸結核が判明したというものもある[97]。

超音波内視鏡は 30 年来使用されてきたモダリティであり，その適応は拡大し続けている。超音波プローブを内視鏡先端に装着することにより，消化管に接した管外の構造を観察することができる。ヒストプラズマ症などの肉芽腫病変の診断に超音波内視鏡は有用であるが[177]，腸結核の診断に利用可能かについてはあまり知られていなかった。超音波内視鏡は側視鏡であり，内視鏡挿入が困難なため，上部消化管内視鏡と遠位部結腸のみに限定される。上部消化管と直腸における結核は，小腸結核と比較してきわめてまれである。それゆえ，腸結核における超音波内視鏡の所見や診断における有用性は明らかではない。トルコのあるグループが 2 例の食道結核を報告しており，超音波内視鏡にて多数の巨大縦隔リンパ節腫脹を伴った食道壁肥厚を認めた，としている[22]。その他の所見としては，リンパ節とそれに接した食道壁の超音波画像的な境界の消失が挙げられている[22,83]。縦隔リンパ節は円形もしくは楕円形で，不均一もしくは均一に低エコーを呈しうるが，典型的には，中心部の細かい石灰化を伴った通常の境界を認める[22]。

また，超音波内視鏡は細胞学的な標本を針穿刺吸引にて採取可能とし，腸結核の診断において信頼性のあるモダリティである[84]。実際に，直接比較した研究はないが，超音波内視鏡針穿刺吸引は粘膜下層や腸管外に位置した結核病変にも到達可能である点において，理論的に擦過細胞診と比較して高い診断能を誇ると考えられている。経皮的な針穿刺吸引の有用性を示した研究があるが，これは，針穿刺吸引自体が診断能の高い手段であることを意味しており，超音波内視鏡針穿刺吸引はさらに低侵襲性の診断手段であるといえる[56,87,89,129]。

治療

抗結核薬は全身の結核をカバー可能である（Chapter 7 参照）。ほとんどの専門家が活動性肺結核と同様のレジメンを推奨しているが，投与期間に関してはいまだ結論は出ていない。いくつかの後ろ向き研究においては，6 か月間の抗結核薬投与で十分であったとされているが[60]，データの多くは肺外結核でも消化管以外のものであり，腸結核を直接的に検討したものはない[155,193,197]。臨床的に治療に対しての反応が明確に現れないことがしばしばあるため，消化管結核を短期間の抗結核薬内服で治療終了とすることに抵抗を感じる医師も少なくない[63]。最近の研究に，90 例の腸結核患者を対象とした治療期間を計 6 か月と計 9 か月で比較した前向き研究がある（最初の 2 か月はイソニアジド，リファンピシン，エタンブトール，ピラジナミドの 4 剤併用）[152]。ITT（intention-to-treat）解析では，6 か月治療は 9 か月と比較して非劣性であり，医療費の削減とアドヒアランスの上昇につながった，とし

ている。

　手術療法は，大量出血，閉塞，膿瘍形成，巨大な瘻孔形成した場合や，抗結核薬への反応が不良のときに考慮される。内視鏡的バルーン拡張術は回盲弁や結腸に狭窄病変を生じた場合にしばしば適応されるが，安全面や実際実現可能かどうかの点においての前向き研究のデータは十分ではない[4,36]。手術と内視鏡治療は感染部位とその病変の性状により個別化する必要がある。

まとめ

消化管結核は背景に肺病変がある場合もあればない場合もあり，非常に興味深い疾患である。腸結核はその診断の困難さもさることながら，最近の結核の再興からも，重要な臨床的難題である。診断的技術が偏重される時代においても，臨床的に強く疑うことが最も強力な診断的な手段であることに変わりない。抗結核薬が治療の中心ではあるが，手術や内視鏡的な治療も腸結核においては必要となることが多い。胃腸結核はやはり「偉大なる模倣者」であり，鋭敏な臨床的な洞察力と治療技術の高さが要求される。

◎ 文献 ◎

1. **Abdul-Ghaffar, N. U., T. T. Ramadan, and A. A. Marafie.** 1998. Abdominal tuberculosis in Ahmadi, Kuwait: a clinicopathological review. *Trop. Doct.* 28:137–139.
2. **Agrawal, S., S. V. Shetty, and G. Bakshi.** 1999. Primary hypertrophic tuberculosis of the pyloroduodenal area: report of 2 cases. *J. Postgrad. Med.* 45:10–12.
3. **Ahn, S. B., D. S. Han, C. S. Eun, S. Y. Bang, Y. C. Lee, K. N. Rim, Y. G. Lee, and T. Y. Kim.** 2007. A case of acute appendicitis due to intestinal stricture after intestinal tuberculosis treatment. *Korean J. Gastroenterol.* 50:277–279.
4. **Akarsu, M., and H. Akpinar.** 2007. Endoscopic balloon dilatation applied for the treatment of ileocecal valve stricture caused by tuberculosis. *Dig. Liver Dis.* 39:597–598.
5. **Akgun, Y.** 2005. Intestinal and peritoneal tuberculosis: changing trends over 10 years and a review of 80 patients. *Can. J. Surg.* 48:131–136.
6. **Akinoğlu, A., and I. Bilgin.** 1988. Tuberculous enteritis and peritonitis. *Can. J. Surg.* 31:55–58.
7. **Al-Bahrani, Z. R., and T. Al-Saleem.** 1982. Intestinal tuberculosis in Iraq: a study of 50 cases. *Int. Surg.* 67(Suppl. 4):483–485.
8. **al Karawi, M. A., A. E. Mohamed, M. I. Yasawy, D. Y. Graham, S. Shariq, A. M. Ahmed, A. al Jumah, and Z. Ghandour.** 1995. Protean manifestation of gastrointestinal tuberculosis: report on 130 patients. *J. Clin. Gastroenterol.* 20:225–232.
9. **Almadi, M. A., S. Ghosh, and A. M. Aljebreen.** 2009. Differentiating intestinal tuberculosis from Crohn's disease: a diagnostic challenge. *Am. J. Gastroenterol.* 104:1003–1012.
10. **Al Nakib, B., G. S. Jacob, H. Al Liddawi, and J. Commen.** 1982. Choledochoduodenal fistula due to tuberculosis. *Endoscopy* 14:64–65.
11. **Alvares, J. F., H. Devarbhavi, P. Makhija, S. Rao, and R. Kottoor.** 2005. Clinical, colonoscopic, and histological profile of colonic tuberculosis in a tertiary hospital. *Endoscopy* 37:351–356.
12. **Amarapurkar, D. N., N. D. Patel, and A. D. Amarapurkar.** 2003. Primary gastric tuberculosis—report of 5 cases. *BMC Gastroenterol.* 3:6.
13. **Amarapurkar, D. N., N. D. Patel, A. D. Amarapurkar, S. Agal, R. Baigal, and P. Gupte.** 2004. Tissue polymerase chain reaction in diagnosis of intestinal tuberculosis and Crohn's disease. *J. Assoc. Physicians India* 52:863–867.
14. **Anand, A. C., P. K. Patnaik, V. P. Bhalla, R. Chaudhary, A. Saha, and V. S. Rana.** 2001. Massive lower intestinal bleeding—a decade of experience. *Trop. Gastroenterol.* 22:131–134.
15. **Anand, B. S., F. E. Schneider, F. A. El-Zaatari, R. M. Shawar, J. E. Clarridge, and D. Y. Graham.** 1994. Diagnosis of intestinal tuberculosis by polymerase chain reaction on endoscopic biopsy specimens. *Am. J. Gastroenterol.* 89:2248–2249.
16. **Anand, S. S., and I. C. Pathak.** 1961. Surgical treatment of abdominal tuberculosis with special reference to ileocaecal tuberculosis. A record of one hundred cases treated surgically. *J. Indian Med. Assoc.* 37:423–429.
17. **Angamuthu, N., and S. A. Olakkengil.** 2003. Coloduodenal fistula: an uncommon sequel of colonic tuberculosis. *Indian J. Gastroenterol.* 22:231–232.
18. **Annamalai, A., and S. Shreekumar.** 1972. Tuberculosis of the esophagus. *Am. J. Gastroenterol.* 57:166–168.
19. **Ansari, N. A., A. H. Kombe, T. A. Kenyon, N. M. Hone, J. W. Tappero, S. T. Nyirenda, N. J. Binkin, and S. B. Lucas.** 2002. Pathology and causes of death in a group of 128 predominantly HIV-positive patients in Botswana, 1997-1998. *Int. J. Tuberc. Lung Dis.* 6:55–63.
20. **API Consensus Expert Committee.** 2006. API TB consensus guidelines 2006: management of pulmonary tuberculosis, extra-pulmonary tuberculosis and tuberculosis in special situations. *J. Assoc. Physicians India* 54:219–234.
21. **Audouin, J., and J. Poulain.** 1950. Stenosing tuberculosis of the esophagus, apparently primary, cured by esophagectomy. *Arch. Mal. Appar. Dig. Mal. Nutr.* 39:231–236.
22. **Aydin, A., F. Tekin, O. Ozutemiz, and A. Musoglu.** 2006. Value of endoscopic ultrasonography for diagnosis of esophageal tuberculosis: report of two cases. *Dig. Dis. Sci.* 51:1673–1676.
23. **Badaoui, E., T. Berney, L. Kaiser, G. Mentha, and P. Morel.** 2000. Surgical presentation of abdominal tuberculosis: a protean disease. *Hepatogastroenterology* 47:751–755.
24. **Balamurugan, R., S. Venkataraman, K. R. John, and B. S. Ramakrishna.** 2006. PCR amplification of the IS6110 insertion element of *Mycobacterium tuberculosis* in fecal samples from patients with intestinal tuberculosis. *J. Clin. Microbiol.* 44:1884–1886.
25. **Bani-Hani, M. G., A. Al-Nowfal, and S. Gould.** 2009. High jejunal perforation complicating tuberculous abdominal cocoon: a rare presentation in immune-competent male patient. *J. Gastrointest. Surg.* 13:1373–1375.
26. **Bargalló, N., C. Nicolau, P. Luburich, C. Ayuso, C. Cardenal, and F. Gimeno.** 1992. Intestinal tuberculosis in AIDS. *Gastrointest. Radiol.* 17:115–118.
27. **Barreiros, A. P., B. Braden, C. Schieferstein-Knauer, A. Ignee, and C. F. Dietrich.** 2008. Characteristics of intestinal tuberculosis in ultrasonographic techniques. *Scand. J. Gastroenterol.* 43:1224–1231.
28. **Bashi, S. A., M. B. Laajam, I. A. Joharjy, and A. K. Abdullah.** 1985. Tuberculous oesophagopulmonary communication: effectiveness of antituberculous chemotherapy. A case report and review of literature. *Digestion* 32:145–148.

29. Baylan, O., G. Kilciler, A. Albay, A. Tuzun, O. Kisa, and K. Dagalp. 2009. Polymerase chain reaction based diagnosis of primary gastric tuberculosis in an 80-year-old woman: a case report and review of the literature. *New Microbiol.* 32:217–221.
30. Beppu, K., T. Osada, K. Matsumoto, T. Shibuya, N. Sakamoto, M. Kawabe, A. Nagahara, M. Otaka, T. Ogihara, and S. Watanabe. 2009. Gastrointestinal tuberculosis as a cause of massive bleeding. *Med. Sci. Monit.* 15:CS151–CS154.
31. Bernhard, J. S., G. Bhatia, and C. M. Knauer. 2000. Gastrointestinal tuberculosis: an eighteen-patient experience and review. *J. Clin. Gastroenterol.* 30:397–402.
32. Bhansali, S. K. 1977. Abdominal tuberculosis. Experiences with 300 cases. *Am. J. Gastroenterol.* 67:324–337.
33. Bhargava, B. N., F. S. Mehta, and P. C. Gupta. 1982. Pyeloduodenal fistula secondary to renal tuberculosis. *J. R. Coll. Surg. Edinb.* 27:242–243.
34. Bhargava, D. K., S. Dasarathy, M. D. Shriniwas, A. K. Kushwaha, H. Duphare, and B. M. Kapur. 1992. Evaluation of enzyme-linked immunosorbent assay using mycobacterial saline-extracted antigen for the serodiagnosis of abdominal tuberculosis. *Am. J. Gastroenterol.* 87:105–108.
35. Bhargava, D. K., A. K. Kushwaha, S. Dasarathy, Shriniwas, and P. Chopra. 1992. Endoscopic diagnosis of segmental colonic tuberculosis. *Gastrointest. Endosc.* 38:571–574.
36. Bhasin, D. K., B. C. Sharma, S. Dhavan, A. Sethi, S. K. Sinha, and K. Singh. 1998. Endoscopic balloon dilation of ileal stricture due to tuberculosis. *Endoscopy* 30:S44.
37. Boudiaf, M., A. Jaff, P. Soyer, Y. Bouhnik, L. Hamzi, and R. Rymer. 2004. Small-bowel diseases: prospective evaluation of multi-detector row helical CT enteroclysis in 107 consecutive patients. *Radiology* 233:338–344.
38. Brandt, M. M., P. N. Bogner, and G. A. Franklin. 2002. Intestinal tuberculosis presenting as a bowel obstruction. *Am. J. Surg.* 183:290–291.
39. Breiter, J. R., and J. J. Hajjar. 1981. Segmental tuberculosis of the colon diagnosed by colonoscopy. *Am. J. Gastroenterol.* 76:369–373.
40. Brody, J. M., D. K. Miller, R. K. Zeman, R. S. Klappenbach, M. H. Jaffe, L. R. Clark, S. B. Benjamin, and P. L. Choyke. 1986. Gastric tuberculosis: a manifestation of acquired immunodeficiency syndrome. *Radiology* 159:347–348.
41. Brullet, E., B. Font, M. Rey, A. Ferrer, and A. Nogueras. 1993. Esophageal tuberculosis: early diagnosis by endoscopy. *Endoscopy* 25:485.
42. Burrill, J., C. J. Williams, G. Bain, G. Conder, A. L. Hine, and R. R. Misra. 2007. Tuberculosis: a radiologic review. *Radiographics* 27:1255–1273.
43. Cailhol, J., B. Decludt, and D. Che. 2005. Sociodemographic factors that contribute to the development of extrapulmonary tuberculosis were identified. *J. Clin. Epidemiol.* 58:1066–1071.
44. Candela, F., P. Serrano, J. M. Arriero, A. Teruel, D. Reyes, and R. Calpena. 1999. Perianal disease of tuberculous origin: report of a case and review of the literature. *Dis. Colon Rectum* 42:110–112.
45. Catinella, F. P., and C. F. Kittle. 1988. Tuberculous esophagitis with aortic aneurysm fistula. *Ann. Thorac. Surg.* 45:87–88.
46. Chase, R. A., M. H. Haber, J. C. Pottage, Jr., J. A. Schaffner, C. Miller, and S. Levin. 1986. Tuberculous esophagitis with erosion into aortic aneurysm. *Arch. Pathol. Lab. Med.* 110:965–966.
47. Chaudhary, A., A. Bhan, N. Malik, J. B. Dilawari, and S. K. Khanna. 1989. Choledocho-duodenal fistula due to tuberculosis. *Indian J. Gastroenterol.* 8:293–294.
48. Chen, S. Y., C. X. Wang, L. Z. Chen, J. G. Fei, S. X. Deng, J. Qiu, J. Li, G. O. Chen, H. M. Fu, and C. M. Xie. 2008. Tuberculosis in southern Chinese renal-transplant recipients. *Clin. Transplant.* 22:780–784.
49. Chen, W. S., S. Y. Leu, H. Hsu, J. K. Lin, and T. C. Lin. 1992. Trend of large bowel tuberculosis and the relation with pulmonary tuberculosis. *Dis. Colon Rectum* 35:189–192.
50. Chong, V. H., T. P. Joseph, P. U. Telisinghe, and A. Jalihal. 2007. Chronic inflammatory demyelinating polyneuropathy associated with intestinal tuberculosis. *J. Microbiol. Immunol. Infect.* 40:377–380.
51. Clemente, W. T., L. C. Faria, S. S. Lima, E. G. Vilela, A. S. Lima, L. F. Velloso, M. D. Sanches, and O. L. Cançado. 2009. Tuberculosis in liver transplant recipients: a single Brazilian center experience. *Transplantation* 87:397–401.
52. Cömert, F. B., M. Cömert, C. Külah, O. Taşcilar, G. Numanoğlu, and S. Aydemir. 2006. Colonic tuberculosis mimicking tumor perforation: a case report and review of the literature. *Dig. Dis. Sci.* 51:1039–1042.
53. Cooper, J., B. Flückiger, B. Traichl, P. A. Diener, P. Otto, and J. von Kempis. 2009. Abdominal pain in a patient with ankylosing spondylitis under treatment with infliximab. *J. Clin. Rheumatol.* 15:244–246.
54. Corbett, E. L., C. J. Watt, N. Walker, D. Maher, B. G. Williams, M. C. Raviglione, and C. Dye. 2003. The growing burden of tuberculosis: global trends and interactions with the HIV epidemic. *Arch. Intern. Med.* 163:1009–1021.
55. Croker, J., C. O. Record, and J. T. Wright. 1978. Ileo-caecal tuberculosis in immigrants. *Postgrad. Med. J.* 54:410–412.
56. Das, D. K., C. S. Pant, B. Rath, S. Parkash, T. James, and P. Sodhani. 1993. Fine-needle aspiration diagnosis of intra-thoracic and intra-abdominal lesions: review of experience in the pediatric age group. *Diagn. Cytopathol.* 9:383–393.
57. Das, K., S. Puri, and A. S. Puri. 2006. Gastrointestinal: multiple colonic strictures caused by tuberculosis. *J. Gastroenterol. Hepatol.* 21:476.
58. De Backer, A. I., K. J. Mortelé, B. L. De Keulenaer, L. Henckaerts, and L. Verhaert. 2006. CT and MR imaging of gastrointestinal tuberculosis. *JBR-BTR* 89:190–194.
59. de la Rua-Domenech, R. 2006. Human Mycobacterium bovis infection in the United Kingdom: incidence, risks, control measures and review of the zoonotic aspects of bovine tuberculosis. *Tuberculosis* (Edinburgh) 86:77–109.
60. Demir, K., A. Okten, S. Kaymakoglu, D. Dincer, F. Besisik, U. Cevikbas, S. Ozdil, G. Bostas, Z. Mungan, and Y. Cakaloglu. 2001. Tuberculous peritonitis - reports of 26 cases, detailing diagnostic and therapeutic problems. *Eur. J. Gastroenterol. Hepatol.* 13:581–585.
61. Devarbhavi, H. C., J. F. Alvares, and M. Radhikadevi. 2003. Esophageal tuberculosis associated with esophagotracheal or esophagomediastinal fistula: report of 10 cases. *Gastrointest. Endosc.* 57:588–592.
62. Donoghue, H. D., and J. Holton. 2009. Intestinal tuberculosis. *Curr. Opin. Infect. Dis.* 22:490–496.
63. Dutt, A. K., D. Moers, and W. W. Stead. 1986. Short-course chemotherapy for pleural tuberculosis. Nine years' experience in routine treatment service. *Chest* 90:112–116.
64. Eggleston, F. C., M. C. Deodhar, and A. Kumar. 1983. Tuber-

culous perforation of the bowel - results in 21 cases. *Trop. Gastroenterol.* 4:164–167.

65. Enarson, D. A., M. J. Ashley, S. Grzybowski, E. Ostapkowicz, and E. Dorken. 1980. Non-respiratory tuberculosis in Canada. Epidemiologic and bacteriologic features. *Am. J. Epidemiol.* 112:341–351.

66. Eng, J., and S. Sabanathan. 1991. Tuberculosis of the esophagus. *Dig. Dis. Sci.* 36:536–540.

67. Ergun, M., M. Cindoruk, H. Alagozlu, S. Unal, T. Karakan, and A. Dursun. 2008. Hypertrophic colonic tuberculosis mimicking tumourous mass. *Colorectal Dis.* 10:735–736.

68. Eroğlu, A., C. Kürkçüoğlu, N. Karaoğlanoğlu, O. Yilmaz, and N. Gürsan. 2002. Esophageal tuberculosis abscess: an unusual cause of dysphagia. *Dis. Esophagus* 15:93–95.

69. Fetene, T., N. Kebede, and G. Alem. 13 November 2009. Tuberculosis infection in animal and human populations in three districts of western Gojam, Ethiopia. *Zoonoses Public Health.* doi:10.1111/j.1863-2378.2009.01265.x. [Epub ahead of print.]

70. Findlay, J. M., N. V. Addison, D. K. Stevenson, and Z. A. Mirza. 1979. Tuberculosis of the gastrointestinal tract in Bradford, 1967-77. *J. R. Soc. Med.* 72:587–590.

71. Fräki, O., and P. Peltokallio. 1975. Intestinal and peritoneal tuberculosis: report of two cases. *Dis. Colon Rectum.* 18:685–693.

72. Friedenberg, K. A., J. O. Draguesku, M. Kiyabu, and J. E. Valenzuela. 1993. Intestinal perforation due to Mycobacterium tuberculosis in HIV-infected individuals: report of two cases. *Am. J. Gastroenterol.* 88:604–607.

73. Gan, H. T., Y. Q. Chen, Q. Ouyang, H. Bu, and X. Y. Yang. 2002. Differentiation between intestinal tuberculosis and Crohn's disease in endoscopic biopsy specimens by polymerase chain reaction. *Am. J. Gastroenterol.* 97:1446–1451.

74. García-Díaz, R. A., J. L. Ruiz-Gómez, J. C. Rodríguez-Sanjuan, D. García-Palomo, and M. Gómez-Fleitas. 2006. Perforation of the colon caused by intestinal tuberculosis. *Dis. Colon Rectum.* 49:927.

75. Geo, S. K., R. Harikumar, T. Varghese, P. Rajan, and K. P. Aravindan. 2005. Isolated tuberculosis of gastric cardia presenting as perforation peritonitis. *Indian J. Gastroenterol.* 24:227–228.

76. Gilinsky, N. H., I. N. Marks, R. E. Kottler, and S. K. Price. 1983. Abdominal tuberculosis. A 10-year review. *S. Afr. Med. J.* 64:849–857

77. Gilinsky, N. H., M. D. Voigt, D. H. Bass, and I. N. Marks. 1986. Tuberculous perforation of the bowel. A report of 8 cases. *S. Afr. Med. J.* 70:44–46.

78. Gonzalez, O. Y., G. Adams, L. D. Teeter, T. T. Bui, J. M. Musser, and E. A. Graviss. 2003. Extra-pulmonary manifestations in a large metropolitan area with a low incidence of tuberculosis. *Int. J. Tuberc. Lung Dis.* 7:1178–1185.

79. Gordon, A. H., and J. B. Marshall. 1990. Esophageal tuberculosis: definitive diagnosis by endoscopy. *Am. J. Gastroenterol.* 85:174–177.

80. Grauhan, O., R. Lohmann, P. Lemmens, N. Schattenfroh, S. Jonas, H. Keck, R. Raakow, J. Langrehr, W. Bechstein, and G. Blumhardt. 1995. Mycobacterial infection after liver transplantation. *Langenbecks Arch. Chir.* 380:171–175.

81. Gupta, B., S. Mathew, and S. Bhalla. 1990. Pyloric obstruction due to gastric tuberculosis—an endoscopic diagnosis. *Postgrad. Med. J.* 66:63–65.

82. Horvath, K. D., R. L. Whelan, S. Weinstein, A. L. Basner, S. M. Staugaitis, and E. Greenebaum. 1995. Isolated sigmoid tuberculosis. Report of a case. *Dis. Colon Rectum.* 38:1327–1330.

83. Huang, S. P., Y. J. Zhao, S. H. Lu, J. L. Cheng, and Y. L. Feng. 2009. Pulmonary miliary tuberculosis and intestinal tuberculosis co-infected with AIDS. *J. Dig. Dis.* 10:225–227.

84. Hussain, T., A. Salamat, M. A. Farooq, F. Hassan, and M. Hafeez. 2009. Indications for endoscopic ultrasound and diagnosis on fine-needle aspiration and cytology. *J. Coll. Physicians Surg. Pak.* 19:223–227.

85. Ichikawa, T., H. Takagi, and M. Mori. 2009. Abdominal tuberculosis in the absence of pulmonary involvement shown by 2-[fluorine 18] fluoro-2-deoxy-D-glucose positron emission tomography. *Clin. Gastroenterol. Hepatol.* 7:A20.

86. Iwamoto, I., Y. Tomita, M. Takasaki, K. Mine, Y. Koga, K. Nabeshima, and Y. Takechi. 1995. Esophagoaortic fistula caused by esophageal tuberculosis: report of a case. *Surg. Today* 25:381–384.

87. Jain, S., N. Kumar, D. K. Das, and S. K. Jain. 1999. Esophageal tuberculosis. Endoscopic cytology as a diagnostic tool. *Acta Cytol.* 43:1085–1090.

88. Jain, S. K., S. Jain, M. Jain, and A. Yaduvanshi. 2002. Esophageal tuberculosis: is it so rare? Report of 12 cases and review of the literature. *Am. J. Gastroenterol.* 97:287–291.

89. Javid, G., G. M. Gulzar, B. Khan, A. Shah, and M. A. Khan. 1999. Percutaneous sonography-guided fine needle aspiration biopsy of colonoscopic biopsy-negative colonic lesions. *Indian J. Gastroenterol.* 18:146–148.

90. Joshi, M. A., D. Balsarkar, A. Abhyankar, D. G. Pereira, N. Avasare, C. Pradhan, P. Subramanyan, T. T. Changlani, H. L. Deshmukh, R. G. Shirahatti, and B. Biswas. 1998. Massive rectal bleeding due to jejunal and colonic tuberculosis. *Trop. Gastroenterol.* 19:168–170.

91. Kahn, S. A., and B. S. Kirschner. 2006. Massive intestinal bleeding in a child with superior mesenteric artery aneurysm and gastrointestinal tuberculosis. *J. Pediatr. Gastroenterol. Nutr.* 43:256–259.

92. Kamani, L., A. Ahmed, M. Shah, S. Hasan, and W. Jafri. 2007. Rectal tuberculosis: the great mimic. *Endoscopy* 39(Suppl. 1):E227–E228.

93. Kandutsch, S., A. Feix, M. Haas, M. Häfner, G. Sunder-Plassmann, and A. Soleiman. 2004. A rare cause of anemia due to intestinal tuberculosis in a renal transplant recipient. *Clin. Nephrol.* 62:158–161.

94. Kang, M. J., and S. Y. Yi. 2008. Esophageal tuberculosis presenting as a submucosal tumor. *Clin. Gastroenterol. Hepatol.* 6:A26.

95. Karagiannis, S., D. Papaioannou, S. Goulas, D. Psilopoulos, and C. Mavrogiannis. 2008. Intestinal tuberculosis in a patient on infliximab treatment. *Gastrointest. Endosc.* 67:1178–1179.

96. Kasulke, R. J., W. J. Anderson, S. K. Gupta, and M. L. Gliedman. 1981. Primary tuberculous enterocolitis. Report of three cases and review of the literature. *Arch. Surg.* 116:110–113.

97. Katagiri, Y., S. Hachinohe, and K. Nakajima. 2006. A case of lung tuberculosis which also incidentally found intestinal tuberculosis by 18F-fluorodeoxyglucose-positron emission tomography. *Nippon Shokakibyo Gakkai Zasshi* 103:420–425.

98. Kaushik, R., R. Sharma, and A. K. Attri. 2003. Coexisting tuberculosis and carcinoma of the colon: a report of two cases and a review of the literature. *Trop. Gastroenterol.* **24**:137–139.
99. Reference deleted.
100. Khan, F. Y., A. AlAni, A. Al-Rikabi, A. Mizrakhshi, M. El-Mudathir Osman. 2008. Primary gastric fundus tuberculosis in immunocompetent patient: a case report and literature review. *Braz. J. Infect. Dis.* **12**:453–455.
101. Kim, S. E., K. N. Shim, S. J. Yoon, S. A. Jung, T. H. Kim, K. Yoo, and H. Moon. 2006. A case of gastric tuberculosis mimicking advanced gastric cancer. *Korean J. Intern. Med.* **21**:62–67.
102. Kim, T. H., J. K. Kim, and J. H. Lee. 2009. Education and imaging. Gastrointestinal: CT colonography in ileocecal tuberculosis. *J. Gastroenterol. Hepatol.* **24**:699.
103. Kim, Y. S., Y. H. Kim, K. M. Lee, J. S. Kim, Y. S. Park, and IBD Study Group of the Korean Association of the Study of Intestinal Diseases. 2009. Diagnostic guideline of intestinal tuberculosis. *Korean J. Gastroenterol.* **53**:177–186.
104. Kirsch, R., M. Pentecost, P. D. M. Hall, D. P. Epstein, G. Watermeyer, and P. W. Friederich. 2006. Role of colonoscopic biopsy in distinguishing between Crohn's disease and intestinal tuberculosis. *J. Clin. Pathol.* **59**:840–844
105. Klimach, O. E., and L. P. Ormerod. 1985. Gastrointestinal tuberculosis: a retrospective review of 109 cases in a district general hospital. *Q. J. Med.* **56**:569–578.
106. Kodaira, Y., T. Shibuya, K. Matsumoto, K. Uchiyama, T. Tenjin, N. Yamada, and S. Tanaka. 1997. Primary aortoduodenal fistula caused by duodenal tuberculosis without an abdominal aortic aneurysm: report of a case. *Surg. Today* **27**:745–748.
107. Koh, D. M., P. R. Burn, G. Mathews, M. Nelson, and J. C. Healy. 2003. Abdominal computed tomographic findings of Mycobacterium tuberculosis and Mycobacterium avium intracellulare infection in HIV seropositive patients. *Can. Assoc. Radiol. J.* **54**:45–50.
108. Kuntanapreeda, K. 2008. Tuberculous appendicitis presenting with lower gastrointestinal hemorrhage—a case report and review of the literature. *J. Med. Assoc. Thai.* **91**:937–942.
109. Lai, C. C., T. C. Lee, C. H. Hsiao, C. H. Liao, C. H. Chou, C. K. Tan, H. P. Wang, and P. R. Hsueh. 2009. Differential diagnosis of Crohn's disease and intestinal tuberculous by enzyme-linked immunospot assay for interferon-gamma. *Am. J. Gastroenterol.* **104**:2121–2122.
110. Lanjewar, D. N., B. S. Anand, R. Genta, M. B. Maheshwari, M. A. Ansari, S. K. Hira, and H. L. DuPont. 1996. Major differences in the spectrum of gastrointestinal infections associated with AIDS in India versus the west: an autopsy study. *Clin. Infect. Dis.* **23**:482–485.
111. Leder, R. A., and V. H. Low. 1995. Tuberculosis of the abdomen. *Radiol. Clin. North Am.* **33**:691–705.
112. Lee, J. H., D. H. Shin, K. W. Kang, S. S. Park, and D. H. Lee. 1992. The medical treatment of a tuberculous tracheo-oesophageal fistula. *Tuber. Lung Dis.* **73**:177–179.
113. Lee, Y. J., S. K. Yang, S. J. Myung, J. S. Byeon, I. G. Park, J. S. Kim, G. H. Lee, H. Y. Jung, W. S. Hong, J. H. Kim, and Y. I. Min. 2004. The usefulness of colonoscopic biopsy in the diagnosis of intestinal tuberculosis and pattern of concomitant extra-intestinal tuberculosis. *Korean J. Gastroenterol.* **44**:153–159.
114. Leung, V. K., W. H. Chan, T. L. Chow, I. S. Luk, T. N. Chau, and T. K. Loke. 2006. Oesophageal tuberculosis mimicking oesophageal carcinoma. *Hong Kong Med. J.* **12**:473–476.
115. Leung, V. K., S. T. Law, C. W. Lam, I. S. Luk, T. N. Chau, T. K. Loke, W. H. Chan, and S. H. Lam. 2006. Intestinal tuberculosis in a regional hospital in Hong Kong: a 10-year experience. *Hong Kong Med. J.* **12**:264–271.
116. Lin, O. S., S. S. Wu, K. T. Yeh, and M. S. Soon. 1999. Isolated gastric tuberculosis of the cardia. *J. Gastroenterol. Hepatol.* **14**:258–261.
117. Lingenfelser, T., J. Zak, I. N. Marks, E. Steyn, J. Halkett, and S. K. Price. 1993. Abdominal tuberculosis: still a potentially lethal disease. *Am. J. Gastroenterol.* **88**:744–750.
118. Lu, W., C. T. Wai, M. Da Costa, P. A. Tambyah, K. Prabhakaran, and K. H. Lee. 2005. Tuberculosis post-liver transplantation: a rare but complicated disease. *Ann. Acad. Med. Singapore* **34**:213–215.
119. Lucas, S. B., A. Hounnou, C. Peacock, A. Beaumel, G. Djomand, J. M. N'Gbichi, K. Yeboue, M. Hondé, M. Diomande, C. Giordano, et al. 1993. The mortality and pathology of HIV infection in a west African city. *AIDS* **7**:1569–1579.
120. Machado, N., C. S. Grant, and E. Scrimgeour. 2001. Abdominal tuberculosis—experience of a University hospital in Oman. *Acta Trop.* **80**:187–190.
121. Makanjuola, D. 1998. Is it Crohn's disease or intestinal tuberculosis? CT analysis. *Eur. J. Radiol.* **28**:55–61.
122. Makanjuola, D., I. al Orainy, R. al Rashid, and K. Murshid. 2004. Radiological evaluation of colonic strictures: impact of dilation on diagnosis. *Endoscopy* **36**:1099–1103.
123. Makharia, G. K., S. Srivastava, P. Das, P. Goswami, U. Singh, M. Tripathi, V. Deo, A. Aggarwal, R. P. Tiwari, V. Sreenivas, and S. D. Gupta. 2010. Clinical, endoscopic, and histological differentiations between Crohn's disease and intestinal tuberculosis. *Am. J. Gastroenterol.* **105**:642–651.
124. Mandal, B. K., and P. F. Schofield. 1977. Abdominal tuberculosis in Britain. *Br. Med. J.* **2**:319.
125. Marshall, J. B. 1993. Tuberculosis of the gastrointestinal tract and peritoneum. *Am. J. Gastroenterol.* **88**:989–999.
126. Mathew, S. 2008. Anal tuberculosis: report of a case and review of literature. *Int. J. Surg.* **6**:e36–e39.
127. McGee, G. S., L. F. Williams, J. Potts, S. Barnwell, and J. L. Sawyers. 1989. Gastrointestinal tuberculosis: resurgence of an old pathogen. *Am. Surg.* **55**:16–20.
128. Misra, S. P., V. Misra, M. Dwivedi, and S. C. Gupta. 1999. Colonic tuberculosis: clinical features, endoscopic appearance and management. *J. Gastroenterol. Hepatol.* **14**:723–729.
129. Misra, S. P., V. Misra, M. Dwivedi, and M. Singh. 1998. Fine-needle aspiration biopsy of colonic masses. *Diagn. Cytopathol.* **19**:330–332.
130. Miyamoto, S., J. Furuse, Y. Maru, H. Tajiri, M. Muto, M. Yoshino. 2001. Duodenal tuberculosis with a choledocho-duodenal fistula. *J. Gastroenterol. Hepatol.* **16**:235–238.
131. Mokoena, T., D. M. Shama, H. Ngakane, and J. V. Bryer. 1992. Oesophageal tuberculosis: a review of eleven cases. *Postgrad. Med. J.* **68**:110–115.
132. Monkemuller, K. E., and J. B. Lewis, Jr. 1996. Massive rectal bleeding from colonic tuberculosis. *Am. J. Gastroenterol.* **91**:1439–1441.
133. Moore, A. R., F. M. Rogers, D. Dietrick, and S. Smith. 2008.

Extrapulmonary tuberculosis in pregnancy masquerading as a degenerating leiomyoma. *Obstet. Gynecol.* **111:**550–552.

134. **Muneef, M. A., Z. Memish, S. A. Mahmoud, S. A. Sadoon, R. Bannatyne, and Y. Khan.** 2001. Tuberculosis in the belly: a review of forty-six cases involving the gastrointestinal tract and peritoneum. *Scand. J. Gastroenterol.* **36:**528–532.

135. **Musellim, B., S. Erturan, E. Sonmez Duman, and G. Ongen.** 2005. Comparison of extra-pulmonary and pulmonary tuberculosis cases: factors influencing the site of reactivation. *Int. J. Tuberc. Lung Dis.* **9:**1220–1223.

136. **Naga, M. I., H. H. Okasha, Z. Ismail, M. El-Fatatry, S. Hassan, and B. E. Monir.** 2001. Endoscopic diagnosis of colonic tuberculosis. *Gastrointest. Endosc.* **53:**789–793.

137. **Nagi, B., A. Lal, R. Kochhar, D. K. Bhasin, M. Gulati, S. Suri, and K. Singh.** 2003. Imaging of esophageal tuberculosis: a review of 23 cases. *Acta Radiol.* **44:**329–333.

138. **Nagi, B., A. Lal, R. Kochhar, D. K. Bhasin, B. R. Thapa, and K. Singh.** 2002. Perforations and fistulae in gastrointestinal tuberculosis. *Acta Radiol.* **43:**501–506.

139. **Nagi, B., K. S. Sodhi, R. Kochhar, D. K. Bhasin, and K. Singh.** 2004. Small bowel tuberculosis: enteroclysis findings. *Abdom. Imaging* **29:**335–340.

140. **Nair, K. V., C. G. Pai, K. P. Rajagopal, V. N. Bhat, and M. Thomas.** 1991. Unusual presentations of duodenal tuberculosis. *Am. J. Gastroenterol.* **86:**756–760.

141. **Nakamura, S., K. Yanagihara, K. Izumikawa, M. Seki, H. Kakeya, Y. Yamamoto, Y. Miyazaki, N. Suyama, and S. Kohno.** 2008. Severe pulmonary tuberculosis complicating ileocecal intussusception due to intestinal tuberculosis: a case report. *Ann. Clin. Microbiol. Antimicrob.* **7:**16.

142. **Nakano, H., E. Jaramillo, M. Watanabe, I. Miyachi, K. Takahama, and M. Itoh.** 1992. Intestinal tuberculosis: findings on double-contrast barium enema. *Gastrointest. Radiol.* **17:**108–114.

143. **Namisaki, T., H. Yoshiji, M. Fujimoto, H. Kojima, K. Yanase, M. Kitade, Y. Ikenaka, M. Toyohara, J. Yamao, T. Tsujimoto, T. Tsuruzono, H. Kitano, K. Matsumura, Y. Matsumura, and H. Fukui.** 2004. Two cases of colonic tuberculosis presenting with massive melena. *Int. J. Clin. Pract.* **58:**1162–1164.

144. **Narayani, R. I., and C. Brady III.** 2002. GI bleeding from ileocecal Mycobacterium tuberculosis. *Gastrointest. Endosc.* **55:**83.

145. **Netherland, N. A., and S. Peter.** 2009. Education and imaging. Gastrointestinal: positron emission tomography (PET) in intestinal tuberculosis: masquerading hot spots. *J. Gastroenterol. Hepatol.* **24:**1798–1799.

146. **Newman, R. M., P. R. Fleshner, F. E. Lajam, and U. Kim.** 1991. Esophageal tuberculosis: a rare presentation with hematemesis. *Am. J. Gastroenterol.* **86:**751–755.

147. **Okoro, E. O., and O. F. Komolafe.** 1999. Gastric tuberculosis: unusual presentations in two patients. *Clin. Radiol.* **54:**257–259.

148. **Ozbülbül, N. I., M. Ozdemir, and N. Turhan.** 2008. CT findings in fatal primary intestinal tuberculosis in a liver transplant recipient. *Diagn. Interv. Radiol.* **14:**221–224.

149. **Palmer, E. D.** 1950. Tuberculosis of the stomach and the stomach in tuberculosis; a review with particular reference to gross pathology and gastroscopic diagnosis. *Am. Rev. Tuberc.* **61:**116–130.

150. **Palmer, K. R., D. H. Patil, G. S. Basran, J. F. Riordan, and D. B. Silk.** 1985. Abdominal tuberculosis in urban Britain—a common disease. *Gut* **26:**1296–1305.

151. **Park, J. K., S. H. Lee, S. G. Kim, H. Y. Kim, J. H. Lee, J. H. Shim, J. S. Kim, H. C. Jung, and I. S. Song.** 2005. A case of intestinal tuberculosis presenting massive hematochezia controlled by endoscopic coagulation therapy. *Korean J. Gastroenterol.* **45:**60–63.

152. **Park, S. H., S. K. Yang, D. H. Yang, K. J. Kim, S. M. Yoon, J. W. Choe, B. D. Ye, J. S. Byeon, S. J. Myung, and J. H. Kim.** 2009. Prospective randomized trial of six-month versus nine-month therapy for intestinal tuberculosis. *Antimicrob. Agents Chemother.* **53:**4167–4171.

153. **Park, Y. S., J. Y. Choi, C. H. Cho, K. H. Chang, Y. G. Song, Y. S. Kim, and J. M. Kim.** 2004. Clinical outcomes of tuberculosis in renal transplant recipients. *Yonsei Med. J.* **45:**865–872.

154. **Park, Y. S., D. W. Jun, S. H. Kim, H. H. Lee, Y. J. Jo, M. H. Song, N. I. Kim, and J. S. Lee.** 2008. Colonoscopy evaluation after short-term anti-tuberculosis treatment in nonspecific ulcers on the ileocecal area. *World J. Gastroenterol.* **14:**5051–5058.

155. **Parthasarathy, R., K. Sriram, T. Santha, R. Prabhakar, P. R. Somasundaram, and S. Sivasubramanian.** 1999. Short-course chemotherapy for tuberculosis of the spine. A comparison between ambulant treatment and radical surgery—ten-year report. *J. Bone Joint Surg. Br.* **81:**464–471.

156. **Patel, N., D. Amarapurkar, S. Agal, R. Baijal, P. Kulshrestha, S. Pramanik, and P. Gupte.** 2004. Gastrointestinal luminal tuberculosis: establishing the diagnosis. *J. Gastroenterol. Hepatol.* **19:**1240–1246.

157. **Peixoto, P. C., P. S. Ministro, A. D. Sadio, E. M. Cancela, R. N. Araújo, J. L. Machado, A. H. Castanheira, A. T. Silva, R. D. Nunes, M. T. Carvalho, and A. F. Caldas.** 2009. Esophageal tuberculosis: an unusual cause of dysphagia. *Gastrointest. Endosc.* **69:**1173–1176.

158. **Petrosyan, M., and R. J. Mason.** 2006. Tuberculous enteritis presenting as small-bowel obstruction. *Clin. Gastroenterol. Hepatol.* **4:**xxiii.

159. **Pettengell, K. E., C. Larsen, M. Garb, F. G. Mayet, A. E. Simjee, and D. Pirie.** 1990. Gastrointestinal tuberculosis in patients with pulmonary tuberculosis. *Q. J. Med.* **74:**303–308.

160. **Porter, J. M., R. J. Snowe, and D. Silver.** 1972. Tuberculous enteritis with perforation and abscess formation in childhood. *Surgery* **71:**254–257.

161. **Porter, K. A., J. Henson, and F. K. Chong.** 1990. Perforated gastrointestinal tuberculosis. *Dig. Dis. Sci.* **35:**1046–1048.

162. **Rabkin, D. G., J. M. Caiati, J. A. Allendorf, and M. Treat.** 2003. Intractable hematochezia: an unusual presentation of intestinal tuberculosis. *Surgery* **133:**592–593.

163. **Ramakantan, R., and P. Shah.** 1990. Tuberculous fistulas of the pharynx and esophagus. *Gastrointest. Radiol.* **15:**145–147.

164. **Ramesh, J., G. S. Banait, and L. P. Ormerod.** 2008. Abdominal tuberculosis in a district general hospital: a retrospective review of 86 cases. *QJM* **101:**189–195.

165. **Rämö, O. J., J. A. Salo, J. Isolauri, M. Luostarinen, and S. P. Mattila.** 1996. Tuberculous fistula of the esophagus. *Ann. Thorac. Surg.* **62:**1030–1032.

166. **Rana, F. S., M. P. Hawken, C. Mwachari, S. M. Bhatt, F. Abdullah, L. W. Ng'ang'a, C. Power, W. A. Githui, J. D. Porter, and S. B. Lucas.** 2000. Autopsy study of HIV-1-positive and HIV-1-negative adult medical patients in Nairobi, Kenya. *J.*

Acquir. Immune Defic. Syndr. **24**:23–29.
167. Rao, Y. G., G. K. Pande, P. Sahni, and T. K. Chattopadhyay. 2004. Gastroduodenal tuberculosis management guidelines, based on a large experience and a review of the literature. *Can. J. Surg.* **47**:364–368.
168. Rasheed, S., R. Zinicola, D. Watson, A. Bajwa, and P. J. McDonald. 2007. Intra-abdominal and gastrointestinal tuberculosis. *Colorectal Dis.* **9**:773–783.
169. Ray, G., P. K. Banerjee, U. C. Ghoshal, K. Dhar, B. B. Pal, A. D. Biswas, U. Das, M. L. Saha, A. N. Acharya, and S. Majumdar. 2001. Etiology and management of obscure gastrointestinal bleed—an appraisal from eastern India. *Indian J. Gastroenterol.* **20**:90–93.
170. Rosario, M. T., C. L. Raso, and G. M. Comer. 1989. Esophageal tuberculosis. *Dig. Dis. Sci.* **34**:1281–1284.
171. Rosario, P., J. Song, W. Wittenborn, and F. Christian. 1996. Tracheoesophageal fistula in AIDS: stent versus primary repair. *AIDS Patient Care STDS* **10**:334–335.
172. Rövekamp, B. T., K. van der Linde, J. Dees, S. E. Overbeek, M. van Blankenstein, and E. J. Kuipers. 2005. A solitary tuberculous ulcer in the oesophagus. *Eur. J. Gastroenterol. Hepatol.* **17**:435–439.
173. Salpeter, S. R., R. M. Shapiro, and J. D. Gasman. 1991. Gastric tuberculosis presenting as fever of unknown origin. *West. J. Med.* **155**:412–413.
174. Samarasekera, D. N., and P. R. Nanayakkara. 2008. Rectal tuberculosis: a rare cause of recurrent rectal suppuration. *Colorectal Dis.* **10**:846–847.
175. Sathiyasekaran, M., and S. Shivbalan. 2004. Esophageal tuberculosis. *Indian J. Pediatr.* **71**:457–458.
176. Sato, S., K. Yao, T. Yao, R. J. Schlemper, T. Matsui, T. Sakurai, and A. Iwashita. 2004. Colonoscopy in the diagnosis of intestinal tuberculosis in asymptomatic patients. *Gastrointest. Endosc.* **59**:362–368.
177. Savides, T. J., F. G. Gress, L. J. Wheat, S. Ikenberry, and R. H. Hawes. 1995. Dysphagia due to mediastinal granulomas: diagnosis with endoscopic ultrasonography. *Gastroenterology* **109**:366–373.
178. Schulze, K., H. A. Warner, and D. Murray. 1977. Intestinal tuberculosis: experience at a Canadian teaching institution. *Am. J. Med.* **63**:735–745.
179. Schwartz, D. C., and P. R. Pfau. 2003. Multifocal intestinal tuberculosis. *Gastrointest. Endosc.* **58**:100.
180. Sefr, R., P. Rotterová, and J. Konecný. 2001. Perforation peritonitis in primary intestinal tuberculosis. *Dig. Surg.* **18**:475–479.
181. Segal, I., L. O. Tim, J. Mirwis, D. G. Hamilton, and A. Mannell. 1981. Pitfalls in the diagnosis of gastrointestinal tuberculosis. *Am. J. Gastroenterol.* **75**:30–35.
182. Seivewright, N., J. Feehally, and A. C. Wicks. 1984. Primary tuberculosis of the esophagus. *Am. J. Gastroenterol.* **79**:842–843.
183. Shah, S., V. Thomas, M. Mathan, A. Chacko, G. Chandy, B. S. Ramakrishna, and D. D. Rolston. 1992. Colonoscopic study of 50 patients with colonic tuberculosis. *Gut* **33**:347–351.
184. Sharma, B. L., H. Prasad, D. K. Bhasin, and K. Singh. 2000. Gastroduodenal tuberculosis presenting with massive hematemesis in a pregnant woman. *J. Clin. Gastroenterol.* **30**:336.
185. Sharma, D., A. Gupta, B. K. Jain, V. Agrawal, P. Dargan, L. Upreti, and V. Arora. Tuberculous gastric perforation: report of a case. *Surg. Today* **34**:537–541.
186. Sherman, S., J. J. Rohwedder, K. P. Ravikrishnan, and J. G. Weg. 1980. Tuberculous enteritis and peritonitis. Report of 36 general hospital cases. *Arch. Intern. Med.* **140**:506–508.
187. Sibartie, V., W. O. Kirwan, S. O'Mahony, W. Stack, and F. Shanahan. 2007. Intestinal tuberculosis mimicking Crohn's disease: lessons relearned in a new era. *Eur. J. Gastroenterol. Hepatol.* **19**:347–349.
188. Singh, K., S. A. Zargar, D. Bhasin, A. K. Malik, B. Nagi, and S. M. Bose. 1990. Isolated splenic vein thrombosis with natural shunt caused by jejunal tuberculosis. *Trop. Gastroenterol.* **11**:39–43.
189. Singh, V., A. K. Jain, R. K. Lal, V. K. Srivastava, S. Khanna, S. Gupta, and J. P. Gupta. 1990. Serodiagnosis of gut tuberculosis. *J. Assoc. Physicians India* **38**:267–269.
190. Singh, V., P. Kumar, J. Kamal, V. Prakash, K. Vaiphei, and K. Singh. 1996. Clinicocolonoscopic profile of colonic tuberculosis. *Am. J. Gastroenterol.* **91**:565–568.
191. Sircar, S., V. A. Taneja, and U. Kansra. 1996. Epidemiology and clinical presentation of abdominal tuberculosis—a retrospective study. *J. Indian Med. Assoc.* **94**:342–344.
192. Siu, Y. P., M. K. Tong, Y. L. Kwok, K. T. Leung, T. H. Kwan, C. S. Lam, and T. C. Au. 2008. An unusual case of both upper and lower gastrointestinal bleeding in a kidney transplant recipient. *Transpl. Infect. Dis.* **10**:276–279.
193. Skutil, V., J. Varsa, and M. Obsitník. 1985. Six-month chemotherapy for urogenital tuberculosis. *Eur. Urol.* **11**:170–176.
194. Sorrentino, D., C. Avellini, and E. Zearo. 2004. Colonic sarcoidosis, infliximab, and tuberculosis: a cautionary tale. *Inflamm. Bowel Dis.* **10**:438–440.
195. Sreeramareddy, C. T., K. V. Panduru, S. C. Verma, H. S. Joshi, and M. N. Bates. 2008. Comparison of pulmonary and extrapulmonary tuberculosis in Nepal- a hospital-based retrospective study. *BMC Infect. Dis.* **8**:8.
196. Subei, I., B. Attar, G. Schmitt, and H. Levendoglu. 1987. Primary gastric tuberculosis: a case report and literature review. *Am. J. Gastroenterol.* **82**:769–772.
197. Sunakorn, P., S. Pongparit, and S. Wongrung. 1980. Short course chemotherapy in tuberculous meningitis: a pilot trial. *J. Med. Assoc. Thai.* **63**:340–345.
198. Suzuki, H., K. Nagao, and M. Miyazaki. 2002. The current status and problems of the intestinal tuberculosis through a review of the Annual of the Pathological Autopsy Cases in Japan. *Kekkaku* **77**:355–360.
199. Tabrisky, J., R. R. Lindstrom, R. Peters, and R. S. Lachman. 1975. Tuberculous enteritis. Review of a protean disease. *Am. J. Gastroenterol.* **63**:49–57.
200. Talukdar, R., S. Khanna, N. Saikia, and J. C. Vij. 2006. Gastric tuberculosis presenting as linitis plastica: a case report and review of the literature. *Eur. J. Gastroenterol. Hepatol.* **18**:299–303.
201. Tam, C. M., C. C. Leung, K. Noertjojo, S. L. Chan, and M. Chan-Yeung. 2003. Tuberculosis in Hong Kong—patient characteristics and treatment outcome. *Hong Kong Med. J.* **9**:90.
202. Tan, M. F., W. C. Ng, S. H. Chan, and W. C. Tan. 1997. Comparative usefulness of PCR in the detection of Mycobacterium tuberculosis in different clinical specimens. *J. Med. Microbiol.* **46**:164–169.

203. Tandon, R. K., R. Bansal, B. M. Kapur, and Shriniwas. 1980. A study of malabsorption in intestinal tuberculosis: stagnant loop syndrome. *Am. J. Clin. Nutr.* 33:244–250.
204. Tewari, M., R. R. Mishra, V. Kumar, A. G. Kar, and H. S. Shukla. 2009. Isolated tuberculosis of the ampulla of vater masquerading as periampullary carcinoma: a case report. *JOP* 10:184–186.
205. Tripathi, P. B., and A. D. Amarapurkar. 2009. Morphological spectrum of gastrointestinal tuberculosis. *Trop. Gastroenterol.* 30:35–39.
206. Tsai, T. J., H. C. Yu, K. H. Lai, G. H. Lo, P. I. Hsu, and T. Y. Fu. 2008. Primary aortoduodenal fistula caused by tuberculous aortitis presenting as recurrent massive gastrointestinal bleeding. *J. Formos. Med. Assoc.* 107:77–83.
207. Upadhyay, A. P., R. S. Bhatia, A. Anbarasu, P. Sawant, P. Rathi, and S. A. Nanivadekar. 1996. Esophageal tuberculosis with intramural pseudodiverticulosis. *J. Clin. Gastroenterol.* 22:38–40.
208. Uygur-Bayramicli, O., G. Dabak, and R. Dabak. 2003. A clinical dilemma: abdominal tuberculosis. *World J. Gastroenterol.* 9:1098–1101.
209. Uzunkoy, A., M. Harma, and M. Harma. 2004. Diagnosis of abdominal tuberculosis: experience from 11 cases and review of the literature. *World J. Gastroenterol.* 10:3647–3649.
210. Vahid, B., N. Huda, and A. Esmaili. 2007. An unusual case of dysphagia and chest pain in a non-HIV patient: esophageal tuberculosis. *Am. J. Med.* 120:e1–e2.
211. Vanderpool, D. M., and J. P. O'Leary. 1988. Primary tuberculous enteritis. *Surg. Gynecol. Obstet.* 167:167–173.
212. Vanhoenacker, F. M., A. I. De Backer, B. Op de Beeck, M. Maes, R. Van Altena, D. Van Beckevoort, P. Kersemans, and A. M. De Schepper. 2004. Imaging of gastrointestinal and abdominal tuberculosis. *Eur. Radiol.* 14(Suppl. 3):E103–E115.
213. Veeragandham, R. S., F. P. Lynch, T. G. Canty, D. L. Collins, and W. M. Danker. 1996. Abdominal tuberculosis in children: review of 26 cases. *J. Pediatr. Surg.* 31:170–175.
214. Villanueva Sáenz, E., P. Martínez Hernández Magro, J. Fernando Alvarez-Tostado Fernández, and M. Valdés Ovalle. 2002. Colonic tuberculosis. *Dig. Dis. Sci.* 47:2045–2048.
215. von Bartheld, M. B., K. W. van Kralingen, R. A. Veenendaal, L. N. Willems, K. F. Rabe, and J. T. Annema. 2010. Mediastinal-esophageal fistulae after EUS-FNA of tuberculosis of the mediastinum. *Gastrointest. Endosc.* 71:210–212.
216. Wig, K. L., N. L. Chitkara, S. P. Gupta, K. Kishore, and R. L. Manchanda. 1961. Ileocecal tuberculosis with particular reference to isolation of Mycobacterium tuberculosis. With a note on its relation to regional ileitis (Crohn's disease). *Am. Rev. Respir. Dis.* 84:169–178.
217. Wigley, F. M., H. W. Murray, R. B. Mann, G. P. Saba, H. Kashima, and J. J. Mann. 1976. Unusual manifestation of tuberculosis: TE fistula. *Am. J. Med.* 60:310–314.
218. Williford, M. E., W. M. Thompson, J. D. Hamilton, and R. W. Postlethwait. 1983. Esophageal tuberculosis: findings on barium swallow and computed tomography. *Gastrointest. Radiol.* 8:119–122.
219. Wong, W. M., K. C. Lai, W. C. Yiu, B. C. Wong, F. L. Chan, and C. L. Lai. 2007. Intestinal tuberculosis mimicking fistulizing Crohn's disease. *J. Gastroenterol. Hepatol.* 22:137–139.
220. World Health Organization. 2009. *2009 Update Tuberculosis Facts.* World Health Organization, Geneva, Switzerland. http://www.who.int/tb/publications/2009/tbfactsheet_2009update_one_page.pdf. Accessed 27 January 2010.
221. World Health Organization. 2009. *Global Tuberculosis Control: a Short Update to the 2009 Report.* World Health Organization, Geneva, Switzerland. http://www.who.int/tb/publications/global_report/2009/update/tbu_9.pdf. Accessed 27 January 2010.
222. World Health Organization. 2007. *Improving the Diagnosis and Treatment of Smear-Negative Pulmonary and Extrapulmonary Tuberculosis among Adults and Adolescents.* World Health Organization, Geneva, Switzerland. http://whqlibdoc.who.int/hq/2007/WHO_HTM_TB_2007.379_eng.pdf. Accessed 27 January 2010.
223. World Health Organization. 2009. *Morbidity Trend Tables United States.* World Health Organization, Geneva, Switzerland. http://www.cdc.gov/tb/statistics/reports/2008/pdf/4_MorbTrend.pdf. Accessed 2 February 2010.
224. Woudstra, M., A. J. van Tilburg, and J. S. Tjen. 1997. Two young Somalians with gastric outlet obstruction as a first manifestation of gastroduodenal tuberculosis. *Eur. J. Gastroenterol. Hepatol.* 9:393–396.
225. Yang, Z., Y. Kong, F. Wilson, B. Foxman, A. H. Fowler, C. F. Marrs, M. D. Cave, and J. H. Bates. 2004. Identification of risk factors for extrapulmonary tuberculosis. *Clin. Infect. Dis.* 38:199–205.
226. Yilmaz, E., A. Balci, S. Sal, and H. Cakmakci. 2003. Tuberculous ileitis in a renal transplant recipient with familial Mediterranean fever: gray-scale and power doppler sonographic findings. *J. Clin. Ultrasound* 31:51–54.
227. Zedtwitz-Liebenstein, K., B. Podesser, M. Peck-Radosavljevic, and W. Graninger. 1999. Intestinal tuberculosis presenting as fever of unknown origin in a heart transplant patient. *Infection* 27:289–290.
228. Zhang, X. F., Y. Lv, W. J. Xue, B. Wang, C. Liu, P. X. Tian, L. Yu, X. Y. Chen, and X. M. Liu. 2008. Mycobacterium tuberculosis infection in solid organ transplant recipients: experience from a single center in China. *Transplant. Proc.* 40:1382–1385.
229. Zhou, Z. Y., and H. S. Luo. 2006. Differential diagnosis between Crohn's disease and intestinal tuberculosis in China. *Int. J. Clin. Pract.* 60:212–214.

Chapter 24

結核性腹膜炎
Tuberculous Peritonitis

- 著：Urvashi Vaid・Gregory C. Kane
- 訳：磯本 晃佑

イントロダクション

腹部臓器への結核感染は途上国において頻度が高いが[10,24,53]，米国やヨーロッパにおいてもしばしば経験される。後天性免疫不全症候群（acquired immunodeficiency syndrome：AIDS）患者や蔓延地域からの移民，旧居留地に住む米国原住民，都市部の貧困層，そして高齢者においては，特にリスクが高い[36,42]。結核の発生率は1953年と2008年〔米国疾病対策センター（Centers for Disease Control and Prevention：CDC）2009〕を比較すると，10万人あたり52.6例から4.2例への減少を認めている（1980年代後半から90年代前半にかけて一時的な増加は認めたが）。しかしながら，興味深いことに，肺外結核の割合は1993年と2008年を比較すると16％から20％へと上昇しており，CDC 2009の報告では，全肺外結核の6.1％を結核性腹膜炎が占めている。結核性腹膜炎の症状・徴候は非特異的であり，手遅れになる前に診断をつけるには，まず強い疑いをもち続けることが必要である。この章では，結核性腹膜炎の疫学，病因，臨床症状，診断的手法，治療について概説する。

疫学

肺外結核の感染巣において，腹部はリンパ節，泌尿生殖器，骨および関節，粟粒結核，髄膜に次いで6番目に多いターゲット臓器である[36]。結核は減少の一途をたどっていたが，AIDSが蔓延した1985～1992年には再興を認めている（CDC 2009）。結核性腹膜炎の132例は1963～1986年に報告されており，これはすべての肺外結核の3.3％を占めている[42]。それ以降，先進国[26]，途上国[24]において症例数は増加傾向にある。最近のデータとして，1993～2008年において，米国における結核性腹膜炎は全肺外結核の6.1％を占めるとの報告がある（CDC 2009）。結核性腹膜炎は20～30代の比較的若年成人に主にみられるが，どの年齢層においても生じうる[13,30,46,57]。いくつかのケースシリーズでは，結核性腹膜炎は小児では生じにくいと報告されている。ある後ろ向き研究では，3つのカリフォルニア州サンディエゴの教育病院において，1980～1993年の間に26例の結核性腹膜炎の報告があり[58]，興味深いことに，*Mycobacterium*が分離された80％において，*M. bovis*がみつかり，残りが*M. tuberculosis*であった。途上国における4つの比較的大きなケースシリーズにおいては，男性と比べ女性が罹患しやすく，症例の57～67％を占めていた[10,24,47,50]。先進国における最近の研究においては，逆に男性のほうが罹患しやすい傾向にあると報告している[13,15,57]。

結核性腹膜炎はいくつかの併存症に伴って進展する。ヒト免疫不全ウイルス（human immunodeficiency virus：HIV）感染者またはAIDS患者の50％において肺外結核症を認めるが，対照的に，非HIV感染者では10～15％のみに留まる[11]。HIV感染の初発症状としての結核性腹膜炎は1992年に初めて報告された[5c]。因果関係は不明であるが，Shakilらにより，アルコール性肝障害が結核性腹膜炎と関連していたという報告がある[51]。この研究においては，結核性腹膜炎の患者の62％においてアルコール性肝障害がみられている。あるケースシリーズでは，米国原住民のおよそ4分の3はアルコール多飲者であるとされている[35]。そのほか，連続携行式腹膜透析（continuous ambulatory peritoneal dialysis：CAPD）を施行している末期腎不全患者も高リスク群である[56]。あるケースシリーズにおいては，1994～2000年において790人の腹膜透析患者のうち14人に，結核性腹膜炎を生じたとの報告がある[33]。その他のリスク因子としては，糖尿病や担がん患者，副腎皮質ステロイド常用者，その他の免疫抑制剤の使用，などが挙げられる[1,11,42,50]。

病因

結核性腹膜炎の発症様式は先行する肺感染から血行性に腸間膜リンパ節に伝播し，腹膜の潜在感染巣の再活性化が生じることによると思われている。隣接するリンパ節からの波及や回盲部結核からの直接的な伝播のほか，腸管粘膜から腸間膜リンパ節へのPeyer斑の通過による感染ルートも可能性がある[27,42,49]。泌尿生殖器（卵管）からの直接的な伝播や，現在活動性のある肺病変や粟粒結核からの血行性感染は，比較的少ないが生じうる[41,46]。腹部結核症の患者の15～20％において，活動性肺病変があるとの報告がある[4,34]。病原体は基本的には*M. tuberculosis*であるが，低温殺菌されていない牛乳摂取を介しての，*M. bovis*による腹部結核症が報告されている[55,58]。

臨床症状

結核性腹膜炎は亜急性の経過をたどる緩徐に進行する病気であり，診断に至るまでに平均数週間から数か月かかる[24]。いくつ

のケースシリーズにおいて報告された2大症状は，腹痛（31〜94％）と発熱（45〜100％）である[13,15,17,46,57]。その他の全身症状として，体重減少，全身倦怠感，食欲不振が，結核性腹膜炎において他の腹部結核と比べ目立っている[27]。下痢症状は一般的ではないが，5分の1の患者で生じうるとの報告もある[46]。比較的珍しいが，咳や喀血といった肺結核の併存もみられることがある。

身体所見としては，腹水（73％），腹部圧痛（47.7％）がよくみられる[17,46]。古典的な「たるんだ」腹壁の所見はまれである（5〜13％）。結核性腹膜炎は腹水貯留を特徴とした「湿潤型」と，癒着性の腸管ループによる腹部腫瘤を特徴とした「可塑もしくは線維癒着型」に大別される[41]。手掌紅斑，くも状血管腫，腹壁の静脈怒張など慢性肝疾患の症状がないことは，結核性腹膜炎の臨床的疑いを強くする。

ツベルクリン反応（ツ反）は約50％の患者において陽性になりうる[1,15,32,34,51]。軽度から中等度の正球性正色素性貧血が一般的であり，血沈は全般に亢進する[46]。胸部X線写真は19〜83％の患者で異常を指摘されており，Chowらは，活動性もしくは治癒後の肺結核を3分の1の症例で認めたと報告している[15]。

腹水の性状は，小麦色でリンパ球優位の滲出液であり，血清腹水アルブミン勾配（serum-ascitic albumin gradient：SAAG）は1.1未満で，蛋白濃度は＞2.5〜3.0 g/dLである[41,46]。細胞数は500〜1,500/mm^{3}であり，リンパ球優位である（40〜92％）[15,46]が，腎不全患者においては例外的に好中球優位である[14,33]。腹水の性状が血性，乳び様，膿性であり，白血球が10個しかない症例も報告がある[6,26]。表24-1で，結核性腹膜炎の古典的な症状と血液検査についてまとめた。

表24-1 結核性腹膜炎の臨床症状，血液検査[a]

特徴形態	臨床症状	頻度または感度（％）[b]
臨床症状		
全身症状		
	発熱	59
	体重減少	61
腹部症状		
	腹痛	64.5
	下痢	最大21
徴候		
	圧痛	47.7
	腹水	73
	腹部腫瘤	6〜40
血液検査		
	精製ツベルクリン蛋白皮膚試験陽性	38
	胸部X線写真異常	19〜83
腹水		
	蛋白＞3 g％	84〜100
	リンパ球優位	68
	ADA	最大100
	抗酸菌染色	3
	抗酸菌培養	35
	インターフェロンγアッセイ	93

[a] 複数の研究からの推定に基づく[1,4,6,10,16,19,32,34,43,46,48,51,53]
[b] 臨床症状の場合は頻度，検査の場合は感度を示す。
ADA＝アデノシンデアミナーゼ

診断

結核性腹膜炎の診断には強い疑いをもち続けることが必要である。疑うための高度な指標が必要とされる。確定診断には，顕微鏡的な病原体の確認や，病理学的な裏づけが必要とされる。ゴールドスタンダードは腹腔鏡下もしくは腹膜生検である[16,46,47]。

腹部エコーにおいては，結核性腹膜炎は腹水（隔壁を伴うもの，伴わないものを含め，30〜100％）[3,23]を認め，フィブリンによる多数の細かいエコー原性の組織片（debris）[40]や，腹膜の肥厚[8]を認めることがある。腹部コンピュータ断層撮影（computed tomography：CT）は，腹壁の肥厚や腹部リンパ節腫脹の検出に優れる[18,52]。また，腹部エコー，CTは腹水穿刺や腹膜生検の際にガイドとして有用である。CTでの所見（腸間膜結節，腹膜肥厚，中心低濃度を伴うリンパ節腫脹，脾臓病変，石灰化）を総合的に評価することは，結核性腹膜炎と腹膜がん腫症を見分けるのに有用である[22,45]。

腹水穿刺と抗酸菌染色と培養による細菌学的な検査は，結核性腹膜炎の診断の第1段階である。抗酸菌染色および培養は原因菌の同定には著しく感度が低いことで知られている（抗酸菌染色3％[1,46]，抗酸菌培養35％[46]）。培養する腹水の量を増やすことにより感度は上昇するかもしれない。Singhらは，1 Lの腹水培養の陽性率は83％であったと報告している[53]。結核菌は従来の培地では発育に4〜8週間かかるため，診断が遅れることがしばしばである。培養手段としてBACTEC™システムを利用すれば，2週間にまで短縮することが可能である。

腹腔鏡により，腹膜所見の確認だけでなく，生検による細菌学的，病理組織学的な確認も可能となる。腹腔鏡および生検により，85〜90％の症例で，結核性腹膜炎の診断を確定できる[9,34,47,59]。腹腔鏡の所見は3つのタイプに分類される：(1)白色調の粟粒結節の散在を伴う腹膜肥厚および腹水貯留（66％），(2)癒着を伴う腹膜肥厚と腹水（21％），(3)黄色調の結節とチーズ様物質を伴う腹膜の著明な肥厚と線維性癒着を認めるもの（13％）[9]。SanaiとBzeiziは11の研究，計402人の患者において，腹腔鏡検査は感度93％，特異度98％であった，と報告している[46]。腹腔鏡の合併症としては，腸管穿孔，出血，感染，死亡があるがまれであり，3％未満であった。合併症は線維性癒着を伴うタイプに多かった[37,46]。腹腔鏡的な腹膜生検は組織学的，細菌学的な確認のために，可能であ

る限り施行すべきである。生検は腹腔鏡による観察と同程度の感度をもつ[41]。

最近になって，結核性腹膜炎の検出において非侵襲的な検査が利用可能になった。Riquelmeらによるメタ解析において，腹水のアデノシンデアミナーゼ（adenosine deaminase：ADA）値の検出は，36～40 IU/L をカットオフ値とした場合，感度100％，特異度97％であったと報告されている[43]。同様に，腹水のインターフェロンγの高値は同程度の検出力であった[31, 48]。

結核性腹膜炎の鑑別診断は，腹水と肉芽腫性腹膜炎の鑑別診断に準じる。最初の臨床症状からは，腹膜がん腫症，卵巣がんなどの悪性腫瘍が疑われる。興味深いことに，CA-125は結核性腹膜炎患者においても上昇することがある[12, 38]。また，悪性腫瘍に伴う腹水は血性滲出液を伴う。肝硬変に伴う腹水と特発性細菌性腹膜炎（spontaneous bacterial peritonitis：SBP）も忘れてはいけない鑑別疾患である。SBPの臨床症状は急性の経過であることが多く，腹水検査により診断がつく（好中球数>250，もしくはグラム染色や培養による菌体の検出）。

肉芽腫性腹膜炎の組織病理所見は，必ずしも結核菌によるものを意味しない。鑑別としては，手術用手袋による starch 腹膜炎，腹膜サルコイド，CAPD患者の非結核性抗酸菌性腹膜炎などである[7, 21, 25, 29, 39, 44, 60]。これらの症例においては細菌学的な確認が必須である。

治療

結核性腹膜炎の治療の第1選択は抗菌薬である。抗結核薬のレジメンは肺結核と全く同様である[5]（Chapter 7 を参照）。副腎皮質ステロイド製剤の役割はいまだはっきりしておらず，経験的なデータも不足している[20]。Singhらは，23人の結核性腹膜炎において，ステロイド治療を受けた群では線維性癒着がなく，ステロイド治療を受けていない群において4例の線維性癒着を認めたと報告している[53]。抗菌薬治療の開始の遅れは，重症化，また死亡率上昇にもつながる[2]。あるケースシリーズでは，診断前精査中に80％以上の患者が臨床的に悪化し，総死亡率は35％と報告されている[15]。手術介入に関しては，癒着や腸管穿孔，腸管閉塞，瘻孔形成，膿瘍形成，出血などを含む炎症が生じた際に考慮される[28, 41]。

結論

米国において結核性腹膜炎は比較的まれであるが，AIDS患者，肝硬変患者，CAPD患者，最近の移民者，免疫抑制患者などの高リスク群において報告され続けている。この疾患の診断には強い疑いをもち続けることが必要であり，リンパ球優位かつSAAG<1.1 mg/dLの腹水貯留の鑑別の際に必ず考慮する必要がある。細菌学的，病理学的な確認がいまだ診断のゴールドスタンダードである。腹水培養は感度が低いが，腹腔鏡による生検や組織培養は

診断に有用である。新たな検査として，ADA値，インターフェロンγ値の測定が挙げられる。腹部超音波検査とCTは腹水穿刺や生検のガイドとして有用である。薬剤耐性結核菌によるものを除けば，抗結核薬は6か月間の投与で十分である。ステロイド製剤の役割はいまだ結論は出ていない。手術介入は，腸管穿孔，癒着に伴う腸管閉塞，瘻孔形成や出血などの合併症が生じた際に考慮する。

◎ 文献 ◎

1. Aguado, J. M., F. Pons, F. Casafont, G. San Miguel, and R. Valle. 1990. Tuberculous peritonitis: a study comparing cirrhotic and noncirrhotic patients. *J. Clin. Gastroenterol.* **12**: 550–554.
2. Ahmad, M., and A. Ahmed. 1999. Tuberculous peritonitis: fatality associated with delayed diagnosis. *South. Med. J.* **92**: 406–408.
3. Akhan, O., F. B. Demirkazik, A. Demirkazik, N. Gulekon, M. Eryilmaz, M. Unsal, and A. Besim. 1990. Tuberculous peritonitis: ultrasonic diagnosis. *J. Clin. Ultrasound* **18**:711–714.
4. al Karawi, M. A., A. E. Mohamed, M. I. Yasawy, D. Y. Graham, S. Shariq, A. M. Ahmed, A. al Jumah, and Z. Ghandour. 1995. Protean manifestation of gastrointestinal tuberculosis: report on 130 patients. *J. Clin. Gastroenterol.* **20**:225–232.
5. American Review of Respiratory Disease. 1986. American Thoracic Society. Treatment of tuberculosis and tuberculosis infection in adults and children. *Am. Rev. Respir. Dis.* **134**: 355–363.
6. Bastani, B., M. R. Shariatzadeh, and F. Dehdashti. 1985. Tuberculous peritonitis--report of 30 cases and review of the literature. *Q. J. Med.* **56**:549–557.
7. Bates, B. 1965. Granulomatous peritonitis secondary to corn starch. *Ann. Intern. Med.* **62**:335–347.
8. Batra, A., M. S. Gulati, D. Sarma, and S. B. Paul. 2000. Sonographic appearances in abdominal tuberculosis. *J. Clin. Ultrasound* **28**:233–245.
9. Bhargava, D. K., Shriniwas, P. Chopra, S. Nijhawan, S. Dasarathy, and A. K. Kushwaha. 1992. Peritoneal tuberculosis: laparoscopic patterns and its diagnostic accuracy. *Am. J. Gastroenterol.* **87**:109–112.
10. Borhanmanesh, F., K. Hekmat, K. Vaezzadeh, and H. R. Rezai. 1972. Tuberculous peritonitis. Prospective study of 32 cases in Iran. *Ann. Intern. Med.* **76**:567–572.
11. Braun, M. M., R. H. Byers, W. L. Heyward, C. A. Ciesielski, A. B. Bloch, R. L. Berkelman, and D. E. Snider. 1990. Acquired immunodeficiency syndrome and extrapulmonary tuberculosis in the United States. *Arch. Intern. Med.* **150**:1913–1916.
12. Candocia, S. A., and G. Y. Locker. 1993. Elevated serum CA 125 secondary to tuberculous peritonitis. *Cancer* **72**:2016–2018.
13. Chen, H. L., M. S. Wu, W. H. Chang, S. C. Shih, H. Chi, and M. J. Bair. 2009. Abdominal tuberculosis in southeastern Taiwan: 20 years of experience. *J. Formos. Med. Assoc.* **108**:195–201.
14. Cheng, I. K., P. C. Chan, and M. K. Chan. 1989. Tuberculous peritonitis complicating long-term peritoneal dialysis. Report of 5 cases and review of the literature. *Am. J. Nephrol.* **9**:155–161.
15. Chow, K. M., V. C. Chow, L. C. Hung, S. M. Wong, and C. C.

Szeto. 2002. Tuberculous peritonitis-associated mortality is high among patients waiting for the results of mycobacterial cultures of ascitic fluid samples. *Clin. Infect. Dis.* **35**:409–413.
16. Chow, K. M., V. C. Chow, and C. C. Szeto. 2003. Indication for peritoneal biopsy in tuberculous peritonitis. *Am. J. Surg.* **185**:567–573.
17. Demir, K., A. Okten, S. Kaymakoglu, D. Dincer, F. Besisik, U. Cevikbas, S. Ozdil, G. Bostas, Z. Mungan, and Y. Cakaloglu. 2001. Tuberculous peritonitis--reports of 26 cases, detailing diagnostic and therapeutic problems. *Eur. J. Gastroenterol. Hepatol.* **13**:581–585.
18. Denton, T., and J. Hossain. 1993. A radiological study of abdominal tuberculosis in a Saudi population with special reference to ultrasound and computed tomography. *Clin. Radiol.* **47**:409–414.
19. Dineen, P., W. P. Homan, and W. R. Grafe. 1976. Tuberculous peritonitis: 43 years' experience in diagnosis and treatment. *Ann. Surg.* **184**:717–722.
20. Dooley, D. P., J. L. Carpenter, and S. Rademacher. 1997. Adjunctive corticosteroid therapy for tuberculosis: a critical reappraisal of the literature. *Clin. Infect. Dis.* **25**:872–887.
21. Falcone, E. L., A. Alam, and N. Tangri. 2008. Mycobacterium avium complex-associated peritonitis in a patient on continuous ambulatory peritoneal dialysis. *Clin. Nephrol.* **69**:387–390.
22. Ha, H. K., J. I. Jung, M. S. Lee, B. G. Choi, M. G. Lee, Y. H. Kim, P. N. Kim, and Y. H. Auh. 1996. CT differentiation of tuberculous peritonitis and peritoneal carcinomatosis. *AJR Am. J. Roentgenol.* **167**:743–748.
23. Hulnick, D. H., A. J. Megibow, D. P. Naidich, S. Hilton, K. C. Cho, and E. J. Balthazar. 1985. Abdominal tuberculosis: CT evaluation. *Radiology* **157**:199–204.
24. Ihekwaba, F. N. 1993. Abdominal tuberculosis: a study of 881 cases. *J. R. Coll. Surg. Edinb.* **38**:293–295.
25. Iyer, S., K. Afshar, and O. P. Sharma. 2008. Peritoneal and pleural sarcoidosis: an unusual association - review and clinical report. *Curr. Opin. Pulm. Med.* **14**:481–487.
26. Jayanthi, V., C. S. Probert, K. S. Sher, A. C. Wicks, and J. F. Mayberry. 1993. The renaissance of abdominal tuberculosis. *Dig. Dis.* **11**:36–44.
27. Kapoor, V. K. 1998. Abdominal tuberculosis. *Postgrad. Med. J.* **74**:459–467.
28. Khan, A. R., L. M. Morris, S. G. Keswani, I. R. Khan, L. Le, W. C. Lee, and J. P. Hunt. 2009. Tuberculous peritonitis: a surgical dilemma. *South. Med. J.* **102**:94–95.
29. Klink, B., and C. J. Boynton. 1990. Starch peritonitis. A case report and clinicopathologic review. *Am. Surg.* **56**:672–674.
30. Lazarus, A. A., and B. Thilagar. 2007. Abdominal tuberculosis. *Dis. Mon.* **53**:32–38.
31. Liao, C. H., C. H. Chou, C. C. Lai, Y. T. Huang, C. K. Tan, H. L. Hsu, and P. R. Hsueh. 2009. Diagnostic performance of an enzyme-linked immunospot assay for interferon-gamma in extrapulmonary tuberculosis varies between different sites of disease. *J. Infect.* **59**:402–408.
32. Lisehora, G. B., C. C. Peters, Y. T. Lee, and P. J. Barcia. 1996. Tuberculous peritonitis--do not miss it. *Dis. Colon Rectum* **39**:394–399.
33. Lui, S. L., S. Tang, F. K. Li, B. Y. Choy, T. M. Chan, W. K. Lo, and K. N. Lai. 2001. Tuberculosis infection in Chinese patients undergoing continuous ambulatory peritoneal dialysis. *Am. J. Kidney Dis.* **38**:1055–1060.
34. Manohar, A., A. E. Simjee, A. A. Haffejee, and K. E. Pettengell. 1990. Symptoms and investigative findings in 145 patients with tuberculous peritonitis diagnosed by peritoneoscopy and biopsy over a five year period. *Gut* **31**:1130–1132.
35. Marrie, T. J., and E. S. Hershfield. 1978. Tuberculous peritonitis in Manitoba. *Can. J. Surg.* **21**:533–536.
36. Mehta, J. B., A. Dutt, L. Harvill, and K. M. Mathews. 1991. Epidemiology of extrapulmonary tuberculosis. A comparative analysis with pre-AIDS era. *Chest* **99**:1134–1138.
37. Mimica, M. 1992. Usefulness and limitations of laparoscopy in the diagnosis of tuberculous peritonitis. *Endoscopy* **24**:588–591.
38. O'Riordan, D. K., A. Deery, A. Dorman, and O. E. Epstein. 1995. Increased CA 125 in a patient with tuberculous peritonitis: case report and review of published works. *Gut* **36**:303–305.
39. Perazella, M., T. Eisen, and E. Brown. 1993. Peritonitis associated with disseminated *Mycobacterium avium* complex in an acquired immunodeficiency syndrome patient on chronic ambulatory peritoneal dialysis. *Am. J. Kidney Dis.* **21**:319–321.
40. Pereira, J. M., A. J. Madureira, A. Vieira, and I. Ramos. 2005. Abdominal tuberculosis: imaging features. *Eur. J. Radiol.* **55**:173–180.
41. Rasheed, S., R. Zinicola, D. Watson, A. Bajwa, and P. J. McDonald. 2007. Intra-abdominal and gastrointestinal tuberculosis. *Colorectal Dis.* **9**:773–783.
42. Rieder, H. L., G. M. Cauthen, G. D. Kelly, A. B. Bloch, and D. E. Snider, Jr. 1989. Tuberculosis in the United States. *JAMA* **262**:385–389.
43. Riquelme, A., M. Calvo, F. Salech, S. Valderrama, A. Pattillo, M. Arellano, M. Arrese, A. Soza, P. Viviani, and L. M. Letelier. 2006. Value of adenosine deaminase (ADA) in ascitic fluid for the diagnosis of tuberculous peritonitis: a meta-analysis. *J. Clin. Gastroenterol.* **40**:705–710.
44. Robinson, E. K., and R. W. Ernst. 1954. Boeck's sarcoid of the peritoneal cavity; a case report. *Surgery* **36**:986–991.
45. Rodriguez, E., and F. Pombo. 1996. Peritoneal tuberculosis versus peritoneal carcinomatosis: distinction based on CT findings. *J. Comput. Assist. Tomogr.* **20**:269–272.
46. Sanai, F. M., and K. I. Bzeizi. 2005. Systematic review: tuberculous peritonitis--presenting features, diagnostic strategies and treatment. *Aliment. Pharmacol. Ther.* **22**:685–700.
47. Sandikci, M. U., S. Colakoglu, Y. Ergun, S. Unal, H. Akkiz, S. Sandikci, and S. Zorludemir. 1992. Presentation and role of peritoneoscopy in the diagnosis of tuberculous peritonitis. *J. Gastroenterol. Hepatol.* **7**:298–301.
48. Sathar, M. A., A. E. Simjee, Y. M. Coovadia, P. N. Soni, S. A. Moola, B. Insam, and F. Makumbi. 1995. Ascitic fluid gamma interferon concentrations and adenosine deaminase activity in tuberculous peritonitis. *Gut* **36**:419–421.
49. Scully, R. E., E. J. Mark, W. F. McNeely, S. H. Ebeling, and L. D. Phillips. 1998. Case records of the Massachusetts General Hospital. Weekly clinicopathological exercises. Case 3-1998. A 31-year-old woman with a pleural effusion, ascites, and persistent fever spikes. *N. Engl. J. Med.* **338**:248–254.
50. Senn, L., T Kovacsovics, P. E. Tarr, and P. Meylan. 2009. Peritoneal tuberculosis after imatinib therapy. *Arch. Intern. Med.* **169**:312–313.
51. Shakil, A. O., J. Korula, G. C. Kanel, N. G. Murray, and T. B. Reynolds. 1996. Diagnostic features of tuberculous peritonitis

in the absence and presence of chronic liver disease: a case control study. *Am. J. Med.* **100:**179–185.
52. **Sheikh, M., F. Abu-Zidan, M. al-Hilaly, and A. Behbehani.** 1995. Abdominal tuberculosis: comparison of sonography and computed tomography. *J. Clin. Ultrasound* **23:**413–417.
53. **Singh, M. M., A. N. Bhargava, and K. P. Jain.** 1969. Tuberculous peritonitis. An evaluation of pathogenetic mechanisms, diagnostic procedures and therapeutic measures. *N. Engl. J. Med.* **281:**1091–1094.
54. **Soubani, A. O., and A. E. Glatt.** 1992. Tuberculous peritonitis as an initial manifestation of HIV infection. *N. Y. State J. Med.* **92:**269–270.
55. **Stout, J. E., C. W. Woods, A. A. Alvarez, A. Berchuck, and C. Dukes Hamilton.** 2001. Mycobacterium bovis peritonitis mimicking ovarian cancer in a young woman. *Clin. Infect. Dis.* **33:**E14–E16.
56. **Talwani, R., and J. A. Horvath.** 2000. Tuberculous peritonitis in patients undergoing continuous ambulatory peritoneal dialysis: case report and review. *Clin. Infect. Dis.* **31:**70–75.
57. **Tan, K. K., K. Chen, and R. Sim.** 2009. The spectrum of abdominal tuberculosis in a developed country: a single institution's experience over 7 years. *J. Gastrointest. Surg.* **13:**142–147.
58. **Veeragandham, R. S., F. P. Lynch, T. G. Canty, D. L. Collins, and W. M. Danker.** 1996. Abdominal tuberculosis in children: review of 26 cases. *J. Pediatr. Surg.* **31:**170–175.
59. **Wolfe, J. H., A. R. Behn, and B. T. Jackson.** 1979. Tuberculous peritonitis and role of diagnostic laparoscopy. *Lancet* **i:**852–853.
60. **Wong, M., and S. W. Rosen.** 1962. Ascites in sarcoidosis due to peritoneal involvement. *Ann. Intern. Med.* **57:**277–280.

Chapter 25

肝臓，胆道，膵臓の結核
Tuberculosis of the Liver, Biliary Tract, and Pancreas

- 著：Thomas H. Taylor・Dalia Ibrahim・James H. Lewis
- 訳：北薗 英隆

肝胆結核の歴史

Mycobacterium tuberculosis の感染患者における肝臓の病変は，100 年以上前に報告されている。最も早期の報告の 1 つは，1836 年の Thomas Addison により Guy's Hospital Reports で出版されている[292]。剖検での研究は 19 世紀後半から 20 世紀前半，病理解剖学が大きな関心を集めた時代に行われ，結核で死亡した患者の肝臓からの肉芽腫やその他のさまざまな病変を記述している[226, 236, 288, 292]。Gillman と Gillman による報告[96]とそれに続く他多数の報告[83, 141]では，肝臓の針生検が結核病変を証明するのに有用であることが示され，この手技は結核の診断に重要な手段となった。特に，肺病変が明らかでない特発性粟粒結核の症例において重要であった[166]。過去には，肝胆結核の単独病変の報告はまれであったが[99, 108]，多くの詳細なレビューが，結核の臨床的スペクトラムにおいて，依然重要であることを示している[8, 30, 77, 165, 199]。

後天性免疫不全症候群（acquired immunodeficiency syndrome：AIDS）流行の出現，ホームレスの増加，途上国からの移民の増加により，減少していた結核の新規発生率が 1984～1994 年に上昇し始めた[270]。AIDS と結核の患者の 3 分の 2 が肺外結核である[42, 266]。Gordon Snider により述べられた結核の新規発生率は莫大である。20 世紀末までに 800 万近くの新規発生があったと推定され，その多くはヒト免疫不全ウイルス（human immunodeficiency virus：HIV）感染に伴って起きていた。非定型抗酸菌，特に，M. avium complex（MAC）は，AIDS の経過において，特に肝病変に関して，重要な病原体であり続けている[119, 130]。

この章では，肝臓と膵胆道の結核と非定型抗酸菌症の臨床，生化学，組織病理的領域とともに，抗結核薬治療によって起こる肝毒性もレビューする。HIV に合併しない古典的 M. tuberculosis 感染について先に述べ，それから，HIV と AIDS とその他の免疫不全者（肝移植レシピエントなど）における結核について述べる。

肝胆膵結核のスペクトラム

肝臓はすべての型の結核（肺，肺外，粟粒）で病変を起こしうる。加えて，肝臓または胆道に限定した感染は，特に結核流行地では，一定の頻度でみられている。さまざまな肝病変が記述されている（表 25-1）。これらには，結核に通常伴っていると長年知られている病変（すなわち，肉芽腫，クッパー細胞過形成，類洞浸潤，乾酪壊死，脂肪変性）もあれば，あまりみられないような肝紫斑病やアミロイドーシスもある。結核に伴う他の病変として問題となるのは，治療で使われる薬の副作用によるものである。第二次世界大戦後の効果的な結核治療の出現に伴い，結核のパターンと予後は，後述するように驚くべき変化を遂げた[133, 187]。

表 25-1 肝胆結核の組織病理学的スペクトラム

肉芽腫
肉芽腫性肝炎
結核腫
乾酪壊死
結核性膿瘍
胆管炎
胆囊炎
膵炎
劇症肝不全
非特異的変化
    脂肪変性
    局所壊死
    クッパー細胞過形成
    類洞炎症
    遊離好酸小体
    門脈線維化
    巨大肝細胞
    アミロイドーシス
    グリコーゲン化した核
    肝紫斑病
偶発的な病変
    アルコール性肝疾患および肝硬変
    ウイルス性肝炎
    結節性再生過形成
    ヘモジデリン沈着
抗結核薬治療による肝毒性
    BCG による肉芽腫性肝炎
    薬剤性肝炎〔イソニアジド，パラアミノサリチル酸（PAS），リファンピシン，ピラジナミド〕
    薬剤性線維化（ストレプトマイシン）

肝病変のエビデンス

肉芽腫
◎ 頻度 ◎

結核患者の生検検体での肝肉芽腫（結節）の報告されている頻度は，検査された症例の0〜100%まで幅がある（表25-2，表25-3）。肺結核は粟粒結核よりも肝病変の頻度は少なく，肺結核では平均でおよそ20%だが，肺外結核または粟粒結核では68%である。肺結核の患者において肝病変は末期の患者にしかみられない，と示唆されたことがある。これはTorrey[288]とMatherら[171]の観察研究での，ほかの原因で死亡する活動性肺結核の剖検検体で肉芽腫がみつかることはないことに基づく見解である。確かに，肝生検を使用したほとんどの報告では，肺結核患者において粟粒結核に比べてはるかに染色（図25-4）または培養の陽性が少ない。肺結核患者での菌発見率は，いくつかの大きい報告での0%から，その他のものでは20%近くまでに及んでいる（表25-4）。粟粒結核患者では，菌が証明されるのは20〜50%に及んでいる（表25-4，表25-5）。抗酸菌が塗抹で認められることは，通常は乾酪壊死の存在と関連している[77,144]。乾酪は抗酸菌の急性播種が圧倒的である結果起こると考えられている。したがって，それは粟粒病変の症例でより頻繁に存在する。

非粟粒結核の肝肉芽腫において乾酪が比較的まれであるのは，おそらく，抗酸菌（acid-fast bacilli：AFB）を検出することが難しいからであろう。それにもかかわらず，AlexanderとGalambosら[6]は，肺結核（±肝肉芽腫）の患者11人中2人の肝臓から抗酸菌を同定した。また彼らは，粟粒結核において，肝肉芽腫を伴う67症例中53人で塗抹と培養で菌を証明した。彼らの報告では，肝生検は粟粒結核の患者の82.5%で初めて形態学的な結核の証拠を，52.5%で初めて細菌学的な結核の証拠を示した。それらの患者の45%で，陽性肝生検所見が全身性肉芽腫病変の唯一の検査的証拠であった。肉芽腫は病気を生き抜いた患者の相当な割合で証明されている。報告されている頻度に大きくばらつきがあるのは，肉芽腫をどれほど厳密に探しにいくかの差であるとされてい

表25-2 肺結核における生検での肝肉芽腫の頻度

著者（文献）	年	患者数	肉芽腫の%
Van Buchem[295]	1949	9	0
Klatskin と Yesner[141]	1950	8	25
Seife ら[247]	1951	70	13
Finkh ら[83]	1953	25[a]	8
Ban[21]	1955	59	20
Haex と Van Beek[110]	1955	45	93
Mather ら[171]	1955	34	3
Von Oldershausen ら[298]	1955	248	19
Arora ら[14]	1956	50[b]	12
Buckingham ら[38]	1956	13	15
Salib ら[232]	1961	39	0
Bowry ら[35]	1970	32	25
Abdel-Dayem ら[2]	1997	29	45

[a] 抗結核薬投与。
[b] 肺結核と肺外結核の両者含む。

表25-3 肺外，肝局所，粟粒結核における生検での肝肉芽腫の頻度

著者（文献）	年	患者数	肉芽腫の%	結核の型
Haex と Van Beek[110]	1955	189	93	肺外
Arora ら[14]	1956	50	12	肺外
Buckingham ら[38]	1956	22	40	肺外
Korn ら[144]	1959	30	80	肺外
Bowry ら[35]	1970	5	80	肺外
Klatskin と Yesner[141]	1950	4	100	粟粒
Mather ら[171]	1955	22	68	粟粒と髄膜
Von Oldershausen ら[298]	1955	93	25.3	粟粒
Biehl[33]	1958	7	100	粟粒
Munt[187]	1971	9	67	粟粒
Gelb ら[94]	1973	38	81.6	粟粒
Alvarez と Carpio[8]	1983	130	100	肝胆局所
Essop ら[77]	1984	96	96	肝胆局所
Palmer ら[203]	1985	90	9	腹部-腹膜
Maharaj ら[165]	1987	41	88	肝局所
al-Karawi ら[7]	1995	130	14.6	腹部局所
Lundstedt ら[164]	1996	112	10	腹部局所
Sinha ら[263]	2003	143	102	肺外

表 25-4 肺結核における肝臓での抗酸菌検出

著者(文献)	年	乾酪性肉芽腫の%	チール・ニールセン染色陽性率(%)	培養陽性率(%)
Seife ら[247]	1951	13(70 分の 9)	0	
Buckingham ら[38]	1956	23(128 分の 29)		
Guckian と Perry[106]	1966	29(31 分の 9)	13(31 分の 4)	
Bowry ら[35]	1970	0(32 分の 0)		
Gelb ら[94]	1970	37(38 分の 14)		
Munt[187]	1971	50(6 分の 3)		
Alexander と Galambos[6]	1973	20 の大多数	18(11 分の 2)	0(10 分の 0)

表 25-5 肝局所と粟粒結核における肝生検での乾酪性肉芽腫

著者(文献)	年	肉芽腫をもつ患者数	乾酪性肉芽腫の患者数(%)	抗酸菌塗抹または培養の陽性数または%
Korn ら[144]	1959	6	6(100)	9 分の 2
Klatskin と Yesner[141]	1950	4	3(75)	3 分の 1
Munt[187]	1971	9	3(33)	3 分の 3
Gelb ら[94]	1973	38	14(37)	1 分の 1
Biehl[33]	1958	7	7(100)	なし
Hersch[114]	1964	200	114 分の 86(75)　剖検時	6 分の 5　剖検時, 29 分の 6　剖検時
Guckian と Perry[106]	1966	34 分の 33	34 分の 30(88)	1 件の培養陽性結核
Alexander と Galambos[6]	1973	39	39 のほとんど	61%
Alvarez と Carpio[8a]	1983	130	97(75)	30 分の 2
Essop ら[76]	1984	92	77(83)	9%
Palmer ら[203]	1985	8	0	8 分の 1
Maharaj ら[165]	1987	36	(52)	59%
Huang ら[123]	2003	5	4	1

る。たとえば，Haex と Van Beek[110] により報告された 93％ もの頻度はそれぞれの生検検体から 100 切片以上も調べ，また「類上皮細胞様準結節」も肉芽腫に含めてしまったためであるようだ。Ymaguchi と Braunstein により示された蛍光染色手技により，肝肉芽腫の感度が上がっている[307]。いくつかの報告において過去に抗結核薬治療を受けた患者を含んだこと[83] により，一方で，肉芽腫の頻度は実際よりも低く推定されているかもしれない。治療が成功したら，数か月内に全身性肉芽腫が完全に消失することもあるからだ[77,198,265,314]。

◎ 肉芽腫の特徴 ◎

結核性肉芽腫を構成するのは，単核(類上皮)細胞と，それを囲むリンパ球±ランゲルハンス多核巨細胞である(図 25-1 と図 25-2)。それらのサイズは，0.05 mm の微小肉芽腫[104] から 12 cm の結核腫[314] までみられるが，一般的には，1～2 mm の径である。結節の中心壊死が時に起こる。その特徴は粒状でチーズ様であり，それから「乾酪」の名がついた。乾酪性肉芽腫(図 25-3 と図 25-4)は粟粒結核では，他の病型よりも，一定した割合で発生する[156](表 25-5)。結核性肉芽腫が，破壊されないものを囲んでしまう働きの，異物肉芽腫と似た形で発生するという概念は，現在著しく変わってきている[60]。結核の肉芽腫形成と機能の動力学は，Egen ら[73] による最近の研究で光を当てられた。彼らは，げっ歯類宿主において抗酸菌感染のライブ映像を撮影した。これらの研究者は in vivo の肝臓を使用して，次のことを示した：血液由来の M. bovis BCG(bacillus Calmette-Guérin)がすみやかにクッパー細胞に貪食され，その場所にほかのマクロファージを勧誘すること；また，クッパー細胞は T リンパ球を引きつけ，もともと感染したクッパー細胞，その他のマクロファージ，肉芽腫内を動き回るような可動性 T 細胞との集合体を形成すること。これらの抗酸菌の封じ込めと脱出にかかわる先天性と後天性免疫応答の臨床的意義は，現在研究中の事項である[60]。

非特異的肝病変

肝肉芽腫以外の組織学的異常は，肺・肺外・粟粒結核に高頻度でみられる(表 25-6)。約 75％ の肺結核患者では，1 つ以上の非特異的病変，たとえば，クッパー細胞過形成，類洞の炎症または拡張，

Ⅱ　臨床症候群

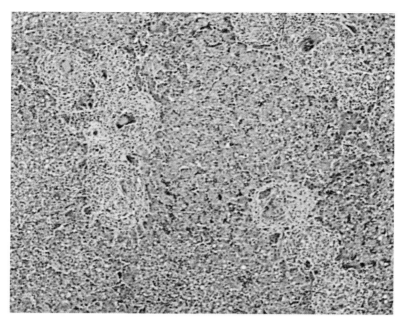

図 25-1　粟粒結核の乳児の肝臓の低倍率顕微鏡写真で多数の肉芽腫を呈している。重度の栄養失調による中等度脂肪変性もみられる。
K. G. Ishak のご厚意による。

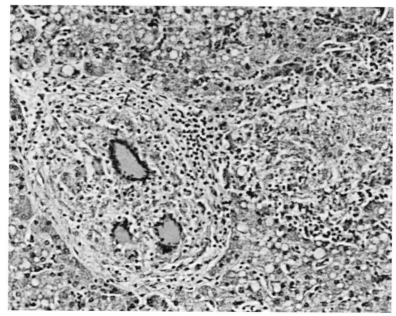

図 25-2　図 25-1 の肝臓からの分画　2 つの非乾酪性肝肉芽腫で，1 つはランゲルハンス巨細胞。
K. G. Ishak のご厚意による。

脂肪変性，局所壊死，門脈周囲線維化，好酸小体，アミロイドーシス[35]，肝紫斑病までも[77] 認めうる。粟粒結核においては，そのような変化は注目を受けることは少ないが，Buckingham ら[38] は，「非特異的反応性肝炎」（たとえば，局所とびまん性の変性，クッパー細胞過形成，門脈と門脈周囲の細胞浸潤）を 32 人の粟粒結核患者の 45％に認めた。

クッパー細胞過形成は，付属の類洞への星状放射を伴い，「細網性」または「組織球性」の結節とさまざまな名前で呼ばれてきた。これらの細胞は丸い形をしており，微小肉芽腫の形成における早期病変に存在すると考えられている[144]。結核の病原性には関与しないが，それらは肺結核患者の 80〜91％で報告されている[231,238]。

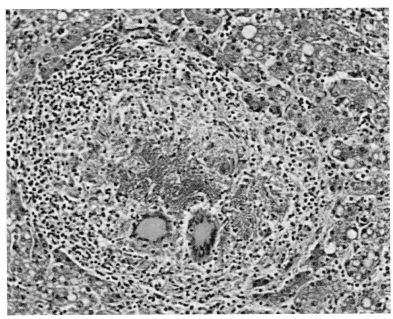

図 25-3 中心乾酪壊死を呈す図 25-1 の肉芽腫の拡大像
K. G. Ishak のご厚意による。

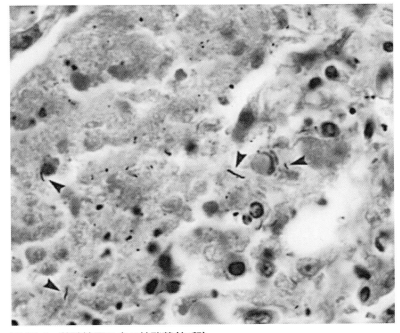

図 25-4 乾酪壊死の中の抗酸菌（矢印）
K. G. Ishak のご厚意による。

類洞のリンパ球浸潤は，Bowry ら[35] の研究では 44％の患者で起こった[35]。そのような類洞の炎症は「非特異的反応性肝炎」と Buckingham ら[38] は呼んだ。それは通常，中等度か重症の肺結核でのみ観察されるが，粟粒病変でも起こることもある。類洞拡張は非特異的異常であり，腫瘍性肝病変やうっ血肝にも伴っていることがある。

脂肪変性の肺結核における頻度は 14〜44％である。一般的に，局所的で軽症であるとされている。結核自体よりも結核患者におけるアルコール依存症と栄養失調が，おそらく脂肪変性の原因であろう。現代の生検報告では，脂肪変性はまれだが，過去の剖検ベースのデータでは頻度が高いことがこの見識を支持する。

肝細胞の**部分壊死**はよくみられる。急性であることもあれば（境界が不明瞭な壊死細胞と多核球浸潤），亜急性（リンパ球優位で，より境界が明瞭な病変）であることもある。

II 臨床症候群

表 25-6 肺結核における非特異的肝病変

著者（文献）	年	クッパー細胞過形成	類洞拡張	脂肪変性	局所壊死	門脈周囲線維化	好酸小体	グリコーゲン核	アミロイド	肝紫斑病	鉄沈着
Ullom[292]	1909			35%					10%		
Torrey[288]	1916										
Saphir[236]	1929	80%		34%		67%					
Jones と Peck[135]	1944			42%							
Seife ら[247]	1951			14%	62%	14%		3%			
Schaffner ら[242]	1953	91%				70%		13%			
Ban（無治療）[21]	1955	34分の0		35%	12%	36%					
Arora ら[14]	1956			36%							
Buckingham ら[38]	1956								6%		
Hersch[114]	1964										
Bowry ら[35]	1970	16%	44%	44%	16%	12%	6%				生検時 28%, 剖検時 47%
Essop ら[77]	1984			42%		20%			1%	2%	

　門脈周囲線維化は肺結核[231]や主要な肝病変[77]の患者において記述されたことがある。肝硬変が存在することもあるが，おそらく，結核病変よりも以前にあったのだろう。実際に，肝硬変は結核の発病のリスクを上げる可能性が以前に指摘されていた。一方で，結核が肝硬変を起こすという明確な証拠はない。けれども，肝病変に伴う線維化と構造的な歪みが，サルコイドーシスによる重度の肉芽腫性変化や[141,230]，ブルセラ症の肝病変[173]とよく似た組織像を呈するかもしれないという可能性は残る。加えて，肝結核の患者の肝臓の放射性コロイドスキャンは，肝硬変でみられる変化に近似していることがある[78]。しかし今日では，「結核性肝硬変」という早期の概念が注目されることはほとんどない[135]。

　遊離好酸小体は，Bowry ら[35]の報告と Korn らの研究[144]で，32人の患者中2人にみられている。この丸く好酸性に濃く染まる小体は，変性した肝細胞の遺残であり，ウイルス性肝炎や薬剤性肝炎でよくみられる。

　粟粒結核におけるまれな変化は巨大肝細胞で，Pintos ら[212]により報告された。そのような巨大肝細胞は，新生児肝炎[256]でしばしばみられる。

　グリコーゲン核は，ある報告[247]では3%の患者でみられる。この変化もまた非特異的で，糖尿病の患者や副腎皮質ステロイド内服中の患者でより頻繁にみられる。

　アミロイドーシスは，ある剖検報告[292]の10%でみられた。また，Ban[21]と Buckingham ら[38]の報告では，慢性未治療肺結核の患者でより少数にみられた。Essop ら[77]は，ほとんどが局所性の肝結核の患者の1%でみられたと記述している。さまざまな特殊染色で検出されるが，アミロイドーシスはたいてい慢性感染への反応を意味するようである。

　肝紫斑病 ── 肝臓の血液のたまりの存在 ── は，今日では主に，筋肉増強または避妊用のステロイドを内服する患者にみられる。古い報告で注目されたのは，紫斑病は，「るいそう」が特徴の末期状態，すなわち，結核と悪性腫瘍と関連があるのではないか，ということだった[275]。ある報告では，頻度は2%であった[77]。

　肉芽腫性肝炎は，肝臓に多発性の肉芽腫が存在する状態を指す用語である[131,294]。我々は，この用語をより正確に使用するのであれば，肉芽腫病変に，類洞や他の肝実質への細胞浸潤と，好酸小体を含む肝実質傷害を伴う変化に限定すべきと考える。そのような病変は，粟粒結核，ブルセラ症，ヒストプラズマ症，Q熱，その他の感染症[166]で起こる。けれども，サルコイドーシス[141]や肺結核の多くの患者においては，肉芽腫が唯一の存在する肝病変であり，その場合，組織学的表現は単純に肝肉芽腫としたほうがよいだろう。

　ほとんどの報告において，結核は肝肉芽腫の第1の原因ではあるが，その頻度はばらつきが大きく，研究した母集団によって異なる。Sartin と Walker[238]は，Mayo Clinic での88人の肉芽腫の患者の報告では結核の頻度は3%にすぎなかった，と報告した。その他の報告では，頻度は0.7〜55%まで幅がある（表25-7）。Drebber ら[69]による2008年の肉芽腫性肝炎のレビューでは，ドイツでの442症例中，結核によるものは0.7%のみであった。もう1つの Harrington ら[111]による肉芽腫性肝炎のレビューでは，8つの報告で，総計1,129人の肝肉芽腫の患者において結核が原因であったのはおよそ20%であった。最も大きい割合はインドからの報告[231]であり，51人の患者中55%が結核が原因の肝肉芽腫であった。

結核の生化学的異常

　結核における肝障害の生化学的証拠は多数の症例で観察されている（表25-8）が，一般的に生化学の数値自体が肝胆道結核の特定の型に関連するわけではなく，診断的価値は限られている，と考えられている[165]。とはいうものの，結核病変のマーカーとして伝統的に使われてきた肝臓関連の検査をレビューすることは依然役に

表 25-7 肝肉芽腫の原因としての結核

著者（文献）	年	国	症例数	結核の割合（%）
Harrington ら[111]	1982	複数	1,129	20
Cunningham ら[56]	1982	スコットランド	77	10
Anderson ら[11]	1988	オーストラリア	59	7
Satti ら[240]	1990	サウジアラビア	59	32
Sartin と Walker[238]	1991	米国	88	3
McCluggage と Sloan[172]	1994	アイルランド	163	0.1
Guglielmi ら[107]	1994	イタリア	15	6.7
Sabharwal ら[231]	1995	インド	51	55
Mert ら[177]	2001	トルコ	56	36
Gaya ら[93]	2003	英国	63	8
Dourakis ら[68]	2006	ギリシャ	66	1.5
Drebber ら[69]	2008	ドイツ	442	0.7
Sanai ら[235]	2008	サウジアラビア	66	43
Martin-Blondel ら[168]	2010	フランス	21	4.8

立つ。bromosulfophthalein（BSP）残存試験は何年も前にはよく行われていて，その異常は最もよくみられる肝機能異常であった[275]。肺外結核ではBSP排泄が障害されるのが特徴的であったのと対照的に，肺結核では肝肉芽腫が存在していても通常は肝機能に障害はみられない。また，血中アルカリホスファターゼ（alkaline phosphatase：ALP）値と肺または局所的肝結核での肝肉芽腫の間に相関はみられない[165]。しかし，肝結核をもつ免疫不全患者においては，血中ALP値は免疫正常患者に比べて著しく高かった[297]。

血清蛋白値の異常は結核の特徴である。高グロブリン血症は，肺結核患者において最大50％，肺外結核患者，特に粟粒結核において最大80％と，高頻度に起こる。その上昇は，慢性炎症のマーカーであるγグロブリンの割合の上昇を反映している。実際，結核は著明な高グロブリン血症の原因の1つとして知られており，Schaffnerら[242]は，感染に対する非特異的宿主反応の強度の目安として，血清グロブリン値の有用性に注目していた。

血中コレステロール値はさまざまな影響を受ける。Seifeら[247]とSchaffnerら[242]の報告によると，10～20％で上昇し，21～40％の症例で低下している。

肺結核において高ビリルビン血症はまれであり，一般的に軽度である。軽度の高ビリルビン血症（3 mg/dL未満）は，Hersch[114]の報告では粟粒結核患者123人の13％で，GuckianとPerryら[106]の報告では粟粒結核と肺結核の患者63人の5％でみられた。Munt[187]の報告では，粟粒結核の患者群の4分の1近くで血清ビリルビンの上昇がみられ，いずれも軽微であった。肝外閉塞を疑わせる黄疸は局所的結核性肝炎でまれにみられる臨床像で，通常は結核腫または肝門部のリンパ節腫脹による総胆管閉塞で起こる[8,16,77,211]。けれども，このタイプの黄疸は流行地以外ではまれである。

血清トランスアミナーゼ〔血清アスパラギン酸アミノトランスフェラーゼ（serum aspartate aminotransferase：AST），アラニンアミノトランスフェラーゼ（alanine aminotransferase：ALT）〕は，肺結核患者では，アルコール肝障害やその他の薬剤毒性がなければ，通常正常である。急性粟粒病変では，トランスアミナーゼ値はわずかに上昇する。一般的ルールとして，肺・局所的肝・粟粒結核において，生化学異常の程度や頻度は，組織学的傷害の程度と相関はない[35,77,144]。

臨床症状と徴候

肺結核における肝異常について特異的な症状はないが，もちろん，結核に伴う全身性症状（発熱，悪寒，倦怠感，腹痛，体重減少）はよくみられる[106]。肝腫大はおよそ50％の患者で起こり，脾腫は25～40％でみられる。慢性アルコール依存症や栄養失調の身体所見もみられることがある。肉芽腫性肝炎による肝病変の患者は不明熱として扱われることもある[259]。局所的肝結核では，前述のとおり，類似することがある臨床像としては，アルコール性またはウイルス性肝炎[77]，アメーバ性肝炎[280]，化膿性肝膿瘍[79,220]，転移性肝腫瘍または肝細胞がん[62,78,80,124,125,143,307]，肝外閉塞性黄疸[8,16,77,209]，そして，まれに「急性腹症」[217]，などがある。Sanaiら[235]は，肝肉芽腫の患者66人において所見と症状を調べた。発熱，体重減少，倦怠感は，結核による肝肉芽腫において，ウイルス性の原因の場合よりも有意により高頻度にみられた（それぞれ77％ vs. 9％，$P=0.0002$；69％ vs. 9％，$P=0.001$；69％ vs. 18％，$P=0.01$）。加えて，発熱と体重減少は結核性肝肉芽腫で，特発性のものよりも，有意に高頻度にみられたが，倦怠感はそれぞれの群で統計的には同等であった（それぞれ，77％ vs. 33％，$P=0.04$；69％ vs. 22％，$P=0.02$；69％ vs. 33％，$P>0.05$）。

表 25-8　結核における肝機能検査と生化学的異常

著者(文献)	年	患者数	BSP 残存異常	ALP 上昇	ビリルビン <3 mg	ビリルビン >3 mg	血清 AST / ALT 上昇
Hurst ら[127]	1947	17	23%	55%			
Klatskin と Yesner[141]	1950	4	75%	67%	100%		
Galen ら[91]	1950	53	19%				
Seife ら[247]	1951	70	14.30%	14.30%			
Schaffner ら[242]	1953	23					
Ban[21]	1955	35	71%	0			
Ban[21]	1955	25	60%	0			
Korn ら[144]	1959	50	85.70%	40.90%	26.70%		
Hersch[114]	1964	123	100%	72%(25 分の 18)		13%	
Hersch[114]	1964	20	100%	87.5%(8 分の 7)	14%	6%	
Guckian と Perry[106]	1966	63		56%	50%		50%(微小)
Bowry ら[35]	1970	32	49%	16%	0	0	0
Munt[187]	1971	69	54.50%	34%	23%	0	93%
Irani と Dobbins[130a]	1979	9	12.50%	44%			12.50%
Essop ら[77]	1984	96		ほとんど(6〜10 倍)			
Alvarez と Carpio[8]	1983	130	55%	75%	65%	65%	35% / 35%
Maharaj ら[165]	1987	41		87%(20%は＞ 3 倍)	15%		

結核の部位における肝臓

肺結核

肺に限局した結核は粟粒結核に比べて肝病変がある頻度は少ない。肝肉芽腫は生検で約 20％の患者でみつかるが，塗抹または培養では菌はめったに証明されない(表 25-5)。肺結核の特徴的な，しかし非特異的な組織学的所見はクッパー細胞過形成の局地的な存在で，細網または組織球結節と呼ばれる病変を形成する。肺結核患者の生化学的異常としては，ALP 上昇と高グロブリン血症が起こることがある。黄疸は肺結核のみからの肝病変の所見としてはまれである。

局所的肺外結核

Korn ら[144] は，肺外結核の 50 人の患者において，次の 3 つの型の肝障害を記述した。(1) ALP と BSP 残存の上昇があり，占拠性肉芽腫を伴う，(2) 綿状試験結果の異常と高グロブリン血症があり，骨髄炎などの慢性局所性結核感染を伴う，(3) 上記 2 つの組み合わせで，明らかな黄疸のない内因性肝疾患に似ている。肝肉芽腫は 80％の患者で存在し，ほとんど(87.5％)が BSP 排泄に障害がある。大きな乾酪性肉芽腫は肝障害の程度が大きい患者ほどより頻度が高い。ALP 値が高い患者では，15 人中 14 人で肉芽腫をみつけた。しかし，肝肉芽腫を調べる方法としては，生化学検査は感度が低い。というのも，ALP 上昇を認めない患者も 15 人中 10 人で肝肉芽腫が存在していたからである。クッパー細胞過形成やびまん性類洞炎症などの非特異的な異常はしばしばみられる。

Korn ら[144] の研究では，1 つ以上の肝機能または血清蛋白試験の異常は，すべての患者で存在した。血清ビリルビンは 26.7％において上昇しており(最高 5.0 mg/dL)，わずかな黄疸は 3 人の患者で認められていた。トランスアミナーゼ値は肺外結核のほとんどの患者ではわずかに上昇するのみであった。

Palmer ら[203] は，ロンドンのある病院に入院した腹部結核の患者 90 人について記述した。ほとんどの患者はアジア系移民だった。肝生検は診断に疑いがある場合にしばしば組織学的確証を提供する。8 人の患者では発熱と ALP 上昇が初診でみつかり，肉芽腫性肝炎に合致する組織像をもっていた。肉芽腫は非乾酪性であり，結核菌が生検組織で証明されたのは 1 人の患者だけであった。

局所的肝胆結核

肺外結核の患者の一部は肝臓または胆道に限局または有意感染を起こす。Terry と Gunnar[283] は，1957 年に 12 症例を報告した。彼らはこの病型を，肝臓の「一次粟粒結核」と呼び，それを「肝臓の結核の血行性播種のある状態で，ほかの臓器にほとんど病変がない状態」と定義した。明らかでない感染の部位は通常は臨床的に無症状のままであるけれども，報告の 12 人の患者のうち 4 人が他臓器へ広がった結核によって死亡した。「非典型的な肝臓の結核」は Cleve ら[52] によってつくられた言葉だが，「肝臓病変の臨床徴候につながる，結核感染による特別な，または主要な肝病変を指定する」ためだった。Cinque ら[51] は，結核菌は門脈または肝動脈を通じて肝臓に達することを示唆した。確かに，結核が肝臓に臨床的に限局しているような症例を剖検したところ，腹部と縦隔のリンパ節の病変がみられることがあり，粟粒播種につ

グロブリン上昇	コレステロール 高値	コレステロール 低値	結核の型
			肺
67%			粟粒
			肺
50%	21.40%	10%	肺(治療あり)
74%	40%	20%	肺(治療あり)
			肺(治療あり)
			肺(治療あり)
75%			肺外
50%	40%	20%	粟粒
43%(7分の3)			局所
60%			肝
45%			肉芽腫性肝炎
			肺
62.50%			粟粒
			複合
81%			局所
78%			局所

ながるかもしれない。

米国ではまれではあるけれども[30]，この局所的肝結核は高蔓延地域ではまれにみるものではない。たとえば，サウジアラビアで8年間に820人の患者のなかで，局所的肝病変の有病率は2.3%であった。ほとんどの症例で，診断は内視鏡下または腹腔鏡下生検にて確認された[7]。肝病変は，腹部結核の患者全体のなかでは，14.6%に存在していた。結核による腹部症状の112人の患者のなかで，10%は肉眼的結節をもち，腹部画像検査で肝腫大をしばしば認める[164]。フィリピンのAlvarezとCarpioらによる報告[8]では，マニラのSanto Thomas University Hospitalにおいて20年間にみられた局所的肝胆結核の患者130人の臨床的，組織学的特徴が記述された。82%の症例で，組織学的確認の前に，診断は臨床的に疑われていた。2つの主要な臨床像の型は，(1)65%の患者でみられた硬い結節状の肝臓で発熱と体重減少を伴ってがんに似ているものと，(2)35%の患者でみられた慢性反復性黄疸で肝外閉塞に似ているもの，である。2：1で男性に多い傾向がみられた。そして，大多数の患者は11〜30歳であった。症状は通常，診断の1〜2年前から存在していた。

経皮肝生検は71人で行われ，診断は48人(67%)で確認された。腹腔鏡により，肝病変はチーズ様の白い不整な結節として確認され，53人中49人(92%)で正しい診断が得られた。しかし数人の患者で，見た目に結核腫と思われたものが，実は生検では転移性がんであった。興味深いことに，抗酸菌塗抹陽性は30人中2人のみであったが，著者らによると，乾酪性肉芽腫の存在は少しでも診断的とされた。

肝石灰化は49%の患者で効果的であった。それらは丸い石灰の濃度で境界が明らかでなく，肝臓のあちこちに散らばっていた。放射性コロイド肝スキャンは52%で充満欠損を示す。がんを除外するために肝臓の血管造影が行われた3人の患者において，無血流の腫瘤がみられた。悪性では通常，新生血管形成が予想されるのと対象的である。

肝酵素異常は黄疸の有無に依存するようである。すなわち，黄疸は通常，腫脹したリンパ節が総胆管を肝十二指腸靭帯または肝門部近くで閉塞することで起こる。黄疸の患者で，血清トランスアミナーゼ値は90%以上で上昇し，ALPは100%で上昇していた。対照的に，黄疸のない患者では，5%のみが異常なトランスアミナーゼ値をもち，ALPは60%でのみ上昇していた。黄疸の有無はまた，治療への反応にも影響した。黄疸のない患者の75%は通常の薬剤治療に反応したのに対し，黄疸のある患者では25%のみであった。45人の黄疸の患者で6人が胆道除圧のための外科的治療を必要とした。

全体として，12%の患者が死亡し，ほとんどは呼吸不全によるもので，少数が結核性腹膜炎，そしておよそ3分の1が門脈圧上昇と静脈瘤出血のためであった。これらの最後の患者群には全員肝硬変があった。致命的な静脈瘤出血は結核性肺病変とほかの著者から関係づけられることもある[211]が，結核と肝硬変の間の因果関係は証明されていない[225]。

南アフリカのEssopら[77]は，96人のいわゆる「結核性肝炎」の患者の臨床特徴をレビューした。急性粟粒結核での肝臓の症状が主である場合と，または再活性化による慢性の肝症状である場合，がある。この型の結核は6年間ですべての症例の1.2%を占める。身体症状・所見は圧痛のある肝腫大と発熱をほとんどの患者で認める。脾腫は45%でみられる。右季肋部痛はしばしばみられ，診断的腹腔鏡が閉塞性黄疸と急性腹症をもつ2人の患者に行われた。14%の患者は腹部症状のみであり，22%が気道症状，12%は発熱，汗，倦怠感，体重減少のみであった。ほとんどの患者にこれらの3つの症状の組み合わせを訴えた。

肉芽腫は生検または開腹術または剖検の報告では96%の患者でみられたが，16人の患者で生検は全身性肉芽腫病変の最初の証拠を示し，13人の患者では肺病変の診断を助けた。この肉芽腫の高い発生率は，主には一次肺結核または腹腔外結核で肝病変を伴う症例を除外したことによるところが大きい。乾酪は83%の患者で存在したが，結核菌は染色ではたったの9%の症例(肉芽腫の数が最も多く，乾酪の程度が高い患者)でみられたのみだった。

ほかの組織学的所見としては，42%で脂肪変性，20%で門脈線維化がみられた。肝紫斑病とアミロイドーシスはまれであった。合併する肝疾患としては，8人で肝硬変，6人でアルコール性肝炎，1人で肝細胞がんを認めた。

血清ALPはほとんどの患者で中等度上昇(6〜10倍)がみられ，高ビリルビン血症は約25%でみられた。低ナトリウム血症にしばしばみられる検査異常であった。

累積死亡率は，この報告の患者では42%であった。死亡率が特に高かった因子は，急性粟粒結核，20歳未満，高リスク患者(すな

わち，ステロイド治療中や慢性腎不全，糖尿病），そして，凝固異常の存在，などであった。肝酵素は患者の生存を予想するうえで有用ではなかった。

Huang ら[123]は，台湾から4年間にみられた肝結核の局所結節性病変の患者5人について記述した。すべての5人の患者は手術を受けており，術前に肝悪性腫瘍の診断をされていて，術後組織診で結核を示唆する慢性肉芽腫性炎症の診断となった。誰も過去の結核の病歴はなかった。全員において，肝組織の M. tuberculosis ポリメラーゼ連鎖反応(polymerase chain reaction：PCR)が陽性となった。この報告は，その他の報告[143]とともに，肝結核の診断の難しさを物語っている。それはしばしば，肝臓の原発性または転移性腫瘍と間違われる。診断は組織学や細菌学検査，PCR でつけられるが，最初からそれを強く疑っておくことが必要である。

結核腫

結核腫は肝臓の一次粟粒結核の患者で，または肝感染巣の再活性化により孤発または多発結節としてみられることがある。前述のとおり，病変は径 12 cm までに及ぶこともあり[314]，中心壊死，ひいては膿瘍形成も伴うことがある[79,113,150,219,272]。発熱，倦怠感，体重減少などはよくみられる。腹痛や下痢はあまりみられない。肝腫大は頻度が多い。あまりみられない所見としては，門脈圧亢進，黄疸，腹部腫瘤の触知，などである。黄疸がみられた場合，通常は肝門部の結核腫が胆道の閉塞を起こしていることによる[77]。まれに，これらの病変は出血して，急速に進行する貧血と急性腹症の臨床像を呈する[217]。流行地以外では，診断はしばしば疑われておらず，通常は開腹術または剖検の際の結核腫の所見により予期せず診断される。

肝障害の生化学的パラメータでは著明な異常はみられない。ALP 値は通常，わずかに上昇するか正常で，肝臓の占拠性病変のパターンの所見である。肝臓のスキャンまたは血管造影での充満欠損像では，原発性または転移性の悪性腫瘍が疑われることもある。実際に，結核性偽腫瘍の報告はいくつかあり[62,78,300,301]，肝結核腫が血管造影的に悪性腫瘍と間違われた症例が少なくとも1つはある[72]。より頻度が高いのは，結核腫がアメーバ性または化膿性肝膿瘍と間違われることである[79,220,280]。盲目的な経皮肝生検は一般的に，診断確定に有用ではない[32,70]。とりわけ Bhargava ら[31]は，感染の頻度が高い地域で診断をつけるために，腹腔鏡の際に針穿刺吸引細胞診を使用することを報告した。細菌学的確定は難しく，抗酸菌塗抹または培養が陽性になったとする報告は少数しかない[220]。Zipser ら[314]は，（結核腫が）転移性病変とよく似ているため，培養は通常，行われないことを指摘した。しかし，抗結核薬が奏効したら，6〜9か月以内に結核腫の完全消失が期待できると言及した。加えて，結核性膿瘍の経皮ドレナージは手術に代わる効果的な治療であることが示された[220]。また，指摘しておくべきであるのは，結核流行地では，乾酪性肝肉芽腫の所見は，抗酸菌塗抹または培養の結果にかかわらず，通常は確定診断に十分である[77]。

Treska ら[290]は無症状の孤発性肝血管腫を報告した。最初は抗結核薬治療に反応したが，その後に再発し，もう1つの病巣が今度は中肝静脈の付近にみつかった。患者にはその後，部分肝切除が行われ，成功した。患者は術後に抗結核薬を継続して投与され，術後2か月時点での画像では，2 cm の病巣は消失しており，術後5か月時点で，再度消失が確認されたうえで抗結核薬は中止された。10か月時点の最終フォローアップでは，患者は正常術後所見以外は肝臓に病変の証拠を認めなかった。

いくつかの報告では，超音波，コンピュータ断層撮影(computed tomography：CT)，磁気共鳴画像(magnetic resonance imaging：MRI)における肝臓の肉眼的結核の所見について記述されている[36,164,185,191]。結核腫の診断を示唆する超音波的特徴は，不整な石灰化を伴う腫瘤，腹水の存在，リンパ節腫脹を伴う脾腫，抗結核薬治療後の病変の消失，などである[36]。CT 所見の特徴は，低吸収域(low density)で充実性，不均質，時に部分的石灰化した病変で，肥厚した壁をもち，ほとんどまたは全く造影効果がない，などである。不整な石灰化もまた特徴的である。腹水中の高い蛋白濃度による高吸収域(high density)の腹水もまた，有用な情報である[36]。小児においては，単独または多発の肝内低濃度病変，肝腫大，腹水，ツベルクリン反応(ツ反)陽性は，悪性腫瘍播種よりは結核の診断を示唆する[152,185]。

Murata ら[188]は，ある結核腫(手術にて証明された)の患者において病変の MRI 所見を記述した。病変は最初低エコー性病変としてみつかった(Kawamori ら[139]の記述どおり)。その病変は T2 強調画像では高信号であったが，それは結核腫は MRI では高信号でも低信号でもありうることを示唆している。

閉塞性黄疸が症状の結核性総胆管狭窄疑いの患者において，内視鏡的逆行性胆道膵管造影法(endoscopic retrograde cholangiopancreatography：ERCP)の役割が強調されてきた[17]（後述の「胆道の結核」参照）。

粟粒結核

粟粒結核における肝病変はとてもよくみられる[30,142,218,253]。肉芽腫は粟粒結核の患者の 75〜100% でみられる（表25-5）。特徴的に，粟粒病変は小さい(1〜2 mm)，類上皮肉芽腫である。乾酪性壊死をもつ患者の割合は 33〜100% までと報告によって幅がある。クッパー細胞過形成や脂肪変性などの非特異的肝病変もまたよくみられる。

粟粒結核でも肺結核や局所肺外結核と同様に，BSP 排泄障害が最もよくみられる生化学的異常である。ALP 上昇はおよそ 50% の患者で起こる。粟粒結核の患者において，肝機能検査と肝臓の病理はあまり相関しない。主に肝臓に限局した急性粟粒病変の臨床像は，Essop ら[77]や Alvarez と Carpio[8]によりレビューされている（前述の「局所的肝胆結核」を参照）。まれに，粟粒結核で肝不全を呈することがある。日本人の患者で黄疸で発症し，急速に悪化して入院3日後に死亡した，という症例報告がある[17]。

劇症肝炎として発症する粟粒結核

結核による劇症肝不全は，1955年にCurryとAlcottにより[57]記述された。粟粒結核による死亡はまれではないが，純粋に肝不全によって起こる死亡は通常ではみられない[17,98,128]。Hussainら[128]は，5日間の右上腹部痛，嘔吐，軽度の黄疸を主訴に受診した54歳女性について報告している。2か月前には肝酵素は正常であった。20年前には彼女は活動性肺結核として2年間の薬剤レジメンで治療された。初診時に，ビリルビン値は3倍に上昇しており，ALPは正常の2倍，ASTは正常の5倍，低アルブミン血症，低ナトリウム血症，低プロトロンビン血症がみられた。アセトアミノフェン値は「陰性」で，すべての肝炎ウイルス血清は「陰性」であった。胸部X線写真は正常であったが，エコーで肝腫大がみられた。彼女はその8日後に臨床的に増悪し，ASTはピークが1,790 IU/Lまで上昇，血清ナトリウムは114 mEq/Lまで低下した。経頸静脈肝生検は乾酪性肉芽腫を示したが，抗酸菌培養は陰性のままであった。彼女は結核として積極的に治療されたが，増悪し続け，腎不全とstage IVの昏睡となり，受診13日後に亡くなった。剖検では，多臓器に抗酸菌の存在を認め，肝臓は凝固壊死と50％の肝実質が乾酪壊死で破壊されている像を示していた。肝臓からは M. tuberculosis が培養された。

先天性結核

先天性結核と新生児結核はまれである[63,285]が，依然みられ続けている[12,29,47,50,301]。Debreら[63]は，長期間の肺結核をもつ母親から生まれた新生児が，生後7週間で肝臓，脾臓，肺，肺門リンパ節の播種性結核で亡くなった症例を報告した。児は出産後にすみやかに母親から隔離されたが，生後1週間内に黄疸が出現し，結核菌の経胎盤感染が起こった，と判断された。適切な治療が開始されたら予後はよい。それは過去の2症例に記述されている[12,50]。最近では，BerkとSylvesterら[29]の報告で，先天性結核の新生児が呼吸不全はない劇症肝不全で発症したが，重度の肝障害にもかかわらず抗結核薬治療で軽快した。

組織学的には，肝臓の先天性結核はびまん性の大きな乾酪性肉芽腫で多数の結核菌を含み，脂肪変性を伴うのが特徴とされる[209]。活動性結核の母親に生まれた新生児において，肝腫大，黄疸，成長不良がみられたら（結核の）診断を疑うべきだ。

非定型抗酸菌感染

まれに，M. tuberculosis 以外の抗酸菌が肝臓から検出されることがある。McNuttとFudenbergら[176]は，非定型抗酸菌がもっぱら局所肺感染を起こし，通常は播種病変にならないことに注目した。StewartとJackson[278]は，骨髄増殖性疾患の患者における剖検で診断されたM. kansasiiによる肝臓と膵臓の結核を報告した。一般的にM. kansasiiは，たとえHIV感染患者であっても，肝病変を起こさない[42,152]。M. kansasiiは壊死性結核病変から培養されるものの，ほかの肉眼的病理や臨床像からはM. tuberculosisによる感染からのものと区別はできない[152,267]。

M. avium は非結核性抗酸菌感染で最も頻度が高い菌である。1940～1980年の間には，文献は数十程度でほとんど報告されていなかったが，AIDSの出現により，多くの新規発症者が出た[119,130]。（「AIDSにおける肝抗酸菌感染」参照）。

侵入の経路はおそらく消化管，もしくは呼吸器系と考えられている。血行性播種はよくみられ，よくある随伴症状として，発熱，体重減少，局所の痛み，咳，寝汗などがある。Horsburgh[119]による報告では，肝脾腫は35～45％の患者でみられ，黄疸は8％の患者でみられた。診断にはいくつかの方法があるが，肝生検は最も迅速で効率的である（文献121と252の症例報告に記述）。乾酪はすべての組織で頻度が低く，抗酸菌が目に見えることはめったにない。培養はおよそ25％でのみ陽性になる。

AIDSに合併する M. avium 感染と対照的に，AIDSのない患者の3分の2以上は治療に反応する（ほとんどの場合，治療レジメンの一部としてサイクロセリンを使用）。けれども，菌量が多い場合にはより治療は失敗しやすい[119]。その他の非定型抗酸菌で肝病変を起こすのは，M. scrofulaceum[208]，M. gordonae[148]，M. xenopi，M. fortuitum[180]，M. chelonae[152]，などである。

BCGによって起こる肉芽腫性肝炎

肝臓の肉芽腫性病変は，腫瘍性疾患に対する免疫治療としてのBCGを投与された患者の12～28％で報告されている[34,85,93,102,126,201]。Flippinら[85]は，無症候性肉芽腫性肝炎が通常，BCG接種後数か月内に起こることを報告した。臨床像として，全身性症状，肝腫大，軽度の血清トランスアミナーゼ値とビリルビン値の上昇，中等度のALP値上昇，テクネチウム肝シンチグラフィーでの局所欠損または不均等な取り込みに加えて，肉芽腫の存在，肝細胞壊死，リンパ組織球の集合，クッパー細胞過形成などは，BCGによる肉芽腫性肝炎の臨床病理学的スペクトラムを現している。

BCG治療後に肉芽腫性病変が形成される詳細な機序はわかっていない。BCG生菌と過敏反応の両者がかかわっているといわれている。O'BrienとHyslop[197]は，著しい炎症反応がワクチン部位に起こり，BCG菌はしばしば数週から数か月生存して，それからさまざまな臓器に播種する，と記述している。全身性BCG感染を起こしやすくする免疫抑制化学療法の役割ははっきりわかっていない。まれに，抗酸性BCG菌は肝臓またはリンパ節組織にみられることがある[85]。Huntら[126]は，BCG製剤には抗原性があり，肉芽腫はこれら抗原への過敏反応の結果として形成される，と提唱した。

症候性肉芽腫性肝炎の患者は死亡率が高く，いくつか死亡例の報告もされている[85,175]。O'BrienとHyslop[197]は，BCG「過量投与」の初期徴候はツ反〔精製ツベルクリン蛋白（purified protein derivative：PPD）〕に対する免疫不応答性（アネルギー）であると警告した。イソニアジド（INH）とメタノール抽出残渣（methanol extraction residue：MER）は，BCG接種と同時に与えられると，肉芽腫性肝炎の発症に予防効果があることを示した[146,271]。

重症で命にかかわる肉芽腫性肝炎を伴う播種性BCG感染は，

膀胱がんの治療にBCGが局所免疫療法として使われた後に起こる場合があることが報告されている[102]。この患者は経験的抗結核薬治療と短期のステロイドにより軽快した。

肝胆膵の結核
◎ 胆道の結核 ◎

1900年以前は，胆道結核はしばしば剖検でみつかっていた。しかし，20世紀に入ってからは，報告される疾患の頻度は低い。Stemmerman[277]によると，1,500人の結核患者の剖検でたったの45件みつかったのみであり，頻度はおよそ3％となる。この報告では，胆道結核の頻度は粟粒病変のある症例では7％に上がる。胆道病変のある症例での肝門部結節の割合は，胆道病変のない症例での割合とあまり変わらない（47％ vs. 43％）。また，肝臓の重量と胆道膿瘍の大きさまたは数の間には相関は認められなかった。

胆道結核の典型的な病理像は，Stemmerman[277]の報告にあるように，多数の小さな空洞（1〜20 mm）内に緑っぽい壊死物質が含まれている。これらの胆道膿瘍がより大きなサイズ（最大12 cmまで）に達するのはまれであり，空洞内の胆道とのつながりが追えることもめったにない。顕微鏡的には，乾酪と胆汁色素が通常，空洞内に存在する。胆道と毛細血管残存が乾酪物質のなかにみられることもある。膿瘍カプセルの厚さにはばらつきがあり，胆管の増殖とコラーゲン束が存在するときに最も厚い。抗酸菌は認められる場合には通常，カプセルの外側と乾酪内壁の境界に存在する。

胆管結核による徴候はめったにみられない。Stemmermanによる報告では，45人の患者中3人でのみ臨床的黄疸がみられ（6.7％），3分の1のみが肝腫大があった。しかし，門脈血流が還流するその他の臓器の結核は，45症例中41人に存在した。それらは，89％で腸間膜リンパ節の乾酪結核，73％で腸管の結核性潰瘍，27％で結核性腹膜炎，などであった。

胆管結核の病原性は2つの機序の関連が考えられている。RosenkranzとHoward[227]は，門脈周囲結節が破裂して近接した胆管の壁に流れ，膿瘍腔が発生することを示した。彼らは，抗酸菌の胆汁への排泄は常にこの種の顕微鏡的破裂によるものだ，と考えた。ほかの著者は，胆管が一次的に感染を起こすかもしれない可能性を示した。Stemmerman[277]は，胆管膿瘍は結核菌が血流またはリンパ流から小さい胆管へ侵入して起こる説を支持した。

肝胆結核による黄疸

黄疸は結核ではまれである[35,55,89,144]。けれども，黄疸が目に見えるほどであれば，ほかの肝障害または薬剤性障害が否定的である場合は，胆管閉塞を示唆するであろうことは自明である。ビリルビン値が上昇している患者は通常，結核感染による肝実質障害に関連した胆汁うっ滞をもつ。CurryとAlcott[57]は，肝内型の黄疸は，劇症肝炎を発症した症例で示されている[17]ように，通常は急性劇症粟粒病変に伴って起こることを示唆した。黄疸は時々慢性肺結核に合併することが知られていたが，通常は末期になる前に起こる結核菌の全身播種に関連している，とされている。

肝内胆汁うっ滞で起こる黄疸は通常，軽度（血清ビリルビン値<5〜6 mg/dL）で，臨床的にはしばしば明らかでない。対照的に重度の黄疸は，大きい胆管の病変がある，または肝門部で腫脹したリンパ節が閉塞を起こすことにより生じうる[77]。複数の報告で，肝門部の結核性リンパ節炎が閉塞性黄疸を起こし，ビリルビン値が20 mg/dLを超えることがある，としている[1,8,52,142,189,190,207,273,309]。PinedaとDalmacio-Cruz[211]とAlvarezとCarpio[8]は，肝門部結核性病変から胆道肝硬変に進行した患者数人にみられた門脈圧亢進に起こりうる合併症として，腹水，脾腫，食道静脈瘤破裂の可能性を強調した。門脈リンパ節の病変は，胆嚢からの直接浸潤またはこれらのリンパ節に還流する臓器から血行性またはリンパ行性に発生しうる。

時に黄疸は，既知の結核患者において，胆道狭窄から二次性に起こることも報告されている。Bearerら[24]は，フィリピン人移民の閉塞性黄疸におけるERCP所見（肉芽腫性肝炎の存在下での総胆管狭窄がみられた）を報告した。結核の診断は胆汁の穿刺と培養で確定した。狭窄は抗結核薬治療にもかかわらず残存し，胆道肝硬変となった（その後の肝生検で証明）。その結果，胆道ステントが挿入され，2か月の間に肝酵素は正常化した。Stanleyら[273]は，胆管内瘻術を使った結核性胆道狭窄の治療を報告した。Colovicら[54]は，ERCPで確認された総胆管遠位部の重度の狭窄に伴う閉塞性黄疸の症例を報告した。開放手術の際に，狭窄は結核性リンパ節炎によって圧迫されていたことと，リンパ節と総胆管の炎症が乾酪し，リンパ節と総胆管の瘻が出来たことによることが判明した。狭窄化した遠位総胆管は切除され，遠位端は縫合され，近位端はRoux-en-Y空腸端と吻合された。その後は抗結核薬治療を行われて，2.5年の観察期間を通じてよい経過をたどった。

多数の肝内胆管狭窄，硬化性胆管炎または胆管がんに似た伸展・数珠状化・拡張の部位もまた記述されている[8,30,115]。胆道狭窄は肝門部でも総胆管遠位でも起こることがあり，遠位の肝内胆管の拡張も伴う。Aroraら[15]は，23歳男性で，食欲不振，黄疸，褐色尿，灰白色便，体重減少で受診した症例を報告した。胸部X線に異常はなく，結核感染の病歴はなかった。総ビリルビン値は12.1 mg/dLで直接ビリルビン値は9 mg/dL，ALPは2,122 IU/L，AST 166 IU/L，ALTは95 IU/Lだった。画像は拡張した肝内胆管と肝門部での途絶，右門脈血栓，遠位総胆管の虚脱を示した。臨床画像的には，胆管がんKlatskin腫瘍と診断され，患者は診断的試験開腹術および切除を施行された。しかし，病理では腫瘍は存在せず，結核のPCRが陽性であり，肝門部の結核性病変の診断となった。結核性胆管炎は非常にまれである[257]。それは門脈路から胆道内へと乾酪性肉芽腫が破裂した結果起こる，と考えられている。臨床像は，右上腹部痛，発熱，黄疸と細菌性胆管炎に類似する。

◎ 胆嚢の結核 ◎

胆嚢は結核感染の部位として頻度は少ない。Leader[150]が1951年に文献をレビューしたところ、40症例しか報告されていなかった。大半の症例は30歳を超えた女性であった。胆石は半数以上の患者で存在し、最も頻度の多い症候は、食事で増悪する心窩部痛と、右上腹部の圧痛であった。Salujaら[233]は、3例の胆嚢の結核の症例を報告したが、徴候は、腹痛[2]、発熱[1]、食欲不振[1]、体重減少[1]、下血[1]、肝腫大[1]、胆嚢腫瘤[1]、などであった。

まれに、結核は胆嚢単独に発生する。ほとんどは結核性腹膜炎など、ほかの臓器病変に合併して起こる。術前診断としては胆嚢炎が疑われることが最も多く、胆管炎も報告されたことがある。粟粒結核が急性胆嚢炎として発症することも、Garberら[92]によって報告された。

治療には通常、胆嚢摘出術と抗結核薬治療の両者が必要である。胆嚢の結核性膿瘍といった合併症には、すみやかな外科的評価が必要となる。

胆嚢炎と敗血症を臨床的に類似した特発性粟粒結核の症例が報告された[258]。Rozmanicら[229]により、肺結核と結核胆嚢病変が、急性胆嚢炎と胆石として現れ受診した14歳女性の症例も報告されている。当初胆嚢腫瘍と思われた肝胆結核のまれな症例も記述されている[27]。

◎ 膵結核 ◎

膵結核または膵周囲リンパ節は肝臓に比べると頻度は少ない。我々は1966～2009年までの文献で、130例の報告をみつけた（表25-9）。頻度が低い説明の1つは、膵酵素による抗酸菌の殺菌である[304]。膵病変は腺に単独で存在することもあれば、粟粒結核の一部であることもあれば、再活性化の部位であることもある。拡大の最も疑わしい機序は、肺の潜在フォーカスからのリンパ行性播種である[64,88,223,291]。男女とも同等に発症し[149,245]、平均年齢は40歳前後である。膵結核の報告症例はもっぱら北東アジアからか、結核流行地からヨーロッパや米国への移民である[149]。HIV感染患者は非典型的な肺外結核の発生率が高い。結核性膵膿瘍が最初のAIDS定義疾患であったHIV患者も報告されている[132]。

膵結核の臨床徴候は、病変の型、急性または慢性膵炎、がんに類似した局所腫瘤、門脈圧亢進、などである。症状は、急性または慢性腹痛、体重減少、反復性嘔吐、閉塞性黄疸、時に不明熱、などである。ほとんどの症例は高い血沈値で、ツ反は70％強の症例で陽性である[149,245]。最もよくある臨床像はがんに似た膵腫瘤である[64,88,223,291]。より頻度は少ないが、急性または慢性膵炎も記述されている[88,223,245]。門脈静脈圧迫や血栓による門脈圧亢進はまれである[304]。大半の症例が膵頭部および（または）膵体部であり、膵尾部の単独病変はまれである。

画像所見はしばしば非特異的である。膵結核での局所膵病変は通常、超音波またはCTで描出されるが、膵がんまたは膵臓の粘液腫瘍に類似する[304]。時に、膵腫瘤は画像上は膵膿瘍と診断される[213,245]。Pomboら[213]は、後ろ向きに6人の膵結核の患者（うち3人はAIDS）のCT所見をレビューした。AIDS患者では、局所腫瘤病変、多発する小さい低濃度膵結節、びまん性リンパ節腫脹などがみられたが、HIV陰性患者では、非特異的局所腫瘤病変が単発でみられた。低濃度の膵周囲または肝門部周囲の辺縁の造影効果を伴うリンパ節腫脹は、播種性結核の徴候と合わせて、膵結核の診断を支持した。

膵結核の確定診断は組織学的確証でのみ得られる[304]。しかし、画像ガイド下針穿刺吸引細胞診での膵結核を診断する成功率は約50％にすぎない[134,245]。膵膿瘍の症例においては、臨床情報と穿刺吸引が、化膿性と結核性膿瘍を区別するには必要である。もし、結核が吸引細胞診またはコア生検で確定できない場合、証明には開腹術が有用なこともある。しかし、適切な術前そして術中の精査にもかかわらず、診断は膵切除でしか得られないこともしばしばである[64,291]。

◎ 結核による胆道出血 ◎

胆道出血はさまざまな胆道系の炎症性・血管病変に伴って起こるが、結核関連の胆道出血はたった2例しか報告されていない。Agrawalら[3]は、播種性結核患者における肝臓の経皮針生検後に起きた胆道出血を報告した。彼らは、1つ以上の壊死部の門脈血管や胆管への自然自壊が同時にみられたことから、肝臓のびまん性病変が胆道出血の主要な原因であった、と主張した。しかし、経皮肝生検自体が胆道出血を起こしうる[74,153,154]ものであり、この非常にまれな事象が結核により起こるとする証拠に乏しいようである。Dasら[59]は、播種性結核の患者での胆道出血を報告したが、それは最初に出血部位不明の上部消化管の大量出血で初診し、後に膵炎、胸水、胆道出血などが明らかになったが、最終的に治療に成功した。結核による肝感染性動脈瘤もまた報告されている[26]。

AIDSにおける肝抗酸菌感染

AIDS患者における肝生検または剖検を通じて得られた組織学的検体は、多くで肝臓の病理を示している[66,97,105,151,158,200,222,246]。ほとんどの病変は非特異的であるが、肝血管腫(granulomata)の所見は比較的よくみられるもので、*M. tuberculosis*と*M. avium*の感染は現在では定期的に数えられている[13,42,130,234,249,266,279]。

◎ HIVとAIDSにおける *M. tuberculosis* ◎

HIV感染者は結核感染を起こしやすい。それは、潜在性病変の再活性化からでも新規獲得感染からでも起こりうる[42]。HIV陽性者では、HIV非感染者に比べて感染率が1,000倍高いことも報告されている[167]。Selwynら[249]は、HIV陽性の注射薬物使用者でツ反陽性の者の15％は、2年間に活動性結核を発症することを発表した。それに比べて、HIV陰性の同様の患者群では発症者はいなかった。同様に、1,130人のAIDSでないHIV陽性者を中央値で53か月観察した研究で、Markowitzら[167]は、CD4値200/mm³未満でツ反陽性患者は、結核の高リスクであることを発見

II 臨床症候群

表25-9 文献に報告されている膵結核

著者(文献)	年	症例数	臨床徴候	画像局所腫瘤	病変の型 単独	播種
Ladas ら[149]	1966～97	41	腹痛(60%), 発熱(40%), 体重減少(37%), 黄疸(23%)	91%	100%	
Ladas ら[149]	1997	2	腹痛(1), 発熱(1), 体重減少(2), 貧血(1)	2	2	
Rezeig[223]	1998	4	腹痛(4), 発熱(1), 体重減少(2), 黄疸(1)	4	4	
Woodfield ら[304]	2004	3	腹痛(3), 発熱(1), 体重減少(2), 黄疸(2)	3	3	
Pombo ら[213]	1998	6	腹痛(4), 発熱(3), 体重減少(3), 黄疸(4), 下痢(1), HIV+(3)	4	2	
Demir ら[64]	2001	2	腹痛(2), 発熱(2), 体重減少(2)	2	2	
Schneider ら[245]	2002	2	門脈圧亢進(1)	2	2	
El Mansari ら[75]	2003	2	腹痛(1), 体重減少(1), 黄疸(1)	2	2	
Kumar ら[147]	2003	2	腹痛(1), 発熱(2), 体重減少(2), 黄疸(1), HIV+(1)	2	2	
Pramesh ら[215]	2002	2				
Franco-Pardes ら[88]	2002	2			2	
Xia ら[306]	2002	16	腹痛(75%), 発熱(50%), 体重減少(69%), 黄疸(31%), 背部痛(38%)	100%	100%	42%で肝臓, 脾臓, 胆道病変
Chaudhary ら[45]	2002	9	疑似膵がん(5), 急性偽性嚢胞(1), 膵膿瘍(1)		9	
Lo ら[162]	1998	2	消化管出血(1)	2		
Saluja ら[233]	2007	7	腹痛(5), 黄疸(3), 発熱(2), 食欲不振(2), 体重減少(3), 鎖骨上リンパ節腫脹(2), 肝腫大(3), 胆囊触知(2), 腹部腫瘤(1)	3		
その他[a, 18, 22, 25, 37, 46, 48, 53, 58, 61, 65, 86, 118, 134, 138, 145, 161, 202, 205, 206, 221, 224, 234, 248, 254, 260, 261, 264, 282, 291, 311]	1998～2009	29	腹痛(15), 発熱(9), 体重減少(9), 黄疸(8), HIV+(2), 心窩部痛と胸焼け(1), 嚥下障害(1), 食欲不振(1), 背部痛(1), 激しい嘔吐(1), 30年以上前の肺結核の病歴と正常胸部X線(1), 十二指腸狭窄と膵十二指腸瘻(1), 急性膵炎(2), 反復性膵炎(1), 肝移植後(1), 乳頭部周囲腫瘤(1)	24	21	著明な門脈と後腹膜リンパ節腫脹と脾臓と肝臓の多数嚢胞病変(1), 膵周囲と肝門部多嚢胞病変(1), 膵周囲と大動脈周囲リンパ節腫脹(1)

[a] 単一症例報告。

した。

HIV感染患者における M. tuberculosis は主に肺に感染するが, 肺外病変もしばしばみられる。HIV関連 M. tuberculosis 感染の症例の25～70%は肺外病変をもつ。これは, 現在の米国疾病対策センター(Centers for Disease Control and Prevention : CDC)のAIDSのサーベイランス診断基準である[42,147,214]。肝脾腫はHIV陽性患者でしばしばみられ, 抗酸菌感染の診断には比較的非特異的である。AIDS患者において, 最もよくみられる肺外病変の部位はリンパ節, 血液, 骨髄, 尿路, 肝臓, 中枢神経系, である。それらの患者において, 肺外病変は肺結核単独に比べて予後が悪いが, それは肺外病変はより進行した免疫不全に関連しているからであろう[42]。臨床的および病理学的に, AIDSの状況下での全身性結核は, 非典型的な病像, またはAIDSでない患者における播種性結核としては典型的でない病像となるのが特徴である。結果として, 多くの症例は死後の剖検まで診断がつかない[268]。

Small ら[266] によるサンフランシスコでの1981～1988年の間のAIDSと結核のすべての患者における後ろ向き研究では, M. tuberculosis の有病率は2.2%であった(AIDS症例 6,103人中 132人)。M. tuberculosis 感染のリスク要因としては, アフリカ系米国人またはヒスパニック系で, 注射薬物乱用者であることが示された。80%は米国生まれであった。59%はAIDS定義疾患を起こす以前に結核を発症しており, 30%近くは肺外結核であった。およそ3分の1は肺結核で, 残り3分の1は肺結核と肺外結核の合併であった。その他の感染症の前に M. tuberculosis 感染を起こした患者の約50%はツ反陽性であった。肺外病変の患者において, 肝生検が診断に結びついた患者は多数みられた。このレビューでは, 詳細な部位は触れられていないが, 肺外病変で抗酸

膵病理		結果	
乾酪性肉芽腫	抗酸菌塗抹または結核菌培養が陽性	抗結核薬治療6〜12か月で成功	死亡率
100%	38%		7%
2	2	2	
4	3	4	
3	2	3	
6	6	5	1
2		2	
2	1	1	
2	1	1	1
2	1	1	1
		2	
75%	30%	100%	
		8	1
		2	
		4	
17	14, PCR⁺(7)	22	

菌塗抹が陽性であった割合は16%にすぎない。それに比べて、培養は75%陽性だった。AIDSで結核が確定した患者29人における剖検の報告では、肝病変は45%にみられた[2]。アフリカ系米国人であることは、肺外結核の独立したリスク因子である。6か月時点での死亡率は、M. tuberculosis の播種と既存合併疾患の重症度に関連している[100]。

Vilaichone ら[297] は、免疫正常者と免疫不全患者の間での肝結核の臨床スペクトラムを比較した。発熱、体重減少、肝腫大、ALP の不均衡な上昇、アルブミン-グロブリン比の逆転は肝結核でよくみられた。両群において、抗酸菌検出なしの非乾酪性肉芽腫はよくみられる所見であった。しかし、ALP の不均衡上昇は免疫不全宿主において著しく高くみられた。肝結核の診断において、PCR 検査は感度 86%、特異度 100%であった。

HIV 陽性者の M. tuberculosis 感染では、非典型的な病像が、Small ら[266] の報告で、いくつかみられた。まず、肺外病変 30%という数字は、サンフランシスコ地域での AIDS のない患者の13%の報告よりも著しく高かった。その他の主要な違いは、HIV 陽性患者は抗結核薬に対して治療反応性は同等であったが、薬剤副作用の頻度 18%は非 HIV 患者の 3.7%に比べてずっと高かった。皮疹は副作用の 56%を占めたが、肝炎は 26%に発生した。リファンピシン(RFP)は中止を必要とする副作用に最も関連していた。INH は 4%で、エタンブトールは 1%で中止された。全副作用の 60%は治療の最初の 1 か月以内に起こり、95%は治療開始から 2 か月目の終わりまでにみられた。抗結核薬を投与された125 人の患者中、8 人(6.4%)は結核関連死を起こした(8 人中 6 人は治療開始 1 か月内に死亡)。全体として、治療失敗は 1%、再発は 5%のみであり、これは AIDS のない患者と違いはなかった。

Liberato ら[159] は、ブラジル北東地域において、HIV 陽性者とHIV 陰性者における肺結核の特徴を比較した。肺結核と HIV 感染の合併患者は主に男性で、体重減少(>10 kg)の頻度がより高く、ツ反陰性の割合がより高く、抗酸菌塗抹陰性の頻度がより高く、喀痰で M. tuberculosis が培養陰性の頻度がより高かった。治療失敗は HIV 陽性者でより頻度が高かった。肺外結核と肺結核の合併は、HIV 陽性者において HIV 陰性者に比べてより頻度が高かった(30% vs. 1.6%)。

抗結核薬の副作用の頻度が AIDS 患者においてより高いことは、その他の抗菌薬、たとえば、とりわけスルファメトキサゾール・トリメトプリム(ST)合剤やペンタミジンなどでも確認された[239](以下参照)。Small ら[266] により示されたように、AIDS 合併 HIV 感染者は、抗結核薬による肝毒性のリスクが高いようである。Ozick ら[202] は、ニューヨーク市の患者において、INH とRFP の組み合わせは 11%で肝細胞障害(ALT 値>200 IU/L と定義)であったことを観察した。そのなかの何人かは 35 歳未満であった。Amarapurkar ら[9] は、HIV 感染と関連した肝臓の結核性膿瘍を報告したが、それは非 HIV 感染者における結核性膿瘍と似た病像であった。

結核による閉塞性黄疸は通常、免疫正常者において結核性肝門部リンパ節腫脹または胆道狭窄の結果みられる。近年、Probstら[216] は、ERCP と内視鏡下胆汁吸引により診断された AIDS での閉塞性黄疸を報告した。抗酸菌が塗抹にて確認され、PCR と従来の培養により M. tuberculosis と同定された。患者は抗結核薬治療で黄疸は改善されたものの、結核性敗血症の疑いから 4 週間後に死亡した。

◎ AIDS における M. avium complex 感染 ◎

M. avium complex(MAC)による播種性感染は、AIDS に合併する全身性細菌感染症として、米国では最も頻度が高い[130]。MACの年間発生率は AIDS 定義疾患が起きた後には 20%にのぼる[120]。MAC が日和見感染症として最初に注目された 1982 年の Greeneらによる先進的な報告[104]以来、多くの報告がなされた。播種性MAC は AIDS の最初の日和見感染症として報告されることはほ

II 臨床症候群

表25-10 AIDSにおける肝臓のM. avium感染

著者(文献)	患者総数	M. avium感染者数	肉芽腫の数	抗酸菌塗抹陽性者数	培養陽性者数 肉芽腫(＋)	培養陽性者数 肉芽腫(－)
Greene ら[104]	5	4	3	3	3	1
Glasgow ら[97]	42	8	9	6		6分の3
Reichert ら[222]	9	3	0	3	2	
Lebovics ら[151]	25	4	3	3	3	1
Lewis ら[158]	9	2	1	2	1	1
Hawkins ら[112]	366	67	NSR[a]	NSR	6分の6(生検)、42分の32(剖検)	
Orenstein ら[200]	10	6	6	6	5	
Guarda ら[105]	13	1	NSR	1(骨髄)	1(骨髄)	
Schneiderman ら[246]	85	8(生検)、6(剖検)	7(生検)、1(剖検)	NSR		NSR
Chang ら[44]	28	8	11	2		
Tarantino ら[281]	12	5		12		

[a] NSR＝報告なし

とんどないが，剖検を行われるAIDS患者の最大50％まで認められる．生前には，診断は30～40％で確認されている[43]（表25-10）．Horsburghら[119]によると，この発生率の上昇は診断法の改善のみによるのではなく，治療レジメンの改善を反映している．それは診断を追求するための決断に影響しうる．加えて，M. avium感染は典型的にはAIDSの晩期に起こるため，抗レトロウイルス薬の出現はHIV感染患者の生存率を上昇させ，結果として，より多くのM. avium感染の患者の診断を可能にした．

AIDSにおけるM. tuberculosis感染は，多くは過去の感染部位の再活性化であるのと対照的に，播種性M. avium感染は通常，初期感染の結果である．菌は自然界の至る所にいて，食物，水，土，家の埃などの環境曝露から獲得される．侵入経路は消化管と考えられているが，これは消化管局所感染がよくみられるためである．菌は血行性に播種し，マクロファージに寄生しやすい．その結果起こる細網内皮系病変が，感染の特徴である．顕微鏡的には，肝臓(やその他の臓器)は，多数の膨張した組織球とその内部に充満した抗酸菌がチール・ニールセン染色でみられる(図25-5)．組織が抱える菌数は10^9～10^{10} cfu (colony-forming unit：コロニー形成単位)/gと推定され，肉芽腫形成または周囲炎症反応の証拠はほとんどない．菌の貪食は正常のようにみえるが，マクロファージによる殺菌は明らかに著しく障害されている．組織学的には，多数の菌はらい腫らい(ハンセン病LL型)のように微小な炎症反応に囲まれて存在する[12,108]．肺M. avium感染でよくみられる乾酪壊死が肝内にみられることはまれである[119]．

M. aviumの最もよくみられる臨床像は長く続く発熱であり，寝汗や体重減少はあったりなかったりである．播種性病変の可能性は，AIDS患者の発熱で，Pneumocystis jirovecii, サイトメガロウイルス(cytomegalovirus)，その他の病原菌が除外されたら，70％を超える．慢性下痢と腹痛は消化管病変の存在を示唆する．肝外閉塞により胆管炎または無石性胆嚢炎を起こすこともある．

重度の貧血はM. avium感染のもう1つの特徴であり，頻回の輸血が必要になることもある．診断は末梢血の培養で確定され，感度は86～96％の間である．骨髄の塗抹と培養は早期播種をみるのに最適である．骨髄とリンパ節と同様に，肝臓もまた，診断的生検を行いうる部位として重要である．Tarantinoら[281]は，HIV感染者での播種性抗酸菌感染における針穿刺吸引生検を検討した．脾臓および(または)リンパ節の吸引生検は，100％の患者で特定の診断を示唆した．播種性M. avium感染患者は，AIDSもM. avium感染もない患者と比べて生存は著しく短かった．しかし，生検では，播種性抗酸菌感染が直接の原因で死亡することはめったにみられない．というのも，死亡の原因は，感染のないAIDS患者の場合と同様であるからだ．生存の短縮化はおそらく，感染に伴う重度栄養失調と体重減少による[119]．

M. aviumによる肝病変での黄疸はまれである．Glasgowらの報告[97]では，ビリルビン値はM. avium感染の全症例で正常であった(1人の患者においては赤みがかった肉芽腫性反応が肝実質の40％を占めていたにもかかわらず)．Lewisら[158]は，肝臓を含む播種性M. avium感染の患者における黄疸を報告したが，サイトメガロウイルスの感染も合併していた．血清ALP値は肝M. aviumのほぼ全症例で上昇している[97]．しかし，それはM. aviumに特異的ではなく，サルファ剤への過敏反応やその他の感染性微生物(ヒストプラズマなど)への反応で起こることが報告されている[151]．

AIDSにおけるM. tuberculosisとM. avium感染の1つの重要な違いは，M. aviumは通常の抗結核薬治療に比較的反応しないことである．ほとんどの初期の報告によると，ほとんどの患者で治療反応が悪いか全くみられなかった[13,104,112,140,180,196,302]．このように臨床的反応がないことは，これらの患者における重度の免疫障害を反映していたのかもしれない．M. aviumは典型的には，AIDSの末期で細胞数が最も低いときに起こるからである．

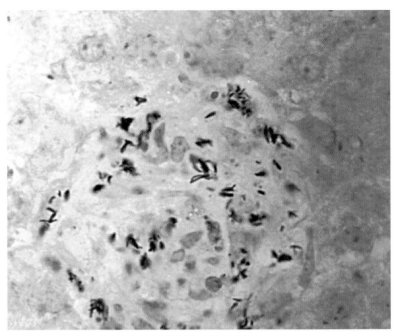

図25-5　AIDS 患者における形成不良の肉芽腫内の *M. avium*
I. K. Ishak のご厚意による。

CD4 値が 60/mm³ 未満であるのが，播種性 *M. avium* 感染の患者では典型的であり，CD4 値が 200/mm³ 以上であることはまれである。これは，*M. avium* が通常，Kaposi 肉腫またはニューモシスチス肺炎の後に（同時ではなく）起こることを説明しうる（それらは通常，CD4 値>100/mm³ で起こる）。抗レトロウイルス薬治療による生存率の改善により，*M. avium* 感染の多剤レジメンに対する治療反応も改善がみられてきている[119,251]。また，ALP（肝病変を反映）は治療後に正常化しうる[119]。

その他の抗酸菌

M. avium が AIDS における主要な非結核性抗酸菌感染であるが，多数のほかの非定型抗酸菌，*M. fortuitum*，*M. gordonae*，*M. xenopi*，*M. chelonae* などもまた，AIDS で播種性感染症を起こしたことがある。しかし *M. kansasii* が，肝病変またはその他の肺外病変を起こすことはまれである。たとえば，*M. kansasii* による肺感染の患者 17 人の研究では，誰も肝障害の検査的証拠を認めなかった[152]。*M. avium* と同様に，*M. kansasii* 感染患者の大半はリンパ球数が 200/mm³ 未満であり，進行した免疫抑制がある。

肝移植患者に起こる結核 (Chapter 33 も参照)

世界中の臓器移植レシピエントに起こる結核の総合的な発生率は，1〜4％と推定される。しかし，移植肝に発生する結核の発生率は 0.9〜2.3％[4,262] である。最近の Holty らによる 81 の移植後感染の報告を扱ったシステマティック・レビュー[117] では，肝移植患者の約 1％は活動性結核感染を起こすことが示された。成人と小児の肝移植レシピエント両方とも，免疫不全状態により結核の高リスクである[173,176]。ニューヨーク市の 550 人の肝移植患者を 5 年間追跡したケースシリーズで，Meyers ら[179] は，新規発症の結核を 4 人の患者で診断し，これは有病率 0.7％となる。1 人には移植時に腹膜に粟粒結核の証拠があった。移植が行われ，治療は成功した。ほかの 3 人の患者においては，結核は移植後 2〜57 か月の間に発症し，そのうち 1 人は結核性肝膿瘍を起こした。結核感染の率は，Grauhan ら[103] がドイツで報告した 1.2％（462 症例中 5 人）とほぼ同じだった。サンフランシスコで肝移植後に肝生検を受けて肉芽腫がみつかった患者 42 人において，1 人が結核をもっていた（有病率 2.4％）[82]。ほとんどの実質の類上皮肉芽腫または微小肉芽腫（全体的な有病率は 50％）は肝細胞壊死を伴っているが，特定の感染は検出されなかった。

最近のデータでは，移植レシピエントにおける結核の発生率は，一般の人口よりも 3〜100 倍高いことが示唆された[28,122,262]。大半の症例は移植後最初の 12 か月以内に起こる。しかし，移植症例 760 人における後ろ向き研究では，15 人が *M. tuberculosis* 感染を起こし，移植から診断までの期間の中央値は 31 か月であった[122]。腎臓以外の移植，結核発症前 6 か月以内の拒絶反応，最初の免疫抑制レジメンの種類が，移植後結核の予測因子である[262]。播種性結核は移植後によくみられる。Holty ら[117] は，活動性 *M. tuberculosis* 感染をもつ肝移植レシピエントの 60％ 以上が肺外病変をもつことを発見した。OKT3 訳注2 の使用または抗 T 細胞抗

訳注2　日本初の抗体医薬であったオルソクローン OKT3 は 2011 年に販売を終了している。

体の使用は重要なリスク因子である[262]。

臓器移植レシピエントにおける結核の最も多いとされる原因は，古い休眠病変の再活性化である[262]。皮肉なことに，すべての肝移植レシピエントで，ツ反の結果が判明しているのは3分の1以下である[117]。ほかの原因としては，病院での曝露や結核をもった死体または生体ドナーからの感染もありうる[262]。

移植後の活動性結核発症よりも憂慮されるのは，INH予防内服に伴う肝毒性のリスクであり，それについては後述する。薬剤性肝酵素異常は移植拒絶反応と混同しやすい。肝移植レシピエントにおけるINH予防の根拠は，多数の患者が免疫応答に乏しく（免疫不応答性），免疫抑制治療を受けることにより，結核獲得のリスクが高まるからである。多くの施設における方針は，活動性結核または胸部X線写真で陳旧性結核の証拠があり，かつ移植前にツ反陽性であった患者を治療することである。Meyersら[179]は，活動性結核ドナーから肝臓をもらったレシピエントは，移植後に治療を行うべきだ，と主張した。免疫不全患者におけるINH肝毒性のリスクのため[244]，INH予防内服の代わりとして，サーベイランスの抗酸菌培養と塗抹検査を移植後に行っている施設もいくつかある。Torre-Cisnerosら[286]による研究で，100人の肝移植患者において，移植後の最初の180日間で，喀痰または尿の抗酸菌塗抹培養検査で活動性結核がみつかったのは1人のみで，適切に治療された。このアプローチに基づいて培養陰性のままであった患者については，誰もその後に活動性結核を発症することはなかった。

ツ反によるルーチンの術前結核スクリーニングと陽性者に対する予防的治療については意見が分かれる。というのも，ツ反は結核リスクのある患者の判別法としては不完全であるからだ[28,287]。Holtyら[117]は，活動性 *M. tuberculosis* 感染をもつ肝移植患者でツ反結果がある者では，37%のみが陽性であった，と報告した。もう1つの術前ツ反と陽性者の予防治療の議論の分かれる点としては，肝移植レシピエントにおけるINH肝炎のリスク増加がある。しかし，ケースコントロール研究では，肝移植候補の間のINH予防内服の安全性と有効性が示された[262]。移植候補者においては，結核を防ぐための積極的な管理が必要とされる。後ろ向きデータによると[287]，不用意に移植を受けてしまった患者については，早期に診断することで効果的に治療できる。

INHの中止を必要とする臨床的に著しい肝毒性は，肝移植後患者の41～83.3%にみられる[178,262]。しかし，Singhらの報告[262]では，INHを含んだレジメン内服中の患者における15の肝生検中8件で，急性または慢性の拒絶反応と肉芽腫または肉芽腫単独の存在が確認された。ニューヨーク市のMeyersらの報告[178]では，肝生検は薬剤性肝炎が6人中5人（88%），拒絶反応が6人中3人（50%）でみられた。したがって，これらのデータが示すように，INH肝毒性の推定診断は，肝移植レシピエントにおいては必ずしも正確でないかもしれず，肝酵素上昇の精査のための肝生検を考慮すべきである。なぜなら，これらの患者においては，肝酵素の異常の原因は複数ありうるからだ。このアプローチを補強する

と，Holtyら[117]によると，INHで潜在性結核として治療されている患者において，重度の肝毒性はたったの1%であった。

移植後の活動性結核の患者を管理するうえで，免疫抑制剤の減量は重要であるようだ[284]。加えて，米国の大きな移植センターでの経験では，肝移植患者は標準治療への忍容性が低いことがわかっている。それは，これら薬剤固有の毒性や，同時に起こる臓器拒絶反応による。主にエタンブトールとオフロキサシンから成る平均9か月間の非標準治療は，6人の標準薬剤で薬剤性肝毒性を起こした患者において，非常によい成績をおさめた[178]。システマティック・レビューのなかでHoltyらは，活動性結核感染をもつ肝移植患者のおよそ35%は，肝毒性のために抗結核薬レジメンを変更または中断されていることを発見した。しかし，抗菌薬関連肝毒性の長期後遺症はまれである。

移植後の活動性結核は死亡率が高い。Singhら[262]は，編集された文献報告に基づき，死亡率を29%，と報告した。Meyersら[178]とVermaら[296]も，米国で成人と小児を含む肝移植後結核患者において，同様の死亡率を報告した。Holtyら[117]は，活動性結核の肝移植レシピエントの短期死亡率は31%であったことをみつけた。播種性感染，過去の拒絶反応，OKT3または抗T細胞抗体の投与は，結核患者の死亡の重要なリスク因子である[262]。生存者は多剤結核薬導入レジメンを使用されているか，または発症から1か月以内に診断されていることが多かった[117]。

結核における関連肝病変と偶発的肝病変

アルコール性肝炎と肝硬変

RollestonとMcNee[225]らは，肝硬変で亡くなる患者の30%近くが，結核感染を起こしていたことを発見した。最も頻度が多いのは肺と腹膜であった。彼らの主張では，肝硬変は結核の発症以前から存在し，肝硬変が患者に感染を起こりやすくした。彼らはヒトにおいて，結核が肝硬変につながる確固とした証拠はないことが，その主張を支持するとした。過去には「結核性肝硬変」という用語が受け入れられていた[137]にもかかわらず，今日に至るまでそのような証拠はない。

アルコール依存症は結核にしばしば関連している。感染患者の54%にも及ぶと報告されたことがある[95,114,187,247]。したがって，アルコール性肝疾患（脂肪変性と肝肉芽腫伴う肝硬変を含む）の組織学的所見も予想される。実際に，Kornら[144]は，結核患者の肝臓における脂肪変性は，同時に飲酒によって起きているかもしれない，と主張した。後述するように，アルコールはINHとその他の抗結核薬治療からの肝毒性リスクを上昇させる。

ウイルス性肝炎

結核はウイルス性肝炎のリスクにはならないようであるが，結核病院においてアウトブレイクが起きることもある。Fitzgeraldら[84]は，結核病院でのB型肝炎のアウトブレイクを報告した。

64人の結核入院患者中37人がB型肝炎に感染し、病院職員、感染者の濃厚接触者に広がった。6か月を超えてキャリア状態を経験した患者もいた。Peteraら[209]とMcGlynnら[174]によって示されたように、結核患者において慢性のB型肝炎ウイルス表面抗原（hepatitis B surface antigen：HBsAg）キャリアは高頻度である。特に、高リスク群においてより顕著である。同時に起こる慢性ウイルス肝炎が、肝結核病変と間違われるような生化学的、臨床的特徴を示す可能性はほとんどない。またもちろん、組織学的な違いにより状況を確認できるだろう。同時に起こる非A型・非B型肝炎による脂肪肝は、いくらかの結核患者においては大滴（macrovesicular）脂肪の重要な原因であろう[151]。INH治療を受けている慢性無症候性HBsAgキャリアは肝障害のリスクが高い、と以前は考えられていたが、ある研究では、INHを投与されていない患者と比べて、血清AST値は高くないことがわかった[174]。

しかし、INHとRFPの組み合わせでの重度の肝毒性が、台湾で活動性結核の治療を受けていたHBsAg陽性患者において報告された[305]。致死的な症例が何人もいたことから、著者らは、抗結核薬治療成功に伴う細胞性免疫の改善が、何人かの患者において、薬剤毒性というよりはウイルス性傷害により、B型肝炎の重度の再活性化と死亡につながったのではないか、と疑っている。

Panら[204]は、B型肝炎ウイルス（hepatitis B virus：HBV）の感染を伴う結核患者47人と、HBV感染をもたない結核患者170人において、2つの異なる治療群——HPBES〔INH、RFP、ピラジナミド（PZA）、エタンブトール、ストレプトマイシン〕とHLAMKO（INH、リファブチン、オフロキサシン、レボフロキサシン）——に分け、調査した。肝毒性の頻度はHBVと結核のある患者では59%であったが、HBVのない結核患者では24%のみだった。肝障害の発生率はHPBES群では46.1%で、HLAMKO群ではたったの12.7%だった。著者らは、これは、慢性HBVの患者の結核治療でのHLAMKOの選択レジメンの使用を支持する、と主張した。

肝硬変

肝硬変の患者は、免疫系機能障害により、結核に対してより感性であるだろう。Choら[49]は、肺外結核は肝硬変の患者では、肝疾患のない者に比べてより頻度が高いことを発見した（31% vs. 12%；$P=0.02$）。しかし、臨床および画像所見と治療への反応は、両群間で差はなかった。RFPとINHを含むレジメンで治療中の肝毒性の頻度は、肝硬変群でより高かったが、差は統計的に有意でなかった。

肝硬変が薬剤耐性結核の発生のリスク因子である可能性も記述されたことがある[192]。加えて、肝硬変の患者は、結核をオフロキサシンで治療されたことがあり、肝疾患が背景にある患者では、伝統的な抗結核薬治療よりも安全かもしれない[20, 21]。

その他の肝病変

アミロイドーシスは、肝結核患者の最大10%で肝内にみられた[292]。いくらかの患者では、アミロイド浸潤は広範で、著明な肝腫大を起こすこともある。ほとんどの症例は、長期の進行病変、しばしば消化管病変もある患者においてみられた[135]。現在使用される結核治療により、今日では、アミロイドーシスはまれな合併症であるだろう。

肝臓の結節性再生過形成はまれな病変であり、実質のびまん性結節形成と門脈線維化が特徴である。肝細胞萎縮はいくつかの肝小葉にみられることもあれば、再生結節が存在することもある。病原性はわかっていないが、結節性再生過形成はさまざまな疾患で認められており、結核もその1つである[228, 276, 299]。結核との関係が偶然的なものなのかどうかはわかっていない。

肝臓のヘモジデローシスは、アフリカの肝結核の患者において47%もの剖検症例、28%の針生検体で認められる。しかし、この高い発生率はバンツー族の割合が高いことによる可能性もある。彼らはヘモジデローシスの発生率が高いことで知られている[114]。結核自体はおそらく、肝臓の鉄蓄積につながることはないだろう。Gordeukらによる興味深い報告[101]では、元来は1920年代に南アフリカの黒人714人において行われた鉄過剰状態の研究を再解析し、これらの患者において結核は、肝細胞がんを引き起こす肝臓と脾臓の鉄と関連しているかどうかをみた。彼らは、鉄過剰はおそらく、肝細胞がんからの死亡のリスク因子であると同様に、結核死のリスク因子である、と結論づけた。

抗結核薬治療による肝障害

抗結核薬による肝障害は、結核関連肝疾患のスペクトラムを広げるので、互いに関連している。一般的な抗結核薬関連肝毒性の定義は、治療によって生じた血清ALT上昇が、基準上限の3倍（＋肝炎症状を伴う）、または基準上限の5倍を超える（肝炎症状は不要）ことである[289]。

抗結核薬関連肝毒性の報告されている発生率は2〜28%の間である[289]。使用されるレジメンは同様であるにもかかわらず、発生率は先進国ではより高く、8〜39%で、比べて途上国では3〜4%である[170]。これらの薬剤による肝毒性のリスク因子は、高齢、女性、栄養失調、HIV、既存の肝疾患、などである[19, 289]。その他のリスク因子には、アルコール依存症、HBV、C型肝炎ウイルス（hepatitis C virus：HCV）、広範な肺実質病変、低アルブミン血症、が含まれる[19]。それでも、どの患者が抗結核薬治療中に肝毒性を起こすのか予期することは依然難しい[289]。

抗結核薬治療中の患者における急性肝炎の頻度は、トランスアミナーゼ上昇の段階によって非常に異なる。それ以上に、抗結核薬関連肝毒性と思われているものが常に薬剤性とは限らないかもしれない。急性ウイルス肝炎は重要な交絡疾患であり、臨床的に、生化学的に、そして組織学的に、薬剤性肝毒性と類似する[237]。

Sharmaら[255]は、肝毒性の患者における結核治療再開の安全な

使用について報告した。彼らのインドからの研究では，抗結核薬からの薬剤性肝障害(drug-induced liver injury：DILI)を起こした患者175人において，3つの異なるレジメンを使用した。それらのレジメンには，INH，RFP，ピラジナミド(PZA)の全量投与，または米国胸部学会(American Thoracic Society)と英国胸部学会(British Thoracic Society)の推奨するレジメンが含まれた。米国胸部学会は次の段階的再開を推奨している：1日目にRFPを全量で開始，8日目にINHを全量で開始，そして15日目にPZAを全量で開始する。英国胸部学会の推奨は，1日目にINHを100 mg/日で開始して4日目に全量へ，8日目にRFPを150 mg/日で開始し11日目に全量へ，15日目にPZAを500 mg/日で開始し，18日目に全量へ，とする方法である。著者らは治療再開した患者の11%でDILIの再発を認めたが，レジメン間で差はみられなかった。この報告では，治療前のアルブミンが将来の再発性DILIの唯一の予測因子であった。彼らは，DILIは最初は全量のレジメンで起きたにもかかわらず，効果的治療を必要とする患者には治療は再開できる，と結論づけた。

活動性結核は通常，多剤で治療されるため，それぞれの抗結核薬の毒性の頻度のデータは限られる。例外は，潜在性結核感染の予防治療で単剤で広く使用されるINHである。けれども，いくつかの薬で，その全体像はある程度わかってきている[313]。

パラアミノサリチル酸(para-aminosalicylic acid：PAS) は，急性肝細胞傷害と黄疸，「偽性単核球症」と呼ばれる発熱・皮疹・リンパ節腫脹・好酸球増加，リンパ球血症と「非定型」リンパ球などの臨床徴候から成る症候群を引き起こすことがある。その発生率はおよそ1%ほどと推測され，機序はおそらく過敏反応と推定される[312]。INHの場合と対照的に，年齢との関連は明らかではない。この薬剤は比較的使用されていないため，その肝障害は臨床的に重要というよりは，歴史的，病態生理学的に興味深い。

イソニアジド(INH)

INHは全内服患者の約1%で急性肝細胞性黄疸となり，最低10%はより軽度の非黄疸性肝障害を起こす。臨床像は，倦怠感・食欲不振・悪心・時に嘔吐などで，後に黄疸を起こし，急性ウイルス性肝炎とほとんど区別できない。発熱と肝腫大はより頻度が低い。生化学的にも，病状は急性ウイルス性肝炎に似ており，黄疸がおよそ10%の患者でみられる。致死的な黄疸と重度の肝壊死を起こす患者の死亡率はおよそ10%である[183]。

INH肝毒性の感性は年齢によるところが大きく，20歳未満の小児と青少年ではより高齢の人よりも，ずっと起こりにくい。20～35歳の成人における黄疸性肝障害の発生率はおよそ0.5%であり，35歳を超える成人では最低2倍の発生率で，50歳を超えると発生率は3%に及ぶ。しかし，報告では，若年者は実際，INH傷害(致命的な肝毒性も含む)を起こしやすいことに注目している。SniderとCaras[269]は，1965～1989年のINH肝毒性を扱った医学文献をレビューした。加えて彼らは，米国食品医薬品局(Food and Drug Administration：FDA)の資料とその他の多くのデータベースを検索し，この期間に合計で177人のINHに関連した死亡を発見した。153人の年齢がわかる患者のなかで，9.2%が20歳未満で，12.4%は20～34歳の間で，17.6%は35～49歳，37.9%は50～64歳，23%は65歳以上であった。女性は全死亡例の70%近くを占めた。人種比は40%が非ヒスパニック系白人，38%がアフリカ系米国人，15%がヒスパニック系，4%が米国原住民，そして1%のみアジア人であった。15～44歳の女性のなかで，38%は生後1年未満であった。ほかにも，産後の女性や女性全般が高リスクであることが認められた[90]。この報告では，未治療の結核から死亡するのはINH肝毒性から死亡するリスクよりも25倍高いことが示された。これは，未治療の感染者の5%が臨床的結核を起こすとの推定をもとにしている。慢性C型肝炎・B型肝炎，HIVはそれぞれ，INH肝毒性のリスクを上げることが示されている[81,90,293,303,308]。女性とアジア生まれであることは，第1選択薬による肝毒性の追加のリスク因子である[308]。

抗結核薬は，緊急肝移植が必要となる，アセトアミノフェン関連ではない急性肝不全の原因としては最もよくみられる。最近のUnited Network for Organ Sharing databaseのレビューのなかで，INHはリスト上位であった[181]。最近のCDCの報告によると，2004～2008年の間に，合計で17の重度肝障害がINH治療中の患者で報告され，5人が死亡し，そのなかには肝移植レシピエントも1人含まれた[40]。

Barcenaらは，結核の予防または治療により生じた劇症肝不全の症例7人のアウトカムを報告した。そのうち5人は移植を受け，1人のみが結核と関係ない理由で死亡した。ほかの4人はフォローアップ終了時点で生存していた(平均455日；範囲162～797日)[23]。

肝移植患者における結核の管理は，免疫不全状態とより高い肝毒性のリスクのため，一般人口におけるものと異なる。典型的な公衆衛生的アプローチは，最も効果的な薬剤(INHとRFP)の短期治療は，移植後数年経って結核を発症したような患者では考慮される。肝機能は，肝毒性の高リスクのため，こまめにフォローされなければならない。移植から数週または数か月で結核と判明した患者においては，抗結核薬の毒性はほかの移植臓器障害と混同されやすいが，特に効果的な治療が最初から行われるべきである。第2選択の薬剤での副作用の少ない長期間の維持的アプローチは，抗結核薬の毒性により移植された患者に限定すべきである[23]。

急性結核を肝移植の禁忌とみなすべきかという疑問には議論の余地がある。文献での情報が少ないので，一般的な推奨はここでは述べられない。したがって，それぞれの症例で個別に判断されるべきだ[23]。

INHによる肝障害の機序は，過敏性よりは代謝特異性によるようである[157]。過去には，急速アセチル化により肝障害が起こりやすいと考えられていたが[184]，より最近の研究では，小児と成人において，肝毒性とアセチル化表現型との間に関連性は証明されな

かった[67,109,169,250]。けれども，意義を唱える報告は今でも時に出ている[136,184]。アルコール依存者はINH毒性のリスクが高く，それはおそらく，その代謝を誘導することによる。同様に，INHはアセトアミノフェンの毒性を出やすくする。おそらく，P450 2E1チトクロム経路の誘導を通じて，毒性のアセトアミノフェン代謝物を産生しているのだろう[189,195]。チトクロムP450 2E1遺伝的多型性が，INHによる肝炎の起こしやすさに関係しているのかもしれない[124]。INHからの肝炎のリスクは，ほかの抗結核薬，特にRFPとPZAも内服している患者でもまたみられる。Ozickら[202]は，AIDS患者において，INHとRFPの組み合わせは11%の肝細胞傷害（ALT＞200 IU/Lで定義）の発生率につながることを示した。同様に，INHとRFPの組み合わせの治療は，小児においても肝障害のリスクを増加させるようである。インドではParthasarathyら[207]によると，INHとRFPの毎日のレジメンの場合は，肝障害の発生率は，小児の結核性髄膜炎に対する治療では39%，脊髄結核では10%，肺結核では最大8%だった。肝障害のリスクは毎日治療薬を内服する患者で，週2回のレジメンに比べてとても多かった。彼らの報告では，成人の場合にみられたように，PZAが肝毒性のリスクをさらに増加させるという証拠はない（以下参照）。

Mouldingら[186]によるカリフォルニアからの報告では，INHによる死亡が14年間に20人記録されており，INHで化学予防をされている患者においては，注意深いモニタリングが必要であることが強調されている。この致死的な症例の報告では，女性が男性を2：1で数のうえで上回っている。患者の年齢は15～55歳と幅がある。INH予防内服を妊娠中に開始し，産後も飲み続けた結果，産後の女性患者で4人の死亡が起きた。20人の死亡中8人（40%）は35歳未満であり，予想より著しく高かった。著者らは，これらの多くの患者において，嘔吐と腹痛は肝炎の特異的な症状とみなされず，このことが診断の遅れにつながったかもしれないという重要な観察を示した。加えて，患者を毎月診ずに，利便性のために数か月分の処方を1回の受診で出していた，などの管理上の間違いも，重篤な肝障害の診断の遅れに寄与したのかもしれない。しかし，治療が適切にモニターされていれば，INHの障害のリスクは著しく減らせると思われる[186]。

リファンピシン（RFP）

RFP 4か月間での潜在性結核感染（latent tuberculosis infection：LTBI）の治療は，標準的なINHの9か月間レジメンの代替である。いくつかの研究が4か月RFPのレジメンの有効性を示し，また，INHより肝毒性が少ないことも示された。LTBIのRFP治療の過去の研究は，肝毒性の発生率がとても低いことを示唆し，INHよりも低い発生率であった。LTBIのRFP治療に関連したトランスアミナーゼ上昇の頻度は0～0.4%の間であった。RFPに関連した肝毒性は，肝細胞傷害を伴わない高ビリルビン血症からトランスアミナーゼの軽度の上昇まで，そして，まれに臨床的に著しい肝炎まで起こりうる[87]。

RFPはしばしば，INHやその他の薬剤と組み合わせて使われる。RFPはINHによる肝障害のリスクを増加させる（おそらくチトクロム系の誘導で，INHからその毒性産物への変化促進のため）と考えられている[5,274]が，RFPもまた，時に特発性の急性肝細胞傷害を起こす[243]。INHの肝障害と同様に，臨床徴候はウイルス性肝炎と類似する。しかし，これらの症候は，一般的にRFP開始後1か月以内に起こる。一方，INHの肝障害は通常，2か月目まで起こらない（85%の症例）。肝細胞傷害を起こすことに加えて，RFPは無害にビリルビン取り込みと排泄を阻害しうるが[243,312]，著明な高ビリルビン血症は患者と医師の側の不安につながる。

ピラジナミド（PZA）

PZAは単剤で使用すると重度の肝炎を起こしうるが，より重要なことに，INHとRFPと組み合わせて使用すると，致死的肝毒性のリスクを増加させるようである[32,77]。Durandら[71]は，抗結核薬治療による劇症または準劇症肝不全の18例を報告した。9人はINHとRFP，9人はINHとRFPとPZAの組み合わせを内服していた。PZAを内服していた9人中生存したのは2人のみであり，一方，INHとRFPのみ内服の9人中8人が生存した。著者らは，PZAはINHとRFPの毒性を強くした，と結論づけた。これらの症例での生存は，黄疸発症までの期間と反比例しており，生存者は最初の15日間の治療の間に黄疸を発症した。著者は，肝臓や腎臓の異常がある患者にはPZAを避けるように推奨し，治療最初の2か月は生化学検査を毎週モニターすべき，とした。そして，PZAはALTが基準上限の3倍を超えたら中止すべきである。Kings College HospitalのMitchellら[182]は，INH，RFP，PZAの組み合わせによる急性肝不全の患者4人をさらに報告し，そのうち2人が死亡した。3人の患者で再チャレンジが行われ，陽性であった。RFPとPZAの組み合わせでの致死的肝不全も含めて，許容できないほど高頻度の重度肝毒性のため，CDCはLTBIの治療にPZAを使わないよう推奨している[39,129]。

PZA関連肝毒性でどの酵素系がかかわっているのか，肝毒性はPZAかまたはその代謝物によって起こるのか，はわかっていない。ラットの研究で，PZAはいくつかのチトクロムP450アイソザイム（2B，2C，2E1，3A）の活性を阻害したが，ヒトの肝ミクロゾームでの研究では，PZAにはチトクロムP450アイソザイムに対する抑制効果はみられなかった[289]。

第2選択薬

クラリスロマイシンは現在，M. avium感染の治療と予防に使われている[210,251]。それは，M. chelonaeの治療に使われていた際に，胆汁うっ滞疾患を起こしたことが報告されている。その患者は不用意にクラリスロマイシンを再チャレンジされ，胆汁うっ滞の再発を経験した[310]。マクロライド系抗菌薬は一般的に，昔から胆汁うっ滞性障害を起こすことで知られている[157,312]。

フルオロキノロン系はしばしば，薬剤性肝障害を起こした結核

患者において第1選択薬の代わりに使われる。フルオロキノロン系は第1選択薬としては推奨されず，薬剤耐性結核または第1選択薬が不忍容であった患者の治療でのみ使用される。レボフロキサシンとモキシフロキサシンは，M. tuberculosisに対する殺菌活性が高い，より新しいフルオロキノロン系である。細菌感染に対する短期治療として使用された場合，フルオロキノロン系の安全性は確立されている。しかし，長期間使用（12週間）の安全性に関しては，まだあまり研究されていない。フルオロキノロン系は過去の研究で，肝機能検査の軽度の上昇を起こすことはあるが，結核患者の肝毒性の追加のリスクになると示されたことはない。しかし，結核患者におけるレボフロキサシンとモキシフロキサシンの安全性と，第1選択の抗結核薬と併用してのDILIについてはまだわかっていない[116]。

フルオロキノロン系で可逆性のトランスアミナーゼ上昇は2〜3％の症例で起こりうる。重度の肝細胞傷害や胆汁うっ滞はすべてのフルオロキノロン系使用レシピエントの1％未満あることが報告された（肝毒性のために市場から撤退したtrovafloxacinは除く）。臨床的に重要な肝毒性は，大きな母集団では，シプロフロキサシン，trovafloxacin，ノルフロキサシン，オフロキサシン，enoxacin，レボフロキサシン，ガチフロキサシンで報告されたことがある。フルオロキノロン系の肝毒性の機序は過敏反応と考えられており，しばしば好酸球増加がみられる[241]。

イソニアジド（INH）と合剤の
抗結核薬治療のモニタリング

適切な臨床的かつ生化学的モニタリングにより，INHと複剤抗結核薬治療による肝障害のリスクはかなり減らしうる，と考えられている[186]。データによると，臨床的肝炎の頻度は，以前に考えられていたよりも低い。都市部結核管理プログラムで潜在性結核としてINH単剤で治療された11,141人において，肝炎が起きたのは0.1〜0.15％のみであった[194]。最も最近の米国胸部学会，CDC，米国感染症学会（Infectious Diseases Society of America）のガイドライン[10]は，INH，RFP，PZAに対してルーチンのモニタリングは推奨していない。例外は，もともと患者のベースラインの肝酵素が上昇している，臨床症状がある，慢性B型肝炎，C型肝炎の高リスクとみなされる，などである。米国胸部学会はその推奨を，独自で慢性肝疾患（B型肝炎，C型肝炎，アルコール性肝炎，肝硬変）の病歴，慢性アルコール使用，抗レトロウイルス薬治療中のHIV感染，妊娠女性と3か月以内の褥産婦については，ベースラインとフォローアップのモニタリングを励行するように細部修正した[241]。また，ほかの薬剤を内服中の患者，慢性疾患の者には，患者個人別に判断してベースラインの検査を行うよう推奨した。一方で，彼らは，専門家によっては，35歳以上の健常人でも，ベースライン，毎月または1，3，6か月時点で診療することを認めた。

現実的な問題として，我々が推奨に賛成するのは，もし急性肝炎が起きたら，INH，RFPおよび（または）PZAはすぐに中止されるべきである点と，A・B・C型肝炎の血清検査はE型肝炎とともに行われるべきという点，である。Sardaら[237]は，結核治療のために肝関連検査を行われて正常であった2,906人の患者をレビューした。102人（3.5％）は抗結核薬治療中に急性肝炎を起こした。その102人中15人（14.7％）は，ウイルス性肝炎（A型1例，B型2例，C型3例，E型8例）であった。加えて，患者には，注意深く胆道疾患の症状，肝毒性の可能薬剤への曝露，特に肝毒性薬剤やアルコールなどについて問診しなくてはならない。肝炎の原因が特定されるまでは，代替の抗結核薬レジメンが使用されるべきだ。いったんAST/ALTの値が基準上限の2倍未満になって，症状がしっかり改善したら，第1選択薬は週ごとに順次再開していくべきである。最初はRFPで最後はPZAで終わる。しかし，症状が再発するか，ALTが基準上限の2倍以上に上昇する，またはビリルビン/ALPが有意に上昇することなどが認められた場合，最後に開始された薬は中止されるべきである。もし，RFPとINHで問題が起こらず，肝炎が重度であれば，PZAが原因であったと推定され，中止されるべきである[155]。

しかし，この推奨を後押しするのは，伝統的な高リスク群（特に35歳未満）ではなかったが，重度のときに致死的な肝障害を起こした患者の多くの報告である。たとえば，CDCにより報告されたニューヨーク市からの多くの患者は若く，飲酒をしなかった[41]。同様に，Mouldingら[186]により報告された何人かの致死的症例は35歳未満であった。これらのガイドラインを使ったとしても，Mitchellら[182]は，彼らが経験した4例の死亡のうち2例は毎月のモニタリングを行っても防ぐことができなかったし，Durandら[71]が記述した18の死亡例のうち11人も防ぐことができなかったであろうことを示した。この著者らと他の著者[193]は，より高頻度の生化学モニタリングを行うことを提唱した。フランスでは，1993年よりINH内服中の患者は最初の1か月，PZAが複剤の1つで使用されたら最初の2か月は，毎月どころか毎週，生化学検査を行うことが推奨されている[71]。もし，ALT値が3倍以上または血清ビリルビン値が上昇すれば，INHとPZAは中止されなければならない。PZAはどのような場合でも2か月以上使用することができない[155]。Mitchellら[182]は，アフリカ系米国人とヒスパニック系の女性，褥産婦，エストロゲン治療中の女性ではより注意深いモニタリングが必要であると提唱した。なぜなら，肝酵素異常は症状が出るよりずっと早く出現するので，劇症肝不全となる前に発見して抗結核薬を中止できるからだ。

抗結核薬治療による肝毒性の予防

抗結核薬治療の肝毒性を予防する薬剤をみつけるのは難しいようである。代替治療の領域で肝保護作用があるとされる複数の配合薬が注目されているようである。Liuら[160]は，系統的に成分と評価研究をレビューした。85の文献が判定基準を満たし，silymarin（オオザミのエキス）など30の目立った製剤が検討された。この評価では，ほとんどのこれらの研究がサイズが小さく質が低いことが示された。著者は，結核治療とともに肝庇護薬を飲むことを支持する信頼のおけるエビデンスはなく，薬によっては

害となりうる，と結論づけた。我々は，肝庇護薬の内服を推奨しない。しかし，主治医の知識の有無にかかわらず，これらの薬を飲みたいと探す患者がいることは知っている。もし，患者が強く主張する場合，効果の保証はないこと，わかっていない副作用がありうることも警告しなければならない。明らかに，いずれの「予防的」薬剤も，抗結核薬使用中に推奨されるモニタリングを省略することはできない。

◎ 文献 ◎

1. Abascal, I., F. Martin, L. Abreu, F. Pereira, J. Herrera, T. Ratia, and J. Menendez. 1988. Atypical hepatic tuberculosis presenting as obstructive jaundice. *Am. J. Gastroenterol.* 83:1183–1186.
2. Abdel-Dayem, H. M., S. Naddaf, M. Aziz, B. Mina, T. Turoglu, M. F. Akisik, W. S. Omar, L. DiFabrizio, V. LaBombardi, and J. S. Kempf. 1997. Sites of tuberculous involvement in patients with AIDS: autopsy findings and evaluation of gallium imaging. *Clin. Nucl. Med.* 22:310–314.
3. Agrawal, H. S., J. W. Benson, and J. J. Major. 1967. An unusual case of hemobilia: hepatic tuberculosis with hemorrhage. *Arch. Surg.* 95:202–206.
4. Aguada, J. M., J. A. Herrero, J. Gavalda, J. Torre-Cisneros, M. Blanes, G. Rufí, A. Moreno, M. Gurguí, M. Hayek, C. Lumbreras, and C. Cantarell. 1997. Clinical presentation and outcome of tuberculosis in kidney, liver and heart transplant recipients in Spain. *Transplantation* 63:1278.
5. Akaard, D. S., T. Wilcke, and M. Dossing. 1995. Hepatotoxicity caused by the combined action of isoniazid and rifampicin. *Thorax* 50:213–214.
6. Alexander, I. F., and I. T. Galambos. 1973. Granulomatous hepatitis: the usefulness of liver biopsy in the diagnosis of tuberculosis and sarcoidosis. *Am. J. Gastroenterol.* 59:23–30.
7. al Karawi, M. A., A. B. Mohamed, M. I. Yasawy, D. Y. Graham, S. Shariq, A. M. Ahmed, A. al Jumah, and Z. Ghandour. 1995. Protean manifestation of gastrointestinal tuberculosis: report on 130 patients. *J. Clin. Gastroenterol.* 20:225–232.
8. Alvarez, S. Z., and R. Carpio. 1983. Hepatobiliary tuberculosis. *Dig. Dis. Sci.* 28:193–200.
9. Amarapurkar, D. N., K. B. Chopra, A. Y. Phadke, S. Sahni, S. R. Prabhu, and R. H. Kalro. 1995. Tuberculous abscess of the liver associated with HIV infection. *Indian J. Gastroenterol.* 14:21–22.
10. American Thoracic Society, CDC, and Infectious Diseases Society of America. 2003. Treatment of tuberculosis. *Am. J. Respir. Crit. Care Med.* 167:603–662.
11. Anderson, C. S., J. Nicholls, R. Rowland, and J. T. LaBrooy. 1988. Hepatic granulomas: a 15-year experience in the Royal Adelaide Hospital. *Med. J. Aust.* 148:71–74.
12. Ariede, K. I. 1990. Congenital miliary tuberculosis. *Ann. Trop. Paediatr.* 10:363–368.
13. Armstrong, D., J. W. N. Gold, J. Dryjanski, E. Whimbey, B. Polsky, C. Hawkins, A. E. Brown, E. Bernard, and T. E. Kiehn. 1985. Treatment of infections in patients with the acquired immunodeficiency syndrome. *Ann. Intern. Med.* 103:738–745.
14. Arora, M. M., A. Ali, A. J. D'Souza, and K. N. Pawar. 1956. Clinical, functional and needle biopsy studies of the liver in tuberculosis. *J. Indian Med. Assoc.* 26:341–344.
15. Arora, R., A. Sharma, P. Bhowate, V. K. Bansal, S. Guleria, and A. K. Dinda. 2008. Hepatic tuberculosis mimicking Klatskin tumor: a diagnostic dilemma. *Indian J. Pathol. Microbiol.* 51:382–385.
16. Arrese, M., F. Lopez, R. Rossi, E. Traipe, and F. Cruz. 1997. Extrahepatic cholestasis attributable to tuberculous adenitis. *Am. J. Gastroenterol.* 92:912–913.
17. Assada, Y., T. Hayashi, A. Sumiyoshi, M. Aburaya, and E. Shishime. 1991. Miliary tuberculosis presenting as fever and jaundice with hepatic failure. *Hum. Pathol.* 22:92–94.
18. Babu, R. K., and V. John. 2001. Pancreatic tuberculosis: case report and review of the literature. *Trop. Gastroenterol.* 22:213–214.
19. Baghaei, P., P. Tabarsi, E. Chitsaz, M. Saleh, M. Marjani, S. Shemirani, M. V. Pooramiri, M. Kazempour, P. Farnia, F. Fahimi, D. Mansouri, and M. Masjedi. 2010. Incidence, clinical and epidemiological risk factors, and outcome of drug-induced hepatitis due to antituberculous agents in new tuberculosis cases. *Am. J. Ther.* 17:17–22.
20. Bagnato, G. F., E. DiCesare, S. Gulli, and D. Cucinotta. 1995. Long-term treatment of pulmonary tuberculosis with ofloxacin in a subject with liver cirrhosis. *Monaldi Arch. Chest Dis.* 50:279–281.
21. Ban, B. 1955. Hepatic damage in chronic pulmonary tuberculosis. *Am. Rev. Tuberc.* 72:71–90.
22. Baraboutis, I., and A. Skoutelis. 2004. Isolated tuberculosis of the pancreas. *JOP* 5:155–158.
23. Barcena, R., E. Oton, M. Angeles Moreno, J. Fortún, M. Garcia-Gonzalez, A. Moreno, and E. de Vicente. 2005. Is liver transplantation advisable for isoniazid fulminant hepatitis in active extrapulmonary tuberculosis? *Am. J. Transplant* 5:2796–2798.
24. Bearer, E. D., T. J. Savides, and J. A. McCutchan. 1996. Endoscopic diagnosis and management of hepatobiliary tuberculosis. *Am. J. Gastroenterol.* 91:2602–2604.
25. Beaulieu, S., E. Chouillard, B. Petit-Jean, R. L. Vitte, and C. Eugene. 2004. Pancreatic tuberculosis: a rare cause of pseudoneoplastic obstructive jaundice. *Gastroenterol. Clin. Biol.* 28:295–298.
26. Beeresha, L. H. Ghotekar, T. K. Dutta, S. K. Verma, and S. Elangovan. 2000. Hepatic artery aneurysm of tubercular etiology. *J. Assoc. Physicians India* 48:247–248.
27. Ben, R. J., T. Young, and H. S. Lee. 1995. Hepatobiliary tuberculosis presenting as a gall bladder tumor. *Scand. J. Infect. Dis.* 27:415–417.
28. Benito, N., O. Sued, A. Moreno, J. P. Horcajada, J. González, M. Navasa, and A. Rimola. 2002. Diagnosis and treatment of latent tuberculosis infection in liver transplant recipients in an endemic area. *Transplantation* 74:1381–1386.
29. Berk, D. R., and K. G. Sylvester. 2004. Congenital tuberculosis presenting as progressive liver dysfunction. *Pediatr. Infect. Dis. J.* 23:78–80.
30. Bernhard, J. S., G. Bhatia, and M. C. Knauer. 2000. Gastrointestinal tuberculosis: an eighteen patient experience and review. *J. Clin. Gastroenterol.* 30:397–402.
31. Bhargava, D. K., K. Venna, and A. N. Malaviya. 1983. Solitary tuberculoma of liver: laparoscopic, histologic, and cytologic diagnosis. *Gastrointest. Endosc.* 29:329–330.
32. Bhargava, S. P., and M. L. Sharma. 1962. Multiple tuberculoma of liver: a case report. *J. Indian Med. Assoc.* 38:54–55.

33. **Biehl, J. P.** 1958. Miliary tuberculosis: a review of sixty-eight adult patients admitted to a municipal general hospital. *Am. Rev. Tuberc.* **77**:605–624.
34. **Bodurtha, A., Y. H. Kin, I. F. Laucius, R. A. Donato, and M. J. Mastrangelo.** 1974. Hepatic granulomas and other hepatic lesions associated with BCG immunotherapy for cancer. *Am. J. Clin. Pathol.* **6**:727–752.
35. **Bowry, S., C. H. Chan, H. Weiss, S. Katz, and H. J. Zimmerman.** 1970. Hepatic involvement in pulmonary tuberculosis: histologic and functional characteristics. *Am. Rev. Respir. Dis.* **101**:941–948.
36. **Brauner, M., M. D. Buffard, V. Jeantils, I. Legrand, and C. Gotheil.** 1989. Sonography and computed tomography of macroscopic tuberculosis of the liver. *J. Clin. Ultrasound* **17**:563–568.
37. **Brugge, W. R., P. R. Mueller, and J. Misdraji.** 2004. Case 8-2004: a 28-year-old man with abdominal pain, fever, and mass in the region of pancreas. *N. Engl. J. Med.* **350**:1131–1138.
38. **Buckingham, W. B., G. C. Turner, W. B. Knapp, Q. D. Young, and F. Schaffner.** 1956. Liver biopsy in a tuberculosis hospital. *Dis. Chest* **29**:675–683.
39. **Centers for Disease Control and Prevention.** 2003. CDC update: adverse event data and revised American Thoracic Society/CDC recommendations against the use of rifampicin and pyrazinamide for treatment of latent tuberculosis infection–United States, 2003. *MMWR Morb. Mortal. Wkly. Rep.* **52**:735–739.
40. **Centers for Disease Control and Prevention.** 2010. Severe isoniazid-associated liver injuries among persons being treated for latent tuberculosis infection - United States, 2004—2008. *MMWR Morb. Mortal. Wkly. Rep.* **59**:224–229.
41. **Centers for Disease Control and Prevention.** 1993. Severe isoniazid-associated hepatitis: New York, 1991-1993. *MMWR Morb. Mortal. Wkly. Rep.* **42**:545–547.
42. **Chaisson, R. E., and G. Slutkin.** 1989. Tuberculosis and human immunodeficiency virus infection. *J. Infect. Dis.* **159**:96–100.
43. **Chaisson, R. E., R. D. Moore, D. D. Richman, J. Keruly, and T. Creagh.** 1992. Incidence and natural history of Mycobacterium avium-complex infections in patients with advanced human immunodeficiency virus disease treated with zidovudine. *Am. Rev. Respir. Dis.* **146**:285–289.
44. **Chang, Y. G., P. J. Chen, C. C. Hung, M. Y. Chen, M. Y. Lai, and D. S. Chen.** 1999. Opportunistic hepatic infections in AIDS patients with fever of unknown origin. *J. Formos. Med. Assoc.* **98**:5–10.
45. **Chaudhary, A., S. S. Negi, A. K. Sachdev, and R. Gondal.** 2002. Pancreatic tuberculosis: still a histopathological diagnosis. *Dig. Surg.* **19**:389–392.
46. **Chen, C. H., C. C. Yang, Y. H. Yeh, J. C. Yang, and D. A. Chou.** 1999. Pancreatic tuberculosis with obstructive jaundice—a case report. *Am. J. Gastroenterol.* **94**:2534–2536.
47. **Chen, H. J., N. C. Chiu, H. A. Kao, and T. Y. Wang.** 2004. Perinatal tuberculosis in a three-month-old infant. *J. Formos. Med. Assoc.* **103**:144–147.
48. **Cheng, J., K. Tadi, M. Halpern, M. Feurdean, J. McNelis, and J. Brensilver.** 2008. Pancreatic tuberculosis in a human immunodeficiency virus positive patient: a case report. *World J. Gastroenterol.* **14**:939–940.
49. **Cho, Y. J., S. M. Lee, C. G. Yoo, Y. W. Kim, S. K. Han, Y. S. Shim, and J. J. Yim.** 2007. Clinical characteristics of tuberculosis in patients with liver cirrhosis. *Respirology* **12**:401–405.
50. **Chou, Y. H.** 2002. Congenital tuberculosis proven by percutaneous liver biopsy: report of a case. *J. Perinat. Med.* **30**:423–425.
51. **Cinque, T. J., N. E. Gary, and V. S. Palladino.** 1964. "Primary" miliary tuberculosis of the liver. *Am. J. Gastroenterol.* **42**:611–619.
52. **Cleve, E. A., J. R. Gibson, and W. M. Webb.** 1954. Atypical tuberculosis of the liver with jaundice. *Ann. Intern. Med.* **41**:251–260.
53. **Coelho, J. C., J. C. Wiederkehr, M. B. Parolin, E. Balbi, and A. E. Nassif.** 1999. Isolated tuberculosis of the pancreas after orthotopic liver transplantation. *Liver Transpl. Surg.* **5**:153–155.
54. **Colovic, R., N. Grubor, R. Jesic, M. Micev, T. Jovanovic, N. Colovic, and H. D. Atkinson.** 2008. Tuberculous lymphadenitis as a cause of obstructive jaundice: a case report and literature review. *World J. Gastroenterol.* **14**:3098–3100.
55. **Cruice, J. M.** 1914. Jaundice in tuberculosis. *Am. J. Med. Sci.* **147**:720–726.
56. **Cunnigham, D., P. R. Mills, E. M. Quigley, R. S. Patrick, G. Watkinson, J. F. MacKenzie, and R. I. Russell.** 1982. Hepatic granulomas: experience over a 10-year period in the West of Scotland. *Q. J. Med.* **51**:162–170.
57. **Curry, F. J., and D. Alcott.** 1955. Tuberculosis hepatitis with jaundice: report of 2 cases. *Gastroenterology* **28**:1037–1042.
58. **Dang, S., M. Atiq, M. Saccente, K. W. Olden, and F. Aduli.** 2009. Isolated tuberculosis of the pancreas: a case report. *JOP* **10**:64–66.
59. **Das, D., S. K. Mandal, D. Majumdar, and B. K. De.** 2003. Disseminated tuberculosis presenting as hemobilia, successfully treated with arterial embolization. *J. Assoc. Physicians India* **51**:229–231.
60. **Davis, J. M., and L. Ramakrishnan.** 2008. "The very pulse of the machine": the tuberculous granuloma in motion. *Immunity* **28**:146–148.
61. **D'Cruz, S., A. Sachdev, L. Kaur, U. Handa, A. Bhalla, and S. S. Lehl.** 2003. Fine needle aspiration diagnosis of isolated pancreatic tuberculosis: a case report and review of the literature. *JOP* **4**:158–162.
62. **DeBray, J., M. Krulik, and J. F. Bernard.** 1972. La tuberculose pseudo tumorale du foie: a propos d'une observation personnelle. *Semin. Hop. Paris* **48**:3165–3167.
63. **Debre, R., M. Furiet-Laforet, and P. Royer.** 1948. Congenital transplacental tuberculosis of icteric form. *Arch. Fr. Pediatr.* **5**:225–231.
64. **Demir, K., S. Kaymakoglu, F. Besisik, Z. Durakoglu, S. Ozdil, Y. Kaplan, G. Boztas, Y. Cakaloglu, and A. Okten.** 2001. Solitary pancreatic tuberculosis in immunocompetent patients mimicking pancreatic carcinoma. *J. Gastroenterol. Hepatol.* **16**:1071–1074.
65. **Desai, C. S., M. Lala, A. Joshi, P. Abraham, D. Desai, R. B. Deshpande, and S. R. Shah.** 2004. Co-existence of periampullary carcinoma with peripancreatic tuberculous lymphadenopathy. *JOP* **5**:145–147.
66. **Devars du Mayne, J. F., C. Marche, C. Penalba, D. Vittecoq, G. Saimot, and M. Cerf.** 1985. Liver disease in acquired immune deficiency syndrome: study of 20 cases. *Presse Med.* **14**:1177–1180.
67. **Dickinson, D. S., W. C. Bailey, and B. I. Hirschowitz.** 1981.

Risk factors for isoniazid (INH)-induced liver dysfunction. *J. Clin. Gastroenterol.* **3**:271–279.

68. Dourakis, S. P., R. Saramadou, A. Alexopoulou, G. Kafiri, M. Deutsch, J. Koskinas, and A. J. Archimandritis. 2007. Hepatic granulomas: a 6-year experience in a single center in Greece. *Eur. J. Gastroenterol. Hepatol.* **19**:101–104.
69. Drebber, U., H. U. Kasper, J. Ratering, I. Wedemeyer, P. Schirmacher, H. P. Dienes, and M. Odenthal. 2008. Hepatic granulomas: histological and molecular pathological approach to differential diagnosis: a study of 442 cases. *Liver Int.* **28**:828–834.
70. Duckworth, W. C. 1964. Tuberculosis of the liver. *S. Afr. Med. J.* **38**:945.
71. Durand, F., J. Bernuau, D. Passayre, D. Samuel, J. Belaiche, C. Degott, H. Bismuth, J. Belghiti, S. Erlinger, B. Rueff, and J. P. Benhamou. 1995. Deleterious influence of pyrazinamide on the outcome of patients with fulminant or sub-fulminant liver failure during anti-tuberculous treatment including isoniazid. *Hepatology* **21**:929–932.
72. Dwek, J. H., L. S. Schechter, and M. E. Grinberg. 1981. Hepatic angiography in a patient with tuberculosis of the liver. *Am. J. Gastroenterol.* **75**:307–308.
73. Egen, J. G., A. G. Rothfuchs, C. G. Feng, N. Winter, A. Sher, and R. N. Germain. 2008. Macrophage and T cell dynamics during development and disintegration of mycobacterial granulomas. *Immunity* **28**:271–284.
74. Elfe, P. M., W. G. van Aken, D. M. Agenant, and G. N. Tijtgat. 1980. Hemobilia after liver biopsy: early detection in a patient with mild hemophilia A. *Arch. Intern. Med.* **140**:839–840.
75. El Mansari, O., M. T. Tajdine, I. Mikou, and M. I. Janati. 2003. Pancreatic tuberculosis: report of two cases. *Gastroenterol. Clin. Biol.* **27**:548–550.
76. Essop, A. R., J. Hodkinson, J. Posen, I. Segal, and P. Macerollo. 1983. Simultaneous hepatic tuberculosis, cirrhosis and hepatoma: a case report. *S. Afr. Med. J.* **64**:1102–1104.
77. Essop, A. R., J. A. Posen, J. H. Hodkinson, and I. Segal. 1984. Tuberculosis hepatitis: a clinical review of 96 cases. *Q. J. Med.* **53**:465–477.
78. Essop, A. R., J. A. Posen, I. Savitch, J. Levin, and M. C. Kew. 1984. Radiocolloid liver imaging in tuberculous hepatitis. *Clin. Nucl. Med.* **9**:81–84.
79. Essop, A. R., I. Segal, J. Posen, and N. Noormohamed. 1983. Tuberculous abscess of the liver: a case report. *S. Afr. Med. J.* **63**:825–826.
80. Fernandes, J. D., R. A. Nebesar, S. G. Wall, and P. T. Minihan. 1984. Report of tuberculous hepatitis presenting as metastatic disease. *Clin. Nucl. Med.* **9**:345–357.
81. Fernandez-Villar, A., B. Sopena, R. Vazquez, F. Ulloa, E. Fluiters, M. Mosteiro, C. Martínez-Vázquez, and L. Piñeiro. 2003. Isoniazid hepatotoxicity among drug users: the role of hepatitis C virus. *Clin. Infect. Dis.* **36**:293–298.
82. Ferrell, L. D., R. Lee, C. Brixko, N. M. Bass, J. R. Lake, J. P. Roberts, N. Ascher, and J. Rabkin. 1995. Hepatic granulomas following liver transplantation: clinical-pathologic features in 42 patients. *Transplantation* **60**:926–933.
83. Finkh, E. S., S. J. Baker, and M. M. P. Ryan. 1953. The value of liver biopsy in the diagnosis of tuberculosis and sarcoidosis. *Med. J. Aust.* **2**:369–374.
84. Fitzgerald, G. R., H. Grimes, M. Reynolds, H. Hitchcock, and C. F. McCarthy. 1975. Hepatitis-associated-antigen-positive hepatitis in a tuberculosis unit. *Gut* **16**:421–428.
85. Flippin, T., B. Mukherji, and Y. Dayal. 1980. Granulomatous hepatitis as a late complication of BCG immunotherapy. *Cancer* **46**:1759–1762.
86. Foo, F. J., C. S. Verbeke, J. A. Guthrie, A. Ala, and K. V. Menon. 2007. Pancreatic and peripancreatic tuberculosis mimicking malignancy. *JOP* **8**:201–205.
87. Fountain, F. F., E. A. Tolley, A. R. Jacobs, and T. H. Self. 2009. Rifampin hepatotoxicity associated with treatment of latent tuberculosis infection. *Am. J. Med. Sci.* **337**:317–320.
88. Franco-Pardes, C., M. Leonardo, R. Jurado, H. M. Blumberg, and R. M. Smith. 2002. Tuberculosis of the pancreas: report of 2 cases and review of the literature. *Am. J. Med. Sci.* **323**:54–58.
89. Frank, B. B., and E. C. Raffensperger. 1965. Hepatic granulomata: report of a case with jaundice improving on antituberculosis therapy and review of the literature. *Arch. Intern. Med.* **115**:223–234.
90. Franks, A. L., N. J. Binkin, D. E. Snider, Jr., W. M. Rokaw, and S. Becker. 1989. Isoniazid hepatitis among pregnant and postpartum Hispanic patients. *Public Health Rep.* **104**:151–155.
91. Galen, R. S., D. Weimer, and S. A. Hartmap. 1950. Functional hepatic impairment in pulmonary tuberculosis. *Dis. Chest* **17**:524–531.
92. Garber, H. I., G. R. Mason, and W. H. Bouchelle. 1981. "Primary" miliary tuberculosis of the liver presenting as acute cholecystitis. *Maryland State Med. J.* **3**:73–74.
93. Gaya, D. R., D. Thorburn, K. A. Oien, A. J. Morris, and A. J. Stanley. 2003. Hepatic granulomas: a 10 year single center experience. *J. Clin. Pathol.* **56**:850–853.
94. Gelb, A. F., C. Leffler, A. Brewin, V. Mascatello, and H. A. Lyons. 1973. Miliary tuberculosis. *Am. Rev. Respir. Dis.* **108**:1327–1333.
95. Gelb, A. M., N. Brazenas, H. Sussman, and R. Wallach. 1970. Acute granulomatous disease of the liver. *Am. J. Dig. Dis.* **15**:842–847.
96. Gillman, T., and J. Gillman. 1945. Modified liver aspiration biopsy apparatus and technique, with special reference to its clinical applications as assessed by 500 biopsies. *S. Afr. J. Med. Sci.* **10**:53–66.
97. Glasgow, B. J., K. Anders, L. F. Layfield, K. D. Steinsapir, G. L. Gitnick, and K. J. Lewin. 1985. Clinical and pathologic findings of the liver in the acquired immune deficiency syndrome (AIDS). *Am. J. Clin. Pathol.* **83**:582–588.
98. Godwin, J. E., A. A. Coleman, and S. A. Sahn. 1991. Miliary tuberculosis presenting as hepatic and renal failure. *Chest* **99**:752–754.
99. Gold, J., A. Widgerson, E. Lehman, and I. R. Schwartz. 1957. Tuberculosis hepatitis: report of a case and review of the literature. *Gastroenterology* **33**:113–120.
100. Gonzalez, O. Y., G. Adams, L. D. Teeter, T. T. Bui, J. M. Musser, and E. A. Graviss. 2003. Extra-pulmonary manifestations in a large metropolitan area with a low incidence of tuberculosis. *Int. J. Tuberc. Lung Dis.* **7**:1178–1185.
101. Gordeuk, V. R., C. E. McLaren, A. P. MacPhail, G. Deichsel, and T. H. Bothwell. 1996. Associations of iron overload in Africa with hepatocellular carcinoma and tuberculosis: Strachan's 1929 thesis revisited. *Blood* **87**:3470–3476.
102. Gottke, M. U., P. Wong, C. Muhn, M. Jabbari, and S. Morin. 2000. Hepatitis in disseminated bacillus Calmette-Guerin in-

fection. *Can. J. Gastroenterol.* **14**:333–336.
103. Grauhan, O., R. Lohmann, T. Lemmens, N. Schattenfroh, S. Jonas, H. Keck, R. Raakow, J. Langrehr, W. Bechstein, and G. Blumhardt. 1995. Mycobacterial infection after liver transplantation. *Langenbecks Arch. Chir.* **380**:171–175.
104. Greene, J. B., G. S. Sidh, S. Lewin, J. F. Levine, H. Masur, M. S. Simberkoff, P. Nicholas, R. C. Good, S. B. Zolla-Pazner, A. A. Pollock, M. L. Tapper, and R. S. Holzman. 1982. Mycobacterium avium intracellulare: a cause of disseminated life threatening infection in homosexuals and drug abusers. *Ann. Intern. Med.* **97**:539–546.
105. Guarda, L. A., M. A. Luna, J. L. Smith, P. W. Mansell, F. Gyorkey, and A. N. Roca. 1984. Acquired immune deficiency syndrome: postmortem findings. *Am. J. Clin. Pathol.* **81**:549–557.
106. Guckian, J. C., and J. E. Perry. 1966. Granulomatous hepatitis: an analysis of 63 cases and review of the literature. *Ann. Intern. Med.* **65**:1081–1100.
107. Guglielmi, V., O. G. Manghisi, M. Pirrelli, and M. L. Caruso. 1994. Granulomatous hepatitis in a hospital population in southern Italy. *Pathologica* **86**:271–278.
108. Gulati, P. D., and P. B. Vyas. 1965. Tuberculosis of the liver. *J. Indian Med. Assoc.* **43**:144–145.
109. Gurumurthy, P., M. S. Kirshnamurthy, O. Nazareth, R. Parthasarathy, G. R. Sarma, P. R. Somasundaram, S. P. Tripathy, and G. A. Ellard. 1984. Lack of relationship between hepatic toxicity and acetylator phenotype in three thousand South Indian patients during treatment with isoniazid for tuberculosis. *Am. Rev. Respir. Dis.* **129**:58–61.
110. Haex, A. J. C., and C. Van Beek. 1955. *Tuberculosis and Aspiration Liver Biopsy*. Bohn, Haarlem, The Netherlands.
111. Harrington, P. T., J. J. Gutierrez, C. H. Ramirez-Ronda, R. Quiñones-Soto, R. H. Bermúdez, and J. Chaffey. 1982. Granulomatous hepatitis. *Rev. Infect. Dis.* **4**:638–655.
112. Hawkins, C. C., J. W. M. Gold, E. Whimbey, T. E. Kiehn, P. Brannon, R. Cammarata, A. E. Brown, and D. Armstrong. 1986. Mycobacterium avium complex infections in patients with the acquired immunodeficiency syndrome. *Ann. Intern. Med.* **105**:184–188.
113. Hennan, P., V. Pugliese, R. Laurino Neto, M. C. Machado, and H. W. Pinotti. 1995. Nodular form of local hepatic tuberculosis: case report. *J. Trop. Med. Hyg.* **98**:141–142.
114. Hersch, C. 1964. Tuberculosis of the liver: a study of 200 cases. *S. Afr. Med. J.* **38**:857–863.
115. Hickey, N., J. G. McNulty, H. Osborne, and J. Finucane. 1999. Acute hepatobiliary tuberculosis: a report of two cases and review of the literature. *Eur. Radiol.* **9**:886–889.
116. Ho, C. C., Y. C. Chen, F. C. Hu, C. J. Yu, P. C. Yang, and K. T. Luh. 2009. Safety of fluoroquinolone use in patients with hepatotoxicity induced by anti-tuberculosis regimens. *Clin. Infect. Dis.* **48**:1526–1533.
117. Holty, J. E., M. K. Gould, L. Meinke, E. B. Keeffe, and S. J. Ruoss. 2009. Tuberculosis in liver transplant recipients: a systematic review and meta-analysis of individual patient data. *Liver Transplant.* **15**:894–906.
118. Hong, S. G., J. S. Kim, M. K. Joo, K. G. Lee, K. H. Kim, C. R. Oh, J. J. Park, and Y. T. Bak. 2009. Pancreatic tuberculosis masquerading as pancreatic serous cystadenoma. *World J. Gastroenterol.* **15**:1010–1013.
119. Horsburgh, C. R., Jr. 1991. Mycobacterium avium complex infection in the acquired immunodeficiency syndrome. **324**:1332–1338.
120. Horsburgh, C. R., Jr., B. Metchock, S. M. Gordon, J. A. Havlik, Jr., J. E. McGowan, Jr., and S. E. Thompson III. 1994. Predictors of survival in patients with AIDS and disseminated Mycobacterium avium complex disease. *J. Infect. Dis.* **170**:573–577.
121. Hsieh, S. M., C. C. Hung, M. Y. Chen, P. R. Hsueh, S. C. Chang, and K. T. Luh. 1999. The role of tissue studies in facilitating early initiation of antimycobacterial treatment in AIDS patients with disseminated tuberculosis disease. *Int. J. Tuberc. Lung Dis.* **3**:521–527.
122. Hsu, M. S., J. L. Wang, W. J. Ko, P. H. Lee, N. K. Chou, S. S. Wang, S. H. Chu, and S. C. Chang. 2007. Clinical features and outcome of tuberculosis in solid organ transplant recipients. *Am. J. Med. Sci.* **334**:106–110.
123. Huang, W. T., C. C. Wang, W. J. Chen, Y. F. Cheng, and H. L. Eng. 2003. The nodular form of hepatic tuberculosis: a review with five additional new cases. *J. Clin. Pathol.* **56**:835–839.
124. Huang, Y. S., H. D. Chern, W. J. Su, J. C. Wu, S. C. Chang, C. H. Chiang, F. Y. Chang, and S. D. Lee. 2003. Cytochrome P450 2E1 genotype and the susceptibility to antituberculosis drug-induced hepatitis. *Hepatology* **37**:924–930.
125. Hulnick, D. H., A. J. Megibow, D. P. Naidich, S. Hilton, K. C. Cho, and E. J. Balthazar. 1985. Abdominal tuberculosis: CT evaluation. *Radiology* **157**:199–204.
126. Hunt, J. S., M. J. Silverstein, F. C. Sparks, C. M. Haskell, Y. H. Pilch, and D. L. Morton. 1973. Granulomatous hepatitis: a complication of BCG immunotherapy. *Lancet* **ii**:820–821.
127. Hurst, A., H. M. Maier, and S. A. Lough. 1947. Studies of hepatic function in pulmonary tuberculosis. *Am. J. Med. Sci.* **214**:431–435.
128. Hussain, W., D. Mutimer, R. Harrison, S. Hubscher, and J. Neuberger. 1995. Fulminant hepatic failure caused by tuberculosis. *Gut* **36**:792–794.
129. Ijaz, K., J. A. Jereb, L. A. Lambert, W. A. Bower, P. R. Spradling, P. D. McElroy, M. F. Iademarco, T. R. Navin, and K. G. Castro. 2006. Severe or fatal liver injury in 50 patients in the United States taking rifampicin and pyrazinamide for latent tuberculosis infection. *Clin. Infect. Dis.* **42**:346–355.
130. Inderlied, C. B., C. A. Kemper, and L. E. M. Bennudez. 1993. The *Mycobacterium avium* complex. *Clin. Microbiol. Rev.* **6**:266–310.
130a. Irani, S. K., and W. O. Dobbins III. 1979. Hepatic granulomas: a review of 73 patients from one hospital and survey of the literature. *J. Clin. Gastroenterol.* **1**:131–143.
131. Ishak, K. G., and H. J. Zimmerman. 1988. Drug-induced and toxic granulomatous hepatitis. *Baillieres Clin. Gastroenterol.* **2**:463–480.
132. Jaber, B., and R. Gleckman. 1995. Tuberculous pancreatic abscess as an initial AIDS-defining disorder in a patient infected with the human immunodeficiency virus: a case report and review. *Clin. Infect. Dis.* **20**:890–894.
133. Jacques, J., and J. M. Slan. 1970. The changing pattern of miliary tuberculosis. *Thorax* **25**:237–240.
134. Jenney, A. W., R. W. Pickles, M. E. Hellard, D. W. Spelman, A. J. Fuller, and W. J. Spicer. 1998. Tuberculous pancreatic abscess in an HIV antibody-negative patient: case report and review. *Scand. J. Infect. Dis.* **30**:99–104.
135. Jones, K., and W. M. Peck. 1944. Incidence of fatty liver in

tuberculosis with special reference to tuberculosis enteritis. *Arch. Intern. Med.* **74:**371–374.
136. Karnamoto, T., T. Suou, and C. Hirayama. 1986. Elevated serum aminotransferase induced by isoniazid in relation to isoniazid acetalator phenotype. *Hepatology* **6:**295–298.
137. Karsner, H. T. 1943. Morphology and pathogenesis of hepatic cirrhosis. *Am. J. Clin. Pathol.* **13:**569–606.
138. Kaushik, N., K. Schoedel, and K. McGrath. 2006. Isolated pancreatic tuberculosis diagnosed by endoscopic ultrasound-guided fine needle aspiration: a case report. *JOP* **7:**205–210.
139. Kawamori, Y., O. Matsui, K. Kitagawa, M. Kadoya, T. Takashima, and T. Yamahana. 1992. Macronodular tuberculoma of the liver: CT and MR findings. *AJR Am. J. Roentgenol.* **158:**311–313.
140. Kiehn, T. E., F. F. Edwards, P. Brannon, A. Y. Tsang, M. Maio, J. W. Gold, E. Whimbey, B. Wong, J. K. McClatchy, and D. Armstrong. 1985. Infections caused by *Mycobacterium avium* complex in immunocompromised patients: diagnosis by blood culture and fecal examination, antimicrobial susceptibility test, and morphological and seroagglutination characteristics. *J. Clin. Microbiol.* **21:**168–173.
141. Klatskin, G., and R. Yesner. 1950. Hepatic manifestations of sarcoidosis and other granulomatous diseases: a study based on histologist examination of tissue obtained by needle biopsy of the liver. *Yale J. Biol. Med.* **23:**207–248.
142. Kohen, M. D., and K. A. Altrnan. 1973. Jaundice due to a rare case: tuberculous lymphadenitis. *Am. J. Gastroenterol.* **59:**48–53.
143. Kok, K. Y., and S. K. Yapp. 1999. Isolated hepatic tuberculosis: report of 5 cases and review of literature. *J. Hepatobiliary Pancreat. Surg.* **6:**195–198.
144. Korn, R. J., W. F. Kellow, P. Heller, B. Chomet, and H. J. Zimmerman. 1959. Hepatic involvement in extrapulmonary tuberculosis: histologic and functional characteristics. *Am. J. Med.* **27:**60–71.
145. Kouraklis, G., A. Glinavou, A. Karayiannakis, and G. Karatzas. 2001. Primary tuberculosis of the pancreas mimicking a pancreatic tumor. *Int. J. Pancreatol.* **29:**151–153.
146. Krown, S. E., E. Y. Hilal, and C. M. Pinsky. 1978. Intralesional injection of methanol extraction residue of bacille Calmette-Guerin (MER) into cutaneous metastasis of malignant melanoma. *Cancer* **42:**2648–2660.
147. Kumar, R., D. Kapoor, J. Singh, and N. Kumar. 2003. Isolated tuberculosis of the pancreas: a report of two cases and review of the literature. *Trop. Gastroenterol.* **24:**76–78.
148. Kurnik, P. B., U. Padmanabh, C. Bonatsos, C. Bonatsos, and M. H. Cynamon. 1983. Mycobacterium gordonae as a human hepatoperitoneal pathogen, with a review of the literature. *Am. J. Med. Sci.* **285:**45–48.
149. Ladas, S. D., E. Vaidakis, C. Lariou, K. Anastasiou, G. Chalevelakis, D. Kintzonidis, and S. A. Raptis. 1998. Pancreatic tuberculosis in non-immunocompromised patients: report of two cases and a literature review. *Eur. J. Gastroenterol. Hepatol.* **10:**973–976.
150. Leader, S. A. 1951. Tuberculosis of the liver and gallbladder with abscess formation: a review and case report. *Ann. Intern. Med.* **37:**594–605.
151. Lebovics, E., S. N. Thung, F. Schafner, and P. W. Radensky. 1985. The liver in the acquired immunodeficiency syndrome: a clinical and histologic study. *Hepatology* **5:**293–298.
152. Levine, V., and R. E. Chaisson. 1991. Mycobacterium kansasii: a cause of treatable pulmonary disease associated with advanced human immunodeficiency virus (HIV) infection. *Ann. Intern. Med.* **114:**861–868.
153. Levinson, J. D., G. Olsen, J. W. Terman, C. R. Cleaveland, C. P. Graham, Jr., and K. J. Breen. 1972. Hemobilia secondary to percutaneous liver biopsy. *Arch. Intern. Med.* **120:**396–400.
154. Lewis, J., V. Varma, H. Tice, W. Steinberg, and R. Reba. 1982. Hepatobiliary scanning in hemobilia-induced acute cholecystitis. *Gastrointest. Radiol.* **7:**168–171.
155. Lewis, J. H. 2002. The rational use of potentially hepatotoxic medications in patients with underlying liver disease. *Expert. Opin. Drug Saf.* **1:**159–172.
156. Lewis, J. H. 2007. Hepatic granulomas, p. 1425–1448. *In* E. R. Schiff, M. F. Sorrell, and W. C. Maddrey (ed.), *Schiff's Diseases of the Liver*, 10th ed. Lippincott, Williams and Wilkins, Baltimore, MD.
157. Lewis, J. H., and H. J. Zimmerman. 1989. Drug-induced liver disease. *Med. Clin. North Am.* **73:**775–792.
158. Lewis, J. H., B. J. Winston, M. A. Garone, and A. Farhood. 1985. The liver in AIDS: a clinicopathologic correlation. *Gastroenterology* **88:**1675.
159. Liberato, I. R., M. F. de Albuquerque, A. R. Campelo, and H. R. de Melo. 2004. Characteristics of pulmonary tuberculosis in HIV seropositive and seronegative patients in a Northeastern region of Brazil. *Rev. Soc. Bras. Med. Trop.* **37:**46–50.
160. Liu, Q., P. Garner, Y. Wang, B. Huang, and H. Smith. 2008. Drugs and herbs given to prevent hepatotoxicity of tuberculosis therapy: systematic review of ingredients and evaluation studies. *BMC Public Health* **8:**365.
161. Liu, Q., H. Zhenping, and B. Ping. 2003. Solitary pancreatic tuberculous abscess mimicking pancreatic cystadenocarcinoma: a case report. *BMC Gastroenterol.* **3:**16.
162. Lo, S. F., A. K. Ahchong, C. N. Tang, and A. W. Yip. 1998. Pancreatic tuberculosis: case reports and review of the literature. *J. R. Coll. Surg. Edinb.* **43:**65–68.
163. Reference deleted.
164. Lundstedt, C., R. Nyman, J. Brismar, C. Hugosson, and I. Kagevi. 1996. Imaging of tuberculosis. II. Abdominal manifestations in 112 patients. *Acta Radiol.* **37:**489–495.
165. Maharaj, B., O. P. Leary, and D. J. Pudifin. 1987. A prospective study of hepatic tuberculosis in 41 African-American patients. *Q. J. Med.* **63:**517–522.
166. Mansuy, M. M., and W. J. Seiferth. 1950. Miliary tuberculosis of the liver: liver biopsy as an adjunct to diagnosis. *Am. J. Med. Sci.* **220:**293–297.
167. Markowitz, N., N. I. Hansen, P. C. Hopewell, J. Glassroth, P. A. Kvale, B. T. Mangura, T. C. Wilcosky, J. M. Wallace, M. J. Rosen, and L. B. Reichman. 1997. Incidence of tuberculosis in the United States among HIV-infected persons. *Ann. Intern. Med.* **126:**123–132.
168. Martin-Blondel, G., B. Camara, J. Selves, M. A. Robic, S. Thebault, D. Bonnet, and L. Alric. 2010. Etiology and outcome of liver granulomatosis: a retrospective study of 21 cases. *Rev. Med. Interne* **31:**97–106.
169. Martinez-Roig, A., J. Carni, J. Llorens-Terol, R. de la Torre, and F. Perich. 1986. Acetylation phenotype and hepatotoxicity in the treatment of tuberculosis in children. *Pediatrics* **77:**912–915.
170. Marzuki, O. A., A. R. Fauzi, S. Ayoub, and M. Kamarul Im-

ran. 2008. Prevalence and risk factors of anti-tuberculosis drug-induced hepatitis in Malaysia. *Singapore Med. J.* **49**: 688–693.
171. Mather, G., J. Dawson, and C. Hoyle. 1955. Liver biopsy in sarcoidosis. *Q. J. Med.* **24**:331–350.
172. McCluggage, W. G., and J. M. Sloan. 1994. Hepatic granulomas in Northern Ireland: a thirteen year review. *Histopathology* **25**:219–228.
173. McCullough, N. B., and C. W. Eisele. 1951. Brucella leading to cirrhosis of the liver. *Arch. Intern. Med.* **88**:793–802.
174. McGlynn, K. A., E. D. Lustbader, and W. T. London. 1985. Immune responses to hepatitis B virus and tuberculosis infections in Southeast Asian refugees. *Am. J. Epidemiol.* **122**: 1032–1036.
175. McKhann, C. F., C. G. Hendrickson, L. E. Spitler, A. Gunnarsson, D. Banerjee, and W. R. Nelson. 1975. Immunotherapy of melanoma with BCG: two fatalities following intralesional injection. *Cancer* **35**:514–520.
176. McNutt, D. R., and H. H. Fudenberg. 1971. Disseminated scotochromogen infection and unusual myeloproliferative disorder. *Ann. Intern. Med.* **75**:737–744.
177. Mert, A., R. Ozaras, M. Bilir, V. Tahan, A. Cetinkaya, S. Yirmibescik, G. Ozbay, and H. Senturk. 2001. The etiology of hepatic granulomas. *J. Clin. Gastroenterol.* **32**:275–276.
178. Meyer, B. R., G. A. Papanicolau, P. Sheiner, S. Emre, and C. Miller. 2000. Tuberculosis in orthotopic liver transplantation patients: increased toxicity of recommended agents; cure of disseminated infection with nonconventional regimens. *Transplantation* **69**:64–69.
179. Meyers, B. R., M. Halpern, P. Sheiner, M. H. Mendelson, E. Neibart, and C. Miller. 1994. Tuberculosis in liver transplant patients. *Transplantation* **58**:301–306.
180. Minamoto, G., and D. Armstrong. 1986. Combating infections in patients with AIDS: update on the evolving epidemiology, issues in screening, and therapy. *J. Crit. Illness* **1**:37–48.
181. Mindikoglu, A. L., L. S. Magder, and A. Regev. 2009. Outcome of liver transplantation for drug-induced acute liver failure in the United States: analysis of the United Network for Organ Sharing database. *Liver Transplant.* **15**:719–729.
182. Mitchell, I., J. Wendon, S. Fitt, and R. Williams. 1995. Antituberculous therapy and acute liver failure. *Lancet* **345**:555–556.
183. Mitchell, J. R., K. G. Ishak, and W. R. Snodgrass. 1976. Isoniazid liver injury: clinical spectrum, pathology and probable pathogenesis. *Ann. Intern. Med.* **84**:181–192.
184. Mitchell, J. R., U. P. Thorgeirsson, M. Black, J. A. Timbrell, W. R. Snodgrass, W. Z. Potter, H. R. Jollow, and H. R. Keiser. 1975. Increased incidence of isoniazid hepatitis in rapid acetylators: possible relation to hydrazine metabolites. *Clin. Pharmacol. Ther.* **18**:70–79.
185. Moskovic, E. 1990. Macronodular hepatic tuberculosis in a child: computed tomographic appearances. *Br. J. Radiol.* **63**: 656–658.
186. Moulding, T. S., A. G. Redeker, and G. C. Kanel. 1989. Twenty isoniazid-associated deaths in one state. *Am. Rev. Respir. Dis.* **140**:700–705.
187. Munt, P. W. 1971. Miliary tuberculosis in the chemotherapy era: with a clinical review in 69 American adults. *Medicine* **51**:139–155.
188. Murata, Y., I. Yamada, Y. Sumiya, Y. Shichijo, and Y. Suzuki. 1996. Abdominal macronodular tuberculomas: MR findings. *J. Comput. Assist. Tomogr.* **20**:643–646.
189. Murphy, R., R. Swartz, and P. B. Watkins. 1990. Severe acetaminophen toxicity in a patient receiving isoniazid. *Ann. Intern. Med.* **113**:799–800.
190. Murphy, T. F., and G. F. Gray. 1980. Biliary tract obstruction due to tuberculous adenitis *Am. J. Med.* **68**:452–454.
191. Nagai, H., S. Shimizu, H. Kawamoto, M. Yamanoue, T. Tsuchiya, and M. Yamamoto. 1989. A case of solitary tuberculosis of the liver. *Jpn. J. Med.* **28**:251–255.
192. Nishioka, S. A. 1996. Cirrhosis as a risk factor to drug-resistant tuberculosis. *Eur. Respir. J.* **9**:2188–2189.
193. Noble, A. 1995. Antituberculous therapy and acute liver failure. *Lancet* **345**:867.
194. Nolan, C. M., S. V. Goldberg, and S. E. Buskin. 1999. Hepatotoxicity associated with isoniazid preventive therapy: a 7-year survey from a public health tuberculosis clinic. *JAMA* **281**:1014–1018.
195. Nolan, C. M., R. E. Sandblom, K. E. Thummel, J. T. Slattery, and S. D. Nelson. 1994. Hepatotoxicity associated with acetaminophen usage in patients receiving multiple drug therapy for tuberculosis. *Chest* **105**:408–411.
196. O'Brien, R. J., M. A. Lyle, M. W. Johnson, and D. E. Snider. 1985. Ansamycin LM427 therapy in AIDS patients with Mycobacterium avium (MAI) complex infection: a preliminary report, p. 47. *Abstr. Int. Conf. Acquir. Immunodefic. Syndr.*, American College of Physicians, Philadelphia, PA.
197. O'Brien, T. F., and N. E. Hyslop, Jr. 1975. Case records of the Massachusetts General Hospital, case 34-1975. *N. Engl. J. Med.* **293**:443–448.
198. Okuda, K., K. Kimura, K. Takara, M. Ohto, M. Omata, and L. Lesmana. 1986. Resolution of diffuse granulomatous fibrosis of the liver with antituberculous chemotherapy. *Gastroenterology* **91**:456–460.
199. Oliva, A., B. Durate, O. Jonasson, and V. Nadimpalli. 1990. The nodular form of local hepatic tuberculosis: a review. *J. Clin. Gastroenterol.* **12**:166–173.
200. Orenstein, M. S., A. Tavitian, B. Yonk, H. P. Dincsoy, J. Zerega, S. K. Iyer, and E. W. Straus. 1985. Granulomatous involvement of the liver in patients with AIDS. *Gut* **26**:1220–1225.
201. Ozbakkaloglu, B., O. Tunger, S. Surucuoglu, M. Lekili, and A. R. Kandiloglu. 1999. Granulomatous hepatitis following bacillus Calmette-Guerin therapy. *Int. Urol. Nephrol.* **31**: 49–53.
202. Ozick, L. A., L. Jacob, G. M. Comer, T. P. Lee, J. Ben-Zvi, S. S. Donelson, and C. P. Felton. 1995. Hepatotoxicity from isoniazid and rifampin in inner-city AIDS patients. *Am. J. Gastroenterol.* **90**:1978–1980.
203. Palmer, K. R., D. H. Patil, A. S. Basran, J. F. Riordan, and D. B. Silk. 1985. Abdominal tuberculosis in urban Britain-a common disease. *Gut* **26**:1296–1305.
204. Pan, L., Z. S. Jia, L. Chen, E. Q. Fu, and G. Y. Li. 2005. Effect of anti-tuberculosis therapy on liver function of pulmonary tuberculosis patients infected with hepatitis B virus. *World J. Gastroenterol.* **11**:2518–2521.
205. Pandita, K. K., Sarla, and S. Dogra. 2009. Isolated pancreatic tuberculosis. *Indian J. Med. Microbiol.* **27**:259–260.
206. Panzuto, F., A. D'Amato, A. Laghi, G. Cadau, G. D'Ambra, D. Aguzzi, R. Iannaccone, C. Montesani, R. Caprilli, and G. Delle Fave. 2003. Abdominal tuberculosis with pancreatic involvement: case report. *Dig. Liver Dis.* **35**:283–287.

207. Parthasarathy, R., G. R. Sarma, B. Janardhanam, P. Ramachandran, T. Santha, S. Sivasubramanian, P. R. Somasundaram, and S. P. Tripathy. 1986. Hepatic toxicity in South Indian patients during treatment of tuberculosis with short course regimens containing isoniazid, rifampicin and pyrazinamide. *Tubercle* 67:99–108.
208. Patel, K. M. 1981. Granulomatous hepatitis due to Mycobacterium scrofulaceum: report of a case. *Gastroenterology* 81:156–158.
209. Petera, V., V. Vesely, V. Kulich, and J. Dura. 1972. The clinical and morphological correlations in the Au/SH antigen carriers. *Digestion* 5:227–228.
210. Pierce, M., S. Crampton, D. Henry, L. Heifets, A. LaMarca, M. Montecalvo, G. P. Wormser, H. Jablonowski, J. Jemsek, M. Cynamon, B. G. Yangco, G. Notario, and J. C. Craft. 1996. A randomized trial of clarithromycin as prophylaxis against disseminated Mycobacterium avium complex infection in patients with advanced acquired immunodeficiency syndrome. *N. Engl. J. Med.* 335:384–391.
211. Pineda, F. M., and A. Dalmacio-Cruz. 1966. Tuberculosis of the liver and the porta hepatis: report of 9 cases. *Acta Med. Philipp.* 2:128–139.
212. Pintos, J. F., L. C. Rey, and J. S. Boo. 1972. Tuberculosis miliar hepatica combinada con una proliferacion de hepatocitos gigantes. *Rev. Esp. Enferm. Apar. Dig.* 38:847–854.
213. Pombo, F., M. J. Diaz Candamio, E. Rodriguez, and S. Pombo. 1998. Pancreatic tuberculosis: CT findings. *Abdom. Imaging* 23:394–397.
214. Poprawski, D., P. Pitisuttitum, and S. Transuphasawadikul. 2000. Clinical presentation and outcomes of tuberculosis among HIV-positive patients. *Southeast Asian J. Trop. Med. Public Health* 31(Suppl. 1):140–142.
215. Pramesh, C. S., A. A. Heroor, P. J. Shukla, P. M. Jagannath, and L. J. De Souza. 2002. Pancreatic tuberculosis. *Trop. Gastroenterol.* 23:142–143.
216. Probst, A., W. Schmidbaur, G. Jechart, A. Hammond, J. Zentner, E. Niculescu, and H. Messmann. 2004. Obstructive jaundice in AIDS: diagnosis of biliary tuberculosis by ERCP. *Gastrointest. Endosc.* 60:145–148.
217. Prochazka, M., F. Vyhnanek, V. Vorreith, and M. Jirásek. 1986. Bleeding into solitary hepatic tuberculoma: report of a case treated by resection. *Acta Chir. Scand.* 152:73–75.
218. Proudfoot, A. T., A. J. Akhtar, A. C. Douglas, and N. W. Horne. 1969. Miliary tuberculosis in adults. *Br. Med. J.* 2:273–276.
219. Rab, S. M., and M. Zakaullah Beg. 1977. Tuberculosis liver abscess. *Br. J. Clin. Pract.* 31:157–158.
220. Rahmatulla, R. H., I. A. al-Mofleh, R. S. al-Rashed, M. A. al-Hedaithy, and I. Y. Mayet. 2001. Tuberculous liver abscess: a case report and review of literature. *Gastroenterol. Hepatol.* 13:437–440.
221. Redha, S., R. L. Suresh, J. Subramaniam, and I. Merican. 2001. Pancreatic tuberculosis presenting as recurrent acute pancreatitis. *Med. J. Malaysia* 56:95–97.
222. Reichert, C. M., T. J. O'Leary, D. L. Levens, C. R. Simrell, and A. M. Macher. 1983. Autopsy pathology in the acquired immune deficiency syndrome. *Am. J. Pathol.* 112:357–382.
223. Rezeig, M. A. 1998. Pancreatic tuberculosis mimicking pancreatic carcinoma: four case reports and review of the literature. *Dig. Dis. Sci.* 43:329–331.
224. Riaz, A. A., P. Singh, P. Robshaw, and A. M. Isla. 2002. Tuberculosis of the pancreas diagnosed with needle aspiration. *Scand. J. Infect. Dis.* 34:303–304.
225. Rolleston, H., and J. W. McNee. 1929. *Diseases of the Liver, Gallbladder and Bile Ducts.* Macmillan, London, United Kingdom.
226. Rolleston, H. D. 1905. Tuberculosis of the liver and bile ducts, p. 336–346. *Disease of the Liver, Gallbladder and Bile Ducts.* WB Saunders, Philadelphia, PA.
227. Rosenkranz, K., and L. D. Howard. 1936. Tubular tuberculosis of the liver. *Arch. Pathol.* 22:743–754.
228. Rougier, P., C. Degott, B. Rueff, and J. P. Benhamou. 1978. Nodular regenerative hyperplasia of the liver: report of six cases and review of the literature. *Gastroenterology* 75:169–172.
229. Rozmanic, V., S. Kilvain, V. Ahel, S. Banac, and M. Gazdik. 2001. Pulmonary tuberculosis with gall bladder involvement: a review and case report. *Pediatr. Int.* 43:511–513.
230. Rudzki, C., I. G. Ishak, and H. J. Zimmerman. 1975. Chronic intrahepatic cholestasis of sarcoidosis. *Am. J. Med.* 59:373–387.
231. Sabharwal, B. D., N. Malhotra, R. Garg, and V. Malhotra. 1995. Granulomatous hepatitis: a retrospective study. *Indian J. Pathol. Microbiol.* 38:413–416.
232. Salib, M., P. C. Le Golvan, H. G. Arm, M. Sabour, and E. E. Shehata. 1961. Clinical, histopathological and bacteriological study of the liver in chronic fibrocaseous pulmonary tuberculosis. *J. Egypt. Med. Assoc.* 44:226–232.
233. Saluja, S. S., S. Ray, S. Pal, M. Kukeraja, D. N. Srivastava, P. Sahni, and T. K. Chattopadhyay. 2007. Hepatobiliary and pancreatic tuberculosis: a two-decade experience. *BMC Surg.* 7:10.
234. Sanabe, N., Y. Ikematsu, Y. Nishiwaki, H. Kida, G. Murohisa, T. Ozawa, S. Hasegawa, T. Okawada, T. Toritsuka, and S. Waki. 2002. Pancreatic tuberculosis. *J. Hepatobiliary Pancreat. Surg.* 9:515–518.
235. Sanai, F. M., S. Ashrafi, A. A. Abdo, M. B. Satti, F. Batwa, H. Al-Husseini, A. M. Saleh, and K. I. Bzeizi. 2008. Hepatic granuloma: decreasing trend in a high-incidence area. *Liver Int.* 28:1402–1407.
236. Saphir, O. 1929. Changes in the liver and pancreas in chronic tuberculosis. *Arch. Pathol.* 7:1025–1039.
237. Sarda, P., S. K. Sharma, A. Mohan, G. Makharia, A. Jayaswal, R. M. Pandey, and S. Singh. 2009. Role of acute viral hepatitis as a confounding factor in ATT induced hepatotoxicity. *Indian J. Med. Res.* 129:64–67.
238. Sartin, J. S., and R. C. Walker. 1991. Granulomatous hepatitis: a retrospective review of 88 cases at the Mayo Clinic. *Mayo Clin. Proc.* 66:914–918.
239. Satter, F. R., R. Cowan, D. M. Nielsen, and J. Ruskin. 1988. Trimethoprim-sulfamethoxazole compared with pentamidine for treatment of Pneumocystis carinii pneumonia in the acquired immunodeficiency syndrome: a prospective, noncrossover study. *Ann. Intern. Med.* 109:280–287.
240. Satti, M. B., H. al-Freihi, E. M. Ibrahim, A. Abu-Melha, G. al-Ghassab, H. Y. al-Idrissi, and M. O. al-Sohaibani. 1990. Hepatic granuloma in Saudi Arabia: a clinicopathological study of 59 cases. *Am. J. Gastroenterol.* 85:669–674.
241. Saukkonen, J. J., D. L. Cohn, R. M. Jasmer, S. Schenker, J. A. Jereb, C. M. Nolan, C. A. Peloquin, F. M. Gordin, D. Nunes, D. B. Strader, J. Bernardo, R. Venkataramanan, and T. R. Sterling. 2006. An official ATS statement: hepatotoxicity of

antituberculosis therapy. *Am. J. Respir. Crit. Care Med.* **174**: 935–952.
242. **Schaffner, P., G. C. Turner, D. E. Eshbaugh, W. B. Buckingham, and H. Popper.** 1953. Hypergammaglobulinemia in pulmonary tuberculosis. *Arch. Intern. Med.* **92**:490–493.
243. **Scheuer, P., J. A. Surnmerfield, S. Lal, and S. Sherlock.** 1974. Rifampicin hepatitis: a clinical histological study. *Lancet* i: 421–425.
244. **Schluger, L. K., P. A. Sheiner, M. Jonas, J. V. Guarrera, I. M. Fiel, B. Meyers, and P. D. Berk.** 1996. Isoniazid hepatotoxicity after orthotopic liver transplantation. *Mt. Sinai J. Med.* **63**:364–369.
245. **Schneider, A., C. von Birgelen, U. Duhrsen, G. Gerken, and M. Rünzi.** 2002. Two cases of pancreatic tuberculosis in nonimmunocompromised patients: a diagnostic challenge and a rare cause of portal hypertension. *Pancreatology* **2**:69–73.
246. **Schneiderman, D. J., D. M. Arenson, and J. P. Cello.** 1986. Hepatic disease in patients with the acquired immune deficiency syndrome. *Gastroenterology* **90**:1620.
247. **Seife, M., B. J. Messier, J. Hoffman, and J. R. Lisa.** 1951. A clinical, functional, and needle biopsy study of the liver in pulmonary tuberculosis. *Am. Rev. Tuberc.* **63**:202–209.
248. **Sekikawa, A., M. Inada, K. Tsuyuoka, M. Nakamura, C. Kurusu, S. Takeshi, O. Yasuhide, Y. Okimoto, and T. Yoshimura.** 2001. A case of pancreatic tuberculosis resembling pancreatic serous cystadenoma. *Jpn. J. Gastroenterol.* **98**:1298–1303.
249. **Selwyn, P. A., V. A. Lewis, and E. E. Schoenbaum.** 1988. HIV infection and tuberculosis in intravenous drug users in a methadone program, abstr. 7549. *Proc. IVth Int. Conf. AIDS*, Stockholm, Sweden.
250. **Seth, V., and A. Beotra.** 1989. Hepatic function in relation to acetylator phenotype in children treated with antitubercular drugs. *Indian J. Med. Res.* **89**:306–309.
251. **Shafran, S. D., J. Singer, D. P. Zarowny, P. Phillips, I. Salit, S. L. Walmsley, I. W. Fong, M. J. Gill, A. R. Rachlis, R. G. Lalonde, M. M. Fanning, and C. M. Tsoukas.** 1996. A comparison of two regimens for the treatment of Mycobacterium avium complex bacteremia in AIDS: rifabutin, ethambutol, and clarithromycin versus rifampin, ethambutol, clofazimine, and ciprofloxacin. *N. Engl. J. Med.* **335**:377–383.
252. **Shah, S. R., D. A. Rastegar, and T. L. Nicol.** 2000. Case report: diagnosis of disseminated Mycobacterium avium complex infection by liver biopsy. *AIDS Reader* **10**:669–672.
253. **Shan, S. A., and T. A. Neff.** 1974. Miliary tuberculosis. *Am. J. Med.* **56**:495–505.
254. **Shan, Y.-S., E. D. Sy, and P. W. Lin.** 2000. Surgical resection of isolated pancreatic tuberculosis presenting as obstructive jaundice. *Pancreas* **21**:100–101.
255. **Sharma, S. K., R. Singla, P. Sarda, A. Mohan, G. Makharia, A. Jayaswal, V. Sreenivas, and S. Singh.** 2010. Safety of 3 different reintroduction regimens of antituberculosis drugs after development of antituberculosis treatment-induced hepatotoxicity. *Clin. Infect. Dis.* **50**:833–839.
256. **Sherlock, S. (ed.).** 1981. *Diseases of the Liver and Biliary System*, 6th ed., p. 395. Blackwell Scientific, Oxford, United Kingdom.
257. **Sherlock, S.** 1985. The liver in infections, p. 460–461. In S. Sherlock (ed.), *Diseases of the Liver and Biliary System*, 7th ed. Blackwell Science, Oxford, United Kingdom.
258. **Siemann, M., G. Rabenhorst, A. Bramann, and C. Renk.** 1999. A case of cryptic miliary tuberculosis mimicking cholecystitis with sepsis. *Infection* **27**:44–45.
259. **Simon, H. B., and S. M. Wolff.** 1973. Granulomatous hepatitis and prolonged fever of unknown origin: a study of 13 patients. *Medicine* **52**:1–21.
260. **Singh, B., J. Moodley, S. Batitiang, and R. Chetty.** 2002. Isolated pancreatic tuberculosis and obstructive jaundice. *S. Afr. Med. J.* **92**:357–359.
261. **Singh, D. K., A. Haider, M. Tatke, P. Kumar, and P. K. Mishra.** 2009. Primary pancreatic tuberculosis masquerading as a pancreatic tumor leading to Whipple's pancreaticoduodenectomy: a case report and review of the literature. *JOP* **10**: 451–456.
262. **Singh, N., M. M. Wagener, and T. Gayowski.** 2002. Safety and efficacy of isoniazid chemoprophylaxis administered during liver transplant candidacy for the prevention of posttransplant tuberculosis. *Transplantation* **74**:892–895.
263. **Sinha, S. K., M. Chatterjee, S. Bhattacharya, S. K. Pathak, R. B. Mitra, K. Karak, and M. Mukherjee.** 2003. Diagnostic evaluation of extrapulmonary tuberculosis by fine needle aspiration (FNA) supplemented with AFB smear and culture. *J. Indian Med. Assoc.* **101**:588, 590–591.
264. **Small, G., and D. Wilks.** 2001. Pancreatic mass caused by Mycobacterium tuberculosis with reduced drug sensitivity. *J. Infect.* **42**:201–202.
265. **Small, M. S.** 1974. Tuberculosis of liver: scan appearance before and after successful treatment. *J. Nucl. Med.* **15**:135–138.
266. **Small, P. M., G. F. Schecter, P. C. Goodman, M. A. Sande, R. E. Chaisson, and P. C. Hopewell.** 1991. Treatment of tuberculosis in patients with advanced human immunodeficiency virus infection. *N. Engl. J. Med.* **324**:289–294.
267. **Smith, E. R., and H. A. Penman.** 1971. Histological diagnosis of M. kansasii lung infection. *Pathology* **3**:93.
268. **Smith, M. B., M. C. Boyars, S. Veasey, and G. L. Woods.** 2000. Generalized tuberculosis in the acquired immunodeficiency syndrome. *Arch. Pathol. Lab. Med.* **124**:1267–1274.
269. **Snider, D. E., and G. J. Caras.** 1992. Isoniazid associated hepatitis: a review of available information. *Am. Rev. Respir. Dis.* **145**:494–497.
270. **Snider, G. L.** 1997. Tuberculosis then and now: a personal perspective on the last 50 years. *Ann. Intern. Med.* **126**:237–243.
271. **Sparks, F. C., N. E. Albert, and J. H. Breeding.** 1977. Effect on isonicotinic acid hydrazide on the intratumor injection of BCG. *J. Natl. Cancer Inst.* **58**:367–368.
272. **Spegel, C. T., and C. U. Tuazon.** 1984. Tuberculous liver abscess. *Tubercle* **65**:127–131.
273. **Stanley, H. J., P. L. Yantis, and W. H. Marsh.** 1984. Periportal tuberculous adenitis: a rare cause of obstructive jaundice. *Gastrointest. Radiol.* **9**:227–229.
274. **Steele, M. A., R. F. Burk, and R. M. DesPrez.** 1991. Toxic hepatitis with isoniazid and rifampin: a meta-analysis. *Chest* **99**:465–471.
275. **Steidl, J., and F. J. Heise.** 1933. Studies of liver function in advanced pulmonary tuberculosis. *Am. J. Med. Sci.* **186**:631–640.
276. **Steiner, P. E.** 1959. Nodular regenerative hyperplasia of the liver. *Am. J. Pathol.* **35**:943–953.
277. **Stemmerman, M.** 1941. Bile duct tuberculosis. *Q. Bull. Sea View Hosp.* **6**:316–324.
278. **Stewart, C., and L. Jackson.** 1976. Spleno-hepatic tuberculo-

sis due to *Mycobacterium kansasii*. *Med. J. Aust.* **2**:99–101.
279. Sunderam, G., R. J. McDonald, T. Maniatis, J. Oleske, R. Kapila, and L. B. Reichman. 1986. Tuberculosis as a manifestation of the acquired immunodeficiency syndrome (AIDS). *JAMA* **256**:362–366.
280. Tahiliani, R. R., J. A. Parikh, A. V. Hedge, S. J. Bhatia, K. P. Deodhar, N. M. Kapadia, R. C. Khokhani, and V. B. Damle. 1983. Hepatic tuberculosis simulating hepatic amoebiasis. *J. Assoc. Physicians India* **31**:697–680.
281. Tarantino, L., A. Giorgio, G. de Dtefano, N. Farella, A. Perrotta, and F. Esposito. 2003. Disseminated mycobacterial infection in AIDS patients: abdominal US features and value of fine-needle aspiration biopsy of lymph nodes and spleen. *Abdom. Imaging* **28**:602–608.
282. Teo, L. L., S. K. Venkatesh, and K. Y. Ho. 2007. Clinics in diagnostic imaging (117). *Singapore Med. J.* **48**:687–692.
283. Terry, R. B., and R. M. Gunnar. 1957. Primary miliary tuberculosis of the liver. *JAMA* **164**:150–157.
284. Thora, S., M. Chansoria, and K. K. Kaul. 1985. Congenital tuberculosis: a case with unusual features. *Indian J. Pediatr.* **52**:425–427.
285. Tobias, H., and A. Sherman. 2002. Hepatobiliary tuberculosis, p. 537–547. In W. N. Rom and S. M. Garay (ed.), *Tuberculosis*, 2nd ed. Lippincott Williams & Wilkins, Phildelphia, PA.
286. Torre-Cisneros, J., J. J. Caston, J. Moreno, A. Rivero, E. Vidal, R. Jurado, and J. M. Kindelán. 2004. Tuberculosis in the transplant candidate: importance of early diagnosis and treatment. *Transplantation* **77**:1376–1380.
287. Torre-Cisneros, J., M. de la Mata, S. Rufian, J. L. Villanueva Marcos, J. Gutierrez Aroca, M. Casal, G. Miño, and C. Pera. 1995. Importance of surveillance of mycobacterial cultures after liver transplantation. *Transplantation* **60**:1054–1055.
288. Torrey, R. G. 1916. The occurrence of miliary tuberculosis of the liver in the course of pulmonary tuberculosis. *Am. J. Med. Sci.* **151**:549–556.
289. Tostmann, A., M. J. Boeree, R. E. Aarnoutse, W. C. de Lange, A. J. van der Ven, and R. Dekhuijzen. 2008. Antituberculosis drug-induced hepatotoxicity: concise up to date review. *J. Gastroenterol. Hepatol.* **23**:192–202.
290. Treska, V., O. Hes, and J. Nemcova. 2009. Liver tuberculoma. *Bratisl. Lek. Listy* **110**:363–365.
291. Turan, M., M. Sen, A. Koyuncu, C. Aydin, N. Elaldi, and S. Arici. 2002. Pancreatic pseudotumor due to peripancreatic tuberculous lymphadenitis. *Pancreatology* **2**:561–564.
292. Ullom, J. T. 1909. The liver in tuberculosis. *Am. J. Med. Sci.* **137**:694–699.
293. Ungo, J. R., D. Jones, D. Ashkin, E. S. Hollender, D. Bernstein, A. P. Albanese, and A. E. Pitchenik. 1998. Antituberculosis drug-induced hepatotoxicity: the role of hepatitis C virus and the human immunodeficiency virus. *Am. J. Respir. Crit. Care Med.* **157**:1871–1876.
294. Valdez, V. A., and N. E. Herrera. 1978. Granulomatous hepatitis: spectrum of scintigraphic manifestations. *Clin. Nucl. Med.* **3**:392–396.
295. Van Buchem, F. S. P. 1946. On morbid conditions of liver and diagnosis of disease of Besnier-Boeck-Shauman. *Acta Med. Scand.* **124**:168.
296. Verma, A., A. Dhawan, J. J. Wade, W. H. Lim, G. Ruiz, J. F. Price, N. Hadzic, A. J. Baker, M. Rela, N. D. Heaton, and G. Mieli-Vergani. 2000. Mycobacterium tuberculosis infection in pediatric liver transplant recipients. *Pediatr. Infect. Dis.* **19**:625–630.
297. Vilaichone, R. K., W. Vilaichone, S. Tumwasorn, P. Suwanagool, H. Wilde, and V. Mahachai. 2003. Clinical spectrum of hepatic tuberculosis: comparison between immunocompromised and immunocompetent hosts. *J. Med. Assoc. Thai.* **86**(Suppl. 2):S432–S438.
298. Von Oldershausen, H. G., R. von Oldershausen, and A. Tellesz. 1955. Zur Klinik und pathogenetischen Bedeutung der sogenannten "granulomatosen Hepatopathie" bei der Tuberculose. *Klin. Wochenschr.* **33**:104.
299. Wanless, I. R., L. C. Solt, P. Kortan, J. H. Deck, G. W. Gardiner, and E. J. Prokipchuk. 1981. Nodular regenerative hyperplasia of the liver associated with macroglobulinemia. *Am. J. Med.* **70**:1203–1209.
300. Wee, A., B. Nilsson, T. L. Wang, I. Yap, and P. Y. Siew. 1995. Tuberculous pseudotumor causing biliary obstruction: report of a case with diagnosis by fine needle aspiration biopsy and bile cytology. *Acta Cytol.* **39**:559–562.
301. Wissmer, B. 1976. Tuberculosis of the liver, p. 511–514 *In* H. L. Bockus (ed.), *Gastroenterology*, vol. 3. WB Saunders, Philadelphia, PA.
302. Wong, B., F. F. Edwards, T. E. Kiehn, E. Whimbey, H. Donnelly, E. M. Bernard, J. W. Gold, and D. Armstrong. 1985. Continuous high-grade Mycobacterium avium-intracellulare bacteremia in patients with the acquired immune deficiency syndrome. *Am. J. Med.* **78**:35–40.
303. Wong, W. M., P. C. Wu, M. F. Yuen, C. C. Cheng, W. W. Yew, P. C. Wong, C. M. Tam, C. C. Leung, and C. L. Lai. 2000. Antituberculosis drug-related liver dysfunction in chronic hepatitis B infection. *Hepatology* **31**:201–206.
304. Woodfield, J. C., J. A. Windsor, C. C. Godfrey, D. A. Orr, and N. M. Officer. 2004. Diagnosis and management of isolated pancreatic tuberculosis. *Aust. N. Z. J. Surg.* **74**:368–371.
305. Wu, J.-C., S.-D. Lee, P.-F. Yeh, C. Y. Chan, Y. J. Wang, Y. S. Huang, Y. T. Tsai, P. Y. Lee, L. P. Ting, and K. J. Lo. 1990. Isoniazid-rifampin-induced hepatitis in hepatitis B carriers. *Gastroenterology* **98**:502–504.
306. Xia, F., R. T. Poon, S. G. Wang, P. Bie, X. Q. Huang, and J. H. Dong. 2003. Tuberculosis of pancreas and peripancreatic lymph nodes in immunocompetent patients: experience from China. *World J. Gastroenterol.* **9**:1361–1364.
307. Yamaguchi, B. T., and H. Braunstein. 1965. Fluorescent stain for tubercle bacilli in histological sections. II. Diagnostic efficiency in granulomatous lesions of the liver. *Am. J. Clin. Pathol.* **43**:184–187.
308. Yee, D., C. Valiquette, M. Pelletier, I. Parisien, I. Rocher, and D. Menzies. 2003. Incidence of serious side effects from first line antituberculosis drugs among patients treated for active tuberculosis. *Am. J. Respir. Crit. Care Med.* **167**:1472–1477.
309. Yeh, T. S., N. H. Chen, Y. Y. Jan, T. L. Hwang, L. B. Jeng, and M. F. Chen. 1999. Obstructive jaundice caused by biliary tuberculosis: spectrum of the diagnosis and management. *Gastrointest. Endosc.* **50**:105–108.
310. Yew, W. W., C. H. Chau, J. Lee, and C. W. Leung. 1995. Cholestatic hepatitis in a patient who received clarithromycin therapy for a Mycobacterium chelonae lung infection. *Clin. Infect. Dis.* **20**:1073–1074.
311. Yokoyama, T., S. Miyagawa, T. Noike, R. Shimada, and S.

Kawasaki. 1999. Isolated pancreatic tuberculosis. *Hepatogastroenterology* **46:**2011–2014.

312. **Zimmerman, H. J.** 1978. *Hepatotoxicity: the Adverse Effects of Drugs and Other Chemicals on the Liver*, p. 485–495. Appleton-Century-Crofts, New York, NY.

313. **Zimmerman, H. J., and J. H. Lewis.** 1984. Hepatic toxicity of antimicrobial agents, p. 153–201. *In* R. K. Root and M. A. Sande (ed.), *New Dimensions in Antimicrobial Therapy*. Churchill Livingstone, New York, NY.

314. **Zipser, R. D., L. E. Rau, R. R. Ricketts, and L. C. Bevans.** 1976. Tuberculous pseudotumors of the liver. *Am. J. Med.* **61:**946–951.

Chapter 26

皮膚結核
Cutaneous Tuberculosis

- 著：Michael K. Hill・Charles V. Sanders
- 訳：曽木 美佐

皮膚結核（tuberculosis：TB）の明確な定義はなく，幅広い臨床症状から成る。過去の皮膚結核に関する多くの混乱は，誤解をまねきやすい重複する名称と，煩雑で臨床に重きをおかない分類に起因していた。これらの分類は，さまざまな基準をもとにしており，慢性か不安定な病態かによる分類，限局性か血行性かによる分類，疾患の組織学的形態による分類，患者の免疫状態による分類，一次結核か再感染かによる分類，さまざまなタイプの皮膚抗酸菌症の分類が含まれていた[3,6,35]。現在は，より臨床に即した分類が，発症機序，臨床症状，組織学的評価という3つの基準をもとに開発されている（表26-1）。

皮膚の病変は，外因性の接種（以前に感作されていない宿主であり，局所リンパ節腫脹をきたす）の結果として，または皮下の病巣，特に骨髄炎，精巣上体炎，リンパ節炎からの連続的波及によって，または遠隔病巣からの血行性感染または全身性血行播種

表26-1 皮膚結核の分類と以前使用されていた同義語[a]

皮膚結核の分類	臨床所見	組織学的所見	関連所見	以前文献で使用されていた用語
外因性感染源からの皮膚結核				
一次接種	潰瘍，結節，局所病変，リンパ管拡張	慢性炎症，肉芽腫炎症	外傷の既往	一次接種 結核性下疳（げかん） 結核性初期変化群
一次接種後	過角化性丘疹，「疣贅（ゆうぜい）」	過角化	外傷の既往	皮膚疣状結核（TB verrucosa cutis） warty TB verruca necrogenica 死体解剖者の疣（prosector's wart） TB cutis verrucosa
内因性感染源からの皮膚結核				
連続的波及	副鼻腔，膿瘍	肉芽腫性炎症，副鼻腔	皮下の感染源	皮膚腺病（scrofuloderma） TB colliquativa cutis
自己接種	身体開口部の潰瘍	潰瘍形成，肉芽腫性炎症	結核の蔓延	開口部結核（orificial TB） TB cutis orificialis TB ulcerosa cutis et mucosae
血行性感染による皮膚結核				
尋常性狼瘡	顔面や頸部の多発性結節と丘疹	肉芽腫性炎症	がん化の可能性	尋常性狼瘡（lupus vulgaris） TB luposa cutis
急性血行性播種	多発性丘疹と膿疱	非特異的炎症	急性経過	皮膚の急性粟粒結核（acute miliary TB of the skin） 皮膚播種性粟粒結核（TB cutis miliaris disseminate） TB cutis acuta generalisata
結節または膿瘍	多発性軟部組織膿瘍	肉芽腫性炎症	外傷部からの発症の可能性	結核ガマ腫（TB gumma） 転移性結核性膿瘍（metastatic tuberculous abscess）

[a] Beytらの研究から転載[6]。

の一部として起こることがある[15,63]。皮膚結核は，米国ではまれであり，ヨーロッパでも皮膚結核の患者は皮膚科のクリニックの患者の1%にも満たないが，発生率は上昇してきている[61,63]。皮膚結核が熱帯地域では珍しいという以前の主張に対して，インド，東南アジア，アフリカから，そのことに関する反証が報告されている[66]。

外因性の感染源からの菌の侵入による皮膚結核

一次接種結核は，結核菌感染の既往がなく先天性免疫も獲得免疫もない人において，皮膚内（または頻度は下がるが粘膜内）へ結核菌が入ることによって起こる。抗酸菌は傷のない正常な皮膚のバリアーを貫通することができないため，感染するためには何らかの外傷を要する。通常，抗酸菌は，小さな擦過傷，ささくれ，膿痂疹，フルンケルから侵入する。

菌の侵入はさまざまな方法で起こりうるが，ほとんどの報告が医療者に関連したものである（図26-1）。1826年，Laennecは，彼自身の「死体解剖者の疣」について記述した。結核病変は，口対口人工呼吸，予防接種，研究室のモルモットへの接種，不十分な滅菌の針による注射，耳ピアス，活動性結核の看護師による筋肉注射，刺青，虫刺され，性交渉，乳児の静脈穿刺が原因となりうる[1,7,19,23,26-29,33,44,45,51,52,56,57,68]。性交渉により性器に結核菌が侵入し性器結核をきたす。歴史的には，活動性結核の施術者により儀式的な割礼をされた乳児が，粟粒結核を発症していた[28]。

皮膚粘膜病変は一次皮膚結核の全症例の3分の1を占め，結膜の感染や，抜歯後の口腔粘膜への感染，M. bovisに感染したウシの未殺菌の牛乳を飲んだ後の感染を含む[15,63,66,75]。

外因性の感染源からの皮膚結核の発症機序は，他の原発巣の結核に似ている。2～4週間にわたり，結核菌が皮内で増殖するとともに，結核性下疳がゆっくりと大きくなり，初期は結節として認められるが，その後，無痛性で，硬くて，圧痛を伴わない，境界明瞭な潰瘍に進行していく。結節は，膿痂疹や魚鱗癬様の形態になることもある。リンパ管拡張が起き，皮膚接種の3～8週間後にリンパ節腫脹が起こる。ツベルクリン反応（ツ反）が陽性となり，腫脹したリンパ節は波動を触れるようになり，自壊することもある。結核性下疳と所属リンパ節腫脹の複合体は一次肺結核の皮膚病変型であり，Gohn初期変化群（Gohn complex）と呼ばれる。2～3年以内に，流入領域のリンパ節に石灰化を認めることがある。

初期の組織像では，無数の抗酸菌を含む壊死を取り囲むように急性の好中球反応が認められる。3～6週間後，好中球浸潤部位が肉芽組織となり，乾酪壊死が明確になってくる。症例によっては，真皮内浸潤は非特異的である。抗酸菌がいることもあれば，いないこともある[63]。

結核に対する既存の免疫のある患者において，外傷などから外来性に結核菌が接種され（侵入し），通常，角化性丘疹の進行により始まり，最終的には疣状になる。これが死体解剖者の疣である。病変は，環状または蛇行しながら，遠心性に拡大していく。一般的に，病変の中心部は自然治癒する。一次病変とは異なり，リンパ節腫脹は伴わない。また，ほとんど潰瘍化せず，数か月から数年をかけて自然消退することもある[45,63]。

内因性の感染源からの皮膚結核

結核の皮膚感染は，皮下の感染巣（最も頻度が高いのは，結核性リンパ節炎）や骨と関節の結核病変を覆っている皮膚への直接浸潤に起因することがある。また，結核性精巣上体炎に続発することがある（図26-2）。過去に，皮膚腺病（scrofuloderma）という言葉が，この状態を説明するのに使用されていた。頸部リンパ節に好

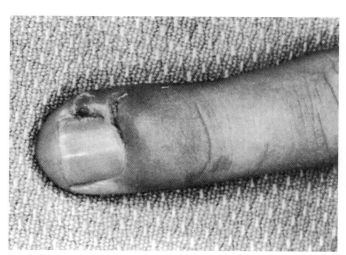

図26-1 結核を疑われていなかった患者の病理解剖を施行した病理学研修医の爪周囲炎
Archives of Dermatology[22] の許可を得て転載。

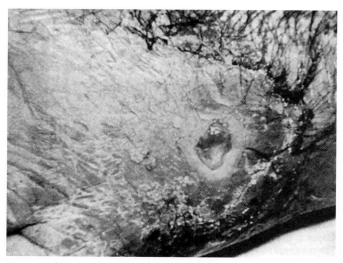

図26-2 第4，5中手骨の結核性骨髄炎に伴う左手背の潰瘍性病変からの排膿
Medicine[6] の許可を得て転載。

発し，小児のほうが成人よりも罹患する頻度が高い[43]。

初期病変は，感染初期は可動性があるが，間もなく覆っている皮膚に固く付着し，典型的には，皮下の硬い腫脹または結節となる。そして，化膿し，最終的には，慢性無痛性排膿瘻孔や皮膚膿瘍を形成する。多発性潰瘍を形成することもあり，それらは直線上に配列する。水様性の膿性分泌物またはチーズ様の分泌物が瘻孔から排出することがある。その場合，完全に自然治癒するには何年もかかるだろう。

病理組織学的に，乾酪壊死と肉芽腫形成が起こる。抗酸菌は特殊染色で証明される。病変が古くなるとともに，肉芽腫は非特異的慢性炎症性浸潤に置き換わり，抗酸菌は少なくなる[45,63]。ツ反の結果は通常陽性であり，同時に肺結核がしばしば起こる。

時折，免疫力のない患者において，生きている結核菌が，口腔粘膜や開口部から排出される際や通過する際に，その部位に自己接種し皮膚結核が生じる[41,66]（図26-3）。結核菌は，通常感染に抵抗性を示す組織をも侵す。過去に，開口部結核（orificial TB）という言葉がこの状態を説明するために使用されていた。この状態の典型的な患者は，高齢で，ツ反陰性であり，肺や腸，泌尿生殖器の非常に進行した結核を合併している[41,63]。これらの初期病巣から抜け落ちた抗酸菌が，傷の開口部の粘膜に接種される。病変は，口腔内や会陰部/直腸周囲の皮膚に認められる[17,49,66]。それらの病変は潰瘍化し，痛みを伴い，自然治癒することはない。表面的には，非特異的な潰瘍とリンパ節腫脹を認める[45,66]。ほとんどの症例で，肉芽腫形成と乾酪壊死が真皮の深部に認められる。通常，抗酸菌も存在している。

血行性感染源からの皮膚結核

尋常性狼瘡は，以前結核に感作され，高度感受性のある人における慢性皮膚結核に特有なタイプである。大多数の症例が血行性またはリンパ行性播種によるものである。時々，尋常性狼瘡は，皮膚腺病の瘢痕部位やBCG（bacillus Calmette-Guérin）を複数回接種した部位といった最初の接種部位を覆うように認められる[9,30,34,38]。これらの病変は通常，潰瘍や瘢痕を伴う単独のプラークまたは結節であり，典型的にはガラス圧診で「アップルゼリー」様の結節として認められ，顔面や頸部が好発部位である（図26-4）。

尋常性狼瘡のいくつか異なる臨床像が報告されている。全身播種だけでなく，乾癬様病変，鼻粘膜潰瘍，最終的に鼻中隔の軟骨部の破壊に至る症例も含まれる[4,18,20,74]。多彩な臨床像を呈するため，何年間も誤診されたままとなる症例が多数ある[16,40,60,67]。ツ反はしばしば陽性となる。長期にわたる尋常性狼瘡の患者の最大8%が悪性化する。時折，扁平上皮がんと肉腫を発症することがある[21,25,50]。尋常性狼瘡を合併したHodgkin病の症例もまた報告されている[59]。尋常性狼瘡の組織病理学的像は多様であり，常に診断的であるわけではない。乾酪性肉芽腫を認める際は，それが最低限の所見となり，抗酸菌染色を行うことは困難である[62]。

まれな劇症型の皮膚結核は，以前，皮膚播種性粟粒結核（TB cutis miliaris disseminate）として知られていた。乳児や小児において，結核菌の急性の血行性播種後に起こる[15,53,77]。感染の初期病巣は肺または髄膜であり，麻疹と同様，発疹性疾患に先行する[71]。病変は体幹，大腿，臀部，生殖器に最も起こりやすく，微小水疱に覆われた丘疹として始まり，最終的には水疱は破裂し痂皮化する[42,53,63]。

これらの病変の組織学的所見は，中心部に壊死性血管炎を伴う非特異的な炎症細胞浸潤を認め，無数の結核菌を含む血栓の報告

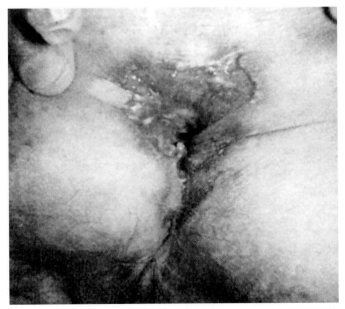

図26-3　肺外結核患者における肛門直腸線から伸びる排膿を伴う浅い（10 cm）潰瘍。
Medicine[6]の許可を得て転載。

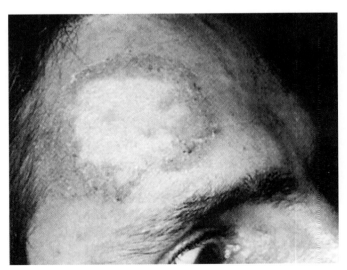

図26-4　皮膚の生検検体から結核菌が培養された患者の典型的な尋常性狼瘡の病変

がある[37,63,77]。この疾患は通常，致死的である。しかし，抗結核薬治療後に改善した症例もいくつかある[31,63]。

結核菌の皮膚への血行性播種は軟部組織の膿瘍や結節として亜急性に生じることもある[31,47,55,65,73]。時折，以前の外傷部位に膿瘍形成を認めることがある。これは血行性に運ばれた結核菌が損傷した組織に定着したことを示唆している。多発性冷膿瘍(cold abscess)や慢性再発性肛門周囲膿瘍が後天性免疫不全症候群(acquired immunodeficiency syndrome：AIDS)患者に生じると報告されている。そして，播種性結核からの多発性皮膚結節もまた，これらの患者に認められる[12,24,69,70]。AIDS患者では，多発性皮膚結節が特徴的な所見を呈さない可能性があり，臨床側から強く疑う必要がある。特に，CD4値が200/mm^{3}以下の患者においては，病変から多剤耐性菌が分離され，急速に死に至る症例がある[2,11,36]。

結核性乳腺炎

乳房の結核 —— 結核性乳腺炎 —— は診断が見逃されやすく，しばしば乳がんと誤診される。20～50歳女性に好発し，腋窩リンパ節腫脹を伴った乳房内に，硬く，無痛性の結節または腫瘤として認められる[10,46,58,74]。炎症性病変は化膿し，排膿することがある。乳房の関与は，下部の縦隔，傍胸骨，腋窩または頸部リンパ節からの逆行性リンパ管拡張の結果である。組織学的に，肉芽腫性炎症や乾酪化が認められることがある。

結核疹

結核疹は結核菌の存在下で起こってくる皮膚疾患群であるが，染色可能な，または培養可能な抗酸菌は含まれていない。病理組織をもとに，以前は，結核感染に対するアレルギー反応とみなされていた。これらの疾患群には，硬結性紅斑，壊疽性丘疹状結核疹，腺病性苔癬が含まれてきた。しかし現在，これらの病変の多くは，非結核性の過程に続発して生じてきた，と考えられている。可能性のある例外としては結節性紅斑があり，これは一次結核に起因している。

診断

皮膚結核は多彩な臨床像を呈し，まれであるため，結核性である可能性のある皮膚病変を同定するためには，結核を積極的に疑い，抗酸菌染色や培養だけでなく，病理組織学的目的に生検が必要となる。いくつかの症例では，病理組織において肉芽腫形成を伴わず，非特異的炎症のみを認めることもある。オーラミンやローダミンを使用した蛍光染色が有用なこともある[32,76]。ツ反に対する抗体と結核菌抗原5に対する抗体の酵素免疫測定法(enzyme-linked immunosorbent assay：ELISA)もまた有用なこともある[5,13,48]。モノクローナル抗体法とポリメラーゼ連鎖反応(polymerase chain reaction：PCR)の技術は臨床上，急速に有効になってきている[64,72]。最近では，たとえば，PCR増幅法は皮膚結核患者から結核菌を同定する迅速かつ正確な方法として証明されてきている[3,39,54]。

治療

治療の中心は化学療法である。イソニアジド単剤治療による尋常性狼瘡の治癒率は高い[8,22]。皮膚外の疾患を合併し多発性皮膚病変のある患者と著明な免疫抑制患者では，併用治療が推奨されている。詳細についてはChapter 7を参照。手術は，切除生検とデブリドマンを含み，補助的治療としての役割を果たすことはある。皮膚播種性粟粒結核(前述した)以外，ほとんどの皮膚結核は化学療法に反応し，予後良好である。

抗結核薬投与中の患者において，皮膚に奇異性反応(paradoxical reaction)が時々起こる。特に粟粒結核の治療をされている免疫不応答性(アネルギー)患者において認められる。治療開始数週から数か月後，吸引にて膿が出てくる波動を伴う腫脹が出現する。結核菌の塗抹と培養はしばしば陽性であり，そこから分離された結核菌は通常患者の治療レジメンに感受性があるままである。この奇異性反応は，耐性化ではなく免疫現象と考えられている。そして，典型的には化学療法継続に反応する。

◎ 文献 ◎

1. Angus, B. J., Y. Yates, C. Conlon, and I. Byren. 2001. Cutaneous tuberculosis of the penis and sexual transmission of tuberculosis confirmed by molecular typing. *Clin. Infect. Dis.* 33:132–134.
2. Antonori, S., L. Galimberti, G. L. Tudini, A. L. Ridolfo, C. Parravicini, R. Esposoto, and M. Morini. 1995. *Mycobacterium tuberculosis* in AIDS patients. *Eur. J. Clin. Microbiol. Infect. Dis.* 14:911–914.
3. Baselga, E., M. A. Bernadas, N. Margall, and J. M. deMorgas. 1996. Detection of *M. tuberculosis* complex DNA in a lesion resembling sarcoidosis. *Clin. Exp. Dermatol.* 21:235–238.
4. Bateman, D. E., W. Makepeace, and M. Lensa. 1980. Miliary tuberculosis in association with chronic cutaneous tuberculosis. *Br. J. Dermatol.* 103:557–561.
5. Benjamin, R. G., and T. M. Daniel. 1982. Serodiagnosis of tuberculosis using the enzyme-linked immunoabsorbent assay (ELISA) of antibody to *Mycobacterium tuberculosis* antigen-5. *Am. Rev. Respir. Dis.* 126:1013–1016.
6. Beyt, B. E., Jr., D. W. Ortbals, D. J. Santa Cruz, G. S. Kobayashi, A. Z. Eisen, and G. Medoff. 1981. Cutaneous mycobacteriosis: analysis of 34 cases with a new classification of the disease. *Medicine* 60:95–109.
7. Bjornstad, R. 1947. Tubercular primary infection of genitalia: two case reports of venereal genital tuberculosis. *Acta Dermatol. Venereol.* 27:106.
8. Bruck, C., and A. W. Carlson. 1964. Treatment of lupus vulgaris with INH exclusively. *Acta Dermatol. Venereol.* 44:223–225.
9. Caplan, S. E., and C. L. Kauffman. 1996. Primary inoculation

tuberculosis after immunotherapy for malignant melanoma with BCG vaccine. *J. Am. Acad. Dermatol.* **35**:783–785.

10. Cohen, C. 1977. Tuberculosis mastitis. A review of 34 cases. *S. Afr. Med. J.* **52**:12–14.
11. Corbett, E. L., I. Crossley, K. M. DeCock, and R. F. Miller. 1995. Disseminated cutaneous *Mycobacterium tuberculosis* infection in a patient with AIDS. *Genitourin. Med.* **71**:308–310.
12. Daikos, G. L., R. B. Uttamchandani, C. Tuda, M. A. Fischl, N. Miller, T. Cleary, and M. J. Saldana. 1998. Disseminated miliary tuberculosis of the skin in patients with AIDS: report of four cases. *Clin. Infect. Dis.* **27**:205–208.
13. Daniel, T. M., R. G. Benjamin, S. M. Debanne, Y. Ma, and E. A. Balestrino. 1985. ELISA of IgG antibody to *M. tuberculosis* antigen 5 for serodiagnosis of tuberculosis. *Indian J. Pediatr.* **52**:349–355.
14. Deluca, M. 1951. Skin tuberculosis. Etiology, pathogenesis, histology, classification. *Rass. Int. Clin. Ter.* **31**:335–340.
15. Dinning, W. J., and S. Marston. 1985. Cutaneous and ocular tuberculosis: a review. *J. R. Soc. Med.* **78**:576–581.
16. Duncan, W. C. 1968. Cutaneous mycobacterial infections. *Tex. Med.* **64**:66–70.
17. Engleman, W. R., and F. J. Putney. 1972. Tuberculosis of the tongue. *Trans. Am. Acad. Ophthalmol. Otolaryngol.* **76**:1384–1386.
18. Fine, R. M., and H. D. Meltzer. 1970. Psoriasiform lupus vulgaris: a case report. *Int. J. Dermatol.* **9**:273–277.
19. Fisher, I., and M. Orkin. 1966. Primary tuberculosis of the skin. *JAMA* **195**:314–316.
20. Fisher, J. R. 1977. Miliary tuberculosis with unusual cutaneous manifestations. *JAMA* **238**:241–242.
21. Forstrom, L. 1969. Carcinomatous changes in lupus vulgaris. *Ann. Clin. Res.* **1**:213–219.
22. Forstrom, L. 1969. Isoniazid treatment of lupus vulgaris. A long-term follow-up study. *Ann. Clin. Res.* **1**:36–39.
23. Goette, D. K., K. W. Jacobson, and D. R. Doty. 1978. Primary cutaneous inoculation tuberculosis of the skin. *Arch. Dermatol.* **114**:567–569.
24. Handwerger, S., D. Mildvan, R. Senie, and F. W. McKinley. 1987. Tuberculosis and the acquired immunodeficiency syndrome at a New York City Hospital: 1978–1985. *Chest* **91**:176–180.
25. Harrison, P. V., and J. M. Marks. 2006. Lupus vulgaris and cutaneous lymphoma. *Clin. Exp. Dermatol.* **5**:73–76.
26. Heilmaa, K. M., and C. Muschenheim. 1978. Primary cutaneous tuberculosis of the skin. *Arch. Dermatol.* **273**:1035–1036.
27. Heycock, J. B., and T. C. Noble. 1961. Four cases of syringe-transmitted tuberculosis. *Tubercle* **42**:25–27.
28. Hole, L. E. 1913. Tuberculosis acquired through ritual circumcision. *JAMA* **61**:99–102.
29. Hoyt, E. M. 1981. Primary inoculation tuberculosis. *JAMA* **245**:1556–1557.
30. Izumi, A. K., and J. Matsunaga. 1982. BCG vaccine-induced lupus vulgaris. *Arch. Dermatol.* **118**:171–172.
31. Kennedy, C., and G. K. Knowles. 1975. Miliary tuberculosis presenting with skin lesions. *Br. Med. J.* **3**:356.
32. Koch, M. L., and R. H. Cote. 1965. Comparison of fluorescence microscopy with Ziehl-Neelsen stain for demonstration of acid-fast bacilli in smear preparations and tissue sections. *Am. Rev. Respir. Dis.* **91**:283–284.
33. Kramer, F., S. Sasse, J. Simms, and J. M. Leedom. 1993. Primary cutaneous tuberculosis after a needlestick injury from a patient with AIDS and undiagnosed tuberculosis. *Ann. Intern. Med.* **119**:594–595.
34. Lee, S. M., S. K. Hann, S. Chun, and Y. K. Park. 1994. An unusual form of skin tuberculosis following B.C.G. vaccination. *J. Dermatol.* **21**:106–110.
35. Lenzini, L., P. Rottoli, and L. Rottoli. 1977. The spectrum of human tuberculosis. *Clin. Exp. Immunol.* **27**:230–237.
36. Libraty, D. H., and T. F. Byrd. 1996. Cutaneous miliary tuberculosis in the AIDS era: case report and review. *Clin. Infect. Dis.* **23**:706–710.
37. Lipper, S., D. L. Watkins, and L. B. Kahn. 1980. Nongranulomatous septic vasculitis due to miliary tuberculosis: a pitfall in diagnosis for the pathologist. *Am. J. Dermatopathol.* **2**:71–74.
38. Maguire, A. 1968. Lupus marinus: the discovery, diagnosis and treatment of seventeen cases of lupus marinus. *Br. J. Dermatol.* **80**:213–219.
39. Margall, N., E. Baselga, P. Coll, M. A. Barnadas, J. M. deMoragas, and G. Prats. 1996. Detection of *Mycobacterium tuberculosis* complex DNA by the polymerase chain reaction for rapid diagnosis of cutaneous tuberculosis. *Br. J. Dermatol.* **135**:231–236.
40. Martin, A. R., and E. J. Mark. 1972. Case 43-1972—granulomatous disease in a man from Honduras. *N. Engl. J. Med.* **287**:872–878.
41. McAndrew, P. G., E. O. Adekeye, and A. B. Ajdukiewicz. 1976. Miliary tuberculosis presenting with multifocal oral lesions. *Br. Med. J.* **1**:1320.
42. McCray, M. K., and N. B. Esterly. 1981. Cutaneous eruption in congenital tuberculosis. *Arch. Dermatol.* **117**:460–464.
43. Michelson, H. E. 1924. Scrofuloderma gummosa (tuberculosis colliquativa). *Arch. Dermatol.* **10**:565–578.
44. Minkowitz, S., I. J. Brandt, Y. Rapp, and C. B. Radlauer. 1969. "Prosector's Wart" (cutaneous tuberculosis) in a medical student. *Am. J. Clin. Pathol.* **51**:260–263.
45. Montgomery, H. 1937. Histopathology of various types of cutaneous tuberculosis. *Arch. Dermatol. Syph.* **35**:698–715.
46. Mukerjee, P., R. V. Cohen, and A. H. Niden. 1971. Tuberculosis of the breast. *Am. Rev. Respir. Dis.* **104**:661–667.
47. Munt, P. W. 1972. Miliary tuberculosis in the chemotherapy era: with a clinical review of 69 American adults. *Medicine* **51**:139–155.
48. Nassau, E., E. R. Parsons, and G. D. Johnson. 1976. The detection of antibodies to *Mycobacterium tuberculosis* by microplate enzyme-linked immunosorbent assay (ELISA). *Tubercle* **57**:67–70.
49. Nepomuceno, O. R., J. F. O'Grady, S. W. Eisenberg, and H. E. Bacon. 1971. Tuberculosis of the anal canal: report of a case. *Dis. Colon Rectum* **14**:313–316.
50. Nyfors, A. 1968. Lupus vulgaris, isoniazid and cancer. *Scand. J. Respir. Dis.* **49**:264–269.
51. O'Donnell, T. F., P. F. Jurgenson, and N. H. Weyerich. 1971. An occupational hazard—tuberculosis paronychia. *Arch. Surg.* **103**:757–758.
52. Pereira, C. A., B. Webber, and J. M. Orson. 1976. Primary tuberculosis complex of the skin. *JAMA* **235**:942.
53. Platou, R. V., and R. A. Lennox. 1956. Tuberculosis cutaneous complexes in children. *Am. Rev. Tuberc.* **74**(2 Pt. 2):160–169; discussion, 169–172.
54. Quiros, E., M. C. Maroto, A. Bettinardi, I. Gonzalez, and G. Piedrola. 1996. Diagnosis of cutaneous tuberculosis in biopsy specimens by PCR and southern blotting. *J. Clin. Pathol.* **49**:

889–891.
55. Reitbrock, R. C., R. P. M. Dahlmans, F. Smedts, P. J. Frantzen, R. J. Koopman, and J. W. VanderMeer. 1991. Tuberculosis cutis miliaris dissemination as a manifestation of miliary tuberculosis. A literature review and report of a case of recurrent skin lesions. *Rev. Infect. Dis.* **12**:265–269.
56. Rytel, M. W., E. S. Davis, and K. J. Prebil. 1970. Primary cutaneous inoculation tuberculosis. *Am. Rev. Respir. Dis.* **102**:264–267.
57. Sahn, S. A., and D. J. Pierson. 1974. Primary cutaneous inoculation drug-resistant tuberculosis. *Am. J. Med.* **57**:676–678.
58. Schaefer, G. 1955. Tuberculosis of the breast, a review with the additional presentation of ten cases. *Am. Rev. Tuberc.* **72**:810–824.
59. Schein, P. S., and H. R. Vickers. 1972. Lupus vulgaris and Hodgkins disease. *Arch. Dermatol.* **105**:244–246.
60. Schmidt, C. L., M. Ho, and J. R. Pomeranz. 1976. Lupus vulgaris: recovery of living tubercle bacilli 35 years after onset. *Cutis* **18**:221–223.
61. Sehgal, V. N., M. K. Jani, and G. Srivastavia. 1989. Changing patterns of cutaneous tuberculosis. *Int. J. Dermatol.* **28**:231–236.
62. Sehgal, V. N., G. Srivastavia, V. K. Khurana, E. Bhalla, and P. C. Beohar. 1987. An appraisal of epidermologic, clinical, bacteriologic, histopathologic, and immunologic parameters in cutaneous tuberculosis. *Int. J. Dermatol.* **26**:521–526.
63. Sehgal, V. N., and S. A. Wagh. 1990. Cutaneous tuberculosis: current concept. *Int. J. Dermatol.* **29**:237–252.
64. Senturk, N., S. Sahin, and T. Kocagoz. 2002. Polymerase chain reaction in certain tuberculosis: is it a reliable diagnostic method in paraffin-embedded tissue? *Int. J. Dermatol.* **41**:863–866.
65. Shaw, N. M., and A. K. Basu. 1970. Unusual cold abscesses. *Br. J. Surg.* **57**:418–422.
66. Shengold, M. A., and H. Sheingold. 1951. Oral tuberculosis. *Oral Surg.* **4**:239–250.
67. Stevens, C. S., and D. E. V. Ploeg. 1981. Lupus vulgaris: a case that escaped diagnosis for twenty-eight years. *Cutis* **27**:510–511, 514–515, 525.
68. Strand, S. 1946.Tubercular primary lesion on penis—cancer, penis venereal tuberculosis. *Acta Dermatol. Venereol.* **26**:461.
69. Sunderam, G., B. T. Mongura, J. M. Lombardo, and L. B. Reichman. 1987. Failure of four-drug short course tuberculosis chemotherapy in a compliant patient with human immunodeficiency syndrome (AIDS). *Am. Rev. Respir. Dis.* **136**:1475–1478.
70. Sunderam, G., R. J. McDonald, T. Maniatis, J. Oleske, R. Kapila, and L. B. Reichman. 1986. Tuberculosis as a manifestation of the acquired immunodeficiency syndrome (AIDS). *JAMA* **256**:362–366.
71. Sundt, A. 1925. A case of lupus dissematus (post exanthematic miliary tuberculosis cutis). *Br. J. Dermatol.* **37**:316–324.
72. Tan, S. H., B. H. Tan, C. L. Goh, S. H. Tan, K. C. Tan, M. F. Tan, W. C. Ng, and W. C. Tan. 1999. Detection of *Mycobacterium tuberculosis* DNA using polymerase chain reaction in cutaneous tuberculosis. *Int. J. Dermatol.* **38**:122–127.
73. Ward, A. S. 1971. Superficial abscesses formation: an unusual presenting feature of tuberculosis. *Br. J. Surg.* **58**:540–543.
74. Warin, A. P., and E. W. Jones. 1977. Cutaneous tuberculosis of the nose with unusual clinical and histologic features leading to a delay in diagnosis. *Clin. Exp. Dermatol.* **2**:235–242.
75. Weaver, R. A. 1987. Tuberculosis of the tongue. *JAMA* **235**:2418.
76. Wilner, G., S. A. Nassar, A. Siket, and H. A. Azar. 1969. Fluorescent staining for mycobacteria in sarcoid and tubercular granulomas. *Am. J. Clin. Pathol.* **51**:585–590.
77. Yamauchi, T., J. D. Klein, and W. F. Fanell. 1973. Tuberculosis of the skin. *Am. J. Dis. Child.* **125**:855–856.

Chapter 27

粟粒結核
Miliary Tuberculosis

- 著：Surendra K. Sharma・Alladi Mohan
- 訳：堀内 正夫

イントロダクション

粟粒結核は，結核菌(*Mycobacterium tuberculosis*)がリンパ行性および血行性に大量播種し起こる致死的な播種性結核である[93,111]。miliary(粟粒)という用語は，ラテン語の *miliarius*(粟粒に関する)に由来している。John Jacob Manget[66]が1700年にBonetus[18]の著述を再版する際に，無数の粟粒のような肉眼的病理像を描写するために命名した(図27-1)。教科書的には，粟粒結核は胸部X線における「2 mm以下でほぼ同一サイズの明瞭な肺野陰影の広範な分布像」とされている[130]。1割程度の患者は3 mm以上の結節影を呈することもある[57]。

従来は，粟粒結核は乳児や小児の疾患と考えられていたが，この30年間に成人での診断も増加している。ヒト免疫不全ウイルス(human immunodeficiency virus：HIV)の出現や，後天性免疫不全症候群(acquired immunodeficiency syndrome：AIDS)の流行，免疫抑制剤使用の増加，BCG(bacillus Calmette-Guérin)ワクチンによる粟粒結核罹患若年患者の減少，コンピュータ断層撮影(computed tomography：CT)の認知度が高まり使用が増えたこと，および侵襲的検査の使用が，粟粒結核の疫学を変えている[111]。

粟粒結核の診断には，胸部X線や高分解能CT(high-resolu-

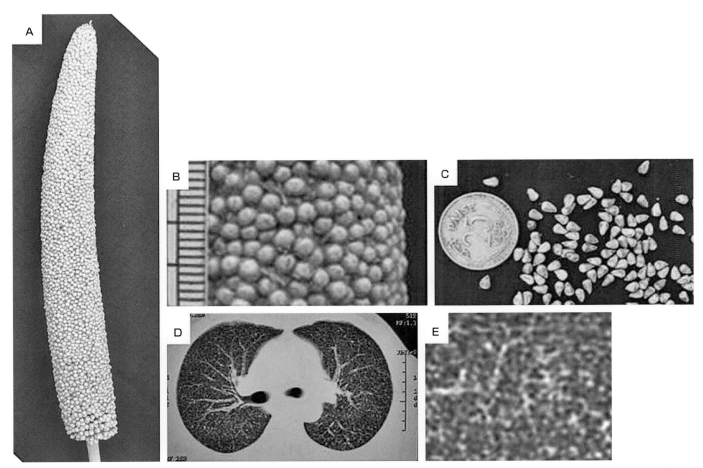

図27-1 トウジンビエ(*Pennisetum typhoides*)は直径2 mm以下の種子をもつ(A〜C)。種子(DとE)は胸部高分解能コンピュータ断層撮影(HRCT)における粟粒結核の病巣とほぼ同じサイズである。

tion computed tomography：HRCT)による広範な粟粒性の浸潤影像や，複数の臓器からの粟粒結節の組織所見が必要である。多様な臨床像や非典型的な画像所見のため，診断が遅れる場合も多い。予想できることながら，効果的な治療の出現にもかかわらず，粟粒結核の死亡率は高いままである。

疫学

粟粒結核の市中における有病率のデータはない。診断のゴールドスタンダードがないことや，組織学的診断のために用いられる侵襲的検査法が定まっていないことなどから，ケースシリーズからのデータにも制限がある。小児の剖検研究はほぼない。また，進行例や見逃し症例が剖検で診断される場合も多い。こういった限界を理解したうえで，疫学データを比較・吟味しなければならない。さまざまな臨床研究によれば，免疫正常者の結核において粟粒結核は全症例の2％以下であり，肺外結核の20％までを占める[6,39,43,54,62,78,121,132]。HIV抗体陽性で免疫抑制のある場合には，免疫能が抑制されるほどに肺外結核が多くなる。晩期HIV感染では，全結核症例の50％以上が肺外結核である(図27-2)[109,110]。成人結核患者における剖検研究では，臨床研究より粟粒結核が多くみつかる[10,24,46,47,61,120,134](表27-1)。米国疾病対策センター(Centers for Disease Control and Prevention：CDC)によれば，1975〜1990年に報告された結核患者のなかで，粟粒結核の有病率は350症例/年であった[22]。また，1969〜2002年には，報告された結核患者の1.3〜2.1％が粟粒結核であり，肺外結核患者のなかでは7.4〜10.7％が粟粒結核であった[22]。2000〜2008年の間でも，粟粒結核は全結核患者の1.6〜2％および肺外結核患者の8.1〜9.3％を占めている(図27-3)[22]。

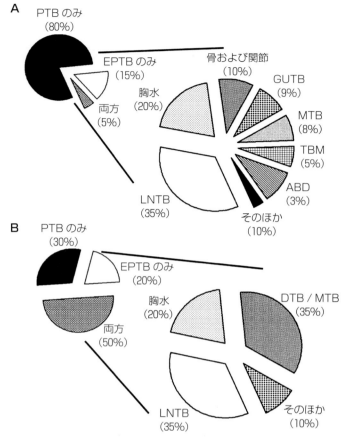

図27-2 免疫正常(A)と免疫抑制(B)成人患者における結核病巣の分布
ABD＝腹腔内結核，DTB＝播種性結核，EPTB＝肺外結核，GUTB＝泌尿生殖器結核，LNTB＝結核性リンパ節炎，MTB＝粟粒結核，PTB＝肺結核，TBM＝結核性髄膜炎。
Indian Journal of Medical Researchの許可を得て転載[109]。

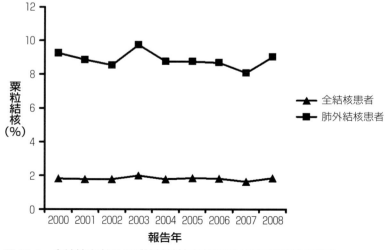

図27-3 全結核患者および肺外結核患者における粟粒結核の割合
米国疾病対策センター(CDC)の許可を得て転載[22]。

表 27-1 粟粒結核の疫学

粟粒結核の頻度(%)	成人		小児(臨床研究[c])
	剖検研究[a]	臨床研究[b]	
全体	0.3〜13.3	1.3〜2.0	0.7〜41.3
結核患者	11.9〜40.5	0.64〜6.0	1.3〜3.2
肺外結核患者		2.9〜20	

[a] 文献 10, 24, 46, 47, 61, 120, 134 より。
[b] 文献 6, 43, 62, 78 より。
[c] 文献 39, 43, 54, 121, 132 より。

年齢

抗菌薬以前の時代には，粟粒結核は乳児や小児の疾患であった[9,20]。現在では，青少年および若年成人，もしくは高齢者という2つのピークがある[1,5,6,16,21,34,37,39,41,43,51,54,62,63,72,76,78,79,87,89,102,111,121,124,126,132]。

性別

小児と成人の双方で，男性患者が女性と比較して多い[1,5,6,16,21,34,37,39,41,43,51,54,62,63,72,76,78,79,87,89,102,111,121,124,126,132]。近年のいくつかの成人の研究では，女性の症例が多数を占めているが，おそらく，認知度の向上や女性による医療サービスの利用が増加しているためと思われる[41,62,72,134]。

民族性

米国における従来の知見では，アフリカ系米国人において高い罹患率を認めていたが，近年のデータではそういった傾向は明らかでない[16,76,111]。その傾向が民族的な差異のみによるのか，遺伝的な要素や，その他の社会経済的な要素，栄養状態や合併症の差によるのかは，さらなる研究が必要である。

病態生理

粟粒結核は，初感染および休眠病巣の再活性化のどちらでも起こりうる。結核の流行地では，再感染も重要な発症機序である。肺や肺外の感染巣から，リンパ行性および血行性に結核菌が大量に播種する。そこでさまざまな臓器や全身の血管床への塞栓が起き，粟粒結核が成り立つ。まれに，各臓器における複数の感染巣が同時に再活性化し，粟粒結核となる場合もある（図27-4）[111]。初感染において粟粒結核を発症した場合（早期全身化）には，急性の経過をたどり，急速に増悪する。初感染後の結核では，晩期全身化を起こし，急性粟粒結核ともなりうるし，反復性や遷延性の慢性粟粒結核ともなりうる。

肺外結核巣から放出された乾酪組織が粟粒結核の契機となることも時折ある。門脈循環に乾酪組織が放出された場合には，まず肝臓への侵入が起こり，典型的な肺結核症状の発現は遅れる[111]。

新生児における先天性結核はよく粟粒結核となる。先天性結核は臍帯静脈を介した感染胎盤からの播種や，子宮内における羊水を胎児が吸引することで引き起こされる。新生児の粟粒結核は，周産期に新生児が母体の感染組織や体液を誤嚥・摂取し，菌体が血行性に播種することでも起こりうる。

発症の素因

表27-2に粟粒結核発症の素因や関連する病態をまとめた[111]。

医原性の伝播

薬剤[29,64,128,133]や手技・治療[11,43,74,88,118]による血行性播種および粟粒結核の医原性発症が報告されている（表27-3）。膠原病や移植患者に用いられる副腎皮質ステロイド，免疫抑制剤や細胞毒性薬剤の使用は増加しており，粟粒結核の発症因子となっている[111]。免疫調節薬である腫瘍壊死因子（tumor necrosis factor：TNF）阻害薬であるインフリキシマブ[133]，エタネルセプト[128]，アダリムマブ[64]を使用していた関節リウマチの患者における粟粒結核を含む致死的な結核の症例報告がある。生物学的製剤を使用中の関節リウマチ患者を対象とした British Society for Rheumatology Biologics Register による国民の前向き観察研究[29]では，結核発症率はエタネルセプト（39例/100,000人年）よりも，アダリムマブ（144例/100,000人年）とインフリキシマブ（136例/100,000人年）において高いことが示されている。結核発症までの平均期間はインフリキシマブにおいて最も短く（5.5か月），エタネルセプト（13.4か月）とアダリムマブ（18.5か月）はより長い。全結核40症例のうち25症例（62%）が肺外結核であり，そのうち11症例が播種した粟粒結核であった（全結核の27.5%，肺外結核の44%）。

免疫学的機序

結核菌に対するエフェクターT細胞（effector T-cell：Teff細胞）の不十分な応答が粟粒結核の発症にかかわっている[25,92,99,106]。Th1細胞（ヘルパーT1型細胞）とTh2細胞は炎症性反応にかかわっているが，Th1細胞は細胞性免疫を促進し，Th2細胞はそれに対抗する制御系として働く。粟粒結核は，Th2細胞の側に片寄った病態であろう。粟粒結核患者において，末梢血中および局所病変にTh1とTh2で極性化されたTeff細胞が多数存在することは，過去に報告されている[99,106]。インターロイキン4は誘導型一酸化窒素合成酵素，Toll様受容体2，マクロファージの活性化を下方調節する機能をもち，感染が潜在化するか進行するかの決定において重要な役割を果たしているかもしれない[25,92,111]。特に病変部位における不十分なT細胞応答は，宿主の免疫調節機構に起因すると考えられている。したがって，結核菌感染が進行性結核症になるのは，防御的免疫応答を引き起こすことができない場合か，防御機構は起こるが，後に自ら「抑制」してしまう場合のいずれかである[25,92,99,106,111]。

制御性T細胞（regulatory T-cell：Treg細胞）は，病巣におけるTeff細胞の免疫応答を抑制することで，粟粒結核における免

Ⅱ 臨床症候群

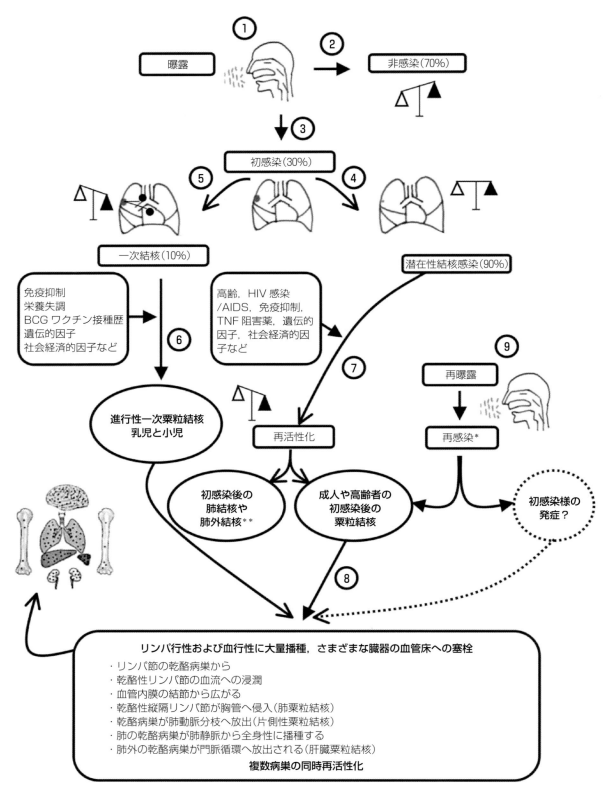

表 27-2　粟粒結核のリスクおよび関連する病態
小児期の感染
栄養失調
HIV / AIDS
アルコール依存
喫煙
糖尿病
慢性腎不全，透析
手術後（胃切除後など）[a]
臓器移植
膠原病
妊娠や出産後
悪性腫瘍
珪肺

[a] 結核全般のリスクとなる。

表 27-3　医原性粟粒結核の原因[a]
薬剤
副腎皮質ステロイド
免疫抑制剤や細胞毒性薬剤
免疫調節薬（例：インフリキシマブ，エタネルセプト，アダリムマブ）
手技や治療
尿道カテーテル[b]
体外衝撃波結石破砕術[c]
レーザー破砕術[c]
同種生体心臓弁置換術[d]
膀胱がんに対する BCG 膀胱内注入療法

[a] 文献 11, 29, 64, 74, 88, 118, 128, 133, 143 より。
[b] 結核全般のリスクとなる。
[c] 未診断の尿路結核患者であった。
[d] 遺体からの心臓弁採取の際に汚染されたと思われる。

疫学的機序の重要な役割を果たしていると考えられている。Treg 細胞（CD4[+]，CD25[+]，FoxP3[+]）および FoxP3 mRNA は，粟粒結核の局所病変において増加している[106]。さらに，粟粒結核患者の気管支肺胞洗浄（bronchoalveolar lavage：BAL）液由来のFoxP3[+] Treg 細胞は，主にインターロイキン 10 を産生し，結核菌抗原に反応する T 細胞の自己増殖を抑制する[99]。

粟粒結核患者の体内では，Teff 細胞は病巣へ選択的に誘導される。しかし，それに匹敵する Treg 細胞（FoxP3[+]）が病巣に誘導され，Treff 細胞の機能を非活性化する。その結果として，局所的な免疫抑制および全身への播種につながると思われる[99,106,111]。

播種の分子生物学的な機序

粟粒結核の成立には，複数の分子生物学的な機序が関係している。すなわち，γ/δ T 細胞の増殖抑制[15]，不十分な細胞性免疫[30]，HLA-Bw15[4]，HLA-DRB1*15/16，DRB1*13，および DQB1*0602 の存在[14]，HLA-Cw6，HLA-DRB1*10，および DQB1*0501 の欠損[14]，主要組織適合遺伝子複合体（major histocompatibility complex：MHC）-2 を介した細胞性免疫の抑制，および標的細胞のマクロファージによる過剰な溶解[56]，および LTA[+] 368 G/A 遺伝子多型，である[125]。

病理

剖検例における各臓器の感染頻度を表 27-4 にまとめた[1,21,24,34,37,87,120]。脾臓，肝臓，肺，骨髄や副腎といった血流の豊富な臓器に病巣をよく認める。肉眼所見としては，小さく点状であり，灰色から赤褐色に近い円形の病巣が，おおむね一様なサイズで肺やその他の臓器にみられる。この「結節」が粟粒結核に特徴的な所見である。急性の大量な血行性播種による粟粒結核では，全臓器の病巣は似たような見た目となる（「軟性」もしくは「滲出性」の結節）[13,90,111]。血管に浸潤した乾酪性病変を認め，えてして，病巣から抗酸菌（acid-fast bacilli：AFB）が検出される。AFB が乾酪組織内の毛細血管を介して血流に乗った場合には，急性軟性結節は「硬性」結節と混じって認められる。AFB は硬性結節からはめったに検出されない[93,111]。粟粒結核により急性呼吸促迫症候群（acute respiratory distress syndrome：ARDS）が起きた場合には，細胞の浸潤とともにヒアリン膜がみられる。結核性髄膜炎を併発した粟粒結核では，時折，血管炎様の所見を認める。脈絡膜結節は，粟粒結核に疾患特異的な所見である（下記参照）。多発し，通常は両眼の水晶体後極にみられる。感染の急性期を過ぎれば，脈絡膜結節は周囲の色素沈着を伴って白色や黄色となる。辺縁は明瞭な輪郭をもつ。続いて萎縮性の瘢痕化が起きる。剖検ではまれに，感染性心内膜炎，心膜炎，心臓内腫瘤や感染性動脈瘤がみられる。

進行した HIV 患者が粟粒結核を発症した場合には，肉芽腫形

図 27-4　粟粒結核の発症　結核菌を含んだ小さな飛沫核（1〜5 μm）が肺胞に侵入し（①），宿主-病原体の相互反応が起こる。曝露されても 70％の宿主は感染しない（②）が，30％では感染が成立する（③）。感染した患者の 90％では発症せず，潜在性結核感染となる（④）。一次結核は残りの 10％で起きる（⑤）。この時期に，広範囲のリンパ行性および血行性播種が起こり（⑥），各臓器における粟粒結核となることがある。潜在性結核感染患者は生涯で 10％の再活性化リスクをもち，初感染後の結核となる（⑦）。再活性化の半分は初感染から 2 年以内に起きる。反対に，HIV 患者では再活性化リスクが非常に高い（約 10％/年）。再活性化の時点でリンパ行性および血行性の大量播種による粟粒結核（進行性の初感染後の粟粒結核）となる場合もある（⑧）。流行地では，新たな結核菌株による再感染も起こりうる（⑨）。そして，このサイクルは繰り返される。
MTB＝粟粒結核，TNF＝腫瘍壊死因子
Lancet Infectious Diseases の許可を得て転載[111]。

II 臨床症候群

表27-4 粟粒結核における各種臓器の病巣[a]

	Chapman・Whorton[24],[b]	Gelbら[34],[b,c]	Campbell[21],[b,c]	Grieco・Chmel[37],[b,c]	Aderele[1],[b,c]	Prout・Benatar[87],[b,c]	Slavinら[120],[b]
発表年	1946	1973	1973	1974	1978	1980	1980
剖検数	63	21[d]	23[e]	10[f]	11[g]	34[h]	100
臓器病巣(%)							
脾臓	100	86	70	80	82	79	100
肝臓	100	91	61	60	55	85	97
肺	63	100	100	100	100	77	86
リンパ節	33	38[i]	39	80	73	79	ND
骨髄	84	24	ND	ND	ND	47	77
腎臓	53	62	43	30	55	56	64
副腎	42	14	22	30	ND	29	53
網膜脈絡膜	ND	ND	ND	ND	ND	ND	50[j]
甲状腺	ND	19	ND	ND	ND	6	14
乳房	ND	ND	ND	ND	ND	ND	13
膵臓	20	14	ND	ND	ND	ND	12
心臓	10	ND	ND	ND	36	6	10
前立腺	ND	ND	ND	ND	ND	ND	7
精巣	41	ND	ND	ND	ND	ND	5
下垂体	ND	ND	ND	ND	ND	ND	4
中枢神経系	41	ND	22	ND	36	26	ND

[a] すべての数値(%)は四捨五入されている。ND=表記がない。
[b] 剖検症例。
[c] 臨床症例。
[d] 30人の死亡例のうち21人で剖検がなされた。
[e] 25人の死亡例のうち23人で剖検がなされた。
[f] 10人で剖検がなされた。
[g] 小児症例。44人の症例のうち11人で剖検がなされた。
[h] 40人の死亡例のうち34人で剖検がなされた。
[i] 縦隔リンパ節
[j] 14個の眼球で組織学的検査がなされた。

成に乏しく,細胞性反応もみられない。それに加えて進行した壊死や多量のAFBが特徴的な所見となる。HIVおよび粟粒結核の共感染患者における急性肺結核の病巣は,間質ではなく,肺胞内のエアスペース(気腔)にみられる[109,110]。

臨床徴候

成人

成人粟粒結核の症状は多様かつ非特異的であり,進行するまではっきりしないこともある(表27-5)。

◎ **全身症状** ◎

数週間の発熱,食欲不振,体重減少,脱力や咳が典型的な粟粒結核の症状である[93,111]。最近の研究では,毎朝の体温上昇が粟粒結核に特徴的である,とされた[26]。時折,発熱のない患者が転移性がんを思わせる進行性の衰弱を示すこともある。CTが普及する以前には,Proudfootらはそういった症状を"cryptic miliary tuberculosis"と名づけていた[86]。それ以降,cryptic miliary tuberculosisは高齢者において報告が増えている[9,20]。従来において,cryptic miliary tuberculosisの診断は剖検でなされていたが,HRCTの普及が生存中の診断を可能にした[102,111]。

マラリア,敗血症や菌血症でみられる寒気や悪寒戦慄も,成人粟粒結核のよくある症状である[93,111]。近年の研究では,damp shadow徴候(湿った人影徴候)が粟粒結核を疑わせる症状として報告されている[32]。これは,発汗により患者のシルエットがシーツに残ることを指している。

◎ **全身性病変** ◎

粟粒結核は全身の臓器を侵すため,各種臓器に関連した症状を示しうる(表27-5)。乾性咳や呼吸困難はよくみられる。皮膚病変のみを症状とする粟粒結核もある(図27-5)。皮膚粟粒結核(tuberculous miliaria cutis)では紅斑や丘疹がある[111]。脈絡膜結節があれば,粟粒結核の診断への重要な手掛かりとなる[93,102,111]。成人の粟粒結核患者のうち,10~30%が結核性髄膜炎を合併する[1,5,16,21,34,37,41,51,62,63,72,76,79,87,89,102,120,124,126]。結核性髄膜炎患者の約3分の1は粟粒結核を発症している[127]。インドの最近の報告では,成人の粟粒結核患者(n=60)の神経症状として,結核腫を伴う結核性髄膜炎(45%),伴わない結核性髄膜炎(35%),および横断性胸部脊髄症(15%)を挙げている[33]。そういった神経系病変を診断するためには,十分な診察と適切な検査が求められる。

表 27-5 粟粒結核の症状・所見[a]

	成人(%)[b]	小児(%)[c]
症状		
発熱	35〜100	61〜98
悪寒	15〜28	ND
食欲不振	24〜100	4〜81
体重減少	20〜100	4〜60
寝汗	8〜100	8〜75
脱力／倦怠感	25〜100	14〜54
咳／喀痰	27〜82	17〜90
胸痛	3〜49	1〜03
呼吸困難	8〜100	7〜25
喀血	3〜15	1
頭痛	2〜18	2〜8
感覚異常	5〜26	2〜8
けいれん	ND	7〜30
悪心	1〜19	ND
腹痛	5〜19	3〜15
下痢	2〜3	ND
尿路症状	2〜6	ND
所見		
発熱	35〜100	39〜75
蒼白	36〜59	31
チアノーゼ	1〜2	ND
黄疸	5〜9	3
リンパ節腫脹	2〜30	5
胸部所見の異常	29〜84	34〜72
肝腫大	14〜62	39〜82
脾腫	2〜32	24〜54
腹水	4〜38	6〜09
脈絡膜結節	2〜12	2〜05
神経学的徴候	3〜26	19〜35

[a] すべての数値(%)は四捨五入されている。ND＝表記がない。
[b] 文献 16, 21, 34, 37, 51, 63, 72, 76, 79, 87 より。
[c] 文献 1, 39, 43, 54, 89 より。

粟粒結核患者の臨床的に明らかな心臓や腎臓の病変はまれである。粟粒結核の初発症状もしくは抗結核薬による治療中の経過として，Addison病と診断される明白な副腎不全が起きることがある[19,144]。

小児

小児における粟粒結核のケースシリーズ[1,39,43,54,89]は成人[1,5,16,21,34,37,41,51,62,63,72,76,79,87,89,102,120,124,126]と比較して少ない。小児の症状（表27-5）は成人とほぼ同じであるが，重要な違いがある。BCGワクチンは小児粟粒結核の発症を減らす[111]。成人と比べて小児では，悪寒，寝汗，喀血や湿性咳が少ないが，リンパ節腫脹や肝脾腫はより多い（表27-5）。結核性髄膜炎は成人（15〜30%）よ

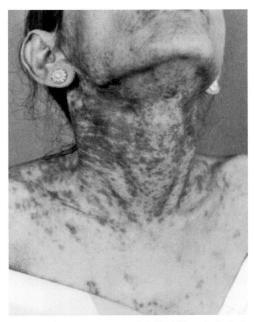

図27-5 粟粒結核患者における丘疹結節性の皮膚病変 皮膚生検によって診断された。

り[1,5,16,21,34,37,41,51,62,63,72,76,79,87,89,102,120,124,126]，小児(20〜40%)[1,39,43,54,89]で多い。

免疫抑制患者

早期HIV感染患者(CD4値200/mm³以上)における粟粒結核の有病率は，免疫正常患者とあまり変わらない。免疫能の低下したCD4値200/mm³以下の進行期HIV患者は，粟粒結核の発症が多い[109-111]。抗体陰性なHIV患者では皮膚病変はまれだが，CD4値100/mm³以下のHIV患者ではよく認める[58,104,107,109-111]。これらの患者には，tuberculous cutis miliaris disseminata, tuberculous cutis acta generalisitaや皮膚の播種性結核と呼ばれる小さな丘疹や水疱丘疹が現れる。斑，膿疱，紫斑，硬結化した潰瘍性プラーク[訳注1]や皮下膿瘍も報告されている[27]。特に免疫能が低下したHIVと粟粒結核の共感染例では，胸腔内リンパ節腫脹やツベルクリン反応(ツ反)の陰転化をよく認める。喀痰塗抹は陽性となりづらく，血液培養で結核菌が検出されることがある[58,104,107,109-111]。HIV以外の免疫抑制患者でも同様の特徴がある。中国での研究では，免疫不全患者では粟粒結核が31%(n=39)，免疫正常患者では2.6%(n=79)であった[98]。

非典型的な臨床徴候

粟粒結核の非典型的な症状を表27-6にまとめた。非典型的症状は診断を遅らせ，よく粟粒結核を「見逃す」原因となる。

訳注1 硬結性紅斑のこと。

表27-6 粟粒結核の非典型的症状および合併症[a]

- cryptic miliary TB
- 不明熱
- 偶発的な診断
- ARDS
- エアリーク症候群（気胸，縦隔気腫）
- 骨髄障害性貧血，骨髄線維症，汎血球減少や自己免疫性溶血性貧血
- 急性膿胸
- 敗血症性ショック，多臓器不全
- 甲状腺中毒症
- 腎不全
- 免疫複合体糸球体腎炎
- 心臓突然死
- 感染性大動脈瘤
- 自然弁や人工弁の感染性心内膜炎
- 心筋炎，うっ血性心不全や心臓内腫瘤
- 胆汁うっ滞性黄疸
- 限局性の肺外結核（例：肝臓粟粒結核）
- 抗利尿ホルモン不適切分泌症候群
- 深部静脈血栓症

[a] 文献 12, 35, 38, 42, 49, 52, 59, 65, 73, 81, 93, 94, 109, 111, 114 より。

急性呼吸促迫症候群（ARDS）

粟粒結核は，ARDS のまれだが治療可能な原因となる。ARDS は粟粒結核の経過中のいつでも起こりうるが，初診時に多い[35,52,73,81,114]。時に結核による多臓器機能不全症候群の一部として，または免疫再構築炎症症候群（immune reconstituion inflammatory syndrome：IRIS）として ARDS を発症することもある[35,52,73,81,114]。インドのニューデリーとティルパティにある2つの教育病院から，長い罹患期間，粟粒結核，リンパ球絶対数減少，アラニンアミノトランスフェラーゼ（alanine aminotransferase：ALT）高値が ARDS 発症の独立関連因子であると報告された[114]。韓国からの粟粒結核患者の研究では，C 反応性蛋白（C-reactive protein：CRP）の上昇と栄養状態のリスク因子の増加は，ARDS 発症の独立リスク因子であることが報告された[50]。

エアリーク症候群

気胸は粟粒結核の初発症状としてもしくは治療中にも起こりうる[38,59,93,111]。両側に発症する場合もある。気胸によって，典型的な粟粒結核の肺野浸潤影が明らかでなくなり，肺が拡張した後に明らかになることもある。肺内での肺胞破裂により血管鞘を介した縦隔へのエアリークが起こり，縦隔気腫や皮下気腫を発症するが，致死的となる症例もある[55]。

腎不全

多臓器不全の場合を除き，粟粒結核患者における腎不全は腎実質への直接浸潤によって起こる[65,111]。HIV 患者では，IRIS の症状として腎不全となりうる[94]。まれに，病変による尿路閉塞が腎後性腎不全を起こす[109]。

肝臓および消化器合併症

無症候性の肝トランスアミナーゼ値の上昇は粟粒結核患者でよくあることなので，抗結核薬による治療をそれだけの理由で控えるべきではない。この場合には，肝機能を定期的に検査すべきである。まれに，広範な肝細胞壊死による劇症肝不全を発症する粟粒結核患者もいる[12,42]。肝不全はあるが，粟粒結核に特徴的な肺病変を伴わない患者は，診断が遅れる[12,42]。肺外の病巣から，結核菌が門脈循環を介して肝臓へ侵入した場合に，肝臓粟粒結核が起こるのかもしれない。抗結核薬による肝障害はしばしばあり，標準的なガイドラインに従って管理すべきである[95]。治療中に肉芽腫病変による小腸穿孔が起きた症例の報告がある[96]。

心血管系合併症

心筋炎，うっ血性心不全，感染性心内膜炎，心膜炎，心臓内腫瘤，感染性動脈瘤や心臓突然死といった致死的な合併症も起こると報告されている[111]。

免疫再構築炎症症候群（IRIS）

抗レトロウイルス治療（highly active antiretroviral therapy：ART）[訳注2] を開始した HIV と結核の共感染患者では，32〜36％で IRIS が起こる[71]。治療開始後の数日から数週間で発症する。また，HIV に感染していない結核患者で起こることもある[71]。症状としては，発熱のみの場合もあるが，以下もありうる。初発もしくは増加するリンパ節腫脹，新しい，もしくは増悪する肺病変，漿膜炎，皮膚病変，および新たな中枢神経系の腫瘤病変やその進行である[71,110]。IRIS は一過性にもなるし，再発による遷延も起こる[49,94]。急性腎不全[49,94]や ARDS[35] も合併しうる。

診断へのアプローチ

結核流行地においても粟粒結核の診断は困難である。非特異的な症状，胸部 X 線で常に典型的な粟粒影がみられるとは限らず，ARDS といった非典型的な所見となりうること，粟粒結節より大きな肺野陰影を示す場合もあること，がその理由である。そのため，粟粒結核を疑う閾値を低くし，検査を行うことで，治療の早期導入による救命が可能となる。

粟粒結核の診断基準としては，以下が挙げられる。(1) 夜間の発熱や体重減少，食欲不振，頻脈，6 週間以上の寝汗といった結核と合致する臨床症状があり，抗結核薬に反応すること，(2) 胸部 X 線上の典型的な粟粒影，(3) 胸部 X 線や HRCT における粟粒影を背景にした，肺の両側性びまん性の網状結節影の存在，(4) 結核菌の細菌学的および（または）組織学的な証明[102]。

[訳注2] 原著では HAART だが，現在は ART という名前で呼ばれているので，以後，ART と略す。

眼底所見

脈絡膜結節は蒼白，灰白色の楕円形斑であり，両側の眼底にみられる粟粒結核の疾患特異的な所見である。脈絡膜結節は珍しいが（表27-5），認めれば粟粒結核の診断となる[93,102,111]。そのため，すべての粟粒結核を疑う患者では，この貴重な所見を念頭に，散瞳薬投与後の眼底所見をとるべきである[93,102,111]。

喀痰，体液と組織検査

粟粒結核を疑う場合には，組織学的もしくは細菌学的な診断を下すための努力が必要である。喀痰，その他の体液（胸水，心囊液，腹水，髄液，関節液，冷膿瘍からの膿，子宮内膜吸引液），尿，気管支分泌液，血液の検査や組織生検が行われるが，結果はまちまちである。さまざまな体液や組織の従来の細菌学的な検査による診断率を表27-7にまとめた[1,2,5,6,16,21,34,37,39,41,43,51,54,62,63,72,76,78,79,87,89,102,111,117,121,124,126,132]。Mycobacteria Growth Indigator Tube（MGIT法）のような迅速培養法が薬剤感受性検査（drug susceptibility testing：DST）に使用されている[111]。

血液検査

粟粒結核では，さまざまな血液学的や生化学的異常が起こるが，診断の助けとなるかはわからない（表27-8）[1,5,6,16,21,34,37,39,41,43,51,54,62,63,72,76,78,79,87,89,102,111,117,121,124,126,132]。播種性血管内凝固（disseminated intravascular coagulation：DIC）は粟粒結核による多臓器不全やARDSと併発し，高い死亡率につながる[73,114]。粟粒結核による汎血球減少や再生不良性貧血も知られている[119]。粟粒結核による造血障害がその機序であろう[111]。頻繁ではないが，高カルシウム血症も起こりうる[23]。

粟粒結核患者における低ナトリウム血症は，結核性髄膜炎を示唆している場合があり[76]，死亡の予測因子となりうる[102]。その機

表27-7 成人粟粒結核における確定診断法[a]

	累積診断率
喀痰[b]	41.4
気管支鏡[b,c]	46.8
胃洗浄[b]	61.1
髄液[b]	21.2
尿[b]	32.7
骨髄[b,d]	66.7
肝生検	88.9
リンパ節生検	90.9

[a] 文献 1, 2, 5, 6, 16, 21, 34, 37, 39, 41, 43, 51, 54, 62, 63, 72, 76, 78, 79, 87, 89, 102, 111, 117, 121, 124, 126, 132 より。どの研究においても各検査の適応については記載がない。診断のため，しばしば複数の検査が用いられている。組織診断のためには肉芽腫，乾酪組織が，陽性試験のためにはAFBの存在が必要とされていることが多い。
[b] 塗抹と培養より。
[c] 気管支鏡下吸引，洗浄，ブラシ擦過検体，BAL，経気管支肺生検。
[d] 吸引および（または）トレフィン生検。

表27-8 粟粒結核における検査値異常

血液学的異常	生化学的異常
貧血	低ナトリウム血症
白血球増加	低アルブミン血症
好中球増加	高ビリルビン血症
リンパ球増加	トランスアミナーゼ高値
単球増加	血清アルカリホスファターゼ
血小板増加	（ALP）高値
白血球減少	高カルシウム血症
リンパ球減少	低リン血症
血小板減少	フェリチン高値
類白血病反応	
血球貪食現象	
血沈やC反応性蛋白上昇	

序としては，下垂体の機能異常による不適切な抗利尿ホルモンの分泌が挙げられる。これは，結核に侵された肺組織の抗利尿作用によるものであり，肺結核によって抗利尿ホルモンが産生されたり，下垂体後葉から不適切に分泌されたホルモンを吸収したりすることが原因となる[97,135,138]。最近の症例報告では，抗結核薬治療中に，粟粒結核およびAddison病を併発した患者が，リファンピシンによる副腎不全を発症し，倦怠感と低ナトリウム血症を認めた[144]。訳注3

ツベルクリン反応（ツ反）検査

ツ反の陰転化は，肺結核や肺外結核よりも粟粒結核で多い。抗結核薬治療の奏効によって，ツ反の陽転化が起こりうる。小児のケースシリーズでは，35〜74%でツ反の陰転化を認めている[1,39,43,54,89]。成人のケースシリーズでは，20〜70%である[16,21,34,37,51,63,72,76,79,87,117]。ツ反陽性は，結核菌による感染を意味しているだけで，活動性と関係ないことには留意が必要である。

インターフェロンγ遊離試験（IGRA）

*in vitro*のT細胞によるインターフェロンγ遊離試験（interferon gamma release assay：IGRA）は新しい検査として，ツ反にはない利点をもつ。酵素免疫測定法（enzyme-linked immunosorbent assay：ELISA）や酵素免疫スポット測定法（enzyme-linked immunospot assay：ELISPOT）を用いたIGRAは，特に小児，BCGワクチンを受けた患者，HIV感染やAIDS患者において有用な可能性がある[28,75]。しかしながら，IGRAが陽性であっても潜在性結核と活動性結核の区別はつかない。IGRA陰性であれば，結核の否定はできるかもしれない[80]。

呼吸機能やガス交換の異常

粟粒結核では，間質性肺疾患パターンの呼吸機能検査異常を示す。

訳注3　粟粒結核および結核性Addison病を併発した症例であった。

また，胸部X線における異常と比して呼吸機能の低下の程度はより大きいかもしれない[69,101,137]。最もよく認めるのは，拡散機能障害であり，重度となる場合もある[3,137]。そのほかには，末梢気道の障害を示す軽度の呼気流量の低下が挙げられる[3]。急性期には，肺胞-動脈血酸素較差（alveolar-arterial oxygen gradient：A-a gradient）による動脈血低酸素血症および頻呼吸による低二酸化炭素血症も起こる[115]。

心肺運動負荷試験

粟粒結核患者は，運動負荷試験結果が異常となる。最大酸素消費量，最大運動能，無酸素運動の閾値，最大分時換気量，換気予備力や最大心拍数がいずれも低下する[111,115-117]。そのほかには，頻呼吸，最大下運動で最大分時換気量に達することや，生理的死腔／1回換気量比の上昇，が挙げられる。運動中の酸素飽和度低下（4％以上の低下）が起こる。抗結核薬治療の奏功により上記の異常は改善するが，残存する場合もある[115,116]。

免疫学的異常と気管支肺胞洗浄（BAL）

粟粒結核患者におけるBAL液の細胞成分に関する報告は少なく，その結果も一貫していない[3,100,109]。BAL液では，リンパ球の比率や絶対数が有意に増加する。BAL液中のT細胞のCD4陽性／CD8陽性の比率やB細胞の数は上昇する，という報告もあるが[101]，逆に，T細胞のCD4陽性／CD8陽性の比率が低下する，という報告もある[3]。それぞれの研究における患者数の少なさが，こういった結果の不一致をもたらしているのかもしれない。末梢血やBALにおけるポリクローナル高γグロブリン血症と免疫グロブリン（immunoglobulin：Ig）G，IgA，IgMの増加も報告されている[101]。活性化B細胞による局所的な免疫グロブリンの合成がかかわっているのだろう。進行中の炎症への急性期反応として，BAL液中フィブロネクチンおよび血清C3の増加もみられる[84,101]。抗結核薬治療後も，リンパ球性の肺胞炎とIgG，IgAの増加は遷延する[101]。

画像検査

しばしば，胸部X線画像における粟粒影が診断の最初の手掛かりになる。超音波，コンピュータ断層撮影（computed tomography：CT），磁気共鳴画像（magnetic resonance imaging：MRI）といったその他の画像検査は，全身臓器の病変の評価に有用であるし，治療効果判定にも用いられる。

◎ 胸部X線 ◎

胸部X線における粟粒影は粟粒結核の典型的な特徴であり，多数の患者でみられる[93,111,130]。透過性をやや低くした胸部X線を，明るい光の下で念入りに読影することで微かな粟粒影をみつけることができる。特に，肋間の肺野のダイヤ形の部位によくみられる[57,122]。表27-9に，粟粒結核における胸部X線の異常をまとめた[111,117]。初期には正常の胸部X線写真であっても，病状の進行によって典型的な異常陰影が出現する場合もある（図27-6）。発熱の原因が不明の患者では，胸部X線検査を定期的に繰り返すことが重要である[102,111]。

粟粒結核患者がARDSを発症すると，他の原因によるARDSと同じ画像を示しうる（図27-7）[73,114]。Sharmaらの報告では，患者の大部分（88％）は粟粒結核と合致する胸部X線写真を示すが，病気の進行過程で典型的な画像を呈する場合もあった[102]。粟粒結核と一致する症状がある患者で，典型的な粟粒影が胸部X線写真上にあれば，診断は容易である。しかしながら，そういった患者であっても，胸部X線写真が非典型的であると診断は困難となりうる。

CTの普及以前には，最大で50％に当たる患者に胸部X線で粟粒影が認められず，剖検時にのみ粟粒結核の診断がついた[16,24,60,61,76,120]。Steinerは，乾酪組織やコラーゲン，もしくは両方が結節にあるとき，粟粒影としてX線像に現れるからだと説明した[122]。胸部X線写真上では，一直線に並んだ結節の陰影の集合が粟粒影をつくり，不連続に並んだ結節が曲線状の陰影や網状結節影を示す[48]。まれに，リンパ管の閉塞や浸潤がスリガラス様

表27-9　胸部X線における異常[a]

高頻度	低頻度	まれ
典型的粟粒影（50％）	非粟粒影（10～30％） 　非対称性の結節影 　結節の集簇 　まだら様の陰影 　"snow storm"パターン 　肺胞浸潤影	その他の所見（＜5％） 　胸腔内リンパ節腫脹 　胸水 　膿胸 　肺実質病変や空洞病変 　区域性の浸潤影 　葉間隔壁の肥厚 　気胸 　縦隔気腫 　心嚢液

[a] 文献1, 5, 6, 16, 21, 34, 37, 39, 41, 43, 51, 54, 62, 63, 72, 76, 78, 79, 87, 89, 102, 111, 117, 121, 124, 126および132より。

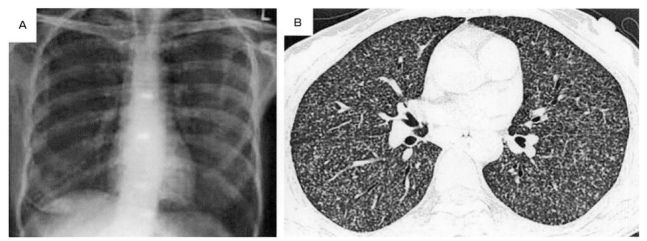

図 27-6 **A**：30歳女性の胸部X線〔PA（正面）〕。局所症状に欠ける3か月にわたる発熱で受診した。**B**：同じ患者のHRCTは典型的な粟粒影を示した。骨髄生検によって粟粒結核の診断が下された。気管支鏡下吸引から結核菌が培養された。

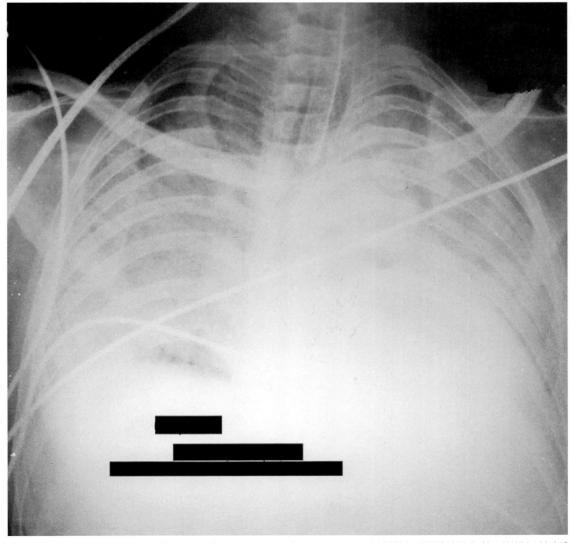

図 27-7 両側正面に陰影と肺胞性浸潤影があり，ARDSが疑わしいHIV血清陽性の粟粒結核患者の胸部X線〔ポータブルX線によるAP（正面）像〕。気管吸引喀痰の塗抹でAFBを認め，それと骨髄生検によって診断が確定した。

陰影となる[85]。

超音波検査

被包化することもある腹水や胸水の検出には，超音波検査が有用である。肝臓や脾臓の病巣や，冷膿瘍に対しても同様である。特に被包化された腹水や胸水を，診断目的に穿刺を行う場合に超音波検査が役に立つ。

コンピュータ断層撮影（CT）と磁気共鳴画像（MRI）

HRCTや薄層マルチスライスCTの普及は，粟粒結核の生前における診断率を大きく向上させた。HRCTでは，2 mm以下の辺縁明瞭の結節と辺縁不明瞭の結節が混合して両側びまん性に分布し，広範な網状影として描出される[70,103]。胸部X線が正常であっても，HRCTで典型的な粟粒影を認める場合もある[102,111]。また，胸腔内リンパ節腫脹，石灰化や胸膜病変も同定できる。初診時や経過中にエア・トラッピングも認めうる[103]。エア・トラッピングは，末梢気道の気管支内病変によって起こる。HRCTにおける小葉間隔壁の肥厚化や肺葉内の微細な線状影は，肺胞壁や小葉間隔壁の乾酪壊死で起こるようだ。活動性の初感染後の結核患者では，小葉中心性結節や分岐線状影がいわゆる"tree in bud"像を示しうる[70,103]。

最近，Pipavathらが，HRCTにおける経過変化を以下のように報告した（計16人の粟粒結核患者）：粟粒影（$n=16$），胸腔内リンパ節腫脹（$n=8$），スリガラス様陰影および（または）コンソリデーションといった肺胞内病変（$n=5$），胸水（$n=2$）や心嚢液（$n=2$），気管支と肺動脈周囲の間質肥厚（$n=1$）や気腫像（$n=1$）[82]。同研究[82]によると，粟粒結核では両肺に結節がランダムに分布するが，サルコイドーシスでは気管支と肺動脈周囲の間質肥厚やリンパ管性（＝小葉管隔壁性）に結節が分布していた。近年の別の研究[53]では，HIV陽性かつ粟粒結核の患者では，肥厚した小葉間隔壁，リンパ節壊死や胸膜外病変をより多く指摘した。

肺外の病変の評価には，MRIとCTが役に立つ。腹部CTは肝臓や脾臓の病巣，リンパ節腫脹や冷膿瘍の診断に有用である[111]。2 mm以下の結節を典型とする胸部CTと異なり，肝臓や脾臓の粟粒結節は孤立した低吸収域として指摘される。低吸収域は複数癒合している場合もあるし，辺縁不整な造影効果を伴うこともある[145]。脳や脊髄MRIは結核性髄膜炎や脊髄結核を合併した粟粒結核の評価に有効であるし，放射線への被曝もない[111]。診断のための組織や体液を調達するために，針穿刺吸引細胞診（fine-needle aspiration：FNA）による細胞診やCTやMRIのガイド下の生検などの画像誘導放射線治療が役に立つ。

心エコー検査

粟粒結核による心嚢液を二次元経胸壁心エコーによって診断できる。

気管支鏡検査

気管支ファイバースコープ，BAL，気管支鏡下吸引，ブラシ擦過検体や経気管支肺生検は，粟粒結核の確定診断に有用である。これまでの研究をまとめると，気管支鏡によって採取した検体の塗抹や培養の診断率は46.8％である（表27-7）[5,51,63,87,102,136]。

腹腔鏡検査

腹腔鏡を用いることで，肝臓，腹膜，大網や腸間膜リンパ節の肉眼的観察や生検を行える[44]。

血清診断法，分子生物学的検査，その他の検査

血中や体液中の抗酸菌の抗原・抗体や免疫複合体をELISAによって検出し，粟粒結核の診断に用いる[111]。髄液，組織検体，（特にHIV患者の）血液検体のポリメラーゼ連鎖反応（polymerase chain reaction：PCR）が確定診断に有用かもしれない[109]。特にPCRを無菌検体に用いると，最大の効果を発揮する。髄液では，感度50～90％，特異度100％とされる[109]。胸腹水のアデノシンデアミナーゼ（adenosine deaminase：ADA）やインターフェロンγ値も粟粒結核の診断に役立つ[91,105,108,112,113]。

ポジトロン断層撮影法（PET）

ポジトロン断層撮影法（positron emission tomography：PET）–CT検査は放射性医薬品である^{18}F-2-デオキシ-D-グルコース（^{18}F-labeled 2-deoxy-D-glucose：^{18}F-FDG）を用いて肺結核を含めた感染巣の活動性を評価できる[36,45]。抗結核薬治療後にも病変が残存しうるが，PETによるその活動性の評価の有用性は今後の研究課題である。

治療

粟粒結核は治療しなければ，すべからく致死的である[93,111]。標準的な抗結核薬治療が最も重要である。最適な治療期間については定まった説がない。さらに，世界保健機関（World Health Organization：WHO）の定めたレジメンは世界各国の結核治療プログラムに用いられているが，その効果を調べたランダム化比較試験はない[141,142]。HIVと粟粒結核の共感染に関するデータはさらに少ない。

米国胸部学会（American Thoracic Society：ATS），CDC，米国感染症学会（Infectious Diseases Society of America：IDSA）[17]，および英国国立臨床研究所（National Institute for Health and Clinical Excellence：NICE）[77]によるガイドラインでは，6か月の治療を勧めている（イソニアジド，リファンピシン，ピラジナミド，エタンブトールもしくはストレプトマイシンによる2か月の初期強化療法，それに続くイソニアジドとリファンピシンによる4か月の維持期治療）。それとは異なり，米国小児科学会（American Academy of Pediatrics：AAP）は，髄膜炎を伴わない新規発症の粟粒結核は9か月間の治療，としている[7]。結核

性髄膜炎の合併例では治療期間は12か月，としている[7,17,77]。世界のいくつかの地域では，粟粒結核患者は国家的なプログラムとして間欠的化学療法を用いた直接監視下治療（directly observed treatment, short-course：DOTS）によって治療されている[141,142]。

最近になって発表されたWHOの結核治療ガイドラインでは，カテゴリーⅠからⅣという診断分類は廃止され，「新規患者」もしくは「以前に治療された患者」として分類される[140]。ガイドライン[140]では，肺病変があるため，粟粒結核は肺結核として分類される。粟粒結核の新規患者は，6か月の連日もしくは間欠的治療を勧められる。またガイドラインでは，HIVと結核の共感染患者や，HIVの流行地における全結核患者は，少なくとも初期強化療法中には連日投与が勧められている。しかし，上記に関してはエビデンスが少なく，ガイドラインで示すにはよりいっそうの研究が必要である。深刻な後遺症と死亡率を考慮し，結核性髄膜炎の併発例では9〜12か月の治療を行い，骨や関節の結核を認める場合には，9か月の治療を行う，という意見もあるとガイドラインに記載されている。以前に治療された患者では，例外なく治療開始時もしくはその前に，培養と薬剤感受性検査のために検体を提出すべきである。少なくとも，リファンピシンとイソニアジドに関しては，薬剤感受性検査を行うべきであるし，迅速分子薬剤試験が可能であれば，その結果に基づいてレジメンを選ぶべきである。上記の治療期間はたいていの場合には十分であるが，それぞれの患者については個別に評価し，治療期間の延長が必要な場合は，延長する。

副腎皮質ステロイド

粟粒結核の補助治療としての副腎皮質ステロイドに関する研究はない。互いに矛盾する限られたデータがあるのみである。有益であるという研究[123]と，そうでないという報告がある[68]。副腎不全の合併は副腎皮質ステロイドの絶対適応である。結核性髄膜炎と粟粒結核の合併例や，大量の心囊液や胸水のある症例，呼吸困難および（または）強い胸痛，IRIS，ARDS，免疫複合体による腎炎や血球貪食症候群の合併例では，副腎皮質ステロイドが有益かもしれない[35,67,111]。

抗レトロウイルス薬

リファンピシンと抗レトロウイルス薬の同時投与時には，リファンピシンが肝チトクロムP450回路を活性化するため，抗レトロウイルス薬の血中濃度を危険なほど下げるかもしれない。Grading of Recommendations Assessment, Development and Evaluation（GRADE）system[40]にのっとり，WHOは抗レトロウイルス薬の開始，選択と時期と抗結核薬治療に関する推奨を更新した[139]。その新しい推奨[139]および英国HIV協会のガイドライン[83]を図27-8にまとめた。

人工換気

ARDSを発症した粟粒結核患者は，人工換気やその他の介入を必要とするかもしれない[73,114]。

手術

小腸穿孔のような場合には，救命や検体採取，合併症改善のために手術が必要となる。

死亡率

小児における粟粒結核の死亡率は15〜20％である[1,39,43,54,89]。成人ではやや高く，25〜30％である[16,21,34,37,51,63,72,76,79,87]。診断や抗結核薬治療の遅れが，死亡率を高くするようだ。

予後予測因子

これまでに知られている粟粒結核の予後不良因子を表27-10にま

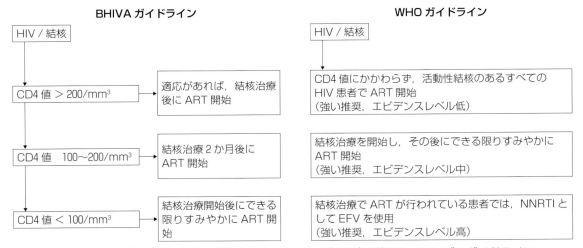

図27-8 HIV-結核共感染患者における抗レトロウイルス療法（ART）開始のタイミングのガイドライン
BHIVA＝英国HIV協会，EFV＝エファビレンツ，NNRTI＝非核酸系逆転写酵素阻害薬，WHO＝世界保健機関。
ガイドラインについては文献83と139を参照。

表 27-10 播種性や粟粒結核の予後不良因子

研究（発表年度）	予後不良因子
Gelb ら(1973)[34],[a]	昏迷，髄膜症(meningismus)，加齢，肝硬変，白血球減少，白血球増加
Grieco・Chmel(1974)[37]	加齢，基礎疾患，咳の既往，寝汗
Kim ら(1990)[51]	女性，意識障害
Maartens ら(1990)[63]	60歳以上，リンパ球減少，血小板減少，低アルブミン血症，トランスアミナーゼ値上昇，治療の遅れ
Sharma ら(1995)[102]	呼吸困難，体温 39.3℃以上，黄疸，肝腫大，低アルブミン血症，低ナトリウム血症，血清アルカリホスファターゼ(ALP)上昇
Long ら(1997)[62]	基礎疾患の存在[b]
Mert ら(2001)[72]	男性，非典型胸部X線写真[b]，抗結核薬治療の遅れ
Hussain ら(2004)[41]	意識障害，肺音異常，白血球増加，血小板減少，人工換気の必要性
Kim ら(2008)[50]	栄養状態のリスクスコア高値[c]

[a] 統計学的解析はなされていない。
[b] 表 27-2 と表 27-3 を参照。
[c] 4つの栄養状態リスク因子が規定された。低BMI(body mass index(<18.5 kg/m^2))，低アルブミン血症(血清アルブミン<30 g/L)，低コレステロール血症(血清コレステロール<2.33 mmol/L)，重度のリンパ球減少($<7×10^5$/L)。各因子が1点とされ，合計3点以上は高リスクとされた。

とめた。ARDSを発症した粟粒結核患者では，acute physiological and chronic health evaluation(APACHE II)スコアが18点より大きいか，18点以下だが，低ナトリウム血症やP/F比108.5以下であると死亡率が高まる[114]。粟粒結核を診る臨床家はこういった因子に注意すべきである。

予防

BCGワクチンは特に小児における粟粒結核の罹患率を減らす[129]。しかしながら，潜在性結核感染患者には効果がなく，免疫抑制患者に対して投与すべきではない。米国などの結核の有病率が低い地域においては選択的ツ反が行われているが[8,17]，潜在性結核感染の治療における抗結核薬による薬剤性肝毒性に注意すべきである。より効果的なワクチンの開発研究が進んでいる[31,131]。

◎ 文献 ◎

1. **Aderele, W. I.** 1978. Miliary tuberculosis in Nigerian children. *East Afr. Med. J.* **55:**166–171.
2. **Ahluwalia, G., S. K. Sharma, S. Dattagupta, and J. N. Pande.** 1999. Role of transbronchial lung biopsy in diffuse pulmonary disease: a review of 25 cases during one year. *Indian J. Chest Dis. Allied Sci.* **41:**213–217.
3. **Ainslie, G. M., J. A. Solomon, and E. D. Bateman.** 1992. Lymphocyte and lymphocyte subset numbers in blood and in bronchoalveolar lavage and pleural fluid in various forms of pulmonary tuberculosis at presentation and during recovery. *Thorax* **47:**513–518.
4. **Al-Arif, L. I., R. A. Goldstein, L. F. Affronti, and B. W. Janicki.** 1979. HLA-Bw15 and tuberculosis in a North American black population. *Am. Rev. Respir. Dis.* **120:**1275–1278.
5. **Al-Jahdali, H., K. Al-Zahrani, P. Amene, Z. Memish, A. Al-Shimemeri, M. Moamary, and A. Alduhaim.** 2000. Clinical aspects of miliary tuberculosis in Saudi adults. *Int. J. Tuberc. Lung Dis.* **4:**252–255.
6. **Alvarez, S., and W. R. McCabe.** 1984. Extrapulmonary tuberculosis revisited: a review of experience at Boston City and other hospitals. *Medicine* (Baltimore) **63:**25–55.
7. **American Academy of Pediatrics Committee on Infectious Diseases.** 1992. Chemotherapy for tuberculosis in infants and children. *Pediatrics* **89:**161–165.
8. **American Thoracic Society.** 2000. Targeted tuberculin testing and treatment of latent tuberculosis infection. *MMWR Recommend. Rep.* **49(RR-6):**1–51.
9. **Anonymous.** 1970. Miliary tuberculosis: a changing pattern. *Lancet* **i:**985–986.
10. **Ansari, N. A., A. H. Kombe, T. A. Kenyon, N. M. Hone, J. W. Tappero, S. T. Nyirenda, N. J. Binkin, and S. B. Lucas.** 2002. Pathology and causes of death in a group of 128 predominantly HIV-positive patients in Botswana, 1997–1998. *Int. J. Tuberc. Lung Dis.* **6:**55–63.
11. **Anyanwu, C. H., E. Nassau, and M. Yacoub.** 1976. Miliary tuberculosis following homograft valve replacement. *Thorax* **31:**101–106.
12. **Asada, Y., T. Hayashi, A. Sumiyoshi, M. Aburaya, and E. Shishime.** 1991. Miliary tuberculosis presenting as fever and jaundice with hepatic failure. *Hum. Pathol.* **22:**92–94.
13. **Auerbach, O.** 1944. Acute generalized miliary tuberculosis. *Am. J. Pathol.* **20:**121–136.
14. **Balamurugan, A.** 2002. HLA-DR restriction of Th1/Th2 cytokine profile in tuberculosis: impact of genetic diversity. Ph.D. thesis. All India Institute of Medical Sciences, New Delhi, India.
15. **Barnes, P. F., C. L. Grisso, J. S. Abrams, H. Band, T. H. Rea, and R. L. Modlin.** 1992. Gamma delta T lymphocytes in human tuberculosis. *J. Infect. Dis.* **165:**506–512.
16. **Biehl, J. P.** 1958. Miliary tuberculosis; a review of sixty-eight adult patients admitted to a municipal general hospital. *Am.*

Rev. Tuberc. 77:605–622.
17. Blumberg, H. M., W. J. Burman, R. E. Chaisson, C. L. Daley, S. C. Etkind, L. N. Friedman, P. Fujiwara, M. Grzemska, P. C. Hopewell, M. D. Iseman, R. M. Jasmer, V. Koppaka, R. I. Menzies, R. J. O'Brien, R. R. Reves, L. B. Reichman, P. M. Simone, J. R. Starke, and A. A. Vernon for the American Thoracic Society/Centers for Disease Control and Prevention/Infectious Diseases Society of America. 2003. Treatment of tuberculosis. *Am. J. Respir. Crit. Care Med.* 167:603–662.
18. Bonetus, T. 1679. *Sepulchretum sive anatomica practica*, vol. 1. Observatio XLVI. Sumptibus Leonardi Chouët, Genevae.
19. Braidy, J., C. Pothel, and S. Amra. 1981. Miliary tuberculosis presenting as adrenal failure. *J. Can. Med. Assoc.* 82:254–256.
20. Braun, M. M., T. R. Cote, and C. S. Rabkin. 1993. Trends in death with tuberculosis during the AIDS era. *JAMA* 269:2865–2868.
21. Campbell, I. G. 1973. Miliary tuberculosis in British Columbia. *Can. Med. Assoc. J.* 108:1517–1519.
22. Centers for Disease Control and Prevention. 20 March 2010, posting date. *Reported Tuberculosis in the United States*. Centers for Disease Control and Prevention, Atlanta, GA. http://www.cdc.gov/TB/statistics/archived.htm.
23. Chan, C. H., T. Y. Chan, A. C. Shek, T. W. Mak, S. F. Lui, and K. N. Lai. 1994. Severe hypercalcaemia associated with miliary tuberculosis. *J. Trop. Med. Hyg.* 97:180–182.
24. Chapman, C. B., and C. M. Whorton. 1946. Acute generalised miliary tuberculosis in adults. A clinicopathological study based on sixty three cases diagnosed at autopsy. *N. Engl. J. Med.* 235:239–248.
25. Collins, H. L., and S. H. Kaufmann. 2001. The many faces of host responses to tuberculosis. *Immunology* 103:1–9.
26. Cunha, B. A., J. Krakakis, and B. P. McDermott. 2009. Fever of unknown origin (FUO) caused by miliary tuberculosis: diagnostic significance of morning temperature spikes. *Heart Lung* 38:77–82. [Epub ahead of print.]
27. del Giudice, P., E. Bernard, C. Perrin, G. Bernardin, R. Fouché, C. Boissy, J. Durant, and P. Dellamonica. 2000. Unusual cutaneous manifestations of miliary tuberculosis. *Clin. Infect. Dis.* 30:201–204.
28. Dheda, K., R. Z. Smit, M. Badri, and M. Pai. 2009. T-cell interferon-gamma release assays for the rapid immunodiagnosis of tuberculosis: clinical utility in high-burden vs. low-burden settings. *Curr. Opin. Pulm. Med.* 15:188–200.
29. Dixon, W. G., K. L. Hyrich, K. D. Watson, M. Lunt, J. Galloway, A. Ustianowski, and D. P. M. Symmons. 2010. Drug-specific risk of tuberculosis in patients with rheumatoid arthritis treated with anti-TNF therapy: results from the British Society for Rheumatology Biologics Register (BSRBR). *Ann. Rheum. Dis.* 69:522–528. [Epub ahead of print.]
30. Ellner, J. J. 1997. The immune response in human tuberculosis—implications for tuberculosis control. *J. Infect. Dis.* 176:1351–1359.
31. Fletcher, H. A., T. Hawkridge, and H. McShane. 2009. A new vaccine for tuberculosis: the challenges of development and deployment. *J. Bioeth. Inq.* 6:219–228. [Epub ahead of print.]
32. Flores-Franco, R. A., and L. A. Ríos-Ortiz. 2010. The "damp shadow" sign: another clinical indicator of miliary tuberculosis. *Heart Lung* 39:87–88. [Epub ahead of print.]
33. Garg, R. K., R. Sharma, A. M. Kar, R. A. Kushwaha, M. K. Singh, R. Shukla, A. Agarwal, and R. Verma. 2010. Neurological complications of miliary tuberculosis. *Clin. Neurol. Neurosurg.* 12:188–192. [Epub ahead of print.]
34. Gelb, A. F., C. Leffler, A. Brewin, V. Mascatello, and H. A. Lyons. 1973. Miliary tuberculosis. *Am. Rev. Respir. Dis.* 108:1327–1333.
35. Goldsack, N. R., S. Allen, and M. C. Lipman. 2003. Adult respiratory distress syndrome as a severe immune reconstitution disease following the commencement of highly active antiretroviral therapy. *Sex. Transm. Infect.* 79:337–338.
36. Goo, J. M., J. G. Im, K. H. Do, J. S. Yeo, J. B. Seo, H. Y. Kim, and J. K. Chung. 2000. Pulmonary tuberculoma evaluated by means of FDG PET: findings in 10 cases. *Radiology* 216:117–121.
37. Grieco, M. H., and H. Chmel. 1974. Acute disseminated tuberculosis as a diagnostic problem. A clinical study based on twenty-eight cases. *Am. Rev. Respir. Dis.* 109:554–560.
38. Gupta, P. P., D. Mehta, D. Agarwal, and T. Chand. 2007. Recurrent pneumothorax developing during chemotherapy in a patient with miliary tuberculosis. *Ann. Thorac. Med.* 2:173–175.
39. Gurkan, F., M. Bosnak, B. Dikici, V. Bosnak, A. Yaramis, M. Ali Tas, and K. Haspolat. 1998. Miliary tuberculosis in children: a clinical review. *Scand. J. Infect. Dis.* 30:359–362.
40. Guyatt, G. H., A. D. Oxman, G. E. Vist, R. Kunz, Y. Falck-Ytter, P. Alonso-Coello, and H. J. Schünemann for the GRADE Working Group. 2008. GRADE: an emerging consensus on rating quality of evidence and strength of recommendations. *BMJ* 336:924–926.
41. Hussain, S. F., M. Irfan, M. Abbasi, S. S. Anwer, S. Davidson, R. Haqqee, J. A. Khan, and M. Islam. 2004. Clinical characteristics of 110 miliary tuberculosis patients from a low HIV prevalence country. *Int. J. Tuberc. Lung Dis.* 8:493–499.
42. Hussain, W., D. Mutimer, R. Harrison, S. Hubscher, and J. Neuberger. 1995. Fulminant hepatic failure caused by tuberculosis. *Gut* 36:792–794.
43. Hussey, G., T. Chisholm, and M. Kibel. 1991. Miliary tuberculosis in children: a review of 94 cases. *Pediatr. Infect. Dis. J.* 10:832–836.
44. Ibrarullah, M., A. Mohan, A. Sarkari, M. Srinivas, A. Mishra, and T. S. Sundar. 2002. Abdominal tuberculosis: diagnosis by laparoscopy and colonoscopy. *Trop. Gastroenterol.* 23:150–153.
45. Ichiya, Y., Y. Kuwabara, M. Sasaki, T. Yoshida, Y. Akashi, S. Murayama, K. Nakamura, T. Fukumura, and K. Masuda. 1996. FDG-PET in infectious lesions: the detection and assessment of lesion activity. *Ann. Nucl. Med.* 10:185–191.
46. Jacques, J., and T. M. Sloan. 1970. The changing pattern of miliary tuberculosis. *Thorax* 25:237–240.
47. Jagirdar, J., and D. Zagzag. 2004. Pathology and insights into pathogenesis of tuberculosis, p. 323–344. *In* W. N. Rom and S. M. Garay (ed.), *Tuberculosis*. Lippincott Williams & Wilkins, Philadelphia, PA.
48. Jamieson, D. H., and B. J. Cremin. 1993. High resolution CT of the lungs in acute disseminated tuberculosis and a pediatric radiology perspective of the term "miliary." *Pediatr. Radiol.* 23:380–383.
49. Jehle, A. W., N. Khanna, J. P. Sigle, K. Glatz-Krieger, M. Battegay, J. Steiger, M. Dickenmann, and H. H. Hirsch. 2004. Acute renal failure on immune reconstitution in an HIV-positive patient with miliary tuberculosis. *Clin. Infect. Dis.* 38:e32–e35. [Epub ahead of print.]
50. Kim, D. K., H. J. Kim, S. Y. Kwon, H. I. Yoon, C. T. Lee, Y. W.

Kim, H. S. Chung, S. K. Han, Y. S. Shim, and J. H. Lee. 2008. Nutritional deficit as a negative prognostic factor in patients with miliary tuberculosis. *Eur. Respir. J.* **32:**1031–1036. [Epub ahead of print.]

51. Kim, J. H., A. A. Langston, and H. A. Gallis. 1990. Miliary tuberculosis: epidemiology, clinical manifestations, diagnosis, and outcome. *Rev. Infect. Dis.* **12:**583–590.

52. Kim, J. Y., Y. B. Park, Y. S. Kim, S. B. Kang, J. W. Shin, I. W. Park, and B. W. Choi. 2003. Miliary tuberculosis and acute respiratory distress syndrome. *Int. J. Tuberc. Lung Dis.* **7:**359–364.

53. Kim, J. Y., Y. J. Jeong, K. I. Kim, I. S. Lee, H. K. Park, Y. D. Kim, and I. H. Seok. 2010. Miliary tuberculosis: a comparison of CT findings in HIV-seropositive and HIV-seronegative patients. *Br. J. Radiol.* **83:**206–211.

54. Kim, P. K., J. S. Lee, and D. J. Yun. 1969. Clinical review of miliary tuberculosis in Korean children: 84 cases and review of the literature. *Yonsei Med. J.* **10:**146–152.

55. Krishnaswami, K. V. 1977. Mediastinal emphysema in miliary tuberculosis. *JAMA* **69:**227–229.

56. Kumararatne, D. S., A. S. Pithie, P. Drysdale, J. S. Gaston, R. Kiessling, P. B. Iles, C. J. Ellis, J. Innes, and R. Wise. 1990. Specific lysis of mycobacterial antigen-bearing macrophages by class II MHC-restricted polyclonal T cell lines in healthy donors or patients with tuberculosis. *Clin. Exp. Immunol.* **80:**314–323.

57. Kwong, J. S., S. Carignan, E. Y. Kang, N. L. Muller, and J. M. Fitzgerald. 1996. Miliary tuberculosis. Diagnostic accuracy of chest radiography. *Chest* **110:**339–342.

58. Lado Lado, F. L., E. Barrio Gomez, E. Carballo Arceo, and A. Cabarcos Ortiz de Barron. 1999. Clinical presentation of tuberculosis and the degree of immunodeficiency in patients with HIV infection. *Scand. J. Infect. Dis.* **31:**387–391.

59. Lakin, B. D., F. A. Riordan, and C. M. John. 2009. Air leak in miliary tuberculosis. *Am. J. Trop. Med. Hyg.* **80:**325.

60. Lee, K. S., T. S. Kim, J. Han, J. H. Hwang, J. H. Yoon, Y. Kim, and S. Y. Yoo. 1999. Diffuse micronodular lung disease: HRCT and pathologic findings. *J. Comput. Assist. Tomogr.* **23:**99–106.

61. Lewison, M., E. B. Frelich, and O. B. Ragins. 1931. Correlation of clinical diagnosis and pathological diagnosis with special reference to tuberculosis: analysis of autopsy findings in 893 cases. *Am. Rev. Tuberc.* **24:**152–171.

62. Long, R., R. O'Connor, M. Palayew, E. Hershfield, and J. Manfreda. 1997. Disseminated tuberculosis with and without a miliary pattern on chest radiograph: a clinical-pathologic-radiologic correlation. *Int. J. Tuberc. Lung Dis.* **1:**52–58.

63. Maartens, G., P. A. Willcox, and S. R. Benatar. 1990. Miliary tuberculosis: rapid diagnosis, hematologic abnormalities, and outcome in 109 treated adults. *Am. J. Med.* **89:**291–296.

64. Malipeddi, A. S., R. Rajendran, and G. Kallarackal. 2007. Disseminated tuberculosis after anti-TNF alpha treatment. *Lancet* **369:**162.

65. Mallinson, W. J., R. W. Fuller, D. A. Levison, L. R. Baker, and W. R. Cattell. 1981. Diffuse interstitial renal tuberculosis—an unusual cause of renal failure. *Q. J. Med.* **50:**137–148.

66. Manget, J. J. 1700. *Sepulchretum sive anatomica practica*, vol. 1. Observatio XLVII. Cramer and Perachon, London, England.

67. Marais, S., R. J. Wilkinson, D. J. Pepper, and G. Meintjes. 2009. Management of patients with the immune reconstitution inflammatory syndrome. *Curr. HIV/AIDS Rep.* **6:**162–171.

68. Massaro, D., S. Katz, and M. Sachs. 1964. Choroidal tubercles. A clue to hematogenous tuberculosis. *Ann. Intern. Med.* **60:**231–241.

69. McClement, J. H., A. D. Renzetti, Jr., D. Carroll, A. Himmelstein, and A. Cournand. 1951. Cardiopulmonary function in hematogenous pulmonary tuberculosis in patients with streptomycin therapy. *Am. Rev. Tuberc.* **64:**588–601.

70. McGuinness, G., D. P. Naidich, J. Jagirdar, B. Leitman, and D. I. McCauley. 1992. High resolution CT findings in miliary lung disease. *J. Comput. Assist. Tomogr.* **16:**384–390.

71. Meintjes, G., S. D. Lawn, F. Scano, G. Maartens, M. A. French, W. Worodria, J. H. Elliott, D. Murdoch, R. J. Wilkinson, C. Seyler, L. John, M. S. van der Loeff, P. Reiss, L. Lynen, E. N. Janoff, C. Gilks, and R. Colebunders for the International Network for the Study of HIV-Associated IRIS. 2008. Tuberculosis-associated immune reconstitution inflammatory syndrome: case definitions for use in resource-limited settings. *Lancet Infect. Dis.* **8:**516–523.

72. Mert, A., M. Bilir, F. Tabak, R. Ozaras, R. Ozturk, H. Senturk, H. Aki, N. Seyhan, T. Karayel, and Y. Aktuglu. 2001. Miliary tuberculosis: clinical manifestations, diagnosis and outcome in 38 adults. *Respirology* **6:**217–224.

73. Mohan, A., S. K. Sharma, and J. N. Pande. 1996. Acute respiratory distress syndrome in miliary tuberculosis: a 12-year experience. *Indian J. Chest Dis. Allied Sci.* **38:**147–152.

74. Morano Amado, L. E., L. Amador Barciela, A. Rodriguez Fernandez, I. Martinez-Sapina Llamas, O. Vazquez Alvarez, and J. Fernandez Martin. 1993. Extracorporeal shock wave lithotripsy complicated with miliary tuberculosis. *J. Urol.* **149:**1532–1534.

75. Mori, T. 2009. Usefulness of interferon-gamma release assays for diagnosing TB infection and problems with these assays. *J. Infect. Chemother.* **15:**143–155. [Epub ahead of print.]

76. Munt, P. W. 1972. Miliary tuberculosis in the chemotherapy era: with a clinical review in 69 American adults. *Medicine* (Baltimore) **51:**139–155.

77. National Institute for Health and Clinical Excellence, National Collaborating Centre for Chronic Conditions. 2006. *Tuberculosis: Clinical Diagnosis and Management of Tuberculosis, and Measures for Its Prevention and Control*, p. 64–76. Royal College of Physicians, London, England.

78. Noertjojo, K., C. M. Tam, S. L. Chan, and M. M. Chan-Yeung. 2002. Extrapulmonary and pulmonary tuberculosis in Hong Kong. *Int. J. Tuberc. Lung Dis.* **6:**879–886.

79. Onadeko, B. O., R. Dickinson, and E. O. Sofowora. 1975. Miliary tuberculosis of the lung in Nigerian adults. *East Afr. Med. J.* **52:**390–395.

80. Pai, M., R. Joshi, and S. P. Kalantri. 2009. Diagnosis of latent tuberculosis infection: recent advances and future directions, p. 186–199. *In* S. K. Sharma and A. Mohan (ed.), *Tuberculosis*, 2nd ed. Jaypee Brothers Medical Publishers, New Delhi, India.

81. Penner, C., D. Roberts, D. Kunimoto, J. Manfreda, and R. Long. 1995. Tuberculosis as a primary cause of respiratory failure requiring mechanical ventilation. *Am. J. Respir. Crit. Care Med.* **151:**867–872.

82. Pipavath, S. N., S. K. Sharma, S. Sinha, S. Mukhopadhyay, and M. S. Gulati. 2007. High resolution CT (HRCT) in miliary tuberculosis (MTB) of the lung: correlation with pulmonary function tests & gas exchange parameters in north Indian pa-

tients. *Indian J. Med. Res.* **126:**193–198.
83. Pozniak, A. L., R. L. Miller, M. C. I. Lipman, A. R. Freedman, L. P. Ormerod, M. A. Johnson, S. Collins, and S. B. Lucas, on behalf of the BHIVA Guidelines Writing Committee. 2005. BHIVA treatment guidelines for tuberculosis (TB)/HIV infection 2005. *HIV Med.* **6**(Suppl. 2):62–83.
84. Prabhakaran, D., S. K. Sharma, K. Verma, and J. N. Pande. 1990. Estimation of fibronectin in bronchoalveolar lavage fluid in various diffuse interstitial lung diseases. *Am. Rev. Respir. Dis.* **141:**A51.
85. Price, M. 1968. Lymphangitis reticularis tuberculosa. *Tubercle* **49:**377–384.
86. Proudfoot, A. T., A. J. Akhtar, A. C. Douglas, and N. W. Horne. 1969. Miliary tuberculosis in adults. *BMJ* **2:**273–276.
87. Prout, S., and S. R. Benatar. 1980. Disseminated tuberculosis. A study of 62 cases. *S. Afr. Med. J.* **58:**835–842.
88. Rabe, J., K. W. Neff, K. J. Lehmann, U. Mechtersheimer, and M. Georgi. 1999. Miliary tuberculosis after intravesical bacille Calmette-Guerin immunotherapy for carcinoma of the bladder. *Am. J. Roentgenol.* **172:**748–750.
89. Rahajoe, N. N. 1990. Miliary tuberculosis in children. A clinical review. *Paediatr. Indones.* **30:**233–240.
90. Rich, A. R. 1951. *The Pathogenesis of Tuberculosis.* Charles C Thomas, Springfield, IL.
91. Riquelme, A., M. Calvo, F. Salech, S. Valderrama, A. Pattillo, M. Arellano, M. Arrese, A. Soza, P. Viviani, and L. M. Letelier. 2006. Value of adenosine deaminase (ADA) in ascitic fluid for the diagnosis of tuberculous peritonitis: a meta-analysis. *J. Clin. Gastroenterol.* **40:**705–710.
92. Rook, G. A., R. Hernandez-Pando, K. Dheda, and G. Teng Seah. 2004. IL-4 in tuberculosis: implications for vaccine design. *Trends Immunol.* **25:**483–488.
93. Sahn, S. A., and T. A. Neff. 1974. Miliary tuberculosis. *Am. J. Med.* **56:**494–505.
94. Salliot, C., I. Guichard, E. Daugas, M. Lagrange, J. Verine, and J. M. Molina. 2008. Acute kidney disease due to immune reconstitution inflammatory syndrome in an HIV-infected patient with tuberculosis. *J. Int. Assoc. Physicians AIDS Care* **7:**178–181. [Epub ahead of print.]
95. Saukkonen, J. J., D. L. Cohn, R. M. Jasmer, S. Schenker, J. A. Jereb, C. M. Nolan, C. A. Peloquin, F. M. Gordin, D. Nunes, D. B. Strader, J. Bernardo, R. Venkataramanan, and T. R. Sterling on behalf of the ATS Hepatotoxicity of Antituberculosis Therapy Subcommittee. 2006. An official ATS statement: hepatotoxicity of antituberculosis therapy. *Am. J. Respir. Crit. Care Med.* **174:**935–952.
96. Seabra, J., H. Coelho, H. Barros, J. O. Alves, V. Goncalves, and A. Rocha-Marques. 1993. Acute tuberculous perforation of the small bowel during antituberculosis therapy. *J. Clin. Gastroenterol.* **16:**320–322.
97. Shalhoub, R. J., and L. D. Antoniou. 1969. The mechanism of hyponatremia in pulmonary tuberculosis. *Ann. Intern. Med.* **70:**943–962.
98. Shao, C., J. Qu, and L. He. 2003. A comparative study of clinical manifestations caused by tuberculosis in immunocompromised and non-immunocompromised patients. *Chin. Med. J. (Engl.)* **116:**1717–1722.
99. Sharma, P. K., P. K. Saha, A. Singh, S. K. Sharma, B. Ghosh, and D. K. Mitra. 2009. FoxP3+ regulatory T cells suppress effector T-cell function at pathologic site in miliary tuberculosis. *Am. J. Respir. Crit. Care Med.* **179:**1061–1070. [Epub ahead of print.]
100. Sharma, S. K., J. N. Pande, and K. Verma. 1988. Bronchoalveolar lavage (BAL) in miliary tuberculosis. *Tubercle* **69:**175–178.
101. Sharma, S. K., J. N. Pande, Y. N. Singh, K. Verma, S. S. Kathait, S. D. Khare, and A. N. Malaviya. 1992. Pulmonary function and immunologic abnormalities in miliary tuberculosis. *Am. Rev. Respir. Dis.* **145:**1167–1171.
102. Sharma, S. K., A. Mohan, J. N. Pande, K. L. Prasad, A. K. Gupta, and G. C. Khilnani. 1995. Clinical profile, laboratory characteristics and outcome in miliary tuberculosis. *Q. J. Med.* **88:**29–37.
103. Sharma, S. K., S. Mukhopadhyay, R. Arora, K. Verma, J. N. Pande, and G. C. Khilnani. 1996. Computed tomography in miliary tuberculosis: comparison with plain films, bronchoalveolar lavage, pulmonary functions and gas exchange. *Australas. Radiol.* **40:**113–118.
104. Sharma, S. K., A. Mohan, R. Gupta, A. Kumar, A. K. Gupta, V. K. Singhal, and J. N. Pande. 1997. Clinical presentation of tuberculosis in patients with AIDS: an Indian experience. *Indian J. Chest Dis. Allied Sci.* **39:**213–220.
105. Sharma, S. K., V. Suresh, A. Mohan, P. Kaur, P. Saha, A. Kumar, and J. N. Pande. 2001. A prospective study of sensitivity and specificity of adenosine deaminase estimation in the diagnosis of tuberculosis pleural effusion. *Indian J. Chest Dis. Allied Sci.* **43:**149–155.
106. Sharma, S. K., D. K. Mitra, A. Balamurugan, R. M. Pandey, and N. K. Mehra. 2002. Cytokine polarization in miliary and pleural tuberculosis. *J. Clin. Immunol.* **22:**345–352.
107. Sharma, S. K., and A. Mohan. 2004. Co-infection of human immunodeficiency virus (HIV) and tuberculosis: Indian perspective. *Indian J. Tuberc.* **51:**5–16.
108. Sharma, S. K., and A. Banga. 2004. Diagnostic utility of pleural fluid IFN gamma in tuberculosis pleural effusion. *J. Interferon Cytokine Res.* **24:**213–217.
109. Sharma, S. K., and A. Mohan. 2004. Extrapulmonary tuberculosis. *Indian J. Med. Res.* **120:**316–353.
110. Sharma, S. K., A. Mohan, and T. Kadhiravan. 2005. HIV-TB co-infection: epidemiology, diagnosis and management. *Indian J. Med. Res.* **121:**550–567.
111. Sharma, S. K., A. Mohan, A. Sharma, and D. K. Mitra. 2005. Miliary tuberculosis: new insights into an old disease. *Lancet Infect. Dis.* **5:**415–430.
112. Sharma, S. K., and A. Banga. 2005. Pleural fluid interferon-gamma and adenosine deaminase levels in tuberculosis pleural effusion: a cost-effectiveness analysis. *J. Clin. Lab. Anal.* **19:**40–46.
113. Sharma, S. K., M. Tahir, A. Mohan, D. Smith-Rohrberg, H. K. Mishra, and R. M. Pandey. 2006. Diagnostic accuracy of ascitic fluid IFN-gamma and adenosine deaminase assays in the diagnosis of tuberculous ascites. *J. Interferon Cytokine Res.* **26:**484–488.
114. Sharma, S. K., A. Mohan, A. Banga, P. K. Saha, and K. K. Guntupalli. 2006. Predictors of development and outcome in patients with acute respiratory distress syndrome due to tuberculosis. *Int. J. Tuberc. Lung Dis.* **10:**429–435.
115. Sharma, S. K., and G. Ahluwalia. 2006. Effect of antituberculosis treatment on cardiopulmonary responses to exercise in miliary tuberculosis. *Indian J. Med. Res.* **124:**411–418.

116. **Sharma, S. K., and G. Ahluwalia.** 2007. Exercise testing in miliary tuberculosis–some facts. *Indian J. Med. Res.* **125:** 182–183.
117. **Sharma, S. K., and A. Mohan.** 2009. Disseminated and miliary tuberculosis, p. 493–518. *In* S. K. Sharma and A. Mohan (ed.), *Tuberculosis*, 2nd ed. Jaypee Brothers Medical Publishers, New Delhi, India.
118. **Silverblatt, A., J. A. DeSimone, and T. J. Babinchak.** 2002. Acute miliary tuberculosis following laser lithotripsy. *Infect. Med.* **19:**80–82.
119. **Singh, K. J., G. Ahluwalia, S. K. Sharma, R. Saxena, V. P. Chaudhary, and M. Anant.** 2001. Significance of haematological manifestations in patients with tuberculosis. *J. Assoc. Physicians India* **49:**790–794.
120. **Slavin, R. E., T. J. Walsh, and A. D. Pollack.** 1980. Late generalized tuberculosis: a clinical pathologic analysis and comparison of 100 cases in the preantibiotic and antibiotic eras. *Medicine* (Baltimore) **59:**352–366.
121. **Somu, N., D. Vijayasekaran, T. Ravikumar, A. Balachandran, L. Subramanyam, and A. Chandrabhushanam.** 1994. Tuberculous disease in a pediatric referral centre: 16 years experience. *Indian Pediatr.* **31:**1245–1249.
122. **Steiner, P. E.** 1937. The histopathological basis for the X-ray diagnosability of pulmonary miliary tuberculosis. *Am. Rev. Tuberc.* **36:**692–705.
123. **Sun, T. N., J. Y. Yang, L. Y. Zheng, W. W. Deng, and Z. Y. Sui.** 1981. Chemotherapy and its combination with corticosteroids in acute miliary tuberculosis in adolescents and adults: analysis of 55 cases. *Chin. Med. J.* (*Engl.*) **94:**309–314.
124. **Swaminathan, S., C. Padmapriyadarsini, C. Ponnuraja, C. H. Sumathi, S. Rajasekaran, V. A. Amerandran, M. V. K. Reddy, and C. N. Deivanayagam.** 2007. Miliary tuberculosis in human immunodeficiency virus infected patients not on antiretroviral therapy: clinical profile and response to short course chemotherapy. *J. Postgrad. Med.* **53:**228–231.
125. **Taype, C. A., S. Shamsuzzaman, R. A. Accinelli, J. R. Espinoza, and M. A. Shaw.** 2010. Genetic susceptibility to different clinical forms of tuberculosis in the Peruvian population. *Infect. Genet. Evol.* **10:**495–504. [Epub ahead of print.]
126. **Teklu, B., J. Butler, and J. H. Ostrow.** 1977. Miliary tuberculosis. A review of 83 cases treated between 1950 and 1968. *Ethiop. Med. J.* **15:**39–48.
127. **Thwaites, G. E., D. B. Nguyen, H. D. Nguyen, T. Q. Hoang, T. T. Do, T. C. Nguyen, Q. H. Nguyen, T. T. Nguyen, N. H. Nguyen, T. N. Nguyen, N. L. Nguyen, H. D. Nguyen, N. T. Vu, H. H. Cao, T. H. Tran, P. M. Pham, T. D. Nguyen, K. Stepniewska, N. J. White, T. H. Tran, and J. J. Farrar.** 2004. Dexamethasone for the treatment of tuberculous meningitis in adolescents and adults. *N. Engl. J. Med.* **351:**1741–1751.
128. **Toussirot, E., G. Streit, and D. Wendling.** 2007. Infectious complications with anti-TNF alpha therapy in rheumatic diseases: a review. *Recent Pat. Inflamm. Allergy Drug Discov.* **1:** 39–47.
129. **Trunz, B. B., P. Fine, and C. Dye.** 2006. Effect of BCG vaccination on childhood tuberculous meningitis and miliary tuberculosis worldwide: a meta-analysis and assessment of cost-effectiveness. *Lancet* **367:**1173–1180.
130. **Tuddenham, W. J.** 1984. Glossary of terms for thoracic radiology: recommendations of the Nomenclature Committee of the Fleischner Society. *Am. J. Roentgenol.* **143:**509–517.
131. **Tyagi, A., B. Dey, and R. Jain.** 2009. Tuberculosis vaccine development: current status and future expectations. p. 918–946. *In* S. K. Sharma and A. Mohan (ed.), *Tuberculosis*, 2nd ed. Jaypee Brothers Medical Publishers; New Delhi, India.
132. **Udani, P. M., U. S. Bhat, S. K. Bhave, S. G. Ezuthachan, and V. V. Shetty.** 1976. Problem of tuberculosis in children in India: epidemiology, morbidity, mortality and control programme. *Indian Pediatr.* **13:**881–890.
133. **Uthman, I., N. Kanj, J. El-Sayad, and A. R. Bizri.** 2004. Miliary tuberculosis after infliximab therapy in Lebanon. *Clin. Rheumatol.* **23:**279–280.
134. **Vasankari, T., K. Liippo, and E. Tala.** 2003. Overt and cryptic miliary tuberculosis misdiagnosed until autopsy. *Scand. J. Infect. Dis.* **35:**794–796.
135. **Vorherr, H., S. G. Massry, R. Fallet, L. Kaplan, and C. R. Kleeman.** 1970. Antidiuretic principle in tuberculous lung tissue of a patient with pulmonary tuberculosis and hyponatremia. *Ann. Intern. Med.* **72:**383–387.
136. **Willcox, P. A., P. D. Potgieter, E. D. Bateman, and S. R. Benatar.** 1986. Rapid diagnosis of sputum negative miliary tuberculosis using the flexible fibreoptic bronchoscope. *Thorax* **41:**681–684.
137. **Williams, N. H., Jr., C. Kane, and O. H. Yoo.** 1973. Pulmonary function in miliary tuberculosis. *Am. Rev. Respir. Dis.* **107:**858–860.
138. **Winkler, A. W., and D. F. Crankshaw.** 1938. Chloride depletion in conditions other than Addison's disease. *J. Clin. Investig.* **17:**1–6.
139. **World Health Organization.** 2009. *Rapid Advice. Antiretroviral Therapy for HIV Infection in Adults and Adolescents.* World Health Organization, Geneva, Switzerland.
140. **World Health Organization.** 2009. *Treatment of Tuberculosis Guidelines*, 4th ed. WHO/HTM/TB/2009.420. World Health Organization, Geneva, Switzerland.
141. **World Health Organization.** 2003. 20 March 2010, posting date. *Revised Guidelines for National Programmes*, 3rd ed. WHO/CDS/TB/2003.313. Revision approved by STAG, June 2004. World Health Organization, Geneva, Switzerland. http://www.who.int/docstore/gtb/publications/ttgnp/PDF/tb_2003_313chap4_rev.pdf.
142. **World Health Organization.** 2003. *Treatment of Tuberculosis: Guidelines for National Programmes*, 3rd ed. WHO/CDS/TB/2003.313. World Health Organization, Geneva, Switzerland.
143. **Yekanath, H., P. A. Gross, and J. H. Vitenson.** 1980. Miliary tuberculosis following ureteral catheterization. *Urology* **16:** 197–198.
144. **Yokoyama, T., R. Toda, Y. Kimura, M. Mikagi, and H. Aizawa.** 2009. Addison's disease induced by miliary tuberculosis and the administration of rifampicin. *Intern. Med.* **48:** 1297–1300. [Epub ahead of print.]
145. **Yu, R. S., S. Z. Zhang, J. J. Wu, and R. F. Li.** 2004. Imaging diagnosis of 12 patients with hepatic tuberculosis. *World J. Gastroenterol.* **10:**1639–1642.

Chapter 28

結核と内分泌・代謝との関連
Endocrine and Metabolic Aspects of Tuberculosis

- 著：Christopher Vinnard・Emily A. Blumberg
- 訳：宮内 隆政

概要

結核患者における内分泌・代謝異常はまれではあるが，生じた際は複雑であることが多く，注意する必要がある．結核菌(Mycobacterium tuberculosis)はほとんどすべての内分泌腺に感染するといわれているが，有効な抗結核薬がある現代では感染率は低い．また，内分泌・代謝異常は臓器への直接感染によるものは少なく，生理的反応や治療の結果として生じることが多い．特に，糖尿病のような代謝性疾患の罹患は活動性結核に罹りやすくなる．このような内分泌・代謝異常の一部の患者でホルモン治療が必要になることがあるが，抗結核薬治療以外の特別な介入は必要ないことが多い．

副腎の症状

結核の直接的な副腎感染，副腎外感染や抗結核薬治療の影響によって副腎不全に陥ることがある．副腎の直接的感染による原発性副腎不全の場合には，症状や徴候などは副腎の90%以上が破壊されないと出現しない場合が多い[142]．両側の副腎皮質の破壊は糖質コルチコイド，鉱質コルチコイド，アンドロゲン産生障害を引き起こす．

Addisonの原著には，特徴的な一連の所見をもつ原発性副腎不全患者11人の記述があり，6人が副腎結核を有していた．1930年のAddison病患者566人の副腎の病理の報告では，70%が副腎結核を有していた[62]．結核の発生率が低下している地域では，Addison病の原因としての結核の割合も同様に減少している．

結核の副腎への直接関与の方法はいくつかある．原発性副腎不全は結核菌の副腎への慢性感染の結果生じる．臨床症状は初感染後，数年してから明らかになってくる．まれではあるが，副腎感染の早期の孤発症状(単独の症状)として副腎不全を生じることがある[62,128,154]．

副腎結核には主に4つの病理組織的な所見がある．乾酪性や非乾酪性肉芽腫，炎症性肉芽腫による副腎破壊での腺拡大，冷膿瘍の形成に次いで起こる占拠性病変，慢性感染からの線維化による副腎萎縮，の4つである[77]．類上皮肉芽腫は，副腎内では副腎外結核に比べて少なく，抗炎症ステロイドの局所産生を反映している可能性がある[89]．副腎結核で腺の石灰化はよく認めるが，特異的な所見ではない．副腎結核では，副腎皮質の感染に注目されがちであるが，髄質への感染も重要である．

副腎結核は早期の血行性播種により起こる．したがって，他の副腎外結核もしばしば合併する．香港からの大規模な剖検シリーズで，活動性結核患者の6%が副腎結核を有しており，その4分の1では，感染は副腎のみであった[91]．他の症例報告では，孤発性の副腎結核は結核感染患者の3%に認められたとしている[3,62]．感染が副腎のみでない場合は，肺と泌尿生殖器の結核が最も多い[77]．副腎結核は両側の副腎が感染していることが多いが，両側とも同程度に影響を受けるとは限らない[14,77,81]．

副腎不全の診断は，副腎皮質刺激ホルモン(adrenocorticotropin：ACTH)負荷試験を行い，早朝血漿コルチゾールの低値を確かめるべきである[38]．副腎不全の評価方法の違いにより治療前の副腎不全の発生率は大きく異なる．結核患者の副腎機能を治療前に的確に測定できれば，原発性副腎不全は頻度としては少ないと考えられる[13,78,117,151]．基礎コルチゾール濃度上昇では，ACTHに対する反応性低下がみられるが，その臨床的意義は不明確である[119,161]．

結核の既往があり，活動性疾患がある患者もしくはツベルクリン反応(ツ反)が陽性の患者で，倦怠感，食欲不振，起立性低血圧や色素沈着といった副腎不全の症状を呈する患者では，副腎結核の可能性を考慮すべきである．結核患者で自己免疫疾患を併発している患者や，転移性腫瘍，サルコイドーシス，アミロイドーシスのある患者，副腎機能抑制を起こしうる治療を行っている患者では，副腎不全の可能性を考慮すべきである．ヒト免疫不全ウイルス(human immunodeficiency virus：HIV)も副腎不全の原因となりうるが，ケニアの研究で結核患者のHIV併発は副腎不全のリスクを上げない，といわれている[65]．副腎不全では，血液検査所見として貧血，低ナトリウム血症，高カリウム血症を認める．まれではあるが，生命を脅かす急激な副腎不全発症も起こりうる[113,156]．

コンピュータ断層撮影(computed tomography：CT)は，副腎不全を診断するうえで有用で侵襲性のない検査法である．感染初期の2年間は，CT所見で壊死所見と石灰化病変のない腫大した副腎が認められる[28,46,152]．慢性感染では，石灰化を伴った萎縮した副腎を認めるCT像が典型的である．石灰化の割合は罹患期間とともに増加し，CTでの石灰化所見は結核診断の可能性を高める[61]．磁気共鳴画像(magnetic resonance imaging：MRI)の所見に関してはよくわかっていない．副腎結核がある中国人に対する単施設研究で，83%の人に造影MRI検査で副腎周囲の造影増

強効果を認めたという報告がある[162]。

副腎腫大の鑑別としては，腫瘍や出血，真菌感染，アミロイドーシス，サルコイドーシス，腺腫，血管腫，過形成，などがある。そのため，可能であれば，常に組織検体を採取し，微生物学的または病理学的分析を行うべきである。特に，結核感染の所見が確認できているのが副腎のみである場合には，検査を行う。副腎のCTガイド下針生検は診断に適切な組織を採取するために用いられている[14,28]。

副腎結核治療の推奨は肺結核の治療の概要と同様である。ただし，小児の粟粒結核では通常の標準的6か月レジメン以上の治療が推奨される[5]。リファンピシンはステロイド代謝作用のある肝酵素を誘発し，それに伴い糖質コルチコイド代謝を増加させる。アルドステロンは大きな影響は受けない[47,82,88,130]。まれだが，リファンピシンの投与により副腎クリーゼを起こすことがある[159]。

副腎が破壊される前のなるべく早期に抗結核薬治療を受けた患者で副腎機能が回復したという論文がいくつかある[8,36,109,156]。同様に，副腎外感染でACTHに対する反応が悪い症例の副腎機能が抗結核薬治療に伴い，改善したという報告がある[119]。慢性経過では副腎破壊が生じており，治療を行っても副腎機能は回復に至らないことが多い[19]。

甲状腺結核

結核は通常は甲状腺を侵すことは少ない。抗菌薬開発前後の時代における晩期播種性結核患者のケースシリーズで，甲状腺播種が14％に認められた[139]。何らかの理由で甲状腺組織採取が行われた患者の0.1～1％に甲状腺結核が認められた[41,99,121]。2,426人のモロッコ人の甲状腺組織採取のレビューで，ほんの8人に結核感染を認め，5人が甲状腺腫をもち，3人が孤発性の甲状腺結節を有していた[49]。

甲状腺結核は，血行性播種や喉頭やリンパ節の活動性病変からの直接播種により生じる。5つの異なった甲状腺結核の所見がある。孤発性冷膿瘍，びまん性甲状腺腫（しばしば乾酪を伴う），急性の膿瘍，粟粒波及に伴う多発性病変，慢性線維性結核の5つである[83]。粟粒結核が最も多い病型で，多発性冷膿瘍は甲状腺がんの病像と似ている。病理学的に結核は類上皮肉芽腫を形成する。類上皮肉芽腫の多くは，中心の乾酪化やランゲルハンス巨細胞や末梢リンパ球浸潤を伴っている。抗酸菌染色はしばしば陽性になる[11,74,79]。

結核性甲状腺炎と非結核性の細菌性甲状腺炎では，症状発現の徴候や症状に大きな違いがある[17]。結核性甲状腺炎の患者では非結核性の細菌性甲状腺炎に比べて，痛み，甲状腺の圧痛などは少なく，発熱も伴いにくい。そのため，結核性甲状腺炎では，症状のある期間は長くなりやすい。ある比較試験で，診断前の症状のある平均期間は，結核性甲状腺炎患者では105日であり，非結核性の急性細菌性甲状腺炎患者では18日であった[79]。結核患者では，甲状腺疾患前の病歴がある患者は少なく，診断時には白血球数が正常であることが多い。両群とも嚥下障害や発音障害を起こすことがあり，隣接する構造物の圧排や線維化によって，反回神経麻痺を起こしうる。しかし，これらの甲状腺外の所見は非結核感染の患者により多くみられる[17,50]。

結核性甲状腺炎患者では，甲状腺機能検査はたいてい正常であるが，急激な甲状腺ホルモンの排泄による甲状腺中毒症や甲状腺破壊による粘液水腫は報告されている[11,79,99,107]。結核性甲状腺炎の76症例の報告で，ほんの4例で甲状腺機能検査異常を認めていた[27]。結核性甲状腺炎では，超音波所見で厚く不均一な腫瘤から囊胞や低エコー病変まで幅広い像を認める[41]。甲状腺のポジトロン断層撮影法（positron emission tomography：PET）スキャンは，典型例では感染している組織の取り込み消失を認める[99]。したがって，孤発性の取り込みのない（cold）甲状腺結節の患者で，他の原因が除外されていれば，結核性甲状腺炎を考えるべきである。特に，ツ反陽性で甲状腺機能正常ならなおさらである。

細胞診や組織診のための針穿刺吸引細胞診は，がんやサルコイドーシス，梅毒や橋本病（慢性甲状腺炎）などによる他の肉芽腫性病変と結核性甲状腺炎の鑑別の診断に有用である[41,99]。結核の確定診断は，抗酸菌染色陽性か結核菌培養陽性を証明する必要がある。結核罹患の多い国では，結核を常に疑い，抗酸菌検査結果が出ていなくても，類上皮乾酪性肉芽腫が認められれば，治療を開始する[41]。甲状腺結核の昔の定義では，甲状腺以外の病巣を証明する必要があったが，最近，甲状腺に限局した結核が周知されてきたため，もはや不要となった。

結核性甲状腺炎の多くの症例は，外科的治療と抗結核薬治療の併用で治療されてきた。術前診断で悪性腫瘍の可能性が高いと考えられるため，ほとんどの症例では外科手術が行われる。標準的抗結核薬のみで治療される場合は，治療反応性は良好で，甲状腺機能検査異常が改善している[17,107]。治療方法は副腎結核の方法とほぼ同一である。

甲状腺機能異常は，甲状腺結核感染を伴っていない活動性結核の患者に起こりうる。肺結核は甲状腺機能異常を起こすことはまれだが，遊離トリヨードサイロニン（triiodothyronine：T_3）や総T_3の上昇を治療に対する反応として認める[69]。結核で入院中の患者でeuthyroid sick（甲状腺機能正常患者）症候群[訳注1]は多く，63～92％ともいわれる[34,117]。euthyroid sick症候群の有無は疾患の重症度の指標になるかもしれない。初診時のT_3濃度の低下と死亡率に関連性があるためだ[34]。同研究で，1か月の治療後の生存患者ではすべて，甲状腺機能は正常化している。

抗結核薬治療自体も甲状腺所見や機能に多少なりとも影響を与えうる。Munknerは，パラアミノサリチル酸と甲状腺腫の増大の関連性を報告している[103]。リファンピシンによる肝ミクロソーム酵素の投与により，甲状腺ホルモンの甲状腺外での代謝が促進され，血清遊離サイロキシン（thyroxine：T_4）の低下とおそらくリバースT_3（reverse T_3）の低下を生じる[110]。実際には，これら

訳注1　甲状腺機能は正常であるが，T_3が低下する病態。

の甲状腺ホルモンの変動は患者の臨床経過に大きな影響を与えないことが多く，リファンピシン内服患者に甲状腺ホルモン補充を必要とした報告はない。

下垂体結核

下垂体結核はまれな疾患である。抗結核薬治療開始以前の11年間の652人の肺結核と368人の結核性髄膜炎の患者を含むCook Country Hospitalでの14,160人の剖検例で，下垂体前葉に結核病変を有する患者を2例認めた[85]。Slavinらは，晩期播種性結核の患者での下垂体結核の発症率を4％と報告している[139]。特筆すべきは，多くの場合，下垂体結核の診断は，病理所見のみにより行われており，細菌学的な確定も抗酸菌染色陽性所見もないことである。トルコ鞍部感染の論文のレビューで，確実に結核と診断できるエビデンスをもっていたものは9症例のみであった，と報告されている[16]。

下垂体結核は，粟粒結核の有無にかかわらず，血行性感染によって起こるか，蝶形骨洞・脳・髄膜から直接波及により起こる，と考えられている[85]。病因によって，下垂体結核は下垂体のみの感染例と，複数の部位の結核の合併例の場合がある。

下垂体結核の症状はさまざまである。急性の非結核性の細菌感染に比較して，下垂体結核は症状が出づらい[16]。選択的下垂体結核では発熱はしばしば認められる。また，下垂体機能低下症を伴っている場合といない場合があるが，頭痛や視野の異常などの選択的下垂体腫大の症状を認めることもある[16,120,122]。他の症状がなく，下垂体機能低下症状のみ現れることも時々ある[44]。内分泌異常は捉えにくく，患者は比較的無症状であり，詳しい検査でのみ明らかになることがある。下垂体や視床下部のどの部分（前葉，後葉，下垂体茎など）も感染しうる。その感染部位によっても症状はさまざまであり，成長遅延や性腺機能低下やプロラクチン分泌過剰に伴う乳汁漏出性無月経，尿崩症や汎下垂体機能低下症を起こしうる[26,44,85,120,122]。症例報告が数少なく，多くの報告が不十分であることから下垂体結核には特徴的な症状はない。

下垂体機能低下は下垂体の直接的感染によって生じることが多いが，結核性髄膜炎に関連して生じることもある[64,90,136]。少数だが，結核性髄膜炎の既往があり下垂体機能異常がある患者に対してのMRI検査では，下垂体は正常なことが多い。いくつかの症例では，第3脳室の拡張，下垂体萎縮，下垂体や視床下部の増強効果が認められている[90]。

結核性髄膜炎に伴う下垂体症状は変化しやすく，予想もしづらい。そして，回復後の数年間は明らかになりづらい。そのため，結核性髄膜炎による下垂体機能障害の正確な割合は不明である。唯一，この割合について詳しく調べたものがあり，Lamらが香港の病院の1つで21歳以前に結核性髄膜炎に罹患した患者を調べている[90]。著者らは，基準を満たす患者246人中49人しか探し出せなかったが，その49人のうち10人が下垂体機能異常を有し，成長ホルモン欠損の症状が最多であった。

下垂体そのものの感染は結核患者が何らかの下垂体機能低下症の症状や症候を有しているときに疑うべきである。内分泌機能の評価に加えて，画像検査が診断に有効である。頭蓋骨の写真でトルコ鞍部の石灰化を認めたり[90,136]，CTやMRIでトルコ鞍内の腫瘤を認めるが，血管造影は正常といった所見がみられる[16,55,120]。時にCTやMRIで下垂体茎の肥厚が認められ，蝶形骨洞に下垂体が浸潤している症例もある[133,141]。

最終診断は，結核菌の同定と乾酪性肉芽腫の病理的所見でなされる。抗酸菌染色はしばしば陰性となる。そのため，患者がツ反陽性であったり，別の部位で結核が確認されている場合には診断を強く考慮すべきだ。可能であれば，培養検査は行うべきである。鑑別診断として，ほかの下垂体の肉芽腫性疾患を考える必要がある。特に，サルコイドーシス，ランゲルハンス細胞組織球症，リンパ球性腺下垂体炎，梅毒や巨細胞肉芽腫などは考えるべきである[16]。

下垂体結核には推奨される特別な治療はない。下垂体結核は結核性髄膜炎に関連しているため，髄膜に感染しているような典型的な症状の患者には腰椎穿刺が推奨される。下垂体性結核には特別な治療ガイドラインはないが，解剖学的に考えて結核性髄膜炎の治療ガイドラインに準じたほうがいいと考えられている。症例報告で，診断をつけて標準的治療を行うことで，瀕死の患者の圧迫症状が改善し，下垂体機能も改善したというものがある[55,120]。

低ナトリウム血症と抗利尿ホルモン不適合分泌症候群（SIADH）

結核とナトリウム異常の関連は以前からいわれていた。頻度はまれだが，尿崩症に伴う高ナトリウム血症が下垂体結核や結核性髄膜炎の患者にみられることがある[64,122]。低ナトリウム血症は活動性結核患者に多くみられる。2つの大規模なケースシリーズは，活動性結核での低ナトリウム血症の発生率を10.7％と43％と報告している[35,101]。

結核による低ナトリウム血症の原因として，副腎不全，抗利尿ホルモン不適合分泌症候群（syndrome of inappropriate antidiuretic hormone secretion：SIADH），中枢性塩類喪失症候群（cerebral salt wasting：CSW）など，がある。副腎不全に伴う低ナトリウム血症では，高カリウム血症や尿中カリウム排泄の増加の所見も認める。副腎機能は負荷試験で精査可能である。副腎機能が正常な場合には，低ナトリウム血症のほとんどの症例は，自由水摂取とその貯留によるものである（抗利尿は不適切）。SIADHは低ナトリウムや細胞外液過剰時にもかかわらず，下垂体か異所性に抗利尿ホルモンであるアルギニンバソプレシン分泌亢進によって生じる[48]。CSWは結核性髄膜炎の患者の低ナトリウム血症の進行の別の原因でありうる。

WeissとKatzは，SIADHと肺結核の関連性を最初に記している[155]。彼らは活動性結核患者4人の尿中ナトリウム排泄が過剰になり，低ナトリウム血症になっていることを報告した。飲水制

限を行ったところ，患者の血清ナトリウムは増加し，また尿中ナトリウム排泄は減少した．そして，抗結核薬治療によって血清ナトリウム濃度は正常化した．

その後も，肺結核患者におけるSIADHの発生機序に関していくつか報告があった．第1に，肺結核による低酸素血症が圧受容器を刺激し，下垂体後葉からのバソプレシン排泄を促進していること[6]が挙げられる．この機序は他の低酸素血症を来す肺疾患〔急性呼吸不全や慢性閉塞性肺疾患(chronic obstructive pulmonary disease：COPD)〕に伴うSIADHの場合でも説明されそうる[157]．第2に，活動性結核時は浸透圧調整が変化すること，である(reset osmostat)．Hillらは，肺結核患者におけるアルギニンバソプレシン濃度を測定した[66]．低ナトリウム血症にかかわらず，アルギニンバソプレシン濃度は上昇し，その後，自由水補充で濃度は低下した．低浸透圧刺激に対し，このように反応していることから，浸透圧調整が働いていることが示唆されるが，血清浸透圧の基準点が低いと考えられる．さらに，異所性のアルギニンバソプレシン産生が肺結核におけるSIADHの第3の機序と考えられる．これに関しては，長期間尿崩症が持続している肺結核患者におけるSIADHの症例報告がある[94]．

中枢神経系のほかの感染症と同様に，結核性髄膜炎の患者でも相当な割合で低ナトリウム血症が認められる．小児科領域で結核性髄膜炎でのSIADHの発症率は71％であり，死亡率上昇と相関していた，との報告がある[39]．結核性髄膜炎の成人患者では45％にSIADHが認められた，と報告がある[123]．結核性髄膜炎の小児のSIADHと頭蓋内圧亢進には関連性がある[40]．

低ナトリウム血症の程度は結核患者によって異なり，ほとんどの患者は無症状である．大部分の患者では，抗結核薬治療により低ナトリウム血症は改善する[66]．低ナトリウム血症の原因となりうる循環血液量減少を除外し，重度か症状のある低ナトリウム血症の患者には飲水制限を考慮すべきである．追加の薬物的な介入に関しては，必要でない場合が多い．低ナトリウム血症の補正が臨床的に必要な際は，血清ナトリウムの補正スピードなどはガイドラインに従うべきである[48]．

最後に，CSWは結核性髄膜炎を含めた中枢神経系障害を有する患者の低ナトリウム血症の発症を説明する機序にはなりうるが，わからない部分も多い[137]．SIADHとCSWは両者とも低ナトリウム血症，尿中浸透圧上昇，尿中ナトリウム排泄増加を来す．しかし，CSWにおいて細胞外液喪失を来す尿中ナトリウム排泄は，低ナトリウム血症の推測上の原因ではないか，と考えられている[114]．確立したSIADHとCSWの細胞外液量の評価方法がないため，区別をするのが難しい[42,149]．高張食塩水やフルドロコルチゾンの投与で治療に成功した結核性髄膜炎によるCSW疑いの報告もいくつかある[30,32,104]．

高カルシウム血症

高カルシウム血症の原因に結核もある．香港の大規模観察研究では，高カルシウム血症患者の6％が結核を有していた[135]．結核患者の高カルシウム血症の有病率は，その時点での血清アルブミン濃度が報告されていないこともあり，推測するのは困難である．そのうえ，報告の割合も土地によっても異なる．インド，香港，米国，マレーシア，ギリシャの調査では，有病率11～48％という報告がなされている．最も割合が高いのは，いちばん温暖な気候でカルシウムやビタミンDなどを内服している患者であった[1,86,95,125,134]．対照的に，英国，ベルギー，トルコの調査では，高カルシウム血症の発生率は低い，という報告がある[24,56,80]．

高カルシウム血症に関する報告の大半は肺結核の患者で，これは他の部位より肺の感染のほうが多いためであると推測される．高カルシウム血症患者ではしばしばより広範囲の肺障害を来すが，重症度との関連性は不明確である[86,131,135]．高カルシウム血症の発生率は，粟粒結核，腹膜炎，骨髄炎などの肺外病変では少ない[23,96,158]．高カルシウム血症は診断時には明らかになっていないが，治療の早期に顕著化する場合が多い[131,135]．高カルシウム血症は治療経過での血清アルブミン増加に伴い顕在化するので，疾患関連性の低アルブミン血症が原因ではないと考えられる．血清アルブミン増加は栄養状態の改善を反映している[105]．HIVと結核の共感染の患者で，抗レトロウイルス治療の開始により高カルシウム血症が発症した報告がある[53,92]．

結核関連性の高カルシウム血症の機序は不明のままである．多くの研究で，高カルシウム血症の原因となりうる副甲状腺機能亢進症合併，悪性腫瘍，副腎不全，ミルクアルカリ症候群，甲状腺機能亢進症の患者を除外している[1]．肺結核患者で1,25-ジヒドロキシビタミンD濃度が上昇することによって，高カルシウム血症を来すというのが1つの仮説としてある．この機序を後押しするものとして，ある研究で，高カルシウム血症を有する結核患者では1,25-ジヒドロキシビタミンD濃度が上昇し，25-ヒドロキシビタミンD濃度が正常から低下している，と報告されている[52,58,70,115,127]．高カルシウム血症は，ビタミンD製剤を投与されている結核患者にはより起こりやすい[1]．

健常人では，1α-ヒドロキシラーゼが作用し，尿細管で25-ヒドロキシビタミンDが1,25-ジヒドロキシビタミンDへ変換される．しかし，腹膜透析や血液透析を受けている慢性腎不全の結核患者では，高カルシウム血症が報告されている[67,93,160]．結核関連性高カルシウム血症は腎臓の働きがほとんどない患者で報告されている[52,58,115]．結核患者では腎外の1,25-ジヒドロキシビタミンDの産生があるためと考えられる．

結核以外の肉芽腫病変でも高カルシウム血症が認められていることを考慮すると，肉芽腫自身が腎外で1,25-ジヒドロキシビタミンDを産生していると考えられる．また，マクロファージは1α-ヒドロキシラーゼをつくり出すことが可能である．in vitroでは，活動性結核から回復した患者の肺胞マクロファージが1,25-ジヒドロビタミンDを合成することができた[29,100]．活動性結核患者の末梢血単核細胞で，1,25-ジヒドロビタミンDの変換が健常人に比して多い割合であったという報告がある[33]．

マクロファージが1,25-ジヒドロキシビタミンDを産生する生理学的な役割などは不明である。機序の1つとしては，1,25-ジヒドロビタミンDが直接的またはインターフェロンγに対する細胞性応答を増強させ，単球の抗抗酸菌活性の増強を起こしている，と考えられる[124]。あるいは，最近の研究で，マクロファージの1,25-ジヒドロビタミンD産生が一酸化窒素(nitric oxide：NO)放出を抑制することがわかってきた。この研究では，NO放出の抑制が酸化障害の保護に働く，と述べられている[33]。どちらの機序にしても，マクロファージの1,25-ジヒドロビタミンD産生増加で腸管のカルシウム吸収が増加するという機序により，活動性結核と高カルシウムの関連性が説明されうる。

一方で，結核関連性高カルシウム血症の病因におけるビタミンDの重要性を否定する論文もある。米国，アフリカ，ベルギーなどからの活動性結核患者の臨床試験でも，1,25-ジヒドロキシビタミンD濃度と血清カルシウム濃度の関連性はない，とされている[43,56,145]。

抗結核薬治療は，カルシウムの恒常性に影響を与える。健常人では，イソニアジドとリファンピシンの投与により25-ヒドロキシビタミンDと1,25-ジヒドロキシビタミンDの濃度が低下する[25,43]。両薬剤の結核患者への長期間投与は25-ヒドロキシビタミンD濃度に影響を与えるが，両者併用による影響は予想よりも少なかった。また，1,25-ジヒドロキシビタミンDの濃度には抗結核薬の長期投与でも影響はなく，結果的に，抗結核薬治療は大きな影響を及ぼさなかった。

著明な高カルシウム血症では，患者は無気力や多発性石灰化などを含めた高カルシウムに特徴的な症状を来すことがある[158]。しかしながら，ほとんどの症例で結核関連性高カルシウム血症は重度に至ることは少なく，軽度で，患者は追加の治療なしに，1～7か月の抗結核薬治療で改善する[134]。

糖尿病

高血糖は結核患者では頻度が高く，糖尿病の既往がない患者でも，結核の診断時に耐糖能異常を有していることがある。ある研究で，506人の活動性肺結核を有する患者の2%に糖尿病の既往があり，5%が新規に糖尿病と診断され，16%が耐糖能異常を呈していた[102]。追加の検査で活動性肺結核と耐糖能異常症に関連性があることが証明され，抗結核薬治療で耐糖能異常は改善している[60,112]。

糖尿病患者では結核発症リスクが上昇する。この結果は最初，抗結核薬開発以前に報告された。ペンシルベニア州のフィラデルフィアでは，1946年に糖尿病患者は結核発症率が2倍高くなる，と報告された[20]。

最近の13の異なる観察研究のメタ解析で，糖尿病患者では活動性結核リスクが3倍以上になる，との報告がある[72]。糖尿病患者の結核発症リスクは糖尿病罹患期間には相関せず，1日のインスリン必要量などの糖尿病の重症度との関連性がある，と報告している[20,51,111,146]。

糖尿病はいくつかの機序で結核罹患率を上げる。糖尿病患者では顆粒球の走化能，貪食機能，殺菌作用や過酸化物の産生などの機能が障害される。そのうえ，単球やマクロファージの機能も障害される。末梢の単球や貪食細胞の減少が起こり，細胞表面受容体の変異により細胞内病原菌による感染に罹りやすくなる[57,59]。in vitroだが，糖尿病のコントロールが不良な患者では，リンパ球の反応性低下を認めている[31]。

一般的に，糖尿病患者と非糖尿病患者の結核の違いは少ないが，X線写真所見に関してはいくつか違いがある。初期，そしてその後の報告によると，糖尿病のある結核患者では，下葉が侵されていることが多く，中葉や上葉の病変や多葉にわたる病変は非典型的である[9,15,21,63,116,140]。Ikezoeらは，糖尿病患者と非糖尿病患者（他の免疫不全の有無にかかわらず）の肺結核のCT所見を比較した[68]。その結果，糖尿病患者では病変の区域性の分布はより少なく，1つの病変に多発性の空洞病変を有していた。また，ほかの研究者らによると，糖尿病の結核患者では空洞形成が多い傾向にあった[148,153]。

結核撲滅対策委員会(Advisory Committee for Elimination of Tuberculosis：ACET)は，糖尿病患者も含めてツ反の陽性基準を10 mmの硬結としている[4]。コントロール良好な糖尿病患者では，ツ反で通常の反応をとるためである[118]。

糖尿病の有無にかかわらず，活動性結核に対する薬剤選択は変わらないが，治療予後は異なる。単発の研究ではあるが，9か月レジメンで治療された糖尿病患者は，再発のリスクが高いという報告がある[76]。インドネシアの結核を有する糖尿病患者，非糖尿病患者を比較した研究で，結核を有する糖尿病患者では治療2か月後も喀痰塗抹が陽性になりやすく，治療6か月後も喀痰培養が陽性になりやすい，という報告がある[2]。対照的に米国での糖尿病・非糖尿病患者で，2か月の培養陰性化の割合は同じであった[45]。

糖尿病は抗結核薬の薬物動態を変化させうる。インドネシアの糖尿病患者は，非糖尿病患者よりも維持期治療でリファンピシンの投与割合が少なかった。これは，体重の違いによるものであろう[18,108]。同じ集団での研究で，結核の集中治療中に糖尿病が抗結核薬の薬物動態に影響を与えなかった，という報告もある[126]。しかし，糖尿病患者では多数の薬剤耐性の結核が起こりやすいということが2つの研究で述べられている[12,54]。これに関しても，糖尿病と多剤耐性の関連性は他の研究では認められなかった[138,143,144,147]。

最後に，糖尿病患者には，抗結核薬治療中に追加治療を考慮する。糖尿病患者はピリドキシンを併用しても，イソニアジドによる神経障害のリスクは高くなる[87]。血糖コントロールも抗結核薬治療中は悪くなりやすい。リファンピシンが経口血糖降下薬の代謝を促進し，血糖コントロールが悪くなる[71,106]。結核治療中はこれらの合併症の管理のため，糖尿病患者を綿密にモニターする必要がある。

副腎皮質ステロイドと結核

副腎皮質ステロイド投与に伴う結核の発症や診断への影響は未解決の問題であり，どのくらいの投与量や期間が結核の再活性化に関与するかは不明確である．何らかの理由でステロイド投与を受けている人を対象にした英国の後ろ向き研究で，6か月以上副腎皮質ステロイドを使用している人は結核発症リスクが増加した，という報告がある[73]．

他の研究で副腎皮質ステロイドによる治療期間中の結核の疾患別リスクが調べられた．全身性リウマチ性疾患(systemic rheumatoid disease)で，慢性的に少量の副腎皮質ステロイド治療を受けている低リスクの人は結核の再燃は増加しなかった[7]．リウマチ患者での高用量副腎皮質ステロイド使用による結核再燃は多かったが，どのくらいの量が危険なのかは不明である[84]．ツ反陽性歴のある副腎皮質ステロイド依存性の喘息患者では，活動性結核の発症リスクの増加は認めなかった．また，高用量の吸入ステロイドの使用は，M. bovis BCG(bacillus Calmette-Guérin)ワクチンを以前に接種しているツ反陽性の小児患者の再燃リスクを増加させなかった[10,129,132]．ニューモシスチス肺炎の治療で，副腎皮質ステロイド加療を受けている後天性免疫不全症候群(acquired immunodeficiency syndrome：AIDS)患者では，結核発症リスクの増加は明らかではない[75,98]．

副腎皮質ステロイド投与は，ツ反の信頼性を下げうる．ツ反陽性の健常成人を1か月間プレドニゾロン40 mg/日で治療したところ，平均投与14日でツ反が陰転化し，ステロイド投与中止後6日で再陽転化した[22]．少ない副腎皮質ステロイド量でも，ツ反に予想外の影響を与えうる[129,150]．副腎皮質ステロイド隔日投与の患者ではたいてい，ツ反は陰転化が起こらない[97,129]．一方で免疫学的異常があって，副腎皮質ステロイド治療を受けている患者はツ反に強く反応するかもしれない[150]．

米国胸部学会(American Thoracic Society：ATS)は，プレドニゾロン15 mg/日以上(もしくは同等のもの)を1か月以上内服している患者にツ反を行うことを推奨している．陽性の基準は，5 mm以上の硬結としている[4]．ツ反陽性の患者でも，抗結核薬治療も行われているのであれば，既存の疾患に対して必要な副腎皮質ステロイドは継続してもよい[37]．

まとめ

結核の内分泌・代謝における徴候は，さまざまである．結核の内分泌臓器の直接浸潤がホルモンと代謝機能に影響を与えうる唯一の方法である．ホルモンに関しては，感染の間接的な影響や治療の影響も考えねばならない．そのため，理想的には，治療は結核の直接・間接的な影響のどちらをも考慮して調整すべきである．

◎ 文献 ◎

1. **Abbasi, A. A., J. K. Chemplavil, S. Farah, B. F. Muller, and A. R. Arnstein.** 1979. Hypercalcemia in active pulmonary tuberculosis. *Ann. Intern. Med.* **90**:324–328.
2. **Alisjahbana, B., E. Sahiratmadja, E. J. Nelwan, A. M. Purwa, Y. Ahmad, T. H. Ottenhoff, R. H. Nelwan, I. Parwati, J. W. van der Meer, and R. van Crevel.** 2007. The effect of type 2 diabetes mellitus on the presentation and treatment response of pulmonary tuberculosis. *Clin. Infect. Dis.* **45**:428–435.
3. **Alvarez, S., and W. R. McCabe.** 1984. Extrapulmonary tuberculosis revisited: a review of experience at Boston City and other hospitals. *Medicine* (Baltimore) **63**:25–55.
4. **American Thoracic Society.** 2000. Targeted tuberculin testing and treatment of latent tuberculosis infection. *Am. J. Respir. Crit. Care Med.* **161**:S221–S247.
5. **American Thoracic Society/Centers for Disease Control and Prevention/Infectious Disease Society of America.** 2003. Treatment of tuberculosis. *Am. J. Respir. Crit. Care Med.* **167**:603–662.
6. **Anderson, R. J., R. G. Pluss, A. S. Berns, J. T. Jackson, P. E. Arnold, R. W. Schrier, and K. E. McDonald.** 1978. Mechanism of effect of hypoxia on renal water excretion. *J. Clin. Investig.* **62**:769–777.
7. **Andonopoulos, A. P., C. Safridi, D. Karokis, and A. Bounas.** 1998. Is a purified protein derivative skin and subsequent antituberculous chemoprophylaxis really necessary in systemic rheumatic disease patients receiving corticosteroids? *Clin. Rheumatol.* **17**:181–185.
8. **Annear, T. D., and G. P. Baker.** 1961. Tuberculous Addison's disease. A case apparently cured by chemotherapy. *Lancet* **ii**:577–578.
9. **Bacakoglu, F., O. K. Basoglu, G. Cok, A. Sayiner, and M. Ates.** 2001. Pulmonary tuberculosis in patients with diabetes mellitus. *Respiration* **68**:595–600.
10. **Bahceciler, N. N., Y. Nuhoglu, M. A. Nursoy, N. Kodalli, I. B. Barlan, and M. M. Basaran.** 2000. Inhaled corticosteroid therapy is safe in tuberculin-positive asthmatic children. *Pediatr. Infect. Dis. J.* **19**:215–218.
11. **Barnes, P., and R. Weatherstone.** 1979. Tuberculosis of the thyroid: two case reports. *Br. J. Dis. Chest* **73**:187–191.
12. **Bashar, M., P. Alcabes, W. N. Rom, and R. Condos.** 2001. Increased incidence of multidrug-resistant tuberculosis in diabetic patients on the Bellevue Chest Service, 1987 to 1997. *Chest* **120**:1514–1519.
13. **Beadsworth, M. B., J. J. van Oosterhout, M. J. Diver, E. B. Faragher, A. Shenkin, H. C. Mwandumba, S. Khoo, T. O'Dempsey, S. B. Squire, and E. E. Zijlstra.** 2008. Hypoadrenalism is not associated with early mortality during tuberculosis treatment in Malawi. *Int. J. Tuberc. Lung Dis.* **12**:314–318.
14. **Benini, F., T. Savarin, G. E. Senna, S. Durigato, and L. Vettore.** 1990. Diagnostic and therapeutic problems in a case of adrenal tuberculosis and acute Addison's disease. *J. Endocrinol. Investig.* **13**:597–600.
15. **Berger, H. W., and M. G. Granada.** 1974. Lower lung field tuberculosis. *Chest* **65**:522–526.
16. **Berger, S. A., S. C. Edberg, and G. David.** 1986. Infectious disease in the sella turcica. *Rev. Infect. Dis.* **8**:747–755.
17. **Berger, S. A., J. Zonszein, P. Villamena, and N. Mittman.** 1983. Infectious diseases of the thyroid gland. *Rev. Infect. Dis.* **5**:108–122.

18. Beth Gadkowski, L., and J. E. Stout. 2007. Pharmacokinetics of rifampicin. *Clin. Infect. Dis.* **44**:618–619. (Author's reply, 44:619.)
19. Bhatia, E., S. K. Jain, R. K. Gupta, and R. Pandey. 1998. Tuberculous Addison's disease: lack of normalization of adrenocortical function after anti-tuberculous chemotherapy. *Clin. Endocrinol.* (Oxford) **48**:355–359.
20. Boucot, K., P. Cooper, and E. Dillon. 1952. Tuberculosis among diabetics. The Philadelphia survey. *Am. Rev. Tuberc.* **65**:1.
21. Boucot, K. R. 1957. Diabetes mellitus and pulmonary tuberculosis. *J. Chronic Dis.* **6**:256–279.
22. Bovornkitti, S., P. Kangsadal, P. Sathirapat, and P. Oonsombatti. 1960. Reversion and reconversion rate of tuberculin skin reactions in correction with the use of prednisone. *Dis. Chest* **38**:51–55.
23. Braman, S. S., A. L. Goldman, and M. I. Schwarz. 1973. Steroid-responsive hypercalcemia in disseminated bone tuberculosis. *Arch. Intern. Med.* **132**:269–271.
24. British Thoracic Association. 1981. A controlled trial of six months of chemotherapy in pulmonary tuberculosis. *Br. J. Dis. Chest* **75**:141–153.
25. Brodie, M. J., A. R. Boobis, C. J. Hillyard, G. Abeyasekera, J. C. Stevenson, I. MacIntyre, and B. K. Park. 1982. Effect of rifampicin and isoniazid on vitamin D metabolism. *Clin. Pharmacol. Ther.* **32**:525–530.
26. Brooks, M. H., J. S. Dumlao, D. Bronsky, and S. S. Waldstein. 1973. Hypophysial tuberculoma with hypopituitarism. *Am. J. Med.* **54**:777–781.
27. Bulbuloglu, E., H. Ciralik, E. Okur, G. Ozdemir, F. Ezberci, and A. Cetinkaya. 2006. Tuberculosis of the thyroid gland: review of the literature. *World J. Surg.* **30**:149–155.
28. Buxi, T. B., R. B. Vohra, Sujatha, S. P. Byotra, S. Mukherji, and M. Daniel. 1992. CT in adrenal enlargement due to tuberculosis: a review of literature with five new cases. *Clin. Imaging* **16**:102–108.
29. Cadranel, J., A. J. Hance, B. Milleron, F. Paillard, G. M. Akoun, and M. Garabedian. 1988. Vitamin D metabolism in tuberculosis. Production of 1,25(OH)2D3 by cells recovered by bronchoalveolar lavage and the role of this metabolite in calcium homeostasis. *Am. Rev. Respir. Dis.* **138**:984–989.
30. Camous, L., N. Valin, J. L. Zaragoza, E. Bourry, E. Caumes, G. Deray, and H. Izzedine. 2008. Hyponatraemic syndrome in a patient with tuberculosis—always the adrenals? *Nephrol. Dial. Transplant.* **23**:393–395.
31. Casey, J. I., B. J. Heeter, and K. A. Klyshevich. 1977. Impaired response of lymphocytes of diabetic subjects to antigen of *Staphylococcus aureus*. *J. Infect. Dis.* **136**:495–501.
32. Celik, U. S., D. Alabaz, D. Yildizdas, E. Alhan, E. Kocabas, and S. Ulutan. 2005. Cerebral salt wasting in tuberculous meningitis: treatment with fludrocortisone. *Ann. Trop. Paediatr.* **25**:297–302.
33. Chang, J. M., M. C. Kuo, H. T. Kuo, S. J. Hwang, J. C. Tsai, H. C. Chen, and Y. H. Lai. 2004. 1-α,25-Dihydroxyvitamin D3 regulates inducible nitric oxide synthase messenger RNA expression and nitric oxide release in macrophage-like RAW 264.7 cells. *J. Lab. Clin. Med.* **143**:14–22.
34. Chow, C. C., T. W. Mak, C. H. Chan, and C. S. Cockram. 1995. Euthyroid sick syndrome in pulmonary tuberculosis before and after treatment. *Ann. Clin. Biochem.* **32**(Pt. 4):385–391.
35. Chung, D. K., and W. W. Hubbard. 1969. Hyponatremia in untreated active pulmonary tuberculosis. *Am. Rev. Respir. Dis.* **99**:595–597.
36. Coleman, E. N., and G. C. Arneil. 1962. Acute tuberculous adrenocortical failure with clinical recovery. *Lancet* **i**:886–888.
37. The Committee on Therapy. 1968. Adrenal corticosteroids and tuberculosis. *Am. Rev. Respir. Dis.* **97**:484–485.
38. Cooper, M. S., and P. M. Stewart. 2003. Corticosteroid insufficiency in acutely ill patients. *N. Engl. J. Med.* **348**:727–734.
39. Cotton, M. F., P. R. Donald, J. F. Schoeman, C. Aalbers, L. E. Van Zyl, and C. Lombard. 1991. Plasma arginine vasopressin and the syndrome of inappropriate antidiuretic hormone secretion in tuberculous meningitis. *Pediatr. Infect. Dis. J.* **10**:837–842.
40. Cotton, M. F., P. R. Donald, J. F. Schoeman, L. E. Van Zyl, C. Aalbers, and C. J. Lombard. 1993. Raised intracranial pressure, the syndrome of inappropriate antidiuretic hormone secretion, and arginine vasopressin in tuberculous meningitis. *Childs Nerv. Syst.* **9**:10–15; discussion, 15–16.
41. Das, D. K., C. S. Pant, K. L. Chachra, and A. K. Gupta. 1992. Fine needle aspiration cytology diagnosis of tuberculous thyroiditis. A report of eight cases. *Acta Cytol.* **36**:517–522.
42. Dass, R., R. Nagaraj, J. Murlidharan, and S. Singhi. 2003. Hyponatraemia and hypovolemic shock with tuberculous meningitis. *Indian J. Pediatr.* **70**:995–997.
43. Davies, P. D., H. A. Church, R. C. Brown, and J. S. Woodhead. 1987. Raised serum calcium in tuberculosis patients in Africa. *Eur. J. Respir. Dis.* **71**:341–344.
44. Delsedime, M., M. Aguggia, R. Cantello, I. Chiado Cutin, G. Nicola, R. Torta, and M. Gilli. 1988. Isolated hypophyseal tuberculoma: case report. *Clin. Neuropathol.* **7**:311–313.
45. Dooley, K. E., T. Tang, J. E. Golub, S. E. Dorman, and W. Cronin. 2009. Impact of diabetes mellitus on treatment outcomes of patients with active tuberculosis. *Am. J. Trop. Med. Hyg.* **80**:634–639.
46. Doppman, J. L., J. R. Gill, Jr., A. W. Nienhuis, J. M. Earll, and J. A. Long, Jr. 1982. CT findings in Addison's disease. *J. Comput. Assist. Tomogr.* **6**:757–761.
47. Edwards, O. M., R. J. Courtenay-Evans, J. M. Galley, J. Hunter, and A. D. Tait. 1974. Changes in cortisol metabolism following rifampicin therapy. *Lancet* **ii**:548–551.
48. Ellison, D. H., and T. Berl. 2007. Clinical practice. The syndrome of inappropriate antidiuresis. *N. Engl. J. Med.* **356**:2064–2072.
49. El Malki, H. O., R. Mohsine, K. Benkhraba, M. Amahzoune, A. Benkabbou, M. El Absi, L. Ifrine, A. Belkouchi, and S. Balafrej. 2006. Thyroid tuberculosis: diagnosis and treatment. *Chemotherapy* **52**:46–49.
50. Emery, P. 1980. Tuberculous abscess of the thyroid with recurrent laryngeal nerve palsy: case report and review of the literature. *J. Laryngol. Otol.* **94**:553–558.
51. Ezung, T., N. T. Devi, N. T. Singh, and T. B. Singh. 2002. Pulmonary tuberculosis and diabetes mellitus—a study. *J. Indian Med. Assoc.* **100**:376, 378–379.
52. Felsenfeld, A. J., M. K. Drezner, and F. Llach. 1986. Hypercalcemia and elevated calcitriol in a maintenance dialysis patient with tuberculosis. *Arch. Intern. Med.* **146**:1941–1945.
53. Ferrand, R. A., A. Elgalib, W. Newsholme, A. Childerhouse, S. G. Edwards, and R. F. Miller. 2006. Hypercalcaemia complicating immune reconstitution in an HIV-infected patient with disseminated tuberculosis. *Int. J. STD AIDS* **17**:349–350.
54. Fisher-Hoch, S. P., E. Whitney, J. B. McCormick, G. Crespo, B. Smith, M. H. Rahbar, and B. I. Restrepo. 2008. Type 2 diabe-

tes and multidrug-resistant tuberculosis. *Scand. J. Infect. Dis.* **40**:888–893.
55. Flannery, M. T., S. Pattani, P. M. Wallach, and E. Warner. 1993. Case report: hypothalamic tuberculoma associated with secondary panhypopituitarism. *Am. J. Med. Sci.* **306**:101–103.
56. Fuss, M., R. Karmali, T. Pepersack, A. Bergans, P. Dierckx, T. Prigogine, P. Bergmann, and J. Corvilain. 1988. Are tuberculous patients at a great risk from hypercalcemia? *Q. J. Med.* **69**:869–878.
57. Geisler, C., T. Almdal, J. Bennedsen, J. M. Rhodes, and K. Kolendorf. 1982. Monocyte functions in diabetes mellitus. *Acta Pathol. Microbiol. Immunol. Scand. C* **90**:33–37.
58. Gkonos, P. J., R. London, and E. D. Hendler. 1984. Hypercalcemia and elevated 1,25-dihydroxyvitamin D levels in a patient with end-stage renal disease and active tuberculosis. *N. Engl. J. Med.* **311**:1683–1685.
59. Glass, E. J., J. Stewart, D. M. Matthews, A. Collier, B. F. Clarke, and D. M. Weir. 1987. Impairment of monocyte "lectin-like" receptor activity in type 1 (insulin-dependent) diabetic patients. *Diabetologia* **30**:228–231.
60. Gulbas, Z., Y. Erdogan, and S. Balci. 1987. Impaired glucose tolerance in pulmonary tuberculosis. *Eur. J. Respir. Dis.* **71**:345–347.
61. Guo, Y. K., Z. G. Yang, Y. Li, E. S. Ma, Y. P. Deng, P. Q. Min, L. L. Yin, J. Hu, X. C. Zhang, and T. W. Chen. 2007. Addison's disease due to adrenal tuberculosis: contrast-enhanced CT features and clinical duration correlation. *Eur. J. Radiol.* **62**:126–131.
62. Guttman, P. 1930. Addison's disease: a statistical analysis of 566 cases and a study of pathology. *Arch. Pathol.* **10**:742–745.
63. Hadlock, F. P., S. K. Park, R. J. Awe, and M. Rivera. 1980. Unusual radiographic findings in adult pulmonary tuberculosis. *Am. J. Roentgenol.* **134**:1015–1018.
64. Haslam, R. H., W. W. Winternitz, and J. Howieson. 1969. Selective hypopituitarism following tuberculous meningitis. *Am. J. Dis. Child.* **118**:903–908.
65. Hawken, M. P., J. C. Ojoo, J. S. Morris, E. W. Kariuki, W. A. Githui, E. S. Juma, S. N. Gathua, J. N. Kimari, L. N. Thiong'o, J. G. Raynes, P. Broadbent, C. F. Gilks, L. S. Otieno, and K. P. McAdam. 1996. No increased prevalence of adrenocortical insufficiency in human immunodeficiency virus-associated tuberculosis. *Tuber. Lung Dis.* **77**:444–448.
66. Hill, A. R., J. Uribarri, J. Mann, and T. Berl. 1990. Altered water metabolism in tuberculosis: role of vasopressin. *Am. J. Med.* **88**:357–364.
67. Hung, Y. M., H. H. Chan, and H. M. Chung. 2004. Tuberculous peritonitis in different dialysis patients in Southern Taiwan. *Am. J. Trop. Med. Hyg.* **70**:532–535.
68. Ikezoe, J., N. Takeuchi, T. Johkoh, N. Kohno, N. Tomiyama, T. Kozuka, K. Noma, and E. Ueda. 1992. CT appearance of pulmonary tuberculosis in diabetic and immunocompromised patients: comparison with patients who had no underlying disease. *Am. J. Roentgenol.* **159**:1175–1179.
69. Ilias, I., A. Tselebis, A. Boufas, G. Panoutsopoulos, N. Filippou, and J. Christakopoulou. 1998. Pulmonary tuberculosis and its therapy do not significantly affect thyroid function tests. *Int. J. Clin. Pract.* **52**:227–228.
70. Isaacs, R. D., G. I. Nicholson, and I. M. Holdaway. 1987. Miliary tuberculosis with hypercalcaemia and raised vitamin D concentrations. *Thorax* **42**:555–556.
71. Jaakkola, T., J. T. Backman, M. Neuvonen, J. Laitila, and P. J. Neuvonen. 2006. Effect of rifampicin on the pharmacokinetics of pioglitazone. *Br. J. Clin. Pharmacol.* **61**:70–78.
72. Jeon, C. Y., and M. B. Murray. 2008. Diabetes mellitus increases the risk of active tuberculosis: a systematic review of 13 observational studies. *PLoS Med.* **5**:e152.
73. Jick, S. S., E. S. Lieberman, M. U. Rahman, and H. K. Choi. 2006. Glucocorticoid use, other associated factors, and the risk of tuberculosis. *Arthritis Rheum.* **55**:19–26.
74. Johnson, A. G., M. E. Phillips, and R. J. Thomas. 1973. Acute tuberculous abscess of the thyroid gland. *Br. J. Surg.* **60**:668–669.
75. Jones, B. E., E. K. Taikwel, A. L. Mercado, S. U. Sian, and P. F. Barnes. 1994. Tuberculosis in patients with HIV infection who receive corticosteroids for presumed *Pneumocystis carinii* pneumonia. *Am. J. Respir. Crit. Care Med.* **149**:1686–1688.
76. Kameda, K., S. Kawabata, and N. Masuda. 1990. Follow-up study of short-course chemotherapy of pulmonary tuberculosis complicated with diabetes mellitus. *Kekkaku* **65**:791–803.
77. Kannan, C. 1988. *The Adrenal Gland*, vol. 2. Plenum Medical Book Company, New York, NY.
78. Kaplan, F. J. L., N. S. Levitt, and S. G. Soule. 2000. Primary hypoadrenalism assessed by the 1 microgram ACTH test in hospitalized patients with active pulmonary tuberculosis. *Q. J. Med.* **93**:603–609.
79. Kapoor, V. K., K. Subramani, S. K. Das, A. K. Mukhopadhyay, and T. K. Chattopadhyay. 1985. Tuberculosis of the thyroid gland associated with thyrotoxicosis. *Postgrad. Med. J.* **61**:339–340.
80. Kelestimur, F., M. Guven, M. Ozesmi, and H. Pasaoglu. 1996. Does tuberculosis really cause hypercalcemia? *J. Endocrinol. Investig.* **19**:678–681.
81. Kelestimur, F., O. Ozbakir, A. Saglam, F. Ozturk, and M. Yucesoy. 1993. Acute adrenocortical failure due to tuberculosis. *J. Endocrinol. Investig.* **16**:281–284.
82. Keven, K., A. R. Uysal, and G. Erdogan. 1998. Adrenal function during tuberculous infection and effects of antituberculosis treatment on endogenous and exogenous steroids. *Int. J. Tuberc. Lung Dis.* **2**:419–424.
83. Khan, E. M., I. Haque, R. Pandey, S. K. Mishra, and A. K. Sharma. 1993. Tuberculosis of the thyroid gland: a clinicopathological profile of four cases and review of the literature. *Aust. N. Z. J. Surg.* **63**:807–810.
84. Kim, H. A., C. D. Yoo, H. J. Baek, E. B. Lee, C. Ahn, J. S. Han, S. Kim, J. S. Lee, K. W. Choe, and Y. W. Song. 1998. *Mycobacterium tuberculosis* infection in a corticosteroid-treated rheumatic disease patient population. *Clin. Exp. Rheumatol.* **16**:9–13.
85. Kirshbaum, J. D., and H. A. Levy. 1941. Tuberculoma of hypophysis with insufficiency of anterior lobe: a clinical and pathological study of two cases. *Arch. Intern. Med.* **68**:1095–1104.
86. Kitrou, M. P., A. Phytou-Pallikari, S. E. Tzannes, K. Virvidakis, and T. D. Mountokalakis. 1982. Hypercalcemia in active pulmonary tuberculosis. *Ann. Intern. Med.* **96**:255.
87. Koziel, H., and M. J. Koziel. 1995. Pulmonary complications of diabetes mellitus. Pneumonia. *Infect. Dis. Clin. N. Am.* **9**:65–96.
88. Kyriazopoulou, V., O. Parparousi, and A. G. Vagenakis. 1984. Rifampicin-induced adrenal crisis in addisonian patients receiving corticosteroid replacement therapy. *J. Clin. Endocri-*

nol. Metab. **59:**1204–1206.
89. **Lack, E. E., and H. P. W. Kozakewich.** 1990. Embryology, developmental anatomy, and selected aspects of non-neoplastic pathology, *In* E. E. Lack (ed.), *Pathology of the Adrenal Glands. Contemporary Issues in Surgical Pathology,* vol. 14. Churchill Livingstone, New York, NY.
90. **Lam, K. S., M. M. Sham, S. C. Tam, M. M. Ng, and H. T. Ma.** 1993. Hypopituitarism after tuberculous meningitis in childhood. *Ann. Intern. Med.* **118:**701–706.
91. **Lam, K. Y., and C. Y. Lo.** 2001. A critical examination of adrenal tuberculosis and a 28-year autopsy experience of active tuberculosis. *Clin. Endocrinol.* (Oxford) **54:**633–639.
92. **Lawn, S. D., and D. C. Macallan.** 2004. Hypercalcemia: a manifestation of immune reconstitution complicating tuberculosis in an HIV-infected person. *Clin. Infect. Dis.* **38:**154–155.
93. **Lee, C. T., K. H. Hung, C. H. Lee, H. L. Eng, and J. B. Chen.** 2002. Chronic hypercalcemia as the presenting feature of tuberculous peritonitis in a hemodialysis patient. *Am. J. Nephrol.* **22:**555–559.
94. **Lee, P., and K. K. Ho.** 2010. Hyponatremia in pulmonary TB: evidence of ectopic antidiuretic hormone production. *Chest* **137:**207–208.
95. **Liam, C. K., K. H. Lim, P. Srinivas, and P. J. Poi.** 1998. Hypercalcaemia in patients with newly diagnosed tuberculosis in Malaysia. *Int. J. Tuberc. Lung Dis.* **2:**818–823.
96. **Lin, S. M., S. L. Tsai, and C. S. Chan.** 1994. Hypercalcemia in tuberculous peritonitis without active pulmonary tuberculosis. *Am. J. Gastroenterol.* **89:**2249–2250.
97. **MacGregor, R. R., J. N. Sheagren, M. B. Lipsett, and S. M. Wolff.** 1969. Alternate-day prednisone therapy. Evaluation of delayed hypersensitivity responses, control of disease and steroid side effects. *N. Engl. J. Med.* **280:**1427–1431.
98. **Martos, A., D. Podzamczer, J. Martinez-Lacasa, G. Rufi, M. Santin, and F. Gudiol.** 1995. Steroids do not enhance the risk of developing tuberculosis or other AIDS-related diseases in HIV-infected patients treated for *Pneumocystis carinii* pneumonia. *AIDS* **9:**1037–1041.
99. **Mondal, A., and D. K. Patra.** 1995. Efficacy of fine needle aspiration cytology in the diagnosis of tuberculosis of the thyroid gland: a study of 18 cases. *J. Laryngol. Otol.* **109:**36–38.
100. **Monkawa, T., T. Yoshida, M. Hayashi, and T. Saruta.** 2000. Identification of 25-hydroxyvitamin D3 1α-hydroxylase gene expression in macrophages. *Kidney Int.* **58:**559–568.
101. **Morris, C. D., A. R. Bird, and H. Nell.** 1989. The haematological and biochemical changes in severe pulmonary tuberculosis. *Q. J. Med.* **73:**1151–1159.
102. **Mugusi, F., A. B. Swai, K. G. Alberti, and D. G. McLarty.** 1990. Increased prevalence of diabetes mellitus in patients with pulmonary tuberculosis in Tanzania. *Tubercle* **71:**271–276.
103. **Munkner, T.** 1969. Studies on goitre due to para-aminosalicylic acid. *Scand. J. Respir. Dis.* **50:**212–226.
104. **Nagotkar, L., P. Shanbag, and N. Dasarwar.** 2008. Cerebral salt wasting syndrome following neurosurgical intervention in tuberculous meningitis. *Indian Pediatr.* **45:**598–601.
105. **Need, A. G., and P. J. Phillips.** 1979. Pulmonary tuberculosis and hypercalcaemia. *Ann. Intern. Med.* **91:**652–653.
106. **Niemi, M., J. T. Backman, M. Neuvonen, P. J. Neuvonen, and K. T. Kivisto.** 2001. Effects of rifampin on the pharmacokinetics and pharmacodynamics of glyburide and glipizide. *Clin. Pharmacol. Ther.* **69:**400–406.
107. **Nieuwland, Y., K. Y. Tan, and J. W. Elte.** 1992. Miliary tuberculosis presenting with thyrotoxicosis. *Postgrad. Med. J.* **68:**677–679.
108. **Nijland, H. M., R. Ruslami, J. E. Stalenhoef, E. J. Nelwan, B. Alisjahbana, R. H. Nelwan, A. J. van der Ven, H. Danusantoso, R. E. Aarnoutse, and R. van Crevel.** 2006. Exposure to rifampicin is strongly reduced in patients with tuberculosis and type 2 diabetes. *Clin. Infect. Dis.* **43:**848–854.
109. **Nordin, B. E.** 1955. Addison's disease with partial recovery. *Proc. R. Soc. Med.* **48:**1024–1026.
110. **Ohnhaus, E. E., and H. Studer.** 1983. A link between liver microsomal enzyme activity and thyroid hormone metabolism in man. *Br. J. Clin. Pharm.* **15:**71–76.
111. **Olmos, P., J. Donoso, N. Rojas, P. Landeros, R. Schurmann, G. Retamal, M. Meza, and C. Martinez.** 1989. Tuberculosis and diabetes mellitus: a longitudinal-retrospective study in a teaching hospital. *Rev. Med. Chil.* **117:**979–983. (In Spanish.)
112. **Oluboyo, P. O., and R. T. Erasmus.** 1990. The significance of glucose intolerance in pulmonary tuberculosis. *Tubercle* **71:**135–138.
113. **Osborne, T. M., and M. J. Sage.** 1988. Disseminated tuberculosis causing acute adrenal failure, C.T. findings with post mortem correlation. *Australas. Radiol.* **32:**394–397.
114. **Palmer, B. F.** 2003. Hyponatremia in patients with central nervous system disease: SIADH versus CSW. *Trends Endocrinol. Metab.* **14:**182–187.
115. **Peces, R., and J. Alvarez.** 1987. Hypercalcemia and elevated 1,25(OH)2D3 levels in a dialysis patient with disseminated tuberculosis. *Nephron* **46:**377–379.
116. **Perez-Guzman, C., A. Torres-Cruz, H. Villarreal-Velarde, and M. H. Vargas.** 2000. Progressive age-related changes in pulmonary tuberculosis images and the effect of diabetes. *Am. J. Respir. Crit. Care Med.* **162:**1738–1740.
117. **Post, F. A., S. G. Soule, P. A. Willcox, and N. S. Levitt.** 1994. The spectrum of endocrine dysfunction in active pulmonary tuberculosis. *Clin. Endocrinol.* (Oxford) **40:**367–371.
118. **Pozilli, P., S. Pagani, and P. Aruduini.** 1987. In vivo determination of cell mediated immune response in diabetic patients using a multiple intradermal antigen dispenser. *Diabetes Res.* **6:**5–8.
119. **Prasad, G. A., S. K. Sharma, A. Mohan, N. Gupta, S. Bajaj, P. K. Saha, N. K. Misra, N. P. Kochupillai, and J. N. Pande.** 2000. Adrenocortical reserve and morphology in tuberculosis. *Indian J. Chest Dis. Allied Sci.* **42:**83–93.
120. **Ranjan, A., and M. J. Chandy.** 1994. Intrasellar tuberculoma. *Br. J. Neurosurg.* **8:**179–185.
121. **Rankin, F. W., and A. S. Graham.** 1932. Tuberculosis of the thyroid gland. *Ann. Surg.* **96:**625–648.
122. **Rickards, A. G., and P. W. Harvey.** 1954. Giant-cell granuloma and the other pituitary granulomata. *Q. J. Med.* **23:**425–439.
123. **Roca, B., N. Tornador, and E. Tornador.** 2008. Presentation and outcome of tuberculous meningitis in adults in the province of Castellon, Spain: a retrospective study. *Epidemiol. Infect.* **136:**1455–1462.
124. **Rook, G. A., J. Steele, L. Fraher, S. Barker, R. Karmali, J. O'Riordan, and J. Stanford.** 1986. Vitamin D3, gamma interferon, and control of proliferation of *Mycobacterium tuberculosis* by human monocytes. *Immunology* **57:**159–163.

125. **Roussos, A., I. Lagogianni, A. Gonis, I. Ilias, D. Kazi, D. Patsopoulos, and N. Philippou.** 2001. Hypercalcaemia in Greek patients with tuberculosis before the initiation of antituberculosis treatment. *Respir. Med.* **95:**187–190.
126. **Ruslami, R., H. M. Nijland, I. G. Adhiarta, S. H. Kariadi, B. Alisjahbana, R. E. Aarnoutse, and R. van Crevel.** 2010. Pharmacokinetics of antituberculosis drugs in pulmonary tuberculosis patients with type 2 diabetes. *Antimicrob. Agents Chemother.* **54:**1068–1074.
127. **Saggese, G., S. Bertelloni, G. I. Baroncelli, and G. Di Nero.** 1993. Ketoconazole decreases the serum ionized calcium and 1,25-dihydroxyvitamin D levels in tuberculosis-associated hypercalcemia. *Am. J. Dis. Child.* **147:**270–273.
128. **Sanford, J. P., and C. B. Favour.** 1956. The interrelationships between Addison's disease and active tuberculosis: a review of 125 cases of Addison's disease. *Ann. Intern. Med.* **45:**56–72.
129. **Schatz, M., R. Patterson, R. Kloner, and J. Falk.** 1976. The prevalence of tuberculosis and positive tuberculin skin tests in a steroid-treated asthmatic population. *Ann. Intern. Med.* **84:**261–265.
130. **Schulte, H. M., H. Monig, G. Benker, H. Pagel, D. Reinwein, and E. E. Ohnhaus.** 1987. Pharmacokinetics of aldosterone in patients with Addison's disease: effect of rifampicin treatment on glucocorticoid and mineralocorticoid metabolism. *Clin. Endocrinol.* (Oxford) **27:**655–662.
131. **Shai, F., R. K. Baker, J. R. Addrizzo, and S. Wallach.** 1972. Hypercalcemia in mycobacterial infection. *J. Clin. Endocrinol. Metab.* **34:**251–256.
132. **Shaikh, W. A.** 1992. Pulmonary tuberculosis in patients treated with inhaled beclomethasone. *Allergy* **47:**327–330.
133. **Sharma, M. C., R. Arora, A. K. Mahapatra, P. Sarat-Chandra, S. B. Gaikwad, and C. Sarkar.** 2000. Intrasellar tuberculoma—an enigmatic pituitary infection: a series of 18 cases. *Clin. Neurol. Neurosurg.* **102:**72–77.
134. **Sharma, S. C.** 1981. Serum calcium in pulmonary tuberculosis. *Postgrad. Med. J.* **57:**694–696.
135. **Shek, C. C., A. Natkunam, V. Tsang, C. S. Cockram, and R. Swaminathan.** 1990. Incidence, causes and mechanism of hypercalcaemia in a hospital population in Hong Kong. *Q. J. Med.* **77:**1277–1285.
136. **Sherman, B. M., P. Gorden, and G. di Chiro.** 1971. Postmeningitis selective hypopituitarism with suprasellar calcification. *Arch. Intern. Med.* **128:**600–604.
137. **Singh, S., D. Bohn, A. P. Carlotti, M. Cusimano, J. T. Rutka, and M. L. Halperin.** 2002. Cerebral salt wasting: truths, fallacies, theories, and challenges. *Crit. Care Med.* **30:**2575–2579.
138. **Singla, R., and N. Khan.** 2003. Does diabetes predispose to the development of multidrug-resistant tuberculosis? *Chest* **123:**308–309. (Author's reply, **123:**309.)
139. **Slavin, R. E., T. J. Walsh, and A. D. Pollack.** 1980. Late generalized tuberculosis: a clinical pathologic analysis and comparison of 100 cases in the preantibiotic and antibiotic eras. *Medicine* (Baltimore) **59:**352–366.
140. **Sosman, M. C., and J. H. Steidl.** 1927. Diabetic tuberculosis. *Am. J. Roentgenol.* **17:**625–629.
141. **Stalldecker, G., S. Diez, A. Carabelli, R. Reynoso, R. Rey, N. Hofmann, and A. Beresnak.** 2002. Pituitary stalk tuberculoma. *Pituitary* **5:**155–162.
142. **Stewart, P. M.** 2003. The adrenal cortex, p. 491–551. *In* P. R. Larsen, H. M. Kronenberg, S. Melmed, and K. S. Polonsky (ed.), *Williams Textbook of Endocrinology*, 10th ed. Saunders, Philadelphia, PA.
143. **Suarez-Garcia, I., A. Rodriguez-Blanco, J. L. Vidal-Perez, M. A. Garcia-Viejo, M. J. Jaras-Hernandez, O. Lopez, and A. Noguerado-Asensio.** 2009. Risk factors for multidrug-resistant tuberculosis in a tuberculosis unit in Madrid, Spain. *Eur. J. Clin. Microbiol. Infect. Dis.* **28:**325–330.
144. **Subhash, H. S., I. Ashwin, U. Mukundan, D. Danda, G. John, A. M. Cherian, and K. Thomas.** 2003. Drug resistant tuberculosis in diabetes mellitus: a retrospective study from south India. *Trop. Doct.* **33:**154–156.
145. **Sullivan, J. N., and W. D. Salmon, Jr.** 1987. Hypercalcemia in active pulmonary tuberculosis. *South. Med. J.* **80:**572–576.
146. **Swai, A. B., D. G. McLarty, and F. Mugusi.** 1990. Tuberculosis in diabetic patients in Tanzania. *Trop. Doct.* **20:**147–150.
147. **Tanrikulu, A. C., S. Hosoglu, T. Ozekinci, A. Abakay, and F. Gurkan.** 2008. Risk factors for drug resistant tuberculosis in southeast Turkey. *Trop. Doct.* **38:**91–93.
148. **Tatar, D., G. Senol, S. Alptekin, C. Karakurum, M. Aydin, and I. Coskunol.** 2009. Tuberculosis in diabetics: features in an endemic area. *Jpn. J. Infect. Dis.* **62:**423–427.
149. **Ti, L. K., S. C. Kang, and K. F. Cheong.** 1998. Acute hyponatraemia secondary to cerebral salt wasting syndrome in a patient with tuberculous meningitis. *Anaesth. Intensive Care* **26:**420–423.
150. **Truelove, L. H.** 1957. Enhancement of Mantoux reaction coincident with treatment with cortisone and prednisolone. *Br. Med. J.* **2:**1135–1137.
151. **Venter, W. D. F., V. R. Panz, C. Feldman, and B. I. Joffe.** 2006. Adrenocortical function in hospitalised patients with active pulmonary tuberculosis receiving a rifampicin-based regimen—a pilot study. *S. Afr. Med. J.* **96:**62–66.
152. **Vita, J. A., S. J. Silverberg, R. S. Goland, J. H. Austin, and A. I. Knowlton.** 1985. Clinical clues to the cause of Addison's disease. *Am. J. Med.* **78:**461–466.
153. **Wang, C. S., C. J. Yang, H. C. Chen, S. H. Chuang, I. W. Chong, J. J. Hwang, and M. S. Huang.** 2009. Impact of type 2 diabetes on manifestations and treatment outcome of pulmonary tuberculosis. *Epidemiol. Infect.* **137:**203–210.
154. **Ward, S., and C. C. Evans.** 1985. Sudden death due to isolated adrenal tuberculosis. *Postgrad. Med. J.* **61:**635–636.
155. **Weiss, H., and S. Katz.** 1965. Hyponatremia resulting from apparently inappropriate secretion of antidiuretic hormone in patients with pulmonary tuberculosis. *Am. Rev. Respir. Dis.* **92:**609–616.
156. **Wilkins, E. G., E. Hnizdo, and A. Cope.** 1989. Addisonian crisis induced by treatment with rifampicin. *Tubercle* **70:**69–73.
157. **Wong, L. L., and J. G. Verbalis.** 2002. Systemic diseases associated with disorders of water homeostasis. *Endocrinol. Metab. Clin. N. Am.* **31:**121–140.
158. **Wyllie, J. P., A. J. Chippindale, and A. J. Cant.** 1993. Miliary tuberculosis and symptomatic hypercalcemia. *Pediatr. Infect. Dis. J.* **12:**780–782.
159. **Yokoyama, T., R. Toda, Y. Kimura, M. Mikagi, and H. Aizawa.** 2009. Addison's disease induced by miliary tuberculosis and the administration of rifampicin. *Intern. Med.* **48:**1297–1300.
160. **Yonemura, K., T. Ohtake, H. Matsushima, Y. Fujigaki, and A.**

Hishida. 2004. High ratio of 1,25-dihydroxyvitamin D3 to parathyroid hormone in serum of tuberculous patients with end-stage renal disease. *Clin. Nephrol.* **62**:202–207.

161. **Zargar, A. H., F. A. Sofi, M. A. Akhtar, M. Salahuddin, S. R. Masoodi, and B. A. Laway.** 2001. Adrenocortical reserve in patients with active tuberculosis. *J. Pak. Med. Assoc.* **51**:427–433.

162. **Zhang, X. C., Z. G. Yang, Y. Li, P. Q. Min, Y. K. Guo, Y. P. Deng, and Z. H. Dong.** 2008. Addison's disease due to adrenal tuberculosis: MRI features. *Abdom. Imaging* **33**:689–694.

Chapter 29

結核の血液学的合併症
Hematologic Complications of Tuberculosis

- 著：Randall A. Oyer・David Schlossberg
- 訳：北薗 英隆

結核は，すべての血球系統の産生と寿命に影響を与える（表29-1）。加えて，血漿凝固因子にも影響しうる。結核治療に使用される薬剤もまた血液異常を起こしうる（表29-2）。この章では，結核とその治療の既知の血液学的影響をレビューし，アップデートする。

赤血球系

貧血は活動性結核患者の90%以上で起こる[52]。結核に関連する貧血は4つのカテゴリーに分類される。

1. 慢性疾患の貧血
2. 代謝性欠損
3. 自己免疫性溶血性貧血
4. 骨髄合併症

活動性結核患者で最もよくみられるタイプの貧血は正色素性正球性貧血で，慢性疾患に伴って起こる[69]。この状況では，赤血球の寿命は短くなるが，骨髄の代償性反応は伴わない[21]。慢性疾患の貧血の基本は，細網内皮系における形成中の赤血球核への鉄輸送が妨害されることである。加えて，炎症は細網内皮系細胞の活性化を起こし，それにより鉄が奪われ，低鉄血症を起こし，鉄欠乏の造血となる。新しい赤血球産生が制限されるのに加えて，細網内皮系の活性化は赤血球破壊や代償性エリスロポエチン反応を促進する。慢性疾患の貧血の状況において，エリスロポエチンに対する骨髄反応は障害され，異常な赤血球系コロニー増殖につながることがわかっている。さらにラクトフェリンは，正常顆粒白血球から貪食の際に放出される物質だが，鉄に結合する。この結合した鉄はトランスフェリンへの結合には利用できなくなるため，正常鉄の輸送を妨げ，貧血につながる[9]。また，未治療の結核患者で貧血に対するエリスロポエチンの反応が鈍化することも報告されている。この鈍化は，結核により活性化された単球からの腫瘍壊死因子（tumor necrosis factor：TNF）-αやほかのサイトカインの放出，それによる代償性エリスロポエチン反応の障害によると考えられている[22]。

結核患者では，いくつかの代謝性の原因による貧血もみられる。葉酸またはB_{12}欠乏で起こる大球性貧血はよく知られている。葉酸欠乏は栄養失調に加えて，活動性結核の経過中の葉酸利用の亢進の結果，起こりうる。それほど多くないが，回腸結核患者において，吸収不良に続いて起こるB_{12}欠乏も報告されている[50]。大球性貧血はまた，活動性結核の治療中にも正常な造血の回復により起こることがある。この際に活発な炎症は治まり，鉄は再び正常造血に利用可能となり，網赤血球増加を起こす[19]。

まれに，鉄芽球性貧血もみられる。これはB_6代謝の異常により起こり，環状鉄芽球を産生する遺伝的素因の者で報告されている[49]。

貧血はまた，赤血球の破壊により起こることもある。クームス試験陽性の自己免疫性溶血性貧血も報告されている[37]。このタイプの溶血は活動性結核患者でみられ，抗結核薬治療が成功すると改善する。溶血性貧血が改善したら，クームス試験は陰転化する。しかし，そのような活発な赤血球破壊は葉酸欠乏を起こすことがある[46]。

最近の報告では，赤血球の形状や構造を変化させる代謝障害がいくつも発表されている。まずは，活動性結核は好中性顆粒球に

表29-1 結核の血液学的変化

血球系統の変化				凝固因子の変化	
骨髄性			リンパ系（リンパ球）	過凝固	凝固低下
赤血球系	顆粒球系	血小板系			
貧血 　代謝性欠損，骨髄合併症，慢性疾患，溶血 多血症	好中球増加，好中球減少，形態変化，血球貪食症候群	機能抑制，血小板減少，血小板増加	リンパ球減少，リンパ球増加	TTP, DIC	DIC, 血小板障害，第V因子抑制，第VIII因子抑制

DIC＝播種性血管内凝固，TTP＝血栓性血小板減少性紫斑病

Ⅱ　臨床症候群

表29-2　抗結核薬治療からの血液毒性

細胞のタイプ	アミカシン	アモキシシリン・クラブラン酸	capreomycin	シプロフロキサシン	クロファジミン	サイクロセリン	エタンブトール	エチオナミド	イミペネム	イソニアジド	カナマイシン	レボフロキサシン	リネゾリド	モキシフロキサシン	オフロキサシン	パラアミノサリチル酸	ピラジナミド	リファンピシン	リファブチン	rifapentine	ストレプトマイシン	thiacetazone
赤血球																						
急性ポルフィリン症																		X	X			
再生不良性貧血									X	X		X						X	X		X	X
B₁₂欠乏性巨赤芽球性貧血										X									X			
葉酸欠乏						X																
G6PD溶血																					X	
免疫性溶血									X	X		X				X	X	X	X	X	X	X
メトヘモグロビン血症																X						
赤血球再生不良										X			X									X
鉄芽球性貧血					X					X								X				
顆粒球																						
無顆粒球症		X								X									X			
好酸球増加	X		X	X	X							X										
類白血病反応															X			X	X			
白血球減少		X	X		X		X		X		X	X	X			X	X	X	X	X		
血小板																						
血小板減少		X	X			X	X	X		X	X	X	X	X	X	X	X	X	X	X		X
血小板増加		X							X					X								
TTP												X						X	X	X		

G6PD＝グルコース-6-リン酸デヒドロゲナーゼ（glucose-6-phosphate dehydrogenase）

よる活性酸素種の産生を増加させる．これらの活性酸素種は赤血球膜に行き渡り，赤血球膜内のカタラーゼの効果で膜を破壊する．この膜破壊は，菌細胞と赤血球細胞自身の両方の溶解を起こす．他の赤血球系の変化には，構造が細長くなること，小球化，異常な表面のひだ形成などがある．これらの赤血球系細胞形態の障害は，これらの細胞の崩壊過程の促進につながる[36]．

結核に関連する骨髄の影響は複数あり，全血球系統において産生は抑制される．貧血は骨髄線維化によることがあるが，それは正常骨髄マクロファージが抗酸菌を貪食して増殖する結果である．結核はまた，直接線維化反応を引き起こすことが報告されている[81]．骨髄線維化は，骨髄細胞成分の産生を障害することがあり，そのプロセスは骨髄癆と呼ばれる[39]．骨髄癆性貧血は，涙滴赤血球，有核赤血球，早期顆粒球などの存在が特徴的で，それらは末梢血塗抹で確認される．これらの変化は，粟粒結核，空洞性肺結核，脾臓・リンパ節・肝臓の肉芽腫性病変などでみられる[4]．

粟粒結核においては，骨髄は結核で直接浸潤されうる．貧血と汎血球減少は，この状況下では，骨髄再生不良よりは骨髄機能障害により起こるのが一般的である[1]．

骨髄はまた，肉芽腫で浸潤されることもある．骨髄のアミロイドーシスと骨髄壊死もまた報告されている[31,55,70,72]．骨髄壊死はレチクリンの産生増加も伴い，線維化につながる．貧血，白血球減少，血小板減少のすべてがこれら骨髄線維化により起こりうる．

多血症はまれにしか報告されない．結核性腎病変により，エリスロポエチン値の上昇と二次性多血症が起こるようである[28]．

顆粒球系

好中球，好塩基球，好酸球，単球/マクロファージの系列はすべて顆粒球のサブタイプで，すべて結核とその治療の経過中によく影響を受ける．好中球は寿命が短い細胞であり，結核感染に反応して血中に大量に放出される．これらはマクロファージ貪食によりすぐにみられなくなる[29]．好中球増加と好中球減少は両方とも起こりうるが，好中球増加のほうがより頻度は多い．

好中球は結核により最も影響を受ける細胞である[24]．この状況では，好中球の著明な増加はT細胞由来である．好中球増加は治療成功すると寛解する[5]．時にひどい場合には，類白血病反応が

みられることもある。この反応は末梢血中に膨大な数の成熟・未成熟の顆粒球が放出されることで起こる。著しい病像のため，急性白血病のようにみえる。未成熟顆粒球のフローサイトメトリーを使ってそれらが多クローン性であり，これらの細胞が悪性ではなく反応性であると証明することで，この反応を本物の急性白血病と区別することができる。結核による類白血病反応は，結核で重篤な状態の患者にのみ起こる。そのような反応は，結核の治療が成功すれば，完全に寛解する。本物の白血病が結核患者に起こることも報告されているが，この場合，抗結核薬治療で改善することはなく，結核による合併症とはみなされない[79]。

数的な異常に加えて，質的な異常も起こる。顆粒球は形態的に異常を起こし，核の過分葉またはダンベル型の核（2つの核の分葉が細いクロマチンの糸でつながっている）のいずれかを示す。ダンベル型核形態では，クロマチンの合成が低下し，走化性を障害する。この形態像は1928年にPelgerによりもともと報告され，Pelger-Huet核異常と呼ばれる。活動性結核の際のPelger-Huet核異常は，抗結核薬治療中に改善がみられる[17,64]。結核以外では，Pelger-Huet核異常は急性白血病と骨髄異型性症候群でもみられる。この形態異常の存在は常に原因の検索を必要とし，結核は鑑別診断に含まれるべきだ。

好中球減少は多くの機序により起こる。それらの1つには活性T細胞による顆粒球形成の直接抑制がある[31]。加えて，結核患者における貧血の原因の多く，たとえば葉酸やB$_{12}$欠乏なども，好中球減少を起こしうる。これにより骨髄線維化と骨髄機能異常がみられうる。脾の赤血球捕捉は，他の造血細胞系統同様に好中球を消費しうる。

好塩基球増加と好酸球増加は，結核でよく報告される通常の炎症性反応である[32]。

単球とマクロファージは，結核も含む多くの感染症に対して抵抗性をもつ唯一の血球系列である。単球/マクロファージ系列は，骨髄内で骨髄幹細胞から発生する。循環する型は単球と呼ばれ，「マクロファージ」という呼ばれ方は，血球が組織でみつかった場合に使われる。組織ではそれは炎症に反応して自然に転換する。循環する単球は，慢性炎症の状況ではよく報告されている[35]。加えて，循環する単球は巨大化し空胞を内在していることもある。これらの変化は単球からマクロファージに自然転換する過程で起こる。単球/マクロファージ細胞系統は肉芽腫形成に一役買っている[80]。マクロファージはアポトーシスを起こした好中球の貪食により活性のミエロペルオキシダーゼを獲得する[73]。この過程によりマクロファージは好中球から抗菌活性を獲得する。好中球はミエロペルオキシダーゼ，ラクトフェリン，他の抗菌蛋白と核破片を含む細胞様顆粒を内在する。このアポトーシスを起こした好中球のマクロファージ貪食は，細胞内抗酸菌の増殖を抑制する[73]。

極端な例では，マクロファージの過剰な活性化は病的な血球貪食症候群（hemophagocytic syndrome：HPS）を引き起こすことがある。この症候群の臨床徴候は，発熱，リンパ節腫脹，肝脾腫，肝機能障害，低フィブリノゲン血症，高フェリチン血症，などである。HPSの血液異常として，貧血，血小板減少，リンパ球減少，などがある[11]。HPSは効果的な抗結核薬治療に通常反応するが，致死的になることもある。治療的血漿交換が治療の補助として使われたこともある[14,44]。

血小板系

結核の血小板への影響は，血小板増加，血小板減少，血小板指標の変化，機能活性の障害，などである。

血小板増加は結核でよく記述されている。血小板増加の程度は炎症の度合い（血沈で見積もられる）と比例している。50%以上の活動性結核患者が血小板増加をもつ，と報告されている[75]。反応性血小板増加は，急性期反応としての内因性トロンボポエチンの産生増加によって起こる[75]。血小板増加は，効果的な抗結核薬治療により炎症が引いてきたら改善する。

結核の状況では，血小板減少は疾患そのものよりも治療の合併症としてよくみられる。しかし活動性結核患者において，血小板数減少につながる機序は複数ある。免疫性血小板減少はよく報告されており，結核由来T細胞抑制，それに伴う抗血小板抗体の産生と表出によると考えられている[33]。もう1つの要因は，潜在抗原に対する抗血小板抗体の産生で，活動性感染の際に表出してくる。免疫蛍光染色の研究では，自己血小板に対して循環する細胞毒性免疫グロブリンの結合増加が示されている[3,61]。通常のパターンの免疫性血小板減少と異なり，結核由来の循環している抗血小板抗体は正常のドナー血小板に反応しない[34]。静注免疫グロブリン治療は，補体の活性Fc受容体に結合して破壊性抗体を不活性化することにより，急速に血小板減少を回復させる[10]。

血栓性血小板減少性紫斑病（thrombotic thrombocytopenic purpura：TTP）は，血小板減少に伴って微小血管症性溶血性貧血，腎臓と神経の障害，発熱を特徴とする疾患である。この症候群は，多くの種類の感染症に関連して起こるが，結核での報告はまれである。未治療の結核に関連して起こったTTPの報告は2例あり，いずれも抗結核薬治療の成功により寛解がみられている[54]。TTPは，酵素ADAMTS13，メタロプロテイナーゼの抑制により起こる。これら大きな多量体であるvon Willebrand因子をより小さな機能性サブユニットに分解する。大きなvon Willebrand因子多量体の蓄積は病的な血管内凝固，血小板消費，そして前述した合併症につながる。血小板減少につながるもう1つの機序は骨髄の異常で，線維化，肉芽腫症，アミロイドーシス，壊死，などが含まれる[27]。

血小板減少はまた，さまざまな機序での血小板破壊亢進にもよる。血小板破壊は脾機能亢進での捕捉からも起こりうる[23]。急速な血小板破壊は播種性血管内凝固（disseminated intravascular coagulation：DIC）でもみられる[46,63]。加えて，DICに伴わない血小板減少は，種々のウイルス感染同様に活動性結核でもみられる[16]。血小板の寿命が減少すると，骨髄において代償的に小さい巨核球が増加し，これが異常な核倍数性を示すことがある[43]。血

小板は，その止血機能はよく知られているが，加えて，免疫系の重要な要素であることも近年示された．血小板による免疫機能には，走化性，補体因子の活性化，微生物との相互作用などが含まれる[77]．血小板の指標は，平均血小板容積(mean platelet volume：MPV)，血小板分布幅(platelet distribution width：PDW)，血小板容積(plateletcrit)，などである．PDW は血小板の大小不同の指標である．血小板容積は血小板にとってのヘマトクリットのようなもので，ある血液容積中の血小板の占める容積を意味する．MPV，PDW，血小板容積は，活動性結核患者の多くでは著明に高値である．これらの値は抗結核薬治療で正常化する．MPV，PDW，血小板容積の増加は活動性結核に特異的である．ある研究によると，同様の異常は非結核性肺炎の患者では認められていないので，確定診断がつくまでに抗結核薬治療を行うべき患者を判別する補助として使用できる可能性がある[77]．

結核患者でみられるもう 1 つの血小板異常は，血小板因子 4 (platelet factor 4：PF-4)の著明な上昇である．PF-4 は血小板由来の炎症誘発性サイトカインである．このサイトカインは血小板の α 顆粒の中に蓄えられており，活性化の際に放出される．PF-4 の血漿濃度は血小板活性化の指標である．PF-4 活性は活動性結核の患者において，非結核患者〔ヒト免疫不全ウイルス(human immunodeficiency virus：HIV)陽性者，がん患者，健常人〕より著明に上昇していることがわかっている[74]．

リンパ球系

リンパ球減少とリンパ球増加は活動性結核でどちらも報告されている．

減少は総リンパ球数，総 T 細胞数，T4 サブセット，B 細胞のいずれでも報告されている．著明な T リンパ球減少と 200/mm^3 未満の CD4 値は，HIV 陰性の結核患者で報告されている[26,83]．HIV 陰性患者において CD4 値の一時的な減少を起こす他の感染症と同様に，結核においても，通常の CD4／CD8 比は正常の＞1.0 である[40]．インターロイキン 2 とインターフェロン γ の両者の産生障害が結核患者の T 細胞で起こる．他のサイトカイン(インターロイキンや TNF など)は活性化されている[41]．CD4 陽性 T 細胞の割合は，活動性結核患者では健常人と比べて著しく低い[20]．ナチュラルキラー(natural killer：NK)細胞と T 細胞サブセットは，活動性結核患者では健常人コントロール群に比べて増加している[59]．リンパ球減少は骨髄機能異常によって起きるだろうが，ハプトグロビンも T 細胞増殖を抑制することが近年報告されている．ハプトグロビンは急性期蛋白で，主にヘモグロビンを回収し，T-サイトカイン放出を強力に抑制する[59]．

リンパ球増殖は，血液中，二次性リンパ組織，結核に侵された臓器で起こることはよく報告されている．リンパ節腫脹，脾腫も起こると報告されている[82]．免疫グロブリン(immunoglobulin：Ig)G，IgA，IgM で，多クローン性増加が検出される．クリオグロブリンは低温で凝結する免疫グロブリンである．これは多くの感染症で報告されているが，結核も含まれる．結核患者におけるクリオグロブリン血症は二次性蛋白尿，血沈上昇，貧血を起こすことが報告されている．これらの徴候は結核治療の成功で改善した[76]．インターフェロン γ 値の減少も報告されている[38]．

近年の報告では，リンパ球変化には幅があることを示しているが，それはさまざまなアウトカムを伴う宿主−病原体対立を示唆しており，同じ臓器内での近隣の組織においてもみられる．ある興味深い論文での報告では，空洞の領域に局所の好中球増加と比較的リンパ球の減少を認めた．肺浸潤影の近傍の組織と，同側の画像的に病変のない肺葉からの組織では，リンパ球増加と低い好中球数値がみられた．空洞部位は，肺浸潤影や画像的に正常な肺の部位と比べて，抗酸菌特異的 T 細胞反応が著しく低かった[8]．

凝固系

結核において幅広い凝固異常が報告されている．過凝固と凝固能低下の両者が報告されている．過凝固は結核由来の多くの病態の徴候かもしれない．それには TTP，DIC，さまざまな非特異的炎症性反応などが含まれる．報告されている機序には，フィブリノゲン，フィブリン分解産物，組織プラスミノーゲン活性化因子などの産生亢進，が含まれる[62,66]．過凝固で起こる他の生化学的変化には，前駆凝固第Ⅷ因子の活性化，自然に起こる抗凝固抗トロンビン値と蛋白 C 値の低下，血小板活性化の亢進，などがある[13,78]．

血管内皮が，結核活性化単球から放出されるサイトカインにより障害されると，凝固系は不適切に活性化され，過凝固になりうる．これは DIC の状況で起こるが，それは一連の病的凝固徴候を伴う複雑な病態である．これらには出血，血栓が含まれ，時に同じ患者で起こることもある．深部静脈血栓症は複数の患者で報告されている[30,48,71]．下大静脈血栓症もまた報告されている[60]．

前述した血栓徴候に加えて，DIC は凝固能低下にもつながる．この状況では，異常出血は DIC による凝固因子と血小板の消費によって起こる．後天性血小板貯蔵異常と呼ばれる血小板機能異常は，凝固過程で止血的に活性の血小板顆粒が枯渇して起こる．凝固蛋白もまた悪影響を受ける．免疫グロブリン阻害物質の存在による後天性の第 V 因子障害が出血を起こした，と報告されている[2]．加えて，異常出血が，結核に伴う第Ⅷ因子阻害物質と関連があった，とする報告もある．その患者では，活性化部分トロンボプラスチン時間(activated partial thromboplastin time：aPTT)，第Ⅷ因子阻害物質の著しい異常値，臨床的出血がみられた．これらはすべて結核治療成功により改善した[51]．結核における出血は直接の臓器浸潤でも報告されている．回腸結核で大量の直腸出血のあった症例や子宮内膜結核で腟出血のみられた症例が最近報告されている[7,45]．

抗結核薬の影響

ほぼすべての抗結核薬が血液学的副作用を起こしうるにもかかわらず，よく使われる抗結核薬で血液モニタリングが製造元によりルーチンで推奨されているのは，サイクロセリン，エタンブトール，リファブチンの3種類のみであり，推奨の強さは薬剤によって異なる。サイクロセリンでは，血液のモニタリングが必須である。エタンブトールでは，ベースラインと定期的な造血能のモニタリングが推奨される。リファブチンでは，好中球減少と血小板減少のモニタリングが考慮される。しかし，ほとんどすべての抗結核薬が血液毒性を起こすことがあり，常に複数薬剤レジメンで使用するので，最も確実な方法は抗結核薬治療中のすべての患者で血液毒性をモニタリングすることである。5つの薬剤，イソニアジド，パラアミノサリチル酸（p-aminosalicylic acid：PAS），リファンピシン，rifapentine，オフロキサシンが最も幅広い血液学的副作用を起こしうる。

イソニアジドはすべての細胞系統に影響しうる。イソニアジドによる貧血の機序は，赤芽球癆[18]，鉄芽球性貧血，B_{12}欠乏，免疫性溶血，などである。血小板減少と好中球減少もまた報告されている。イソニアジドはまた，血液学的変化と関節痛を特徴とするループス様症候群を起こすことも報告されている[68]。

リファンピシンは血小板減少を起こすことで有名である[6,57,58]。可能性のある機序のなかでは，血小板糖蛋白Ib/IX複合体への直接の薬剤依存性の抗体結合が示されている[57]。リファンピシンの連日投与は免疫減感作につながる。したがって，この合併症はリファンピシンが間欠的に散発的に投与された場合に起きやすいようである。この血小板減少はリファンピシン依存性抗体の存在と関係している[42]。リファンピシンはTTPの原因としても報告されている。リファンピシン依存性TTPに伴って起こる血小板減少は可逆性で，薬剤中止で改善する[25]。他の破壊性血液合併症にはPASによる溶血性貧血があり，B_{12}欠乏性巨赤芽球性貧血をさらに合併することもある[12]。PASはまた，好中球減少，白血球減少，血小板減少の原因としても報告されている。

rifapentineは広いスペクトラムの血液異常を起こしうる。これらには好中球減少と好中球増加が含まれる。また，リンパ球減少とリンパ球増加も起こしうる。

オフロキサシンは多くの血液異常を起こすが，特に顆粒球の系統で好中球減少，無顆粒球症，リンパ球増加，好酸球増加を起こす。またリンパ球減少や血小板減少も起こしうる。

ストレプトマイシンは，皮疹，好酸球増加，全身性症状などの頭文字でDRESS（drug rash with eosinophilia and systemic symptoms）と呼ばれる症候群を起こすことが知られている[53]。

耐性結核に対して活性のあるオキサゾリジノンであるリネゾリドは，軽度の骨髄抑制を起こすことが報告されており，貧血と血小板減少を起こす[65]。この合併症は，結核として治療されている患者では，通常の細菌感染症に対してリネゾリドを使用されている患者よりも頻度は少ない。結核での使用量が，通常の600 mg 1日2回ではなく，1日あたり600 mgであるのが理由であろう。実際に，結核治療中に血液異常がみられた患者でも，300 mg/日までさらに減量すれば，改善または安定したことがある。

結論

結核の血液異常は多様で複雑である。異常は軽度で一時的であることもあれば，重度で致死的になりうることもある。加えて，抗結核薬による血液および止血の副作用は特別な注意と管理が必要である。

◎ 文献 ◎

1. Adamson, J. W., and A. J. Ersley. 1990. Aplastic anemia, p. 158–174. In W. J. Williams, E. Beutler, A. J. Ersley, et al. (ed.), Hematology, 4th ed. McGraw-Hill, New York, NY.
2. Aliaga, J. L., J. de Gracia, R. Vidal, M. Pico, P. Flores, and G. Sampol. 1990. Acquired factor V deficiency in a patient with pulmonary tuberculosis. Eur. Respir. J. 3:109–110.
3. Al-Majed, S. A., A. K. Al-Momen, F. A. Al-Kassimi, A. Al-Zeer, A. M. Kambal, and H. Baaqil. 1995. Tuberculosis presenting as immune thrombocytopenic purpura. Acta Haematol. 94:135–138.
4. Andre, J., R. Schwartz, and W. Dameshek. 1961. Tuberculosis and myelosclerosis with myeloid metaplasia; report of three cases. JAMA 178:1169–1174.
5. Appleberg, R., and M. T. Silva. 1989. T-cell-dependent chronic neutrophilia during mycobacterial infections. Clin. Exp. Immunol. 78:478–483.
6. Aquinas, M., W. G. Allan, P. A. Horsfall, P. K. Jenkins, W. Hung-Yan, D. Girling, R. Tall, and W. Fox. 1972. Adverse reactions to daily and intermittent rifampicin regimens for pulmonary tuberculosis in Hong Kong. Br. Med. J. 1(803):765–771.
7. Balsarkar, D., and M. Joshi. 2009. Ileal tuberculosis presenting as a case of massive rectal bleeding. Case report. BHJ 51:72–74.
8. Barry, S., R. Breen, M. Lipman, M. Johnson, and G. Janossy. 2009. Impaired antigen-specific $CD4^+$ T lymphocyte responses in cavitary tuberculosis. Tuberculosis 89:48–53.
9. Boeser, H. P. 1974. Iron metabolism in inflammation and malignant disease, p. 605–640. In A. Jacobs and M. Worwood (ed.), Iron in Biochemistry and Medicine, II. Academic Press, London, England.
10. Boots, R. J., A. W. Roberts, and D. McEvoy. 1992. Immune thrombocytopenia complicating pulmonary tuberculosis: case report and investigation of mechanisms. Thorax 47:396–397.
11. Brastianos, P., J. Swanson, M. Torbenson, J. Sperati, and P. C. Karakousis. 2006. Tuberculosis-associated haemophagocytic syndrome. Lancet Infect. Dis. 6:447–454.
12. Cameron, S. J. 1974. Tuberculosis and the blood—a special relationship? Tubercle 55:55–72.
13. Casanova-Roman, M. M., J. Rios, A. Sanchez-Porto, et al. 2004. Deep venous thrombosis associated with pulmonary tuberculosis and transient protein S deficiency. Am. J. Hematol. 7:118–119.
14. Chandra, P., S. A. Chaudhery, F. Rosner, and M. Kagen. 1975. Transient histiocytosis with striking phagocytosis of platelets,

leukocytes, and erythrocytes. *Arch. Intern. Med.* **135:**989–991.
15. Reference deleted.
16. Chia, Y. C., and S. J. Machin. 1979. Tuberculosis and severe thrombocytopaenia. *Br. J. Clin. Pract.* **33:**55–56, 58.
17. Cicchitto, G., M. Parravicini, S. De Lorenzo, et al. 1999. Tuberculosis and Pelger-Huet anomaly. Case report. *Panminerva Med.* **41:**367–369.
18. Clairborne, R. A., and A. K. Dutt. 1985. Isoniazid-induced pure red cell aplasia. *Am. Rev. Respir. Dis.* **131:**947–949.
19. Das, B. S., U. Devi, C. Mohan Rao, V. K. Srivastava, and P. K. Rath. 2003. Effect of iron supplementation on mild to moderate anaemia in pulmonary tuberculosis. *Br. J. Nutr.* **90:**541–550.
20. Deveci, F., H. H. Akbulut, I. Celik, M. H. Muz, and F. Ilhan. 2006. Lymphocyte subpopulations in pulmonary tuberculosis patients. *Mediators Inflamm.* **6:**1–6.
21. Douglas, S. W., and J. W. Adamson. 1990. The anemia of chronic disorders: studies of marrow regulation and iron metabolism. *Blood* **45:**55–65.
22. Ebrahim, O., P. I. Folb, S. C. Robson, and P. Jacobs. 1995. Blunted erythropoietin response to anaemia in tuberculosis. *Eur. J. Haematol.* **55:**251–254.
23. Ersley, A. J. 1990. Hypersplenism and hyposplenism, p. 695. *In* W. J. Williams, E. Beutler, A. J. Ersley, et al. (ed.), *Hematology*, 4th ed. McGraw-Hill, New York, NY.
24. Eum, S. Y., J. H. Kong, M. S. Hong, Y. J. Lee, J. H. Kim, S. H. Hwang, S. N. Cho, L. Via, and C. Barry III. 2010. Neutrophils are the predominant infected phagocytic cells in the airways of patients with active pulmonary TB. *Chest* **137:**122–128.
25. Fahal, I. H., P. S. Williams, R. E. Clark, and G. M. Bell. 1992. Thrombotic thrombocytopenic purpura due to rifampicin. *BMJ* **304:**882.
26. Fantin, B., V. Joly, C. Elbim, et al. 1996. Lymphocyte subset counts during the course of community-acquired pneumonia: evolution according to age, human immunodeficiency virus status, and etiologic microorganisms. *Clin. Infect. Dis.* **22:**1096–1098.
27. Finch, S. C., and B. Castleman. 1963. Case records of the Massachusetts General Hospital. *N. Engl. J. Med.* **238:**378.
28. Gallagher, N. I., and R. M. Donati. 1968. Inappropriate erythropoietin elaboration. *Ann. N. Y. Acad. Sci.* **149:**528–538.
29. González-Cortés, C., D. Reyes-Ruvalcaba, C. Diez-Tascón, and O. Rivero-Lezcano. 2009. Apoptosis and oxidative burst in neutrophils infected with *Mycobacterium* spp. *Immunol. Lett.* **126:**16–21.
30. Gupta, R., M. Bruteon, J. Fell, and H. Lyall. 2003. An Afghan child with deep vein thrombosis. *J. R. Soc. Med.* **96:**289–291.
31. Huxley, H. M., and H. M. Knox-Macaulay. 1992. Tuberculosis and the haemopoietic system. *Baillier's Clin. Haematol.* **5:**101–129.
32. Juhlin, L. 1963. Basophil and eosinophil leukocytes in various internal disorders. *Acta Med. Scand.* **174:**249–254.
33. Jurak, S. S., R. Aster, and H. Sawaf. 1983. Immune thrombocytopenia associated with tuberculosis. *Clin. Pediatr.* **22:**318–319.
34. Kaufmann, S. H. 1991. The macrophage in tuberculosis: sinner or saint? The T-cell decides. *Pathobiology* **59:**153–155.
35. Kelsey, P. R. 1990. Blood film and marrow, p. 3. *In* I. W. Delamore and J. A. Liu Yin (ed.), *Haematologic Aspects of Systemic Disease*. Baillire Tindal, London, England.
36. Khvitiya, N., G. Khechinashvili, and S. Sabanadze. 2004. Erythrocyte structure and function in fibrocaverno. *Bull. Exp. Biol. Med.* **138:**613–615.
37. Kuo, P. H., P. C. Yang, S. S. Kuo, and K. T. Luh. 2001. Severe immune hemolytic anemia in disseminated tuberculosis with response to antituberculosis therapy. *Chest* **119:**1961–1963.
38. Kyle, R. A. 1982. Monoclonal gammopathy of undetermined significance (MGUS): a review. *Clin. Haematol.* **1:**123–150.
39. Laszlo, J., and A. T. Huang. 1990. Anemia associated with marrow infiltration, p. 546–548. *In* W. J. Williams, E. Beutler, A. J. Ersley, et al. (ed.), *Hematology*, 4th ed. McGraw-Hill, New York, NY.
40. Laurence, J. 1993. T-cell subsets in health, infectious disease, and idiopathic CD4+ T-lymphocytopenia. *Ann. Intern. Med.* **119:**55–62.
41. Law, K., M. Weiden, T. Harkin, T. Tchou-Wong, C. Chi, and W. N. Rom. 1996. Increased release of interleukin-1 beta, interleukin-6, and tumor necrosis factor-alpha by bronchoalveolar cells lavaged from involved sites in pulmonary tuberculosis. *Am. J. Respir. Crit. Care Med.* **153:**799–804.
42. Lee, C. H., and C. J. Lee. 1989. Thrombocytopenia—a rare but potentially serious side effect of initial daily and interrupted use of rifampicin. *Chest* **96:**202–203.
43. Marchasin, S., R. O. Wallerstein, and P. M. Aggeler. 1964. Variations of the platelet count in disease. *Calif. Med.* **101:**95–100.
44. Mariani, F., D. Goletti, A. Ciaramella, A. Martino, V. Colizzi, and M. Fraziano. 2001. Macrophage response to *Mycobacterium tuberculosis* during HIV infection: relationships between macrophage activation and apoptosis. *Curr. Mol. Med.* **1:**209–216.
45. Mengistu, Z., V. Engh, K. K. Melby, E. von der Lippe, and E. Qvigstad. 2007. Postmenopausal vaginal bleeding caused by endometrial tuberculosis. *Acta Obstet. Gynecol. Scand.* **86:**631–632.
46. Murray, H. W. 1978. Transient autoimmune hemolytic anemia and pulmonary tuberculosis. *N. Engl. J. Med.* **299:**488.
47. Murray, H. W., C. U. Tuazon, N. Kirmani, and J. N. Sheagren. 1978. The adult respiratory distress syndrome associated with miliary tuberculosis. *Chest* **73:**536–539.
48. Naithani, R., N. Agrawal, and V. Choudhary. 2007. Deep venous thrombosis associated with tuberculosis. *Blood Coagulation Fibrinolysis* **18:**377–380.
49. Nusbaum, N. J. 1990. Concise review: genetic bases for sideroblastic anemia. *Am. J. Hematol.* **37:**41–44.
50. O'Connor, N. J., and A. V. Hotfbrand. 1998. Anaemia in systemic disease, p. 38. *In* I. W. Delamore and J. A. Liu Yin (ed.), *Haematologic Aspects of Systemic Disease*. Bailliere Tindall, London, England.
51. Ogata, H., S. Sakai, F. Koiwa, H. Tayama, E. Kinugasa, T. Ideura, and T. Akizawa. 1999. Plasma exchange for acquired hemophilia: a case report. *Ther. Apher.* **3:**320–322.
52. Olaniyi, J. A., and Y. A. Aken'Ova. 2003. Haemotologic profile of patients with pulmonary tuberculosis in Ibadan, Nigeria. *Afr. J. Med. Sci.* **32:**239–242.
53. Passeron, T., M. C. Ndir, C. Aubron, and P. Hovette. 2004. Drug rash with eosinophilia and systemic symptoms (DRESS) due to streptomycin. *Acta Dermatol. Venereol.* **84:**92–93.
54. Pavithran, K., and N. Vijayalekshmi. 1993. Thrombocytopenic purpura with tuberculous adenitis. *Indian J. Med. Sci.* **4(10):**239–240.

55. Paydas, S., M. Ergin, F. Baslamisli, S. Yavuz, S. Zorludemir, B. Sahin, and F. A. Bolat. 2002. Bone marrow necrosis: clinicopathologic analysis of 20 cases and review of the literature. *Br. J. Haematol.* **70**(4):300–305.
56. Reference deleted.
57. Pereira, J., P. Hidalgo, M. Ocqueteau, M. Blacutt, M. Marchesse, Y. Nien, L. Letelier, and D. Mezzano. 2000. Glycoprotein Ib/IX complex is the target in rifampicin-induced immune thrombocytopenia. *Br. J. Haematol.* **110**(4):907–910.
58. Prasad, R., S. Kant, and D. K. Pandey. 1999. Rifampicin induced thrombocytopenia. *J. Assoc. Physicians India* **47**:252.
59. Quaye, I. 2008. Haptoglobin, inflammation and disease. *Trans. R. Soc. Trop. Med. Hyg.* **102**:735–742.
60. Raj, M., and A. Agrawal. 2006. Inferior vena cava thrombosis complicating tuberculosis. *N. Z. Med. J.* **119**(1244):U2279.
61. Richards, E. M., J. M. Shneerson, and T. P. Baglin. 1994. Thrombocyctopenia responding to empirical antituberculous therapy. *Clin. Lab. Haematol.* **16**:89–90.
62. Robson, S. C., N. W. White, I. Aronson, R. Woollgar, H. Goodman, and P. Jacobs. 1996. Acute-phase response and the hypercoagulable state in pulmonary tuberculosis. *Br. J. Haematol.* **93**:943–949.
63. Rosenberg, M. J., and L. W. Rumans. 1978. Survival of a patient with pancytopenia and disseminated coagulation associated with miliary tuberculosis. *Chest* **73**:536–539.
64. Savage, P. J., R. P. Dellinger, J. V. Barnes, et al. 1984. Pelger-Huet anomaly of granulocytes in a patient with tuberculosis. *Chest* **85**:131–132.
65. Schecter, G. F., C. Scott, L. True, A. Raftery, J. Flood, and S. Mase. 2010. Linezolid in the treatment of multidrug-resistant tuberculosis. *Clin. Infect. Dis.* **50**:49–55.
66. Selvaraj, P., N. Venkataprasad, V. K. Vijayan, R. Prabhakar, and P. R. Narayanan. 1994. Procoagulant activity of bronchoalveolar lavage fluids taken from the site of tuberculosis lesions. *Eur. Respir. J.* **7**(7):1227–1232.
67. Sharp, R. A., J. G. Lowe, and R. N. Johnston. 1990. Antituberculous drugs and sideroblastic anaemia. *Br. J. Clin. Pract.* **44**(12):706–707.
68. Siddiqui, M. A., and I. A. Khan. 2002. Isoniazid-induced lupus erythematosus presenting with cardiac tamponade. *Am. J. Ther.* **9**(2):163–165.
69. Singh, K. J., G. Ahluwalia, S. K. Sharma, R. Saxena, V. P. Chaudhary, and M. Anant. 2001. Significance of haematological manifestations in patients with tuberculosis. *J. Assoc. Physicians India* **49**:790–794.
70. Singh, R., M. M. Singh, V. L. Lahiri, et al. 1987. Tuberculosis as a continuing cause of secondary amyloidosis in northern India. *J. Indian Med. Assoc.* **85**(11):328–332.
71. Suárez Ortega, S., J. Artiles Vizcaino, I. Balda Aguirre, P. Melado Sánchez, M. E. Arkuch Saade, E. Ayala Galán, and P. Betancor León. 1993. Tuberculosis as risk factor for venous thrombosis. *An. Med. Interna* **10**(8):398–400.
72. Sunga, M. N., Jr., C. V. Reyes, J. Zvetina, and T. W. Kim. 1989. Resolution of secondary amyloidosis 14 years after adequate chemotherapy for skeletal tuberculosis. *South. Med. J.* **82**:92–93.
73. Tan, B., C. Meinken, M. Bastian, H. Bruns, A. Legaspi, M. T. Ochoa, S. Krutzik, B. Bloom, T. Ganz, R. Modlin, and S. Stenger. 2006. Macrophages acquire neutrophil granules for antimicrobial activity against intracellular pathogens. *J. Immunol.* **177**:1864–1871.
74. Tarhan, G., F. Gümüşlü, N. Yilmaz, D. Saka, I. Ceyhan, and S. Cesur. 2006. Serum adenosine deaminase enzyme and plasma platelet factor 4 activities in active pulmonary tuberculosis, HIV-seropositive subjects and cancer patients. *J. Infect.* **52**(4):264–268.
75. Tengku Muzaffar, T. M. S., A. R. Shalfuzain, Y. Imran, and M. N. Noor Haslina. 2008. Hematological changes in tuberculous spondylitis patients at the Hospital Universiti Sains Malaysia. *Southeast Asian J. Trop. Med. Public Health* **39**(4):686–689.
76. Tereul, J. L., R. Matesanz, F. Mampaso, S. Lamas, J. A. Herrero, and J. Ortuño. 1987. Pulmonary tuberculosis, cryoglobulinemia and immune complex glomerulonephritis. *Clin. Nephrol.* **27**:48–49.
77. Tozkoparan, E., O. Deniz, E. Ucar, H. Bilgic, and K. Ekiz. 2007. Changes in platelet count and indices in pulmonary tuberculosis. *Clin. Chem. Lab. Med.* **45**:1009–1013.
78. Turken, O., E. Kunter, M. Sezer, R. Solmazgul, E. Bozkanat, A. Ozturk, and A. Ilvan. 2002. Hemostatic changes in active pulmonary tuberculosis. *Int. J. Tuberc. Lung Dis.* **6**:927–932.
79. Twomey, J. J., and B. S. Leavell. 1965. Leukemoid reactions to tuberculosis. *Arch. Intern. Med.* **116**:21–28.
80. Vergne, I., J. Chua, and V. Deretic. 2003. *Mycobacterium tuberculosis* phagosome maturation arrest: selective targeting of PI3P-dependent membrane trafficking. *Traffic* **4**:600–606.
81. Viallard, J. F., M. Parren, J. M. Boiron, et al. 2002. Reversible myelofibrosis induced by tuberculosis. *Clin. Infect. Dis.* **34**:1641–1643.
82. Williams, W. J. 1990. Lymph node enlargement, p. 950–955. *In* W. J. Williams, E. Beutler, A. J. Ersley, et al. (ed.), *Hematology*, 4th ed. McGraw-Hill, New York, NY.
83. Zaharatos, G. J., M. A. Behr, and M. D. Libman. 2001. Profound T-lymphocytopenia and cryptococcemia in a human immunodeficiency virus-seronegative patient with disseminated tuberculosis. *Clin. Infect. Dis.* **33**(11):E125–E128.

Chapter 30

乳児と小児における結核
Tuberculosis in Infants and Children

- 著：Jeffrey R. Starke
- 訳：北薗 英隆

Mycobacterium tuberculosis（以下，結核菌）によって起こる疾患の臨床像は，乳児，小児，青少年においては成人と大きく異なる[70]。多くの成人の肺結核は，休眠状態であった菌（感染初期の血行性播種の際に肺尖部に付着した）の再燃によって起こる。小児期の結核は通常，初期感染周囲の病態生理学的イベントの合併症である。成人では，感染と発症の間の期間は通常長い（数年から数十年単位）が，小児では，しばしば数週から数か月である。小児は肺外結核をより起こしやすく，感染性肺結核の発症はまれである。成人と小児の間の結核病態生理学の基本的違いにより，小児における診断，治療，予防へのアプローチはおのずと違ってくる[107]。

さまざまな型の小児結核の多くの側面は本書のほかの章で簡潔に取り扱われている。この章では主に，小児における曝露・感染・発症の基本的性質と，小児は成人と異なるアプローチがどのように，なぜ必要かについて扱う。これらの違いが小児の結核コントロールのための公衆衛生的手法に与える影響もまた述べる。

用語

小児結核のさまざまな病期や徴候を表す用語はしばしば医師を混乱させてきた。それは病態生理に基づいているが，病期は小児では時にはっきりしない。

曝露とは，小児が感染性肺結核の成人または青少年と著しい接触があったことを意味する。接触者調査〔すなわち，結核疑い症例と近い人たちを，ツベルクリン反応（ツ反），胸部X線写真，身体診察で調べること〕は，市中で小児における結核を防ぐうえで最も重要な活動である[57]。小児の曝露で最もよくみられる状況は家庭内であるが，学校，保育園，他の閉鎖環境でも起こりうる。この病期では，ツ反は陰性，胸部X線写真は正常，小児は無症候である。曝露した小児のいくらかは結核菌を含んだ飛沫核を吸入し早期感染を起こすが，ツベルクリンに対する遅延型過敏反応ができる（すなわちツ反陽性となる）まで3か月かかるので，医師は知る術がない。世界保健機関（World Health Organization：WHO）は，曝露期の5歳未満の小児には，ツ反陽性になる前に起こりうる播種性結核または結核性髄膜炎の早期発症を予防するために治療を行うべきだと推奨している。

感染は，結核菌を含む飛沫核を吸い込んだ者において，菌が肺および関連リンパ組織の細胞内に定着することで起こる。結核感染のホールマークは，ツ反陽性か，インターフェロンγ遊離試験（interferon gamma release assay：IGRA）が陽性となることである。この病期では小児は無症候で，胸部X線写真は正常かまたは肺実質および（または）所属リンパ節の肉芽腫または石灰化のみを認める。先進国では，結核感染のすべての小児は，将来の結核発症を防ぐため，通常はイソニアジド（INH）で治療されるべきである。

発症は結核菌によって起こる徴候または画像所見が明らかになることである。「結核」という単語は疾患を意味する。感染した人すべてにおいて発症のリスクは同じわけではない。結核感染が未治療の免疫正常の成人はおよそ5～10%の発症の生涯リスクであり，そのリスクの半分は感染後の最初の2～3年に起こる。歴史的研究によると，結核感染が未治療の免疫正常の乳児の約40%がしばしば重篤で，致命的な型の結核を1～2年内に発症する。

「一次結核」という単語は，初感染の合併症として生じた小児肺結核を表現するために使われている。残念なことに，この単語はまた，画像や臨床徴候のない初感染までも表現するために使われている。成人では，感染と発症は期間で分けられており，通常，区別はしやすい。しかし小児では，初感染に発症を伴う。2つの病期が連続していて，しばしば境界が曖昧である[56]。曖昧であることが治療レジメン — いくつの薬を使うか — を決定する際に混乱を起こしうる。現在の米国のコンセンサスとしては，もし，リンパ節腫脹またはほかの結核菌感染の胸部X線写真所見がみられたら，発症しているとみなす。

疫学

感染と発症

結核感染および発症した小児のほとんどが同じ環境にいた成人からの菌の獲得である。よって，小児の結核疫学は成人のものに準じる。小児の結核感染のリスクは環境的なもので，児が感染性結核の成人とどれほど接触するかによって決まる。対照的に，小児が結核を発症するリスクは宿主の免疫的・遺伝的要因で決まる。

世界的には，1年間で150万人の小児が結核に罹患し，50万人が死亡する，と推定されている[80]。成人結核の症例数は，西ヨーロッパ以外のすべての世界地域で過去10年間で増加した。小児では同様のデータはないが，同様の小児結核数の増加が想像される。

1953～1980年の間に，小児結核の米国での発生率は1年間あたり約6%低下した。1980～1987年の間には発症率は比較的安定していたが，1988年に上昇し始めた。結核対策の改善に伴い，1993

II 臨床症候群

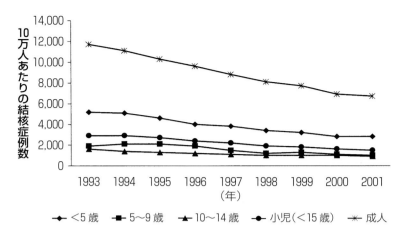

図 30-1　小児での年齢群別の結核発症率(1993〜2001年)。〔公的機関からのデータ。米国疾病対策センター(CDC)のご厚意による〕

表 30-1　1988年の米国における主要病変部位別の小児(20歳未満)結核の中央年齢[a]

部位	症例数(%)	中央年齢(歳)
肺	1,213(77.5)	6
リンパ節	209(13.3)	5
胸膜	49(3.1)	16
髄膜	29(1.9)	2
骨/関節	19(1.2)	8
粟粒	14(0.9)	1
泌尿生殖器	13(0.8)	16
腹膜	4(0.3)	13
その他	16(1.1)	12
総計	1,566(100)	6

[a] 米国疾病対策センター(CDC)により提供。文献81のデータも同様の比率。

年に発症率は低下し始め、減少傾向は続いている(図30-1)[81]。2008年には、15歳未満の小児結核症例は786人であった[15]。これは1993年以来53%の低下である。約60%の症例は5歳未満の乳児で起きている。5〜14歳の間は、しばしば「好ましい年齢」といわれていて、この年齢の小児は通常、どの年齢群と比べても最も低い結核発症率である。小児の結核の臨床像は年齢によって異なる(表30-1)。髄膜炎やリンパ節結核は別にして、ほかの型の肺外結核が年長児や青少年ではより頻度が高い。小児での結核の性別比はおよそ1:1であり、男性に多い成人とは対照的である。成人のように、免疫不全状態と糖尿病は、小児において結核のリスクを増加させる[125]。

結核発症率は歴史的に、北半球では1〜6月の間に高かった。おそらく、寒い月の間には、感染性の成人との室内での接触がより多いせいであろう。小児結核は地理的には米国では局所的である。いくつかの州が、5歳未満の結核の70%を占める[81]。予想されるように、発症率は人口25万人以上の都市でより高い。

米国での小児結核の発症率は、白人よりも民族的人種的マイノリティーと米国外出生者で著しく高い[114]。およそ88%の小児症例がアフリカ系米国人、ヒスパニック系、アジア系、米国原住民で起きている。これは、これらの子どもたちの生活する状況においての伝播リスクを反映している[81,119]。これらの児のほとんどが、米国生まれであるにもかかわらず、結核の小児の米国外出生者の割合は1986〜2001年の間に13%から28%へと上昇している。すべての年齢において、米国外出生者の結核の半数が移住から5年以内に発症している。米国外生まれで養子となった子どもでもまた結核の発症率は高い[66,94]。

ほとんどの小児は自宅で結核菌に感染しているが、小児結核のアウトブレイクの中心は、小学校、高校、看護学校、保育園、個人保育所、教会、スクールバス、店などでもいまだみられる。ほとんどの場合で、アウトブレイクの原因はその場所で働いている高リスクの成人である。

近年のヒト免疫不全ウイルス(human immunodeficiency virus：HIV)感染の流行は、小児での結核の疫学にも大きな影響を及ぼしているが、主に2つの機序がある。すなわち、(1) HIV感染の成人の結核が子どもに伝播して、その児のいくらかが結核を発症する[55]ことと、(2) HIVに感染した子どもは結核感染から発症するリスクが高まること[11]、である。小児結核に関するいくつかの研究では、その発症率の上昇が、同時期のその地域におけるHIV感染の成人での上昇と関連している、と報告されている。一般的に、HIV感染の小児は結核のリスクの高いHIV感染の成人と接触する確率が高いだろう。結核はおそらく、HIV感染の小児では過小診断されているが、それには3つの理由がある。それは、(1)ほかの日和見感染や後天性免疫不全症候群(acquired immunodeficiency syndrome：AIDS)関連病態と臨床像が似ていること、(2)培養陽性での確定診断が難しいこと、(3)貧しい国では死亡率が高く、そこでは結核が気づかれないままであろうこと、などである。結核発症の小児においては、HIV検査を行うべきである。2つの感染は疫学的に関連があり、HIV感染の児はしばしば、より重篤な結核の病像をもつためである。

小児における結核発症のデータはすでにあるが，発症のない結核感染（ツ反またはIGRAが陽性）に関するデータはない。米国では，結核感染が報告疾患であるのは3つの州においてのみであり，全国的調査は1971年に中止された。小児結核感染をみつける最も効率のよい方法は成人肺結核の接触者調査を通じて，である。平均で曝露源症例の家庭内接触者の30～50％はツ反陽性となる。

結核が高頻度の途上国では，若年者での結核感染率は平均20～50％である。ほとんどの米国の小児では，リスクは1％未満だが，いくらかの都市部ではリスクはより高く，最大10％にもなる。いくつかの調査によると，ツ反陽性となる米国の児の大半は米国外出生者である。米国外出生者の間では，小児結核は増加傾向であると報告されている。また，これらの都市部でのツ反調査によると，米国のいくつかの都市部では，小児と若年成人の感染者は増加していることが示唆されている。

伝播

小児は通常，成人または青少年の同居者，ほとんどは両親，祖父母，兄姉，または下宿人などから感染する。日常の家庭外の接触が感染源であることはずっと少ない。しかし，ベビーシッター，学校教師，音楽教師，スクールバス運転手，教区民，看護師，庭師，菓子屋の店員などが，個々の症例や限定した集団内での多くの小流行と関連していた[62]。感染性の成人のいる家庭内では，乳児や幼児はほぼ常に感染する。また，病んだ成人を介助する年長児やティーンエイジャーも高リスクである。しかし，6～12歳の小児はしばしば感染から逃れる。肺結核の成人でも規則正しく適切な抗結核薬治療を受けていれば，小児に感染させることはおそらくめったにない。ずっと危険なのは，慢性結核疾患で気づかれないまま十分な治療を受けない，または再発性である場合で，耐性を獲得しうる。

Wallgren[123]は，孤児における研究をもとに，結核の小児がほかの子どもに感染させることはまれであることを初めて示した。結核を伝染させた小児は，まれに成人型の結核に典型的な特徴をもっていた[27]。多くの結核の小児において，同胞や両親はツ反陰性である。結核の小児はしばしば家族により，または病院や施設で加療されるが，接触者に感染は起こしていない[79]。結核伝播が小児病院で報告された際には，ほとんど例外なく未診断の肺結核をもつ成人に由来していた[76,126]。結核の児において，気管内分泌物中の結核菌は比較的少なく，湿性の咳は胸腔内結核や粟粒結核ではほとんどみられない[106]。年少児が咳をする際，成人のように排痰する力をもたない。米国疾病対策センター（Centers for Disease Control and Prevention：CDC）のガイドラインでは，典型的な小児結核をもつ小児のほとんどは病院での隔離は必要ないこと，例外として，制御できない湿性咳，空洞病変，喀痰塗抹で抗酸菌陽性であること，がいわれている[16]。典型的な再燃型の肺結核をもつ青少年は，成人と同様に感染性がある。けれども，小児は結核の伝播に非常に大きな役割を果たす。彼らが直接環境を汚染するからではなく，むしろ，感染が部分的に治癒して休眠状態となり，何年も経って青少年，妊娠，高齢になった際に，社会的，心理的，身体的ストレス下で肺結核の再燃を起こすためである。すなわち，結核に感染した小児は，集団のなかで長期間にわたって結核保菌者となる。

抗結核薬治療中の成人の小児接触者における感染リスクは，しばしば日常的に問題となる。いくつかの研究が，ほとんどの小児接触者は曝露源患者が診断され治療開始される前に感染していることを示している。確定的な臨床研究を行うことは不可能であるが，効果的な抗結核薬治療を受けている患者はめったに結核菌を感染させないことをエビデンスは示している。とはいえ，喀痰塗抹または培養陽性の成人への新たな小児の曝露を避けること，塗抹または培養陽性の成人において抗結核薬治療開始後最低2週間は感染性があるとみなすことは，賢明であると思われる。

小児の病態生理

結核の初感染群は，菌侵入門戸での局所病変と初病巣の排液する所属リンパ節から成る。侵入門戸は95％以上の症例で肺である。10 μmを超える大きさの飛沫核中の結核菌は気管分枝の粘液線毛機序で捕獲され，排出される。小さい飛沫核はこれらのクリアランス機序を超えて吸入される。しかし，初感染は体のどこでも起こりうる。ウシ型結核菌で感染した牛乳を飲むことは消化管の初感染巣を起こしうる。皮膚または粘膜の感染は，擦過傷，切創，虫刺されで，起こりうる。小児で感染を成立させるのに必要な結核菌の数は不明である。しかし，おそらく必要なのは数個の菌だけだろう。

小児での結核菌体内侵入から皮膚過敏性形成までの潜伏期間は通常2～12週で，ほとんどは4～8週である。過敏性の開始は発熱反応も伴うことがあり，1～3週続く。この盛んな組織反応の期間，初感染群は胸部X線写真で見えるようになることもある。初感染巣はこの間により大きくなるが，まだ被包化はされていない。過敏性が形成されるに従い，炎症反応はより激しくなり，所属リンパ節がしばしば腫脹する。初感染群の実質部は，しばしば乾酪壊死と被包化の後に線維化または石灰化して完全に治癒する。実質病変は時に腫大し，局所の肺臓炎や直下の胸膜肥厚を起こす。もし乾酪が激しいと，病変の中心が液化し，所属の気管に流出して空になり，一次結核空洞となる。

初感染群の結核菌は，血流やリンパ流を通じて体の多くの部位に広がる。それは過敏性形成によりもたらされた実質病変形成と加速した乾酪化の期間に起こる。最もよく播種するのは，肺尖部，肝臓，脾臓，髄膜，腹膜，リンパ節，胸膜，骨，などである。この播種は多数の菌が播種（粟粒）結核病変を起こすこともあれば，少数の菌がさまざまな組織に散らばって微小な結核病巣を残すこともある。これらの転移性病巣は，最初は臨床的に明らかでないが，それらが少数の小児や多くの成人における肺外結核や再燃肺結核の起源である。

所属リンパ節の結核巣はいくらか線維化・被包化されるが，通常は実質病変に比べて治癒は不完全である。生きた結核菌はリンパ節が石灰化した後も何十年もの間存在し続けることがある。一次結核感染症例のほとんどで，リンパ節のサイズは正常なままである。しかし，その部位が原因で，肺門部と傍気管リンパ節は宿主免疫応答で腫脹し，所属の気管に侵入しうる。外側からの圧迫による部分閉塞により，遠位肺区域の過膨張を最初に起こす。そのような圧迫は時に気管を完全閉塞し，肺区域の無気肺を起こすことがある[69]。それ以上によくみられるのは，炎症性乾酪性リンパ節は気管壁に接して侵食し，気管内結核または気管瘻を形成することである。気管内に押し出された感染性乾酪性物質は肺実質に感染を伝播し，気管閉塞と無気肺を起こす。その結果の病変は，肺炎と無気肺の組み合わせである。この過程の画像所見は，「弱結核性浸潤」，「無気肺-コンソリデーション」，「区画」結核，などと呼ばれてきた。まれに，結核性胸腔内リンパ節は，ほかの隣接した組織，たとえば縦隔周囲または食道など，を侵食する。

乳児や小児において，一次結核感染やその合併症の予想されるタイムテーブルは明らかである[124]。著明なリンパ血行性播種は，感染した小児の0.5～2%で髄膜炎や粟粒結核や播種疾患を起こす。通常は感染後2～6か月以内である。臨床的に有意なリンパ節または気管内結核は通常，3～9か月以内に現れる。骨や関節の病巣が出現するには通常1年はかかる。腎結核は感染後5～25年で明らかとなりうる。一般的に，一次結核の合併症は最初の1年以内に起こる。

結核発症が一次結核から1年以上経ってから起こる場合は，一次結核と無症候性播種から持続感染していた菌が体内で再増殖して起こると考えられる。まれに外来菌の再感染での結核発症もあるかもしれないが，青少年における二次結核または結核再燃のほとんどが内在菌によって起こると考えられている。乳児や幼児での結核再燃はまれである。青少年での結核再燃は女性が男性の2倍多いが，原因は不明である。結核再燃で最もよくみる型は肺尖部の浸潤影または空洞である。肺尖部は酸素圧が高く，早期無症候性播種の間に高濃度の結核菌が定着する。結核再燃の際の播種は免疫正常な青少年ではまれである。

児の結核感染獲得の年齢は一次結核および結核再燃のどちらの発生にも重要な影響を与えるようだ。肺門部リンパ節腫脹と続発する肺区域病変の一次結核での合併は，もっぱら年少児に起こる。1歳未満の未治療の児のおよそ40%が，X線写真上有意なリンパ節腫脹や区域病変を発病する。それに比べて，1～10歳の児では24%，11～15歳では16%である[75]。しかし，もし，年少児が早期合併症を経験しなければ，将来，結核再燃を起こすリスクは非常に低い。逆に，年長児や青少年は一次結核の合併症をめったに経験しない。しかし，青少年または成人で肺結核再燃を起こすリスクはずっと高い。

臨床徴候

いかに小児結核が発見されるか

途上国では，結核発症している小児がみつかるのは受動的にのみであり，彼らが結核に合致する症状で明らかに具合が悪くなってからである[95]。病気の成人接触者がいることは，正しい診断の大きな手掛かりとなる。唯一の使用可能な検査は通常，喀痰抗酸菌塗抹であるが，小児では喀痰が出ることはまれである。胸部画像は高蔓延国の多くでは利用できない。診断を補助するため，利用できる検査，臨床症候，既知の曝露をもとに，さまざまな臨床スコアリングシステムが考案された。しかし，これらのシステムの感度と特異度は非常に低く，結核の過剰診断にも過小診断にもつながる[43]。臨床治験で評価された臨床スコアリングシステムは現在までない。

先進国において，小児結核は通常，次の3つの経路のいずれかでみつかる[6]。当たり前のことだが，1つは有症状の肺・肺外疾患の原因として結核を考慮することである。感染性結核の成人接触者の発見は診断の貴重な補助となる。接触者調査による「診断率」は通常，その小児からの培養の診断率より高い。2番目の経路は結核の成人の接触者調査の間に肺結核の児がみつかることである。発病した児は通常，ほとんどまたは全く症状はないが，調査においてツ反陽性で胸部X線写真異常を示す。米国のいくつかの地域では，肺結核の小児の50%までもが，有意な症状が出る前にこの経路でみつかる。地域または学校単位でのツ反プログラムでみつかる結核発症児の割合はより少ない。

肺結核

小児での胸腔内結核の症状と身体所見は，画像変化がよくみられる割に驚くほど乏しい。身体所見は発症年齢によって大きく異なるようだ。月齢の低い乳児は有意な症候を示すことがより多い[120]。

米国では，画像上，軽度から重度の肺結核の乳児および小児の半分ほどが，身体所見異常を認めず，結核の成人の接触者調査を通じてのみみつかる。胸部画像は通常は児自身よりも「より具合が悪く」みえる。乳児はより症候を有することが多い。なぜなら，おそらく一次結核での肺実質やリンパ節変化と比べて，気管径が小さいからだ（表30-2）。喀痰のない咳や軽度の呼吸苦は最もよくみられる症状だ。発熱，寝汗，食欲不振，活動性低下（倦怠感）はより頻度が低い。いくらかの乳児は体重増加不良や発育不全の病像を示し，数か月治療を行うまでしばしば改善しない。

肺所見はさらに頻度が低い。いくらかの乳児や幼児は気管閉塞によるエア・トラップの徴候を示す。たとえば，局所的な喘鳴や呼吸音低下に，頻呼吸や明らかな呼吸促迫を伴うこともある。これらの非特異的症候は時に抗菌薬で改善する。これは，結核性気管閉塞部の遠位での細菌の共感染が，疾患の臨床徴候に影響していることを示している。

表30-2 小児肺結核の症候

症候	乳児と年少児	年長児と青少年
発熱	よくある	あまりない
寝汗	まれ	あまりない
咳	よくある	よくある
湿性咳	まれ	よくある
喀血	絶対ない	まれ
呼吸苦	よくある	まれ
ラ音	よくある	あまりない
喘鳴	よくある	あまりない
打診濁音	まれ	あまりない
呼吸音低下	よくある	あまりない

表30-3 成人と小児の肺結核の胸部X線写真の比較

特徴	成人	小児
部位	肺尖部	どこでも（25%は多小葉）
リンパ節腫脹	まれ（HIV関連以外は）	普通
空洞	よくある	まれ（青少年以外は）
症候	典型的	比較的少ない

　小児の一次結核でまれだが重篤な合併症は，肺実質巣が拡大し乾酪中心を形成した際に起こる[41]。進行性一次結核の画像的・臨床的徴候は，気管支肺炎で高熱，軽度から重度の咳，寝汗，打診で濁音，ラ音，呼吸音低下，などを伴う。中心液化により，壁の薄い空洞形成が起こること，がある[116]。

　拡大する病巣は近接する気管内に壊死物質を脱落し，肺内播種につながる。空洞の，胸腔への破裂は気管胸腔瘻または膿気胸を，心嚢への破裂は急性収縮性心膜炎の発生を，食道への破裂は気管食道瘻の形成を起こしうる。抗結核薬治療の発見の前は，進行性一次肺結核の死亡率は30〜50%であった。現在では，効果的治療により予後は良好である。

　年長児や青少年，特に再燃型の結核の者は，一次肺結核の児に比べて，発熱，食欲不振，倦怠感，体重減少，寝汗，湿性咳，胸痛，喀血などを有することが多い[67,82]。しかし身体診察所見は，空洞や大きな浸潤の存在下でさえ，通常，わずかまたは正常である。ほとんどの症候は治療開始数週後に改善するが，咳は数か月続くことがある。

　予想されるように，小児結核での画像所見は，病態生理を反映して，成人の所見と大きく異なる（表30-3）[71]。一次肺結核のホールマークは，リンパ節炎のサイズと重要性が比較的大きいことであり，比べて初期肺実質病巣のサイズはより小さい。肺内の正常リンパ流パターンのため，左側の肺実質巣はしばしば両側肺門部リンパ節腫脹になりやすく，一方，右側の病巣は右側のみのリンパ節炎を伴いやすい。肺門部および（または）縦隔リンパ節腫脹は小児結核では常に存在するが，はっきりしなかったり（無気肺や浸潤影のため），単純X線写真ではしっかりみられないほど小さかったりすることがある。コンピュータ断層撮影（computed tomography：CT）は，胸部X線写真では正常なほど小さいリンパ節をみつけることができるが，この所見は臨床的に意味がないようである[29]。しかし，それは治療レジメンを決定するうえでジレンマを生み出し，小児では，感染と発症は境界がしばしば曖昧で連続したものであるという概念を確固としたものにする[56]。

　小児での結核感染のほとんどは，初期の軽度の肺実質浸潤とリンパ節炎は自然軽快し，胸部X線写真は正常である。肺門部または縦隔リンパ節は拡大し続ける児もいる。リンパ節腫脹での外部からの圧迫による気道の部分閉塞は，エア・トラップと過膨張を起こす。リンパ節が気道に接して浸食すると，乾酪が内腔に充満し完全閉塞を起こし，閉塞した内腔よりも遠位の肺葉区域の無気肺を起こす（図30-2）。結果としての画像上の陰影は，無気肺コンソリデーションまたは区域病変と呼ばれる（図30-3と図30-4）。これらの所見は異物誤嚥で起こる所見に似ている。すなわち，結核の場合ではリンパ節が異物に相当する。異なる肺葉での複数の区域病変が同時にみられることがある。無気肺や過膨張もまた同時にみられることがある。

　ほかの画像所見もいくらかの小児ではみられる。時に小児で明らかな肺門部リンパ節なしに大葉性肺炎がみられる。乳児と年少児において，画像所見は *Klebsiella pneumoniae* や黄色ブドウ球菌（*Staphylococcus aureus*）による滲出性肺炎のように見えることもある（図30-5）。二次性細菌性肺炎もこの外観に寄与しているかもしれない。結核感染が進行性破壊性であれば，肺実質の液化により壁の薄い一次結核空洞を起こす。末梢性ブラ性病変はまれに起きるが，気胸を起こしうる[73]。気管分岐部リンパ節の腫脹は，

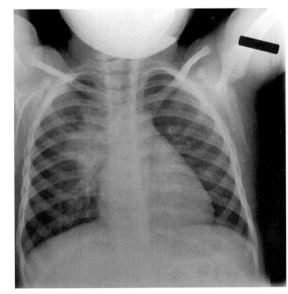

図30-2　小児結核の早期無気肺-コンソリデーション病変　右側には，縦隔リンパ節腫脹も存在する。

Ⅱ　臨床症候群

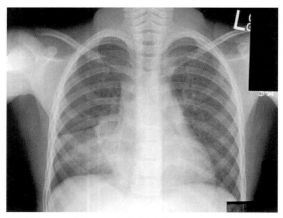

図30-3　結核の2歳児での無気肺を伴う，やや右側優位のリンパ節腫脹

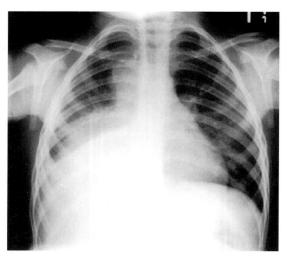

図30-4　くっきりとした右側の無気肺-コンソリデーション病変
大きな縦隔および肺門リンパ節腫脹と無気肺を伴う。

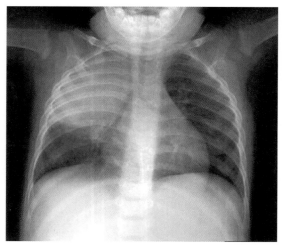

図30-5　結核性肺炎に水平裂の湾曲化を伴う。この所見をもつ小児は細菌感染を合併するかもしれない。

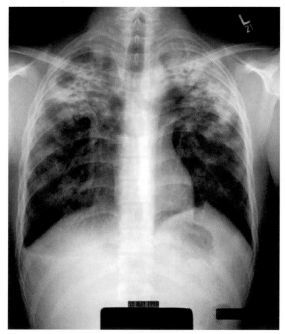

図30-6　青年期男子における再燃型結核

食道の圧迫，嚥下困難，まれに気管食道瘻を起こす。早期気管分岐部結核の1つの徴候は，主気管支が水平に広がることである。

肺結核の青少年はリンパ節腫脹を伴う肺区域病変を起こすことがあるが，より多いのは，成人結核再燃に典型的な空洞を時に伴う浸潤影である(図30-6)[30]。青少年において病変はしばしば成人よりは小さく，小肺尖部病変を確認するには，肺尖部撮影，断層撮影，時にCTスキャンも必要になる。

胸部リンパ節腫脹と気管閉塞の経過はいくつかの可能性がある。ほとんどの症例で，肺葉区域は再膨張し，画像異常は完治する。改善は数か月から数年かけてゆっくり起こり，抗結核薬治療にはあまり影響されない。もちろん，依然として結核菌感染は子どもに存在するので，抗結核薬治療が行われなければ，将来の結核再燃のリスクは高い。いくらかの症例では，肺区域病変は改善するが，肺実質の初感染巣または所属リンパ節に石灰化が残存する。石灰化は通常，微細な粒で起こり，斑点状となる。石灰化は感染後6か月以上経ってから始まる。抗結核薬治療を行っても，リンパ節腫脹と気管内病変は何か月も続き，重度な気道閉塞を起こすことがある。外科的または内視鏡的気道病変摘出はまれに必要である。最後に，気管閉塞は肺葉または肺区域の瘢痕化と進行性収縮を起こすことがある。それはしばしば，円柱状気管支拡張を伴う。無気肺-コンソリデーション病変に対して十分な治療を早期に始めたら，ほとんどの場合，石灰化を起こすことなく画像的・臨床的に治癒する。

胸膜病変

結核性胸水(局所的またはびまん性)は通常，胸膜下肺病変または乾酪化胸膜下リンパ節から胸腔へ菌が排出されることで生じ

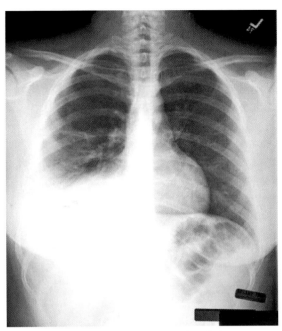

図 30-7　青年期の女児における結核性胸水

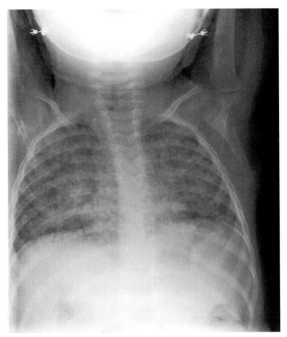

図 30-8　乳児の粟粒結核　発熱と呼吸促迫がみられた。

る[63]）。一次結核では，無症状の局所的胸水は非常によくみられるので，基本的に初感染群の一部である。大量の臨床上有意な胸水は，ほとんどの場合，初感染から数か月から数年後に起こる（図30-7）。結核性胸水は 6 歳未満の小児ではあまりみられず，2 歳未満ではまれである[26]）。その胸水は通常は片側性だが，両側性でも起こりうる。それは肺区域病変に伴うことはまずなく，粟粒結核でもまれである。

小児における結核性胸水の臨床症状の始まりは通常かなり急であり，微熱から高熱，息切れ，胸痛（特に深吸気での），患側の打診濁音と呼吸音の低下を伴う。その病像は細菌性膿胸のものと似ている。発熱とその他の症状は抗結核薬治療開始後も数週続くこともある。副腎皮質ステロイドは臨床症状を緩和しうるが，最終的なアウトカムにはほとんど影響しない。ツ反は 70～80％のみで陽性となる。予後は良好である。画像の改善は数か月かかる。しかし，脊柱側弯が長期の胸水の回復を悪化させることはめったにない。

胸郭外結核

さまざまな型の肺外結核は他の章で詳しく記述されている。25～35％もの小児結核は肺外であり（表30-1），注意深い身体診察は結核曝露または感染の児の診療の重要な要素である。小児肺外結核の最もよくみられる部位は頸部リンパ節である[68,128,129]）。

致命的になりうる播種性（粟粒）結核（図30-8）と髄膜炎の 2 つの型の肺外結核が要注意である。両者とも早期に起こり，しばしば初感染から 2～6 か月以内である。強く疑いをもっておくことが正しく診断するには必要である。なぜなら，これらを微生物学的に証明することは困難だからだ[101]）。体液の抗酸菌塗抹はほぼ常に陰性である。結核菌の培養も 50％以下でしか陽性とならない。また，最初に含まれる菌量が少ないため，しばしば培養するには何週間もかかる[50,99,121]）。加えて，小児患者の約 50％もが初回のツ反陰性となり，胸部 X 線写真も初期はどちらの病態でも正常でありうる。それぞれの病態を正しく診断する鍵となるのは，疫学的情報，児の結核菌の感染源となった成人の検索である。残念ながら，最初の時点で曝露がないという病歴は全く役に立たない。テキサス州のヒューストンでの中枢神経結核の乳児および小児の31 症例の研究では，最初の家族歴は 30 症例で陰性であったが，最終的に 60％以上の症例で成人の感染源がみつかった[32]）。小児の播種性結核や髄膜炎の潜伏期間は短いので，病気の成人が未診断であることが多い。小児において重篤な結核疾患が疑われる際には，その小児の濃厚接触者である家族やその他の成人・青少年を調査するのは公衆衛生の緊急とされるべきだ。

小児において最も怖い結核合併症は髄膜炎である[93]）。小児における結核性髄膜炎の発症は数週間の経過で緩やかに起こることもあるが，最近は数日の経過のより急激な進行も報告されている。初期には，臨床像はウイルス性または細菌性髄膜炎と類似するかもしれない。しかし小児の結核性髄膜炎では，脳神経障害，脳底軟髄膜病変，水頭症，血管炎による梗塞などの合併症がより起こりやすい。これらの所見が髄膜炎の小児でみられたら，すでに他の原因が明らかでない限り，抗結核薬治療をすみやかに開始すべきである。同時に，結核の診断的検査および濃厚接触者調査をできるだけすみやかに行うべきだ。

CT や磁気共鳴画像（magnetic resonance imaging：MRI）などの進歩した頭部画像検査が広まるに従って，結核腫は以前考えられていたよりも頻度が高いこと，また小児において結核性髄膜炎

と結核腫の区別は以前考えられていたよりもはっきりしないこと，がわかってきた。いくらかの途上国において，結核腫は小児の脳腫瘍の約40%を占める。それはしばしば10歳未満の児に起き，単独または複数で，しばしば小脳近くの脳底部に発生する。しかし，最近認識された現象は奇異性の脳内結核腫発生で，髄膜，播種性，肺結核の治療中に出現または悪化する[2]。この現象はよく知られた胸腔内リンパ節腫脹の悪化に似ている。多くの小児で抗結核薬治療の最初の数か月にみられるが，最終的に治療は成功する。結核腫は免疫学的な機序であるようだ。それは副腎皮質ステロイド治療に（ゆっくりと）反応し，抗結核薬治療の変更は不要である。時に肺結核とごくわずかな神経学的症候をもつ乳児で，髄液所見は正常であるにもかかわらず，単一か複数の結核腫がみつかることもある。結核疑いの小児においては，どのような神経異常も，可能であれば，神経画像検査で精査すべきだ[32]。

HIV感染児の結核

HIVと結核菌の両方に感染した成人において，無症候性感染から発症に進行する確率はとても高い[11,19]。HIV感染の成人における結核の臨床徴候は，CD4値が500/mm^{3}より大きければ典型的であることが多いが，CD4値が落ちるにつれて「非典型的」になっていく。同様の関連性は共感染の小児では報告されていないが，米国のHIV感染児における結核の率は一般人口よりも高いという疫学的証拠がいくらかある。HIV感染児が結核を発症する際，臨床像は免疫正常の児とほぼ同様であるようだが，病気はしばしばより急速に進行し，臨床徴候はより重篤である[12,20,112]。肺外病変がより多い傾向があるかもしれないが，それはHIV感染の成人ほどには顕著ではない[11]。残念ながら，ほかのAIDS定義疾患も含めて，もし，効果的な抗レトロウイルス治療も同時に開始されないと，死亡率はより高い[44]。HIV感染児における結核の診断は難しいことがある。ツ反は陰性で，培養での確認は遅くかつ難しく，臨床像はほかのHIV関連の感染や病態と似ていることもあるからだ[37]。その児の周囲環境にいる感染性成人を丹念に探すことが，正しい診断の最も強いヒントとなることもしばしばである。

結核治療中のHIV感染患者において，もし，同時に抗レトロウイルス治療によりHIVウイルス量の減少とCD4値の上昇が起こらなければ，症状や所見の悪化がみられることがある。免疫再構築炎症症候群は結核治療中の小児や*M. bovis* BCGワクチンを接種された児においてみられたことがある[7,45,46]。最もよく徴候がみられるのは結核の存在する解剖学的部位においてであるが，新規発症の結核腫，リンパ節腫脹，腹部症状，なども起こりうる[72,90]。HIV感染児が抗レトロウイルス治療を開始した後に，結核（またはBCGワクチン）の合併症を起こした際には，免疫再構築炎症症候群を疑うべきである。けれども他の原因の可能性も検討すべきである。

診断

ツベルクリン反応（ツ反）

ツ反については以前の章で詳しくレビューされている。ツベルクリン皮内皮膚試験の注射は，協力的な成人には容易でルーチンではあるが，もがいて怖がる小児では難しいことがある。図30-9に示す手技は注射中のコントロールをより可能にする。注射する者は自分の手を児の腕の長軸に沿ってしっかりと固定する。それにより安定が増し，小指と薬指が溶液の接種をガイドする支点となる。ツベルクリン液は腕の外側に注射される。成人と同様に，注射後に6〜10 mmの膨疹が出来るようにする。検査は注射から48〜72時間後に判定される。最近の正式な研究はないものの，ほとんどの専門科は，小児と成人において，反応の時間経過と硬結の程度は同じくらいである，と考えている。乳児が感染した際には，硬結は平均的に少しだけ少なめである。

ツ反の判定は小児と成人で同様であるべきだ（表30-4）[36,49,102]。しかし，小児でのほとんどの「リスク因子」は，実際にはその周

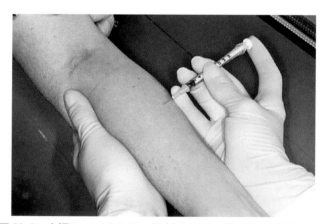

図30-9 小児にツベルクリン注射する際の役に立つ手技 手を児の腕の側面にしっかり固定して安定させる。ツベルクリン注射は横方向（皮膚に水平）に注入する。

表30-4 小児で陽性と判定されるツベルクリン注射での硬結の大きさ	
反応サイズ(mm)	要因
≧5	感染性症例の接触者 X線異常または臨床所見あり HIV感染または免疫抑制
≧10	高蔓延国の生まれまたは居住歴 長期療養施設に居住 高リスクの成人との接触（特定の曝露源が不明の場合） 年齢<4歳
≧15	リスク因子なし

囲環境の成人のリスク因子である。すなわち，小児に感染性肺結核の成人との有意な接触があった可能性である。小児のツ反を正確に分類判定するには，小児の周囲にいる成人のリスク因子を推定することが必要である。米国小児学会(American Academy of Pediatrics：AAP)は，4歳未満のすべての児で10 mmをカットオフにすべきと主張している[4]。この推奨は小児の硬結反応を起こす能力が低いことをもとにしていない。感染したら致命的な型の結核を発症するリスクが高い年少児において，偽陰性反応を最小限にするためにつくられたものである。

ツ反の正確性に影響する因子は成人と小児は同じである。10～20%の結核発症児において，最初のツ反は陰性である[110]。反応性に欠けるのは全般的でもツベルクリンだけでもありうる。したがって，「コントロール」のツ反は，小児では有用性は限られる。ほとんどの場合で(進行したHIV感染やほかの免疫抑制状態の者を除いて)，児が抗結核薬治療で回復するにつれて，反応が陽転化する。小児においてウイルス感染の潜伏または発症はしばしば偽陰性反応の原因となる。

過去のBCGワクチン接種は，その後のツ反の解釈に問題を起こす。ワクチンを接種しても決してツ反応陽性とならない乳児も多いが，およそ50%は陽転化する。反応性は時間とともに徐々に消えていくが，繰り返しツ反を行うことで反応性が持ち上げられうる[100]。ほとんどの専門家は，BCGワクチンを受けて3年以上経つ児に関しては，ワクチンを受けたことがない児と同様にツ反を解釈することに同意しているが，いくらかは偽陽性反応も起こるだろう。ツ反がワクチン後より早く行われたら，解釈はより難しくなる。医師はなぜツ反が行われたのかをはっきりと理解し，もし，児に特定の感染性成人または青少年との曝露があった場合には，陽性反応は結核菌の感染を意味すると認識すべきである。

インターフェロンγ遊離試験(IGRA)

クォンティフェロン®TB Gold(QuantiFERON®-TB Gold)とT-SPOT®.TBはIGRAである。これらの検査は，結核菌群に特異的な抗原刺激に対する反応で，体外のTリンパ球から産生されるインターフェロンγを測定している。ツ反と同様に，IGRAは潜伏感染と発症を区別できない。また，その結果が陰性でも，患者に疑わしい所見がある場合は，結核感染や発症を除外できない。これら血液検査の結核感染を検出する感度は，未治療の培養確定結核の成人と小児において行われるツ反の感度と同等である。IGRAの特異度はツ反よりも高い。なぜなら，使用されている抗原はBCGやほとんどの病原性非結核性抗酸菌には含まれていないからだ[8,17,31]。文献では，IGRAを小児で使用した経験は成人ほど豊富ではない。しかし多くの研究が，4歳以上の小児でのIGRAの優れた性能を示している[24,47,61,83,104]。BCGワクチンを接種された小児のいくらかは，ツ反偽陽性になるかもしれず，この状況では，潜在性結核をツ反により多く見積もり過ぎてしまう。しかし，ツ反陽性の児におけるIGRA陰性の結果の正しい解釈は難しい。なぜなら，現在はIGRAの陰性的中率(ツ反陽性でIGRA陰性の場合)を決定する長期的研究がまだないためだ[60]。

現時点では，IGRAもツ反も潜在性結核を診断するゴールドスタンダードとみなされていない。現在の小児におけるIGRA使用の推奨は次のとおりである[4]：

- 5歳以上の免疫正常の小児に対して，IGRAはツ反の代わりに結核症例や潜在性結核症例の確認に使用でき，おそらく検査偽陽性はより少ないだろう。
- IGRA陽性の小児は結核菌群に感染しているとみなすべきだ。IGRA陰性は感染が存在しないと普遍的に解釈することはできない。
- より高い特異度とBCGとの交差反応がないために，IGRAはBCGワクチンを接種された小児に対して有用かもしれない。IGRAはBCG接種後の小児のツ反陽性が潜在性結核か，それともBCGによるツ反偽陽性かを区別するのに有用かもしれない。
- IGRAは，5歳未満の小児や，年齢を問わず免疫不全の小児におけるルーチンでの使用は推奨されない。これらの群での有用性についての公表データがないためである[42]。
- IGRAの判定不可の結果は結核感染を否定しない。この結果を臨床的決断に使用してはならない。

小児での診断的抗酸菌検査

喀痰塗抹中の抗酸菌の証明は，ほとんどの患者で肺結核を推定する証拠となる。しかし，小児において結核菌は通常比較的少数で，約10歳未満の児からは自発的に喀痰を得ることはできない。胃洗浄は，しばしば喀痰の代用として使われるが，口腔内の抗酸菌で汚染されることがある。しかし，胃洗浄液の蛍光顕微鏡は有用であることがわかっている。とはいえ，出る確率は10%未満だ[59]。髄液，胸水，リンパ節穿刺吸引，尿中の結核菌は非常に少ない。したがって，小児診療で結核菌の直接塗抹陽性となることはめったにない。結核菌の培養は非常に重要である。診断を確定するだけでなく，薬剤感受性検査を可能にする。しかし，関連する成人症例から培養と薬剤感受性データが得られ，小児が結核の典型的な病像(ツ反陽性，合致する胸部X線写真異常，成人症例への曝露)であれば，小児からの培養採取の有無はマネジメントにほとんど寄与しない。

小児の培養診断には忍耐強く喀痰採取を行うことが重要である。なぜなら通常，成人よりも存在する菌数が少ないからだ。胃洗浄は早朝に行うべきだ。患者はその前8時間は何も飲食しないで，また，患者が起き上がって唾液を飲み込み始める前に行う。夜間に上がってきて胃に飲み込まれた気管分泌物が薄まってしまわないように。生理食塩水(生食)の過熱式ネブライザーの吸入を胃洗浄の前に行うと，細菌検出の確率を上げると報告されている[40]。胃内容物をまず吸引すべきだ。胃管を通じて注入する蒸留水(生食ではなく)は50～75 mLを超えてはならない。そして吸引液は最初に採取した胃液に加える。胃の酸性(結核菌は酸に弱

い）はすみやかに中和すべきだ。濃縮と培養は採取後できるだけ速く行うべきだ。しかし，理想的な病院内での3日間の早朝胃液検体吸引採取でさえ，結核菌が検出されるのは，肺結核の小児でたった30〜40%のみ，乳児では70%である[96,102,120]。ランダムな外来での胃液検体吸引の感度は非常に低い。

プロピレングリコールを10%食塩水で溶解したエアロゾルでの咳誘発による気管分泌物採取が，年長児には使用できる[130,131]。エアロゾルは46〜52℃にネブライザー内で加熱されて，患者に15〜30分で投与される。この方法ではよい結果が得られ，胃洗浄よりも陽性培養率と患者の受容の面の両方でより優れているかもしれない[52]。気管支鏡で得られる気管吸引痰はしばしば粘稠であり，検査室はN-アセチル-L-システインなどの粘液溶解薬を使って処理する。気管支鏡検体からの結核菌検出率は，ほとんどの研究できちんと採取した胃液吸引よりも低い[1,18]。しかし，気管支鏡は原因不明の肺疾患の児における結核の可能性を決定するのに役に立つかもしれない[13]。

核酸増幅検査

小児の結核において，主要な核酸増幅検査はポリメラーゼ連鎖反応 (polymerase chain reaction：PCR) である。それは特異的DNA配列を微生物のマーカーとして使う。さまざまなPCRのほとんどは，抗酸菌挿入要素IS*6110*を結核菌群のDNAマーカーとして使っており，成人の肺結核を検出するのに喀痰培養と比べて90%を超える感度および特異度をもつ。けれども，検査技術はたとえリファレンス検査室（参考検査室）の間でもさまざまである。検査は比較的高価で，相当に洗練された機器を必要とし，検体への二次汚染を避けるために細心の注意を払った手技が必要である。

小児結核でのPCRの使用は限られている。小児での肺結核の臨床診断と比べて，PCRの感度は25〜83%，特異度は80〜100%と幅がある[28,86,88,103]。最近感染したばかりの小児で胸部X線写真が正常であるうちから，胃液吸引のPCRが陽性であることがある。これは，小児において結核感染と発症の間の境界が時に曖昧であることを示している。PCRは小児の結核を調べるうえで有用だが，限界があるかもしれない。1回のPCR陰性は決して結核の診断の可能性を除外しないし，1回の陽性結果は確定するものではない。PCRの主要な使用は，小児の有意な肺病変の診断が臨床的または疫学的にはっきりつかないときの精査である。PCRは免疫不全の小児が肺疾患をもつ場合の精査に有用であるかもしれない。特に，HIV感染の小児がよい対象だが，そのような児に対する成績に関する公表されている報告はない。PCRはまた，肺外結核の診断の補助になるかもしれない。

マネジメント

第1選択薬，その製剤，その小児投与量を表30-5に記述する。

表30-5 小児結核治療でよく使われる薬剤

薬剤	剤型	1日量 (mg/kg/日)	週2回の投与量 (mg/kg/回)	1日最大量
エタンブトール	錠剤：100 mg, 400 mg [訳注1]	20〜25	50	2.5 g
イソニアジド[a,b]	分割錠：100 mg, 300 mg シロップ[c], 100 mg/mL [訳注2]	10〜15[b]	20〜30	連日では300 mg, 週2回では900 mg
ピラジナミド	分割錠：500 mg [訳注2]	20〜40	50	2 g
リファンピシン[a]	カプセル：150 mg, 300 mg シロップ（脱カプセルしてシロップを調剤）[訳注4]	10〜20	10〜20	連日では600 mg, 週2回では600 mg
ストレプトマイシン (筋注)	バイアル：1 g, 4 g [訳注5]	20〜40		1 g

[a] Rifamate® は，イソニアジド 150 mg とリファンピシン 300 mg を含んだカプセル。2カプセルで通常の成人（>50 kg 体重）の各薬剤の1日量となる。
[b] イソニアジドとリファンピシンの併用では，イソニアジド量が 10 mg/kg/日を超えると肝毒性の頻度が上昇する。
[c] ほとんどの専門家が，イソニアジドシロップの使用を避けるよう助言する。安定性の問題と >5 mL の投与での高頻度の消化器症状（下痢，腹痛）のため。

訳注1 日本では，125 mg と 250 mg の錠剤がある。
訳注2 日本では，原末と，50 mg，100 mg の錠剤がある。
訳注3 日本では，原末がある。
訳注4 日本では，150 mg のカプセルがある。
訳注5 日本では，注射用1 g がある。

曝露後

小児が感染性の肺結核の成人に曝露したら，小児が5歳未満，または何らかの他の免疫不全状態など結核の急速発症のリスクをもつ場合，通常，INH単剤による治療を開始すべきである[87]。さもなければ，ツ反が陽転化する前に重症結核を発症してしまう恐れがある。発症の「潜伏期間」はツ反のものよりも短いことがある。児は感染性患者との接触がなくなって（物理的隔離または患者の効果的治療により），10～12週間は最低治療される。3か月後にツ反またはIGRAを再検する。もし，2回目の検査が陽性であれば，感染確定でINHは計9か月間継続する。もし2回目が陰性であれば，治療は中止してもよい。もし，曝露源がINH耐性，リファンピシン（RFP）感受性の場合，RFPの治療が推奨される。

2つの曝露の状況が特別な注意を必要とする。曝露した小児が免疫不全のために免疫不応答性（アネルギー）である際には難しい状況となる。これらの小児は特に結核が急速に進行しやすく，そして，感染が起こったか判別するのは不可能であろう。一般的に，これらの小児は結核感染があったものとして治療をされるべきだ。

2つ目の状況はツ反陽性の母親（またはその他の成人）から，またはまれに感染性結核の保育士から，新生児への曝露である。その管理は母親の精査結果に基づく[4]。

1. 母親の胸部X線写真は正常。新生児と母親の隔離は不要。母親は結核感染の治療を受けるべきで，また，ほかの同居人は結核感染または発症がないか健診を受けるべきだが，ほかに周囲に発症者がみつからない限り，児にはそれ以上のワークアップや治療は不要である。

2. 母親の胸部X線写真が異常。母親がしっかり精査されるまでは母親と児は隔離されるべきである。もし，母親に画像，病歴，身体診察，喀痰検査で活動性肺結核の証拠がなければ，新生児の感染リスクは低い，と推定するのは合理的である。しかし，もし，母親が治療されなければ，後に感染性結核を発症して乳児に曝露させてしまうかもしれない。母親と児は両方，適切なフォローアップケアを受けるべきだが，児の治療は不要である。もし画像，臨床病歴から母親の肺結核が疑わしければ，児と母親は両者とも適切な抗結核薬治療を開始するまで隔離されなければならない。乳児には感染性結核の精査が必要である。胎盤も検査されるべきである。もし，母親に薬剤耐性結核のリスク因子がなければ，乳児にはINHを内服させて，気をつけてフォローアップすべきだ。乳児は母親に感染性がもはやないと判断されてから3～4か月後にツ反を受けるべきだ。この時点での児の精査は他の小児の曝露のガイドラインに沿う。この時点で感染が証明されなければ，ツ反を6～12か月後に再検するのが賢明だろう。もし，母親が多剤耐性結核である，または治療アドヒアランスが不良の場合，母親に感染性がなくなるか，または児がBCGワクチンを受けて「効いてくる」（ツ反陽性で確認）まで児と母親は隔離され続けるべきだ。

感染

無症状のツ反陽性者の治療の推奨は，いくつかの良質な比較試験のデータに基づいている。それは特に，発症のリスクが高いが，INH治療の主要な毒性である肝炎のリスクは低い小児と青少年に当てはまる[35,39,48,84]。大規模な慎重に比較された1955年の米国公衆衛生研究（U.S. Public Health Study）と，続くその他の研究により，12か月のINHは結核感染進行による合併症の発生率に好ましい影響を与えることが証明された。ツ反陽性者の年齢が若いほど，利益はより大きかった[23]。

米国胸部学会（American Thoracic Society）とCDCは，発症のリスクをもつツ反陽性者すべてに結核感染のINH治療を行うことを推奨している[10]。問題は，予防効果がいつまで続くことが期待できるか，である。Comstockら[22]は，彼らのアラスカでのINH予防に関する最終報告で，1年間の予防治療の防御効果は最低でも19年間であることを示した。Hsu[48]は，2,494人の小児を30年間まで観察し続けた研究で，十分な薬物治療は結核再燃を青少年期から若年成人期まで防ぐことを示した。INH治療後の結核のリスク減少は，INH感受性の結核菌感染の児であれば，一生涯続く可能性が高いだろう。INH耐性結核菌への曝露後のINH治療失敗は報告されている。代替レジメンの比較試験は報告されていない。RFP単独が推奨されており，広く使われている。

使用されるINHの量はほとんど研究されていない。ほとんどの研究で使われるレジメンは4～8 mg/体重kg/日を通常，1日1回で6～12か月の期間行う。1つの研究では，5 mg/kg/日の量は十分であったことが示された[21]。ほとんどの医師は，感染の治療に10～15 mg/kg/日で最大300 mg/日を処方する。それにより，たとえアセチル化で急速に薬剤を不活化する患者においてでさえ，血中濃度は十分に保たれる[74]。

INH治療の期間は最初は任意に12か月と設定された。東ヨーロッパで陳旧性結核線維化病変をもつ成人において大規模な治験が行われ，連日INHレジメンを12, 24, 52週間内服させて，結核発症の予防効果をプラセボの内服と比較した[51]。1年間の治療が最も効果が高く，特にアドヒアランスのよい患者でなおさらだった。しかし，24週間の治療もある程度高い予防効果を示した。それにより，多くの保健局は6か月のINH治療を成人の標準レジメンとして受け入れた。しかし，その費用対効果解析は小児には当てはまらない。

小児では9か月の治療期間がAAPとCDCにより長年推奨されている[105]。INHは連日自己管理または週2回，直接監視下治療（directly observed treatment, short-course：DOTS[訳注]）で投与される[87]。小児がINH耐性，RFP感受性の結核菌株で感染していたら，6か月間のRFPをINHの代わりに使うべきだ。感染

訳注　原著ではDOTだが，日本ではDOTSという名前で呼ばれているので，以後，DOTSと略す。

II 臨床症候群

株がINHとRFPの両者に耐性であれば，通常は2つの他薬剤が使用される。どの組み合わせがより優れているという知見はないが，通常，ピラジナミド(PZA)，エタンブトール，エチオナミド，サイクロセリン，フルオロキノロン系のなかの2剤が選択される。

発症

小児での抗結核薬の臨床治験は実施が難しい。なぜなら，培養陽性での診断や再発の確認が難しく，また，長期間の観察が必要となるからだ[25]。小児における結核治療の推奨は，歴史的に成人の肺結核の臨床治験からの推定で決められた。しかし，過去25年間，小児のみの臨床治験も数多く報告されている。肺門部リンパ節腫脹のみの患者は6か月間のINHとRFPで治療できる[91]。いくつかの主要な研究で，小児の肺結核に対して，初期は最低3剤で6か月間の治療も報告されている[3,58,117,118]。最もよく使われるレジメンは6か月のINHとRFPで，最初の2か月間はPZAを併用する。全体的な成功率は98%を超え，臨床的に有意な副作用は2%未満である。ストレプトマイシンを使わないレジメンは，それを含むものと同等の成功率である。維持期に(DOTS下での)週2回服薬は連日投与と同等の効果と安全性を示した。いくつかの研究では，週2回レジメンを全治療期間通じて行い，優れた成功率を示した[58,117]。1つの研究は最初の2週だけ連日投与を行った。3剤での6か月治療レジメンは効果的で副作用が少なく，9か月レジメンよりも費用が少なくて済んだ。また，治癒はよりすみやかなため，児が治療後期にアドヒアランス不良になっても治癒成功率がより高い。ほとんどの専門家が，通常エタンブトールも加えた4剤での開始を，児の結核がINHとRFPには感受性があることがわかるまで，推奨する[4,33,111]。

さまざまな型の肺外結核に対する治療比較試験はほとんどない[54]。小児での6か月間3剤治療のいくつかの研究には肺外結核症例も含まれていた[9,58]。ほとんどの致命的でない型の肺外結核は，9か月のINHとRFPまたはINH，RFP，PZAを含んだ6か月レジメンによく反応する。例外は骨関節結核であろう。6か月治療では治療失敗率が高く，特に外科的介入が行われなければなおさらである。9〜12か月治療が推奨される。

結核性髄膜炎は特に重篤で発生率が低いため，通常，肺外結核の治験には含まれない。12か月のINHとRFPの治療が通常効果的である[122]。タイからの研究では，重症な結核性髄膜炎に対してPZAを含む6か月レジメンは，PZAを含まないより長期レジメンと比較してよりよいアウトカムが得られた[53]。ほとんどの児は最初に4剤(INH，RFP，PZA，エチオナミドまたはストレプトマイシン)で治療された。PZAと4つ目の薬剤は2か月後に中止され，INHとRFPは合計7〜12か月間継続された。

薬剤耐性

小児での薬剤耐性パターンは，その人口群の成人患者でのパターンを反映するようである[14,98,109]。学校での小児の薬剤耐性結核のアウトブレイクが報告されている[92]。小児結核の薬剤耐性を判断する鍵は，その児に接触した感染性成人症例の菌株の薬剤感受性結果である。

薬剤耐性結核治療は，感染している結核菌株に感受性がある殺菌性薬剤が最低2つ含まれているときのみ成功する[108,115]。疫学的リスク因子をもとに，またはINH耐性菌株が感染源から検出されて，INH耐性の可能性が考慮される際には，通常，エタンブトールまたはストレプトマイシンを最初に追加すべきである。薬剤感受性が判明したら，より絞ったレジメンに変更できる。確定治療レジメンは薬剤耐性パターンに基づいて決定されるべきである[97]。治療期間は，INHまたRFPの片方のみが使用される場合，通常，最低9〜12か月に延長され，もし，両方とも耐性であれば，最低18〜24か月に延長される[85]。小児では，病変肺または肺葉の外科的切除はほとんど必要とされない。薬剤耐性結核の感染または発症の児の管理には，常に結核専門家もかかわらせるべきである[38]。

アドヒアランスと直接監視下治療(DOTS)

結核の児のいる多くの家庭では，結核は家族の日常における多くの社会的な，そしてその他の問題の1つにすぎず，患者からすると他の問題のほうが結核よりも重大であると受け取られるかもしれない[89]。この治療アドヒアランス不良の問題に対して，ほとんどの保健局はDOTSのプログラムを作成している。DOTSでは，第三者〔通常は(常にではないが)医療者〕の監視下で薬剤を内服してもらう。DOTSは結核発症の小児の標準的治療とみなされるべきである。医師は地方保健局と連係して，この治療を行うべきである。筆者のクリニックでは，すべての結核の児はDOTSのみで治療されている。DOTSはオフィス，クリニック，自宅，学校，職場，その他いろいろな状況で実施可能である。それは非常に効果的で安全で，それが結核治療の特別サービスとして提供された場合，患者満足度も高い。結核感染の高リスクの児は，治療完遂を確実にするために学校やその他の場所でDOTSで治療されている。DOTSは成人結核患者と接触したすべての小児でも考慮すべきである。その成人がDOTSを受けている場合はなおさらである。特に比較研究は存在しないものの，週2回のDOTSは小児と青少年の結核曝露感染を治療するのに効果的であるようだ。

フォローアップ

近年，抗結核薬治療を受けている小児のフォローアップがより整備されてきた。患者は抗結核薬治療中は毎月フォローされるべきである。これは，規則的な内服を励ますことと，疾患が広がっておらず薬剤毒性が出ていないかを，簡単な質問(食欲と体調に関する)と観察(体重増加，皮膚と胸膜の視診，肝臓・脾臓・リンパ節の触診)で確認することの両方が目的である。肝疾患やほかの肝毒性薬剤を内服していない限りは，肝炎をルーチンで生化学検査でモニターすることは小児では必要ない。抗結核薬開始後1〜2か月してから，胸部X線写真を再検すべきである。これは抗結

核薬の効果が出る前の病変の最大範囲を確認するためである。その後には必要となることはほとんどない。抗結核薬治療は非常に成功率が高いため、中止後のフォローアップは必要ない。例外は結核性髄膜炎といった重症病変と、または抗結核薬治療終了時も胸部X線写真で広範な残存病変がみられる場合である。胸部X線写真所見の改善は緩徐である。リンパ節腫脹の改善は2，3年と効果的な抗結核薬治療を完遂したずっと後までかかるのが典型的である。胸部X線写真の正常化は治療終了に必要な条件ではない。

小児結核の公衆衛生的側面

小児における結核のコントロール（地域において、そして個人において）には、医師と地方保健局の間の緊密な連係が重要であることが認識されることを願う[34]。医師が結核症例を保健局にできるだけ早く報告することは非常に重要である[127]。米国のすべての州の公衆衛生法では、結核発症の疑われる成人または小児はただちに保健局に報告することを義務づけている[5]。医師は診断の微生物学的確定を待っていてはいけない。この報告により接触者調査が始まり、それにより、感染している児を発見して発症前に治療することが可能となるからだ[64,65,113]。医師がもし、検査結果確定まで待っていたら、調査の前に児が感染から発症に進行してしまうかもしれない。医師は小児の結核曝露、感染、発症に関する特別な事例について、常に遠慮せずに保健局に連絡すべきである。通常のガイドラインはすべての臨床状況を想定しているわけではなく、症例によっては普通ではない対応が必要とされるかもしれない。

米国では、およそ100万人の小児が結核菌に感染していると推定されている。これらの小児をみつけ出して治療を行う最大の目的は、将来の結核症例を防ぐためである。しかし、頻回に定期的に小児のツ反を行っても、それで防げる小児結核症例はほとんどないだろう。特に、スクリーニングが（一次結核をほとんど発症しない）就学年齢の小児中心であるならばなおさらである[77]。小児を検査する最大の目的は、成人での将来の結核症例を防ぐことである。米国では、年少児の感染率は、たとえ高リスク群においてでさえ、低い。小児結核の潜伏期は数週から数か月であり、毎年の検査でさえ多くの症例を予防できないだろう。小児期の結核を予防する最善の方法は、感染性結核疑いの成人の接触者健診を迅速に行うことである[78]。この調査は効率が高く（平均で30～50％の同居の小児が感染している）、かつ、同時に最も重要な個人を、彼らが感染して間もない最も結核発症しやすい時期にみつけることもできる。地域において小児結核を防ぐ最も重要な活動は、保健局の接触者調査である。

もし、接触者調査が完璧に行われ、米国外出生児が米国に来る際にツ反を受けていれば、それですべての感染した児がみつかるため、ほかの児にはツ反を行う理由はないだろう。明らかに、これら2つの活動が完璧に行われることはないので、いくらかの選択された個人に対して検査することは適切である。CDCとAAPは過去10年に、小児のツ反検査の推奨を何回か変更・改訂した。AAPはすべての児に対するルーチンのツ反検査を推奨し続けている。ツ反検査には、リスクの低い人口群を対象とした、陽性となる確率が低く、多くの偽陽性を起こす学校ベースのプログラムも含まれており、限られた医療資源の非効率的な使用を象徴している[87]。したがって、結核の有病率の低い地域に住んでいる特別なリスク因子のない小児は、ルーチンのツ反検査を必要としない。学校ベースの検査は特別なリスク因子のある児に対してのみ適切でありうる。高リスクと考えられる小児は次のとおりである。児に結核高蔓延国（中南米，アフリカ，アジア，東ヨーロッパ）の生まれや居住歴・旅行以外の渡航歴がある場合；児に結核感染・発症の家族歴がある場合；児が養護施設にいる場合；児が地域で結核感染のリスクが高いとされる集団に属する場合（例：出稼ぎ労働者の家族，ホームレス，特定の人口調査標準地域または地域の住民），が含まれる。

ツ反検査の焦点の大半は、感染が高頻度である集団に属する小児におけるリスク因子の同定に注がれるべきである。いくつかのリスク因子は全国的に適用できるが、地方保健局はその地域に密接に関係があるリスク因子を特定しなければならない。医師とその所属機関は地方保健局と緊密に連係して、どの児が検査されるべきで、どの児が不要かを決定しなければならない。保健局は校区に対してどういった学校ベースのツ反が適切で、それがどのような形をとるべきか、助言を行うべきだ。選択的検査を行う場合、社会的，政治的問題が起こりうる。公衆衛生の観点で正しいことを、現実的で一般的に許容可能な政策として説明するのが難しいこともある。地域の医師は、賢明で妥当な結核対策を進めるうえで、保健局にとって非常に助けになりうる。特に、その他の政府または公的機関がかかわっている場合はなおさらである。

◎ 文献 ◎

1. **Abadco, D., and P. Steiner.** 1992. Gastric lavage is better than bronchoalveolar lavage for isolation of Mycobacterium tuberculosis in childhood pulmonary tuberculosis. *Pediatr. Infect. Dis. J.* **11:**735–738.
2. **Afghani, B., and J. M. Lieberman.** 1994. Paradoxical enlargement or development of intracranial tuberculomas during therapy: case report and review. *Clin. Infect. Dis.* **19:**1092–1099.
3. **Al-Dossary, F. S., L. T. Ong, A. G. Correa, and J. R. Starke.** 2002. Treatment of childhood tuberculosis with a six month directly observed regimen of only two weeks of daily therapy. *Pediatr. Infect. Dis. J.* **21:**91–97.
4. **American Academy of Pediatrics.** 2009. 2009 *Red Book*: *Report of the Committee on Infectious Diseases*, 28th ed. American Academy of Pediatrics, Elk Grove Village, IL.
5. **American Thoracic Society, Centers for Disease Control and Prevention, and Infectious Disease Society of America.** 2005. American Thoracic Society/Centers for Disease Control and Prevention/Infectious Disease Society of America: controlling tuberculosis in the United States. *Am. J. Respir. Crit. Care Med.* **172:**1169–1227.

6. **American Thoracic Society.** 2000. Diagnostic standards and classification of tuberculosis in adults and children. *Am. J. Respir. Crit. Care Med.* **161:**1376–1395.
7. **Azzopardi, P., C. M. Bennett, S. M. Graham, and T. Duke.** 2009. Bacille Calmette-Guerin vaccine-related disease in HIV-infected children: a systematic review. *Int. J. Tuberc. Lung Dis.* **13:**1331–1344.
8. **Bianchi, L., L. Galli, M. Moriondo, G. Veneruso, L. Becciolini, C. Azzari, E. Chiappini, and M. deMartino.** 2009. Interferon-gamma release assay improves the diagnosis of tuberculosis in children. *Pediatr. Infect. Dis. J.* **28:**510–514.
9. **Biddulph, J.** 1990. Short-course chemotherapy for childhood tuberculosis. *Pediatr. Infect. Dis. J.* **9:**794–801.
10. **Blumberg, H. M., W. J. Burman, R. E. Chaisson, C. L. Daley, S. C. Etkind, L. N. Friedman, P. Fujiwara, M. Grzemska, P. C. Hopewell, M. D. Iseman, R. M. Jasmer, V. Koppaka, R. I. Menzies, R. J. O'Brien, R. R. Reves, L. B. Reichman, P. M. Simone, J. R. Starke, A. A. Vernon, American Thoracic Society, Centers for Disease Control and Prevention, and the Infectious Diseases Society.** 2003. American Thoracic Society/Centers for Disease Control and Prevention/Infectious Diseases Society of America: treatment of tuberculosis. *Am. J. Respir. Crit. Care Med.* **167:**603–662.
11. **Blusse van Oud-Alblas, H. J., M. E. van Vliet, J. L. Kimpen, G. S. deVilliers, H. S. Schaaf, and P. R. Donald.** 2002. Human immunodeficiency virus infection in children hospitalized with tuberculosis. *Ann. Trop. Pediatr.* **22:**115–123.
12. **Braitstein, P., W. Nyandiko, R. Ureemon, K. Wools-Kaloustian, E. Sang, B. Musick, J. Sidle, C. Yiannoutsos, S. Ayaya, and E. J. Carter.** 2009. The clinical burden of tuberculosis among human immunodeficiency virus-infected children in Western Kenya and the impact of combination antiretroviral treatment. *Pediatr. Infect. Dis. J.* **28:**626–632.
13. **Cakir, E., Z. S. Uyan, S. Oktem, F. Karakoc, R. Ersu, B. Karadag, and E. Dogli.** 2008. Flexible bronchoscopy for diagnosis and follow-up of childhood endobronchial tuberculosis. *Pediatr. Infect. Dis. J.* **27:**783–787.
14. **Centers for Disease Control.** 1993. Interstate outbreak of drug-resistant tuberculosis involving children: California, Montana, Nevada, Utah. *MMWR Morb. Mortal. Wkly. Rep.* **32:**516–519.
15. **Centers for Disease Control and Prevention.** 2009. *Reported Tuberculosis in the United States, 2008.* U.S. Department of Health and Human Services, Atlanta, GA.
16. **Centers for Disease Control and Prevention.** 2005. Guidelines for preventing the transmission of Mycobacterium tuberculosis in health-care facilities. *MMWR Recommend. Rep.* **54**(RR-17)**:**1–141.
17. **Centers for Disease Control and Prevention.** 2010. Updated guidelines for using interferon gamma release assays to detect Mycobacterium tuberculosis infection---United States, 2010. *MMWR Recommend. Rep.* **59**(RR-5)**:**1–13.
18. **Chan, S., D. Abadco, and P. Steiner.** 1994. Role of flexible fiber optic bronchoscopy in the diagnosis of childhood endobronchial tuberculosis. *Pediatr. Infect. Dis. J.* **13:**506–509.
19. **Chan, S. P., J. Birnbaum, M. Rao, and P. Steiner.** 1996. Clinical manifestations and outcome of tuberculosis in children with acquired immunodeficiency syndrome. *Pediatr. Infect. Dis. J.* **15:**443–447.
20. **Chintu, C., and P. Mwaba.** 2005. Tuberculosis in children with human immunodeficiency virus infection. *Int. J. Tuberc. Lung Dis.* **9:**477–484.
21. **Comstock, G. W., L. M. Hammes, and A. Pio.** 1969. Isoniazid prophylaxis in Alaskan boarding schools: comparison of two doses. *Am. Rev. Respir. Dis.* **100:**773–779.
22. **Comstock, G. W., C. Baum, and D. E. Snider, Jr.** 1979. Isoniazid prophylaxis among Alaskan Eskimos: final report of the Bethel isoniazid studies. *Am. Rev. Respir. Dis.* **119:**827–830.
23. **Comstock, G. W., V. T. Livesay, and S. F. Woopert.** 1974. Prognosis of a positive tuberculin reaction in childhood and adolescence. *Am. J. Epidemiol.* **99:**131–138.
24. **Connell, T. G., N. Ritz, G. A. Paxton, J. P. Buttery, N. Curtis, and S. C. Ranganathan.** 2008. A three-way comparison of tuberculin skin testing, Quantiferon-TB Gold, and T-SPOT.TB in children. *PLoS One* **3:**e2624–e2631.
25. **Cruz, A. T., and J. R. Starke.** 2008. Treatment of tuberculosis in children. *Expert Rev. Anti. Infect. Ther.* **6:**939–957.
26. **Cruz, A. T., L. T. Ong, and J. R. Starke.** 2009. Childhood pleural tuberculosis. A review of 45 cases. *Pediatr. Infect. Dis. J.* **28:**981–984.
27. **Curtis, A., R. Ridzon, R. Vogel, S. McDonough, J. Hargreaves, J. Ferry, S. Valway, and I. M. Onerato.** 1999. Extensive transmission of Mycobacterium tuberculosis from a child. *N. Engl. J. Med.* **341:**1491–1495.
28. **Delacourt, C., J. D. Poveda, C. Chureau, N. Bryden, B. Mahut, J. deBlic, P. Scheinman, and G. Garrigue.** 1995. Use of polymerase chain reaction for improved diagnosis of tuberculosis in children. *J. Pediatr.* **126:**703–709.
29. **Delacourt, C., T. M. Mani, V. Bonnerot, J. deBlic, N. Soyeg, D. Lallemand, and P. Scheinman.** 1993. Computed tomography with normal chest radiograph in tuberculous infection. *Arch. Dis. Child.* **69:**430–432.
30. **de Pontual, L., L. Balu, P. Ovetchine, B. Maury-Tisseron, E. Lachassinne, P. Cruaud, V. Jeantis, D. Valeyre, O. Fain, and J. Gaudelus.** 2006. Tuberculosis in adolescents: a French retrospective study of 52 cases. *Pediatr. Infect. Dis. J.* **25:**930–932.
31. **Detjen, A. K., T. Keili, S. Roll, B. Haver, H. Mauch, U. Wahn, and K. Magdorf.** 2007. Interferon-gamma release assays improve the diagnosis of tuberculosis and nontuberculous mycobacterial disease in children in a country with a low incidence of tuberculosis. *Clin. Infect. Dis.* **45:**322–328.
32. **Doerr, C. A., J. R. Starke, and L. T. Ong.** 1995. Clinical and public health aspects of tuberculous meningitis in children. *J. Pediatr.* **127:**27–33.
33. **Donald, P. R., D. Mahan, J. S. Maritz, and S. Qazi.** 2006. Ethambutol dosage for the treatment of children: literature review and recommendations. *Int. J. Tuberc. Lung Dis.* **10:**1318–1330.
34. **Donald, P. R., D. Maher, and S. Qazi.** 2007. A research agenda to promote the management of childhood tuberculosis within national tuberculosis programs. *Int. J. Tuberc. Lung Dis.* **11:**327–380.
35. **Dormer, B. A., I. Harrison, J. A. Swart, and S. R. Vidor.** 1959. Prophylactic isoniazid protection of infants in a tuberculosis hospital. *Lancet* **ii:**902–903.
36. **Eamranond, P., and E. Jaramillo.** 2001. Tuberculosis in children: reassessing the need for improved diagnosis in global control strategies. *Int. J. Tuberc. Lung Dis.* **5:**594–603.
37. **Elenga, N., K. A. Kouakoussui, D. Bonard, P. Fassinou, M. F. Anaky, M. L. Wemin, F. Dick-Amon, F. Rovet, V. Vincent, and P. Msellati.** 2005. Diagnosed tuberculosis during the followup of a cohort of human immunodeficiency virus–infected chil-

dren in Abidjan, Cote d'Ivoire: ANRS 1278 study. *Pediatr. Infect. Dis. J.* **24:**1077–1082.
38. Feja, K., E. McNelley, C. S. Tran, J. Burzynski, and L. Saimon. 2008. Management of pediatric multi-drug resistant tuberculosis and latent tuberculosis infections in New York City from 1995 to 2003. *Pediatr. Infect. Dis. J.* **27:**907–912.
39. Ferebee, S. H. 1969. Controlled chemoprophylaxis trials in tuberculosis. A general review. *Adv. Tuberc. Res.* **17:**28–106.
40. Giammona, S. T., and P. S. Zelkowitz. 1969. The use of superheated nebulized saline and gastric lavage to obtain bacterial cultures in primary pulmonary tuberculosis in children. *Am. J. Dis. Child.* **117:**198–200.
41. Groussard, P., R. P. Gie, S. Kling, and N. Beyers. 2004. Expansile pneumonia in children caused by *Mycobacterium tuberculosis*. Clinical, radiological and bronchoscopic appearances. *Pediatr. Pulmonol.* **38:**451–455.
42. Haustein, T., D. A. Ridout, J. C. Hartley, U. Thaker, D. Shingadia, N. J. Klein, V. Novelli, and G. L. J. Dixon. 2009. The likelihood of an indeterminate test result from a whole-blood interferon-gamma release assay for the diagnosis of *Mycobacterium tuberculosis* infection in children correlates with age and immune status. *Pediatr. Infect. Dis. J.* **28:**669–673.
43. Hesseling, A., H. Schaaf, R. Gie, J. R. Starke, and N. Beyers. 2002. A critical review of diagnostic approaches used in the diagnosis of childhood tuberculosis. *Int. J. Tuberc. Lung Dis.* **6:**1038–1045.
44. Hesseling, A. C., A. E. Westra, H. Werschkull, P. R. Donald, N. Beyers, G. D. Hussey, W. El-Sadr, and H. S. Schaaf. 2005. Outcome of HIV-infected children with culture-confirmed tuberculosis. *Arch. Dis. Child.* **90:**1171–1174.
45. Hesseling, A. C., H. Rabie, B. J. Marais, M. Manders, M. Lips, H. S. Schaaf, R. P. Gie, M. Cotton, P. D. von Helden, R. M. Warren, and N. Beyers. 2006. Bacille Calmette-Guerin vaccine-induced disease in HIV-infected and HIV-uninfected children. *Clin. Infect. Dis.* **42:**548–558.
46. Hesseling, A. C., M. F. Cotton, C. F. von Reyn, S. M. Graham, R. P. Gie, and G. D. Hussey. 2008. Consensus statement on the revised World Health Organization recommendations for BCG vaccination in HIV-infected infants. *Int. J. Tuberc. Lung Dis.* **28:**1376–1379.
47. Hill, P. C., R. H. Brooks, I. M. O. Adetifa, A. Fox, and D. Jackson-Sillah. 2006. Comparison of enyzme-linked immunospot assay and tuberculin skin test in healthy children exposed to Mycobacterium tuberculosis. *Pediatrics* **117:**1542–1548.
48. Hsu, K. H. K. 1984. Thirty years after isoniazid: its impact on tuberculosis in children and adolescents. *JAMA* **25:**1283–1285.
49. Huebner, R. E., M. F. Schein, and J. B. Bass. 1993. The tuberculin skin test. *Clin. Infect. Dis.* **17:**968–975.
50. Hussey, G., T. Chisholm, and M. Kibel. 1991. Miliary tuberculosis in children. A review of 94 cases. *Pediatr. Infect. Dis. J.* **10:**832–836.
51. International Union Against Tuberculosis Committee on Prophylaxis. 1982. Efficacy of various durations of isoniazid preventive therapy for tuberculosis: five years of follow-up in the IUAT trial. *Bull. W. H. O.* **60:**555–561.
52. Iriso, R., P. M. Mudido, C. Karamagi, and C. Whalen. 2005. The diagnosis of childhood tuberculosis in an HIV-endemic setting and the use of induced sputum. *Int. J. Tuberc. Lung Dis.* **9:**16–26.
53. Jacobs, R. F., P. Sunakorn, T. Chotpitayasunonah, S. Pope, and K. Kelleher. 1992. Intensive short course chemotherapy for tuberculosis meningitis. *Pediatr. Infect. Dis. J.* **11:**194–198.
54. Jawahar, M. S., K. Rajaram, S. Sivasubramanian, C. N. Paramasivan, K. Chandrasekar, M. N. Kamaludeen, A. J. Thirithuvathas, V. Ananthalakshmi, and R. Prabhakar. 2008. Treatment of lymph node tuberculosis: a randomized clinical trial of two 6-month regimens. *Trop. Med. Int. Health* **10:**1090–1098.
55. Jones, D., J. Malecki, W. Bigler, J. Witte, and M. J. Oxtoby. 1992. Pediatric tuberculosis and human immunodeficiency virus infection in Palm Beach County, Florida. *Am. J. Dis. Child.* **146:**1166–1170.
56. Khan, E. A., and J. R. Starke. 1995. Diagnosis of tuberculosis in children. Increased need for better methods. *Emerg. Infect. Dis.* **1:**115–123.
57. Kimerling, M., J. Barker, F. Bruce, N. L. Brook and N. E. Dunlap. 2000. Preventable childhood tuberculosis in Alabama: implications and opportunity. *Pediatrics* **105:**e53.
58. Kumar, L., R. Dhand, P. D. Singhi, K. L., Rao, and S. Katariya. 1990. A randomized trial of fully intermittent vs. daily followed by intermittent short-course chemotherapy for childhood tuberculosis. *Pediatr. Infect. Dis. J.* **9:**802–806.
59. Laven, G. T. 1977. Diagnosis of tuberculosis in children using fluorescence microscopic examination of gastric washings. *Am. Rev. Respir. Dis.* **115:**743–749.
60. Lewinsohn, D. A., M. N. Lobato, and J. A. Jereb. 2010. Interferon-gamma release assays: new diagnostic tests for Mycobacterium tuberculosis infection and their use in children. *Curr. Opin. Pediatr.* **22:**71–76.
61. Lighter, J., M. Rigaurd, R. Eduardo, C. H. Peng, and H. Pollack. 2009. Latent tuberculosis diagnosis in children by using the QuantiFERON-TB Gold In-Tube test. *Pediatrics* **123:**30–37.
62. Lincoln, E. M. 1965. Epidemics of tuberculosis. *Bibl. Tuberc.* **21:**157–201.
63. Lincoln, E. M., P. A. Davies, and S. Bovornkitti. 1958. Tuberculous pleurisy with effusion in children. *Am. Rev. Tuberc.* **77:**271–289.
64. Lobato, M., J. C. Mohle-Boetani, and S. E. Royce. 2000. Missed opportunities for preventing tuberculosis among children younger than five years of age. *Pediatrics* **106:**e75.
65. Lobato, M. N., S. J. Sun, P. K. Moonan, S. E. Weis, L. Saiman, A. A. Reichard, K. Feja, and the Zero Tolerance for Pediatric TB Study Group. 2008. Underuse of effective measures to prevent and manage pediatric tuberculosis in the United States. *Arch. Pediatr. Adolesc. Med.* **162:**426–431.
66. Mandalakas, A. M., H. L. Kirchner, X. Zhu, K. T. Yeo, and J. R. Starke. 2008. Interpretation of repeat tuberculin skin testing in international adoptees. *Pediatr. Infect. Dis. J.* **27:**913–919.
67. Marais, B. J., R. P. Gie, A. C. Hesseling, and N. Beyers. 2005. Adult-type pulmonary tuberculosis in children aged 10–14 years. *Pediatr. Infect. Dis. J.* **24:**743–744.
68. Marais, B. J., C. A. Wright, H. S. Schaaf, R. P. Gie, A. C. Hesseling, D. A. Enarson, and N. Beyers. 2006. Tuberculous lymphadenitis as a cause of persistent cervical lymphadenopathy in children from a tuberculous-endemic area. *Pediatr. Infect. Dis. J.* **25:**142–146.
69. Marais, B. J., R. P. Gie, H. S. Schaaf, A. C. Hesseling, C. C. Obihara, J. R. Starke, D. A. Emerson, P. R. Donald, and N. Beyers.

2004. The natural history of childhood intra-thoracic tuberculosis: a critical review of literature from the pre-chemotherapy era. *Int. J. Tuberc. Lung Dis.* **8:**278–285.
70. Marais, B. J., R. P. Gie, H. S. Schaaf, N. Beyers, P. R. Donald, and J. R. Starke. 2006. Childhood pulmonary tuberculosis: old wisdom and new challenges. *Am. Rev. Respir. Crit. Care Med.* **173:**1078–1090.
71. Marais, B. J., R. P. Gie, H. S. Schaaf, J. R. Starke, A. C. Hesseling, P. R. Donald, and N. Beyers. 2004. A proposed radiological classification of childhood intra-thoracic tuberculosis. *Pediatr. Radiol.* **39:**868–894.
72. Martinson, N. A., H. Moultrie, R. van Niekerk, G. Barry, A. Coovadia, M. Cotton, A. Violari, G. E. Gray, R. E. Chaisson, J. A. McIntyre, and T. Meyers. 2009. HAART and the risk of tuberculosis in HIV-infected South African children: a multisite retrospective cohort. *Int. J. Tuberc. Lung Dis.* **13:**862–867.
73. Matsaniotis, N., C. Kattamis, C. Economou-Mavrou, and M. Kyriazakou. 1967. Bullous emphysema in childhood tuberculosis. *J. Pediatr.* **71:**703–708.
74. McIlleron, H., M. Willemse, C. J. Werely, G. D. Hussey, H. S. Schaaf, P. J. Smith, and P. R. Donald. 2009. Isoniazid plasma concentrations in a cohort of South African children with tuberculosis: implications for international pediatric dosing guidelines. *Clin. Infect. Dis.* **48:**1547–1553.
75. Miller, F. J., R. M. E. Seale, and M. D. Taylor. 1963. *Tuberculosis in Children*, p. 214. Little Brown, Boston, MA.
76. Millership, S. E., C. Anderson, A. J. Cummins, S. Bracebridge, and I. Abubakar. 2009. The risk to infant from nosocomial exposure to tuberculosis. *Pediatr. Infect. Dis. J.* **28:**915–916.
77. Mohle-Boetani, J. C., B. Miller, M. Halpern, A. Trivedi, J. Lessler, S. L. Soloman, and M. Fenstersheib. 1995. School-based screening for tuberculous infection: a cost-benefit analysis. *JAMA* **274:**613–619.
78. Mohle-Boetani, J. C., and J. Flood. 2002. Contact investigations and the continued commitment to control tuberculosis. *JAMA* **287:**1040–1042.
79. Munoz, F. M., L. T. Ong, D. Seavy, D. Medina, A. Correa, and J. R. Starke. 2002. Tuberculosis among adult visitors of children with suspected tuberculosis and employees at a children's hospital. *Infect. Control Hosp. Epidemiol.* **23:**568–572.
80. Nelson, L. J., and C. D. Wells. 2004. Global epidemiology of childhood tuberculosis. *Int. J. Tuberc. Lung Dis.* **8:**636–647.
81. Nelson, L. J., E. Schneider, C. D. Wells, and M. Moore. 2004. Epidemiology of childhood tuberculosis in the United States, 1993-2001: the need for continued vigilance. *Pediatrics* **114:**333–341.
82. Nemir, R. L., and K. Krasinski. 1988. Tuberculosis in children and adolescents in the 1980's. *Pediatr. Infect. Dis. J.* **7:**375–379.
83. Nicol, M. P., M. A. Danes, K. Wood, N. Dip, M. Hatherill, L. Workman, A. Harkridge, B. Eley, K. A. Wilkinson, R. J. Wilkinson, W. A. Hanekom, O. Beathy, and G. Hussey. 2009. Comparison of T-SPOT. TB assay and tuberculin skin test for the evaluation of young children at high risk for tuberculosis in a community setting. *Pediatrics* **123:**38–43.
84. O'Brien, R. J., M. W. Long, F. S. Cross, M. A. Lyle, and D. E. Snider, Jr. 1983. Hepatotoxicity from isoniazid and rifampin among children treated for tuberculosis. *Pediatrics* **72:**491–499.
85. Palacios, E., R. Dallman, M. Munoz, R. Hurtado, K. Chalco, D. Guerra, L. Mestanza, K. Llaro, C. Bonilla, P. Drobac, J. Bayona, M. Lygizos, H. Anger, and S. Shin. 2009. Drug-resistant tuberculosis and pregnancy: treatment outcomes of 38 cases in Lima, Peru. *Clin. Infect. Dis.* **48:**1413–1419.
86. Pastrana, D. G., R. Torronteras, P. Caro, M. L. Anguita, A. M. Barrio, A. Andres, and J. Navarro. 2001. Comparison of Amplicor, in-house polymerase chain reactions and conventional culture for the diagnosis of tuberculosis in children. *Clin. Infect. Dis.* **32:**17–22.
87. Pediatric Tuberculosis Collaborative Group. 2004. Diagnosis and treatment of latent tuberculosis infection in children and adolescents. *Pediatrics* **114:**1175–1201.
88. Pierre, C., C. Olivier, D. Lecossier, Y. Boussougont, P. Yeni, and A. J. Hance. 1993. Diagnosis of primary tuberculosis in children by amplification and detection of mycobacterial DNA. *Am. Rev. Respir. Dis.* **147:**420–424.
89. Powell, D. A., L. Perkins, D. Scott-Wang, G. Hunt, and N. Ryan-Wenger. 2008. Completion of therapy for latent tuberculosis in children of different nationalities. *Pediatr. Infect. Dis. J.* **28:**272–274.
90. Puthanakit, T., P. Oberdorfen, N. Akarathum, P. Wannarit, T. Sirisanthana, and V. Sirisanthana. 2006. Immune reconstitution syndrome after highly active antiretroviral therapy in human immunodeficiency virus-infected Thai children. *Pediatr. Infect. Dis. J.* **25:**53–58.
91. Reis, F. J., M. B. Bedran, J. A. Mowra, I. Assis, and M. E. Rodrigues. 1990. Six-month isoniazid-rifampin treatment for pulmonary tuberculosis in children. *Am. Rev. Respir. Dis.* **142:**996–999.
92. Ridzon, R., J. H. Kent, S. Valway, P. Weismuller, R. Maxwell, M. Ekock, J. Meador, S. Royce, A. Shefer, P. Smith, C. Woodley, and I. M. Onorato. 1997. Outbreak of drug-resistant tuberculosis with secondary-generation transmission in a high school in California. *J. Pediatr.* **131:**863–868.
93. Rock, R. B., M. Olin, C. A. Baker, T. W. Molitor, and P. K. Peterson. 2008. Central nervous system tuberculosis: pathogenesis and clinical aspects. *Clin. Microbiol. Rev.* **21:**243–261.
94. Saiman, L., J. Aronson, J. Zhou, C. Gomey-Duarte, P. S. Gabriel, M. Alonso, S. Maloney, and J. Schulte. 2001. Prevalence of infectious diseases among internationally adopted children. *Pediatrics* **109:**608–612.
95. Salazar, G. E., T. L. Schmitz, R. Cama, P. Sheen, L. M. Franchi, G. Centano, C. Valera, M. Leyua, S. Montenegro-James, R. Oberhelman, G. H. Gilman, and M. J. Thompson. 2001. Pulmonary tuberculosis in children in a developing country. *Pediatrics* **108:**448–453.
96. Schaaf, H. S., B. J. Marais, A. Whitelaw, A. C. Hesseling, B. Eley, G. D. Hussey, and P. R. Donald. 2007. Culture-confirmed childhood tuberculosis in Cape Town, South Africa: a review of 596 cases. *BMC Infect. Dis.* **7:**140–147.
97. Schaaf, H. S., M. Willemse, and P. R. Donald. 2009. Long-term linezolid treatment in a young child with extensively drug-resistant tuberculosis. *Pediatr. Infect. Dis. J.* **28:**748–750.
98. Schaaf, H. S., R. P. Gie, N. Beyer, F. A. Sirgel, P. J. deKlerk, and P. R. Donald. 2000. Primary drug-resistant tuberculosis in children. *Int. J. Tuberc. Lung Dis.* **4:**1149–1156.
99. Schuit, K. E. 1979. Miliary tuberculosis in children. *Am. J. Dis. Child.* **133:**583–585.
100. Sepulveda, R. L., C. Burr, X. Ferrer, and R. U. Sorensen. 1988. Booster effect of tuberculosis testing in healthy 6-year-old school children vaccinated with bacilli Calmette-Guérin at

birth in Santiago, Chile. *Pediatr. Infect. Dis. J.* **7**:578–581.
101. Sharma, S. K., A. Mahan, A. Sharma, and D. K. Mitra. 2005. Miliary tuberculosis: new insights into an old disease. *Lancet Infect. Dis.* **5**:415–430.
102. Shingadia, D., and V. Novelli. 2003. Diagnosis and treatment of tuberculosis in children. *Lancet Infect. Dis.* **3**:624–632.
103. Smith, K. C., J. R. Starke, K. Eisenach, L. T. Ong and M. Denby. 1996. Detection of *Mycobacterium tuberculosis* in clinical specimens from children using a polymerase chain reaction. *Pediatrics* **97**:155–160.
104. Soysal, A., O. Turel, D. Toprek, and M. Bakir. 2008. Comparison of positive tuberculin skin test with an interferon-gamma based assay in unexposed children. *Jpn. J. Infect. Dis.* **61**:192–195.
105. Spyridis, N. P., P. G. Spyridis, A. Gelesme, V. Sypsa, M. Valianatou, F. Metsou, P. Gourgiotis, and M. N. Tsolic. 2007. The effectiveness of a 9-month regimen of isoniazid alone versus 3- and 4-month regimens of isoniazid plus rifampin for treatment of latent tuberculosis infection in children: results of an 11-year randomized study. *Clin. Infect. Dis.* **45**:715–722.
106. Starke, J. R. 2001. Transmission of *Mycobacterium tuberculosis* to and from children and adolescents. *Semin. Pediatr. Infect. Dis.* **12**:115–122.
107. Starke, J. R. 2007. New concepts in childhood tuberculosis. *Curr. Opin. Pediatr.* **19**:306–313.
108. Steiner, P., and M. Rao. 1993. Drug-resistant tuberculosis in children. *Semin. Pediatr. Infect. Dis.* **4**:275–292.
109. Steiner, P., M. Rao, M. Mitchell, and M. Steiner. 1985. Primary drug-resistant tuberculosis in children: correlation of drug-susceptibility patterns of matched patient and source-case strains of *Mycobacterium tuberculosis*. *Am. J. Dis. Child.* **139**:780–782.
110. Steiner, P., M. Rao, M. S. Victoria, H. Jabbar, and M. Steiner. 1980. Persistently negative tuberculin reactions: their presence among children culture positive for *Mycobacterium tuberculosis*. *Am. J. Dis. Child.* **134**:747–750.
111. Stop TB Partnership Childhood TB Subgroup. 2006. Chapter 2: antituberculosis treatment in children. *Int. J. Tuberc. Lung Dis.* **10**:1205–1211.
112. Stop TB Partnership Childhood TB Subgroup. 2006. Chapter 3: management of TB in the HIV-infected child. *Int. J. Tuberc. Lung Dis.* **10**:1331–1336.
113. Stop TB Partnership Childhood TB Subgroup. 2007. Chapter 4: childhood contact screening and management. *Int. J. Tuberc. Lung Dis.* **11**:12–15.
114. Stout, J. E., K. K. Saharia, S. Nageswaran, A. Ahmed, and C. D. Hamilton. 2006. Racial and ethnic disparities in pediatric tuberculosis in North Carolina. *Arch. Pediatr. Adolesc. Med.* **160**:631–637.
115. Swanson, D. S., and J. R. Starke. 1995. Drug-resistant tuberculosis in pediatrics. *Pediatr. Clin. North Am.* **42**:553–581.
116. Teeratkulpisarn, J., P. Lumbigagnon, S. Pairojkul, and P. Jariyauiladkul. 1994. Cavitary tuberculosis in a young infant. *Pediatr. Infect. Dis. J.* **13**:545–546.
117. Te Water Naude, J. M., P. R. Donald, D. Hussey, M. A. Kibel, A. Louw, D. R. Perkins, and H. S. Schaaf. 2000. Twice-weekly vs. daily chemotherapy for childhood tuberculosis. *Pediatr. Infect. Dis. J.* **19**:405–410.
118. Tsakalidis, D., P. Pratsidou, A. Hitoglou-Makedou, G. Tzouvelakis, and I. Sofroniadis. 1992. Intensive short course chemotherapy for treatment of Greek children with tuberculosis. *Pediatr. Infect. Dis. J.* **11**:1036–1042.
119. Ussery, X. T., S. E. Valway, M. McKenna, G. M. Cauthen, E. McCray, and I. M. Onorato. 1996. Epidemiology of tuberculosis among children in the United States. *Pediatr. Infect. Dis. J.* **15**:697–704.
120. Vallejo, J., L. Ong, and J. Starke. 1994. Clinical features, diagnosis and treatment of tuberculosis in infants. *Pediatrics* **94**:1–7.
121. Van der Weert, E. M., N. M. Harters, H. S. Schaaf, B. S. Eley, R. D. Pitcher, N. A. Wierselthaler, R. Laubscher, P. R. Donald, and J. F. Schoeman. 2006. Comparison of diagnostic criteria for tuberculous meningitis in human immunodeficiency virus-infected and uninfected children. *Pediatr. Infect. Dis. J.* **25**:65–69.
122. Visudhiphan, P., and S. Chiemchanya. 1989. Tuberculous meningitis in children: treatment with isoniazid and rifampin for twelve months. *J. Pediatr.* **114**:875–879.
123. Wallgren, A. 1937. On contagiousness of childhood tuberculosis. *Acta Paediatr.* **22**:229–241.
124. Wallgren, A. 1948. The time-table of tuberculosis. *Tubercle* **29**:245–257.
125. Webb, E. A., A. C. Hesseling, H. S. Schaaf, R. P. Gie, C. J. Lombard, A. Spitaels, S. Delport, B. J. Marais, K. Donald, P. Hindmarsh, and N. Beyers. 2009. High prevalence of Mycobacterium tuberculosis infection and disease in children and adolescents with type 1 diabetes mellitus. *Int. J. Tuberc. Lung Dis.* **13**:868–874.
126. Weinstein, J., C. Barrett, R. Baltimore, and W. J. Hierlhozer, Jr. 1995. Nosocomial transmission of tuberculosis from a hospital visitor on a pediatrics ward. *Pediatr. Infect. Dis. J.* **14**:232–234.
127. **World Health Organization.** 2006. *Guidance for National Tuberculosis Programmes on the Management of Tuberculosis in Children.* World Health Organization, Geneva, Switzerland.
128. Wright, C. A., A. C. Hesseling, C. Banford, S. M. Burgess, R. Warren, and B. J. Marais. 2009. Fine-needle aspiration biopsy: a first-line diagnostic procedure in paediatric tuberculosis suspects with peripheral lymphadenopathy? *Int. J. Tuberc. Lung Dis.* **13**:1373–1379.
129. Wright, C. A., R. M. Warren, and B. J. Marais. 2009. Fine needle aspiration biopsy–an undervalued diagnostic modality in paediatric mycobacterial disease. *Int. J. Tuberc. Lung Dis.* **13**:1467–1475.
130. Zar, H., E. Tannenbaum, P. Apolles, P. Roux, D. Hanslo, and G. Hussey. 2000. Sputum induction for the diagnosis of pulmonary tuberculosis in infants and young children in an urban setting in South Africa. *Arch. Dis. Child.* **82**:305–308.
131. Zar, H. J., D. Hanslo, P. Apolles, G. Swingler, and G. Hussey. 2005. Induced sputum versus gastric lavage for microbiologic confirmation of pulmonary tuberculosis in infants and young children: a prospective study. *Lancet* **365**:130–134.

Chapter 31

妊娠と結核：母体，胎児，新生児に関連する結核
Pregnancy: Maternal, Fetal, and Neonatal Considerations

- 著：David M. Fleece・Stephen C. Aronoff
- 訳：村中 清春

妊娠期結核は過去の問題ではなく，今でも頻繁に遭遇する臨床課題であり，途上国でも先進国でも起こりうる。この章では，結核感染を母体の側面からみることに焦点を当て，胎児，新生児への移行についても取り扱う。乳児，小児の結核についてはChapter 30で詳しく扱っている。

疫学

妊娠期結核の疫学は結核全体像と同じく変遷する。結核患者数は2004年にピークに達し，西および中央ヨーロッパ，ラテンアメリカ，地中海東部，東南アジア，西太平洋地域で減少傾向にある。アフリカと東ヨーロッパでは実質上，いまだに高い有病率が続いている[35]。米国での結核有病率は1980年代後半から1990年代初頭にかけて上昇した。米国の結核罹患率は1992年には10万人あたり10.4人であったが，2007年には4.4人まで減少している。しかし，人種ごとに大きく異なる。2008年の妊娠可能年齢女性の人種ごとの結核罹患率を表31-1に示す[10]。

妊娠可能年齢女性において，ヒト免疫不全ウイルス(human immunodeficiency virus：HIV)感染は結核感染の有意なリスク因子となる。ニューヨーク市の結核罹患妊婦16人のうち11人にHIV検査を行い，7人(64％)が陽性であった，とMargonoらは報告している[21]。米国でのHIV感染女性のコホート研究で，妊婦46人中5人(11％)で結核の共感染があった，との報告もある[24]。サハラ以南のアフリカはHIVと結核の蔓延地域の1つであり，HIV感染は結核罹患の可能性を10倍上げる[1]。

結核における妊娠の影響

ヒポクラテス(Hippocrates)の時代には，妊娠は結核によい影響をもたらすと考えられていたが，妊娠期に急速に進行する結核症例が19世紀半ばに報告された[14]。Oslerは医師が以下のような女性と結婚することを勧めていない：家族歴に問題がある女性，胸郭の開きが悪い女性，体格が標準を下回っている女性[27]。20世紀初頭に多くの医師が，結核を含むさまざまな健康問題を抱える女性は妊娠すべきではないと提唱し始めた。1918年に医師 J. Edgar Clifton[訳注]は「出産は結核となる可能性のある者が結核となるリスクをきわめて上げる行為だ」と記している[20]。

しかし，妊娠は進行性結核の素因とはならない，との報告が1950年代になされた[17,29]。抗結核薬が開発される前の報告ではあるが，活動性結核の女性250例のうち，83.9％は妊娠しても結核の病態は安定しており，9.1％では改善した。7％のみが妊娠期に結核が進行し，妊娠の翌年にさらに8.2％が進行例となった[17]。20年後，抗結核薬が開発されてからもニューヨーク市から同様の調査結果があった。抗結核薬治療を受けた妊婦および褥婦において結核進行例は2％のみであり，以前の研究と同様に，ほとんどの再発症例は産褥期に起こった[31]。これらの知見は非妊娠女性の研究と同じような結果で，妊娠は結核感染の経過に影響を与えないことを表している。妊娠は感染臓器にも影響を与えない。妊婦での肺外結核は5～10％と報告されており，それは非妊娠患者と同様であった[5,34]。

妊娠自体が初期結核の症状をわかりにくくするとも考えうれる。妊娠によって初期結核と似た症状である頻呼吸や疲労が出ることがあり，それが診断・治療の遅れにつながっている可能性がある。スクリーニングによって結核と診断された妊婦のほとんどが無症状または無自覚であった[5,34]。妊婦結核の診断・治療が遅れれば，乳児の先天性結核につながる可能性がある。乳児が先天性結核と診断されることによって，母体の結核が評価され，診断に至る例も報告されている。

表31-1 2008年の米国における妊娠可能年齢女性の人種ごとの結核罹患率(10万人あたりの人数)[a]

人種	罹患率	
	15～24歳	25～44歳
非ヒスパニック系白人	0.3	0.7
非ヒスパニック系黒人	5.7	8.1
ヒスパニック系	5.5	6.9
アジア系	20.7	24.7
ハワイ原住民／その他の太平洋諸島先住民	23.6	17.5
米国原住民／アラスカ原住民	3.5	4.3

[a] 文献10より。

訳注 1859～1939年。米国産婦人科医。

妊娠における結核の影響

結核は女性生殖のすべての段階(妊孕性から出産まで)に影響を与える。生殖器官の感染は不妊のみでなく,腹腔妊娠や卵管妊娠の原因ともなる[25]。抗結核薬治療が導入される前,結核感染女性の早産率は23〜44%であった。重症感染で,その率はより高くなる[30]。メキシコとインドにおける結核の母親から生まれた乳児の研究で,早産と出産時低体重の頻度は2〜3倍,周産期死亡の頻度は6倍であった[12,19]。周産期死亡は診断の遅れ,不適切な治療,結核の進行度と関連があった[19]。結核を早期に診断し,効果的な治療が行われれば,妊娠への悪影響はない[23,31]。

発症機序および先天性結核

妊婦の結核の発症機序も他の患者と同様である。飛沫核の吸入を主体とした病原体への曝露後,取り込まれた結核菌は局所で複製され,リンパ性もしくは血行性もしくは両方に播種する。病原菌が胎盤や生殖管に感染すれば,小児は先天性結核となりうる。結核菌は,直接臍帯静脈を経由して到達する場合と,感染した羊水の吸入を介する場合がある[15]。

先天性結核,つまり胎児の感染は,出産後に後天的に感染した結核と厳密に区別する必要がある。それらの2つを分類する基準はBeitzkeによって1935年に初めて提唱された[3]。

- 結核病変が認められた乳児において以下のうち1つを伴うものとする
- 生後数日以内の病変
- 肝初期変化群
- 母親または他の感染源からの乳児を隔離することで産後感染が除外されている

その後,Cantwellら[4]は1994年に先天性結核の再検討を行った。そのなかには1980年以降のすべての症例報告が含まれている。研究者らは,上記の基準はあまり役に立たないと結論づけている。なぜなら,剖検や肝生検だけでなく,今ではめったに行われていない新生児隔離に過度に依存しているからだ。そこで彼らはより現在に適合した修正分類基準を提唱した。以下がその項目である。

- 結核病変が認められた乳児において以下のうち1つを伴うものとする
- 生後1週以内の病変
- 肝初期変化群または肝乾酪壊死性肉芽腫
- 胎盤または母体生殖管の結核感染
- 接触者の調査と最近の感染管理ガイドライン遵守下で,産後感染が除外されている

Cantwellらは,この基準を論文化された症例に当てはめ検討した結果,診断感度が上がったと報告している。

臨床症状

結核症状は妊娠の有無にかかわらず同様である。Goodら[13]は,活動性結核のある妊婦27例の報告では,咳(71%),体重減少(41%),発熱(30%),疲労・倦怠感(30%)が多かった,と報告している。しかし,この調査のうち20%で無症状であった。

肺が最も頻度の高い感染臓器で,約90%を占めていた[16,34]。肺以外の感染臓器はリンパ節,骨,腎であった。HIV感染は結核の臨床像をより重症な病態とすることがある。HIV罹患率の高い地域では,16人のうち肺感染が10例(うち5例が空洞病変),髄膜2例,縦隔1例,腎臓1例,消化管1例,胸膜1例,であった[21]。

診断

ツベルクリン反応(ツ反:Mantoux反応)は,妊婦の結核診断法の1つである。近年,ツベルクリン特異抗原に反応したT細胞のインターフェロンγ遊離能を測定する血液検査が開発された。これらのテストは,1回の受診で行うことができ,ツ反より明確で,主観的評価の余地がなく,過去の *Mycobacterium bovis* BCG(bacillus Calmette–Guérin)の影響も受けないという利点がある。しかし,妊婦に選択肢として勧めるには,使用に関してのデータがまだ乏しい。

in vitro 研究で,妊婦では,結核菌に対する細胞性免疫応答が抑制される,との結果があるが[11,33],臨床的意義は明らかでない[28]。妊婦はツ反に影響を与えないが,免疫正常の活動性結核患者でも妊娠の有無にかかわらず,10〜25%がツ反陰性となる[18]。結核の非特異的症状(呼吸数増加や疲労感)は妊娠の生理学的変化と似ているため,見逃される可能性がある。そのため,高リスクであれば,積極的にツ反を行うべきである。高リスク群には以下の者が含まれる:都市部のマイノリティー,結核高蔓延国からの最近の移民,静注薬物使用者,HIV感染高リスク集団,すでにHIV感染が判明している者[6]。

活動性結核のHIV患者では,40〜60%でツ反陰性となる[6,21]。ツ反陰性はCD4値と関連しており,妊娠とは関連していない。HIV陽性女性の破傷風毒素およびムンプスに対する免疫不応答性(アネルギー)の割合は,妊婦では14/46(30%),非妊娠女性では38/78(49%)であった。この研究において,両群で免疫不応答性は低CD4値と相関があった。非妊娠女性で免疫不応答性となる傾向があったが,両群でCD4値は同等であった[24]。

結核に合致する臨床所見のあるすべてのヒトに対して,結核を診断するための精査を行うべきである。活動性結核を除外するために,ツ反陽性女性においてはルーチンで胸部X線検査(妊娠12週目以降に適切な腹部遮蔽を行ったうえで)を施行したほうがよい。肺結核を疑ったときは,たとえツ反が陰性であっても,すみやかに胸部X線検査を行わなければならない。そしてHIV陽性

で呼吸器症状のあるすべての者に，抗酸菌の検体を行うべきである。肺外結核を除外するために十分なシステムレビューと身体診察が必要である[6,7]。

治療

予防的治療

イソニアジド(INH)は感受性株感染患者において，潜伏感染から活動性結核に進行することを効果的に抑制する。胎児への催奇形性に関する報告はない。INHの主な副作用は肝炎であり，それは35歳以上で特に多く認められる。妊娠期もしくは産褥期は，INH毒性における独立したリスク因子である。INH毒性が原因による死亡症例20例において，4人が妊娠期にINH内服を開始し，出産後に内服を継続した症例であった。死亡率は，INHを内服している産褥期女性2,000人に1人の割合と推計されている[26]。

米国胸部学会(American Thoracic Society)は，ほとんどの妊婦において，予防的治療は一般的に分娩後にすべき，と述べている。最近感染した女性は例外であり，この女性は結核が証明されたときに治療を開始されるべきであるが，第1三半期を終えるまでは治療開始を推奨しない。産褥期のINH毒性が増すにもかかわらず，その時期の活動性結核リスクも増すため，産後に治療を開始することが推奨されている[2]。結核感染のあるHIV陽性女性では活動性結核に進行する可能性が高いため，精製ツベルクリン蛋白(purified protein derivative：PPD，ツ反)が陽転化したすべての者に対して予防的治療を行うべきである。また，HIV陽性女性に対しては，ツ反陰性であっても免疫不応答性があり，高蔓延地域に住んでいる場合，予防的治療を考慮すべきである。

予防的治療は，INH 300 mg/日が推奨されている。INHを内服する妊婦または授乳婦には，ピリドキシン(25 mg/日)を追加すべきである[9]。乳児は母乳からINH治療量の約20％を摂取してしまうため，授乳婦がINHを内服している場合，乳児もピリドキシンを内服すべきである[8]。INH内服中の授乳婦から授乳される乳児において，けいれんを含む神経毒性の報告がある[22]。第1選択薬による治療は授乳の禁忌とはならない[32]。授乳婦は授乳直後に内服するようにし，可能ならば，内服後の授乳は人工乳で代用することを考慮してもよいかもしれない。

活動性結核の治療

妊婦の活動性結核を診断した場合は，できる限りすみやかに治療を開始すべきである。病原菌が胎児に移行するリスクのほうが，母体に対する薬剤副作用を上回る。妊婦に対する初回治療はINH，リファンピシン，エタンブトールの併用が望ましい。世界保健機関(World Health Organization：WHO)はピラジナミドもルーチンに用いることを推奨しているが，米国では安全性を確証するデータが不足しているため，妊婦への使用を認めていない。ストレプトマイシンは，乳児の感音性難聴のリスクがあるため使用すべきではない[9]。

第1選択薬への耐性が判明した場合は，第2選択薬のリスクとベネフィットを検討する。しかし，ほとんどの第2選択薬は胎児への有害性があるかもしれない。エチオナミドは動物での催奇形性が報告されている。カナマイシン，capreomycin，アミカシンなどのアミノグリコシド系薬剤は，ストレプトマイシンと同様に耳毒性の可能性がある。フルオロキノロン系は軟骨形成に障害を与えるため，可能であれば，使用を避けるべきである[9]。治療には9か月を要する。

◎ 文献 ◎

1. Adhikari, M. 2009. Tuberculosis and tuberculosis/HIV co-infection in pregnancy. *Semin. Fetal Neonatal Med.* **14:**234–240.
2. American Thoracic Society. 1986. Treatment of tuberculosis and tuberculosis infection in adults and children. *Am. Rev. Respir. Dis.* **134:**355–363.
3. Beitzke, H. 1935. Ueber die angeborene tuberkuloese infection. *Ergeb. Ges. Tuberk. Forsch.* **7:**1–30.
4. Cantwell, M. F., Z. M. Shehab, A. M. Costello, L. Sands, W. F. Green, E. P. Ewing, Jr., S. E. Valway, and I. M. Onorato. 1994. Brief report: congenital tuberculosis. *N. Engl. J. Med.* **330:**1051–1054.
5. Carter, E. J., and S. Mates. 1994. Tuberculosis during pregnancy. The Rhode Island experience, 1987 to 1991. *Chest* **106:**1466–1470.
6. Centers for Disease Control. 1990. Screening for tuberculosis and tuberculous infection in high-risk populations. Recommendations of the Advisory Committee for Elimination of Tuberculosis. *MMWR Recommend. Rep.* **39**(RR-8):1–7.
7. Centers for Disease Control. 1990. The use of preventive therapy for tuberculous infection in the United States. Recommendations of the Advisory Committee for Elimination of Tuberculosis. *MMWR Recommend. Rep.* **39**(RR-8):9–12.
8. Centers for Disease Control and Prevention. 2000. Targeted tuberculin testing and treatment of latent tuberculosis infection. American Thoracic Society. *MMWR Recommend. Rep.* **49**(RR-6):1–51.
9. Centers for Disease Control and Prevention. 2003. Treatment of tuberculosis, American Thoracic Society. CDC and Infectious Diseases Society of America. *MMWR Recommend. Rep.* **52**(RR-11):1–77.
10. Centers for Disease Control and Prevention. 2009. *Reported Tuberculosis in the United States, 2008.* U.S. Department of Health and Human Services, Atlanta, GA.
11. Covelli, H. D., and R. T. Wilson. 1978. Immunologic and medical considerations in tuberculin-sensitized pregnant patients. *Am. J. Obstet. Gynecol.* **132:**256–259.
12. Figueroa-Damian, R., and J. L. Arredondo-Garcia. 2001. Neonatal outcome of children born to women with tuberculosis. *Arch. Med. Res.* **32:**66–69.
13. Good, J. T., Jr., M. D. Iseman, P. T. Davidson, S. Lakshminarayan, and S. A. Sahn. 1981. Tuberculosis in association with pregnancy. *Am. J. Obstet. Gynecol.* **140:**492–498.
14. Grisolle, A. 1850. De l'influence que la grossesse et la phthisie pulmonaire exercent réciproquement l'une sur l'autre. *Arch. Gen. Med.* **22:**41.
15. Hamadeh, M. A., and J. Glassroth. 1992. Tuberculosis and pregnancy. *Chest* **101:**1114–1120.

16. **Hammer, G. S., and S. Z. Hirshman.** 1985. Infections in pregnancy, p. 14–15. *In* S. H. Cherry, R. L. Berkowitz, and N. G. Kase (ed.), *Medical, Surgical, and Gynecological Complications of Pregnancy,* 3rd ed. Williams and Wilkins, Baltimore, MD.
17. **Hedvall, E.** 1953. Pregnancy and tuberculosis. *Acta Med. Scand. Suppl.* **286:**1–101.
18. **Huebner, R. E., M. F. Schein, and J. B. Bass, Jr.** 1993. The tuberculin skin test. *Clin. Infect. Dis.* **17:**968–975.
19. **Jana, N., K. Vasishta, S. K. Jindal, B. Khunnu, and K. Ghosh.** 1994. Perinatal outcome in pregnancies complicated by pulmonary tuberculosis. *Int. J. Gynaecol. Obstet.* **44:**119–124.
20. **Lerner, B. H.** 1994. Constructing medical indications: the sterilization of women with heart disease or tuberculosis, 1905-1935. *J. Hist. Med. Allied Sci.* **49:**362–379.
21. **Margono, F., J. Mroueh, A. Garely, D. White, A. Duerr, and H. L. Minkoff.** 1994. Resurgence of active tuberculosis among pregnant women. *Obstet. Gynecol.* **83:**911–914.
22. **McKenzie, S. A., A. J. Macnab, and G. Katz.** 1976. Neonatal pyridoxine responsive convulsions due to isoniazid therapy. *Arch. Dis. Child.* **51:**567–568.
23. **Mehta, B. R.** 1961. Pregnancy and tuberculosis. *Dis. Chest* **39:**505–511.
24. **Mofenson, L. M., E. M. Rodriguez, R. Hershow, H. E. Fox, S. Landesman, R. Tuomala, C. Diaz, E. Daniels, and D. Brambilla.** 1995. Mycobacterium tuberculosis infection in pregnant and nonpregnant women infected with HIV in the Women and Infants Transmission Study. *Arch. Intern. Med.* **155:**1066–1072.
25. **Mondal, S. K., and T. K. Dutta.** 2009. A ten year clinicopathological study of female genital tuberculosis and impact on fertility. *JNMA J. Nepal Med. Assoc.* **48:**52–57.
26. **Moulding, T. S., A. G. Redeker, and G. C. Kanel.** 1989. Twenty isoniazid-associated deaths in one state. *Am. Rev. Respir. Dis.* **140:**700–705.
27. **Osler, W.** 1897. *The Principles and Practice of Medicine.* Appleton, New York, NY.
28. **Present, P. A., and G. W. Comstock.** 1975. Tuberculin sensitivity in pregnancy. *Am. Rev. Respir. Dis.* **112:**413–416.
29. **Pugh, D. L.** 1955. The relation of child-bearing and child-rearing to pulmonary tuberculosis. *Br. J. Tuberc. Dis. Chest* **49:**206–216.
30. **Ratner, B., A. E. Rostler, and P. S. Salgado.** 1951. Care, feeding and fate of premature and full term infants born of tuberculous mothers. *Am. J. Dis. Child.* **81:**471–482.
31. **Schaefer, G., I. A. Zervoudakis, F. F. Fuchs, and S. David.** 1975. Pregnancy and pulmonary tuberculosis. *Obstet. Gynecol.* **46:**706–715.
32. **Snider, D. E., Jr., and K. E. Powell.** 1984. Should women taking antituberculosis drugs breast-feed? *Arch. Intern. Med.* **144:**589–590.
33. **Tanaka, A., K. Hirota, K. Takahashi, and Y. Numazaki.** 1983. Suppression of cell mediated immunity to cytomegalovirus and tuberculin in pregnancy employing the leukocyte migration inhibition test. *Microbiol. Immunol.* **27:**937–943.
34. **Wilson, E. A., T. J. Thelin, and P. V. Dilts, Jr.** 1973. Tuberculosis complicated by pregnancy. *Am. J. Obstet. Gynecol.* **115:**526–529.
35. **World Health Organization.** 2009. *Global Tuberculosis Control: Epidemiology, Strategy, Financing. WHO Report 2009.* World Health Organization, Geneva, Switzerland.

Chapter 32

HIV 関連結核
Tuberculosis Associated with HIV Infection

- 著：Midori Kato-Maeda・Annie Luetkemeyer・Peter M. Small
- 訳：田邉 菜摘

イントロダクション

結核とヒト免疫不全ウイルス（human immunodeficiency virus：HIV）感染症は，世界的な公衆衛生的脅威となる主要な 2 大感染症で，その高い罹患率と死亡率から社会の発展を阻んでいる。このことはサハラ以南のアフリカでは特に顕著で，ここには，全世界で推定 3,300 万人のうち 2,000 万人以上の HIV-1 感染患者がいる[124]。結核は HIV 感染患者の日和見感染症の 1 つである。結核菌（Mycobacterium tuberculosis）に単独感染した場合に，生涯で結核を発症する確率はおよそ 10％ であるが[127]，HIV と結核菌に共感染した場合には結核を発症する確率は年間 10％ となる[104]。HIV と結核菌の共感染の関連については，シナジー作用で説明される。HIV は宿主を免疫抑制状態へと導くため，結核感染から結核症へと進行させたり，結核によって死亡に至る重要なリスク因子の 1 つである。また，結核菌も HIV 感染を進行させる。この章では，HIV と結核菌の共感染の病態生理と，HIV 感染症に伴った結核の疫学，臨床的特徴について記す。

結核と HIV の共感染の病因

HIV 感染者では，非感染者と比べて約 20〜37 倍，結核を発症しやすい[133]。これは，HIV 感染者は活動性結核の患者から結核菌に感染しやすく，感染した場合，急速に活動性結核に移行するリスクが高いからである[38]。

HIV の主な作用は，免疫機能を障害したり喪失させたりすることである。HIV はウイルスの膜状にある糖蛋白 GP120 を宿主のマクロファージの CD4 受容体と遊走因子である CC ケモカインレセプター（CC chemokine receptor：CCR）5 に結合させることでマクロファージ内に容易に感染する。このことは，HIV 感染が初めて成立するときに重要なのである[111]。最近 HIV 感染者では，結核菌に感染した肺胞マクロファージのアポトーシス（結核菌を排除するのに重要な機序）異常が起きることが示された。このマクロファージの欠陥により，HIV 感染患者では，たとえ CD4 値が比較的保たれていても，結核菌の殺菌効果が減弱し，活動性結核への感受性が高まる[94]。また，HIV は遊走因子 CXCR4 と結合して，CD4 受容体を有するヘルパー T 細胞にも感染する[111]。やがて，HIV により極度の免疫抑制状態が引き起こされ，ある時点から，日和見感染や腫瘍，その他の重篤な合併症が生じ始め，明白化する。

結核は HIV 感染のどの段階でも起こりうる。CD4 値が 350/mm^3 以上の HIV 感染患者が結核を発症した場合は，その炎症反応や臨床的・病理組織学的特徴は HIV に感染していない患者が結核を発症した場合と同様であり，乾酪壊死を伴うもしくは伴わない肉芽腫が形成される[22]。しかしながら，免疫抑制が進行すると，肉芽腫は形成されにくい，もしくは形成されなくなり，その代わりに，多量の結核菌が軟部組織に存在している所や，腫瘍形成が認められ[102]，播種性結核はさらによく認められる。抗レトロウイルス治療（antiretroviral therapy：ART）により，HIV 感染者での結核のリスクは大幅に減少したが，ほとんどの集団では，効果的な ART を行った後であっても，結核発症のリスクは HIV に感染していない集団に比べて平均 5〜10 倍は高いとされている[74,86]。これは，結核特異的な免疫応答の再構築が完全には行われないから，という理由で一部説明できるかもしれない[73,101,115]。

結核菌は HIV による免疫抑制作用をいくつかの機序により誘導するといわれている[122]。臨床研究では，結核患者の場合は HIV RNA 数が増加することを示しており[39,52]，基礎研究では，結核菌が単球や急性期の感染したマクロファージでの HIV の増殖を誘発していることが確認されている[24,123]。この現象は，単核球内で結核菌により誘発された腫瘍壊死因子（tumor necrosis factor：TNF）-α などの炎症性サイトカインにより引き起こされている。また，HIV の増殖は単球走化性因子である monocyte chemoattractant protein-1（MCP-1）の存在によっても促進され，結核菌の存在する場所での HIV の活性化に重要な因子であると考えられている[82]。結核菌は肺胞マクロファージ内や結核菌感染の起きている場所に新たに誘導された単核球内で転写されずに潜伏している HIV を活性化させる[122]。しかし一方で，興味深いことに，結核菌感染が HIV RNA 数を減少させたとする臨床研究[110]や，in vitro データでも，結核菌が単球から誘導されたマクロファージ内での HIV 増殖に抑制的に働くとする報告もある[51]。結核が HIV 増殖に及ぼす影響について報告が矛盾しているのは，患者間の個人差や宿主−ウイルスの因子によるものかもしれない。

結核菌と HIV の共感染による複雑な免疫学的相互作用の結果，免疫抑制状態が進行し，潜在性結核が再活性化し，新規結核感染から急速な結核発症を引き起こすことにより，結核のリスクが増す。CD4 値にかかわらず，HIV 感染は潜在性結核の再活性化に

おける最大のリスク因子である。静注薬物乱用者でツベルクリン反応（ツ反）が陽性だった患者を対象に行った調査では，HIV に感染していない患者 62 人では発症者はいなかったのに対し，HIV に感染している患者では 49 人のうち 7 人（14%）は 2 年以内に活動性結核を発症し，この発症率は，HIV に感染していない患者の生涯結核再発率よりも高かった[104]。また HIV 感染は，新規感染による結核発症のリスクにもなる。ニューヨークで行われた研究では，結核症例の 40% は新規感染によるものであり，HIV は新規結核感染の単一のリスク因子となっている[3]。HIV による免疫抑制状態の進行により，新規感染した結核が活動性結核になりやすい。イタリアでは，HIV 感染者で院内結核菌感染のアウトブレイクに曝露された患者 18 人のうち 7 人（35%）が 60 日以内に結核を発症した[41]。サンフランシスコでは，後天性免疫不全症候群（acquired immune deficiency syndrome：AIDS）患者の住宅施設にて，塗抹陽性の患者と接した患者のうち 37% が最初の患者が結核と診断されてから 3 か月以内に同株による活動性結核を発症した[38]。しかしながら，それぞれの結核患者の結核菌感染力に対して，HIV 感染がどの程度の影響を及ぼしているかはまだ明確ではない。最近の研究では，HIV と結核共感染者の結核感染力は非常に変動性があるが，平均して 1950 年代に記録されている感染力の 6 倍ほどはありそうだ，としている。著者らは，この感染力の違いは HIV 感染によるものだとしているが，彼らの研究では塗抹陽性率が感染力を決める重要な因子であった[45]。

疫学

結核菌と HIV／AIDS の相互関係は人口レベルでもその影響が出ており，米国でも世界のその他の地域でも同様に，結核感染者の総数が増加し，流行を阻止することが難しくなってきている。

米国では，2008 年末までに，479,868 人が AIDS に罹患しており（罹患率 10 万人あたり 157.7 人），263,936 人が AIDS 未発症の HIV 感染に罹患している（罹患率 10 万人あたり 154.2 人の青少年から成人）[34]。2006～2009 年の間，HIV の機密氏名届け出システムを使用している全米 40 州の推定 HIV 診断率はほぼ同程度であった。これら 40 州の患者データは，全米 50 州とコロンビアで診断された AIDS 患者のおよそ 75% を表している。AIDS による死亡率は 2006～2008 年の間に 7% 低下している。2006 年末には約 232,700 人〔95% 信頼区間（confidence interval：CI）221,200～244,200〕の患者が自身で気がつかずに HIV に感染していると推定されていた（2006 年以降のデータは発表されていない）[23]。

HIV／AIDS の流行は，米国でもその他の進行国でも，結核の再流行と時間的相関があった。結核発症例の増加率は AIDS が蔓延している地域や AIDS 罹患者の多いホームレスの間で顕著であった[88]。もちろん，HIV 感染患者の易感染性が米国をはじめ全世界での結核増加に寄与していることは明白[61]だが，結核の拡大コントロールに対する関心が薄れ，資金援助が減ったことも，結核症例数の増加に大いに関与しているということを強調しなければならない。これを間接的に裏づけるように，HIV／AIDS 患者数は増加しているにもかかわらず，米国での結核発症率は，1992 年にピークを迎えた後，安定して下がり傾向である[91]。結核症例の平均減少率は，1993～2000 年は 7.3%／年，2000～2008 年は 3.8%／年であった[31]。2008～2009 年には 11.4% の減少があり，過去の米国では最大の年間減少率であった[27]。

2009 年には米国で，11,540 例の結核患者が報告された（住民 10 万人あたり 3.8 例）[27]。これらの患者のうち，6,743 人（58%）は HIV 感染判定検査の結果がわかっており，690 人（10.2%）は HIV 感染者であった（このデータでは，カリフォルニアとバーモントのデータは含まれていなかった）[27]。全体の結核患者数が減少するに従って，HIV 関連の結核症例数も減少し，2003 年には 15% であった症例が 2006 年には 12.4% に低下した。ただし，結核患者のうち HIV 感染が不明である患者の割合は 2005 年に 28.7% であったのが 2006 年には 31.7% まで上昇した[17]。HIV 関連の結核が減少した理由としては，(1) 結核感染拡大に対する措置：治療完遂率が直接監視下治療（direct observed treatment, short course：DOTS）の導入によって改善され，また結核患者の早期発見も増えたこと，(2) ART の普及：ART の普及により結核罹患率が減少した〔ハザード比（relative hazard：RH）0.6；95% CI 0.4～1.0〕[89]。ART はまた，HIV 関連結核の死亡率を低下させた。ART と抗結核薬の両方を投与されている患者は，投与されていない HIV 患者と比較して，死亡リスクが 6 分の 1 に減り，HIV 関連結核の死亡率を低下させた[44,99]。しかしながら，現在も米国では結核感染は，AIDS 関連死亡のリスク因子であることに変わりはない[76,77]。

HIV 関連結核は減少傾向であるが，いまだに潜在性結核患者は 1,100 万人いると考えられており[113]，このうち 70 万人以上が AIDS，HIV に感染しているとされている[34]。さらにいえば，最近の研究では，HIV に感染している患者が活動性の結核を発症するリスクは，セロコンバージョンを起こしてから少なくとも 11 年目までは右肩上がりに増えるとしている[50]。

全世界的に，HIV 感染の結核疫学に及ぼす影響は驚異的である。2009 年には，新規結核症例は約 940 万人であった。HIV 感染者の間では 100～120 万人が新規結核であり，およそ 38 万人（32 万～45 万人）の死亡が HIV 関連結核による死亡であった[133a]。HIV 関連結核の拡散は世界のなかでも偏りがある。79% がアフリカでみつかっており，特に南アフリカが全世界の 28% を占めている[133b]。HIV 関連結核の罹患数は，2005 年に 139 万人のピークを迎えた後は減少傾向である[133b]が，いまだに HIV 感染患者の主要な死亡原因となっている[138]。

結核疫学には，HIV 感染に特異的に関連したさまざまな側面がある。1 つ目は，結核の蔓延地域[93]・非蔓延地域[90]にかかわらず，薬剤耐性結核菌[6]への再感染も含めた HIV 感染患者の結核再発率の高さである。2 つ目に，HIV と薬剤耐性結核の相関である。HIV 感染は以下の 2 つの状況下でリファマイシン耐性結核と関連している。(1) rifapentine を週に 1 回使用していた患者（現在

はHIV感染患者には，この処方は禁忌となっている），(2) CD4値＜100/mm³で治療維持期に週に2回リファマイシンを投与されていた患者[19]。耐性の獲得は，服薬アドヒアランスの不良，免疫不全の進行，至適濃度以下の薬剤によって起きた，とされている[120]。施設での結核アウトブレイクにてHIVはその他の抗結核薬にも耐性を示し[128]，そのために診断の遅れや不十分な抗結核薬治療が行われて，感染拡大と死亡率上昇を引き起こした。最近のサーベイでは，HIVは薬剤耐性結核に関与しており，そのオッズ比はラトビアでは2.1（95% CI 1.4～3.0；P＜0.01）[132]，ウクライナでは1.7（95% CI 1.3～2.3）[42]であったことが示されている。興味深いことに，HIV感染と多剤耐性結核（multidrug-resistant tuberculosis：MDR-TB。定義：少なくともイソニアジドとリファンピシンに耐性であること）の関連について発表されたレビューでは，MDR-TBの有病率が≧2％でHIV感染の有病率が≧1％の地域では，HIV感染とMDR-TBの発症率に明らかな相関は示されなかったが，著者らはHIV関連MDR-TBの死亡率が非常に高いことを示した[128]。この研究では，HIVとMDR-TBの地理的な分布が一部重複していることについても言及しており，これらの疾患が互いに関連していることを意味しているといえる[128]。事実，このことを証明するように，南アフリカのクワズール・ナタールでは，HIV感染者の間で超多剤耐性結核〔extensively drug-resistant tuberculosis：XDR-TB。定義：MDR-TBのうち，フルオロキノロン耐性かつ第2選択の注射薬（アミカシン・カナマイシン・capreomycin）のうち1剤以上に耐性のもの〕のアウトブレイクが起きた[48]。これらの患者は非常に高い死亡率を有し，喀痰提出から30日以内の死亡率は51％，1年死亡率は83％であった[49]。米国では，XDR-TBの53％はHIV感染者の間で発生した[105]。それゆえ，結核とHIVのコントロール戦略では，薬剤耐性結核のコントロールへの介入も考慮すべきである[106]。

臨床像

HIV感染により結核の典型的な症状が変わることはあまりなく，倦怠感，体重減少，発熱，発汗，咳，食欲不振などを来す。しかしながら，これら症状は結核の症状としては特異的ではなく，HIV感染によるその他の合併症であるHIV関連の熱や体重減少，リンパ腫や播種性ヒストプラズマ症などの症状も結核の症状と矛盾しない。また，免疫が極度に抑制された患者でARTを投与すると，免疫再構築炎症症候群（immune reconstitution inflammatory syndrome：IRIS）を発症し，非特異的な呼吸器症状を呈する（IRISに関しては，下記もしくは別章を参照）。

結核の病態のほとんどは，宿主の感染に対する免疫応答そのものであることを考慮すると，HIVによる免疫不全状態の重症度によって結核感染の症状も変わってくることは驚くことではない（表32-1）。免疫不全が軽度である場合には，結核感染の症状はHIVに感染していない結核患者の症状とほとんど変わらない。しかし，免疫不全が次第に強くなるに従って，結核感染の臨床像

表32-1 HIVを共感染している結核患者の臨床像

HIV感染初期（結核の典型的特徴が認められることが多い）
上葉病変を伴う呼吸器症状と空洞病変
ツ反（PPD）陽性率＞50％
治療反応性がよい

HIV進行期
どの臓器も障害されうる
肺外病変もよく認められる（骨±関節，リンパ節，髄膜，胸膜，肝臓，腎臓，脾臓，脊椎，皮膚，粟粒播種），その症状はHIV感染のない患者の肺外病変の症状と類似する
非特異的な画像所見（びまん性浸潤影，中～下葉浸潤影，胸郭内リンパ節腫脹，胸水もしくは正常画像所見）
ツ反陽性率＜40％
治療反応性はよいが早期死亡率が高い

PPD＝精製ツベルクリン蛋白

はより「非特異的」となり，典型的でない画像所見を呈したり，ツ反に反応しない，また，播種性結核や肺外結核などを引き起こす[108,114]。

HIV患者の結核では，あらゆる臓器が侵されうる。HIV感染の有無と結核に関する前向き研究（81％でCD4値≦200/mm³）では，肺はHIV非感染群で78.3％，HIV感染群で74.3％と，両群間で同程度侵された[4]。肺病変のあるほとんどの患者は，喀痰結核菌培養は陽性であったが，直接鏡検はHIV非感染者が75％陽性であったのに対して，HIV感染者は54.3％しか陽性とならなかった。この2群間の差は，肺内に限局する病変や空洞がある患者のみ抽出して分析しても同様の結果であった。胸水貯留の有無に関しては多様性があり，全結核患者の15～90％で認められ，CD4値の高い患者でより多く認められた[54]。肺外結核に関しては，肺外病変単独症状の患者でも，肺病変との合併患者でも，HIV感染患者の占める割合が高く（HIV感染者56.5％ vs. 非感染者35.7％），HIV感染は肺外結核の強力なリスク因子であった（オッズ比4.93；95% CI 1.95～12.46）[136]。アルカンザスの85人の患者における肺外結核の最多部位は骨および（または）関節（27％）であり，次いで頸部リンパ節（17.7％），であった[136]。そのほかには，泌尿性殖器，腹膜，頸部以外のリンパ節，髄膜，播種性病変に認められた。結核菌血症はHIV感染のない患者ではほとんど認められないが，HIV関連結核患者では20～40％で認められ[9]，結核性髄膜炎は約10％で認められた[104]。肺外結核の臨床症状は免疫不全でない患者における症状と類似していた[136]が，HIV感染患者の結核性髄膜炎はより脳室拡大や虚血を引き起こしやすく[103]，腹腔内結核はより臓器病変や腹腔内リンパ節病変を引き起こしやすい（一方，HIV非感染者の腹腔内結核では，腹水貯留や大網の肥厚を引き起こしやすい）[46]。

診断

結核菌とHIVの共感染は高頻度で認められるため、HIV感染患者には全例、潜在性結核と結核のスクリーニングを行ったほうがよい[66]。また、結核患者に関しても全例、任意でカウンセリングを受けてHIV感染の有無についてスクリーニングすることを勧めたほうがよい[13]。結核・潜在性結核の診断方法についてはHIV非感染者と同様に行い、その方法に関しては本書の別章で述べる。しかしながら、偽陰性となる可能性が高く、症状の特異度が低いため、結果の解釈については複雑である。

潜在性結核の診断

HIV感染の診断がついた時点で、すべての患者は潜在性結核の検査を受けるべきである[66]。結果が陰性であり、CD4値<200/mm^{3}で治療介入が必要でない患者は、ARTを開始するタイミングもしくはCD4値≧200/mm^{3}となった時点で再検査を受けるべきである。それでも陰性の場合は、活動性の結核に繰り返し曝露される患者に関しては、毎年再検査することが推奨されている。検査が陽性の患者に関しては、潜在性結核がないかを身体診察や微生物学的検査、胸部X線検査により評価すべきである[66]。

潜在性結核を診断する方法に関してはさまざまなものがある。1つ目の手法は、0.1 mLの精製ツベルクリン蛋白(purified protein derivative:PPD)を使用したツベルクリン試験である。HIV感染患者では48～72時間後の効果判定で5 mm以上の腫脹が認められていれば、陽性と判断されるべきである[29]。HIV感染が進行すると免疫不応答性(アネルギー)効果がよく認められるが、あいにく免疫不応答性を判定する信頼性の高い検査はなく、免疫不応答性判定のために同時に行われることがあるカンジダとムンプスの抗原検査も推奨されていない[28,107]。

2つ目の手法は、インターフェロンγ遊離試験(interferon gamma release assays:IGRA)を使用する方法である[71]。現在米国では、3種類のIGRAが市場にて使用することを承認されている:クォンティフェロン®ゴールドテスト(QuantiFERON®-TB Gold test:QFT®)と、クォンティフェロン®ゴールド管内テスト(QuantiFERON®-TB Gold In-tube:QFT® In-tube) (Cellestis Limited, Carnegie, Victoria, Australia)と、T-SPOT®.TB試験(Oxford Immunotec, Abingdon, United Kingdom)の3種である。これらについては本書の別章にて述べている。結核感染のリスクと患者の免疫状態によってカットオフ値が変動するツ反と比べて、IGRAはHIV感染の有無にかかわらず、同じカットオフ値を使用している。

HIV感染患者におけるIGRAの妥当性について検討した研究がいくつかあり、結論は統一されていない。いくつかの研究では、HIV感染患者におけるツ反とIGRAは一致しにくいとしている[79,119]。米国で行われた最近の研究では、HIV感染患者336人を対象にツ反とQFT® In-tube, T-SPOT®.TBを施行しており[119]、27人(8%)の患者は少なくとも1つの検査が陽性と判定された。7人(2.5%)はツ反陽性であり、9人(2.7%)はQFT® In-tube陽性、また14人(4.2%)はT-SPOT®.TB試験陽性であった。2つの検査が陽性であった患者は2人、3つとも陽性となった患者は1人しかいなかった。一方で、セネガルで行われた研究では、247人のHIV感染患者を対象に組織内の酵素免疫測定法(enzyme-linked immunosorbent assay:ELISA)IGRAとツ反の結果を比較しており、うち151人では結果が一致したとしている(61%;κ 0.230)[67]。近年のシステマティック・レビューとメタ解析では、著者らは、HIV感染患者における潜在性結核の診断に対してIGRAはツ反と同程度の結果を示すと結論づけた[26a]。ほとんどの研究で、CD4値<200/mm^{3}の患者では、IGRAがより不明瞭な結果を示しやすいとしている[67,79,119]が、ウガンダで行われた研究では、T-SPOT®.TBの結果はCD4値によらなかったとしている[75]。免疫抑制状態が進行すると結果が不明瞭となりやすいが、CD4値が減少している患者でもIGRAが有効な結果を出すことはしばしばあるため、IGRAはあらゆる免疫抑制状態でHIV感染患者の潜在性結核の診断に使用できる[66]。IGRAが試行できない場合には、ツ反を使用することは可能である[66]。事実、最近、米国疾病対策センター(Centers for Disease Control and Prevention:CDC)は、HIV感染患者の潜在性結核の診断にはツ反とIGRAの両方を試行するのが有用かもしれないとしている[82a]。HIV感染患者で、いずれの検査でも陽性であった場合には結核菌に感染していると判断したほうがよい[66]。

3つ目の手法は、胸部X線写真である。線維化している病変がある場合には、活動性の結核を除外する所見となる。活動性結核を除外した後には、ツ反やIGRAの結果にかかわらず、CD4値<200/mm^{3}で以前に潜在性結核や結核の治療を受けたことがないHIV感染患者については、潜在性結核の可能性について考慮すべきである[66]。

結核の診断

HIV感染者の結核の診断は、HIV感染の有無でさして変わりはない。結核の確定診断は、結核菌感染を起こしていると思われる部位からの結核菌の同定である。

喀痰は抗酸菌の塗抹と培養のために提出すべきである。塗抹検査の感度はHIV感染者のほうがHIV非感染者よりも低い[43,64]。最近のシステマティック・レビューでは、HIV非感染者において蛍光顕微鏡を使用した塗抹は従来の顕微鏡よりも感度が高く、特異度はほとんど変わらない、としている[112]。このレビューでは、HIV感染患者における検査の有用性については検討できていない(検討できる十分数のサンプルがなかった)。しかし、集まっているデータの範囲内では、蛍光顕微鏡は塗抹の感度を上げる可能性はある[84]が、特異度は下がるかもしれない[26]、と考えられる。喀痰塗抹が陰性、もしくは喀痰の喀出が十分でない場合は、超音波ネブライザーによる高張食塩水(3～5%)蒸気によって喀出刺激をして、排痰を促すことが推奨されており、この方法によって塗

抹陰性の患者の診断率が上がる，とされている[84]。気管支鏡による検査は，HIV感染者で喀痰排出が困難な場合の確定診断に役立つ[10]。

喀痰塗抹で確認された抗酸菌が結核菌なのか否かについての菌種同定検査は，非結核性抗酸菌への感染率の高いHIV感染患者では特に重要である。核酸増幅検査は迅速な菌種同定検査の1つである（陽性的中率＞95％）[32]。ケニアでの研究では，ゴールドスタンダードであるLöwenstein-Jensen培地での培養を使用した核酸増幅検査の感度はHIV感染者においては89％，HIV非感染者においては95％，とされている[69]。さらに最近は，結核とリファンピシン耐性菌検出の自動分子検査であるXpert® MTB/RFPについての記載がある。この自動分子検査法の有用性は人口の70％以上がHIV感染者である南アフリカの2か所の地域にて検証され，感度は，塗抹陽性かつ培養陽性の患者では＞99％，塗抹陰性かつ培養陽性の患者では＞86％であり，特異度は＞97％であった。検査法の詳細については他章で説明している。

抗酸菌培養は，結核診断のゴールドスタンダードと考えられており，本書の他の章にてレビューしている。臨床的に結核が強く疑われ，塗抹と培養検査が陰性であった場合には，組織病理学的・微生物学的検査に提出する検体を侵襲的方法にて採取することも含め患者の精査を続ける，もしくは試験的に治療を行うことを勧める。

HIV感染初期の結核共感染者の胸部X線写真では，HIV非感染患者と同様に，肺上葉の病変と空洞影として現れることが多い。

さらに，免疫抑制が進んだHIV感染後期には，中〜下葉の病変やリンパ節腫脹（図32-1），胸水（図32-2），びまん性浸潤影（図32-3）として顕在化してくることもある。進行したHIV感染患者では，喀痰検査から抗酸菌が検出されていても胸部X線写真は正常であることもある[95]。最近のある研究では，8％の患者は喀痰塗抹

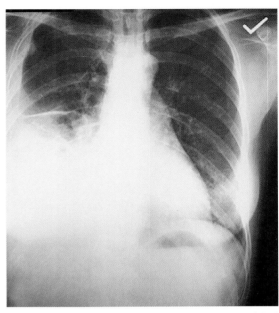

図32-2　PA（正面像）の胸部X線写真　右側胸水を伴う右下葉の広範な病変を認める。

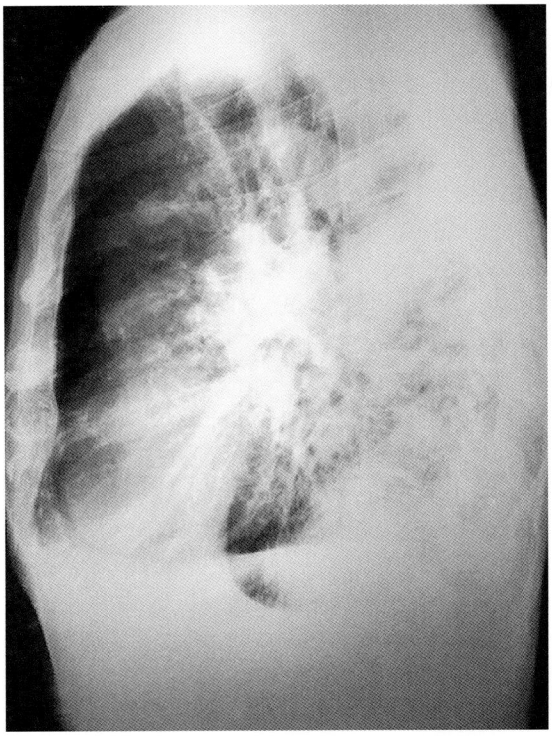

図32-1　AIDSを発症している男性の胸部X線写真側面像　中〜下葉病変とリンパ節腫脹を伴っている。

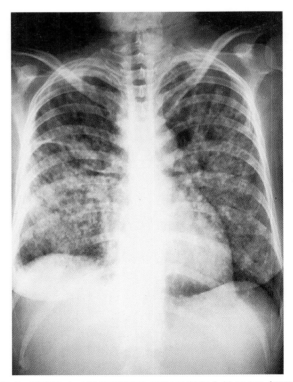

図32-3　進行したHIV感染をしている若年女性のPA（正面像）の胸部X線写真　両側びまん性浸潤影を認める。

Ⅱ　臨床症候群

にて抗酸菌陽性かつ培養にて結核菌陽性であっても，胸部X線写真が正常であった，としている[35]。

臨床的に活動性結核が強く疑われているが微生物学的検査が陰性であった場合には，IGRAを使用することは可能であるが，ツ反と同様に，活動性結核診断の感度は低い。インドで最近行われた研究では，112人の患者（56人は培養にて結核菌が検出されており，56人は培養陰性の結核）に対して，QFT® In-tube検査を行ったところ，65％の患者で陽性，18％の患者で陰性，17％で判定不能という結果となった[118]。ザンビアの研究では，HIV陽性かつ喀痰結核菌塗抹陽性の患者59人のうち，37人（63％）の患者がQFT® In-tube検査陽性であった[97]。さらにIGRA陽性は，潜在性結核と活動性結核の鑑別が不可能であるため，結核流行地でのIGRAの有用性は限られている。

肺外結核は，適切な検体がとれないことが多く，診断が非常に困難である。組織病理学的な変化は免疫不全の進行度によって変わってくる。比較的正常な免疫機能の患者では，典型的な肉芽腫性炎症反応がある。一方で，重度の免疫不全状態の患者では，肉芽腫性炎症反応が乏しい，もしくは変化がない[21,65]。培養と核酸増幅検査は，肺外結核の診断においては感度・特異度ともに低い。時に肺外結核の診断は，疫学的なデータや臨床症状，治療に対する反応性に基づくこともある[22,100]。

HIV感染と薬剤耐性結核の共感染は死亡率が高いため，一次治療として使用される抗結核薬（イソニアジド，リファンピシン，エタンブトール，ピラジナミド）に対する結核菌の薬剤感受性をHIV感染患者では全例で調べるべきであり[134]，その結果に基づいて治療薬の調整を行ったほうがよい。薬剤感受性検査については，培養結果が治療開始から3か月経過しても陽性である場合，もしくはいったん1か月以上陰性化しているのに再び陽性化した場合には，繰り返し行ったほうがよい[66]。第2選択薬に対する薬剤感受性検査は，(1)以前に抗結核薬治療を行っている患者，(2)薬剤耐性結核への曝露歴がある患者，(3)第1選択薬に耐性のある菌による疾患の患者，(4)治療開始から3か月経過しても培養陽性の患者，(5)MDR-TB，XDR-TBが広く蔓延している地域から来た患者，の場合にはリファレンス検査室（参考検査室）にて行ったほうがよい[66]。

治療

潜在性結核の治療

HIV感染は潜在性結核の再活性化を約20倍にも増加させる[133]。しかし，これはARTとイソニアジド予防投与によって防ぐことができる。ART そのものに潜在的な結核予防効果があり，結核罹患率を半分以下に抑える[47,53]。HIV感染者の潜在性結核の治療は，ツ反に反応した患者で最も奏効し，活動性結核の相対リスクを0.38（95％ CI 0.25〜0.85）に減らす[2]。潜在性結核の診断検査が陰性の患者では活動性結核を発症するリスクが低いことを示した研究は複数ある[98,116]。ただし，すべての研究でこの結果が示されているわけではなく[2]，その地域の結核有病率や疫学にも左右される可能性がある。潜在性結核の治療は死亡率の低下につながることを示した研究はいくつかあるが[62]，これもまた，すべての研究でそのような結果が得られているわけではない[2]。

ARTの導入により結核発症のリスクは著しく減ったが，いまだにHIV非感染者のリスクと比較すると，5〜10倍の結核発症のリスクがある[74]。それゆえ，双方に感染している患者を積極的に診断し治療を開始する試みをしなければならない[25,109]。現在の潜在性結核に対する一般人への治療適応はHIV感染者にも適応される：(1)潜在性結核の診断検査が陽性の患者で，過去に潜在性結核，結核の治療を受けたことがない患者，(2)潜在性結核の診断検査の結果にかかわらず，感染性のある肺結核患者と濃厚接触した患者，(3)潜在性結核の診断検査の結果にかかわらず，結核に対して未治療もしくは不十分な治療で治癒した結核患者，である[66]。また，結核罹患率の高い地域から来た患者は，CD4値に基づいて潜在性結核の治療を受けたほうがよいかもしれない[66]。

潜在性結核の治療薬はHIV非感染者に投与される薬剤と同じである。治療に関しては，病歴や身体所見，胸部X線写真，必要であれば微生物学的検査など，施行した検査上で活動性結核がないことを確認したうえで始めるべきである。推奨されているレジメンは，イソニアジド毎日もしくは週2回を，ピリドキシン25 mg/日（末梢神経障害予防目的）とともに9か月間の投与である[66]。しかし，サハラ以南のアフリカのように結核が蔓延しているためにHIV感染患者が常時結核に曝露されるような地域では，さらに長期の投与，もしくは永久的なイソニアジド治療のほうが効果的かもしれない。長期や永久的な潜在性結核の治療薬投与に関しては，現在研究が進んでいる[98]。イソニアジド耐性結核菌への曝露の可能性が高い場合やその他のイソニアジド使用の禁忌があった場合には，リファンピシンもしくはリファブチンを4か月間投与することも可能である[66]が，リファマイシンは抗レトロウイルス薬との相互作用が強いため，薬剤投与量の調整を行わなければならない（下記参照）。リファンピシンとピラジナミドの2剤投与は，その毒性の強さからHIVの重症度にかかわらず推奨されていない[30]。多剤耐性結核菌による潜在性結核の治療に関してはまだデータがないが，専門家の間では，ピラジナミド＋エタンブトールもしくはピラジナミド＋キノロン（例：オフロキサシン）による12か月間の治療が勧められている[5]。

HIVに感染した小児は，一次結核に罹患するリスクが高く，その死亡率も高い[59]。あるランダム化比較試験では，イソニアジド予防内服は結核罹患率と死亡率を下げたとされているが，長期間投与の有効性と予防効果がどれくらいの期間続くのかについては不明である[137]。最近のシステマティック・レビューでは，ART中の小児，結核有病率の低い地域にいる小児への予防投与について明確な予防投与期間や適応を指し示すには情報がまだ少ない，と結論づけている[56]。

結核の治療

HIV感染者の結核は治療反応性がよく，近年，その治療方法についてレビューされた[66,134]。HIV感染者に少しでも結核感染の疑いがあれば，結核の治療は始めたほうがよい[66,134]。ただし，結核菌と M. avium complex の鑑別は困難であるため，抗酸菌種が同定されるのを待つ間に喀痰検体が抗酸菌を示した場合には，エンピリカル（経験的）に抗結核薬治療を開始するのが賢明である。肺結核の治療薬とそのフォローアップ期間に関しては，免疫不全の進行状況にかかわらず，HIV非感染者と同様でよいとされており[13,66,134]，本書の他の章にてレビューされている。しかし，HIV感染患者には，日々の治療薬を初期強化治療期と維持期のレジメンで投与すべきである[134]。この推奨は最近のシステマティック・レビューに基づいた推奨となっており，HIV感染患者では間欠的な治療を行うことによって，2～3倍，再発や治療失敗を来しやすい[68]。維持期の治療を連日行うことが困難な症例では，週3回の間欠的投与が代替療法として認められている[134]。推奨されている療法を表32-2に示す。HIV感染患者では，末梢神経障害がよく認められるため，イソニアジドが投与されている患者には全員，ピリドキシン（25 mg/日）も投与すべきである。

ARTとの併用が推奨されているリファマイシン系薬剤はリファブチンであり，リファンピシンよりも薬物相互作用が少ないので，ARTで用いるプロテアーゼ阻害薬（protease inhibitor：PI）や非核酸逆転写酵素阻害薬（nonnucleoside reverse transcriptase inhibitor：NNRTI），核酸逆転写酵素阻害薬との併用が可能である。しかし，リトナビルでブーストした（ブーステッド療法）プロテアーゼ阻害薬併用療法中（ritonavir-boosted PI）にリファブチンを併用し，リファマイシン耐性が獲得された症例の報告が複数あり，プロテアーゼ阻害薬併用中の場合にはリファブチン投与量を多く設定したほうがよいのではないかと疑問が投げかけられている[15,63]。さらには，リファブチンはNNRTIとの併用時には増量すべきであり，プロテアーゼ阻害薬との併用時には減量すべきであるため，リファブチンの投与量の調整をせずにHIV治療薬を中断した場合には，リファブチンが中毒域や治療不十分域となってしまう可能性がある。HIV患者の治療に関しては非常に速いスピードで発展している分野のため，読者らには世界保健機関（World Health Organization：WHO）とCDCの最新情報を参照することを推奨する。

リファンピシンも使用可能であるが，ARTとの併用では適切な投与量の調整が必要であり（下記参照），多くの抗レトロウイルス薬との併用は安全ではない。rifapentineの使用は，週1回という投与法ではリファマイシンへの耐性を獲得しやすく，使用は推奨されない[126]。thiacetazone（リファンピシンが使用できない地域で使用されている薬剤）は，HIV感染患者では重篤な（時には致死的な）皮膚障害を来す可能性があるため推奨されていない[52]。

肺結核のある患者は，初期強化治療終了時と治療開始から5か月後，6か月後に喀痰塗抹と培養検査により効果判定を行う（初期強化治療後の塗抹が陽性であった場合には3か月目に再度喀痰塗抹をし，再度陽性であった場合には培養と薬剤感受性検査を依頼する）[60,134]。また，ARTの効果判定のためにHIVのウイルス量の測定も重要である。最近のガイドラインでは，少なくともHIV感染のない患者と同じ期間は治療を行うべきだとされている[134]が，最近のシステマティック・レビューでは，HIV感染患者では8か月以上，リファンピシンを含んだレジメンで治療をすると再発率が低くなるとされている（ただし，著者らは研究の質が低い，とコメントしている）[68]。空洞病変がある患者，また感受性良好な結核菌が培養にて陽性であった患者では，初期強化治療期間が完遂したら，培養の陰性化を確認してから3～4か月，追加して維持期治療（イソニアジドとリファマイシン）を行う[66]。HIV感染患者では全例で，DOTSが標準とされるべきである[66]。

感染性の強い結核患者（すなわち，塗抹陽性で肺病変のある患者）は他者への感染拡大の可能性について注意すべきである。このような患者は，喀痰塗抹が陰性化するまでは集合住宅や結核に感染しやすい状態の人がいる場所に戻ってはいけない[66]。多剤耐性がある場合には，現在のガイドラインでは，喀痰培養が陰性化するまでは群衆の中には入ってはならない，とされている[66]。

肺外病変のある患者は，2か月の初期強化治療を行った後に，4～7か月のイソニアジドとリファンピシン治療[66]を行う[66]。例外として，中枢神経系への感染，骨・関節への感染がある場合には，リファマイシンを含むレジメンを9～12か月行う[66]。副腎皮質ステロイドのアジュバント投与については，中枢神経感染の場

表32-2 抗結核薬治療の推奨レジメン

初期強化治療期推奨薬（量）	継続期推奨薬（量）	注釈
イソニアジド（300 mg/日） リファンピシン（体重<50 kg：450 mg/日，≧50 kg：600 mg/日），もしくはリファブチン（300 mg/日） ピラジナミド（25 mg/kg/日） エタンブトール（25 mg/kg/日） ピリドキシン（25 mg/日）[a]	イソニアジド（300 mg/日） リファンピシン（体重<50 kg：450 mg/日，≧50 kg以上：600 mg/日）	2か月間の治療完遂時に喀痰塗抹が陽性の場合には，3か月目終了時に再度喀痰採取し，陽性が続く場合には培養を行って結核菌の感受性を検査する

[a] イソニアジドに関連する末梢神経障害のリスクを減らすため。

合[96]と心外膜感染[66]の場合も含め，HIV 感染のない肺外結核患者への投与の適応と同様である．推奨されているレジメンは，デキサメタゾンを体重あたり 0.3〜0.4 mg/kg で 6〜8 週にわたって漸減する[121]，もしくはプレドニゾロンを体重あたり 1 mg/kg で 3 週間投与し，その後 3〜5 週にわたって漸減する方法である[96]．

治療失敗，再発，MDR-TB，HIV 感染小児の結核共感染のマネジメントに関しては，HIV 感染のない患者のマネジメントと同様であり，本書の他の章にて何回かレビューされている[13,66,85]．薬剤耐性結核の蔓延している地域にいた患者，また過去に結核治療歴のある患者と同様に，すべての HIV 感染患者では，多剤耐性結核菌に感染している可能性を考えなければならない．

結核治療に対する抗レトロウイルス治療の導入時期

結核が診断された時点で ART をすでに開始している患者には，抗結核薬をなるべく早急に開始すべきであり，薬物相互作用や副作用を考慮しながら，HIV と結核菌の両方の治療を進めていかなくてはならない[11,13]．しかし，結核の診断がされた時点で初めて，進行した HIV 感染をしていることが発覚し，治療（ART）介入がされていないことはしばしばある．CD4 値が 500/mm^3 未満の患者を対象としたランダム化比較試験において，ART の導入を結核治療が維持期を終了するのを待った群では，CD4 値によらず死亡率が 2 倍となった[1]．結核治療と並行して ART を導入することに関しては，これまでに 3 つのランダム化比較試験が行われている．カンボジアでの研究では，進行した HIV 感染患者において，ART を結核治療から 2 週間後より開始した群のほうが，8 週間後より開始した群よりも死亡率が低かった（CD4 値中央値 25/mm^3）〔IQR（interquartile range：四分位範囲）10〜56〕[12a]．その後，追加で行われた 2 つの研究では，CD4 値が 50/mm^3 未満の患者では，抗結核治療開始から 2〜4 週以内に ART を開始したほうが 8〜12 週後に開始した群よりも死亡率が低下し AIDS の進行が遅くなった[1,56a]．HIV の抑制に関して，早期の ART 導入による悪い影響はなかった．しかし，抗結核薬治療開始後早期に ART を導入することは，8 週後以降に導入する群と比較して IRIS による結核発生のリスクを 2〜4 倍に増やす．このことはよくある早期の ART 導入の合併症として認識しておかなければならない．現在，WHO では，HIV と結核菌の共感染をしている患者に対しては，CD4 値にかかわらず，抗結核薬治療開始後早期に ART を導入することを推奨としている[131]．結核性髄膜炎に関しては，ART 導入の最適なタイミングが不明瞭のため，導入時期に関しては熟考したほうがよい．中枢神経系以外の結核感染と違い，抗結核薬治療開始後の ART 導入を早期にした群のほうが遅らせて導入した群と比較して，死亡率とグレード 4 の副作用[訳注]を起こす割合が若干高くなることが 1 つの研究で示されている[123a]．中枢神経系での IRIS は非常に重篤となりえ，時に致死的であるため，結核性髄膜炎に対して ART が導入された場合には精密なモニタリングが必要であり，ART 導入の最適なタイミングを示すにはさらにデータが必要である．

薬物相互作用

リファマイシンはほとんどの抗 HIV 薬と複雑な相互作用を示す．ジドブジンと enfuvirtide（筋注で使用されるウイルス侵入阻害薬）を除く核酸アナログ製剤のみが唯一リファマイシンと顕著な相互作用を示さない[33]．リファマイシンはチトクロム P450 系の CYP3A4，CYP2C8/9 アイソザイムの活性を誘導する．リファンピシンが最も誘導性が高く，次いで rifapentine が高い（ただし，rifapentine は週 1 回投与であり，HIV 感染患者にはそもそも投与が推奨されていない）．リファブチンが最も誘導性が低く，HIV 感染患者の結核治療への使用が推奨されており，特に HIV 治療のためプロテアーゼ阻害薬を使用しなければならない症例への使用が推奨されている[66]．ここでは，リファンピシンとリファブチンと承認されている米国での抗レトロウイルス薬との相互作用について記す（表 32-3）．

◎ リファンピシン ◎

リファンピシンを使用している患者に推奨されている抗レトロウイルス薬の組み合わせは，エファビレンツ（NNRTI）と 2 剤の核酸逆転写酵素阻害薬である．リファンピシン使用によりエファビレンツの血中濃度が 20％ほど低下するといわれているが，ほとんどの研究では，併用に伴うエファビレンツの増量や体重による投与量の調整は必要ないとしている[36]．複数の研究にて，エファビレンツはネビラピンよりも抗ウイルス作用が優れていることが示されており，特に，リファンピシンを含む抗結核薬の投与が開始された後に ART を開始する場合はエファビレンツのほうが有効性は高い[16,70,117]．エファビレンツが使用できない場合（妊娠や忍容性がない場合，HIV-2 で耐性の場合）は，リファンピシンを含んだ抗結核薬とネビラピンの組み合わせが代わりに使用できる．リファンピシンはネビラピンの血中濃度を下げるが，ネビラピンの増量は毒性を強めるため，標準量のネビラピン投与が推奨されている[7,33,70]．同様に，リファンピシンがすでに導入されている患者にネビラピンを投与開始する場合には，推奨されているネビラピンの初期投与時導入量（200 mg 1 日 2 回ではなく 200 mg 1 日 1 回）では投与量が不十分なのではないかという懸念があるが，200 mg 1 日 2 回で開始するのは，リファンピシンが併用されている場合でもネビラピン過敏症となる可能性が高くなる．リファンピシン併用時のネビラピンの至適投与量については，現在も研究が進められている．

リファンピシンはプロテアーゼ阻害薬の血中濃度を 90％以上減少させる[18,20]ため，プロテアーゼ阻害薬を使用する場合に，リトナビルとの併用なく（つまりリトナビルでブーストすることなく）単剤で投与することは，リファンピシンを使用している患者では禁忌である．リトナビルを 100〜200 mg 使用する一般的なリトナビルの（ブースターとしての）使用も，プロテアーゼ阻害薬

[訳注] 重篤もしくは障害を残すような副作用．

表32-3 リファマイシン(リファンピシン,リファブチン)と抗レトロウイルス薬併用時の投与量調整[33]

抗レトロウイルス薬	リファンピシンとの併用		リファブチンとの併用	
	推奨される変更	注釈	推奨される変更	注釈
非核酸逆転写酵素阻害薬（NNRTI）	なし			
エファビレンツ		リファンピシン濃度に影響しない	リファブチンを450～600 mg/日に増量	エファビレンツ濃度には影響しない
ネビラピン		影響しない		影響しない
エトラビリン		併用してはならない		変更しないことが推奨されているが，臨床データが少ない
プロテアーゼ阻害薬(PI)				
ネルフィナビル		併用してはならない	リファブチンを150 mg/日に減量	
サキナビル+リトナビル	サキナビル 400 mg+リトナビル 400 mg を1日2回	リファンピシン濃度に影響しないが，肝炎のリスクに注意する		
ロピナビル・リトナビル	ロピナビル 800 mg+リトナビル 200 mg（2倍投与）[訳注]	使用注意。健常人に肝炎を来した	リファブチンを150 mg/隔日で週3回に減量	
スーパーブーステッド・ロピナビル+リトナビル	ロピナビル 400 mg+リトナビル 100 mg+300 mg（スーパーブーステッド投与）	肝炎のリスクに注意する	リファブチンを150 mg/隔日で週3回に減量	
CCケモカインレセプター(CCR)5アンタゴニスト				
マラビロク	マラビロクを600 mg 1日2回に増量	臨床データなし		変更しないことが推奨されているが，臨床データがない
インテグラーゼ阻害薬				
ラルテグラビル	ラルテグラビルを800 mg 1日2回に増量	臨床データなし		変更しないことが推奨されているが臨床データがない

訳注 日本の合剤は1錠中ロピナビル 200 mg・リトナビル 50 mg。

の血中濃度が十分にはならないため避けるべきである。さらに最近では，「スーパーブーステッド・プロテアーゼ阻害薬併用療法」（リトナビル 400 mg 1日2回）と2倍投与法（ロピナビル 800 mgとリトナビル 200 mg 1日2回）であれば，プロテアーゼ阻害薬にリファンピシンの及ぼす影響を相殺できることが健常成人で示されたが，肝毒性と消化管毒性が強いといわれている。それゆえ，この組み合わせは精密なモニタリングができる環境でのみ使用すべきである。核酸アナログのみのレジメンの施行は推奨されていないが，NNRTIが使用できない患者では，代わりに施行することができる[33]。他の抗HIV薬に関してはデータがまだ少ない。

インテグラーゼ阻害薬であるラルテガビルは，リファンピシンと併用する場合，800 mg 1日2回まで増量しなければならないかもしれない[129]が，ラルテグラビルの標準量投与（400 mg 1日2回）とリファンピシンの併用治療に関してはまだ研究が進められている。CCR5アンタゴニストであるマラビロクは，リファンピシンと併用する場合，600 mg 1日2回まで増量すべきである。しかし，マラビロク，ラルテグラビル，エトラビリンに関しては，リファンピシンとの併用に関して臨床データが十分に存在していない[33]。

Ⅱ 臨床症候群

◎ リファブチン ◎

リファブチンはチトクロム P450 との相互作用が少ないが，リファンピシンよりも高価であり抗レトロウイルス薬と複雑な相互作用がある。NNRTI を含んだ ART レジメンが行えない患者に関しては，リファブチンを含む抗結核薬治療とプロテアーゼ阻害薬を含んだ ART が推奨されている。プロテアーゼ阻害薬はリファブチンの血中濃度を上昇させて毒性を強めるため，リトナビルとプロテアーゼ阻害薬の併用ブースデッド療法をする場合には，リファブチンの投与量を減量すべきである。しかし，この投与方法はリファマイシン耐性の獲得につながるのではないかという懸念もあり[15,63]，(可能なら) リファブチンの血中濃度をモニターすることを，リファブチンの投与量が十分であることを確認する1つの方法として考慮すべきである。抗結核薬のアドヒアランスを確認する際に，プロテアーゼ阻害薬の内服状況についても確認する必要がある。なぜなら，プロテアーゼ阻害薬の内服を中断していた場合，リファブチンの投与量を通常量に戻さなければ，リファブチンの量が十分となっていない可能性があるからである[33]。

妊婦や小児，MDR-TB 患者に関する HIV と結核の共感染の治療に関しては十分な臨床データがない。可能な治療法については，CDC の出しているガイドラインに記されている[33]。

薬剤副作用

結核と HIV の両方を治療する場合，平均して7剤の薬剤が必要である。それゆえ，高い頻度で薬剤副作用を経験することは驚くことではない。ある研究では，188人の患者のうち 45％ が抗結核薬治療中に ART を導入した。このうち 54％ の患者で副作用が生じ，3分の1の患者が治療薬を変更もしくは中断した。最も多かった副作用は末梢神経障害 (21％)，皮疹 (17％)，消化器症状 (10％) であり，ほとんどの副作用は最初の2か月の間に起きた[39]。HIV 感染のない患者と比較して，HIV 感染者では抗結核薬による薬剤性肝炎の発症頻度が4倍であり，さらに，C 型肝炎ウイルス (hepatitis C virus：HCV) と HIV の共感染者では14倍であった[125]。それゆえ，HIV 感染患者で潜在性結核もしくは結核の治療を行う場合は，ベースラインの評価を行うべきである。評価項目としては，イソニアジドを投与する場合には肝機能評価，リファンピシンかリファブチンを投与する場合には血小板を含む血算評価は行うべきであり，少なくとも月に1回は経過をみたほうがよい[66]。副作用が出た場合，被疑薬を断定するのは困難であるし，患者の管理も複雑であるため，複雑な症例ではなおさら，HIV と結核の治療を行っている専門家へのコンサルトが望ましい[66]。

結核関連免疫再構築炎症症候群 (IRIS)

IRIS は，既存の結核菌に対する免疫応答の回復により引き起こされる ART 導入早期の合併症であり，本書の他の章にて詳しく説明している。端的に述べると，2種類の症候が存在している[83]。1つ目は，奇異性結核関連免疫再構築炎症症候群 (paradoxical tuberculosis-associated IRIS) であり，通常，抗結核薬治療中の患者が ART を導入，再導入，レジメン変更を行ってから3か月以内に発症する。特徴としては，治療中であった結核が，新規症状や既存の症状・徴候の増悪，画像所見上の増悪を含めて臨床的に悪化することである。リスク因子としては，進行した HIV 感染，播種性結核や肺外結核，抗結核薬治療開始から ART 開始までのちょっとした遅れ，などがある。奇異性結核関連免疫再構築炎症症候群は除外診断である。診断する際には，新規感染症や悪性状態，抗結核薬へのアドヒアランス不良，薬剤耐性結核の可能性について除外しなければならなく，現時点では信頼できる診断検査がない。軽症例の治療は，ART を継続し，対症療法を行うことである。中等〜重症例では，副腎皮質ステロイド (体重あたり1 mg/kg) を数週間投与し，徐々に漸減することが必要となるかもしれない[66]。ART の中断に関しては，重症もしくは致死的となりうる症状 (頭蓋内占拠性病変の圧排など) が出現しない限りは行わないことが推奨されている。

2つ目の症候は，「ART 関連結核」，つまり ART を開始してから，以前に獲得していた結核菌抗原特異的な免疫応答が生じて結核の診断となる場合 ("unmasked" IRIS) である[80,83]。必要であれば，抗炎症作用薬や副腎皮質ステロイドを使用しながら結核の治療を導入することが治療である。詳細については本書の他の章にて述べている。

予防

HIV 感染患者の結核発症の頻度を減らせる介入方法は複数ある。(1) 抗レトロウイルス薬の使用：抗レトロウイルス薬の使用によって HIV 感染者の結核の罹患率と再発率は下がった[53,87,89]。ただし，ART を3年行っていても結核発症率は HIV 非感染者の発症率の5〜10倍である[74]。(2) イソニアジド予防投薬：イソニアジドによる予防投薬は ART と併用すると相乗効果を示す[53]が，残念なことに，全世界の HIV 患者のうちの5％ にしか使用されておらず，そのほとんどは先進国の患者である[135]。(3) 感染制御対策：感染制御対策をとることで，医療機関での結核菌感染を減らすことができる (たとえば，換気を多くする，HIV 感染患者に結核菌に感染しやすい環境を伝える，など)[66]。(4) 早期診断：活動性結核症例を発見し診断することは，その患者の結核の治療を十分に行うためにも，また治療することによって周囲への感染源を減らすためにも，強化されてもよい。なお，最後の3項目に関しては，近年，WHO が HIV 感染者への結核の影響力を減らすため，また結核と HIV 治療との融合を図るために作成した戦略「3つの I (アイ)」〔イソニアジド予防治療 (isoniazid preventive therapy)，活動性結核のスクリーニングの強化 (intensified case finding for active TB)，集団や臨床の場における感染制御 (infection control in congregate and clinical settings)〕の一部である[130]。

現在は，HIV 感染患者に対しては，*M. bovis* 含有の BCG (bacillus Calmette-Guérin）は行わないことが推奨されている。この推奨は，南アフリカにおける最近の研究をもとにしている。この研究では，BCG を接種した HIV に感染した小児 10 万人のうち 992 人程度が播種性 BCG 病を発症したという結果になった[58]。一般人の場合には 100 万人あたり 5 人に発症するといわれている割合と比べると，これははるかに多い[78]。また，HIV に感染している小児の BCG に対する CD4 陽性，CD8 陽性 T 細胞の反応は極度に損なわれていることが論証されており，BCG 接種ほとんどもしくは全く利益をもたらさないといえる[81]。

最終論評

本来治療可能である結核の流行をコントロールすることがいかに困難であるかは驚くべき事実である。HIV は結核症例の増加に寄与している最も重要な因子であるが，HIV 感染患者であっても予防可能であり治療可能である。我々は新しい診断ツールや抗結核薬，そして新規の効果的なワクチン開発の発展を加速させなければならない。最近，新しい診断方法が開発はされているが，いずれもその場でできる（point-of-care）診断検査ではない[55]。この数十年で初めて，治療期間を短縮できるモキシフロキサシン[37]，抗レトロウイルス薬との相互作用が少ない rifalazil[12]，そして新しい抗アデノシントリホスファターゼ（adenosinetriphosphatase：ATPase）の機序で作用する抗結核薬であるジアリルキノリン系の TMC-207[40] などの有望な薬剤が数種類出てきたが，まだ抗結核薬治療を数か月単位から数週間単位の治療に短縮できる薬剤にたどり着くにはほど遠い。多数のワクチンが開発されてきており，前臨床研究では有望な結果を示しており，現在臨床研究が行われている[72]。しかしながら，新しいツールが使用できるようになるまでは，現行の方法をさらに効果的に，そして結核と HIV 治療の融合をさらに図りながら治療していくしかない。

◎ 文献 ◎

1. **Abdool Karim, S. S.,** K. Naidoo, A. Grobler, N. Padayatchi, C. Baxter, A. Gray, T. Gengiah, G. Nair, S. Bamber, A. Singh, M. Khan, J. Pienaar, W. El-Sadr, G. Friedland, and Q. Abdool Karim. 2010. Timing of initiation of antiretroviral drugs during tuberculosis therapy. N. Engl. J. Med. 362:697–706.
2. **Akolo, C.,** I. Adetifa, S. Shepperd, and J. Volmink. 2010. Treatment of latent tuberculosis infection in HIV infected persons. Cochrane Database Syst. Rev. 2010:CD000171.
3. **Alland, D.,** G. E. Kalkut, A. R. Moss, R. A. McAdam, J. A. Hahn, W. Bosworth, E. Drucker, and B. R. Bloom. 1994. Transmission of tuberculosis in New York City. An analysis by DNA fingerprinting and conventional epidemiologic methods. N. Engl. J. Med. 330:1710–1716.
4. **Alpert, P. L.,** S. S. Munsiff, M. N. Gourevitch, B. Greenberg, and R. S. Klein. 1997. A prospective study of tuberculosis and human immunodeficiency virus infection: clinical manifestations and factors associated with survival. Clin. Infect. Dis. 24:661–668.
5. **American Thoracic Society.** 2000. Targeted tuberculin testing and treatment of latent tuberculosis infection. This official statement of the American Thoracic Society was adopted by the ATS Board of Directors, July 1999. This is a Joint Statement of the American Thoracic Society (ATS) and the Centers for Disease Control and Prevention (CDC). This statement was endorsed by the Council of the Infectious Diseases Society of America. (IDSA), September 1999, and the sections of this statement. Am. J. Respir. Crit. Care Med. 161:S221–S247.
6. **Andrews, J. R.,** N. R. Gandhi, P. Moodley, N. S. Shah, L. Bohlken, A. P. Moll, M. Pillay, G. Friedland, and A. W. Sturm. 2008. Exogenous reinfection as a cause of multidrug-resistant and extensively drug-resistant tuberculosis in rural South Africa. J. Infect. Dis. 198:1582–1589.
7. **Avihingsanon, A.,** W. Manosuthi, P. Kantipong, C. Chuchotaworn, S. Moolphate, W. Sakornjun, M. Gorowara, N. Yamada, H. Yanai, S. Mitarai, N. Ishikawa, D. A. Cooper, P. Phanuphak, D. Burger, and K. Ruxrungtham. 2008. Pharmacokinetics and 48-week efficacy of nevirapine: 400 mg versus 600 mg per day in HIV-tuberculosis coinfection receiving rifampicin. Antivir. Ther. 13:529–536.
8. **Bannister, C.,** L. Bennett, A. Carville, and P. Azzopardi. 2009. Evidence behind the WHO guidelines: hospital care for children: what is the evidence that BCG vaccination should not be used in HIV-infected children? J. Trop. Pediatr. 55:78–82.
9. **Barber, T. W.,** D. E. Craven, and W. R. McCabe. 1990. Bacteremia due to Mycobacterium tuberculosis in patients with human immunodeficiency virus infection. A report of 9 cases and a review of the literature. Medicine (Baltimore) 69:375–383.
10. **Barnes, P. F.** 1993. Role of fiberoptic bronchoscopy in diagnosis of pulmonary tuberculosis in patients at risk for AIDS. Chest 103:1923–1924.
11. **Benson, C. A.,** J. E. Kaplan, H. Masur, A. Pau, and K. K. Holmes. 2004. Treating opportunistic infections among HIV-infected adults and adolescents: recommendations from CDC, the National Institutes of Health, and the HIV Medicine Association/Infectious Diseases Society of America. MMWR Recommend. Rep. 53:1–112.
12. **Biava, M.,** G. C. Porretta, D. Deidda, and R. Pompei. 2006. New trends in development of antimycobacterial compounds. Infect. Disord. Drug Targets 6:159–172.
12a.**Blanc, F. X.,** T. Sok, D. Laureillard, L. Borand, C. Rekacewicz, E. Nerrienet, Y. Madec, O. Marcy, S. Chan, N. Prak, C. Kim, K. K. Lak, C. Hak, B. Dim, C. I. Sin, S. Sun, B. Guillard, B. Sar, S. Vong, M. Fernandez, L. Fox, J. F. Delfraissy, and A. E. Goldfeld. 2010. Significant enhancement in survival with early (2 weeks) vs. late (8 weeks) initiation of highly active antiretroviral treatment (HAART) in severely immunosuppressed HIV-infected adults with newly diagnosed tuberculosis, abstr. THLBB106. Presented at the International AIDS Conference, Vienna, Austria.
13. **Blumberg, H. M.,** W. J. Burman, R. E. Chaisson, C. L. Daley, S. C. Etkind, L. N. Friedman, P. Fujiwara, M. Grzemska, P. C. Hopewell, M. D. Iseman, R. M. Jasmer, V. Koppaka, R. I. Menzies, R. J. O'Brien, R. R. Reves, L. B. Reichman, P. M. Simone, J. R. Starke, and A. A. Vernon. 2003. American Thoracic Society/Centers for Disease Control and Prevention/Infectious Diseases Society of America: treatment of tuberculosis. Am. J. Respir. Crit. Care Med. 167:603–662.
13a.**Boehme, C. C.,** P. Nabeta, D. Hillemann, M. P. Nicol, S. Shenai, F. Krapp, J. Allen, R. Tahirli, R. Blakemore, R. Rustomjee,

A. Milovic, M. Jones, S. M. O'Brien, D. H. Persing, S. Ruesch-Gerdes, E. Gotuzzo, C. Rodrigues, D. Alland, and M. D. Perkins. 2010. Rapid molecular detection of tuberculosis and rifampin resistance. *N. Engl. J. Med.* **363**:1005–1015.

14. Bocchino, M., D. Galati, A. Sanduzzi, V. Colizzi, E. Brunetti, and G. Mancino. 2005. Role of mycobacteria-induced monocyte/macrophage apoptosis in the pathogenesis of human tuberculosis. *Int. J. Tuberc. Lung Dis.* **9**:375–383.

15. Boulanger, C., E. Hollender, K. Farrell, J. J. Stambaugh, D. Maasen, D. Ashkin, S. Symes, L. A. Espinoza, R. O. Rivero, J. J. Graham, and C. A. Peloquin. 2009. Pharmacokinetic evaluation of rifabutin in combination with lopinavir-ritonavir in patients with HIV infection and active tuberculosis. *Clin. Infect. Dis.* **49**:1305–1311.

16. Boulle, A., G. Van Cutsem, K. Cohen, K. Hilderbrand, S. Mathee, M. Abrahams, E. Goemaere, D. Coetzee, and G. Maartens. 2008. Outcomes of nevirapine- and efavirenz-based antiretroviral therapy when coadministered with rifampicin-based antitubercular therapy. *JAMA* **300**:530–539.

17. Branson, B. M., H. H. Handsfield, M. A. Lampe, R. S. Janssen, A. W. Taylor, S. B. Lyss, and J. E. Clark. 2006. Revised recommendations for HIV testing of adults, adolescents, and pregnant women in health-care settings. *MMWR Recommend. Rep.* **55**:1–17.

18. Burger, D. M., S. Agarwala, M. Child, A. Been-Tiktak, Y. Wang, and R. Bertz. 2006. Effect of rifampin on steady-state pharmacokinetics of atazanavir with ritonavir in healthy volunteers. *Antimicrob. Agents Chemother.* **50**:3336–3342.

18a. Burman, W. J. 2010. Rip Van Winkle wakes up: development of tuberculosis treatment in the 21st century. *Clin. Infect. Dis.* **50**(Suppl. 3):S165–S172.

19. Burman, W., D. Benator, A. Vernon, A. Khan, B. Jones, C. Silva, C. Lahart, S. Weis, B. King, B. Mangura, M. Weiner, and W. El-Sadr. 2006. Acquired rifamycin resistance with twice-weekly treatment of HIV-related tuberculosis. *Am. J. Respir. Crit. Care Med.* **173**:350–356.

20. Burman, W. J., K. Gallicano, and C. Peloquin. 1999. Therapeutic implications of drug interactions in the treatment of human immunodeficiency virus-related tuberculosis. *Clin. Infect. Dis.* **28**:419–430.

21. Burman, W. J., and B. E. Jones. 2001. Treatment of HIV-related tuberculosis in the era of effective antiretroviral therapy. *Am. J. Respir. Crit. Care Med.* **164**:7–12.

22. Burman, W. J., and B. E. Jones. 2003. Clinical and radiographic features of HIV-related tuberculosis. *Semin. Respir. Infect.* **18**:263–271.

23. Campsmith, M. L., P. H. Rhodes, H. I. Hall, and T. A. Green. 2010. Undiagnosed HIV prevalence among adults and adolescents in the United States at the end of 2006. *J. Acquir. Immune Defic. Syndr.* **53**:619–624.

24. Canaday, D. H., M. Wu, S. Lu, H. Aung, P. Peters, J. Baseke, W. Mackay, H. Mayanja-Kizza, and Z. Toossi. 2009. Induction of HIV type 1 expression correlates with T cell responsiveness to mycobacteria in patients coinfected with HIV type 1 and *Mycobacterium tuberculosis*. *AIDS Res. Hum. Retrovir.* **25**:213–216.

25. Casado, J. L., S. Moreno, J. Fortun, A. Antela, C. Quereda, E. Navas, A. Moreno, and F. Dronda. 2002. Risk factors for development of tuberculosis after isoniazid chemoprophylaxis in human immunodeficiency virus-infected patients. *Clin. Infect. Dis.* **34**:386–389.

26. Cattamanchi, A., J. L. Davis, W. Worodria, S. den Boon, S. Yoo, J. Matovu, J. Kiidha, F. Nankya, R. Kyeyune, P. Byanyima, A. Andama, M. Joloba, D. H. Osmond, P. C. Hopewell, and L. Huang. 2009. Sensitivity and specificity of fluorescence microscopy for diagnosing pulmonary tuberculosis in a high HIV prevalence setting. *Int. J. Tuberc. Lung Dis.* **13**:1130–1136.

26a. Cattamanchi, A., R. Smith, K. R. Steingart, J. Z. Metcalfe, A. Date, C. Coleman, B. J. Marston, L. Huang, P. C. Hopewell, and M. Pai. 2010. Interferon-gamma release assays for the diagnosis of latent tuberculosis infection in HIV-infected individuals: a systematic review and meta-analysis. *J. Acquir. Immune Defic. Syndr.* **56**:230–238.

27. Centers for Disease Control and Prevention. 2010. Decrease in reported tuberculosis cases—United States, 2009. *MMWR Morb. Mortal. Wkly. Rep.* **59**:289–294.

28. Centers for Disease Control and Prevention. 1997. Anergy skin testing and tuberculosis [corrected] preventive therapy for HIV-infected persons: revised recommendations. *MMWR Recommend. Rep.* **46**:1–10.

29. Centers for Disease Control and Prevention. 2000. Targeted tuberculin testing and treatment of latent tuberculosis infection. American Thoracic Society. *MMWR Recommend. Rep.* **49**:1–51.

30. Centers for Disease Control and Prevention. 2003. Update: adverse event data and revised American Thoracic Society/CDC recommendations against the use of rifampin and pyrazinamide for treatment of latent tuberculosis infection—United States, 2003. *MMWR Morb. Mortal. Wkly. Rep.* **52**:735–739.

31. Centers for Disease Control and Prevention. 2009. Trends in tuberculosis—United States, 2008. *MMWR Morb. Mortal. Wkly. Rep.* **58**:249–253.

32. Centers for Disease Control and Prevention. 2009. Updated guidelines for the use of nucleic acid amplification tests in the diagnosis of tuberculosis. *MMWR Morb. Mortal. Wkly. Rep.* **58**:7–10.

33. Centers for Disease Control and Prevention. 2007. *Managing Drug Interactions in the Treatment of HIV-Related Tuberculosis*. Centers for Disease Control and Prevention, Atlanta, GA.

34. Centers for Disease Control and Prevention. 2010. Diagnoses of HIV infection and AIDS in the United States and dependent areas, 2009. HIV Surveillance Report, vol. 21. Centers for Disease Control and Prevention, Atlanta, GA.

35. Chamie, G., A. Luetkemeyer, M. Walusimbi-Nanteza, A. Okwera, C. C. Whalen, R. D. Mugerwa, D. V. Havlir, and E. D. Charlebois. 2010. Significant variation in presentation of pulmonary tuberculosis across a high resolution of CD4 strata. *Int. J. Tuberc. Lung Dis.* **14**:1295–1302.

35a. Charalambous, S., A. D. Grant, C. Innes, C. J. Hoffmann, R. Dowdeswell, J. Pienaar, K. L. Fielding, and G. J. Churchyard. 2010. Association of isoniazid preventive therapy with lower early mortality in individuals on antiretroviral therapy in a workplace programme. *AIDS* **24**(Suppl 5):S5–13.

36. Cohen, K., A. Grant, C. Dandara, H. McIlleron, L. Pemba, K. Fielding, S. Charalombous, G. Churchyard, P. Smith, and G. Maartens. 2009. Effect of rifampicin-based antitubercular therapy and the cytochrome P450 2B6 516G>T polymorphism on efavirenz concentrations in adults in South Africa. *Antivir. Ther.* **14**:687–695.

37. Conde, M. B., A. Efron, C. Loredo, G. R. De Souza, N. P.

Graca, M. C. Cezar, M. Ram, M. A. Chaudhary, W. R. Bishai, A. L. Kritski, and R. E. Chaisson. 2009. Moxifloxacin versus ethambutol in the initial treatment of tuberculosis: a double-blind, randomised, controlled phase II trial. *Lancet* 373:1183–1189.

38. Daley, C. L., P. M. Small, G. F. Schecter, G. K. Schoolnik, R. A. McAdam, W. R. Jacobs, Jr., and P. C. Hopewell. 1992. An outbreak of tuberculosis with accelerated progression among persons infected with the human immunodeficiency virus. An analysis using restriction-fragment-length polymorphisms. *N. Engl. J. Med.* 326:231–235.

39. Dean, G. L., S. G. Edwards, N. J. Ives, G. Matthews, E. F. Fox, L. Navaratne, M. Fisher, G. P. Taylor, R. Miller, C. B. Taylor, A. de Ruiter, and A. L. Pozniak. 2002. Treatment of tuberculosis in HIV-infected persons in the era of highly active antiretroviral therapy. *AIDS* 16:75–83.

40. Diacon, A. H., A. Pym, M. Grobusch, R. Patientia, R. Rustomjee, L. Page-Shipp, C. Pistorius, R. Krause, M. Bogoshi, G. Churchyard, A. Venter, J. Allen, J. C. Palomino, T. De Marez, R. P. van Heeswijk, N. Lounis, P. Meyvisch, J. Verbeeck, W. Parys, K. de Beule, K. Andries, and D. F. Mc Neeley. 2009. The diarylquinoline TMC207 for multidrug-resistant tuberculosis. *N. Engl. J. Med.* 360:2397–2405.

41. Di Perri, G., M. Cruciani, M. C. Danzi, R. Luzzati, G. De Checchi, M. Malena, S. Pizzighella, M. Mazzi, M. Solbiati, E. Concia, et al. 1989. Nosocomial epidemic of active tuberculosis among HIV-infected patients. *Lancet* ii:1502–1504.

42. Dubrovina, I., K. Miskinis, S. Lyepshina, Y. Yann, H. Hoffmann, R. Zaleskis, P. Nunn, and M. Zignol. 2008. Drug-resistant tuberculosis and HIV in Ukraine: a threatening convergence of two epidemics? *Int. J. Tuberc. Lung Dis.* 12:756–762.

43. Elliott, A. M., K. Namaambo, B. W. Allen, N. Luo, R. J. Hayes, J. O. Pobee, and K. P. McAdam. 1993. Negative sputum smear results in HIV-positive patients with pulmonary tuberculosis in Lusaka, Zambia. *Tuber. Lung Dis.* 74:191–194.

44. Eng, B., K. P. Cain, K. Nong, V. Chhum, E. Sin, S. Roeun, S. Kim, S. Keo, T. A. Heller, and J. K. Varma. 2009. Impact of a public antiretroviral program on TB/HIV mortality: Banteay Meanchey, Cambodia. *Southeast Asian J. Trop. Med. Public Health* 40:89–92.

45. Escombe, A. R., D. A. Moore, R. H. Gilman, W. Pan, M. Navincopa, E. Ticona, C. Martinez, L. Caviedes, P. Sheen, A. Gonzalez, C. J. Noakes, J. S. Friedland, and C. A. Evans. 2008. The infectiousness of tuberculosis patients coinfected with HIV. *PLoS Med.* 5:e188.

46. Fee, M. J., M. M. Oo, A. E. Gabayan, D. R. Radin and P. F. Barnes. 1995. Abdominal tuberculosis in patients infected with the human immunodeficiency virus. *Clin. Infect. Dis.* 20:938–944.

47. Fitzgerald, D., et al. 2009. Early versus delayed ART: results from Haiti, abstract WESY201. Presented at the Fifth IAS Conference on HIV Pathogenesis, Treatment, and Prevention.

48. Gandhi, N. R., A. Moll, A. W. Sturm, R. Pawinski, T. Govender, U. Lalloo, K. Zeller, J. Andrews, and G. Friedland. 2006. Extensively drug-resistant tuberculosis as a cause of death in patients co-infected with tuberculosis and HIV in a rural area of South Africa. *Lancet* 368:1575–1580.

49. Gandhi, N. R., N. S. Shah, J. R. Andrews, V. Vella, A. P. Moll, M. Scott, D. Weissman, C. Marra, U. G. Lalloo, and G. H. Friedland. 2010. HIV coinfection in multidrug- and extensively drug-resistant tuberculosis results in high early mortality. *Am. J. Respir. Crit. Care Med.* 181:80–86.

50. Glynn, J. R., J. Murray, A. Bester, G. Nelson, S. Shearer, and P. Sonnenberg. 2008. Effects of duration of HIV infection and secondary tuberculosis transmission on tuberculosis incidence in the South African gold mines. *AIDS* 22:1859–1867.

51. Goletti, D., S. Carrara, D. Vincenti, E. Giacomini, L. Fattorini, A. R. Garbuglia, M. R. Capobianchi, T. Alonzi, G. M. Fimia, M. Federico, G. Poli, and E. Coccia. 2004. Inhibition of HIV-1 replication in monocyte-derived macrophages by *Mycobacterium tuberculosis*. *J. Infect. Dis.* 189:624–633.

52. Goletti, D., D. Weissman, R. W. Jackson, N. M. Graham, D. Vlahov, R. S. Klein, S. S. Munsiff, L. Ortona, R. Cauda, and A. S. Fauci. 1996. Effect of *Mycobacterium tuberculosis* on HIV replication. Role of immune activation. *J. Immunol.* 157:1271–1278.

53. Golub, J. E., V. Saraceni, S. C. Cavalcante, A. G. Pacheco, L. H. Moulton, B. S. King, A. Efron, R. D. Moore, R. E. Chaisson, and B. Durovni. 2007. The impact of antiretroviral therapy and isoniazid preventive therapy on tuberculosis incidence in HIV-infected patients in Rio de Janeiro, Brazil. *AIDS* 21:1441–1448.

54. Gopi, A., S. M. Madhavan, S. K. Sharma, and S. A. Sahn. 2007. Diagnosis and treatment of tuberculous pleural effusion in 2006. *Chest* 131:880–889.

55. Grandjean, L., and D. A. Moore. 2008. Tuberculosis in the developing world: recent advances in diagnosis with special consideration of extensively drug-resistant tuberculosis. *Curr. Opin. Infect. Dis.* 21:454–461.

56. Gray, D. M., H. Zar, and M. Cotton. 2009. Impact of tuberculosis preventive therapy on tuberculosis and mortality in HIV-infected children. *Cochrane Database Syst. Rev.* 2009: CD006418

56a. Havlir, D., P. Ive, M. Kendall, et al. 2011. International Randomized Trail of Immediate vs. Early ART in HIV+ patients treated for TB: ACTG 5221 STRIDE study, abstr. #38. Presented at the 18th Conference on Retroviruses and Opportunistic Infections, Boston, MA.

57. Hesseling, A. C., M. F. Cotton, C. Fordham von Reyn, S. M. Graham, R. P. Gie, and G. D. Hussey. 2008. Consensus statement on the revised World Health Organization recommendations for BCG vaccination in HIV-infected infants. *Int. J. Tuberc. Lung Dis.* 12:1376–1379.

58. Hesseling, A. C., L. F. Johnson, H. Jaspan, M. F. Cotton, A. Whitelaw, H. S. Schaaf, P. E. Fine, B. S. Eley, B. J. Marais, J. Nuttall, N. Beyers, and P. Godfrey-Faussett. 2009. Disseminated bacille Calmette-Guerin disease in HIV-infected South African infants. *Bull. W. H. O.* 87:505–511.

59. Hesseling, A. C., A. E. Westra, H. Werschkull, P. R. Donald, N. Beyers, G. D. Hussey, W. El-Sadr, and H. S. Schaaf. 2005. Outcome of HIV infected children with culture confirmed tuberculosis. *Arch. Dis. Child.* 90:1171–1174.

60. Hopewell, P. C., M. Pai, D. Maher, M. Uplekar, and M. C. Raviglione. 2006. International standards for tuberculosis care. *Lancet Infect. Dis.* 6:710–725.

61. Iademarco, M. F., and K. G. Castro. 2003. Epidemiology of tuberculosis. *Semin. Respir. Infect.* 18:225–240.

62. Reference deleted.

63. Jenny-Avital, E. R., and K. Joseph. 2009. Rifamycin-resistant *Mycobacterium tuberculosis* in the highly active antiretroviral therapy era: a report of 3 relapses with acquired rifampin re-

sistance following alternate-day rifabutin and boosted protease inhibitor therapy. *Clin. Infect. Dis.* **48**:1471–1474.

64. Johnson, J. L., M. J. Vjecha, A. Okwera, E. Hatanga, F. Byekwaso, K. Wolski, T. Aisu, C. C. Whalen, R. Huebner, R. D. Mugerwa, and J. J. Ellner. 1998. Impact of human immunodeficiency virus type-1 infection on the initial bacteriologic and radiographic manifestations of pulmonary tuberculosis in Uganda. Makerere University-Case Western Reserve University Research Collaboration. *Int. J. Tuberc. Lung Dis.* **2**:397–404.

65. Jones, B. E., S. M. Young, D. Antoniskis, P. T. Davidson, F. Kramer, and P. F. Barnes. 1993. Relationship of the manifestations of tuberculosis to CD4 cell counts in patients with human immunodeficiency virus infection. *Am. Rev. Respir. Dis.* **148**:1292–1297.

66. Kaplan, J. E., C. Benson, K. H. Holmes, J. T. Brooks, A. Pau, and H. Masur. 2009. Guidelines for prevention and treatment of opportunistic infections in HIV-infected adults and adolescents: recommendations from CDC, the National Institutes of Health, and the HIV Medicine Association of the Infectious Diseases Society of America. *MMWR Recommend. Rep.* **58**:1–207.

67. Karam, F., F. Mbow, H. Fletcher, C. S. Senghor, K. D. Coulibaly, A. M. LeFevre, N. F. Ngom Gueye, T. Dieye, P. S. Sow, S. Mboup, and C. Lienhardt. 2008. Sensitivity of IFN-gamma release assay to detect latent tuberculosis infection is retained in HIV-infected patients but dependent on HIV/AIDS progression. *PLoS One* **3**:e1441.

68. Khan, F. A., J. Minion, M. Pai, S. Royce, W. Burman, A. D. Harries, and D. Menzies. 2010. Treatment of active tuberculosis in HIV co-infected patients: a systematic review and meta-analysis. *Clin. Infect. Dis.* **50**:1288–1299.

69. Kivihya-Ndugga, L., M. van Cleeff, E. Juma, J. Kimwomi, W. Githui, L. Oskam, A. Schuitema, D. van Soolingen, L. Nganga, D. Kibuga, J. Odhiambo, and P. Klatser. 2004. Comparison of PCR with the routine procedure for diagnosis of tuberculosis in a population with high prevalences of tuberculosis and human immunodeficiency virus. *J. Clin. Microbiol.* **42**:1012–1015.

70. Kwara, A., G. Ramachandran, and S. Swaminathan. 2010. Dose adjustment of the non-nucleoside reverse transcriptase inhibitors during concurrent rifampicin-containing tuberculosis therapy: one size does not fit all. *Expert Opin. Drug Metab. Toxicol.* **6**:55–68.

71. Lalvani, A., and M. Pareek. 2010. Interferon gamma release assays: principles and practice. *Enferm. Infecc. Microbiol. Clin.* **28**:245–252.

72. Lambert, P. H., T. Hawkridge, and W. A. Hanekom. 2009. New vaccines against tuberculosis. *Clin. Chest Med.* **30**:811–826.

73. Lawn, S. D., L. G. Bekker, and R. Wood. 2005. How effectively does HAART restore immune responses to *Mycobacterium tuberculosis*? Implications for tuberculosis control. *AIDS* **19**:1113–1124.

74. Lawn, S. D., L. Myer, L. G. Bekker, and R. Wood. 2006. Burden of tuberculosis in an antiretroviral treatment programme in sub-Saharan Africa: impact on treatment outcomes and implications for tuberculosis control. *AIDS* **20**:1605–1612.

75. Leidl, L., H. Mayanja-Kizza, G. Sotgiu, J. Baseke, M. Ernst, C. Hirsch, D. Goletti, Z. Toossi, and C. Lange. 2010. Relationship of immunodiagnostic assays for tuberculosis and numbers of circulating CD4+ T-cells in HIV-infection. *Eur. Respir. J.* **35**:619–626.

76. Lopez-Gatell, H., S. R. Cole, N. A. Hessol, A. L. French, R. M. Greenblatt, S. Landesman, S. Preston-Martin, and K. Anastos. 2007. Effect of tuberculosis on the survival of women infected with human immunodeficiency virus. *Am. J. Epidemiol.* **165**:1134–1142.

77. Lopez-Gatell, H., S. R. Cole, J. B. Margolick, M. D. Witt, J. Martinson, J. P. Phair, and L. P. Jacobson. 2008. Effect of tuberculosis on the survival of HIV-infected men in a country with low tuberculosis incidence. *AIDS* **22**:1869–1873.

78. Lotte, A., O. Wasz-Hockert, N. Poisson, H. Engbaek, H. Landmann, U. Quast, B. Andrasofszky, L. Lugosi, I. Vadasz, P. Mihailescu, et al. 1988. Second IUATLD study on complications induced by intradermal BCG-vaccination. *Bull. Int. Union Tuberc. Lung Dis.* **63**:47–59.

79. Luetkemeyer, A. F., E. D. Charlebois, L. L. Flores, D. R. Bangsberg, S. G. Deeks, J. N. Martin, and D. V. Havlir. 2007. Comparison of an interferon-gamma release assay with tuberculin skin testing in HIV-infected individuals. *Am. J. Respir. Crit. Care Med.* **175**:737–742.

80. Manabe, Y. C., R. Breen, T. Perti, E. Girardi, and T. R. Sterling. 2009. Unmasked tuberculosis and tuberculosis immune reconstitution inflammatory disease: a disease spectrum after initiation of antiretroviral therapy. *J. Infect. Dis.* **199**:437–444.

81. Mansoor, N., T. J. Scriba, M. de Kock, M. Tameris, B. Abel, A. Keyser, F. Little, A. Soares, S. Gelderbloem, S. Mlenjeni, L. Denation, A. Hawkridge, W. H. Boom, G. Kaplan, G. D. Hussey, and W. A. Hanekom. 2009. HIV-1 infection in infants severely impairs the immune response induced by Bacille Calmette-Guerin vaccine. *J. Infect. Dis.* **199**:982–990.

82. Mayanja-Kizza, H., M. Wu, H. Aung, S. Liu, H. Luzze, C. Hirsch, and Z. Toossi. 2009. The interaction of monocyte chemoattractant protein-1 and tumour necrosis factor-alpha in *Mycobacterium tuberculosis*-induced HIV-1 replication at sites of active tuberculosis. *Scand. J. Immunol.* **69**:516–520.

82a. Mazurek, G. H., J. Jereb, A. Vernon, P. LoBue, S. Goldberg, and K. Castro. 2010. Updated guidelines for using interferon gamma release assays to detect *Mycobacterium tuberculosis* infection—United States. *MMWR Recomm. Rep.* **59**:1–25.

83. Meintjes, G., S. D. Lawn, F. Scano, G. Maartens, M. A. French, W. Worodria, J. H. Elliott, D. Murdoch, R. J. Wilkinson, C. Seyler, L. John, M. S. van der Loeff, P. Reiss, L. Lynen, E. N. Janoff, C. Gilks, and R. Colebunders. 2008. Tuberculosis-associated immune reconstitution inflammatory syndrome: case definitions for use in resource-limited settings. *Lancet Infect. Dis.* **8**:516–523.

84. Mendelson, M. 2007. Diagnosing tuberculosis in HIV-infected patients: challenges and future prospects. *Br. Med. Bull.* **81-82**:149–165.

85. Mofenson, L. M., M. T. Brady, S. P. Danner, K. L. Dominguez, R. Hazra, E. Handelsman, P. Havens, S. Nesheim, J. S. Read, L. Serchuck, and R. Van Dyke. 2009. Guidelines for the prevention and treatment of opportunistic infections among HIV-exposed and HIV-infected children: recommendations from CDC, the National Institutes of Health, the HIV Medicine Association of the Infectious Diseases Society of America, the Pediatric Infectious Diseases Society, and the American Academy of Pediatrics. *MMWR Recommend. Rep.* **58**:1–166.

86. Moore, D., C. Liechty, P. Ekwaru, W. Were, G. Mwima, P.

Solberg, G. Rutherford, and J. Mermin. 2007. Prevalence, incidence and mortality associated with tuberculosis in HIV-infected patients initiating antiretroviral therapy in rural Uganda. *AIDS* **21**:713–719.

87. Moreno, S., I. Jarrin, J. A. Iribarren, M. J. Perez-Elias, P. Viciana, J. Parra-Ruiz, J. L. Gomez-Sirvent, J. Lopez-Aldeguer, F. Gutierrez, J. R. Blanco, J. Vidal, M. Leal, M. A. Rodriguez Arenas, and J. Del Amo. 2008. Incidence and risk factors for tuberculosis in HIV-positive subjects by HAART status. *Int. J. Tuberc. Lung Dis.* **12**:1393–1400.

88. Moss, A. R., J. A. Hahn, J. P. Tulsky, C. L. Daley, P. M. Small, and P. C. Hopewell. 2000. Tuberculosis in the homeless. A prospective study. *Am. J. Respir. Crit. Care Med.* **162**:460–464.

89. Muga, R., I. Ferreros, K. Langohr, P. G. de Olalla, J. Del Romero, M. Quintana, I. Alastrue, J. Belda, J. Tor, S. Perez-Hoyos, and J. Del Amo. 2007. Changes in the incidence of tuberculosis in a cohort of HIV-seroconverters before and after the introduction of HAART. *AIDS* **21**:2521–2527.

90. Nahid, P., L. C. Gonzalez, I. Rudoy, B. C. de Jong, A. Unger, L. M. Kawamura, D. H. Osmond, P. C. Hopewell, and C. L. Daley. 2007. Treatment outcomes of patients with HIV and tuberculosis. *Am. J. Respir. Crit. Care Med.* **175**:1199–1206.

91. National Center for HIV STD and TB Prevention. 2003. Estimated numbers of diagnoses of HIV/AIDS, by year of diagnosis and selected characteristics of persons, 1999–2002—30 areas with confidential name-based HIV infection reporting, p. 10. *HIV/AIDS Surveillance Report*, vol. 14. National Center for HIV STD and TB Prevention, Atlanta, GA.

92. Okwera, A., J. L. Johnson, M. J. Vjecha, K. Wolski, C. C. Whalen, D. Hom, R. Huebner, R. D. Mugerwa, and J. J. Ellner. 1997. Risk factors for adverse drug reactions during thiacetazone treatment of pulmonary tuberculosis in human immunodeficiency virus infected adults. *Int. J. Tuberc. Lung Dis.* **1**:441–445.

93. Panjabi, R., G. W. Comstock, and J. E. Golub. 2007. Recurrent tuberculosis and its risk factors: adequately treated patients are still at high risk. *Int. J. Tuberc. Lung Dis.* **11**:828–837.

94. Patel, N. R., K. Swan, X. Li, S. D. Tachado, and H. Koziel. 2009. Impaired *M. tuberculosis*-mediated apoptosis in alveolar macrophages from HIV+ persons: potential role of IL-10 and BCL-3. *J. Leukoc. Biol.* **86**:53–60.

95. Perlman, D. C., W. M. el-Sadr, E. T. Nelson, J. P. Matts, E. E. Telzak, N. Salomon, K. Chirgwin, R. Hafner, et al. 1997. Variation of chest radiographic patterns in pulmonary tuberculosis by degree of human immunodeficiency virus-related immunosuppression. The Terry Beirn Community Programs for Clinical Research on AIDS (CPCRA). *Clin. Infect. Dis.* **25**:242–246.

96. Prasad, K., and M. B. Singh. 2008. Corticosteroids for managing tuberculous meningitis. *Cochrane Database Syst. Rev.* **2008**:CD002244.

97. Raby, E., M. Moyo, A. Devendra, J. Banda, P. De Haas, H. Ayles, and P. Godfrey-Faussett. 2008. The effects of HIV on the sensitivity of a whole blood IFN-gamma release assay in Zambian adults with active tuberculosis. *PLoS One* **3**:e2489.

98. Samandari, T., B. Mosimaneotsile, T. Agizew, S. Nyirenda, Z. Tedla, T. Sibanda, O. Motsamai, N. Shang, P. Kilmarx, and C. Wells. 2010. Randomized, placebo-controlled trial of 6 vs 36 months isoniazid TB preventive therapy for HIV-infected adults in Botswana, abstr. 104LB. *17th Conf. Retrovir. Oppor. Infect.*

99. Sanguanwongse, N., K. P. Cain, P. Suriya, S. Nateniyom, N. Yamada, W. Wattanaamornkiat, S. Sumnapan, W. Sattayawuthipong, S. Kaewsa-ard, S. Ingkaseth, and J. K. Varma. 2008. Antiretroviral therapy for HIV-infected tuberculosis patients saves lives but needs to be used more frequently in Thailand. *J. Acquir. Immune Defic. Syndr.* **48**:181–189.

100. Schluger, N. W. 2003. The diagnosis of tuberculosis: what's old, what's new. *Semin. Respir. Infect.* **18**:241–248.

101. Schluger, N. W., D. Perez, and Y. M. Liu. 2002. Reconstitution of immune responses to tuberculosis in patients with HIV infection who receive antiretroviral therapy. *Chest* **122**:597–602.

102. Schluger, N. W., and W. N. Rom. 1998. The host immune response to tuberculosis. *Am. J. Respir. Crit. Care Med.* **157**:679–691.

103. Schutte, C. M. 2001. Clinical, cerebrospinal fluid and pathological findings and outcomes in HIV-positive and HIV-negative patients with tuberculous meningitis. *Infection* **29**:213–217.

104. Selwyn, P. A., D. Hartel, V. A. Lewis, E. E. Schoenbaum, S. H. Vermund, R. S. Klein, A. T. Walker, and G. H. Friedland. 1989. A prospective study of the risk of tuberculosis among intravenous drug users with human immunodeficiency virus infection. *N. Engl. J. Med.* **320**:545–550.

105. Shah, N. S., R. Pratt, L. Armstrong, V. Robison, K. G. Castro, and J. P. Cegielski. 2008. Extensively drug-resistant tuberculosis in the United States, 1993-2007. *JAMA* **300**:2153–2160.

106. Shenoi, S., S. Heysell, A. Moll, and G. Friedland. 2009. Multidrug-resistant and extensively drug-resistant tuberculosis: consequences for the global HIV community. *Curr. Opin. Infect. Dis.* **22**:11–17.

107. Slovis, B. S., J. D. Plitman, and D. W. Haas. 2000. The case against anergy testing as a routine adjunct to tuberculin skin testing. *JAMA* **283**:2003–2007.

108. Small, P. M., G. F. Schecter, P. C. Goodman, M. A. Sande, R. E. Chaisson, and P. C. Hopewell. 1991. Treatment of tuberculosis in patients with advanced human immunodeficiency virus infection. *N. Engl. J. Med.* **324**:289–294.

109. Sonnenberg, P., J. R. Glynn, K. Fielding, J. Murray, P. Godfrey-Faussett, and S. Shearer. 2004. HIV and pulmonary tuberculosis: the impact goes beyond those infected with HIV. *AIDS* **18**:657–662.

110. Srikantiah, P., J. K. Wong, T. Liegler, M. Walusimbi, H. Mayanja-Kizza, H. K. Kayanja, R. D. Mugerwa, E. D. Charlebois, W. H. Boom, C. C. Whalen, and D. V. Havlir. 2008. Unexpected low-level viremia among HIV-infected Ugandan adults with untreated active tuberculosis. *J. Acquir. Immune Defic. Syndr.* **49**:458–460.

111. Stebbing, J., B. Gazzard, and D. C. Douek. 2004. Where does HIV live? *N. Engl. J. Med.* **350**:1872–1880.

112. Steingart, K. R., M. Henry, V. Ng, P. C. Hopewell, A. Ramsay, J. Cunningham, R. Urbanczik, M. Perkins, M. A. Aziz, and M. Pai. 2006. Fluorescence versus conventional sputum smear microscopy for tuberculosis: a systematic review. *Lancet Infect. Dis.* **6**:570–581.

113. Sterling, T. R., J. Bethel, S. Goldberg, P. Weinfurter, L. Yun, and C. R. Horsburgh. 2006. The scope and impact of treatment of latent tuberculosis infection in the United States and Canada. *Am. J. Respir. Crit. Care Med.* **173**:927–931.

114. Sunderam, G., R. J. McDonald, T. Maniatis, J. Oleske, R.

Kapila, and L. B. Reichman. 1986. Tuberculosis as a manifestation of the acquired immunodeficiency syndrome (AIDS). *JAMA* 256:362–366.
115. **Sutherland, R., H. Yang, T. J. Scriba, B. Ondondo, N. Robinson, C. Conlon, A. Suttill, H. McShane, S. Fidler, A. McMichael, and L. Dorrell.** 2006. Impaired IFN-gamma-secreting capacity in mycobacterial antigen-specific CD4 T cells during chronic HIV-1 infection despite long-term HAART. *AIDS* 20:821–829.
116. **Swaminathan, S., P. Menon, V. Perumal, R. K. Santhanakrishnan, R. Ramachandran, P. Chinnaiah, S. Iliayas, N. Gopalan, P. Chandrasekaran, and P. Narayanan.** 2010. Efficacy of a 6-month vs a 36-month regimen for prevention of TB in HIV-infected persons in India: a randomized clinical trial, abstr. 103. *17th Conf. Retrovir. Oppor. Infect.*
117. **Swaminathan, S., P. Venkatesan, et al.** 2009. Once-daily nevirapine vs efavirenz in the treatment of HIV-infected patients with TB: a randomized clinical trial, abstr. 35. *16th Conf. Retrovir. Oppor. Infect.*
118. **Syed Ahamed Kabeer, B., R. Sikhamani, S. Swaminathan, V. Perumal, P. Paramasivam, and A. Raja.** 2009. Role of interferon gamma release assay in active TB diagnosis among HIV infected individuals. *PLoS One* 4:e5718.
119. **Talati, N. J., U. Seybold, B. Humphrey, A. Aina, J. Tapia, P. Weinfurter, R. Albalak, and H. M. Blumberg.** 2009. Poor concordance between interferon-gamma release assays and tuberculin skin tests in diagnosis of latent tuberculosis infection among HIV-infected individuals. *BMC Infect. Dis.* 9:15.
120. **Tappero, J. W., W. Z. Bradford, T. B. Agerton, P. Hopewell, A. L. Reingold, S. Lockman, A. Oyewo, E. A. Talbot, T. A. Kenyon, T. L. Moeti, H. J. Moffat, and C. A. Peloquin.** 2005. Serum concentrations of antimycobacterial drugs in patients with pulmonary tuberculosis in Botswana. *Clin. Infect. Dis.* 41:461–469.
121. **Thwaites, G. E., D. B. Nguyen, H. D. Nguyen, T. Q. Hoang, T. T. Do, T. C. Nguyen, Q. H. Nguyen, T. T. Nguyen, N. H. Nguyen, T. N. Nguyen, N. L. Nguyen, N. T. Vu, H. H. Cao, T. H. Tran, P. M. Pham, T. D. Nguyen, K. Stepniewska, N. J. White, and J. J. Farrar.** 2004. Dexamethasone for the treatment of tuberculous meningitis in adolescents and adults. *N. Engl. J. Med.* 351:1741–1751.
122. **Toossi, Z.** 2003. Virological and immunological impact of tuberculosis on human immunodeficiency virus type 1 disease. *J. Infect. Dis.* 188:1146–1155.
123. **Toossi, Z., H. Mayanja-Kizza, C. S. Hirsch, K. L. Edmonds, T. Spahlinger, D. L. Hom, H. Aung, P. Mugyenyi, J. J. Ellner, and C. W. Whalen.** 2001. Impact of tuberculosis (TB) on HIV-1 activity in dually infected patients. *Clin. Exp. Immunol.* 123:233–238.
123a. **Torok, M. Y. N., T. Chau, N. Mai, N. Phu, P. Mai, and J. Farrar.** 2009. Randomised controlled trial of immediate versus deferred antiretroviral therapy in HIV-associated tuberculosis meningitis, abstr. H-1224. Presented at the 49th Interscience Conference on Antimicrobial Agents and Chemotherapy, San Francisco, CA.
124. **UNAIDS.** 2010. *UNAIDS Report On the Global AIDS Epidemic*. UNAIDS, Geneva, Switzerland.
125. **Ungo, J. R., D. Jones, D. Ashkin, E. S. Hollender, D. Bernstein, A. P. Albanese, and A. E. Pitchenik.** 1998. Antituberculosis drug-induced hepatotoxicity. The role of hepatitis C virus and the human immunodeficiency virus. *Am. J. Respir. Crit. Care Med.* 157:1871–1876.
126. **Vernon, A., W. Burman, D. Benator, A. Khan, L. Bozeman, et al.** 1999. Acquired rifamycin monoresistance in patients with HIV-related tuberculosis treated with once-weekly rifapentine and isoniazid. *Lancet* 353:1843–1847.
127. **Vynnycky, E., and P. E. Fine.** 1997. The natural history of tuberculosis: the implications of age-dependent risks of disease and the role of reinfection. *Epidemiol. Infect.* 119:183–201.
128. **Wells, C. D., J. P. Cegielski, L. J. Nelson, K. F. Laserson, T. H. Holtz, A. Finlay, K. G. Castro, and K. Weyer.** 2007. HIV infection and multidrug-resistant tuberculosis: the perfect storm. *J. Infect. Dis.* 196(Suppl. 1):S86–S107.
129. **Wenning, L. A., W. D. Hanley, D. M. Brainard, A. S. Petry, K. Ghosh, B. Jin, E. Mangin, T. C. Marbury, J. K. Berg, J. A. Chodakewitz, J. A. Stone, K. M. Gottesdiener, J. A. Wagner, and M. Iwamoto.** 2009. Effect of rifampin, a potent inducer of drug-metabolizing enzymes, on the pharmacokinetics of raltegravir. *Antimicrob. Agents Chemother.* 53:2852–2856.
130. **WHO.** 2008. *WHO Three I's Meeting*. World Health Organization, Geneva, Switzerland.
131. **WHO.** 2009. *Antiretroviral Therapy for HIV Infection In Adults and Adolescents*. World Health Organization, Geneva, Switzerland.
132. **World Health Organization.** 2008. *Anti-Tuberculosis Drug Resistance In the World. Fourth Global Report*. World Health Organization, Geneva, Switzerland.
133. **World Health Organization.** 2009. *Global Tuberculosis Control 2009: Epidemiology, Strategy, Financing*. World Health Organization, Geneva, Switzerland.
133a. **World Health Organization.** 2010. *Global Tuberculosis Control 2010*. World Health Organization, Geneva, Switzerland.
134. **World Health Organization.** 2009. *Treatment of Tuberculosis: Guidelines*. World Health Organization, Geneva, Switzerland.
135. **World Health Organization Europe.** 2003. *HIV/AIDS Treatment: Antiretroviral Therapy. Fact Sheet EURO/06/03*. World Health Organization, Geneva, Switzerland.
136. **Yang, Z., Y. Kong, F. Wilson, B. Foxman, A. H. Fowler, C. F. Marrs, M. D. Cave, and J. H. Bates.** 2004. Identification of risk factors for extrapulmonary tuberculosis. *Clin. Infect. Dis.* 38:199–205.
137. **Zar, H. J., M. F. Cotton, S. Strauss, J. Karpakis, G. Hussey, H. S. Schaaf, H. Rabie, and C. J. Lombard.** 2007. Effect of isoniazid prophylaxis on mortality and incidence of tuberculosis in children with HIV: randomised controlled trial. *BMJ* 334:136.
138. **Zwang, J., M. Garenne, K. Kahn, M. Collinson, and S. M. Tollman.** 2007. Trends in mortality from pulmonary tuberculosis and HIV/AIDS co-infection in rural South Africa (Agincourt). *Trans. R. Soc. Trop. Med. Hyg.* 101:893–898.

Chapter 33

結核と臓器移植
Tuberculosis and Organ Transplantation

- 著：José M. Aguado・Nina Singh
- 訳：北薗 英隆

疫学とリスク因子

結核菌(Mycobacterium tuberculosis)は，固形臓器移植(solid organ transplant：SOT)レシピエントにおいて，その高い合併症率と死亡率から，重要な日和見感染の病原体である[2,54,66,69]。SOTレシピエントにおける結核の頻度は1.2～15%とされ[2,54,66]，これはそれぞれの地域での一般人口と比べて20～74倍高いが，SOTレシピエントにおける正確な発生率はよくわかっていない。表33-1は，文献で最も多いケースシリーズ[2,17,54,62,66,69,75,81]におけるSOTレシピエントの結核の有病率と発生率を並べて示し，スペイン移植感染ネットワーク(Spanish Network of Infection in Transplantation：RESITRA)から得られる情報[75]と比較している。これらのデータは，SOTレシピエントが一般人口よりも著しく高い結核のリスクがあることを示している。

SOTレシピエントは結核の高リスク群と捉えるべきだが，移植のタイプにより発生率は異なることが示されている。たとえば，結核発生率は肺移植レシピエントで特に高い[14,52]。肺移植片の受容では他の臓器と比べて結核のリスクが5.6倍ほど高く，一般人口と比べると，73.3倍のリスクとなる[75]。RESITRAのケースシリーズでは，SOTレシピエントの全体的な結核発生率は一般人口の25倍，自家造血幹細胞移植のレシピエントの4倍[21]，移植候補者の6倍高かった[75]。

SOTレシピエントにおける結核症例のほとんどは，免疫抑制治療開始後の潜在性結核の再燃により起こっている。しかし，これらの患者において，はっきりしたリスク因子はほとんどわかっていない[9,76]。おそらく主には，ほとんどのケースシリーズが後ろ向きでサイズが小さく，結核のない移植レシピエントのコントロールを欠いているのが原因だろう[9,34,36,62]。さらに，ほとんどの既存の情報が腎移植レシピエントにかかわるもので，これは必ずしも，他の移植レシピエントに適用できない。

過去に文献で記述されたリスク因子(表33-2)は，過去の結核菌曝露〔ツベルクリン反応(ツ反)陽性，および(または)移植前の胸部X線写真ので残存結核病変〕を含む。他の既知のリスク因子としては，特定の移植前臨床状態(レシピエントの年齢，透析，糖尿病，肝硬変，C型肝炎ウイルス感染，その他の合併感染)，免疫抑制の強度(抗リンパ球抗体の使用，ベースの免疫抑制の種類，拒絶反応に対する免疫抑制治療の強化)である[9,10,35,66,75,76]。グラフト不全に対する免疫抑制の強化は重要な要因であるようだ[28]。実際，いくつかのケースシリーズでは，65%の患者において拒絶反応の治療のために過剰な免疫抑制があったと考えられた[2]。しかし，抗リンパ球抗体(特にOKT3)はマウス実験[53]と同様に，結核播種のリスクを上昇させる[30,47]ものの，これらの薬剤が使われても粗死亡率は上昇しないようである[2]ことも報告されている。新しい免疫抑制剤〔シロリムス，エベロリムス，モノクローナル抗体(daclizumabまたはバシリキシマブ)など〕の使用は，SOTレシ

表33-1 SOTにおける結核の有病率と発生率

頻度の測定単位	移植のタイプ					
	全体	肺	心臓	腎臓	肝臓	腎臓・膵臓
有病率						
文献[a]	1.2～6.4%[c] 15%[d]	2～6.5%	1～1.5%	0.5～1.5%	0.7～2.3%	
RESITRA[b]	0.48%	1.32%	0.25%	0.34%	0.53%	0.82%
発生率(症例数/ 10^5移植数/年) (範囲)[b]	512 (317～783)	2,072 (565～5,306)	255 (6.5～1,421)	358 (144～728)	541 (269～1,065)	1,204 (30.5～6,710)

[a] データは文献2, 54, 62, 66, 69, 75, 81 から引用。
[b] データはRESITRA[75]より引用
[c] 途上国において。
[d] 結核の高蔓延地域において。

表33-2 結核のリスク因子

過去の結核菌曝露の病歴
　ツ反陽性（エビデンスレベルⅢ）
　未治療の陳旧性結核の画像所見（エビデンスレベルⅢ）

移植前の臨床状態
　レシピエントの年齢
　慢性腎不全または血液透析（腎移植）（エビデンスレベルⅡ）
　糖尿病（エビデンスレベルⅡ）
　C型肝炎ウイルス（腎移植）（エビデンスレベルⅢ）
　慢性肝疾患（エビデンスレベルⅢ）
　他の合併感染：著しい真菌症，サイトメガロウイルス（cytomegalovirus），Pneumocystis jirovecii またはノカルジア（Nocardia）肺炎（エビデンスレベルⅢ）

免疫抑制治療
　OKT3または抗Tリンパ球抗体（エビデンスレベルⅢ）
　グラフト拒絶に伴う免疫抑制の強化（エビデンスレベルⅡ）
　ミコフェノール酸モフェチルとタクロリムス vs. アザチオプリン-シクロスポリン-プレドニゾロン（エビデンスレベルⅢ）

ピエントにおける結核のリスクを上昇させないようである[75]。一般人口において結核のリスクを上げるその他の因子は，移植レシピエントにもまた当てはまると考えるのは理にかなうだろう。これらには，喫煙，栄養失調，ヒト免疫不全ウイルス（human immunodeficiency virus：HIV）感染，などがある。

臨床像：時系列と臨床症状

移植後の結核の発症の時期はさまざまである。二峰性の分布であった報告がいくつかある[2,28,32]。ほとんどのSOTレシピエントは移植後1年以内に，中央値9か月で結核を発症した[75]。しかし，最大3分の1の患者は移植後1年以降に結核発症するかもしれない[2]。我々の経験では，腎移植患者はほかのSOTレシピエントよりも発症が遅い[75]。これは，腎移植患者の免疫抑制が比較的低いレベルだからかもしれない。

早期に結核発症する患者（移植後1年以内）は**晩期**に結核発症する患者よりも，より免疫抑制が強いといわれているが[33]，我々や他の著者[2,28]はこの現象を確認していない。しかし，過去の結核の臨床的または画像的証拠をもつ患者は，これらのない患者よりより発症が早いようである。これらのデータから，結核の病歴がある患者は，免疫抑制の種類にかかわらず，移植後1か月以内に再燃を起こすリスクがより高いことが示唆された。

全体とすると，ほとんどの患者は肺結核を発症するが，肺外結核や播種性結核を発症する患者の割合は一般人口よりも高く[42]，その発生率は38〜64%にも及ぶ[42,59]。これら肺外または播種性結核は移植後最初の6か月が最も頻度が高く，それは薬剤性免疫抑制が最大である時期と重なっている。

最もよくみられる症状は，発熱，咳，呼吸苦，筋骨格痛，寝汗，体重減少，リンパ節腫脹，である[2]。一般人口と違って，SOTレシピエントにおける結核はしばしば無症状で，診断はルーチンの監視培養によって決まる。また，診断が剖検時につくこともまれではない。最大3分の1の患者で胸部X線写真は正常である[74]。

肺結核の症候は通常，咳，発熱，頻呼吸，喀血，画像上の肺上葉実質病変，びまん性病変，または粟粒播種，である。強い免疫抑制のHIV患者でみられるような空洞像はまれである。消化管の結核で最もよくみられる症状は，発熱，消化管出血，腹痛，である[19]。回盲部に最もよく病変がみられる。尿路結核の患者の症状は，尿路症状，背部痛，発熱で無菌性膿尿を伴う。

播種性結核の最もよくみられる症状は発熱である。最初の症状が重篤な敗血症または薬剤性副作用のようであった粟粒結核の患者報告もある[2]。SOTレシピエントにおいて，最初に起きた病変以外での臓器病変の間接的証拠があれば，播種性結核の可能性を疑うべきだ。たとえば，骨関節と皮膚の結核はしばしば，結核播種の結果で起こる。年齢，移植臓器の種類，免疫抑制治療の種類，拒絶反応，抗酸菌への曝露の病歴といった因子と，播種性結核の発症との関連はみられていない。特に，過剰な免疫抑制（ステロイドパルスや抗リンパ球抗体）を受けた患者でも，播種性結核発症のリスクは高くならないようである。

診断における注意

SOTレシピエントにおいて，臨床的に疑っていなかったために，結核の診断に数週の遅れが出ることはよくある。移植患者における結核の可能性は，特に高蔓延地域において，常に考慮すべきである。これらの患者において診断は特に難しい。なぜなら，前に述べたとおり，発病しても症状がほとんどまたは全くないこともしばしばで，臨床的または画像的に結核が疑われる患者は4分の1にすぎないからだ。加えて，患者の大半が，薬剤性免疫抑制による皮膚免疫不応答性のために，ツ反陰性となる。

したがって，発熱の存在，寝汗，体重減少，リンパ節腫脹，画像異常では，結核の可能性をより強く疑わなければならない。特に，結核菌曝露の病歴（ツ反陽性）がある患者においてはなおさらである。特に，肺移植後早期の患者においては，結核を特に注意しなくてはならない。これらの患者では，移植候補者のツ反や術前胸部画像はほとんど役に立たない。グラフトの潜伏感染の再燃を通じても結核発症しうるからだ[75]。

結核をいったん疑ったら，診断を確定するためにさまざまな検査を行う必要がある。検体（喀痰，尿，便など）を採取し，抗酸菌専用の培地で培養することは非常に重要である。もし，診断が通常の検査で得られず，臨床上疑いが依然強い場合，より侵襲的な診断的手法（気管支鏡，縦隔鏡，腹腔鏡下での生検など）も必要となるだろう。

移植後には，ツ反の診断的意義は非常に低いが，それでもなお，移植後結核を疑った場合の精査の最初のステップである。残念ながら，広く推奨されてはいるものの，最近のケースシリーズでは

ツ反はたったの40.6％の患者でしか行われていなかった[75]。それ ばかりか，ツ反陽性患者で予防治療が処方されたのは半数に満た なかった。

ツ反陽性の定義は，PPDツベルクリン液5IUに同価である RT-23株2IUを皮内注射してから48〜72時間後に，径5mm 以上の硬結がみられることである。T細胞インターフェロンγ遊 離試験のクォンティフェロン®ゴールドテスト（QuantiFERON®-TB Gold test：QFT®）（Cellestis）と，T-SPOT®.TB試験（Oxford Immunotec Ltd.）は，潜在性結核感染を発見するのに役立つだろ うが[18,22]，ほとんどの移植センターでは，これら患者の管理にま だ使用されていない。

候補者とドナーの評価

SOT候補者の評価

続いて記述するのは，SOTのドナーとレシピエントの結核感染 にかかわる評価をするうえでのいくつかの注意事項である。これ は，スペイン感染症・臨床微生物学会（Spanish Society of Infectious Diseases and Clinical Microbiology）の移植レシピエ ント感染研究グループ（Group for the Study of Infection in Transpalant Recipients：GESITRA）からのコンセンサス声明の なかにある[3]。括弧内には，各推奨におけるエビデンスの強さと 質に基づいたエビデンスレベルが記されている。

SOT候補者の評価は ― 結核に関しては ― 感染または発症 の病歴を調べるべきで，もしある場合は，治療が行われたかどう か，どの薬剤を使用したか，どのくらいの期間であったか，を確 認すべきだ。家庭内または職場で活動性結核患者と接触が過去に あったか，そして，患者がツ反検査を過去に行われたことがある かどうかを知ることは重要である（BIII）。施設内曝露や高蔓延地 域への渡航の病歴も聴取すべきである。

すべての候補者は，たとえ M. bovis BCG（bacillus Calmette-Guérin）ワクチンを打っていても，ツ反検査されるべきである （AII）。この検査は7〜10日後に再検すべきである（ブースター効 果）。ツ反検査を行わないでよいのは過去にすでにツ反陽性と なっていたか，または過去に結核になった場合のみである[69]。ツ 反の正しい解釈には，移植候補者が潜在性結核感染に対する治療 を受けたことがあるかどうかを知らなければならない。ツ反の結 果は過去のBCGワクチン接種状況と関係なく解釈されるべき だ[3]。

活動性結核は常に胸部X線写真で除外されるべきだ。有症状 患者においては，移植の禁忌となるため活動性結核の除外は必要 となる。活動性肺結核患者は肺以外のSOTの候補者にはなりう る。ただし，移植が行われる際に抗結核薬治療が開始されていて， 喀痰抗酸菌塗抹が陰性である場合に限る。

ツ反陽性の候補者のマネジメント

これらの患者で活動性結核を除外することはきわめて重要である （AII）。もし，臨床的または画像的所見が結核を示唆する場合，喀 痰塗抹培養が行われるべきである。もし，それができない場合， 気管支鏡検査と気管肺胞洗浄吸引液の培養が行われるべきであ る。臨床所見に従って追加の検査が必要になることもある。たと えば，腹部リンパ節腫脹を探すための腹部超音波やリンパ節の生 検および培養，などである。無症状だが胸部X線写真で陳旧性病 変がある患者においては，喀痰培養が行われるべきで，時に，気 管支鏡と吸引または洗浄液の培養が必要となる症例もある。いっ たん活動性結核が除外されたら，移植候補者は待機リストに登録 されながら，潜在性結核感染の治療を開始してもらうことができ （肝移植症例を除く，以下参照），可能であれば，移植後も治療を 続けられる。

ツ反陰性の候補者のマネジメント

もし，最初のツ反が陰性であれば，ツ反は最初の検査から7〜10 日後に再検されるべきである（ブースター効果）。米国移植感染症 学会（American Society of Transplantation Infectious Disease） の推奨[69]に沿って判断すると，硬結が5mm以上であればツ反陽 性である（BIII）。SOTを待っている患者はしばしば，基礎疾患に よって皮膚免疫不応答性（アネルギー）をもつ。細胞性免疫検査 （複数検査または Candida albicans や破傷風トキソイドといっ た選択抗原に対する特殊検査）を，2回目のツ反を行う際に，免疫 不応答性の存在をみるのに行うことができる。残念ながら，SOT レシピエントにおいてこれらの検査を使用するには十分なデータ がない。皮膚免疫不応答性の患者における結核発症の真のリスク はわかっていない。おそらく，すべての免疫不応答性の患者が治 療を必要とするわけではないだろう。特に，初期感染を獲得する リスクが低い場合にはなおさらだ。もし，初期感染のリスクが高 い場合，さらにデータが出てくるまでは，ツ反陽性と同様に扱わ れるべきだろう[3]。

新しい手法〔結核菌抗原に反応するインターフェロンγ遊離の 測定，QFT®（Cellestis）や，T-SPOT®.TB試験（Oxford Immunotec Ltd.），など〕が開発・確認されており，これらにより，移植候 補者における潜在性結核感染の診断は改善しうる。

固形臓器ドナーの評価

結核は，腎臓，肺，肝臓のグラフトを通じて感染したことがある[38]。 ドナーの結核菌による潜在性結核は，移植レシピエントにおいて 再燃を起こしうる。したがって，すべての生体ドナーはツ反検査 を受けるべきだ。もし結果が陽性なら，活動性結核を除外すべき だ（AII）[69]。死体ドナーの場合には状況はもっと複雑である。な ぜなら，潜在性結核感染や活動性結核を除外するには，十分な情 報がないことが多いためだ。したがって原則的に，活動性結核の みならず，疑う根拠があるだけでも，SOTの禁忌とすべきである （AII）。ドナーの活動性結核を除外するため，移植の際に局所リ ンパ節の生検検体を術中採取し，培養を行うべきである。

ドナーの残存肺病変は肺移植の禁忌であるが，他の臓器でよこ

の限りではない。肺移植では，活動性結核を除外するために，ドナーの肺の組織病理学的および微生物学的検査を行うべきである。呼吸器検体での結核菌の核酸増幅検査は感度・特異度が高いので，ドナーの評価に有用である[12]。播種性結核はいかなる臓器においても，移植の絶対禁忌である[3]。

移植が急を要する場合には，呼吸器および尿検体は，結核菌培養のために採取しなくてはならない。同様に，ドナーとレシピエントのどちらからも術野にリンパ節腫脹がみられれば，検体を採取すべきだ。1つでも培養陽性であれば，結核治療を開始する必要がある[73]。

SOTレシピエントまたは候補者における潜在性結核感染の治療

潜在性結核感染の治療の適応

以下の推奨は最近公開されたスペインのGESITRAのコンセンサス声明から一部抜粋している[3]。

SOTレシピエントにおいて，結核は通常，レシピエントにおける潜伏感染の部位に発病する。理想的には，潜在性結核感染の治療は移植前に開始されるべきだ。もし，手術前に治療を完遂できなければ，術後に完遂すべきだ。潜在性結核感染の治療は待機リスト上の全患者またはレシピエントにおいて，次の条件を1つでも満たせば行うべきだ：(1)ツ反(初回またはブースター効果後)で硬結が5mm以上，(2)未治療の結核の病歴，(3)活動性結核患者との曝露歴。胸部X線写真で未治療の結核に合致する所見(肺尖部の線維結節性病変，石灰化した孤発結節，石灰化したリンパ節，胸膜肥厚)の患者もまた，潜在性結核感染として治療されるべきだ(AII)[13]。そのような画像的所見は，似た病変を起こしうる風土性真菌症(ヒストプラズマ症，コクシジオイデス症，ブラストミセス症)のないヨーロッパなどの地域において，結核の病歴の証拠としてより意義が高い。

ドナーの活動性結核からの感染の頻度は低いものの報告されている[27]。一般的にいって，生体ドナーの場合を除き[29]，ドナーが結核をもつことを示す臨床データはすぐに得られないだろう。したがって，上記のとおり，移植時にリンパ節の生検と培養を，ドナーの活動性結核を除外するために行うべきである。ドナーに結核の病歴がある，または未治療の結核を示唆する所見がある場合，臓器のレシピエントは，潜在性結核感染の治療を受けなければならない[66]。レシピエントがツ反陰性で，ツ反陽性のドナーから臓器移植を受けた場合の予防についてデータはないが，イソニアジド(INH)による一連の治療を検討すべきとする意見もある[26,59,68]。

潜在性結核感染の治療開始前に，活動性結核の除外は徹底的に行われるべきだ〔血液，喀痰，尿検体の抗酸菌培養およびポリメラーゼ連鎖反応(polymerase chain reaction：PCR)〕。画像異常のある患者で喀痰が排出できない患者においては，高張食塩水での喀痰誘発を行うか，気管支鏡検査を行うべきだ[11]。過去の結核が適切に治療されている患者においては，潜在性結核感染としての治療は不要である[60]。

潜在性結核感染の治療の推奨

米国胸部学会(American Thoracic Society：ATS)[5]と米国移植感染症学会[69]のガイドラインは，陳旧性肺結核をもつツ反陽性の移植レシピエントに対して，INHのルーチン投与を推奨している。潜在性結核感染の第1選択薬は9か月間のINH(300 mg/日)と補助のビタミンB$_6$である[3,23,37,61,66]。INHによる予防治療は腎移植レシピエントにおけるランダム化試験で結核を防ぐことが証明された[1,37,78](AI)。

理想的なアプローチは，肝移植の場合を除いて，潜在性結核感染を移植前に治療することである。INH治療の期間と使用量は，移植前後にかかわらず同じである。移植前に治療完遂した患者は移植後に再治療の必要はない。

これらの患者でINHによる肝毒性の可能性は常に頭に入れておくべきだ。INHに対する忍容性は一般的に良好で[7,46]，カルシニューリン阻害薬との相互作用は非常に少ない[70]。しかし，INH予防投薬を受けた腎移植患者のケースシリーズでは，11％にINH単独によると思われる肝障害の証拠があり，2.5％に著しい肝障害が発生し，2人の肝不全による死亡がみられた[72]。このような結果に基づき，多くの著者が，INHによる予防治療はツ反陽性で高リスク〔流行地生まれの患者，慢性の重度の基礎疾患，拒絶，および(または)追加の免疫抑制〕に分類される患者，胸部X線写真異常がみられる場合，最近ツ反陽転化した場合，に限定すべきだ，と推奨している[47]。

すべての患者はベースの肝検査として，血清アスパラギン酸アミノトランスフェラーゼ(aspartate aminotransferase：AST)，アラニンアミノトランスフェラーゼ(alanine aminotransferase：ALT)，ビリルビンを測定されるべきだ。患者は最低毎月，フォローアップの診察を受けるべきである。患者は潜在性結核治療によって起こる副作用について教育を受け，副作用が起きた際には治療を中止して，すぐに診察を受けるように指導されるべきだ。潜在性結核感染の治療は，ASTかALTが3倍に上昇して症状がある患者，または5倍で無症状の患者では，中断しなくてはならない[80]。

INHの代替としては，4か月のリファンピシン(±INH)[72](BII)，または2か月のリファンピシンとピラジナミド[31](CIII)がある。しかし，後者の組み合わせは重度の肝毒性を起こすことがあり，(予防治療が短期間で終了する場合を除いて)一般的には勧められず，投薬する場合は常に専門家の監視が必要である[80]。このレジメンは，過去の肝疾患，アルコール常用者，INHによる肝毒性を起こした者には推奨されない[13]。リファンピシンを含むレジメンは薬物相互作用があるため，移植前の潜在性結核感染の治療の際のみ推奨される。

重度の毒性の際に，肝生検は診断に疑問がある場合，または治療中断しても正常化しない場合にのみ推奨される。潜在性結核感染治療の毒性のために中断が必要な場合，患者を密にモニターし

ながら，結核の高リスクの患者(たとえば，ツ反が最近陽転化した者など)においてのみ，INH 以外の薬剤で治療を完遂すべきである．結核の高リスクの患者において，我々はレボフロキサシンとエタンブトールによる最低6か月間の治療を推奨する(BIII)．

移植レシピエントにおいて活動性結核が除外できない場合には，3剤(INH，エタンブトール，ピラジナミド)での治療開始が推奨され，もし重症であれば，感受性が判明するまでは，フルオロキノロンなどの4剤目を追加すべきだ．8週後の結核菌の培養が陰性で，胸部X線写真が正常のままならば，治療はINHのみで完遂できる．

潜在性結核感染の治療からの除外と注意点

肝移植レシピエントは肝毒性の高リスクのため，潜在性結核感染の治療を行ううえで特殊な問題が生じる．再燃の頻度が著しく高いわけではないので，得られる利益より肝毒性のリスクが上回る，との意見もある[11]．しかし一方で，肝移植レシピエントにおいて，INHによる肝毒性は増加しない，とする観察も報告されている[67]．GESITRA のコンセンサス声明[3]では，肝移植レシピエントでの潜在性結核感染の治療開始を，肝酵素が安定していれば，移植後に遅らせることを推奨している(BIII)．患者が待機リスト上にある間の(他の臓器のレシピエントで推奨されるように)治療開始により肝障害が起これば，緊急の移植が必要となりうるからだ．肝移植レシピエントにおいて潜在性結核感染治療の推奨度がより高いのは，高リスクの要因がある場合で，たとえば，最近のツ反の陰性からの陽転化，不適切な結核治療の病歴，未治療の結核患者との直接接触，胸部X線写真上の残存結核病変，追加の免疫抑制因子(例：潜在性結核感染未治療のツ反陽性患者でのグラフト拒絶反応の治療)，などが挙げられる．

SOT レシピエントにおける結核の治療

移植患者での結核治療は，なかでも肝レシピエントにおいて，特に毒性発現のリスクが高いために複雑である．移植レシピエントにおける結核治療の推奨は一般人口でのものとほぼ同じである[13]が，以下の2つの違いがある．それは(1)リファマイシン(リファンピシン，リファブチン，rifapentine)と，カルシニューリン阻害薬(シクロスポリンとタクロリムス)，rapamycin，副腎皮質ステロイドなどの免疫抑制剤との薬物相互作用，そして，(2)治療期間である．注目すべきは，SOTレシピエントにおける活動性結核の診断と治療の推奨は，その分野の専門家により作成されたコンセンサスに基づくことである[3,6,13,69,75,79]．

SOTレシピエントにおいて使用するレジメンの決定は，その国での耐性度と症例個別の疫学に基づいて行われる．現在，SOTレシピエントにおける結核治療を計画するうえで，抗酸菌感受性検査はきわめて重要で，特に，多剤耐性や超多剤耐性結核の事例においてなおさらである．リファンピシンはSOTレシピエント(主に腎レシピエント)の間で広く使われているものの，全症例で必要かどうかには賛否両論がある[4,63]．最近公開されたスペインの GESITRA のコンセンサス声明[3]では，INH耐性の疑いまたは証拠がなく，局所の重症でない結核の患者には，リファマイシンは避けるよう推奨された．リファマイシンの使用は重篤または播種性の結核の患者やINH耐性の疑いまたは証拠がある患者では推奨される(表33-3)．

リファンピシンは，タクロリムス，シクロスポリン，rapamycin(シロリムス)，エベロリムス，副腎皮質ステロイドの血中濃度を低下させる．これらの濃度の低下は，グラフト拒絶反応の高リスクと関連している[56]．したがって，カルシニューリン阻害薬の投与量は3～5倍に増やし，血中濃度を密にモニターすべきである[2,54]．適切なモニタリングが行われていても，リファンピシンとシクロスポリンの併用は，グラフト拒絶反応，グラフト喪失，結核関連総死亡率を上昇させる[2,54,66]．リファブチンはリファンピシンよりもチトクロム P450 の誘導が弱いため，代替薬となりうる．腎レシピエントにおいて，リファブチンは好ましい経験はあるものの[41,44]，データは少ない．これらの薬剤は，症例によっては拒絶反応や死亡率を上昇させるものの，厳密な免疫抑制剤の濃度調整のもとでは安全である，との研究報告もある[77]．我々の経験では，リファマイシンを投与された患者において，粗死亡率の上昇は観察されていない(17.6% vs. 25%)[75]．

INHとピラジナミドは移植レシピエントにおける結核に広く使用されている．肝毒性のリスクのため，肝酵素の密なフォローアップが，特に肝移植を受ける患者においては必要である．移植レシピエントへのストレプトマイシンとアミノグリコシドの投与は，これら薬剤がカルシニューリン阻害薬との併用で腎毒性を増幅させるリスクがあるため，注意して検討すべきだ．リファマイシンとアミノグリコシドの欠点のため，フルオロキノロンはこれらの患者での代替薬であり，そして，時に第1選択薬としても使われることもある[55]．けれども，一般人口におけるフルオロキノロンの見境のない使用が，近年，これら薬剤への結核菌の耐性増加につながっている[25]．レボフロキサシンとピラジナミドの長期の併用は，SOTレシピエントにおいては，主に消化器症状のため多くが耐えられない[45]．耐性または毒性の特殊な症例では，リネゾリドが結核患者に効果的であることが示された[24]．しかし，この薬の長期使用は高頻度の血小板減少と貧血，そして時に多発神経障害につながる．特に，糖尿病や腎臓病といった合併疾患をもつ患者において，起こりやすい．したがって，移植レシピエントにおけるリネゾリド使用は限られるべきだ．

肝レシピエントにおいて，結核治療中は肝毒性がとりわけ問題となる[64]．ほかの臓器のレシピエントにおいて，INH は一般的に忍容性が良好であるが，肝毒性のリスクは腎レシピエントでも報告されている[48]．上述したように，移植レシピエントにおける結核治療の際には，リファンピシンは非常に注意しながら使用されなければならない．INHと併用すると，特に肝レシピエントにおいて，肝毒性は著しく増加する．肝レシピエントの結核において，

II 臨床症候群

表33-3 SOTにおける結核治療のGESITRAの推奨[75]

状況	初期治療	維持期治療
局所の重症でない型の結核で，イソニアジド耐性の疑いまたは証拠がない	イソニアジド，エタンブトール，ピラジナミド（またはレボフロキサシン） リファマイシンの使用を避ける。もし，リファマイシンを使用する場合は，免疫抑制剤の血中濃度を密にモニターすべきで，シクロスポリンまたはタクロリムスは増量する（AII） もし，治療が早期に開始されたら，免疫抑制剤を減らすことは不要（CIII）	12〜18か月のイソニアジドとエタンブトール（またはピラジナミド）を推奨（CIII） ピラジナミドやレボフロキサシン[a]などの3剤目の使用は，治療期間を12か月に短縮しうる（CIII）
重症の，主に播種性の結核，またはイソニアジドに耐性の疑いまたは証拠あり[c]	イソニアジド，エタンブトール，ピラジナミド（またはレボフロキサシン）に，リファンピシンまたはリファブチンの追加を検討（BIII）[b]	イソニアジドとリファンピシンまたはリファブチンで，最低でも9か月間治療完遂する
多剤耐性または上記薬剤の使用に制限がある場合	イソニアジドとリファマイシンが使用できない場合，初期治療は注射薬（ストレプトマイシン[d]，アミカシン，カナマイシン，capreomycin），リネゾリド，またはその他の第2選択薬を含む4〜6剤で開始すべき（CIII）[e]	イソニアジドとリファマイシンを初期治療で使用しなければ，治療期間と使用薬剤の推定は難しい。治療は患者個別に判断すべき

[a] フルオロキノロンの長期使用は関節痛を起こしうること，ピラジナミドとレボフロキサシンの併用は消化器症状のため多くが耐えられないことを知っておくべきである。
[b] リファンピシンまたはリファブチンの使用は，シクロスポリンまたはタクロリムスの増量と，これらの薬剤のより密なモニタリングを必要とする（AII）。リファンピシン耐性はほぼ常にリファブチンとrifapentineの交差耐性を起こす。したがって，代替薬はない（DII）。
[c] イソニアジドが使用不可なら，最低4剤を含む初期および維持期治療を，最低18か月間行わなければならない（CIII）。
[d] ストレプトマイシン耐性の場合，ほかの注射薬（アミカシン，カナマイシン，capreomycin）との交差耐性はない。しかし，アミカシンとカナマイシンの間の交差耐性は常にある。複数の注射薬の併用は忍容性がなく副作用もあることから推奨されない（DII）。
[e] 間欠投与レジメンの経験はないが，いずれにせよ，多剤耐性結核の管理には推奨されない。注射薬は例外で，最低2〜3か月の連日投与が完了したら間欠投与も可能（DII）。

INH，リファンピシン，ピラジナミドで初回治療を行うと，88%の症例で組織学的に証明された肝毒性を引き起こした[39]。潜在性結核感染の治療にリファンピシンとピラジナミドが併用された場合に，特に肝毒性のリスクが高いことも報告されている[39]。

HIV感染の移植レシピエントにおける特殊事情

HIV感染患者において200を超える肝移植が今まで行われているが，結核のリスクは移植後も移植前より著しく増えることはないようである[50]。移植後に起こりうる主な問題は，薬物相互作用とC型肝炎ウイルスの再発であり，それは結核のリスクを増やし，毒性を起こしやすくする[76]。

報告されている経験は少ないものの，HIV感染の移植レシピエントにおける結核治療に使われる標準レジメンは，その他のHIV感染患者において使われるのと同等の効果であるようだ[49]。リファマイシンはHIV感染患者において（HIVに感染していない患者と比べて）より肝毒性が強くなることがあり，また，そのプロテアーゼ阻害薬（protease inhibitor：PI）と非核酸逆転写阻害薬（nonnucleoside reverse transcriptase inhibitor：NNRTI）との相互作用で，抗レトロウイルス治療を危うくする。3系統の薬剤すべては，チトクロムP450のアイソザイム系を抑制または促進しうるため，相互作用を管理しがたいものにしている。これらの患者には，INH，ピラジナミド，エタンブトール，キノロン系の組み合わせが推奨されている。アミノグリコシド系の使用は，カルシニューリン阻害薬による腎毒性のリスクのために限られている。

免疫再構築炎症症候群のリスク

HIV感染患者と同様に，結核のSOTレシピエントにも免疫再構築症候群が起こりうることを知っておくべきだ。それは免疫抑制治療の変更や，免疫抑制剤と抗結核薬，とりわけリファマイシンとの相互作用に関連して起こる[8,58]。それが起こる正確な頻度や，誰が高リスク患者か，また，その適切な管理はわかっていない。SOTレシピエントでの免疫再構築症候群は，治療の失敗または再発と解釈され，しばしば不要な治療変更や不適切なマネジメント決定につながる[65]。結核関連免疫再構築症候群で最もよくみられる徴候は，発熱，リンパ節腫脹，呼吸症状の増悪，などである[40]。

移植レシピエントにおける抗結核薬治療の期間

最初の2か月以後の治療期間や薬剤の種類は大いに議論の余地がある問題であり，特に，リファンピシンが最初の2か月で使われなかった，または忍容性がなかったため中断された場合はなおさらだ。腎移植専門家グループ（Expert Group in Renal Transplantation)のガイドライン[23]と，米国移植感染症学会のガイドライン[69]の推奨は，2か月のINH，リファンピシン，ピラジナミド（加えて，INH耐性が>4%の場合はエタンブトールも），続いて，INH，リファンピシンをさらに4か月，である（BIII）。しかし，あるスペインの研究は，9か月未満の治療は，より高い死亡率と関連した，と報告した[2]。もう1つの研究では，結核再発の増加と有意に関連していた唯一の要因は治療期間であった。リファンピシンの使用の有無にかかわらず，12か月を超える治療を受けた患者では，再発はみられなかった[57]。リファンピシンを含まない抗結核薬レジメンの一般人口での経験も考慮すべきである。適切に管理されたリファマイシン治療を受けて再発した患者のほとんどは，通常，リファマイシン感受性株の感染だった。しかし，リファマイシン抜きのレジメンでは，特に監視がない場合，薬剤耐性の発生はより高頻度であった[13]。

一般人口において，INH，ピラジナミド，ストレプトマイシンの9か月レジメンは効果的と証明されている[13]が，実際には，注射薬を長期間続けるのは，耳毒性と腎毒性のため，難しい。特に，移植レシピエントでの注射薬使用は腎毒性のため，避けるべきだ。この状況で，ストレプトマイシンの代わりにエタンブトールを使用することに関する研究はない。それでもなお，一般人口において，そして，移植レシピエントにおいても，経口レジメンは12～18か月継続されるべき（CIII）で，広範または空洞の病変では，最初の2～3か月間の注射薬の利点も検討されるべきだ。

予後と死亡率に影響するリスク因子

結核は移植患者の予後に重要な影響を与える。結核をもつ固形臓器移植レシピエントの総死亡率は最大29%である[1]。播種性結核，以前の拒絶反応，抗リンパ球抗体の投与は，これらの患者での予後悪化の予測因子である[66]。移植レシピエントにおける複数の大規模なケースシリーズのレビューから，結核に直接関係する死亡率の平均は15%であった[2]。これらの患者において結核は，一般人口や結核のない移植患者と比較して，著しく死亡率を上げる[43,68,71]。この高い死亡率は，最近発表されたケースシリーズでは，部分的にのみ低下した。以前のGESITRAによる過去10年（1980～1994年）の後ろ向き研究[2]と比較して，より最近の2003～2006年の報告[75]では，粗死亡率の低下（31% vs. 19%）と関連死亡率の低下（20% vs. 9.5%）があったことを我々は確認した。

SOTレシピエントにおける抗抗酸菌薬治療にかかわる重大な薬物相互作用は比較的特殊であり，この患者群における結核の予後悪化に大きな役割を果たしている。我々の経験では，最大25%の患者が拒絶反応のためにグラフトを喪失し，その大半において，拒絶反応はリファンピシンのシクロスポリンとの相互作用により起こった。ほかにも同様の報告が複数あり[15,16,20,51]，リファンピシンのシクロスポリンまたはタクロリムスとの相互作用に続いて起こる拒絶反応は，粗死亡率および結核関連死亡率の最も重大なリスク因子の1つであった。

◎ 文献 ◎

1. Agarwal, S. K., S. Gupta, S. C. Dash, D. Bhowmik, and S. C. Tiwari. 2004. Prospective randomised trial of isoniazid prophylaxis in renal transplant recipient. *Int. Urol. Nephrol.* 36:425–431.
2. Aguado, J. M., J. A. Herrero, J. Gavaldá, J. Torre-Cisneros, M. Blanes, G. Rufí, A. Moreno, M. Gurguí, M. Hayek, C. Lumbreras, C. Cantarell, et al. 1997. Clinical presentation and outcome of tuberculosis in kidney, liver, and heart transplant recipients in Spain. *Transplantation* 63:1278–1286.
3. Aguado, J. M., J. Torre-Cisneros, J. Fortún, N. Benito, Y. Meije, A. Doblas, and P. Muñoz. 2009. Tuberculosis in solid-organ transplant recipients: consensus statement of the group for the study of infection in transplant recipients (GESITRA) of the Spanish Society of Infectious Diseases and Clinical Microbiology. *Clin. Infect. Dis.* 48:1276–1284.
4. al-Sulaiman, M. H., J. M. Dhar, and A. A. al-Khader. 1990. Successful use of rifampicin in the treatment of tuberculosis in renal transplant patients immunosuppressed with cyclosporine. *Transplantation* 50:597–598.
5. American Thoracic Society. 1974. Preventive therapy of tuberculous infection. *Am. Rev. Respir. Dis.* 110:371–374.
6. American Thoracic Society, Centers for Disease Control and Prevention, and Infectious Diseases Society of America. 2005. American Thoracic Society/Centers for Disease Control and Prevention/Infectious Diseases Society of America: controlling tuberculosis in the United States. *Am. J. Respir. Crit. Care Med.* 172:1169–1227.
7. Antony, S. J., C. Ynares, and J. S. Dummer. 1997. Isoniazid hepatotoxicity in renal transplant recipients. *Clin. Transplant.* 11:34–37.
8. Asano, T., H. Kawamoto, J. Asakuma, T. Tanimoto, H. Kobayashi, and M. Hayakawa. 2000. Paradoxical worsening of tuberculosis after anti-TB therapy in a kidney transplant recipient. *Transplant. Proc.* 32:1960–1962.
9. Basiri, A., S. M. Moghaddam, N. Simforoosh, B. Einollahi, M. Hosseini, A. Foirouzan, F. Pourrezagholi, M. Nafar, M. A. Zargar, G. Pourmand, A. Tara, H. Mombeni, M. R. Moradi, A. Taghizadeh, H. R. Gholamrezaee, A. Bohlouli, H. Nezhadgashti, A. Amirzadehpasha, E. Ahmad, M. Salehipour, M. Yazdani, A. Nasrollahi, K. Falaknazi, M. R. Mahdavi, A. Shamsa, B. Feizzadeh, M. J. Mojahedi, N. Oghbaee, R. E. Azad, and Z. Mohammadi. 2005. Preliminary report of a nationwide case-control study for identifying risk factors of tuberculosis following renal transplantation. *Transplant. Proc.* 37:3041–3044.
10. Basiri, A., S. M. Hosseini-Moghaddam, N. Simforoosh, B. Einollahi, M. Hosseini, A. Foirouzan, F. Pourrezagholi, M. Nafar, M. A. Zargar, G. Pourmand, A. Tara, H. Mombeni, M. R. Moradi, A. T. Afshar, H. R. Gholamrezaee, A. Bohlouli, H. Nezhadgashti, A. Akbarzadehpasha, E. Ahmad, M. Salehipour, M. Yazdani, A. Nasrollahi, N. Oghbaee, R. E. Azad, Z. Mohammadi, and Z. Razzaghi. 2008. The risk factors and laboratory diagnostics for post renal transplant tuberculosis: a case-control, country-wide study on definitive cases. *Transpl. Infect. Dis.* 10:231–235.
11. Benito, N., O. Sued, A. Moreno, J. P. Horcajada, J. González, M. Navasa, and A. Rimola. 2002. Diagnosis and treatment of latent tuberculosis infection in liver transplant recipients in an endemic area. *Transplantation* 74:1381–1386.
12. Blanes, M., D. Gomez, M. J. Giménez, and M. Salavert. 2009. Evaluación de la infección en el donante y en el receptor de

trasplante de órgano sólido y de progenitors hematopoyéticos, p. 131–158. *In* J. M. Aguado, J. Fortún, J. Gavaldà, A. Pahissa, and J. Torre-Cisneros (ed.), *Infecciones en Pacientes Trasplantados*, 3a ed. Elsevier, Madrid, Spain.

13. Blumberg, H. M., W. J. Burman, R. E. Chaisson, C. L. Daley, S. C. Etkind, L. N. Friedman, P. Fujiwara, M. Grzemska, P. C. Hopewell, M. D. Iseman, R. M. Jasmer, V. Koppaka, R. I. Menzies, R. J. O'Brien, R. R. Reves, L. B. Reichman, P. M. Simone, J. R. Starke, and A. A. Vernon. 2003. American Thoracic Society/Centers for Disease Control and Prevention/Infectious Diseases Society of America: treatment of tuberculosis. *Am. J. Respir. Crit. Care Med.* **167**:603–662.

14. Bravo, C., J. Roldán, A. Roman, J. Degracia, J. Majo, J. Guerra, V. Monforte, R. Vidal, and F. Morell. 2005. Tuberculosis in lung transplant recipients. *Transplantation* **79**:59–64.

15. Buffington, G. A., J. H. Dominguez, W. F. Piering, L. A. Hebert, H. M. Kauffman, Jr., and J. Lemann, Jr. 1976. Interaction of rifampicin and glucocorticoids. Adverse effect on renal allograft function. *JAMA* **236**:1958–1960.

16. Chan, G. L., J. T. Sinnott, P. J. Emmanuel, S. Cyanle, and S. S. Weinstein. 1992. Drug interactions with cyclosporine: focus on antimicrobial agents. *Clin. Transpl.* **6**:141–153.

17. Chou, N. K., J. L. Wang, N. H. Chi, I. H. Wu, S. C. Huang, Y. S. Chen, H. Y. Yu, C. I. Tsao, W. J. Ko, H. Y. Su, S. C. Chang, S. H. Chu, and S. S. Wang. 2008. Tuberculosis after heart transplantation: twenty years of experience in a single center in Taiwan. *Transplant. Proc.* **40**:2631–2633.

18. Codeluppi, M., S. Cocchi, G. Guaraldi, F. Di Benedetto, N. De Ruvo, M. Meacci, B. Meccugni, R. Esposito, and G. E. Gerunda. 2006. Posttransplant Mycobacterium tuberculosis disease following liver transplantation and the need for cautious evaluation of Quantiferon TB GOLD results in the transplant setting: a case report. *Transplant. Proc.* **38**:1083–1085.

19. Costa, J. M. N., A. M. Meyers, J. R. Botha, A. A. Conlan, and A. Myburgh. 1998. Mycobacterial infections in recipients of kidney allografts. A seventeen-year experience. *Acta Med. Port.* **1**:51–57.

20. Daniels, N. J., J. S. Dover, and R. K. Schachter. 1984. Interaction between cyclosporin and rifampin. *Lancet* **ii**:639.

21. de la Cámara, R., R. Martino, E. Granados, F. J. Rodriguez-Salvanés, M. Rovira, R. Cabrera, J. López, R. Parody, J. Sierra, J. M. Fernández-Rañada, E. Carreras, et al. 2000. Tuberculosis after hematopoietic stem cell transplantation: incidence, clinical characteristics and outcome. *Bone Marrow Transplant.* **26**:291–298.

22. Dheda, K., Z. F. Udwadia, J. F. Huggett, M. A. Johnson, and G. A. Rook. 2005. Utility of the antigen-specific interferon-gamma assay for the management of tuberculosis. *Curr. Opin. Pulm. Med.* **11**:195–202.

23. EBPG Expert Group on Renal Transplantation. 2002. European best practice guidelines for renal transplantation. Section IV: long-term management of the transplant recipient. IV.7.2. Late infections. Tuberculosis. *Nephrol. Dial. Transplant.* **17**(Suppl. 4):39–43.

24. Fortún, J., P. Martín-Dávila, E. Navas, M. J. Pérez-Elías, J. Cobo, M. Tato, E. G. De la Pedrosa, E. Gómez-Mampaso, and S. Moreno. 2005. Linezolid for the treatment of multidrug-resistant tuberculosis. *J. Antimicrob. Chemother.* **56**:180–185.

25. Ginsburg, A. S., J. H. Grosset, and W. R. Bishai. 2003. Fluoroquinolones, tuberculosis, and resistance. *Lancet Infect. Dis.* **3**:432–442.

26. Gottesdiener, K. M. 1989. Transplanted infections: donor-to-host transmission with the allograft. *Ann. Intern. Med.* **110**:1001–1016.

27. Graham, J. C., A. M. Kearns, J. G. Magee, M. F. El-Sheikh, M. Hudson, D. Manas, F. K. Gould, K. E. Orr, and R. Freeman. 2001. Tuberculosis transmitted through transplantation. *J. Infect.* **43**:251–254.

28. Hall, C. M., P. A. Willcox, C. R. Swanepoel, D. Kahn, and R. Van Zyl-Smit. 1994. Mycobacterial infection in renal transplant recipients. *Chest* **106**:435–439.

29. Hernandez-Hernandez, E., J. Alberu, L. Gonzalez-Michaca, M. Bobadilla-del Valle, R. Correa-Rotter, and J. Sifuentes-Osornio. 2006. Screening for tuberculosis in the study of the living renal donor in a developing country. *Transplantation* **81**:290–292.

30. Higgins, R. S. D., S. Kusne, J. Reyes, S. Yousem, R. Gordon, and R. Van Thiel. 1992. *Mycobacterium tuberculosis* after liver transplantation: management and guidelines for prevention. *Clin. Transplant.* **6**:81–90.

31. Horsburgh, C. R., Jr., S. Feldman, and R. Ridzon. 2000. Practice guidelines for the treatment of tuberculosis. *Clin. Infect. Dis.* **31**:633–639.

32. Hsu, M. S., J. L. Wang, W. J. Ko, P. H. Lee, N. K. Chou, S. S. Wang, S. H. Chu, and S. C. Chang. 2007. Clinical features and outcome of tuberculosis in solid organ transplant recipients. *Am. J. Med. Sci.* **334**:106–110.

33. Jereb, J. A., D. R. Burwen, S. W. Dooley, W. H. Haas, J. T. Crawford, and L. J. Geiter. 1993. Nosocomial outbreak of tuberculosis in a renal transplant unit: application of a new technique for restriction fragment polymorphism analysis of *Mycobacterium tuberculosis* isolates. *J. Infect. Dis.* **168**:1219–1224.

34. Jie, T., A. J. Matas, K. J. Gillingham, D. E. Sutherland, D. L. Dunn, and A. Humar. 2005. Mycobacterial infections after kidney transplant. *Transplant. Proc.* **37**:937–939.

35. John, G. T., V. Shankar, A. M. Abraham, U. Mukundan, P. P. Thomas, and C. K. Jacob. 2001. Risk factors for posttransplant tuberculosis. *Kidney Int.* **60**:1148–1153.

36. John, G. T., and V. Shankar. 2002. Mycobacterial infections in organ transplant recipients. *Semin. Respir. Infect.* **17**:274–283.

37. John, G. T., P. P. Thomas, M. Thomas, L. Jeyaseelan, C. K. Jacob, and J. C. Shastry. 1994. A double-blind randomized controlled trial of primary isoniazid prophylaxis in dialysis and transplant patients. *Transplantation* **57**:1683–1684.

38. Kiuchi, T., Y. Inomata, S. Uemoto, K. Satomura, H. Egawa, Y. Okajima, Y. Yamaoka, and K. Tanaka. 1997. A hepatic graft tuberculosis transmitted from a living-related donor. *Transplantation* **63**:905–907.

39. Kunimoto, D., A. Warman, A. Beckon, D. Doering, and L. Melenka. 2003. Severe hepatotoxicity associated with rifampin-pyrazinamide preventative therapy requiring transplantation in an individual at low risk for hepatotoxicity. *Clin. Infect. Dis.* **36**:e158–e161.

40. Lawn, S. D., L. G. Bekker, and R. F. Miller. 2005. Immune reconstitution disease associated with mycobacterial infections in HIV-infected individuals receiving antiretrovirals. *Lancet Infect. Dis.* **5**:361–373.

41. Lee, J., W. W. Yew, C. F. Wong, P. C. Wong, and C. S. Chiu.

2003. Multidrug-resistant tuberculosis in a lung transplant recipient. *J. Heart Lung Transplant.* **22:**1168–1173.
42. Lichtenstein, I. H., and R. R. MacGregor. 1983. Mycobacterial infections in renal transplant recipients: report of five cases and review of the literature. *Rev. Infect. Dis.* **5:**216–226.
43. Lloveras, J., P. K. Peterson, R. L. Simmons, and J. S. Najarian. 1982 Mycobacterial infections in renal transplant recipients. *Arch. Intern. Med.* **142:**888–892.
44. Lopez-Montes, A., E. Gallego, E. Lopez, J. Perez, I. Lorenzo, F. Llamas, A. Serrano, E. Andres, L. Illescas, and C. Gomez. 2004. Treatment of tuberculosis with rifabutin in a renal transplant recipient. *Am. J. Kidney Dis.* **44:**e59–e63.
45. Lou, H. X., M. A. Shullo, and T. P. McKaveney. 2002. Limited tolerability of levofloxacin and pyrazinamide for multidrug-resistant tuberculosis prophylaxis in a solid organ transplant population. *Pharmacotherapy* **226:**701–704.
46. Lui, S. L., F. K. Li, B. Y. Choy, T. M. Chan, W. K. Lo, and K. N. Lai. 2004. Long-term outcome of isoniazid prophylaxis against tuberculosis in Chinese renal transplant recipients. *Transpl. Infect. Dis.* **6:**55–56.
47. Meyers, B. R., M. Halpern, P. Sheiner, M. H. Mendelson, E. Neibart, and C. Miller. 1994. Tuberculosis in liver transplant patients. *Transplantation* **58:**301–306.
48. Meyers, B. R., G. A. Papanicolaou, P. Sheiner, S. Emre, and C. Miller. 2000. Tuberculosis in orthotopic liver transplant patients: increased toxicity of recommended agents; cure of disseminated infection with nonconventional regimens. *Transplantation* **69:**64–69.
49. Miró, J. M., F. Aguero, M. Laguno, M. Tuset, C. Cervera, A. Moreno, J. C. Garcia-Valdecasas, A. Rimola, and Hospital Clinic OLT in HIV Working Group. 2007. Liver transplantation in HIV/hepatitis co-infection. *J. HIV Ther.* **12:**24–35.
50. Miró, J. M., J. Torre-Cisnero, A. Moreno, M. Tuset, C. Quereda, M. Laguno, E. Vidal, A. Rivero, J. Gonzalez, C. Lumbreras, J. A. Iribarren, J. Fortún, A. Rimola, A. Rafecas, G. Barril, M. Crespo, J. Colom, J. Vilardell, J. A. Salvador, R. Polo, G. Garrido, L. Chamorro, and B. Miranda. 2005. GESIDA/GESITRA-SEIMC, PNS and ONT consensus document on solid organ transplant (SOT) in HIV-infected patients in Spain (March, 2005). *Enferm. Infecc. Microbiol. Clin.* **23:**353–362.
51. Modry, D. L., E. B. Stinson, P. E. Oyer, S. W. Jamieson, J. C. Baldwin, and N. E. Shumway. 1985. Acute rejection and massive cyclosporine requirements in heart transplant recipients treated with rifampin. *Transplantation* **39:**313–314.
52. Morales, P., A. Briones, J. J. Torres, A. Sole, D. Perez, and A. Pastor. 2005. Pulmonary tuberculosis in lung and heart-lung transplantation: fifteen years of experience in a single center in Spain. *Transplant. Proc.* **37:**4050–4055.
53. Mullerova, M., J. Pekarek, and J. Nouzak. 1974. Immunosuppression and experimental tuberculosis. *Biomed* **20:**390–397.
54. Muñoz, P., C. Rodriguez, and E. Bouza. 2005. Mycobacterium tuberculosis infection in recipients of solid organ transplants. *Clin. Infect. Dis.* **40:**581–587.
55. O'Brien, R. J. 2003. Development of fluoroquinolones as first-line drugs for tuberculosis--at long last! *Am. J. Respir. Crit. Care Med.* **168:**1266–1268.
56. Offermann, G., F. Keller, and M. Molzahn. 1985. Low cyclosporin A blood levels and acute graft rejection in a renal transplant recipient during rifampin treatment. *Am. J. Nephrol.* **5:**385–387.
57. Park, Y. S., J. Y. Choi, C. H. Cho, K. H. Chang, Y. G. Song, Y. S. Kim, and J. M. Kim. 2004. Clinical outcomes of tuberculosis in renal transplant recipients. *Yonsei Med. J.* **45:**865–872.
58. Place, S., C. Knoop, M. Remmelink, S. Baldassarre, J. P. Van Vooren, F. Jacobs, F. Mascart, and M. Estenne. 2007. Paradoxical worsening of tuberculosis in a heart-lung transplant recipient. *Transpl. Infect. Dis.* **9:**219–224.
59. Qunibi, W. Y., M. B. Al-Sibai, S. Taher, E. J. Harder, E. De Vol, O. Al-Furayh, and H. E. Ginn. 1990. Mycobacterial infection after renal transplantation-report of 14 cases and review of the literature. *Q. J. Med.* **77:**1039–1060.
60. Riska, H., C. Gronhagen-Riska, and J. Ahonen. 1987. Tuberculosis and renal allograft transplantation. *Transplant. Proc.* **19:**4096–4097.
61. Roman, A., C. Bravo, G. Levy, V. Monforte, R. Vidal, J. Sole, J. Maestre, and F. Morell. 2000. Isoniazid prophylaxis in lung transplantation. *J. Heart Lung Transplant.* **19:**903–906.
62. Rungruanghiranya, S., C. Ekpanyaskul, S. Jirasiritum, C. Nilthong, K. Pipatpanawong, and V. Mavichak. 2008. Tuberculosis in Thai renal transplant recipients: a 15-year experience. *Transplant. Proc.* **40:**2376–2379.
63. Sayiner, A., T. Ece, S. Duman, A. Yildiz, M. Ozkahya, Z. Kilicaslan, and Y. Tokat. 1990. Tuberculosis in renal transplant recipients. *Transplantation* **68:**1268–1271.
64. Schluger, L. K., P. A. Sheiner, M. Jonas, J. V. Guarrera, I. M. Fiel, B. Meyers, and P. D. Berk. 1996. Isoniazid hepatotoxicity after orthotopic liver transplantation. *Mt. Sinai J. Med.* **63:**364–369.
65. Singh, N., O. Lortholary, B. D. Alexander, K. L. Gupta, G. T. John, K. Pursell, P. Munoz, G. B. Klintmalm, V. Stosor, R. del Busto, A. P. Limaye, J. Somani, M. Lyon, S. Houston, A. A. House, T. L. Pruett, S. Orloff, A. Humar, L. Dowdy, J. Garcia-Diaz, A. C. Kalil, R. A. Fisher, and S. Husain. 2005. An immune reconstitution syndrome-like illness associated with Cryptococcus neoformans infection in organ transplant recipients. *Clin. Infect. Dis.* **40:**1756–1761.
66. Singh, N., and D. L. Paterson. 1998. *Mycobacterium tuberculosis* infection in solid-organ transplant recipients: impact and implications for management. *Clin. Infect. Dis.* **27:**1266–1277.
67. Singh, N., M. M. Wagener, and T. Gayowski. 2002. Safety and efficacy of isoniazid chemoprophylaxis administered during liver transplant candidacy for the prevention of posttransplant tuberculosis. *Transplantation* **74:**892–895.
68. Sinnott, J. T, and P. J. Emmanuel. 1990. Mycobacterial infections in the transplant patient. *Semin. Respir. Infect.* **5:**65–73.
69. Subramanian, A., S. Dorman, and AST Infectious Diseases Community of Practice. 2009. Mycobacterium tuberculosis in solid organ transplant recipients. *Am. J. Transplant.* **9**(Suppl. 4)**:**S57–S62.
70. Sud, K., T. Muthukumar, B. Singh, S. K. Garg, H. S. Kohli, V. Jha, K. L. Gupta, and V. Sakhuja. 2000. Isoniazid does not affect bioavailability of cyclosporine in renal transplant recipients. *Methods Find. Exp. Clin. Pharmacol.* **22:**647–649.
71. Sundberg, R., R. Shapiro, F. Darras, C. Jensen, V. Scantlebury, M. Jordan, J. McCauley, S. Kusne, M. B. Edmond, and M. Ho. 1991. A tuberculosis outbreak in a renal transplant program. *Transpl. Proc.* **23:**3091–3092.
72. Thomas, P. A., and M. A. Manko. 1975. Chemoprophylaxis for the prevention of the tuberculosis in the immunosuppressed renal allograft recipient. *Transplantation* **20:**76–77.
73. Torre-Cisneros, J., J. J. Castón, J. Moreno, A. Rivero, E. Vidal,

R. Jurado, and J. M. Kindelán. 2004. Tuberculosis in the transplant candidate: importance of early diagnosis and treatment. *Transplantation* **77**:1376–1380.

74. **Torre-Cisneros, J., M. De la Mata, S. Rufian, J. L. Villanueva-Marcos, J. Gutiérrez-Aroca, M. Casal, G. Miño, and C. Pera.** 1995. Importance of surveillance mycobacterial cultures after liver transplantation. *Transplantation* **60**:1054–1055.

75. **Torre-Cisneros, J., A. Doblas, J. M. Aguado, R. San Juan, M. Blanes, M. Montejo, C. Cervera, O. Len, J. Carratala, J. M. Cisneros, G. Bou, P. Muñoz, A. Ramos, M. Gurgui, N. Borrell, J. Fortún, A. Moreno, J. Gavalda, and Spanish Network for Research in Infectious Diseases.** 2009. Tuberculosis after solid-organ transplant: incidence, risk factors, and clinical characteristics in the RESITRA (Spanish Network of Infection in Transplantation) cohort. *Clin. Infect. Dis.* **48**:1657–1665.

76. **Torres, J., J. M. Aguado, R. San Juan, A. Andrés, P. Sierra, F. López-Medrano, and J. M. Morales.** 2008. Hepatitis C virus, an important risk factor for tuberculosis in immunocompromised: experience with kidney transplantation. *Transpl. Int.* **21**:873–878.

77. **Vandevelde, C., A. Chang, D. Andrews, W. Riggs, and P. Jewesson.** 1991. Rifampin and ansamycin interactions with cyclosporine after renal transplantation. *Pharmacotherapy* **11**:88–89.

78. **Vikrant, S., S. K. Agarwal, S. Gupta, D. Bhowmik, S. C. Tiwari, S. C. Dash, S. Guleria, and S. N. Mehta.** 2005. Prospective randomized control trial of isoniazid chemoprophylaxis during renal replacement therapy. *Transpl. Infect. Dis.* **7**:99–108.

79. **Weisdorf, D.** 2003. Typical and atypical Mycobacterium infections after hemopoietic stem cell or solid organ transplantation, p. 250–258 *In* R. A. Bowden, P. Ljungman, and C. V. Paya (ed.), *Transplant Infections*, 2nd ed. Lippincott Williams & Wilkins, Philadelphia, PA.

80. **Yee, D., C. Valiquette, M. Pelletier, I. Parisien, I. Rocher, and D. Menzies.** 2003. Incidence of serious side effects from first-line antituberculosis drugs among patients treated for active tuberculosis. *Am. J. Respir. Crit. Care Med.* **167**:1472–1477.

81. **Zhang, X. F., Y. Lv, W. J. Xue, B. Wang, C. Liu, P. X. Tian, L. Yu, X. Y. Chen, and X. M. Liu.** 2008. Mycobacterium tuberculosis infection in solid organ transplant recipients: experience from a single center in China. *Transplant. Proc.* **40**:1382–1385.

Chapter 34

奇異性反応と免疫再構築炎症症候群
Paradoxical Reactions and the Immune Reconstitution Inflammatory Syndrome

- 著：Preston Church・Marc A. Judson
- 訳：北薗 英隆

イントロダクション

抗酸菌感染に対する免疫応答は複雑で，複数の免疫系がかかわっている。臓器障害は直接抗酸菌によるものに加えて，病原菌に対する宿主の壊死性肉芽腫性免疫応答によっても起こる。理想的には，抗酸菌感染において，菌を殺傷するのには十分だが過剰な組織傷害を起こすほど激しくない，バランスのとれた免疫応答が起こるのがよい。免疫不全は抗酸菌の増殖を促進するかもしれないが，感染への宿主の免疫応答による組織傷害を減らすかもしれない。逆に，宿主免疫応答の強化はより多くの菌を殺傷するかもしれないが，組織傷害も増えるかもしれない。

1つの例は，抗酸菌に感染したヒト免疫不全ウイルス(human immunodeficiency virus：HIV)感染者のための抗レトロウイルス治療(antiretroviral therapy：ART)訳注でみられる。ARTは肉芽腫性反応を高めて抗酸菌の除菌を促すかもしれないが，肉芽腫性炎症は著しい傷害を起こすかもしれない。そのような奇異性傷害性反応は，治療開始後に，治療失敗や別の病態ではなく，結核の症状，徴候，画像所見が一過性に増悪または新規に出現すること，と定義される[13]。HIV感染患者において，ART開始後の奇異性反応(paradoxical reaction)はさまざまな背景の感染と関連しており，「免疫再構築炎症症候群(immune reconstitution inflammatory syndrome：IRIS)」と呼ばれている[89]。結核に関連したIRISの場合，2つの主な病型が認識されている。それは，(1)ART開始後に無症候の結核が，臨床的発病へ進行する場合〔"unmasking(脱仮面)"，と呼ばれる〕と，(2)すでに認識されている結核患者において，ART開始後に臨床的および(または)画像的症候が悪化または新規に出現する場合(古典的な結核のIRIS)，である[42,57]。以下に，これらの現象の基本的な臨床的・免疫学的側面をレビューする。

抗酸菌への宿主反応

結核感染は，空気中の抗酸菌を含む飛沫核を，末梢の肺胞まで吸入することで始まる。菌は肺胞マクロファージにより貪食され，その後に腫瘍壊死因子(tumor necrosis factor：TNF)，インターロイキン(interleukin：IL)-1，IL-12などの炎症性サイトカインが放出される[63]。これにより，単球の血中から肺感染部位への動員などの早期炎症反応が起こる[63]。最終的に，特異的Tリンパ球の一群が刺激されて急速に増殖し，細胞由来免疫応答に参加する[63]。しかし，特異的免疫応答形成前には菌の封じ込めは弱く，抗酸菌菌血症が起きて菌は全身に播種する[63]。菌への後天性特異的免疫が次に起こる。抗原提示細胞(antigen-presenting cells：APC)(肺胞マクロファージと樹状細胞)は抗酸菌蛋白を取り込み，それから小さいペプチドへと処理し，それにより，これらペプチドがナイーブCD4陽性細胞に対して主要組織適合遺伝子複合体(histocompatibility complex：HLA)クラスⅡ分子を通じて提示される[63]。APCは特異的免疫応答を活性化するサイトカインIL-12とIL-1を産生する。IL-12は，Th1(ヘルパーT1型細胞)の反応を起こすために，追加のサイトカインを放出させることで，免疫応答にバイアスをかける[63]。IL-1は，CD4陽性リンパ球を刺激してIL-2を産生させ，リンパ球IL-2表面受容体を上方調整し，その結果，特異的CD4陽性Th1リンパ球の急速なクローン増殖を起こす。これらはインターフェロンγ(interferon gamma：IFN-γ)を産生する。IFN-γはサイトカインであり，抗酸菌を貪食したマクロファージを活性化させて，活性酸素や窒素類などさまざまな物質を産生させることで，増殖を抑制し抗酸菌を殺菌する[85]。抗酸菌封じ込めにおいて，リンパ球によるIFN-γ分泌は中心的役割を果たすが，その証拠に，動物実験では，このサイトカインなしには致命的感染となる[22,31]。加えて，IFN-γ受容体の遺伝的異常のある人において，播種性結核が報告されている[47,77]。

この免疫応答の意図する効果は抗酸菌の除去であるが，菌は肺で生き続ける[63]。それにより，次の7～14日にわたって，持続するTh1反応はマクロファージとリンパ球のさらなる集積を起こし，最終的に肉芽腫形成につながる[48,63]。肉芽腫は感染巣を封じ込め，結核がさらに広がるのを制限する細胞性免疫の発現を意味している。菌は肉芽腫の細胞内で生き続けるが，進行性に増殖できないため，潜伏感染が成立する[63]。これら潜伏感染の部位は，肺でも遠隔部位でも，活動性結核の病巣となりうる。

結核と「奇異性反応」

1950年代に効果的抗結核薬治療が開発されたのに続き，医師たちは，治療の最初の数か月の間に症状が再燃する患者がいくらかいることに気づいた。最初の報告では，43人の初回治療の小児のう

訳注　原著ではHAARTだが，現在はARTという名前で呼ばれているので，以後，ARTと略す。

II 臨床症候群

ち22人で，発熱と胸部X線写真での肺浸潤影の増加がみられた[20]。症状はしばしば，イソニアジドとストレプトマイシン開始後2〜3週目に起こり，1週間続いた後に，治療変更や中止なしに徐々に改善した。

続いて，成人においても，新規の胸水[64]や急性呼吸不全[76]などの奇異性反応による肺結核の悪化の症例が報告された。しかし，これらの症例での遷延する炎症反応は，結核菌（Mycobacterium tuberculosis）培養陽性が持続していたため，疾患進行の可能性も残され曖昧であった。ある結核性胸水の後ろ向きレビューでは，奇異性悪化が61人の患者中10人（16％）でみられ[3]，うち6人は胸腔穿刺を，5人は副腎皮質ステロイドを必要とした。

奇異性反応は結核性リンパ節炎で治療される患者の最大25％で起こりうる。その症状は新規または増大するリンパ節腫脹で，圧痛または疼痛を伴うこともある[11,14,17]。排膿または皮膚瘻形成も起こることがあり，外科的切除が必要になることもある[14,17]。中枢神経結核（髄膜炎と結核腫の両方）の抗結核薬治療の合併症として，新規または増大する腫瘤病変（結核腫）はよく知られており[2,52,93]，その管理は非常に難しい。この状況での奇異性反応の頻度は不明であるが，1つのケースシリーズでは，50％（8人中4人）であった[52]。発症までの時間は予測ができず，抗結核薬治療開始後1週間から27か月とさまざまである。副腎皮質ステロイドがしばしば中枢神経結核の治療の最初の3か月に使われることが，この合併症の出現の遅れに関係しているのかもしれない。

成人結核治療での奇異性反応の臨床徴候を，表34-1にまとめた。研究される患者群（米国の成人 vs. 東南アジア出身の成人および小児）と治療中の結核のスペクトラムの違いによって著しく異なる。Breenらの報告[8]では，患者50人中6人しか播種性結核はいなかったが，奇異性反応が起きた5例のうち4人はその6人に含まれていた。Choremisによる最初の報告では，2〜3週後の発熱が際立っていたが，肺外結核が大半のケースシリーズでは，より発熱の頻度が低く，発症までの期間がより長い特徴があった[20]。

奇異性反応を病気の進行，薬剤熱，二次性合併症と区別することは結核管理において重要である。発熱とともに起こる新しい病変の出現や以前からの病変の増悪は薬剤熱を原因から除外する。肺と胸膜病変において，奇異性反応は典型的時間経過をとり，明らかな改善の時期に続いて，2〜4週間後に一時的に悪化する[3,20]。この一時的なパターンは，同様に一過性改善を起こしうる副腎皮質ステロイドが併用されていた場合を除き，病気の進行ではみられない。中枢神経とリンパ系の結核では，奇異性反応発現までの時間は抗結核薬治療開始から2週から8か月であり，ほとんどの場合は12週までに起こった[2,11,52,93]。初期の改善はこれらの患者においてみられないこともあり，奇異性反応と治療失敗を区別するために，穿刺や生検が必要になることもある。ほとんどの奇異性反応の症状は，抗結核薬治療を継続しながら対症療法で管理できる。副腎皮質ステロイドは重度の胸膜とほとんどの中枢神経の奇異性反応において，症状と中枢神経浮腫の管理のためにおそらく必要となる。理想的な投与量と期間は定まっていないが，胸膜と中枢神経結核の初期の副腎皮質ステロイド管理における推奨を参考にするのがよい[28]。

肉芽腫性反応におけるHIVとARTの影響

抗酸菌の制御におけるCD4陽性リンパ球の重要性は，いくつかの動物研究で，このクラスのリンパ球が消去された場合に急速に

表34-1 結核と奇異性反応，IRISの臨床徴候

臨床徴候	奇異性反応 ($n=143$)[a]	IRIS ($n≤417$)[b]
発症までの時間の中央値（範囲），日単位	60（20〜157）	14（2〜114）
CD4値≤100/mm³のパーセンテージ		45〜90
肺外結核（％）	50〜80	20〜100
播種性結核（2か所以上）（％）	12〜30	最大40
初感染部位の反応（％）	75	65〜100
新しい部位の反応（％）	25	最大35
発熱（％）	14	65
新規のまたは増悪する肺徴候（％）	35	40
新規のまたは増悪するリンパ節腫脹（％）	4〜25	67
新規のまたは増悪する消化器徴候（％）	2	最大60
新規のまたは増悪する中枢神経徴候（％）	46	0〜15
全死亡率	まれ	0〜9.5
中枢神経病変での死亡率（％）		最大30

[a] データは文献8, 18, 19から引用。
[b] データは文献5, 8, 9, 12, 45, 51, 53, 56, 61, 62, 65, 66, 73, 74, 79, 86, 88, 92, 95から引用。
IRIS＝免疫再構築炎症症候群

進行する致死的感染を起こすことで示された[69,82,83]。

　HIV 感染は循環する CD4 陽性リンパ球の数を減らすことで抗酸菌への肉芽腫性反応を阻害するのであろうと，論理的には疑われる。CD4 値の低い HIV 感染者では，抗酸菌抗原への反応において IFN-γ の分泌の低下と末梢血中単核細胞増殖の低下が示されている[84]。このことがおそらくは HIV 感染者にみられる結核菌への不十分な肉芽腫性反応の説明であり[55]，また，この患者群においてみられる活動性結核の高い発生率の原因でもあるだろう[7,39]。

　ART は，特異的抗酸菌抗原への反応による末梢血単核細胞増殖と IFN-γ の増加と関連している[84]。これらの増加は数か月かけて起こり，健常人コントロールのレベルまでは達しない。このように ART は，CD4 陽性リンパ球の能力と数を増やして抗酸菌に対する Th1 反応を増強して肉芽腫性反応を改善することにより，結核菌に対する免疫を改善することが期待される[48]。ART による肉芽腫性反応の増強は抗酸菌を除去するのには役立つが，肉芽腫性炎症そのものが著しい傷害，ひいては IRIS を引き起こすこともある。

結核の IRIS の症例

48 歳男性が発熱と口腔カンジダを発症した。胸部 X 線写真に間質性浸潤影で，後にニューモシスチス肺炎であることが証明され，スルファメトキサゾール・トリメトプリム（ST）合剤による治療に反応した。HIV 酵素免疫測定法（enzyme-linked immunosorbent assay：ELISA）とウエスタンブロット法は陽性で，CD4 値は 75/mm^3 であった。ツベルクリン反応（ツ反）は陰性であった。

　1 か月後，胸部 X 線写真は正常だった（図 34-1A）。HIV ウイルス量は 442,000 copies/mL で ART がジドブジン，ラミブジン，インジナビルで開始された。抗レトロウイルスレジメン開始 3 か月後に CD4 値は 167/mm^3 に上昇し，ウイルス量は <400 copies/mL に減少した。その後に左側臥位での喘鳴と咳の症状が出現した。胸部の聴診は正常だった。画像検査上は左肺門部の腫瘤影を認めた（図 34-1B と C）。気管支鏡検査が行われ，左上葉の入り口に気管内腫瘤を認め，生検で乾酪性肉芽腫を認めた。抗酸菌と真菌の特殊染色と培養は陰性であった。ツ反はその際には 12 mm であった。肺結核の診断がつき，抗結核薬治療が開始され

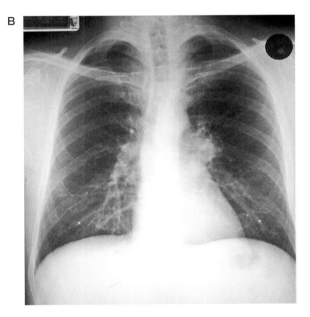

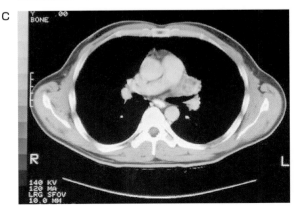

図 34-1　ART 開始前（**A**）と 3 か月後（**B**）の胸部 X 線写真で　新規出現の左肺門腫瘤を認める。胸部コンピュータ断層撮影（CT：**C**）では，2.0×2.0×2.5 cm の不均一な腫瘤を左上葉気管支のすぐ前方に認める。肺実質は正常で，縦隔リンパ節腫脹はみられない。

症例に対するコメント：「脱仮面」のIRIS

IRISの2つの病型が結核菌で起こることが現在認識されている。この症例は典型的な「脱仮面」の結核のIRISであり，ART開始後3か月以内（通常，CD4絶対値の上昇とHIVウイルスの減少と重なる時期）に抗結核薬治療を受けていなかった患者において，結核の症状が出現してくること，と定義される[60]。この時期にはART開始前よりも結核発生率が高いが，この時期での発症が，単なる免疫抑制による結核再燃だけではないことを意味している。これらの症例では，しばしば再燃単独で予想される以上の症状がみられ，発症に炎症が強くかかわっていることを示している[24,37,60]。脱仮面の病型は，M. avium complex（MAC）などの病原性の低い感染により関連することが多い[89]。結核菌のより強い病原性とCD4値が低い際により発症へ進行しやすいことから，無症候性感染であるウインドウ期は短いだろう。しかし一方で，CD4値の低い著しく多数のHIV感染患者が潜在性結核感染を抱えていることが，CD4値が200/mm^{3}以上に回復した後のツ反陽転化[36]や，南アフリカでのスクリーニング研究で無症状の培養陽性感染者が5%いた[97]ことから示された。

脱仮面の結核のIRISは，通常の抗結核薬治療に予想どおり反応するが，粟粒病変や重度の肺病変の際には副腎皮質ステロイドが使われる[37]。この症候群の発生率を減らす鍵は，リスクのある患者における結核のスクリーニングと診断を改善し，対象者を発症前に発見し抗結核薬治療を行うことである。

結核菌関連のIRISの重要な特徴は，ARTによる免疫再構築の重要性と，結核に関連した免疫抑制効果の回復（前述の「結核と『奇異性反応』」）の重要性の対比である。抗結核薬治療なしに起こるIRISは，IRISの病原性においてARTが重要であること，奇異性反応とIRISは同じではないこと，を示している。

典型的（または「奇異性」）結核関連IRIS

IRISのより典型的発症は，抗結核薬治療中のHIV患者において，抗レトロウイルス薬を開始後に起こる。この状況は患者が有症状の結核で受診し，初期評価の一環でHIV感染と診断された場合によく起こる。米国からの4つのケースシリーズにおいて，同時または後にARTを開始されたHIV感染患者におけるIRISの発生率を，HIVのある患者[73,74,95]とない患者[74]における奇異性反応の発生率と比較している。発生率はART内服中の患者では11〜36%で，さまざまな比較対象群においては0〜10%であった。あるコホート研究[73]について，画像変化単独を基準として評価し直すと，IRISの発生率は45%であった[30]。これら研究のうち3つでは，ART内服中の患者におけるIRISの発生率は，奇異性反応の発生率よりも著しく高い，と結論づけられた[8,73,74]。1つの研究[95]では，IRISの頻度の統計的な差はなかったが，ARTを受けている患者は治療開始4週間以内の発熱，体重減少，リンパ節腫脹，腸腰筋膿瘍により入院を要した[95]。対照的に，ARTを受けていない結核とHIVの患者での奇異性反応の悪化では，新規または増大するリンパ節腫脹のみの症状で，同時に体重増加と肺浸潤影の改善がみられていた[95]。

表34-1と表34-2に，それぞれIRISの臨床的特徴と発生率をまとめる。最近の前向き研究で，抗結核薬治療の最初の10週間以内にARTが開始されたら，IRISの頻度は12〜20%であることが証明された[1,29]。ほとんどのケースシリーズで，IRISの発病までの時間の中央値は14日間であるが，発病時期には広くばらつきがある[8,29,56,62,65,73,92]。発熱と新規または増大するリンパ節腫脹は最もよくみられる症状である。画像所見は通常，新規または増大するリンパ節腫脹と局所の肺浸潤影の増悪である[30,73]。新しい感染巣がみつかることも最大25%の患者でみられる。それらには，頸部リンパ節腫脹[8,73,95]；内臓または筋骨格系[95]，または皮下の膿瘍[73]；胸水[8,34,73]；腹水[8,34,36,73]；肝炎[34]；精巣上体炎または精巣炎[34]；中枢神経結核腫[8,45]；穿孔を伴う回腸炎[41]；肉芽腫性腎炎[46]，などが含まれる。近年，IRISの腹腔内症候の診断が増加しており，35〜60%の頻度と報告されている[56,65]。その半数もが肝臓の病変であり，抗結核薬や抗レトロウイルス薬の毒性，高頻度の合併症である肝炎の悪化，または病気の進行と，区別することは難しい。すべてのIRISの病像において，結核IRISを，薬剤耐性化，重症な病態，合併症，他の共感染の病原菌に対するIRISによる治療失敗・病気の進行と区別することは，今でもなお大きな難関である[78]。

IRIS発病のリスク因子は依然はっきりとわかっていない。多くの報告では，IRIS発病の群において，ベースラインのCD4絶対値はより低く，ウイルス量はより高いものの，その数値には著しく重複がある。IRISは播種性感染[8,9,95]の患者でより頻度が高く，抗結核薬治療の4〜6週以内にARTが開始された場合に起こりやすい[8,29]。ほとんどの研究で，CD4絶対値の上昇はリスク因子でないようだ。Bretonら[9]は，CD4%の変化との強い相関〔IRISの患者で中央値＋11%に対してコントロール群は2%；$P<0.001$；オッズ比 1.34（1.08〜1.56）〕を発見し，ARTでの免疫応答の質の変化がIRIS発病の主要な要素であることを示唆した。より強い予期リスク因子は，ART開始30日でのCD4%の12%以上の上昇であった。これをより詳細に調べるために，結核菌抗原への特異的免疫応答の検査を行ったが，はっきりしない結果に終わった[29]。ARTの違いはリスク因子と示されたことはないが，3種の核酸逆転写酵素阻害薬（nucleoside reverse transcriptase inhibitor：NRTI）のレジメンを使ったある研究[87]で，70人のHIVと結核の患者においてIRISはみられなかった。HIVウイルス量の抑制が弱いことと，CD4値上昇率が緩やかであったことがこの観察を説明するかもしれないが，さらに研究が必要である。どの患者がIRISのリスクがあるか予測する信頼のおけるバイオマーカーなしには，リスクの時期が過ぎるまで抗レトロウイルス

表34-2 結核，奇異性反応，IRISの発生率

文献	発生率〔反応の起きた数/総数(%)〕			
	HIV陽性，ARTあり(IRIS)	HIV陽性，ARTあり(脱仮面)	HIV陽性，ARTなし(奇異性反応)	HIV陰性(奇異性反応)
73	12/33(36)		2/28(7)	1/55(2)
45	6/69(9)			
95	3/28(11)		3/44(7)	
74	6/17(35)		0/59	
19				16/104(15.4)
8	14/50(28)			5/50(10)
9	16/37(43)			
51	11/144(7.6)			
88	26/86(30)			
66	14/55(26)			
61	21/167(12.6)			
56	19/160(12)			
86	10/84(12)			
92	15/101(15)			
12	19/109(17)	6/21(29)		
5	13/45(29)			
62	23/126(18)			
29	15/75(20)	11/231(4.8)		
87	0/70(0)			
1	53/429(12.4)[a]			
42	18/102(18)	19/396(4.8)		
79[b]	22/109(20)		17/100(17)	4/83(4.8)

[a] 早期治療群のみ。
[b] データ提示の性質により，IRISの発生率は過小評価され，HIV陽性患者での奇異性反応の発生率は過大評価されている可能性あり。
ART＝抗レトロウイルス治療

薬の開始を遅らせることが最適な予防法であろうと一見思われるだろう。大規模なランダム化試験で，抗レトロウイルス薬の早期開始(抗結核薬治療の最初の10週以内)と，後期開始(抗結核薬治療終了後)が比較され，早期投与群で明らかに生存率が上回っていた[1]。抗レトロウイルス薬の早期投与の恩恵はCD4値＜200/mm^{3}の患者でより大きかったが，CD4値が200～500/mm^{3}の患者でも，好ましい傾向がみられた。結核IRISは早期投与群の12.4%で起こったが，IRISに関連する死亡はなかった。IRISに関連する死亡率が低いことと，ARTの遅れによる著しい死亡率を考慮すると，現在では，抗結核薬治療中のHIV感染のある結核患者すべてに，ARTをできるだけ早期に開始するよう，できれば，抗結核薬治療の最初の2か月以内には開始するように，推奨している専門家もいる(Chapter 32も参照)。しかし，この分野は活発に研究されており，今後も関連研究結果が出るにつれて推奨が変わるかもしれない。

いくつかのケースシリーズで，IRISは副腎皮質ステロイドで管理可能であった。これはランダム化プラセボ比較試験で，この治療は証明されている。研究対象群の109人の患者において，プレドニゾロンが体重あたり1.5 mg/kg/日を2週間，その後，0.75 mg/kg/日を2週間使用された[65]。総死亡率は低すぎるため有意差はみられなかったが，プレドニゾロン治療群の患者は必要な入院日数と侵襲手技がより少なかった。この状況でのプレドニゾロン治療は結核治療失敗には関係ないようだ[26,34,40,44]。ARTの中止はIRISの管理上推奨されない[73]。そして，治療再開による2回目のエピソードも報告されている。

Mycobacterium avium complex (MAC)のIRISの症例提示

40歳の後天性免疫不全症候群(acquired immune deficiency syndrome：AIDS)の男性が，数か月の水様下痢，体重減少，寝汗，微熱で受診した。身体所見上，口腔カンジダと，多発の圧痛のない可動性の1 cmのリンパ節を腋窩と後頸部に認めた。血液と便の培養は，抗酸菌培養も含めて陰性だった。胸部X線写真は正常だったが，腹部CTでは，1 cm大の大動脈周囲と後腹膜のリンパ節腫脹を認めた。CD4値は42/mm^{3}で，ウイルス量は＞100,000 copies/mLであった。ARTが開始された。

4週間後，患者は頸部の疼痛性腫瘤を訴えた。診察上，熱感，圧

II 臨床症候群

痛，浮動性の 3×5 cm の腫瘤を右後頸部に認めた。CD4 値はその時点で 200/mm³ で，ウイルス量は 2,800 copies/mL であった。腫瘤の穿刺吸引が行われ，15 mL の膿が得られた。膿のグラム染色は多数の好中球とグラム陽性桿菌を示し，同菌は抗酸性でもあった。培養は最終的に MAC を検出した。クラリスロマイシンとエタンブトールが開始され，抗レトロウイルス薬は継続された。頸部痛は数週かけて徐々に消失し，新規のリンパ節腫脹はその後みられなかった。

症例についてのコメント：MAC の IRIS

この症例は，典型的な，ART 開始後に起きた MAC 感染症に関連した IRIS である。患者には通常，MAC 感染の発症前症状はなく，CD4 値は非常に低い。ART を開始して数週から数か月後に，症状，最も頻繁にはリンパ節腫脹が出現する。CD4 値は通常上昇しており，好中球による激しい炎症反応もよくみられる。

MAC の IRIS

播種性 MAC 感染は，1982 年に最初に AIDS の患者に認識された[98]。その典型的な症状は，発熱，体重減少，倦怠感，などであった。加えて，MAC は通常，血液や骨髄の培養で検出されていた。MAC の新しい病像は，最初 1989 年にジドブジンの単剤治療を開始された患者 3 人において報告された[6]。ジドブジンを開始されて 1〜3 か月後に，3 人の患者全員が病変の腫脹，発赤，疼痛，圧痛などが症状の急性局所リンパ節炎を発病し，後に腫瘤から MAC が同定された。発熱などの全身性症状は陰性であり，全症例で血液および骨髄の培養は陰性であった。French ら[33]は，ジドブジン開始後の 1〜2 週後に発症した局所 MAC 病変を，4 人の患者において観察した。4 人の患者全員において，ジドブジン単剤治療前にはツベルクリンへの免疫不応答性（アネルギー）が確認され，後の発症時にはツ反陽性となっていた。興味深いことに，4 人の患者すべて，ジドブジンを開始してから 28 週後には，ツベルクリン反応性は失われており，これに合わせて局所症状は寛解したが，後に 2 人の患者で抗酸菌血症がみられた。

結核菌と対照的に，MAC 感染はその低い病原性のため，しばしば HIV 感染者において無症候性である。播種性感染の証拠がある患者[59,80]もない患者[6,15,80]も，局所病変，最も頻繁にはリンパ節炎が ART 開始で出現することがある。リンパ節炎は表在性または深部のリンパ節腫脹で，しばしば発赤，圧痛を伴い，時に化膿して瘻孔から排膿がみられる[6,15,89]。これらの所見が，ART の最初の 8 週間に現れるのが特徴的である。発熱はみられず，播種性 MAC で特徴的な消耗（wasting）は IRIS ではみられない。発病はほとんどの症例で急速な CD4 値の上昇（中央値 120/mm³）[80,90]と，著明な HIV RNA の減少に関連する。局所リンパ節外病変としては，肉芽腫性肝炎[90]，肺臓炎[81]，化膿性筋炎と皮下膿瘍[54]，小腸炎[21]，大腸炎[90]，傍脊椎膿瘍[25]，中枢神経腫瘤[71]，などがある。リンパ節外症例の大半は，ART の最初の 8 週間で発病する。MAC によるリンパ節外の IRIS の 3 つの報告症例は，ART を開始してから 1〜2 年後に起きた[21,25,71]。これらそれぞれの症例で，ART 開始時に患者は MAC の治療のため 1 個以上の薬剤を使用されており，それにより，IRIS の発病が遅れたり，なかったのかもしれない。MAC による IRIS の頻度は不明だが，ART 開始時の CD4 値＜200/mm³ の患者においては，IRIS の総発生率は 25％ にも及ぶ可能性がある。

リンパ節またはその他の病変臓器の生検標本は乾酪壊死を伴う肉芽腫性炎症を示すが，未治療の HIV と M. avium の感染の患者においてはその所見はみられない。抗酸菌塗抹はしばしば陽性となり，組織培養で菌は通常，検出される。血液と骨髄の培養は通常，陰性である。MAC による IRIS の管理は，感染の治療と症状の緩和が中心である。MAC の抗菌薬治療は Chapter 36 で詳細が述べられており，ほかでもレビューされている[49]。症状の管理に関しては，非ステロイド性抗炎症薬が考慮されるべきだが，この病態におけるその効果を証明するデータはない。副腎皮質ステロイドは発熱と局所症状を減らすのに効果があり，より重症または障害のある症例に対しても有用である[27]。症状は ART の中断により改善はするものの，それは推奨されない。ART の再開に伴い，しばしば再燃するからだ[27]。

サルコイドーシスの肉芽腫性反応

我々の現在のサルコイドーシスの理解では，その発病には次の 3 つの主要なイベントが必要である。それは，(1) 抗原への曝露，(2) 抗原提示細胞（antigen-presenting cell：APC）と抗原特異的 T リンパ球を通じての抗原に対する二次性細胞性免疫，(3) 非特異的炎症反応を発動する免疫エフェクター細胞の出現，である[75]。より特異的には，肺サルコイドーシスの患者の肺胞マクロファージでは，HLA クラス II 分子の発現増加により，抗原提示能力の増強がみられる。これは，サルコイドーシス抗原と，おそらく IFN-γ の相互作用により促進されているのだろう[23]。これらマクロファージは，Th 1 型の CD4 陽性 T 細胞に対すると推定される抗原を認識，処理，提示する[23]。これら活動性マクロファージは，Th 1 プロファイルへのリンパ球の変化を促進し，T リンパ球に IFN-γ の分泌をさせる IL-12 を産生する。これら活動性 T 細胞は単球やマクロファージを活動性病変部位に誘導する IL-2 や走化性因子を放出する。IL-2 も活性化され，さまざまな T 細胞クローンを拡大する[50]。IFN-γ はさらにマクロファージを活性化させ，肉芽腫の重要な構成要素である巨細胞に変化させる[50,91]。

このように，サルコイドーシスにおける肉芽腫形成の免疫病原性は，肺結核にみられるものと似ている。主要な違いは，結核における肉芽腫性炎症の原因である抗原は微生物が貪食処理されたペプチドであるのに対し，サルコイドーシスにおいて推定抗原は不明である。結核のように，CD4 陽性細胞は肉芽腫形成に不可欠である。

サルコイドーシスのIRISの症例提示

39歳アフリカ系米国人女性が，2週間の増強する呼吸苦，湿性咳，喘鳴のため入院した。病歴に，9年前に経気管肺生検で確定したサルコイドーシスがあった。また，皮膚，眼，肝臓のサルコイドーシス病変の臨床的証拠もあった。入院時，プレドニゾロン20 mg/日が投与されていた。入院時のスパイロメトリーは，努力肺活量(forced vital capacity：FVC)では2.10 L(予測値の67%)と350 mLの減少を示し，1秒量(forced expiratory volume in 1 second：FEV_1)では1.28 L(予測値の50%)と100 mLの減少を示した。

彼女には性的感染によると思われるHIV感染の病歴があった。彼女はラミブジン，ジドブジン，エファビレンツによるARTを1年間受けていたが，経済的な理由から，入院の5か月前に自己中断し，入院2か月前に再開していた。入院3か月前に，CD4値は386/mm^3で，入院時には639/mm^3に増加していた。HIV RNAウイルス量は，この期間に57,440 copies/mLから検出以下に減少していた。

身体所見では発熱はなし。左腕にサルコイドーシスに合致する硬性丘疹があった。胸部の聴診では，両肺底部にわずかなクラックルを認めた。胸部X線写真では，右上葉に最も目立つ線維性変化を認めたが，以前のフィルムと変化はなかった。気管支肺胞洗浄が行われ，細胞数は赤血球790/mm^3，有核球289/mm^3，リンパ球70%，マクロファージ21%，好中球3%，好塩基球3%，好酸球2%，であった。抗酸菌・真菌の塗抹および培養は陰性であった。細胞診とニューモシスチスの染色もまた陰性だった。プレドニゾロン1日量は40 mg/日に増量され，入院3日後に退院となった。肺症状はその後2週間かけて徐々に改善した。退院2週間後に行われたスパイロメトリーでは，FVCは2.41 Lと著明な改善を認めたが，FEV_1は1.33 Lと改善はわずかであった。

症例についてのコメント

この患者はART開始後のサルコイドーシス再燃で，あまりみることはない病態である。サルコイドーシスと診断されて15年以上経ち，今まで治療を必要としなかった患者において，このシナリオは起きた[58]。サルコイドーシス再燃時のCD4値は通常，200/mm^3以上である[58]。

サルコイドーシスにおける典型的IRIS：臨床的側面

新規発症のサルコイドーシスはHIV感染患者においてまれである[44]。これはおそらく，前述したHIVによって起こる細胞性免疫の変化によって説明されるだろう[40,67]。しかし，いくつものサルコイドーシス症例がART開始後に報告されている(表34-3)[4,16,32,38,44,58,67,68,72,94,96]。この病態の病原性は，ARTで治療されるHIV患者の結核でみられる奇異性反応と非常によく似ていることが予想される。サルコイドーシスを起こす抗原はCD4値の低いHIV感染者にも存在するであろう。しかし，ARTが投与されるまでは，CD4値とその機能は，有意なTh 1由来肉芽腫性反応を起こすには不十分である。ARTが肉芽腫性反応を促進した途端，サルコイドーシスのすべての臨床徴候が出現することがある。

サルコイドーシスはART開始後たった3か月で発症することもあれば，4年してから発症することもある[4,72]。また，さまざまな異なる抗レトロウイルス薬レジメンで発症している[32]。サルコイドーシスの診断時，CD4値は全例で上昇しており，最低でも150/mm^3以上で，通常は200/mm^3以上である[32,44,58,94]。

免疫再構築からのサルコイドーシスは，これと関連しないサルコイドーシスとほぼ同じである。ほとんどは肺に起こるが，肝臓，脾臓，皮膚，耳下腺，唾液腺，末梢リンパ節，筋に起こることもある[4,16,32,38,44,58,67,68,72,94,96]。患者には症状がなかったり，胸部X線写真異常だけの[58,72]こともあれば，呼吸苦，咳，喘鳴，胸痛など訴えることもある[32,58,94]。胸部X線写真は典型的には両側間質性陰影で，肺門部リンパ節腫脹はあることもないこともある[4,16,32,38,44,58,67,68,72,94,96]。スパイロメトリーは，主に拘束性換気障害を示す[58,72]。血清アンジオテンシン転換酵素(angiotensin-converting enzyme：ACE)は，常にではないが，しばしば上昇している[32,67,72,94]。気管支肺胞洗浄(bronchoalveolar lavage：BAL)ではBAL液中のリンパ球増加を示す。血液とBAL液のリンパ球解析では，血液中CD4/CD8比は低く(<1.0)，BAL液中CD4/CD8比は高い(>5.0)ことから，CD4陽性リンパ球の血液区画から肺区画への移動がみられる[72]。

HIV感染患者でサルコイドーシスの診断をつける際は非常に注意深くあるべきで，肉芽腫性病変の原因として，感染を徹底的に除外しなくてはならない。ツ反は結核を除外するには不十分である。粟粒結核の患者の最大25%でツ反陰性となる[35,70]。すべての患者は診断的生検を行われるべきで，肉芽腫性炎症がみられるだろう。検体を抗酸菌や真菌について適切に調べなければならない。乾酪性肉芽腫の存在は，サルコイドーシスではなく結核の診断を示唆する[10]。しかし，非乾酪性肉芽腫の所見は，結核でも20%の症例でみられるので，結核を除外しない[10]。

プレドニゾロンによる治療は注意して行わなければならない。もし，肉芽腫性炎症が実は感染によるものであれば，その治療は重大な合併症(または死亡)につながるかもしれないからだ。時にサルコイドーシスのIRISは治療なしで寛解することもあり[32,37]，患者が無症候性である場合にはこのことも考慮すべきである。副腎皮質ステロイドは(プレドニゾロンとして)20〜50 mg/日の量で，良好な臨床的反応が得られている[32,58,94]。

表34-3 サルコイドーシスとIRISの症例報告

サルコイドーシス発症の時期	文献	患者数	サルコイドーシス診断から増悪までの時間	最初に確認されたCD4値 (/mm³)	サルコイドーシス増悪時のCD4値 (/mm³)	病変臓器	胸部X線写真所見
ART以前	67	2	15～30+年	178, 不明	250, 371	肺, 肝臓	両側浸潤影
	68	1	3年	194	341	肺, 耳	局所結節
ART以後	68	2	4年	26, 11	199, 126	肺	肺門部リンパ節腫脹, 空洞結節
	71	2	3/15か月	19, 275	219, 318	肺, 唾液腺	両側浸潤影
	73	1	16か月		550	肺	両側浸潤影
	70	1	不明	200	503	肺	肺門部リンパ節腫脹
	67	8	29±16か月	<300 (全例で)	418±234 (全例で増加)	肺(全例), 唾液腺, 肝臓, 脾臓	Scaddingのstage: I(2), II(2), III(4)
	74	1	20か月	130	510	肺, 皮膚	Scaddingのstage II
	72	1	14か月	5	235	肺	Scaddingのstage I
	76	1	3か月	151	不明	関節	不明
	77	1	4年	228	435	肺, 末梢リンパ節	Scaddingのstage III
	78	5	報告なし	123～686	260～916	肺(全例), 皮膚, 末梢リンパ節	Scaddingのstage: I(2), II(1), III(2)

まとめ

IRISは特異的抗原に対する肉芽腫性反応を起こす患者の免疫力の増強を意味する。HIV患者において，これはARTによるCD4値とその機能の上昇を通じて起こる。それらの細胞は肉芽腫性反応において重要な要素である。肉芽腫性反応の増強は結核抗原やサルコイドーシスの不明な抗原を除去するには効果的かもしれないが，この炎症反応は宿主に対して直接の傷害ともなりうる。これらの症例で，医師は宿主免疫の改善による利益と起こりうる悪影響のバランスをとるという，難しい臨床的ジレンマに直面する。

◎ 文献 ◎

1. Abdool Karim, S. S., K. Naidoo, A. Grobler, N. Padayatchi, C. Baxter, A. Gray, T. Gengiah, G. Nair, S. Bamber, A. Singh, M. Khan, J. Pienaar, W. El-Sadr, G. Friedland, and Q. Abdool Karim. 2010. Timing of initiation of antiretroviral drugs during tuberculosis therapy. N. Engl. J. Med. 362:697–706.
2. Afghani, B., and J. M. Lieberman. 1994. Paradoxical enlargement or development of intracranial tuberculomas during therapy: case report and review. Clin. Infect. Dis. 19:1092–1099.
3. Al-Majed, S. A. 1996. Study of paradoxical response to chemotherapy in tuberculous pleural effusion. Respir. Med. 90:211–214.
4. Almeida, F. A., Jr., J. S. Sager, and G. Eiger. 2006. Coexistent sarcoidosis and HIV infection: an immunological paradox? J. Infect. 52:195–201.
5. Baalwa, J., H. Mayanja-Kizza, M. R. Kamya, L. John, A. Kambugu, and R. Colebunders. 2008. Worsening and unmasking of tuberculosis in HIV-1 infected patients after initiating highly active anti-retroviral therapy in Uganda. Afr. Health Sci. 8:190–195.
6. Barbaro, D. J., V. L. Orcutt, and B. M. Coldiron. 1989. Mycobacterium avium-Mycobacterium intracellulare infection limited to the skin and lymph nodes in patients with AIDS. Rev. Infect. Dis. 11:625–628.
7. Barnes, P. F., A. B. Bloch, P. T. Davidson, and D. E. Snider, Jr. 1991. Tuberculosis in patients with human immunodeficiency virus infection. N. Engl. J. Med. 324:1644–1650.
8. Breen, R. A., C. J. Smith, H. Bettinson, S. Dart, B. Bannister, M. A. Johnson, and M. C. Lipman. 2004. Paradoxical reactions during tuberculosis treatment in patients with and without HIV co-infection. Thorax 59:704–707.
9. Breton, G., X. Duval, and C. Estellat. 2004. Factors associated with immune reconstitution inflammatory syndrome during tuberculosis in HIV-1 infected patients, abstr. 757. 11th Conf. Retrovir. Oppor. Infect., San Francisco, CA.
10. Brice, E. A., W. Friedlander, E. D. Bateman, and R. E. Kirsch. 1995. Serum angiotensin-converting enzyme activity, concentration, and specific activity in granulomatous interstitial lung disease, tuberculosis, and COPD. Chest 107:706–710.
11. British Thoracic Society Research Committee. 1985. Short course chemotherapy for tuberculosis of lymph nodes: a controlled trial. Br. Med. J. (Clin. Res. Ed.) 290:1106–1108.
12. Burman, W., S. Weis, A. Vernon, A. Khan, D. Benator, B. Jones, C. Silva, B. King, C. LaHart, B. Mangura, M. Weiner, and W. El-Sadr. 2007. Frequency, severity and duration of immune reconstitution events in HIV-related tuberculosis. Int. J. Tuberc. Lung Dis. 11:1282–1289.
13. Burman, W. J., and B. E. Jones. 2001. Treatment of HIV-related tuberculosis in the era of effective antiretroviral therapy. Am.

J. Respir. Crit. Care Med. **164:**7–12.

14. Byrd, R. B., R. K. Bopp, D. R. Gracey, and E. M. Puritz. 1971. The role of surgery in tuberculous lymphadenitis in adults. *Am. Rev. Respir. Dis.* **103:**816–820.
15. Cabie, A., S. Abel, A. Brebion, N. Desbois, and G. Sobesky. 1998. Mycobacterial lymphadenitis after initiation of highly active antiretroviral therapy. *Eur. J. Clin. Microbiol. Infect. Dis.* **17:**812–813.
16. Calabrese, L. H., E. Kirchner, and R. Shrestha. 2005. Rheumatic complications of human immunodeficiency virus infection in the era of highly active antiretroviral therapy: emergence of a new syndrome of immune reconstitution and changing patterns of disease. *Semin. Arthritis Rheum.* **35:**166–174.
17. Campbell, I. A., and A. J. Dyson. 1977. Lymph node tuberculosis: a comparison of various methods of treatment. *Tubercle* **58:**171–179.
18. Cheng, V. C., P. L. Ho, R. A. Lee, K. S. Chan, K. K. Chan, P. C. Woo, S. K. Lau, and K. Y. Yuen. 2002. Clinical spectrum of paradoxical deterioration during antituberculosis therapy in non-HIV-infected patients. *Eur. J. Clin. Microbiol. Infect. Dis.* **21:**803–809.
19. Cheng, V. C., W. C. Yam, P. C. Woo, S. K. Lau, I. F. Hung, S. P. Wong, W. C. Cheung, and K. Y. Yuen. 2003. Risk factors for development of paradoxical response during antituberculosis therapy in HIV-negative patients. *Eur. J. Clin. Microbiol. Infect. Dis.* **22:**597–602.
20. Choremis, C. B., C. Padiatellis, D. Zou Mbou Lakis, and D. Yannakos. 1955. Transitory exacerbation of fever and roentgenographic findings during treatment of tuberculosis in children. *Am. Rev. Tuberc.* **72:**527–536.
21. Cinti, S. K., D. R. Kaul, P. E. Sax, L. R. Crane, and P. H. Kazanjian. 2000. Recurrence of Mycobacterium avium infection in patients receiving highly active antiretroviral therapy and antimycobacterial agents. *Clin. Infect. Dis.* **30:**511–514.
22. Cooper, A. M., D. K. Dalton, T. A. Stewart, J. P. Griffin, D. G. Russell, and I. M. Orme. 1993. Disseminated tuberculosis in interferon gamma gene-disrupted mice. *J. Exp. Med.* **178:**2243–2247.
23. Costabel, U. 2001. Sarcoidosis: clinical update. *Eur. Respir. J. Suppl.* **32:**56S–68S.
24. Crump, J. A., M. J. Tyrer, S. J. Lloyd-Owen, L. Y. Han, M. C. Lipman, and M. A. Johnson. 1998. Miliary tuberculosis with paradoxical expansion of intracranial tuberculomas complicating human immunodeficiency virus infection in a patient receiving highly active antiretroviral therapy. *Clin. Infect. Dis.* **26:**1008–1009.
25. Currier, J. S., P. L. Williams, S. L. Koletar, S. E. Cohn, R. L. Murphy, A. E. Heald, R. Hafner, E. L. Bassily, H. M. Lederman, C. Knirsch, C. A. Benson, H. Valdez, J. A. Aberg, J. A. McCutchan, et al. 2000. Discontinuation of Mycobacterium avium complex prophylaxis in patients with antiretroviral therapy-induced increases in CD4+ cell count. A randomized, double-blind, placebo-controlled trial. *Ann. Intern. Med.* **133:**493–503.
26. de Jong, B. C., D. M. Israelski, E. L. Corbett, and P. M. Small. 2004. Clinical management of tuberculosis in the context of HIV infection. *Annu. Rev. Med.* **55:**283–301.
27. Desimone, J. A., Jr., T. J. Babinchak, K. R. Kaulback, and R. J. Pomerantz. 2003. Treatment of Mycobacterium avium complex immune reconstitution disease in HIV-1-infected individuals. *AIDS Patient Care STDS* **17:**617–622.
28. Dooley, D. P., J. L. Carpenter, and S. Rademacher. 1997. Adjunctive corticosteroid therapy for tuberculosis: a critical reappraisal of the literature. *Clin. Infect. Dis.* **25:**872–887.
29. Elliott, J. H., K. Vohith, S. Saramony, C. Savuth, C. Dara, C. Sarim, S. Huffam, R. Oelrichs, P. Sophea, V. Saphonn, J. Kaldor, D. A. Cooper, M. Chhi Vun, and M. A. French. 2009. Immunopathogenesis and diagnosis of tuberculosis and tuberculosis-associated immune reconstitution inflammatory syndrome during early antiretroviral therapy. *J. Infect. Dis.* **200:**1736–1745.
30. Fishman, J. E., E. Saraf-Lavi, M. Narita, E. S. Hollender, R. Ramsinghani, and D. Ashkin. 2000. Pulmonary tuberculosis in AIDS patients: transient chest radiographic worsening after initiation of antiretroviral therapy. *AJR Am. J. Roentgenol.* **174:**43–49.
31. Flynn, J. L., J. Chan, K. J. Triebold, D. K. Dalton, T. A. Stewart, and B. R. Bloom. 1993. An essential role for interferon gamma in resistance to Mycobacterium tuberculosis infection. *J. Exp. Med.* **178:**2249–2254.
32. Foulon, G., M. Wislez, J. M. Naccache, F. X. Blanc, A. Rabbat, D. Israel-Biet, D. Valeyre, C. Mayaud, and J. Cadranel. 2004. Sarcoidosis in HIV-infected patients in the era of highly active antiretroviral therapy. *Clin. Infect. Dis.* **38:**418–425.
33. French, M. A., S. A. Mallal, and R. L. Dawkins. 1992. Zidovudine-induced restoration of cell-mediated immunity to mycobacteria in immunodeficient HIV-infected patients. *AIDS* **6:**1293–1297.
34. Furrer, H., and R. Malinverni. 1999. Systemic inflammatory reaction after starting highly active antiretroviral therapy in AIDS patients treated for extrapulmonary tuberculosis. *Am. J. Med.* **106:**371–372.
35. Geppert, E. F., and A. Leff. 1979. The pathogenesis of pulmonary and miliary tuberculosis. *Arch. Intern. Med.* **139:**1381–1383.
36. Girardi, E., F. Palmieri, M. Zaccarelli, V. Tozzi, M. P. Trotta, C. Selva, P. Narciso, N. Petrosillo, A. Antinori, and G. Ippolito. 2002. High incidence of tuberculin skin test conversion among HIV-infected individuals who have a favourable immunological response to highly active antiretroviral therapy. *AIDS* **16:**1976–1979.
37. Goldsack, N. R., S. Allen, and M. C. Lipman. 2003. Adult respiratory distress syndrome as a severe immune reconstitution disease following the commencement of highly active antiretroviral therapy. *Sex. Transm. Infect.* **79:**337–338.
38. Gomez, V., P. R. Smith, J. Burack, R. Daley, and U. Rosa. 2000. Sarcoidosis after antiretroviral therapy in a patient with acquired immunodeficiency syndrome. *Clin. Infect. Dis.* **31:**1278–1280.
39. Graham, N. M., and R. E. Chaisson. 1993. Tuberculosis and HIV infection: epidemiology, pathogenesis, and clinical aspects. *Ann. Allergy* **71:**421–433.
40. Granieri, J., J. J. Wisnieski, R. C. Graham, H. Smith, P. Gogate, and J. N. Aucott. 1995. Sarcoid myopathy in a patient with human immunodeficiency virus infection. *South. Med. J.* **88:**591–595.
41. Guex, A. C., H. C. Bucher, N. Demartines, U. Fluckiger, and M. Battegay. 2002. Inflammatory bowel perforation during immune restoration after one year of antiretroviral and antituberculous therapy in an HIV-1-infected patient: report of a case. *Dis. Colon Rectum* **45:**977–978.

42. Haddow, L. J., P. J. Easterbrook, A. Mosam, N. G. Khanyile, R. Parboosing, P. Moodley, and M. Y. Moosa. 2009. Defining immune reconstitution inflammatory syndrome: evaluation of expert opinion versus 2 case definitions in a South African cohort. *Clin. Infect. Dis.* **49:**1424–1432.
43. Haddow, L. J., M. Y. Moosa, and P. J. Easterbrook. 2010. Validation of a published case definition for tuberculosis-associated immune reconstitution inflammatory syndrome. *AIDS* **24:**103–108.
44. Haramati, L. B., G. Lee, A. Singh, P. L. Molina, and C. S. White. 2001. Newly diagnosed pulmonary sarcoidosis in HIV-infected patients. *Radiology* **218:**242–246.
45. Hollender, E., M. Narita, and D. Ashkin. 2000. CNS manifestations of paradoxical reaction in HIV+ TB patients on HAART, abstr. 258. *7th Conf. Retrovir. Oppor. Infect.*, San Francisco, CA.
46. Jehle, A. W., N. Khanna, J. P. Sigle, K. Glatz-Krieger, M. Battegay, J. Steiger, M. Dickenmann, and H. H. Hirsch. 2004. Acute renal failure on immune reconstitution in an HIV-positive patient with miliary tuberculosis. *Clin. Infect. Dis.* **38:**e32–e35.
47. Jouanguy, E., F. Altare, S. Lamhamedi, P. Revy, J. F. Emile, M. Newport, M. Levin, S. Blanche, E. Seboun, A. Fischer, and J. L. Casanova. 1996. Interferon-gamma-receptor deficiency in an infant with fatal bacille Calmette-Guerin infection. *N. Engl. J. Med.* **335:**1956–1961.
48. Judson, M. A. 2002. Highly active antiretroviral therapy for HIV with tuberculosis: pardon the granuloma. *Chest* **122:**399–400.
49. Karakousis, P. C., R. D. Moore, and R. E. Chaisson. 2004. Mycobacterium avium complex in patients with HIV infection in the era of highly active antiretroviral therapy. *Lancet Infect. Dis.* **4:**557–565.
50. Konishi, K., D. R. Moller, C. Saltini, M. Kirby, and R. G. Crystal. 1988. Spontaneous expression of the interleukin 2 receptor gene and presence of functional interleukin 2 receptors on T lymphocytes in the blood of individuals with active pulmonary sarcoidosis. *J. Clin. Investig.* **82:**775–781.
51. Kumarasamy, N., S. Chaguturu, K. H. Mayer, S. Solomon, H. T. Yepthomi, P. Balakrishnan, and T. P. Flanigan. 2004. Incidence of immune reconstitution syndrome in HIV/tuberculosis-coinfected patients after initiation of generic antiretroviral therapy in India. *J. Acquir. Immune Defic. Syndr.* **37:**1574–1576.
52. Labhard, N., L. Nicod, and J. P. Zellweger. 1994. Cerebral tuberculosis in the immunocompetent host: 8 cases observed in Switzerland. *Tuber. Lung Dis.* **75:**454–459.
53. Lawn, S. D., L. G. Bekker, and R. F. Miller. 2005. Immune reconstitution disease associated with mycobacterial infections in HIV-infected individuals receiving antiretrovirals. *Lancet Infect. Dis.* **5:**361–373.
54. Lawn, S. D., T. A. Bicanic, and D. C. Macallan. 2004. Pyomyositis and cutaneous abscesses due to Mycobacterium avium: an immune reconstitution manifestation in a patient with AIDS. *Clin. Infect. Dis.* **38:**461–463.
55. Lawn, S. D., S. T. Butera, and T. M. Shinnick. 2002. Tuberculosis unleashed: the impact of human immunodeficiency virus infection on the host granulomatous response to Mycobacterium tuberculosis. *Microbes Infect.* **4:**635–646.
56. Lawn, S. D., L. Myer, L. G. Bekker, and R. Wood. 2007. Tuberculosis-associated immune reconstitution disease: incidence, risk factors and impact in an antiretroviral treatment service in South Africa. *AIDS* **21:**335–341.
57. Lawn, S. D., R. J. Wilkinson, M. C. Lipman, and R. Wood. 2008. Immune reconstitution and "unmasking" of tuberculosis during antiretroviral therapy. *Am. J. Respir. Crit. Care Med.* **177:**680–685.
58. Lenner, R., Z. Bregman, A. S. Teirstein, and L. DePalo. 2001. Recurrent pulmonary sarcoidosis in HIV-infected patients receiving highly active antiretroviral therapy. *Chest* **119:**978–981.
59. Mallal, S. A., I. R. James, and M. A. French. 1994. Detection of subclinical Mycobacterium avium intracellulare complex infection in immunodeficient HIV-infected patients treated with zidovudine. *AIDS* **8:**1263–1269.
60. Manabe, Y. C., R. Breen, T. Perti, E. Girardi, and T. R. Sterling. 2009. Unmasked tuberculosis and tuberculosis immune reconstitution inflammatory disease: a disease spectrum after initiation of antiretroviral therapy. *J. Infect. Dis.* **199:**437–444.
61. Manosuthi, W., S. Kiertiburanakul, T. Phoorisri, and S. Sungkanuparph. 2006. Immune reconstitution inflammatory syndrome of tuberculosis among HIV-infected patients receiving antituberculous and antiretroviral therapy. *J. Infect.* **53:**357–363.
62. Manosuthi, W., H. Van Tieu, W. Mankatitham, A. Lueangniyomkul, J. Ananworanich, A. Avihingsanon, U. Siangphoe, S. Klongugkara, S. Likanonsakul, U. Thawornwan, B. Suntisuklappon, and S. Sungkanuparph. 2009. Clinical case definition and manifestations of paradoxical tuberculosis-associated immune reconstitution inflammatory syndrome. *AIDS* **23:**2467–2471.
63. Mason, C. M., and J. Ali. 2004. Immunity against mycobacteria. *Semin. Respir. Crit. Care Med.* **25:**53–61.
64. Matthay, R. A., T. A. Neff, and M. D. Iseman. 1974. Tuberculous pleural effusions developing during chemotherapy for pulmonary tuberculosis. *Am. Rev. Respir. Dis.* **109:**469–472.
65. Meintjes, G., R. Wilkinson, C. Morroni, D. Pepper, K. Rebe, M. Rangakal, T. Oni, and G. Martens. 2009. Randomized placebo-controlled trial of prednisone for the TB reconstitution inflammatory syndrome, abstr. 34. *16th Conf. Retrovir. Oppor. Infect.*, Montreal, Canada.
66. Michailidis, C., A. L. Pozniak, S. Mandalia, S. Basnayake, M. R. Nelson, and B. G. Gazzard. 2005. Clinical characteristics of IRIS syndrome in patients with HIV and tuberculosis. *Antivir. Ther.* **10:**417–422.
67. Mirmirani, P., T. A. Maurer, B. Herndier, M. McGrath, M. D. Weinstein, and T. G. Berger. 1999. Sarcoidosis in a patient with AIDS: a manifestation of immune restoration syndrome. *J. Am. Acad. Dermatol.* **41:**285–286.
68. Morris, D. G., R. M. Jasmer, L. Huang, M. B. Gotway, S. Nishimura, and T. E. King, Jr. 2003. Sarcoidosis following HIV infection: evidence for CD4+ lymphocyte dependence. *Chest* **124:**929–935.
69. Muller, I., S. P. Cobbold, H. Waldmann, and S. H. Kaufmann. 1987. Impaired resistance to *Mycobacterium tuberculosis* infection after selective in vivo depletion of L3T4+ and Lyt-2+ T cells. *Infect. Immun.* **55:**2037–2041.
70. Munt, P. W. 1972. Miliary tuberculosis in the chemotherapy era: with a clinical review in 69 American adults. *Medicine* (Baltimore) **51:**139–155.
71. Murray, R., S. Mallal, C. Heath, and M. French. 2001. Ce-

rebral Mycobacterium avium infection in an HIV-infected patient following immune reconstitution and cessation of therapy for disseminated Mycobacterium avium complex infection. *Eur. J. Clin. Microbiol. Infect. Dis.* 20:199–201.
72. Naccache, J. M., M. Antoine, M. Wislez, J. Fleury-Feith, E. Oksenhendler, C. Mayaud, and J. Cadranel. 1999. Sarcoid-like pulmonary disorder in human immunodeficiency virus-infected patients receiving antiretroviral therapy. *Am. J. Respir. Crit. Care Med.* 159:2009–2013.
73. Narita, M., D. Ashkin, E. S. Hollender, and A. E. Pitchenik. 1998. Paradoxical worsening of tuberculosis following antiretroviral therapy in patients with AIDS. *Am. J. Respir. Crit. Care Med.* 158:157–161.
74. Navas, E., P. Martin-Davila, L. Moreno, V. Pintado, J. L. Casado, J. Fortun, M. J. Perez-Elias, E. Gomez-Mampaso, and S. Moreno. 2002. Paradoxical reactions of tuberculosis in patients with the acquired immunodeficiency syndrome who are treated with highly active antiretroviral therapy. *Arch. Intern. Med.* 162:97–99.
75. Newman, L. S., C. S. Rose, and L. A. Maier. 1997. Sarcoidosis. *N. Engl. J. Med.* 336:1224–1234.
76. Onwubalili, J. K., G. M. Scott, and H. Smith. 1986. Acute respiratory distress related to chemotherapy of advanced pulmonary tuberculosis: a study of two cases and review of the literature. *Q. J. Med.* 59:599–610.
77. Ottenhoff, T. H., D. Kumararatne, and J. L. Casanova. 1998. Novel human immunodeficiencies reveal the essential role of type-I cytokines in immunity to intracellular bacteria. *Immunol. Today* 19:491–494.
78. Pepper, D. J., S. Marais, G. Maartens, K. Rebe, C. Morroni, M. X. Rangaka, T. Oni, R. J. Wilkinson, and G. Meintjes. 2009. Neurologic manifestations of paradoxical tuberculosis-associated immune reconstitution inflammatory syndrome: a case series. *Clin. Infect. Dis.* 48:e96–e107.
79. Pepper, D. J., S. Marais, R. J. Wilkinson, F. Bhaijee, G. Maartens, H. McIlleron, V. De Azevedo, H. Cox, S. McDermid, S. Sokhela, J. Patel, and G. Meintjes. 2010. Clinical deterioration during antituberculosis treatment in Africa: incidence, causes and risk factors. *BMC Infect Dis.* 10:83.
80. Phillips, P., M. B. Kwiatkowski, M. Copland, K. Craib, and J. Montaner. 1999. Mycobacterial lymphadenitis associated with the initiation of combination antiretroviral therapy. *J. Acquir. Immune Defic. Syndr. Hum. Retrovirol.* 20:122–128.
81. Salama, C., M. Policar, and M. Venkataraman. 2003. Isolated pulmonary Mycobacterium avium complex infection in patients with human immunodeficiency virus infection: case reports and literature review. *Clin. Infect. Dis.* 37:e35–e40.
82. Saunders, B. M., A. A. Frank, I. M. Orme, and A. M. Cooper. 2002. CD4 is required for the development of a protective granulomatous response to pulmonary tuberculosis. *Cell. Immunol.* 216:65–72.
83. Scanga, C. A., V. P. Mohan, K. Yu, H. Joseph, K. Tanaka, J. Chan, and J. L. Flynn. 2000. Depletion of CD4(+) T cells causes reactivation of murine persistent tuberculosis despite continued expression of interferon gamma and nitric oxide synthase 2. *J. Exp. Med.* 192:347–358.
84. Schluger, N. W., D. Perez, and Y. M. Liu. 2002. Reconstitution of immune responses to tuberculosis in patients with HIV infection who receive antiretroviral therapy. *Chest* 122:597–602.
85. Schluger, N. W., and W. N. Rom. 1998. The host immune response to tuberculosis. *Am. J. Respir. Crit. Care Med.* 157:679–691.
86. Serra, F. C., D. Hadad, R. L. Orofino, F. Marinho, C. Lourenco, M. Morgado, and V. Rolla. 2007. Immune reconstitution syndrome in patients treated for HIV and tuberculosis in Rio de Janeiro. *Braz. J. Infect. Dis.* 11:462–465.
87. Shao, H. J., J. A. Crump, H. O. Ramadhani, L. O. Ulso, S. Ole-Nguyaine, A. M. Moon, R. A. Kuwera, C. W. Woods, J. F. Shao, H. A. Bartlett, and N. M. Thielman. 2009. Early versus delayed fixed dose combination abacavir/lamivudine/zidovudine in patients with HIV and tuberculosis in Tanzania. *AIDS Res. Hum. Retrovir.* 25:1277–1285.
88. Shelburne, S. A., F. Visnegarwala, J. Darcourt, E. A. Graviss, T. P. Giordano, A. C. White, Jr., and R. J. Hamill. 2005. Incidence and risk factors for immune reconstitution inflammatory syndrome during highly active antiretroviral therapy. *AIDS* 19:399–406.
89. Shelburne, S. A., III, and R. J. Hamill. 2003. The immune reconstitution inflammatory syndrome. *AIDS Rev.* 5:67–79.
90. Shelburne, S. A., III, R. J. Hamill, M. C. Rodriguez-Barradas, S. B. Greenberg, R. L. Atmar, D. W. Musher, J. C. Gathe, Jr., F. Visnegarwala, and B. W. Trautner. 2002. Immune reconstitution inflammatory syndrome: emergence of a unique syndrome during highly active antiretroviral therapy. *Medicine* (Baltimore) 81:213–227.
91. Steffen, M., J. Petersen, M. Oldigs, A. Karmeier, H. Magnussen, H. G. Thiele, and A. Raedler. 1993. Increased secretion of tumor necrosis factor-alpha, interleukin-1-beta, and interleukin-6 by alveolar macrophages from patients with sarcoidosis. *J. Allergy Clin. Immunol.* 91:939–949.
92. Tansuphasawadkul, S., W. Saito, J. Kim, B. Phonrat, J. Dhitavat, S. Chamnachanan, and P. Pitisuttihum. 2007. Outcomes in HIV-infected patients on antiretroviral therapy with tuberculosis. *Southeast Asian J. Trop. Med. Public Health* 38:1053–1060.
93. Teoh, R., M. J. Humphries, and G. O'Mahony. 1987. Symptomatic intracranial tuberculoma developing during treatment of tuberculosis: a report of 10 patients and review of the literature. *Q. J. Med.* 63:449–460.
94. Trevenzoli, M., A. M. Cattelan, F. Marino, U. Marchioro, and P. Cadrobbi. 2003. Sarcoidosis and HIV infection: a case report and a review of the literature. *Postgrad. Med. J.* 79:535–538.
95. Wendel, K. A., K. S. Alwood, R. Gachuhi, R. E. Chaisson, W. R. Bishai, and T. R. Sterling. 2001. Paradoxical worsening of tuberculosis in HIV-infected persons. *Chest* 120:193–197.
96. Wittram, C., J. Fogg, and H. Farber. 2001. Immune restoration syndrome manifested by pulmonary sarcoidosis. *AJR Am. J. Roentgenol.* 177:1427.
97. Wood, R., K. Middelkoop, L. Myer, A. D. Grant, A. Whitelaw, S. D. Lawn, G. Kaplan, R. Huebner, J. McIntyre, and L. G. Bekker. 2007. Undiagnosed tuberculosis in a community with high HIV prevalence: implications for tuberculosis control. *Am. J. Respir. Crit. Care Med.* 175:87–93.
98. Zakowski, P., S. Fligiel, G. W. Berlin, and L. Johnson, Jr. 1982. Disseminated Mycobacterium avium-intracellulare infection in homosexual men dying of acquired immunodeficiency. *JAMA* 248:2980–2982.

Ⅲ 非結核性抗酸菌

Ⅲ Nontuberculous Mycobacteria

Chapter 35

非結核性抗酸菌 ── イントロダクション
Nontuberculous Mycobacteria ── Introduction

- 著:Henry Yeager
- 訳:北薗 英隆

イントロダクション

結核とハンセン病を起こす細菌に関連した微生物は,我々の環境の至る所におり,1800年代晩期の結核菌の発見以来,知られている。これらの微生物はさまざまに表現されており,「非典型」,「無名」,「結核以外の抗酸菌」,「環境の」,「環境日和見性」,そして最も一般的には,「非結核性」または「NTM」などと呼ばれてきた〔以下,非結核性抗酸菌(nontuberculous mycobacteria)はNTMと略す〕。しかし,結核に対する効果的抗菌薬が1940年代〜1950年代に開発された頃になって初めて,抗酸菌の大規模な培養が行われ,NTMに関連した病気が認識されるようになった[4]。本書の前の版以降,NTMについての非常に多くの文献が発表された。米国胸部学会(American Thoracic Society:ATS)と米国感染症学会(Infectious Disease Society of America:IDSA)は2007年に,それに関する合同文書"An official ATS/IDSA statement: diagnosis, treatment, and prevention of nontuberculous mycobacterial diseases(ATS/IDSA公式声明:NTM症の診断,治療,予防)"を発表した[7]。NTM症についてさらなる研究を行うため,非営利基金であるNTM Info and Researchがフロリダ州,コーラルゲーブルズに設立された(www.ntminfo.org)。現在進行中の研究や臨床試験は,そのウェブサイトに掲示されている。NTMに主要な関心をもつ,もう1つの資金源は,米国国立衛生研究所(National Institute of Health:NIH)のLaboratory of Clinical Infectious Diseasesである(Steven M. Holland, NIAID, NIH, CRC B3-4141, MSC 1684, Bethesda, MD, 20892-1684)。米国微生物学会(American Society for Microbiology)は,*Manual of Clinical Microbiology*, 10th ed. といった関連引用文献を発表しており,紙面または電子媒体でも利用できる(estore.asm.org)。

分類法

ヒトの病原菌として認識されている抗酸菌属の4つのグループは,(1)結核菌群(*Mycobacterium tuberculosis* complex),(2)らい菌(*M. leprae*),(3)遅育NTM(「迅速発育菌(rapid grower)」を除く,すべてのNTMの種を含む),(4)迅速発育抗酸菌〔上記のATS/IDSA公式声明のなかでは「RGM((rapidly growing mycobacteria)」と呼ばれている〕,である。初期には,NTMはTimpeとRunyonにより,発育速度と色素産生により分類されていた[16](図35-1)。I,II,III群,遅育菌は発育に7日以上かかり,そして,その色で識別されていた。もし,色素が光の曝露でのみ産生されたら光発色菌(I群),もし,色素が暗い所でも産生されたら暗発色菌(II群),もし,色素産生が弱かったら非光発色菌(III群),であった。迅速発育菌(IV群)は7日未満で発育したが,他のほとんどの細菌よりは遅かった。今では,種同定はすべての症例で行うことが推奨されている。治療の選択に影響するためだ。現在,優に125種以上は認識されているが,全NTM分離株の著しい割合が種までは同定されていない。

核酸プローブは,結核菌群,*M. avium* complex(MAC),*M. kansasii*,*M. gordonae*といった,ほとんどのよくみられる抗酸菌種において利用可能である。これらの検査は,アクリジニウムエステルで標識された上記種に特異的なDNAプローブを使用し,微生物から放出される標的16S rRNAをもとに同定している(Accuprobe;Gen-Probe, Inc., San Diego, CA)。いくつかの研究室では,抗酸菌塗抹陽性者において,高性能液体クロマトグラフィーを使ったミコール酸のパターン分析が,いくつかの遅育NTMの種同定に使用されている。もう1つの有望な検査は,核酸配列決定によるNTM種の遺伝子型同定法である[7,9]。

疫学

バージニア工科大学(Virginia Polytechnic University)のJoseph Falkinhamらと,他の環境生物学関係の科学者たちは,自然界のNTMを注意深く研究した。Falkinhamは,海岸沿いの湿地や隣接する小川や森の中,特に泥炭が豊富な所でNTMをみつけた。加えて,NTMは培養土中にも高濃度に存在していた[5]。最近では,NTMはシャワーヘッドのバイオフィルム中に著しい濃度で存在する,と報告されている[6]。Feazelらは,米国の異なる地域の9つの都市で使われているシャワーヘッドの部品の核酸検査を行い,シャワーヘッドへ注ぐ水源の水の検査結果と比べた。彼らは,検体DNAからのrRNA遺伝子を,汎用プライマーを使ったPCRで増幅し,それから,単位複製配列をクローン増幅して配列を決定した。多くのシャワーヘッドのバイオフィルム中には,NTMに典型的な配列が,背景の水源の100倍を超えて含まれていた。この現象に関連する健康上のリスクはまだ不明だが,ディスカッションのなかで,著者らはシャワー使用について,「免疫不全者や肺疾患の者には禁忌である」と慎重な意見を述べた。

米国やその他の先進国では近年,NTM症の増加があるように

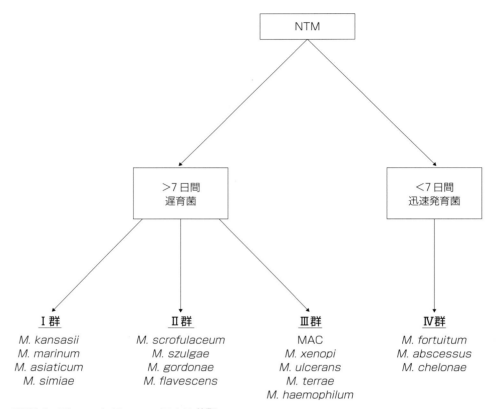

図 35-1　Timpe と Runyon による分類
McGraw-Hill, New York, NY. の許可を得て, D. Schlossberg. *Tuberculosis & Nontuberculous Mycobacterial Infections*, 5th ed. を転載。

みえるが，これが本当の増加か，または単に検出率が改善しただけなのかは明らかではない。曝露と疾患の両方が増加していることを示唆するデータが現在ある。Khan ら[11] は，U.S. National Health and Nutrition Examination Surveys (NHANES) での，NTM 種の原型 (*M. intracellulare*) に対する皮膚試験の陽性率を，1971〜1972 年と 1999〜2000 年で比較した。それぞれのコホートは 1,480 人と 7,384 人で構成されていた。2 つの調査の間では，皮膚陽性率は 11.2％ から 16.6％ へ増加がみられた。この感作の重要なリスク因子は，男性，非ヒスパニック系黒人，米国外出生者，などであった。最も高い有病率は 20〜39 歳の者にみられた。男性優位性がみられ，職業曝露が多いためと予想された。

ジョージワシントン大学 (George Washington University) と NIH のグループは，米国の 11 の州における 1998〜2005 年のデータで，肺 NTM 症の入院データをレビューした[2]。症例数はフロリダでは男性で 3.2％，女性で 6.5％ 上昇し，ニューヨークでは女性で 4.6％ 上昇したが，男性では変化はなく，カリフォルニアでは両性とも変化なかった。両性において，年齢とともに入院率は上昇した。多くの要因がこの上昇にかかわっている。NTM 症がより臨床で認識されるようになったこと，検査技術の改善は確かにあるが，同時に入院を必要とする重度の肺 NTM 症の純粋な増加もあるようである[8]。環境曝露の状況に反して，NTM 症のある者には女性と高齢者が多いのは興味深い。著しい免疫不全がある場合は例外で，すべての優位性はなくなる。

Cassidy らは，2005〜2006 年のオレゴンにおける，2007 年の ATS / IDSA 基準を使った肺 NTM 症の有病率を報告した。NTM 検出菌の半数以上が，真の疾患基準を満たす患者から出ていたことがわかった。肺 NTM 症の患者の 85％ は 50 歳を超えており，58％ は女性であった。州の西側の，より湿気が高く，より人口が多い地域からの患者がより多かった[3]。

Iseman と Marras らは，2008 年の *American Journal of Respiratory and Critical Care Medicine* の論説のなかで，多くの先進国では，新規発症の肺 NTM 症の患者数は，肺結核患者数に近づいているか超えている，と記述した[10]。さらに，結核はアドヒアランスのよい患者では，ほとんどの場合，6〜9 か月で治療完了するが，肺 NTM 症では，最善でも 18 か月かかり，50％ の確率で再発し再治療が必要になる。

近年のインドの報告では，NTM 症の増加は世界的現象であり，しばしば考えられているように，高度先進国に限ったものではないことが示唆されている[1]。何年も前に，南アフリカの金採掘者において，肺 NTM 症の世界最大の発症率が報告されていた[13]が，これらのデータは無視されていたようである。

米国と世界で最もよくみられる肺病変を起こす NTM は，*M. avium* と *M. intracellulare* から成る MAC である。*M. kansasii* は 2 番目によくみられる肺病変の原因であり，米国，ヨーロッパ，

表35-1 よくみられる種の特徴[a]

臨床病変	よくみられる起因菌	地理	形態学的特徴
肺病変	M. avium complex	世界中	通常，色素なし，遅育（>7日間）
	M. kansasii	米国，炭坑地域，ヨーロッパ	色素あり，抗酸染色でしばしば大きく，ビーズ状
	M. abscessus	世界中だが，ほとんど米国	迅速発育（<7日間），色素なし
	M. xenopi	ヨーロッパ，カナダ	遅育，色素あり
	M. malmoense	英国，北ヨーロッパ	遅育，色素なし
リンパ節炎	M. avium complex	世界中	通常，色素なし
	M. scrofulaceum	世界中	色素あり
	M. malmoense	英国，北ヨーロッパ（特にスカンジナビア）	遅育
皮膚病変	M. marinum	世界中	光発色菌，同定に低温（28〜30℃）が必要
	M. fortuitum	世界中，ほとんどは米国	迅速発育，色素なし
	M. chelonae		
	M. abscessus		
	M. ulcerans	オーストラリア，熱帯，アフリカ，東南アジア	遅育，色素あり
播種病変	M. avium complex	世界中	AIDS患者から同定，通常，色素あり（80%）
	M. kansasii	米国	光発色菌
	M. chelonae	米国	色素なし
	M. haemophilum	米国，オーストラリア	色素なし，発育にはヘミン，しばしば低温，CO_2 が必要

[a] McGraw-Hill, New York, NY.の許可を得て，D. Schlossberg. *Tuberculosis & Nontuberculous Mycobacterial Infections*, 5th ed.を転載．

南アフリカ，その他の炭坑地域でみられる．M. abscessus は世界全域でみられ，MACとともにみつかることもある．M. malmoense の肺疾患は英国と北ヨーロッパではよくみられるが，米国ではあまりみられない．M. xenopi はヨーロッパとカナダではよくみられるが，米国ではあまりみられない[7]．

結核とM. bovis BCG（bacillus Calmette-Guérin）の感染は，NTM感染に対して免疫的防御を与えると推測されている．実際，多くの研究者が，NTM感染の増加とともに結核の発生率の低下を観察している．この考察に合致するように，スウェーデンからの研究では，乳児での義務的なBCGワクチンが終わって以来，NTM頸部リンパ節炎の急激な増加が示された[15]．肺感染に加えて，表35-1に概略するように，特定のNTMでは，他の病変部位もよくみられる．

病原性

早期には，肺NTM感染は，慢性閉塞性肺疾患，結核，ヒストプラズマ症，気管支拡張症のその他の原因など，すでに解剖的肺疾患をもっている人に主に起きていたようだ．その時代には，気管支拡張症を伴う囊胞性線維症の患者は，NTMに感染する前に通常，ほかの原因で亡くなっていた．播種性NTM感染はほぼ常に致死的であったが，悪性腫瘍で化学療法中であったり，臓器移植のため免疫抑制中などの重度な細胞性免疫抑制の者で起きていた．

1980年代に，ヒト免疫不全ウイルス（human immunodeficiency virus：HIV）／後天性免疫不全症候群（acquired immunodeficiency syndrome：AIDS）の時代とともに，広範な腹部と血行性のMACやその他のNTM感染が発生するようになり，これらの病原体の医療界での認知度を増やした．AIDS患者においてCD4値が $50/mm^3$ 未満に減少した際に，播種性NTM感染の発生は明らかに増える．

2008年に，SextonとHarrisonはさかのぼって，20数年の間に脚光を浴びるようになった呼吸器NTM症の発生リスクを増やす一連の状態をレビューした[17]．胸部結合組織異常のシリーズの「肺NTM症のリスクとなる，既存の特徴的な症候群」がNIHから報告されている[12]．患者は中年以後で，ほとんどは白人またはアジア人の女性で，ほとんどは非喫煙者で，NHANESのマッチングしたコントロール患者と比べて，より背が高く，より痩せており，気管支拡張症と著しい程度の側弯症，漏斗胸，僧帽弁逸脱を伴っている．36%は囊胞性線維症の膜コンダクタンス制御因子遺伝子の変異をもっていた．免疫学的機能は数少ない例外を除いて，健常人とほとんど変わらない．粘液線毛クリアランスが説明として示唆されてはいるが，NTMの背景の体型との関係はよくわかっていない．

いくらかのまれな遺伝的細胞免疫系異常も，一般的にNTM症のリスクである．なかでも，インターロイキン-12とインターフェロンγとSTAT（signal transducer and activator of transcription：シグナル伝達兼転写活性化因子）1 軸の欠陥が記述されている。このカテゴリーの患者においては，播種性または肺外 NTM 症が肺 NTM 症よりも通常多い。また，肺 NTM 症の先天性または遺伝的素因には，いくらかのヒト白血球抗原対立遺伝子，N-RAMP 蛋白（receptor activity modifying protein）遺伝子の多型性（「可溶性キャリア 11A1」としても知られる），ビタミン D 受容体の多型性，などがある。

肺 NTM 症の易感染性の二次性の原因に関していうと，HIV/AIDS と悪性腫瘍または悪性腫瘍の治療または臓器移植の経過中の免疫抑制がよく知られている。糖尿病，慢性腎不全，経口副腎皮質ステロイド治療など肺結核のリスクとなるいくらかの因子は，肺 NTM 症のリスク因子でもあるだろう，と推測される。胃食道逆流症，制酸薬によるその治療はリスク因子であると推測されたが，この主張にはあまりエビデンスはないようだ。

より近年，免疫抑制がきっかけの肺 NTM 症（そして NTM 症一般）の原因として，最近開発された生物学的製剤，特に，腫瘍壊死因子 α 阻害薬が挙げられる。2009 年に Winthrop らは，これら薬剤で治療されている NTM 症患者の 239 症例の報告を集めた。ほとんどの患者は女性で，年齢中央値は 63 歳で肺に感染していた。多くはメトトレキサートまたはステロイドを同時に内服していた。9 人の患者は症例報告時には死亡していた[18]。

よくみられる NTM 感染の細胞性病原性の有力な仮説は，McGarvey と Bermudez らにより概要が述べられている[14]。NTM 菌種は消化管または呼吸器粘膜，またはより頻度が下がって予防接種などを通じて体内に入る。MAC は正常な胃酸性度を耐えることができ，小腸内腔の細胞，特に，回腸末端の腸細胞により取り込まれる傾向がある。MAC が小腸細胞に入ることを許す受容体は不明である。上皮細胞内で MAC 表現型には，これら細胞を出た後，マクロファージの抗菌活性により耐えられるような変化が起こる。呼吸器系において NTM は，水，泥，埃，ほかのエアロゾルから吸入され，ほとんどの場合，先天性宿主防御，主に粘液線毛クリアランスと咳により対処されて病気を起こさない。

非結核性抗酸菌（NTM）の研究資金源

2007 年の ATS / IDSA の声明[7] 中の一文で，著者らは，「NTM 症の元来すべての領域で，よりよく理解するため，より多くの基礎的情報が必要である」と結論している。この著者が唯一賛成できるのは，その領域の研究するための最大の障害は，NTM による疾患が米国のすべての枠組みにおいて公的な報告が必要ではないことであろう。この菌による疾患の総数に関するよいデータなしには，NTM 研究により多くの資金を費やすよう，生物医学研究ファンドの責任者たちを説得するのは難しいだろう。

疾患の診断

いちばん最近の ATS / IDSA の非結核性抗酸菌症の声明では，NTM 症の診断基準がまとめられた[7]（表 35-2）。肺外病変の場合，臨床的かつ細菌学的基準（正常では無菌の部位からの菌検出）の組み合わせが使われており，時に病理学的検査所見も診断の助けになる。肺疾患の診断において，培養陽性が検査室コンタミネーション（汚染）か，気道のコロナイゼーション（保菌）か，真の疾患か区別するのは難しい。臨床的，画像的，細菌学的特徴を組み合わせて，真の肺 NTM 症の診断をつけることが提案されている。

診察では，適切な病歴と身体診察以外に，明らかな空洞が胸部 X 線写真でみられない限り，胸部の高分解能コンピュータ断層撮影（high-resolution computed tomography：HRCT）を行うべきである。HRCT は散在する気管支拡張と，結節と空洞がしばしば混在する陰影，時に "tree in bud" のパターンを示す。最低でも 3 つの喀痰検体を採取して抗酸菌塗抹培養検査を行い，ほかの疾患，特に結核症を除外する必要がある。これら基準は，MAC, *M. kansasii*, *M. abscessus* による疾患において最も確立している。

可能であれば，NTM は菌種レベルまで同定すべきだ。繰り返すが，DNA プローブが，結核菌群，MAC, *M. kansasii*, *M.*

表 35-2 臨床的，微生物学的な肺 NTM 症診断基準[a]

臨床基準（両者必要）
呼吸器症状，胸部 X 線写真での結節または空洞影，HRCT での多発の気管支拡張病変と多数の小結節

かつ
他診断の適切な除外

微生物学的基準
最低 2 つの別々に採取された喀痰検体での培養陽性。もし，1 つの結果が非診断的であれば，喀痰抗酸菌塗抹培養の再検を検討

または
気管支洗浄で最低 1 検体で培養陽性

または
経気管支またはその他の肺生検検体で，抗酸菌の組織病理学的所見（肉芽腫性炎症または抗酸菌）に加えて NTM の培養陽性，または生検検体で抗酸菌の組織病理学的所見（肉芽腫性炎症または抗酸菌）に加えて 1 つ以上の喀痰検体または気管支洗浄液の NTM 培養陽性

まれな NTM，または通常環境のコンタミネーションとみなされる NTM が検出された際には，専門家に相談すべきである
肺 NTM 症が疑われるが，診断基準を満たさない患者については，診断が確定または除外されるまで気をつけて観察すべきである
肺 NTM 症の診断がついても，必ずしも治療開始を必要とするわけではない。その決定は患者個別の治療のリスクと利益に基づいて行われる。

[a] 許可を得て文献 7 から転載。

gordonae において利用できる

　NTM症の疑われる患者は，診断が確定または除外されるまで注意深く観察すべきだ。NTM症の診断がついても，自動的に治療開始決定となるわけではない。それぞれの状況でリスクと利益を比べなければならない。

◎ 文献 ◎

1. Alvarez-Uria, G. 2010. Lung disease caused by nontuberculous mycobacteria. *Curr. Opin. Pulm. Med.* **16**:251–256.
2. Billinger, M. E., K. N. Olivier, C. Viboud, R. M. de Oca, C. Steiner, S. M. Holland, and D. R. Prevots. 2009. Hospitalizations for nontuberculous mycobacteria-associated lung disease, United States, 1998-2005. *Emerg. Infect. Dis.* **15**:1562–1569.
3. Cassidy, P. M., K. Hedberg, A. Saulson, E. McNelly, and K. L. Winthrop. 2009. Nontuberculous mycobacterial disease prevalence and risk factors: a changing epidemiology. *Clin. Infect. Dis.* **49**:e124–e129.
4. Chapman, J. S. 1977. *The Atypical Mycobacteria and Human Mycobacterioses*. Plenum Publishing Co., New York, NY.
5. Falkinham, J. O., III. 2009. The biology of environmental mycobacteria. *Environ. Microbiol. Rep.* **1**:477–487.
6. Feazel, L. M., L. K. Baumgartner, K. L. Peterson, D. N. Frank, J. K. Harris, and N. R. Pace. 2009. Opportunistic pathogens enriched in showerhead biofilms. *Proc. Natl. Acad. Sci. USA* **106**:16393–16399.
7. Griffith, D. E., T. Aksamit, B. A. Brown-Elliott, A. Catanzaro, C. Daley, F. Gordin, S. M. Holland, R. Horsburgh, G. Huitt, M. F. Iademarco, M. Iseman, K. Olivier, S. Ruoss, C. F. Von Reyn, R. J. Wallace, Jr., and K. Winthrop, on behalf of the ATS Mycobacterial Diseases Subcommittee. 2007. An official ATS/IDSA statement: diagnosis, treatment, and prevention of nontuberculous mycobacterial diseases. *Am. J. Respir. Crit. Care Med.* **175**:367–416.
8. Griffith, D. E. 2010. Nontuberculous mycobacterial disease. *Curr. Opin. Infect. Dis.* **23**:185–190.
9. Hall, L., K. A. Doerr, S. L. Wohlfiel, and G. D. Roberts. 2003. Evaluation of the MicroSeq system for identification of mycobacteria by 16S ribosomal DNA sequencing and its integration into a routine clinical mycobacteriology laboratory. *J. Clin. Microbiol.* **41**:1447–1453.
10. Iseman, M. D., and T. K. Marras. 2008. The importance of nontuberculous mycobacterial disease. *Am. J. Respir. Crit. Care Med.* **178**:999–1000.
11. Khan K., K. J. Wang, and T. K. Marras. 2010. Nontuberculous mycobacterial sensitization in the United States. *Am. J. Respir. Crit. Care Med.* **176**:306–311.
12. Kim, R. D., D. E. Greenberg, M. E. Ehrmantraut, S. V. Guide, L. Ding, Y. Shea, M. R. Brown, M. Chernick, W. K. Steagall, C. G. Glasgow, J. Lin, C. Jolley, L. Sorbara, M. Raffeld, S. Hill, N. Avila, V. Sachdev, L. A. Barnhart, V. L. Anderson, R. Claypool, D. Hilligoss, M. Garofalo, S. Anaya-O'Brien, D. Darnell, R. DeCastro, H. M. Menning, S. M. Ricklefs, S. F. Porcella, K. N. Olivier, J. Moss, and S. M. Holland. 2008. Pulmonary nontuberculous mycobacterial disease: prospective study of a distinct preexisting syndrome. *Am. J. Respir. Crit. Care Med.* **178**:1066–1074.
13. Marras, T. K., and C. L. Daley. 2002. Epidemiology of human pulmonary infection with nontuberculous mycobacteria. *Clin. Chest Med.* **23**:553–567.
14. McGarvey J., and L. E. Bermudez. 2002. Pathogenesis of nontuberculous mycobacteria infections. *Clin. Infect. Dis.* **23**:569–583.
15. Romanus, V., H. O. Hollander, P. Wahlen, A. M. Olinder-Nielson, P. H. W. Magnusson, and I. Juhlin. 1995. Atypical mycobacteria in extrapulmonary disease among children. Incidence in Sweden from 1969 to 1980, related to changing BCG-vaccination coverage. *Tuber. Lung Dis.* **76**:300–310.
16. Runyon, E. H. 1959. Anonymous mycobacteria in pulmonary disease. *Med. Clin. N. Am.* **43**:273–290.
17. Sexton, P., and A. C. Harrison. 2008. Susceptibility to nontuberculous mycobacterial lung disease. *Eur. Respir. J.* **31**:1322–1333.
18. Winthrop, K. L., E. Chang, S. Yamashita, M. F. Iadomarco, and P. A. LoBue. 2009. Nontuberculous mycobacteria infections and anti-tumor necrosis factor-alpha therapy. *Emerg. Infect. Dis.* **15**:1556–1560.

Chapter 36

MAC症
Mycobacterium avium Complex Disease

- 著：Jason E. Stout, Carol D. Hamilton
- 訳：小坂 鎮太郎，鈴木 哲也

MACの生態と疫学

生態と感染

ロベルト・コッホ（Robert Koch）は，1882年に結核菌（tubercle bacillus）が結核を引き起こすことを証明した。続いて他の研究者たちは，ヒトや動物の検体と同様に，環境中にもそのほかの種類の抗酸菌が存在することを特定した。しかし，そのような非結核性抗酸菌（nontuberculous mycobacteria：NTM）の病原性が認識され，研究されるようになったのは，米国やヨーロッパで流行していた結核が収束し始めてからだった。1979年にエマニュエル・ウォーリンスキー（Emanuel Wolinsky）が，1950年以降に行われたNTMの生態と疫学に関する研究をまとめて発表した[314]。今日においてもそうであるように，Mycobacterium kansasiiとM. avium–M. intracellulare–M. scrofulaceum complexがヒトに最も影響を与える病原体だった。米国の研究によると，環境中からM. avium–M. intracellulareとそのほかのNTMが検出される頻度は，地理の影響を大きく受けることが示された。土の特徴がM. avium complex（MAC）の増殖に適しているかどうかが，地域ごとの疫学的な差を生み出しているのかもしれない。米国公衆衛生研究所（U.S. state public health laboratories）が1979年に行った調査では，フロリダ州，ノースカロライナ州，メリーランド州，コネティカット州，カンザス州，アリゾナ州で，MACの検出率が最も高かった（人口10万人あたり4.8人以上）。メキシコ湾の湾岸に位置する州の全体での検出率は人口10万人あたり3.3〜4.8人だった（図36-1，図36-2）[97]。同時に検査された結核菌の検出率は人口10万人あたり9.7人だった。

MACに分類される抗酸菌（表36-1）は，主に水[151,221,303]，ハウスダスト[139]，そして土[28,160]から検出される。塩素やクロラミン，オゾン[74,284]による化学的消毒に対して比較的耐性があるため，これらの抗酸菌は水道設備からも頻繁に検出される[75,128]。シャワーヘッドから検出される抗酸菌を分析した分子学的解析によると，塩素消毒された都市型水道設備内の濃度と比べて，シャワーヘッドから検出されるNTM，特にM. aviumの濃度は100倍に達するといわれている。塩素に耐性があることで，NTMはその微小環境中において選択有利性を獲得していると考えられており，その予想を裏づけるように，未処理の井戸水の中からは抗酸菌が検出されなかった，という報告[77]がある。また最近の研究によると，M. aviumは可塑化ポリ塩化ビニル製カテーテルチューブにバイオフィルムを形成することが示されており，他のカテーテル関連感染症と同様に，非カテーテル関連の病原体と比較してクラリスロマイシンやリファンピンに対して耐性が強い，といわれている[73]。

◎ ヒト免疫不全ウイルス（HIV）感染者 ◎

基礎研究や臨床研究の結果によると，ヒト免疫不全ウイルス（human immunodeficiency virus：HIV）患者に最も多くみられる菌種はM. aviumであり，おそらく腸管から感染していることが示唆されている[51]。病院の水道水から検出されたMACの菌株が，その病院で治療を受けたMAC症を合併した後天性免疫不全症候群（acquired immunodeficiency syndrome：AIDS）患者から検出された菌株と非常によく似ていた，という報告がある[13,63,288,302]。別の研究では，免疫抑制状態のげっ歯類の腸管にM. aviumを接種すると，ヒトにおける疾患と同じように，脾臓や骨髄に播種を認めた[23,30,216]。播種性の疾患の原因菌にM. aviumが多いことは，M. aviumがM. intracellulareに比べて胃酸に対する耐性が強く，細胞培養レベルにおいてもマウスのモデルにおいても，腸管の細胞にはるかに効率よく侵入できることにより，ある程度説明できる[190]。それに加えて，in vitroの研究で腸管の細胞やマクロファージへの侵入しやすさが示されている菌株が腸管に定着することが播種性MAC症と関係している[290]。この疾患が，病原体に曝露してから比較的早期に引き起こされると考えられている一方で，アカゲザルを用いた最近の研究では，潜伏感染の再活性化が播種性MAC症を引き起こしていると示唆されている[188]。

◎ 一般人口 ◎

HIV感染者の播種性MAC症とは対照的に，免疫正常の患者おける肺MAC症は一般的に，経気道的に感染したM. intracellulareによって引き起こされる[111,304,308]。M. intracellulareは環境中のエアロゾル（噴霧飛沫）から検出されることが多く[221,312]，いくつかの研究によって，汚染された病院の水道水と，それに続いて慢性呼吸器疾患をもつ入院患者の肺にMACが定着することに関連することが示されている[173]。それに加えて，健康な被験者よりも肺MAC症の患者から，その人たちが使用している浴室で検出されたMACが検出されやすい[205]。米国の呼吸器専門病院を紹介受診した患者が使用していた鉢植えから採取した土のエアロゾルの培養からは，M. aviumとM. intracellulareがともに検出

III 非結核性抗酸菌

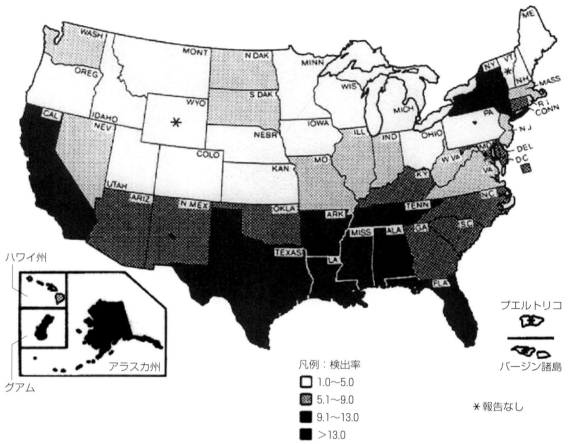

図 36-1　米国の州における結核菌（*Mycobacterium tuberculosis*）の検出率（人口10万人あたり，1980年）
ALA＝アラバマ州，ARK＝アーカンソー州，ARIZ＝アリゾナ州，CAL＝カリフォルニア州，COLO＝コロラド州，CONN＝コネチカット州，DC＝DC（ディストリクト・オブ・コロンビア），DEL＝デラウェア州，FLA＝フロリダ州，GA＝ジョージア州，IOWA＝アイオワ州，IDAHO＝アイダホ州，ILL＝イリノイ州，IND＝インディアナ州，KAN＝カンザス州，KY＝ケンタッキー州，LA＝ルイジアナ州，MASS＝マサチューセッツ州，MD＝メリーランド州，ME＝メーン州，MICH＝ミシガン州，MINN＝ミネソタ州，MO＝ミズーリ州，MISS＝ミシシッピ州，MONT＝モンタナ州，NC＝ノースカロライナ州，NDAK＝ノースダコタ州，NEBR＝ネブラスカ州，NH＝ニューハンプシャー州，NJ＝ニュージャージー州，N MEX＝ニューメキシコ州，NEV＝ネバタ州，NY＝ニューヨーク州，OHIO＝オハイオ州，OKLA＝オクラホマ州，OREG＝オレゴン州，PA＝ペンシルバニア州，RI＝ロードアイランド州，SC＝サウスカロライナ州，SDAK＝サウスダコタ州，TENN＝テネシー州，TEXAS＝テキサス州，UTAH＝ユタ州，VA＝バージニア州，VT＝バーモント州，WASH＝ワシントン州，WIS＝ウィスコンシン州，W VA＝ウエストバージニア州，WYO＝ワイオミング州

表 36-1　*Mycobacterium avium* complex に分類される抗酸菌

M. arosiense
M. avium
M. bouchedurhonense
M. chimaera（MAC-A sequevar）
M. colombiense（MAC-X sequevar）
M. intracellulare
M. marseillense
M. timonense

された。それに加えて，患者から得られた検体と土から得られた検体のパルスフィールドゲル電気泳動による解析結果が一致していることが確認された[55]。肺 MAC 症の病変が，誤嚥を生じやすい右中葉や舌区に多いこと[233,279]は，誤嚥も MAC 感染の重要な機序であることを示している。

MAC のヒト–ヒト感染は起こらないとされている。類似した分離株に感染した患者が集団発生するときは，たいていの場合は共通の水の供給源が関係している[168,177,285,302]。喫煙の前後にかかわらず，タバコから MAC が検出される[66]が，タバコの共有と関連した MAC 症の報告はない。ほとんどの MAC 症は散発性であり，何か共通の感染源があるわけではない。実際，英国北部で症例の時空間クラスタリングをみつけ出すための詳細な分析が行われたが，環境や集団との関係を見いだすことはできなかった[249]。

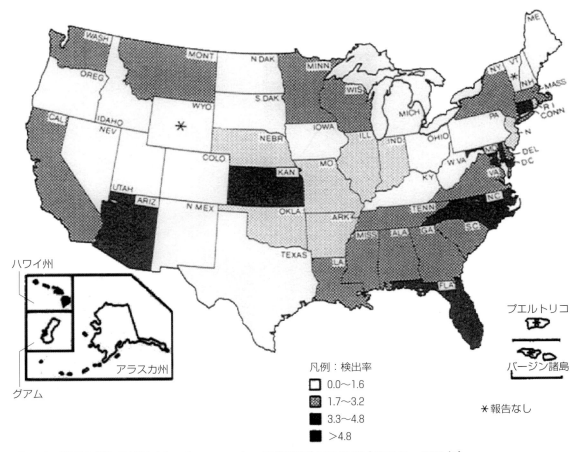

図36-2 米国の州における *M. avium* complex の検出率（人口10万人あたり，1980年）
州の略語は図36-1を参照。

感染性のあるエアロゾルの吸入により，びまん性肺疾患と肉芽腫性炎症を生じることが明らかになっており，"hot tub lung"と呼ばれている。衛生状態が悪く手入れの行き届いていない浴室を利用したり[9]，汚染された土が皮膚についているにもかかわらずシャワーを浴びずに入浴するような人が利用した浴槽を利用することが，MAC症と関連しているとされている[69,186]。浴室を共有している家族内で集団発生したMAC症もいくつか報告されている[186]。このような集団発生例では，MACはたいていの場合，浴室の水と患者の肺の両方から検出されており，分子学的に同一の菌種であることが確認されている[69,185,234]。

人は幼いときからMACに曝露しているようである。米国やヨーロッパの研究では，液性免疫と細胞性免疫を介したMAC抗原に対する免疫認識は年齢とともに増強され，6歳未満とそれ以上では大きな差が生じていることが示されている[72,171]。

疫学
◎ HIV 感染者 ◎

1984年に，米国国立衛生研究所（National Institute of Health：NIH）の研究班は，AIDSの臨床診断を受けた30人の男性の所見をまとめて報告した。そのうちの16人は，軽快しない発熱と体重減少がきっかけで検査をされた人たちだった。8人が播種性MAC症（disseminated MAC：DMAC）であり，時間をあけても菌血症が持続していた[184]。この研究をはじめとするいくつかのAIDSに関する初期の研究によって，DMACは重要なAIDS関連日和見感染症に定義された[76]。DMACはCD4値の極端な低下によって起きることが明らかになっており，数年以内の死亡率と関連が高い[36,42,134,136,143]。1987～1995年の間に6,290人のHIV感染者を前向きに観察してDMACについて調べたスイスのHIVコホート研究によると，最初のCD4値が$50/mm^3$未満である患者がDMACを2年以内に発症する確率は22%であり，CD4値が$50～99/mm^3$の患者だと11%だった[182]。さらに，そのコホート研究の後半期間（1993～1995年）に登録された患者は，前半期間（1987～1989年）に登録された患者に比べて，2年間の追跡以降のMAC症の累積発症率が，9.8%（95%信頼区間 4.4～15.2%）から29.8%（95%信頼区間 20.8～38.8%）に上昇した。DMACと診断されてからの生存期間の中央値は7.9か月であり，同じ追跡期間における生存率の改善はなかった。1980年代になってAIDSの症例が集積されるにつれて，米国疾病対策センター（Centers for Disease Control and Prevention：CDC）に報告されたDMACを発症したAIDS患者の割合は，1987年時点では4.7%だった[257]

III 非結核性抗酸菌

が，1990年の終わりまでには7.6％に上昇した[132]。

米国やヨーロッパでAIDSが流行するにつれて，DMACの疫学にも明らかな変化がみられた[191]。有効な抗レトロウイルス治療（antiretroviral therapy：ART）の組み合わせが1995～1997年の間に広く普及し，HIVに関連した全死亡率は1996年までに低下し始めた[83,142,218]。多施設研究であるHIV外来患者研究コホート（HIV Outpatient Study Cohort）のデータによると，プロテアーゼ阻害薬を含む治療法を適用されていたHIV患者の割合は，1995年半ばには2％だったが，1997年半ばには82％にまで劇的に上昇していた[218]。DMACの予防をしている患者の割合は変化がないにもかかわらず，DMACの発症率は1994～1997年の間に100人年あたり20人から100人年あたり5人未満にまで減少している。ジョージア州アトランタでは，DMACはピーク時の1995年には198例を数えたが，2000年にはわずか66例にまで減少している。ブラジルのサンパウロにおいても，1995～1996年にかけては20％を超えていたが，ARTの普及率の上昇と関連して，1998年には7％未満にまで低下している[113]。ARTを開始した患者において，死亡率におけるさまざまなAIDS関連疾患の影響を前向きに検討したヨーロッパと北米の多施設共同研究によると，31,620人の患者を中央値43か月間追跡し，DMACの調整死亡ハザード比（adjusted mortality hazard rate：aMHR）は4.1であり，死亡リスクとしては非Hodgkinリンパ腫（aMHR 17.6）と単純ヘルペス感染症（aMHR 1.1）の間の「中等度」に分類されている。

一度，DMACと診断された患者にとって，その後の生存率と最も関係するのはARTの開始である。マクロライド系薬剤を含むDMACの治療レジメンも生存率を改善させる[133,148,149]。低所得者層においては，きわめて病原性の高い結核菌がHIV/AIDS患者における唯一にして最も多い死因であり，HIV感染症の比較的早期から起こりうる。最貧にして最も多くの被害を受けているアフリカやアジアの国々においては，数少ない資源の豊富な高度専門機関を除いて抗酸菌培養を行うことができないことから，DMACが罹患率や死亡率にどれほど影響を与えているのかは明らかではない。タンザニア北部の病院に発熱を訴えて来院した723人の患者を対象としたある研究によると，抗酸菌の血行性感染はたった30人（4.1％）だった。MACと確定されたのはたった1例だったが，その患者はHIV感染が確認された[49]。

◎ 一般人口 ◎

米国海軍の新兵が *M. intracellulare*〔精製ツベルクリン蛋白（purified protein derivative：PPD）-B〕と *M. scrofulaceum*（PPD-G）から抽出した抗原に対するツベルクリン反応（ツ反）を確認され始めた1960年代になって，NTMへの環境中の曝露が知られるようになった。特に，米国南西部に集中して陽性反応がみられた[67]。それに続いて，Von Reynらは，米国の北部と南部出身の無症状の医療関係者と医学生を対象として，*M. avium* sensitinと結核菌PPD反応液を用いた二重皮膚試験を行い，この傾向を確認した。彼らはMACや他のNTMに対する曝露歴を示す *M. avium* sensitinに優位な反応が北部出身者よりも南部出身者に明らかに多い（46％ vs. 33％；$P<0.001$）ことを発見した[301]。追跡調査として，フロリダ州ウエストパームビーチで1998～2000年の間に横断研究を行い，対象者の33％が *M. avium* sensitinに対するツ反が陽性であることを示したが，水への曝露や食べ物，ペットなどとの関連は指摘できなかった[232]。

別の研究では，最も最近（1999～2000年）の米国における全国健康栄養調査（National Health and Nutrition Examination Surveys：NHANES）に基づくデータを研究し，1971～1972年のコホート研究のデータと比較している。*M. avium* sensitinに対する反応は11.2％（95％信頼区間 9.2～13.5％）から16.6％（95％信頼区間 13.2～20.6％）と50％程度上昇している。多変量解析では，20～39歳の非ヒスパニック系黒人の男性で，米国国外，特にメキシコ出身者において陽性率が最も高かった[155]。

一般人口において，NTMとMACの発症率をまとめた研究が世界中から多数報告されており，そのうちのいくつかは，結核の発症率が低下するにつれてNTMやMACは上昇している，と報告している。2004年のニュージーランドにおけるNTMの発症率は10万人あたり1.92人と推定されており，多くの検体からMACが検出された[85]。フランスでは，2001～2003年のHIV陰性患者における肺NTM感染症は10万人あたり0.7人と推定されており，そのなかではMACが最も検出されている[50]。デンマークにおけるNTM症の発症率は10万人あたり推定で1.08人とされており，この12年間でほとんど変化がない[11]。日本の研究では，1971～1984年における肺MAC症の年間の発症率は10万人あたり1.29人であるが，長期的な傾向ははっきりしなかった。米国と同様に男性が多く（64％），60歳以上が多い[298]。1989～1997年にオーストラリアのノーザンテリトリーで行われた肺MAC症に関する研究によると，年間発症率は10万人あたり2.1人であり，時間が経つごとに発症率は上昇していた[208]。患者はほとんどが男性で50歳以上だった。

NTMの発症率が本当に増加しているのか，それとも検査の性能が向上しただけなのかという疑問点は残るものの，NTMに感作された人とNTM感染症が増加傾向にあるのは間違いないと思われる。カナダのブリティシュコロンビア州で行われた調査では，MACの報告数は明らかに増加している。全体で35.4％もMACの報告数が増加しているが，1999～2000年にかけて感度の高い液体ブイヨン培地と迅速検出システムが導入された時期がほぼ一致している[126]。

途上国のMACとそのほかのNTMに関するいくつかの疫学的研究が最近発表された。ザンビアでは，180人の慢性咳のある患者のうち，MACまたはそのほかのNTMを1回以上培養で確認できたのはたった4人だけだった。その全員がHIV陽性であり，培養が陽性となってから数週間のうちに死亡した[31]。ウガンダのカラモジャという地方は，ウシ型結核（*M. bovis*）の有病率が高い家畜と密接にかかわりながら生活している人々が多い田園地帯に

ある地域であるが、そこで行われた別の研究では驚くべきことに、結核の治療を開始する患者の43の頸部リンパ節生検からMACが最も多く検出されており、続いて結核菌とM. bovisが多いことが報告された[214]。

肺MAC症患者に関する最近のケースシリーズにおける主な患者背景は、喫煙に関連した呼吸器疾患を有する高齢男性から、ほとんど呼吸器系の基礎疾患のない高齢女性へと変化してきている[52,106,228,281]。この患者背景の変化の意義や重要性ははっきりしないが、もしかすると、女性の肺MAC症が示す臨床症状の違いが認知されるようになったことがある程度影響しているのかもしれない。

MACは現在のところ、HIV非感染者におけるNTM関連肺外疾患のなかで最も多く、米国では症例の60～85％に及ぶが、1970年代まではM. scrofulaceumが大部分を占めていた[209,313]。頸部リンパ節炎は免疫正常な患者におけるMAC症で最も多い症状であり、特に幼い子どもに多い。1989年からNTM感染の報告体制が整っているスウェーデンでは、培養でMACリンパ節炎が証明された7歳未満の小児183人を対象とした研究で、10月に患者数が最も多くなり、4月に最も少なくなるという季節性が報告されており、特に、水辺の近くで生活している小児の発症率が高かったことがわかった[287]。その研究では、発症率は小児10万人あたり4.5人と報告された。注目すべきことに、以前スウェーデンから報告された研究では、1975年に全国展開のBCG (bacillus Calmette-Guérin) ワクチンプログラムが中止されてから、小児のNTMの発症率が10万人あたり0.06人から5.7人に増加していた[243]。MACは他の臓器にも感染することがあり、胸腔内のリンパ節腫脹[84]や骨髄炎、感染性関節炎、皮膚軟部組織感染症、中耳疾患などを起こすことがある（後述の「臨床症候群」を参照）。

MAC症における宿主側と病原体側の因子

ひとたびMACが宿主の体内に侵入すると、MACは無症候性の定着から、重篤で播種性の疾患まで幅広い症状を呈する可能性がある。MACによって引き起こされるあらゆる臨床症状は、特定の病原体と宿主の相互作用によって決まる。双方の因子について検討していく。

宿主側の因子

MACやそのほかのNTMは環境中の至る所にいるが、実際に発症する人はほとんどいない。そのため、MACに罹りやすいかどうかということはあまり関係ない。防御因子の第1線は間違いなく肺マクロファージであり、活性化されることで病原体を貪食し破壊する。免疫系の活性化と調整を担う複雑なネットワークにより、これらのエフェクター細胞の効果が決まる。CD4陽性ヘルパーT細胞 (CD4細胞) がMACに対してどのように宿主の抵抗力を保っているのかについては、HIVによる免疫不全症を考えると理解しやすい。播種性MAC症はほとんどの場合、CD4値が著しく低下した患者に起きる。播種性MAC症患者は、ほぼ全員がCD4値が100/mm³未満であり、多くの研究では、T細胞数の中間値は20～40/mm³といわれている[41,98,299]。播種性MAC症を発症したHIV感染者はそうでないHIV感染者に比べて、HIV-RNA量が多い[296]。この知見は部分的には、ヒトの単核球内におけるHIVとMACの互恵的な相互作用によって説明される。in vitroの研究では、MAC感染はサイトカイン誘導とは独立した核内因子κB (nuclear factor-kappa B：NF-κB) 依存性のメカニズムによって、ヒトの単核球内でHIVの複製を促進する[94]。反対に、ヒトのマクロファージに感染したHIVは、そのマクロファージ内でMACの成長を促進する[146]。

CD4値の低下は、サイトカイン量や反応性の変化まで含めた細胞性免疫、つまりTH1経路の機能不全のカスケードと関連している。マウスのモデルを用いて、播種性BCG、結核菌、MACの研究がかつて行われていたが、これらの研究では、CD4陽性細胞とCD8陽性細胞、そしてそれらに関連したサイトカインが、マクロファージや単核球内においてプロアクチベーター効果を発揮することで感染症を制御することの重要性が示されている。トール様受容体 (Toll-like receptors：TLR) の研究により、それらが宿主の内因性防御機構に重要な役割をもっており、そのうちのいくつかは抗酸菌感染症の病原体に特異的であることがわかった[96,252]。韓国の研究では、結節性/気管支拡張性NTM症のある患者群はそうでない患者群と比較して、TLR2遺伝子のイントロンII領域の中にあるグアニン-チミン (guanine-thymine：GT) リピートのマイクロサテライト多型が疾患と関係していることが示されている[318]が、一方で、TLR2 Arg753GlnとArg677Trp多型は疾患とは関係ない、とされている[250]。インターロイキン (interleukin：IL) -12[265]、インターフェロンγ (interferon gamma：IFN-γ)、そして腫瘍壊死因子 (tumor necrosis factor：TNF) -αは、マクロファージの活性化と調節において重要であり、一酸化窒素は細胞内病原体の殺菌に重要なメディエータである[25,68]。

MACに対する後天的な宿主の脆弱性に加えて、おそらくヒトにおいて遺伝的に規定された差異が関係していると思われる。類推になるが、近親交配されたマウスは抗酸菌に対して特に抵抗力がなく、これはbcgと呼ばれる遺伝子領域によるものである[568]。以前はNRAMP1と呼ばれており現在は「溶質受容体ファミリー11 (solute carrier family 11：SLC11A1)」と呼ばれている受容体と結核症との関連性が、大規模な集団において検討された。日本においても、少なくとも1つの研究班が、MAC症患者と正常被験者を比較したコホート研究でNRAMP1多型との関係性を示したが[282]、一方、その結果は研究対象となった集団に依存しているため、MACに対する感受性/耐性は複数の遺伝子間の相互作用によって規定され、他の宿主や病原体側の要因によって修飾される、と考える者が多い (図36-3)[80]。

自然実験が、抗酸菌に対する免疫遺伝的決定因子に対する我々

Ⅲ 非結核性抗酸菌

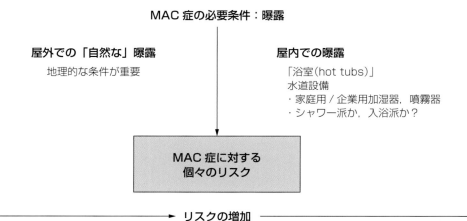

図 36-3 環境への曝露と宿主の感受性，病原体の病原性との相互作用

の理解を助けてきた．T 細胞の欠損や機能不全，NF-κB のシグナル伝達異常，IL-12 / IFN-γ 系の異常のいずれかにより，抗酸菌感染症に罹りやすくなるようなメンデル遺伝を示す免疫異常がいくつか知られている．「抗酸菌に易感染性を示すメンデル型遺伝性疾患(Mendelian susceptibility to mycobacterial disease)」には，IFN-γ の産生能力の欠損や，受容体の異常や欠損による IFN-γ に対する反応性の低下と関係するいくつかの疾患が含まれる[33,267]．参考になる知見である一方で，このようなメンデル遺伝を示す疾患は，MAC 症の症例のなかでは非常に少ない[95,138,271,280]．一方，日本からの報告では，2 種類の HLA 抗原が MAC 症患者と関係が深いことがわかっている．HLA-DR6 は，MAC 症患者の 50.8% にみられる一方で，コントロール群では 20.2% しかみられず，HLA-A33 は MAC 症患者の 28.8% にみられるのに対して，コントロール群では 12.5% である[278]．肺 MAC 症の日本人患者を対象とした別の解析では，HLA-A26 抗原が肺の破壊の進行と関係していた[166]．さらに最近，日本の別の研究では，ハプロタイプタグ-塩基多型(haplotype tag single-nucleotide polymorphism)解析を利用して，肺 MAC 症に関連する主要組織適合遺伝子複合体 class Ⅰ 鎖関連 A (major histocompatibility complex class Ⅰ chain-related A：MICA) 遺伝子の遺伝的多型を特定し，細気管支上皮や肺マクロファージ，肉芽腫性病変における MICA の発現の増加がみられることが示された[264]．

囊胞性線維症患者は，MAC が定着しやすく頻繁に体調を崩すことから，cystic fibrosis transmembrane conductance regulator (CFTR) における遺伝的多型や遺伝子変異が，囊胞性線維症の他の症状・徴候のない患者において MAC 症の発症のしやすさを決める要因になるかどうかに関心がもたれてきた．日本において，CFTR の変異である poly-T や TG リピート，M470V を対象とした研究により，イントロン 8 (intron 8：IVS8) T5 アリルと MAC 症との関係が明らかになった[185]．米国における別の研究では，重症の肺 MAC 症のため紹介された HIV 陰性の女性患者群において，サイトカインに欠損がなく，細胞分裂における T 細胞の反応が完全に正常であることがわかった．しかしながら，36.5% の患者の CFTR 遺伝子に少なくとも 1 つの変異を認めた．年齢がほぼ同じコントロール群では 15.6% だった．そのほとんどがヘテロ接合性であり，全例で汗の中の塩化物イオンの濃度は正常だった．著者らは，ある特定の複雑な遺伝的多型 ── つまり，比較的背が高く，痩せ型で，側弯症や漏斗胸，僧帽弁逸脱症を合併することが多い ── をもつ女性患者群の肺 NTM 症は，高い確率で CFTR の単一突然変異と関係している，と結論づけた．

要するに，MAC 症を抑え込む重要なエフェクター細胞は，抗酸菌を消化する肺マクロファージである[244]．一度マクロファージに捕食されると，細菌の運命 ── 破壊されるか，生き延びるか，増殖できるか ── は，TH1 経路の細胞とそれらが関係するサイトカイン，特に IL-12 / IFN-γ 系との相互作用によって規定される免疫の活性化を受ける細胞の状態によって決まる．膨大な数のそのほかのサイトカイン(たとえば，IL-18，IL-23，そして IL-29)，受容体(たとえば，ビタミン D 受容体)，そしてまだ特定されていない相互因子[82]もまた重要になる．サイトカイン産生における摂動，蛋白質の立体構造，または受容体により，細菌が複製し疾

病を惹起させる尤度は増加する。重症肺NTM症の女性患者のCFTR遺伝子にみつかった変異はとても興味深く，この患者群や囊胞性線維症の患者群におけるMAC症に対する理解を深めてくれる。MACやそのほかの抗酸菌に対する宿主の免疫に注目したいくつもの素晴らしいレビューがあるので，参照されたい[217]。

病原体側の因子

M. avium complex のなかの亜分類の違いが症状の違いと関係しているが，そのような臨床所見の違いが病原体の病原性の違いや環境的ニッチの違い，または宿主の感性の違いを反映しているのかどうかは明らかではない。MACの中の種や亜種の違いが臨床的に重要であることが明らかになりつつある。

分子学的手法により，M. avium compexに属する種の数は増加している。過去数十年にわたり，*M. avium* と *M. intracellulare* には，*M. chimaera*（MAC-A sequevarとして知られている）と *M. colombiense*（MAC-X）[197]，*M. arosiense*，*M. bouchedurhonense*，*M. marseillense*，そして *M. timonense* が加わってきた。市販されている2つのDNAプローブ（Gen-Probe製，San Diego, CA）を利用して，*M. avium* と *M. intracellulare* を明確に区別することができるが，これらのプローブはいくつかの新しいMACを誤って分類してしまう[251,294]。MACの菌株を区別する方法として，ほかに，ファージ分類（phage typing）[47]，多遺伝子座酵素電気泳動分析（multilocus enzyme electrophoresis analysis）[78,310]，IS*1245*[109]やその他[222,242]のプローブを挿入する制限酵素断片長多型分析（restriction fragment length polymorphism analysis），そして65キロダルトンのヒートショック蛋白領域（*hsp*65）[274,300]や *rpoB* 遺伝子，16Sおよび23S rRNAをコードする遺伝子の間に位置する内部転写スペーサー[89]のヌクレオチド配列解析，などがある。

このようなさまざまな手法では必ずしも矛盾のない結果を得られるわけではない。オーストラリア[78]と米国[310]で，ヒトと動物のそれぞれから検出されたMACを調べた研究では，血清型診断と多酵素電気泳動の結果は完全には一致しなかった。しかしながら，*hsp*65と，16Sおよび23S rRNAをコードする遺伝子の間に位置している内部転写スペーサーの配列解析により確認された亜分類は非常によく相関していた[274]。いくつかの発育の速い抗酸菌を分類するために，複数の遺伝子座の一致を利用した新しい手法が使われており[320]，同様の手法がMAC内での種や亜種（sequevar）を分類するために応用されるようになってきている[197]。

検出されたMACの菌株の亜型の同定は，疾患のさまざまな表現型における病原性の機序を追究するのに重要である。播種性MAC症は，ほとんど（80～95%）が *M. avium* により引き起こされるが，一方で呼吸器疾患の患者からは *M. intracellulare* が検出されることのほうが多い[15,32,58,111,230,292]。それぞれの菌株の亜型が呼吸器疾患を起こす相対的な傾向については議論が分かれるところである。呼吸器検体からMACが検出された患者に関するあるケースコントロール研究では，*M. avium* は呼吸器検体からあまり検出されないが，そこに存在しているときには疾患を起こしやすいということが示されている[272]。しかし，がん患者を対象とした別のコホート研究では，*M. avium* は血液悪性腫瘍の患者から検出されやすいものの，肺疾患を引き起こすことはまれであることが示された[116]。最近のいくつかの研究では，ある遺伝的に集合性をもった亜分類のMACが，進行性の（安定とは真逆の）疾患と関係しているかもしれないことが示された。これらの知見は，どの患者にさらに積極的な管理が必要とされるのかを決定する際に有用であると思われるが，さらなる研究が必要である[157]。播種性疾患においては，*M. avium* がかなりの部分を占めていることが明らかになっている。特に，播種性MAC症のAIDS患者から検出される *M. avium* の菌株のなかで最も多いのはMav-B（79～90%）であり，続いてMav-A（5～16%），Mav-E（0～5%）である[58,87,88,124]。これら3つの菌株は，HIVに感染していない小児のMACリンパ節炎でみられる菌株のなかで最も多いものでもあることが，2つの研究で示されている[58,87,88,124]。一方，別の研究では，検出される菌株の大部分（69%）が *M. intracellulare* に分類されることが示された[275]。

M. avium，特に，Mav-A/Mav-Bの菌株は，特定の病原性因子によってAIDS患者において播種性の疾患を引き起こしやすい。病原性があると思われる2つの因子 *mig*[225] と hemolysir[189] が，*M. avium* において確認されている。マクロファージ誘導性遺伝子である *mig* は，病原体がマクロファージ内で複製をしているときに限って発現する[225]。30キロダルトンのMig蛋白の分泌はマクロファージ内の酸性環境によって誘導される。Mig蛋白の正確な働きははっきりしていないが，*mig* 遺伝子の変異がヒトのマクロファージ内における *M. avium* の複製能力と相関しており[193]，*mig* 遺伝子が導入された *M. smegmatis* は，野生株と比較してマクロファージ内で生存しやすいことがわかっている[225]。少なくとも1つの研究において，*mig* 遺伝子は *M. avium* にに存在しているが，*M. intracellulare* には認められないことがわかっており[15]，そのことがこれらの2つの種における播種性疾患の引き起こしやすさと関係しているといわれている。

呼吸器疾患における *mig* 遺伝子の役割ははっきりしていない。呼吸器検体からMACが検出された45人のHIV陰性患者を対象とした研究では，*mig* 遺伝子の検出率は100%であり（そのうち22検体は *M. intracellulare*），*mig* 配列と呼吸器疾患の有無について相関性を認めなかった[319]。hemolysin（溶血素）はマグネシウム依存性の細胞壁関連蛋白であり，細胞内で生きていくために重要と考えられている。hemolysinの発現はAIDS患者やそのほかの免疫抑制状態の患者における播種性疾患の原因となる *M. avium* の菌株と強く関連している[189]。呼吸器疾患と関係のある *M. avium* と *M. intracellulare* の菌株は一般的にはhemolysinを発現していない。最近のデータでは，播種性疾患と呼吸器疾患の両方を有している患者から採取されたMav-AとMav-Eはhemolysinを大量に産生していることが明らかになっている。一方で，動物から検出されたMav-AとMav-Cの菌株はhemolysinが明らかに少ない[238]。

MACの病原性を決める重要な要素は，その病原体がヒトの上皮細胞に侵入する能力なのかもしれない[24]。フィブロネクチンやその他の細胞外マトリックス蛋白と接着するMAC蛋白を利用して侵入することが多い[231]。固体培地におけるコロニーの形態はMACの相対的な侵襲性と相関している。いくつかの研究では，平滑で平面的で透明なコロニーを形成するものは，ドーム型で不透明なコロニーをつくるものよりも病原性が高いといわれている[48,256,263]。コロニーの形態は抗酸菌の細胞壁に含まれる糖ペプチド脂質によって決まるといわれており，糖ペプチド脂質の違いは，*M. avium*の細胞内殺菌の分化抑制と関係していると思われる[283]。コロニーの形態をもとにして特定された病原性の低い*M. avium*の菌株は，病原性の高い菌株と比較して，感染された単核球によってIL-18の発現を誘導し，結果として，IFN-γ産生を促進し抗酸菌の増殖を抑制すると考えられている[262]。このようにしてつくられたIFN-γが多く存在する環境は，これらの病原性の低い菌株が病原性の高い菌株と比較してヒトの単核球にいともたやすく貪食されてしまうことを説明することができるかもしれない[263]。

MACの臨床症候群

HIV / AIDSにおけるMAC
◎ 呼吸器系：定着か，感染症か ◎

MACによって引き起こされる肺実質性疾患は，AIDS患者において一般的ではない[129]。しかしながら，呼吸器系または消化器系へのMACの定着が播種性MAC症を引き起こすのかどうかについて検討した前向き研究が行われた。ある研究では，CD4値が50/mm³未満の患者のうち，喀痰または便中からMACが検出された患者の67％で1年以内に播種性MAC症を発症したが，肺MAC症そのものを発症した患者はほとんどいなかった。しかしながら，播種性MAC症を発症した患者のうち，便または喀痰の培養がもともと陽性だったのはいずれか3分の1だった。HIV / AIDS患者の喀痰塗抹から抗酸菌が検出されたという報告を受けた臨床医にとって，MACではなく結核が最大の懸念である。喀痰からMACが検出されれば，それが将来的に播種性疾患を発症する懸念が生じるかもしれないが，患者やその家族，診療所，病院，そして職場においては，結核のほうが差し迫った脅威となる。ART[訳注]が使用可能な状況においては，ARTを開始することで播種性MAC症を予防するという恩恵を受けることができるために，喀痰や便中のMACを確認することに関する費用対効果は小さくなる。もし，多剤耐性のHIVやCD4値の回復が遅れている場合などによってARTの効果が乏しい場合，MACの予防は依然として重要な介入の1つであり，費用対効果は高い[131]。

訳注　原著ではHAARTだが，現在はARTという名前で呼ばれているので，以後，ARTと略す。

◎ 播種性MAC症 ◎

まずはじめに，AIDS患者においてMACが何らかの症状や死亡の原因となるのかどうかについては混乱が残っている。MACはAIDSの終末期を迎えた患者を調べれば，そのリンパ節や骨髄，喀痰，そしてそのほかの臓器から簡単に検出される[100]。しかしながら，同時にサイトメガロウイルス(cytomegalovirus)のような病原体を認めることが多く，典型的な肉芽腫性炎症反応がみられないことから，その症候学的，臨床的な意義は明らかではない。より新しいブイヨン培地の手法を用いて血液中の病原体を調べた研究からは，たいていの患者でほぼ一律に抗酸菌血症が生じており，その感染症の圧倒的な病勢を反映していると考えられた[184]。

播種性MAC症は，「消耗性症候群(wasting syndrome)」として知られる終末期にみられる臨床経過を引き起こす代表的な原因の1つであることがわかってきた。進行したAIDS患者にみられる免疫機構の全般的な機能低下によりもたらされる播種性MAC症のもつ影響の大きさを明らかにするための試みとして，呼吸器検体および無菌の検体から抗酸菌が培養で確認され，ニューモシスチス肺炎の既往をもつ患者を対象としたケースコントロール研究が行われた。(播種性MAC症の)症例とコントロール群の生存例において，ニューモシスチス肺炎を発症するまでの生存期間を観察したところ，生存期間の中央値は播種性MAC症患者(107日，95％信頼区間55～179日)では，MAC陰性患者(275日，95％信頼区間230～319日，$P<0.01$)と比較して短くなっていた[143]。他の研究においても，この知見は確認されており，予後不良因子としてARTが導入されていないことや貧血の程度，抗結核薬治療が導入されていないことなどが関係していることが明らかになった[136]。ART以前の時代における播種性MAC症の治療がAIDS患者の生存率に与える影響について調べた前向き観察研究において，播種性MAC症を発症したAIDS患者の死亡率が高いことが早い段階で確認されていたが，抗酸菌の治療を受けた患者では，生存率が向上していた(中間値で263日 vs. 139日，$P<0.001$)[42]。不幸にも，播種性MAC症を発症した患者の23％が，診断から29日以内に死亡しており，ほとんどの患者は播種性MAC症の治療を開始する機会がないままであった。

臨床的には，AIDSをもっている播種性MAC症の患者は，高熱や激しい寝汗，体重減少，食欲不振，衰弱，そしてけいれん性の腹痛を伴うことの多い下痢が持続する[136]。検査所見の異常は古典的には，好中球減少や血小板減少と不釣合いなほど著明な貧血や，トランスアミラーゼ，アルカリホスファターゼの上昇といった，播種性疾患の特徴を反映したものである。診断技術の向上か，または併用されるARTのおかげで，HIV / AIDSが広く流行していた当初に診断された患者と比べると，播種性MAC症と診断された最近の患者では，このような検査結果の異常はみられなくなってきている。1例を挙げると，1991～1997年において，播種性MAC症を発症した患者に貧血やアルカリホスファターゼの上昇を認めることは明らかに少なくなっている[133]。画像所見では，

胸部または腹部コンピュータ断層撮影（computed tomography：CT）において，びまん性リンパ節腫脹を認めることが多い。骨髄生検では，形成が不良であるかもしれないが肉芽腫を認めることがあり，そのようなときに骨髄の抗酸菌染色を行うと，見逃されていた抗酸菌の増殖を認め，培養検査で容易に確定できる。血液培養は最も簡単な診断方法で，菌血症が高度であることを反映しており，1回の血液培養による感度は90％とされている[102]。MAC菌血症が確認された44人の患者の剖検結果をまとめたケースシリーズによると，31例（70％）で，他の臓器にも組織学的にMACの所見を認めており，統計的な有意差をもって肝酵素の上昇と関連が認められた[293]。死亡した時点で播種性MAC症の状態であった患者からは，剖検において体のどの部位からもこの病原体が培養されうる[123]。

重篤な貧血はHIV／AIDS患者で播種性MAC症を発症している患者に頻繁に合併するが，一方で，他の血球系は比較的保たれている。骨髄の細胞密度や所見は，エリスロポエチン値と同様に，AIDS患者における播種性MAC症の有無を区別できない。しかしながら，骨髄の単核細胞は赤血球前駆細胞のコロニーをほとんどつくることができず，播種性MAC症の患者から採取した血清は，播種性MAC症のないAIDS患者の血清と比較して，赤芽球前駆細胞が明らかに抑制されている[93]。AIDS患者において播種性MAC症を予測するモデルの研究によると，CD4値が50/mm^{3}未満の患者において，以下の3つの独立した予測因子が多変量解析で明らかになった：(1)先行する3か月のうちで30日を超える発熱，(2)ヘマトクリット30％未満，そして(3)血清アルブミン値が3.0 g/dL未満[41]。

一般人口におけるMAC
◎ 呼吸器系：定着か，感染症か ◎

HIV／AIDSのない人たちにおいて，MAC感染が最も起こりやすい部位は呼吸器系である。肺MAC感染が示す臨床症状は幅広く，無症候性の定着から，進行性かつ症状のある疾患までさまざまである（表36-2）。この50年のうちに，このような症状の幅広さに関する理解がさらに深まってきている。Ernest Runyonらは1940年代と1950年代に発表した重要な研究において，無症候性の定着と，結核と同じような臨床症状を呈する慢性肺疾患の両方について詳細に記述している[248]。この慢性呼吸器疾患は，現在は「古典的」肺MAC症と呼ばれることも多いが，もともとは珪肺症や肺炎などの呼吸器疾患をもっていたり肺結核の既往がある50歳を超えた白人男性にみられた（図36-4）。臨床症状は初期には潜在的なことが多い。慢性咳や喀血，体重減少，微熱，などである[14,159,179]。進行は一般的に遅く，利用可能な抗結核薬にあまり反応しないことが多い[14,79,179,245,297]。補助的な外科的切除を必要とすることも多かった。これらの患者はほとんどがツ反陽性であるが，PPD-B抗原（"Battey bacillus"，すなわち，*M. intracellulare*から抽出されたもの）を用いた検査を同時に実施すると，PPD-Sツベルクリン反応液を用いた反応よりも陽性の程度は一般的に大きい[79,179]。身体所見においては特徴的な所見は報告されていない。ほとんどの症例では，胸部X線写真で空洞性病変を認める。石灰化や胸水を時に認めることもある[159,179,248]。効果的ではない治療をされていても一般的に経過は遅く，多くの患者は合併した別の疾患によって死亡することが多い。10年間に及ぶ長期的な経過観察をされた100人の患者の経過を1968～1972年の間にまとめた報告によると，26人は改善を認め，55人は臨床的に安定しており，19人は症状や画像所見が進行していた。100人中29人が観察期間中に死亡したが，そのうち肺MAC症が直接

表36-2　MACにより引き起こされる呼吸器疾患

病型	宿主の特徴	背景因子	画像的特徴
空洞形成	肺の基礎疾患がある 特に慢性閉塞性肺疾患	50歳以上の男性	空洞性病変，上葉に多い 線維結節性浸潤影
結節／気管支拡張	肺の基礎疾患なし 胸郭変形と関連している 可能性あり	高齢女性	気管支拡張と関連する多発結節 右中葉／舌区に多い
小児	健康な子ども	5歳以下， 性差・人種差なし	胸郭内リンパ節腫脹，局所的無気肺
肺／播種性	HIV感染後期，骨髄移植，その他の免疫不全症（重症複合型免疫不全症，IL-12欠損症，IFN-γ欠損症）	年齢／性差／人種差なし	多発結節，びまん性間質性陰影，播種性MACでは空洞形成
hot tub lung	免疫正常者	年齢／性差／人種差なし	両側性間質性陰影， CTで肺胞性陰影やスリガラス様陰影を伴うこともある

III 非結核性抗酸菌

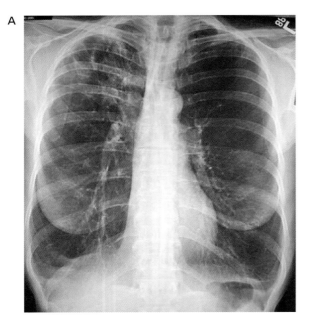

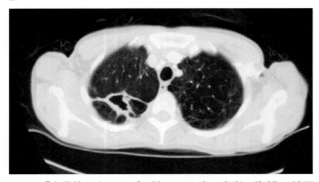

図 36-4 「古典的な」タイプの肺 MAC 症の患者の胸部 X 線写真 (A) と CT 画像 (B) 胸部 X 線では上肺野に線維結節性陰影を認めており，CT では空洞形成が明らかである。

の死因となったと思われる患者はたった 4 人だけだった[245,246]。最初の症状が呼吸困難であることと，別の呼吸器疾患を合併していることが，肺 MAC 症の患者の死亡率上昇と関連していた[70]。

1970 年代後半から 1980 年代にかけて，肺 MAC 症の臨床症状の幅広さに関する理解が急激に深まった。孤発性の肉芽腫性肺結節の患者 20 人についてまとめたケースシリーズでは，12 人 (60%) の患者において，切除された結節から MAC が検出され，結核菌が検出されたのはたった 1 例だけだった[101]。ほとんどの患者が無症状だった。非結核性抗酸菌は同じ時期 (1969～1980 年) に同じ医療機関で開放肺生検を行われた 40 人の患者から発育が認められた。24 人から MAC が検出され，そのうちの 16 人の検体は孤発性の肺結節だった。この 16 人のうち 13 人はほかに合併症がなく，何らかの呼吸器疾患を有している患者は 16 人中 1 人だけだった[187]。さらに，最近の韓国 (結核の中蔓延国) で，抗酸菌による孤発性肺結節のある患者 41 人についてまとめた報告によると，41 人中 15 人 (37%) から MAC が培養で検出された[115]。

1989 年に Prince ら[228]が，特に基礎疾患のない 21 人の肺 MAC 症患者について詳細に報告している。それまでの先行のケースシリーズと異なり，これらの患者には女性が圧倒的に多かった (86%)。診断に至るまで長期間 (平均 25.6 週間) にわたり，慢性的な咳を認めていたが，ほとんどの患者では他に特に症状はなかった。画像所見もそれまでの研究とは異なり，ほとんどの患者で複数の肺結節を認めており，空洞性病変を認めたのはたった 24% だけだった (図 36-5)。ほとんどの症例で進行は非常に遅く，画像所見の進行を認めるようになるまで 2～3 年が経過していることも多かった。21 人中 4 人は肺 MAC 症が直接的な死因となった。

それに続く報告によって，高齢の主に白人女性が肺 MAC 症の大多数を占めることが確認された[137,234]。これらの女性患者は，特に呼吸器疾患を合併しておらず，非喫煙者であることが多かった[137,228,276,311]。2 つの小規模な研究において，これらの患者は結核患者や同じような一般集団と比較して，比較的長身痩せ型であり，側弯症や漏斗胸，僧帽弁逸脱症を有することが多いことがわかった[141,158]。これらの患者のうちの一部では，右肺中葉や舌区に気管支拡張と関連するような孤発性病変を認めることが多かった (図 36-6)。この病像は，オスカー ワイルド (Oscar Wilde) 作の『ウインダミア卿夫人の扇子 (Lady Windermere's Fan)』に出てくるウィンダミア卿夫人の気難しい性格にちなんで，Lady Windermere 症候群と呼ばれている[233]。患者が咳を我慢しよう

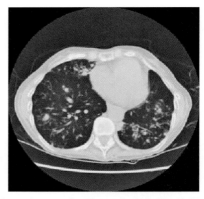

図 36-5 「新しい」タイプの肺 MAC 症患者の胸部 CT 画像 両側の肺野に多発結節影を認めている。

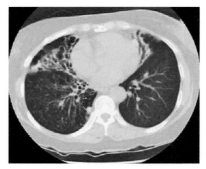

図 36-6 "Lady Windermere" 型の肺 MAC 症 右中葉と舌区に気管支拡張が目立っている。

として，結果的に誤嚥をしてしまうことで，右中葉および(または)舌区に病変が出現すると考えられている。咳を我慢することとこの症候群におけるこのような逸話があるにもかかわらず[60]，このような患者における肺MAC症の病因ははっきりとしていない。

MACが呼吸器に関連した疾患であるということが臨床医に周知されるようになるにつれて，独特の症状を呈する患者の報告も増加した。囊胞性線維症を合併した患者もそのようなうちの1つである。このような患者はほとんど気管支拡張症を有しており，胸部CTでおそらく粘液栓によると思われる結節性病変を認めることも多い。囊胞性線維症そのものの著明な呼吸器症状と感染の合併により，臨床所見のどの部分がMAC感染によるものなのかを特定することは非常に難しい。最近のデータでは，これらの患者の肺にはかなりの割合でMACが少なくとも定着はしていることが示されている。囊胞性線維症患者を対象としたある大規模な多施設横断研究では，13％の患者の肺に非結核性抗酸菌が少なくとも1種類は定着しており，そのうちの72％がMACだった[213]。興味深いことに，この研究において，高齢であること，呼吸機能検査において1秒量が高いこと，黄色ブドウ球菌(Staphylococcus aureus)の定着率が高いこと，緑膿菌(Pseudomonas aeruginosa)の定着率が低いこと，そして最終的な予後が良好なこと，がMACの定着と関係していた。ネステッドコホート研究において，喀痰中の非結核性抗酸菌培養が陽性(主にMAC)の囊胞性線維症患者は，培養陰性の囊胞性線維症患者と比較して，1秒量が同程度に低下していることがわかった。しかしながら，米国胸部学会(American Thoracic Society：ATS)の非結核性抗酸菌肺感染症の診断基準(クライテリア)を満たす囊胞性線維症患者は経過とともに高分解能胸部CT(high-resolution CT：HRCT)所見が明らかに進行しやすいため，非結核性抗酸菌肺感染症の進行と一致してしまう[212]。フランスとイスラエルの研究では，囊胞性線維症患者のそれぞれ6.6％と22.6％において，少なくとも一度は呼吸器検体の培養で非結核性抗酸菌が検出されているが，これらの研究では，MACはM. abscessusグループの病原体と比較して明らかに少ないことがわかっている[178,247]。興味深いことに，成人発症の囊胞性線維症の臨床症状として，生来健康な54歳男性に，再発性肺非結核性抗酸菌感染症が生じた症例が最近報告されている[39]。MACや他の非結核性抗酸菌症が囊胞性線維症患者の呼吸機能の低下や症状の出現にどのような役割を果たしているのかに関して，この分野のさらなる研究が必要である。

最近まで，MACが免疫不全のない健康な小児の呼吸器疾患の重要な原因の1つであることは報告されていなかった。しかしながら，縦隔のリンパ節腫脹および(または)部分的な肺虚脱を生じるような気管支内病変を伴う亜急性の呼吸器症状を呈する症候群の症例報告が増加している。このような小児の免疫学的評価を行うと，免疫不全や囊胞性線維症の遺伝子変異はみられなかった[84]。非結核性抗酸菌感染症を合併した小児を対象に2年間前向きの調査研究を行ったオランダからの報告では，2％に縦隔リンパ節腫脹を認め，3％に肺の異常を認めた[121]。最近の文献をまとめたレビューでは，1930～2003年までの間に，特に合併症のない健康な小児に，非結核性抗酸菌症による胸腔内疾患を生じた症例が43例確認された[206]。このうち，29人の患者がMACに感染していた。興味深いことに，半分以上の症例は1990年以降に報告されたものであり，小児の肺MAC症の有病率が上昇したか，または臨床症状が広く知れ渡ったことを示唆している。胸腔内MAC症の小児のほとんどが5歳未満であるが，14歳までの小児に感染が確認された。胸腔内MAC症の小児は一般的に，咳，喘鳴(気管支閉塞によるもの)，時に呼吸不全の症状を呈する。およそ半数の小児に，発熱，寝汗，食欲不振，体重減少などの症状を認めた。画像所見では，肺門部リンパ節腫脹，エア・トラッピング，限局的浸潤影を認めることが多い。気管支鏡や外科的生検が診断に必要となることも多いが，いくつかの症例では胃液も有用であった。

最後に，1990年代後半から，全く違う病像を呈する肺MAC症がみられるようになった[69,145]。この疾患は，"hot tub lung"と呼ばれており，病原体の感染と過敏性反応の間のグレーゾーンに位置している。hot tub lungの患者はたいていの場合，免疫に問題はなく，屋内の浴室に繰り返し曝露されている。過敏性肺臓炎を繰り返している患者において，hot tub lungは原因として2番目に多く，原因が特定できた患者の21％を占めている[117]。このような患者では，喀痰の少ない咳と発熱，悪寒を伴って進行する呼吸困難を呈することが多い[69,156,186]。胸部画像所見では，びまん性のスリガラス様陰影を認め，複数の小結節影も同時に認める。肺生検では，肉芽腫性炎症所見を認めるが，抗酸菌はいるときと，いないときがある。喀痰または肺生検では，たいていの場合，MACが陽性である。少数の症例ではあるが，M. fortuitumのような他の非結核性抗酸菌が原因となっていることもある[156,186]。家族や近親者におけるhot tub lungのアウトブレイクも報告されており[69,186]，1つの症例を診断したときは，同じ浴槽に曝露される可能性のある他の人たちもすみやかに診察をする必要がある。hot tub lungが実際に感染症なのか，過敏性肺臓炎なのか，または両方なのかについては，活発に議論されているところである[9]が，多くの患者はその浴槽の使用をやめれば，抗結核薬治療を必要とすることなく自然に改善する[118]。

◎ 肺外疾患 ◎

呼吸器疾患に加えて，MACはそのほかの臓器にも症状のある疾患を引き起こすことが報告されている。リンパ節が肺外疾患を起こす部位としては最も多い。MACリンパ節炎は主に，健康で正常な免疫機能をもつ小児に発症する。ヨーロッパ，オーストラリア，ニュージーランドからの報告によると，15歳未満の小児における非結核性抗酸菌によるリンパ節炎の発症率はほぼ同じ(10万人あたり0.42～0.88例)であり，MACが明らかに最も多い原因菌である[26,85,121]。結核の発症率が高い途上国でも，MACは幼い小児のリンパ節炎の見逃されやすい原因となっている[10,214]。一般的に，MACリンパ節炎は前頸部リンパ節に発症し，片側性で，1～4歳の小児に多く，他の季節に比べて冬に多い傾向があ

る[26,219,255,287,313]。感染した小児のほとんどがツ反陽性となるが，そのことは結核との鑑別を困難にしている[121,229,313]。しかしながら，少なくともある1つの研究では，MACとの交差反応のないインターフェロンγ遊離試験が非結核性抗酸菌性リンパ節炎との鑑別に有用かもしれない，と報告されている[59]。この研究と他のケースシリーズ[81,219,229]における小児の大多数は，全身症状のない腫大する頸部腫瘤を訴えて受診しており，体の他の部位には，MAC感染の所見は認めなかった。治療を行わなくても，リンパ節は自然に縮小することも多いが，時折，皮膚が化膿し潰瘍化して，慢性瘻孔や瘢痕を生じることがある[255,277,313,314]。

リンパ節以外の局所的な肺外MAC症は比較的まれだが，報告は増加している。このような非典型的な症状のなかでは，筋骨格系と皮膚感染症が最も多く報告されている。特に，MACは手や腕の慢性的な腱鞘滑膜炎を起こしうる。そのような患者は一般的に，侵されている手や足のこわばりや腫脹，疼痛を訴えることが多い。四肢の外傷歴を認めることがあるが，感染源は明らかではないことが多い。全身症状は一般的ではなく，検査所見は異常がないことが多い。診断の遅れや，複数回に及ぶ経験的な副腎皮質ステロイド注射が行われることも多く，感染の悪化も起こりうる。病理学的に肉芽腫性炎症を呈することが多いが，抗酸菌は直接認めないことがあり，滑膜生検による抗酸菌培養が診断に必須である[12,125,176,215]。腱鞘滑膜炎に加えて，MACは感染性関節炎[27,110,198]や骨髄炎[192]を起こすことがある。これらはきわめてまれであり，たいていの場合は免疫不全状態の宿主や，その部分に外傷の既往がある人に起きる[37]。滑液包炎は，特に肘窩の滑液包で何例か報告されている。これらの患者は免疫不全がないことが多く，全身症状もなく，腫脹した滑液包には痛みがないかごく軽度である[92]。過去の外傷はあるときもあればないときもあるが，もしあったとしても，ごく軽微なものであることが多い。MACは免疫不全のある患者とない患者の両方に，全身性播種の所見なく一次的に皮膚疾患を起こすことがある。臨床症状は丘疹ないし結節性の病変を体幹部や大腿部に認め[165]，そのほかに，膿疱を伴う紅斑を腹部や脚，臀部に認めたり[254]，Sweet症候群を呈したり[286]，尋常性凍瘡に似た局面を顔面に生じたりする[167]。皮膚MAC症のアウトブレイクは免疫不全のない3家族で報告があり，循環式の加熱し続けたままの浴槽への曝露を認めた[273]。皮膚MAC症は慢性かつ非常に進行の遅い疾患であり，診断に至るまでに4か月から10年，かかることもある。生検では通常，肉芽腫性炎症反応を呈しているが，抗酸菌はたいていの場合観察されず，診断には培養が必要となる。

診断

微生物学的診断

肺MAC症の診断は，徴候・症状が非特異的でわずかであることが多いため難しい。そのため，正確な診断には，臨床的，画像的，微生物学的所見を総合的に判断する必要がある。ATSは2007年に，肺MAC症の新しい診断基準を作成した（表36-3）[102]。この診断基準では，微生物学的または画像的に示されている肺実質の障害に関連した症状を時系列に沿って確認することの重要性を強調している。残念なことに，この診断基準は専門家の意見に基づくものであり，多くの専門家はこの基準の妥当性と長期的な成績について臨床研究で検証する必要があると考えている。

画像的診断

肺MAC症のうち，特に結節や気管支拡張を伴うものの，診断と管理には，HRCT検査が必須である。胸部CT検査で，気管支拡張像に伴って気管支末梢に小結節が散在している26人の患者を調べたある研究では，13人（50％）が最終的に肺MAC症と診断された[279]。さらに，8人については，胸部単純X線検査では認められない空洞性病変が胸部CT検査で明らかになった。注目すべきことに，そのうちのたった6人しかMACが喀痰培養で検出されなかった。これは気管支鏡および（または）開胸肺生検がその他の患者の診断に必要であったことを意味している。また，胸部CTでの空洞性病変と喀痰培養の陽性所見は関連している。これは，空洞性病変のない患者では，肺MAC症の微生物学的診断にさらに侵襲的な検査が必要となる可能性を示している[46]。ランダムに選ばれた，胸部CTで気管支拡張像を認める100人の患者を対象とした別の研究では，気管支拡張像と末梢性の肺実質結節影をともに認める場合，肺MAC症診断における感度は80％，特異度は87％と報告されている[276]。近年，この2つの所見の組み合わせが，肺MAC症において最も典型的な画像所見といわれている。

表36-3 2007年の米国胸部学会（ATS）の非結核性抗酸菌呼吸器疾患診断基準（文献102より抜粋）

臨床的基準（両方を満たす）

呼吸器症状，胸部X線写真で結節性もしくは空洞性病変，または高分解能CT（HRCT）で多数の小結節を伴う気管支拡張症を認める

かつ

そのほかの疾患を適切に除外できる

微生物学的基準

・別々に採取された喀痰の検体で，少なくとも2回培養陽性（診断がつかなければ，抗酸菌塗抹／培養を繰り返すことを検討），または

・気管支洗浄液で少なくとも1回培養陽性，または

・経気管支生検またはそのほかの肺生検の検体で，組織病理学的に抗酸菌感染の所見（肉芽腫性炎症または抗酸菌）があり，かつ非結核性抗酸菌培養陽性，または，生検の検体で，微生物学的，組織学的に抗酸菌感染の所見（肉芽腫性炎症または抗酸菌）があり，かつ1つ以上の喀痰検体または気管支洗浄液で非結核性抗酸菌培養陽性

・生検検体で，微生物学的，組織病理学的に抗酸菌の所見〔肉芽腫性炎症および（または）抗酸菌〕があり，かつ1つ以上の喀痰検体または気管支洗浄液で少数であっても非結核性抗酸菌が陽性

たとえば，1990年代初期に発表された2つのケースシリーズによると，空洞性病変は0〜28％の患者にしか認めなかったが，気管支拡張像と末梢性の肺実質結節像は70〜94％の患者に認める，と報告されている[119,227]。MACに侵された肺は18F-フルオロデオキシグルコース（fluorodeoxyglucose：FDG）の取り込みが亢進するため，ポジトロン断層撮影法（positron emission tomography：PET）を用いても肺MAC症と肺がんを区別することはできない。興味深いことに，少なくともある研究班は，肺MAC症の治療評価にPETを利用できる可能性を報告している[56]。

肺MAC症をはっきりと診断することは難しい。特に，比較的高齢だったり，体力が落ちたりしている患者ほど，この疾患に罹りやすいことから，より侵襲性の少ない診断方法が求められている。今後は細胞性ないしは液性免疫応答を利用した免疫学的診断方法が出てくるかもしれない。日本では，MACに特異的なグリコペプチド抗原に対する抗体反応を利用した酵素免疫測定法（enzyme-linked immunosorbent assay：ELISA）の研究が進んでいる。健常人とMAC患者を含む被験者に対する研究では，肺MAC症の診断における感度は92％，特異度は97％だった。さらに，その抗体は喀痰培養が陽性から陰性になったMAC患者で明らかに減少することが示された[162]。ほかにも，やはり日本の研究によると，MACの2つの脂質抗原であるトレハロースモノミコラート（trehalose monomycolate）と無極性のグリコペプチド脂質（apolar-glycopeptidolipid：GLP）に対する血清学的反応を使って，肺結核と肺MAC症を，感度89.2％，特異度94〜97％（最適化カットオフ値の場合）で鑑別することができたことが報告されている[204]。MACのGLPコア抗原に対する免疫グロブリンA抗体のELISAによるその後の研究では，肺疾患のない患者の呼吸器検体からMACが検出された場合も含めて，肺MAC症とその他の呼吸器疾患を感度84.3％，特異度100％（最適化カットオフ値の場合）で鑑別することができた，と報告している。さらに，抗体価と画像所見に相関性が認められた[161]。この執筆時点では，これらの測定法は研究目的でしか使用することができないが，さらなる検証が進めば，臨床の現場で実用化されるかもしれない。

MAC症の治療

基本的原則

MACは多くの抗菌薬に耐性があるため，治療は複雑になる。特に体力が低下した患者は，複数の薬剤を同時に内服しているので，長期間に及ぶ治療が必要となる。MACの治療において臨床的に有効であるか，または有効である可能性がある薬剤を表36-4に挙げた。一般的には，クラリスロマイシンやアジスロマイシンといった広域マクロライド系抗菌薬と他の薬剤を1剤以上併用することが，薬剤耐性MACのリスクを減らすために推奨される。抗菌薬に関連する副作用や長期使用に伴う毒性を評価することが必要になる。MAC症の治療に使用される薬剤の多くは，同じく治療によく使用される他の薬剤と重要な相互作用をもつことが多い。代表的なものを表36-5に示す。

薬剤感受性検査

MAC症の治療において，薬剤感受性検査の結果を参考にするかどうかは議論の余地がある。in vitroでの薬剤感受性と臨床的な効果の相関性が示されている抗菌薬はマクロライド系抗菌薬のみである[34,281]。さらに，少なくともマウスの研究では，クラリスロマイシン耐性MACをクラリスロマイシンで治療しても菌血症が改善している[22]。MAC症に対するマクロライド系抗菌薬以外の抗菌薬感受性と臨床的な治療結果の相関性についての研究結果はさまざまである[135,266]。臨床研究所規格委員会（National Committee for Clinical Laboratory Standards：NCCLS）は，MAC症における抗菌薬の薬剤感受性検査をマクロライド系抗菌薬使用時と以下の条件に該当するときのみ実施することを推奨している[269]：

1. 以前にマクロライド系抗菌薬による治療を受けている患者
2. マクロライド系抗菌薬による予防的治療を行ったにもかかわらず，MAC菌血症になった患者
3. マクロライド系抗菌薬治療を行ったがMAC症が再発した患者
4. MACが初めて培養から検出され，ベースラインの薬剤感受性をみる目的で使用

MAC分離株の薬剤感受性検査は経験豊富な検査室で行うべきであり，経験の少ない検査室では検査の再現性が低い[316]。

HIV / AIDS患者における治療
◎ 播種性MAC症の治療 ◎

進行したHIV患者における播種性MAC症の治療において最も重要なことは，背景にあるHIV疾患のコントロールを行うことである。ある研究において，ARTが行われる以前の時代では，マクロライド系抗菌薬を中心とした治療を受けた患者の生存期間の中央値は8.6か月であった[259]。別の研究によると，ART併用率の低い播種性MAC症の死亡率は非常に高いとされているが[45,64]，ARTの導入により播種性MAC症の診断後の生存率は明らかに改善した[149]。この生存率の改善は，ARTの内容（レジメン）に関係なく起こっている[133]。

播種性MAC症の初期治療には，少なくともマクロライド系抗菌薬（クラリスロマイシンかアジスロマイシン）を1剤に，エタンブトールを加えて行うべきである（表36-6）。マクロライド系抗菌薬を中心とした治療が，播種性MAC症診断後の生存率の改善と大きく関連している[259]。クラリスロマイシン単剤での治療はクラリスロマイシン耐性菌の出現と関連しており[34]，エタンブトールを1日15 mg/kgの量で併用することによって，再発と耐性菌の出現を大きく減らすことができる[62]。クラリスロマイシンの用法・投与量は500 mg 1日2回（か1,000 mgの徐放性製剤を1日1回）が望ましい。それより量が多いと死亡率が上昇するとさ

Ⅲ 非結核性抗酸菌

表36-4 MAC感染症の治療に有効な抗菌薬[a]

薬剤名	主な副作用
おそらく有効	
マクロライド系	
アジスロマイシン	下痢，悪心，腹痛，皮疹，肝酵素上昇，耳鳴，聴力低下
クラリスロマイシン	下痢，悪心，味覚異常，消化不良，腹痛，頭痛，皮疹，聴力低下，肝酵素上昇，QT延長
エタンブトール	視力低下（視神経炎），皮疹
リファマイシン系	
リファブチン	腹痛，悪心，皮疹，味覚異常，関節痛，ぶどう膜炎，白血球減少，血小板減少，「感冒様症候群」，肝酵素上昇，体液の橙色化
リファンピシン	腹痛，悪心，皮疹，肝酵素上昇，高ビリルビン血症，「感冒様症候群」，白血球減少，血小板減少，間質性腎炎，体液の橙色化
アミノグリコシド系	
アミカシン	両薬剤ともに：内耳毒性（特にストレプトマイシン），蝸牛毒性（聴力低下），腎毒性（アミカシンよりストレプト
ストレプトマイシン	マイシンのほうが少ない），皮疹，発熱，筋力低下（神経筋ブロック）
フルオロキノロン系	
シプロフロキサシン	悪心，嘔吐，腹痛，皮疹，肝酵素異常，中枢神経系作用（せん妄，めまい，不眠），腱炎／腱断裂，QT延長
ガチフロキサシン	
レボフロキサシン	
モキシフロキサシン	
有効である可能性がある	
クロファジミン	腹痛，下痢，悪心，嘔吐，皮膚変色，皮疹，皮膚乾燥，結膜および角膜色素沈着，眼球刺激感
インターフェロンγ	発熱，筋肉痛，肝酵素上昇，好中球減少，血小板減少，せん妄，歩行異常
リネゾリド	下痢，悪心，頭痛，骨髄抑制，乳酸アシドーシス，視神経炎，末梢神経障害
メフロキン	めまい，筋肉痛，悪心，嘔吐，頭痛，皮疹，脱毛，睡眠障害，精神疾患，心伝導障害，肝酵素上昇
telithromycin	下痢，悪心，めまい，視力障害，QT延長，肝酵素上昇，重症筋無力症増悪

[a] データは，文献29, 86, 108, 147と，Biaxin®（www.accessdata.fda.gov/drugsatfda_docs/label/2009/050662s042,050698s024,050775s0131b1.pdf），Ketek®（www.accessdata.fda.gov/drugsatfda_docs/label/2007/021144s012lbl.pdf），Myambutol®（www.fda.gov/medwatch/SAFETY/2004/mar_PI/Myambutol_PI.pdf），Mycobutin®（www.pfizer.com/dowload/uspi_mycobutin.pdf），リファンピシン（www.fda.gov/cder/foi/label/2000/50662S291b1.pdf），Zithromax®（www.fda.gov/cder/foi/label/2000/50662S291b1.pdf）の添付文書より。

ている[45]。アジスロマイシンの用法・投与量は1日600 mg[64]だが，クラリスロマイシンに比べて血中のMACに対する殺菌力は低いといわれている[309]。どちらのマクロライド系抗菌薬を使用するかは，忍容性と薬物相互作用によって決まるだろう。

多くの臨床医は，播種性MAC症に対してマクロライド系抗菌薬とエタンブトールに3剤目の薬剤を加える。そのなかで最もよく使用されるのがリファブチンである。あるランダム化プラセボ比較試験の結果では，リファブチン（300 mg連日）をクラリスロマイシン500 mg 1日2回とエタンブトール1,200 mg 1日1回のレジメンに加えたところ，微生物学的反応や生存率に差を認めなかった[99]。しかし，近年行われた3群間のランダム化比較試験において，クラリスロマイシン，エタンブトール，リファブチンの3剤併用の治療群は，クラリスロマイシンとエタンブトールの治療群，クラリスロマイシンとリファブチンの治療群に対して良好な生存率を示した，と報告された[17]。しかしながら，微生物学的および臨床的治療反応はいずれの群も統計学的な有意差を認めなかった。リファブチンと他の薬剤との薬物相互作用には特に配慮する必要がある（表36-5）。特に，クラリスロマイシンと高用量リファブチン（1日600 mg）の併用は，リファブチンによるぶどう膜炎の発症と関連性が高いといわれている[259]。リファブチンを1日300 mgまで減量することで，ぶどう膜炎の発症率は大きく減少するといわれている[99,258]。フルオロキノロンも3剤目の薬剤としては妥当な選択である。ある後ろ向き研究では，播種性MAC症の治療においてシプロフロキサシンをクラリスロマイシンとエタンブトールに加えることで，生存率が向上することが示唆されている[154]。モキシフロキサシンやガチフロキサシンといった新しいフルオロキノロンは，MAC症に対する *in vitro* の活性がシプロフロキサシンやレボフロキサシンよりも優れている[19,239,290,291]。しかし臨床現場での使用経験が少なく，*in vitro* での拮抗作用が少なくとも1例，報告されている[164]。アミカシンを1日15 mg/kgの量で使用することも，播種性MAC症に対する多剤併用療法において有用であるといわれている[43,220,241]。しか

表36-5　MAC感染症治療薬の主な相互作用

1剤目	2剤目	相互作用
クラリスロマイシン（チトクロム P450 3A4 酵素阻害）	リファブチン	↑リファブチン AUC，ぶどう膜炎のリスク ↓クラリスロマイシン AUC
	リファンピシン	↓クラリスロマイシン血中濃度
	フルオロキノロン系薬剤	両薬剤とも QT 延長の副作用があり，注意が必要
	プロテアーゼ阻害薬	↑クラリスロマイシン AUC
	エファビレンツ	↑クラリスロマイシン AUC，皮疹のリスク↑の可能性あり
	ネビラピン	↓クラリスロマイシン AUC
リファブチン	プロテアーゼ阻害薬	↑リファブチン AUC：いくつかのプロテアーゼ阻害薬（インジナビル，サキナビル）の AUC 減少
	エファビレンツ	↓リファブチン AUC（リファブチン投与量を 450〜600 mg/日に増やすことが推奨される）
	クラリスロマイシン	上記参照
リファンピシン	プロテアーゼ阻害薬	↓プロテアーゼ阻害薬 AUC，同時投与は推奨されない
	エファビレンツ	↓エファビレンツ AUC
	ネビラピン	↓ネビラピン AUC
	クラリスロマイシン	上記参照
	メフロキン	↓メフロキン AUC
	telithromycin	↓telithromycin AUC
リネゾリド	抗うつ薬，特にセロトニン再取り込み阻害薬	リネゾリドによるモノアミンオキシダーゼ阻害作用によるセロトニン症候群

データは，文献 29, 86, 147, 305 と，Biaxin®，Ketek®，Myambutol®，Mycobutin®，リファンピシン，Zithromax® の添付文書（ウェブ情報は**表36-4**のａを参照）。
AUC＝濃度-時間曲線下面積，↑＝上昇，↓＝低下

し，大規模臨床試験による十分な検証は行われていない。クロファジミンをクラリスロマイシンとエタンブトールに加えると死亡率が上昇するとされており，一般的に，播種性 MAC 症の治療には使用すべきではない[35]。ほかにも，さまざまな薬剤が MAC に対する in vitro 活性をもつが，臨床的な使用経験は限られている。2 人の HIV 患者に対して IFN-γ を播種性 MAC 症の補助治療として使用したが，一時的な臨床的改善を示すにとどまった[172]。リネゾリドとメフロキンは MAC に対して in vitro 活性をもつが[21,240]，この 2 剤に加えて，クラリスロマイシン，モキシフロキサシン，顆粒球マクロファージコロニー刺激因子（granulocyte-macrophage colony-stimulating factor：GCS-F），そしてエタンブトールを併用することで，慢性リンパ球性白血病を背景にもつ播種性 MAC 症患者の治療に成功した，という報告がある[199]。

GCS-F や副腎皮質ステロイドといった，その他の補助療法の報告は非常に限られている。GCS-F は in vitro, in vivo のどちらにおいても，マクロファージによる MAC の貪食・殺菌を促進し，HIV 感染患者において MAC の血液培養が陽性になるまでの時間を遅らせることがわかっている[153]。8 人の進行した HIV 患者に対してアジスロマイシンに GCS-F を加えた治療を行った研究では，マクロファージによる抗酸菌の殺菌作用は増強したが，抗酸菌菌血症の減少には至らなかった[169]。副腎皮質ステロイドは小規模かつコントロール群のない研究しか行われていない。5 人の進行した HIV 患者における難治性 MAC 症の研究では，抗結核薬治療に加えて，1 日 2 mg のデキサメタゾンを使用したところ，臨床的改善を認めた[317]。

非 HIV 患者における播種性 MAC 症は比較的まれであり，直接的な治療をまとめた大規模研究はない。そのような患者群における播種性 MAC 症に対しても，HIV 患者と同様の原則を応用することで問題はないと考える。先天的または後天的に免疫不全がある特定の患者群において，IFN-γ が播種性 MAC 症の治療に特別な役割をもっているかもしれない。難治性の播種性 NTM 感染症を発症した 7 人の患者に IFN-γ を加えた治療を行ったところ，明らかな臨床的な効果を認めた[130]。特発性 CD4 陽性 T リンパ球減少症の患者では，IL-2 に対する治療反応が良好だった，という症例報告もある[295]。骨髄移植や固形臓器移植後の患者における播種性 MAC 症に対しては，免疫抑制剤を減量することも有効かもしれない[61,196]。このような患者層では，リファマイシンと免疫抑制剤の薬物相互作用が問題となることが多いため，第 3 剤目としてフルオロキノロン系薬剤の 1 つを加えることが望ましいかも

III 非結核性抗酸菌

表36-6 推奨される MAC 症の治療[102]

疾患	推奨[a]
播種性 MAC の予防	アジスロマイシン 1,200 mg 週1回内服またはクラリスロマイシン 500 mg 1日1回または1日2回内服
播種性 MAC 症	クラリスロマイシン 1,000 mg またはアジスロマイシン 500〜600 mg 1日1回内服＋エタンブトール 15 mg/kg 1日1回内服＋ リファブチン 300〜450 mg 1日1回内服またはフルオロキノロン（シプロフロキサシン 750 mg 1日2回内服，レボフロキサシン 750 mg 1日1回内服，モキシフロキサシン 400 mg 1日1回内服，ガチフロキサシン 400 mg 1日1回内服） ＋HIV 患者の場合，抗レトロウイルス治療（ART）
肺 MAC 症	
結節/気管支拡張型，軽症から中等症，初期治療	クラリスロマイシン 1,000 mg 週3回[a] またはアジスロマイシン 500〜600 mg 週3回内服＋ エタンブトール 25 mg 週3回内服＋ リファンピシン 600 mg 週3回内服
空洞性病変，初期治療	クラリスロマイシン 1,000 mg 連日[a] またはアジスロマイシン 250〜300 mg 1日1回内服＋エタンブトール 15 mg/kg 1日1回内服＋ リファンピシン 450〜600 mg 1日1回内服± アミノグリコシド（ストレプトマイシン 500〜1,000 mg またはアミカシン 15 mg/kg 週2〜3回）を最初の2か月間
重症または過去に治療歴あり	クラリスロマイシン 1,000 mg 連日[a] またはアジスロマイシン 250〜300 mg 1日1回内服＋ エタンブトール 15 mg/kg 1日1回内服＋ リファンピシン 450〜600 mg 1日1回内服またはリファブチン 150〜300 mg 1日1回内服＋ アミノグリコシド系（ストレプトマイシン 500〜1,000 mg またはアミカシン 15 mg/kg 週2〜3回）を最初の2か月間以上

[a] クラリスロマイシンは通常の錠剤 500 mg，1日2回で投与してもよいし，徐放剤 1,000 mg で投与してもよい。

しれない。

難治例や再発例の治療は難しく，その管理の方法は背景疾患によって異なる。進行した HIV 感染症の場合，積極的な HIV 治療が最も重要であり，HIV のコントロールを改善するだけで，播種性 MAC 症も十分に管理できるかもしれない。MAC の感受性検査は有用である可能性があるが，前述した注意点を念頭においておく。治療失敗例や再発例では，経口抗菌薬が十分に吸収されているかを確認するために，血中濃度を測定することが有用かもしれない[114]。このような患者においては，MAC に活性をもつ2つの新薬を加えることを考慮してもいいかもしれないが，この方法を十分に支持するデータはない。

進行した HIV 患者で ART に対する治療反応が良好な場合は，症例によっては播種性 MAC 症の治療を中断できるかもしれない。播種性 MAC 症の治癒には，有効な ART の併用が必要であるといわれている[7,112]。CD4 値が少なくとも6か月間以上，100/mm^3 を超え，抗結核薬を12か月以上内服し終えた患者は，MAC 治療を終了してもいいのかもしれない[7,147]。ただし，患者が無症状で，抗酸菌の血液培養が陰性であることが治療終了前に明確に証明されていなければならない。免疫がしっかりと回復していない患者では，再発の報告もあるため，中断を検討する際にきちんと注意を払うべきである[44]。このような患者では，再発の有無を注意深く観察し，特に CD4 値が 100/mm^3 を下回ったときには注意が必要である。

◎ 免疫再構築症候群（IRIS）の管理 ◎

HIV 感染患者において，免疫が回復することで MAC 症の新たな症状が出現したり，もともとの症状が増悪したりすることは，臨床医にも広く知られるようになってきている。このような臨床所見は免疫再構築炎症症候群（immune reconstitution inflammatory syndromes：IRIS）と呼ばれており，代表的なものとして，結核[91,200]，サイトメガロウイルス[150]，ニューモシスチス・イロベジイ（Pneumocystis jirovecii），アスペルギルス（Aspergillus），B 型肝炎ウイルスや C 型肝炎ウイルスなど，さまざまな病原体との関連が指摘されている[40]。播種性 MAC 症と関係する IRIS の発症率は知られていないが，HIV 感染患者における MAC 関連の IRIS のかなりの割合を占めている[40,174]。MAC 関連の IRIS の症状や症候はさまざまで，多くの患者が新規の発熱と倦怠感を経験するが，その他の局所症状は非特異的である。よくある所見として，腹部や縦隔のリンパ節腫脹や，肺の新たな浸潤影や結節が挙げられる[183]。ほかには，自然排膿を伴う頸部リンパ節炎[226]，皮下膿瘍を伴う化膿性筋炎[175]，脳膿瘍[18]，などがある。IRIS は抗レトロウイルス薬開始後3か月以内に起こることが一般的で，CD4 値が著増することや HIV RNA が急激に減少することに関連している[40,260]。IRIS の管理に関して確立されたデータはない。症例報

告をみる限りでは，局所の膿瘍に対してはドレナージや[175,226]，局所の脳膿瘍の外科切除[18]，副腎皮質ステロイドの全身投与[40]により良好な結果を得ている。これらの症例では全例で，MAC の治療も併用されている。我々を含むさまざまな医師の経験によると[57]，多くの患者では，非ステロイド性抗炎症薬（nonsteroidal anti-inflammatry drug：NSAID）や副腎皮質ステロイドによる症状緩和に加えて，局所膿瘍のドレナージと抗菌薬治療を用いることで，十分対応可能である。MAC 症による IRIS の寛解には時間がかかる。20 人の患者のあるコホート研究では，治療に成功した 16 人の患者（抗結核薬治療±副腎皮質ステロイド）の治癒までの期間は平均 19.5 か月で，1 人は完全な治癒までに 5 年を要した[237]。重症の数例については，抗結核薬治療により MAC 症の症状を改善させる一方で，抗レトロウイルス薬を一時的に中断する必要があるかもしれない。しかし，この方法の安全性や有効性を示すデータはない。

◎ 進行した HIV 患者に対する播種性 MAC 症の予防 ◎

進行した HIV 患者は播種性 MAC 症のリスクが非常に高い。CD4 値が 100/mm^3 未満の HIV 感染患者における播種性 MAC 症の発症率は，抗レトロウイルス薬や MAC に対する予防的抗菌薬を使用しないと，年間約 20％である[202]。アジスロマイシンやクラリスロマイシン，リファブチンの内服は CD4 値が低い患者における播種性 MAC 症のリスクを明らかに減少させる。2 つのランダム化二重盲検プラセボ比較試験において，毎日リファブチン 300 mg を内服した群とプラセボ群を比較したところ，リファブチン内服群で播種性 MAC 症の罹患リスクが約 50％低下した[203]。しかしながら，リファブチン内服群で生存率の明らかな改善は認めなかった。クラリスロマイシン 500 mg を 1 日 2 回内服した群とプラセボ群を比較したランダム化二重盲検比較試験では，クラリスロマイシン内服群で播種性 MAC 症の発生率が 69％低下し，死亡率も 25％低下した[223]。クラリスロマイシン 500 mg をこの用法・投与量で内服するか，または 1 日 1 回内服する方法は，リファブチン単独よりも優れた効果を示した。また，リファブチンをクラリスロマイシンに上乗せしてもクラリスロマイシン単剤と比較して有意な効果は得られなかった[16,127]。週 1 回，1,200 mg のアジスロマイシンを内服する方法もリファブチン単独より優れており[122]，直接比較したデータはないが，おそらくアジスロマイシンもクラリスロマイシンと同等の，播種性 MAC 症の予防効果があると考えられる。週 1 回のアジスロマイシン内服群とプラセボ内服群を比較したところ，アジスロマイシン内服群では，播種性 MAC 症の発生率が 66％低下した[211]。週 1 回のアジスロマイシン 1,200 mg 内服に加え，毎日，リファブチン 300 mg を内服することで，播種性 MAC 症の発生率をさらに減らすことができたが，薬剤関連の副作用が増加した[122]。米国公衆衛生局（U. S. Public Health Service：USPHS）／米国感染症学会（Infectious Diseases Society of America：IDSA）のガイドラインでは，CD4 値が 50/mm^3 以下の HIV 感染患者における播種性 MAC 症の予防として，アジスロマイシン 1,200 mg 週 1 回内服か，クラリスロマイシン 500 mg 1 日 2 回内服を第 1 選択として推奨している（表 36-6）[147]。クラリスロマイシン 500 mg 1 日 1 回内服や，リファブチン 300 mg 1 日 1 回内服は第 2 選択として理にかなっている。少なくとも最初の 3 か月間，CD4 値が持続的に 100/mm^3 を超えていれば，安心して予防投与を中止することができるであろう。

一般患者の治療
◎ 肺 MAC 症の治療 ◎

非 HIV 患者の肺 MAC 症治療についてのランダム化比較試験は少なく，その治療に関するデータは限られている。かなり以前の非比較研究では，標準的な抗結核薬で患者を治療したところ，治療結果はさまざまだった，と報告されている。しかしながら，これらの研究では，疾患定義や画像所見および治癒の基準が必ずしも統一されていない。多くの症例では，喀痰培養の陰性化を主要評価項目としていた。古典的な肺 MAC 症患者に対して標準的な抗結核薬を使用した際の喀痰培養の陰性化率は，1967～1988 年の間の文献報告では 38～91％と幅がある[8,53,65,71,79,297]。英国とスカンジナビアで行われた 75 人の古典的な肺 MAC 症患者を対象にしたより最近のランダム化比較試験では，イソニアジド，リファンピシン，エタンブトールの 3 剤を 2 年間内服した群と，リファンピシン，エタンブトールの 2 剤を 2 年間内服した群を比較した[235,236]。患者の 61％にはもともと呼吸器疾患があり，61％に空洞性病変を認めていた。治癒の定義は 3 か月間喀痰培養が陰性であることとし，それぞれの群で治療後 3 年間は喀痰培養の検査を行った。5 年間の最終結果は，リファンピシン＋エタンブトール内服群では 10/37（27％）が治癒したのに対し，イソニアジド＋リファンピシン＋エタンブトール内服群では 13/38（34％）が治癒した（$P=0.67$）。特筆すべきは，27 人（全体の 36％）の患者が 5 年の間に亡くなっており，21 人（全体の 28％）の患者に治療失敗か再発を認めたことである。ただし，MAC 症が直接の死因となっているのは 3 人だけである。多くの抗結核薬に対する in vitro の感受性検査が modal resistance method を用いて行われたが，治療成績との明らかな相関性は認められていない。

その後，アジスロマイシンやクラリスロマイシンといった新規マクロライド系抗菌薬が，MAC に対して強力な抗菌活性をもつことが明らかになった。さらに，米国では，リファンピシンに比べてリファブチンのほうが in vitro 活性が強く，チトクロム P450 の酵素誘導が少し弱いという理由から，よく使われている[315]。肺 MAC 症患者 30 人を調べた研究では，クラリスロマイシン単剤 500 mg 1 日 2 回，4 か月間の内服を終了した患者の 58％で喀痰培養の陰性化を認め，他の 21％の患者でも喀痰培養での MAC コロニー数が著しく減少するという結果を得た[307]。これらの患者の多くは古典的肺 MAC 症であり，60％は男性で，65％は胸部 X 線写真で線維空洞性病変を認めていた。注目すべきは，この研究を完遂し，喀痰培養の結果を確認できたのは，30 人のうちのたった

III 非結核性抗酸菌

表36-7 マクロライド系抗菌薬を基本とした肺MAC症の多剤併用療法のまとめ[a]

文献	研究デザイン	治療法
106	コホート	AZM 300～600, RBT 150～300, EB 25/kg（連日，2か月後に15/kgに減量），SM 500～1,000, 2～3回/週，2か月間（n=32）
		AZM 600（3回/週），RBT 150～300連日，EB 25/kg（連日，2か月後に15/kgに減量），SM 500～1,000, 2～3回/週2か月間（n=22）
		AZM 600, RBT 300～600, EB 25/kg（すべて3回/週）+SM 500～1,000, 3回/週，2か月間（n=49）
105	コホート	CAM 1,000, RBT 300～600, EB 25/kg 3回/週（n=59）
120	コホート	CAM 400, RFP 450, EB 750（連日，18か月間）（n=9）
		CAM 800, RFP 450, EB 750（連日，18か月間）（n=12）
		CAM 800, RFP 600, EB 1,000（連日，18か月間）（n=13）
194	RCT，二重盲検，プラセボ比較試験	AZM 500, CPFX 1,000, RFP 600, EB 2,000, プラセボ（連日，6か月間）（n=14）
		AZM 500, CPFX 1,000, RFP 600, EB 2,000, IFN-γ（100万単位）（連日，6か月間）（n=18）
163	RCT，二重盲検	CAM 15 mg/kg, RFP 10 mg/kg, EB 15 mg/kg（すべて連日，24か月間）+SM 15 mg/kg IM（3回/週3か月間）（n=73）
		CAM 15 mg/kg, RFP 10 mg/kg, EB 15 mg/kg（すべて連日，24か月間）+プラセボ（3回/週3か月間）（n=73）
170	RCTの二次解析（群統合後）	CAM 750～1,000（もしCAMが使用できないときはAZM 375～600），EB 25 mg/kg, RFP 450～600（3回/週 52週間）（n=91）
90	コホート	CAM 400～600, RFP 450, EB 750（すべて連日，24か月間以上）（n=38）
		CAM 400～600, RFP 450, EB 750（すべて連日，24か月間以上）+SM 1g筋注2回/週（6か月間）（n=73）
144	RCT	RFP 450～600, EB 15/kg（ともに連日），CAM 500 1日2回（n=66）
		RFP 450～600, EB 15/kg（ともに連日），CAM 500 1日2回+M. vaccae免疫療法（n=17）
		RFP 450～600, EB 15/kg（ともに連日），CPFX 750 1日2回（n=68）
		RFP 450～600, EB 15/kg（ともに連日），CPFX 750 1日2回+M. vaccae免疫療法（n=19）

[a] 薬剤の略語の次の数字は特に記載のない場合，投与量をmgで示している．AZM=アジスロマイシン，CAM=クラリスロマイシン，CPFX=シプロフロキサシン，

20人だったことである．これらの20人のうち3人（16%）からは，治療の終了時点または再発時点で得られた喀痰検体から，高度のクラリスロマイシン耐性MACが検出された．同様の研究が29人のMAC症患者に対してアジスロマイシン単剤600 mg 1日1回，4か月間内服という形で行われ，23人（79%）が治療を完遂した．これらの23人のうち38%で喀痰培養が陰性化し，他の

評価項目	治療成功，intention to treat 解析(%)(n/全数)	脱落率(%)(n/全数)
培養陰性化，12か月間陰性継続	59(17/32)	9(3/32)
	55(11/22)	9(2/22)
	65(28/49)	12(6/49)
6か月時点で喀痰培養陰性化	54(32/59)	31(18/59)
治療終了までに喀痰培養陰性化	55.6(5/9)	11(1/9)
	91.7(11/12)	8(1/12)
	92.3(12/13)	15(2/13)
6か月時点と18か月時点での臨床的／微生物学的エンドポイントの合計	6か月時点 36(5/14) 18か月時点 29(4/14)	29(4/14)
	6か月時点 72(13/18) 18か月時点 67(12/18)	11(2/18)
3項目：臨床的改善，喀痰培養陰性化，再発	臨床所見 42.5 培養 71.2 再発 30.8	2.7(1/73，死亡)
	臨床所見 28.8 培養 50.7 再発 35.1	2.7(1/73，死亡)
3項目：臨床所見，画像所見，微生物学的所見(喀痰培養陰性化)	臨床所見 53 画像所見 60 微生物学的 11(12/91)	36(33/91)
喀痰培養陰性化，再発なし	75%(治療群の区別なし，ただし両群に有意差なし)	6(7/111)6か月間の治療完遂失敗 23(25/111)副作用により薬剤変更
5年経過時点での死亡率：治療失敗／再発〔喀痰培養陽性および（または）臨床所見の悪化〕	CAM群の合計死亡率 48% vs. CPFX群の合計死亡率 29%	全CAM患者でのプロトコール逸脱 35% vs. CPFX患者 43%(約半数が忍容性不良のため治療継続困難となったが，治療群ごとの分類はされていない)
	13(11/83)(CAM群の治療失敗／再発)	
	23(20/87)(CPFX群の治療失敗／再発)	
	M. vaccae 免疫療法の効果なし	

EB＝エタンブトール，RBT＝リファブチン，RCT＝ランダム化比較試験，RFP＝リファンピシン，SM＝ストレプトマイシン。IM＝筋肉内投与，SQ＝皮下投与

38%の患者でも喀痰培養におけるMACのコロニー数が減少した[107]。52%はやはり男性で，48%の患者が胸部X線写真で線維空洞性病変を認め，65%の人は喫煙歴があるか，現在も喫煙していた。この研究では，マクロライドに対する耐性の獲得には言及していない。これら2つの研究では，ともに消化器症状が多く，聴力障害も少なくなかった。

III 非結核性抗酸菌

これらの2つの研究結果から，クラリスロマイシンとアジスロマイシンは肺MAC症の治療において臨床的に有用であることが強く示唆される。フランスのMAC患者45人を対象とした，高用量のクラリスロマイシン（1日30 mg/kg）投与を行った非盲検化試験では，71%で喀痰培養の陰性化が確認された。しかし，治療方法にばらつきがあり，49%の患者では，他の抗菌薬が投与されていた[52]。リチャード・ワレス（Richard Wallace）らは，クラリスロマイシン500 mg 1日2回を中心として，リファンピシンかリファブチン，エタンブトール，そして初回量のストレプトマイシンを加えた治療法による，50人の治療結果を1996年に発表した[306]。そのうち11人（22%）ははじめの3か月で脱落したが，残る39人のうち36人（完遂者の92%）は喀痰培養が陰性化した。このうち4人が再発し，39人中6人（15%）の喀痰からクラリスロマイシン耐性のMACが検出された。注目すべきは，39人中16人（41%）において，1剤以上の薬が副作用のために中断されていたことである。続いて，1992〜1997年の間に，HIV陰性の肺MAC症患者を対象にした2つ目の研究が日本で行われた[281]。患者はクラリスロマイシン10 mg/kg，エタンブトール15 mg/kg，リファンピシン10 mg/kgを連日使用して治療された。はじめの2〜6か月間，カナマイシン20 mg/kgを週3回筋注された後に，オフロキサシン10 mg/kgまたはレボフロキサシン5 mg/kgを，連日使用された。合計24か月間治療を受け，予定どおりの治療継続が難しい場合は，エンビオマイシンかイソニアジド，エチオナミドなどの他の抗結核薬を，標準治療の中の1〜2剤と変更することで代用した。研究に参加した56人のうち，32人（70%）は女性で，22人（48%）は背景に呼吸器疾患を有しており，空洞性病変を認めるのは18人（39%）だけだった。実際に，当初の予定どおりの治療法で加療を開始することができたのは46人中29人だけであり，残りの患者は背景疾患があったり，標準的な治療を拒否したりしたため，薬剤を変更して治療を行った。39人（85%）の患者は6か月間の治療を完遂したが，24か月間の治療を完遂したのはわずか21人（54%）であった。46人中22人（48%）が喀痰培養陰性となり，研究が終了するまで培養陰性であった。これらの研究はいずれも，以前の治療でin vitroにおけるクラリスロマイシン耐性のMACが検出されている患者を対象としており，これらの患者では，クラリスロマイシン感受性のMAC症患者に比べて，喀痰培養の陰性化の確率が著しく低かった。

その後，さまざまな研究によって，肺MAC症に対するマクロライド系抗菌薬を中心とした多剤併用療法の効果が検証された。これらの研究はすべて小規模なもので，さまざまな治療内容と結果が混在している。表36-7にこれらの研究を簡単にまとめた結果を示す。一般的に，これらの治療法では薬剤の忍容性が重要であるが，患者に忍容性があれば，微生物学的治療成果は良好である。MAC症は再感染が一定の頻度で起こることから，ほとんどの研究では再感染と再発を区別していないが，この2つを区別することは，抗菌薬の効果を理解するうえで重要かもしれない。近年のガイドライン[102]は，空洞性病変に対しては毎日の治療を，結節性/気管支拡張性病変に対しては間欠的な治療を推奨しているが，これらの推奨はランダム化比較試験で検証されてきたわけではない。ストレプトマイシンやアミカシンといったアミノグリコシド系抗菌薬は，小橋（Kobashi）らのランダム化試験[163]では明らかな有用性を示せなかったが，空洞性病変を有する場合や重症例については使用を考慮すべきである。

このように，肺MAC症の医学的管理についての理解が深まっているにもかかわらず，依然として多くのことが未解明のままである。多くの研究において，画像的および臨床的な評価項目が標準化されておらず，観察期間中に追跡ができなくなってしまうことが大きな問題である。さらに，肺MAC症の治療において画像的所見，臨床的所見と微生物学的所見はそれぞれ相関性に乏しく，これらの所見のうちどれが最も長期的な罹患率と相関性があるかも明らかではない[170]。報告されている肺MAC症による死亡率は，ヨーロッパでの調査結果（5年経過時点での死亡率は40%以上）と米国や日本での調査結果（5年経過時点での死亡率はとても低く，ある研究では2.7%以下）で顕著な差があるということは注目すべきである（表36-7）。これらの死亡率の差は，これまでの調査研究の疾患の特性の違い（ヨーロッパでは空洞性病変の患者が多く，米国と日本では結節性/気管支拡張性病変が多い）によってある程度説明できるかもしれないが，依然として明らかにされていないその他のさまざまな要因が関与しているのかもしれない。肺MAC症患者の診断は，これらの患者では良質な喀痰が得られないことが多いという理由から，気管支鏡やその他の侵襲的な処置を用いた微生物学的診断のみが行われていることが多い[279,281]。そのため，治療の効果判定に有用である喀痰培養の陰性化は，必ずしも治療効果判定に使われているわけではない。前述したように，高齢で体力の低下した肺MAC症患者では，薬の忍容性が効果的な治療を行ううえでの障壁となる。クラリスロマイシンやリファブチンといった抗結核薬とその他の内服薬の相互作用が，治療において非常に重要である（表36-5）。これらの注意を踏まえると，肺MAC症の第1選択薬は表36-6のようになる。

内科的治療の補助として，肺切除術が使われてきた。内科的治療に抵抗性を示す場合や忍容性がない場合で，肺病変が限局的であるときは，外科的切除術が有用である。1983〜2006年の間に，NTMの肺病変に対して外科的切除術を施行された236人〔うち189人（80%）はMAC〕の患者を対象とした最大規模のケースシリーズがある。これらのうち126人には肺葉切除術が施行され，55人は区域切除術，44人は肺切除術を受けており，40人はそれらを組み合わせた処置を受けていた。周術期死亡率は2.6%で，その他の18.5%の患者には何らかの周術期合併症が生じていた。最も多かった合併症は気管支胸腔瘻（4.2%）で，次が呼吸不全/院内肺炎（3.4%）であった。手術時の喀痰培養陽性や右肺切除術が術後気管支胸腔瘻のリスク因子であった[195]。この研究では，残念ながら長期予後は報告されていない。肺MAC症の肺切除術を行った28人の患者の別のケースシリーズでは，9人（32%）に周術期合併症が認められた[201]。5人には持続的なエアリークが認めら

れ再手術を要し，気管支胸腔瘻が1人，無気肺が1人，術後死亡が2人に認められた．26人の生存患者のうち24人(92%)は術後の喀痰培養が陰性であった．さらに，肺MAC症21人の患者のケースシリーズでは，6人(29%)に術後合併症が起こったが，周術期死亡は認められなかった．87%の患者は3年間のフォローアップ期間中に再発を認めなかった[261]．これらのケースシリーズの対象患者は慎重に選ばれており，肺MAC症の治療経験が豊富な施設で手術が行われている．外科的治療が重要となるような状況は，マクロライド耐性の肺MAC症のときである．マクロライド耐性肺MAC症の患者を集めた最も大規模なケースシリーズ ($n=51$) によると，14人の患者に肺切除術に加えて，長期間のアミノグリコシド系薬剤投与，高用量エタンブトール，リファブチンによる治療を行われ，14人中11人(79%)が喀痰培養陰性になっている．逆に，内科的治療のみの患者では，35人中のたった2人(5.7%)でしか喀痰培養は陰性化しなかった[103]．

さまざまな種類の薬が肺MAC症の治療に有望だとされているが，臨床的なエビデンスのあるものは限られている．最も前途有望な薬剤はフルオロキノロン系薬剤で，なかでも特にモキシフロキサシンやガチフロキサシンといった新規の抗菌薬に期待がかかる．フルオロキノロン系はMACに対して良好な in vitro 活性をもっており[19,152,253,289,290]，播種性MAC症に関する後ろ向き研究において，シプロフロキサシンをクラリスロマイシンとエタンブトールに加えることで，生存期間が延長するという結果であった[154]．肺MAC症に対して，シプロフロキサシンを中心とした治療とクラリスロマイシンを中心とした治療を比較したランダム化比較試験では，2群間に有意な差を認めなかった(表36-7)[144]．我々の経験からも，リファマイシン系との相互作用や忍容性が問題となるような患者では，フルオロキノロン系薬剤(マクロライド系とエタンブトールに加えて)が第3選択薬に適していると考える．MACに対する良好な in vitro 活性をもつ他の薬剤については，リネゾリド[199,240]，メフロキン[21,199]，telithromycin[20]のいずれも，肺MAC症への使用を推奨できるようなデータは限られている．したがって，これらの薬剤を用いて治療する際には十分な注意を払い，毒性に対してしっかりとモニターする必要がある．たとえば，抗酸菌感染症(24人中1人のみが肺MAC症で，残りは結核菌)に対する長期のリネゾリド投与に関する最近のレビューでは，貧血(41.7%)や神経症(45.8%．末梢神経か視神経)といった副作用が高頻度で認められている[207]．肺MAC症に対する抗菌薬吸入療法は，全身性の副作用が少なく局所の薬物濃度を上げることができるため，興味深い治療法である．アミカシンの吸入療法を内服治療に追加することが一部の専門家によって行われており[140]，小さなケースシリーズで6人の肺MAC症患者に1日15 mg/kgの量の吸入アミカシンを使用したところ，5人の患者で良好な結果を得られた，と報告されている[54]．IFN-γの吸入療法も数人の患者において成果が認められている[38]が，ランダム化プラセボ比較試験による第II層試験で，標準的な抗結核薬治療に加えて吸入IFN-γ-1bを週に3回行ったが，効果が乏しいために早期に打ち切りとなった[170]．

我々は肺MAC症患者に対して，一般的に多面的な治療戦略をとっている．患者の多くは高齢で虚弱であり，多数の薬剤に対する忍容性がないことが多い．我々の経験では，リファブチンに対する忍容性は特に悪く，背景疾患によっては，アミノグリコシド系の静注投与を行うのは難しい．初期治療としては，アジスロマイシン，リファンピシン，エタンブトールを毎日内服する治療法を選択することが多いが，毎日の内服に忍容性がない患者に対しては，週に3回程度の内服加療に変更することもある．裏づけとなるデータはないが，治療は喀痰培養が陰性となってから12か月間続けることが推奨されている[102]．気管支拡張薬や去痰薬，呼吸器リハビリテーションは，気管支拡張を伴っていて慢性的に咳をしているような患者には補助療法として特に有効である．マクロライド系抗菌薬やエタンブトールを長期間使用する際は，薬物毒性による副作用のモニタリングのためにもともとの聴力や視力を測定しておくことが重要である．特に，視神経症については，症状ではわかりにくく，一般的な検査や診察では検出されないため，おそらくモニタリングよりも患者教育がより重要である[10]．多くの合併症があったり，薬剤の忍容性が悪く，生命予後が限られているような患者は，マクロライド系抗菌薬とエタンブトールによる支持的な治療や抑制療法によって密に経過観察することも許容される．

◎ 肺外MAC症の治療 ◎

肺外MAC症はあまり多くなく，治療についての大規模試験もない状況である．リンパ節炎を伴う小児では，切除のみでよくなることが多いため，MACによる頸部リンパ節炎の第1選択は切除生検である[81,255,270,313]．あるランダム化比較試験では，クラリスロマイシンとリファブチンの2剤治療群(治癒率66%)よりも，切除群(治癒率96%)のほうが治癒率が高く[180]，美容的にも切除群のほうが良好な結果を示した[181]．その他の部位の感染においても，治療方法の原則は播種性MAC症と同じである．第1選択は少なくともマクロライド系抗菌薬とエタンブトールを基本としたうえで，第3剤目(リファブチン，フルオロキノロン系)を加える．特に，アミカシンやストレプトマイシンといったアミノグリコシド系抗菌薬は，初期治療には有用かもしれない．腱滑膜炎を伴う場合は疾患治癒のために抗菌薬加療に加えて，広域のデブリドマンが必要となることが多い[12,176]．頸部リンパ節炎以外の肺外MAC症の患者は，疾患部位と背景の免疫抑制状態，臨床経過によって，12～24か月間の長期多剤併用治療を必要とすることが多い．

結論

MACは環境中によく認められる菌であるが，感染した人に疾患を引き起こすことは比較的まれである．HIV/AIDS患者に最も感染しやすい M. avium はおそらく腸管から感染するのに対し，

III 非結核性抗酸菌

M. intracellulare は経気道的に感染しやすい。播種性 MAC 症はほぼ全例が AIDS の後期にのみ認められ、クラリスロマイシンかアジスロマイシンのどちらかにエタンブトールを加えて、リファブチンかフルオロキノロン系抗菌薬を必要に応じて加えて治療する。しかしながら、HIV / AIDS 患者において最も重要なのは、使用可能な抗レトロウイルス薬を用いた HIV の管理である。肺 MAC 症は高齢者に最もよくみられるが、疫学的には、患者層が高齢男性から気管支拡張症を伴う女性に変化してきている。肺における MAC の定着と感染を区別することは非常に困難であるが、治療を成功させるには、抗菌薬治療、積極的な肺洗浄、必要に応じて感染肺の切除を行うといった、多面的なアプローチが必要となる。MAC 感染にまつわる重要な臨床的問題を解決するために、さらなる情報の収集が早急に求められている。具体的には、以下のような問題である：(1) MAC に感染しやすい宿主因子は何か？ (2) 肺 MAC 症患者の抗菌薬治療基準は何か？ そして、どのような患者を経過観察とすべきか？ (3) MAC 感染に対してどの治療法を、どのくらいの期間、行うことが最も効果的か？

◎ 文献 ◎

1. Reference deleted.
2. Reference deleted.
3. Reference deleted.
4. Reference deleted.
5. Reference deleted.
6. Reference deleted.
7. Aberg, J. A., D. M. Yajko, and M. A. Jacobson. 1998. Eradication of AIDS-related disseminated Mycobacterium avium complex infection after 12 months of antimycobacterial therapy combined with highly active antiretroviral therapy. *J. Infect. Dis.* **178**:1446–1449.
8. Ahn, C. H., S. S. Ahn, R. A. Anderson, D. T. Murphy, and A. Mammo. 1986. A four-drug regimen for initial treatment of cavitary disease caused by Mycobacterium avium complex. *Am. Rev. Respir. Dis.* **134**:438–441.
9. Aksamit, T. R. 2003. Hot tub lung: infection, inflammation, or both? *Semin. Respir. Infect.* **18**:33–39.
10. Al-Mahruqi, S. H., J. van-Ingen, S. Al-Busaidy, M. J. Boeree, S. Al-Zadjali, A. Patel, P. N. Richard-Dekhuijzen, and D. van-Soolingen. 2009. Clinical relevance of nontuberculous Mycobacteria, Oman. *Emerg. Infect. Dis.* **15**:292–294.
11. Andrejak, C., V. O. Thomsen, I. S. Johansen, A. Riis, T. L. Benfield, P. Duhaut, H. T. Sorensen, F. X. Lescure, and R. W. Thomsen. 2010. Nontuberculous pulmonary mycobacteriosis in Denmark: incidence and prognostic factors. *Am. J. Respir. Crit. Care Med.* **181**:514–521.
12. Anim-Appiah, D., B. Bono, E. Fleegler, N. Roach, R. Samuel, and A. R. Myers. 2004. Mycobacterium avium complex tenosynovitis of the wrist and hand. *Arthritis Rheum.* **51**:140–142.
13. Aronson, T., A. Holtzman, N. Glover, M. Boian, S. Froman, O. G. Berlin, H. Hill, and G. Stelma, Jr. 1999. Comparison of large restriction fragments of *Mycobacterium avium* isolates recovered from AIDS and non-AIDS patients with those of isolates from potable water. *J. Clin. Microbiol.* **37**:1008–1012.
14. Bates, J. H. 1967. A study of pulmonary disease associated with mycobacteria other than Mycobacterium tuberculosis: clinical characteristics. *Am. Rev. Respir. Dis.* **96**:1151–1157.
15. Beggs, M. L., R. Stevanova, and K. D. Eisenach. 2000. Species identification of *Mycobacterium avium* complex isolates by a variety of molecular techniques. *J. Clin. Microbiol.* **38**:508–512.
16. Benson, C. A., P. L. Williams, D. L. Cohn, S. Becker, P. Hojczyk, T. Nevin, J. A. Korvick, L. Heifets, C. C. Child, M. M. Lederman, R. C. Reichman, W. G. Powderly, G. F. Notario, B. A. Wynne, R. Hafner, et al. 2000. Clarithromycin or rifabutin alone or in combination for primary prophylaxis of Mycobacterium avium complex disease in patients with AIDS: a randomized, double-blind, placebo-controlled trial. *J. Infect. Dis.* **181**:1289–1297.
17. Benson, C. A., P. L. Williams, J. S. Currier, F. Holland, L. F. Mahon, R. R. MacGregor, C. B. Inderlied, C. Flexner, J. Neidig, R. Chaisson, G. F. Notario, and R. Hafner. 2003. A prospective, randomized trial examining the efficacy and safety of clarithromycin in combination with ethambutol, rifabutin, or both for the treatment of disseminated Mycobacterium avium complex disease in persons with acquired immunodeficiency syndrome. *Clin. Infect. Dis.* **37**:1234–1243.
18. Berger, P., H. Lepidi, M. P. Drogoul-Vey, I. Poizot-Martin, and M. Drancourt. 2004. Mycobacterium avium brain abscess at the initiation of highly active antiretroviral therapy. *Eur. J. Clin. Microbiol. Infect. Dis.* **23**:142–144.
19. Bermudez, L. E., C. B. Inderlied, P. Kolonoski, M. Petrofsky, P. Aralar, M. Wu, and L. S. Young. 2001. Activity of moxifloxacin by itself and in combination with ethambutol, rifabutin, and azithromycin in vitro and in vivo against Mycobacterium avium. *Antimicrob. Agents Chemother.* **45**:217–222.
20. Bermudez, L. E., C. B. Inderlied, P. Kolonoski, M. Wu, P. Aralar, and L. S. Young. 2001. Telithromycin is active against *Mycobacterium avium* in mice despite lacking significant activity in standard in vitro and macrophage assays and is associated with low frequency of resistance during treatment. *Antimicrob. Agents Chemother.* **45**:2210–2214.
21. Bermudez, L. E., P. Kolonoski, M. Wu, P. A. Aralar, C. B. Inderlied, and L. S. Young. 1999. Mefloquine is active in vitro and in vivo against *Mycobacterium avium* complex. *Antimicrob. Agents Chemother.* **43**:1870–1874.
22. Bermudez, L. E., K. Nash, M. Petrofsky, L. S. Young, and C. B. Inderlied. 2000. Clarithromycin-resistant *Mycobacterium avium* is still susceptible to treatment with clarithromycin and is virulent in mice. *Antimicrob. Agents Chemother.* **44**:2619–2622.
23. Bermudez, L. E., M. Petrofsky, P. Kolonoski, and L. S. Young. 1992. An animal model of Mycobacterium avium complex disseminated infection after colonization of the intestinal tract. *J. Infect. Dis.* **165**:75–79.
24. Bermudez, L. E., K. Shelton, and L. S. Young. 1995. Comparison of the ability of Mycobacterium avium, M. smegmatis and M. tuberculosis to invade and replicate within HEp-2 epithelial cells. *Tuber. Lung Dis.* **76**:240–247.
25. Bhattacharyya, A., S. Pathak, M. Kundu, and J. Basu. 2002. Mitogen-activated protein kinases regulate Mycobacterium avium-induced tumor necrosis factor-alpha release from macrophages. *FEMS Immunol. Med. Microbiol.* **34**:73–80.
26. Blyth, C. C., E. J. Best, C. A. Jones, C. Nourse, P. N. Goldwater, A. J. Daley, D. Burgner, G. Henry, and P. Palasanthiran. 2009. Nontuberculous mycobacterial infection in children: a prospective national study. *Pediatr. Infect. Dis. J.* **28**:801–805.

27. Bridges, M. J., and F. McGarry. 2002. Two cases of Mycobacterium avium septic arthritis. *Ann. Rheum. Dis.* **61**:186–187.
28. Brooks, R. W., B. C. Parker, H. Gruft, and J. O. Falkinham III. 1984. Epidemiology of infection by nontuberculous mycobacteria. V. Numbers in eastern United States soils and correlation with soil characteristics. *Am. Rev. Respir. Dis.* **130**:630–633.
29. Brown, B. A., R. J. Wallace, Jr., D. E. Griffith, and W. Girard. 1995. Clarithromycin-induced hepatotoxicity. *Clin. Infect. Dis.* **20**:1073–1074.
30. Brown, S. T., F. F. Edwards, E. M. Bernard, Y. Niki, and D. Armstrong. 1991. Progressive disseminated infection with Mycobacterium avium complex after intravenous and oral challenge in cyclosporine-treated rats. *J. Infect. Dis.* **164**:922–927.
31. Buijtels, P. C., M. A. van-der-Sande, C. S. de-Graaff, S. Parkinson, H. A. Verbrugh, P. L. Petit, and D. van-Soolingen. 2009. Nontuberculous mycobacteria, Zambia. *Emerg. Infect. Dis.* **15**:242–249.
32. Cangelosi, G. A., R. J. Freeman, K. N. Lewis, D. Livingston-Rosanoff, K. S. Shah, S. J. Milan, and S. V. Goldberg. 2004. Evaluation of a high-throughput repetitive-sequence-based PCR system for DNA fingerprinting of *Mycobacterium tuberculosis* and *Mycobacterium avium* complex strains. *J. Clin. Microbiol.* **42**:2685–2693.
33. Casanova, J. L., and L. Abel. 2002. Genetic dissection of immunity to mycobacteria: the human model. *Annu. Rev. Immunol.* **20**:581–620.
34. Chaisson, R. E., C. A. Benson, M. P. Dube, L. B. Heifets, J. A. Korvick, S. Elkin, T. Smith, J. C. Craft, and F. R. Sattler. 1994. Clarithromycin therapy for bacteremic Mycobacterium avium complex disease. A randomized, double-blind, dose-ranging study in patients with AIDS. *Ann. Intern. Med.* **121**:905–911.
35. Chaisson, R. E., P. Keiser, M. Pierce, W. J. Fessel, J. Ruskin, C. Lahart, C. A. Benson, M. Meek, N. Siepman, and J. C. Craft. 1997. Clarithromycin and ethambutol with or without clofazimine for the treatment of bacteremic Mycobacterium avium complex disease in patients with HIV infection. *AIDS* **11**:311–317.
36. Chaisson, R. E., R. D. Moore, D. D. Richman, J. Keruly, T. Creagh, et al. 1992. Incidence and natural history of Mycobacterium avium-complex infections in patients with advanced human immunodeficiency virus disease treated with zidovudine. *Am. Rev. Respir. Dis.* **146**:285–289.
37. Chan, E. D., P. M. Kong, K. Fennelly, A. P. Dwyer, and M. D. Iseman. 2001. Vertebral osteomyelitis due to infection with nontuberculous Mycobacterium species after blunt trauma to the back: 3 examples of the principle of locus minoris resistentiae. *Clin. Infect. Dis.* **32**:1506–1510.
38. Chatte, G., G. Panteix, M. Perrin-Fayolle, and Y. Pacheco. 1995. Aerosolized interferon gamma for Mycobacterium avium-complex lung disease. *Am. J. Respir. Crit. Care Med.* **152**:1094–1096.
39. Chbeir, E., L. Casas, N. Toubia, M. Tawk, and B. Brown. 2006. Adult cystic fibrosis presenting with recurrent nontuberculous mycobacterial infections. *Lancet* **367**:1952.
40. Cheng, V. C., K. Y. Yuen, W. M. Chan, S. S. Wong, E. S. Ma, and R. M. Chan. 2000. Immunorestitution disease involving the innate and adaptive response. *Clin. Infect. Dis.* **30**:882–892.
41. Chin, D. P., A. L. Reingold, C. R. Horsburgh, Jr., D. M. Yajko, W. K. Hadley, E. P. Elkin, E. N. Stone, E. M. Simon, P. C. Gonzalez, and S. M. Ostroff. 1994. Predicting Mycobacterium avium complex bacteremia in patients infected with human immunodeficiency virus: a prospectively validated model. *Clin. Infect. Dis.* **19**:668–674.
42. Chin, D. P., A. L. Reingold, E. N. Stone, E. Vittinghoff, C. R. Horsburgh, Jr., E. M. Simon, D. M. Yajko, W. K. Hadley, S. M. Ostroff, and P. C. Hopewell. 1994. The impact of Mycobacterium avium complex bacteremia and its treatment on survival of AIDS patients--a prospective study. *J. Infect. Dis.* **170**:578–584.
43. Chiu, J., J. Nussbaum, S. Bozzette, J. G. Tilles, L. S. Young, J. Leedom, P. N. Heseltine, J. A. McCutchan, et al. 1990. Treatment of disseminated Mycobacterium avium complex infection in AIDS with amikacin, ethambutol, rifampin, and ciprofloxacin. *Ann. Intern. Med.* **113**:358–361.
44. Cinti, S. K., D. R. Kaul, P. E. Sax, L. R. Crane, and P. H. Kazanjian. 2000. Recurrence of Mycobacterium avium infection in patients receiving highly active antiretroviral therapy and antimycobacterial agents. *Clin. Infect. Dis.* **30**:511–514.
45. Cohn, D. L., E. J. Fisher, G. T. Peng, J. S. Hodges, J. Chesnut, C. C. Child, B. Franchino, C. L. Gibert, W. El Sadr, R. Hafner, J. Korvick, M. Ropka, L. Heifets, J. Clotfelter, D. Munroe, C. R. Horsburgh, Jr., et al. 1999. A prospective randomized trial of four three-drug regimens in the treatment of disseminated Mycobacterium avium complex disease in AIDS patients: excess mortality associated with high-dose clarithromycin. *Clin. Infect. Dis.* **29**:125–133.
46. Corbett, E. L., L. Blumberg, G. J. Churchyard, N. Moloi, K. Mallory, T. Clayton, B. G. Williams, R. E. Chaisson, R. J. Hayes, and K. M. De Cock. 1999. Nontuberculous mycobacteria: defining disease in a prospective cohort of South African miners. *Am. J. Respir. Crit. Care Med.* **160**:15–21.
47. Crawford, J. T., and J. H. Bates. 1985. Phage typing of the Mycobacterium avium-intracellulare-scrofulaceum complex. A study of strains of diverse geographic and host origin. *Am. Rev. Respir. Dis.* **132**:386–389.
48. Crowle, A. J., A. Y. Tsang, A. E. Vatter, and M. H. May. 1986. Comparison of 15 laboratory and patient-derived strains of *Mycobacterium avium* for ability to infect and multiply in cultured human macrophages. *J. Clin. Microbiol.* **24**:812–821.
49. Crump, J. A., J. van Ingen, A. B. Morrissey, M. J. Boeree, D. R. Mavura, B. Swai, N. M. Thielman, J. A. Bartlett, H. Grossman, V. P. Maro, and D. van Soolingen. 2009. Invasive disease caused by nontuberculous mycobacteria, Tanzania. *Emerg. Infect. Dis.* **15**:53–55.
50. Dailloux, M., M. L. Abalain, C. Laurain, L. Lebrun, C. Loos-Ayav, A. Lozniewski, and J. Maugein. 2006. Respiratory infections associated with nontuberculous mycobacteria in non-HIV patients. *Eur. Respir. J.* **28**:1211–1215.
51. Damsker, B., and E. J. Bottone. 1985. Mycobacterium avium-Mycobacterium intracellulare from the intestinal tracts of patients with the acquired immunodeficiency syndrome: concepts regarding acquisition and pathogenesis. *J. Infect. Dis.* **151**:179–181.
52. Dautzenberg, B., D. Piperno, P. Diot, C. Truffot-Pernot, J. P. Chauvin, et al. 1995. Clarithromycin in the treatment of Mycobacterium avium lung infections in patients without AIDS. *Chest* **107**:1035–1040.
53. Davidson, P. T., V. Khanijo, M. Goble, and T. S. Moulding. 1981. Treatment of disease due to Mycobacterium intracellulare. *Rev. Infect. Dis.* **3**:1052–1059.

54. Davis, K. K., P. N. Kao, S. S. Jacobs, and S. J. Ruoss. 2007. Aerosolized amikacin for treatment of pulmonary Mycobacterium avium infections: an observational case series. *BMC Pulm. Med.* **7:**2.
55. De Groote, M. A., N. R. Pace, K. Fulton, and J. O. Falkinham III. 2006. Relationships between *Mycobacterium* isolates from patients with pulmonary mycobacterial infection and potting soils. *Appl. Environ. Microbiol.* **72:**7602–7606.
56. Demura, Y., T. Tsuchida, D. Uesaka, Y. Umeda, M. Morikawa, S. Ameshima, T. Ishizaki, Y. Fujibayashi, and H. Okazawa. 2009. Usefulness of 18F-fluorodeoxyglucose positron emission tomography for diagnosing disease activity and monitoring therapeutic response in patients with pulmonary mycobacteriosis. *Eur. J. Nucl. Med. Mol. Imaging* **36:**632–639.
57. Desimone, J. A., Jr., T. J. Babinchak, K. R. Kaulback, and R. J. Pomerantz. 2003. Treatment of Mycobacterium avium complex immune reconstitution disease in HIV-1-infected individuals. *AIDS Patient Care STDS* **17:**617–622.
58. De Smet, K. A., I. N. Brown, M. Yates, and J. Ivanyi. 1995. Ribosomal internal transcribed spacer sequences are identical among Mycobacterium avium-intracellulare complex isolates from AIDS patients, but vary among isolates from elderly pulmonary disease patients. *Microbiology* **141**(Pt. 10):2739–2747.
59. Detjen, A. K., T. Keil, S. Roll, B. Hauer, H. Mauch, U. Wahn, and K. Magdorf. 2007. Interferon-gamma release assays improve the diagnosis of tuberculosis and nontuberculous mycobacterial disease in children in a country with a low incidence of tuberculosis. *Clin. Infect. Dis.* **45:**322–328.
60. Dhillon, S. S., and C. Watanakunakorn. 2000. Lady Windermere syndrome: middle lobe bronchiectasis and Mycobacterium avium complex infection due to voluntary cough suppression. *Clin. Infect. Dis.* **30:**572–575.
61. Doucette, K., and J. A. Fishman. 2004. Nontuberculous mycobacterial infection in hematopoietic stem cell and solid organ transplant recipients. *Clin. Infect. Dis.* **38:**1428–1439.
62. Dube, M. P., F. R. Sattler, F. J. Torriani, D. See, D. V. Havlir, C. A. Kemper, M. G. Dezfuli, S. A. Bozzette, A. E. Bartok, J. M. Leedom, J. G. Tilles, J. A. McCutchan, et al. 1997. A randomized evaluation of ethambutol for prevention of relapse and drug resistance during treatment of Mycobacterium avium complex bacteremia with clarithromycin-based combination therapy. *J. Infect. Dis.* **176:**1225–1232.
63. du Moulin, G. C., K. D. Stottmeier, P. A. Pelletier, A. Y. Tsang, and J. Hedley-Whyte. 1988. Concentration of Mycobacterium avium by hospital hot water systems. *JAMA* **260:**1599–1601.
64. Dunne, M., J. Fessel, P. Kumar, G. Dickenson, P. Keiser, M. Boulos, M. Mogyros, A. C. White, Jr., P. Cahn, M. O'Connor, D. Lewi, S. Green, J. Tilles, C. Hicks, J. Bissett, M. M. Schneider, and R. Benner. 2000. A randomized, double-blind trial comparing azithromycin and clarithromycin in the treatment of disseminated Mycobacterium avium infection in patients with human immunodeficiency virus. *Clin. Infect. Dis.* **31:**1245–1252.
65. Dutt, A. K., and W. W. Stead. 1979. Long-term results of medical treatment in Mycobacterium intracellulare infection. *Am. J. Med.* **67:**449–453.
66. Eaton, T., J. O. Falkinham III, and C. F. von Reyn. 1995. Recovery of *Mycobacterium avium* from cigarettes. *J. Clin. Microbiol.* **33:**2757–2758.
67. Edwards, L. B., F. A. Acquaviva, V. T. Livesay, F. W. Cross, and C. E. Palmer. 1969. An atlas of sensitivity to tuberculin, PPD-B, and histoplasmin in the United States. *Am. Rev. Respir. Dis.* **99**(Suppl.):1–132.
68. Ehlers, S. 1999. Immunity to tuberculosis: a delicate balance between protection and pathology. *FEMS Immunol. Med. Microbiol.* **23:**149–158.
69. Embil, J., P. Warren, M. Yakrus, R. Stark, S. Corne, D. Forrest, and E. Hershfield. 1997. Pulmonary illness associated with exposure to Mycobacterium-avium complex in hot tub water. Hypersensitivity pneumonitis or infection? *Chest* **111:**813–816.
70. Engbaek, H. C., B. Vergmann, and M. W. Bentzon. 1981. Lung disease caused by Mycobacterium avium/Mycobacterium intracellulare. An analysis of Danish patients during the period 1962-1976. *Eur. J. Respir. Dis.* **62:**72–83.
71. Etzkorn, E. T., S. Aldarondo, C. K. McAllister, J. Matthews, and A. J. Ognibene. 1986. Medical therapy of Mycobacterium avium-intracellulare pulmonary disease. *Am. Rev. Respir. Dis.* **134:**442–445.
72. Fairchok, M. P., J. H. Rouse, and S. L. Morris. 1995. Age-dependent humoral responses of children to mycobacterial antigens. *Clin. Diagn. Lab. Immunol.* **2:**443–447.
73. Falkinham, J. O., III. 2007. Growth in catheter biofilms and antibiotic resistance of Mycobacterium avium. *J. Med. Microbiol.* **56:**250–254.
74. Falkinham, J. O., III. 2003. Factors influencing the chlorine susceptibility of Mycobacterium avium, Mycobacterium intracellulare, and Mycobacterium scrofulaceum. *Appl. Environ. Microbiol.* **69:**5685–5689.
75. Falkinham, J. O., III, C. D. Norton, and M. W. LeChevallier. 2001. Factors influencing numbers of *Mycobacterium avium*, *Mycobacterium intracellulare*, and other *Mycobacteria* in drinking water distribution systems. *Appl. Environ. Microbiol.* **67:**1225–1231.
76. Fauci, A. S., A. M. Macher, D. L. Longo, H. C. Lane, A. H. Rook, H. Masur, and E. P. Gelmann. 1984. NIH conference. Acquired immunodeficiency syndrome: epidemiologic, clinical, immunologic, and therapeutic considerations. *Ann. Intern. Med.* **100:**92–106.
77. Feazel, L. M., L. K. Baumgartner, K. L. Peterson, D. N. Frank, J. K. Harris, and N. R. Pace. 2009. Opportunistic pathogens enriched in showerhead biofilms. *Proc. Natl. Acad. Sci. USA* **106:**16393–16399.
78. Feizabadi, M. M., I. D. Robertson, D. V. Cousins, D. Dawson, W. Chew, G. L. Gilbert, and D. J. Hampson. 1996. Genetic characterization of Mycobacterium avium isolates recovered from humans and animals in Australia. *Epidemiol. Infect.* **116:**41–49.
79. Fischer, D. A., W. Lester, and W. B. Schaefer. 1968. Infections with atypical mycobacteria. Five years' experience at the National Jewish Hospital. *Am. Rev. Respir. Dis.* **98:**29–34.
80. Fitness, J., S. Floyd, D. K. Warndorff, L. Sichali, S. Malema, A. C. Crampin, P. E. Fine, and A. V. S. Hill. 2004. Large-scale candidate gene study of tuberculosis susceptibility in the Karonga district of northern Malawi. *Am. J. Trop. Med. Hyg.* **71:**341–349.
81. Flint, D., M. Mahadevan, C. Barber, D. Grayson, and R. Small. 2000. Cervical lymphadenitis due to non-tuberculous mycobacteria: surgical treatment and review. *Int. J. Pediatr. Otorhinolaryngol.* **53:**187–194.
82. Florido, M., A. S. Goncalves, R. A. Silva, S. Ehlers, A. M. Coo-

per, and R. Appelberg. 1999. Resistance of virulent *Mycobacterium avium* to gamma interferon-mediated antimicrobial activity suggests additional signals for induction of mycobacteriostasis. *Infect. Immun.* **67**:3610–3618.

83. Forrest, D. M., E. Seminari, R. S. Hogg, B. Yip, J. Raboud, L. Lawson, P. Phillips, M. T. Schechter, M. V. O'Shaughnessy, and J. S. G. Montaner. 1998. The incidence and spectrum of AIDS-defining illnesses in persons treated with antiretroviral drugs. *Clin. Infect. Dis.* **27**:1379–1385.

84. Freeman, A. F., K. N. Olivier, T. T. Rubio, G. Bartlett, J. W. Ochi, R. J. Claypool, L. Ding, D. B. Kuhns, and S. M. Holland. 2009. Intrathoracic nontuberculous mycobacterial infections in otherwise healthy children. *Pediatr. Pulmonol.* **44**:1051–1056.

85. Freeman, J., A. Morris, T. Blackmore, D. Hammer, S. Munroe, and L. McKnight. 2007. Incidence of nontuberculous mycobacterial disease in New Zealand, 2004. *N. Z. Med. J.* **120**:U2580.

86. Frothingham, R. 2001. Rates of torsades de pointes associated with ciprofloxacin, ofloxacin, levofloxacin, gatifloxacin, and moxifloxacin. *Pharmacotherapy* **21**:1468–1472.

87. Frothingham, R., W. A. Meeker-O'Connell, A. J. Cobb, and S. M. Holland. 2000. Association of Mycobacterium avium sequevars Mav-B and Mav-E with disseminated disease in immunodeficient hosts. *Clin. Infect. Dis.* **31**:309.

88. Frothingham, R., and K. H. Wilson. 1994. Molecular phylogeny of the Mycobacterium avium complex demonstrates clinically meaningful divisions. *J. Infect. Dis.* **169**:305–312.

89. Frothingham, R., and K. H. Wilson. 1993. Sequence-based differentiation of strains in the *Mycobacterium avium* complex. *J. Bacteriol.* **175**:2818–2825.

90. Fujikane, T., S. Fujiuchi, Y. Yamazaki, M. Sato, Y. Yamamoto, A. Takeda, Y. Nishigaki, Y. Fujita, and T. Shimizu. 2005. Efficacy and outcomes of clarithromycin treatment for pulmonary MAC disease. *Int. J. Tuberc. Lung Dis.* **9**:1281–1287.

91. Furrer, H., and R. Malinverni. 1999. Systemic inflammatory reaction after starting highly active antiretroviral therapy in AIDS patients treated for extrapulmonary tuberculosis. *Am. J. Med.* **106**:371–372.

92. Garrigues, G. E., J. M. Aldridge III, A. P. Toth, and J. E. Stout. 2009. Nontuberculous mycobacterial olecranon bursitis: case reports and literature review. *J. Shoulder Elbow Surg.* **18**:e1–e5.

93. Gascon, P., S. S. Sathe, and P. Rameshwar. 1993. Impaired erythropoiesis in the acquired immunodeficiency syndrome with disseminated Mycobacterium avium complex. *Am. J. Med.* **94**:41–48.

94. Ghassemi, M., F. K. Asadi, B. R. Andersen, and R. M. Novak. 2000. Mycobacterium avium induces HIV upregulation through mechanisms independent of cytokine induction. *AIDS Res. Hum. Retrovir.* **16**:435–440.

95. Glosli, H., A. Stray-Pedersen, A. C. Brun, L. W. Holtmon, T. Tonjum, A. Chapgier, J. L. Casanova, and T. G. Abrahamsen. 2008. Infections due to various atypical mycobacteria in a Norwegian multiplex family with dominant interferon-gamma receptor deficiency. *Clin. Infect. Dis.* **46**:e23–e27.

96. Gomes, M. S., M. Florido, J. V. Cordeiro, C. M. Teixeira, O. Takeuchi, S. Akira, and R. Appelberg. 2004. Limited role of the Toll-like receptor-2 in resistance to Mycobacterium avium. *Immunology* **111**:179–185.

97. Good, R. C., and D. E. Snider, Jr. 1982. Isolation of nontuberculous mycobacteria in the United States, 1980. *J. Infect. Dis.* **146**:829–833.

98. Gordin, F. M., D. L. Cohn, P. M. Sullam, J. R. Schoenfelder, B. A. Wynne, and C. R. Horsburgh, Jr. 1997. Early manifestations of disseminated Mycobacterium avium complex disease: a prospective evaluation. *J. Infect. Dis.* **176**:126–132.

99. Gordin, F. M., P. M. Sullam, S. D. Shafran, D. L. Cohn, B. Wynne, L. Paxton, K. Perry, and C. R. Horsburgh, Jr. 1999. A randomized, placebo-controlled study of rifabutin added to a regimen of clarithromycin and ethambutol for treatment of disseminated infection with Mycobacterium avium complex. *Clin. Infect. Dis.* **28**:1080–1085.

100. Greene, J. B., G. S. Sidhu, S. Lewin, J. F. Levine, H. Masur, M. S. Simberkoff, P. Nicholas, R. C. Good, S. B. Zolla-Pazner, A. A. Pollock, M. L. Tapper, and R. S. Holzman. 1982. Mycobacterium avium-intracellulare: a cause of disseminated life-threatening infection in homosexuals and drug abusers. *Ann. Intern. Med.* **97**:539–546.

101. Gribetz, A. R., B. Damsker, E. J. Bottone, P. A. Kirschner, and A. S. Teirstein. 1981. Solitary pulmonary nodules due to nontuberculous mycobacterial infection. *Am. J. Med.* **70**:39–43.

102. Griffith, D. E., T. Aksamit, B. A. Brown-Elliott, A. Catanzaro, C. Daley, F. Gordin, S. M. Holland, R. Horsburgh, G. Huitt, M. F. Iademarco, M. Iseman, K. Olivier, S. Ruoss, C. F. von Reyn, R. J. Wallace, Jr., and K. Winthrop. 2007. An official ATS/IDSA statement: diagnosis, treatment, and prevention of nontuberculous mycobacterial diseases. *Am. J. Respir. Crit. Care Med.* **175**:367–416.

103. Griffith, D. E., B. A. Brown-Elliott, B. Langsjoen, Y. Zhang, X. Pan, W. Girard, K. Nelson, J. Caccitolo, J. Alvarez, S. Shepherd, R. Wilson, E. A. Graviss, and R. J. Wallace, Jr. 2006. Clinical and molecular analysis of macrolide resistance in Mycobacterium avium complex lung disease. *Am. J. Respir. Crit. Care Med.* **174**:928–934.

104. Griffith, D. E., B. A. Brown-Elliott, S. Shepherd, J. McLarty, L. Griffith, and R. J. Wallace, Jr. 2005. Ethambutol ocular toxicity in treatment regimens for Mycobacterium avium complex lung disease. *Am. J. Respir. Crit. Care Med.* **172**:250–253.

105. Griffith, D. E., B. A. Brown, P. Cegielski, D. T. Murphy, and R. J. Wallace, Jr. 2000. Early results (at 6 months) with intermittent clarithromycin-including regimens for lung disease due to Mycobacterium avium complex. *Clin. Infect. Dis.* **30**:288–292.

106. Griffith, D. E., B. A. Brown, W. M. Girard, B. E. Griffith, L. A. Couch, and R. J. Wallace, Jr. 2001. Azithromycin-containing regimens for treatment of Mycobacterium avium complex lung disease. *Clin. Infect. Dis.* **32**:1547–1553.

107. Griffith, D. E., B. A. Brown, W. M. Girard, D. T. Murphy, and R. J. Wallace, Jr. 1996. Azithromycin activity against Mycobacterium avium complex lung disease in patients who were not infected with human immunodeficiency virus. *Clin. Infect. Dis.* **23**:983–989.

108. Griffith, D. E., B. A. Brown, W. M. Girard, and R. J. Wallace, Jr. 1995. Adverse events associated with high-dose rifabutin in macrolide-containing regimens for the treatment of Mycobacterium avium complex lung disease. *Clin. Infect. Dis.* **21**:594–598.

109. Guerrero, C., C. Bernasconi, D. Burki, T. Bodmer, and A. Telenti. 1995. A novel insertion element from Mycobacterium avium, IS1245, is a specific target for analysis of strain

relatedness. *J. Clin. Microbiol.* **33**:304–307.
110. **Gupta, A., and H. Clauss.** 2009. Prosthetic joint infection with Mycobacterium avium complex in a solid organ transplant recipient. *Transpl. Infect. Dis.* **11**:537–540.
111. **Guthertz, L. S., B. Damsker, E. J. Bottone, E. G. Ford, T. F. Midura, and J. M. Janda.** 1989. Mycobacterium avium and Mycobacterium intracellulare infections in patients with and without AIDS. *J. Infect. Dis.* **160**:1037–1041.
112. **Hadad, D. J., D. S. Lewi, A. C. Pignatari, M. C. Martins, W. Vitti Junior, and R. D. Arbeit.** 1998. Resolution of Mycobacterium avium complex bacteremia following highly active antiretroviral therapy. *Clin. Infect. Dis.* **26**:758–759.
113. **Hadad, D. J., M. Palaci, A. C. Pignatari, D. S. Lewi, M. A. Machado, M. A. Telles, M. C. Martins, S. Y. Ueki, G. M. Vasconcelos, and M. C. Palhares.** 2004. Mycobacteraemia among HIV-1-infected patients in Sao Paulo, Brazil: 1995 to 1998. *Epidemiol. Infect.* **132**:151–155.
114. **Hafner, R., J. A. Cohn, D. J. Wright, N. E. Dunlap, M. J. Egorin, M. E. Enama, K. Muth, C. A. Peloquin, N. Mor, L. B. Heifets, et al.** 1997. Early bactericidal activity of isoniazid in pulmonary tuberculosis. Optimization of methodology. *Am. J. Respir. Crit. Care Med.* **156**:918–923.
115. **Hahm, C. R., H. Y. Park, K. Jeon, S. W. Um, G. Y. Suh, M. P. Chung, H. Kim, O. J. Kwon, and W. J. Koh.** 2010. Solitary pulmonary nodules caused by Mycobacterium tuberculosis and Mycobacterium avium complex. *Lung* **188**:25–31.
116. **Han, X. Y., J. J. Tarrand, R. Infante, K. L. Jacobson, and M. Truong.** 2005. Clinical significance and epidemiologic analyses of *Mycobacterium avium* and *Mycobacterium intracellulare* among patients without AIDS. *J. Clin. Microbiol.* **43**:4407–4412.
117. **Hanak, V., J. M. Golbin, and J. H. Ryu.** 2007. Causes and presenting features in 85 consecutive patients with hypersensitivity pneumonitis. *Mayo Clin. Proc.* **82**:812–816.
118. **Hanak, V., S. Kalra, T. R. Aksamit, T. E. Hartman, H. D. Tazelaar, and J. H. Ryu.** 2006. Hot tub lung: presenting features and clinical course of 21 patients. *Respir. Med.* **100**:610–615.
119. **Hartman, T. E., S. J. Swensen, and D. E. Williams.** 1993. Mycobacterium avium-intracellulare complex: evaluation with CT. *Radiology* **187**:23–26.
120. **Hasegawa, N., T. Nishimura, S. Ohtani, K. Takeshita, K. Fukunaga, S. Tasaka, T. Urano, K. Ishii, M. Miyairi, and A. Ishizaka.** 2009. Therapeutic effects of various initial combinations of chemotherapy including clarithromycin against Mycobacterium avium complex pulmonary disease. *Chest* **136**:1569–1575.
121. **Haverkamp, M. H., S. M. Arend, J. A. Lindeboom, N. G. Hartwig, and J. T. van Dissel.** 2004. Nontuberculous mycobacterial infection in children: a 2-year prospective surveillance study in the Netherlands. *Clin. Infect. Dis.* **39**:450–456.
122. **Havlir, D. V., M. P. Dube, F. R. Sattler, D. N. Forthal, C. A. Kemper, M. W. Dunne, D. M. Parenti, J. P. Lavelle, A. C. White, Jr., M. D. Witt, S. A. Bozzette, J. A. McCutchan, et al.** 1996. Prophylaxis against disseminated Mycobacterium avium complex with weekly azithromycin, daily rifabutin, or both. *N. Engl. J. Med.* **335**:392–398.
123. **Hawkins, C. C., J. W. Gold, E. Whimbey, T. E. Kiehn, P. Brannon, R. Cammarata, A. E. Brown, and D. Armstrong.** 1986. Mycobacterium avium complex infections in patients with the acquired immunodeficiency syndrome. *Ann. Intern. Med.* **105**:184–188.
124. **Hazra, R., S. H. Lee, J. N. Maslow, and R. N. Husson.** 2000. Related strains of Mycobacterium avium cause disease in children with AIDS and in children with lymphadenitis. *J. Infect. Dis.* **181**:1298–1303.
125. **Hellinger, W. C., J. D. Smilack, J. L. Greider, Jr., S. Alvarez, S. D. Trigg, N. S. Brewer, and R. S. Edson.** 1995. Localized soft-tissue infections with Mycobacterium avium/Mycobacterium intracellulare complex in immunocompetent patients: granulomatous tenosynovitis of the hand or wrist. *Clin. Infect. Dis.* **21**:65–69.
126. **Hernandez-Garduno, E., M. Rodrigues, and R. K. Elwood.** 2009. The incidence of pulmonary non-tuberculous mycobacteria in British Columbia, Canada. *Int. J. Tuberc. Lung Dis.* **13**:1086–1093.
127. **Hewitt, R. G., G. D. Papandonatos, M. J. Shelton, C. B. Hsiao, B. J. Harmon, S. R. Kaczmarek, and D. Amsterdam.** 1999. Prevention of disseminated Mycobacterium avium complex infection with reduced dose clarithromycin in patients with advanced HIV disease. *AIDS* **13**:1367–1372.
128. **Hilborn, E. D., T. C. Covert, M. A. Yakrus, S. I. Harris, S. F. Donnelly, E. W. Rice, S. Toney, S. A. Bailey, and G. N. Stelma, Jr.** 2006. Persistence of nontuberculous mycobacteria in a drinking water system after addition of filtration treatment. *Appl. Environ. Microbiol.* **72**:5864–5869.
129. **Hocqueloux, L., P. Lesprit, J. L. Herrmann, A. de La Blanchardiere, A. M. Zagdanski, J. M. Decazes, and J. Modai.** 1998. Pulmonary Mycobacterium avium complex disease without dissemination in HIV-infected patients. *Chest* **113**:542–548.
130. **Holland, S. M., E. M. Eisenstein, D. B. Kuhns, M. L. Turner, T. A. Fleisher, W. Strober, and J. I. Gallin.** 1994. Treatment of refractory disseminated nontuberculous mycobacterial infection with interferon gamma. A preliminary report. *N. Engl. J. Med.* **330**:1348–1355.
131. **Holmes, C. B., E. Losina, R. P. Walensky, Y. Yazdanpanah, and K. A. Freedberg.** 2003. Review of human immunodeficiency virus type 1-related opportunistic infections in sub-Saharan Africa. *Clin. Infect. Dis.* **36**:652–662.
132. **Horsburgh, C. R., Jr.** 1991. Mycobacterium avium complex infection in the acquired immunodeficiency syndrome. *N. Engl. J. Med.* **324**:1332–1338.
133. **Horsburgh, C. R., Jr., J. Gettings, L. N. Alexander, and J. L. Lennox.** 2001. Disseminated Mycobacterium avium complex disease among patients infected with human immunodeficiency virus, 1985-2000. *Clin. Infect. Dis.* **33**:1938–1943.
134. **Horsburgh, C. R., Jr., J. A. Havlik, D. A. Ellis, E. Kennedy, S. A. Fann, R. E. Dubois, and S. E. Thompson.** 1991. Survival of patients with acquired immune deficiency syndrome and disseminated Mycobacterium avium complex infection with and without antimycobacterial chemotherapy. *Am. Rev. Respir. Dis.* **144**:557–559.
135. **Horsburgh, C. R., Jr., U. G. Mason III, L. B. Heifets, K. Southwick, J. Labrecque, and M. D. Iseman.** 1987. Response to therapy of pulmonary Mycobacterium avium-intracellulare infection correlates with results of in vitro susceptibility testing. *Am. Rev. Respir. Dis.* **135**:418–421.
136. **Horsburgh, C. R., Jr., B. Metchock, S. M. Gordon, J. A. Havlik, Jr., J. E. McGowan, Jr., and S. E. Thompson III.** 1994. Predictors of survival in patients with AIDS and disseminated Mycobacterium avium complex disease. *J. Infect. Dis.* **170**:573–577.

137. Huang, J. H., P. N. Kao, V. Adi, and S. J. Ruoss. 1999. Mycobacterium avium-intracellulare pulmonary infection in HIV-negative patients without preexisting lung disease: diagnostic and management limitations. *Chest* 115:1033–1040.
138. Huang, J. H., P. J. Oefner, V. Adi, K. Ratnam, S. J. Ruoss, E. Trako, and P. N. Kao. 1998. Analyses of the NRAMP1 and INF-gammaR1 genes in women with Mycobacterium avium-intracellulare pulmonary disease. *Am. J. Respir. Crit. Care Med.* 157:377–381.
139. Ichiyama, S., K. Shimokata, and M. Tsukamura. 1988. The isolation of Mycobacterium avium complex from soil, water, and dusts. *Microbiol. Immunol.* 32:733–739.
140. Iseman, M. D. 2002. Medical management of pulmonary disease caused by Mycobacterium avium complex. *Clin. Chest Med.* 23:633–641.
141. Iseman, M. D., D. L. Buschman, and L. M. Ackerson. 1991. Pectus excavatum and scoliosis. Thoracic anomalies associated with pulmonary disease caused by Mycobacterium avium complex. *Am. Rev. Respir. Dis.* 144:914–916.
142. Ives, N. J., B. G. Gazzard, and P. J. Easterbrook. 2001. The changing pattern of AIDS-defining illnesses with the introduction of highly active antiretroviral therapy (HAART) in a London clinic. *J. Infect.* 42:134–139.
143. Jacobson, M. A., P. Bacchetti, A. Kolokathis, R. E. Chaisson, S. Szabo, B. Polsky, G. T. Valainis, D. Mildvan, D. Abrams, and J. Wilber. 1991. Surrogate markers for survival in patients with AIDS and AIDS related complex treated with zidovudine. *BMJ* 302:73–78.
144. Jenkins, P. A., I. A. Campbell, J. Banks, C. M. Gelder, R. J. Prescott, and A. P. Smith. 2008. Clarithromycin vs ciprofloxacin as adjuncts to rifampicin and ethambutol in treating opportunist mycobacterial lung diseases and an assessment of Mycobacterium vaccae immunotherapy. *Thorax* 63:627–634.
145. Kahana, L. M., J. M. Kay, M. A. Yakrus, and S. Waserman. 1997. Mycobacterium avium complex infection in an immunocompetent young adult related to hot tub exposure. *Chest* 111:242–245.
146. Kallenius, G., T. Koivula, K. J. Rydgard, S. E. Hoffner, A. Valentin, B. Asjo, C. Ljungh, U. Sharma, and S. B. Svenson. 1992. Human immunodeficiency virus type 1 enhances intracellular growth of *Mycobacterium avium* in human macrophages. *Infect. Immun.* 60:2453–2458.
147. Kaplan, J. E., C. Benson, K. H. Holmes, J. T. Brooks, A. Pau, and H. Masur. 2009. Guidelines for prevention and treatment of opportunistic infections in HIV-infected adults and adolescents: recommendations from CDC, the National Institutes of Health, and the HIV Medicine Association of the Infectious Diseases Society of America. *MMWR Recommend. Rep.* 58:1–207.
148. Kaplan, J. E., D. Hanson, M. S. Dworkin, T. Frederick, J. Bertolli, M. L. Lindegren, S. Holmberg, and J. L. Jones. 2000. Epidemiology of human immunodeficiency virus–associated opportunistic infections in the United States in the era of highly active antiretroviral therapy. *Clin. Infect. Dis.* 30(Suppl. 1):S5–S14.
149. Karakousis, P. C., R. D. Moore, and R. E. Chaisson. 2004. Mycobacterium avium complex in patients with HIV infection in the era of highly active antiretroviral therapy. *Lancet Infect. Dis.* 4:557–565.
150. Karavellas, M. P., C. Y. Lowder, C. Macdonald, C. P. Avila, Jr., and W. R. Freeman. 1998. Immune recovery vitritis associated with inactive cytomegalovirus retinitis: a new syndrome. *Arch. Ophthalmol.* 116:169–175.
151. Katila, M. L., E. Iivanainen, P. Torkko, J. Kauppinen, P. Martikainen, and P. Vaananen. 1995. Isolation of potentially pathogenic mycobacteria in the Finnish environment. *Scand. J. Infect. Dis. Suppl.* 98:9–11.
152. Kaur, D., and G. K. Khuller. 2001. In vitro, ex-vivo and in vivo activities of ethambutol and sparfloxacin alone and in combination against mycobacteria. *Int. J. Antimicrob. Agents* 17:51–55.
153. Kedzierska, K., J. Mak, A. Mijch, I. Cooke, M. Rainbird, S. Roberts, G. Paukovics, D. Jolley, A. Lopez, and S. M. Crowe. 2000. Granulocyte-macrophage colony-stimulating factor augments phagocytosis of Mycobacterium avium complex by human immunodeficiency virus type 1-infected monocytes/macrophages in vitro and in vivo. *J. Infect. Dis.* 181:390–394.
154. Keiser, P., N. Nassar, D. Skiest, S. Rademacher, and J. W. Smith. 1999. A retrospective study of the addition of ciprofloxacin to clarithromycin and ethambutol in the treatment of disseminated Mycobacterium avium complex infection. *Int. J. STD AIDS* 10:791–794.
155. Khan, K., J. Wang, and T. K. Marras. 2007. Nontuberculous mycobacterial sensitization in the United States: national trends over three decades. *Am. J. Respir. Crit. Care Med.* 176:306–313.
156. Khoor, A., K. O. Leslie, H. D. Tazelaar, R. A. Helmers, and T. V. Colby. 2001. Diffuse pulmonary disease caused by nontuberculous mycobacteria in immunocompetent people (hot tub lung). *Am. J. Clin. Pathol.* 115:755–762.
157. Kikuchi, T., A. Watanabe, K. Gomi, T. Sakakibara, K. Nishimori, H. Daito, S. Fujimura, R. Tazawa, A. Inoue, M. Ebina, Y. Tokue, M. Kaku, and T. Nukiwa. 2009. Association between mycobacterial genotypes and disease progression in Mycobacterium avium pulmonary infection. *Thorax* 64:901–907.
158. Kim, R. D., D. E. Greenberg, M. E. Ehrmantraut, S. V. Guide, L. Ding, Y. Shea, M. R. Brown, M. Chernick, W. K. Steagall, C. G. Glasgow, J. Lin, C. Jolley, L. Sorbara, M. Raffeld, S. Hill, N. Avila, V. Sachdev, L. A. Barnhart, V. L. Anderson, R. Claypool, D. M. Hilligoss, M. Garofalo, A. Fitzgerald, S. Anaya-O'Brien, D. Darnell, R. DeCastro, H. M. Menning, S. M. Ricklefs, S. F. Porcella, K. N. Olivier, J. Moss, and S. M. Holland. 2008. Pulmonary nontuberculous mycobacterial disease: prospective study of a distinct preexisting syndrome. *Am. J. Respir. Crit. Care Med.* 178:1066–1074.
159. Kim, T. C., N. S. Arora, T. K. Aldrich, and D. F. Rochester. 1981. Atypical mycobacterial infections: a clinical study of 92 patients. *South. Med. J.* 74:1304–1308.
160. Kirschner, R. A., Jr., B. C. Parker, and J. O. Falkinham III. 1992. Epidemiology of infection by nontuberculous mycobacteria. Mycobacterium avium, Mycobacterium intracellulare, and Mycobacterium scrofulaceum in acid, brown-water swamps of the southeastern United States and their association with environmental variables. *Am. Rev. Respir. Dis.* 145:271–275.
161. Kitada, S., K. Kobayashi, S. Ichiyama, S. Takakura, M. Sakatani, K. Suzuki, T. Takashima, T. Nagai, I. Sakurabayashi, M. Ito, and R. Maekura. 2008. Serodiagnosis of Mycobacterium avium-complex pulmonary disease using an enzyme immu-

162. Kitada, S., R. Maekura, N. Toyoshima, N. Fujiwara, I. Yano, T. Ogura, M. Ito, and K. Kobayashi. 2002. Serodiagnosis of pulmonary disease due to Mycobacterium avium complex with an enzyme immunoassay that uses a mixture of glycopeptidolipid antigens. *Clin. Infect. Dis.* **35**:1328–1335.

163. Kobashi, Y., T. Matsushima, and M. Oka. 2007. A double-blind randomized study of aminoglycoside infusion with combined therapy for pulmonary Mycobacterium avium complex disease. *Respir. Med.* **101**:130–138.

164. Kohno, Y., H. Ohno, Y. Miyazaki, Y. Higashiyama, K. Yanagihara, Y. Hirakata, K. Fukushima, and S. Kohno. 2007. In vitro and in vivo activities of novel fluoroquinolones alone and in combination with clarithromycin against clinically isolated *Mycobacterium avium* complex strains in Japan. *Antimicrob. Agents Chemother.* **51**:4071–4076.

165. Komatsu, H., A. Terunuma, N. Tabata, and H. Tagami. 1999. Mycobacterium avium infection of the skin associated with lichen scrofulosorum: report of three cases. *Br. J. Dermatol.* **141**:554–557.

166. Kubo, K., Y. Yamazaki, M. Hanaoka, H. Nomura, K. Fujimoto, M. Honda, M. Ota, and Y. Kamijou. 2000. Analysis of HLA antigens in Mycobacterium avium-intracellulare pulmonary infection. *Am. J. Respir. Crit. Care Med.* **161**:1368–1371.

167. Kullavanijaya, P., S. Sirimachan, and S. Surarak. 1997. Primary cutaneous infection with Mycobacterium avium intracellulare complex resembling lupus vulgaris. *Br. J. Dermatol.* **136**:264–266.

168. Kunimoto, D. Y., M. S. Peppler, J. Talbot, P. Phillips, S. D. Shafran, and Canadian HIV Trials Network Protocol 010 Study Group. 2003. Analysis of *Mycobacterium avium* complex isolates from blood samples of AIDS patients by pulsed-field gel electrophoresis. *J. Clin. Microbiol.* **41**:498–499.

169. Lalezari, J. P., G. N. Holland, F. Kramer, G. F. McKinley, C. A. Kemper, D. V. Ives, R. Nelson, W. D. Hardy, B. D. Kuppermann, D. W. Northfelt, M. Youle, M. Johnson, R. A. Lewis, D. V. Weinberg, G. L. Simon, R. A. Wolitz, A. E. Ruby, R. J. Stagg, and H. S. Jaffe. 1998. Randomized, controlled study of the safety and efficacy of intravenous cidofovir for the treatment of relapsing cytomegalovirus retinitis in patients with AIDS. *J. Acquir. Immune Defic. Syndr. Hum. Retrovirol.* **17**:339–344.

170. Lam, P. K., D. E. Griffith, T. R. Aksamit, S. J. Ruoss, S. M. Garay, C. L. Daley, and A. Catanzaro. 2006. Factors related to response to intermittent treatment of Mycobacterium avium complex lung disease. *Am. J. Respir. Crit. Care Med.* **173**:1283–1289.

171. Larsson, L. O., B. E. Skoogh, M. W. Bentzon, M. Magnusson, J. Olofson, J. Taranger, and A. Lind. 1991. Sensitivity to sensitins and tuberculin in Swedish children. II. A study of preschool children. *Tubercle* **72**:37–42.

172. Lauw, F. N., J. T. Der Meer, J. de Metz, S. A. Danner, and P. T. van Der. 2001. No beneficial effect of interferon-gamma treatment in 2 human immunodeficiency virus–infected patients with Mycobacterium avium complex infection. *Clin. Infect. Dis.* **32**:e81–e82.

173. Lavy, A., R. Rusu, and S. Shaheen. 1990. Mycobacterium avium-intracellulare in clinical specimens: etiological factor or contaminant? *Isr. J. Med. Sci.* **26**:374–378.

174. Lawn, S. D., L. G. Bekker, and R. F. Miller. 2005. Immune reconstitution disease associated with mycobacterial infections in HIV-infected individuals receiving antiretrovirals. *Lancet Infect. Dis.* **5**:361–373.

175. Lawn, S. D., T. A. Bicanic, and D. C. Macallan. 2004. Pyomyositis and cutaneous abscesses due to Mycobacterium avium: an immune reconstitution manifestation in a patient with AIDS. *Clin. Infect. Dis.* **38**:461–463.

176. Lefevre, P., P. Gilot, H. Godiscal, J. Content, and M. Fauville-Dufaux. 2000. Mycobacterium intracellulare as a cause of a recurrent granulomatous tenosynovitis of the hand. *Diagn. Microbiol. Infect. Dis.* **38**:127–129.

177. Legrand, E., C. Sola, B. Verdol, and N. Rastogi. 2000. Genetic diversity of Mycobacterium avium recovered from AIDS patients in the Caribbean as studied by a consensus IS1245-RFLP method and pulsed-field gel electrophoresis. *Res. Microbiol.* **151**:271–283.

178. Levy, I., G. Grisaru-Soen, L. Lerner-Geva, E. Kerem, H. Blau, L. Bentur, M. Aviram, J. Rivlin, E. Picard, A. Lavy, Y. Yahav, and G. Rahav. 2008. Multicenter cross-sectional study of nontuberculous mycobacterial infections among cystic fibrosis patients, Israel. *Emerg. Infect. Dis.* **14**:378–384.

179. Lewis, A. G., Jr., E. M. Lasche, A. L. Armstrong, and F. P. Dunbar. 1960. A clinical study of the chronic lung disease due to nonphotochromogenic acid-fast bacilli. *Ann. Intern. Med.* **53**:273–285.

180. Lindeboom, J. A., E. J. Kuijper, E. S. Bruijnesteijn van Coppenraet, R. Lindeboom, and J. M. Prins. 2007. Surgical excision versus antibiotic treatment for nontuberculous mycobacterial cervicofacial lymphadenitis in children: a multicenter, randomized, controlled trial. *Clin. Infect. Dis.* **44**:1057–1064.

181. Lindeboom, J. A., R. Lindeboom, E. S. Bruijnesteijn van Coppenraet, E. J. Kuijper, J. Tuk, and J. M. Prins. 2009. Esthetic outcome of surgical excision versus antibiotic therapy for nontuberculous mycobacterial cervicofacial lymphadenitis in children. *Pediatr. Infect. Dis. J.* **28**:1028–1030.

182. Low, N., D. Pfluger, M. Egger, M. Battegay, E. Bernasconi, P. Burgisser, P. Erb, W. Fierz, M. Flepp, P. Francioli, P. Grob, U. Gruninger, B. Hirschel, L. Jeannerod, B. Ledergerber, R. Luthy, R. Malinverni, L. Matter, M. Opravil, F. Paccaud, L. Perrin, W. Pichler, G. C. Piffaretti, M. Rickenbach, O. Rutschmann, P. Vernazza, and J. vonOverbeck. 1997. Disseminated Mycobacterium avium complex disease in the Swiss HIV cohort study: increasing incidence, unchanged prognosis. *AIDS* **11**:1165–1171.

183. Maas, J. J., N. A. Foudraine, P. T. Schellekens, M. E. Mensen, J. Veenstra, M. T. Roos, R. van Leeuwen, and R. A. Coutinho. 1999. Reliability of tuberculin purified derivative skin testing and delayed-type hypersensitivity skin test anergy in HIV-infected homosexual men, at risk of tuberculosis. *AIDS* **13**:1784–1785.

184. Macher, A. M., J. A. Kovacs, V. Gill, G. D. Roberts, J. Ames, C. H. Park, S. Straus, H. C. Lane, J. E. Parrillo, A. S. Fauci, et al. 1983. Bacteremia due to Mycobacterium avium-intracellulare in the acquired immunodeficiency syndrome. *Ann. Intern. Med.* **99**:782–785.

185. Mai, H. N., M. Hijikata, Y. Inoue, K. Suzuki, M. Sakatani, M. Okada, K. Kimura, N. Kobayashi, E. Toyota, K. Kudo, H. Nagai, A. Kurashima, A. Kajiki, N. Oketani, H. Hayakawa, G. Tanaka, J. Shojima, I. Matsushita, S. Sakurada, K. Tokunaga, and N. Keicho. 2007. Pulmonary Mycobacterium avium

complex infection associated with the IVS8-T5 allele of the CFTR gene. *Int. J. Tuberc. Lung Dis.* **11:**808–813.

186. Mangione, E. J., G. Huitt, D. Lenaway, J. Beebe, A. Bailey, M. Figoski, M. P. Rau, K. D. Albrecht, and M. A. Yakrus. 2001. Nontuberculous mycobacterial disease following hot tub exposure. *Emerg. Infect. Dis.* **7:**1039–1042.

187. Marchevsky, A., B. Damsker, A. Gribetz, S. Tepper, and S. A. Geller. 1982. The spectrum of pathology of nontuberculous mycobacterial infections in open-lung biopsy specimens. *Am. J. Clin. Pathol.* **78:**695–700.

188. Maslow, J. N., I. Brar, G. Smith, G. W. Newman, R. Mehta, C. Thornton, and P. Didier. 2003. Latent infection as a source of disseminated disease caused by organisms of the Mycobacterium avium complex in simian immunodeficiency virus-infected rhesus macaques. *J. Infect. Dis.* **187:**1748–1755.

189. Maslow, J. N., D. Dawson, E. A. Carlin, and S. M. Holland. 1999. Hemolysin as a virulence factor for systemic infection with isolates of *Mycobacterium avium* complex. *J. Clin. Microbiol.* **37:**445–446.

190. McGarvey, J. A., and L. E. Bermudez. 2001. Phenotypic and genomic analyses of the *Mycobacterium avium* complex reveal differences in gastrointestinal invasion and genomic composition. *Infect. Immun.* **69:**7242–7249.

191. McNaghten, A. D., D. L. Hanson, J. L. Jones, M. S. Dworkin, J. W. Ward, et al. 1999. Effects of antiretroviral therapy and opportunistic illness primary chemoprophylaxis on survival after AIDS diagnosis. *AIDS* **13:**1687–1695.

192. Mehta, J. B., M. W. Emery, M. Girish, R. P. Byrd, Jr., and T. M. Roy. 2003. Atypical Pott's disease: localized infection of the thoracic spine due to Mycobacterium avium-intracellulare in a patient without human immunodeficiency virus infection. *South. Med. J.* **96:**685–688.

193. Meyer, M., P. W. von Grunberg, T. Knoop, P. Hartmann, and G. Plum. 1998. The macrophage-induced gene mig as a marker for clinical pathogenicity and in vitro virulence of *Mycobacterium avium* complex strains. *Infect. Immun.* **66:**4549–4552.

194. Milanes-Virelles, M. T., I. Garcia-Garcia, Y. Santos-Herrera, M. Valdes-Quintana, C. M. Valenzuela-Silva, G. Jimenez-Madrigal, T. I. Ramos-Gomez, I. Bello-Rivero, N. Fernandez-Olivera, R. B. Sanchez-de la Osa, C. Rodriguez-Acosta, L. Gonzalez-Mendez, G. Martinez-Sanchez, and P. A. Lopez-Saura. 2008. Adjuvant interferon gamma in patients with pulmonary atypical Mycobacteriosis: a randomized, double-blind, placebo-controlled study. *BMC Infect. Dis.* **8:**17.

195. Mitchell, J. D., A. Bishop, A. Cafaro, M. J. Weyant, and M. Pomerantz. 2008. Anatomic lung resection for nontuberculous mycobacterial disease. *Ann. Thorac. Surg.* **85:**1887–1892.

196. Munoz, R. M., L. Alonso-Pulpon, M. Yebra, J. Segovia, J. C. Gallego, and R. M. Daza. 2000. Intestinal involvement by nontuberculous mycobacteria after heart transplantation. *Clin. Infect. Dis.* **30:**603–605.

197. Murcia, M. I., E. Tortoli, M. C. Menendez, E. Palenque, and M. J. Garcia. 2006. Mycobacterium colombiense sp. nov., a novel member of the Mycobacterium avium complex and description of MAC-X as a new ITS genetic variant. *Int. J. Syst. Evol. Microbiol.* **56:**2049–2054.

198. Murdoch, D. M., and J. R. McDonald. 2007. Mycobacterium avium-intracellulare cellulitis occurring with septic arthritis after joint injection: a case report. *BMC Infect. Dis.* **7:**9.

199. Nannini, E. C., M. Keating, P. Binstock, G. Samonis, and D. P. Kontoyiannis. 2002. Successful treatment of refractory disseminated Mycobacterium avium complex infection with the addition of linezolid and mefloquine. *J. Infect.* **44:**201–203.

200. Narita, M., D. Ashkin, E. S. Hollender, and A. E. Pitchenik. 1998. Paradoxical worsening of tuberculosis following antiretroviral therapy in patients with AIDS. *Am. J. Respir. Crit. Care Med.* **158:**157–161.

201. Nelson, K. G., D. E. Griffith, B. A. Brown, and R. J. Wallace, Jr. 1998. Results of operation in Mycobacterium avium-intracellulare lung disease. *Ann. Thorac. Surg.* **66:**325–330.

202. Nightingale, S. D., L. T. Byrd, P. M. Southern, J. D. Jockusch, S. X. Cal, and B. A. Wynne. 1992. Incidence of Mycobacterium avium-intracellulare complex bacteremia in human immunodeficiency virus-positive patients. *J. Infect. Dis.* **165:**1082–1085.

203. Nightingale, S. D., D. W. Cameron, F. M. Gordin, P. M. Sullam, D. L. Cohn, R. E. Chaisson, L. J. Eron, P. D. Sparti, B. Bihari, D. L. Kaufman, J. J. Stern, D. D. Pearce, W. G. Weinberg, A. LaMarca, and F. P. Siegal. 1993. Two controlled trials of rifabutin prophylaxis against Mycobacterium avium complex infection in AIDS. *N. Engl. J. Med.* **329:**828–833.

204. Nishimura, T., N. Hasegawa, Y. Fujita, I. Yano, and A. Ishizaka. 2009. Serodiagnostic contributions of antibody titers against mycobacterial lipid antigens in Mycobacterium avium complex pulmonary disease. *Clin. Infect. Dis.* **49:**529–535.

205. Nishiuchi, Y., R. Maekura, S. Kitada, A. Tamaru, T. Taguri, Y. Kira, T. Hiraga, A. Hirotani, K. Yoshimura, M. Miki, and M. Ito. 2007. The recovery of Mycobacterium avium-intracellulare complex (MAC) from the residential bathrooms of patients with pulmonary MAC. *Clin. Infect. Dis.* **45:**347–351.

206. Nolt, D., M. G. Michaels, and E. R. Wald. 2003. Intrathoracic disease from nontuberculous mycobacteria in children: two cases and a review of the literature. *Pediatrics* **112:**e434.

207. Ntziora, F., and M. E. Falagas. 2007. Linezolid for the treatment of patients with [corrected] mycobacterial infections [corrected] a systematic review. *Int. J. Tuberc. Lung Dis.* **11:**606–611.

208. O'Brien, D. P., B. J. Currie, and V. L. Krause. 2000. Nontuberculous mycobacterial disease in northern Australia: a case series and review of the literature. *Clin. Infect. Dis.* **31:**958–967.

209. O'Brien, R. J., L. J. Geiter, and D. E. Snider, Jr. 1987. The epidemiology of nontuberculous mycobacterial diseases in the United States. Results from a national survey. *Am. Rev. Respir. Dis.* **135:**1007–1014.

210. Ohkusu, K., L. E. Bermudez, K. A. Nash, R. R. MacGregor, and C. B. Inderlied. 2004. Differential virulence of Mycobacterium avium strains isolated from HIV-infected patients with disseminated M. avium complex disease. *J. Infect. Dis.* **190:**1347–1354.

211. Oldfield, E. C., III, W. J. Fessel, M. W. Dunne, G. Dickinson, M. R. Wallace, W. Byrne, R. Chung, K. F. Wagner, S. F. Paparello, D. B. Craig, G. Melcher, M. Zajdowicz, R. F. Williams, J. W. Kelly, M. Zelasky, L. B. Heifets, and J. D. Berman. 1998. Once weekly azithromycin therapy for prevention of Mycobacterium avium complex infection in patients with AIDS: a randomized, double-blind, placebo-controlled multicenter trial. *Clin. Infect. Dis.* **26:**611–619.

212. Olivier, K. N., D. J. Weber, J. H. Lee, A. Handler, G. Tudor, P. L. Molina, J. Tomashefski, and M. R. Knowles. 2003. Nontuberculous mycobacteria. II: nested-cohort study of impact on cystic fibrosis lung disease. *Am. J. Respir. Crit. Care Med.* **167**:835–840.
213. Olivier, K. N., D. J. Weber, R. J. Wallace, Jr., A. R. Faiz, J. H. Lee, Y. Zhang, B. A. Brown-Elliott, A. Handler, R. W. Wilson, M. S. Schechter, L. J. Edwards, S. Chakraborti, and M. R. Knowles. 2003. Nontuberculous mycobacteria. I. Multicenter prevalence study in cystic fibrosis. *Am. J. Respir. Crit. Care Med.* **167**:828–834.
214. Oloya, J., J. Opuda-Asibo, R. Kazwala, A. B. Demelash, E. Skjerve, A. Lund, T. B. Johansen, and B. Djonne. 2008. Mycobacteria causing human cervical lymphadenitis in pastoral communities in the Karamoja region of Uganda. *Epidemiol. Infect.* **136**:636–643.
215. Olsen, R. J., P. L. Cernoch, and G. A. Land. 2006. Mycobacterial synovitis caused by slow-growing nonchromogenic species: eighteen cases and a review of the literature. *Arch. Pathol. Lab. Med.* **130**:783–791.
216. Orme, I. M., S. K. Furney, and A. D. Roberts. 1992. Dissemination of enteric *Mycobacterium avium* infections in mice rendered immunodeficient by thymectomy and CD4 depletion or by prior infection with murine AIDS retroviruses. *Infect. Immun.* **60**:4747–4753.
217. Ottenhoff, T. H. M., F. A. W. Verreck, E. G. R. Lichtenauer-Kaligis, M. A. Hoeve, O. Sanal, and J. T. van Dissel. 2002. Genetics, cytokines and human infectious disease: lessons from weakly pathogenic mycobacteria and salmonellae. *Nat. Genet.* **32**:97–104.
218. Palella, F. J., Jr., K. M. DeLaney, A. C. Moorman, M. O. Loveless, J. Fuhrer, G. A. Satten, D. J. Aschman, S. D. Holmberg, et al. 1998. Declining morbidity and mortality among patients with advanced human immunodeficiency virus infection. *N. Engl. J. Med.* **338**:853–860.
219. Panesar, J., K. Higgins, H. Daya, V. Forte, and U. Allen. 2003. Nontuberculous mycobacterial cervical adenitis: a ten-year retrospective review. *Laryngoscope* **113**:149–154.
220. Parenti, D. M., P. L. Williams, R. Hafner, M. R. Jacobs, P. Hojczyk, T. M. Hooton, T. W. Barber, G. Simpson, C. van der Horst, J. Currier, W. G. Powderly, M. Limjoco, J. J. Ellner, et al. 1998. A phase II/III trial of antimicrobial therapy with or without amikacin in the treatment of disseminated Mycobacterium avium infection in HIV-infected individuals. *AIDS* **12**:2439–2446.
221. Parker, B. C., M. A. Ford, H. Gruft, and J. O. Falkinham III. 1983. Epidemiology of infection by nontuberculous mycobacteria. IV. Preferential aerosolization of Mycobacterium intracellulare from natural waters. *Am. Rev. Respir. Dis.* **128**:652–656.
222. Pavlik, I., P. Svastova, J. Bartl, L. Dvorska, and I. Rychlik. 2000. Relationship between IS*901* in the *Mycobacterium avium* complex strains isolated from birds, animals, humans, and the environment and virulence for poultry. *Clin. Diagn. Lab. Immunol.* **7**:212–217.
223. Pierce, M., S. Crampton, D. Henry, L. Heifets, A. LaMarca, M. Montecalvo, G. P. Wormser, H. Jablonowski, J. Jemsek, M. Cynamon, B. G. Yangco, G. Notario, and J. C. Craft. 1996. A randomized trial of clarithromycin as prophylaxis against disseminated Mycobacterium avium complex infection in patients with advanced acquired immunodeficiency syndrome. *N. Engl. J. Med.* **335**:384–391.
224. Plum, G., M. Brenden, J. E. Clark-Curtiss, and G. Pulverer. 1997. Cloning, sequencing, and expression of the *mig* gene of *Mycobacterium avium*, which codes for a secreted macrophage-induced protein. *Infect. Immun.* **65**:4548–4557.
225. Plum, G., and J. E. Clark-Curtiss. 1994. Induction of *Mycobacterium avium* gene expression following phagocytosis by human macrophages. *Infect. Immun.* **62**:476–483.
226. Price, L. M., and C. O'Mahony. 2000. Focal adenitis developing after immune reconstitution with HAART. *Int. J. STD AIDS* **11**:685–686.
227. Primack, S. L., P. M. Logan, T. E. Hartman, K. S. Lee, and N. L. Muller. 1995. Pulmonary tuberculosis and Mycobacterium avium-intracellulare: a comparison of CT findings. *Radiology* **194**:413–417.
228. Prince, D. S., D. D. Peterson, R. M. Steiner, J. E. Gottlieb, R. Scott, H. L. Israel, W. G. Figueroa, and J. E. Fish. 1989. Infection with Mycobacterium avium complex in patients without predisposing conditions. *N. Engl. J. Med.* **321**:863–868.
229. Rahal, A., A. Abela, P. H. Arcand, M. C. Quintal, M. H. Lebel, and B. F. Tapiero. 2001. Nontuberculous mycobacterial adenitis of the head and neck in children: experience from a tertiary care pediatric center. *Laryngoscope* **111**:1791–1796.
230. Raszka, W. V., Jr., L. P. Skillman, P. L. McEvoy, and M. L. Robb. 1995. Isolation of nontuberculous, non-avium mycobacteria from patients infected with human immunodeficiency virus. *Clin. Infect. Dis.* **20**:73–76.
231. Ratliff, T. L., R. McCarthy, W. B. Telle, and E. J. Brown. 1993. Purification of a mycobacterial adhesin for fibronectin. *Infect. Immun.* **61**:1889–1894.
232. Reed, C., C. F. von Reyn, S. Chamblee, T. V. Ellerbrock, J. W. Johnson, B. J. Marsh, L. S. Johnson, R. J. Trenschel, and C. R. Horsburgh, Jr. 2006. Environmental risk factors for infection with Mycobacterium avium complex. *Am. J. Epidemiol.* **164**:32–40.
233. Reich, J. M., and R. E. Johnson. 1992. Mycobacterium avium complex pulmonary disease presenting as an isolated lingular or middle lobe pattern. The Lady Windermere syndrome. *Chest* **101**:1605–1609.
234. Reich, J. M., and R. E. Johnson. 1991. Mycobacterium avium complex pulmonary disease. Incidence, presentation, and response to therapy in a community setting. *Am. Rev. Respir. Dis.* **143**:1381–1385.
235. **Research Committee of the British Thoracic Society.** 2001. First randomised trial of treatments for pulmonary disease caused by M avium intracellulare, M malmoense, and M xenopi in HIV negative patients: rifampicin, ethambutol and isoniazid versus rifampicin and ethambutol. *Thorax* **56**:167–172.
236. **Research Committee of the British Thoracic Society.** 2002. Pulmonary disease caused by Mycobacterium avium-intracellulare in HIV-negative patients: five-year follow-up of patients receiving standardised treatment. *Int. J. Tuberc. Lung Dis.* **6**:628–634.
237. Riddell, J. T., D. R. Kaul, P. C. Karakousis, J. E. Gallant, J. Mitty, and P. H. Kazanjian. 2007. Mycobacterium avium complex immune reconstitution inflammatory syndrome: long term outcomes. *J. Transl. Med.* **5**:50.
238. Rindi, L., D. Bonanni, N. Lari, and C. Garzelli. 2003. Most human isolates of *Mycobacterium avium* Mav-A and Mav-B are strong producers of hemolysin, a putative virulence fac-

tor. *J. Clin. Microbiol.* **41**:5738–5740.
239. Rodriguez, J. C., L. Cebrian, M. Lopez, M. Ruiz, and G. Royo. 2005. Usefulness of various antibiotics against Mycobacterium avium-intracellulare, measured by their mutant prevention concentration. *Int. J. Antimicrob. Agents* **25**:221–225.
240. Rodriguez Diaz, J. C., M. Lopez, M. Ruiz, and G. Royo. 2003. In vitro activity of new fluoroquinolones and linezolid against non-tuberculous mycobacteria. *Int. J. Antimicrob. Agents* **21**:585–588.
241. Roger, P. M., M. Carles, I. Agussol-Foin, L. Pandiani, O. Keita-Perse, V. Mondain, F. De Salvador, and P. Dellamonica. 1999. Efficacy and safety of an intravenous induction therapy for treatment of disseminated Mycobacterium avium complex infection in AIDS patients: a pilot study. *J. Antimicrob. Chemother.* **44**:129–131.
242. Roiz, M. P., E. Palenque, C. Guerrero, and M. J. Garcia. 1995. Use of restriction fragment length polymorphism as a genetic marker for typing *Mycobacterium avium* strains. *J. Clin. Microbiol.* **33**:1389–1391.
243. Romanus, V., H. O. Hallander, P. Wahlen, A. M. Olinder-Nielsen, P. H. Magnusson, and I. Juhlin. 1995. Atypical mycobacteria in extrapulmonary disease among children. Incidence in Sweden from 1969 to 1990, related to changing BCG-vaccination coverage. *Tuber. Lung Dis.* **76**:300–310.
244. Rook, G. A. W. 1994. Macrophages and Mycobacterium tuberculosis: the key to pathogenesis. *Immunol. Ser.* **60**:249–261.
245. Rosenzweig, D. Y. 1979. Pulmonary mycobacterial infections due to Mycobacterium intracellulare- avium complex. Clinical features and course in 100 consecutive cases. *Chest* **75**:115–119.
246. Rosenzweig, D. Y., and D. P. Schlueter. 1981. Spectrum of clinical disease in pulmonary infection with Mycobacterium avium-intracellulare. *Rev. Infect. Dis.* **3**:1046–1051.
247. Roux, A. L., E. Catherinot, F. Ripoll, N. Soismier, E. Macheras, S. Ravilly, G. Bellis, M. A. Vibet, E. Le Roux, L. Lemonnier, C. Gutierrez, V. Vincent, B. Fauroux, M. Rottman, D. Guillemot, and J. L. Gaillard. 2009. Multicenter study of prevalence of nontuberculous mycobacteria in patients with cystic fibrosis in France. *J. Clin. Microbiol.* **47**:4124–4128.
248. Runyon, E. H. 1959. Anonymous mycobacteria in pulmonary disease. *Med. Clin. N. Am.* **43**:273–290.
249. Rushton, S. P., M. Goodfellow, A. G. O'Donnell, and J. G. Magee. 2007. The epidemiology of atypical mycobacterial diseases in northern England: a space-time clustering and generalized linear modelling approach. *Epidemiol. Infect.* **135**:765–774.
250. Ryu, Y. J., E. J. Kim, W. J. Koh, H. Kim, O. J. Kwon, and J. H. Chang. 2006. Toll-like receptor 2 polymorphisms and nontuberculous mycobacterial lung diseases. *Clin. Vaccine Immunol.* **13**:818–819.
251. Saito, H., H. Tomioka, K. Sato, H. Tasaka, and D. J. Dawson. 1990. Identification of various serovar strains of *Mycobacterium avium* complex by using DNA probes specific for *Mycobacterium avium* and *Mycobacterium intracellulare*. *J. Clin. Microbiol.* **28**:1694–1697.
252. Sampaio, E. P., H. Z. Elloumi, A. Zelazny, L. Ding, M. L. Paulson, A. Sher, A. L. Bafica, Y. R. Shea, and S. M. Holland. 2008. Mycobacterium abscessus and M. avium trigger Toll-like receptor 2 and distinct cytokine response in human cells. *Am. J. Respir. Cell Mol. Biol.* **39**:431–439.
253. Sato, K., H. Tomioka, T. Akaki, and S. Kawahara. 2000. Antimicrobial activities of levofloxacin, clarithromycin, and KRM-1648 against Mycobacterium tuberculosis and Mycobacterium avium complex replicating within Mono Mac 6 human macrophage and A-549 type II alveolar cell lines. *Int. J. Antimicrob. Agents* **16**:25–29.
254. Satta, R., G. Retanda, and F. Cottoni. 1999. Mycobacterium avium complex: cutaneous infection in an immunocompetent host. *Acta Derm. Venereol.* **79**:249–250.
255. Schaad, U. B., T. P. Votteler, G. H. McCracken, Jr., and J. D. Nelson. 1979. Management of atypical mycobacterial lymphadenitis in childhood: a review based on 380 cases. *J. Pediatr.* **95**:356–360.
256. Schaefer, W. B., C. L. Davis, and M. L. Cohn. 1970. Pathogenicity of transparent, opaque, and rough variants of Mycobacterium avium in chickens and mice. *Am. Rev. Respir. Dis.* **102**:499–506.
257. Selik, R. M., E. T. Starcher, and J. W. Curran. 1987. Opportunistic diseases reported in AIDS patients: frequencies, associations, and trends. *AIDS* **1**:175–182.
258. Shafran, S. D., J. Singer, D. P. Zarowny, J. Deschenes, P. Phillips, F. Turgeon, F. Y. Aoki, E. Toma, M. Miller, R. Duperval, C. Lemieux, W. F. Schlech III, et al. 1998. Determinants of rifabutin-associated uveitis in patients treated with rifabutin, clarithromycin, and ethambutol for Mycobacterium avium complex bacteremia: a multivariate analysis. *J. Infect. Dis.* **177**:252–255.
259. Shafran, S. D., J. Singer, D. P. Zarowny, P. Phillips, I. Salit, S. L. Walmsley, I. W. Fong, M. J. Gill, A. R. Rachlis, R. G. Lalonde, M. M. Fanning, C. M. Tsoukas, et al. 1996. A comparison of two regimens for the treatment of Mycobacterium avium complex bacteremia in AIDS: rifabutin, ethambutol, and clarithromycin versus rifampin, ethambutol, clofazimine, and ciprofloxacin. *N. Engl. J. Med.* **335**:377–383.
260. Shelburne, S. A., F. Visnegarwala, J. Darcourt, E. A. Graviss, T. P. Giordano, A. C. White, Jr., and R. J. Hamill. 2005. Incidence and risk factors for immune reconstitution inflammatory syndrome during highly active antiretroviral therapy. *AIDS* **19**:399–406.
261. Shiraishi, Y., Y. Nakajima, K. Takasuna, T. Hanaoka, N. Katsuragi, and H. Konno. 2002. Surgery for Mycobacterium avium complex lung disease in the clarithromycin era. *Eur. J. Cardiothorac. Surg.* **21**:314–318.
262. Shiratsuchi, H., and J. J. Ellner. 2001. Expression of IL-18 by Mycobacterium avium-infected human monocytes; association with M. avium virulence. *Clin. Exp. Immunol.* **123**:203–209.
263. Shiratsuchi, H., J. L. Johnson, H. Toba, and J. J. Ellner. 1990. Strain- and donor-related differences in the interaction of Mycobacterium avium with human monocytes and its modulation by interferon-gamma. *J. Infect. Dis.* **162**:932–938.
264. Shojima, J., G. Tanaka, N. Keicho, G. Tamiya, S. Ando, A. Oka, Y. Inoue, K. Suzuki, M. Sakatani, M. Okada, N. Kobayashi, E. Toyota, K. Kudo, A. Kajiki, H. Nagai, A. Kurashima, N. Oketani, H. Hayakawa, T. Takemura, K. Nakata, H. Ito, T. Morita, I. Matsushita, M. Hijikata, S. Sakurada, T. Sasazuki, and H. Inoko. 2009. Identification of MICA as a susceptibility gene for pulmonary Mycobacterium avium complex infection. *J. Infect. Dis.* **199**:1707–1715.

265. **Silva, R. A., M. Florido, and R. Appelberg.** 2001. Interleukin-12 primes CD4+ T cells for interferon-gamma production and protective immunity during Mycobacterium avium infection. *Immunology* **103**:368–374.
266. **Sison, J. P., Y. Yao, C. A. Kemper, J. R. Hamilton, E. Brummer, D. A. Stevens, and S. C. Deresinski.** 1996. Treatment of Mycobacterium avium complex infection: do the results of in vitro susceptibility tests predict therapeutic outcome in humans? *J. Infect. Dis.* **173**:677–683.
267. **Skamene, E.** 1998. Genetic control of susceptibility to infections with intracellular pathogens. *Pathol. Biol.* **46**:689–692.
268. **Skamene, E., E. Schurr, and P. Gros.** 1998. Infection genomics: Nramp1 as a major determinant of natural resistance to intracellular infections. *Annu. Rev. Med.* **49**:275–287.
269. **Smith, M. B., M. C. Boyars, S. Veasey, and G. L. Woods.** 2000. Generalized tuberculosis in the acquired immune deficiency syndrome. *Arch. Pathol. Lab. Med.* **124**:1267–1274.
270. **Starke, J. R.** 2000. Management of nontuberculous mycobacterial cervical adenitis. *Pediatr. Infect. Dis. J.* **19**:674–675.
271. **Storgaard, M., K. Varming, T. Herlin, and N. Obel.** 2006. Novel mutation in the interferon-gamma-receptor gene and susceptibility to mycobacterial infections. *Scand. J. Immunol.* **64**:137–139.
272. **Stout, J. E., G. W. Hopkins, J. R. McDonald, A. Quinn, C. D. Hamilton, L. B. Reller, and R. Frothingham.** 2008. Association between 16S-23S internal transcribed spacer sequence groups of *Mycobacterium avium* complex and pulmonary disease. *J. Clin. Microbiol.* **46**:2790–2793.
273. **Sugita, Y., N. Ishii, M. Katsuno, R. Yamada, and H. Nakajima.** 2000. Familial cluster of cutaneous Mycobacterium avium infection resulting from use of a circulating, constantly heated bath water system. *Br. J. Dermatol.* **142**:789–793.
274. **Swanson, D. S., V. Kapur, K. Stockbauer, X. Pan, R. Frothingham, and J. M. Musser.** 1997. Subspecific differentiation of Mycobacterium avium complex strains by automated sequencing of a region of the gene (hsp65) encoding a 65-kilodalton heat shock protein. *Int. J. Syst. Bacteriol.* **47**:414–419.
275. **Swanson, D. S., X. Pan, M. W. Kline, R. E. McKinney, Jr., R. Yogev, L. L. Lewis, M. T. Brady, G. D. McSherry, W. M. Dankner, and J. M. Musser.** 1998. Genetic diversity among Mycobacterium avium complex strains recovered from children with and without human immunodeficiency virus infection. *J. Infect. Dis.* **178**:776–782.
276. **Swensen, S. J., T. E. Hartman, and D. E. Williams.** 1994. Computed tomographic diagnosis of Mycobacterium avium-intracellulare complex in patients with bronchiectasis. *Chest* **105**:49–52.
277. **Taha, A. M., P. T. Davidson, and W. C. Bailey.** 1985. Surgical treatment of atypical mycobacterial lymphadenitis in children. *Pediatr. Infect. Dis.* **4**:664–667.
278. **Takahashi, M., A. Ishizaka, H. Nakamura, K. Kobayashi, M. Nakamura, M. Namiki, T. Sekita, and S. Okajima.** 2000. Specific HLA in pulmonary MAC infection in a Japanese population. *Am. J. Respir. Crit. Care Med.* **162**:316–318.
279. **Tanaka, E., R. Amitani, A. Niimi, K. Suzuki, T. Murayama, and F. Kuze.** 1997. Yield of computed tomography and bronchoscopy for the diagnosis of Mycobacterium avium complex pulmonary disease. *Am. J. Respir. Crit. Care Med.* **155**:2041–2046.
280. **Tanaka, E., T. Kimoto, H. Matsumoto, K. Tsuyuguchi, K. Suzuki, S. Nagai, M. Shimadzu, H. Ishibatake, T. Murayama, and R. Amitani.** 2000. Familial pulmonary Mycobacterium avium complex disease. *Am. J. Respir. Crit. Care Med.* **161**:1643–1647.
281. **Tanaka, E., T. Kimoto, K. Tsuyuguchi, I. Watanabe, H. Matsumoto, A. Niimi, K. Suzuki, T. Murayama, R. Amitani, and F. Kuze.** 1999. Effect of clarithromycin regimen for Mycobacterium avium complex pulmonary disease. *Am. J. Respir. Crit. Care Med.* **160**:866–872.
282. **Tanaka, G., J. Shojima, I. Matsushita, H. Nagai, A. Kurashima, K. Nakata, E. Toyota, N. Kobayashi, K. Kudo, and N. Keicho.** 2007. Pulmonary Mycobacterium avium complex infection: association with NRAMP1 polymorphisms. *Eur. Respir. J.* **30**:90–96.
283. **Tassell, S. K., M. Pourshafie, E. L. Wright, M. G. Richmond, and W. W. Barrow.** 1992. Modified lymphocyte response to mitogens induced by the lipopeptide fragment derived from *Mycobacterium avium* serovar-specific glycopeptidolipids. *Infect. Immun.* **60**:706–711.
284. **Taylor, R. H., J. O. Falkinham III, C. D. Norton, and M. W. LeChevallier.** 2000. Chlorine, chloramine, chlorine dioxide, and ozone susceptibility of Mycobacterium avium. *Appl. Environ. Microbiol.* **66**:1702–1705.
285. **Telles, M. A., M. D. Yates, M. Curcio, S. Y. Ueki, M. Palaci, D. J. Hadad, F. A. Drobniewski, and A. L. Pozniak.** 1999. Molecular epidemiology of Mycobacterium avium complex isolated from patients with and without AIDS in Brazil and England. *Epidemiol. Infect.* **122**:435–440.
286. **Teraki, Y., S. Ono, and S. Izaki.** 2008. Sweet's syndrome associated with Mycobacterium avium infection. *Clin. Exp. Dermatol.* **33**:599–601.
287. **Thegerstrom, J., V. Romanus, V. Friman, L. Brudin, P. D. Haemig, and B. Olsen.** 2008. Mycobacterium avium lymphadenopathy among children, Sweden. *Emerg. Infect. Dis.* **14**:661–663.
288. **Tobin-D'Angelo, M. J., M. A. Blass, C. del Rio, J. S. Halvosa, H. M. Blumberg, and C. R. Horsburgh, Jr.** 2004. Hospital water as a source of Mycobacterium avium complex isolates in respiratory specimens. *J. Infect. Dis.* **189**:98–104.
289. **Tomioka, H.** 2000. Prospects for development of new antimycobacterial drugs, with special reference to a new benzoxazinorifamycin, KRM-1648. *Arch. Immunol. Ther. Exp.* **48**:183–188.
290. **Tomioka, H., C. Sano, K. Sato, and T. Shimizu.** 2002. Antimicrobial activities of clarithromycin, gatifloxacin and sitafloxacin, in combination with various antimycobacterial drugs against extracellular and intramacrophage Mycobacterium avium complex. *Int. J. Antimicrob. Agents* **19**:139–145.
291. **Tomioka, H., K. Sato, H. Kajitani, T. Akaki, and S. Shishido.** 2000. Comparative antimicrobial activities of the newly synthesized quinolone WQ-3034, levofloxacin, sparfloxacin, and ciprofloxacin against *Mycobacterium tuberculosis* and *Mycobacterium avium* complex. *Antimicrob. Agents Chemother.* **44**:283–286.
292. **Torrelles, J. B., D. Chatterjee, J. G. Lonca, J. M. Manterola, V. R. Ausina, and P. J. Brennan.** 2000. Serovars of Mycobacterium avium complex isolated from AIDS and non-AIDS patients in Spain. *J. Appl. Microbiol.* **88**:266–279.
293. **Torriani, F. J., J. A. McCutchan, S. A. Bozzette, M. R. Grafe, and D. V. Havlir.** 1994. Autopsy findings in AIDS patients with Mycobacterium avium complex bacteremia. *J. Infect.*

Dis. **170**:1601–1605.
294. **Tortoli, E., M. Pecorari, G. Fabio, M. Messino, and A. Fabio.** 2010. Commercial DNA probes for mycobacteria incorrectly identify a number of less frequently encountered species. *J. Clin. Microbiol.* **48**:307–310.
295. **Trojan, T., R. Collins, and D. A. Khan.** 2009. Safety and efficacy of treatment using interleukin-2 in a patient with idiopathic CD4(+) lymphopenia and Mycobacterium avium-intracellulare. *Clin. Exp. Immunol.* **156**:440–445.
296. **Tsukaguchi, K., T. Yoneda, H. Okamura, S. Tamaki, H. Takenaka, Y. Okamoto, and N. Narita.** 2000. Defective T cell function for inhibition of growth of Mycobacterium avium-intracellulare complex (MAC) in patients with MAC disease: restoration by cytokines. *J. Infect. Dis.* **182**:1664–1671.
297. **Tsukamura, M., and S. Ichiyama.** 1988. Comparison of antituberculosis drug regimens for lung disease caused by Mycobacterium avium complex. *Chest* **93**:821–823.
298. **Tsukamura, M., N. Kita, H. Shimoide, H. Arakawa, and A. Kuze.** 1988. Studies on the epidemiology of nontuberculous mycobacteriosis in Japan. *Am. Rev. Respir. Dis.* **137**:1280–1284.
299. **Tumbarello, M., E. Tacconelli, K. G. de Donati, S. Bertagnolio, B. Longo, F. Ardito, G. Fadda, and R. Cauda.** 2001. Changes in incidence and risk factors of Mycobacterium avium complex infections in patients with AIDS in the era of new antiretroviral therapies. *Eur. J. Clin. Microbiol. Infect. Dis.* **20**:498–501.
300. **Turenne, C. Y., M. Semret, D. V. Cousins, D. M. Collins, and M. A. Behr.** 2006. Sequencing of hsp65 distinguishes among subsets of the *Mycobacterium avium* complex. *J. Clin. Microbiol.* **44**:433–440.
301. **von Reyn, C. F., C. R. Horsburgh, K. N. Olivier, P. F. Barnes, R. Waddell, C. Warren, S. Tvaroha, A. S. Jaeger, A. D. Lein, L. N. Alexander, D. J. Weber, and A. N. Tosteson.** 2001. Skin test reactions to Mycobacterium tuberculosis purified protein derivative and Mycobacterium avium sensitin among health care workers and medical students in the United States. *Int. J. Tuberc. Lung Dis.* **5**:1122–1128.
302. **von Reyn, C. F., J. N. Maslow, T. W. Barber, J. O. Falkinham III, and R. D. Arbeit.** 1994. Persistent colonisation of potable water as a source of Mycobacterium avium infection in AIDS. *Lancet* **343**:1137–1141.
303. **von Reyn, C. F., R. D. Waddell, T. Eaton, R. D. Arbeit, J. N. Maslow, T. W. Barber, R. J. Brindle, C. F. Gilks, J. Lumio, J. Lahdevirta, A. Ranki, D. Dawson, and J. O. Falkinham III.** 1993. Isolation of Mycobacterium avium complex from water in the United States, Finland, Zaire, and Kenya. *J. Clin. Microbiol.* **31**:3227–3230.
304. **Wallace, R. J., Jr., Y. Zhang, B. A. Brown-Elliott, M. A. Yakrus, R. W. Wilson, L. Mann, L. Couch, W. M. Girard, and D. E. Griffith.** 2002. Repeat positive cultures in Mycobacterium intracellulare lung disease after macrolide therapy represent new infections in patients with nodular bronchiectasis. *J. Infect. Dis.* **186**:266–273.
305. **Wallace, R. J., Jr., B. A. Brown, D. E. Griffith, W. Girard, and K. Tanaka.** 1995. Reduced serum levels of clarithromycin in patients treated with multidrug regimens including rifampin or rifabutin for Mycobacterium avium-M. intracellulare infection. *J. Infect. Dis.* **171**:747–750.
306. **Wallace, R. J., Jr., B. A. Brown, D. E. Griffith, W. M. Girard, and D. T. Murphy.** 1996. Clarithromycin regimens for pulmonary Mycobacterium avium complex. The first 50 patients. *Am. J. Respir. Crit. Care Med.* **153**:1766–1772.
307. **Wallace, R. J., Jr., B. A. Brown, D. E. Griffith, W. M. Girard, D. T. Murphy, G. O. Onyi, V. A. Steingrube, and G. H. Mazurek.** 1994. Initial clarithromycin monotherapy for Mycobacterium avium-intracellulare complex lung disease. *Am. J. Respir. Crit. Care Med.* **149**:1335–1341.
308. **Wallace, R. J., Jr., Y. Zhang, B. A. Brown, D. Dawson, D. T. Murphy, R. Wilson, and D. E. Griffith.** 1998. Polyclonal Mycobacterium avium complex infections in patients with nodular bronchiectasis. *Am. J. Respir. Crit. Care Med.* **158**:1235–1244.
309. **Ward, T. T., D. Rimland, C. Kauffman, M. Huycke, T. G. Evans, L. Heifets, et al.** 1998. Randomized, open-label trial of azithromycin plus ethambutol vs. clarithromycin plus ethambutol as therapy for Mycobacterium avium complex bacteremia in patients with human immunodeficiency virus infection. *Clin. Infect. Dis.* **27**:1278–1285.
310. **Wasem, C. F., C. M. McCarthy, and L. W. Murray.** 1991. Multilocus enzyme electrophoresis analysis of the *Mycobacterium avium* complex and other mycobacteria. *J. Clin. Microbiol.* **29**:264–271.
311. **Watanabe, K., M. Fujimura, K. Kasahara, M. Yasui, S. Myou, A. Watanabe, and S. Nakao.** 2003. Characteristics of pulmonary Mycobacterium avium-intracellulare complex (MAC) infection in comparison with those of tuberculosis. *Respir. Med.* **97**:654–659.
312. **Wendt, S. L., K. L. George, B. C. Parker, H. Gruft, and J. O. Falkinham III.** 1980. Epidemiology of infection by nontuberculous Mycobacteria. III. Isolation of potentially pathogenic mycobacteria from aerosols. *Am. Rev. Respir. Dis.* **122**:259–263.
313. **Wolinsky, E.** 1995. Mycobacterial lymphadenitis in children: a prospective study of 105 nontuberculous cases with long-term follow-up. *Clin. Infect. Dis.* **20**:954–963.
314. **Wolinsky, E.** 1979. Nontuberculous mycobacteria and associated diseases. *Am. Rev. Respir. Dis.* **119**:107–159.
315. **Woodley, C. L., and J. O. Kilburn.** 1982. In vitro susceptibility of Mycobacterium avium complex and Mycobacterium tuberculosis strains to a spiro-piperidyl rifamycin. *Am. Rev. Respir. Dis.* **126**:586–587.
316. **Woods, G. L., N. Williams-Bouyer, R. J. Wallace, Jr., B. A. Brown-Elliott, F. G. Witebsky, P. S. Conville, M. Plaunt, G. Hall, P. Aralar, and C. Inderlied.** 2003. Multisite reproducibility of results obtained by two broth dilution methods for susceptibility testing of *Mycobacterium avium* complex. *J. Clin. Microbiol.* **41**:627–631.
317. **Wormser, G. P., H. Horowitz, and B. Dworkin.** 1994. Low-dose dexamethasone as adjunctive therapy for disseminated *Mycobacterium avium* complex infections in AIDS patients. *Antimicrob. Agents Chemother.* **38**:2215–2217.
318. **Yim, J. J., H. J. Kim, O. J. Kwon, and W. J. Koh.** 2008. Association between microsatellite polymorphisms in intron II of the human Toll-like receptor 2 gene and nontuberculous mycobacterial lung disease in a Korean population. *Hum. Immunol.* **69**:572–576.
319. **Yoon, J. H., E. C. Kim, J. S. Kim, E. Y. Song, J. Yi, and S. Shin.** 2009. Possession of the macrophage-induced gene by isolates of the Mycobacterium avium complex is not associated with significant clinical disease. *J. Med. Microbiol.* **58**:256–260.
320. **Zelazny, A. M., J. M. Root, Y. R. Shea, R. E. Colombo, I. C.**

Shamputa, F. Stock, S. Conlan, S. McNulty, B. A. Brown-Elliott, R. J. Wallace, Jr., K. N. Olivier, S. M. Holland, and E. P. Sampaio. 2009. Cohort study of molecular identification and typing of *Mycobacterium abscessus*, *Mycobacterium massiliense*, and *Mycobacterium bolletii*. *J. Clin. Microbiol.* 47:1985–1995.

Chapter 37

迅速発育抗酸菌
Rapidly Growing Mycobacteria

- 著：Barbara A. Brown-Elliott・Richard J. Wallace, Jr.
- 訳：北薗 英隆

分類法

歴史的背景

迅速発育抗酸菌(rapidly growing mycobacteria：RGM)の主要な病原種の歴史は，20世紀早期にFriedmannが，Mycobacterium chelonaeを2匹のカメの肺から検出した(chelonaeはラテン語で「カメの」から命名)ことまでさかのぼる[16]。およそ50年後，近縁であるM. abscessusが下肢の多発軟部組織膿瘍の患者において，ヒトの皮膚・軟部組織感染の原因菌として最初に報告された[51]。

もう1つのRGM種であるM. fortuitum(以前はM. ranae)は最初に1905年にカエルから検出された。しかし，1938年にda Costa Cruzが新しい抗酸菌と考え，M. fortuitumと命名した際には，局所ビタミン注射後の皮膚膿瘍の患者から検出された[21]。その後，2つの菌は同じものであると証明され，非正式名のM. fortuitumがErnest Runyonの要望でそのまま菌名として採用された[64]。

早期の分類法は表現型の分析を使用しており，M. fortuitumとM. chelonaeの2つの種は複数の"subspecies(亜種)"(すなわち，M. chelonae subsp. chelonaeとM. chelonae subsp. abscessus)，または"biovariant(生物学的異型)"(M. fortuitum biovariant fortuitum, M. fortuitum biovariant peregrinum, M. fortuitum third biovariant complex)から構成される，と結論づけていた[43]。

より最近のDNA-DNAハイブリダイゼーションと16Sリボソームシークエンスによる分子学的手法を使用した分類法では，これらの「生物学的異型」や「亜種」は実は別々の種であり，ほとんどは亜種に指定されず改名された[67]。

1つの例外として，以前にM. massilienseとM. bolletiiはそれぞれ固有の種と指定されたが，最近亜種へ変更された。これら2つの菌類は固有の種として2004年と2006年にそれぞれ発表された[1,3]が，多座位遺伝子解析により種間の相違性が少ないことを理由に，M. abscessus subsp. bolletiiに分類変更されるべきとInternational Journal of Systematic and Evolutionary Microbiologyに対して提案された[46]。同様に，M. abscessusもM. abscessus subsp. abscessusに変更されるだろう。したがって，これらの新しい分類の変更により，M. chelonae / M. abscessus群には，M. chelonaeとM. immunogenumとM. abscessusの3種のみが含まれることになるだろう[46,97]。

現在の分類

現在RGMは，色素形成と遺伝的関連性から，6つの主要な分類群に分けられる。その主要な群とは，M. fortuitum群，M. chelonae / M. abscessus群，M. smegmatis群(M. smegmatisとM. goodii)，M. mucogenicum群，M. mageritense / M. wolinskyi群，色素産生RGM，である。現在，70種以上が確認されており，すべての確認されている抗酸菌種の50％ほどを占める。RGMの臨床検出菌の80％以上を占める3つの最も重要な臨床病原種は，M. fortuitum, M. chelonae, M. abscessus, である[10]。2004年以来，18の新しい種または亜種が発表された。これらには，まれなまたはヒトへの病原性は証明されていない菌が含まれており，M. aubagnense, M. insubricum, M. phocaicum, M. setense, M. monacense, M. novacastrense, M. barrassiae，そして前述のとおり提案により改変されたM. abscessus subsp. bolletii, などがある[1,4,34,45,46]。1つの新種(M. canariasense)は，中心静脈カテーテル感染からの院内感染が疑われた17人の患者から検出された[39]。加えて，1つの種(魚の病原菌)のM. salmoniphilumは最初に1960年に発表され，最近復活した[90]。9つの環境種(M. fluoroanthenivorans, M. llatzerense, M. aromaticivorans, M. crocinum, M. pallens, M. poriferae, M. pyrenivorans, M. rufum, M. rutilumなど)もまた発表された(表37-1)[38,73,74]。

疫学

市中感染症

RGMは環境の至る所にいる[10,25]。ヒト感染は世界中のほとんどの先進地域から報告されており，RGMは米国のさまざまな地理的地域からの土サンプルの30〜78％で検出されている[10,94]。最近まで，ほとんどの報告症例は米国からで，ほとんどの集積したアウトブレイクと選択した疾患の研究からは，米国南部への地域偏在が強くみられる[10,35]。市中の皮膚局所，軟部組織，および(または)骨病変はしばしば，外傷で土に汚染した後に起こっている(例：釘を踏んでしまった，交通外傷による開放骨折，など)。RGM肺疾患の菌源は不明である[35]。

ネイルサロン／足浴関連毛嚢炎

最近，M. fortuitum, M. mageritense, 新しく発表されたM.

表37-1 現在認知されているRGMの種

病原性	非色素産生種	色素産生種
よくみられる	M. abscessus subsp. abscessus[a], M. chelonae, M. fortuitum	なし
あまりみられないが証明されている	M. fortuitum 群（M. boenickei, M. houstonense, M. peregrinum, M. porcinum, M. senegalense）, M. abscessus subsp. bolletii[c], M. immunogenum, M. mucogenicum[b], M. mageritense, M. wolinskyi, M. canariasense	M. goodii[d], M. smegmatis（以前の sensu stricto）[d], M. neoaurum, M. cosmeticum, M. bacteremicum
まれ，または証明なし	M. agri[f], M. alvei[f], M. aubagnense[b], M. barrassiae[e], M. brisbanense[e], M. brumae[f], M. chitae[f], M. confluentis[f,h], M. diernhoferi, M. fallax[f], M. fluoranthenivorans[f], M. insubricum[f,g], M. llatzerense[f], M. moriokaense[f], M. neworleansense[e], M. phocaicum[b], M. salmoniphilum[g], M. septicum[e], M. setense[e]	M. aichiense[f], M. aromaticivorans[f], M. aurum[f], M. austroafricanum[f], M. chlorophenicolicum[f], M. chubuense[f], M. crocinum[f], M. duvalii[f], M. elephantis[e], M. flavescens[f], M. frederiksbergense[f], M. gadium[f], M. gilvum[f], M. hassiacum[f], M. hodleri[f], M. holsaticum[f], M. komossense[f], M. madagascariense[f], M. monacense[e], M. murale[f], M. novocastrense[e], M. obuense[f], M. pallens[f], M. parafortuitum[f], M. phlei[f], M. poriferae[f], M. psychrotolerans[f], M. pyrenivorans[f], M. rhodesiae[f], M. rufum[f], M. rutilum[f], M. sphagni[f], M. thermoresistible, M. tokaiense[f], M. vaccae[f], M. vanbaalenii[f]

[a] 以前の M. abscessus[46]。
[b] M. mucogenicum 群は，M. mucogenicum, M. aubagnense, M. phocaicum から成る。
[c] 以前の M. massiliense, M. bolletii[46]。
[d] 遅れて色素産生。
[e] ヒトの疾患を起こすことがあるが，報告は5例未満。
[f] ヒトにおける臨床的意義は確立していない。
[g] 魚の疾患を起こす。
[h] 数週後に遅れて茶色/黒色の色素産生。

cosmeticum などの RGM による，汚染したネイルサロンの気泡足浴の使用と関連した下肢皮膚感染もまた報告されている[17,33,92]。患者はサロンの客で，膝下の持続する皮膚感染症と定義された[92]。ほとんどの場合，感染は下肢の毛嚢のせつ腫症を伴っていた[33]。疾患の病因はおそらく，足マニキュア前の脚の剃毛と，足浴フィルターの定期的な清掃を行わなかったことによる足浴の水の多量のRGMによる汚染である[92]。

抗TNF-α治療関連感染

結核とNTM感染は，腫瘍壊死因子（tumor necrosis factor：TNF）-αを抑制する生物学的製剤の使用に関連して起こることが報告されている。抗TNF-α治療中の患者は結核再燃の高リスクである。疾患のリスクをいくらか上げる以外に，NTMの臨床徴候の違いもあるようだが，その疾患についてはほとんどわかっていない[93]。米国食品医薬品局（U.S. Food and Drug Administration：FDA）の Med Watch データベース報告の最近のレビューによると，1999〜2006年の間に，TNF-α抑制剤に関連した可能性のある NTM 症が239例確認され，うち105例（44％）がNTM症の基準を満たした。NTM感染は，インフリキシマブ，エタネルセプト，アダリムマブなどの免疫抑制治療と関連していた。最もよくみられる基礎疾患は関節リウマチ（75％）で，この研究では，65％の患者がプレドニゾロン，55％の患者がメトトレキサートを内服していた。M. avium complex（MAC）の感染が最もよく報告されていたが，105例中20例（20％）がRGM種により起きていた。かかわっていた種は，M. abscessus, M. chelonae, M. fortuitum, であった[93]。

院内/医療関連感染症

水道水への曝露は院内（医療関連）感染症の主要なリスク因子であるようだ[10,19,58]。ほとんどの医療関連感染のアウトブレイクまたは偽感染は，疫学的にさまざまな水源（水溶液，蒸留水，水道水，氷，氷水など）と関連していた[10,36,72]。ある米国の血液透析センターでの研究では，55％の都市部に流入する水は抗酸菌を含んでおり，うち迅速発育種が最も頻度が高かった[12]。バイオフィルム

は水と固形物の境目に出来る薄い層であるが，ほとんどの水道管に存在しており，市中の水道系の最大90％の水道管が抗酸菌を含んでいる[68]。自由生活性抗酸菌と比べて，バイオフィルムに関連する抗酸菌は水処理により耐性で，バイオフィルムが抗酸菌の生存に役割を果たしている[31]。パルスフィールドゲル電気誘導とランダム増幅多型 DNA ポリメラーゼ連鎖反応（polymerase chain reaction：PCR）法を使用してゲノム DNA の大きな制限断片パターンを解析することで，RGM の特異的菌株の同定が可能となり，それにより院内アウトブレイクの究明が改善された[10,37,98]。これらのアウトブレイクのいくつかに DNA フィンガープリントが使用され，水とヒトの検出菌が分子学的に同一であることが証明された。水または水溶液は，M. fortuitum, M. chelonae, M. abscessus による散発性の医療関連感染の原因になることもある。これらには，カテーテル関連感染，心バイパス術後の胸部正中創感染，豊胸術部位の感染，などがある[10]。

人工物挿入後の感染もまた報告されており，人工心臓弁，レンズ挿入，人工膝または股関節，骨折後の骨固定のため挿入した金属ロッド，などの感染が含まれる[10,24]。関節感染症の治療には，切除・関節形成術と抗菌薬治療の組み合わせが望ましい[24]。

RGM のアウトブレイクは 30 年以上前から報告されており，今も問題であり続けている[10,44,72,98]。M. abscessus による注射後膿瘍の大きなアウトブレイクもまた，複数報告されている。それらはコロンビアから Villanueva ら[80]により，中国から Zhibang ら[99]により，韓国から Kim ら[42]により，米国からは Tiwari ら[72]と Galil ら[32]により報告されている。新しく報告された種の M. phocaicum によるカテーテル関連菌血症のまれなアウトブレイクが，2006 年にテキサスの 1 病院で報告された[18]。

M. chelonae と M. fortuitum と，最近では M. immunogenum などの RGM 種の感染は，美容形成手術，特に脂肪吸引，豊胸術，最近ではメソセラピー（脂肪溶解注射）などと特別な関連があるようだ[13,14,22,50,60,66,78]。最近の豊胸術と脂肪吸引後のアウトブレイクがドミニカ共和国から報告されている[14]。また，同様にM. abscessus によるアウトブレイクが，ドミニカ共和国で腹部形成術を受けた米国人旅行者〔"lipotourits（形成手術を受けるため海外へ行く人）"〕の間で報告された[30]。鍼治療後の RGM による感染アウトブレイクもまた，以前に詳しく述べられている[10,95]。M. fortuitum, M. abscessus, そして，M. mageritense のようなより低頻度の種などによる下肢せつ腫症が，ネイルサロンの汚染された気泡風呂水と関連して起きたとする症例報告とアウトブレイクもまた，最近報告されている[33,79,81,93]。

RGM によるビデオ腹腔鏡後感染の最も大きな流行の報告は，M. abscessus subsp. massiliense による，2006〜2007 年にブラジルで起きたものである[23]。特に興味深いのは，検出株が 2％ グルタルアルデヒド滅菌剤に一貫した耐性をもっていたことだ。ほかにも，ブラジルの 63 病院における腹腔鏡，関節鏡，形成手術，美容形成手技にかかわる RGM の術後アウトブレイクは，2004 年以来，現在に至るまで続いている[46,79]。

加えて，汚染した気管支鏡自動滅菌機，汚染した上部内視鏡，検査室でのコンタミネーション（汚染）に関連した M. abscessus や M. immunogenum による偽アウトブレイクが報告されている[10,44,91]。

検査での同定

表現型法，高速液体クロマトグラフィー（HPLC）

M. fortuitum complex（3 つの主要な病原菌腫である M. fortuitum, M. chelonae, M. abscessus を含む）の RGM の表現型検査同定は以前は，主に，7 日間未満の発育，典型的グラム染色所見とコロニー形態，抗酸性，色素の欠如，3 日目でのアリールスルファターゼ陽性，などによるものであった[10]。しかし，最近の複数の新種の発見は，厳密な同定は分子学的手法なしにはもはや不可能であることを強調している。それ以上に，菌種レベルまでの同定はほとんどの検出菌において，異なる治療レジメンを検討するうえで必要である[10,69]。

大きなリファレンス検査室（参考検査室）で使われるミコール酸の高速液体クロマトグラフィー（high-performance liquid chromatography：HPLC）は，少数の菌のみ十分に同定できる。HPLC は菌を複合体や群のレベルに分類するのに役立つかもしれないが，完全な菌種レベル同定に必要とされるほどの特異度はない[10]。

分子学的手法

◎ PRA ◎

hsp65（65-kDa heat shock protein gene：65-kDa の熱ショック蛋白遺伝子）のような選択した遺伝子ターゲットの制限断片長多型解析は現在，いくつかのより大きなリファレンス検査室で使われている[69,73,74,97]。65 キロダルトン熱ショック蛋白質（hsp65）遺伝子配列の 441-bp 部位（Telenti 断片）の PCR 制限断片解析（PCR restriction fragment analysis：PRA）を使った以前の研究では，単一の固有制限断片長多型パターンが，ほとんどのよくみられる RGM 種においてみられた[69,71]。けれども，PRA は色素をもつ RGM と新しく報告された種の同定に関しては，十分に研究されていない。臨床検査室でこの技術を RGM の菌種同定に使用できるようにするには，いくつかの変更が必要かもしれない。しかし，リファレンス検査室ではすぐに調整できる。PRA は臨床検査室では特に適応しやすいようである。非分子学的同定法を使用した場合と同等の成績で菌種同定ができる[69]。現在，hsp PRA を利用できる市販のシステムがないため，自施設での検証と定期的な微生物データベースのアップデートが必要である。

◎ 16S rRNA 遺伝子配列 ◎

分子学的技術の開発以来，分子学的分類法の主要な遺伝子ターゲットは 16S rRNA 遺伝子である。16S rRNA 遺伝子は，16S rRNA 遺伝子によってコードされる約 1,500 のヌクレオチドから

成る。それは高度に保存された遺伝子で，2つのAとB領域として知られる主要配列から成る。

抗酸菌種同定のためには，ほとんどの種特異的な配列の多様性が含まれるA領域のシークエンシングで通常は十分であるが，B領域はより確定的となるかもしれない。すべてのRGM(それぞれ2つのコピーを含む M. chelonae と M. abscessus を除く)は，16S rRNA遺伝子の1つのコピーを含んでいる[73]。一般的に，マイコバクテリウム属の菌は互いに近縁であり，少数の塩基対が異なるか，違いがないこともある。

しかし，M. chelonae と M. abscessus と，M. fortuitum 群に含まれるいくつかの種の区別には，A，B領域以外の16S rRNA遺伝子部位の配列決定が必要となる。M. chelonae と M. abscessus は16S遺伝子ではほんの4塩基対(base pair：bp)しか違いがなく，他の遺伝子ターゲットが配列決定されない限り，種同定には，完全な16S rRNA配列解析が必要とされる。

商業的な遺伝子シークエンシング(MicroSeq® 500 16S rRNA gene；Applied Biosystems, Foster City, CA)は，臨床検査室や研究室でより広く使われているが，このシークエンシングでは16S rRNA遺伝子の最初の500塩基対配列を解析し，その後，商用データベースと比較される。しかし，このデータベースは通常，単独のエントリー(通常は型株の)しか含んでおらず，しばしば菌種レベルの同定には，特に，M. chelonae, M. abscessus, M. fortuitum 群のいくつかの種の検出菌の同定には不十分である。したがって，そのシステムを使用する研究室の多くは商用データベースを，独自のライブラリーかほかの公用データベース〔GenBank, Ribosomal Differentiation of Medical Microorganisms(RIDOM)など〕から追加の配列で補強している。注意深い自施設での検証と厳密な質のコントロール評価が，この検査の正確性と信頼性を確認するのに必要である[77]。

最近，臨床・検査標準協会(Clinical and Laboratory Standards Institute：CLSI)[訳注]は，配列の確率によるNTMの同定の基準を発表した[57]。CLSIは正確性を確保するため，最低でも「300塩基対の良質の配列を，参照配列とクエリー配列の間で比較し，多様性が存在すると思われる遺伝子の最低一領域をカバーしなければならない」と推奨している[57]。

商用シークエンシングは多くの検査室にとって役に立つが，シークエンシングは複雑で，検査室が熟練するほど十分な検査数をこなさない限り，しばしば法外な費用がかかる。したがって，一般的なコンセンサスとして，自施設でシークエンシングができないような検査室においては，検体は抗酸菌シークエンシングの経験と知識をもったリファレンス検査室に依頼すべきである[28]。

◎ *hsp65* 遺伝子シークエンシング ◎

65-kDa の熱ショック蛋白遺伝子(*hsp65*)もまた，高度多様性領域に存在し，その配列は種レベルまでの同定に使用されうる。

訳注　検査の質の改善を目的とした米国の非営利団体。

hsp65 PRAのように，この65-kDaの遺伝子の配列解析のほとんどが，同じ441-bp切片を含んでいる[71]。

hsp65 は16S rRNA遺伝子配列ほどうまく保存されないが，M. abscessus と M. chelonae のような近縁の検出菌の種レベルの同定に有用であることが証明されている。これら2つの種の違いは，16S rRNA遺伝子の最初の500塩基において0 bpで，約1,500塩基でも3 bpのみだが，441-bp *hsp65* Telenti断片において，2種は約30 bpの違いがある。加えて，M. fortuitum, M. septicum, M. peregrinum, M. houstonense, M. senegalense などの種は，*hsp65* 遺伝子解析により，16S rRNA遺伝子解析よりも容易に区別できる[49]。

すべての遺伝子配列法と同様に，*hsp65* 遺伝子配列のためのデータベースの完全性とアップデートは，この同定法の主な限界である。

◎ *rpoβ* 遺伝子シークエンシング ◎

rpoβ 遺伝子はRNAポリメラーゼのβサブユニットをコードする単一コピーの遺伝子で，最近，RGM(いくつかの新種も含む)の同定に使用されている[1-4,41]。*rpoβ* 遺伝子のシークエンシングは，16S rRNAシークエンシングに比較して有利な面もある。消去や挿入なしの単一部位は通常，同時に両方向の直接シークエンシングには小さすぎるが，RGMの多くの種同定には十分な情報を含んでいる[2,41]。最近の研究では，完全な *rpoβ* 配列はほとんどの種によって84.3〜96.6％で異なるが，それに比べて，16S rRNA遺伝子のシークエンシングでは95.7〜99.7％の多様性であった[2]。RGMに最もよく使われる配列は，V領域の723-bp断片である[2,3]。

その他の配列データベースと同様に，十分でアップデートされていて品質コントロールされたデータベースが，正確なRGM菌種同定には必要である。

◎ その他の遺伝子のシークエンシング ◎

RGMの同定に有望視されているその他の遺伝子ターゲットには，*dnaJ* 遺伝子，32-kDa蛋白遺伝子，スーパーオキサイドジスムターゼ(superoxide dismutase：*sod*)遺伝子，16S-23S rRNA内部転写スペーサー，*secA1* 遺伝子，*recA* 遺伝子，などが含まれる。しかし，これら遺伝子の有用性のデータは，主には十分なデータベースがないために，予備段階にすぎない[3]。

最近，多巣性遺伝子シークエンシング(すなわち，多数の遺伝子の一部のシークエンシング)が推奨されている。このアプローチは臨床検査室では実際的ではないだろうが，菌種の定義の研究や新菌種の同定に提唱されている[48]。

◎ 核酸プローブ ◎

現在，RGMの同定に利用可能だがFDAで認可されていない唯一の核酸プローブは，INNO-LiPA多重プローブアッセイ(Innogenetics, Ghent, Belgium)である。このアッセイでは，マ

イコバクテリウム属の菌を，遅育菌も迅速発育菌も含めて同定可能である。検査法の原理は，16S-23S 内部転写スペーサー領域のPCR 増幅により得られた DNA をビオチン化させ，さらに細長い膜の上に平行線として固定化された特異的オリゴヌクレオチドプローブと混成させることである。主な利点は多様な種の同定が，それぞれに特異的なプローブの選択なしに，単一のプローブにより可能であることだ。しかし近縁種の間では，いくらかの交差反応性（M. fortuitum 群で特に顕著）があり，M. chelonae と M. abscessus を区別できないことが，この検査法の欠点である[75, 76]。

INNO-LiPA と，同様の 23 rRNA 遺伝子をターゲットにした商用システム，Genotype® Mycobacterium assay (Hain Lifescience, GmbH, Nehren, Germany) は，ヨーロッパでは RGM の同定に広く使われてきた[62, 76]。

抗菌薬感受性

現在の RGM 疾患に対する抗菌薬レジメンは，菌固有の in vitro の感受性パターンに基づいている[10, 84, 85, 87]。RGM の検出菌は第 1 選択の抗結核薬に感受性がなく，特別な抗酸菌検査室での感受性検査が必要となる。検査室用の RGM の感受性検査ガイドラインが最近出版され，感受性の定義，推奨薬に対する耐性の最小阻止濃度 (minimal inhibitory concentration : MIC) ブレイクポイントなど，が記載されている[96]。現在，感受性検査を行うべきとされているのは 9 つの薬剤でありアミカシン，cefoxitin，イミペネム，スルファメトキサゾール，スルファメトキサゾール・トリメトプリム (ST) 合剤，クラリスロマイシン，シプロフロキサシン，ドキシサイクリン，リネゾリド，トブラマイシン（後者は M. chelonae に対してのみ）が含まれている。加えて，ミノサイクリン，モキシフロキサシン，メロペネム，チゲサイクリンなどの薬剤が CLSI 文書に提案されたものの，まだ追加されていない[96]。

一般的に，M. fortuitum 群，M. smegmatis 群，M. mucogenicum 群の分離株は，比較的よく遭遇する RGM 種で最も感受性がよい[7, 10]。それらは通常，アミカシン，cefoxitin，イミペネム，シプロフロキサシン，サルファ剤，モキシフロキサシンに感受性 (susceptible : S) か intermediate (I) であり，M. fortuitum の分離株の 50％ほどはドキシサイクリン感受性である（表 37-2）。過去の RGM の研究では，ミノサイクリンとドキシサイクリンはテトラサイクリンより in vitro の活性が高く，より好まれて使用される[83]。

クラリスロマイシンは 4 μg/mL の濃度で 3 日間では，M. chelonae と M. abscessus のすべての分離菌と約 80％ の M. fortuitum の増殖を抑制した[8]。しかし，M. smegmatis 群，M. houstonense，M. mageritense のすべての分離株は，3 日間でマクロライド耐性だった[7, 8, 10, 67]。いくつかの種の MIC は 3 日間の培養では感受性の範囲であったが，14 日間の培養では耐性となった（例：M. fortuitum と M. abscessus のほとんどの分離株）。最近の研究では，早期または晩期のクラリスロマイシン内因性耐性を

表 37-2 よく遭遇する RGM 種の治療に使われる抗菌薬

種	薬剤[a]
M. fortuitum	静注：アミカシン, cefoxitin, イミペネム[b], チゲサイクリン[c] 経口：シプロフロキサシン, レボフロキサシン, サルファ剤または ST 合剤, モキシフロキサシン, クラリスロマイシン[d]（80％）, ドキシサイクリン（50％）, リネゾリド（86％）
M. abscessus	静注：アミカシン, チゲサイクリン[c], cefoxitin（70％）, イミペネム[e] 経口：クラリスロマイシンまたはアジスロマイシン[d], ドキシサイクリン（＜5％）, シプロフロキサシン（＜5％）, モキシフロキサシン（約 15％）, リネゾリド（23％）
M. chelonae	静注：トブラマイシン, アミカシン（70％）, イミペネム[e], チゲサイクリン[c] 経口：ドキシサイクリン（25％）, シプロフロキサシン（25％）, リネゾリド（54％）, クラリスロマイシンまたはアジスロマイシン

[a] 未治療株は特に断りがない限り 100％感受性。
[b] 感受性または intermediate (I)。
[c] RGM に対するチゲサイクリンのブレイクポイントとは現在ない。しかし，M. fortuitum, M. abscessus, M. chelonae の最小阻止濃度 (MIC) はすべて，≦1 μg/mL だった。
[d] 3 日目の判定。誘導 (erm) 耐性は含ます。
[e] 現在のところ，今の方法でのこれらの菌の感受性結果は一定していない[51]。

もつ RGM 種は，誘導性エリスロマイシンメチル化酵素 (erm) 遺伝子を含み，これは 23 rRNA マクロライド結合部をメチル化する〔例；M. fortuitum (erm39), M. smegmatis (erm38), M. mageritense (erm40)，そして M. wolinskyi (erm40)〕[52-55]。さらに，M. fortuitum 群内の種 (M. boenickei, M. houstonense, M. neworleansense, M. porcinum) もまた，M. abscessus (erm41) とともに，この遺伝子をもつ。複数の異なる遺伝子が認識されており，erm38 (M. smegmatis), erm39 (M. fortuitum), erm40 (M. mageritense と M. houstonense), erm41 (M. abscessus)，などがある。いくつかの種では erm 遺伝子は検出されず（例：M. chelonae と M. peregrinum），これらの種は延長して培養してもクラリスロマイシン MIC はほとんど変化ない。

最近の erm 遺伝子の発見により，標準的培養時間（3 日間）での in vitro の MIC が感受性であっても，マクロライドに治療効果があるかどうかについては疑問が浮上してきた。最近の韓国での臨床研究では，M. bolletii (以前の M. massiliense) の感染患者は，M. abscessus (以前の M. abscessus subsp. abscessus) 感染患者よりも治療反応がよかった[42a]。したがって，ルーチンの in vitro のマクロライド感受性検査結果は注意深く解釈すべきで，マクロライドの効力を判定する際には熟考すべきである[53]。RGM に対するクラリスロマイシン MIC の最終判定は誘導耐性を検出する

表 37-3 RGM 疾患の治療の基本原則

臨床状況	薬剤治療
肺病変 M. fortuitum M. abscessus	短期間の静注治療（2～4 週），その後，多剤経口薬を最低 6 か月 抗菌薬では治癒不可かもしれない。クラリスロマイシン，または短期間の低用量アミカシン（1 日 1 回投与でピークが 20 前半～中頃），cefoxitin，±チゲサイクリン，またはイミペネムで臨床的改善 最適な経口抗菌薬は，クラリスロマイシンまたはアジスロマイシンとリネゾリド＋ピリドキシン（末梢神経障害のリスクを減らすため）
局所的皮膚・軟部組織・骨病変 M. fortuitum, M. chelonae, M. abscessus	広範病変には静注治療（2～4 週），後に経口薬へ。軽症には経口薬のみ。カテーテルや異物は抜去。著しい病変（骨髄炎は全例）に計 6 か月治療 リネゾリド（経口または静注）＋ピリドキシン（末梢神経障害のリスクを減らすため）は M. chelonae に対しても有効
播種性（皮膚）病変 M. chelonae	1 日 1 回低用量トブラマイシンまたは間欠的イミペネム＋クラリスロマイシンを最初の 2～4 週間，その後，クラリスロマイシン単剤で 6 か月間完遂。リネゾリド＋ピリドキシン（末梢神経障害のリスクを減らすため）
M. abscessus	M. chelonae と同様だが，例外はアミカシンをトブラマイシンの代わりに使用し，イミペネムを cefoxitin に変えてもよい

ために 14 日で行うべきとする提案が CLSI に提出されたが，まだ承認はされていない。

一般的に，M. abscessus と M. chelonae はほかの RGM 種よりも薬剤耐性であり，通常，感受性または intermediate（I）であるのは，アミカシン，イミペネム，クラリスロマイシンのみである[10]。M. abscessus の分離株は cefoxitin にいくらか感受性（intermediate）（MIC≦64 μg/mL）であるが，M. chelonae の分離株は高度耐性（MIC≧256 μg/mL）である。加えて，M. chelonae の分離菌において，トブラマイシンの MIC はアミカシンのものよりも低い。M. chelonae はアミカシンが第 1 選択のアミノグリコシドではない唯一の RGM 種である。約 20％の M. chelonae の分離株は，最高到達血中濃度のシプロフロキサシン，および（または）ドキシサイクリン，ミノサイクリンにも感受性である[10,83]（表 37-2，表 37-3）。

新しいクラスの抗菌薬のなかで，オキサゾリジノンで知られているリネゾリドは，M. fortuitum 群（MIC 4 μg/mL）と M. chelonae（最頻値 MIC 8 μg/mL）に対して in vitro の活性がある，と報告されている[86]。リネゾリドはクラリスロマイシンに二次性変異耐性を起こした播種性 M. chelonae 感染も含め，RGM による感染の二次治療に使用されたことがある[11]。M. abscessus の分離株はリネゾリドに対する感受性はさまざまである。

最後に，チゲサイクリン，新しいミノサイクリンのグリチルサイクリン誘導体は，M. chelonae，M. abscessus，テトラサイクリン感受性と耐性の M. fortuitum 群分離株などすべての RGM 種に対して，MIC≦1 μg/mL と優れた in vitro の活性を示している[83]。しかし，RGM のこの薬剤に対する MIC ブレイクポイントは決定されていない。

臨床疾患

局所の外傷後創部感染

RGM による，最もよく知られた臨床病変は，事故外傷後の局所創部感染である[10]。表 37-4 は，RGM による感染の原因になった外傷の種類を示している。開放骨折や釘を踏むなどの何らかの形の貫通性外傷が全例でかかわっており，しばしば骨髄炎を後に起こす。このタイプの感染では患者は通常健康であり，薬剤性免疫抑制はリスク因子ではないようだ。3～6 週間の潜伏期間の後に，発赤，腫脹，自然排液が通常みられる。発熱，寒気，倦怠感，全身脱力などの全身性症状は通常みられない。排液は通常，薄く水様だが，時に粘稠で膿性であることもある。間欠的に排液する瘻孔形成もよくみられる。

これらの状況で最もよくみられる病原菌は M. fortuitum 群で，M. fortuitum, M. porcinum, M. houstonense を含むが，開放骨折の感染ではほぼすべての病原種が原因となりうる[10,67,87]。さらに，これらの感染は環境からのコンタミネーションであることか

表 37-4 種または分類群と，それによくみられる臨床病変

M. fortuitum 群	M. chelonae	M. abscessus
局所外傷後感染	播種性皮膚感染	慢性肺感染
カテーテル感染	局所外傷後創部感染	局所外傷後創部感染
術創部感染	カテーテル感染	カテーテル感染
豊胸術	副鼻腔炎	播種性皮膚感染
心臓手術	角膜感染	角膜感染

ら，しばしば複数菌によって起こり，これには複数の抗酸菌，または細菌と抗酸菌が含まれる。

術後創部感染

術後創部感染は外傷によるものと同様の病像を示す。原因となった手術には，白内障摘出，角膜移植[70]，レーザー手術[61]，肢切断，涙嚢鼻腔吻合術，顔面の形成術[10]，人工股関節または膝関節置換術，冠動脈バイパス術[10]，基底細胞がん切除[65]，そして，前述したように，豊胸術と，脂肪吸引などの美容手術[10,13,50]，などがある。2～8週の潜伏期間の後に，治癒中の創部に漿液性の排液と発赤がみられる。術創部に隣接して局所の結節部位を形成し，しばしば痛みを伴い，切開排膿を必要とすることもある。もし，感染の範囲が広ければ，37～38℃の微熱がみられることもある。これらの状況では M. fortuitum 群が最もよく検出される分離株だが，他の種も検出されることもある[10,29]。

カテーテル関連感染

1990年以来，最も多い医療関連疾患は中心静脈カテーテル感染である。これらは潜在性菌血症，肉芽腫性肝炎，敗血症性肺浸潤影，トンネル感染，刺入部感染，などで現れることがある[10]。これら感染のタイミングはしっかりとは決まっていないが，最低数か月は入っているカテーテルで起こる。通常の原因菌は M. fortuitum だが，最近，M. neoaurum と M. bacteremicum もカテーテル敗血症に関連していたという報告もある[10a,59,89]。ほかの長期留置カテーテル（慢性腹膜透析カテーテル，血液透析カテーテル，鼻涙管カテーテル，脳室腹膜シャントなど）もまた，RGM 感染と関連している[5,47,67]。

播種性皮膚感染

基本的に，2つのタイプの RGM に固有の皮膚病変が報告されている。1つ目の特徴は，一肢以上の多発の非連続性結節性の浸潤を伴う皮膚病変である。慢性ステロイド治療を必要とする慢性疾患の患者では，多発皮膚病変を形成する。命にかかわるというより，ただ不快なものである。これらはほぼ常に下肢に起こり，M. chelonae によることが最も多い[10]。ステロイド量はプレドニゾロンの1日量5～10 mg の少量でも起こりうる。最も多い背景疾患はリウマチ性関節炎であるが，臓器移植や慢性自己免疫疾患もありうる[10]。患者は病変局所の不快感以外はしばしば無症状である。

2番目のタイプの播種性皮膚病変は，急速に死に至る疾患，特にコントロール不良の白血病やリンパ腫でみられる[10,47]。この感染は全身性で，血液や骨髄の培養が陽性になりやすい。菌の侵入門戸は同定されることはまれであるが，中心静脈カテーテルから入ることもある。原因菌は通常，M. abscessus で，背景疾患との組み合わせから，十分な抗菌薬治療がない時代にはしばしば致死的であった。興味深いことに，M. fortuitum と M. smegmatis 群の菌種は，どちらのタイプの播種性病変もほとんど起こさない[10,15]。

慢性肺感染

慢性肺感染はしばしば，M. abscessus によって起こる[10,35]（表37-5）。これら感染は典型的には，高齢の非喫煙者の女性において慢性咳と倦怠感で発病する。胸部高分解能コンピュータ断層撮影（high-resolution computerized tomography：HRCT）では，ほとんどの患者で，右中葉と舌区を中心とした，斑状の円筒状の気管支拡張症と5 mm 未満の小結節がみられる。この画像パターンは結節状気管支拡張症と呼ばれるが，最初は M. avium complex の患者でみつかったが，M. abscessus の患者でもみられることがある。病変の進行は非常に緩徐で，死亡することはまれである。喀血も起こる可能性があり，発熱もより進行した病変では起こりうる[35]。もう1つの呼吸器症候群は，結核菌（M. tuberculosis）感染後に傷害された肺の部位に起こるもので，M. abscessus が最多の原因菌である。

対照的に，M. fortuitum 群はもっぱらアカラシアと慢性嘔吐の患者において，高熱，著明な白血球増加（20,000～40,000/mm³），肺胞浸潤影などの急性呼吸器症候群を起こすことが多い。組織病理学的に，通常，脂肪性肺炎が存在し，主要なリスク因子かもしれない。

表37-5 RGM が気道培養陽性となる呼吸器症候群

所見	解釈	最も多い原因の RGM
単一の塗抹陰性培養陽性の抗酸菌	一過性の保菌または小コロニー数の菌コンタミネーション	
複数の培養陽性検体		
高齢者，喫煙あり，リスク因子なし，胸部 X 線写真で両側の線状陰影	おそらく結節状気管支拡張症（HRCT で確認）[a]	M. abscessus
過去の結核，同じ部位に増強する陰影の出現	結核後感染	M. abscessus
慢性嘔吐を伴うアカラシアと両側間質性/肺胞浸潤影，または既知の脂肪性肺炎	慢性肺炎	M. fortuitum
囊胞性線維症	局所の肺臓炎または保菌（HRCT が区別に有用）	M. abscessus

HRCT＝高分解能 CT

M. abscessus の慢性肺感染は嚢胞性線維症（cystic fibrosis：CF）の患者でもみられる[20,26,56]。持続性発熱をもつ患者や喀血の増加や息切れをもつ患者もいれば、臨床症状に明らかな変化がみられない患者もいる[6]。最近の多施設研究では、CF 肺病変における RGM 感染の重要性が強調されている。CF 肺病変に感染する最多の病原菌は、*M. abscessus / M. chelonae* 群の菌種である。フランスでの 1,582 人の CF 患者（平均年齢 18.9 歳）における多施設研究では、NTM の分離菌 104 件の半分が、*M. abscessus* subsp. *abscessus* と *M. abscessus* subsp. *bolletii*（以前の *M. massiliense* と *M. bolletii*）であった[63]。以前に米国の CF センターで 6 年間にわたって行われた大規模研究では、より年長の CF 患者（平均年齢 23 歳）をレビューしたところ、*M. abscessus* 分離株は *M. avium* complex に次いで 2 番目に多く検出されていた[56]。いくらかの患者は一時的な保菌であるようだが、その他の患者は培養陽性であり続け、著しい症状と高い合併症率と死亡率を示していた[56]。

CF の患者は気管支拡張症に加えて、慢性反復性の気道と肺実質の緑膿菌（*Pseudomonas aeruginosa*）やほかの細菌病原菌の感染を起こしており、それは RGM 症を起こす主要なリスク因子かもしれない[40,56]。

中枢神経感染

RGM による中枢神経感染はほんの少数の症例報告しかない[27,82]。これら交通外傷後や腰椎椎間板切除後の異物感染、慢性中耳炎、脳膿瘍、慢性乳様突起蜂巣炎、深部創部感染、心室心房シャントの感染、などが報告されている。これら症例のほとんどは *M. fortuitum* の感染により起きていた[82]。

眼感染

最近の眼感染の患者 100 人における研究では、感染の 95％ は RGM によることが示された。最もよく分離された RGM は *M. chelonae*、*M. abscessus* で、フォーカスが判明した症例の 33％ は角膜感染であった[9]。

薬剤治療／薬剤耐性

RGM 感染の治療は、*M. chelonae* による感染のクラリスロマイシン単剤治療以外は臨床治験で確立されたものはない[10,35]。現在の推奨は比較のない症例シリーズと個別の経験に基づいている。クラリスロマイシンやアミカシンなどのリボソーム活性化薬を、リボソーム染色体が 1 コピーしかない *M. chelonae* や *M. abscessus*（ほかの RGM は 2 コピーもつ）に使うのは、変異による薬剤耐性化が懸念される[88]。変異耐性はすべての単一コピー遺伝子において心配されるが、特にキノロン系で問題である。したがって、菌量が多いと予想される広範な病変に対しては、これらの薬剤は多剤で使用すべきである。テトラサイクリンとサルファ剤での単剤治療による変異耐性獲得は報告されていない。

重度の創部感染に対する治療の一般的な推奨としては、初期は *M. chelonae* と *M. abscessus* に対する静注薬の組み合わせで治療し、その後、経口薬に変更して計 6 か月間治療する。治療中の新規病変の出現は必ずしも治療失敗を意味しない。培養を提出し、抗菌薬治療は変更せず継続すべきである。ほとんどの場合に約 6〜8 週の適切な治療で培養は陰性となるが、治療は軽症でも最低 4 か月、重症では 6 か月継続されるべきだ。膿瘍のドレナージと外科的デブリドマンが重要である。*M. abscessus* 肺病変の治療は、アミカシンやイミペネムといった静注抗菌薬が必要であり、その複雑性、費用、毒性の面で限界がある。疾患の治療はあるものの、多くの症例は現在薬剤のみでは治癒できない。したがって、疾患の寛解を得るための間欠的治療が一般的に推奨される[35]。薬剤と治療アプローチのまとめを表 37-2 と表 37-3 に示す。

◎ 文献 ◎

1. Adékambi, T., P. Berger, D. Raoult, and M. Drancourt. 2006. *rpoB* gene sequence-based characterization of emerging non-tuberculous mycobacteria with descriptions of *Mycobacterium bolletii* sp. nov., *M. phocaicum* sp. nov. and *Mycobacterium aubagnense* sp. nov. *Int. J. Syst. Evol. Microbiol.* 56:133–143.
2. Adékambi, T., P. Colson, and M. Drancourt. 2003. *rpoB*-based identification of nonpigmented and late pigmented rapidly growing mycobacteria. *J. Clin. Microbiol.* 41:5699–5708.
3. Adékambi, T., and M. Drancourt. 2004. Dissection of phylogenetic relationships among nineteen rapidly growing mycobacterium species by 16S rRNA, *hsp65*, *sodA*, *recA*, and *rpoB* gene sequencing. *Int. J. Syst. Evol. Microbiol.* 54:2095–2105.
4. Adékambi, T., M. Reynaud-Gaubert, G. Greub, M. J. Gevaudan, B. La Scola, D. Raoult, and M. Drancourt. 2004. Amoebal coculture of "*Mycobacterium massiliense*" sp. nov. from the sputum of a patient with hemoptoic pneumonia. *J. Clin. Microbiol.* 42:5493–5501.
5. Al Shaalan, M., B. J. Law, S. J. Israels, P. Pianosi, A. G. Lacson, and R. Higgins. 1997. *Mycobacterium fortuitum* interstitial pneumonia with vasculitis in a child with Wilms tumor. *Pediatr. Infect. Dis. J.* 16:996–1000.
6. Bange, F.-C., B. A. Brown, C. Smaczny, R. J. Wallace, Jr., and E. C. Böttger. 2001. Lack of transmission of *Mycobacterium abscessus* among patients with cystic fibrosis attending a single clinic. *Clin. Infect. Dis.* 32:1648–1650.
7. Brown, B. A., B. Springer, V. A. Steingrube, R. W. Wilson, G. E. Pfyffer, M. J. Garcia, M. C. Menendez, B. Rodriguez-Salgado, K. C. Jost, S. H. Chiu, G. O. Onyi, E. C. Böttger, and R. J. Wallace, Jr. 1999. *Mycobacterium wolinskyi* sp. nov. and *Mycobacterium goodii* sp. nov., two new rapidly growing species related to *Mycobacterium smegmatis* and associated with human wound infections: a cooperative study from the International Working Group on Mycobacterial Taxonomy. *Int. J. Syst. Bacteriol.* 49:1493–1511.
8. Brown, B. A., R. J. Wallace, Jr., G. Onyi, V. DeRosas, and R. J. Wallace III. 1992. Activities of four macrolides including clarithromycin against *Mycobacterium fortuitum*, *Mycobacterium chelonae*, and *Mycobacterium chelonae*-like organisms. *Antimicrob. Agents Chemother.* 36:180–184.
9. Brown-Elliott, B. A., M. McGlasson, P. Painter, L. Mann, D. Hall, L. Battee, and R. J. Wallace, Jr. 2009. Compari-

son of antimicrobials including besifloxacin, ciprofloxacin, gatifloxacin, moxifloxacin, levofloxacin, azithromycin, clarithromycin, amikacin, imipenem, and tobramycin against ophthalmic isolates of nontuberculous mycobacteria, abstr. U-041, p. 583. *109th Gen. Meet. Am. Soc. Microbiol.*, Philadelphia, PA.

10. Brown-Elliott, B. A., and R. J. Wallace, Jr. 2002. Clinical and taxonomic status of pathogenic nonpigmented or late-pigmenting rapidly growing mycobacteria. *Clin. Microbiol. Rev.* **15**:716–746.

10a. Brown-Elliott, B. A., R. J. Wallace, C. A. Petti, L. B. Mann, M. McGlasson, S. Chihara, G. L. Smith, P. Painter, D. Hail, R. Wilson, and K. E. Simmon. 2010. *Mycobacterium neoaurum* and *Mycobacterium bacteremicum* sp. nov. as causes of bacteremia. *J. Clin. Microbiol.* **48**:4377–4385.

11. Brown-Elliott, B. A., R. J. Wallace, Jr., R. Blinkhorn, C. J. Crist, and L. M. Mann. 2001. Successful treatment of disseminated *Mycobacterium chelonae* infection with linezolid. *Clin. Infect. Dis.* **33**:1433–1434.

12. Carson, L. A., L. A. Bland, L. B. Cusick, M. S. Favero, G. A. Bolan, A. L. Reingold, and R. C. Good. 1988. Prevalence of nontuberculous mycobacteria in water supplies of hemodialysis centers. *Appl. Environ. Microbiol.* **54**:3122–3125.

13. Centers for Disease Control and Prevention. 1998. Rapidly growing mycobacterial infection following liposuction and liposculpture—Caracas, Venezuela, 1996-1998. *MMWR Morb. Mortal. Wkly. Rep.* **47**:1065.

14. Centers for Disease Control and Prevention. 2004. Nontuberculous mycobacterial infections after cosmetic surgery—Santo Domingo, Dominican Republic, 2003-2004. *MMWR Morb. Mortal. Wkly. Rep.* **53**:509.

15. Chetchotisakd, P., P. Mootsikapun, S. Anunnatsiri, K. Jirarattanapochai, C. Choonhakarn, A. Chaiprasert, P. N. Ubol, L. J. Wheat, and T. E. Davis. 2000. Disseminated infection due to rapidly growing mycobacteria in immunocompetent hosts presenting with chronic lymphadenopathy: a previously unrecognized clinical entity. *Clin. Infect. Dis.* **32**:29–34.

16. Cobbett, L. 1918. An acid-fast bacillus obtained from a pustular eruption. *Br. Med. J.* **2**:158.

17. Cooksey, R. C., J. H. de Waard, M. A. Yakrus, I. Rivera, M. Chopite, S. R. Toney, G. P. Morlock, and W. R. Butler. 2004. *Mycobacterium cosmeticum* sp. nov., a novel rapidly growing species isolated from a cosmetic infection and from a nail salon. *Int. J. Syst. Evol. Microbiol.* **54**:2385–2391.

18. Cooksey, R. C., M. A. Jhung, M. A. Yakrus, W. R. Butler, T. Adékambi, G. P. Morlock, M. Williams, A. M. Shams, B. J. Jensen, R. E. Morey, N. Charles, S. R. Toney, K. C. Jost, Jr., D. F. Dunbar, V. Bennett, M. Kuan, and A. Srinivasan. 2008. Multiphasic approach reveals genetic diversity of environmental and patient isolates of *Mycobacterium mucogenicum* and *Mycobacterium phocaicum* associated with an outbreak of bacteremias at a Texas Hospital. *Appl. Environ. Microbiol.* **74**:2480–2487.

19. Covert, T. C., M. R. Rodgers, A. L. Reyes, and G. N. Stelma, Jr. 1999. Occurrence of nontuberculous mycobacteria in environmental samples. *Appl. Environ. Microbiol.* **65**:2492–2496.

20. Cullen, A. R., C. L. Cannon, E. J. Mark, and A. A. Colin. 2000. *Mycobacterium abscessus* infection in cystic fibrosis. *Am. J. Respir. Crit. Care Med.* **161**:641–645.

21. da Costa Cruz, J. C. 1938. *Mycobacterium fortuitum*: um novo bacilo acido-resistente patogenico para o homen (new acid fast bacillus pathogenic for man). *Acta Med.* (Rio de Jâneiro) **1**:298–301.

22. del Castillo, M., D. J. Palmero, B. Lopez, R. Paul, V. Ritacco, P. Bonvehi, L. Clara, M. Ambroggi, L. Barrera, and C. Vay. 2009. Mesotherapy-associated outbreak caused by *Mycobacterium immunogenum*. *Emerg. Infect. Dis.* **15**:357–358.

23. Duarte, R. S., M. C. Silva Lourenço, L. de Souza Fonseca, S. C. Leão, E. D. L. T. Amorim, I. L. L. Rocha, F. S. Coelho, C. Viana-Niero, K. M. Gomes, M. G. da Silva, N. S. de Oliveira Lorena, M. B. Pitombo, R. M. C. Ferreira, M. H. de Oliveira Garcia, G. P. de Oliveira, O. Lupi, B. R. Vilaça, L. R. Serradas, A. Chebato, E. A. Marques, L. M. Teixeira, M. Dalcolmo, S. G. Senna, and J. L. M. Sampaio. 2009. Epidemic of postsurgical infections caused by *Mycobacterium massiliense*. *J. Clin. Microbiol.* **47**:2149–2155.

24. Eid, A. J., F. Bergari, I. G. Sia, N. L. Wengenack, D. R. Osmon, and R. R. Razonable. 2007. Prosthetic joint infection due to rapidly growing mycobacteria: report of 8 cases and review of the literature. *Clin. Infect. Dis.* **45**:687–694.

25. Falkinham, J. O., III. 2003. The changing pattern of nontuberculous mycobacterial disease. *Can. J. Infect. Dis.* **14**:281–286.

26. Fauroux, B., B. Delaisi, A. Clément, C. Saizou, D. Moissenet, C. Truffot-Pernot, G. Tournier, and H. Vu Thien. 1997. Mycobacterial lung disease in cystic fibrosis: a prospective study. *Pediatr. Infect. Dis. J.* **16**:354–358.

27. Flor, A., J. A. Capdevila, N. Martin, J. Gavaldà, and A. Pahissa. 1996. Nontuberculous mycobacterial meningitis: report of two cases and review. *Clin. Infect. Dis.* **23**:1266–1273.

28. Forbes, B. A., N. Banaiee, K. G. Beavis, B. A. Brown-Elliott, P. Della Latta, L. B. Elliott, G. S. Hall, B. Hanna, M. D. Perkins, S. H. Siddiqi, R. J. Wallace, Jr., and N. G. Warren. 2008. *Laboratory Detection and Identification of Mycobacteria; Approved Guideline.* CLSI Document M48-A. CLSI, Wayne, PA.

29. Friedman, N. D., and D. J. Sexton. 2001. Bursitis due to *Mycobacterium goodii*, a recently described, rapidly growing mycobacterium. *J. Clin. Microbiol.* **39**:404–405.

30. Furuya, E. Y., A. Paez, A. Srinivasan, R. Cooksey, M. Augenbraun, M. Baron, K. Brudney, P. Della-Latta, C. Estivariz, S. Fischer, M. Flood, P. Kellner, C. Roman, M. Yakrus, D. Weiss, and E. V. Granowitz. 2008. Outbreak of *Mycobacterium abscessus* wound infections among "lipotourists" from the United States who underwent abdominoplasty in the Dominican Republic. *Clin. Infect. Dis.* **46**:1181–1188.

31. Galassi, L., R. Donato, E. Tortoli, D. Burrini, D. Santianni, and R. Dei. 2003. Nontuberculous mycobacteria in hospital water systems: application of HPLC for identification of environmental mycobacteria. *J. Water Health* **1**:133–139.

32. Galil, K., L. A. Miller, M. A. Yakrus, R. J. Wallace, Jr., D. G. Mosley, B. England, G. Huitt, M. M. McNeill, and B. A. Perkins. 1999. Abscesses due to *Mycobacterium abscessus* linked to injection of unapproved alternative medication. *Emerg. Infect. Dis.* **5**:681–687.

33. Gira, A. K., H. Reisenauer, L. Hammock, U. Nadiminti, J. T. Macy, A. Reeves, C. Burnett, M. A. Yakrus, S. Toney, B. J. Jensen, H. M. Blumberg, S. W. Caughman, and F. S. Nolte. 2004. Furunculosis due to *Mycobacterium mageritense* associated with footbaths at a nail salon. *J. Clin. Microbiol.* **42**:1813–1817.

34. Gomila, M., A. Ramirez, J. Gascó, and J. Lalucat. 2008. *Mycobacterium llatzerense* sp. nov., a facultatively autotrophic, hydrogen-oxidizing bacterium isolated from haemodialysis

water. *Int. J. Syst. Evol. Microbiol.* **58:**2769–2773.

35. Griffith, D. E., T. Aksamit, B. A. Brown-Elliott, A. Catanzaro, C. Daley, F. Gordin, S. M. Holland, R. Horsburgh, G. Huitt, M. F. Iademarco, M. Iseman, K. Olivier, S. Ruoss, C. F. von Reyn, R. J. Wallace, Jr., and K. Winthrop. 2007. An official ATS/IDSA statement: diagnosis, treatment and prevention of nontuberculous mycobacterial diseases. American Thoracic Society statement. *Am. J. Respir. Crit. Care Med.* **175:**367–416.

36. Gubler, J. G. H., M. Salfinger, and A. von Graevenitz. 1992. Pseudoepidemic of nontuberculous mycobacteria due to a contaminated bronchoscope cleaning machine: report of an outbreak and review of the literature. *Chest* **101:**1245–1249.

37. Hector, J. S. R., Y. Pang, G. H. Mazurek, Y. Zhang, B. A. Brown, and R. J. Wallace, Jr. 1992. Large restriction fragment patterns of genomic *Mycobacterium fortuitum* DNA as strain-specific markers and their use in epidemiologic investigation of four nosocomial outbreaks. *J. Clin. Microbiol.* **30:**1250–1255.

38. Hennessee, C. T., J.-S. Seo, A. M. Alvarez, and Q. X. Li. 2009. Polycyclic aromatic hydrocarbon-degrading species isolates from Hawaiian soils: *Mycobacterium crocinum* sp. nov., *Mycobacterium pallens* sp. nov., *Mycobacterium rutilum* sp. nov., *Mycobacterium rufum* sp. nov., and *Mycobacterium aromaticivorans* sp. nov. *Int. J. Syst. Evol. Microbiol.* **59:**378–387.

39. Jiménez, M. S., M. I. Campos-Herrero, D. García, M. Luquin, L. Herrera, and M. J. García. 2004. *Mycobacterium canariasense* sp. nov. *Int. J. Syst. Evol. Microbiol.* **54:**1729–1734.

40. Jönsson, B. E., M. Gilljam, A. Landblad, M. Ridell, A. E. Wold, and C. Welinder-Olsson. 2007. Molecular epidemiology of *Mycobacterium abscessus* with focus on cystic fibrosis. *J. Clin. Microbiol.* **45:**1497–1504.

41. Kim, H.-Y., Y. Kook, Y.-J. Yun, C. G. Park, N. Y. Lee, T. S. Shim, B.-J. Kim, and Y.-H. Kook. 2008. Proportion of *Mycobacterium massiliense* and *Mycobacterium bolletii* in strains among Korean *Mycobacterium chelonae-Mycobacterium abscessus* group isolates. *J. Clin. Microbiol.* **46:**3384–3390.

42. Kim, H.-Y., Y.-J. Yun, C. G. Park, D. H. Lee, Y. K. Cho, B. J. Park, S.-I. Joo, E.-C. Kim, Y. J. Hur, B.-J. Kim, and Y. H. Kook. 2007. Outbreak of *Mycobacterium massiliense* infection associated with intramuscular injections. *J. Clin. Microbiol.* **45:**3127–3130.

42a. Koh, W.-J., J. Kyeongman, N.-Y. Lee, B.-J. Kim, Y.-H. Kook, S.-H. Lee, Y. K. Park, C. K. Kim, S. J. Shin, G. A. Huitt, C. L. Daley, and D. J. Kwon. 2011. Clinical significance of differentiation of *Mycobacterium massiliense* from *Mycobacterium abscessus*. *Am. J. Respir. Crit. Care Med.* **183:**405–410.

43. Kusunoki, S., and T. Ezaki. 1992. Proposal of *Mycobacterium peregrinum* sp. nov., nom. rev., and elevation of *Mycobacterium chelonae* subsp. *abscessus* (Kubica et al.) to species status: *Mycobacterium abscessus* comb. nov. *Int. J. Syst. Bacteriol.* **42:**240–245.

44. Lai, K. K., B. A. Brown, J. A. Westerling, S. A. Fontecchio, Y. Zhang, and R. J. Wallace, Jr. 1998. Long-term laboratory contamination by *Mycobacterium abscessus* resulting in two pseudo-outbreaks: recognition with use of random amplified polymorphic DNA (RAPD) polymerase chain reaction. *Clin. Infect. Dis.* **27:**169–175.

45. Lamy, B., H. Marchandin, K. Hamitouche, and F. Laurent. 2008. *Mycobacterium setense* sp. nov., a *Mycobacterium fortuitum* group organism isolated from a patient with soft tissue infection and osteitis. *Int. J. Syst. Evol. Microbiol.* **58:**486–490.

46. Leao, S. C., E. Tortoli, C. Viana-Niero, S. Y. M. Ueki, K. V. B. Lima, M. L. Lopes, J. Yubero, M. C. Menendez, and M. J. Garcia. 2009. Characterization of mycobacteria from a major Brazilian outbreak suggests a revision of the taxonomic status of members of the *Mycobacterium chelonae-abscessus* group. *J. Clin. Microbiol.* **47:**2691–2698.

46a. Leao, S. C., E. Tortoli, J. P. Euzeby, and M. J. Garcia. 2010 (Epub ahead of print). Proposal that the two species *Mycobacterium massiliense* and *Mycobacterium bolletii* be reclassified as *Mycobacterium abscessus* subsp. *bolletii* comb. nov., designation of *Mycobacterium abscessus* subsp. *abscessus* subsp. nov., and emendation of *Mycobacterium abscessus*. *Int. J. Syst. Evol. Microbiol.* doi:10.1099/ijs.0.023770-0.

47. Levendoglu-Tugal, O., J. Munoz, A. Brudnicki, M. F. Ozkaynak, C. Sandoval, and S. Jayabose. 1998. Infections due to nontuberculous mycobacteria in children with leukemia. *Clin. Infect. Dis.* **27:**1227–1230.

48. Macheras, E., A.-L. Roux, F. Ripoll, V. Sivadon-Tardy, C. Gutierrez, J.-L. Gaillard, and B. Heym. 2009. Inaccuracy of single-target sequencing for discriminating species of the *Mycobacterium abscessus* group. *J. Clin. Microbiol.* **47:**2596–2600.

49. McNabb, A., D. Eisler, K. Adie, M. Amos, M. Rodrigues, G. Stephens, W. A. Black, and J. Isaac-Renton. 2004. Assessment of partial sequencing of the 65-kilodalton heat shock protein gene (*hsp65*) for routine identification of *Mycobacterium* species isolated from clinical sources. *J. Clin. Microbiol.* **42:**3000–3011.

50. Meyers, H., B. A. Brown-Elliott, D. Moore, J. Curry, C. Truong, Y. Zhang, R. J. Wallace, Jr. 2002. An outbreak of *Mycobacterium chelonae* infection following liposuction. *Clin. Infect. Dis.* **34:**1500–1507.

51. Moore, M., and J. B. Frerichs. 1953. An unusual acid fast infection of the knee with subcutaneous, abscess-like lesions of the gluteal region: report of a case study with a study of the organism, *Mycobacterium abscessus*. *J. Investig. Dermatol.* **20:**133–169.

52. Nash, K. A. 2003. Intrinsic macrolide resistance in *Mycobacterium smegmatis* is conferred by a novel *erm* gene, *erm*(38). *Antimicrob. Agents Chemother.* **47:**3053–3060.

53. Nash, K. A., N. Andini, Y. Zhang, B. A. Brown-Elliott, and R. J. Wallace, Jr. 2006. Intrinsic macrolide resistance in rapidly growing mycobacteria. *Antimicrob. Agents Chemother.* **50:**3476–3478.

54. Nash, K. A., B. A. Brown-Elliott, and R. J. Wallace, Jr. 2009. A novel gene, *erm*(41), confers inducible macrolide resistance to clinical isolates of *Mycobacterium abscessus* but is absent from *Mycobacterium chelonae*. *Antimicrob. Agents Chemother.* **53:**1367–1376.

55. Nash, K. A., Y. Zhang, B. A. Brown-Elliott, and R. J. Wallace, Jr. 2005. Molecular basis of intrinsic macrolide resistance in clinical isolates of *Mycobacterium fortuitum*. *J. Antimicrob. Chemother.* **55:**170–177.

56. Olivier, K. N., D. J. Weber, R. J. Wallace, Jr., A. R. Faiz, J.-H. Lee, Y. Zhang, B. A. Brown-Elliott, A. Handler, R. W. Wilson, M. S. Schechter, L. J. Edwards, S. Chakraborti, and M. R. Knowles for the Nontuberculous Mycobacteria in Cystic Fibrosis Study Group. 2003. Nontuberculous mycobacteria. I. Multicenter prevalence study in cystic fibrosis. *Am. J. Respir. Crit. Care Med.* **167:**828–834.

57. Petti, C. A., P. P. Bosshard, M. E. Brandt, J. E. Clarridge III, T. V. Feldblyum, P. Foxall, M. R. Furtado, N. Pace, and G.

Procop. 2007. *Interpretive Criteria for Microorganism Identification by DNA Target Sequencing: Proposed Guideline.* CLSI Document MM18-P. Clinical and Laboratory Standards Institute, Wayne, PA.
58. Phillips, M. S., and C. F. von Reyn. 2001. Nosocomial infections due to nontuberculous mycobacteria. *Clin. Infect. Dis.* **33:**1363–1374.
59. Raad, I. I., S. Vartivarian, A. Khan, and G. P. Bodey. 1991. Catheter-related infections caused by the *Mycobacterium fortuitum* complex: 15 cases and review. *Rev. Infect. Dis.* **13:**1120–1125.
60. Regnier, S., E. Cambau, J.-P. Meningaud, A. Guihot, L. Deforges, A. Carbonne, F. Bricaire, and E. Caumes. 2009. Clinical management of rapidly growing mycobacterial cutaneous infections in patients after mesotherapy. *Clin. Infect. Dis.* **49:**1358–1364.
61. Reviglio, V., M. L. Rodriguez, G. S. Picotti, M. Paradello, J. D. Luna, and C. P. Juárez. 1998. *Mycobacterium chelonae* keratitis following laser in situ keratomileusis. *J. Refract. Surg.* **14:**357–360.
62. Richter, E., S. Rüsch-Gerdes, and D. Hillemann. 2006. Evaluation of the GenoType Mycobacterium assay for identification of mycobacterial species from cultures. *J. Clin. Microbiol.* **44:**1769–1775.
63. Roux, A.-L., E. Catherinot, F. Ripoll, N. Soismier, E. Macheras, S. Ravilly, G. Bellis, M.-A. Vibet, E. Le Roux, L. Lemonnier, C. Gutierrez, V. Vincent, B. Fauroux, M. Rottman, D. Guillemot, J.-L. Gaillard, and J.-L. Herrman for the OMA Group. 2009. Multicenter study of prevalence of nontuberculous mycobacteria in patients with cystic fibrosis in France. *J. Clin. Microbiol.* **47:**4124–4128.
64. Runyon, H. 1972. Conservation of the specific epithet *fortuitum* in the name of the organism known as *Mycobacterium fortuitum* da Costa Cruz. *Int. J. Syst. Bacteriol.* **22:**50–51.
65. Saluja, A., N. T. Peters, L. Lowe, and T. M. Johnson. 1997. A surgical wound infection due to *Mycobacterium chelonae* successfully treated with clarithromycin. *Dermatol. Surg.* **23:**539–543.
66. Sampaio, J. L., E. Chimara, L. Ferrazoli, M. A. da Silva Telles, V. M. Del Guercio, Z. V. Jericó, K. Miyashiro, C. M. Fortaleza, M. C. Padoveze, and S. C. Leão. 2006. Application of four molecular typing methods for analysis of *Mycobacterium fortuitum* group strains causing post-mammaplasty infections. *Clin. Microbiol. Infect.* **12:**142–149.
67. Schinsky, M. F., R. E. Morey, A. G. Steigerwalt, M. P. Douglas, R. W. Wilson, M. M. Floyd, W. R. Butler, M. I. Daneshvar, B. A. Brown-Elliott, R. J. Wallace, Jr., M. M. McNeil, D. J. Brenner, and J. M. Brown. 2004. Taxonomic variation in the *Mycobacterium fortuitum* third-biovariant complex: description of *Mycobacterium boenickei* sp. nov., *Mycobacterium houstonense* sp. nov., *Mycobacterium neworleansense* sp. nov., *Mycobacterium brisbanense* sp. nov., and recognition of *Mycobacterium porcinum* from human clinical isolates. *Int. J. Syst. Evol. Microbiol.* **54:**1653–1667.
68. Schulze-Röbbecke, R., B. Janning, and R. Fischeder. 1992. Occurrence of mycobacteria in biofilm samples. *Tuberc. Lung Dis.* **73:**141–144.
69. Steingrube, V. A., J. L. Gibson, B. A. Brown, Y. Zhang, R. W. Wilson, M. Rajagopalan, and R. J. Wallace, Jr. 1995. PCR amplification and restriction endonuclease analysis of a 65-kilodalton heat shock protein gene sequence for taxonomic separation of rapidly growing mycobacteria. *J. Clin. Microbiol.* **33:**149–153. (Erratum, **33:**1686.)
70. Sudesh, S., E. J. Cohen, L. W. Schwartz, and J. S. Myers. 2000. *Mycobacterium chelonae* infection in a corneal graft. *Arch. Ophthalmol.* **118:**294–295.
71. Telenti, A., F. Marchesi, M. Balz, F. Bally, E. C. Böttger, and T. Bodmer. 1993. Rapid identification of mycobacteria to the species level by polymerase chain reaction and restriction enzyme analysis. *J. Clin. Microbiol.* **31:**175–178.
72. Tiwari, T. S. P., B. Ray, K. C. Jost, Jr., M. K. Rathod, Y. Zhang, B. A. Brown-Elliott, K. Hendricks, and R. J. Wallace, Jr. 2003. Forty years of disinfectant failure: outbreak of postinjection *Mycobacterium abscessus* infection caused by contamination of benzalkonium chloride. *Clin. Infect. Dis.* **36:**954–962.
73. Tortoli, E. 2003. Impact of genotypic studies on mycobacterial taxonomy: the new mycobacteria of the 1990s. *Clin. Microbiol. Rev.* **16:**319–354.
74. Tortoli, E. 2006. The new mycobacteria: an update. *FEMS Immunol. Med. Microbiol.* **48:**159–178.
75. Tortoli, E., A. Nanetti, C. Piersimoni, P. Cichero, C. Farina, G. Mucignat, C. Scarparo, L. Bartolini, R. Valentini, D. Nista, G. Gesu, C. Passerini Tosi, M. Crovatto, and G. Brusarosco. 2001. Performance assessment of new multiplex probe assay for identification of mycobacteria. *J. Clin. Microbiol.* **39:**1079–1084.
76. Tortoli, E., M. Pecorari, G. Fabio, M. Messinò, and A. Fabio. 2010. Commercial DNA probes for mycobacteria incorrectly identify a number of less frequently encountered species. *J. Clin. Microbiol.* **48:**307–310.
77. Turenne, C. Y., L. Tschetter, J. Wolfe, and A. Kabani. 2001. Necessity of quality-controlled 16S rRNA gene sequence databases: identifying nontuberculous *Mycobacterium* species. *J. Clin. Microbiol.* **39:**3637–3648.
78. van Dissel, J. T., and E. J. Kuijper. 2009. Rapidly growing mycobacteria: emerging pathogens in cosmetic procedures of the skin. *Clin. Infect. Dis.* **49:**1365–1368.
79. Viana-Nicro, C., K. V. B. Lima, M. L. Lopes, M. C. da Silva Rabello, L. R. Marsola, V. C. R. Brilhante, A. M. Durham, and S. C. Leão. 2008. Molecular characterization of *Mycobacterium massiliense* and *Mycobacterium bolletii* in isolates collected from outbreaks of infections after laparoscopic surgeries and cosmetic procedures. *J. Clin. Microbiol.* **46:**850–855.
80. Villanueva, A., R. V. Calderon, B. A. Vargas, F. Ruiz, S. Aguero, Y. Zhang, B. A. Brown, and R. J. Wallace, Jr. 1997. Report on an outbreak of post-injection abscesses due to *Mycobacterium abscessus*, including management with surgery and clarithromycin therapy and comparison of strains by random amplified polymorphic DNA polymerase chain reaction. *Clin. Infect. Dis.* **24:**1147–1153.
81. Vugia, D. J., Y. Jang, C. Zizek, J. Ely, K. L. Winthrop, and E. Desmond. 2005. Mycobacteria in nail salon whirlpool footbaths, California. *Emerg. Infect. Dis.* **11:**616–618.
82. Wallace, R. J., Jr. 2004. Infections due to nontuberculous mycobacteria, p. 461–478. *In* W. M. Scheld, R. J. Whitley, and C. M. Marra (ed.), *Infections of the Central Nervous System*, 3rd ed. Lippincott Williams & Wilkins, Philadelphia, PA.
83. Wallace, R. J., Jr., B. A. Brown-Elliott, C. J. Crist, L. Mann, and R. W. Wilson. 2002. Comparison of the in vitro activity of the glycylcycline tigecycline (formerly GAR-936) with those

of tetracycline, minocycline, and doxycycline against isolates of nontuberculous mycobacteria. *Antimicrob. Agents. Chemother.* **46**:3164–3167.

84. Wallace, R. J., Jr., B. A. Brown-Elliott, J. M. Brown, A. G. Steigerwalt, L. Hall, G. Woods, J. Cloud, L. Mann, R. W. Wilson, C. Crist, K. C. Jost, Jr., D. E. Byrer, J. Tang, J. Cooper, E. Stamenova, B. Campbell, J. Wolfe, and C. Turenne. 2005. Polyphasic characterization reveals that the human pathogen *Mycobacterium peregrinum* type II belongs to the bovine pathogen species *Mycobacterium senegalense*. *J. Clin. Microbiol.* **43**:5925–5935.

85. Wallace, R. J., Jr., B. A. Brown-Elliott, L. Hall, G. Roberts, R. W. Wilson, L. B. Mann, C. J. Crist, S. H. Chiu, R. Dunlap, M. J. Garcia, J. T. Bagwell, and K. C. Jost, Jr. 2002. Clinical and laboratory features of *Mycobacterium mageritense*. *J. Clin. Microbiol.* **40**:2930–2935.

86. Wallace, R. J., Jr., B. A. Brown-Elliott, S. C. Ward, C. J. Crist, L. B. Mann, and R. W. Wilson. 2001. Activities of linezolid against rapidly growing mycobacteria. *Antimicrob. Agents Chemother.* **45**:764–767.

87. Wallace, R. J., Jr., B. A. Brown-Elliott, R. W. Wilson, L. Mann, L. Hall, Y. Zhang, K. C. Jost, Jr., J. M. Brown, A. Kabani, M. F. Schinsky, A. G. Steigerwalt, C. J. Crist, G. D. Roberts, Z. Blacklock, M. Tsukamura, and V. Silcox, and C. Turenne. 2004. Clinical and laboratory features of *Mycobacterium porcinum*. *J. Clin. Microbiol.* **42**:5689–5697.

88. Wallace, R. J., Jr., A. Meier, B. A. Brown, Y. Zhang, P. Sander, G. O. Onyi, and E. C. Böttger. 1996. Genetic basis for clarithromycin resistance among isolates of *Mycobacterium chelonae* and *Mycobacterium abscessus*. *Antimicrob. Agents Chemother.* **40**:1676–1681.

89. Washer, L. L., J. Riddell IV, J. Rider, and C. E. Chenoweth. 2007. *Mycobacterium neoaurum* bloodstream infection: report of 4 cases and review of the literature. *Clin. Infect. Dis.* **45**:e10–e13.

90. Whipps, C. M. W. R. Butler, F. Pourahmad, V. G. Watral, and M. L. Kent. 2007. Molecular systematics support the revival of *Mycobacterium salmoniphilum* (ex Ross 1960) sp. nov., nom. rev., a species closely related to *Mycobacterium chelonae*. *Int. J. Syst. Evol. Microbiol.* **57**:2525–2531.

91. Wilson, R. W., V. A. Steingrube, E. C. Böttger, B. Springer, B. A. Brown-Elliott, V. Vincent, K. C. Jost, Jr., Y. Zhang, M. J. Garcia, S. H. Chiu, G. O. Onyi, H. Rossmoore, D. R. Nash, and R. J. Wallace, Jr. 2001. *Mycobacterium immunogenum* sp. nov., a novel species related to *Mycobacterium abscessus* and associated with clinical disease, pseudo-outbreaks, and contaminated metalworking fluids: an international cooperative study on mycobacterial taxonomy. *Int. J. Syst. Evol. Microbiol.* **51**:1751–1764.

92. Winthrop, K. L., K. Albridge, D. South, P. Albrecht, M. Abrams, M. C. Samuel, W. Leonard, J. Wagner, and D. J. Vugia. 2004. The clinical management and outcome of nail salon-acquired *Mycobacterium fortuitum* skin infection. *Clin. Infect. Dis.* **38**:38–44.

93. Winthrop, K. L., E. Chang, S. Yamashita, M. F. Iademarco, and P. A. LoBue. 2009. Nontuberculous mycobacteria infections and anti-tumor necrosis factor-alpha therapy. *Emerg. Infect. Dis.* **15**:1556–1561.

94. Wolinsky, E. 1979. State of the art: nontuberculous mycobacterial and associated disease. *Am. Rev. Respir. Dis.* **119**:107–159.

95. Woo, P. C. Y., K.-W. Leung, S. S. Y. Wong, K. T. K. Chong, E. Y. L. Cheung, and K.-Y. Yuen. 2002. Relatively alcohol-resistant mycobacteria are emerging pathogens in patients receiving acupuncture treatment. *J. Clin. Microbiol.* **40**:1219–1224.

96. Woods, G. L., B. A. Brown-Elliott, E. P. Desmond, G. S. Hall, L. Heifets, G. E. Pfyffer, M. R. Ridderhof, R. J. Wallace, Jr., N. G. Warren, and F. G. Witebsky. 2003. *Susceptibility Testing of Mycobacteria, Nocardia, and Other Aerobic Actinomycetes; Approved Standard M24-A*. NCCLS, Wayne, PA.

97. Zelazny, A. M., J. M. Root, Y. R. Shea, R. E. Colombo, I. C. Shamputa, F. Stock, S. S. Conlan, S. McNulty, B. A. Brown-Elliott, R. J. Wallace, Jr., K. N. Olivier, S. M. Holland, and E. P. Sampaio. 2009. Cohort study of molecular identification and typing of *Mycobacterium abscessus*, *Mycobacterium massiliense* and *Mycobacterium bolletii*. *J. Clin. Microbiol.* **47**:1985–1995.

98. Zhang, Y., M. Rajagopalan, B. A. Brown, and R. J. Wallace, Jr. 1997. Randomly amplified polymorphic DNA PCR for comparison of *Mycobacterium abscessus* strains from nosocomial outbreaks. *J. Clin. Microbiol.* **35**:3132–3139.

99. Zhibang, Y., Z. Bixia, L. Qishan, C. Lihao, L. Xiangquan, and L. Huaping. 2002. Large-scale outbreak of infection with *Mycobacterium chelonae* subsp. *abscessus* after penicillin injection. *J. Clin. Microbiol.* **40**:2626–2628.

Chapter 38

Mycobacterium kansasii

- 著：James C. Johnston・Kevin Elwood
- 訳：北薗 英隆

背景

Mycobacterium kansasii は最初，1953 年にカンザスシティーで Buhler と Pollack により分離された[13]。同種は最初，光曝露での「黄色のコロニー」の形成が特徴とされた。βカロチンの蓄積による現象で，後に光発色性と命名された[18,57]。Runyon は彼の「非定型」抗酸菌の分類で，非結核性抗酸菌を発育速度と色素産生をもとに 4 つの群に分けた。M. kansasii は M. marinum のような他の光発色菌とともに I 群に分類された[57]。

Runyon の分類後間もなく，M. kansasii は米国とヨーロッパにおいて最も頻繁に分離される非結核性抗酸菌の 1 つとして認識されるようになった[3,29,47]。同菌は主に肺の病原菌として知られているが，肺外や播種性病変も起こす。培養陽性例のほとんどが臨床的病変をもつ[28,44]ことから，ほとんどの専門家は同菌を最も病原性のある非結核性抗酸菌とみなしている。

他の高頻度の非結核性抗酸菌と対照的に，M. kansasii は自然界の水源や土から検出されるのはまれである[63]。主要な保菌源は水道水であるようだ。流行地でも感染力は低く，感染はエアロゾルを通じて起こる可能性が高い。家族内集積の症例報告が 2 つあるものの，ヒトからヒトへの伝播は起こらないと考えられている[48,51]。集積はヒトからヒトへの伝播よりは環境の共有や感性が原因と考えられる。

疫学

M. kansasii 症の発生率を疫学的に正確に推定することは難しい。結核菌(M. tuberculosis)と違って，M. kansasii 培養陽性の場合の報告義務はないため，バイアスのかからない人口ベースの調査は難しい。それ以上に，M. kansasii の検出が宿主の保菌や検査室のコンタミネーションのこともあるため，検査ベースの発生率は誤った数字となるかもしれない。しかし，他の非結核性抗酸菌と比べると，M. kansasii 培養陽性の際は病気であることがより多いため，検査上の推測は真の市中発生率とより近いものであろう[28]。

M. kansasii 症発生率の推測は地域によっても時代によっても異なる。北米では，発生率は米国中部と南部で最も高く，「逆さまの T」の分布を示している[23]。ヨーロッパでは，最も高い発生率は常に，英国，スペイン，チェコ共和国から報告されている[36,37,38,56]。同様に，日本，南アフリカ，ブラジルからも高い感染率が報告されており[47]，産業化との関連があるのではないかという意見もある。その結果，いくつかの文献が，感染が都市に偏っていることや，鉱山業との関連を報告している[3,30,36,38]。しかし，これらの意見を支持するような，都市部と途上地域の系統的サンプリングは行われたことはない。

M. kansasii 症の発生率の一過性の変化を公表文献から判断するのはより難しい。長期的な有病率の研究は矛盾する結果を示しているが，おそらく地域による著しい多様性を表しているのだろう[28,30,43,47,50]。発病率は，ヒト免疫不全ウイルス(human immunodeficiency virus：HIV)の流行の影響も受けている。感染率がこの患者群では著しく高いためだ。年間の M. kansasii の感染率は，HIV 陽性患者では 10 万人あたり 532 人にも及ぶが，比べて HIV 流行前の米国 44 州の調査では 10 万人あたり 0.5 人だった[23,45]。しかし，M. xenopi や M. avium のような他の非結核性抗酸菌症と違って，M. kansasii の有病率の時代的な上昇は明らかではない。実は，いくつかのセンターからのデータは有病率の低下を示唆している[28,47]。

微生物学

M. kansasii は，遅育，抗酸性，光発色性の抗酸菌である。同菌は BACTEC™ 液体培地，Middlebrook 7H10 培地，Löwenstein-Jensen 培地といったいくつかの培地で容易に発育するが，6 週間もかかるかもしれない。遅育の抗酸菌であるため，M. kansasii の培養はコロニー形成まで 7 日間以上かかる[65]。培養コロニーはなめらかまたは粗く，黄色の色素産生と特徴的な光発色性がみられる。培養期間を延長すると，培養コロニーは赤っぽいオレンジ色になる。顕微鏡では，M. kansasii は結核菌よりも長く幅が広く，チール・ニールセン染色または Kinyoun 染色では，しばしばビーズ状または横縞状に見える。種は特徴的な培養所見，生化学検査，高速液体クロマトグラフ法により同定される。より最近では，種特異的 DNA プローブが開発され，市販されている。

分子学的解析を通じて，M. kansasii の 5 つのサブタイプが特定されている[53,68]。サブタイプ I が，ヨーロッパ，米国，日本でのほとんどのヒト感染の原因である。ほとんどのヒト感染において，臨床分離菌は高度に同一であり，同じ遺伝子型が存在する[65]。これは高度に保存された毒性因子を意味しているかもしれず，感染株を分別する試みを困難にするかもしれない。

臨床徴候

M. kansasii 感染は，結核菌感染とほとんど同じ臨床症候群を起こすことが多い．肺病変をもつほとんどの患者には，診断の数か月前から症状がある[5]．最もよくみられる症状は，咳，胸痛，軽度の喀血，呼吸苦，などである[5,42]．明らかな臨床的病変が時に画像で偶発的にみつかるが，患者にはしばしば症状があり，ほとんどの発表されたケースシリーズの 20% 未満にすぎない[5,8,22,42,62]．播種性病変は HIV 陰性患者ではまれな病像であり，通常，重度の免疫抑制で起こる[40]．患者の年齢層はさまざまで，有病率が最も高いのは 40〜50 代で，男性に多い傾向がある．民族，人種，社会経済的な相違は確定されていない[1]．

M. kansasii 肺病変のあるほとんどの患者は，喫煙，慢性閉塞性肺疾患 (chronic obstructive pulmonary disease：COPD)，気管支拡張症，過去の結核菌感染などの背景の肺疾患をもつ．珪肺などの塵肺症の患者において，M. kansasii は最もよくみられる非結核性抗酸菌感染である．ほかのよく合併する病態は，アルコール多飲，HIV，悪性腫瘍，である[22,40,41,42,54]．HIV 陰性の患者において細胞由来免疫の欠陥は今のところ同定されていない[5]．

結核菌と M. kansasii の間には類似点があり，いくつかの臨床面，画像面での比較が行われている[14,16,21,22,62,69]．結果は食い違いもあるものの，初診の症候は非常に似ており，目立った相違点はないようである．M. kansasii 感染の患者は COPD のような背景肺疾患をもつことが多い一方で，結核患者は免疫不全疾患をもつことがより多いかもしれない[22,62]．それらの臨床像が似ていることから，医師はそれらの感染の区別は，地域の疫学と適切な微生物学的証明をもとに行うべきだ．

HIV 陽性患者は著しく発生率が高く，より重症であり，ほとんどの研究で平均の CD4 値が $<50/mm^3$ と，しばしば重度の免疫不全がある[7,11,15,34,39,41,46,58,64,67]．Marras らによるシステマティック・レビューでは，培養陽性患者の 92% は臨床的に重大な病変をもち，HIV 陰性患者での推定 50% とは対照的であった[44,45]．患者は時に CD4 値が $>400/mm^3$ の早期にみつかることもあるが，特に合併肺疾患がある場合にみられる[17]．播種性病変はより低い CD4 値でみられ，後天性免疫不全症候群 (acquired immunodeficiency syndrome：AIDS) 定義疾患とみなされる[60,64]．それに応じて，感染と播種性病変の発生率は抗レトロウイルス治療 (antiretroviral therapy：ART)訳注 の開発により低下したようである．

肺外病変

M. kansasii 肺外病変はほとんどの地域で比較的まれである．Kaustova らによる大規模研究では，M. kansasii 感染患者の 0.6% のみで肺外に徴候を認めた[34]．しかし英国での調査では，M. kansasii 感染の 9% であり，より高い率で肺外病変を認めた[37]．肺外病変でよくみられる部位は，リンパ節，皮膚，筋骨格系，泌尿器系などである．

他の非結核性抗酸菌と比べると，M. kansasii がリンパ節腫脹の原因となるのは比較的まれである．通常は無痛性の腫脹であり，全身症状を伴わない．これに対し，皮膚・軟部組織感染は多様な臨床像をとりうる[12,55]．一般的に，免疫正常患者は，局所病変を起こし，皮膚科疾患，副腎皮質ステロイド注射，皮膚外傷の病歴をもつ．免疫抑制患者は，より広範な病変や膿瘍形成を起こすことが多い．M. kansasii 皮膚感染の自然経過は緩徐進行性であるようだ[12]．

筋骨格系徴候としては，腱鞘炎，単関節の化膿性関節炎，などがある．これらはしばしば，最近の外傷や副腎皮質ステロイド使用と関係しているが，およそ半分の患者は背景に全身性疾患をもっている[10]．化膿性関節炎患者は，数か月の手首，膝，肘のこわばりといったように，しばしば症状が軽い．関節穿刺は診断に不十分であることが多い．大半の場合は，関節液の塗抹培養は陰性である．滑膜生検が診断には通常必要となる．

画像検査

典型的には，HIV 陰性患者の M. kansasii 肺病変の画像所見は再燃性肺結核の病変に似ており，片側の上葉の浸潤影 (airspace opacification) や空洞病変である．M. kansasii 肺病変で，両側や下葉の病変はよくみられる[16,21,62,69]が，胸膜肥厚，胸水，結節影，肺門部リンパ節腫脹などはあまりみられない．胸部 X 線写真が正常な症例は 10% 未満である[16,21]．M. kansasii 感染と結核を確実に画像所見から見分けることはできない．

HIV 陽性患者で空洞病変をもつ割合は少ない．もし，その所見がある場合，高い死亡率と関連している[14,15]．肺門部リンパ節腫脹と粟粒パターンは，HIV 陽性患者で，特に CD4 値が低いときによくみられる所見である[24]．

診断

M. kansasii 症の症候は多様で非特異的である．患者はしばしば中年で，はっきりしない呼吸器症状や全身症状を訴え，既存肺疾患の病歴をもち，臨床像や画像からは診断は難しい．さらに，M. kansasii 症と，結核や他の抗酸菌感染を区別する確実な指標はない．したがって，正確な診断には，綿密な臨床像と画像評価とともに，培養結果が不可欠である．

最も最近の米国胸部学会 (American Thoracic Society) / 米国感染症学会 (Infectious Disease Society of America) (ATS/IDSA) ガイドラインでは，胸部 X 線写真での最低限の画像評価〔または空洞がない場合は高分解能コンピュータ断層撮影 (high-resolution computed tomography：HRCT)〕に加えて，「陽性」

訳注　原著では HAART だが，現在は ART という名前で呼ばれているので，以後，ART と略す．

培養と臨床的な他の診断の除外が推奨されている[25]。培養陽性とみなされるのは，喀痰培養が2回連続して陽性の場合，気管支鏡検体なら1回の陽性の場合，または喀痰培養が1回陽性かつ合致する病理像がある場合，である。1997年のガイドラインから基準は緩められてはいるが，これらの微生物学的基準はやや厳密なままである。ATS／IDSAガイドラインはすべての非結核性抗酸菌症に共通であり，疾患をコンタミネーションや保菌と区別することを重要視している。M. kansasiiは保菌であることはめったになく，免疫不全患者では急速に進行しうる。このことにより，M. kansasii培養陽性の患者においては，特にHIV患者においては，診断の閾値をより低くする専門家もいる[17]。

インターフェロンγ遊離試験（IGRA）

最近インターフェロンγ遊離試験（interferon gamma release assay：IGRA）が，結核菌感染の診断に関して，感度・特異度の優れた検査法として注目されている[49]。結核菌に対するIGRAの特異度は，M. kansasii感染により低下するかもしれない。M. kansasiiが，IGRAが標的とする2つの抗原であるculture filtrate protein 10（CFP-10）とearly-secreted antigenic target 6-kDa protein（ESAT-6）をコードするためだ[6]。IGRAはM. kansasii感染の迅速診断に役立つかもしれないという専門家もいる。まさに最近の論文で，塗抹陽性，PCR陰性のM. kansasii症の疑いの患者において，IGRAが有用である可能性が示された[35]。しかし我々は，迅速かつ高感度・高特異度のDNAプローブがある状況で，このようなIGRAの使用には疑問を感じる。

HIV陰性患者における治療

HIV陰性患者におけるM. kansasii感染は，一般的に内科的治療によく反応する。感受性のよい菌であれば，喀痰は通常，治療4か月以内に陰性化し，ほとんどの患者において再発率は低い。この治療奏効性のためか，M. kansasii症の治療に関して質の高いエビデンスは少ない。少数の前向き研究とたった1つのランダム化比較試験の論文があるのみである[26,32,59]。現在のATS／IDSAガイドラインは，感受性のよい菌の病変に対しては，イソニアジド，リファンピシン，エタンブトールの連日投与を推奨している（表38-1）。M. kansasiiに対して活性のある代替薬は，ストレプトマイシン，クラリスロマイシン，アミカシン，エチオナミド，スルファメトキサゾール，リファブチン，リネゾリド，フルオロ

表38-1 米国胸部学会（ATS）／米国感染症学会（IDSA）推奨レジメン

レジメン種類	薬剤	投与	頻度	コメント
リファンピシン感受性病変[25]	リファンピシン	10 mkg/kg（最大 600 mg）	連日	喀痰培養が陰性化して最低12か月間は4剤レジメン（ピリドキシンを含む）で治療。エタンブトールを最初の2か月は25 mg/kgの初期用量にすることはもはや推奨されない
	イソニアジド	5 mkg/kg（最大 300 mg）	連日	
	エタンブトール	15 mg/kg	連日	
	ピリドキシン	50 mg/日	連日	
代替治療[26,61,62]	リファンピシン	10 mkg/kg（最大 600 mg）	週3回または連日	培養陰性化12か月までは3剤で治療。エタンブトールの投与量は15 mg/kg。一部の専門家は最初の2，3か月は25 mg/kgで，その後に15 mg/kgで継続を推奨。週3回治療ではこの方法を考慮
	エタンブトール	15～25 mg/kg	週3回または連日	
	クラリスロマイシン	500～1,000 mg	週3回または連日	
リファンピシン耐性病変[66]	リファブチン	300 mg	連日	in vitro感受性検査を行うべき。感受性結果に基づいて最低3薬剤で治療。治療期間は培養陰性から12～15か月間。もし，アミノグリコシド系が必要なら投与量は血中薬剤濃度で調節。アミノグリコシド系は最初の3か月は週5日投与可能。さらに維持期でも必要な場合，投与頻度は週3日に減らすべき
	クラリスロマイシン	1,000 mg	連日	
	エタンブトール	15～25 mg/kg	連日	
	モキシフロキサシン	400 mg	連日	
	イソニアジド	300～900 mg	連日	
	ストレプトマイシン	15 mg/kg（最大 1,000 mg）	週3～5日	
	アミカシン	15 mg/kg（最大 1,000 mg）	週3～5日	
	スルファメトキサゾール	1,000 mg	1日3回	

キノロン系，などである。

1968年にリファンピシンが開発されるまでは，後ろ向きケースシリーズでは，治療失敗と再発の率は高く，10%にも及んだ[33]。外科的治療もまた一般的で，20～54%の患者が手術を行われていた[9,33]。リファンピシンの開発により，喀痰の陰性化は早まり，手術の頻度，再発率は低下した[19,27,34]。この状況では，イソニアジドやエタンブトールなどのいわゆる併用薬の価値は明らかでない。これら薬剤は効果を促進しないかもしれないが，代わりに，リファンピシン耐性の出現を予防する働きがあるかもしれない[24]。特に，イソニアジドの効果に関しては疑問が唱えられている。英国胸部学会（British Thoracic Society：BTS）のリファンピシン／エタンブトールの効果を検証する試験では，早期のエンピリカル（経験的）なイソニアジドによる治療はアウトカムを改善しなかった[32]。加えて，リファンピシン感受性株において，イソニアジド耐性はアウトカムに影響を与えないようである[1]。

現在のレジメンにおけるリファンピシンの重要性を考慮し，ATS／IDSA ガイドラインはリファンピシン単独のルーチン感受性検査を推奨している[25]。リファンピシン耐性がある場合にのみ，他薬剤の感受性検査を行うべきである。報告されているリファンピシン耐性率は一般的に低く，ほとんどのケースシリーズで5%未満である[8,22,66]。獲得耐性が報告されており，特にアドヒアランス不良の患者では憂慮すべきである[52]。対照的に，使用するカットオフ値にもよるが，イソニアジド耐性率は多くのシリーズで70%を超える[38,58]。

より最近では，クラリスロマイシンとフルオロキノロン系が効果的な治療としてより使われるようになってきた。クラリスロマイシンの有効性は3つのケースシリーズで報告されている。M. kansasii 症の患者18人の前向き研究で，Griffith らは，クラリスロマイシン，エタンブトール，リファンピシンでの間欠的治療の有効性を示した。ほとんどの患者で2か月以内に喀痰は菌陰性化し，平均治療期間13か月にもかかわらず，再発例はみられなかった[26]。Shitrit らは，62人の患者をリファンピシン，エタンブトール，クラリスロマイシンで，喀痰培養陰性化後12か月間治療した。患者は全員生存し，再発はなかった[61,62]。これらのデータから，クラリスロマイシンは安全で，イソニアジドの代替薬として好ましいかもしれない。一方，フルオロキノロン系は in vitro では非常に有効であるようだが，信頼のおける患者データは欠けている。

肺外病変の治療

肺外病変の治療に関するデータは限られている。一般的に，最初の M. kansasii リンパ節炎では，外科的切除とその後の綿密な臨床的フォローアップが最善の治療である。再発性の病変では，外科的切除後の薬物治療を考慮すべきである。化膿性関節炎の治療には，外科的デブリドマンとともに，12～18か月の抗抗酸菌治療を検討すべきである[10]。他の感染部位においては，治療の指針となるデータは限られている。12か月の標準治療が，ほとんどの場合で理にかなっていると思われる。

HIV陽性患者での治療

ART の登場の前は，HIV 関連病変の予後は悪く，生存期間の中央値は12か月であった[45]。死亡のほとんどは M. kansasii 感染によるものではなく，末期 HIV 疾患に起因していたと思われる。ART の登場以来，生存率は改善した[46,58,64]。しかし M. kansasii 患者は，高度免疫抑制をもつことが多く，1年死亡率は依然高い[58,64]。現在のエビデンスは，HIV 陽性患者においても標準的な抗抗酸菌レジメンの使用を支持する。最適なレジメンを選択するうえで問題となるのは，ART との薬剤相互作用で，特に，いくつかのリファマイシン誘導体は，ほとんどのプロテアーゼ阻害薬（protease inhibitor：PI）と非核酸逆転写阻害薬（nonnucleoside reverse transcriptase inhibitor：NNRTI）と相互作用がある。これにより薬剤濃度が治療に不十分となり，それは HIV 薬剤耐性の出現を促すかもしれない。リファブチンはリファマイシンの誘導体でチトクローム活性力は弱く，in vitro では有望なデータを示した。in vivo のデータは少ないが，Santin と Alcaide らは，12人の ART の患者において，リファブチンは十分に代替薬になりうることを示した[58]。

クラリスロマイシンはリファマイシン誘導体の魅力的な代替薬となるようだ。M. kansasii と HIV の共感染の患者38人での小さいケースシリーズでは，クラリスロマイシンは生存期間を2か月から10か月に改善した[64]。しかしこのシリーズで，クラリスロマイシン治療の患者の5人はフルオロキノロン系もまた内服していた。HIV 薬と抗抗酸菌薬の相互作用に関する推奨は，米国疾病対策センター（Centers for Disease Control and Prevention：CDC）のウェブサイト（www.cdc.gov）でみつけられる。現在のところ，M. kansasii の予防内服を支持するエビデンスはない[25]。

リファンピシン耐性病変の治療

リファンピシン耐性 M. kansasii 病変の治療は，感受性プロファイルに従い，最低3種類の薬剤がレジメンに含まれる必要がある（表38-1）。Wallace らは，リファンピシン耐性病変における治療を評価した[66]。リファンピシン耐性を獲得した患者は連日の高用量エタンブトール，イソニアジド，スルファメトキサゾール，ピリドキシンに，アミノグリコシド系を組み合わせて治療された。このレジメンは比較的有効で，治療完了した者の90%で喀痰は陰性化した。しかし，38%の患者が治療レジメン完了前に中断した。毒性のリスク，特にアミノグリコシド系によるものを考えると，クラリスロマイシンおよび（または）モキシフロキサシンが代替薬となりうるだろう。

表 38-2 治療期間とリファンピシン含有レジメンを完了した患者における再発率

治療期間	著者(文献)	患者数(n)	治療期間〔月(幅)〕	喀痰陰性化(%)	フォローアップ期間〔月(幅)〕	再発〔n(%)〕
≦12か月	Ahn ら[2]	40	12(0)	100	31(6〜68)	1(3)
	Banks ら[8]a	7	(6〜12)	100	>49	0(0)
	Evans ら[22]	39	10(0〜22)	データなし	37(5〜108)	0(0)
	Jenkins ら[32]	154	9	100	51	15(10)
	Santin と Alcaide[58]	75	12	100	41.5(11〜48)	5(7)
	Sauret ら[59]a	14	12	100	(11〜25)	1(7)
	総計(平均)	329				22(7)
>12か月	Ahn ら[1]	64	≧18	100	16(6〜38)	0(0)
	Banks ら[8]a	22	(13〜24)	100	>30	0(0)
	Griffith ら[26]	14	13	100	46	0(0)
	Sauret ら[59]a	14	18	100	(12〜24)	0(0)
	Shitrit ら[61]	62	>12	データなし	39(28〜108)	0(0)
	総計(平均)	176				0(0)

a データは両者の治療期間カテゴリーを含む。

治療期間

感受性株でリファンピシンを含むレジメン治療の患者において，喀痰は通常，治療4か月以内に陰性化するが，それでもなお再発を防ぐために長期治療が必要とされる。M. kansasii 症における「短期抗結核薬治療」を検証したいくつかの研究は，さまざまな結果を示している[1,8,32,34,58,59]。6つのケースシリーズで，リファンピシン含有レジメンを6〜12か月継続された患者 329 人において，再発率は 7%であった (表38-2)[1,8,22,32,58,59]。この高い再発率は，154 人の患者を 9 か月のリファンピシンとエタンブトールで治療した BTS 治験からのデータに影響されている。BTS 治験における再発率は 10%であったが，リファンピシン含有レジメンで 12 か月以上治療された患者 176 人において再発はみられなかった[1,8,26,59,61]。さらなる研究が必要であるが，現在論文化されているデータは，喀痰塗抹陰性化から最低 12 か月間という最新の ATS / IDSA 推奨を支持する[4]。

◎ 文献 ◎

1. Ahn, C. H., J. R. Lowell, S. S. Ahn, S. Ahn, and G. A. Hurst. 1981. Chemotherapy for pulmonary disease due to *Mycobacterium kansasii*: efficacies of some individual drugs. *Rev. Infect. Dis.* **3**:1028–1034.
2. Ahn, C. H., J. R. Lowell, S. S. Ahn, S. I. Ahn, and G. A. Hurst. 1983. Short-course chemotherapy for pulmonary disease caused by *Mycobacterium kansasii*. *Am. Rev. Respir. Dis.* **128**:1048–1050.
3. Ahn, C. H., J. R. Lowell, G. D. Onstad, E. H. Shuford, and G. A. Hurst. 1979. A demographic study of disease due to *Mycobacterium kansasii* or *M. intracellulare-avium* in Texas. *Chest* **75**:120–125.
4. American Thoracic Society. 1997. Diagnosis and treatment of disease caused by nontuberculous mycobacteria. *Am. J. Respir. Crit. Care Med.* **156**:S1–S25.
5. Arend, S. M., E. Cerda de Palou, P. de Haas, R. Janssen, M. A. Hoeve, E. M. Verhard, T. H. M. Ottenhoff, D. van Soolingen, and J. T. van Dissel. 2004. Pneumonia caused by *Mycobacterium kansasii* in a series of patients without recognised immune defect. *Clin. Microbiol. Infect.* **10**:738–748.
6. Arend, S. M., K. E. van Meijgaarden, K. de Boer, E. C. de Palou, D. van Soolingen, T. H. M. Ottenhoff, and J. T. van Dissel. 2002. Tuberculosis skin testing and in vitro T cell responses to ESAT-6 and CFP-10 after infection with *Mycobacterium marinum* or *M. kansasii*. *J. Infect. Dis.* **186**:1797–1807.
7. Bamberger, D. M., M. R. Driks, M. R. Gupta, M. C. O'Connor, P. M. Jost, R. E. Neihart, D. S. McKinsey, and L. A. Moore. 1994. *Mycobacterium kansasii* among patients infected with human immunodeficiency virus in Kansas City. *Clin. Infect. Dis.* **18**:398–400.
8. Banks, J., A. M. Hunter, I. A. Campbell, P. A. Jenkins, and A. P. Smith. 1983. Pulmonary infection with *Mycobacterium kansasii* in Wales, 1970-9: review of treatment and response. *Thorax* **38**:271–274.
9. Bates, J. H. 1967. A study of pulmonary disease associated with mycobacteria other than *Mycobacterium tuberculosis*: clinical characteristics. *Am. Rev. Respir. Dis.* **96**:1151–1157.
10. Bernard, L., V. Vincent, O. Lortholary, L. Raskine, C. Vettier, D. Colaitis, D. Mechali, F. Bricaire, E. Bouvet, F. Bani Sadr, V. Lalande, and C. Perronne. 1999. *Mycobacterium kansasii* septic arthritis: French retrospective study of 5 years and review. *Clin. Infect. Dis.* **29**:1455–1460.
11. Bloch, K. C., L. Zwerling, M. J. Pletcher, J. A. Hahn, J. L. Gerberding, S. M. Ostroff, D. J. Vugia, and A. L. Reingold. 1998. Incidence and clinical implications of isolation of *Mycobacterium kansasii*: results of a 5-year population study. *Ann. Intern. Med.* **129**:698–704.

12. Breathnach, A., N. Levell, C. Munro, S. Natarajan, and S. Pedler. 1995. Cutaneous *Mycobacterium kansasii* infection: case report and review. *Clin. Infect. Dis.* **20**:812–817.
13. Buhler, V. B., and A. Pollack. 1953. Human infection with atypical acid fast organisms: report of two cases with pathologic findings. *Am. J. Clin. Pathol.* **23**:363–374.
14. Canueto-Quintero, J., F. J. Caballero-Granado, M. Herrero-Romero, A. Dominguez-Castellano, P. Martin-Rico, E. Vidal Verdu, D. S. Santamaria, R. C. Cerquera, and M. Torres-Tortosa. 2003. Epidemiological, clinical, and prognostic differences between the diseases caused by *Mycobacterium kansasii* and *Mycobacterium tuberculosis* in patients infected with human immunodeficiency virus: a multicenter study. *Clin. Infect. Dis.* **37**:584–590.
15. Cattamanchi, A., P. Nahid, T. K. Marras, M. B. Gotway, T. J. Lee, L. C. Gonzalez, A. Morris, W. R. Webb, D. H. Osmond, and C. L. Daley. 2008. Detailed analysis of the radiographic presentation of *Mycobacterium kansasii* lung disease in patients with HIV infection. *Chest* **133**:875–880.
16. Christensen, E. E., G. W. Dietz, C. H. Ahn, J. S. Chapman, R. C. Murry, and G. A. Hurst. 1978. Radiographic manifestations of pulmonary *Mycobacterium kansasii* infections. *AJR Am. J. Roentgenol.* **131**:985–993.
17. Corbett, E. L., M. Hay, G. J. Churchyard, P. Herselman, T. Clayton, B. G. Williams, R. Hayes, D. Mulder, and K. M. de Cock. 1999. *Mycobacterium kansasii* and *M. scrofulaceum* isolates from HIV-negative South African gold miners: incidence, clinical significance and radiology. *Int. J. Tuberc. Lung Dis.* **3**:501–507.
18. David, H. L. 1974. Biogenesis of beta-carotene in *Mycobacterium kansasii*. *J. Bacteriol.* **119**:527–533.
19. Davidson, P. T., M. Goble, and W. Lester. 1972. The antituberculosis efficacy of rifampin in 136 patients. *Chest* **61**:574–578.
20. Reference deleted.
21. Evans, A. J., A. J. Crisp, R. B. Hubbard, A. Colville, S. A. Evans, and I. D. A. Johnston. 1996. Pulmonary *Mycobacterium kansasii* infection: comparison of radiological appearances with pulmonary tuberculosis. *Thorax* **51**:1243–1247.
22. Evans, S. A., A. Colville, A. J. Evans, A. J. Crisp, and I. D. A. Johnston. 1996. Pulmonary *Mycobacterium kansasii* infection: comparison of the clinical features, treatment and outcome with pulmonary tuberculosis. *Thorax* **51**:1248–1252.
23. Good, R. C. 1980. Isolation of nontuberculous mycobacteria in the United States, 1979. *J. Infect. Dis.* **142**:779–783.
24. Griffith, D. E. 2002. Management of disease due to *Mycobacterium kansasii*. *Clin. Chest Med.* **23**:613–621.
25. Griffith, D. E., T. Aksamit, B. A. Brown-Elliot, A. Catanzaro, C. Daley, F. Gordin, S. M. Holland, R. Horsburgh, G. Huitt, M. F. Iademarco, M. Iseman, K. Oliver, S. Ruoss, C. F. von Reyn, R. J. Wallace, Jr., and K. Withrop. 2007. An official ATS/IDSA statement: diagnosis, treatment and prevention of nontuberculosis mycobacterial diseases. *Am. J. Respir. Crit. Care Med.* **175**:367–416.
26. Griffith, D. E., B. A. Brown-Elliott, and R. J. Wallace, Jr. 2003. Thrice-weekly clarithromycin-containing regimen for treatment of *Mycobacterium kansasii* lung disease: results of a preliminary study. *Clin. Infect. Dis.* **37**:1178–1182.
27. Harris, G. D., W. G. Johanson, Jr., and D. P. Nicholson. 1975. Response to chemotherapy of pulmonary infection due to *Mycobacterium kansasii*. *Am. Rev. Respir. Dis.* **112**:31–36.
28. Hernandez-Garduno, E., M. Rodrigues, and R. K. Elwood. 2009. The incidence of pulmonary non-tuberculous mycobacteria in British Columbia, Canada. *Int. J. Tuberc. Lung Dis.* **13**:1086–1093.
29. Hobby, G. L., W. B. Redmond, E. H. Runyon, W. B. Schaefer, L. G. Wayne, and R. H. Wichelhausen. 1967. A study of pulmonary disease associated with mycobacteria other than *Mycobacterium tuberculosis*: identification and characterization of the mycobacteria. *Am. Rev. Respir. Dis.* **95**:954–971.
30. Isaac-Renton, J. L., E. A. Allen, C. W. Chao, S. Grzybowski, E. I. Whittaker, and W. A. Black. 1985. Isolation and geographic distribution of mycobacterium other than *M. tuberculosis* in British Columbia, 1972-1981. *Can. Med. Assoc. J.* **133**:573–576.
31. Reference deleted.
32. Jenkins, P. A., J. Banks, I. A. Campbell, and A. P. Smith. 1994. *Mycobacterium kansasii* pulmonary infection: a prospective study of the results of nine months of treatment with rifampicin and ethambutol. *Thorax* **49**:442–445.
33. Johanson, W. G., Jr., and D. P. Nicholson. 1969. Pulmonary disease due to *Mycobacterium kansasii*: an analysis of some factors affecting prognosis. *Am. Rev. Respir. Dis.* **99**:73–85.
34. Kaustova, J., M. Chmelik, D. Ettlova, V. Hudec, H. Lazarcva, and S. Richtrova. 1995. Disease due to *Mycobacterium kansasii* in the Czech Republic: 1984-1989. *Tuberc. Lung Dis.* **76**:205–209.
35. Kobashi, Y., K. Mouri, N. Miyashita, and M. Oka. 2009. Clinical usefulness of QuantiFERON TB-2G test for the early diagnosis of pulmonary *Mycobacterium kansasii* disease. *Jpn. J. Infect. Dis.* **62**:239–241.
36. Kubin, M., E. Svandova, B. Medek, S. Chobot, and Z. Olsovsky. 1980. *Mycobacterium kansasii* infection in an endemic area of Czechoslovakia. *Tubercle* **51**:207–212.
37. Lambden, K., J. M. Watson, G. Knerer, M. J. Ryan, and P. A. Jenkins. 1996. Opportunist mycobacteria in England and Wales 1982–1994. *CDR Rev.* **11**:147–151.
38. Leal Arranz, M. V., A. Gaafar, M. J. Unzaga Baranano, J. A. Crespo Notario, R. Cisterna Cancer, and F. Gardia Cebrian. 2005. Clinical and epidemiological study of disease caused by *Mycobacterium kansasii* in the metropolitan area of Bilbao, Spain. *Arch. Bronconeumol.* **41**:189–196.
39. Levine, B., and R. E. Chaisson. 1991. *Mycobacterium kansasii*: a cause of treatable pulmonary disease associated with advanced human immunodeficiency virus (HIV) infection. *Ann. Intern. Med.* **114**:861–868.
40. Lillo, M., S. Orengo, P. Cernoch, and R. L. Harris. 1990. Pulmonary and disseminated infection due to *Mycobacterium kansasii*: a decade of experience. *Rev. Infect. Dis.* **12**:760–767.
41. Lortholary, O., F. Deniel, P. Boudon, M. P. Le Pennec, M. Mathieu, M. Soilleux, C. Le Pendeven, P. Loiseau, V. Vincent, D. Valeyre, and Groupe d'Etude des Mycobacteries de la Seine-Saint-Denis. 1999. *Mycobacterium kansasii* infection in a Paris suburb: comparison of disease presentation and outcome according to human immunodeficiency virus status. *Int. J. Tuberc. Lung Dis.* **3**:68–73.
42. Maliwan, N., and J. R. Zvetina. 2005. Clinical features and follow up of 302 patients with *Mycobacterium kansasii* pulmonary infection: a 50 year experience. *Postgrad. Med. J.* **81**:530–533.
43. Marras, T. K., P. Chedore, A. M. Ying, and F. Jamieson. 2007. Isolation prevalence of pulmonary non-tuberculous mycobac-

teria in Ontario, 1997-2003. *Thorax* **62**:661–666.
44. Marras, T. K., and C. L. Daley. 2002. Epidemiology of human pulmonary infection with nontuberculous mycobacteria. *Clin. Chest Med.* **23**:553–567.
45. Marras, T. K., and C. L. Daley. 2004. A systematic review of the clinical significance of pulmonary *Mycobacterium kansasii* isolates in HIV infection. *J. Acquir. Immune Defic. Syndr.* **36**:883–889.
46. Marras, T. K., A. Morris, L. C. Gonzalez, and C. L. Daley. 2004. Mortality prediction in pulmonary *Mycobacterium kansasii* infection and human immunodeficiency virus. *Am. J. Respir. Crit. Care Med.* **170**:793–798.
47. Martín-Casabona, N., A. R. Bahrmand, J. Bennedsen, V. Østergaard Thomsen, M. Curcio, M. Fauville-Dufaux, K. Feldman, M. Havelkova, M.-L. Katila, K. Köksalan, M. F. Pereira, F. Rodrigues, G. E. Pfyffer, F. Portaels, J. Rosselló Urgell, and S. Rüsch-Gerdes. 2004. Non-tuberculous mycobacteria: patterns of isolation. A multi-country retrospective survey. *Int. J. Tuberc. Lung Dis.* **8**:1186–1193.
48. Onstad, G. D. 1969. Familial aggregations of group I atypical mycobacterial disease. *Am. Rev. Respir. Dis.* **99**:426–429.
49. Pai, M., A. Zwerling, and D. Menzies. 2008. Systematic review: T-cell-based assays for the diagnosis of latent tuberculosis infection: an update. *Ann. Intern. Med.* **149**:177–184.
50. Pang, S. M. 1991. *Mycobacterium kansasii* infections in Western Australia (1962-1987). *Respir. Med.* **85**:213–218.
51. Penny, M. E., R. B. Cole, and J. Gray. 1982. Two cases of *Mycobacterium kansasii* infection occurring in the same household. *Tubercle* **63**:129–131.
52. Pezzia, W., J. W. Raleigh, M. C. Bailey, E. A. Toth, and J. Silverblatt. 1981. Treatment of pulmonary disease due to *Mycobacterium kansasii*: recent experience with rifampin. **3**:1035–1039.
53. Picardeau, M., G. Prod'hom, L. Raskine, M. P. LePennec, and V. Vincent. 1997. Genotypic characterization of five subspecies of *Mycobacterium kansasii*. *J. Clin. Microbiol.* **35**:25–32.
54. Rauscher, C. R., G. Kerby, and W. E. Ruth. 1974. *Mycobacterium kansasii* in Kansas: saprophyte or infection? *Chest* **66**:162–164.
55. Razavi, B., and M. G. Cleveland. 2000. Cutaneous infection due to *Mycobacterium kansasii*. *Diagn. Microbiol. Infect. Dis.* **38**:173–175.
56. Research Committee of the British Thoracic and Tuberculosis Association and the British Medical Research Council's Pneumoconiosis Unit. 1975. Opportunist mycobacterial pulmonary infection and occupational dust exposure: an investigation in England and Wales. *Tubercle* **56**:295–313.
57. Runyon, E. H. 1959. Anonymous mycobacteria in pulmonary disease. *Med. Clin. N. Am.* **43**:273–290.
58. Santin, M., and F. Alcaide. 2003. *Mycobacterium kansasii* disease among patients infected with human immunodeficiency virus type 1: improved prognosis in the era of highly active antiretroviral therapy. *Int. J. Tuberc. Lung Dis.* **7**:670–677.
59. Sauret, J., S. Hernandez-Flix, E. Castro, L. Hernandez, V. Ausina, and P. Coll. 1995. Treatment of pulmonary disease caused by *Mycobacterium kansasii*: results of 18 vs 12 months' chemotherapy. *Tuberc. Lung Dis.* **76**:104–108.
60. Schneider, E., S. Whitmore, K. M. Glynn, K. Dominguez, A. Mitsch, M. T. McKenna, and Centers for Disease Control and Prevention. 2008. Revised surveillance case definitions for HIV infection among adults, adolescents, and children aged <18 months and for HIV infection and AIDS among children aged 18 months to <13 years—United States, 2008. *MMWR Recommend. Rep.* **57**:1–12.
61. Shitrit, D., N. Peled, J. Bishara, R. Priess, S. Pitlik, Z. Samra, and M. R. Kramer. 2008. Clinical and radiological features of *Mycobacterium kansasii* infection and *Mycobacterium simiae* infection. *Respir. Med.* **102**:1598–1603.
62. Shitrit, D., R. Priess, N. Peled, G. Bishara, D. Shlomi, and M. R. Kramer. 2007. Differentiation of *Mycobacterium kansasii* infection from *Mycobacterium tuberculosis* infection: comparison of clinical features, radiological appearance, and outcome. *Eur. J. Clin. Microbiol. Infect. Dis.* **26**:679–684.
63. Steadham, J. E. 1980. High-catalase strains of *Mycobacterium kansasii* isolated from water in Texas. *J. Clin. Microbiol.* **11**:496–498.
64. Tomkins, J. C., and R. S. Witzig. 2007. *Mycobacterium kansasii* in HIV patients: clarithromycin and antiretroviral effects. *Int. J. Tuberc. Lung Dis.* **11**:331–337.
65. Vincent, V., and M. C. Gutierrez. 2007. *Mycobacterium*: laboratory characteristics of slowly growing mycobacteria, p. 573–588. *In* P. R. Murray, E. J. Baron, J. H. Jorgensen, M. L. Landry, and M. A. Pfaller (ed.), *Manual of Clinical Microbiology*, 9th ed. ASM Press, Washington, DC.
66. Wallace, R. J., Jr., D. Dunbar, B. A. Brown, G. Onyi, R. Dunlap, C. H. Ahn, and D. T. Murphy. 1994. Rifampin-resistant *Mycobacterium kansasii*. *Clin. Infect. Dis.* **18**:736–743.
67. Witzig, R. S., B. A. Fazal, R. M. Mera, D. M. Mushatt, P. M. J. T. Dejace, D. L. Greer, and N. E. Hyslop, Jr. 1995. Clinical manifestations and implications of coinfection with *Mycobacterium kansasii* and human immunodeficiency virus type 1. *Clin. Infect. Dis.* **21**:77–85.
68. Zhang, Y., L. B. Mann, R. W. Wilson, B. A. Brown-Elliott, V. Vincent, Y. Iinuma, and R. J. Wallace, Jr. 2004. Molecular analysis of *Mycobacterium kansasii* isolates from the United States. *J. Clin. Microbiol.* **42**:119–125.
69. Zvetina, J. R., T. C. Demos, N. Maliwan, M. Van Drunen, W. Frederick, J. Lentino, and A. M. Modh. 1984. Pulmonary cavitations in *Mycobacterium kansasii*: distinctions from *M. tuberculosis*. *Am. J. Radiol.* **143**:127–130.

Chapter 39

Mycobacterium marinum

- 著：Emmanuelle Cambau・Alexandra Aubry
- 訳：北薗 英隆

イントロダクションと歴史

Bataillonら(1897)による最初の抗酸菌の分離は魚からであり，それは Mycobacterium marinum であったと思われる。コイ(Cyprinus carpio)の結節病変から抗酸菌を分離し，M. piscium と命名された[10]。その後，M. marinum がフィラデルフィア水族館の海水魚から最初に検出され，同定された[3]。M. marinum は最初は海水魚のみに感染すると考えられて命名されたが，現在ではどこにでもいる種として知られている。上記したように，もともと淡水から分離された M. piscium も，M. marinum の異型であった可能性が十分ある。早期の文献では，M. platypoecilus, M. anabanti, M. balnei といったほかの海洋の抗酸菌種も報告されている。M. piscium は基準株培養がもはや存在しなかったため正式な菌種として認定されなかったものの，相対的糖発酵反応や，論文における形態学的，培養，病原性のデータなどを組み合わせると，それらの菌はすべて M. marinum と同一の菌であったと推測される[7]。

M. marinum によるヒト感染は，スウェーデン(1939)と米国(1951)で，公共プールを使用した人々における類結核感染として報告された[61]。Linell と Norden は，80人が同じ肉芽腫性皮膚病変を発症した後，1954年に原因微生物を同定した[61]。これらの初期の発見により，その疾患はかつては「水泳プール肉芽腫」と呼ばれていた。しかし今日では，塩素殺菌の実施により，この種のアウトブレイクはほとんどなくなった。現在では，自宅の水槽や水泳，釣り，ボートなどの水関連活動との関連性から，「水槽肉芽腫」や"fish handler's disease(魚を扱う人の病気)"などと呼ばれている[1]。

M. marinum に対する科学的興味は，主にその結核菌(M. tuberculosis)との遺伝的類縁性と，金魚(Carassius auratus)への M. marinum の実験感染が結核の病原性を模倣することにある[76]。より最近では，M. marinum は，M. ulcerans 感染の出現や増加との関連で注目された。しかし，水族館関連の活動が広がっていることから，M. marinum 感染が臨床的にも注目されるようになるかもしれない。

M. marinum の分類の基本生物学

分類法

M. marinum は120種ある Mycobacterium 属(マイコバクテリウム科の唯一の属)の1つである[11,106]。M. marinum は，非結核性抗酸菌(nontuberculous mycobacterium：NTM)，または非定型抗酸菌，または結核菌以外の抗酸菌の1つである。Runyon の分類によると，M. marinum はI群の光発色菌種に属する。M. marinum は7日以内で発育するものの，その特徴は M. chelonae や M. fortuitum などのいわゆる迅速発育抗酸菌(rapidly growing species of mycobacteria：RGM)とは全く異なる。それは単一の rRNA オペロンをもち[43]，その16S rRNA 配列は遅育抗酸菌の分子学的痕跡をもつ[81]ことから，明らかに遅育の抗酸菌群に属する。

M. marinum はその類縁の M. ulcerans とともに病原性の抗酸菌であり，日和見病原体である他の NTM と異なる[108]。16S rRNA に基づいた系統発生解析から，M. marinum は結核菌群の菌を含む系統と類縁の系統に当たる。DNA-DNA ハイブリダイゼーションとミコール酸の研究で，M. marinum は(M. ulcerans とともに)，結核菌群に最も近縁の2種の1つであることが証明された[75,95]。

遺伝学

M. marinum のゲノム(M型)は，主に分析される抗酸菌配列の1つであった。M. marinum のゲノムの長さは 6.5 Mb で，結核菌のもの(4.4 Mb)や M. leprae のもの(3.3 Mb)や，M. ulcerans のもの(5.8 Mb)よりも大きい(詳細の検索には mycobrowser.epfl.ch/marinolist.html を参照)。M. marinum のゲノムは M. ulcerans[86]や結核菌[85]のゲノムと比較される。

M. marinum は M. ulcerans のゲノムと98%を超えるヌクレオチド配列を共有する。リボソームのオペロン，RNAポリメラーゼ遺伝子(rpoB)，DNAギラーゼ遺伝子(gyrA と gyrB)，熱ショック蛋白65 kDa 遺伝子(hsp)など，の同定に使われるハウスキーピング遺伝子と構造遺伝子の配列をもとにすると，M. marinum は M. ulcerans と区別できない。これらの遺伝子にみられる，いくつかのマイナーなヌクレオチドの違いは株変動とみなされる[27,52,85]。主な結論としては，M. marinum は M. ulcerans の先祖であるようだ[83,85]。M. ulcerans は，毒性因子 mycolactone[84]

をコードする遺伝子(毒性プラスミドのグループ，pMUM001)や挿入配列 IS2404 と IS2606 のコピーの獲得により，分岐していったのだろう[19,83]。

mycolactone 産生の遺伝子を含む抗酸菌は，mycolactone 産生抗酸菌として指定される。これらの株はすべて近縁であり，それらを M. marinum complex として考える権威も一部いる[109]。M. pseudoshottsii と M. liflandii は魚のみで報告されている mycolactone 産生抗酸菌である[88]。M. marinum は M. ulcerans にみられるような mycolactone 産生をコードする配列を欠いているが，もう1つの mycolactone(mycolacetone F)が，紅海の魚に病気を起こす M. marinum 株から検出されている[73,99]。

M. marinum の分子生物学が発展したのは，結核菌よりも病原性が少なく，より速く発育するためである。それは結核病原性の研究に適したモデルである[68,76]。形質転換や転移などの遺伝子操作にも成功している[69,92]。毒性遺伝子が，培養されたマクロファージまたは肉芽腫の中で遺伝子発現することが指摘されている[18,69,76]。毒性遺伝子の変異が，しばしば関連する結核菌の遺伝子により補完されることは，2つの菌種のゲノムの高い近縁性を示している。ゲノム配列解析により，結核菌において，early secretory antigenic target 6-kDa protein (ESAT-6) と culture filtrate protein 10(CFP-10)をコードする遺伝子を含む相違区域1が M. marinum にもまた存在することが判明した[102]。ESAT-6 様分泌システムがおそらく，M. marinum の主要な分泌経路であり，このシステムが最近発見された PE_PGRS と PPE 蛋白(特に M. marinum において豊富)の分泌を担っている。Esx 分泌システムは，結核菌と M. marinum の両者の毒性に重要であり，2つの種の間で高度に保存されている[85]。

病理発生

自然抗酸菌感染を模倣する魚モデル(金魚，ゼブラフィッシュ)の使用[68,91,97]は，病原体-宿主相互作用の研究を可能にした。新しい感染モデルも報告されている。キイロショウジョウバエ(Drosophila melanogaster)において，M. marinum 感染は低量で致死的となる[29]。成体のヒョウガエル(Rana pipiens)の腹腔内感染，ゼブラフィッシュ(Danio rerio)の胎児の感染などもモデルとなる[22]。しかし，これらのモデルは主に結核の病態生理を研究するのに使われ，M. marinum 感染そのもののために使われることはほとんどない。

結核菌も M. marinum も細胞内病原体で，マクロファージ内の，ライソゾームと融合しない非酸性(pH 6.1～6.5)ファゴソームの中で増殖する[9]。両種とも遺伝的に近縁であることを考慮すると，おそらく，同一の分子学的機序がこれらの微生物の厳しい細胞環境の中での生存にかかわっている。したがって，M. marinum は抗酸菌の細胞内生存を研究するには非常に有用なモデルであり，先天性感受性も含め[94]，結核に関連する他の宿主-病原体相互作用の研究に有用かもしれない[35,97]。超微細構造の研究により，M. marinum は肉芽腫内の活性マクロファージの中に存在していることがわかった。マクロファージ内で増殖し，肉芽腫内で生存を説明するための能力において重要と思われるいくつかの遺伝子は，結核菌ゲノムでみつかっている PE_PGRS 科の遺伝子と同一である[18]。

微生物はマクロファージ内で生存・増殖し，ファゴソームから逃れて細胞質内へ移動する。そこでアクチン重合を促進し，直接細胞拡張につながる[8,82]。最近，M. marinum の菌体が細胞から，射出胞を通じて排出されることが示された。それはアクチン基盤の拡張機序で，宿主からの細胞骨格調節因子と無傷の抗酸菌 ESX-1 分泌システムが必要となる[40,82]。

異なる M. marinum の株によるゼブラフィッシュへの感染実験により，株は遺伝的多様性と毒性をもとに，2つの異なるタイプに分けられることが示された。クラスターⅠは主に水槽肉芽腫をもつヒトからの分離株である一方，クラスターⅡのほとんどは変温種からの分離株である。急性進行性病変はクラスターⅠに属する株でのみみられる一方，慢性病変を起こす株はクラスターⅡに属する[101]。

M. marinum の微生物学的特徴

顕微鏡と細胞壁

顕微鏡下では，M. marinum は結核菌と区別できない。それは多形性の桿菌(1.0～4.0 μm×0.2～0.6 μm)で，可動性はなく，真の分岐がみられ，通常の染色では染まりにくいが，基準の石炭酸フクシンまたはチール・ニールセン法で染色後は抗酸菌として確認される[17]。

顕微鏡的コード(ひも状)形成は，典型的には結核菌でみられるが，M. marinum でも報告されており，両種においてコード形成と毒性の関連が観察された[37,51]。

M. marinum の細胞壁は主に keto-mycolate と methoxy-mycolate で出来ており，それは，結核菌や，M. ulcerans を除く他の抗酸菌との相違点である[23,95]。

M. marinum の特徴
◎ 培養 ◎

ほかの抗酸菌同様，M. marinum は完全に好気性である。その培養に適した炭素源はグリセロール，ピルビン酸，ブドウ糖であるが，エタノールも M. marinum により使われうる。M. marinum の最適な発育温度は 30℃であり，37℃では小さいコロニーがみられるか，発育しない。

一次培養において，発育速度は遅く，培養陽性となるには数週かかるかもしれない。二次培養では，発育速度は1週と2週の間であるが，検査室環境へのすみやかな適応能力のために4，5日で発育しうる。

M. marinum は結核菌よりも発育に必要なものは少ない。それは抗酸菌用のすべての培地(卵ベース，液体培地，寒天培地)で，添加物なしで発育する。もしくは，たった2～5%のシュウ酸-ア

ルブミン-ブドウ糖-カタラーゼ(結核菌には,代わりに10%が使用される),そして,血液含有培地でも発育する。二次培養の後,いくつかの株は通常の培地でさえ発育することもある。

ほかの抗酸菌のように,その発育には酸素が必要であるが,培地の上に2~5%の二酸化炭素の気相をおくことで,*M. marinum* の発育が改善する。

◎ 表現型の特徴 ◎

M. marinum のコロニーは典型的には滑らかまたは中間で,暗所に置かれたら白またはベージュ,光曝露後には黄色からオレンジ色になる(光発色性)[17](図39-1)。それは *M. kansasii* とともに,Runyon の分類の I 群に属する。これら 2 つの病原性 NTM の間の区別は,古典的には,生化学的特徴をもとに行われる。硝酸還元酵素の産生がないことと,thiacetazone 含有培地での発育は *M. marinum* のみでみられることである。光発色性は遺伝子 *crtB* により促進される β カロチンの活発な産生によるもので,クロラムフェニコールにより抑制される[70]。

◎ 分子学的同定 ◎

抗酸菌同定のための分子生物学的手法の使用が成功を収めている。分子学的手法は,迅速で正確であるという利点をもつ,代替の同定法である。結核菌群同定に使用される Accuprobe™ のような核酸プローブは,*M. marinum* では利用できないものの,菌ポリメラーゼ連鎖反応(polymerase chain reaction:PCR)ベースの手法は開発されている。これらの手法のうち,次の 2 つは商業化されており利用可能である。1 つはリボソーム遺伝子スペーサー (16S-23S) の増幅が基礎の INNOLiPA® Mycobacteria v2 (Innogenetics) で,もう 1 つは 23S rRNA 遺伝子の増幅が基礎の GenoType® mycobacterium CM/AS (Hain Lifescience) である[77,96]。両者とも,PCR と逆転ハイブリダイゼーションの組み合わせを使う。今のところ,それらは rRNA 配列が似ている *M. marinum* と *M. ulcerans* を区別できない(上記「遺伝学」を参照)。魚での同定のための特異的 PCR のプロトコールが報告されている[78]。

◎ 遺伝子型決定 ◎

M. marinum 感染はヒトの間での感染性はないが,株の遺伝子型決定は以下の 3 つの理由で行われてきた。1 つは環境株と感染したヒトからの分離菌の関連を調べるためで,2 つ目は水の培養からの分離株が魚からか,水中に生きる動物からかを区別するため[99],3 つ目は再発または再感染を証明するため,であった[46]。PCR ベースの方法は識別能力が低かったため,その手法は主にパルスフィールド・ゲル電気泳動であった[80]。

抗酸菌の散在反復単位の反復配列多型分析法は,結核菌の基準同定法の 1 つであるが,*M. marinum* と *M. ulcerans* にも適用された。*M. ulcerans* と異なり,*M. marinum* の遺伝子型は分離株の地理的起源とはっきりとは関連せず,再発か再感染か区別もできない[87]。

22 個の *M. marinum* 分離株に行われた多座位配列解析では,種内核酸配列の相違のレベルは *M. ulcerans* 分離株よりも高かった[83]。ヒトと魚からの *M. marinum* 分離株も,16S rRNA と *hsp65* 遺伝子の配列解析,制限マッピング,増幅断片長多型解析で比較された[98]。この研究では,臨床分離菌は魚の分離菌と比べて著しい分子学的相違があった。

M. marinum 感染

M. marinum 症の徴候
◎ 魚病変 ◎

魚における *M. marinum* 症は,特に水槽魚において非常によくみられる。いくつかのエビデンスは消化管が感染の第 1 の経路であり[41],悪い食事とストレスは,ゼブラフィッシュにおいて抗酸菌感染を増悪させたことが示された[41,49,72]。感染の重症度には,死亡率の低い慢性感染から,ほとんどの人が死ぬようなより急性の病変まである。急性,劇症疾患はまれであり,臨床徴候がほとんどなく,急速に死亡に至るのが特徴である。*M. marinum* 感染は通常より慢性進行性感染で,症状がわかる病変になるまでに何年もかかるかもしれない。罹患した魚は他の魚から離れ,食事をとらないなどの行動変容を来す。皮膚潰瘍または色素変性がみられたり,また脊椎屈曲も起こす。片側または両側の眼球突出もまた典型的外見である。魚において,*M. marinum* 感染はあらゆる臓器系を侵しうる全身性疾患であるが,特に,脾臓,腎臓,肝臓が侵される[28]。

◎ ヒトの疾患 ◎

30℃で理想的な発育をし,37℃で発育が悪いことから,*M. marinum* のヒトの感染は主に皮膚に局在する。ヒト免疫不全ウイルス(human immunodeficiency virus:HIV)陽性患者における感染は通常,HIV 陰性患者における感染と変わらない。*M. marinum* 感染が腫瘍壊死因子(tumor necrosis factor:TNF)-α 阻害

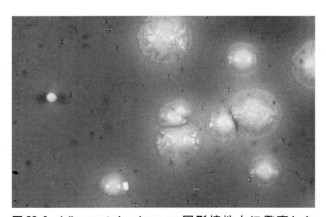

図39-1 Löwenstein-Jensen 固形培地上に発育した *Mycobacterium marinum* の典型的な光発色性コロニー

Ⅲ 非結核性抗酸菌

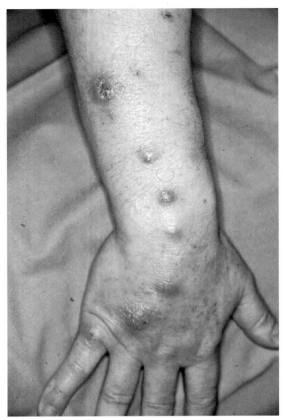

図 39-2 *M. marinum* 感染に典型的なスポロトリクム型の皮膚病変
Hervé Darie, Noisy le Grand, France のご厚意による。

表 39-1 10人以上の患者を含んだ *M. marinum* 感染の論文化された研究

文献	患者数（深部感染の数）	魚曝露（%）	治癒（%）
Even-Paz 1976[b]	10(0)	0	44
Chow 1987	24(24)	87.5	83
Bonafe 1992	27(1)	93	>74
Kozin 1994	12(6)	100	100
Edelstein 1994	31(0)	NA	81
Ang 2000[c]	38(NA)	45	81
Casal 2001	39	90	99
Aubry 2002	63(18)	84	87
Ho 2006	17(NA)	24	94

[a] NA＝不明，CAM＝クラリスロマイシン，DOXY＝ドキシサイクリン，MINO＝ミノサイクリン，RFP＝リファンピシン，ST＝スルファメトキサゾール・トリメトプリム合剤，TC＝テトラサイクリン
[b] 100%水泳プール曝露。
[c] 1人の培養確定例のみ。
[d] 1人は手術で治療され，1人は治療拒否した。
[e] 1人は外科的切除で治療され，3人は治療拒否した。

薬治療を受けた患者で起こったまれな症例が，2002年以降報告されている。したがって，この患者群における *M. marinum* 感染の頻度または重症度については，いかなる結論もまだ出ていない[25,26,44,71]。我々は，特にそれらの患者のために予防的ストラテジー（以下参照）を推奨する。

M. marinum 感染は異なる臨床像を示す（表39-1）。最も多いのは（文献5においては症例の約60%），*M. marinum* の皮膚疾患で，指や手に出来る孤発の丘疹結節病変を起こす。25%の症例で，*M. marinum* 症は「スポロトリクム症様」の型をとる（図39-2）[5,38]。これは，感染が局所リンパ節へリンパ管に沿って広がった際に起こり，多発結節がスポロトリクム症に類似する。時に，皮膚病変は膿疱性，結節-潰瘍性，肉芽腫様，疣状局面のように見える。

腱鞘炎（最多），骨髄炎，関節炎，滑膜胞炎のような深部感染は20～40%で起こる[5,21,31,38,111]。それらは皮膚感染の拡大か，菌の直接接種により起こる。全身播種は例外的で，免疫不全患者にのみ報告されており[56,89,93]，全身症状は通常みられない。局所リンパ節腫脹はまれ（文献5の症例の15%）であり，肺などの深部臓器の感染は例外的である[57]。

病変は亜急性または慢性で，通常無痛であるため，病変の始まりから患者が受診するまで，しばしば数か月の遅れがある[66]。そのうえ，病変は自然治癒することも時にあるが，治癒には数か月から数年かかる。最初に *M. marinum* 感染の骨関節病変を誤診して，病変内に副腎皮質ステロイド注射をしてしまうことがあり，それは局所播種を起こしやすくする[31]。これらの型の病変はしばしば予後が悪い[106]。

魚または水に住む動物への曝露との関係から，指や手などの上肢遠位部が最も感染の起こる部位である。下肢に皮膚病変をもつ患者は，水泳プールの症例または間接的症例である。*M. marinum* はもともとある創や擦過傷から偶然に皮膚に入る，と推定される。先行するマイナーな外傷の病歴はよくみられ，そして，環境水曝露を起こすような職業や趣味をもつのが通常である。しかし，潜伏期間が平均3週で最大9か月[5,50]と非常に長いため，先行するマイナーな擦過傷や創は通常，診断の際には覚えられていない。

免疫

ツベルクリン反応（ツ反）は，結核菌との交差反応のため，通常陽性となる[60]。それは抗酸菌感染を示唆するかもしれないが，*M. marinum* を結核やその他の抗酸菌感染と区別できないので，ワークアップにおいてほとんど役に立たない。

現在，潜在性結核感染の診断に使われるインターフェロンγ遊離試験（interferon gamma release assays：IGRA）の偽陽性もまた，*M. marinum* 感染で報告されている。まさに上述のとおり，*M. marinum* はこれらの検査に使われる特異抗原（ESAT-6とCFP-10）を結核菌と同じくもっている。しかし，IGRAは *M. marinum* 感染の診断法として有用であることは証明されていな

期間(月)(平均)	抗菌薬治療[a]			手術(治癒した%)	
	単剤治療		併用治療(数)		
	患者数	抗菌薬と患者数(治癒した%)			
NA	NA			NA	NA
9	0			24	10(70%)
3.8	NA			NA	NA
6	7	DOXY=5(100%), ST=2(100%), RFP=1(100%)		5	12(100%)
4	19[e]	MINO=14(71%), DOXY=3(67%), TC=1(100%), ST=1(100%)		10[e]	NA
3.5	22[d]	ST=19(93%), MINO=3(100%)		12[d]	1(100%)
2〜4	20	MINO=12(NA), RFP=8(NA)		7	NA
3.5	23	MINO=19(100%), CAM=4(100%)		40	30(16%)
4.5	16	DOXY=4(NA), ST=1(NA), MINO=11(NA)		1	0

い[2,54]。

症候はしばしば穏やかで非特異的であるため，診断は医師にとって難しいことがある[111]。もし，魚曝露のような鍵となる病歴情報が得られなければ，診断はしばしば遅れる[50]。M. marinum感染の診断には，それを強く疑っておくこと，適切な曝露病歴の聴取，菌の検査室発育の特性の知識が必要である。

鑑別診断となるのは，皮膚感染を起こすことが知られるその他の非定型抗酸菌（M. chelonae, M. ulcerans, M. ulcerans subspecies, M. shinshuense[34], M. haemophilum, M. fortuitum），結核菌，その他の非感染性病変（スポロトリクム症，サルコイドーシス，皮膚腫瘍，異物反応），などである。

診断を臨床的に疑うことは，特に曝露がある場合は，可能であるが，診断の確定は抗酸菌の検出と後にM. marinumと同定されることによる。

◎ **臨床的意義** ◎

M. marinumは通常，検査室環境や感染していない人体からは検出されないため，その同定はコロニー数や塗抹陽性の有無にかかわらず，臨床的意義がある。これは，M. marinum感染をM. fortuitumやM. chelonaeなどほかのNTMによる感染と区別する重要なポイントである[104]。したがって，正確な同定が必要である[17,106]。

◎ **細菌学的所見** ◎

検体のチール・ニールセン染色後の顕微鏡検査は，症例の30%のみで陽性となる。陽性である場合も，塗抹検査では，M. marinumを結核菌群も含むほかの抗酸菌と区別できない。

確定診断は培養陽性により得られる。培養の陽性率は70〜80%と報告されているが，しかし，この数字は検体採取と適切な培養温度に注意することで改善されうる。30°Cでの適切な培養が行われるように，M. marinum感染の疑いがあることを，微生物学者には知らせておくべきだ。

検体採取 M. marinumを含む検体の大半は皮膚から，皮膚生検または膿の穿刺のいずれかにより得られる。スワブは多くの理由から避けるべきである[38]。ほかの検体としては，関節液や皮下組織および滲出液があり，しばしば手術の際に得られる。検体は化学療法が始められる前に採取されなければならない。採取容器は無菌であるべきで，いかなる固定剤や保存剤も含むべきではない。採取された検体は，もし，検査室への輸送が遅れる場合には，4°Cに保たれるべきである。M. marinum感染は多細菌性感染ではないため，特に皮膚生検または手術の際には，できるだけ大きい検体量を採取することが必要である。

同定手順 M. marinum症の診断のための検査実施は緊急ではない。検出と同定にはレベル2の検査室で十分かもしれないが，多量の二次培養を必要とする研究にはレベル3が必要かもしれない[17]。

安全対策は検体と培養を取り扱う者には必要とされる。手袋を着け，器具や卓上の除菌を行い，針の使用を避けて事故での接種が起こらないようにする。

皮膚生検や創部滲出液はブドウ球菌属のような皮膚正常叢で汚染されることもある。そのこともあり，培養前には除菌処理(標準のNALC-2% NaOH手技または4% HCl除菌)を必要とする。

無菌の深部構造からの検体（例：関節液）は，除菌なしに直接培養されることもある[17,65]。

M. marinum は37℃での発育は悪いため，穿刺液や生検検体は30～32℃で培養されるべきだ。コロニーは5～14日で発育するが，培養は6～12週間続ける。ほかの抗酸菌の診断も可能性あるため，検体は37℃でも培養すべきである。

光発色性抗酸菌の検出が行われた後，M. marinum と他のRunyon I群に属する菌をさらに区別する必要がある（上述を参照）。

分子生物学に基づく手法は，M. marinum と M. ulcerans の高度な類似性による限界がある（上記「分子学的同定」を参照）。INNO-LiPA® v2 assay キットと GenoType® mycobacterium CM / AS のいずれの商用検査も，M. marinum, M. ulcerans, M. ulcerans subspecies, M. shinshuense, M. shottsii, M. pseudoshottsii の間の区別はできない[67]。

16S rRNA やもう1つの保存遺伝子（hsp65, gyrA, rpoB, 16-23S internal transcribed spacer）の解析を使用した分子学的同定法を，光発色性コロニー7日目の発育と組み合わせると，容易に M. marinum と同定される。しかし，光発色性コロニーがみられない場合や液体培地の場合，遺伝子解析で M. marinum または M. ulcerans に属し[27,52]，IS2404 と IS2606 が存在しなければ[19]，M. marinum を意味するだろう[36]。我々は同定結果を確定するためには，コロニー形態を確認するまで待つことを推奨する。過去数年の間に，mycolactone 産生の M. marinum complex のサブグループが同定・解析されている。これら IS2404 陽性株はカエルや魚での病原性を起こすが，ヒトでは今のところみられていない[88]。

◎ 組織学的所見 ◎

組織病理のための組織生検は重要であるが，組織学的変化は病変の期間にも依存するため，抗酸菌症の診断を支持するのは半分の症例のみである。

肉芽腫は診断を示唆するが，特徴的ではなく，また，ほかの抗酸菌感染でも存在する。肉芽腫はみられない，または形成が悪いことがしばしばである。最初の数か月の間，非特異的炎症性浸潤が起こる。その後に，多核巨細胞による肉芽腫がよくみられる所見となる（図39-3）。真の乾酪ではなく，フィブリン様壊死が観察される。ラングハンス巨細胞は時々みられるのみである。角化亢進に伴う基底層の局所不全角化，過形成，液化変性，がみられることがある[32]。

抗酸菌は組織切片でみられることはめったにない[28]が，染色は試みるべきだ。

抗菌薬感受性と治療

M. marinum における作用機序と耐性機序

M. marinum 細胞壁の透過性は研究されたことはないが，結核菌

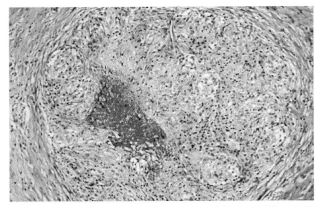

図39-3　M. marinum 感染患者からの活動性病変組織の組織病理切片
病変には，類上皮細胞と巨大細胞の肉芽腫性浸潤を認める。
Bernard Cribier, Strasbourg, France のご厚意による。

の細胞壁の透過性は M. chelonae のものより10倍透過性があった[62]ように，抗酸菌種間で最低10倍異なることが示されている。M. marinum の自然多剤耐性（以下参照）を考慮すると，その細胞壁の透過性は M. chelonae のものに近いかもしれない。おそらく，この透過性の低さが厳しい環境内での生存を可能にしているのだろう。

そのゲノムにおいて，いくつかの遺伝子が抗菌薬耐性機序をコードすることが報告された。抗菌薬を加水分解すると知られている酵素をコードする遺伝子が，βラクタム（blaC），アミノグリコシド（aac2'），クロラムフェニコール（cph）でみつかっている。多くの潜在的な排出ポンプと ABC 輸送体もまたみつかっており，サイクリン，マクロライド，アミノグリコシドを排出するものもある。

in vitro の抗菌薬感受性

多数の分離株に対して標準検査法を行った研究によると，M. marinum は自然多剤耐性パターンをもつ[6,100]。確かに，M. marinum は，ほとんどの研究で抗結核薬のイソニアジド，エタンブトール，ピラジナミドに耐性である。リファンピシンとリファブチンは，最小阻止濃度（minimal inhibitory concentration：MIC）の面で最も活性が高い薬剤である。ミノサイクリン，ドキシサイクリン，クラリスロマイシン，リネゾリド，sparfloxacin，モキシフロキサシン，イミペネム，スルファメトキサゾール，アミカシンの MIC は感受性ブレイクポイントと近いため，これらの薬剤の活性は弱いかもしれない。トリメトプリム，アジスロマイシン，telithromycin，キヌプリスチン・ダルホプリスチン，シプロフロキサシン，gemifloxacin，オフロキサシン，レボフロキサシンの MIC は通常，in vivo で得られる血中濃度を超えており，したがって，M. marinum はこれらに耐性とみなされる[14,15,74,103]。

すべての分離菌は，それぞれの薬剤で MIC_{50}，幾何学的平均 MIC，再頻値 MIC が非常に近い[6,14]ため，同様の感受性パターン

表39-2 54株の *M. marinum* に対する17の抗菌薬のMIC（寒天希釈法）

抗菌薬	MIC₅₀ (μg/mL)	MIC₉₀ (μg/mL)	最頻値MIC (μg/mL)	幾何学的平均±SD (μg/mL)	幅 (μg/mL)
リファンピシン	0.25	0.5	0.25	0.24±1.7	0.125〜4
リファブチン	0.06	0.06	0.06	0.06±1.8	0.015〜1
イソニアジド	4	8	4	5.6±1.5	4〜16
エタンブトール	2	4	2	1.7±1.6	1〜4
アミカシン	2	4	4	1±1.7	1〜8
ドキシサイクリン	8	16	8	5.7±2	0.5〜16
ミノサイクリン	2	4	2	2.9±1.7	0.5〜8
クラリスロマイシン	1	4	2	1.2±2.3	0.5〜4
アジスロマイシン	32	128	32	NAª	8〜>128
オフロキサシン	4	16	4	6.1±1.7	2〜32
シプロフロキサシン	4	8	4	3.8±1.8	1〜16
レボフロキサシン	4	8	4	4.5±1.7	2〜32
sparfloxacin	1	2	1	1±1.8	0.5〜4
モキシフロキサシン	0.5	1	0.5	0.6±1.7	0.25〜4
スルファメトキサゾール	8	128	8	NA	4〜>128
トリメトプリム	64	128	128	67.4±2.3	16〜512
イミペネム	2	8	2	2.6±2.6	0.5〜16

ª NA＝不明（最高濃度を超えたMICが検査された。文献6より）。

をもつ．これは，自然または生来の *M. marinum* の感受性パターンである（表39-2）．

それら抗菌薬のいずれに対しても，*M. marinum* の獲得耐性は，たとえ再発症例においても，今のところ報告されていない．上記の生来の抗菌薬感受性パターンと少し異なることが観察されるかもしれないが，通常は感受性検査の方法や手技の違いによるものである．

感受性検査

Eテストは，抗酸菌以外の細菌，迅速発育抗酸菌種に加え，いくつかの遅育抗酸菌種においても，正確なMIC判定ができる検査法として証明されている[33,58,105]．別の専門家は，*M. marinum* とその他の抗酸菌におけるEテストの信頼性を疑問視しており，偽耐性の報告につながるかもしれないと訴えている[6,14]．Eテストまたは寒天希釈法で互いを参照とした場合のMICの一致率は抗菌薬によって異なり，ミノサイクリンで83％，リファンピシンで59％，クラリスロマイシンで43％，sparfloxacinで24％であった[6,107]．そのうえ，寒天希釈法と対照的に，Eテストの再現性は低かった．結論として，Eテストは *M. marinum* 抗菌薬感受性検査法としては推奨されず，従来からの寒天希釈法が推奨される．

微量液体希釈法による感受性検査が，臨床・検査標準協会（Clinical and Laboratory Standards Institute：CLSI）訳注により推奨されており，市販されているSensititre® MICプレートを使用してもよい．*M. marinum* の感受性検査に遅育抗酸菌用の

訳注　検査の質の改善を目的とした米国の非営利団体．

MICプレートを使用することが推奨されているかもしれないが，我々はMICが低い抗菌薬に関しては，迅速発育抗酸菌用のMICプレートに含まれている抗菌薬を検査するのがより適切であると考える（図39-2）．

一次耐性は今のところ報告されていないため，ほかの非定型抗酸菌の推奨にあるように，ルーチンの感受性検査は再発例以外は不要であろう[5,104]．

M. marinum 感染の抗菌薬治療

M. marinum に感染した患者は通常，抗菌薬で治療される（表39-1）．いろいろな抗菌薬レジメンが報告されている[31]．レジメンの選択は，その証明された効果よりは，研究者個人の経験や好みによる．抗菌薬の効果は不明であり，その理由としては，(1)症例は別々の文献で報告されている，(2)治験は行われたことがない，(3) *M. marinum* 感染は自然寛解しうる，ことなどが挙げられる[32,47,108]．

テトラサイクリン，スルファメトキサゾール・トリメトプリム（ST）合剤，リファンピシン＋エタンブトール，頻度はより少ないが，クラリスロマイシン，レボフロキサシン，アミカシンなど，さまざまな抗菌薬が使用されている[20,31,47,48]．これらすべての薬剤で治癒も治療失敗のどちらも報告されている[31,47,55]．全体として，ほとんどの患者はテトラサイクリンまたはクラリスロマイシンとリファンピシンを含む治療で治癒するが，失敗も報告されている．テトラサイクリンでの失敗はほとんどみられないが，テトラサイクリンで治療された患者のほとんどは（特に単剤で治療された患者は），皮膚・軟部組織に限定した軽症の患者ばかりだった．

一方で，リファンピシンとリファブチンは，MICが結核菌と同等に低い唯一の抗菌薬であり，通常は腱鞘炎や骨関節炎といった深部組織感染を合併した難治症例で使用されており，全例では治癒に至っていない．我々の研究では，治療失敗は深部感染（治癒は72％のみ）と潰瘍病変でより多くみられた[5]．

新しいフルオロキノロン系のモキシフロキサシンとガチフロキサシンは，初期のフルオロキノロンよりもMICが低く，非常に強力な抗結核薬だが，まだ in vivo での効果の証明はされていない．リネゾリドもMICが低いが，その効果も in vivo での検討が必要である．

現在，いくつかの抗菌薬の効果を証明するため，動物モデルによる in vivo 試験か，ヒトにおける治験での結果が必要である．その結果が得られるまで，皮膚に限定した M. marinum 感染についてはテトラサイクリン，深部組織に進展した感染に対してはリファンピシンとクラリスロマイシンの組み合わせの推奨が妥当である．文献では，M. marinum 感染の抗菌薬治療期間は2週間から18か月と幅が広く，感染の範囲と重症度，基礎疾患の存在，臨床反応性といったいくつかの因子によって左右される[31,111]．多くの軽症患者では，感染は自然寛解するが，完全治癒には数年かかるかもしれない[31,38]．我々の研究[5]では，治療期間は1〜25か月と幅があり，中央値は3.5か月だった．この期間は深部組織感染の症例においては，著しく長かった（治療失敗例は除く）．

我々は，特に深部感染の症例においては，抗菌薬治療を病変が治癒してからさらに2か月続けるのがよい，と考える．

手術

手術の役割については，はっきりと定まっていない．制御のためには，抗菌薬治療と合わせて外科的デブリドマンが通常必要，という著者もいる[38]．外科的デブリドマンは，予後不良の因子（病変部ステロイド局注，数か月の抗菌薬治療後も瘻孔からの排液が続く，持続する痛みなど）の患者に限定すべきだ，という著者もいる[20]．深部組織感染患者のほとんどが手術を行われており，それは妥当であろう[12]．皮膚・軟部組織に限定した感染については，手術により得られる利益は明らかでなく，手術の副作用は未知である．

ほかの治療（凍結療法，放射線治療，電気乾燥法など）については報告はされているものの，検証はされていない[31]．

疫学と予防

M. marinum の自然生息環境

M. marinum は，広い範囲の淡水魚，海水魚への感染が報告されており，至る場所に分布していることが示唆される．M. marinum は魚から同定される主要な抗酸菌であるが，その保菌率や漁業への影響はほとんどわかっていない[42]．Zanoniらの2回にわたる調査の報告では，イタリアに輸入され，死んだ魚の46.8％と29.9％で抗酸菌がみつかり，M. marinum は分離菌の2.4〜5.3％を占めていた[110]．

M. marinum の感染は，魚の間では汚染された食物の摂取，感染した魚の共食い，水中の堆積物，感染した魚の腸管・皮膚病変または崩壊による水への病原菌の放出を通じて起きる[28]．この点に関しては，感染源となる可能性の物質は膨大であり，菌細胞が2年間以上生き続けることのできる土や水も含む[28]．

その他の水生の脊椎動物における M. marinum 感染も魚への感染源となることがある．カエル，ヘビ，カメが伝染の環に含まれることがある[28]．カタツムリもまた保菌すると考えられている[28]．貝類やミジンコといったほかの無脊椎生物も，この菌の伝播に役割を果たすことが示されている．

イタリアの水泳プールの環境における NTM の保菌率をみた調査がある．プールの水の検体では88.2％で M. gordonae, M. chelonae, M. fortuitum が陽性であり，M. marinum は水検体とプール端の4.5％からしか検出されなかった[59]．

M. marinum 感染の疫学

ほかのNTM感染同様に，M. marinum 感染はヒトからヒトには感染性はない．1962年以前は，文献で報告されたほとんどの M. marinum 皮膚感染は，水泳プールでの外傷に関連していた．それには，約350人の患者における2つの大きなアウトブレイクが含まれる[61,66]．プール関連症例の減少の理由は，近年のプール水殺菌の実施の改善により説明できるかもしれない．M. marinum は $\geq 0.6\ \mu g/mL$ の自由塩素濃度に曝露したら，ほんの少ししか生存できない．

M. marinum 皮膚感染は，今では水槽の管理作業から起こることが多く，「水槽肉芽腫」と呼ばれる[90]．M. marinum 感染は重要な人畜共通感染症である．魚，水生動物，水槽を扱うすべての人に著しいリスクがある．M. marinum 感染は職種によっては労働災害となることもある（たとえば，ペットショップの店員など）．しかし，多くの感染は自宅に水槽をもっている魚飼育者に起きており，それから"fish fancier's finger syndrome"（直訳すると「魚飼育者の指症候群」）の名前がついた．感染が魚のヒレや歯など直接の外傷から起こることもあるが，ほとんどは清掃や水の交換など水槽を扱う仕事から感染している[50,60]．魚の水槽を風呂で洗ったことによる間接感染も報告されている[5,30,53]．

「水槽肉芽腫」の発生頻度は，魚飼育の趣味や水族館観光の増加に伴って増えることが予想される[30]．たとえば，フランスでは人口の10％が家に魚飼育用水槽をもっており，水槽の趣味にかかわる取引は年間3％ずつ増加している．

検査室での M. marinum の分離頻度は低く，M. marinum は臨床で分離される抗酸菌の1％にも満たない[39]．最近のスペインの21か所の研究室における調査では，1991〜1998年の間に39症例が報告された[16]．M. marinum 感染で細菌学的に証明されるのは半数未満である．M. marinum 感染の発生率は，フランスでは人口10万人あたり，年間で推定約0.09例で，米国では0.05〜0.27人であった．

予防ストラテジー

水泳プール肉芽腫の予防のため，米国疾病対策センター（Centers for Disease Control and Prevention：CDC）は，水泳プールの自由塩素濃度は 0.4〜1 mg/L に，スパや温浴槽では 2〜5 mg/L に保つべきだ，と推奨している[66]。

衛生，除菌，保菌の魚の除去などが，魚における *M. marinum* の管理の主な手段である。この手法は主に食用魚に対して行われる。しかし，高価な魚類においては，この方法は実施困難かもしれない。抗菌薬治療では，感染魚から *M. marinum* を除菌することはできない[4]。観賞魚の重要性に関しては，国により方針に大きな違いがある。たとえばフランスでは，すべての生きたまま輸入される魚（熱帯観賞魚も含む）について，EU Directive 2003/858/EC health certificate–derived template を必要とする[64]。

水槽を扱う者，海洋環境で働くまたは遊ぶ者全員における個人予防が，第 1 の防御となる。水槽を清掃する際には手袋を着用する，といった魚飼育用水槽関連活動における予防的ストラテジーが実施されるべきである[50]。常識的な手法で挙げられるのは：

- 曝露前に開放創や切創は絆創膏や被覆剤で覆う。
- 水槽の水や器具に曝露した前後ではしっかり手を洗う。手洗いの代わりに，含水アルコール溶液を使用してもよい。
- 塩分濃度の確認や水を吸い上げる際に水槽の水を飲み込まない。
- 水槽を過密状態にしない（過密状態は抗酸菌の繁殖に適しているので）。
- 紫外線殺菌灯による水槽水の殺菌は，適切な流速で清潔な状態で使用した場合，抗酸菌に対して効果的である[24]。
- 水槽のフィルターや魚を，ヒトに使用する浴槽に移さない。移した場合は，次亜塩素酸ナトリウムで丹念に清掃する[63]。
- 曝露リスクのある人に対して，魚とヒトにおける *M. marinum* 疾患の徴候を認識できるような教育を行い，彼らが医療者に情報を伝えて迅速に診断がつくようにする。
- 魚の販売員を教育する。実際，多くの熱帯魚の販売員が「水槽肉芽腫」を軽んじている。フランスでは，その 20％ が *M. marinum* 感染のリスクにあるにもかかわらず，その 95％ は毎日，魚飼育用水槽に手袋をせずに手を入れている[79]。

入院病棟（特に，免疫不全患者を受けるような病棟）に観賞用水槽を置かないことを推奨している著者もいる。

未解決の問題と結論

治療の評価には，大規模試験，おそらく国際レベルの試験が必要とされる。皮膚・軟部組織に限定した感染は，深部組織に進展した感染と区別されるべきだ。テトラサイクリン，リファンピシン，クラリスロマイシンといった抗菌薬は，新しいフルオロキノロンやリネゾリドとともに評価されなければならない。手術もまた評価が必要だ。

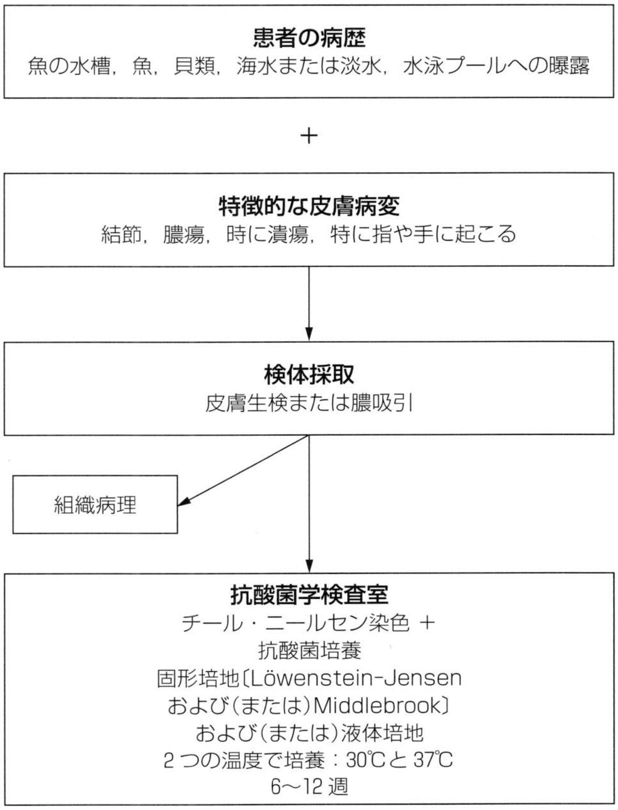

図 39-4 *M. marinum* によるヒト感染の微生物学的診断

魚飼育の趣味や水族館観光の増加により *M. marinum* 感染の増加が予想されるので，そのサーベイランスは最低でも一部の曝露の多い国において実施されるべきだ。単純なサーベイランスは，培養確定例に基づくものでもよい。細菌検査室，皮膚科医，感染症医は，症例発見に重要な役割を果たすべきである。

M. marinum のヒトからヒトへの伝染は起きないので，疾患を根絶するためには，環境からの接種の予防が主なストラテジーとなる。手の防御や衛生的手法や魚飼育用水槽のメンテナンスなどの簡単な推奨が広められ，検証されるべきである。

職業人は *M. marinum* のリスクを考慮して，養殖魚間や魚を扱う職業人の汚染による *M. marinum* 感染を減らすための推奨を実施すべきである。

最後に，診断は迅速に行うべきだ（図 39-4）。それには以下を覚えておく。(1)「家に魚用の水槽はありますか？ 誰がどのようにそれを清掃しますか？」と聞く，(2)抗酸菌解析のため病変部の検体をとる，(3) *M. mairnum* 感染の疑いがあることを検査室に知らせる，(4)検体を 37℃ のほかに 30℃ でも培養し，平滑で光発色性コロニーが出現するまで数週間待つ。

◎ 文献 ◎

1. Ang, P., N. Rattana-Apiromyakij, and C. L. Goh. 2000. Retrospective study of *Mycobacterium marinum* skin infections. *Int. J. Dermatol.* 39:343–347.

2. Arend, S. M., K. E. van Meijgaarden, K. de Boer, E. C. de Palou, D. van Soolingen, T. H. Ottenhoff, and J. T. van Dissel. 2002. Tuberculin skin testing and in vitro T cell responses to ESAT-6 and culture filtrate protein 10 after infection with *Mycobacterium marinum* or *M. kansasii*. *J. Infect. Dis.* **186:** 1797–1807.
3. Aronson, J. 1926. Spontaneous tuberculosis in salt water fish. *J. Infect. Dis.* **39:**315–320.
4. Astrofsky, K. M., M. D. Schrenzel, R. A. Bullis, R. M. Smolowitz, and J. G. Fox. 2000. Diagnosis and management of atypical *Mycobacterium* spp. infections in established laboratory zebrafish (*Brachydanio rerio*) facilities. *Comp. Med.* **50:**666–672.
5. Aubry, A., O. Chosidow, E. Caumes, J. Robert, and E. Cambau. 2002. Sixty-three cases of *Mycobacterium marinum* infection: clinical features, treatment, and antibiotic susceptibility of causative isolates. *Arch. Intern. Med.* **162:**1746–1752.
6. Aubry, A., V. Jarlier, S. Escolano, C. Truffot-Pernot, and E. Cambau. 2000. Antibiotic susceptibility pattern of *Mycobacterium marinum*. *Antimicrob. Agents Chemother.* **44:**3133–3136.
7. Baker, J., and W. Hagan. 1942. Tuberculosis of a Mexican platyfish (*Platypoecilus maculatus*). *J. Infect. Dis.* **70:**248–252.
8. Barker, L. P., D. M. Brooks, and P. L. Small. 1998. The identification of *Mycobacterium marinum* genes differentially expressed in macrophage phagosomes using promoter fusions to green fluorescent protein. *Mol. Microbiol.* **29:**1167–1177.
9. Barker, L. P., K. M. George, S. Falkow, and P. L. Small. 1997. Differential trafficking of live and dead *Mycobacterium marinum* organisms in macrophages. *Infect. Immun.* **65:**1497–1504.
10. Bataillon, E., A. Moeller, and L. Terre. 1902. Über die identitat des Bacillus des Karpfens (Bataillon, Dubard et terre) und des bacillus der Blindsschleuche (Moeller). *Zentralbl. Tuberc.* **3:** 467–468.
11. Behr, M. A., and J. O. Falkinham III. 2009. Molecular epidemiology of nontuberculous mycobacteria. *Future Microbiol.* **4:**1009–1020.
12. Bhatty, M. A., D. P. Turner, and S. T. Chamberlain. 2000. *Mycobacterium marinum* hand infection: case reports and review of literature. *Br. J. Plast. Surg.* **53:**161–165.
13. Bonafe, J. L., N. Grigorieff-Larrue, and R. Bauriaud. 1992. Atypical cutaneous mycobacterium diseases. Results of a national survey. *Ann. Dermatol. Venereol.* **119:**463–470.
14. Braback, M., K. Riesbeck, and A. Forsgren. 2002. Susceptibilities of *Mycobacterium marinum* to gatifloxacin, gemifloxacin, levofloxacin, linezolid, moxifloxacin, telithromycin, and quinupristin-dalfopristin (Synercid) compared to its susceptibilities to reference macrolides and quinolones. *Antimicrob. Agents Chemother.* **46:**1114–1116.
15. Brown-Elliott, B. A., C. J. Crist, L. B. Mann, R. W. Wilson, and R. J. Wallace, Jr. 2003. In vitro activity of linezolid against slowly growing nontuberculous mycobacteria. *Antimicrob. Agents Chemother.* **47:**1736–1738.
16. Casal, M., and M. M. Casal. 2001. Multicenter study of incidence of *Mycobacterium marinum* in humans in Spain. *Int. J. Tuberc. Lung Dis.* **5:**197–199.
17. Cernoch, P., R. Enns, and M. Saubolle. 1994. Cumitech 16A, *Laboratory Diagnosis of the Mycobacterioses*. Coordinating ed., Alice C. Weissfeld. American Society for Microbiology, Washington, DC.
18. Chan, K., T. Knaak, L. Satkamp, O. Humbert, S. Falkow, and L. Ramakrishnan. 2002. Complex pattern of *Mycobacterium marinum* gene expression during long-term granulomatous infection. *Proc. Natl. Acad. Sci. USA* **99:**3920–3925.
19. Chemlal, K., G. Huys, P. A. Fonteyne, V. Vincent, A. G. Lopez, L. Rigouts, J. Swings, W. M. Meyers, and F. Portaels. 2001. Evaluation of PCR-restriction profile analysis and IS*2404* restriction fragment length polymorphism and amplified fragment length polymorphism fingerprinting for identification and typing of *Mycobacterium ulcerans* and *M. marinum*. *J. Clin. Microbiol.* **39:**3272–3278.
20. Chow, S. P., F. K. Ip, J. H. Lau, R. J. Collins, K. D. Luk, Y. C. So, and W. K. Pun. 1987. *Mycobacterium marinum* infection of the hand and wrist. Results of conservative treatment in twenty-four cases. *J. Bone Joint. Surg. Am.* **69:**1161–1168.
21. Clark, R. B., H. Spector, D. M. Friedman, K. J. Oldrati, C. L. Young, and S. C. Nelson. 1990. Osteomyelitis and synovitis produced by *Mycobacterium marinum* in a fisherman. *J. Clin. Microbiol.* **28:**2570–2572.
22. Cosma, C., L. Swaim, H. Volkman, L. Ramakrishnan, and J. Davis. 2006. Zebrafish and frog models of *Mycobacterium marinum* infection. *Curr. Protoc. Microbiol.* **10:**10B.2.
23. Daffe, M., M. Laneelle, and C. Lacave. 1991. Structure and stereochemistry of mycolic acids of *Mycobacterium marinum* and *Mycobacterium ulcerans*. *Res. Microbiol.* **142:**397–403.
24. Dailloux, M., C. Laurain, and M. Weber. 1999. Water and nontuberculous mycobacteria. *Water Res.* **33:**2219–2228.
25. Danko, J. R., W. R. Gilliland, R. S. Miller, and C. F. Decker. 2009. Disseminated *Mycobacterium marinum* infection in a patient with rheumatoid arthritis receiving infliximab therapy. *Scand. J. Infect. Dis.* **41:**252–255.
26. Dare, J. A., S. Jahan, K. Hiatt, and K. D. Torralba. 2009. Reintroduction of etanercept during treatment of cutaneous *Mycobacterium marinum* infection in a patient with ankylosing spondylitis. *Arthritis Rheum.* **61:**583–586.
27. Dauendorffer, J. N., I. Guillemin, A. Aubry, C. Truffot-Pernot, W. Sougakoff, V. Jarlier, and E. Cambau. 2003. Identification of mycobacterial species by PCR sequencing of quinolone resistance-determining regions of DNA gyrase genes. *J. Clin. Microbiol.* **41:**1311–1315.
28. Decostere, A., K. Hermans, and F. Haesebrouck. 2004. Piscine mycobacteriosis: a literature review covering the agent and the disease it causes in fish and humans. *Vet. Microbiol.* **99:**159–166.
29. Dionne, M. S., N. Ghori, and D. S. Schneider. 2003. *Drosophila melanogaster* is a genetically tractable model host for *Mycobacterium marinum*. *Infect. Immun.* **71:**3540–3550.
30. Dobos, K. M., F. D. Quinn, D. A. Ashford, C. R. Horsburgh, and C. H. King. 1999. Emergence of a unique group of necrotizing mycobacterial diseases. *Emerg. Infect. Dis.* **5:**367–378.
31. Edelstein, H. 1994. *Mycobacterium marinum* skin infections. Report of 31 cases and review of the literature. *Arch. Intern. Med.* **154:**1359–1364.
32. Even-Paz, Z., H. Haas, T. Sacks, and E. Rosenmann. 1976. *Mycobacterium marinum* skin infections mimicking cutaneous leishmaniasis. *Br. J. Dermatol.* **94:**435–442.
33. Flynn, C. M., C. M. Kelley, M. S. Barrett, and R. N. Jones. 1997. Application of the Etest to the antimicrobial susceptibility testing of *Mycobacterium marinum* clinical isolates. *J. Clin. Microbiol.* **35:**2083–2086.

34. Funakoshi, T., Y. Kazumi, R. Okada, K. Nishimoto, M. Saito, M. Amagai, H. Shimura, and M. Ohyama. 2009. Intractable ulcer caused by *Mycobacterium shinshuense*: successful identification of mycobacterium strain by 16S ribosomal RNA 3'-end sequencing. *Clin. Exp. Dermatol.* **34**:e712–e715.
35. Gao, L. Y., R. Groger, J. S. Cox, S. M. Beverley, E. H. Lawson, and E. J. Brown. 2003. Transposon mutagenesis of *Mycobacterium marinum* identifies a locus linking pigmentation and intracellular survival. *Infect. Immun.* **71**:922–929.
36. Gauthier, D. T., and M. W. Rhodes. 2009. Mycobacteriosis in fishes: a review. *Vet. J.* **180**:33–47.
37. Glickman, M. S. 2008. Cording, cord factors, and trehalose dimycolate, p. 63–73. In M. Daffe and J. Reyrat (ed.), *The Mycobacterial Cell Envelope*. ASM Press, Washington, DC.
38. Gluckman, S. J. 1995. *Mycobacterium marinum*. *Clin. Dermatol.* **13**:273–276.
39. Good, R. C. 1980. From the Center for Disease Control. Isolation of nontuberculous mycobacteria in the United States, 1979. *J. Infect. Dis.* **142**:779–783.
40. Hagedorn, M., K. H. Rohde, D. G. Russell, and T. Soldati. 2009. Infection by tubercular mycobacteria is spread by nonlytic ejection from their amoeba hosts. *Science* **323**:1729–1733.
41. Harriff, M. J., L. E. Bermudez, and M. L. Kent. 2007. Experimental exposure of zebrafish, *Danio rerio* (Hamilton), to *Mycobacterium marinum* and *Mycobacterium peregrinum* reveals the gastrointestinal tract as the primary route of infection: a potential model for environmental mycobacterial infection. *J. Fish Dis.* **30**:587–600.
42. Heckert, R. A., S. Elankumaran, A. Milani, and A. Baya. 2001. Detection of a new *Mycobacterium* species in wild striped bass in the Chesapeake Bay. *J. Clin. Microbiol.* **39**:710–715.
43. Helguera-Repetto, C., R. A. Cox, J. L. Munoz-Sanchez, and J. A. Gonzalez-y-Merchand. 2004. The pathogen *Mycobacterium marinum*, a faster growing close relative of *Mycobacterium tuberculosis*, has a single rRNA operon per genome. *FEMS Microbiol. Lett.* **235**:281–288.
44. Hess, S. D., A. S. Van Voorhees, L. M. Chang, J. M. Junkins-Hopkins, and C. L. Kovarik. 2009. Subcutaneous *Mycobacterium marinum* infection in a patient with chronic rheumatoid arthritis receiving immunosuppressive therapy. *Int. J. Dermatol.* **48**:782–783.
45. Ho, M. H., C. K. Ho, and L. Y. Chong. 2006. Atypical mycobacterial cutaneous infections in Hong Kong: 10-year retrospective study. *Hong Kong Med. J.* **12**:21–26.
46. Holmes, G. F., S. M. Harrington, M. J. Romagnoli, and W. G. Merz. 1999. Recurrent, disseminated *Mycobacterium marinum* infection caused by the same genotypically defined strain in an immunocompromised patient. *J. Clin. Microbiol.* **37**:3059–3061.
47. Huminer, D., S. D. Pitlik, C. Block, L. Kaufman, S. Amit, and J. B. Rosenfeld. 1986. Aquarium-borne *Mycobacterium marinum* skin infection. Report of a case and review of the literature. *Arch. Dermatol.* **122**:698–703.
48. Iijima, S., J. Saito, and F. Otsuka. 1997. *Mycobacterium marinum* skin infection successfully treated with levofloxacin. *Arch. Dermatol.* **133**:947–949.
49. Jacobs, J. M., M. R. Rhodes, A. Baya, R. Reimschuessel, H. Townsend, and R. M. Harrell. 2009. Influence of nutritional state on the progression and severity of mycobacteriosis in striped bass *Morone saxatilis*. *Dis. Aquat. Organ.* **87**:183–197.
50. Jernigan, J. A., and B. M. Farr. 2000. Incubation period and sources of exposure for cutaneous *Mycobacterium marinum* infection: case report and review of the literature. *Clin. Infect. Dis.* **31**:439–443.
51. Julian, E., M. Roldan, A. Sanchez-Chardi, O. Astola, G. Agusti, and M. Luquin. Microscopic cords, a virulence-related characteristic of *Mycobacterium tuberculosis*, are also present in nonpathogenic mycobacteria. *J. Bacteriol.* **192**:1751–1760
52. Kim, B. J., S. H. Lee, M. A. Lyu, S. J. Kim, G. H. Bai, G. T. Chae, E. C. Kim, C. Y. Cha, and Y. H. Kook. 1999. Identification of mycobacterial species by comparative sequence analysis of the RNA polymerase gene (*rpoB*). *J. Clin. Microbiol.* **37**:1714–1720.
53. King, A. J., J. A. Fairley, and J. E. Rasmussen. 1983. Disseminated cutaneous *Mycobacterium marinum* infection. *Arch. Dermatol.* **119**:268–270.
54. Kobashi, Y., K. Mouri, S. Yagi, Y. Obase, N. Miyashita, N. Okimoto, T. Matsushima, T. Kageoka, and M. Oka. 2009. Clinical evaluation of the QuantiFERON-TB Gold test in patients with non-tuberculous mycobacterial disease. *Int. J. Tuberc. Lung Dis.* **13**:1422–1426.
55. Kozin, S. H., and A. T. Bishop. 1994. Atypical mycobacterium infections of the upper extremity. *J. Hand Surg. Am.* **19**:480–487.
56. Lacaille, F., S. Blanche, C. Bodemer, C. Durand, Y. De Prost, and J. L. Gaillard. 1990. Persistent *Mycobacterium marinum* infection in a child with probable visceral involvement. *Pediatr. Infect. Dis. J.* **9**:58–60.
57. Lai, C. C., L. N. Lee, Y. L. Chang, Y. C. Lee, L. W. Ding, and P. R. Hsueh. 2005. Pulmonary infection due to *Mycobacterium marinum* in an immunocompetent patient. *Clin. Infect. Dis.* **40**:206–208.
58. Lebrun, L., C. Onody, V. Vincent, and P. Nordmann. 1996. Evaluation of the Etest for rapid susceptibility testing of *Mycobacterium avium* to clarithromycin. *J. Antimicrob. Chemother.* **37**:999–1003.
59. Leoni, E., P. Legnani, M. T. Mucci, and R. Pirani. 1999. Prevalence of mycobacteria in a swimming pool environment. *J. Appl. Microbiol.* **87**:683–688.
60. Lewis, F. M., B. J. Marsh, and C. F. von Reyn. 2003. Fish tank exposure and cutaneous infections due to *Mycobacterium marinum*: tuberculin skin testing, treatment, and prevention. *Clin. Infect. Dis.* **37**:390–397.
61. Linell, F., and A. Norden. 1954. *Mycobacterium balnei*. A new acid fast bacillus occurring in swimming pools and capable of producing skin lesions in humans. *Acta Tuberc. Scand.* **33**:1–54.
62. Nikaido, H. 2003. Molecular basis of bacterial outer membrane permeability revisited. *Microbiol. Mol. Biol. Rev.* **67**:593–656.
63. Parent, L. J., M. M. Salam, P. C. Appelbaum, and J. H. Dossett. 1995. Disseminated *Mycobacterium marinum* infection and bacteremia in a child with severe combined immunodeficiency. *Clin. Infect. Dis.* **21**:1325–1327.
64. Passantino, A., D. Macri, P. Coluccio, F. Foti, and F. Marino. 2008. Importation of mycobacteriosis with ornamental fish: medico-legal implications. *Travel Med. Infect. Dis.* **6**:240–244.
65. Pfyffer, G. E., H. M. Welscher, P. Kissling, C. Cieslak, M. J. Casal, J. Gutierrez, and S. Rusch-Gerdes. 1997. Comparison of the Mycobacteria Growth Indicator Tube (MGIT) with ra-

diometric and solid culture for recovery of acid-fast bacilli. *J. Clin. Microbiol.* **35**:364–368.
66. Philpott, J., A. Woodburne, and O. Philpott. 1963. Swimming pool granuloma: a study of 290 cases. *Arch. Dermatol.* **88**:158.
67. Pourahmad, F., K. D. Thompson, J. B. Taggart, A. Adams, and R. H. Richards. 2008. Evaluation of the INNO-LiPA mycobacteria v2 assay for identification of aquatic mycobacteria. *J. Fish Dis.* **31**:931–940.
68. Prouty, M. G., N. E. Correa, L. P. Barker, P. Jagadeeswaran, and K. E. Klose. 2003. Zebrafish-*Mycobacterium marinum* model for mycobacterial pathogenesis. *FEMS Microbiol. Lett.* **225**:177–182.
69. Ramakrishnan, L., and S. Falkow. 1994. *Mycobacterium marinum* persists in cultured mammalian cells in a temperature-restricted fashion. *Infect. Immun.* **62**:3222–3229.
70. Ramakrishnan, L., H. T. Tran, N. A. Federspiel, and S. Falkow. 1997. A *crtB* homolog essential for photochromogenicity in *Mycobacterium marinum*: isolation, characterization, and gene disruption via homologous recombination. *J. Bacteriol.* **179**:5862–5898.
71. Ramos, J. M., M. F. Garcia-Sepulcre, J. C. Rodriguez, S. Padilla, and F. Gutierrez. 2010. *Mycobacterium marinum* infection complicated by anti-tumor necrosis factor therapy. *J. Med. Microbiol.* **59**:617–621.
72. Ramsay, J. M., V. Watral, C. B. Schreck, and M. L. Kent. 2009. Husbandry stress exacerbates mycobacterial infections in adult zebrafish, *Danio rerio* (Hamilton). *J. Fish Dis.* **32**:931–941.
73. Ranger, B. S., E. A. Mahrous, L. Mosi, S. Adusumilli, R. E. Lee, A. Colorni, M. Rhodes, and P. L. Small. 2006. Globally distributed mycobacterial fish pathogens produce a novel plasmid-encoded toxic macrolide, mycolactone F. *Infect. Immun.* **74**:6037–6045.
74. Rhomberg, P. R., and R. N. Jones. 2002. In vitro activity of 11 antimicrobial agents, including gatifloxacin and GAR936, tested against clinical isolates of *Mycobacterium marinum*. *Diagn. Microbiol. Infect. Dis.* **42**:145–147.
75. Rogall, T., J. Wolters, T. Flohr, and E. C. Bottger. 1990. Towards a phylogeny and definition of species at the molecular level within the genus *Mycobacterium*. *Int. J. Syst. Bacteriol.* **40**:323–330.
76. Ruley, K. M., J. H. Ansede, C. L. Pritchett, A. M. Talaat, R. Reimschuessel, and M. Trucksis. 2004. Identification of *Mycobacterium marinum* virulence genes using signature-tagged mutagenesis and the goldfish model of mycobacterial pathogenesis. *FEMS Microbiol. Lett.* **232**:75–81.
77. Russo, C., E. Tortoli, and D. Menichella. 2006. Evaluation of the new GenoType *Mycobacterium* assay for identification of mycobacterial species. *J. Clin. Microbiol.* **44**:334–339.
78. Salati, F., M. Meloni, A. Fenza, G. Angelucci, A. Colorni, and G. Orru. 2010. A sensitive FRET probe assay for the selective detection of *Mycobacterium marinum* in fish. *J. Fish Dis.* **33**:47–56.
79. Schmoor, P., V. Descamps, F. Bouscarat, M. Grossin, S. Belaich, and B. Crickx. 2003. Tropical fish salesmen's knowledge and behaviour concerning "fish tank granuloma." *Ann. Dermatol. Venereol.* **130**:425–427.
80. Sechi, L. A., A. Colorni, I. Dupre, P. Molicotti, G. Fadda, and S. Zanetti. 2002. Strain variation in Mediterranean and Red Sea *Mycobacterium marinum* isolates. *New Microbiol.* **25**:351–356.
81. Stahl, D. A., and J. W. Urbance. 1990. The division between fast- and slow-growing species corresponds to natural relationships among the mycobacteria. *J. Bacteriol.* **172**:116–124.
82. Stamm, L. M., J. H. Morisaki, L. Y. Gao, R. L. Jeng, K. L. McDonald, R. Roth, S. Takeshita, J. Heuser, M. D. Welch, and E. J. Brown. 2003. *Mycobacterium marinum* escapes from phagosomes and is propelled by actin-based motility. *J. Exp. Med.* **198**:1361–1368.
83. Stinear, T. P., G. A. Jenkin, P. D. Johnson, and J. K. Davies. 2000. Comparative genetic analysis of *Mycobacterium ulcerans* and *Mycobacterium marinum* reveals evidence of recent divergence. *J. Bacteriol.* **182**:6322–6330.
84. Stinear, T. P., A. Mve-Obiang, P. L. Small, W. Frigui, M. J. Pryor, R. Brosch, G. A. Jenkin, P. D. Johnson, J. K. Davies, R. E. Lee, S. Adusumilli, T. Garnier, S. F. Haydock, P. F. Leadlay, and S. T. Cole. 2004. Giant plasmid-encoded polyketide synthases produce the macrolide toxin of *Mycobacterium ulcerans*. *Proc. Natl. Acad. Sci. USA* **101**:1345–1349.
85. Stinear, T. P., T. Seemann, P. F. Harrison, G. A. Jenkin, J. K. Davies, P. D. Johnson, Z. Abdellah, C. Arrowsmith, T. Chillingworth, C. Churcher, K. Clarke, A. Cronin, P. Davis, I. Goodhead, N. Holroyd, K. Jagels, A. Lord, S. Moule, K. Mungall, H. Norbertczak, M. A. Quail, E. Rabbinowitsch, D. Walker, B. White, S. Whitehead, P. L. Small, R. Brosch, L. Ramakrishnan, M. A. Fischbach, J. Parkhill, and S. T. Cole. 2008. Insights from the complete genome sequence of *Mycobacterium marinum* on the evolution of *Mycobacterium tuberculosis*. *Genome Res.* **18**:729–741.
86. Stinear, T. P., T. Seemann, S. Pidot, W. Frigui, G. Reysset, T. Garnier, G. Meurice, D. Simon, C. Bouchier, L. Ma, M. Tichit, J. L. Porter, J. Ryan, P. D. Johnson, J. K. Davies, G. A. Jenkin, P. L. Small, L. M. Jones, F. Tekaia, F. Laval, M. Daffe, J. Parkhill, and S. T. Cole. 2007. Reductive evolution and niche adaptation inferred from the genome of *Mycobacterium ulcerans*, the causative agent of Buruli ulcer. *Genome Res.* **17**:192–200.
87. Stragier, P., A. Ablordey, W. M. Meyers, and F. Portaels. 2005. Genotyping *Mycobacterium ulcerans* and *Mycobacterium marinum* by using mycobacterial interspersed repetitive units. *J. Bacteriol.* **187**:1639–1647.
88. Stragier, P., K. Hermans, T. Stinear, and F. Portaels. 2008. First report of a mycolactone-producing Mycobacterium infection in fish agriculture in Belgium. *FEMS Microbiol. Lett.* **286**:93–95.
89. Streit, M., L. M. Bohlen, T. Hunziker, S. Zimmerli, G. G. Tscharner, H. Nievergelt, T. Bodmer, and L. R. Braathen. 2006. Disseminated *Mycobacterium marinum* infection with extensive cutaneous eruption and bacteremia in an immunocompromised patient. *Eur. J. Dermatol.* **16**:79–83.
90. Swift, S., and H. Cohen. 1962. Granulomas of the skin due to Mycobacterium balnei after abrasions from a fishtank. *N. Engl. J. Med.* **297**:1244–1246.
91. Talaat, A. M., R. Reimschuessel, S. S. Wasserman, and M. Trucksis. 1998. Goldfish, *Carassius auratus*, a novel animal model for the study of *Mycobacterium marinum* pathogenesis. *Infect. Immun.* **66**:2938–2942.
92. Talaat, A. M., and M. Trucksis. 2000. Transformation and transposition of the genome of *Mycobacterium marinum*. *Am. J. Vet. Res.* **61**:125–128.

93. Tchornobay, A. M., A. L. Claudy, J. L. Perrot, V. Levigne, and M. Denis. 1992. Fatal disseminated *Mycobacterium marinum* infection. *Int. J. Dermatol.* **31:**286–287.
94. Tobin, D. M., J. C. Vary, Jr., J. P. Ray, G. S. Walsh, S. J. Dunstan, N. D. Bang, D. A. Hagge, S. Khadge, M. C. King, T. R. Hawn, C. B. Moens, and L. Ramakrishnan. 2010. The lta4h locus modulates susceptibility to mycobacterial infection in zebrafish and humans. *Cell* **140:**717–730.
95. Tonjum, T., D. B. Welty, E. Jantzen, and P. L. Small. 1998. Differentiation of *Mycobacterium ulcerans*, *M. marinum*, and *M. haemophilum*: mapping of their relationships to *M. tuberculosis* by fatty acid profile analysis, DNA-DNA hybridization, and 16S rRNA gene sequence analysis. *J. Clin. Microbiol.* **36:**918–925.
96. Tortoli, E., A. Nanetti, C. Piersimoni, P. Cichero, C. Farina, G. Mucignat, C. Scarparo, L. Bartolini, R. Valentini, D. Nista, G. Gesu, C. P. Tosi, M. Crovatto, and G. Brusarosco. 2001. Performance assessment of new multiplex probe assay for identification of mycobacteria. *J. Clin. Microbiol.* **39:**1079–1084.
97. Trucksis, M. 2000. Fishing for mycobacterial virulence genes: a promising animal model. *ASM News* **66:**668–674.
98. Ucko, M., and A. Colorni. 2005. *Mycobacterium marinum* infections in fish and humans in Israel. *J. Clin. Microbiol.* **43:**892–895.
99. Ucko, M., A. Colorni, H. Kvitt, A. Diamant, A. Zlotkin, and W. R. Knibb. 2002. Strain variation in *Mycobacterium marinum* fish isolates. *Appl. Environ. Microbiol.* **68:**5281–5287.
100. Utrup, L. J., T. D. Moore, P. Actor, and J. A. Poupard. 1995. Susceptibilities of nontuberculosis mycobacterial species to amoxicillin-clavulanic acid alone and in combination with antimycobacterial agents. *Antimicrob. Agents Chemother.* **39:**1454–1457.
101. van der Sar, A. M., A. M. Abdallah, M. Sparrius, E. Reinders, C. M. Vandenbroucke-Grauls, and W. Bitter. 2004. *Mycobacterium marinum* strains can be divided into two distinct types based on genetic diversity and virulence. *Infect. Immun.* **72:**6306–6312.
102. van Ingen, J., R. de Zwaan, R. Dekhuijzen, M. Boeree, and D. van Soolingen. 2009. Region of difference 1 in nontuberculous *Mycobacterium* species adds a phylogenetic and taxonomical character. *J. Bacteriol.* **191:**5865–5867.
103. Vera-Cabrera, L., B. A. Brown-Elliott, R. J. Wallace, Jr., J. Ocampo-Candiani, O. Welsh, S. H. Choi, and C. A. Molina-Torres. 2006. In vitro activities of the novel oxazolidinones DA-7867 and DA-7157 against rapidly and slowly growing mycobacteria. *Antimicrob. Agents Chemother.* **50:**4027–4029.
104. Wallace, R., J. Glassroth, D. Griffith, et al. 1997. Diagnostic and treatment of disease caused by nontuberculous mycobacteria. *Am. J. Respir. Crit. Care Med.* **156:**S1–S25.
105. Wallace, R. J., Jr., and K. Wiss. 1981. Susceptibility of *Mycobacterium marinum* to tetracyclines and aminoglycosides. *Antimicrob. Agents Chemother.* **20:**610–612.
106. Wayne, L. G., and H. A. Sramek. 1992. Agents of newly recognized or infrequently encountered mycobacterial diseases. *Clin. Microbiol. Rev.* **5:**1–25.
107. Werngren, J., B. Olsson-Liljequist, L. Gezelius, and S. E. Hoffner. 2001. Antimicrobial susceptibility of *Mycobacterium marinum* determined by E-test and agar dilution. *Scand. J. Infect. Dis.* **33:**585–588.
108. Wolinsky, E. 1992. Mycobacterial diseases other than tuberculosis. *Clin. Infect. Dis.* **15:**1–10.
109. Yip, M. J., J. L. Porter, J. A. Fyfe, C. J. Lavender, F. Portaels, M. Rhodes, H. Kator, A. Colorni, G. A. Jenkin, and T. Stinear. 2007. Evolution of *Mycobacterium ulcerans* and other mycolactone-producing mycobacteria from a common *Mycobacterium marinum* progenitor. *J. Bacteriol.* **189:**2021–2029.
110. Zanoni, R. G., D. Florio, M. L. Fioravanti, M. Rossi, and M. Prearo. 2008. Occurrence of Mycobacterium spp. in ornamental fish in Italy. *J. Fish Dis.* **31:**433–441.
111. Zenone, T., A. Boibieux, S. Tigaud, J. F. Fredenucci, V. Vincent, C. Chidiac, and D. Peyramond. 1999. Non-tuberculous mycobacterial tenosynovitis: a review. *Scand. J. Infect. Dis.* **31:**221–228.

Chapter 40

Mycobacterium scrofulaceum

• 著：Edward A. Horowitz
• 訳：村中 清春

イントロダクション

Mycobacterium scrofulaceum は Runyon class II に属する暗発色性（scotochromogenic）抗酸菌である。これは自然界に広く認められるが、ヒトに対する病原菌となることはまれである。Prissick と Masson が 1952 年に最初に報告し[47]、その後、詳細を記している[48,49]。頸部リンパ節から分離されたため、*M. scrofulaceum*[訳注1] と命名された、と推測される。

微生物学

M. scrofulaceum は抗酸菌染色下の鏡検でさまざまな長さをとり、結核菌（*M. tuberculosis*）より長いものもあれば短いものもある。一般的には結核菌よりも厚く、いびつなビーズのように見える。Löwenstein 培地で緩徐に発育し、まれに 10 日間程度で視認できるコロニーを形成することがあるが、おおむね 4～6 週間を要する。コロニーは、均一で滑らかな球形で不透明である。黄色で、時間が経つと暗いオレンジ色となる。発育に至適な環境は好気下、37℃、1 気圧である。25℃および 35℃での発育は緩徐で、41℃以上では発育しない。

Wayne と Tsukamura による研究では、*M. scrofulaceum* と *M. gordonae* の分離に早期から成功している[59,61,62]。*M. scrofulaceum* は抗原性も生化学特性も *M. avium–M. intracellulare*（MAI）と全く同等であり、長年 *M. avium–M. intracellulare–M. scrofulaceum* と分類されていた。この微生物は通常ウレアーゼ陽性であり、それにより MAI と区別することができる。しかし、区別が困難なこともある[19]。16S リボソームの RNA 塩基配列解析により、*M. scrofulaceum* は新たな微生物として独立した[52]。

疫学

自然界での感染源

早期の研究で、*M. scrofulaceum* は生乳、カキ、土壌や水から分離された[9,22,25,55,65]。Dunn と Hodgson は[14]、生乳から非結核性抗酸菌（nontuberculous mycobacteria：NTM）のうち *M. scrofulaceum* を分離したが、低温殺菌された牛乳からは分離できなかった。韓国では自然環境から分離され[29]、チェコ共和国では給水設備から分離された[34]。

米国では、Brooks らが東部 4 河川の氾濫原から *M. scrofulaceum* を分離した[4]。この微生物は南緯度でより増殖する。後の研究[32]でこの知見は証明され、温暖、低酸素圧、酸性土壌、より高濃度の亜鉛・フミン酸・フルボ酸環境を好むことが証明された（著者らは *M. scrofulaceum* と MAI complex[訳注2] を区別していなかった）。同じ研究グループの研究[42]によれば、MAI complex と *M. scrofulaceum* の安定した DNA プラスミドを解析すると、土壌や塵、堆積物、水から分離された微生物よりも、ヒトやエアロゾル（噴霧飛沫）から分離されたもののほうがよりプラスミドを運搬していることが示されている。著者らは、このことは、ヒトの感染症は水エアロゾル曝露によるという説を支持できると示唆している。

ヒト分離株

M. scrofulaceum がヒトから分離されることはまれである。米国初の NTM 全国調査は 1979 年に米国疾病対策センター（Centers for Disease Control and Prevention：CDC）主導で実施された[18]。すべての株の 2％、すなわち 763 株が *M. scrofulaceum* であった。南大西洋地域からの報告が多く、フロリダから 148 株分離されている。1980 年のフォローアップでも同様の結果であった[20]。

臨床データを集める最初の調査は 1981 年 10 月～1993 年 9 月に行われた[44]。NTM 5,469 分離株中、*M. scrofulaceum* は 214 株（3.9％）を占めていた。214 株のうち 47 株（22％）が *M. scrofulaceum* 感染症（臨床症状との関連あり）と判断された。臨床症状との関連がある分離株の 2.2％を占める。47 株のうち 22 株は喀痰から検出され、1 株は肺組織から分離された。リンパ節から 18 株、皮膚から 1 株、その他の組織および体液から 5 株分離された。患者の平均年齢は 38.5 歳で、すべての NTM の報告のなかでいちばん低かった。47 株中 15 株が 15 歳以下から分離されている。患者は主に都市部に滞在している。そのほかに地理的データはなかった。リンパ節から分離された NTM 株のなかでは 81％が MAI complex、16％が *M. scrofulaceum*、3％が *M. kansasii* であった。この分布は Wolinsky らの調査結果とは異なっていた

訳注1　scrofula：リンパ腺結核（腺病）。Chapter 19 参照。

訳注2　MAI complex は *M. avium* complex（MAC）と同義。

（以下参照）．

同様のデータはサウスカロライナ州から出ており[33]，1971〜1980年の間では，NTM 210株のうち2％が*M. scrofulaceum*だった．Cleveland Clinicの1982〜1985年のデータでは，NTM 269株中4株だけであった[66]．

ヒトにおける*M. scrofulaceum*曝露は，その病原体由来の精製ツベルクリン蛋白（purified protein derivative：PPD）sensitinsの皮膚反応を利用して評価する，とする多数の報告がある．Bruinsら[6]は，オランダ陸軍新兵の7.76％が*M. scrofulaceum* sensitinsに対して10 mm以上の硬結があったと報告している．Dascalopoulosら[12]は，出生地またはその近くに住んでいるギリシャ軍兵士8,507人を対象に，*M. scrofulaceum* sensitin検査を用いて解析した．山間地域で生まれた人は4.1％，海岸地域で生まれた人は7.1％の陽性率だった．小さなエーゲ海の島々や大きな川の近くの内陸平原では，「8％以上の」陽性率であった．Dascalopoulosらは，それらのデータから，「水」が感染源である，との仮説を立てている．Kwamangaら[35]が，1,015例のBCG（bacillus Calmette-Guérin）瘢痕陰性小児（ケニアのランダムに抽出された18地域に住む6〜13歳）を検査したところ，22.7％が*M. scrofulaceum* sensitinに反応し，6.1％がPPD-RTに反応した．低地に住む小児では23.8％の交差反応があった．同様の調査をSvandovaらも行っており[58]，チェコスロバキア農村部の2都市に住む7歳児の約15％が*M. scrofulaceum* sensitin皮膚試験陽性であった．約50％の小児で，*M. scrofulaceum* sensitin皮膚反応のほうがPPD-RT反応よりも強く現れた．

それらのデータには一定の制限がある．しかし，*M. scrofulaceum*の以下の特徴と合致する．広く分布するが，自然界では均一ではない分布を示す，ヒトはこの自然界分布を反映し，微生物に曝されて免疫応答を起こす，曝露の機会に比して臨床的に感染症を来すのはまれである．

臨床症候

リンパ節炎

前述のように*M. scrofulaceum*はもともと小児の頸部リンパ節から分離されており，文献でもリンパ節炎との関連が最も深い[37,62,64]．ほとんどの症例が1〜5歳で，時に10歳以上でも起こる．すべてのNTMによる頸部リンパ節炎において，女子が男子と比べて1.3〜2.0：1.0の割合で多い（このデータは*M. scrofulaceum*単独の頻度は示していない）．多くの症例で上顎部または顎下リンパ節の片側のみを侵す．時に両側または末梢リンパ節（腋窩，鼠径，滑車上，縦隔）の症例も報告されている．感染小児には全身性の症候はなく，局所症状を示すのみである．自然経過はさまざまで，おそらく十分には理解されていない．Wolinskyと Rynearsonが示しているように[63]，どのくらいの症例で医療機関を受診せずに自然治癒しているのか，わかっていない．医師によって観察された症例では，未治療のままでも自壊・排膿し，線維化もしくは石灰化して自然治癒していた．

病態生理は十分に解明されていない．扁桃から*M. scrofulaceum*（とMAI）が分離されれば，咽頭リンパ節組織が侵入門戸となり，リンパ節から排出されていると考えるのは合理的推測である[64]．末梢リンパ節炎の外傷による，皮膚からの侵入例が報告されている[63]．

この数年で，小児頸部リンパ節炎の原因となる抗酸菌種の割合は変わりつつある．抗菌薬が開発される前の時代には結核菌と*M. bovis*が主であった[24]．結核がまれな疾患となった先進国では，NTMの頻度が高い[2]．その後の報告[47,48]では，*M. scrofulaceum*が最も多い．1970年以降は*M. scrofulaceum*よりもMAIが多い[44,63]．このことが真の変化なのか，報告バイアスなのか，より信頼のおける検査室での同定なのかは不明確である．自然環境で*M. scrofulaceum*が減少し，*M. avium*が増加していることが影響しているとも考えられる[16]．

抗酸菌抗原の皮膚試験は診断に有用な可能性がある．NTMリンパ節炎の小児ではPPD-Sに対する反応は弱く[63]，NTM由来の抗原には強く反応する[39]．この反応の差は，結核菌に曝される頻度の相対的に少ない集団では特異度が高い．しかし残念ながら，この試験に用いる抗原は市販されていない．

鑑別疾患には，結核菌，*M. bovis*，その他のNTM種，さまざまなウイルス〔EBウイルス（Epstein-Barr virus），サイトメガロウイルス（cytomegalovirus），ムンプスウイルス（mumps）〕と深在性真菌による感染症がある．そのほかの感染症には，ブルセラ症，ネコひっかき病，トキソプラズマ症がある．非感染症には，サルコイドーシス，先天性囊胞，リンパ腫，脂肪腫，甲状腺腫，薬剤性過形成がある．

NTMリンパ節炎と結核を鑑別することは，通常難しくない．NTMをより考えるべき特徴を以下に示す．年齢1〜5歳，片側リンパ節，全身症状がない，活動性結核患者との接触がない，正常胸部X線写真，中等度力価のPPDに反応がないかあっても乏しい，兄弟のツ反陰性，早期膿性化，抗結核薬への無反応．*M. scrofulaceum*とその他のNTM種を区別する臨床上の手掛かりはない．最終的に，確定診断のためには生検もしくは吸引検体の培養が必要である．

肺感染症

喀痰から分離される*M. scrofulaceum*のほとんどが無症候性の定着である．陳旧性肺結核患者では，継続的に抗酸菌培養をモニターすることが多い．真の侵襲性感染症も時に認めるが，結果的には無痛で緩徐進行性の空洞性肺臓炎である．Wolinksyにより報告された8例は，全例で工場粉塵や煙の曝露があったが[64]，正常宿主でも発症した[23]．GraceyとByrdはこの報告で，早朝に時々湿性咳を伴い，1年で11.34 kg（25ポンド）の体重減少のあった48歳男性症例を記載している．結核曝露はなく，工場曝露もない．発熱はなかったが，右肺尖部に咳嗽後ラ音を聴取した．胸

部X線写真では右上肺に結節性浸潤影，コンピュータ断層撮影（computed tomography：CT）では薄壁の空洞影がみられた。中等度力価のPPDでは硬結8mmで，PPD-Bには10mmの反応を示した。血沈と血液一般検査は正常であった。3連続喀痰検査からはグループII暗発色菌が発育し，さらに，菌種はM. scrofulaceumとM. aquae群であることがわかった。イソニアジド，パラアミノサリチル酸，ストレプトマイシン，サイクロセリン，エチオナミドによる3か月治療後，喀痰抗酸菌塗抹は陽性だったが，培養は陰性となった。4か月後の胸部X線写真は不変であった。フォローアップ期間は記載されていないが，外科的切除後に改善した。肺組織病理では乾酪壊死を伴う線維化像であった。基礎疾患に塵肺はなかった。鏡検で複数の抗酸菌を認めたが，抗酸菌培養および真菌培養は陰性であった。グループII暗発色菌が喀痰から分離され，この微生物が来す侵襲性感染症と考えられたのは，71例のなかでこの症例のみであった。

LeMenseら[36]は，特発性心筋症に対して施行された心移植後に，3つの肺結節病変を呈した46歳男性症例を報告している。処方薬はシクロスポリン，アザチオプリン，スルファメトキサゾール・トリメトプリム（ST）合剤，アシクロビルであった。移植後7か月目と12か月目に拒絶のエピソードがあった。15か月後の定期的胸部X線写真で，左下肺に結節影を認めた。特に症状はなかったが，1か月前に1週間程度持続するインフルエンザ様症状があった。CTでは3つの結節影があり，石灰化は伴っていなかった。結節の生検組織は乾酪性肉芽腫と抗酸菌を認め，培養からM. scrofulaceumが検出された。残り2か所の結節はクラリスロマイシン，エタンブトール，リファンピシンによる6か月の治療後に縮小した。その3か月後のフォローアップのみ報告されているが，無症状のまま経過し，胸部X線写真は不変であった。

1990年代中盤に南アフリカの金鉱労働者〔ヒト免疫不全ウイルス（human immunodeficiency virus：HIV）陰性〕の喀痰から検出されたNTM調査では，297株中41株でM. scrofulaceumが検出された[11]。患者の35人で比較となる発症前の胸部X線写真が存在した。そのうち31人（89％）で新規の空洞影を呈していた。著者らは，M. scrofulaceum肺感染症の年間発症率を10万人あたり12人と推計している。肺感染症の頻度は，以前の限られた集団の統計から考えられていたよりも高い可能性がある。

肺外病変

この数年で，少数ながら肺外から分離された症例もある。しかし，古い報告は暗発色菌以上の同定を行っていない。

Bojalil[3]は，脊髄膿瘍から分離された症例を報告しているが，詳細な臨床情報は記載されてない。Yamamotoら[67]は6例のNTMによる髄膜炎症例を報告し，そのうち5例が暗発色菌によるものであった。女性4例，男性1例で，年齢は2〜32歳であった。すべての症例で「髄膜炎症状」を有していた。4例の女性症例のうち2例が妊娠後の発症であった。胸部X線写真は，2症例で「空洞を伴う線維乾酪性病変」を示し，1例で粟粒病変，2例で異常影なしであった。粟粒病変のある患者は死亡し，そのほかは抗菌薬治療（詳細な記述なし）で改善した。

肉芽腫性肝炎は1症例のみ報告されている[45]。39歳の男性で3年間持続する軽度上腹部痛，全身性疼痛，疲労，寝汗があった。左鼠径に膿瘍形成があり，1年目に排膿があったが，培養はされていない。体温は週に2〜3回38.6℃まで上昇した。身体所見上は肝脾腫を認めた。血清アスパラギン酸アミノトランスフェラーゼとビリルビンは正常であったが，アルカリホスファターゼは上昇していた。中等度力価のPPDは「正常」であった。胸部および椎体X線写真は正常であった。肝生検組織では非乾酪性肉芽腫がみられ，肝組織培養検査でM. scrofulaceumが発育した。イソニアジド，リファンピシン，サイクロセリンで1年間の治療後に症状が消失し，アルカリホスファターゼは正常化した。長期フォローアップはされていない。

2000年に，66歳糖尿病男性患者の手関節骨髄炎／腱鞘滑膜炎の症例報告がある[46]。標準的抗菌薬治療に反応せず，培養検査でM. scrofulaceumが発育した。カナマイシン，エタンブトール，エチオナミドの併用治療が行われた。より最近の報告では[8]，糖尿病患者の手の屈筋腱炎がデブリドマンと6か月間のドキシサイクリン治療で改善した。

粟粒結核と似た病態で複数臓器から病原体が分離され，多臓器感染症として報告されている症例もまた複数ある[7,10,13,15,17,26,30,38,40,41,50,53,54,56,60,69]。それらの症例の何人かには基礎に免疫抑制（インターフェロンγ受容体1欠損症が成人1例，小児1例で，両者は多発性の骨髄炎であった）があったが[17,38]，その他は免疫正常者であった。後ろ向きには，後天性免疫不全症候群（acquired immunodeficiency syndrome：AIDS）が認識される前に報告された免疫正常と思われる患者におけるHIV感染の有無はわからない。しかし，HIV抗体陰性症例の報告はある[53]。M. scrofulaceumの播種性感染は14例しかAIDS患者で報告されておらず，この病原体の病原性の低さを証明している。HIV陽性小児患者で，この微生物と関連した免疫再構築炎症症候群3例の報告がある[50]。

皮膚病変

皮膚感染症もいくつか報告がある[21,43]。最初の報告は[43]，32歳の副腎皮質ステロイド治療を要する全身性エリテマトーデス男性患者であった。多発性有痛性皮下膿瘍が3週間以上みられた。発熱はなく，むしろ元気であった。胸部X線では石灰化のある肉芽腫を認め，皮膚生検は肉芽腫性炎症と抗酸菌を認めた。培養ではM. scrofulaceumが発育した。この症例では9か月のイソニアジドとリファンピシン治療が行われたが，in vitroでは両薬剤に耐性であった。皮膚病変は5か月で完全に治癒し，再燃なく2年が経過している。

AbbottとSmith[1]は，プレドニゾロンとクロラムブシルを投与されている腎移植患者で，皮膚病変からM. scrofulaceumが陽

性となった症例を報告している。Sowers[57]は，両手の進行性スポロトリコーシス様皮膚病変を呈する77歳女性症例を報告している。この症例は，持続的に水槽の水への曝露があった。5か月のイソニアジド，エタンブトール，10%イソニアジドクリーム投与が行われたが，治療反応はなかった。もう1つの水槽の水の関連症例では M. scrofulaceum と M. peregrinum が発育した[27]。この症例では sparfloxacin とミノサイクリンが奏効した。Kandyil ら[31]は，7か月前に乳がんに対して自家骨髄移植された59歳女性の示指皮膚結節症例を報告している。この女性は「ぬるぬるした水に浸されたとげのあるバラ」に触れた病歴があり，最近紙で切った傷があった。この症例はアジスロマイシンとリファンピシンの併用治療により軽快したが，治療期間が記載されていない。最近では Jang ら[28]が，特に既往のない4歳女児での頰部無症候性赤色結節症例を報告しており，M. scrofulaceum が発育し，生化学検査およびポリメラーゼ連鎖反応(polymerase chain reaction：PCR)で証明されている。クラリスロマイシン250 mg/日の6か月投与で軽快した。

抗菌薬感受性

M. scrofulaceum の抗結核薬感受性は散発的に報告されている。M. scrofulaceum は，NTM のなかでは耐性傾向の強い微生物の1つである。しかし検査手法を記した文献は少ない。この微生物はイソニアジド，パラアミノサリチル酸，カナマイシンに耐性である。株のなかにはリファンピシン，リファブチン，エタンブトール，ストレプトマイシン，サイクロセリン，アミカシン，エチオナミド，viomycin，capreomycin に感受性を示すものもある。最近の液体希釈法を用いると，クラリスロマイシン[5]，ロキシスロマイシン[51]，sparfloxacin[68]の最小阻止濃度(minimal inhibitory concentration：MIC)は臨床的に使用可能な範囲内にある。

治療

比較対照試験はない。抗菌薬はリンパ節炎には無効で，完治のためにはリンパ節切除で十分であるとする事例証拠は多数存在する[37,63,64]。これらの経験則は，マクロライドやフルオロキノロン(これら薬剤は in vitro での感受性がある)が登場する前からある。

全身性感染症の症例はあまりにも少なく多様なため，強く推奨できるだけの治療法がない。確かに，in vitro で活性が示された2種以上の抗菌薬を用いることは，外科的切除を行えない患者では妥当であろう。

◎ 文献 ◎

1. Abbott, M. R., and D. D. Smith. 1981. Mycobacterial infections in immunosuppressed patients. *Med. J. Aust.* **1**:351–353.
2. Allen, E. A. 1995. Tuberculosis and other mycobacterial infections of the lung, p. 253–254. In W. M. Thurbeck and A. M. Chung (ed.), *Pathology of the Lung*, 2nd ed. Thieme Medical Publishers, New York, NY.
3. Bojalil, L. F. 1961. Frequency and epidemiologic significance of unclassified mycobacteria in Mexico. *Am. Rev. Respir. Dis.* **83**:596–599.
4. Brooks, R. W., B. C. Parker, H. Gruft, and J. O. Falkinham III. 1984. Epidemiology of infection by nontuberculous mycobacteria. V. Numbers in eastern United States soils and correlation with soil characteristics. *Am. Rev. Respir. Dis.* **130**:630–633.
5. Brown, B. A., R. J. Wallace, Jr., and G. O. Onyi. 1992. Activities of clarithromycin against eight slowly growing species of nontuberculous mycobacteria, determined by using a broth microdilution MIC system. *Antimicrob. Agents Chemother.* **36**:1987–1990.
6. Bruins, J., J. H. Gribnau, and R. Bwire. 1995. Investigation into typical and atypical tuberculin sensitivity in the Royal Netherlands Army, resulting in a more rational indication for isoniazid prophylaxis. *Tuber. Lung Dis.* **76**:540–544.
7. Campos-Herrero, M. I., H. Rodriguez, J. Lluch, M. Perdomo, M. C. Pérez, and E. Gómez. 1996. Infeccion diseminada por *Mycobacterium scrofulaceum*: a proposito de 3 casos. *Enferm. Infecc. Microbiol. Clin.* **14**:258–260.
8. Carter, T. I., P. Frelinghuysen, A. Daluiski, B. D. Brause, and S. W. Wolfe. 2006. Flexor tenosynovitis caused by *Mycobacterium scrofulaceum*: case report. *J. Hand Surg. Am.* **31**:1292–1295.
9. Chapman, J. S., J. S. Bernard, and M. Speight. 1965. Isolation of mycobacteria from raw milk. *Am. Rev. Respir. Dis.* **91**:351–355.
10. Choonhakarn, C., P. Chetchotisakd, K. Jirarattanapochai, and P. Mootsikapun. 1998. Sweet's syndrome associated with nontuberculous mycobacterial infection: a report of five cases. *Br. J. Dermatol.* **139**:107–110.
11. Corbett, E. L., M. Hay, G. J. Churchyard, P. Herselman, T. Clayton, and B. G. Williams. 1999. *Mycobacterium kansasii* and *M. scrofulaceum* isolates from HIV-negative South African gold miners: incidence, clinical significance and radiology. *Int. J. Tuberc. Lung Dis.* **3**:501–507.
12. Dascalopoulos, G. A., S. Loukas, and S. H. Constantopoulos. 1995. Wide geographic variations of sensitivity of MOTT sensitins in Greece. *Eur. Respir. J.* **8**:715–717.
13. Delabie, J., C. De Wolf-Peeters, H. Bobbaers, G. Bilbe, and V. J. Desmet. 1991. Immunophenotypic analysis of histiocytes involved in AIDS-associated *Mycobacterium scrofulaceum* infection: similarities with lepromatous lepra. *Clin. Exp. Immunol.* **85**:214–218.
14. Dunn, B. L., and D. J. Hodgson. 1982. "Atypical" mycobacteria in milk. *J. Appl. Bacteriol.* **52**:373–376.
15. Dustin, P., P. Demol, D. Derks-Jacobovitz, N. Cremer, and H. Vis. 1980. Generalized fatal chronic infection by *Mycobacterium scrofulaceum* with severe amyloidosis in a child. *Pathol. Res. Pract.* **168**:237–248.
16. Falkinham, J. D., III. 1996. Epidemiology of infection by nontuberculosis mycobacteria. *Clin. Microbiol. Rev.* **91**:177–215.
17. Glosli, H., A. Stray-Pedersen, A. C. Brun, L. W. Holtmon, T. Tanjum, A. Chapgier, J. L. Casanova, and T. G. Abrahamsen. 2008. Infections due to various atypical mycobacteria in a Norwegian multiplex family with dominant interferon-γ receptor deficiency. *Clin. Infect. Dis.* **46**:e23–e27.

18. Good, R. C., and D. E. Snider, Jr. 1982. Isolation of nontuberculous mycobacteria from the United States, 1980. *J. Infect. Dis.* **146:**829–833.
19. Good, R. C. 1980. Isolation of nontuberculous mycobacteria in the United States, 1979. *J. Infect. Dis.* **142:**779–883.
20. Good, R. C. 1985. Opportunistic pathogens in the genus *Mycobacterium*. *Annu. Rev. Microbiol.* **39:**347–369.
21. Gorse, G. J., R. D. Fairshter, G. Friedly, L. Mela Maza, G. R. Greene, and T. C. Cesario. 1983. Nontuberculous mycobacterial disease. Experience in a southern California hospital. *Arch. Intern. Med.* **143:**225–228.
22. Goslee, S., and E. Wolinsky. 1976. Water as a source of potentially pathogenic mycobacteria. *Am. Rev. Respir. Dis.* **113:**287–292.
23. Gracey, D. R., and R. B. Byrd. 1970. Scotochromogens and pulmonary disease. Five years' experience at a pulmonary disease center with report of a case. *Am. Rev. Respir. Dis.* **101:**959–963.
24. Grzybowski, S., and E. A. Allen. 1995. History and importance of scrofula. *Lancet* **346:**1472–1474.
25. Hosty, T. S., and C. I. McDurmont. 1975. Isolation of acid-fast organisms from milk and oysters. *Health Lab. Sci.* **12:**16–19.
26. Hsueh, P. R., T. R. Hsiue, J. J. Jarn, S. W. Ho, and W. C. Hsieh. 1996. Disseminated infection due to *Mycobacterium scrofulaceum* in an immunocompetent host. *Clin. Infect. Dis.* **22:**156–161.
27. Ishii, N., Y. Sugita, I. Sato, and H. Nakajima. 1998. A case of mycobacterial skin disease caused by *Mycobacterium peregrinum* and *M. scrofulaceum*. *Acta Derm. Venereol.* **78:**76–77.
28. Jang, H., J. Jo, C. Oh, M. Kim, J. Lee, C. L. Chang, Y. W. Kwon, and K. S. Kwon. 2005. Successful treatment of localized cutaneous infection caused by *Mycobacterium scrofulaceum* with clarithromycin. *Pediatr. Dermatol.* **22:**476–479.
29. Jin, B. W., H. Saito, and Z. Yoshii. 1984. Environmental mycobacteria in Korea. I. Distribution of the organisms. *Microbiol. Immunol.* **128:**667–677.
30. Joos, H. A., L. B. Hilty, D. Courington, W. B. Schaefer, and M. Block. 1967. Fatal disseminated scotochromogenic mycobacteriosis in a child. *Am. Rev. Respir. Dis.* **96:**795–801.
31. Kandyil, R., D. Maloney, J. Tarrand, and M. Duvic. 2002. Red nodule on the finger of an immunosuppressed woman. *Arch. Dermatol.* **128:**689–694.
32. Kirschner, R. A., Jr., B. C. Parker, and J. O. Falkinham III. 1992. Epidemiology of infection by nontuberculous mycobacteria. *Mycobacterium avium*, *Mycobacterium intracellulare*, and *Mycobacterium scrofulaceum* in acid, brown-water swamps of the southeastern United States and their association with environmental variables. *Am. Rev. Respir. Dis.* **145:**271–275.
33. Krajnack, M. A., and H. Dowda. 1981. Non-tuberculous mycobacteria in South Carolina, 1971-1980. *J. S. C. Med. Assoc.* **77:**551–555.
34. Kubalek, I., and J. Mysak. 1996. The prevalence of environmental mycobacteria in drinking water supply systems in a demarcated region in Czech Republic, in the period 1984-1989. *Eur. J. Epidemiol.* **12:**471–474.
35. Kwamanga, D. O., O. B. Swai, R. Agwanda, and W. Githui. 1995. Effect of non-tuberculous mycobacteria infection on tuberculin results among primary school children in Kenya. *East Afr. Med. J.* **72:**222–227.
36. LeMense, G. P., A. B. VanBakel, A. J. Crumbley III, and M. A. Judson. 1994. *Mycobacterium scrofulaceum* infection presenting as lung nodules in a heart transplant recipient. *Chest* **106:**1918–1920.
37. Lincoln, E. M., and L. A. Gilbert. 1972. Disease in children due to mycobacteria other than *Mycobacterium tuberculosis*. *Am. Rev. Respir. Dis.* **105:**683–714.
38. Marazzi, M. G., A. Capgier, A.-C. Defilippi, V. Pistoia, S. Mangini, C. Savioli, A. Dell'Acqua, J. Feinberg, E. Tortoli, and J.-L. Casanova. 2009. Disseminated *Mycobacterium scrofulaceum* infection in a child with interferon-γ receptor 1 deficiency. *Int. J. Infect. Dis.* **10:**1016–1019.
39. Margileth, A. M. 1983. The use of purified protein derivative mycobacterial skin test antigens in children and adolescents: purified protein derivative skin test results correlated with mycobacterial isolates. *Pediatr. Infect. Dis.* **2:**225–231.
40. McCusker, J. J., and R. A. Green. 1962. Generalized nontuberculous mycobacteriosis: report of two cases. *Am. Rev. Respir. Dis.* **86:**405–414.
41. McNutt, D. D., and H. H. Fudenberg. 1971. Disseminated scotochromogen infection and unusual myeloproliferative disorder: report of a case and review of the literature. *Ann. Intern. Med.* **75:**737–744.
42. Meissner, P. S., and J. O. Falkinham III. 1986. Plasmid DNA profiles as epidemiologic markers for clinical and environmental isolates of *Mycobacterium avium*, *Mycobacterium intracellulare*, and *Mycobacterium scrofulaceum*. *J. Infect. Dis.* **153:**325–330.
43. Murray-Leisure, K. A., N. Egan, and M. R. Weitekamp. 1987. Skin lesions caused by *Mycobacterium scrofulaceum*. *Arch. Dermatol.* **123:**369–370.
44. O'Brien, R. J., L. J. Geiter, and D. E. Snider, Jr. 1987. The epidemiology of nontuberculous mycobacterial diseases in the United States. *Am. Rev. Respir. Dis.* **135:**1007–1014.
45. Patel, K. M. 1981. Granulomatous hepatitis due to *Mycobacterium scrofulaceum*: report of a case. *Gastroenterology* **81:**156–158.
46. Phoa, L. L., K. S. Khong, T. P. Thamboo, and K. N. Lam. 2000. A case of *Mycobacterium scrofulaceum* osteomyelitis of the right wrist. *Ann. Acad. Med. Singapore* **29:**678–681.
47. Prissick, F. H., and A. M. Masson. 1952. A preliminary report on a study of pigmented mycobacteria. *Can. J. Public Health* **43:**34.
48. Prissick, F. H., and A. M. Masson. 1956. Cervical lymphadenitis in children caused by chromogenic mycobacteria. *Can. Med. Assoc. J.* **75:**798–803.
49. Prissick, F. H., and A. M. Masson. 1957. Yellow-pigmented pathogenic mycobacteria from cervical lymphadenitis. *Can J. Microbiol.* **3:**91–100.
50. Puthanakit, T., P. Oberdorfer, N. Ukarapol, N. Akarathum, S. Punjaisee, T. Sirisanthana, and V. Sirisanthana. 2006. Immune reconstitution syndrome from nontuberculous mycobacterial infection after initiation of antiretroviral therapy in children with HIV infection. *Pediatr. Infect. Dis. J.* **7:**645–648.
51. Rastogi, N., K. S. Goh, and A. Bryskier. 1993. In vitro activity of roxithromycin against 16 species of atypical mycobacteria and effect of pH on its radiometric MIC. *Antimicrob. Agents Chemother.* **37:**1560–1562.
52. Rogall, T., T. Wolters, T. Flohr, and E. C. Böttger. 1990. Towards the phylogeny and definition of species at the molecular level within the genus *Mycobacterium*. *Int. J. Syst. Bacteriol.* **40:**323–330.

53. **Saad, M. H., V. Vincent, D. J. Dawson, M. Palaci, L. Ferrazoli, and L. D. S. Fonseca.** 1997. Analysis of *Mycobacterium avium* complex serovars isolated from AIDS patients from southeast Brazil. *Mem. Inst. Oswaldo Cruz* **92**:471–475.
54. **Sanders, J. W., A. D. Walsh, R. L. Snider, and E. E. Sahn.** 1995. Disseminated *Mycobacterium scrofulaceum* infection: a potentially treatable complication of AIDS. *Clin. Infect. Dis.* **20**:549–556.
55. **Schroder, K. H., J. Kazda, K. Muller, and H. J. Muller.** 1992. Isolation of *Mycobacterium simiae* from the environment. *Int. J. Med. Microbiol. Virol. Parasitol. Infect. Dis.* **277**:561–564.
56. **Shafer, R. W., and M. F. Sierra.** 1992. *Mycobacterium xenopi*, *Mycobacterium fortuitum*, *Mycobacterium kansasii*, and other nontuberculous mycobacteria in an area of endemicity for AIDS. *Clin. Infect. Dis.* **15**:161–162.
57. **Sowers, W. F.** 1972. Swimming pool granuloma due to *Mycobacterium scrofulaceum*. *Arch. Dermatol.* **105**:760–761.
58. **Svandova, E., J. Stastna, and M. Kubin.** 1984. Comparative testing of skin reactions to PPD mycobacterins from *Mycobacterium tuberculosis* and *Mycobacterium scrofulaceum* in school-age children. *J. Hyg. Epidemiol. Microbiol. Immunol.* **29**:275–281.
59. **Tsukamura, M.** 1970. Appropriate name for tap water scotochromogens. *Am. Rev. Respir. Dis.* **102**:643–644.
60. **Vinh, L. T., T. V. Duc, P. Nevot, and M. A. St. Thieffry.** 1966. Infection généralisée mortelle due à une mycobactérie atypique. *Arch. Franc. Petiatr.* **23**:1155–1166.
61. **Wayne, L. G., J. R. Doubek, and G. A. Diaz.** 1967. Classification and identification of mycobacteria. IV. Some important scotochromogens. *Am. Rev. Respir. Dis.* **96**:88–95.
62. **Wayne, L. G.** 1970. On the identity of *Mycobacterium gordonae* Bojalil and the so-called tap water scotochromogens. *Int. J. Syst. Bacteriol.* **20**:149–153.
63. **Wolinsky, E., and T. K. Rynearson.** 1968. Mycobacteria in soil and their relation to disease-associated strains. *Am. Rev. Respir. Dis.* **97**:1032–1037.
64. **Wolinsky, E.** 1995. Mycobacterial lymphadenitis in children: a prospective study of 105 nontuberculous cases with long-term follow-up. *Clin. Infect. Dis.* **20**:954–963.
65. **Wolinsky, E.** 1979. Nontuberculous mycobacteria and associated diseases. *Am. Rev. Respir. Dis.* **119**:107–159.
66. **Woods, G., and J. Washington.** 1987. Mycobacteria other than *Mycobacterium tuberculosis*: review of microbiologic and clinical aspects. *Rev. Infect. Dis.* **9**:275–294.
67. **Yamamoto, M., K. Sudo, M. Taga, and S. Hibino.** 1967. A study of diseases caused by atypical mycobacteria in Japan. *Am. Rev. Respir. Dis.* **96**:779–787.
68. **Yew, W. W., L. J. Piddock, M. S. Li, D. Lyon, C. Y. Chan, and A. F. Cheng.** 1994. In-vitro activity of quinolones and macrolides against mycobacteria. *J. Antimicrob. Chemother.* **34**:343–351.
69. **Zamorano, J., Jr., and R. Tompsett.** 1968. Disseminated atypical mycobacterial infection and pancytopenia. *Arch. Intern. Med.* **121**:424–427.

Chapter 41

Mycobacterium bovis と他のまれな結核菌群に属する菌
Mycobacterium bovis and Other Uncommon Members of the *Mycobacterium tuberculosis* Complex

- 著：Jaime Esteban・Noelia Alonso-Rodríguez
- 訳：北薗 英隆

1882年のコッホ(Koch)の結核菌の発見からほんの数年後，Theobald Smithは，ヒト起源の結核菌と畜牛から分離された結核菌では，一定した表現型の違いがあることをみつけ，その後にヒト結核菌とウシ型結核菌に菌種を分けた[50]。両種ともに共通の特徴はあるが，いくらか違いもみられた。おそらく，最も重要な違いは，ヒト結核菌は動物に対しては病原性が低く，一方で，ウシ型結核菌は動物にもヒトにも感染することができ，ヒトにおける肺外結核の重要な原因であった点であろう[15]。さらに，結核菌の新種も報告されており，そのいくらかはヒトの疾患も起こすようである[5,26] (www.bacterio.cict.fr/m/mycobacterium.html) (表41-1)。

これらの菌はすべて，*Mycobacterium tuberculosis*種とともに，いわゆる結核菌群 (*M. tuberculosis* complex) を形成しており，疫学，微生物学，治療に至るまで，これら菌の間では重要な違いがある。

疫学と分子学的タイピング法

*M. bovis*は古くからある病原菌で，ヒトの病変，畜牛や多数の家畜・野生哺乳類における結核の大半を起こす[25,35,85]。ヒトの結核の主要な原因菌である*M. tuberculosis*は，ウシの家畜化に伴って，約10,000〜15,000年前に，*M. bovis*からヒト宿主に対して特別な適応により派生したと長年考えられてきた[13]。しかし最近の研究により，*M. bovis* (*M. africanum*や*M. microti*といった他の結核菌群の構成菌とともに) は，*M. tuberculosis*と共通の祖先から分かれた系統の菌の一部であることが示された[13,47]。

*M. bovis*は*M. tuberculosis*よりも多くの宿主に感染しうる。畜牛は自然宿主であり，他の動物やヒトへの主要な感染源と考えられている[19,50]。しかし，野生動物も疾患の持続と拡大に役割を果たしている[36]。いくつかの既知の例としては，英国とアイルランド共和国のヨーロッパアナグマ[46,82]，ニュージーランドのフクロネズミとフェレット[20]，スペインのアカシカとイノシシ[6]，南アフリカの一部地域のアフリカスイギュウ[72]，ミシガン(米国)のオジロジカ[36]，などである。

いくつかの研究によると，先進国では，ヒトの結核の0.3〜15%は*M. bovis*によると推定されている[23,27,50,84,92,93,115]。比較して，ほとんどの途上国の*M. bovis*結核の症例の割合は分離・同定が適切でないため不明だが，おそらく，先進国よりも高いと思われ，公衆衛生の大きな脅威である[8,9,19,23,24,34]。

*M. bovis*の伝播は，家畜と野生動物の間で，また動物からヒトへ，そしてよりまれではあるがヒトから動物へ，またはヒトの間でも起こりうる[50,77,85,87,105]。感染はエアロゾルの吸入，経口摂取，粘膜との直接接触で起こる[35,50]。畜牛におけるウシ型結核は主に呼吸器系疾患であり，エアロゾル中の菌の散布が他の動物やヒトへの主要な感染源である[70,77]。ヒト感染はしばしば，乳房感染した動物からの殺菌処理されていない牛乳や乳製品を摂取することで起こる。よりまれではあるが，不十分な加熱の牛肉の摂取による感染も報告されている。現在では，これらの感染経路は，ウシ型結核の有病率が多く，対策が実施されておらず，および(または)低温殺菌がほとんど行われていないような途上国にのみみられる[9,23]。逆に先進国では，牛乳の低温殺菌実施が一般化されてから感染発生率が激減し，起こるほとんどの症例は高齢者における，動物感染がまだ一般的であった過去に獲得した感染の再燃である[50,87]。さらに，先進国における検出と屠殺の政策実施により，感染性動物の数は減少し[22,35,50]，通常の経路での伝播リスクを最小限にしている。しかし，これら政策を展開するのには費用がかかり，途上国での実施は経済的なものも含め多くの理由で依然困難である。

*M. bovis*の畜牛以外の動物からヒトへの感染は散発的に起こるのみで，農家の人，獣医，食肉処理場職員，動物飼育員，ハンターなど，特定の職業に関連している[29,42,67,93,106,114]。一方で，感

表41-1 結核菌群 (*Mycobacterium tuberculosis* complex) の構成菌

菌種	ヒト病原性	報告年
M. tuberculosis	よくある	1883
M. bovis	よくある	1907
M. boivs BCG	まれ	認定なし[c]
M. africanum	よくある	1969
M. caprae	時にある[a]	2003
M. microti	まれ	1957
M. pinnipedii	ない[b]	2003
"*M. canettii*"	まれ	認定なし[c]

[a] 実際の*M. caprae*の発生率は，*M. bovis*による感染が依然重要な多くの国で未確認である。
[b] *M. pinnipedii*によるヒト疾患は報告されていないが，病気のアザラシからおそらく感染した症例の報告はあり[58]。
[c] 現在の分類法では，固有種または亜種として認められていない (www.bacterio.cict.fr/m/mycobacterium.html)。

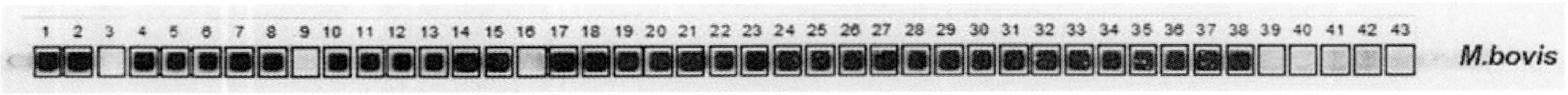

III 非結核性抗酸菌

図41-1 *Mycobacterium bovis* の spoligotyping のパターン　DR領域のスペーサーが1～43までの数で示されている。

染したヒトもまた，動物やヒトの接触者に対して M. bovism の感染源になりうる[50,85]。ヒトから動物への伝染の証拠は逸話的に報告されている[50,97]が，いくらかの研究では，院内アウトブレイクに関連したヒトからヒトへの伝播[12,48,51,86,91,113]や，都市部で散発的に察知された発生[41]も報告されている。これらの症例のほとんどで，ヒト免疫不全ウイルス（human immunodeficiency virus：HIV）共感染，がん治療，アルコール多飲，および（または）インスリン依存性糖尿病による免疫抑制が絡んでおり，宿主を発症しやすくする重要な役割を果たしていたのだろう。

効果的な結核の制御法の確立には，病原菌の伝播の動態と疾患の起源と播種にかかわる因子に関する理解が必要である。この目的をもって，分子疫学の出現は分子生物学，臨床医学，古典的疫学を統合する。この意味で，1990年代からのDNAフィンガープリント技術の開発[60]は，どの症例が遺伝子型の同じ株に感染しているのか，どの症例が同じ伝染鎖であるのかを判定することを可能にした[58,68]。

挿入断片IS*6110*（IS*6110* RFLP）をもとにした制限断片長多型（restriction fragment length polymorphism：RFLP）分析は，M. tuberculosis においては，その遺伝子型検査のゴールドスタンダードであることと対照的に，M. bovis 分離菌ではその識別は限られている。この種は，特に畜牛からの分離菌の場合，通常，IS*6110* コピーを1つか数個しかもたないためだ[98]。IS*6110* RFLP法の解像度は，IS*6110* 挿入頻発部位の存在のため，IS*6110* コピー数に反比例する。したがって，6バンド以下での同一のRFLPパターンは，最近の伝播を証明するには不適切とされている[60]。

もう1つの M. bovis 株によく使われる疫学的遺伝子型解析法は spoligotyping 法である。この方法は，結核菌群の株の直接修復（direct repeat：DR）領域にみつかる43のスペーサー配列の有無から得られる多型性を解析する[57,109]。spoligotyping は迅速で再現性があり，遺伝子型（2進法でのデータに基づく）は簡単に解釈，コンピュータ化できて検査室内または検査室間で比較できる（www.mbovis.org）（図41-1）。しかし，spoligotyping の識別力は低く，同一パターンが必ずしも最近の伝播とは限らない[60]。最近，いくつかの研究で，25の追加スペーサーの新しいセット（M. bovis, M. africanum, M. caprae 分離株に対しより詳しい特徴を示すことができる）の解析が報告されたが，この追加スペーサーは標準的な膜にはまだ含まれてはいない。

近年，variable-number tandem repeat（VNTR）配列が，いくつかの細菌種の遺伝子型の高度な識別の分子学的マーカーとして報告された。特に，結核菌群の構成菌のような遺伝的に均一な病原菌において有用である[45,66,102]。結核菌群で同定されたいくつかのVNTR配列は mycobacterial interspersed repetitive units (MIRU)[102,103] と命名され，この理由から，遺伝子型検査法はVNTRとMIRU-VNTRの両方の名前で知られている。この遺伝子型検査法はPCRベースの検査で，ゲノムの遺伝子間領域に散らばったタンデム配列（40～120塩基まで）の反復の数を解析する。MIRU-VNTR法の利点は，高い処理能力，識別性，再現性にある。さらに，遺伝子型プロファイルは数字で表され，検査室間で管理，受け渡ししやすい[11,68]。

MIRU-VNTR の評価の段階では，早期の MIRU-12 フォーマット（12 部位のセット）から現在のより識別力のある MIRU-15（15 部位のセット）または MIRU-24（24 部位のセット）まで異なるセット部位が解析され，さまざまな疫学的背景において実施された解析でテストされた[3,18,83,101,103]。現在では，M. tuberculosis の疫学的研究における MIRU-24 フォーマットの適用については合意が得られたが，M. bovis の遺伝子型においては適切ではないようだ。何人かの著者は，MIRU-24 フォーマットが M. bovis の伝染鎖を追跡するのに十分な識別力を有さないと主張し，MIRU-24 フォーマット中のいくらかの部位と新しい追加の VNTR 部位を含んだ新たな部位のセットを提唱した[2,94,99]。今のところ，M. bovis 疫学研究において使用される MIRU-VNTR フォーマットを標準化しようとする努力にもかかわらず，まだその目標は達成できていない。

M. bovis 症とその診断

M. bovis によるヒトの疾患は，M. tuberculosis による疾患と臨床的，病理学的に区別できない[14,23,30,39,41,54,73,84]。しかし，M. bovis 結核は M. tuberculosis 疾患と比べて肺外病変の割合がより高いと報告する研究[14,23,30,54]もあれば，肺外病変より肺病変の割合のほうが高いことを示す他の研究もある[39,41,85]。これらの違いへの説明として，病原菌の侵入門戸との関連が指摘されている。汚染された牛乳で摂取された M. bovis は通常，リンパ節または腸管病変を起こす。一方で，呼吸により獲得した感染は肺病変を起こす。尿路生殖器や骨関節病変（図41-2）といった他の M. bovis による肺外結核は，M. tuberculosis 感染で侵されるのと同じ部位にみつかる。しかし，胸膜病変の割合はより低い[30]。

成人において，肺外病変は通常，古い感染の再燃により起こる。しかし依然，肺病変が M. bovis 結核の最も多い型である。播種病変は特に，後天性免疫不全症候群（acquired immunodeficiency syndrome：AIDS）も含めて免疫不全宿主に発症する[30,39,95]。

小児の間では，最も多い病型は頸部リンパ節と腸管の病変であり，おそらく，菌獲得の最も多い経路を反映している[30]。この理

Chapter 41 *Mycobacterium bovis*と他のまれな結核菌群に属する菌

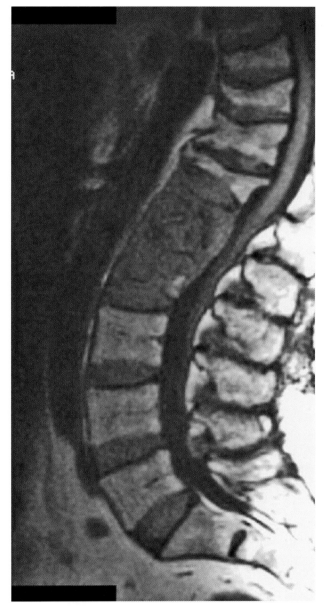

図41-2　*M. bovis*による椎体結核の磁気共鳴画像（MRI）画像

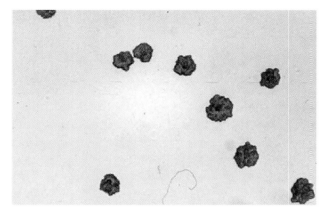

図41-3　*M. bovis*の微小コロニー
Middlebrook 7H11培地で1週間，37℃で培養後。倍率×10。

る。*M. tuberculosis*と*M. bovis*の培養での違いは，両菌の発見以来知られている。*M. bovis*ではグリセロールを炭素源として使えないので，ピルビン酸を有した培地が必要である[21]。このことは，抗酸菌培養で間違いなく最も多く使われる培地であるLöwenstein-Jensenのようなピルビン酸を含まない培地での菌の発育の悪さにつながる。この培地では，*M. bovis*は発育不良なコロニーとなり，微生物学者なら，*M. bovis*分離の可能性を挙げるはずの所見だ。*M. bovis*は異なるMiddlebrook培地（液体と固形の両方あり）からもよい成績で検出される[53]（図41-3）。よって，現在の自動液体システム（この培地をもとにした）は，伝統的卵ベースの固形培地よりも臨床検体からの検出が多いだろう。

*M. tuberculosis*と*M. bovis*の間の鑑別診断は，古典的には，さまざまな生化学検査[21,50]を使って行われた。それらには，硝酸還元酵素（*M. tuberculosis*では陽性，*M. bovis*では陰性），ピラジナミドへの感受性（*M. bovis*は耐性，*M. tuberculosis*は通常感性），thiophene-2-carboxylic acid hydrazideへの感受性（*M. bovis*は感受性，*M. tuberculosis*は耐性），ナイアシン蓄積（*M. tuberculosis*では陽性，*M. bovis*では陰性），などがある[21,50]。しかし，これら試験は時間がかかり，その適切な使用と解釈には経験が必要で，中規模から小規模の臨床微生物検査室では簡単に行うことができない。表現型検査に基づいた判定のもう1つの欠点は，*M. bovis*株のなかで*M. tuberculosis*と似た特徴をもつものがあることである[62]。過去数十年の間に，DNAプローブが病原性抗酸菌株の同定の分子学的ツールとして最もよく使用されるようになった。しかし，これらプローブは結核菌群とまでしか同定できない[78]。菌種同定には，追加の生化学的検査が必要である。

2003年に，*M. bovis*の完全なゲノム配列が論文化[47]され，*M. tuberculosis*または*M. bovis*に特異的な遺伝子マーカーの検索が可能になった。たとえば，*M. bovis*株は*M. tuberculosis*にみられる*mtp*40配列をもたない[112]。また*M. bovis*は，染色体領域RD7，RD8，RD9，RD10をもたず[13]，ピラジナミド耐性に関係する*pncA*遺伝子の169位に特定の変異をもつ[96]。また，*oxyR*遺伝子の285位の特異的変異[100]と，DR部位の3，9，16，39～43位

由のように，病気の原因を確定することは，治療面だけでなく，疫学的，公衆衛生的理由から非常に重要である。

*M. bovis*はいくつかのアウトブレイクの原因菌として報告されており，そのほとんどは感染した牛乳を飲むことで起きていた。しかし，これらのアウトブレイクでより関連性の強い事例は，超多剤耐性（extensively drug-resistant：XDR）*M. bovis*株のヒトの間での空気感染により起きた[12,51]。これらのアウトブレイクは，多剤耐性（multidrug-resistant：MDR）*M. tuberculosis*のアウトブレイクと共通の特徴がある。たとえば，高い死亡率，感染患者における播種病変の高い割合，感染した接触者の発病までのすみやかな進行，などが挙げられる。

*M. bovis*症の診断には，病原菌の検出と適切な同定が必要であ

のスペーサーの欠落[52,57]は，*M. bovis* の特徴として報告されている。しかし，これらマーカーは通常，微生物検査室では解析されず，リファレンス検査室(参考検査室)または研究室に限定されている。最近，いくつかの臨床検査室において，ルーチンに，市販のポリメラーゼ連鎖反応(polymerase chain reaction：PCR)とハイブリダイゼーションのシステムが導入された。このシステムは結核菌群からの簡単な菌種同定を可能にする[90]。分離株の菌種同定の重要性の理由は前述したとおりである。抗酸菌分離株の菌種同定を行うすべての臨床微生物検査室において，それに必要なツールが利用できるようにすべきだ。

感受性と治療

M. bovis 症は *M. tuberculosis* による疾患の治療に使われるのと同様の抗菌薬レジメンで治療される。しかしそれらの違いは，*M. bovis* の本質的ピラジナミド耐性から始まる[30,50]。この所見は菌種同定するための重要な特徴であり，また，治療アプローチが異なってくるため非常に重要である。現在の結核治療の推奨レジメンは，イソニアジド(INH)，リファンピシン(RFP)，ピラジナミド(PZA)を2か月〔感受性がわかるまではエタンブトール(EB)も追加〕，その後，INH と RFP を4か月である。この短期プロトコールは PZA の使用により可能であるが，PZA は *M. bovis* の治療には耐性のために使えない[30]。さまざまな研究で，他の薬剤の in vitro 耐性はまれであり，INH 耐性率は低いことが示されている[30]。一方で，Dankner らの研究によると，これらの率は *M. tuberculosis* と同様である[30]。ほかの研究では，多数の分離菌のなかで PZA 以外の薬剤の耐性株は皆無であったことが示された[88]。結果は分子学的手法でも確認されている。しかし，耐性株による感染の可能性のため，*M. bovis* の感受性検査は *M. tuberculosis* と同じ手法で，*M. tuberculosis* に対して行うように実施されるべきである。治療は INH，RFP，EB で開始すべきである。もし，分離株が INH と RFP 感受性と判明したら，これら2剤で合計9か月間続けるべきである。もし，分離株が INH 耐性であれば，RFP と EB を12か月間続けるのが代替として妥当である。

MDR の *M. bovis* 分離株はまれであり，XDR の *M. bovis* 分離株はなおさらである。しかし，XDR の *M. bovis* 株のアウトブレイクが1件，HIV 患者の間で1990年代半ばにスペインで報告された[95]。アウトブレイクはマドリードの1病院で始まり，スペインやその他の国の別の病院に広がった[39,95]。その分離株はすべての第1選択の抗結核薬に耐性で，ほとんどの第2選択薬にも耐性だった。この耐性のために，これらの患者の治療は著しく困難なものとなった。特に，患者の多くは HIV 症例であったことも輪をかけた。リネゾリドやアモキシシリン・クラブラン酸といったまれに結核に使われる薬もいくらかの症例で使われ，特に HIV 陰性患者において，比較的よい結果を収めた[39,43]。

M. bovis BCG 株

M. bovis の BCG(bacille Calmette–Guérin)株は研究室で作成された弱毒株であり，Albert Calmette と Camille Guérin により1922年に報告された[15]。それは多くの二次培養の結果得られたもので，ヒトに病原性がないことが示され，抗結核ワクチンとして使用されてきた。現在でもなお，結核に対する唯一のワクチンである[38]。BCG 株はほかの *M. bovis* 株と同様の表現型の特徴を示すが，ピルビン酸のない培地でもよく発育する点だけが異なり，*M. tuberculosis* によく似たコロニーを形成する。BCG 株はピラジナミド以外の第1選択の抗結核薬に感受性である。

弱毒化ワクチンとして使用されているにもかかわらず，ワクチン接種後のヒトの発病もいくらか報告あり，特に，先天性免疫不全[1]，HIV 感染[10,108]，ほかの病態[16]による免疫不全患者において報告されている。その感染症は，リンパ節炎[1]や局所の膿瘍[104]といった自然によくなる局所の合併症から，重症播種性病変まで，広いスペクトラムの症候群として現れる[1,10,16,104]。特に，最後のものが最も重大な合併症で，致死的な可能性がある[1,16,104]。通常は局所の徴候(潰瘍，瘻孔化，リンパ節腫脹など)で始まる。播種は数週/数か月の後の発熱，体重減少，多臓器病変，非特異的炎症マーカーの上昇，などで現れる[1,16,104]。播種性病変の予後は悪く，死亡率は適切な治療をしても40～50%を超える。BCG 合併症は小児においてが最も多いが，近年では，HIV 患者でワクチン接種から数年後に出現することが報告されている[108]。この重篤な合併症のリスクのため，BCG ワクチンはほかの生ワクチン同様に，HIV 陽性患者とその他の免疫抑制患者においては禁忌である[38,49]。

もう1つの BCG 株の医療使用としては，粘膜内膀胱腫瘍の治療としての BCG 株の膀胱内注入がある。Morale らにより1976年に発見，報告された[75]。免疫賦活療法としてのその使用は一般的となったが，BCG ワクチンで起きたのと同様に，後に合併症が出現した。Lamm らは，血尿，膀胱炎，発熱などよくみられる合併症から，まれな膀胱外合併症まで，幅広いスペクトラムの合併症を報告した[65]。骨髄炎[76,81]，肺や肝臓の病変，播種性病変[69]などが，膀胱からその他の臓器への菌の血行性散布に続発する再燃の例として報告された。これら疾患の予後はワクチン後の播種性疾患と異なり，適切な治療が行われれば良好である。

M. bovis BCG 株は通常，第1選択の抗結核薬に感受性でピラジナミド耐性であることは，適切なレジメン選択のため考慮しなければならない。ワクチンの軽度の合併症(穿刺部膿瘍など)の治療は，排膿，穿刺吸引，エリスロマイシン(250 mg を6時間おき)または INH(体重あたり5 mg/kg を連日)を3か月間，などである[49]。膀胱内注入後の単純な膀胱炎は同じ期間のキノロンで治療できる[116]。しかし，耐性化が問題である場合，キノロンは INH 単剤または INH と RFP で置き換えることもできる。もし，精巣上体炎または前立腺炎がある場合は，INH と RFP で6か月間，

治療すべきである[64]。これらの患者において，12時間を超えて続く一過性の発熱は，INH（300 mg/日）を3か月間で治療できる，との意見もある。これは過敏反応に対しても使われるレジメンである[49]。

播種性疾患は，全身性でも局所性でも，病原性 *M. bovis* 株によるほかの病変のように治療されるべきだ。レジメンは INH と RFP を最低6か月使用し，それに，EB，エチオナミド，サイクロセリン，ストレプトマイシン，キノロンのいずれかを最初の2か月加えるべきである。EB を全治療期間中併用することを推奨する者もいる[116]。副腎皮質ステロイドの併用（プレドニゾロン 40 mg/日）は，重症者において有用性が証明されている[49,64,116]。播種性病変（全身性および局所性いずれも）が，特に免疫抑制患者においては，非常に重篤であるため，レジメンに PZA が含まれないことも考慮すると，そのような患者に対しては，治療期間を最低9か月間に延長するのが賢明かもしれない[16,69]。

M. africanum

M. africanum は結核菌群の一種で，*M. bovis* と *M. tuberculosis* の表現型の特徴を共有している[50]（www.bacterio.net/mycobacterium.html）。この種の分離株はサハラ以南アフリカの国々で検出されており，そこでは，さまざまな割合でヒトの結核の原因となっている[31,32,71,79]。しかし先進国では，*M. africanum* の検出はまれであり，アフリカからの移民の患者に限定される[4,37]。そのような患者は他の国からの移民や土着の患者をも感染させる[37]。

その種は古典的に，2つのグループ（東と西のアフリカから）に分けられてきた。しかし，最近の分類学研究では，東の分離株は *M. bovis* で，西の分離株が真の *M. africanum* 種であることが示された[79]。最後に，種の情報としては，典型的な表現型の特徴と遺伝的マーカーとして RD9 の欠落，RD12 の存在，特異的 *gyrB* 遺伝子多型性，などがみられる[79]。現在，商用の遺伝子検査で同定が可能である[90]。

M. africanum による疾患は，*M. tuberculosis* によるものとほぼ同一である。両疾患を調べた報告はいくつかある。その1つの報告によると，2種の間で違いはほとんどなく，*M. africanum* 症例のほうが *M. tuberculosis* の症例よりも集積が少ないことと，*M. africanum* 症例では肺下葉病変の頻度が少ないことくらいだった[71]。もう1つの報告では，*M. africanum* の患者は *M. tuberculosis* の患者よりも高齢で，HIV 患者と栄養失調の頻度がより高いことが示された。また，*M. africanum* 患者では，胸部X線でより重度の病変もみられた[31]。HIV 疾患との関連から，それを日和見病原菌と考える研究者もいた[31,32]が，ほかの報告では，この関連性は確認されなかった[71]。地域の違い（研究はさまざまな国で行われた）が，そのような研究結果の違いを説明しうる。

M. africanum 症の治療は，*M. tuberculosis* 疾患の治療と同じである。現時点で，MDR の *M. africanum* 株のアウトブレイクは報告されていない。

M. caprae

1999年に，スペインでヤギから検出された結核菌群の分離株が，*M. tuberculosis* subsp. *caprae* と報告された[7]。その分離株は *M. bovis* と共通の表現型の特性をもっていたが，ピラジナミドに感受性だった。ほかの特性も，この分離株を結核菌群のほかの構成種と区別する。分離株はその後，*M. bovis* subsp. *caprae*[80] に，そして最後には，*M. caprae* という新種として位置づけられた[5]。最初はヤギにおける結核の原因として記述されたが，ヨーロッパのほかの国では，他の哺乳類からも分離されている[89]。

さらに，*M. bovis* のように，*M. caprae* はヒトの疾患の原因としても記述されている。後ろ向き研究では，*M. caprae* のさまざまな割合の分離株が，ほかの研究においては *M. bovis* として同定されていたことを示した[63,93]。両種の疫学的特徴は似ており，ほとんどの症例には事前に動物との疫学的リンクがある。*M. caprae* に対する治療もまた *M. bovis* と同様だが，*M. caprae* はピラジナミドに感受性である。

M. microti, *M. pinnipedii*, "*M. canettii*"

M. microti は結核菌群の構成菌で，ハタネズミやほかの動物における病原菌として記述されている[61,111]。典型的には，ヒトに病原性はないとみなされていた。しかし，最近の分子学的研究では，*M. microti* はヒトの感染原因となりうること[33,44,55,61,111,117]，そのほとんどは免疫抑制者だが[44,55,111,117]，一部には免疫正常者もいる[33,111,117]ことが示された。疾患は典型的結核と同様であるようだ。治療も同様だが，症例数が少ないため，一般的な推奨の作成は難しい。

M. pinnipedii は最も最近みつかった結核菌群の構成菌である[26]。それはアザラシやほかの動物の病原菌として記述されている。最近の報告では，ヒト感染の可能性もいわれたが[59]，ヒト感染は今のところ報告されていない。

"*M. canettii*" の名前は，光沢があり平滑なコロニー（*M. tuberculosis* の間ではまれな所見）の *M. tuberculosis* の分離株につけられた[110]。この分離株によるヒトの結核は記述されている[74,110]が，この分離株は結核菌群のなかの別の種または亜種（subspecies）とみなされていない（www.bacterio.net/mycobacterium.html）。

◎ 文献 ◎

1. **Abramowsky, C., B. Gonzalez, and R. U. Sorensen.** 1993. Disseminated bacillus Calmette-Guerin infections in patients with primary immunodeficiencies. *Am. J. Clin. Pathol.* 100:52–56.
2. **Allix, C., K. Walravens, C. Saegerman, J. Godfroid, P. Supply,**

and M. Fauville-Dufaux. 2006. Evaluation of the epidemiological relevance of variable-number tandem-repeat genotyping of *Mycobacterium bovis* and comparison of the method with IS*6110* restriction fragment length polymorphism analysis and spoligotyping. *J. Clin. Microbiol.* 44:1951–1962.
3. Alonso-Rodriguez, N., M. Martinez-Lirola, M. L. Sanchez, M. Herranz, T. Penafiel, M. D. Bonillo, M. Gonzalez-Rivera, J. Martinez, T. Cabezas, L. F. Diez-Garcia, E. Bouza, and D. Garcia de Viedma. 2009. Prospective universal application of MIRU-VNTR to characterize *Mycobacterium tuberculosis* isolates for fast identification of clustered and orphan cases. *J. Clin. Microbiol.* 47:2026–2032.
4. Alonso-Rodriguez, N., F. Chaves, J. Inigo, E. Bouza, D. Garcia de Viedma, S. Andres, R. Cias, R. Daza, D. Domingo, J. Esteban, J. Garcia, E. Gomez Mampaso, M. Herranz, E. Palenque, and M. J. Ruiz Serrano. 2009. Transmission permeability of tuberculosis involving immigrants, revealed by a multicentre analysis of clusters. *Clin. Microbiol. Infect.* 15:435–442.
5. Aranaz, A., D. Cousins, A. Mateos, and L. Dominguez. 2003. Elevation of *Mycobacterium tuberculosis* subsp. *caprae* Aranaz et al. 1999 to species rank as *Mycobacterium caprae* comb. nov., sp. nov. *Int. J. Syst. Evol. Microbiol.* 53:1785–1789.
6. Aranaz, A., L. De Juan, N. Montero, C. Sanchez, M. Galka, C. Delso, J. Alvarez, B. Romero, J. Bezos, A. I. Vela, V. Briones, A. Mateos, and L. Dominguez. 2004. Bovine tuberculosis (*Mycobacterium bovis*) in wildlife in Spain. *J. Clin. Microbiol.* 42:2602–2608.
7. Aranaz, A., E. Liebana, E. Gomez-Mampaso, J. C. Galan, D. Cousins, A. Ortega, J. Blazquez, F. Baquero, A. Mateos, G. Suarez, and L. Dominguez. 1999. *Mycobacterium tuberculosis* subsp. *caprae* subsp. nov.: a taxonomic study of a new member of the *Mycobacterium tuberculosis* complex isolated from goats in Spain. *Int. J. Syst. Bacteriol.* 49(Pt. 3):1263–1273.
8. Ashford, D. A., E. Whitney, P. Raghunathan, and O. Cosivi. 2001. Epidemiology of selected mycobacteria that infect humans and other animals. *Rev. Sci. Tech.* 20:325–337.
9. Ayele, W. Y., S. D. Neill, J. Zinsstag, M. G. Weiss, and I. Pavlik. 2004. Bovine tuberculosis: an old disease but a new threat to Africa. *Int. J. Tuberc. Lung Dis.* 8:924–937.
10. Azzopardi, P., C. M. Bennett, S. M. Graham, and T. Duke. 2009. Bacille Calmette-Guerin vaccine-related disease in HIV-infected children: a systematic review. *Int. J. Tuberc. Lung Dis.* 13:1331–1344.
11. Barnes, P. F., and M. D. Cave. 2003. Molecular epidemiology of tuberculosis. *N. Engl. J. Med.* 349:1149–1156.
12. Blazquez, J., L. E. Espinosa de Los Monteros, S. Samper, C. Martin, A. Guerrero, J. Cobo, J. Van Embden, F. Baquero, and E. Gomez-Mampaso. 1997. Genetic characterization of multidrug-resistant *Mycobacterium bovis* strains from a hospital outbreak involving human immunodeficiency virus-positive patients. *J. Clin. Microbiol.* 35:1390–1393.
13. Brosch, R., S. V. Gordon, M. Marmiesse, P. Brodin, C. Buchrieser, K. Eiglmeier, T. Garnier, C. Gutierrez, G. Hewinson, K. Kremer, L. M. Parsons, A. S. Pym, S. Samper, D. van Soolingen, and S. T. Cole. 2002. A new evolutionary scenario for the *Mycobacterium tuberculosis* complex. *Proc. Natl. Acad. Sci. USA* 99:3684–3689.
14. Byarugaba, F., E. M. Charles-Etter, S. Godreuil, and P. Grimaud. 2009. Pulmonary tuberculosis and *Mycobacterium bovis*, Uganda. *Emerg. Infect. Dis.* 15:124–125.
15. Calmette, A. 1936. *L'Infection Bacillaire et la Tuberculose*, 4th ed. Masson et Cie, Paris, France.
16. Casanova, J. L., S. Blanche, J. F. Emile, E. Jouanguy, S. Lamhamedi, F. Altare, J. L. Stephan, F. Bernaudin, P. Bordigoni, D. Turck, A. Lachaux, M. Albertini, A. Bourrillon, J. P. Dommergues, M. A. Pocidalo, F. Le Deist, J. L. Gaillard, C. Griscelli, and A. Fischer. 1996. Idiopathic disseminated bacillus Calmette-Guerin infection: a French national retrospective study. *Pediatrics* 98:774–778.
17. Chen, Y., Y. Chao, Q. Deng, T. Liu, J. Xiang, J. Chen, J. Zhou, Z. Zhan, Y. Kuang, H. Cai, H. Chen, and A. Guo. 2009. Potential challenges to the Stop TB Plan for humans in China; cattle maintain *M. bovis* and *M. tuberculosis*. *Tuberculosis* (Edinburgh) 89:95–100.
18. Christianson, S., J. Wolfe, P. Orr, J. Karlowsky, P. N. Levett, G. B. Horsman, L. Thibert, P. Tang, and M. K. Sharma. Evaluation of 24 locus MIRU-VNTR genotyping of *Mycobacterium tuberculosis* isolates in Canada. *Tuberculosis* (Edinburgh) 90:31–38.
19. Cleaveland, S., D. J. Shaw, S. G. Mfinanga, G. Shirima, R. R. Kazwala, E. Eblate, and M. Sharp. 2007. *Mycobacterium bovis* in rural Tanzania: risk factors for infection in human and cattle populations. *Tuberculosis* (Edinburgh) 87:30–43.
20. Coleman, J. D., and M. M. Cooke. 2001. *Mycobacterium bovis* infection in wildlife in New Zealand. *Tuberculosis* (Edinburgh) 81:191–202.
21. Collins, D. M., J. M. Grange, and M. D. Yates. 1997. *Tuberculosis Bacteriology: Organization and Practice*, 2nd ed. Butterworth Heinemann, Oxford, United Kingdom.
22. Collins, J. D. 2006. Tuberculosis in cattle: strategic planning for the future. *Vet. Microbiol.* 112:369–381.
23. Cosivi, O., J. M. Grange, C. J. Daborn, M. C. Raviglione, T. Fujikura, D. Cousins, R. A. Robinson, H. F. Huchzermeyer, I. de Kantor, and F. X. Meslin. 1998. Zoonotic tuberculosis due to *Mycobacterium bovis* in developing countries. *Emerg. Infect. Dis.* 4:59–70.
24. Cosivi, O., F. X. Meslin, C. J. Daborn, and J. M. Grange. 1995. Epidemiology of *Mycobacterium bovis* infection in animals and humans, with particular reference to Africa. *Rev. Sci. Tech.* 14:733–746.
25. Cousins, D. V. 2001. *Mycobacterium bovis* infection and control in domestic livestock. *Rev. Sci. Tech.* 20:71–85.
26. Cousins, D. V., R. Bastida, A. Cataldi, V. Quse, S. Redrobe, S. Dow, P. Duignan, A. Murray, C. Dupont, N. Ahmed, D. M. Collins, W. R. Butler, D. Dawson, D. Rodriguez, J. Loureiro, M. I. Romano, A. Alito, M. Zumarraga, and A. Bernardelli. 2003. Tuberculosis in seals caused by a novel member of the *Mycobacterium tuberculosis* complex: *Mycobacterium pinnipedii* sp. nov. *Int. J. Syst. Evol. Microbiol.* 53:1305–1314.
27. Cousins, D. V., and D. J. Dawson. 1999. Tuberculosis due to *Mycobacterium bovis* in the Australian population: cases recorded during 1970-1994. *Int. J. Tuberc. Lung Dis.* 3:715–721.
28. Cvetnic, Z., V. Katalinic-Jankovic, B. Sostaric, S. Spicic, M. Obrovac, S. Marjanovic, M. Benic, B. K. Kirin, and I. Vickovic. 2007. *Mycobacterium caprae* in cattle and humans in Croatia. *Int. J. Tuberc. Lung Dis.* 11:652–658.
29. Dalovisio, J. R., M. Stetter, and S. Mikota-Wells. 1992. Rhinoceros' rhinorrhea: cause of an outbreak of infection due to airborne *Mycobacterium bovis* in zookeepers. *Clin. Infect. Dis.* 15:598–600.
30. Dankner, W. M., N. J. Waecker, M. A. Essey, K. Moser, M.

Thompson, and C. E. Davis. 1993. *Mycobacterium bovis* infections in San Diego: a clinicoepidemiologic study of 73 patients and a historical review of a forgotten pathogen. *Medicine* (Baltimore) 72:11–37.

31. de Jong, B. C., I. Adetifa, B. Walther, P. C. Hill, M. Antonio, M. Ota, and R. A. Adegbola. 2010. Differences between tuberculosis cases infected with *Mycobacterium africanum*, West African type 2, relative to Euro-American *Mycobacterium tuberculosis*: an update. *FEMS Immunol. Med. Microbiol.* 58:102–105.

32. de Jong, B. C., P. C. Hill, R. H. Brookes, J. K. Otu, K. L. Peterson, P. M. Small, and R. A. Adegbola. 2005. *Mycobacterium africanum*: a new opportunistic pathogen in HIV infection? *AIDS* 19:1714–1715.

33. de Jong, E., R. J. Rentenaar, R. van Pelt, W. de Lange, W. Schreurs, D. van Soolingen, and P. D. Sturm. 2009. Two cases of *Mycobacterium microti*-induced culture-negative tuberculosis. *J. Clin. Microbiol.* 47:3038–3040.

34. de Kantor, I. N., M. Ambroggi, S. Poggi, N. Morcillo, M. A. Da Silva Telles, M. Osorio Ribeiro, M. C. Garzon Torres, C. Llerena Polo, W. Ribon, V. Garcia, D. Kuffo, L. Asencios, L. M. Vasquez Campos, C. Rivas, and J. H. de Waard. 2008. Human *Mycobacterium bovis* infection in ten Latin American countries. *Tuberculosis* (Edinburgh) 88:358–365.

35. de la Rua-Domenech, R. 2006. Human *Mycobacterium bovis* infection in the United Kingdom: incidence, risks, control measures and review of the zoonotic aspects of bovine tuberculosis. *Tuberculosis* (Edinburgh) 86:77–109.

36. de Lisle, G. W., C. G. Mackintosh, and R. G. Bengis. 2001. *Mycobacterium bovis* in free-living and captive wildlife, including farmed deer. *Rev. Sci. Tech.* 20:86–111.

37. Desmond, E., A. T. Ahmed, W. S. Probert, J. Ely, Y. Jang, C. A. Sanders, S. Y. Lin, and J. Flood. 2004. *Mycobacterium africanum* cases, California. *Emerg. Infect. Dis.* 10:921–923.

38. Doherty, T. M., and P. Andersen. 2005. Vaccines for tuberculosis: novel concepts and recent progress. *Clin. Microbiol. Rev.* 18:687–702.

39. Esteban, J., P. Robles, M. Soledad Jimenez, and M. L. Fernandez Guerrero. 2005. Pleuropulmonary infections caused by *Mycobacterium bovis*: a re-emerging disease. *Clin. Microbiol. Infect.* 11:840–843.

40. Reference deleted.

41. Evans, J. T., E. G. Smith, A. Banerjee, R. M. Smith, J. Dale, J. A. Innes, D. Hunt, A. Tweddell, A. Wood, C. Anderson, R. G. Hewinson, N. H. Smith, P. M. Hawkey, and P. Sonnenberg. 2007. Cluster of human tuberculosis caused by *Mycobacterium bovis*: evidence for person-to-person transmission in the UK. *Lancet* 369:1270–1276.

42. Fanning, A., and S. Edwards. 1991. *Mycobacterium bovis* infection in human beings in contact with elk (*Cervus elaphus*) in Alberta, Canada. *Lancet* 338:1253–1255.

43. Fortun, J., P. Martin-Davila, E. Navas, M. J. Perez-Elias, J. Cobo, M. Tato, E. G. De la Pedrosa, E. Gomez-Mampaso, and S. Moreno. 2005. Linezolid for the treatment of multidrug-resistant tuberculosis. *J. Antimicrob. Chemother.* 56:180–185.

44. Foudraine, N. A., D. van Soolingen, G. T. Noordhoek, and P. Reiss. 1998. Pulmonary tuberculosis due to *Mycobacterium microti* in a human immunodeficiency virus-infected patient. *Clin. Infect. Dis.* 27:1543–1544.

45. Frothingham, R., and W. A. Meeker-O'Connell. 1998. Genetic diversity in the *Mycobacterium tuberculosis* complex based on variable numbers of tandem DNA repeats. *Microbiology* 144(Pt. 5):1189–1196.

46. Gallagher, J., R. H. Muirhead, J. M. Daykin, J. A. Smith, S. D. Beavan, J. Kirkham, A. T. Turnball, and J. I. Davies. 2005. Bovine tuberculosis and badgers. *Vet. Rec.* 156:555–556.

47. Garnier, T., K. Eiglmeier, J. C. Camus, N. Medina, H. Mansoor, M. Pryor, S. Duthoy, S. Grondin, C. Lacroix, C. Monsempe, S. Simon, B. Harris, R. Atkin, J. Doggett, R. Mayes, L. Keating, P. R. Wheeler, J. Parkhill, B. G. Barrell, S. T. Cole, S. V. Gordon, and R. G. Hewinson. 2003. The complete genome sequence of *Mycobacterium bovis*. *Proc. Natl. Acad. Sci. USA* 100:7877–7882.

48. Gori, A., G. Marchetti, L. Catozzi, C. Nigro, G. Ferrario, M. C. Rossi, A. Degli Esposti, A. Orani, and F. Franzetti. 1998. Molecular epidemiology characterization of a multidrug-resistant *Mycobacterium bovis* outbreak amongst HIV-positive patients. *AIDS* 12:445–446.

49. Grange, J. M. 1998. Complications of bacille Calmette-Guérin (BCG) vaccination and immunotherapy and their management. *Commun. Dis. Public Health* 1:84–88.

50. Grange, J. M., and M. D. Yates. 1994. Zoonotic aspects of *Mycobacterium bovis* infection. *Vet. Microbiol.* 40:137–151.

51. Guerrero, A., J. Cobo, J. Fortun, E. Navas, C. Quereda, A. Asensio, J. Canon, J. Blazquez, and E. Gomez-Mampaso. 1997. Nosocomial transmission of *Mycobacterium bovis* resistant to 11 drugs in people with advanced HIV-1 infection. *Lancet* 350:1738–1742.

52. Haddad, N., M. Masselot, and B. Durand. 2004. Molecular differentiation of *Mycobacterium bovis* isolates. Review of main techniques and applications. *Res. Vet. Sci.* 76:1–18.

53. Hines, N., J. B. Payeur, and L. J. Hoffman. 2006. Comparison of the recovery of *Mycobacterium bovis* isolates using the BACTEC MGIT 960 system, BACTEC 460 system, and Middlebrook 7H10 and 7H11 solid media. *J. Vet. Diagn. Investig.* 18:243–250.

54. Hlavsa, M. C., P. K. Moonan, L. S. Cowan, T. R. Navin, J. S. Kammerer, G. P. Morlock, J. T. Crawford, and P. A. Lobue. 2008. Human tuberculosis due to *Mycobacterium bovis* in the United States, 1995-2005. *Clin. Infect. Dis.* 47:168–175.

55. Horstkotte, M. A., I. Sobottka, C. K. Schewe, P. Schafer, R. Laufs, S. Rusch-Gerdes, and S. Niemann. 2001. *Mycobacterium microti* llama-type infection presenting as pulmonary tuberculosis in a human immunodeficiency virus-positive patient. *J. Clin. Microbiol.* 39:406–407.

56. Javed, M. T., A. Aranaz, L. de Juan, J. Bezos, B. Romero, J. Alvarez, C. Lozano, A. Mateos, and L. Dominguez. 2007. Improvement of spoligotyping with additional spacer sequences for characterization of *Mycobacterium bovis* and *M. caprae* isolates from Spain. *Tuberculosis* (Edinburgh) 87:437–445.

57. Kamerbeek, J., L. Schouls, A. Kolk, M. van Agterveld, D. van Soolingen, S. Kuijper, A. Bunschoten, H. Molhuizen, R. Shaw, M. Goyal, and J. van Embden. 1997. Simultaneous detection and strain differentiation of *Mycobacterium tuberculosis* for diagnosis and epidemiology. *J. Clin. Microbiol.* 35:907–914.

58. Kanduma, E., T. D. McHugh, and S. H. Gillespie. 2003. Molecular methods for *Mycobacterium tuberculosis* strain typing: a users guide. *J. Appl. Microbiol.* 94:781–791.

59. Kiers, A., A. Klarenbeek, B. Mendelts, D. Van Soolingen, and G. Koeter. 2008. Transmission of *Mycobacterium pinnipedii*

to humans in a zoo with marine mammals. *Int. J. Tuberc. Lung Dis.* **12**:1469–1473.
60. Kremer, K., D. van Soolingen, R. Frothingham, W. H. Haas, P. W. Hermans, C. Martin, P. Palittapongarnpim, B. B. Plikaytis, L. W. Riley, M. A. Yakrus, J. M. Musser, and J. D. van Embden. 1999. Comparison of methods based on different molecular epidemiological markers for typing of *Mycobacterium tuberculosis* complex strains: interlaboratory study of discriminatory power and reproducibility. *J. Clin. Microbiol.* **37**:2607–2618.
61. Kremer, K., D. van Soolingen, J. van Embden, S. Hughes, J. Inwald, and G. Hewinson. 1998. *Mycobacterium microti*: more widespread than previously thought. *J. Clin. Microbiol.* **36**:2793–2794.
62. Kubica, T., R. Agzamova, A. Wright, G. Rakishev, S. Rusch-Gerdes, and S. Niemann. 2006. *Mycobacterium bovis* isolates with *M. tuberculosis* specific characteristics. *Emerg. Infect. Dis.* **12**:763–765.
63. Kubica, T., S. Rusch-Gerdes, and S. Niemann. 2003. *Mycobacterium bovis* subsp. *caprae* caused one-third of human *M. bovis*-associated tuberculosis cases reported in Germany between 1999 and 2001. *J. Clin. Microbiol.* **41**:3070–3077.
64. Lamm, D. L. 2000. Efficacy and safety of bacille Calmette-Guérin immunotherapy in superficial bladder cancer. *Clin. Infect. Dis.* **31**:S86–S90.
65. Lamm, D. L., P. M. van der Meijden, A. Morales, S. A. Brosman, W. J. Catalona, H. W. Herr, M. S. Soloway, A. Steg, and F. M. Debruyne. 1992. Incidence and treatment of complications of bacillus Calmette-Guerin intravesical therapy in superficial bladder cancer. *J. Urol.* **147**:596–600.
66. Le Fleche, P., M. Fabre, F. Denoeud, J. L. Koeck, and G. Vergnaud. 2002. High resolution, on-line identification of strains from the *Mycobacterium tuberculosis* complex based on tandem repeat typing. *BMC Microbiol.* **2**:37.
67. Liss, G. M., L. Wong, D. C. Kittle, A. Simor, M. Naus, P. Martiquet, and C. R. Misener. 1994. Occupational exposure to *Mycobacterium bovis* infection in deer and elk in Ontario. *Can. J. Public Health* **85**:326–329.
68. Mathema, B., N. E. Kurepina, P. J. Bifani, and B. N. Kreiswirth. 2006. Molecular epidemiology of tuberculosis: current insights. *Clin. Microbiol. Rev.* **19**:658–685.
69. McParland, C., D. J. Cotton, K. S. Gowda, V. H. Hoeppner, W. T. Martin, and P. F. Weckworth. 1992. Miliary *Mycobacterium bovis* induced by intravesical bacille Calmette-Guerin immunotherapy. *Am. Rev. Respir. Dis.* **146**:1330–1333.
70. Menzies, F. D., and S. D. Neill. 2000. Cattle-to-cattle transmission of bovine tuberculosis. *Vet. J.* **160**:92–106.
71. Meyer, C. G., G. Scarisbrick, S. Niemann, E. N. Browne, M. A. Chinbuah, J. Gyapong, I. Osei, E. Owusu-Dabo, T. Kubica, S. Rusch-Gerdes, T. Thye, and R. D. Horstmann. 2008. Pulmonary tuberculosis: virulence of *Mycobacterium africanum* and relevance in HIV co-infection. *Tuberculosis* (Edinburgh) **88**:482–489.
72. Michel, A. L., R. G. Bengis, D. F. Keet, M. Hofmeyr, L. M. Klerk, P. C. Cross, A. E. Jolles, D. Cooper, I. J. Whyte, P. Buss, and J. Godfroid. 2006. Wildlife tuberculosis in South African conservation areas: implications and challenges. *Vet. Microbiol.* **112**:91–100.
73. Mignard, S., C. Pichat, and G. Carret. 2006. *Mycobacterium bovis* infection, Lyon, France. *Emerg. Infect. Dis.* **12**:1431–1433.
74. Miltgen, J., M. Morillon, J. L. Koeck, A. Varnerot, J. F. Briant, G. Nguyen, D. Verrot, D. Bonnet, and V. Vincent. 2002. Two cases of pulmonary tuberculosis caused by *Mycobacterium tuberculosis* subsp *canetti*. *Emerg. Infect. Dis.* **8**:1350–1352.
75. Morales, A., D. Eidinger, and A. W. Bruce. 1976. Intracavitary Bacillus Calmette-Guerin in the treatment of superficial bladder tumors. *J. Urol.* **116**:180–183.
76. Morgan, M. B., and M. D. Iseman. 1996. *Mycobacterium bovis* vertebral osteomyelitis as a complication of intravesical administration of Bacille Calmette-Guerin. *Am. J. Med.* **100**:372–373.
77. Morris, R. S., D. U. Pfeiffer, and R. Jackson. 1994. The epidemiology of *Mycobacterium bovis* infections. *Vet. Microbiol.* **40**:153–177.
78. Musial, C. E., L. S. Tice, L. Stockman, and G. D. Roberts. 1988. Identification of mycobacteria from culture by using the Gen-Probe rapid diagnostic system for *Mycobacterium avium* complex and *Mycobacterium tuberculosis* complex. *J. Clin. Microbiol.* **26**:2120–2123.
79. Niemann, S., T. Kubica, F. C. Bange, O. Adjei, E. N. Browne, M. A. Chinbuah, R. Diel, J. Gyapong, R. D. Horstmann, M. L. Joloba, C. G. Meyer, R. D. Mugerwa, A. Okwera, I. Osei, E. Owusu-Darbo, S. K. Schwander, and S. Rusch-Gerdes. 2004. The species *Mycobacterium africanum* in the light of new molecular markers. *J. Clin. Microbiol.* **42**:3958–3962.
80. Niemann, S., E. Richter, and S. Rusch-Gerdes. 2002. Biochemical and genetic evidence for the transfer of *Mycobacterium tuberculosis* subsp. *caprae* Aranaz et al. 1999 to the species *Mycobacterium bovis* Karlson and Lessel 1970 (approved lists 1980) as *Mycobacterium bovis* subsp. *caprae* comb. nov. *Int. J. Syst. Evol. Microbiol.* **52**:433–436.
81. Nikaido, T., K. Ishibashi, K. Otani, S. Yabuki, S. Konno, S. Mori, K. Ohashi, T. Ishida, M. Nakano, O. Yamaguchi, T. Suzutani, and S. Kikuchi. 2007. *Mycobacterium bovis* BCG vertebral osteomyelitis after intravesical BCG therapy, diagnosed by PCR-based genomic deletion analysis. *J. Clin. Microbiol.* **45**:4085–4087.
82. Nolan, A., and J. W. Wilesmith. 1994. Tuberculosis in badgers (*Meles meles*). *Vet. Microbiol.* **40**:179–191.
83. Oelemann, M. C., R. Diel, V. Vatin, W. Haas, S. Rusch-Gerdes, C. Locht, S. Niemann, and P. Supply. 2007. Assessment of an optimized mycobacterial interspersed repetitive-unit variable-number tandem-repeat typing system combined with spoligotyping for population-based molecular epidemiology studies of tuberculosis. *J. Clin. Microbiol.* **45**:691–697.
84. Ojo, O., S. Sheehan, G. D. Corcoran, M. Okker, K. Gover, V. Nikolayevsky, T. Brown, J. Dale, S. V. Gordon, F. Drobniewski, and M. B. Prentice. 2008. *Mycobacterium bovis* strains causing smear-positive human tuberculosis, Southwest Ireland. *Emerg. Infect. Dis.* **14**:1931–1934.
85. O'Reilly, L. M., and C. J. Daborn. 1995. The epidemiology of *Mycobacterium bovis* infections in animals and man: a review. *Tuber. Lung Dis.* **76**(Suppl. 1):1–46.
86. Palenque, E., V. Villena, M. J. Rebollo, M. S. Jimenez, and S. Samper. 1998. Transmission of multidrug-resistant *Mycobacterium bovis* to an immunocompetent patient. *Clin. Infect. Dis.* **26**:995–996.
87. Palmer, M. 2007. Tuberculosis: a reemerging disease at the interface of domestic animals and wild life. *Curr. Top. Microbiol. Immunol.* **315**:195–215.
88. Parreiras, P. M., F. C. Lobato, A. P. Alencar, T. Figueiredo,

H. M. Gomes, N. Boechat, A. P. Lage, R. A. Assis, M. A. Pereira, P. R. Souza, P. M. Mota, and P. N. Suffys. 2004. Drug susceptibility of Brazilian strains of *Mycobacterium bovis* using traditional and molecular techniques. *Mem. Inst. Oswaldo Cruz* 99:749–752.

89. Prodinger, W. M., A. Brandstatter, L. Naumann, M. Pacciarini, T. Kubica, M. L. Boschiroli, A. Aranaz, G. Nagy, Z. Cvetnic, M. Ocepek, A. Skrypnyk, W. Erler, S. Niemann, I. Pavlik, and I. Moser. 2005. Characterization of *Mycobacterium caprae* isolates from Europe by mycobacterial interspersed repetitive unit genotyping. *J. Clin. Microbiol.* 43:4984–4992.

90. Richter, E., M. Weizenegger, A. M. Fahr, and S. Rusch-Gerdes. 2004. Usefulness of the GenoType MTBC assay for differentiating species of the *Mycobacterium tuberculosis* complex in cultures obtained from clinical specimens. *J. Clin. Microbiol.* 42:4303–4306.

91. Rivero, A., M. Marquez, J. Santos, A. Pinedo, M. A. Sanchez, A. Esteve, S. Samper, and C. Martin. 2001. High rate of tuberculosis reinfection during a nosocomial outbreak of multidrug-resistant tuberculosis caused by *Mycobacterium bovis* strain B. *Clin. Infect. Dis.* 32:159–161.

92. Robert, J., F. Boulahbal, D. Trystram, C. Truffot-Pernot, A. C. de Benoist, V. Vincent, V. Jarlier, and J. Grosset. 1999. A national survey of human *Mycobacterium bovis* infection in France. Network of Microbiology Laboratories in France. *Int. J. Tuberc. Lung Dis.* 3:711–714.

93. Rodriguez, E., L. P. Sanchez, S. Perez, L. Herrera, M. S. Jimenez, S. Samper, and M. J. Iglesias. 2009. Human tuberculosis due to *Mycobacterium bovis* and *M. caprae* in Spain, 2004-2007. *Int. J. Tuberc. Lung Dis.* 13:1536–1541.

94. Roring, S., A. Scott, D. Brittain, I. Walker, G. Hewinson, S. Neill, and R. Skuce. 2002. Development of variable-number tandem repeat typing of *Mycobacterium bovis*: comparison of results with those obtained by using existing exact tandem repeats and spoligotyping. *J. Clin. Microbiol.* 40:2126–2133.

95. Samper, S., C. Martin, A. Pinedo, A. Rivero, J. Blazquez, F. Baquero, D. van Soolingen, and J. van Embden. 1997. Transmission between HIV-infected patients of multidrug-resistant tuberculosis caused by *Mycobacterium bovis*. *AIDS* 11:1237–1242.

96. Scorpio, A., and Y. Zhang. 1996. Mutations in pncA, a gene encoding pyrazinamidase/nicotinamidase, cause resistance to the antituberculous drug pyrazinamide in tubercle bacillus. *Nat. Med.* 2:662–667.

97. Sjogren, I., and O. Hillerdal. 1978. Bovine tuberculosis in man--reinfection or endogenous exacerbation. *Scand. J. Respir. Dis.* 59:167–170.

98. Skuce, R. A., D. Brittain, M. S. Hughes, and S. D. Neill. 1996. Differentiation of *Mycobacterium bovis* isolates from animals by DNA typing. *J. Clin. Microbiol.* 34:2469–2474.

99. Skuce, R. A., T. P. McCorry, J. F. McCarroll, S. M. Roring, A. N. Scott, D. Brittain, S. L. Hughes, R. G. Hewinson, and S. D. Neill. 2002. Discrimination of *Mycobacterium tuberculosis* complex bacteria using novel VNTR-PCR targets. *Microbiology* 148:519–528.

100. Sreevatsan, S., P. Escalante, X. Pan, D. A. Gillies II, S. Siddiqui, C. N. Khalaf, B. N. Kreiswirth, P. Bifani, L. G. Adams, T. Ficht, V. S. Perumaalla, M. D. Cave, J. D. van Embden, and J. M. Musser. 1996. Identification of a polymorphic nucleotide in *oxyR* specific for *Mycobacterium bovis*. *J. Clin. Microbiol.* 34:2007–2010.

101. Supply, P., C. Allix, S. Lesjean, M. Cardoso-Oelemann, S. Rusch-Gerdes, E. Willery, E. Savine, P. de Haas, H. van Deutekom, S. Roring, P. Bifani, N. Kurepina, B. Kreiswirth, C. Sola, N. Rastogi, V. Vatin, M. C. Gutierrez, M. Fauville, S. Niemann, R. Skuce, K. Kremer, C. Locht, and D. van Soolingen. 2006. Proposal for standardization of optimized mycobacterial interspersed repetitive unit-variable-number tandem repeat typing of *Mycobacterium tuberculosis*. *J. Clin. Microbiol.* 44:4498–4510.

102. Supply, P., J. Magdalena, S. Himpens, and C. Locht. 1997. Identification of novel intergenic repetitive units in a mycobacterial two-component system operon. *Mol. Microbiol.* 26:991–1003.

103. Supply, P., E. Mazars, S. Lesjean, V. Vincent, B. Gicquel, and C. Locht. 2000. Variable human minisatellite-like regions in the *Mycobacterium tuberculosis* genome. *Mol. Microbiol.* 36:762–771.

104. Talbot, E. A., M. D. Perkins, S. F. Silva, and R. Frothingham. 1997. Disseminated bacille Calmette-Guerin disease after vaccination: case report and review. *Clin. Infect. Dis.* 24:1139–1146.

105. Thoen, C., P. Lobue, and I. de Kantor. 2006. The importance of *Mycobacterium bovis* as a zoonosis. *Vet. Microbiol.* 112:339–345.

106. Thompson, P. J., D. V. Cousins, B. L. Gow, D. M. Collins, B. H. Williamson, and H. T. Dagnia. 1993. Seals, seal trainers, and mycobacterial infection. *Am. Rev. Respir. Dis.* 147:164–167.

107. van der Zanden, A. G., K. Kremer, L. M. Schouls, K. Caimi, A. Cataldi, A. Hulleman, N. J. Nagelkerke, and D. van Soolingen. 2002. Improvement of differentiation and interpretability of spoligotyping for *Mycobacterium tuberculosis* complex isolates by introduction of new spacer oligonucleotides. *J. Clin. Microbiol.* 40:4628–4639.

108. van Deutekom, H., Y. M. Smulders, K. J. Roozendaal, and D. van Soolingen. 1996. Bacille Calmette-Guerin (BCG) meningitis in an AIDS patient 12 years after vaccination with BCG. *Clin. Infect. Dis.* 22:870–871.

109. van Embden, J. D., T. van Gorkom, K. Kremer, R. Jansen, B. A. van Der Zeijst, and L. M. Schouls. 2000. Genetic variation and evolutionary origin of the direct repeat locus of *Mycobacterium tuberculosis* complex bacteria. *J. Bacteriol.* 182:2393–2401.

110. van Soolingen, D., T. Hoogenboezem, P. E. de Haas, P. W. Hermans, M. A. Koedam, K. S. Teppema, P. J. Brennan, G. S. Besra, F. Portaels, J. Top, L. M. Schouls, and J. D. van Embden. 1997. A novel pathogenic taxon of the *Mycobacterium tuberculosis* complex, Canetti: characterization of an exceptional isolate from Africa. *Int. J. Syst. Bacteriol.* 47:1236–1245.

111. van Soolingen, D., A. G. van der Zanden, P. E. de Haas, G. T. Noordhoek, A. Kiers, N. A. Foudraine, F. Portaels, A. H. Kolk, K. Kremer, and J. D. van Embden. 1998. Diagnosis of *Mycobacterium microti* infections among humans by using novel genetic markers. *J. Clin. Microbiol.* 36:1840–1845.

112. Vera-Cabrera, L., S. T. Howard, A. Laszlo, and W. M. Johnson. 1997. Analysis of genetic polymorphism in the phospholipase region of *Mycobacterium tuberculosis*. *J. Clin.*

Microbiol. **35**:1190–1195.

113. **Waecker, N. J., Jr., R. Stefanova, M. D. Cave, C. E. Davis, and W. M. Dankner.** 2000. Nosocomial transmission of *Mycobacterium bovis* bacille Calmette-Guerin to children receiving cancer therapy and to their health care providers. *Clin. Infect. Dis.* **30**:356–362.

114. **Wilkins, M. J., P. C. Bartlett, B. Frawley, D. J. O'Brien, C. E. Miller, and M. L. Boulton.** 2003. *Mycobacterium bovis* (bovine TB) exposure as a recreational risk for hunters: results of a Michigan Hunter Survey, 2001. *Int. J. Tuberc. Lung Dis.* **7**:1001–1009.

115. **Wilkins, M. J., J. Meyerson, P. C. Bartlett, S. L. Spieldenner, D. E. Berry, L. B. Mosher, J. B. Kaneene, B. Robinson-Dunn, M. G. Stobierski, and M. L. Boulton.** 2008. Human *Mycobacterium bovis* infection and bovine tuberculosis outbreak, Michigan, 1994-2007. *Emerg. Infect. Dis.* **14**:657–660.

116. **Witjes, J. A., J. Palou, M. Soloway, D. Lammd, M. Brausi, J. R. Spermon, R. Persad, R. Buckley, H. Akaza, M. Colombel, and A. Böhle.** 2008. Clinical practice recommendations for the prevention and management of intravesical therapy-associated adverse events. *Eur. Urol. Suppl.* **7**:667–674.

117. **Xavier Emmanuel, F., A. L. Seagar, C. Doig, A. Rayner, P. Claxton, and I. Laurenson.** 2007. Human and animal infections with *Mycobacterium microti*, Scotland. *Emerg. Infect. Dis.* **13**:1924–1927.

Chapter 42

他の非結核性抗酸菌
Other Nontuberculous Mycobacteria

- 著：Marvin J. Bittner・Laurel C. Preheim
- 訳：北薗 英隆

微生物学

臨床的に重要な非結核性抗酸菌のリストは，新種が同定され続けることで長くなっている。より古い種のほうが病原性は強いようだ。これらの菌のより詳しい情報は多くの優れたレビューで確認できる[9,15,21,23,92,97,98]。グループ全体として，これらの抗酸菌は前章までに記述された菌種と比べて，感染症を起こすことは現在少ない。これらの菌のいくつかは新しく発見されたのではなく，これまで病原性がほとんどないとみなされてきたものである。以前は，これらの多くは臨床検体から分離された際にコンタミネーションとみなされてきた。TimpeとRunyonは，これらの菌がヒトに病気を起こしうることを確証し，それらを色素産生，発育速度，コロニーの特徴をもとに分類した。光発色菌（I群）は培地でゆっくり発育する（>7日）。そのコロニーは，淡黄色っぽい茶色から，光を浴びた後に鮮やかな黄色またはオレンジ色に変わる。暗発色菌（II群）もまた，発育は遅いが，暗所または光の下で培養されたら色素を産生する。III群の抗酸菌は発育が遅く，暗所でも光の下でも色素産生しない。迅速発育菌（IV群）も色素産生せず，3〜5日のうちに培養で発育する。これら4つの群は合わせて「非定型抗酸菌」，「非結核性抗酸菌（nontuberculous mycobacteria：NTM）」，結核菌以外の抗酸菌，「病原性の可能性のある環境の抗酸菌」，などと呼ばれる。リアルタイムポリメラーゼ連鎖反応（polymerase chain reaction：PCR）や遺伝子増幅法や制限断片長多型分析などの分子学的手法は，迅速なNTMの同定の手段として期待される[66,73]。

疫学

自然の至る所にいるため，多くのNTMが地下水や水道水，土，ハウスダスト，家畜や野生動物，鳥などから分離されている[65]。その広い生息域にもかかわらず，いくつかの種はある特定の地域により多くみられる。ほとんどの感染は，院内発生のものも含めて[56]，環境からの菌の吸入または直接播種により起きる。小児のNTM頸部リンパ節腫脹では，経口摂取が感染源かもしれない。また，後天性免疫不全症候群（acquired immunodeficiency syndrome：AIDS）患者においても，播種性感染が腸管から始まる場合は同様だろう。これらの感染はヒトからヒトへの伝播は報告されていないため，感染性はないと考えられる[21,61]。

病態生理

ヒトへの病原性の強さはNTMの間で異なる。グループ全体として，これらの菌は，Mycobacterium tuberculosisやM. bovisよりはヒトへの病原性は弱く，体表や分泌物に病気を起こさずに定着することがある。しかし，そのような菌による侵襲病変の報告もあるため，すべての抗酸菌は病原性があるとみなすべきだ。これは特に，菌がAIDSのような免疫不全状態の患者[21,75]や嚢胞性線維症の患者[18]から分離された場合により強くいえる。遺伝的欠損のような他の免疫不全，気管支拡張のような他の解剖的肺疾患でも，病気を起こしやすくなるだろう[21]。一般的に，病気は緩徐進行性で，組織病理学的所見は結核の所見と似ている。

診断

結核を診断するための手順は，NTM感染にも一般的に応用される。しかし，NTMのための標準的な特異的皮膚試験抗原は存在しない。さらに，無症候性保菌と検体の環境からのコンタミネーションにより，臨床的感染なしに培養陽性となりうる。専門家は肺NTM感染の診断に臨床的基準と微生物学的基準を提案してきた。臨床的基準は，他の診断の除外に加えて，「呼吸器症状，胸部X線写真での結節または空洞影，または高分解能コンピュータ断層撮影（high-resolution computed tomography：HRCT）での多発気管支拡張と多発小結節の存在」[21]を含む。微生物学的基準を満たす所見は，2つの喀痰検体から培養陽性，または1つの気管支洗浄吸引液の培養陽性である。代替の微生物学的基準は，1つの培養陽性と特徴的な組織病理の組み合わせである[21]。しかし，この章で扱うような，あまり一般的でない病原菌において，これらの基準が適切かどうかは「推測であり，証明はされていない」[21]。M. simiaeが分離された28検体のレビューでは，診断の基準を満たしたが，治療なしに臨床的に安定したままであった患者が複数いた[87]。

肺外病変または播種性病変は，通常は無菌である体液，閉鎖空間，病変から菌が分離されて，環境からの検体のコンタミネーションの可能性が除外されたら確定診断となる。皮膚，関節，骨の検体については，それらの組織に感染を起こすことが知られている発育条件の厳しい抗酸菌感染の可能性があるため，培養には添加培地と低めの培養温度が必要とされる[21]。放射測定培養システ

ム，DNA プローブ，PCR 検査は，肺と肺外の抗酸菌症の検査診断のスピードと正確性を上げたが，感受性検査は標準化されていない[21]。

臨床疾患

NTM の起こす疾患のスペクトラムは広い（表 42-1）。新しい治療アプローチが開発され続けていること，それゆえ依然論争されている分野であることは知っておくべきだ。多くの通常の抗結核薬は，これらの菌に対する活性はわずか，または全くない。いくらかの治療レジメンには，新しい薬剤または古い抗菌薬だが抗酸菌に対して新たに活性が判明したものが含まれる。これらの菌の感染のいくつかに関しては，一般的な治療ガイドラインが存在する[19,21,75]が，ほとんどの場合で，理想的なレジメンや治療期間はしっかり決まっていない。感受性検査の結果は治療レジメンの選択に参考にしてもよい[90]。免疫正常患者における臨床的に著しいNTM 感染に対しては通常，18〜24 か月の治療が行われるべきである。感染した免疫不全患者，特に，播種性感染と AIDS の患者

表 42-1 非結核性抗酸菌感染の部位と原因菌種

感染部位	原因菌種[a]	
	よく起こる	まれ
肺	M. abscessus（Ⅳ） M. avium complex（Ⅲ） M. kansasii（Ⅰ） M. xenopi（Ⅱ）	M. celatum（Ⅲ） M. chelonae（Ⅳ） M. fortuitum（Ⅳ） M. gordonae（Ⅱ） M. haemophilum（Ⅲ） M. malmoense（Ⅲ） M. simiae（Ⅰ） M. smegmatis（Ⅲ） M. szulgai（Ⅰ/Ⅱ） M. terrae（Ⅲ）
リンパ節	M. avium complex（Ⅲ） M. scrofulaceum（Ⅱ）	M. abscessus（Ⅳ） M. chelonae（Ⅳ） M. fortuitum（Ⅳ） M. kansasii（Ⅰ） M. malmoense（Ⅲ） M. szulgai（Ⅰ/Ⅱ）
皮膚または軟部組織	M. abscessus（Ⅳ） M. chelonae（Ⅳ） M. fortuitum（Ⅳ） M. marinum（Ⅰ） M. ulcerans（Ⅲ）	M. avium complex（Ⅲ） M. gordonae（Ⅱ） M. haemophilum（Ⅲ） M. kansasii（Ⅰ） M. malmoense（Ⅲ） M. smegmatis（Ⅳ） M. szulgai（Ⅰ/Ⅱ） M. terrae（Ⅲ）
播種	M. abscessus（Ⅳ） M. avium complex（Ⅲ） M. chelonae（Ⅳ） M. haemophilum（Ⅲ） M. kansasii（Ⅰ）	M. celatum（Ⅲ） M. fortuitum（Ⅳ） M. genavense（Ⅲ） M. gordonae（Ⅱ） M. malmoense（Ⅲ） M. neoaurum（Ⅱ） M. simiae（Ⅰ） M. smegmatis（Ⅳ） M. terrae complex（Ⅲ） M. xenopi（Ⅱ）

[a] Ⅰ＝光発色菌，Ⅱ＝暗発色菌，Ⅲ＝非色素産生菌，Ⅳ＝迅速発育菌

に関しては，おそらく免疫不全が続く限り治療を継続すべきである。

Mycobacterium celatum
M. celatum は遅育の非色素産生種で，生化学的および形態学的特徴が M. avium–M. intracellulare と M. xenopi に類似している。AIDS 患者における肺感染と播種性感染の原因菌として報告されている[59,84,100]。免疫正常患者には感染を起こすことはほとんどない[60]。M. celatum 分離株は抗菌薬に対してさまざまな感受性を示しており，異なる菌株群は別のクローンかもしれないといわれている[59]。ほとんどの分離株はリファンピシン耐性である。治療レジメンは，クラリスロマイシン，シプロフロキサシン，ピラジナミド，エタンブトール，リファブチン，クロファジミン，アミカシンのさまざまな組み合わせから成る。

Mycobacterium gordonae
"tap water bacillus(水道水の菌)" としても知られる暗発色菌の M. gordonae(以前の Mycobcterium aquae)は，環境の至る所に存在する。土や水源から，水道水も含めてよく分離される。水に存在することで，多くの院内の偽感染や偽流行を起こしてきた[53,79,80,94]。16S rRNA の配列に特異的 DNA を含む分子学的プローブは商用的に使用できる[21]。M. gordonae は長らく，病原性のほとんどない抗酸菌とみなされてきた。臨床培養での検出はしばしば，検体の汚染または宿主の保菌とみなされる。Weinberger ら[94] は文献をレビューし，24 の論文で報告された症例が M. gordonae による感染としての著者らの基準を満たすと結論した。これには，5 例の播種性症例が含まれる。そのうち，肺と肝臓の病変が 4 人，骨髄病変が 3 人，腎臓と中枢神経病変がそれぞれ 2 人みられた。5 人の患者のうち 4 人は背景の免疫不全はなく，1 人は AIDS をもっていた。残りの 19 人の患者の感染病変部位は，肺(8 人)，軟部組織(7 人)，腹膜(3 人)，角膜(1 人)であった[94]。報告の数は少ないが増加傾向であり，M. gordonae は定着だけでなく，AIDS 患者において病気を起こすことを示唆している[3,30,39]。証明された M. gordonae 感染の理想的な治療はまだ定まっていない。検査された分離株のほとんどは，in vitro でイソニアジドとピラジナミドに耐性だが，多くはエタンブトール，リファンピシン，クラリスロマイシン，リネゾリド，フルオロキノロンに感受性である[21]。

Mycobacterium haemophilum
M. haemophilum は非色素産生の発育条件が難しい遅育菌で，ほとんどの抗酸菌よりも低温で理想的に発育する。発育には，ヘミンまたはクエン酸第二鉄アンモニウムを必要とする。最初に，イスラエルの Hodgkin 病の女性の皮膚潰瘍の原因として同定された[76]。その後，M. haemophilum は北米，ヨーロッパ，アフリカ，オーストラリアの患者から同定されている[72,82]。多くの症例は，臓器移植や骨髄移植，リンパ腫，AIDS といった免疫不全の患者に起こっている[69]。最近は免疫正常の小児における症例も報告されている[10]。疾患は局所性にも広範性にも起こる。皮膚と皮下の病変が最も多い。それはしばしば関節の上に起こり，結節状または嚢胞性または丘疹である。典型的には，丘疹で始まり膿疱性となり，そして，深い潰瘍を形成して疼痛を伴うことがある。他の感染症としては，菌血症，化膿性関節炎，骨髄炎，肺臓炎，副鼻腔炎，眼内炎，リンパ節炎，などがある[49,72]。ほとんどの M. haemophilum 分離株は，第 1 選択の抗結核薬(エタンブトール以外)，サルファ剤，クラリスロマイシンに対して in vitro の感受性を示す[21]。多発皮膚病変または骨髄炎の免疫不全の成人に対して，シプロフロキサシン，クラリスロマイシン，リファンピシンを含むレジメンが奏効している[62,82,96]。免疫抑制治療薬の減量とともに，顆粒球マクロファージコロニー刺激因子(granulocyte-macrophage colony-stimulating factor：GCS-F)の追加が心移植患者における全身性疾患の治療に有効であった[49]。局所リンパ節炎の免疫正常の小児は切除のみで改善する[72]。

Mycobacterium malmoense
M. malmoense は，最初に 1977 年に報告された，非色素産生の遅育菌で，しばしば一次培養での検出に最低 6 週間を要する。世界中に分布しているようであり，フィンランドの天然水と日本の土から分離されている。この菌は最初は背景に肺疾患をもった北ヨーロッパと英国の成人における慢性呼吸器感染と関連づけられた[27]。炭坑労働者の珪肺との関連も報告されている[46]。肺外病変では，特に小児において，リンパ節腫脹と腱鞘炎が報告されている[25,99]。皮膚，消化管，リンパ節の病変を伴う播種性感染も，白血病や AIDS の患者において報告されている[99]。分離株のほとんどはエタンブトールに感受性で，多くはリファンピシンとストレプトマイシンに感受性である。M. avium–M. intracellulare に対して効果的なレジメンが，最初の治療としては推奨される[21]。AIDS と播種性感染の患者において，リファブチンとクロファジミンとイソニアジドによる治療が成功している[99]。リファンピシンとエタンブトールとクラリスロマイシンによる治療成功例も 3 例報告されている[46]。

Mycobacterium neoaurum
M. neoaurum は迅速発育，暗発色の抗酸菌で，土，埃，水からみつかっている。この菌は，Hickman カテーテル感染[13,29]と髄膜脳炎[24]の原因として同定されている。これらの分離株はしばしば，通常の抗結核薬に対して in vitro の耐性を示す。それらは，アミカシン，ticarcillin-clavulanate，テトラサイクリン，セフォキシチン，イミペネム，シプロフロキサシン，エリスロマイシン，クラリスロマイシン，アジスロマイシンなど多くの抗菌薬に感受性であるかもしれない。

Mycobacterium simiae
M. simiae は最初に，アカゲザル(Macacus rhesus monkey)のコ

ロニーから分離された[95]。遅育の光発色菌で，そのコロニーは長い光曝露の後も，弱く色素沈着するのみであるかもしれない。他の非結核性抗酸菌と異なり，その菌はナイアシンを産生するので，*M. tuberculosis* と混同されることもある。ほかの既知の抗酸菌と異なり，*M. simiae* は，遅育抗酸菌と迅速発育株の両者でみられるのと同様な 16S rRNA 配列を含む。その菌はヒトの便中[64]からや，水[37] からも同定されることがあり，偽性アウトブレイクと関連づけられたことがある[21]。

M. simiae は呼吸器系に定着しうるが，肺が最もよく報告される感染部位である。ほとんどの肺疾患の症例は，米国，タイ，イスラエル，ヨーロッパで報告されている[4,36,37,78]。所見は空洞を伴う乾酪性肉芽腫と慢性進行性肺浸潤，などである。播種性疾患，骨髄炎，腎病変も報告されている[70]。AIDS 患者において，感染は局所性にも播種性にも起こりうる。血液培養が診断につながるかもしれない[31]。治療のガイドとしての in vitro の感受性検査の意義は疑問視されている。推奨治療としては，クラリスロマイシン，モキシフロキサシン，スルファメトキサゾール・トリメトプリム（ST）合剤，などがある[21]。

Mycobacterium smegmatis

M. smegmatis 群は，*M. smegmatis*, *M. wolinskyi*, *M. goodii* を含む[21]。*M. smegmatis* は迅速発育の環境の腐生菌で，最初に 1880 年代に梅毒の硬性下疳と恥垢から同定された。菌は次の 100 年間，ヒトの病原菌として認識されていなかった。しかし，最初に認識されたヒト感染は肺と胸膜の病変だった。その後の大半の報告は，外傷または手術後の慢性皮膚または軟部組織感染について記述していた[51,91]。*M. smegmatis* は土の検体から分離されている。土で汚染された傷の病歴を聞いたら，この病原菌の感染を臨床的に疑うべきである。*M. smegmatis* による最初の播種性感染の症例報告は 8 歳の女児で，遺伝性インターフェロン γ 受容体欠損症をもっていた。血液と肝組織の培養が陽性となり，患者は抗菌薬治療にもかかわらず死亡した[58]。皮膚感染の患者は通常，広範な外科デブリドマン，その後の皮膚移植を必要とする。抗菌薬治療が重度の感染に適応がある。分離株は通常，イソニアジド，リファンピシン，クラリスロマイシンに耐性である[21]。しかし，エタンブトール，ドキシサイクリン，スルファメトキサゾール，シプロフロキサシン，オフロキサシン，ストレプトマイシン，アミカシン，イミペネムなどに感受性となるかもしれない。

Mycobacterium szulgai

M. szulgai は 37℃では暗発色菌であるが，25℃では光発色菌である。同菌は世界中の患者から分離されているが，その環境での感染源と思われるものは同定されていない[42]。ほとんどの報告症例では，結核菌によるものと区別できないような肺病変を起こしている。ほかの感染部位には，滑膜包，腱鞘，骨，リンパ節，皮膚，尿路，などがある[22,40,81]。*M. szulgai* はほとんどの抗結核薬に in vitro で感受性である[21]。治療レジメンは 3 剤以上の組み合わせを含む[21,42]。多剤耐性 *M. szulgai* による肺感染症をもつ AIDS 患者が，イソニアジド，エタンブトール，リファンピシン，ピラジナミドの治療によく反応した報告がある。分離株は in vitro では，イソニアジド，カナマイシン，capreomycin，サイクロセリンに耐性で，エタンブトール，リファンピシン，シプロフロキサシンには感受性であった[50]。オランダで行われた研究では，12 か月のリファンピシンとエタンブトールとクラリスロマイシンは，細菌学的再発もなく，好ましいアウトカムにつながった，と報告された[88]。in vitro 感受性に基づいた併用療法は，*M. szulgai* の肺外病変に対して，最低 4～6 か月が推奨される[21]。

Mycobacterium terrae complex

M. terrae complex の構成菌には，*M. terrae*, *M. nonchromogenicum*, *M. hiberniae*, *M. triviale*, が含まれる[21]。これら遅育の非色素産生の抗酸菌は，ほとんどヒト感染を起こさない。*M. paraterrae* は遅育の暗発色菌で，遺伝的に *M. terrae* complex に近縁である[38]。それらが肺感染症を起こすという報告がある[55,77,83,86]。それらはまた，骨関節感染を起こすかもしれず，*M. nonchromogenicum* は手の腱鞘炎の患者で，通常の抗菌薬に難治性でステロイド治療で悪化する場合に考慮すべきである[67]。*M. terrae* complex の構成菌は通常の抗結核薬の多くにしばしば耐性であるが，分離株の感受性パターンは種内と種間で多様である。個々の分離株は，エタンブトール，マクロライド系，リネゾリド，サルファ剤，フルオロキノロンに感受性かもしれない[21]。抗菌薬治療の有無にかかわらず，切除は *M. nonchromogenicum* による皮膚病変の根治的治療となるかもしれない。

Mycobacterium ulcerans

M. ulcerans は遅育の非色素産生の抗酸菌で，25～33℃が発育に最適である。8～12 週の培養期間が必要であり，卵黄添加が発育に理想的である[21]。菌は熱安定毒素を産生し，慢性壊死性皮膚感染症を起こす（Bairnsdale 潰瘍または Buruli 潰瘍）。*M. ulcerans* 感染は最初にオーストラリアで報告され，後に中央・西アフリカ，メキシコ，南米，東南アジア，中部太平洋でも報告されている。3 大陸からの分離株の 16S rRNA 配列解析は，起源の大陸に対応した 3 つの亜型があることを示した[63]。証明はされていないが，環境が菌の感染源と一般的に考えられている。報告されている感染の大半は，川または停滞水域の近くに住む者に起きている。皮膚の外傷を通じて接種が起きるようだ。外傷は微細で患者が気づかないこともある。感染は，ヘビ咬傷[28]，銃創，予防接種[47] の後にも起こっている。

病変のほとんどは四肢の遠位部で起こり，典型的には，無痛性丘疹または皮下腫脹で始まる。数週後に，病変は底部の壊死と穿掘性辺縁を伴う浅い潰瘍となる。皮下組織の著しい病変がそれに続き，周辺の潰瘍と丘疹も出来ることがある。潰瘍の重度と大きさはさまざまであり，関節に及ぶこともある。治癒した病変は星状の収縮瘢痕を残し，大きな潰瘍の患者は変形と後遺症がずっと

残るかもしれない。病変のほとんどは発見されたときには広範に潰瘍化しており，広範な外科的切除と植皮が必要になる。

潰瘍の病因は，免疫調節能をもった拡散性細胞毒素であるmycolactoneの産生に関係している。活動性潰瘍の患者では，分裂促進剤による刺激でのTh1（ヘルパーT1），Th2，Th17サイトカインの産生が減少している。これら免疫学的欠損が，疾患の早期では検出されるが，治療成功後には改善する[57]。

早期の診断と治療が予後を改善する。皮膚病変からとった検体からは抗酸菌の塊が通常目視できるが，M. ulceransの一次培養は数か月かかることもある。抗菌薬の効果は，特に病気が進行した遅い段階で使用されたら，不本意なものとなる。それらは早期または外科的切除と組み合わせたら役立つこともある。レジメンとしては，ストレプトマイシンとダプソン（ジアフェニルスルホン）に，場合によって，エタンブトール[98]，そして，ST合剤，リファンピシン，エタンブトール，クラリスロマイシンのさまざまな組み合わせが使われてきた[28]。イソニアジド，リファンピシン，エタンブトールを2か月，その後にリファンピシンとクラリスロマイシンを5か月のレジメンは，筋膜まで感染した皮膚潰瘍のヒト免疫不全ウイルス（human immunodeficiency virus：HIV）患者において，治療が成功している[14]。最近のガーナで行われた非盲検のランダム化試験で，早期の限局したM. ulcerans感染に対する2つのレジメンが比較された[52]。この研究では，ストレプトマイシンとリファンピシンを8週間投与された患者76人中73人で，ストレプトマイシンとリファンピンを4週間，その後，リファンピシンとクラリスロマイシンを4週間投与された患者75人中68人で，治療開始後1年の時点で病変の治癒がみられた。予防的努力が疾患の発生率を減らすために役立つかもしれない。コートジボワールの下肢病変をもつ患者でのケースコントロール研究では，長いズボンを履くことが予防的であったようである[43]。

Mycobacterium xenopi

最初にヒキガエルから分離されたM. xenopiは暗発色菌で，43℃で最適に発育する。菌は45℃でも発育可能であり，温水発生器や貯水槽からも分離されている。菌はしばしば，蛇口やシャワーからの冷水と温水の両方から検出される。28℃未満の温度で発育しないことが，水処理工場，貯水池，配水システムからの検体で検出されないことを説明するだろう。気管支鏡関連のM. xenopi偽感染の集団発生が，気管支鏡洗浄のための水道水の使用に関連していた[5]。ヒトの菌への曝露はエアロゾル化と吸入または摂取により起こる。M. xenopiにはさまざまな地理的分布があるようだ。ウェールズ，南イングランド，ヨーロッパの北西海岸部，カナダのトロントでは，しばしば臨床検体から分離される。米国では，AIDS流行前にはほとんど分離されなかった[15]。M. xenopiの臨床検体からの検出は，37℃でより長期間培養するか，より高温で培養する必要があるかもしれない。

M. xenopiは呼吸器感染症の原因として，次第に認識されるようになってきている。免疫正常患者において，臨床疾患は典型的には，進行が緩やかな，しばしば空洞性の肺感染症で，背景に慢性呼吸器疾患をもつ中年男性に起こる[34, 74, 89]。頻度は低いが，脊椎[48]または関節[11]に感染することもある。7人の関節炎のケースシリーズでは，全患者に侵襲的手技の病歴があった。また著者は，以前の58人の脊椎感染症のアウトブレイクには水道水による器具の汚染が関連している，と記述した[71]。免疫不全患者におけるM. xenopi感染症は，以前よりも頻繁に報告されている。固形臓器移植[45, 93]とAIDSは呼吸器病変と播種性病変のリスクを増加させる[33, 34, 68]。M. xenopiの感染症に対する薬物治療の効果はさまざまである[2]。初期治療の推奨は，イソニアジド，リファマイシン，エタンブトール，クラリスロマイシン，場合によって，初期のストレプトマイシン，などである[21]。ピラジナミドとシプロフロキサシンは，いくつかの成功したレジメンに含まれている[34, 71]。

まれなNTM病原菌

臨床検体から分離されるまれなNTMは増加し続けている。それらには，*M. asiaticum*, *M. bohemicum*, *M. branderi*, *M. conspicuum*, *M. flavescens*, *M. gastri*, *M. heckeshornense*, *M. heidelbergense*, *M. interjectum*, *M. intermedium*, *M. lentiflavum*, *M. nebraskense*, *M. phlei*, *M. shimoidei*, *M. thermoresistibile*, *M. triplex*, *M. tusciae*, などが含まれる。

これらの株の多くが，以前には非病原性の腐生菌または環境汚染菌とされてきたが，現在では，呼吸器，肺外，播種性感染症のまれな原因と考えられている[9, 15, 16, 20, 32, 35, 85, 92, 97, 98]。今後，これらNTMは，特にAIDSや宿主防御を弱める他の病態の患者において，臨床的により重要になるだろう。

◎ 文献 ◎

1. Andréjak, C., V. Ø. Thomsen, I. S. Johansen, A. Riis, T. L. Benfield, P. Duhaut, H. T. Sørensen, F.-X. Lescure, and R. W. Thomsen. 2010. Nontuberculous pulmonary mycobacteriosis in Denmark. *Am. J. Respir. Crit. Care Med.* **181**:514–521.
2. Banks, J., A. M. Hunter, I. A. Campbell, P. A. Jenkins, and A. P. Smith. 1984. Pulmonary infection with *Mycobacterium xenopi*: review of treatment and response. *Thorax* **39**:376–382.
3. Barber, T. W., D. E. Craven, and H. W. Farber. 1991. *Mycobacterium gordonae*: a possible opportunistic respiratory tract pathogen in patients with advanced human immunodeficiency virus, type 1 infection. *Chest* **100**:716–720.
4. Bell, R. C., J. H. Higuchi, W. N. Donovan, I. Krasnow, and W. G. Johanson, Jr. 1983. *Mycobacterium simiae*. Clinical features and follow up of twenty-four patients. *Am. Rev. Respir. Dis.* **127**:35–38.
5. Bennet, S. N., D. E. Peterson, D. R. Johnson, W. N. Hall, B. Robinson-Dunn, and S. Dietrich. 1994. Bronchoscopy-associated *Mycobacterium xenopi* pseudoinfections. *Am. J. Respir. Crit. Care Med.* **150**:245–250.
6. Reference deleted.
7. Reference deleted.
8. Reference deleted.
9. Brown-Elliott, B. A., D. E. Griffith, and R. J. Wallace, Jr. 2002.

Newly described or emerging human species of nontuberculous mycobacteria. *Infect. Dis. Clin. N. Am.* **16:**187–220.
10. Cohen, Y. H., J. Amir, S. Ashkenazi, T. Eidlitz-Markus, Z. Samra, L. Kaufmann, and A. Zeharia. 2008. *Mycobacterium haemophilum* and lymphadenitis in immunocompetent children, Israel. *Emerg. Infect. Dis.* **14:**1437–1439.
11. Coombes, G. M., L. S. Teh, J. Denton, A. S. Johnson, and A. K. Jones. 1996. *Mycobacterium xenopi*—an unusual presentation as tenosynovitis of the wrist in an immunocompetent patient. *Br. J. Rheum.* **35:**1008–1010.
12. Coyle, M. B., L. C. Carlson, C. K. Wallis, R. B. Leonard, V. A. Raisys, J. O. Kilburn, M. Samadpour, and E. C. Bottger. 1992. Laboratory aspects of "*Mycobacterium genavense*," a proposed species isolated from AIDS patients. *J. Clin. Microbiol.* **30:**3206–3212.
13. Davison, M. B., J. G. McCormack, Z. M. Blacklock, D. J. Dawson, M. H. Tilse, and F. B. Crimmins. 1988. Bacteremia caused by *Mycobacterium neoaurum*. *J. Clin. Microbiol.* **26:**762–764.
14. Delaporte, E., S. Alfandari, and F. Piette. 1984. *Mycobacterium ulcerans* associated with infection due to the human immunodeficiency virus. *Clin. Infect. Dis.* **18:**839.
15. Falkinham, J. O., III. 2009. Surrounded by mycobacteria: nontuberculous mycobacteria in the human environment. *J. Appl. Microbiol.* **107:**356–367.
16. Fisher, P. R., J. C. Christenson, A. T. Davis, and G. A. Orme. 1997. Postoperative *M. flavescens* infection in a child. *Infect. Dis. Clin. Pract.* **6:**263–265.
17. Reference deleted.
18. Gibson, R. L., J. L. Burns, and B. W. Ramsey. 2003. Pathophysiology and management of pulmonary infections in cystic fibrosis. *Am. J. Respir. Crit. Care Med.* **168:**918–951.
19. Glassroth, J. 2008. Pulmonary disease due to nontuberculous mycobacteria. *Chest* **133:**243–251.
20. Grech, M., R. Carter, and R. Thomson. 2010. Clinical significance of *Mycobacterium asiaticum* isolates in Queensland, Australia. *J. Clin. Microbiol.* **48:**162–167.
21. Griffith, D. E., T. Aksamit, B. A. Brown-Eliott, A. Catanzaro, C. Daley, F. Gordin, S. M. Holland, R. Horsburgh, G. Huitt, M. F. Iademarco, M. Iseman, K. Olivier, S. Ruoss, C. Fordham von Reyn, R. J. Wallace, Jr., and K. Winthrop. 2007. An official ATS/IDSA statement: diagnosis, treatment, and prevention of nontuberculous mycobacterial diseases. *Am. J. Respir. Crit. Care Med.* **175:**367–416.
22. Gur, H., S. Porat, H. Haas, Y. Naparstek, and M. Eliakim. 1984. Disseminated mycobacterial disease caused by *Mycobacterium szulgai*. *Arch. Intern. Med.* **144:**1861–1863.
23. Hale, Y. M., G. E. Pfyffer, and M. Salfinger. 2001. Laboratory diagnosis of mycobacterial infections: new tools and lessons learned. *Clin. Infect. Dis.* **33:**834–846.
24. Heckman, G. A., C. Hawkins, A. Morris, L. L. Burrows, and C. Bergeron. 2004. Rapidly progressive dementia due to *Mycobacterium neoaurum* meningoencephalitis. *Emerg. Infect. Dis.* **10:**924–927.
25. Henriques, B., S. E. Hoffner, B. Petrini, I. Juhlin, P. Wahlen, and M. Kallenius. 1994. Infection with *Mycobacterium malmoense* in Sweden: report of 221 cases. *Clin. Infect. Dis.* **18:**596–600.
26. Reference deleted.
27. Hoefsloot, W., J. van Ingen, W. C. M. de Lange, P. N. R. Dekhuijzen, M. J. Boeree, and D. van Soolingen. 2009. Clinical relevance of *Mycobacterium malmoense* isolation in the Netherlands. *Eur. Respir. J.* **34:**926–931.
28. Hofer, M., B. Hirschel, P. Kirschner, M. Baghetti, A. Kaelin, C. A. Siegrist, S. Suter, A. Teske, and E. C. Bottger. 1993. Disseminated osteomyelitis from *Mycobacterium ulcerans* after a snakebite. *N. Engl. J. Med.* **328:**1007–1009.
29. Holland, D. J., S. C. Chen, W. W. Chew, and G. Gilbert. 1994. *Mycobacterium neoaurum* infection of a Hickman catheter in an immunosuppressed patient. *Clin. Infect. Dis.* **18:**1002–1003.
30. Horsburgh, C., Jr., and R. Selike. 1989. The epidemiology of disseminated nontuberculous mycobacterial infection in the acquired immunodeficiency syndrome (AIDS). *Am. Rev. Respir. Dis.* **139:**4–7.
31. Huminer, D., S. Dux, Z. Samra, L. Kaufman, A. Lavy, C. S. Block, and S. D. Pitik. 1993. *Mycobacterium simiae* infection in Israeli patients with AIDS. *Clin. Infect. Dis.* **17:**508–509.
32. Iwen, P. C., S. R. Tarantolo, A. M. Mohamed, and S. H. Hinrichs. 2006. First report of *Mycobacterium nebraskense* as a cause of human infection. *Diagn. Microbiol. Infect. Dis.* **56:**451–453.
33. Jacoby, H. M., T. M. Jiva, D. A. Kaminski, L. A. Weymouth, and A. C. Portmore. 1995. *Mycobacterium xenopi* infection masquerading as pulmonary tuberculosis in two patients infected with the human immunodeficiency virus. *Clin. Infect. Dis.* **20:**1399–1401.
34. Jiva, T. M., H. M. Jacoby, L. A. Weymouth, D. A. Kaminski, and A. C. Portmore. 1997. *Mycobacterium xenopi*: innocent bystander or emerging pathogen? *Clin. Infect. Dis.* **24:**226–232.
35. Koukila-Kahkola, P., B. Springer, E. C. Bottger, L. Paulin, E. Jantzen, and M. L. Katila. 1995. *Mycobacterium branderi* sp. nov., a new potential human pathogen. *Int. J. Syst. Bacteriol.* **45:**549–553.
36. Krasnow, I., and W. Gross. 1985. *Mycobacterium simiae* infection in the United States. A case report and discussion of the organism. *Am. Rev. Respir. Dis.* **111:**357–360.
37. Lavy, A., and Y. Yoshpe-Purer. 1982. Isolation of *Mycobacterium simiae* from clinical specimens in Israel. *Tubercle* **63:**279–285.
38. Lee, H., S.-A. Lee, I.-K. Lee, H.-K. Yu, Y.-G. Park, J. Jeong, S. H. Lee, S.-R. Kim, J.-W. Hyun, K. Kim, Y.-H. Kook, and B.-J. Kim. 2010. *Mycobacterium paraterrae* sp. nov. recovered from a clinical specimen: novel chromogenic slow growing mycobacteria related to *Mycobacterium terrae* complex. *Microbiol. Immunol.* **54:**46–53.
39. Lessnau, K. D., S. Milanese, and W. Talavera. 1993. *Mycobacterium gordonae*: a treatable disease in HIV-positive patients. *Chest* **104:**1779–1785.
40. Lin, J.-N., C.-H. Lai, Y.-H. Chen, C.-K. Huang, H.-F. Lin, H.-L. Eng, and H.-H. Lin. 2009. Urinary *Mycobacterium szulgai* infection in an immunocompetent patient. *South. Med. J.* **102:**979–981.
41. Reference deleted.
42. Maloney, J. M., C. R. Gregg, D. S. Stephens, F. A. Manian, and D. Rimland. 1987. Infections caused by *Mycobacterium szulgai* in humans. *Rev. Infect. Dis.* **9:**1120–1126.
43. Marston, B. J., M. O. Diallo, C. R. Horsburgh, Jr., I. Diomande, M. Z. Saki, J. M. Kanga, G. Patrice, H. B. Lipman, S. M. Ostroff, and R. C. Good. 1995. Emergence of Buruli ulcer disease in the Daloa region of Cote D'Ivoire. *Am. J. Trop.*

Med. Hyg. **52:**219–224.
44. Reference deleted.
45. **McDiarmid, S. V., D. A. Blumberg, H. Remotti, J. Vargas, J. R. Tipton, M. E. Ament, and R. W. Busuttil.** 1995. Mycobacterial infections after pediatric liver transplantation: a report of three cases and review of the literature. *J. Pediatr. Gastroenterol. Nutr.* **20:**425–431.
46. **McGrath, E. E., and P. Bardsley.** 2009. An association between *Mycobacterium malmoense* and coal workers' pneumoconiosis. *Lung* **187:**51–54.
47. **Meyers, W. M., N. Tignokpa, G. B. Priuli, and F. Portaels.** 1996. *Mycobacterium ulcerans* infection (Buruli ulcer): first reported patients in Togo. *Br. J. Dermatol.* **134:**1116–1121.
48. **Miller, W. C., M. D. Perkins, W. J. Richardson, and D. J. Sexton.** 1994. Pott's disease caused by *Mycobacterium xenopi*: case report and review. *Clin. Infect. Dis.* **19:**1024–1028.
49. **Modi, D., D. Pyatetsky, D. P. Edward, L. J. Ulanski, K. J. Pursell, H. H. Tessler, and D. A. Goldstein.** 2007. *Mycobacterium haemophilum.* A rare cause of endophthalmitis. *Retina* **27:**1148–1151.
50. **Newshan, G., and R. A. Torres.** 1994. Pulmonary infection due to multidrug resistant *Mycobacterium szulgai* in a patient with AIDS. *Clin. Infect. Dis.* **18:**1022–1023.
51. **Newton, J. A., Jr., P. J. Weiss, W. A. Bowler, and E. C. Oldfield III.** 1993. Soft-tissue infection due to *Mycobacterium smegmatis*: report of two cases. *Clin. Infect. Dis.* **16:**531–533.
52. **Nienhuis, W. A., Y. Stienstra, W. A. Thompson, P. C. Awuah, K. M. Abass, W. Tuah, N. Y. Awua-Boateng, E. O. Ampadu, V. Siegmund, J. P. Schouten, O. Adjei, G. Bretzel, and T. S. van der Werf.** 2010. Antimicrobial treatment for early, limited *Mycobacterium ulcerans* infection: a randomized controlled trial. *Lancet* **375:**664–672.
53. **Panwalker, A. P., and E. Fuhse.** 1986. Nosocomial *Mycobacterium gordonae* pseudoinfection from contaminated ice machines. *Infect. Control* **7:**67–70.
54. Reference deleted.
55. **Peters, E., and R. Morice.** 1991. Miliary pulmonary infection caused by *Mycobacterium terrae* in an autologous bone marrow transplant patient. *Chest* **100:**1449–1450.
56. **Phillips, M. S., and C. F. von Reyn.** 2001. Nosocomial infections due to nontuberculous mycobacteria. *Clin. Infect. Dis.* **33:**1363–1374.
57. **Phillips, R., F. S. Sarfo, L. Guenin-Macé, J. Decalf, M. Wansbrough-Jones, M. L. Albert, and C. Demangel.** 2009. Immunosuppressive signature of cutaneous *Mycobacterium ulcerans* infection in the peripheral blood of patients with Buruli ulcer disease. *J. Infect. Dis.* **200:**1675–1684.
58. **Pierre-Audigier, C., E. Jouanguy, S. Lamhamedi, F. Altare, J. Rauzier, V. Vincent, D. Canioni, J. F. Emile, A. Fischer, S. Blanche, J. L. Gaillard, and J. L. Casanova.** 1997. Fatal disseminated *Mycobacterium smegmatis* infection in a child with inherited interferon-gamma receptor deficiency. *Clin. Infect. Dis.* **24:**982–984.
59. **Piersimoni, C., E. Tortoli, F. de Lalla, D. Nista, D. Donato, S. Bornigia, and G. De Sio.** 1997. Isolation of *Mycobacterium celatum* from patients infected with human immunodeficiency virus. *Clin. Infect. Dis.* **24:**144–147.
60. **Piersimoni, C., P. G. Zitti, D. Nista, and S. Bornigia.** 2003. *Mycobacterium celatum* pulmonary infection in the immunocompetent: case report and review. *Emerg. Infect. Dis.* **9:**399–402.
61. **Piersimoni, C., and C. Scarparo.** 2009. Extrapulmonary infections associated with nontuberculous mycobacteria in immunocompetent persons. *Emerg. Infect. Dis.* **15:**1351–1358.
62. **Plemmons, R. M., C. K. McAllister, M. C. Garces, and R. L. Ward.** 1997. Osteomyelitis due to *Mycobacterium haemophilum* in a cardiac transplant patient: case report and analysis of interactions among clarithromycin, rifampin, and cyclosporine. *Clin. Infect. Dis.* **24:**995–997.
63. **Portaels, F., P. A. Fonteyene, H. deBeenhouwer, P. de Rijk, A. Guedenon, J. Hayman, and M. W. Meyers.** 1996. Variability in 3′ end of 16S rRNA sequence of *Mycobacterium ulcerans* is related to geographic origin of isolates. *J. Clin. Microbiol.* **34:**962–965.
64. **Portaels, F., L. Larsson, and P. Smeets.** 1988. Isolation of mycobacteria from healthy persons' stools. *Int. J. Lepr.* **56:**468–471.
65. **Primm, T. P., C. A. Lucero, and J. O. Falkinham III.** 2004. Health impacts of environmental mycobacteria. *Clin. Microbiol. Rev.* **17:**98–106.
66. **Richardson, E. T., D. Samons, and N. Banaei.** 2009. Rapid identification of *Mycobacterium tuberculosis* and nontuberculous mycobacteria by multiplex, real-time PCR. *J. Clin. Microbiol.* **47:**1497–1502.
67. **Ridderhof, J. C., R. J. Wallace, Jr., J. O. Kilburn, W. R. Butler, N. G. Warren, M. Tsukamura, L. C. Steele, and E. S. Wong.** 1991. Chronic tenosynovitis of the hand due to *Mycobacterium nonchromogenicum*: use of high-performance liquid chromatography for identification of isolates. *Rev. Infect. Dis.* **13:**857–864.
68. **Rigsby, M. O., and A. M. Curtis.** 1994. Pulmonary disease from nontuberculous mycobacteria in patients with human immunodeficiency virus. *Chest* **106:**913–919.
69. **Rogers, P. L., R. E. Walker, H. C. Lane, F. G. Witebsky, J. A. Kovacs, J. E. Parrillo, and H. Masur.** 1988. Disseminated *Mycobacterium haemophilum* infection in two patients with the acquired immunodeficiency syndrome. *Am. J. Med.* **84:**640–642.
70. **Rose, H. D., G. J. Dorff, M. Lauwasser, and N. K. Sheth.** 1982. Pulmonary and disseminated *Mycobacterium simiae* infection in humans. *Am. Rev. Respir. Dis.* **126:**1110–1113.
71. **Salliot, C., N. Desplaces, P. Boisrenoult, A. C. Koeger, P. Beaufils, V. Vincent, P. Mamoudy, and J.-M. Ziza.** 2006. Arthritis due to *M. xenopi*: a retrospective study of 7 cases in France. *Clin. Infect. Dis.* **43:**987–993.
72. **Saubolle, M. A., T. E. Kiehn, M. H. White, M. F. Rudinsky, and D. Armstrong.** 1996. *Mycobacterium haemophilum*: microbiology and expanding clinical and geographic spectra of disease in humans. *Clin. Microbiol. Rev.* **9:**435–447.
73. **Shin, J.-H., E. J. Cho, J.-Y. Lee, J.-Y. Yu, and Y.-H. Kang.** 2009. Novel diagnostic algorithm using *tuf* gene amplification and restriction fragment length polymorphism is promising tool for identification of nontuberculous mycobacteria. *J. Microbiol. Biotechnol.* **19:**323–330.
74. **Simor, A. E., I. E. Salit, and H. Vellend.** 1984. The role of *Mycobacterium xenopi* in human disease. *Am. Rev. Respir. Dis.* **129:**435–438.
75. **Snider, D. E., Jr., P. C. Hopewell, J. Mills, and L. B. Reichman.** 1987. Mycobacterioses and the acquired immunodeficiency syndrome. *Am. Rev. Respir. Dis.* **136:**492–496.
76. **Sompolinsky, D., A. Lagziel, D. Naveh, and T. Yankilevitz.** 1978. *Mycobacterium haemophilum* sp. nov., a new pathogen

of humans. *Int. J. Syst. Bacteriol.* **28**:67–75.
77. Spence, T. H., and V. M. Ferris. 1996. Spontaneous resolution of a lung mass due to infection with *Mycobacterium terrae*. *South. Med. J.* **89**:414–416.
78. Sriyabhaya, N., and S. Wongwantana. 1981. Pulmonary infection caused by atypical mycobacteria: a report of 24 cases in Thailand. *Rev. Infect. Dis.* **3**:1085–1089.
79. Steere, A., J. Corrales, and A. von Graevenitz. 1979. A cluster of *Mycobacterium gordonae* isolates from bronchoscopy specimens. *Am. Rev. Respir. Dis.* **120**:214–216.
80. Stine, T. M., A. A. Harris, S. Levin, N. Rivera, and R. L. Kaplan. 1987. A pseudoepidemic due to atypical mycobacteria in a hospital water supply. *JAMA* **258**:809–811.
81. Stratton, C. W., D. B. Phelps, and L. B. Reller. 1978. Tuberculoid tenosynovitis and carpal tunnel syndrome caused by *Mycobacterium szulgai*. *Am. J. Med.* **65**:349–351.
82. Straus, W. L., S. M. Ostroff, D. B. Jernigan, T. E. Kiehn, E. M. Sordillo, D. Armstrong, N. Boone, N. Schneider, J. O. Kilburn, V. A. Silcox, V. LaBombardi, and R. C. Good. 1994. Clinical and epidemiologic characteristics of *Mycobacterium haemophilum*, an emerging pathogen in immunocompromised patients. *Ann. Intern. Med.* **120**:118–125.
83. Tonner, J. A., and M. D. Hammond. 1989. Pulmonary disease caused by *Mycobacterium terrae* complex. *South. Med. J.* **82**:1279–1282.
84. Tortoli, E., C. Piersimoni, D. Bacosi, A. Bartoloni, F. Betti, L. Bono, C. Burrini, G. De Sio, C. Lacchini, and A. Mantella. 1995. Isolation of the newly described species *Mycobacterium celatum* from AIDS patients. *J. Clin. Microbiol.* **33**:137–140.
85. Tortoli, E., and M. T. Simonetti. 1991. Isolation of *Mycobacterium shimoidei* from a patient with cavitary pulmonary disease. *J. Clin. Microbiol.* **29**:1754–1756.
86. Tsukamura, M., N. Kita, W. Otsuka, and H. Shimoide. 1983. A study of the taxonomy of the *Mycobacterium nonchromogenicum* complex and report of six cases of lung infection due to *Mycobacterium nonchromogenicum*. *Microbiol. Immunol.* **27**:219–236.
87. Van Ingen, J., M. J. Boeree, P. N. R. Dekhuijzen, and D. van Soolingen. 2008. Clinical relevance of *Mycobacterium simiae* in pulmonary samples. *Eur. Respir. J.* **31**:106–109.
88. Van Ingen, J., M. J. Boeree, W. C. M. de Lange, P. E. W. de Haas, P. N. R. Dekhuijzen, and D. van Soolingen. 2008. Clinical relevance of *Mycobacterium szulgai* in The Netherlands. *Clin. Infect. Dis.* **46**:1200–1205.
89. Van Ingen, J., M. J. Boeree, W. C. M. de Lange, W. Hoefsloot, S. A. Bendien, C. Magis-Escurra, R. Dekhuijzen, and D. van Soolingen. 2008. *Mycobacterium xenopi* clinical relevance and determinants, The Netherlands. *Emerg. Infect. Dis.* **14**:385–389.
90. Van Ingen, J., T. van der Laan, R. Dekhuijzen, M. Boeree, and D. van Soolingen. 2010. In vitro drug susceptibility of 2275 clinical non-tuberculous *Mycobacterium* isolates of 49 species in the Netherlands. *Int. J. Antimicrob. Agents* **35**:169–173.
91. Wallace, R. J., Jr., D. R. Nash, M. Tsukamura, Z. M. Blacklock, and V. A. Silcox. 1988. Human disease due to *Mycobacterium smegmatis*. *J. Infect. Dis.* **158**:52–59.
92. Wayne, L. G., and H. A. Sramek. 1992. Agents of newly recognized or infrequently encountered mycobacterial diseases. *Clin. Microbiol. Rev.* **5**:1–25.
93. Weber, J., T. Mettang, E. Staerz, C. Machleidt, and U. Kuhlmann. 1989. Pulmonary disease due to *Mycobacterium xenopi* in a renal allograft recipient: report of a case and review. *Rev. Infect. Dis.* **11**:961–969.
94. Weinberger, M., S. L. Berg, I. M. Feuerstein, P. A. Pizzo, and F. G. Witebsky. 1992. Disseminated infection with *Mycobacterium gordonae*: report of a case and critical review of the literature. *Clin. Infect. Dis.* **14**:1229–1239.
95. Weiszfeiler, J. G., V. Karasseva, and E. Karczag. 1981. *Mycobacterium simiae* and related mycobacteria. *Rev. Infect. Dis.* **3**:1040–1045.
96. White, M. H., E. Papadopoulos, T. N. Small, T. E. Kiehn, and D. Armstrong. 1995. *Mycobacterium haemophilum* infections in bone marrow transplant recipients. *Transplantation* **60**:957–960.
97. Wolinsky, E. 1992. Mycobacterial diseases other than tuberculosis. *Clin. Infect. Dis.* **15**:1–12.
98. Woods, G. L., and J. A. Washington II. 1987. Mycobacteria other than *Mycobacterium tuberculosis*: review of microbiologic and clinical aspects. *Rev. Infect. Dis.* **9**:275–294.
99. Zaugg, M., M. Salfinger, M. Opravil, and R. Luthy. 1993. Extrapulmonary and disseminated infections due to *Mycobacterium malmoense*: case report and review. *Clin. Infect. Dis.* **16**:540–549.
100. Zurawski, C. A., G. D. Cage, D. Rimland, and H. M. Blumberg. 1997. Pneumonia and bacteremia due to *Mycobacterium celatum* masquerading as *Mycobacterium xenopi* in patients with AIDS: an underdiagnosed problem? *Clin. Infect. Dis.* **24**:140–143.

索引

◎ 和文索引 ◎

あ

アウトブレイク,急性期医療施設の 188
亜急性髄膜炎 257
アデノシンデアミナーゼ(ADA) 307,339
アドヒアランス 99,106,430
アネルギー(免疫不応答性) 353
アミカシン(AMK) 66,104,106,120,525,526,528,535
アミノグリコシド(系) 118,507
アミロイドーシス 348,361
暗発色菌 557
—— (II群) 571
暗発色性抗酸菌 555

い

胃液採取 226
胃結核 324
萎縮膀胱 275
移植レシピエント 457,462
イソニアジド(INH) 49,66,82,100,216,242,262,271,301,310,311,360,362,364,428〜430,439,460,461,463,503,535,564
—— 関連肺炎 101
—— 耐性 81
—— による予防治療 80
—— の高用量投与 115,120
—— の推奨1日投与量(小児) 83
—— の推奨1日投与量(成人) 83
—— の単剤治療 80
—— の低濃度耐性 115
—— の毒性 100
—— 予防投与 83,446
—— ・リファンピシン併用治療 81
一次結核 80,225,419
一次耐性 20
胃腸結核 321
遺伝子シークエンシング 524
イミペネム(IPM) 115,525,526,528
医療者
—— における結核 21,150
—— の潜在性結核 192
陰茎結核 280
インターフェロンγ(IFN-γ) 14,19,39,46,47,115,308,339,467,492,494,501

—— アッセイ 338
—— 遊離 19
—— 遊離試験(IGRA) 73,77,193,216,241,253,272,389,419,427,444,459,535,544
インターロイキン(IL)
—— -1 467
—— -2 受容体 39
—— -10 42,268,385
—— -12 42,45,467,492
—— -17 45
インテグラーゼ阻害薬 449
咽頭粟粒結核 234
インフリキシマブ 22

う・え・お

ウイルス性肝炎 361
ウインドウ期 470
ウシ型結核菌 72,490

エアリーク 139
—— 症候群 388
英国医学研究審議会による結核治療プロトコール 3
英国の結核ガイドライン 83
栄養失調 19
液化 29,34〜37,50
—— した乾酪物質 27
—— の結果 36
—— の原因 36
液化乾酪 35
—— 屑内 99
壊死性肉芽腫性免疫応答 467
壊疽性丘疹状結核疹 378
エタンブトール(EB) 66,90〜92,103,242,262,271,301,310,428,439,461,500,501,503,506,507,535,564,573
—— の毒性 103
エチオナミド(ETH) 66,104,106,113,118,120,262
エフェクターT細胞(Teff細胞) 383

オフロキサシン(OFLX) 66,90,104,112
オープン(心嚢)ドレナージ 311,312

か

開胸術 132

開口部結核 375,377
回腸結核 326
回盲部結核 323
核酸-塩基の増幅技術 260
核酸逆転写酵素阻害薬(NNRTI) 470
核酸増幅 64
—— 検査 428
核酸プローブ 524
核出術 135
喀痰 389
—— 排出 226
獲得(適応)免疫 38,42
核内因子κB(NF-κB) 491
下垂体結核 401
ガチフロキサシン 500
喀血 140
活性化Tリンパ球 14
活性化マクロファージ 27,33,41
滑膜生検 299
滑膜肉芽腫 299
カナダと英国の結核コントロールガイドライン 81
カナマイシン(KM) 104,106,112
化膿性関節炎 296
顆粒球マクロファージコロニー刺激因子(GCS-F) 501,573
肝移植患者に起こる結核 359
肝温存レジメン 107
眼窩結核 252
換気 195
肝機能検査,結核における 350
肝機能障害における抗結核薬治療 108
眼結核 245
間欠的治療 84
肝酵素異常 351
肝硬変 360,361
間質性角膜炎 247
肝紫斑病 348
肝腫大 349
肝障害,抗結核薬治療による 361
感性ウサギ 29,32,34,37
がん性胸水 229
関節形成術 302
感染制御 123
感染性結核症例に対する接触者調査 216
肝臓
—— 合併症 388

索引

──の一次粟粒結核 352
──の結核 343
──の肉芽腫性病変 353
肝組織の *Mycobacterium tuberculosis* PCR 352
がん胎児性抗原（CEA） 308
肝胆結核 343
肝胆膵結核 343, 354
眼底所見 389
肝毒性 107, 360, 361
──の予防 364
肝内胆汁うっ滞 354
眼内薬物濃度 253
肝肉芽腫 349
肝脾腫 269, 353
官民連携（PPM） 168, 174, 179
乾酪壊死 28, 29, 32, 34, 50, 347, 352, 376, 441
──化 35
──初期 32
──部 270, 291
乾酪気管支肺炎 34
乾酪性肉芽腫 279, 307, 345, 351, 353, 473
乾酪組織 32
乾酪中心 30, 34
乾酪物質 34

き

奇異性結核関連免疫再構築炎症症候群（IRIS） 450, 470
奇異性反応 378, 467, 468
記憶T細胞 268
気管気管支形成術 144
気管気管支リンパ節 34
気管支拡張症 140
気管支鏡検査 392
気管支胸膜瘻（BPF） 139
気管支結核 269, 271
──の気道狭窄 143
気管支腔内超音波断層法（EBUS） 137
気管支動脈塞栓術（BAE） 140, 141
気管支肺胞洗浄（BAL） 390
──液由来のFoxP3$^+$ Treg細胞 385
気胸 229
基底部のくも膜炎 260
吸収不全疾患における抗結核薬治療 108
丘疹性壊疽性結核疹 234
急性呼吸促迫症候群（ARDS） 388
急性心タンポナーデ 313
急速進行性髄膜炎症候群 258
旧ツベルクリン（OT） 69
休眠病原体 267
胸郭成形術 142
共感染 441
胸腔鏡検査 136
胸腔洗浄 142

共刺激因子 42
胸水
──，がん性 229
──，結核性 228
──，細菌性 229
──，漏出性 229
矯正施設 194, 198
──内での結核アウトブレイク 189
偽陽性反応 72
胸部外科の歴史 131
胸膜生検 135
強膜穿孔 247
局所の外傷後創部感染 526
虚脱療法 131
金塩 4
菌血症 257
近交系ウサギ 37
筋骨格系結核 289
菌腫 140

く

空気感染 14
──隔離 211
空気濾過 197
空洞形成 34, 35, 37, 279, 403
空洞性病変 498
クォンティフェロン® 47
── TB 216
── TB Gold（QFT®） 427
── TB Gold（QFT®）test 19, 459
── TB-2G（QFT-2G） 73, 194
── TB-3G（QFT-GIT） 73
楔状切除 134, 135
クッパー細胞 345
──過形成 345, 346, 352
クラリスロマイシン 363, 499, 501, 503, 506, 507, 525, 526, 528, 535, 547, 573
クリオグロブリン血症 414
クリティカル抗原 49, 50
クロファジミン 114, 120, 573

け

経気管支的針生検（TBNA） 137
経験的抗結核薬治療 310
蛍光法 63
形質転換増殖因子β 268
経皮肝生検 351
経皮的腎瘻造設 285
劇症肝炎 353, 354
血液学的
──合併症 411
──副作用 415
血液精巣関門 280
血液脳関門 257

結核
──アウトブレイク 190
──，医療者における 150
──疑い者の管理 214
──，肝移植患者に起こる 359
──，高齢者における 149
──腫 352
──，小児における 149
──，臓器移植レシピエントにおける 360
── と HIV の共感染 19, 108, 150, 441
── と空の旅 21
──における肝機能検査 350
──における生化学的異常 350
──における妊娠の影響 437
──に関連する貧血 411
──に対する防御免疫応答の抗原特異性 152
──による劇症肝不全 353
── の IRIS 469
──の遺伝的要因 16
──の院内アウトブレイク 187
──の感染率 19
──の再活性化 77
──の死亡率 16, 18
──の診断のための手術 134
──の生化学的異常 348
──のための技術指示（TB TI） 212
──の伝播 13, 421
──の病原性 51
──の免疫学 38
──の有病率 19
──の罹患率 16
──のリスク因子 14
──の歴史 11
──発症率 83
──標準療法 87
──，閉鎖環境における 187
──，免疫不全宿主における 150
結核疫学研究コンソーシアム（TBESC） 77, 88, 207
結核ガマ腫 375
結核患者
──の管理 214
──の胸部手術 131
結核感染の検出 18
結核関連性高カルシウム血症 403
結核関連免疫再構築炎症症候群（IRIS） 450
結核菌 3, 27, 38, 39, 41, 50, 61, 62, 69, 241, 307, 308, 356, 563
──，AIDS における 355, 358
──抗原 49
──伝播 187
──の空気感染隔離基準（クライテリア） 194
──の増殖 51

──, ヒト型 29, 37, 69
── 病原性因子 46
──, リファマイシン耐性の 87
結核菌群 62, 99, 481, 561
結核再活性化の相対リスク 78
結核サナトリウム 3
結核サーベイランスデータ 206
結核疹 378
結核スクリーニング 213
結核性
── 肝炎 351
── 関節炎 292, 293, 296
── 胸水 228, 424, 425
── 胸膜炎 135, 223
── 強膜炎 247
── 筋炎 293, 298
── 下疳 375
── 腱滑膜炎 294
── 骨髄炎 292, 294
── 耳下腺炎 267
── 耳乳様突起炎 242
── 心外膜炎 311
── 心膜炎 307, 313, 314
── 髄膜炎(TBM) 108, 241, 242, 257, 401
── 脊椎炎 291, 293, 295
── 全眼球炎 246, 252
── 総胆管狭窄疑い 352
── 中耳炎 234, 241
── 肉芽腫 345
── 乳腺炎 378
── 乳様突起炎 241
── 膿胸 230
── 肺炎 35
── 腹膜炎 323, 337
── ぶどう膜炎 248
── 脈絡膜炎 248, 250
── 網膜炎 251
── リンパ節炎 3, 267, 376
結核対策プログラム 206, 210, 217
── 活動 210
結核治験連合(TBTC) 87
結核治療 104
── 開始 211
── の患者のモニタリング 105
結核撲滅対策委員会(ACET) 205
結核ワクチン 158
血球貪食症候群(HPS) 413
血行性感染 291
血行性播種 257, 268
血小板因子4(PF-4) 414
血清診断法 392
血清腹水アルブミン勾配(SAAG) 338
結節の乾酪中心 40
血栓性血小板減少性紫斑病(TTP) 413

腱鞘滑膜炎 498

こ
高活性抗レトロウイルス治療(HAART) 534 →高レトロウイルス治療(ART)も参照
高カリウム血症 399
高カルシウム血症 402
抗がん剤 22
口腔内結核 234
抗結核薬治療 68, 205, 301, 311, 355, 462
──, 肝機能障害における 108
──, 吸収不全疾患における 108
──, 結核高蔓延国における 108
──, 腎機能障害における 108
── による肝障害 361
── の原則 99
硬結性紅斑 224, 378
抗原85(Ag85) 152, 159
抗原提示細胞(APC) 42, 43
虹彩血管炎 245
虹彩毛様体炎 248
抗酸菌(AFB) 61, 294, 307, 345, 385
── 感受性 525
公衆衛生結核対策プログラム 206, 217
公衆衛生的疾患 205
抗腫瘍壊死因子(TNF)-α治療関連感染 522
甲状腺機能低下症 114
甲状腺結核 400
硬性胸腔鏡 136
硬性縦隔鏡 137
高性能(HEPA)フィルター 197
後側方開胸術 132, 139
酵素免疫スポット測定法(ELISPOT) 389
酵素免疫測定法(ELISA) 73, 327, 389
後天性免疫不全症候群(AIDS) 14, 72, 78, 307, 313, 321, 322, 337, 381, 404, 442, 445, 487, 490, 494, 495, 499, 571
── 定義疾患 356, 358
── における Mycobacterium avium complex 357
── における Mycobacterium tuberculosis 355, 358
── 流行 343
喉頭結核 191, 235, 236
高リスク集団のスクリーニング 212
抗利尿ホルモン不適合分泌症候群(SIADH) 224, 231, 401, 402
抗レトロウイルス治療(ART) 83, 402, 441, 446～448, 467～469, 473, 490, 494
── 関連結核 450
呼吸機能 390
── 検査(スパイロメトリー) 131
国際保健規則(IHR) 207
国土安全保障省(DHS) 207

固形臓器移植(SOT)
── ドナー 459
── レシピエント 457～462
個人防護具 198
固体乾酪物質 99
国家結核対策プログラム(NTP) 168, 179, 181
骨結核 291
骨髄壊死 412
骨髄炎 156
骨髄合併症 411
骨髄癆性貧血 412
古典的 Gohn 複合体 223
古典的な結核の IRIS 467
コルチゾール 399
コンソリデーション(硬化像) 225

さ
催奇形性 108
細菌性肺炎 227
サイクロセリン(CS) 104, 106, 114, 120, 262
細径内視鏡 VATS 133
サイトカイン 45, 467, 492
再燃型の結核 423
細胞性免疫(CMI) 14, 32, 33, 38～40, 45, 48～50, 258
細胞表面脂質 46
鰓裂瘻 270
魚を扱う人の病気 541
嗄声 236
殺菌性薬剤 284
サナトリウム 205, 236, 473
サルコイドーシス
── の IRIS 473
── の肉芽腫性反応 472
サンガー法 66

し
紫外線殺菌(UVGI) 196, 197
耳下腺結核 267
軸索性視神経炎 254
自己免疫性溶血性貧血 411
視神経炎 103
視神経結核 245
自然抵抗性関連マクロファージ蛋白質(NRAMPI) 16
── 1 多型 491
自然肺壊死 143
自然肺葉壊死 143
疾患サーベイランスシステム 217
耳毒性 103
耳鼻科的結核 241
シプロフロキサシン(CPFX) 112, 507, 525
脂肪肝 361
脂肪変性 347, 351～353

弱毒化生ワクチン 149
縦隔鏡検査 137
縦隔内リンパ節腫脹 269
修飾ワクシニアウイルスアンカラ 50
縦走潰瘍 328
充填術 142
宿主 27
—— -寄生体の相互作用 27
縮小手術 132, 138
手術の適応 301
樹上細胞(DC) 43
術後管理 134
術後創部感染 527
受動的症例探索 212
授乳婦 439
腫瘍壊死因子(TNF)(-α) 14, 39, 45, 228
腫瘍壊死因子(TNF)(-α)阻害薬 22, 91, 228, 289, 383
主要組織適合遺伝子複合体(MHC) 43, 151
—— -2 385
—— class I 因子 33, 43
—— class I 鎖関連A(MICA) 492
—— class II 因子 33, 43
上衣下結節 258
上衣近傍の結節 257
消化器合併症 388
消化器症状 107
上気道結核 233
上行性脊髄神経根症 261
症候性肉芽腫性肝炎 353
硝子体穿刺 252
小腸結核 325
小児期の結核 419
小児結核 108, 149, 419, 420, 422
—— 画像所見 423
—— の公衆衛生的側面 431
小児での診断的抗酸菌検査 427
小児肺外結核 425
小児肺結核 422, 423
消耗性症候群 494
初感染 419, 421
食道結核 324
シリコンステント 144
腎移植 235
心エコー検査 392
心筋の結核 314
神経障害 84
神経毒性 84
腎結核 61, 276
心血管系
—— 合併症 388
—— 結核 307
深在性真菌感染症 261
滲出性胸水 141
滲出性拘束性心膜炎 313

滲出性心嚢液 310
尋常性狼瘡 233, 234, 246, 375, 377
新生児 437
迅速耐性診断 106
迅速発育菌 481
—— (IV群) 571
迅速発育抗酸菌(RGM) 481, 521〜523, 526
心タンポナーデ 309
心嚢液 309, 310, 312, 313
—— アデノシンデアミナーゼ(ADA) 308
心嚢穿刺 309, 310
心肺運動負荷試験 390
心膜結核 307
心膜膿瘍 315

す
膵結核 343, 355
水槽肉芽腫 541, 548
頭蓋内結核腫 257
スクリーニング
——, 高リスク集団の 212
—— による結核の潜在的リスク 193
ストップ結核グローバルプラン 92, 167, 172, 173, 176, 177, 181
ストップ結核パートナーシップ 167, 174, 177, 179, 180, 182
ストレプトマイシン(SM) 66, 99, 103, 106, 112, 120, 262, 311, 428, 430, 535
—— の毒性 103
スルファメトキサゾール 525, 535
スルファメトキサゾール・トリメトプリム(ST)合剤 525, 547

せ
生化学的異常, 結核における 350
制御性T細胞(Treg細胞) 383
静菌性薬剤 284
制限断片長多型(RFLP)分析 17, 562
正色素性正球性貧血 411
精製ツベルクリン蛋白(PPD) 39, 69
精巣上体炎 282
精巣上体結核 280
世界抗結核薬基金(GDF) 173
世界保健機関(WHO) 77, 173〜175, 177, 178
—— の定めたレジメン 392
世界保健総会(WHA) 172〜174, 177
脊髄結核性くも膜炎 257
脊椎カリエス 293
脊椎結核 290
舌結核 234
接触者調査 14, 211
セミリジッド胸腔鏡 136
潜在性結核(感染)(LTBI) 19, 69, 77, 205,

327, 441, 442, 444, 460, 461
—— 患者数 216
—— の選択的検査 216
—— のスクリーニング 193
—— のリスク 77
潜在性結核感染(LTBI)治療 216
—— 中のモニタリング 87
——, ツ反・IGRAが陰性である人に対する 91
—— に対するイソニアジドの効果を扱ったプラセボ比較試験 81
—— のアドヒアランス 87
—— の副作用 85
—— 前の臨床評価とカウンセリング 79
前縦隔開放術 137
先天性免疫 38, 42, 353, 383, 438
腺病 267
腺病性苔癬 378
前立腺結核 280

そ
臓器移植 91, 457
—— レシピエントにおける結核 360
足浴関連毛嚢炎 521
粟粒結核 344, 346, 352, 353, 381
粟粒結核腫 246
組織障害性のDTH 28, 32〜34, 50

た
第1選択薬の代替薬 104
第2選択薬 104
—— の注射薬 112
胎児 437
代謝性欠損 411
耐性ウサギ 29, 32, 34, 37
大球性貧血 411
大腸結核 326
大動脈の結核 314
唾液腺結核 234
蛇行状脈絡膜炎 249
多剤耐性(MDR) 17
—— LTBIに対する治療 92
—— 株のW株 187
多剤耐性結核(MDR-TB) 90, 111, 137, 168, 169, 171, 172, 174, 176〜182, 187, 206, 443, 563
—— に感染したHIV患者 122
—— による潜在性結核の治療 124
—— の患者マネジメント 115
—— の外科的治療 123
—— の治療 115, 118
—— の治療期間 119
—— の治療レジメン 116
—— の予防 124
脱仮面 467

―― の IRIS　470
多発性脈絡膜炎　249
たるんだ腹壁　338
短期化学療法(SCC)　172, 180
胆汁うっ滞型　107
胆道結核　343, 354
胆道出血,結核による　355
胆嚢の結核　355

ち

遅育 NTM　481
遅延型過敏反応(DTH)　38〜40, 45, 49, 50, 419
中耳の結核　241
中心乾酪壊死　347
中枢神経(CNS)結核　249, 257, 468
中枢性塩類喪失症候群(CSW)　401, 402
超音波内視鏡針穿刺吸引　328
蝶形骨洞結核　233
長経路徴候　258
腸結核　61, 321
超多剤耐性(XDR) *Mycobacterium bovis*　563, 566
超多剤耐性結核(XDR-TB)　17, 111, 167, 171, 172, 177, 181, 187, 207
―― の治療　119
腸腰筋膿瘍　293, 299
直接監視下治療(DOTS)　81, 99, 119, 167, 168, 171, 172, 176, 179, 180, 187, 194, 205, 302, 429, 430
直接予防服薬確認療法(DOPT)　83
治療薬濃度モニタリング　106
チール・ニールセン染色　63, 533

つ

椎体結核　291
ツベルクリン(PPD)　39, 46, 69
―― 感性　48
―― 皮内注射　282
―― への免疫不応答性　472
―― 様抗原　49
―― 様産物　32
ツベルクリン反応(ツ反)　13, 19, 46, 69, 153, 272, 321, 324, 338, 389, 426, 442

て・と

低ナトリウム血症　389, 399〜402
デキサメタゾン　263, 501
典型的結核関連 IRIS　470

糖尿病　403
動脈瘤　315
ドキシサイクリン　525
トキソプラズマ　270

毒性
―― ,イソニアジド(INH)の　100
―― ,エタンブトール(EB)の　103
―― ,ストレプトマイシン(SM)の　103
―― のモニタリング　122
―― ,ピラジナミド(PZA)の　103
―― ,リファンピシン(RFP)の　102
特発性細菌性腹膜炎(SBP)　339
特発性慢性心囊液　313
トブラマイシン　525
トランスフォーミング増殖因子 β(TGF-β)　46
トルコ鞍結核腫　234
トレハロースモノミコラート　499

な・に

ナチュラルキラー(NK)細胞　43, 44

肉芽腫　344, 345, 351
肉芽腫性肝炎　348
―― ,BCG によって起こる　353
肉芽腫性髄膜炎　257
―― 症候群　261
肉芽腫性反応　468
肉芽腫性病変,肝臓の　353
肉芽腫の特徴　345
二次結核　226
二次性気胸　144
二次性結核性耳乳様突起炎　241
二次性細胞性免疫　472
ニューモシスチス肺炎　494
尿管水腎症　277
尿管膀胱移行部　284
妊婦の結核(妊娠期結核)　108, 437
―― 症状　438
―― 診断法　438
―― の治療　439
―― の発生機序　438
―― の予防的治療　439
忍容性　118

ね・の

寝汗　224
熱ショック蛋白遺伝子　524
―― シークエンシング　524

膿胸　141
濃厚接触者　14
能動的症例探索　211
嚢胞性線維症　497

は

肺 MAC 症　488, 490, 491, 496〜498, 503, 506
―― ,マクロライド耐性　507
肺外 MAC 症　507

肺外結核(EPTB)　61, 108, 233, 343, 344, 382, 443
―― の発生率　18
肺結核　37, 223, 350, 458
―― ,高齢者における　227
―― における胸部 CT 所見　226
―― における非特異的肺病変　348
―― の5つの病期　28
―― の合併症　229
―― の鑑別診断　227
―― の胸部画像　224
―― の検査　224
―― の診断　226
―― の臨床徴候　223
―― 病変　48
肺胞マクロファージ(AM)　28, 29, 31, 50, 472
肺門リンパ節腫脹　259
肺葉切除術　135, 138, 139
剝皮術　141
曝露源　3
播種性 MAC 症(DMAC)　489, 490, 494, 495, 499, 503
播種性(粟粒)結核　381, 425, 458
播種性血管内凝固(DIC)　389, 413
播種性皮膚感染　527
播種性病変　156, 227
パラアミノサリチル酸(PAS)　66, 92, 104, 106, 114, 120, 362
針生検,Tru-Cut 針による　135
針穿刺吸引細胞診　271, 299
パルスフィールド・ゲル電気泳動　543
反回神経麻痺　400
汎下垂体機能低下症　401
ハンセン病　481
反応性窒素中間体(RNI)　42

ひ

鼻咽頭結核　233, 235
非核酸逆転写酵素阻害薬(NNRTI)　447, 449, 536
非活性化マクロファージ　27, 32, 40
光発色菌(I 群)　571
―― 種　541
光ファイバー胸腔鏡　136
非乾酪性肝肉芽腫　346
非乾酪性肉芽腫　270, 557
鼻腔結核　233, 234
非結核性抗酸菌(NTM)(非定型抗酸菌)　270, 481, 490, 533, 541, 571
―― 感染　151, 353
―― 抗原　270
―― 症　497, 522
―― 症の診断基準　484
―― の自然感染　151

索引

ヒストプラズマ症　328
ビタミン B_6　101, 460
ビタミン D　402, 403
ビデオ胸腔鏡手術(VATS)　132
　―― 生検　135
　―― の絶対禁忌　133
ヒト型結核菌　29, 37, 69, 282
非特異的肝病変　345
ヒト免疫不全ウイルス(HIV)　14, 268, 307, 343, 381, 399, 426, 437, 443, 468, 487, 494, 495, 499, 533
　―― / AIDS　258, 483
　―― 外来患者研究コホート　490
　―― 患者　259
　―― 感染　16, 72, 78, 227, 420, 467, 469, 470, 489
　―― 感染後期　445
　―― 感染者　91, 108, 272
　―― 感染小児　447
　―― 感染症における治験　154
　―― 感染初期　445
　―― 感染の移植レシピエント　462
　―― 関連結核　149, 356, 442, 443
　―― -結核共感染患者におけるART開始のタイミングのガイドライン　393
　―― と結核の共感染　388
　―― との薬物相互作用　113, 448
　―― における Mycobacterium tuberculosis　355
　―― 非核酸逆転写酵素阻害薬　85
　―― プロテアーゼ阻害薬との薬物相互作用　113
　―― 薬剤副作用　450
　―― 陽性者の Mycobacterium tuberculosis 感染　357
皮内ツベルクリン反応(ツ反)　7
泌尿生殖器結核　275
皮膚MAC症　498
皮膚結核　3, 375
皮膚腺病　234, 375, 376
皮膚粟粒結核　386
皮膚播種性粟粒結核　375
皮膚疣状結核　375
飛沫核　13
びまん性間質性腎炎　279
ピラジナミド(PZA)　66, 102, 115, 216, 242, 262, 271, 301, 310, 311, 362～364, 428, 430, 460, 461, 463, 564
　―― 耐性　564
　―― の毒性　103
ピリドキシン　84, 101, 439, 535

ふ
風棘　298
腹腔鏡検査　392

副腎　399
　―― クリーゼ　400
副腎皮質ステロイド　229, 262, 272, 300, 312～314, 404, 468
副腎不全　399
腹水　338
　―― 貯留　338
副鼻腔結核　234
腐骨形成　297
ブースター　449
　―― 効果　72
ブーステッド療法　447
ブラの形成　230
フリクテン性結膜炎　224, 245
フルオロキノロン(系)　104, 106, 112, 118, 500, 507, 573
プレドニゾロン　91, 263, 311, 312, 473
プロテアーゼ阻害薬(PI)　447～449, 536
　―― 併用　447
分子学的タイピング法　561
分子生物学的検査　392
分泌抗原85A　50
噴霧飛沫(エアロゾル)　13

へ
米国移植感染症学会
　―― のガイドライン　463
　―― の推奨　459
米国外出生者　17, 20, 190
　―― の結核罹患率　190
米国感染症学会(IDSA)　81, 99, 481
米国胸部学会(ATS)　77, 99, 429, 481, 497, 498
　―― / 米国移植感染症学会のガイドライン　460
　―― / 米国感染症学会(IDSA)ガイドライン　534
　―― / 米国疾病対策センター(CDC)ガイドライン　81
　――, 米国疾病対策センター(CDC), 米国感染症学会(IDSA), 英国国立臨床研究所(NICE)によるガイドライン　392
米国公衆衛生局　80
米国国立衛生研究所(NIH)　481
米国国立労働安全衛生研究所　199
米国疾病対策センター(CDC)　17, 77, 206, 382, 429, 536
　―― が発表した「保健医療関連施設における結核感染予防ガイドライン　192
　―― の Division of Global Migration and Quarantine(DGMQ)　212
　―― の Division of Tuberculosis Elimination(DTBE)　206
米国小児科学会(AAP)　81, 392, 427
米国における BCG 使用の推奨事項　157

米国微生物学会　481
閉鎖環境における結核　187
閉塞性結核性血栓性静脈炎　258
米粒体　292
扁桃結核　234

ほ
膀胱結核　279
膀胱直腸障害　261
膀胱尿管逆流　276
ポジトロン断層撮影法(PET)　323, 392
　―― スキャン　328
母乳中の薬剤濃度　108
ポリメラーゼ連鎖反応(PCR)　260, 270, 308, 392, 428
　―― 検査　272

ま
マイコバクテリウム(属)　3, 41
マイノリティー　17
マクロファージ　14, 27, 31, 33, 34, 38～40, 43, 50, 99, 413
　―― の代謝回転　46
マクロライド(系薬剤)　490, 499
　―― 耐性肺MAC症　507
麻酔　131
末梢神経障害　100, 108
マトリックスメタロプロテイナーゼ9(MMP 9)　254
慢性疾患の貧血　411
慢性髄膜炎　257, 259
慢性粟粒結核　383
慢性中耳炎　241
慢性瘻孔排膿　271

み
ミコール酸　481
ミノサイクリン　547
脈絡膜結核腫　250
脈絡膜結節　245, 249, 250, 385
脈絡膜肉芽腫　245
ミレニアム開発目標(MDG)　167, 173, 182

む
無気肺-コンソリデーション　422
無極性のグリコペプチド脂質(GLP)　499
無菌性膿尿　275
無症候性肉芽腫性肝炎　353

め
メロペネム / クラブラン酸　115
免疫エフェクター細胞　472
免疫応答　467
免疫学的異常　390
免疫再構築炎症症候群(IRIS)　227, 388, 443,

444, 462, 467, 502
免疫性血小板減少　413
免疫不応答(性)(アネルギー)　19, 353
免疫不全宿主における結核　150
免疫抑制　458, 557
　　――剤　91
　　――者　38
　　――状態　444

も

網膜静脈周囲炎　245, 251
毛様体結核腫　246, 251
モキシフロキサシン(MFLX)　104, 112, 120, 451, 500, 535
門脈周囲線維化　348
門脈線維化　351

や

薬剤感受性結核菌　271
薬剤感受性検査(DST)　123, 446, 389
薬剤性肝障害(DILI)　79, 362
薬剤耐性化のメカニズム　112
薬剤耐性結核　430
　　――の共感染　446
　　――に曝露した人に対する LTBI 治療　90
薬剤濃度,母乳中の　108
薬物血中濃度測定　123
薬物乱用　16

よ

予防
　　――,肝毒性の　364
　　――ストラテジー　549
予防接種
　　――,生きた *Mycobacterium microti* による　151
　　――,不活性化した全細胞抗酸菌ワクチンによる　151
予防治療　83
　　――,イソニアジド(による)　80, 83

ら

らい菌　481
卵管結核　280
ランゲルハンス(多核)巨細胞　345, 346
卵巣結核　280
卵培地　62

り

リソゾーム　41
　　――-ファゴゾーム合体　41
リゾチーム(LYS)　308
リネゾリド(LZD)　114, 119, 120, 507, 525, 573

リファブチン(RBT)　86, 104, 113, 118, 120, 447, 450, 461, 500, 503, 506, 507, 535, 546
リファマイシン(系)　82, 448, 461, 463
リファレンス検査室(参考検査室)　446
リファンピシン(RFP)　66, 82, 84, 101, 216, 242, 262, 271, 300, 301, 310, 311, 362, 363, 428〜430, 439, 448, 449, 460, 461, 463, 503, 506, 535, 546, 547, 564, 573
　　――・エタンブトール　547
　　――単剤の連日自己投与　84
　　――による肝毒性　102
　　――の推奨量(小児)　85
　　――の推奨量(成人)　85
　　――の毒性　102
　　――の薬物相互作用　101
　　――・ピラジナミド併用治療　81
リンゴゼリー様結節　234
輪状潰瘍　321
臨床・検査標準協会(CLSI)　66, 524
臨床的活動性結核の患者の発見　211
リンパ球　43
リンパ行性播種　268
リンパ節
　　――結核　267
　　――生検　136, 137
　　――病変　267

る

類上皮肉芽腫　352, 400
類白血病反応　412
瘰癧(るいれき)　267
ループス様症候群　415

れ・ろ

冷膿瘍　144, 291
レボフロキサシン(LVFX)　66, 90, 104, 112, 120
連日自己投与　82
連続携行式腹膜透析(CAPD)　337

ロイヤルタッチ　3
瘻孔　326
肋骨結核　292
ロベルト・コッホ　32, 487

◎ 数字 ◎

1%比率法　65
3つのI(アイ)　450
3ポート方式　132
16S rRNA　546
　　――遺伝子配列　523
^{18}F-labeled 2-deoxy-D-glucose (^{18}F-FDG)　392
1991 technical instructions for Tuberculcsis (TB TI)　212

◎ ギリシャ文字 ◎

β-ガラクトシダーゼ　41
　　――活性　42
γ/δ T 細胞　43, 44

索引

◎ 欧文索引 ◎

A

Accuprobe　481
acid-based amplification technique　260
acid-fast bacilli(AFB)　61, 294, 307, 345, 385
　──感受性　525
acquired immunodeficiency syndrome(AIDS)　14, 72, 78, 307, 313, 321, 322, 337, 381, 404, 442, 445, 487, 490, 494, 495, 499, 571
　──定義疾患　356, 358
　──における Mycobacterium avium complex　357
　──における Mycobacterium tuberculosis　355, 358
　──流行　343
acute physiological and chronic health evaluation(APACHE II)スコア　394
acute respiratory distress syndrome(ARDS)　388
Addison 病　399
adenosine deaminase(ADA)　307, 339
Advisory Council for the Elimination of Tuberculosis(ACET)　205
Advocacy, communication, and social mobilization(ACSM)　179, 180
agar proportion method　65
alkaline phosphatase(ALP)　351
alveolar-arterial oxygen gradient(A-a gradient)　390
alveolar macrophage(AM)　28, 29, 31, 50, 472
American Academy of Pediatrics(AAP)　81, 392, 427
American Society for Microbiology　481
American Society of Transplantation Infectious Disease
　──のガイドライン　463
　──の推奨　459
American Thoracic Society(ATS)　77, 99, 429, 481, 497, 498
　──/ American Society of Infectious Diseases のガイドライン　460
　──/ Centers for Disease Control and Prevention(CDC)ガイドライン　81
　──, Centers for Disease Control and Prevention(CDC), Infectious Diseases Society of America(IDSA), National Institute for Health and Clinical Excellence(NICE)によるガイドライン　392
　──/ Infectious Disease Society of America(IDSA)ガイドライン　534
　──培地　62
Amplicor Mycobacterium Tuberculosis 法　64
Amplified Mycobacterium tuberculosis Direct(AMTD)法　64
antigen-presenting cell(APC)　42, 43
antiretroviral therapy(ART)　441, 446〜448, 467〜469, 473, 490, 494
　──関連結核　450
apolar-glycopeptidolipid(GLP)　499
apple jelly nodule　234
autolobectomy　143
autopneumonectomy　143

B

B 型肝炎　361
B 細胞　43, 44
bacillemia　257
bacillus Calmette-Guérin(BCG)　13, 27, 46, 49, 50, 72, 77, 181, 353, 377, 451
　──株のバリエーション　152
　──抗原　46
　──によって起こる肉芽腫性肝炎　353
　──の効果　155
　──の投与方法　156
　──の特徴　157
　──の副作用　156
　──予防接種に対する免疫応答　152
bacillus Calmette-Guérin(BCG)ワクチン　48, 49, 152, 193, 199, 283
　──, 遺伝子組み換え　49
　──接種　427
　──の副作用　156
BacT / Alert MP®　63
BACTEC™ 液体培地　533
BACTEC™ システム　338
BACTEC™ 460TB　62
BACTEC™ MGIT960　62
basal arachnoiditis　260
bedaquiline　115
biovariant　521
branchial cleft fistula　270
British Medical Research Council による結核治療プロトコール　3
British Society for Rheumatology Biologics Register　383
bromosulfophthalein(BSP)残存試験　349
bronchial arterial embolization(BAE)　140, 141
bronchoalveolar lavage(BAL)　390
　──液由来の FoxP3⁺ Treg 細胞　385
bronchopleural fistula(BPF)　139

C

Camille Guérin　152
capreomycin(CPRM)　66, 104, 106, 112, 118, 120
carcinoembryonic antigen(CEA)　308
CC ケモカインレセプター(CCR)5 アンタゴニスト　449
CD(clusters of differentiation)　43
CD4 細胞　43, 44
CD4 値　441, 444
CD4 陽性 T 細胞　151
CD4 陽性ヘルパー細胞(CD4 細胞)　491
CD4 陽性リンパ球　14, 468, 469
CD8 細胞　43, 44
CD45RO　268
cefoxitin　525
cell-mediated immunity(CMI)　14, 32, 33, 38〜40, 45, 48〜50, 258
Centers for Disease Control and Prevention(CDC)　17, 77, 206, 382, 429, 536
　──が発表した Guidelines for preventing the transmission of Mycobacterium tuberculosis in health-care settings　192
　──の Division of Global Migration and Quarantine(DGMQ)　212
　──の Division of Tuberculosis Elimination(DTBE)　206
　──'s Healthy People 2010　88
central nervous system(CNS) tuberculosis　249, 257, 468
cerebral salt wasting(CSW)　401, 402
Challenge Facility for Civil Society(CFCS)　180
Chamberlain 生検法　137
chronic sinus drainage　271
Clinical and Laboratory Standards Institute(CLSI)　66, 524
cold abscess　144
continuous ambulatory peritoneal dialysis(CAPD)　337
Crohn 病　326
cryptic miliary tuberculosis　386
Cryptosporidium 囊胞　63
culture filtrate protein 10(CFP-10)　50, 73, 535
　──抗原　49
Cyclospora　63
cystic fibrosis transmembrane conductance regulator(CFTR)　492
Cystoisospora　63

D

damp shadow 徴候　386

delamanid 115
delayedtype hypersensitivity(DTH) 38〜40, 45, 49, 50, 419
dendritic cell(DC) 43
Department of Homeland Security(DHS) 207
digastric triangle 270
directly observed preventive therapy(DOPT) 83
directly observed therapy shortcourse(DOTS) 81, 99, 119, 167, 168, 171, 172, 176, 179, 180, 187, 194, 205, 302, 429, 430
disseminated intravascular coagulation(DIC) 389, 413
disseminated MAC(DMAC) 489, 490, 494, 495, 499, 503
DNA
　── シークエンシング 64
　── ワクチン 49
drug-induced liver injury(DILI) 79, 362
drug rash with eosinophilia and systemic symptoms(DRESS) 415
drug susceptibility testing(DST) 123, 446, 389

E

Eテスト 547
Eales病 246, 251
early-secreted antigenic target 6-kDa protein(ESAT-6) 46, 47, 49, 50, 73, 152, 254, 535, 542
effector T-cell(Teff細胞) 383
Eighth Amendment to the U.S. Constitution 208
endobronchial ultrasonography(EBUS) 137
enzyme-linked immunosorbent assay(ELISA) 73, 327, 389
enzyme-linked immunospot assay(ELISPOT) 389
euthyroid sick症候群 400
Expert Group in Renal Transplantationのガイドライン 462
extensively drug-resistant(XDR) Mycobacterium bovis 563, 566
extensively drug-resistant tuberculosis(XDR-TB) 17, 111, 167, 171, 172, 177, 181, 187, 207
　── の治療 119
extrapulmonary tuberculosis(EPTB) 61, 108, 233, 343, 344, 382, 443
exudative effusion 141

F

F-18 fluorodeoxyglucose positron emission tomography(F-18 FDC PET) 236
facility 188
Federal TB Task Force 195
fibrinopurulent empyema thoracis 141
First Amendment to the U.S. Constitution 208
fish fancier's finger syndrome 548
fish handler's disease 541
Fourteenth Amendment to the U.S. Constitution 208
Fourth Amendment to the U.S. Constitution 208

G

GenoType Mycobacteria Direct test 271
Global Drug Facility(GDF) 173
Global Plan to Stop tuberculosis 92, 167, 172, 173, 176, 177, 181
Gohn complex(Gohn初期変化群) 376
granulocyte-macrophage colony-stimulating factor(GCS-F) 501, 573
granulomata 355
Green Light Committee(GLC) 173, 177, 178
gyrBのN533T変異 113

H

H37Rv 27
Heaf法 73
hemolysin 493
hemophagocytic syndrome(HPS) 413
hepatitis C virus(HCV) 450
high-efficiency particulate(HEPA)フィルター 197
highly active anti retroviral therapy(HAART) 534
hot tub lung 489, 497
hsp65 524
　── 遺伝子シークエンシング 524
human immunodeficiency virus(HIV) 14, 268, 307, 343, 381, 399, 426, 437, 443, 468, 487, 494, 495, 499, 533
　── 外来患者研究コホート 490
　── 患者 259
　── 感染 16, 72, 78, 227, 420, 467, 469, 470, 489
　── 感染後期 445
　── 感染者 91, 108, 272
　── 感染小児 447
　── 感染症における治験 154
　── 感染初期 445
　── 感染の移植レシピエント 462
　── 関連結核 149, 356, 442, 443
　── -結核共感染患者におけるART開始のタイミングのガイドライン 393
　── と結核の共感染 388
　── におけるMycobacterium tuberculosis 355
　── 非核酸逆転写酵素阻害薬 85
　── プロテアーゼ阻害薬との薬物相互作用 113
　── 陽性者のMycobacterium tuberculosis感染 357
　── /AIDS 258, 483
　── Outpatient Study Cohort 490

I

immune reconstitution inflammatory syndrome(IRIS) 227, 388, 443, 444, 462, 467, 502
index case 3
Infectious Disease Society of America(IDSA) 81, 99, 481
Institute of Medicine 77
interferon gamma(IFN-γ) 14, 19, 39, 46, 47, 115, 308, 339, 467, 492, 494, 501
　── アッセイ 338
　── 遊離 19
interferon gamma release assay(IGRA) 73, 77, 193, 216, 241, 253, 272, 389, 419, 427, 444, 459, 535, 544
interleukin(IL)
　── -1 467
　── -2受容体 39
　── -10 42, 268, 385
　── -12 42, 45, 467, 492
　── -17 45
International Health Regulations(IHR) 207
Investigation of the Management of Pericarditis in Africa(IMPI Africa) 314
IS6110 308
　── RFLP 562
Isospora 63

K

keto-mycolate 542
king's evil 267
Kinyoun染色 63, 533

L

Lady Windermere症候群 496
Lady Windermere's Fan 496
Laënnec 3, 4
Langhans巨細胞 271
latent tuberculosis infection(LTBI) 19, 69, 77, 205, 327, 441, 442, 444, 460, 461
　── 患者数 216
　── のスクリーニング 193
　── の選択的検査 216

索引

―― のリスク 77
latent tuberculosis infection(LTBI)治療
　―― 中のモニタリング 87
　――, ツ反・IGRA が陰性である人に対する 91
　―― に対するイソニアジドの効果を扱ったプラセボ比較試験 81
　―― のアドヒアランス 87
　―― の副作用 85
　―― 前の臨床評価とカウンセリング 79
Legionella micdadei 63
Leon Calmette 152
long-tract signs 258
Löwenstein-Jensen 培地 62, 533
lupus vulgaris 233, 375
Lurie 34, 37
　―― のウサギ 30
　―― の感性ウサギ 31〜33
　―― の耐性ウサギ 31, 34
lysozyme(LYS) 308

M

major histocompatibility complex(MHC) 43, 151
　―― -2 385
　―― class I 因子 33, 43
　―― class I chain-related A(MICA) 492
　―― class II 因子 33, 43
Mantoux 法 70
Marcus Gunn 瞳孔 252
matrix metalloproteinase 9(MMP 9) 254
Mav-A 493
Mav-B 493
metastatic tuberculous abscess 375
methoxy-mycolate 542
microbicidins 28
Middlebrook 7H10 培地 62, 533
Middlebrook 7H11 培地 62
mig 493
　―― 遺伝子 493
Millennium Development Goals(MDG) 167, 173, 182
multidrug-resistant(MDR) 17
　―― 株の W 株 187
　―― LTBI に対する治療 92
multidrug-resistant tuberculosis (MDR-TB) 90, 111, 168, 169, 171, 172, 174, 176〜182, 187, 206, 443, 563
　―― に感染した HIV 患者 122
　―― による潜在性結核の治療 124
　―― の治療 118
　―― の治療期間 119
　―― の治療レジメン 116
　―― の予防 124

MVA85A 50
mycobacteria 61
Mycobacteria Growth Indigator Tube (MGIT 法) 389
mycobacterial interspersed repetitive units (MIRU) 562
　―― -24 フォーマット 562
　―― -variable-number tandem repeat (VNTR) 562
Mycobacterium abscessus 522〜528
　―― (IV) 572
Mycobacterium abscessus subsp.
　―― abscessus 528
　―― bolletii 528
　―― massiliense 523
Mycobacterium africanum 62, 234, 565
Mycobacterium avium 64, 353, 487, 493, 494, 533
　―― (III) 572
　―― 菌血症 495
　―― 症 491, 499, 503
　―― リンパ節炎 497
　――, AIDS における 357
Mycobacterium avium complex(MAC) 155, 343, 470, 481, 487
　―― 症 487
　―― の IRIS 470, 472, 493
Mycobacterium avium-intracellulare (MAI) 314, 555
Mycobacterium avium-Mycobacterium intracellulare-Mycobacterium scrofulaceum complex 487
Mycobacterium bacteremicum 527
Mycobacterium bovis 11, 13, 27, 62, 72, 234, 268, 275, 337, 490, 561〜563
　―― 症 562〜564
　――, 超多剤耐性(XDR) 563, 566
　―― BCG(株) 62, 149, 180, 483, 564
　―― BCG ワクチン 324
Mycobacterium canetti 62, 565
Mycobacterium caprae 565
Mycobacterium celatum 64, 573
Mycobacterium chelonae 521〜528
　―― (IV) 572
Mycobacterium chelonae subsp.
　―― abscessus 521
　―― chelonae 521
Mycobacterium fortuitum(群) 522〜524, 526, 527
　―― (IV) 572
　―― biovariant fortuitum 521
　―― biovariant peregrinum 521
　―― third biovariant complex 521
Mycobacterium gordonae 64, 481, 573
Mycobacterium haemophilum 573

　―― (III) 572
Mycobacterium immunogenum 523
Mycobacterium intracellulare 64, 487, 490, 493
Mycobacterium kansasii 64, 73, 353, 359, 481, 487, 533
　―― (I) 572
Mycobacterium leprae 155, 234, 481
Mycobacterium malmoense 573
Mycobacterium marinum 73, 533, 541, 543, 545, 546
　―― (I) 572
Mycobacterium marinum complex 542
　―― 感染 542〜545, 547, 548
　―― 症 543
　―― の疫学 548
　―― の感受性パターン 546
　―― の自然生息環境 548
　――, mycolactone 産生の 546
Mycobacterium microti 27, 62, 151, 159, 565
Mycobacterium mucogenicum 群 525
Mycobacterium neoaurum 527, 573
Mycobacterium phocaicum 523
Mycobacterium Pinnipedii 565
Mycobacterium piscium 541
Mycobacterium scrofulaceum 490, 491, 555
　―― (II) 572
Mycobacterium simiae 571, 573
Mycobacterium smegmatis(群) 525, 574
Mycobacterium szulgai 73, 574
Mycobacterium terrae complex 64, 574
Mycobacterium tuberculosis 3, 27, 38, 39, 41, 50, 61, 69, 241, 307, 308, 356, 563
　―― 抗原 49
　―― 伝播 187
　―― の空気感染隔離基準(クライテリア) 194
　―― の増殖 51
　――, ヒト型 29, 37, 69
　―― 病原性因子 46
　――, リファマイシン耐性の 87
　――, AIDS における 355, 358
Mycobacterium tuberculosis complex 62, 99, 481, 561
Mycobacterium tuberculosis PCR, 肝組織の 352
Mycobacterium ulcerans 155, 541, 543, 546, 574
　―― (III) 572
Mycobacterium vaccae 159
Mycobacterium xenopi 533, 575
　―― (II) 572
mycolactone 産生 542

―― の *Mycobacterium marinum* complex 546

N
N95 マスク 199
National Institute for Occupational Safety and Health 199
National Institute of Health(NIH) 481
National Tuberculosis Controllers Association(NTCA) 206
National Tuberculosis Indicators Project (NTIP) 210
national tuberculosis program(NTP) 168, 179, 181
National Tuberculosis Surveillance System 206
natural killer(NK)細胞 43, 44
natural resistance-associated macrophage protein(NRAMPI) 16
―― 1 多型 491
nonnucleoside reverse transcriptase inhibitor(NNRTI) 447, 449, 536
nontuberculous mycobacteria(NTM) 270, 481, 490, 533, 541, 571
―― 感染 151
―― 抗原 270
―― 症 497, 522
―― 症の診断基準 484
―― の自然感染 151
―― Info and Research 481
nuclear factor-kappa B(NF-κB) 491
nucleoside reverse transcriptase inhibitor (NRTI) 470

O
old tuberculin(OT) 69
organized fibrothorax 141
orificial TB 375, 377

P
para-aminosalicylic acid(PAS) 66, 92, 104, 106, 114, 120, 362
paradoxical reaction 378
paradoxical tuberculosis-associated IRIS 450
Pelger-Huet 核異常 413
Petragnani 培地 62
phthiocerol dimycocerosate 46
platelet factor 4(PF-4) 414
plateletcrit 414
polymerase chain reaction(PCR) 260, 270, 308, 392, 428
―― 検査 272
―― dot-enzyme-linked immunosorbent assay 271

―― restriction fragment analysis(PRA) 523
Poncet 関節炎 293
Poncet 病 293
positron emission tomography(PET) 323, 392
―― スキャン 328
prednisone 311
pretomanid 115
protease inhibitor(PI) 447〜449, 536
public health Do Not Board(DNB)list 207
Public Health Service Act(公衆衛生法)の 361 項 207
public-private mix(PPM) 168, 174, 179
purified protein derivative(PPD) 39, 46, 69
―― -B 抗原 495
―― -S ツベルクリン反応液 495
―― -S(Siebert's lot 49608) 69
―― 感性 48
―― 皮内注射 282
―― への免疫不応答性 472
―― 様抗原 49
―― 様産物 32

Q
QuantiFERON® 47
―― -TB 216
―― -TB Gold(QFT®) 73, 194, 427
―― -TB Gold In Tube(QFT-GIT) 73
―― -TB Gold(QFT®)test 19, 459

R
rapid grower 481
rapidly growing mycobacteria(RGM) 481, 521〜523, 526
Rasmussen の動脈瘤 231
reactive nitrogen intermediate(RNI) 42
Regional Training and Medical Consultation Centers(RTMCCs) 206
regulatory T-cell(Treg 細胞) 383
reset osmostat 231, 402
respirators 199
restriction fragment length polymorphism (RFLP)分析 17, 562
Rhodococcus 63
rice bodies 292
Rich 病変 257
rifapentine 87, 104, 216
Robert Koch 32, 487
royal touching 3
rpoβ 遺伝子シークエンシング 524
Runyon 533, 571
―― I 群 546
―― の分類 533, 543

S
Sanger sequencing 66
sanocrysin 4
scotochromogenic 抗酸菌 555
scrofula 3, 267, 555
scrofuloderma 375, 376
Secretary of Health and Human Services 207
Sensititre® MIC プレート 547
serum-ascitic albumin gradient(SAAG) 338
setting(関連施設) 188
short course chemotherapy(SCC) 172, 180
solid organ transplant(SOT)
―― ドナー 459
―― レシピエント 457〜462
sparfloxacin 547
spina ventosa 298
spontaneous bacterial peritonitis(SBP) 339
stagnant loop 症候群 326
starch 腹膜炎 339
Stop TB Partnership 167, 174, 177, 179, 180, 182
superior anterior cervical nodes 270
syndrome of inappropriate antidiuretic hormone secretion(SIADH) 224, 231, 401, 402
systemic rheumatoid disease 404

T
T 細胞 43, 44, 46
T リンパ球 43
technical instructions for Tuberculosis(TB TI) 212
Tenth Amendment to the U.S. Constitution 208
Th1 由来肉芽腫性反応 473
Thorbecke のウサギ 38
thrombotic thrombocytopenic purpura (TTP) 413
Timpe 571
―― と Runyon による分類 481
Toxoplasma 270
transbronchial needle aspiration(TBNA) 137
transforming growth factor beta(TGF-β) 46
tree in bud 226, 392, 484
trehalose monomycolate 499
Tru-Cut 針による針生検 135
T-SPOT®.TB 19, 73, 427
―― 試験 459

tuberculous cutis acta generalisita 387
tuberculous cutis miliaris disseminata 387
tuberculosis cutis miliaris disseminate 375
Tuberculosis Epidemiologic Studies Consortium(TBESC) 77, 88, 207
Tuberculosis gumma 375
tuberculous meningitis(TBM) 108, 241, 242, 257, 401
tuberculous miliaria cutis 386
tuberculosis of the lymph nodes 267
Tuberculosis Program Evaluation Network (TB-PEN) 211
Tuberculosis Trials Consortium(TBTC) 87, 207
Tuberculosis verrucosa cutis 375
tumor necrosis factor(TNF)(-α) 14, 39, 45, 228
tumor necrosis factor(TNF)(-α)阻害薬 22, 91, 228, 289, 383

U

ultraviolet germicidal irradiation(UVGI) 196, 197
United States Public Health Service 80
unmasking 467

V

variable-number tandem repeat(VNTR)配列 562
video-assisted thoracic surgery(VATS) 132
　── 生検 135
　── の絶対禁忌 133

W

wasting syndrome 494
World Health Assembly(WHA) 172〜174, 177
World Health Organization(WHO) 77, 173〜175, 177, 178
　── の定めたレジメン 392

シュロスバーグ 結核と非結核性抗酸菌症　　定価：本体 13,000 円＋税

2016 年 5 月 25 日発行　第 1 版第 1 刷 ©

編　者　　デビット　シュロスバーグ

監訳者　　北薗　英隆
　　　　　きたぞの　ひでたか

発行者　　株式会社 メディカル・サイエンス・インターナショナル
　　　　　代表取締役　若松　博
　　　　　東京都文京区本郷 1-28-36
　　　　　郵便番号 113-0033　電話(03)5804-6050

印刷：アイワード／表紙装丁：岩崎邦好デザイン事務所

ISBN 978-4-89592-850-2　C 3047

本書の複製権・翻訳権・上映権・譲渡権・公衆送信権(送信可能化権を含む)は(株)メディカル・サイエンス・インターナショナルが保有します。
本書を無断で複製する行為(複写，スキャン，デジタルデータ化など)は，「私的使用のための複製」など著作権法上の限られた例外を除き禁じられています。大学，病院，診療所，企業などにおいて，業務上使用する目的(診療，研究活動を含む)で上記の行為を行うことは，その使用範囲が内部的であっても，私的使用には該当せず，違法です。また私的使用に該当する場合であっても，代行業者等の第三者に依頼して上記の行為を行うことは違法となります。

JCOPY 〈(社)出版者著作権管理機構　委託出版物〉
本書の無断複写は著作権法上での例外を除き禁じられています。
複写される場合は，そのつど事前に，(社)出版者著作権管理機構(電話 03-3513-6969，FAX 03-3513-6979，info@jcopy.or.jp)の許諾を得てください。